U0276488

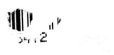

骨科运动医学
原理与实践

DeLee, Drez & Miller's
ORTHOPAEDIC SPORTS MEDICINE
Principles and Practice

（第5版） 下卷

原　　著　Mark D. Miller, Stephen R. Thompson

主　　译　敖英芳

下卷主译　刘宝戈　龚　熹

副 主 译　陈拿云　马　勇　刘　平　王　健

主译助理　陈拿云

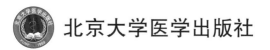

北京大学医学出版社

GUKE YUNDONG YIXUE —— YUANLI YU SHIJIAN (DI 5 BAN)

图书在版编目（CIP）数据

骨科运动医学：原理与实践：第 5 版：上下卷 /（美）马克·D. 米勒 (Mark D. Miller)，（美）史蒂芬·R. 汤普森(Stephen R. Thompson) 原著; 敖英芳主译. —北京: 北京大学医学出版社，2022.1
书名原文: DeLee, Drez & Miller's Orthopaedic Sports Medicine: Principles and Practice，Fifth Edition
ISBN 978-7-5659-2514-6

Ⅰ.①骨… Ⅱ.①马… ②史… ③敖… Ⅲ.①骨疾病—研究②运动医学—研究 Ⅳ.①R680.9 ②R87

中国版本图书馆CIP 数据核字(2021) 第 195412 号

骨科运动医学——原理与实践（第 5 版）下卷

主　　译：敖英芳
下卷主译：刘宝戈　龚　熹
出版发行：北京大学医学出版社
地　　址：（100191）北京市海淀区学院路 38 号　北京大学医学部院内
电　　话：发行部 010-82802230；图书邮购 010-82802495
网　　址：http://www.pumpress.com.cn
E－mail：booksale@bjmu.edu.cn
印　　刷：北京金康利印刷有限公司
经　　销：新华书店
责任编辑：冯智勇　　责任校对：靳新强　　责任印制：李　啸
开　　本：889 mm×1194 mm　1/16　印张：114.25　字数：3680 千字
版　　次：2022 年 1 月第 1 版　2022 年 1 月第 1 次印刷
书　　号：ISBN 978-7-5659-2514-6
定　　价：1150.00 元（上、下卷）

版权所有，违者必究
（凡属质量问题请与本社发行部联系退换）

第一篇　基本原理　　　　　　　　　胡晓青

第二篇　运动医疗　　　　　　　　　朱敬先

第三篇　运动康复和损伤预防　　　　李　玳

第四篇　肩关节　　　　　　　　　　邵振兴

第五篇　肘关节、腕关节和手　　　　王志新

第六篇　骨盆、髋关节和大腿　　　　黄洪杰

第七篇　膝关节　　　　　　　　　　王永健

第八篇　小腿、踝关节和足　　　　　皮彦斌

第九篇　脊柱与头部　　　　　　　　刘宝戈

第十篇　小儿运动医学　　　　　　　陈拿云

献给所有从事运动医学的人们，也献给所有运动项目、所有竞技水平的运动员们。没有你们，运动医学不复存在。

也献给 Jesse DeLee 和 David Drez 医生。感谢你们的信任，让你们编纂的图书能够继续焕发新生。

MARK D. MILLER

给 Linden Ellis：你现在还小，读不懂这本书。可能长大了，也不会翻开这本书。但这本书依然献给你。

给 Shannon：永远感谢你所做的一切，感谢你让我能做我想做的。

STEPHEN R. THOMPSON

译校者名单（按姓名汉语拼音排序）

艾丽娅	北京大学第三医院	刘一昀	北京大学第三医院
曹宸喜	北京大学第三医院	刘振龙	北京大学第三医院
常翠青	北京大学第三医院	刘子铭	北京大学第三医院
陈 虹	重庆医科大学附属第一医院	罗 浩	北京大学第三医院
陈临新	北京大学第三医院	罗智超	北京大学第三医院
陈拿云	北京大学第三医院	马 勇	北京大学第三医院
陈依民	北京积水潭医院	麦合木提·麦麦提敏	北京大学第三医院
程 锦	北京大学第三医院		
程 序	北京大学第三医院	孟庆阳	北京大学第三医院
代岭辉	北京大学第三医院	苗 欣	北京大学第三医院
代文立	北京大学医学部	彭慧钰	北京大学口腔医院
邓 恩	北京大学第三医院	皮彦斌	北京大学第三医院
丁国成	北京大学第三医院	秦江辉	南京大学附属鼓楼医院
窦若冲	首都医科大学附属北京朝阳医院	覃一朗	北京大学医学部
杜明泽	北京大学医学部	任 爽	北京大学第三医院
段宇鹏	北京大学第三医院	邵嘉艺	北京大学第三医院
高冠英	北京大学第三医院	邵振兴	北京大学第三医院
龚 熹	北京大学第三医院	石媛媛	北京大学第三医院
郭成成	北京大学医学部	时会娟	北京大学第三医院
何观平	北京大学第三医院	史尉利	北京大学第三医院
何震明	北京大学第三医院	宋庆法	北京大学第三医院
侯宗辰	北京大学医学部	孙 昊	北京大学第三医院
黄红拾	北京大学第三医院	孙 疆	北京大学第三医院
黄洪杰	北京大学第三医院	王安鸿	北京大学第三医院
李 玳	北京大学第三医院	王海军	北京大学第三医院
李明昊	北京大学第三医院	王佳宁	北京大学第三医院
李 琪	北京大学第三医院	王 健	北京大学第三医院
刘 畅	北京积水潭医院	王俊雁	北京大学第三医院
刘 平	北京大学第三医院	王若冰	北京大学人民医院
刘 强	北京大学第三医院	王永健	北京大学第三医院
刘圣均	北京协和医院	王志新	北京积水潭医院
刘 阳	北京大学第三医院	吴炳轩	首都医科大学附属北京天坛医院

吴昌远	天津市天津医院	杨 朋	北京大学第三医院
吴 菲	北京大学第三医院	杨致远	北京大学人民医院
吴睿麒	北京大学第三医院	玉应香	北京大学第三医院
吴 桐	北京大学第三医院	张 弛	北京世纪坛医院
吴一凡	北京大学医学部	张家豪	北京大学第三医院
向泓雨	北京大学第一医院	张淑涵	北京大学第三医院
肖 健	北京大学第三医院	张 思	北京大学第三医院
谢 兴	北京大学第三医院	张 辛	北京大学第三医院
谢 玥	北京大学第一医院	赵逢源	北京大学第三医院
熊士凯	北京大学第三医院	赵宇晴	北京大学第三医院
徐璇子	北京大学第六医院	周启云	青海省人民医院
杨春雪	北京大学医学部	朱敬先	北京大学第三医院
杨 帆	北京大学第三医院	宗亚楠	北京大学第三医院

Amiethab A. Aiyer, MD
Assistant Professor, Chief Foot and Ankle Service
Department of Orthopaedics
University of Miami, Miller School of Medicine
Miami, Florida
小腿、踝关节和足

Asheesh Bedi, MD
Chief, Sports Medicine and Shoulder Surgery
Professor of Orthopaedics
Head Orthopaedic Team Physician
University of Michigan
Ann Arbor, Michigan
基本原理

Stephen F. Brockmeier, MD
Associate Professor
Department of Orthopaedic Surgery
Fellowship Director, University of Virginia Sports Medicine
Fellowship
University of Virginia School of Medicine
Charlottesville, Virginia
肩关节

Rajwinder Deu, MD
Assistant Professor
Department of Orthopaedics
Johns Hopkins University
Baltimore, Maryland
运动医疗

F. Winston Gwathmey, Jr., MD
Associate Professor of Orthopaedic Surgery
University of Virginia School of Medicine
Charlottesville, Virginia
骨盆、髋关节和大腿

Joe M. Hart, PhD, ATC
Associate Professor
Department of Kinesiology
University of Virginia
Charlottesville, Virginia
运动康复和损伤预防

Anish R. Kadakia, MD
Associate Professor of Orthopaedic Surgery
Northwestern Memorial Hospital
Northwestern University Feinberg School of Medicine
Chicago, Illinois
小腿、踝关节和足

Sanjeev Kakar, MD, FAOA
Professor of Orthopaedic Surgery
Mayo Clinic
Rochester, Minnesota
肘关节、腕关节和手

Morteza Khodaee, MD, MPH, FACSM, FAAFP
Associate Professor
University of Colorado School of Medicine
Department of Family Medicine and Orthopaedics
Denver, Colorado
运动医疗

Bryson Lesniak, MD
Associate Professor
University of Pittsburgh Medical Center
Rooney Sports Complex
Pittsburgh, Pennsylvania
基本原理

Eric C. McCarty, MD
Chief, Sports Medicine and Shoulder Surgery
Associate Professor
Department of Orthopaedics
University of Colorado School of Medicine
Director Sports Medicine, Head Team Physician
University of Colorado Department of Athletics
Associate Professor, Adjunct
Department of Integrative Physiology
University of Colorado
Boulder, Colorado
膝关节

Matthew D. Milewski, MD
Assistant Professor
Division of Sports Medicine
Department of Orthopaedic Surgery
Boston Children's Hospital
Boston, Massachusetts
小儿运动医学

Francis H. Shen, MD
Warren G. Stamp Endowed Professor
Division Head, Spine Division
Co-Director, Spine Center
Department of Orthopaedic Surgery
University of Virginia
Charlottesville, Virginia
脊柱与头部

Kathleen C. Abalos, MD
Department of Medicine
Beth Israel Deaconess Medical Center
Boston, Massachusetts

Jeffrey S. Abrams, MD
Clinical Professor
School of Graduate Medicine
Seton Hall University
South Orange, New Jersey
Clinical Associate Professor
Penn Medicine Princeton Medical Center
Princeton, New Jersey

Julie E. Adams, MD
Professor of Orthopedic Surgery
Mayo Clinic Health System
Austin, Minnesota and Rochester, Minnesota

Bayan Aghdasi, MD
Orthopaedic Surgery
University of Virginia
Charlottesville, Virginia

Amiethab A. Aiyer, MD
Assistant Professor, Chief Foot and Ankle
    Service
Department of Orthopaedics
University of Miami, Miller School of
    Medicine
Miami, Florida

Nourbakhsh Ali, MD
Spine Surgeon
Wellstar Atlanta Medical Center
Atlanta, Georgia

David W. Altchek, MD
Co-Chief Emeritus
Sports Medicine and Shoulder Service
Hospital for Special Surgery
New York, New York

Raj M. Amin, MD
Resident Physician
Department of Orthopaedic Surgery
The Johns Hopkins Hospital
Baltimore, Maryland

Kimberly K. Amrami, MD
Professor of Radiology
Chair, Division of Musculoskeletal Radiology
Mayo Clinic
Rochester, Minnesota

Christian N. Anderson, MD
Orthopaedic Surgeon
Tennessee Orthopaedic Alliance/The
    Lipscomb Clinic
Nashville, Tennessee

Lindsay M. Andras, MD
Assistant Professor of Orthopaedic Surgery
Children's Orthopedic Center
Children's Hospital Los Angeles
Los Angeles, California

James R. Andrews, MD
Medical Director
The Andrews Institute
Gulf Breeze, Florida
Medical Director
The American Sports Medicine Institute
Birmingham, Alabama

Michael Antonis, DO, RDMS, FACEP,
CAQSM
Emergency Medicine & Sports Medicine
Georgetown University
Washington, District of Columbia

Chad A. Asplund, MD, MPH
Director, Athletic Medicine
Associate Professor, Health and Kinesiology
Georgia Southern University
Statesboro, Georgia

Rachid Assina, MD, RPH
Assistant Professor
Department of Neurological Surgery
Rutgers–New Jersey Medical School
Newark, New Jersey

Ashley V. Austin, MD
Resident
Family Medicine and Physical Medicine and
    Rehabilitation
University of Virginia
Charlottesville, Virginia

Luke S. Austin, MD
Associate Professor of Orthopaedics
Rothman Institute
Egg Harbor Township, New Jersey

John T. Awowale, MD
Orthopedic Surgery
University of Wisconsin Hospitals and
    Clinics
University of Wisconsin
Madison, Wisconsin

Derek P. Axibal, MD
Department of Orthopedics
University of Colorado School of Medicine
Aurora, Colorado

Bernard R. Bach Jr., MD
The Claude Lambert-Helen Thompson
    Professor of Orthopedic Surgery
Rush University Medical Center
Chicago, Illinois

Aaron L. Baggish, MD
Director, Cardiovascular Performance
    Program
Massachusetts General Hospital
Boston, Massachusetts

Wajeeh Bakhsh, MD
Surgical Resident, Department of
    Orthopaedics
University of Rochester Medical Center
Rochester, New York

Christopher P. Bankhead, MD
Resident, Orthopaedic Surgery
University of New Mexico
Albuquerque, New Mexico

Michael G. Baraga, MD
Assistant Professor of Orthopaedics
UHealth Sports Medicine Institute
University of Miami, Miller School of
    Medicine
Miami, Florida

Jonathan Barlow, MD, MS
Mayo Clinic
Rochester, Minnesota

Robert W. Battle, MD
Team Cardiologist
Associate Professor of Medicine and
    Pediatrics
Department of Cardiology
University of Virginia Medical Center
Charlottesville, Virginia

Matthew Bessette, MD
Sports Medicine Fellow
The Cleveland Clinic Foundation
Cleveland, Ohio

Thomas M. Best, MD, PhD
Professor of Orthopaedics
Research Director of Sports Performance
    and Wellness Institute
University of Miami Sports Medicine Institute
Miami, Florida

Bruce Beynnon, PhD
McClure Professor of Musculoskeletal
    Research
Director of Research
Department of Orthopaedics and
    Rehabilitation
University of Vermont College of Medicine
McClure Musculoskeletal Research Center
Burlington, Vermont

Kieran Bhattacharya, BS
Research Assistant
Department of Orthopaedic Surgery
University of Virginia
Charlottesville, Virginia

Debdut Biswas, MD
Hinsdale Orthopaedics
Chicago, Illinois

Matthew H. Blake, MD
Assistant Director, Sports Medicine
Orthopaedic Sports Medicine
Avera McKennan Hospital and University
    Health Center
Sioux Falls, South Dakota

Liljiana Bogunovic
Assistant Professor
Department of Orthopaedic Surgery
Washington University School of Medicine
St. Louis, Missouri

Margaret Boushell, PhD
Department of Biomedical Engineering
Biomaterials and Interface Tissue
    Engineering Laboratory
Columbia University Medical Center
New York Presbyterian Hospital
New York, New York

James P. Bradley, MD
Clinical Professor
Orthopaedic Surgery
University of Pittsburgh Medical Center
Pittsburgh, Pennsylvania

William Brady, MD, FAAEM, FACEP
Professor of Medicine and Emergency
    Medicine
University of Virginia
Charlottesville, Virginia

Jonathan T. Bravman, MD
Assistant Professor
Director of Sports Medicine Research
CU Sports Medicine
Division of Sports Medicine and Shoulder
    Surgery
University of Colorado
Denver, Colorado

Stephen F. Brockmeier, MD
Associate Professor
Department of Orthopaedic Surgery
Fellowship Director, University of Virginia
    Sports Medicine Fellowship
University of Virginia School of Medicine
Charlottesville, Virginia

Jeffrey Brunelli, MD
Assistant Professor of Orthopaedic Surgery
    and Rehabilitation
Chief, Sports Medicine and Shoulder
    Surgery
University of Florida-Jacksonville College of
    Medicine
Jacksonville, Florida

Jackie Buell, PhD, RD, CSSD, LD, ATC
Assistant Professor, Clinical Health Sciences
    and Medical Dietetics
The Ohio State University
Columbus, Ohio

Alissa J. Burge, MD
Assistant Professor of Radiology
Weill Cornell Medicine
New York, New York

**Jessica L. Buschmann, MS, RD, CSSD,
LD**
Clinical Dietician—Board Certified
    Specialist in Sports Dietetics Sports
    Medicine
Nationwide Children's Hospital
Columbus, Ohio

Brian Busconi, MD
Associate Professor of Orthopaedic Surgery
Sports Medicine
University of Massachusetts
Worcester, Massachusetts

Charles A. Bush-Joseph, MD
Professor of Orthopaedic Surgery
Division of Sports Medicine
Rush University Medical Center
Chicago, Illinois

Kadir Buyukdogan, MD
Department of Orthopaedic Surgery
University of Virginia
Charlottesville, Virginia

E. Lyle Cain Jr., MD
Founding Partner
Andrews Sports Medicine and Orthopaedic
    Center
Fellowship Director
American Sports Medicine Institute
Birmingham, Alabama

Jon-Michael E. Caldwell, MD
Resident, Department of Orthopedic
    Surgery
Columbia University Medical Center
New York Presbyterian Hospital
New York, New York

Mary E. Caldwell, DO
Assistant Professor of Physical Medicine and
    Rehabilitation and Sports Medicine
Medical College of Virginia
Virginia Commonwealth University
Richmond, Virginia

Ryan P. Calfee, MD, MSc
Associate Professor of Orthopedics
Washington University School of Medicine
St. Louis, Missouri

Christopher L. Camp, MD
Assistant Professor of Orthopedics
Mayo Clinic
Rochester, Minnesota

John T. Campbell, MD
Attending Orthopaedic Surgeon
Institute for Foot and Ankle Reconstruction
Mercy Medical Center
Baltimore, Maryland

Kevin Caperton, MD
Department of Orthopedics and Sports
    Medicine
Georgetown Orthopedics
Georgetown, Texas

Robert M. Carlisle, MD
Resident, Orthopaedic Surgery
Greenville Health System
Greenville, South Carolina

Rebecca A. Cerrato, MD
Attending Orthopaedic Surgeon
Institute for Foot and Ankle Reconstruction
Baltimore, Maryland

Courtney Chaaban, PT, DPT, SCS
Doctoral Student
Sports Medicine Research Laboratory
Department of Exercise and Sport Science
University of North Carolina at Chapel Hill
Chapel Hill, North Carolina

Jorge Chahla, MD
Regenerative Sports Medicine Fellow
Center for Regenerative Sports Medicine
Steadman Philippon Research Institute
Vail, Colorado

Peter N. Chalmers, MD
Assistant Professor
University of Utah Department of
    Orthopaedic Surgery
Salt Lake City, Utah

Angela K. Chang, MD
Center for Outcomes-Based Orthopaedic
    Research
Steadman Philippon Research Institute
Vail, Colorado

Sonia Chaudhry, MD
Assistant Professor of Orthopaedic Surgery
University of Connecticut School of
    Medicine
Pediatric Orthopaedic, Hand, and
    Microvascular Surgery
Connecticut Children's Medical Center
Hartford, Connecticut

Austin W. Chen, MD
Hip Preservation and Sports Medicine
BoulderCentre for Orthopedics
Boulder, Colorado
Academic Faculty
American Hip Institute
Chicago, Illinois

Edward C. Cheung, MD
Resident Physician
Orthopaedic Surgery
University of California, Los Angeles
    Medical Center
Los Angeles, California

A. Bobby Chhabra, MD
Lillian T. Pratt Distinguished Professor and
    Chair
Orthopaedic Surgery
University of Virginia Health System
Charlottesville, Virginia

Woojin Cho, MD, PhD
Assistant Professor, Orthopaedic Surgery
Albert Einstein College of Medicine
Chief of Spine Surgery
Orthopaedic Surgery
Research Director
Multidisciplinary Spine Center
Montefiore Medical Center
New York, New York

Joseph N. Chorley, MD
Associate Professor of Pediatrics
Baylor College of Medicine
Houston, Texas

John Jared Christophel, MD, MPH
Assistant Professor of Otolaryngology—
    Head and Neck Surgery
University of Virginia
Charlottesville, Virginia

Philip Chuang, PhD
Department of Biomedical Engineering
Biomaterials and Interface Tissue
    Engineering Laboratory
Columbia University Medical Center
New York Presbyterian Hospital
New York, New York

Nicholas J. Clark, MD
Orthopedic Surgeon
Mayo Clinic
Rochester, Minnesota

John C. Clohisy, MD
Professor of Orthopaedic Surgery
Washington University School of Medicine
St. Louis, Missouri

Christopher Coleman, MD
Department of Radiology
University of Colorado
Aurora, Colorado

Francisco Contreras, MD
Department of Radiology
Jackson Memorial Hospital
University of Miami Hospital
Miami, Florida

Joseph D. Cooper, MD
Resident, Orthopaedic Surgery
University of Southern California
Los Angeles, California

Chris A. Cornett, MD, MPT
Associate Professor of Orthopaedic Surgery
University of Nebraska Medical Center
Department of Orthopaedic Surgery and
    Rehabilitation
Medical Director Physical/Occupational
    Therapy
Co-Medical Director, Spine Program
Nebraska Medicine
Omaha, Nebraska

Paul S. Corotto, MD
Chief Fellow
Department of Cardiology
University of Virginia Medical Center
Charlottesville, Virginia

Ryan P. Coughlin, MD, FRCSC
Department of Orthopaedic Surgery
Duke University
Durham, North Carolina

Jared A. Crasto, MD
Resident, Department of Orthopaedic
    Surgery
University of Pittsburgh Medical Center
Pittsburgh, Pennsylvania

Shannon David, PhD, ATC
Assistant Professor
Coordinator of Clinical Education
North Dakota State University
Fargo, North Dakota

Thomas M. DeBerardino, MD
Orthopaedic Surgeon
The Orthopaedic Institute
Medical Director
Burkhart Research Institute for
    Orthopaedics
The San Antonio Orthopaedic Group
Co-Director, Combined Baylor College of
    Medicine and The San Antonio
    Orthopaedic Group, Texas Sports
    Medicine Fellowship
Professor of Orthopaedic Surgery
Baylor College of Medicine
San Antonio, Texas

Richard E. Debski, PhD
Professor
Departments of Bioengineering and
    Orthopaedic Surgery
University of Pittsburgh
Pittsburgh, Pennsylvania

Marc M. DeHart, MD
Associate Professor of Orthopaedic Surgery
Chief of Adult Reconstruction
UT Health San Antonio
San Antonio, Texas

Arthur Jason De Luigi, DO, MHSA
Professor of Rehabilitation Medicine and
    Sports Medicine
Georgetown University School of Medicine
Washington, District of Columbia

Elizabeth R. Dennis, MD, MS
Resident, Department of Orthopedic
    Surgery
Columbia University Medical Center
New York Presbyterian Hospital
New York, New York

John J. Densmore, MD, PhD
Associate Professor of Clinical Medicine
Division of Hematology/Oncology
University of Virginia
Charlottesville, Virginia

Joshua S. Dines, MD
Sports Medicine and Shoulder Service
Hospital for Special Surgery
New York, New York

Benjamin G. Domb, MD
Founder
American Hip Institute
Chicago, Illinois

Jason Dragoo, MD
Associate Professor of Orthopaedic Surgery
Stanford University
Stanford, California

Jeffrey R. Dugas, MD
Surgeon
Andrews Sports Medicine and Orthopaedic
    Center
American Sports Medicine Institute
Birmingham, Alabama

Guillaume D. Dumont, MD
Assistant Professor of Orthopaedic Surgery
University of South Carolina School of
    Medicine
Columbia, South Carolina

Eric W. Edmonds, MD
Associate Professor of Clinical Orthopedic
    Surgery
University of California, San Diego
Director of Orthopedic Research and Sports
    Medicine
Division of Orthopedic Surgery
Rady Children's Hospital San Diego
San Diego, California

Karen P. Egan, PhD
Associate Sport Psychologist
Department of Athletics
University of Virginia
Charlottesville, Virginia

Bassem T. Elhassan, MD
Orthopedic Surgeon
Mayo Clinic
Rochester, Minnesota

Claire D. Eliasberg, MD
Resident, Orthopaedic Surgery
Hospital for Special Surgery
New York, New York

Fatih Ertem, MSc
Department of Biomechanics
Dokuz Eylul University Health Science
    Institute
Inciralti, Izmir, Turkey
Visiting Graduate Researcher
Department of Orthopaedics and
    Rehabilitation
McClure Musculoskeletal Research Center
Burlington, Vermont

Norman Espinosa Jr., MD
Head of Foot and Ankle Surgery
Institute for Foot and Ankle Reconstruction
FussInsitut Zurich
Zurich, Switzerland

Anthony Essilfie, MD
Resident Physician
Orthopaedic Surgery
University of Southern California
Los Angeles, California

Jack Farr, MD
Professor of Orthopedics
Indiana University School of Medicine
OrthoIndy Knee Preservation and Cartilage
    Restoration Center
Indianapolis, Indiana

Derek M. Fine, MD
Associate Professor of Medicine
Fellowship Director
Division of Nephrology
The Johns Hopkins University School of
    Medicine
Baltimore, Maryland

Jake A. Fox, BS
Research Assistant
Center for Outcomes-Based Orthopaedic
    Research
Steadman Philippon Research Institute
Vail, Colorado

Salvatore Frangiamore, MD, MS
Summa Health Orthopaedic and Sports
    Medicine
Akron, Ohio

Rachel M. Frank, MD
Department of Orthopaedic Surgery
Rush University
Chicago, Illinois

Heather Freeman, PT, DHS
Physical Therapist
Assistant Research Coordinator
University of Indianapolis, Krannert School
    of Physical Therapy
Indianapolis, Indiana

Jason Freeman, PhD
Sport Psychologist
Department of Athletics
University of Virginia
Charlottesville, Virginia

Nikhita Gadi, MD, MScBR
Internal Medicine Resident, PGY-1
Hackensack University Medical Center
Hackensack, New Jersey

Seth C. Gamradt, MD
Associate Clinical Professor
Director of Orthopaedic Athletic Medicine
Orthopaedic Surgery
University of Southern California
Los Angeles, California

J. Craig Garrison, PhD, PT, ATC, SCS
Director, Sports Medicine Research
Texas Health Sports Medicine
Texas Health
Fort Worth, Texas

R. Glenn Gaston, MD
Hand and Upper Extremity Surgeon
OrthoCarolina
Chief of Hand Surgery
Division of Orthopedics
Carolinas Medical Center
Charlotte, North Carolina

William B. Geissler, MD
Alan E. Freeland Chair of Hand Surgery
Professor and Chief
Division of Hand and Upper Extremity
    Surgery
Chief, Arthroscopic Surgery and Sports
    Medicine
Department of Orthopaedic Surgery and
    Rehabilitation
University of Mississippi Health Care
Jackson, Mississippi

Brandee Gentile, MS, ATC
Athletic Trainer
Department of Neurosurgery
Rutgers–New Jersey Medical School
Newark, New Jersey

J. Robert Giffin, MD, FRCSC, MBA
Professor of Orthopedic Surgery
Western University
London, Ontario, Canada

Todd M. Gilbert, MD
Department of Orthopaedic Surgery and
    Rehabilitation
University of Nebraska Medical Center
Omaha, Nebraska

G. Keith Gill, MD
Department of Orthopaedics
University of New Mexico Health Sciences
    Center
Albuquerque, New Mexico

Thomas J. Gill, MD
Professor of Orthopedic Surgery
Tufts Medical School
Chairman, Department of Orthopedic
    Surgery
St. Elizabeth's Medical Center/Steward
    Healthcare Network
Boston, Massachusetts

Jacob D. Gire, MD
Department of Orthopaedic Surgery
Stanford University
Palo Alto, California

Pau Golanó, MD
Professor of Human Anatomy
Laboratory of Arthroscopic and Surgical
    Anatomy
Human Anatomy and Embryology Unit
Department of Pathology and Experimental
    Therapeutics
University of Barcelona–Spain
Department of Orthopaedic Surgery
University of Pittsburgh School of Medicine
Pittsburgh, Pennsylvania

Jorge E. Gómez, MD, MS
Associate Professor of Adolescent Medicine
    and Sports Medicine
Baylor College of Medicine
Houston, Texas

Juan Gomez-Hoyos, MD
Baylor University Medical Center at Dallas
Hip Preservation Center
Dallas, Texas

Howard P. Goodkin, MD, PhD
The Shure Professor of Pediatric Neurology
Director
Division of Pediatric Neurology
Departments of Neurology and Pediatrics
University of Virginia
Charlottesville, Virginia

Gregory Grabowski, MD, FAOA
Associate Professor
University of South Carolina School of
    Medicine
Department of Orthopedic Surgery
Co-Medical Director
Palmetto Health USC Spine Center
Residency Program Director
Palmetto Health USC Orthopedic Center
Columbia, South Carolina

Tinker Gray, MA
The Shelbourne Knee Center at Community
    East Hospital
Indianapolis, Indiana

James R. Gregory, MD
Assistant Professor of Pediatric Orthopedic
    Surgery
Department of Orthopedic Surgery
University of Oklahoma College of
    Medicine
Oklahoma City, Oklahoma

Phillip Gribble, PhD
Professor of Rehabilitation Sciences
University of Kentucky
Lexington, Kentucky

Letha Y. Griffin, MD, PhD
Team Physician
Georgia State University
Atlanta, Georgia
Staff
Peachtree Orthopedics
Atlanta, Georgia

Warren C. Hammert, MD
Professor of Orthopaedic Surgery and
    Plastic Surgery
Chief, Hand Surgery
Department of Orthopaedics and
    Rehabilitation
University of Rochester Medical Center
Rochester, New York

Kyle E. Hammond, MD
Assistant Professor, Department of
    Orthopaedic Surgery
Emory Sports Medicine Center
Atlanta, Georgia

**Joseph Hannon, PhD, PT, DPT, SCS,
CSCS**
Research Physical Therapist
Texas Health Sports Medicine
Texas Health
Fort Worth, Texas

Colin B. Harris, MD
Assistant Professor
Department of Orthopaedics
Rutgers–New Jersey Medical School
Newark, New Jersey

Joshua D. Harris, MD
Orthopedic Surgeon
Associate Professor, Institute for Academic
    Medicine
Houston Methodist Orthopedics and Sports
    Medicine
Houston, Texas
Assistant Professor of Clinical Orthopedic
    Surgery
Weill Cornell Medical College
New York, New York

Andrew Haskell, MD
Chair, Department of Orthopedics
Geographic Medical Director for Surgical
    Services
Palo Alto Medical Foundation
Palo Alto, California
Associate Clinical Professor
Department of Orthopaedic Surgery
University of California, San Francisco
San Francisco, California

Hamid Hassanzadeh, MD
Assistant Professor
Department of Orthopaedic Surgery
University of Virginia
Charlottesville, Virginia

Michael R. Hausman, MD
Professor of Orthopaedic Surgery
Mount Sinai Medical Center
New York, New York

Stefan Hemmings, MBBS
Post-Doctorate Fellow
Division of Nephrology
The Johns Hopkins University School of
    Medicine
Baltimore, Maryland

R. Frank Henn III, MD
Associate Professor of Orthopaedics
University of Maryland School of Medicine
Baltimore, Maryland

Daniel Herman, MD, PhD
Assistant Professor
Department of Orthopedics and Rehabilitation
Divisions of Physical Medicine and
    Rehabilitation, Sports Medicine, and
    Research
University of Florida
Gainesville, Florida

Jay Hertel, PhD, ATC, FNATA
Joe H. Gieck Professor of Sports Medicine
Departments of Kinesiology and
    Orthopaedic Surgery
University of Virginia
Charlottesville, Virginia

Daniel E. Hess, MD
Department of Orthopaedic Surgery
University of Virginia
Charlottesville, Virginia

Carolyn M. Hettrich, MD
University of Iowa
Iowa City, Iowa

Benton E. Heyworth, MD
Assistant Professor of Orthopedic Surgery
Harvard Medical School
Attending Orthopedic Surgeon
Department of Orthopedic Surgery
Division of Sports Medicine
Boston Children's Hospital
Boston, Massachusetts

Ben Hickey, BM, MRCS, MSc, FRCS (Tr & Orth), MD
Consultant Orthopaedic Foot and Ankle
　Surgeon
Wrexham Maelor Hospital
Wrexham, Wales, United Kingdom

Michael Higgins, PhD, ATC, PT, CSCS
Professor, Kinesiology
University of Virginia
Charlottesville, Virginia

Betina B. Hinckel, MD, PhD
Department of Orthopaedic Surgery
Brigham and Women's Hospital
Harvard Medical School
Boston, Massachusetts

Gwendolyn Hoben, MD, PhD
Instructor
Plastic and Reconstructive Surgery
Medical College of Wisconsin
Milwaukee, Wisconsin

Christopher Hogrefe, MD, FACEP
Assistant Professor
Departments of Emergency Medicine,
　Medicine—Sports Medicine, and
　Orthopaedic Surgery—Sports Medicine
Northwestern Medicine
Northwestern University Feinberg School of
　Medicine
Chicago, Illinois

Jason A. Horowitz, BA
Research Fellow
Department of Orthopaedic Surgery
University of Virginia
Charlottesville, Virginia

Benjamin M. Howe, MD
Associate Professor of Radiology
Mayo Clinic
Rochester, Minnesota

Korin Hudson, MD, FACEP, CAQSM
Associate Professor of Emergency Medicine
Team Physician, Department of Athletics
Georgetown University
Washington, District of Columbia

Catherine Hui, MD, FRCSC
Associate Clinical Professor
Division of Orthopaedic Surgery
University of Alberta
Edmonton, Alberta, Canada

R. Tyler Huish, DO
First Choice Physician Partners
La Quinta, California

John V. Ingari, MD
Division Chair, Hand Surgery
Department of Orthopaedic Surgery
The Johns Hopkins Hospital
Baltimore, Maryland

Mary Lloyd Ireland, MD
Professor
Department of Orthopaedics
University of Kentucky
Lexington, Kentucky

Todd A. Irwin, MD
Director of Research
OrthoCarolina Foot and Ankle Institute
Associate Professor
Carolinas Medical Center
Charlotte, North Carolina

Nona M. Jiang, MD
Department of Medicine
University of Virginia
Charlottesville, Virginia

Darren L. Johnson, MD
Director of Sports Medicine
University of Kentucky
Lexington, Kentucky

Jared S. Johnson, MD
St. Luke's Clinic–Sports Medicine: Boise
Boise, Idaho

Grant L. Jones, MD
Associate Professor of Orthopaedic Surgery
The Ohio State University
Columbus, Ohio

Jean Jose, DO, MS
Associate Chief of Musculoskeletal
　Radiology
Associate Professor of Clinical Radiology
Division of Diagnostic Radiology
University of Miami Hospital
Miami, Florida

Scott G. Kaar, MD
Associate Professor of Orthopaedic Surgery
Saint Louis University
St. Louis, Missouri

Anish R. Kadakia, MD
Associate Professor of Orthopaedic Surgery
Northwestern Memorial Hospital
Northwestern University Feinberg School of
　Medicine
Chicago, Illinois

Samantha L. Kallenbach, BS
Steadman Philippon Research Institute
The Steadman Clinic
Vail, Colorado

Robin N. Kamal, MD
Assistant Professor of Orthopaedic Surgery
Chase Hand and Upper Limb Center
Stanford University
Palo Alto, California

Thomas Kaminski, PhD, ATC, FNATA
Professor of Kinesiology and Applied
　Physiology
University of Delaware
Newark, Delaware

Abdurrahman Kandil, MD
Stanford University
Stanford, California

Jonathan R. Kaplan, MD
Attending Orthopaedic Surgeon
Orthopaedic Specialty Institute
Orange, California

Christopher A. Keen, MD
Citrus Orthopedic and Joint Institute
Lecanto, Florida

Mick P. Kelly, MD
Resident, Department of Orthopaedic
　Surgery
Rush University Medical Center
Chicago, Illinois

A. Jay Khanna, MD, MBA
Professor and Vice Chair of Orthopaedic
　Surgery
Department of Orthopaedic Surgery
The Johns Hopkins University School of
　Medicine
Baltimore, Maryland

Anthony Nicholas Khoury
Baylor University Medical Center at Dallas
Hip Preservation Center
University of Texas at Arlington
Bioengineering Department
Dallas, Texas

Christopher Kim, MD
Instructor of Orthopaedic Surgery
Saint Louis University
St. Louis, Missouri

Lucas R. King, MD, BS
Sports Orthopedic Surgeon
Department of Orthopedic Surgery
Parkview Medical Center
Pueblo, Colorado

Susan E. Kirk, MD
Associate Professor of Internal Medicine
and Obstetrics and Gynecology
Division of Endocrinology and Metabolism,
Maternal–Fetal Medicine
Associate Dean, Graduate Medical
Education
University of Virginia Health System
Charlottesville, Virginia

Georg Klammer, MD
Consultant
Institute for Foot and Ankle Reconstruction
FussInsitut Zurich
Zurich, Switzerland

Derrick M. Knapik, MD
Orthopaedic Surgery
University Hospitals
Cleveland Medical Center
Cleveland, Ohio

Lee M. Kneer, MD, CAQSM
Assistant Professor, Department of
Orthopaedic Surgery
Assistant Professor, Department of Physical
Medicine and Rehabilitation
Emory Sports Medicine Center
Atlanta, Georgia

Mininder S. Kocher, MD, MPH
Professor of Orthopaedic Surgery
Harvard Medical School
Associate Director
Division of Sports Medicine
Department of Orthopaedic Surgery
Boston Children's Hospital
Boston, Massachusetts

Gabrielle P. Konin, MD
Assistant Professor of Radiology
Weill Cornell Medicine
New York, New York

Matthew J. Kraeutler, MD
Department of Orthopaedic Surgery
Seton Hall-Hackensack Meridian School of
Medicine
South Orange, New Jersey

Alexander B. Kreines, DO
Resident, Orthopaedic Surgery
Rowan University
Stratford, New Jersey

Vignesh Prasad Krishnamoorthy, MD
Section of Young Adult Hip Surgery
Division of Sports Medicine
Department of Orthopedic Surgery
Rush Medical College
Rush University Medical Center
Chicago, Illinois

Marshall A. Kuremsky, MD
Orthopaedic Surgeon
Hand and Upper Extremity Surgeon
Sports Medicine and Arthroscopic Surgeon
EmergeOrtho
Raleigh, North Carolina

Shawn M. Kutnik, MD
Orthopedic Surgeon
Archway Orthopedics and Hand Surgery
St. Louis, Missouri

Michael S. Laidlaw, MD
Department of Orthopaedic Surgery
University of Virginia
Charlottesville, Virginia

Joseph D. Lamplot
Chief Resident
Department of Orthopaedic Surgery
Washington University School of Medicine
St. Louis, Missouri

Drew Lansdown, MD
Section of Young Adult Hip Surgery
Division of Sports Medicine
Department of Orthopedic Surgery
Rush Medical College
Rush University Medical Center
Chicago, Illinois

Matthew D. LaPrade, BS
Steadman Philippon Research Institute
The Steadman Clinic
Vail, Colorado

Robert F. LaPrade, MD, PhD
Chief Medical Research Officer
Steadman Philippon Research Institute
The Steadman Clinic
Vail, Colorado

Christopher M. Larson, MD
Minnesota Orthopedic Sports Medicine
Institute
Twin Cities Orthopedics
Edina, Minnesota

Evan P. Larson, MD
University of Nebraska Medical Center
Department of Orthopaedic Surgery and
Rehabilitation
Omaha, Nebraska

Samuel J. Laurencin, MD, PhD
Department of Orthopaedic Surgery
University of Connecticut School of
Medicine
Farmington, Connecticut

Peter Lawrence, MD
Wiley Barker Professor of Surgery
Chief, Division of Vascular and
Endovascular Surgery
University of California, Los Angeles
Los Angeles, California

Adrian D.K. Le, MD
Department of Orthopedic Surgery
Stanford University
Stanford, California

Nicholas LeCursi, CO
Certified Orthotist
Vice President, Services
Chief Technology Officer
Becker Orthopedic
Troy, Michigan

Sonya B. Levine, BA
Department of Orthopedic Surgery
Columbia University Medical Center
New York Presbyterian Hospital
New York, New York

William N. Levine, MD, FAOA
Frank E. Stinchfield Professor and
Chairman of Orthopedic Surgery
Columbia University Medical Center
New York Presbyterian Hospital
New York, New York

Xudong Joshua Li, MD, PhD
Associate Professor of Orthopaedic Surgery
and Biomedical Engineering
University of Virginia
Charlottesville, Virginia

Gregory T. Lichtman, DO
Department of Orthopedic Surgery
Rowan University School of Osteopathic
Medicine
Stratford, New Jersey

Christopher A. Looze, MD
Orthopaedic Surgeon
MedStar Franklin Square
Baltimore, Maryland

Gary M. Lourie, MD
Hand Surgeon
The Hand and Upper Extremity Center of
Georgia
Atlanta, Georgia

Helen H. Lu, PhD
Professor of Biomedical Engineering
Vice Chair, Department of Biomedical
Engineering
Columbia University Medical Center
New York Presbyterian Hospital
New York, New York

Timothy J. Luchetti, MD
Resident, Orthopedic Surgery
Rush University Medical Center
Chicago, Illinois

Jessica A. Lundgren, MD
Lecturer
Department of Internal Medicine
Division of Endocrinology and Metabolism
University of Virginia Health System
Charlottesville, Virginia

Travis G. Maak, MD
Associate Professor of Orthopaedic Surgery
University of Utah
Salt Lake City, Utah

John M. MacKnight, MD
Professor of Internal Medicine and
    Orthopaedic Surgery
Team Physician and Medical Director
UVA Sports Medicine
University of Virginia Health System
Charlottesville, Virginia

Nancy Major, MD
Department of Radiology
University of Colorado School of Medicine
Aurora, Colorado

Francesc Malagelada, MD
Foot and Ankle Unit
Department of Trauma and Orthopaedic
    Surgery
Royal London Hospital
Barts Health National Health Service Trust
London, England, United Kingdom

Michael A. Marchetti, MD
Assistant Attending, Dermatology Service
Department of Medicine
Memorial Sloan Kettering Cancer Center
New York, New York

Patrick G. Marinello, MD
Hand and Upper Extremity Surgeon
Capital Region Orthopaedic Group
Bone and Joint Center
Albany, New York

Hal David Martin, DO
Medical Director
Baylor University Medical Center at Dallas
Hip Preservation Center
Dallas, Texas

Scott D. Martin, MD
Director, MGH Joint Preservation Service
Director, Harvard/MGH Sports Medicine
    Fellowship Program
Associate Professor of Orthopaedic Surgery
Harvard Medical School
Department of Orthopaedic Surgery
Massachusetts General Hospital
Boston, Massachusetts

Rebecca Martinie, MD
Assistant Professor of Pediatrics
Baylor College of Medicine
Houston, Texas

**Lyndon Mason, MB BCh, MRCS (Eng),
FRCS (Tr & Orth)**
Trauma and Orthopaedic Consultant
Aintree University Hospital
Liverpool, England, United Kingdom

Augustus D. Mazzocca, MD
Department of Orthopaedic Surgery
University of Connecticut School of
    Medicine
Farmington, Connecticut

David R. McAllister, MD
Chief, Sports Medicine Service
Professor and Vice Chair
Department of Orthopaedic Surgery
David Geffen School of Medicine
University of California, Los Angeles
Los Angeles, California

Meagan McCarthy, MD
Fellowship Trained Orthopaedic Sports
    Medicine Surgeon
Reno Orthopaedic Clinic
Reno, Nevada

Eric C. McCarty, MD
Chief, Sports Medicine and Shoulder
    Surgery
Associate Professor
Department of Orthopaedics
University of Colorado School of Medicine
Director Sports Medicine, Head Team
    Physician
University of Colorado Department of
    Athletics
Associate Professor, Adjunct
Department of Integrative Physiology
University of Colorado
Boulder, Colorado

Sean McMillan, DO
Chief of Orthopedics
Director of Orthopedic Sports Medicine
    and Arthroscopy
Lourdes Medical Associates
Lourdes Medical Center at Burlington
Burlington, New Jersey

Heather Menzer, MD
Fellow, Orthopaedic Surgery
University of Virginia
Charlottesville, Virginia

Sean J. Meredith, MD
Resident Physician
Department of Orthopaedics
University of Maryland School of Medicine
Baltimore, Maryland

Dayne T. Mickelson, MD
Department of Orthopaedic Surgery
Duke University
Durham, North Carolina

Michael R. Mijares, MD
Department of Orthopaedics
Jackson Memorial Hospital
Jackson Health System
Miami, Florida

Matthew D. Milewski, MD
Assistant Professor
Division of Sports Medicine
Department of Orthopaedic Surgery
Boston Children's Hospital
Boston, Massachusetts

Mark D. Miller, MD
S. Ward Casscells Professor of Orthopaedic
    Surgery
Head, Division of Sports Medicine
University of Virginia
Charlottesville, Virginia
Adjunctive Clinical Professor and Team
    Physician
James Madison University
Harrisonburg, Virginia

Dilaawar J. Mistry, MD
Team Physician
Primary Care Sports Medicine
Western Orthopedics and Sports Medicine
Grand Junction, Colorado

Erik Mitchell, DO
Valley Health Orthopaedics Front Royal
Front Royal, Virginia

Andrew Molloy, MBChB, MRCS
Consultant Orthopaedic Surgeon
Trauma and Orthopaedics
University Hospital Aintree
Honorary Clinical Senior Lecturer
Department of Musculoskeletal Biology
University of Liverpool
Consultant Orthopaedic Surgeon
Spire Liverpool
Liverpool, England, United Kingdom

Timothy S. Mologne, MD
Sports Medicine Center
Appleton, Wisconsin

Scott R. Montgomery, MD
Franciscan Orthopedic Associates at St. Joseph
Tacoma, Washington

Amy M. Moore, MD, FACS
Associate Professor of Surgery
Plastic and Reconstructive Surgery
Washington University School of Medicine
St. Louis, Missouri

Claude T. Moorman III, MD
Professor of Orthopaedic Surgery
Duke Center for Integrated Medicine
Durham, North Carolina

Gina M. Mosich, MD
Resident Physician
Orthopaedic Surgery
University of California, Los Angeles
Los Angeles, California

Michael R. Moynagh, MBBCh
Assistant Professor of Radiology
Mayo Clinic
Rochester, Minnesota

Andrew C. Mundy, MD
Department of Orthopaedic Surgery
The Ohio State University
Columbus, Ohio

Colin P. Murphy, BA
Research Assistant
Center for Outcomes-Based Orthopaedic
　Research
Steadman Philippon Research Institute
Vail, Colorado

Volker Musahl, MD
Assistant Professor
Department of Orthopaedic Surgery
University of Pittsburgh Medical Center
Pittsburgh, Pennsylvania

Jeffrey J. Nepple, MD
Assistant Professor of Orthopaedic Surgery
Director
Young Athlete Center
Washington University School of Medicine
St. Louis, Missouri

Shane J. Nho, MD, MS
Assistant Professor
Head, Section of Young Adult Hip Surgery
Division of Sports Medicine
Department of Orthopedic Surgery
Rush Medical College
Rush University Medical Center
Chicago, Illinois

Carl W. Nissen, MD
Professor
Department of Orthopaedics
University of Connecticut
Elite Sports Medicine
Connecticut Children's Medical Center
Farmington, Connecticut

Blake R. Obrock, DO
Sports Medicine Fellow
Department of Orthopaedics
University of New Mexico
Albuquerque, New Mexico

James Onate, PhD, ATC, FNATA
Associate Professor
School of Health and Rehabilitation
　Sciences
The Ohio State University
Columbus, Ohio

Scott I. Otallah, MD
Carilion Children's Pediatric Neurology
Roanoke, Virginia

Brett D. Owens, MD
Professor of Orthopedics
Brown Alpert Medical School
Providence, Rhode Island

Gabrielle M. Paci, MD
Physician
Orthopaedic Surgery
Stanford University
Palo Alto, California

Richard D. Parker, MD
Department of Orthopaedic Surgery
The Cleveland Clinic Foundation
Cleveland, Ohio

Jonathan P. Parsons, MD
Professor of Internal Medicine
Department of Pulmonary, Critical Care,
　and Sleep Medicine
Wexner Medical Center
The Ohio State University
Columbus, Ohio

Neel K. Patel, MD
Department of Orthopaedic Surgery
University of Pittsburgh Medical Center
Pittsburgh, Pennsylvania

Thierry Pauyo, MD
Fellow
Department of Orthopaedic Surgery
University of Pittsburgh Medical Center
Pittsburgh, Pennsylvania

Evan Peck, MD
Section of Sports Health
Department of Orthopaedic Surgery
Cleveland Clinic Florida
Weston, Florida
Affiliate Assistant Professor of Clinical
　Biomedical Science
Charles E. Schmidt College of Medicine
Florida Atlantic University
Boca Raton, Florida

Liam Peebles, BA
Research Assistant
Center for Outcomes-Based Orthopaedic
　Research
Steadman Philippon Research Institute
Vail, Colorado

Andrew T. Pennock, MD
Associate Clinical Professor
Orthopedic Surgery
University of California, San Diego
San Diego, California

**Anthony Perera, MBChB, MRCS,
MFSEM, PGDip Med Law, FRCS (Tr &
Orth)**
Consultant, Orthopaedic Foot and Ankle
　Surgeon
University Hospital of Wales
Cardiff, Wales, United Kingdom

Jose Perez, BS
Research Fellow
Department of Orthopedics
Sports Medicine
Miami, Florida

William A. Petri Jr., MD, PhD
Chief, Division of Infectious Disease and
　International Health
Wade Hampton Frost Professor of
　Epidemiology
University of Virginia
Charlottesville, Virginia

Frank A. Petrigliano, MD
Assistant Professor of Orthopaedic Surgery
David Geffen School of Medicine
University of California, Los Angeles
Los Angeles, California

Adam M. Pickett, MD
Faculty, West Point Sports Medicine
　Fellowship
Department of Orthopaedic Surgery
United States Military Academy
West Point, New York

Matthew A. Posner, MD
Director, West Point Sports Medicine
 Fellowship
Department of Orthopaedic Surgery
United States Military Academy
West Point, New York

Tricia R. Prokop, PT, EdD, MS, CSCS
Assistant Professor of Physical Therapy
Department of Rehabilitation Sciences
University of Hartford
West Hartford, Connecticut

Matthew T. Provencher, MD, CAPT, MC, USNR
Professor of Surgery and Orthopaedics
Uniformed Services University of the Health
 Services
Complex Shoulder, Knee, and Sports
 Surgeon
The Steadman Clinic
Vail, Colorado

Rabia Qureshi, MD
Research Fellow
Department of Orthopedic Surgery
University of Virginia
Charlottesville, Virginia

Fred Reifsteck, MD
Head Team Physician
University Health Center
University of Georgia
Athens, Georgia

David R. Richardson, MD
Associate Professor of Orthopaedic Surgery
University of Tennessee–Campbell Clinic
Memphis, Tennessee

Dustin Richter, MD
Assistant Professor, Sports Medicine
Sports Medicine Fellowship Assistant
 Director
Director of Orthopaedics Sports Medicine
 Research
University of New Mexico
Albuquerque, New Mexico

Andrew J. Riff, MD
Assistant Professor of Clinical Orthopaedic
 Surgery
Indiana University Health Orthopedics and
 Sports Medicine
Indianapolis, Indiana

Christopher J. Roach, MD
Chairman, Orthopaedic Surgery
San Antonio Military Medical Center
San Antonio, Texas

Eliott P. Robinson, MD
Orthopedic Surgeon
OrthoGeorgia Orthopaedic Specialists
Macon, Georgia

Scott A. Rodeo, MD
Professor of Orthopaedic Surgery
Weill Cornell Medical College
Co-Chief Emeritus, Sports Medicine and
 Shoulder Service
Attending Orthopaedic Surgeon
Hospital for Special Surgery
New York, New York

Anthony A. Romeo, MD
Department of Orthopaedic Surgery
Rush University
Chicago, Illinois

Kyle Rosen, MD
Dartmouth College
Hanover, New Hampshire

William H. Rossy, MD
Clinical Associate Professor
Penn Medicine Princeton Medical Center
Princeton, New Jersey

Paul Rothenberg, MD
Resident Physician
Department of Orthopaedics
University of Miami
Miami, Florida

Todd A. Rubin, MD
Orthopaedic Surgeon
Hughston Clinic Orthopaedics
Nashville, Tennessee

Robert D. Russell, MD
Orthopaedic Surgeon
OrthoTexas
Frisco, Texas

David A. Rush, MD
Department of Orthopaedic Surgery and
 Rehabilitation
University of Mississippi Medical Center
Jackson, Mississippi

Joseph J. Ruzbarsky, MD
Resident, Orthopedic Surgery
Department of Orthopaedics
Hospital for Special Surgery
New York, New York

Marc Safran, MD
Professor of Orthopedic Surgery
Associate Director
Department of Sports Medicine
Stanford University
Redwood City, California

Susan Saliba, PhD, ATC, MPT
Professor, Kinesiology
University of Virginia
Charlottesville, Virginia

Adil Samad, MD
Florida Orthopaedic Institute
Tampa, Florida

Anthony Sanchez, BS
Medical Doctor Candidate
Oregon Health and Science University
Portland, Oregon

Laura W. Scordino, MD
Orthopaedic Surgeon
OrthoNY
Albany, New York

Virgil P. Secasanu, MD
Clinical Instructor, Housestaff
Department of Pulmonary, Critical Care,
 and Sleep Medicine
Wexner Medical Center
The Ohio State University
Columbus, Ohio

Terrance Sgroi, PT
Sports Medicine and Shoulder Service
Hospital for Special Surgery
New York, New York

Jason T. Shearn, MD
Associate Professor
Department of Biomedical Engineering
University of Cincinnati
Cincinnati, Ohio

K. Donald Shelbourne, MD
The Shelbourne Knee Center at Community
 East Hospital
Indianapolis, Indiana

Seth L. Sherman, MD
Department of Orthopaedic Surgery
University of Missouri, Columbia
Columbia, Missouri

Ashley Matthews Shilling, MD
Associate Professor of Anesthesiology
University of Virginia Medical Center
Charlottesville, Virginia

Adam L. Shimer, MD
Assistant Professor of Orthopaedic Surgery
University of Virginia
Charlottesville, Virginia

Anuj Singla, MD
Instructor, Orthopaedics
University of Virginia
Charlottesville, Virginia

David L. Skaggs, MD, MMM
Professor of Orthopaedic Surgery
Keck School of Medicine of USC
University of Southern California
Chief, Orthopaedic Surgery
Children's Hospital Los Angeles
Los Angeles, California

Mia Smucny, MD
University of Washington
Seattle, Washington

Niall A. Smyth, MD
Resident, Orthopaedic Surgery
University of Miami, Miller School of
　Medicine
Miami, Florida

Frederick S. Song, MD
Clinical Associate Professor
Penn Medicine Princeton Medical Center
Princeton, New Jersey

Kurt Spindler, MD
Cleveland Clinic Foundation
Cleveland, Ohio

Chad Starkey, PhD, AT, FNATA
Professor
Division of Athletic Training
Ohio University
Athens, Ohio

Siobhan M. Statuta, MD
Associate Professor of Family Medicine and
　Physical Medicine and Rehabilitation
University of Virginia
Charlottesville, Virginia

Samuel R. H. Steiner, MD
Orthopedic Surgery
Orthopaedic Associates of Wisconsin
Pewaukee, Wisconsin

John W. Stelzer, MD, MS
Research Fellow
Department of Orthopaedic Surgery
Harvard Medical School
Massachusetts General Hospital
Boston, Massachusetts

Christopher L. Stockburger, MD
Department of Orthopedic Surgery
Washington University School of Medicine
St. Louis, Missouri

J. Andy Sullivan, MD
Clinical Professor of Pediatric Orthopedic
　Surgery
Department of Orthopedic Surgery
University of Oklahoma College of
　Medicine
Oklahoma City, Oklahoma

Eric Swanton, MBChB, FRACS (Orth)
Orthopaedic Consultant
Department of Orthopaedics
North Shore Hospital, Waitemata District
　Health Board
Auckland, New Zealand

Matthew A. Tao, MD
Assistant Professor
Orthopaedic Surgery
University of Nebraska Medical Center
Omaha, Nebraska

Sandip P. Tarpada, BS
Department of Orthopaedic Surgery
Montefiore Medical Center
Albert Einstein College of Medicine
New York, New York

Kenneth F. Taylor, MD
Department of Orthopaedics and
　Rehabilitation
The Pennsylvania State University
Milton S. Hershey Medical Center
Hershey, Pennsylvania

Michael Terry, MD
Professor
Department of Orthopaedic Surgery
Northwestern Medicine
Northwestern University Feinberg School of
　Medicine
Chicago, Illinois

Charles A. Thigpen, PhD, PT, ATC
Senior Director of Practice Innovation and
　Analytics
ATI Physical Therapy
Director, Program in Observational Clinical
　Research in Orthopedics
Center for Effectiveness in Orthopedic
　Research
Arnold School of Public Health
University of South Carolina
Greenville, South Carolina

Stavros Thomopoulos, PhD
Director, Carroll Laboratories for
　Orthopedic Surgery
Vice Chair, Basic Research in Orthopedic
　Surgery
Robert E. Carroll and Jane Chace Carroll
　Professor of Biomechanics (in
　Orthopedic Surgery and Biomedical
　Engineering)
Columbia University Medical Center
New York Presbyterian Hospital
New York, New York

Jason Thompson, MD
Orthopedic Surgery Resident, UT Health
　San Antonio
Adult Reconstructive Surgery Fellow
University of Western Ontario
London Health Sciences Centre
London, Ontario, Canada

Stephen R. Thompson, MD, MEd,
FRCSC
Associate Professor of Sports Medicine
Eastern Maine Medical Center
University of Maine
Bangor, Maine

Fotios P. Tjoumakaris, MD
Associate Professor
Department of Orthopedic Surgery
Sidney Kimmel College of Medicine
Thomas Jefferson University
Philadelphia, Pennsylvania

Drew Toftoy, MD
Sports Medicine Fellow
University of Colorado
Aurora, Colorado

John M. Tokish, MD, USAF MC
Orthopedic Surgery Residency Program
　Director
Tripler Army Medical Center
Honolulu, Hawaii

Gehron Treme, MD
Associate Professor, Orthopaedics
University of New Mexico
Albuquerque, New Mexico

Rachel Triche, MD
Attending Orthopaedic Surgeon
Santa Monica Orthopaedic and Sports
　Medicine Group
Santa Monica, California

David P. Trofa, MD
Resident, Department of Orthopaedic
　Surgery
Columbia University Medical Center
New York, New York

Gift Ukwuani, MD
Section of Young Adult Hip Surgery
Division of Sports Medicine
Department of Orthopedic Surgery
Rush Medical College
Rush University Medical Center
Chicago, Illinois

M. Farooq Usmani, MSc
Department of Orthopaedic Surgery
The Johns Hopkins University School of
　Medicine
Baltimore, Maryland

Ravi S. Vaswani, MD
Resident, Department of Orthopaedic
  Surgery
University of Pittsburgh Medical Center
Pittsburgh, Pennsylvania

Aaron J. Vaughan, MD
Family Physician
Sports Medicine Director
Mountain Area Health Education Center
Asheville, North Carolina

Jordi Vega, MD
Orthopaedic Surgeon
Etzelclinic
Pfäffikon, Schwyz, Switzerland

Evan E. Vellios, MD
Resident Physician
Department of Orthopedic Surgery
David Geffen School of Medicine
University of California, Los Angeles
Los Angeles, California

Armando F. Vidal, MD
Associate Professor
Department of Orthopedics
University of Colorado School of Medicine
Aurora, Colorado

Michael J. Vives, MD
Professor and Chief of Spine Surgery
Department of Orthopedics
Rutgers–New Jersey Medical School
Newark, New Jersey

James E. Voos, MD
Associate Professor of Orthopaedic Surgery
Division Chief, Sports Medicine
Medical Director, Sports Medicine Institute
University Hospitals
Cleveland Medical Center
Cleveland, Ohio

Dean Wang, MD
Fellow in Sports Medicine and Shoulder
  Surgery
Hospital for Special Surgery
New York, New York

Robert Westermann, MD
University of Iowa
Iowa City, Iowa

Barbara B. Wilson, MD
Associate Professor of Dermatology
University of Virginia
Charlottesville, Virginia

Benjamin R. Wilson, MD
Resident Physician
Orthopaedic Surgery and Sports Medicine
University of Kentucky
Lexington, Kentucky

Brian F. Wilson, MD
Director of Orthopaedic Surgery Stormont
  Vail Health
Washburn University Orthopaedic Sports
  Medicine
Topeka, Kansas

Jennifer Moriatis Wolf, MD
Professor
Department of Orthopaedic Surgery and
  Rehabilitation
University of Chicago Hospitals
Chicago, Illinois

Rick W. Wright, MD
Jerome J. Gilden Distinguished Professor
Executive Vice Chairman
Department of Orthopaedic Surgery
Washington University School of Medicine
St. Louis, Missouri

Frank B. Wydra, MD
Department of Orthopedics
University of Colorado School of Medicine
Aurora, Colorado

James Wylie, MD, MHS
Director of Orthopedic Research
Intermountain Healthcare
The Orthopedic Specialty Hospital
Murray, Utah

Robert W. Wysocki, MD
Rush University Medical Center
Chicago, Illinois

Haoming Xu, MD
Dermatology Service
Department of Medicine
Memorial Sloan Kettering Cancer Center
New York, New York

Kent T. Yamaguchi, MD
Resident Physician
Orthopaedic Surgery
University of California, Los Angeles
Los Angeles, California

Jeffrey Yao, MD
Associate Professor of Orthopedic Surgery
Stanford University Medical Center
Palo Alto, California

Yi-Meng Yen, MD, PhD
Assistant Professor, Harvard Medical School
Boston Children's Hospital
Department of Orthopaedic Surgery
Division of Sports Medicine
Boston, Massachusetts

Jane C. Yeoh, MD, FRCSC
Vancouver, British Columbia, Canada

M. Christopher Yonz, MD
Summit Orthopaedics
Southeast Georgia Health System
St. Marys, Georgia

Tracy Zaslow, MD, FAAP, CAQSM
Assistant Professor
University of Southern California, Los
  Angeles
Children's Orthopaedic Center (COC) at
  Children's Hospital–Los
Angeles
Medical Director
COC Sports Medicine and Concussion
  Program
Team Physician, LA Galaxy
Los Angeles, California

Andrew M. Zbojniewicz, MD
Department of Radiology
Michigan State University
College of Human Medicine
Advanced Radiology Services
Grand Rapids, Michigan
Division of Pediatric Radiology
Cincinnati Children's Hospital Medical
  Center
Cincinnati, Ohio

Connor G. Ziegler, MD
New England Orthopedic Surgeons
Springfield, Massachusetts

Mary L. Zupanc, MD
Professor and Division Chief
Neurology and Pediatrics
University of California, Irvine
Children's Hospital of Orange County
Orange, California

运动医学是一门医学与体育运动相结合的综合性应用学科，研究与体育运动有关的医学问题，对体育运动参与者进行医疗监督和指导，预防并治疗运动伤病，保障运动者的健康并提高运动能力和成绩。目前，随着科技进步而快速发展的运动医学已成为医学、体育及其相关现代学科相结合的交叉学科而服务于社会。

这部《骨科运动医学——原理与实践》第 1 版于 1994 年出版，由美国德克萨斯大学医学部的 Jesse C. DeLee 教授和路易斯安那州立大学运动医学中心 David Drez Jr. 教授主编。本书已出版发行 5 版，第 5 版由弗吉尼亚大学运动医学科主任 Mark D. Miller 教授和缅因大学医学中心运动医学教授 Stephen R. Thompson 担任主编。本书自出版发行以来，一直被誉为骨科运动医学领域的"金标准"。感谢 Jesse C. DeLee 和 David Drez Jr. 教授为我们带来了值得传承的学术经典，感谢 Mark D. Miller 和 Stephen R. Thompson 教授对学术发展与传承的贡献。

第 5 版在前几版的基础上，汇集了运动医学领域最新的研究成果，将当前最有效、患者获益最高的基础科学研究和临床实践应用介绍给读者。书中推荐的首选技术也契合我们的主流理念，具有非常强的时效性。在本书中，我们看到大量的国内运动医学专家学者的科研成果被引用作为相关论点的论据，佐证了我国运动医学事业发展与国际接轨并被国际认可，在某些领域达到国际领先水平。书中内容除临床外科医生感兴趣的关节镜手术技术外，还包括了运动内科、康复治疗、医务监督、运动相关头部和脊柱损伤的内容，对运动防护师、康复师、运动队队医都非常有益，具有重要的参考价值。本书的翻译出版也是我国运动医学事业发展与国际交流不断深入的成果。

为了认真、细致、全面、准确地翻译好这本近 400 万字、分为上下两卷的巨著，北京大学运动医学研究所多名专家学者参加翻译，主译助理陈拿云博士更是全心投入，发挥了非常好的组织、联系、协调作用。同时特邀北京积水潭医院陈山林教授手外科团队、北京天坛医院脊柱外科刘宝戈教授团队加盟，历时近 2 年时间，鼎力合作共同完成，终将这部高水平著作呈现给大家，希望这部骨科运动医学专著可以让临床工作者走在运动医学发展的前沿，惠及广大读者。

本书出版时正值 2022 年北京冬奥会进入倒计时 100 天内，各方面筹办工作进入最后冲刺阶段。作为本书的主译和正在全力以赴备战冬奥会医疗保障的北京大学第三医院崇礼院区这一北京冬奥会张家口赛区第一医疗保障医院的院长，愿以此书作为科技冬奥的成果助力赋能北京冬奥会。

为了本书的顺利出版，全体译校者付出了巨大努力与辛劳，编辑出版过程中得到了北京大学医学出版社的大力支持，他们为本书的出版做出了积极努力和卓有成效的工作。在此，我谨代表全体分卷主译和副主译对全体译校者、北京大学医学出版社和为本书顺利出版作出贡献的所有同志们表示衷心的感谢。

由于主译者的能力水平等原因，书中会有不足和需要改进之处，恳请广大读者和同仁提出意见建议，甚至批评指正，以利我们今后完善。

敖英芳
北京大学运动医学研究所名誉所长
北京大学第三医院崇礼院区院长

书名中应该体现什么？在策划、编写第 5 版《骨科运动医学——原理与实践》这本书时，我们曾想过把"骨科"从书名中去掉。运动医学专科迅猛发展，囊括了内科学、儿科学、康复医学、运动训练学和骨科以及其他学科，为了与学科发展保持步调一致，书中除了骨科内容，也应该拓展关注点，以更广阔的视野看待运动医学。无论运动医学如何和您自己的临床实践相关，这本新版的经典教科书都是该领域中最全面的。

随着运动医学的进步，纳入更多的内容是很重要的。在第 5 版书中，一个重点是解决翻修手术的问题。我们加入了重要的新章节，包括肩关节不稳定翻修、肩袖翻修和前交叉韧带翻修。另外，我们对篇章的内容进行了调整。对"肘关节、腕关节和手"这一篇我们进行了完善，加入了更多、更全面的有关运动损伤的内容。"骨盆、髋关节和大腿"这一篇也进行了更新，反映了时下最热门的话题，加入了髋关节后方疼痛和转子周围疾病的新章节。非手术相关的篇也进行了大规模的修订和扩充，加入了运动营养、运动损伤的心理调整和运动员泌尿生殖系统损伤等新章节。

难以想象的是，第 5 版的作者超过 300 人，他们中的大多数都是各自领域的专家。我们对每一位都表示由衷的感谢，感谢他们愿意参与本书的编写，把知识分享给他人。同样，我们也不能忘记感谢我们出色的各分篇主编：Bedi、Lesniak、Khodaee、Deu、Hart、Brockmeier、Kakar、Gwathmey、McCarty、Kadakia、Aiyer、Shen 和 Milewski 博士。他们在该书的出版过程中付出了巨大的努力，我们非常感谢他们。

Jesse DeLee 和 David Drez 博士在 1994 年首次出版了该书，能够继承他们的衣钵我们倍感荣耀。我们希望这本书可以让临床工作者走在运动医学发展的前沿，惠及广大的运动员和患者。

Mark D. Miller
Stephen R. Thompson

目 录

第九篇　脊柱与头部

第十篇　小儿运动医学

第六篇

骨盆、髋关节和大腿

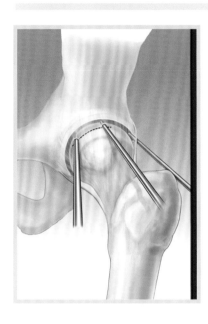

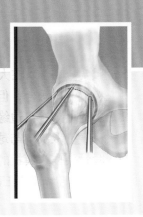

第76章

髋关节解剖与生物力学

髋关节（英文 hip，拉丁文 coxa）是连接骨盆与股骨的关节，是包裹在关节囊内的一个杵臼关节。股骨头作为杵，对应着髋臼，结构看似简单，实际运动过程中非常复杂。超过 20 块肌肉联动髋关节，而且骨骼的 3D 形态在人群中变异也很大。髋臼的形态差异包括后倾或前倾、髋臼过浅或过深、髋臼承重面上倾或下倾，股骨头会出现过度包容或包容不足、股骨头颈交界处的偏心距的下降等。股骨近端也会出现一些异常，比如股骨颈过长或过短、股骨颈干角增大或降低、股骨后倾或前倾。虽然股骨头相对于髋臼进行运动，但并不是一个完全的杵臼关系，股骨头不是一个完全的圆形，对应的髋臼也只是一个马蹄样的结构。Giorgi 等研究显示出生前胎儿在宫内进行全方位的髋关节对称运动有助于保持髋臼深度和股骨头球形，而运动下降或不运动可导致股骨头球形度和髋臼覆盖率降低[1]。

髋关节的主要功能是在静态（如站立）和动态（如行走或跑步）情况下支撑身体的重量。为了阐述人体髋关节的功能及生物力学，必须了解股骨和骨盆近端的解剖结构，以及肌肉、韧带和骨骼形态，这些结构都有助于维系髋关节运动过程中力的平衡。

胎儿髋关节发育

对髋关节发育的认识有助于理解髋关节的解剖学和生物力学特性。肢体的形成始于胚胎发育的第 4 周。发育到第 6 周，原始软骨母细胞聚集在股骨细胞板的近端、中心和远端，形成软骨成骨中心，由这些中心形成一个股骨的软骨棒状雏形。同时，在股骨头的上方，由髂骨、坐骨和耻骨前体细胞开始形成一个浅的髋臼。随后，髂骨、坐骨、耻骨 3 块骨持续进行软骨化，直至融合。到发育的第 7 周，股骨和髋臼的软骨雏形基本形成。到第 8 周时，可以在显微镜下观察到关节囊、髋臼盂唇、圆韧带和横韧带等结构，3 周后

可以在肉眼下观测[2]。到第 16 周时，股骨的骨化到达小转子水平，骨盆的 3 块骨出现初级骨化中心，直到青春期才会消失。在妊娠第 20 周，髋关节的分化结束，进入生长和成熟的阶段[3]。

髋关节骨性解剖

髋臼发育

髋臼有两个组成部分：中心的 Y 形软骨（图76.1）和髋臼软骨复合体（由髂骨、坐骨和耻骨融合形成）[2,3]。Y 形软骨形成髋臼的内侧壁，不形成关节面，但对髋臼的高度和深度至关重要。髋臼软骨复合体主要由透明软骨组成，形成髋臼的杯状关节面[3]。在 8～9 岁时，髋臼边缘出现次级骨化中心。1922 年，Perna 在髋臼前、后和上方鉴定出三种不同的骨化中心[4-6]。这些骨化中心在髋臼边缘及其深度的发育中

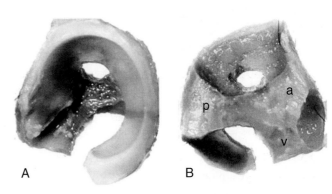

图 76.1　Y 形软骨：1 日龄婴儿正常髋臼软骨复合体的外侧图（A）和内侧图（B）。髂骨、坐骨和耻骨已用刮匙去除。从外侧看为杯状髋臼，内侧为 Y 形软骨的三个翼缘。前翼缘（a）位于髂骨和耻骨之间并向上斜；后翼缘（p）水平走行，位于髂骨和坐骨之间；垂直翼缘（v）位于耻骨和坐骨之间（Modified from Ponseti IV. Growth and development of the acetabulum in the normal child: anatomical, histological, and roentgenographic studies *J Bone Joint Surg Am*. 1978; 60[5]: 576.）

起着重要作用[7]。在大多数情况下，髋臼上缘的骨化中心在成年时融合，但有时会发生延迟融合，在影像学上可能会与髋臼边缘骨折混淆。正常的髋臼发育在很大程度上取决于与球形股骨头的相互作用[3]。髋臼是在股骨头作为模板的情况下形成的，而股骨近端完全性缺失也会导致髋臼缺失[8]。

髋臼倾斜

正常的髋臼表现出15°~20°的前倾[9]。髋臼形态可以通过标准骨盆正位片中髋臼前后壁位置关系进行评估，而计算机断层扫描（CT）可用于髋臼形态的测量[9, 10]。髋臼前倾时屈曲角度会增大，但影响髋关节后伸。当髋臼前倾角小于15°时，会发生髋臼后倾。髋臼后倾分为相对后倾（仍然是前倾，但小于15°）与绝对后倾（髋臼向后倾斜）。此外，髋臼还可能出现头向倾斜，表现为髋臼前壁向外侧突出、后壁向上突出，在X线片上显示"交叉征"。

髋臼深度和髋臼容积

一项研究测量了154具尸体的髋臼深度和直径，分别是（29.49±4.2）mm和（54.29±3.8）mm。髋臼直径的最大和最小测量值分别为65.5 mm和44.8 mm，髋臼深度是从38.6 mm到22.6 mm[11]。

最近，Liu等研究了545具尸体的骨骼的随机样本，发现女性的股骨头和髋臼体积比男性小，但股骨头体积/髋臼体积的比值没有变化[12]。

在另一些关于髋臼深度的研究中，研究者通过轴位磁共振或CT测量股骨头中心到髋臼前后缘连线的距离。如果股骨颈中心位于髋臼缘连线外侧，则该值为正值；如果股骨颈中心位于髋臼缘连线内侧，则该值为负值。正值表示髋臼较浅，负值表示髋臼较深[13]。Murtha等对42例患者进行CT扫描并构建正常半骨盆的三维表面模型，以研究髋臼解剖。其中22名女性受试者的平均髋臼深度为0.79 mm（0.56~1.04 mm），20名男性受试者的髋臼深度为0.85 mm（0.65~0.99 mm）[14]。

Zeng等研究了中国人群中髋臼形态的性别差异，在正位片上测量髋臼前外方和最下点连线的下方距离作为髋臼宽度，测量髋臼顶部和底部之间的垂直距离作为髋臼深度。女性髋臼的宽度和深度均明显小于男性，但是根据身高校正后这个差异并不显著[15]。

髋臼深度也可以在骨盆正位片上通过中心边缘角（CE角，Wiberg角）进行测定，即由一条从股骨头中心到髋臼外缘顶部的线和经过股骨头中心的垂线形成的夹角[6, 16]。尽管目前有一些争议，但是大多数人认为CE角的正常值是25°~35°。中心边缘角在20°~25°通常被认为是"临界发育不良"，而中心边缘角的正常上限值最高的报道达到了40°。前中心边缘角（ACE角，Lequesne角）是在假斜位片上由股骨头中心垂线和连接股骨头中心与髋臼最前缘的连线相交而成的。这个角度量化了股骨头的覆盖，小于20°被认为是不正常的[17]。

髋臼过深（深髋臼或髋臼内突）可能导致钳形撞击。而相反的，髋臼也可能出现过浅。次级骨化中心的缺失会影响髋臼边缘和髋臼深度，导致髋臼窝过浅，即髋关节发育不良[7, 18-20]。

髂前下棘

髂前下棘（anteroinferior iliac spine, AIIS）是髋臼上方的一个骨性突起，是股直肌直接头和髂囊肌的起点位置。髂前下棘越来越引起关注，尤其是涉及关节外疼痛的时候。"髂前下棘撞击"的定义是指股骨头或股骨颈与AIIS位置过近而产生撞击。这一概念越来越被认为是一种诊断，其治疗通常涉及到关节镜下骨性突起的切除，也有小部分医生通过开放手术切除。Amar等利用CT研究AIIS的解剖结构，发现男性和女性患者的AIIS解剖结构及左右侧之间没有显著差异。但男性和女性的AIIS宽度不同[21]。

Philippon等在很大程度上证实了Amar团队的研究结果，并通过CT发现从AIIS最前点到髋臼边缘的平均水平距离为21.8 mm，髋臼内缘到股直肌足迹的下外侧角的直线距离为19.2 mm[22]。

股骨近端的发育

出生时，股骨干的骨化已经达到大转子和股骨颈水平。出生几个月后，出现了两个骨化中心，一个在股骨头中心，另一个在大转子。另外还有三个生长板：纵向生长板（股骨头和颈部之间）、粗隆生长板（股骨颈和大粗隆之间）和股骨颈峡部生长板[3]。这些生长板对股骨近端的生长和形状至关重要。

通过髋臼施加到股骨头上的压力是股骨头发育成球形结构的必要条件。总的来说，股骨近端和髋臼的发育及对应关系相辅相成。

髋关节血供

下肢的主要动脉供应是股动脉，它是髂外动脉在腹股沟韧带以远的延续。股深动脉是股动脉较大的一支外侧支，位于腹股沟韧带下方约 3.5 cm 处。股深动脉的分支包括旋股外侧动脉、旋股内侧动脉、股穿动脉、肌支和膝降动脉[23]。

股骨近端主要由三支动脉供应：①起自股穿动脉的股骨干滋养动脉，②起自旋股动脉的关节囊滋养血管，③圆韧带的小凹动脉。

由股骨干中段进入的滋养动脉可以是单支或双支，其上升支沿髓腔走行，并与干骺端的滋养血管吻合。13 岁以后，滋养动脉从干骺端穿过骨骺板达到骨骺[24]。

滋养血管是从关节囊远端止点的位置穿入，在全年龄段，都是股骨骨骺和股骨头的主要供血动脉[25, 26]。三组主要的滋养血管包括上、下和前关节囊血管，均为囊内结构，表面覆盖滑膜，有时会呈系膜样折叠表现。前方滋养血管从旋股外侧动脉分出，在三组血管中最细小，并且解剖变异大。总的来说，旋股外侧动脉对股骨头血供作用不大[25]。上方和下方滋养血管起源于旋股内侧动脉的深支，沿股骨颈上、下缘走行。旋股内侧动脉为股骨颈和股骨头提供血运，它起源于股深动脉的后内侧，环绕股骨内侧，首先穿过髂腰肌和耻骨肌，然后穿过闭孔外肌和内收肌。这两组血管血供作用相当，并且具有很高的解剖一致性。位于外侧支持带褶皱内的上方滋养血管相对较粗，为股骨头的承重部分供血，还可能是骨骺的唯一血液供应[24]。旋股内侧动脉深支与其他动脉之间有吻合支，沿梨状肌可以发现一条重要的血管，与臀下动脉分支吻合，而且解剖一致性很高。某些情况下，臀下动脉是髋关节的主要血液供应来源[25, 26]。

小凹动脉位于圆韧带内，由闭孔动脉的髋臼支或旋股内侧动脉分出形成，通常对股骨头血供很小[23, 24]。某些情况下，小凹动脉与骨骺动脉吻合，它只为圆韧带中央凹止点处提供血运[24]。最近的一项研究发现小凹动脉对髋关节血运作用不大[26]。

最近，Zhao 等应用血管造影和显微 CT 扫描重建 30 例正常人股骨头血供的三维结构。他们发现骨骺动脉网络的分布非常广泛，也是股骨头的主要网络结构。另外，骨骺动脉主干的吻合支比股骨干区域要少一些。而且与圆韧带动脉和前方滋养动脉相比，下方滋养动脉相对更粗大[27]

股骨颈旋转

股骨颈的旋转角是股骨颈与股骨远端内外髁轴线之间的角度；此角度可通过 CT 或 MRI 测量（需包括髋膝关节）[28]。股骨近端有一定的前倾角度，这种情况在出生时最大，随生长而逐渐减小。正常的前倾范围为出生时的 35°~45°，1 岁时为 31°，到骨骼发育成熟（16 岁）时降至 15.4°[29]。临床上，股骨前倾的增加可是患者在站立时出现下肢"趾内翻"畸形，或髌骨倾斜，使髌骨指向中线[9]。

股骨颈干角

股骨颈干角是股骨颈轴线与股骨干轴线之间的夹角。这个角度可以在普通的骨盆正位片上测量，但是髋关节的内旋或外旋可能会增加测量的角度。与股骨颈的旋转角相似，颈干角在出生时最高，随生长而下降。正常的颈干角在 1 岁时约为 136°，到 18 岁时降至 127°[3]。

股骨头颈交界区

正常的股骨头颈交界区呈一个收束形状，股骨颈比头窄。头颈交界处的形态可以通过前偏心距或 α 角来量化[30-34]。偏心距是指在轴位 MRI 或 CT 扫描中股骨头和股骨颈的前轮廓之间的偏移。在轴位（穿桌侧位或 Dunn 位片）X 线片上，表现为股骨头最宽直径和股骨颈最突出部分之间的距离[35]。偏心距可以测量为股骨头和颈部半径之间的比率，或绝对偏移值，正常约为 10 mm[35]。

Notzli 等在 2002 年第一次描述了 α 角，它是在平行于股骨颈轴线的斜矢状位 MRI 上进行测量的[34]。α 角是量化股骨头颈交界处曲度的一种简单方法，与前撞击有关。股骨颈最窄处的中心点与股骨头中心的连线作为第一条线，从股骨头的中心到股骨头球状形态的离心点连接成第二条线，在离心点处股骨头外界超出了球形的正常半径。这两条线的夹角为 α 角，也可以在平片上测量，并且与 MRI 测量值有很好的相关性[36-38]。与最初的报道相比，α 角的正常范围有了一定的微调，一般认为是小于 50° 或 55°。

股骨颈的骨性构造

1838 年在伦敦出版的 *Human Anatomy* 书里面，Ward 第一次描述股骨颈内部骨小梁的走行；这一描述在 1961 年被 Garden 引用，并将股骨颈骨小梁与台灯支架的形态相比拟[39]。关于骨小梁形态的类似描述也逐渐出现[40]。例如起重机的比喻，因为股骨近端在负重的时候要承受张力和压力，这些力促使股骨颈内部骨小梁形成功能性的骨性结构，与 Wolf 骨塑型原理符合[41]。

股骨颈骨小梁内有一个主要压力线，起自股骨转子下内侧的骨皮质，向上延伸到股骨头负重区。还有一个主要张力曲线，从股骨头的中央凹区开始，穿过股骨颈上部，进入大转子外侧的皮质（图 76.2）[42]。加上次要张力、次要压力及大转子力学系统，就构成了股骨颈骨小梁的力学走行。1874 年 Merkle 详尽描述了股骨距的概念，即从股骨后内侧骨皮质向外延伸到大转子后方的一条致密的骨质[43]，内侧最厚，向外逐渐变薄。尽管解剖学定义是指一种松质骨凸起，但人们通常是使用"股骨距"来描述股骨颈的中间皮质骨（有学者指出该描述是错误的），这部分也是股骨皮质最厚、最强的区域。股骨颈内侧的骨皮质也被称作 Adam 弓[44]。

大转子

大转子的解剖可分为四个方向：前方、外侧、后方和后上[45]。这些面是髋关节外展肌群的止点位置，如臀中肌止在大转子后上及外侧面，臀小肌连接到大转子前面。在大转子外侧面上有一个肌腱止点的裸区，其前方和远侧的界线是臀小肌止点，后方是臀中肌，近端是梨状肌止点（图 76.3）[46]。大转子的血液

供应来自于旋股内侧动脉的大转子支[25]。

小转子

小转子是在股骨颈基底的后下方突出的一个锥形骨性凸起，其内侧与股骨颈下缘相连，外侧与股骨粗隆间嵴相连，下方与股骨粗线相连。小转子是髂腰肌的止点。小转子的大小因人而异：大概的长度约为 1.2 cm，宽度 2～4.5 cm[47]。

坐骨股骨距离（ischiofemoral distance, IFD）是坐骨结节外侧皮质与小转子后内侧皮质之间的最小距离。如果 IFD 偏小，可能会导致坐骨股骨撞击（IFI）。最近的一项研究发现：股骨颈偏心距每偏移 1 mm，

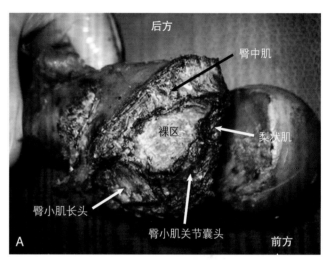

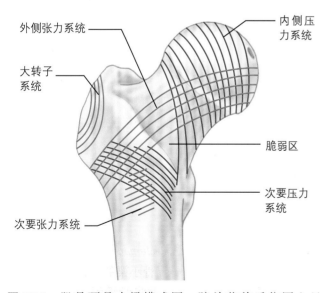

图 76.2 股骨颈骨小梁模式图。髋关节前后位图上显示主要压力、次要压力和拉伸骨小梁。大转子区骨小梁表现出两种应力模式（From Hughes PE, Hsu JC, Matava MJ. Hipanatomy and biomechanics in the athlete. *Sports Med Arthrosc Rev.* 2002; 10[2]: 103-114.）

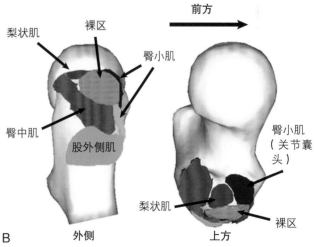

图 76.3 裸区的解剖位置：后方是臀中肌止点，前方是臀小肌的两个止点，上方及内侧是梨状肌止点。大体标本（A）；肌腱足迹导航定位后的骨骼形态模型（B）（From Gardner MJ, Robertson WJ, Boraiah S, et al. Anatomy of the greater trochanteric "bald spot": a potential portal for abductor sparing femoral nailing? *Clin Orthop Relat Res.* 2008; 466[9]: 2196-2200.）

IFD 就增加 1.06 mm；而且随着年龄的增长，IFD 值每年下降 0.09 mm。但是，颈干角与 IFD 没有任何显著相关性[48]。Kivlan 等研究了 IFI 相关的病理机制并验证 IFI 的临床诊断，发现髋关节外旋时，小转子最靠近坐骨，在髋关节处于直立屈伸 / 外展内收时，内旋动作会使小转子最远离坐骨[49]。

关节内结构

髋臼盂唇

髋臼盂唇是附着在髋臼缘上一个马蹄状结构，下方由横韧带相连而跨越髋臼窝，从而形成一个闭环[50]。盂唇的横切面是一个三角形，底边附着在髋臼，顶点形成盂唇的游离缘（图 76.4）[51]。Petersen 等（2004）利用光学显微镜观察发现盂唇的大部分胶原纤维呈环形走行[52]。关节囊侧主要由 I 型和 III 型胶原组成的致密结缔组织组成，而关节侧由纤维软骨组成。在关节侧，盂唇与关节软骨之间通常通过生理裂隙而分离，这种现象后方盂唇更为常见，在前方盂唇非常少见，且盂唇与关节软骨之间的过渡很平顺。

Seldes 等对盂唇进行了组织学研究，结果显示下盂唇最宽而上半部盂唇最厚[51]。髋臼盂唇的大小在 4 ~ 8 mm。Seldes 等报道的盂唇平均宽度从后上 3.8 mm 到后下 6.4 mm 不等。盂唇宽度随承受的作用力而变化。盂唇大小可能与髋臼窝对股骨头的骨性覆盖率成反比。因此，髋臼过深时，盂唇可能很小，宽度小于 3 mm；髋臼发育不良时，盂唇可能很肥大，宽度可达 14 mm。

下方盂唇在髋臼窝切迹处与髋臼横韧带相延续，但与横韧带有区别。连接处各有一个舌状髋臼骨突以利于盂唇附着，并有明确的分界线。组织学上，髋臼盂唇通过 1 ~ 2 mm 的过渡区与髋臼关节表面的关节透明软骨融合，前面盂唇尤其明显。

盂唇与髋臼关节软骨是连续的，但是这种移行在前后盂唇之间是有差异的。前方的盂唇 - 软骨移行比较清晰，仅有极小的纤维交错；而后方盂唇 - 软骨的移行是平滑而渐进的。这种现象是由于盂唇胶原纤维的不同走行造成的，前方盂唇的纤维与盂唇 - 软骨移行区平行，而后方纤维则垂直[53]。

传统意义上，钟表法被用来定义盂唇的病损位置，并与关节镜下髋臼解剖标志相对应。最近 Philippon 等建议将前方盂唇沟（psoas-u）的上缘作为一个新的标准参考点，该参考点与常见的盂唇病损位置非常接近，以替代髋臼横韧带中点这一传统标记[54]。

盂唇的血供

盂唇的主要血管来源于关节囊的辐射动脉，它走行在盂唇和关节囊之间的疏松结缔组织中（图 76.5）[52, 55, 56]。这些血管可能只为盂唇的外 1/3 供血。

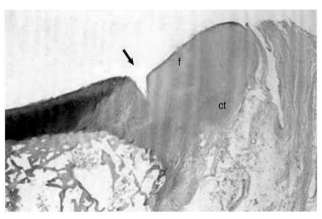

图 76.4　盂唇的组织学结构。盂唇横切面组织学：盂唇由两种不同的组织组成，关节侧为纤维软骨组织（f），关节囊侧为结缔组织（ct）。盂唇通过生理裂隙（箭头）与关节软骨分离，多见于后盂唇（From Petersen W, Petersen F, Tillmann B. Structure and vascularization of the acetabular labrum with regard to the pathogenesis and healing of labral lesions. *Arch Orthop Trauma Surg.* 2003, 123[6]: 283-288.）

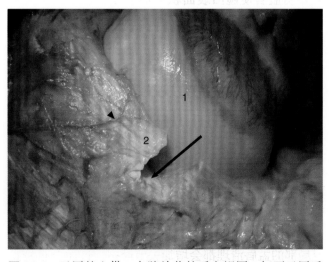

图 76.5　盂唇的血供。右髋关节的后方视图：切开盂唇后可见箭头所指为骨 - 盂唇交界处，没有可见血管穿过这一边界。可以看到盂唇上的辐射动脉定植在一层疏松的结缔组织中。1，股骨头；2，盂唇。三角箭头指向一支辐射动脉，可以看到它嵌入在一层疏松的结缔组织中[58]（From Kalhor M, Horowitz K, Beck M, et al. Vascular supply to the acetabular labrum. *J Bone Joint Surg Am.* 2010; 92[15]: 2570-2575.）

Kalhor 等采用硅注入技术显示盂唇在髋臼周围的血管供应，发现其主要来源于臀上下血管、旋股内侧和外侧动脉以及骨盆内血管系统[55]。

盂唇附着的髋臼骨缘是另一个供血来源。McCarthy 等在一项免疫组化研究中发现，髋臼骨缘内有大量血管到达盂唇的交界处[57]。Seldes 等研究确定了在盂唇实质部内有 3 ~ 4 个血管，这些血管在盂唇附着处的髋臼骨缘表面环绕[51]。

盂唇的神经支配

盂唇具有丰富的神经支配。Kim 和 Azuma 在髋臼盂唇内发现了感觉神经和感觉小体，如 Vater-Pacini、Golgi-Mazzoni、Ruffini 和 Krause 小体[58]。这些感觉神经或末梢器官大多（86%）位于关节盂唇侧。感觉小体是压力、深感觉和温度感觉的受体。此外，神经和器官的数量和类型没有年龄差异，但在前上 1/4 盂唇内发现了更多的无髓神经末梢，这些末梢能够感知疼痛。此外，Gerhardt 等发现前盂唇具有最多的机械感受器和感觉纤维，特别是 Ruffini 小体[59]。因此，正常盂唇可能起到本体感觉的作用，损伤的盂唇可能是髋关节疼痛的来源。

盂唇的生物力学特性

盂唇使髋臼变深，发挥负压密封的作用，增加关节的稳定性，保护关节软骨。Seldes 等研究结果表明盂唇使髋臼表面积增加了 22%，容积增加了 33%[51, 60]。此外，盂唇还形成了一个密封圈，阻止关节液进出中央室。Safran 等已经证明，在静止状态下盂唇有一定的应变，并在活动时不同位置的盂唇的应变会变化[61]。根据生物力学研究，盂唇完好的情况下会包含一层液体，使髋臼和股骨头软骨表面不会发生直接接触。Ferguson 等已经发现，相比盂唇缺失，盂唇存在时关节间隙内具有较高的静水压，这可能会增强关节的润滑，而盂唇切除导致软骨骨化[62]。Haemer 等发现完整的盂唇对限制髋关节关节液的渗出非常重要[63]。Song 等还发现髋臼盂唇可能通过密封关节防止液体渗出而维持一个低摩擦环境，因此全部或局部的盂唇清理都会增加关节摩擦，进而引起关节软骨退变及骨关节炎的发生。盂唇的封闭功能也有助于维持关节所需要的负压，在髋关节中这种负压有助于防止股骨头从关节窝中脱出，这种"负压吸引效应"能够提高关节的稳定性。

圆韧带

圆韧带又称为股骨头圆韧带，是一个三角形的双束韧带，长度为 30 ~ 35 mm，作用是将股骨头固定在髋臼上[66-68]。在内侧，圆韧带由横韧带的两束固定在髋臼窝切迹的两侧及耻 - 坐骨缘。圆韧带向外侧延伸至股骨头的前上半部分，与股骨头中央凹合并。

圆韧带由厚的、排列紧密的、平行并有轻微起伏或波浪状的胶原纤维束组成，胶原纤维束由 I 型、III 型和 V 型胶原组成。在宫内 8 周左右的胚胎期，当关节间隙扩大时，圆韧带就能明确显现：附着在髋臼窝内侧缘，与髋臼横韧带分离。

最近的一项解剖学研究发现，圆韧带的平均屈服载荷为 75N，极限破坏载荷为 204N。韧带在屈服点和破坏点的平均长度分别为 38.0 mm 和 53.0 mm。最常见的圆韧带损伤机制是在股骨头凹处的撕裂（75% 的标本）。平均初始长度为 32 mm，横截面积为 59 mm^2。这项解剖研究的作者认为圆韧带作为髋关节的静态稳定器可能比以往所认识的更为重要[69]。Martin 等进行了一个生物力学模型研究，发现当髋关节外旋屈曲和内旋伸展时，圆韧带的偏移最大。他们还发现，圆韧带完全断裂患者的髋关节处于外旋和屈曲位置时，在动态冲击实验中有松弛现象[70]。

圆韧带血供

闭孔动脉后段的前支为圆韧带提供血液供应（图 76.6）。血管从股骨头的中央凹延伸到股骨头的骨骺；然而，三分之一的人群中，这个动脉并不明显。大约 15 岁时，圆韧带血管才与股骨头的远端动脉终末吻合，而这时股骨头骨化已接近完成[71]。

圆韧带的生物力学特性

自 19 世纪以来，医学领域一直在争论圆韧带的生物力学作用，提出了很多观点，包括关节稳定、髋臼流体和应力的分配以及在成人中没有特殊作用的胚胎退化物[72-74]。圆韧带也曾认定可能是一种体感信号的传输器，以帮助髋关节避免疼痛及活动角度过大[75]。最近，髋关节圆韧带被认为具有类似于膝关节前交叉韧带的功能：由于具有相似的拉伸强度，为髋关节提供了一定程度的稳定性，以抵抗脱位和微不稳定[76]。然而，其他研究显示圆韧带对髋关节的稳定性几乎没有作用，认为可能仅仅是胚胎的残余[77]。

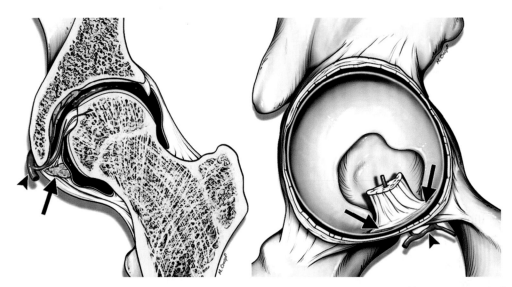

图 76.6　圆韧带的正常解剖。圆韧带起点广泛，与整个髋臼横韧带（箭号所示）融为一体，由两条纤维带附着在髋臼切迹的坐骨侧和耻骨侧。圆韧带止在股骨头中央凹，其动脉供应由闭孔动脉后段的前支（箭头）提供，该血管从中央凹一直延伸到股骨头内（From Cerezal L, Kassarjian A, Canga A, et al. Anatomy, biomechanics, imaging, and management of ligamentum teres injuries. *Radiographics*. 2010; 30[6]: 1637-1651. ）

　　圆韧带在屈曲、内收和外旋中被拉紧，可能在这些活动角度中为髋关节提供了稳定作用[66, 67, 76]。在最近的一项研究中，Domb 等利用关节镜发现圆韧带撕裂与髋臼骨形态和年龄有关[78]。在侧位覆盖指数（中心边缘角减去髋臼倾斜度）较高或者年轻患者（<30岁）的髋关节中，圆韧带撕裂的发生率较低。

圆韧带的神经支配

　　两项组织学研究在圆韧带中发现了Ⅳa 型游离神经末梢，是伤害性感受器和机械感受器[75, 79]。Leunig 等提示圆韧带除了其力学和结构功能外，还可能参与了向脊髓和大脑调节系统传递特定的体感传入信号[75]。因此，圆韧带可能是整体反射系统的一部分，限制了对关节有害的过度运动，进而保护髋关节。Gerhardt 等研究显示圆韧带中没有神经纤维，也没有发现任何感觉器[59]。尽管圆韧带的功能尚待确定，但圆韧带完全或部分撕裂后会引起髋关节疼痛已被阐明[80-87]。

关节软骨

　　髋关节髋臼侧和股骨侧的关节软骨厚度分布极不均匀。Von Eisenhart 等研究了 8 具新鲜尸体髋关节在步态周期中的软骨厚度和压力[88]。髋臼和股骨头的前上方区域具有最厚的软骨。最厚的软骨与行走周期中记录的最大压力的前上方位置相对应；髋臼软骨的最大厚度为 2.6~4.3 mm（平均 3.3 mm），股骨头为 2.4~5.3 mm（平均 3.5 mm）。总的来说，软骨厚度随着年龄的增长而减少。尽管股骨头软骨的平均厚度（1.5~2.0 mm，平均 1.7 mm）高于髋臼（1.1~1.7 mm，平均 1.4 mm），但两个表面的最大厚度值之间没有统计学差异。

髋关节囊

　　髋关节囊由内部纤维（关节内）和外部纤维（关节外）组成。外纤维纵向排列，包括髂股韧带、坐股韧带和耻股韧带。内部纤维为轮匝韧带，在股骨颈周围形成一个套环[89, 90]。关节囊嵌在髋臼骨缘的近端，与盂唇有区别，在两者之间存在一个间隙，这个间隙在前下方和后下方分别为 6.6 mm 和 7.9 mm。从髋臼缘的附着处开始，关节囊以螺旋方式向股骨头和股骨颈周围延伸，然后前面附着于股骨转子间线，正上方附着于股骨颈底部，内上部附着于股骨粗隆间嵴，下部附着于股骨颈靠近小转子处[89, 91]。

　　关于关节囊螺旋结构的一个解释是它在人类开始直立行走时形成的。当人类从四足动物过渡到两足动物时，髋部会相对伸展，从而导致关节囊纤维扭曲成螺旋状[92-94]。在正常姿势下，如果上身稍微向后倾斜，稳定性主要由前关节囊（主要是髂股韧带）起作用。

如果前关节囊受损或松弛，很难维持直立姿势，因为髋关节前方肌肉不如后方强壮。

Philippon 等最近对髋关节囊厚度进行了研究。他们用游标卡尺测量了 13 具新鲜冰冻尸体半骨盆，发现髋关节囊在 1 点到 2 点之间较厚，2 点达到最大厚度，与髂股韧带的位置相对应[95]。

关节囊韧带
髂股韧带

髂股韧带（Iliofemoral ligament, ILFL）也被称为 Bigelow Y 韧带，形状像一个倒"Y"形，在远端分成内外两个不同的分支（图 76.7）。髂股韧带近端的分支附着在髂前下棘（AIIS）上，像新月形一样环绕 AIIS 基底部，沿着前方和前外髋臼在髋臼边缘延伸数毫米。在远端，ILFL 外侧支斜穿过关节，止在大转子嵴的前突，形成一个细长的椭圆形足印，位置刚好高过转子间线的起点。ILFL 内侧支几乎垂直向下穿过，止在股骨前下段小转子水平处的一个细微的角形突起处，形成一个圆形的足印。ILFL 近侧支止点的最上端与远端两支的距离约 57 mm（范围 50～64 mm）；远端内外两支在转子间线的止点相距几毫米[91]。ILFL 在髋关节屈伸位都能限制过度外旋，在屈曲位还限制了内旋[96]。

最近 van Arkel 等进行了一项尸体研究，显示 ILFL 和坐股韧带是防止髋关节脱位的主要稳定结构，而盂唇仅在小范围的屈伸角度内起到次要稳定的作用[97]。

耻股韧带

耻股韧带（Pubofemoral ligament, PFL）起源于耻骨上支的髂-骨盆隆起，形成一个三角形的足迹（图 76.7）。止点足印的内下方最远端延伸到髋臼边缘的几毫米范围内。PFL 在 ILFL 内侧支的下方向后下穿行，在靠近轮匝带处像吊索或吊床一样缠绕在股骨头上。PFL 在股骨颈下方、靠近髋臼缘处与 ISFL 的近端纤维融合而突然终止（图 76.7b），因此 PFL 在股骨侧没有骨性止点[91]。PFL 前方与 ILFL 内侧支融合。PFL 在髋关节伸直位限制外旋[96]。

坐股韧带

ISFL 类似于一个大的不对称三角形，有一个长的锥形顶点，由单独一条纤维带组成（图 76.7）。ISFL 近端止点在坐骨髋臼边缘，呈三角形，开始于坐骨支根部附近，延伸至髋臼边缘数毫米范围内。ISFL 向外上旋转，在股骨颈大转子交界处止在大转子基底部，位置在股骨颈轴的稍前方。ISFL 的远端足印形状不一致[91]。ISFL 被认为是髋关节内旋的最主要限制因素[96]。

轮匝韧带

轮匝韧带是关节囊的增厚结构，在股骨头颈交界处的稍远端，它垂直于股骨头颈轴线而围绕着股骨头颈。轮匝带的纤维呈螺旋状排列，与前方关节囊韧带协同，在髋关节伸展和外旋终末时以"螺钉固定"机制收紧，进一步稳定关节[98]。此外，轮匝带可限制股骨头从髋臼中脱离[90]。

关节囊的神经支配

最近，髋关节囊本体感觉和痛觉的感觉神经支配获得了广泛的关注[99-105]。一般认为，髋关节囊的神经支配来自闭孔神经、股神经、坐骨神经、臀上神经以及股方肌的神经的分支，也可能来源于副闭孔神经。髋关节神经支配的复杂性导致髋关节疼痛的非特异性，导致髋关节出现病损后疼痛表现为腹股沟、大腿周围、臀部、膝下甚至足部疼痛[106]。

Birnbaum 等研究了 11 个福尔马林固定的人髋关节，描述了关节囊前方神经（闭孔神经和股神经）与后方神经（坐骨神经、臀上神经和股方神经）之间的距离[99]。最近 Kampa 等解剖 20 个福尔马林固定的人髋关节，以进一步探索关节囊的神经分布，并更准确地定义其分布方式[102]。他们选择将关节囊描绘为时钟的表面来说明神经分布。测量的参考点是髋臼窝下方的切迹，以描绘 6 点钟的位置。因此，12 点到 6 点的范围代表前关节囊，6 点到 12 点的范围代表后关节囊。他们的发现与以往的研究结果一致，显示髋关节囊具有一个丰富的神经支配结构，由 5～7 条神经和不同数量的分支（直接支或肌支）支配，这也会在本章的后面讨论[99]。

股神经

股神经由腰丛的 L2～4 根神经根构成。它沿髂肌和腰大肌走行，在腹股沟韧带深层下降，支配股前肌群，并通过隐神经的终支支配小腿皮肌。股神经与股动静脉伴行，关节囊支沿着关节囊的前边缘，在 2 点半到 5 点钟位置的关节囊内侧或外侧以 75° 弧线穿过[102]。

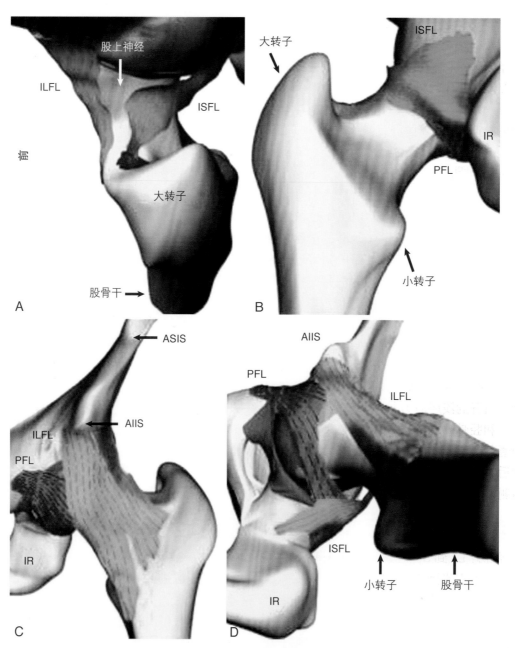

图 76.7 髋关节囊韧带的解剖关系。（A）计算机模型图显示了从股骨干下方俯视的外侧髂股韧带（ILFL）和外侧坐股韧带（ISFL）的关系。（B）显示了耻股韧带（PFL）和 ISFL 在后方的融合关系。（C）PFL 和 ILFL 在前方的融合。（D）从股骨头的下侧向上看三个韧带的关系。AIIS，髂前下棘；ASIS，髂前上棘；IR，坐骨支

闭孔神经

　　闭孔神经源自 L2 到 L4，穿过腰大肌纤维后下降，从其内侧缘显露，然后通过闭孔管进入大腿。闭孔神经的关节囊支沿着关节囊前下缘走行，大多在 3 点钟到 6 点半之间以 105° 的弧度从内侧进入囊，并分出对等的前后支[73]。闭孔神经也为膝关节提供神经支配。

副闭孔神经

　　过去认为副闭孔神经存在于 10%~30% 的人中[100, 101, 103, 105]。然而，Birnbaum 等的研究在 11 个标本中没有发现该神经，Kampa 等在 20 个髋部中只有 1 个（5%）发现了副闭孔神经，它穿过了关节囊的前下缘，在 5 点半到 6 点钟之间以 15° 的弧度进入内侧[99, 102]。

臀上神经

臀上神经起源于 L4-S1 骶神经的骶丛，在梨状肌上方经坐骨大孔离开骨盆，与臀上动脉和臀上静脉伴行。Kampa 等发现臀上神经支配髋关节囊的分支很细小，有血管束；它们穿过关节囊的上方和后外侧，在 10 点半到 1 点钟之间以 75° 的弧度由内侧或外侧（更常见）进入关节囊[102]。

臀下神经

臀下神经是骶丛的一个分支，在梨状肌下方经坐骨大孔的下部离开骨盆，最后终止于臀大肌。Kampa 等仅在 2 个标本（10%）发现了臀下神经对关节囊的神经支配，并观察到神经在 8 点钟方向进入关节囊[102]。

坐骨神经

坐骨神经是由 L4 到 S3 神经根连接而成的。神经沿着骨盆侧方走行，在坐骨大孔处出骨盆，在梨状肌深层及外旋短肌群的浅层向远端走行。神经在大腿后段分为腓总干和胫骨干。腓总干位于外侧。坐骨神经支配的关节囊范围与臀上神经支配的范围重叠，其分支沿着囊的后缘走行，在 9 点钟到 12 点钟之间以 90° 的弧度从内侧进入关节囊，有时也从外侧进入[102]。

股方肌神经

股方神经源自 L4 到 S1 的骶丛神经，通过坐骨大孔离开骨盆。在 6 点半到 10 点钟之间以 105° 的弧度从内侧（偶尔从外侧）进入关节囊的后下方，并支配股方肌[102]。

关节囊安全区域

Kampa 等研究发现在前上关节囊，大概 1 点钟到 2 点半之间，是没有神经进出的。在这个神经支配平面里面，神经分布稀少的区域被称为关节囊的"安全区"（图 76.8）[102]。

关节囊的血管

Kalhor 等采用动脉内注射有色硅的方法研究了 20 例髋关节囊的血管分布。在所有标本中，髋关节囊的血管来自旋股内侧动脉、旋股外侧动脉、臀上动脉和臀下动脉。这个血管网为前方关节囊提供全部血运，而后关节囊除了该血管网，主要还是由臀动脉供血（图 76.9）。

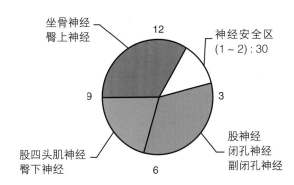

图 76.8　关节囊的时钟示意图。时钟图显示了关节囊不同神经支配区，前上方为神经支配之"安全区"（From Kampa RJ, Prasthofer A, Lawrence-Watt DJ, et al. The internervous safe zone for incision of the capsule of the hip: a cadaver study. *J Bone Joint Surg Br*. 2007; 89-B[7]: 971-976.）

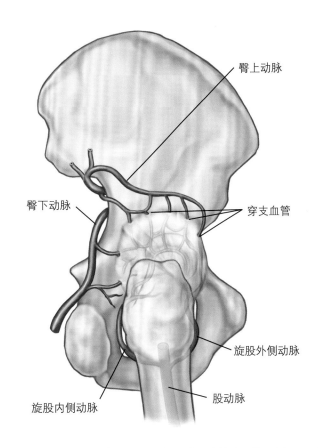

图 76.9　髋部后方视图显示了髋臼周围血管环和远近端血管之间的吻合（From Kalhor M, Beck M, Huff TW, et al.Capsular and pericapsular contributions to acetabular and femoral head perfusion.*J Bone Joint Surg Am*. 2009; 91[2]: 409-418.）

髋关节周围肌肉

超过 20 块肌肉跨越了髋关节（表 76.1）。根据其主要功能和神经支配可将其分类。髋外展肌和内旋肌

（臀中肌、臀小肌和阔筋膜张肌）由臀上神经支配；髋屈曲肌（髂腰肌、股直肌、缝匠肌和耻骨肌）由股神经支配；髋内收肌（大收肌、长收肌、短收肌、股薄肌）由闭孔神经支配；伸髋的肌肉大多有独特的神经，以其支配的肌肉命名。

外展肌和内旋肌

臀中肌、臀小肌和阔筋膜张肌是髋关节的外展内旋肌，均由臀上神经支配，该神经起源于骶丛（见表76.1）。

臀中肌

臀中肌近端附着于从髂前上棘到髂后上棘的髂嵴外侧缘上[108-110]。这一线性附着仅涉及髂嵴，宽约1 cm。Robertson等发现臀中肌腱通过两个不同的附着点止于大转子，即上后关节面和外侧关节面[110]。然而，Gottschalk等确定肌腱附着在大转子的前上半部分，而不是其侧面[109]。

臀中肌的肌腹由前、中、后三个不同的部分组成，这三个部分都形成了一个弯曲的扇形肌肉，逐渐变细而成为扁平的肌腱[109-111]。后部的肌纤维与股骨颈平行，而前部的纤维几乎是垂直的。臀中肌的三个部分中的每一部分都由臀上神经的一个单独分支支配，并且具有不同的生物力学功能。后半部分和臀小肌被认为可以稳定髋臼中的股骨头。中间是引发髋关节外展的原因。前部有两个功能：其垂直纤维有助于外展，而前部纤维内旋髋关节，使骨盆旋转及交叉腿穿过对侧下肢[109, 110]。

臀小肌

臀小肌和臀中肌都是髋外展肌。臀小肌沿着臀中线，从髂前下棘到髂后下棘附着在髂翼的下部。它的远端附着在大转子的前关节面上[109, 110]。肌肉的纤维倾向于水平走行，并平行于股骨颈。臀小肌也受臀上神经支配。臀中肌和臀小肌在转子周围的肌腱深方都有额外的滑囊。

阔筋膜张肌

阔筋膜张肌与臀中肌和臀小肌共同作用而外展和内旋股骨。阔筋膜张肌起源于髂前上棘和前方髂嵴外唇。臀上神经在远端从阔筋膜髂胫束两层之间插入而支配该肌肉。

屈髋肌群

髂腰肌

髂腰肌是主要的屈髋肌肉；此外，它还充当外旋肌。它由髂肌和腰大肌两块肌肉组成，由股神经支配。髂肌起源于髂翼内侧，腰大肌起源于T12-L5的椎体边缘、横突、椎间盘以及腱弓[112]。髂腰肌以独特的肌腱附着方式附着在小转子上，除肌腱附着外，还有一部分肌肉直接附着。在关节水平，肌肉/肌腱的比例约为50%[113, 114]。在髂腰肌的远端，组织的较大百分比为肌腱。肌腱在髂骨隆起和髋关节前方关节囊韧带的前面穿过，在这两者之间有髂腰肌滑囊。髂腰肌也是髋关节的动力稳定器之一；在髋关节先天不稳定的情况下，髂腰肌作为稳定器的作用更为突出[115]。

最近的一项尸体解剖研究发现人群之间髂腰肌存在显著差异。研究人员发现髂腰肌腱呈单、双、三束的比率分别为28.3%、64.2%和7.5%。腰大肌肌腱始终是最内侧的腱结构，髂肌腱位于腰大肌腱（裹在髂肌肌腹里）的稍外侧。如果存在辅助髂肌腱，那它会邻近髂肌腱的外侧。这些发现对于关节镜下髂腰肌腱的松解有一定的意义[116]。

耻骨肌

耻骨肌是一种扁平的四角肌，起源于耻骨上支的耻骨肌线，止在股骨远端的小转子上的股骨耻骨肌线。其主要功能是髋关节的屈曲和内收。主要由股神经支配，有时也有闭孔神经的附加支配。

股直肌

股直肌是股四头肌中唯一穿过髋关节的肌肉。它是由股神经支配，起点由两个肌腱组成：来自AIIS的前头或直头，以及来自髋臼上方骨槽的后头或反折头。它是一个双关节肌，止点在胫骨结节的远端，而髌骨位于股四头肌腱内。它的功能是屈髋和伸膝。

缝匠肌

缝匠肌是人体最长的肌肉。它起源于髂前上棘，止在胫骨前内侧面的鹅足上。缝匠肌由股神经支配，它是一种双关节肌，起着髋关节屈区外旋和伸膝的作用。

髂囊肌

髂囊肌是一块鲜为人知的肌肉，曾经被认为是髂

表76.1　按功能对髋关节周围肌肉进行分类

肌肉	起点	止点	神经支配	脊髓节段	附加功能	备注
髋外展、内旋肌群						
臀中肌	髂骨（臀后线和臀前线之间）	大转子	臀上神经	L4-S1		
臀小肌	髂骨（臀前线和臀下线之间）	大转子	臀上神经	L4-S1		
阔筋膜张肌	髂前上棘	髂胫束（Gerdy 结节）	臀上神经	L4-S1		
屈髋肌群						
髂腰肌	髂窝（髂肌）L1-L5 横突（腰大肌）	小转子	股神经	L2-4	外旋	最强的屈髋肌
耻骨肌	耻骨的耻骨肌线	股骨的耻骨肌线	股神经	L2-4	内收	
股直肌	AIIS（直头）髋臼前缘（反折头）	髌骨	股神经	L2-4		双关节肌
缝匠肌	ASIS	胫骨近端内侧	股神经	L2-4	外旋	双关节肌
髋外旋肌群						
臀大肌	臀后线以后的髂嵴	髂胫束/股骨后面	臀下神经	L5-S2	伸髋	
梨状肌	骶骨前面，穿过坐骨切迹	大转子近侧（梨状肌窝）	梨状肌神经	S1-S2		
闭孔外肌	坐骨耻骨支和闭孔膜外面	大转子内侧	闭孔神经（后支）	L2-4	内收	
闭孔内肌	坐骨耻骨支/闭孔膜	大转子内侧	闭孔内肌神经	L5-S2		
上孖肌	坐骨棘	大转子内侧	闭孔内肌神经	L5-S2		
下孖肌	坐骨结节	大转子内侧	股方肌神经	L4-S1		
股方肌	坐骨结节	股骨的股方肌线	股方肌神经	L4-S1		
伸髋肌群						
臀大肌	臀后线以后的髂嵴	髂胫束/股骨后面	臀下神经	L5-S2	外旋	
股二头肌长头	坐骨结节内侧	腓骨小头/胫骨外侧	胫神经	L5-S2		双关节肌，也可屈膝
半腱肌	坐骨结节远端内侧	胫骨前缘	胫神经	L5-S2		双关节肌，也可屈膝
半膜肌	坐骨结节近端外侧	胫骨内侧髁后面，关节囊后面，内侧半月板，腘肌，腘斜韧带	胫神经	L5-S2		双关节肌，也可屈膝
髋内收肌群						
大收肌	耻骨下支/坐骨结节	粗线/收肌结节	闭孔神经（后支）	L2-4	屈髋、外旋、伸髋	
短收肌	耻骨下支	粗线 耻骨肌线	闭孔神经（后支）	L2-4	屈髋、外旋	
长收肌	耻骨前支	粗线	闭孔神经（前支）	L2-4	屈髋、内旋	
股薄肌	耻骨联合下缘/耻骨弓	胫骨远端内侧	闭孔神经（前支）	L2-4	屈髋、内旋	双关节肌，也可屈膝

AIIS：前下坐骨棘；ASIS：前上坐骨棘

腰肌的一部分。它位于髋关节的前部，起源于髂前下棘和前方关节囊的下部，直接横跨前关节囊，止在小转子上[117]。髂囊肌被认为在稳定发育不良的髋关节中起着重要的作用，并且在这种情况下一般有肥大表现[118]。

伸髋肌群

髋关节伸展是通过臀大肌和腘绳肌群同步协作来实现的。

腘绳肌

腘绳肌是一个双关节肌肉复合体，横跨膝髋关节。它们的功能是伸髋和屈膝。腘绳肌复合体的近端由半膜肌、半腱肌和股二头肌长头组成，横穿髋关节后方，由胫神经支配。半腱肌和肱二头肌的长头在坐骨结节的内侧有一个共同的肌腱，而半膜肌在外侧通过一个较小的足印附着（图 76.10）[119]。

股二头肌短头也是腘绳肌复合体的一部分；但是，它不越过髋关节。它附着在股骨的后部，由腓总神经支配，不直接影响髋关节的运动。

最近 Philippon 等对近端腘绳肌进行定量和定性解剖分析，发现半腱肌和股二头肌长头共用了近端起点（联合腱），一个平均面积 567.0 mm^2 的椭圆形足印区。SM 足迹为新月形，位于前外侧，平均面积为412.4 mm^2。SM 脚印有一个副腱延伸，向前延伸形成一个独特的脚印。在坐骨结节内侧缘发现了一个一致性的骨性标记，距离联合腱的足印中心约14.6 mm，这与骶结节韧带的远端止点一致[120]。

臀大肌

臀大肌是 3 块臀肌中最强大的。它是一种宽而扁平的肌肉，负责髋关节的伸展和外旋，由臀下神经支配。臀大肌起点广泛，主要有髂骨外侧、腰筋膜、骶骨和骶结节韧带。其纤维斜向外下方走行；在远端止在股骨的臀肌粗隆和髂胫束上。

外旋肌群

髋关节的外旋由臀大肌和短外旋肌完成，它们都起源于骨盆环的后侧。

短外旋肌

短外旋肌包括梨状肌、闭孔外肌、闭孔内肌、上孖肌、下孖肌和股方肌。所有短外旋肌都由独自的神

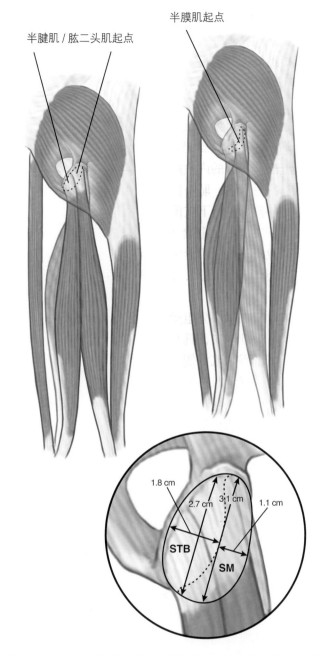

半腱肌／肱二头肌起点　　半膜肌起点

1.8 cm　　2.7 cm　3.1 cm　1.1 cm　STB　SM

图 76.10　右髋关节的后方视图显示半腱肌／股二头肌（STB）的共同腱起点为椭圆形，上下径为 2.7 ± 0.5 cm，内外径为 1.8 ± 0.2 cm；半膜肌起点为新月形，位于股二头肌／半腱肌联合腱的外侧，上下径为 3.1 ± 0.3 cm，内外径为 1.1 ± 0.5 cm（From Miller SL, Gill J, Webb GR. The proximal origin of the hamstrings and surrounding anatomy encountered during repair: a cadaveric study. *J Bone Joint Surg Am.* 2007; 89[1]: 44-48.）

经支配，以它们所支配的肌肉命名。梨状肌是短外旋肌的上肌，起自骶骨的前侧，向后穿过坐骨切迹，止在大转子近端的梨状肌窝。闭孔内肌，起自闭孔膜的内侧和闭孔后方骨缘，在上、下孖肌之间穿行，三者

融合形成联合腱，止在大转子内侧。闭孔外肌起自于坐骨支和闭孔膜外表面，止在大转子后内侧面。股方肌是短外旋肌的下肌，起自坐骨结节，止于转子间嵴。

内收肌群

髋内收肌由大收肌、短收肌、长收肌和股薄肌组成，均由闭孔神经支配。耻骨肌也有助于内收，由股神经支配。所有的内收肌都起源于耻骨及其周围：耻骨上支的耻骨肌；耻骨体前表面的长收肌，就在耻骨联合的外侧；耻骨下支前表面的短内收肌，在长收肌起点的下方；耻骨联合下缘的股薄肌。除股薄肌外，所有内收肌均止于股骨中后段和粗线，而股薄肌则止于胫骨近端的内侧面，即缝匠肌后方和半腱肌近端（表 76.1）

大收肌由两部分组成：内收肌和腘绳肌。内收肌部分起自耻骨下支，具有相对较短的水平纤维，止在从大转子到臀大肌内侧的粗线上。这部分由闭孔神经后支支配。腘绳肌部分起自坐骨结节，止在股骨远端内侧髁上的内收结节处，由胫神经支配。除了髋关节内收外，内收肌也是髋关节的重要伸屈肌肉。不管髋关节的位置如何，大收肌（尤其是腘绳肌部分）是髋关节的一种有效伸肌，类似于腘绳肌。而其他内收肌解剖（伸展）位置被认为是一种屈肌[121]。

髋关节周围滑囊

转子滑囊

大转子区域的滑囊，通常被称为大转子滑囊，是由几个囊组成的复合体，与大转子和臀肌肌腱密切相关。三个主要的滑囊是臀大肌下方滑囊、臀中肌下方滑囊和臀肌股骨间滑囊。臀小囊是位于大转子头腹侧的一个小囊[122]。Dunn 等在 14 例髋关节手术患者中，发现 13 例有臀大肌下囊[123]。此囊就存在于臀中肌、臀小肌和股外侧肌共同附着于大转子的浅表。它被称为深囊，如果数量不止一个时，分为主要深囊和次要深囊。5 个标本中都发现存在 2 个囊，并通过筋膜层明显分隔。深囊长 1.5～4.7 cm，宽 1.7～5.1 cm。在大约一半的标本中，有一个较小的囊位于臀大肌的深层，称为浅囊。在所有的标本中，另一个深囊位于较远的位置，即臀大肌囊，它位于臀大肌和股外侧肌之间，此处也是臀大肌肌纤维股骨止点的位置。在 2 个标本中，可见臀下神经（L5～S2）分支进入臀大肌下囊及其周围组织。

Woodley 等还利用大体解剖和组织学技术研究了 18 例经防腐处理的人髋关节大转子周围的滑囊，证明多个滑囊与大转子相关。根据臀肌肌腱平面的不同排列成 3 层[124]。尽管这些滑囊的中心位置都低于大转子的顶端，但每层滑囊的形态和位置不同。每个髋关节滑囊的数量平均为 6 个，至少会有 4 个，最多可达 9 个。

髂腰肌滑囊

髂腰肌滑囊位于髋关节前方关节囊和髂腰肌腱之间。被认为是身体中最大的滑囊，长 7 cm，宽 4 cm[125, 126]。靠近髂腰肌滑囊的前方关节囊很薄，位于髂股韧带与 PFL 之间，在 14%～25% 尸体标本中髋关节和该滑囊之间存在通道[127-129]。

髋关节运动学及生物力学

髋关节为球窝关节，髋臼为窝，股骨头为球。与所有的球窝关节一样，它有 6 个活动度：3 个运动平面（屈伸、外展内收和内外旋转）和 3 个位移平面（前后、内外和远近）。最近的研究表明，股骨头的中心相对于髋臼有移动[130, 131]。关节运动受到骨性结构和周围软组织（主要是髋关节囊和韧带）的限制。

髋关节运动

髋关节活动度（ROM）可能受骨形态或韧带和肌肉松弛的影响。一般来说，发育不良的髋臼比髋臼深部的 ROM 更大。然而，覆盖良好的股骨头可以通过韧带松弛和肌肉松弛来实现高活动度。在标准髋关节中，关节活动度在矢状面上最大；然而，由于许多双关节肌肉（表 76.1）穿过髋关节和膝关节，髋关节的运动也受膝关节位置的影响。膝关节主动和被动弯曲时髋关节屈曲约 120°～140°，而膝关节完全伸展时髋屈曲为 90°。髋主动后伸为 10°～20°，被动后伸为 30°。正常髋外展至少 50°，内收 30°（受对侧肢体和阔筋膜张肌限制）。弯曲髋关节时内旋和外旋分别达到 70° 和 90°。内旋受限于外旋短肌（闭孔内外肌、上下孖肌、股方肌和梨状肌）和 ISFL。外旋受限于 ILFL 外侧带、PFL、内旋肌和股骨颈前倾角[42]。Kivlan 等进行尸体研究，发现在屈曲和外展的多平面运动中圆韧带移动到股骨头的前外侧位置，并防止股骨头前/下半脱位。髋关节在屈曲 100.6°、外展 20.0° 的位置时可及圆韧带的终点[132]。Martin 等进行了尸体研究，发现圆韧带的主要功能是控制髋关节旋转，在髋关节屈曲 90° 或更大的时候起到了髋关节旋转时终末的稳定作用[133]。

髋关节稳定

总的来说，由于骨性结构的稳定性，髋关节被认为是一个稳定的关节[134-136]。然而，软组织在生理状态下和异常状态下的运动对髋关节的稳定性也起着重要作用。生物力学研究表明髋关节囊与其他软组织静态稳定结构（如髋臼唇和横韧带）协同工作[135-137]。此外，髂腰肌、髂关节囊、股直肌和外展肌复合体等动态稳定器也有助于维持适当的关节运动学和力学特性，从而增强髋关节的稳定性[92, 98]。然而，在完整的尸体研究中显示，髋关节进行极限运动时，股骨头相对于髋臼的移动量高达 3 mm：内外平均移动量为（3.3±2.8）mm、前后为（1.4±1.8）mm 和远近为（0.3±1.5）mm；除了中外侧移位，每个方向的位移量会随着关节周围软组织的切除而增加[150]。在另一项研究中，当使用光学跟踪器和 3D-MRI 分析常规舞蹈动作时，骨形态正常的芭蕾舞演员的股骨头相对于髋臼有 1~6 mm 的平移[130]。

根据最近的一项研究，髋关节韧带的拉伸性能在很大程度上是可变的，并且与年龄有关。根据尸体研究数据发现坐股韧带和 PFL 随着年龄而变化。尽管髋周围韧带有助于髋关节的稳定，但坐股韧带和髂股韧带由于其弹性可能无法防止脱位[138]。

步态周期

步态周期包括两个主要阶段：当脚接触地面时的站立和当脚在空中时的摆动。步行时，站姿阶段较长，约占步态周期的 60%；因此，有一个双足支撑阶段，在该阶段双脚都在地面上，约占整个步态周期的 20%。双足支撑阶段定义了行走过程，并发生在每个站姿阶段的开始和结束阶段。当跑步时，站姿阶段短于步态周期的 50%；并出现了一个漂浮阶段，两条腿都在空中，而且在跑步的任何时候都不会出现双脚同时着地[139-141]。随着跑步速度的增加，站姿阶段缩短，短跑冲刺时站姿阶段可缩短至 22%。

髋关节在行走和跑步过程中的主要运动是矢状面的屈曲和伸展。在站姿阶段，髋关节伸直、内收和旋转，而在摆动阶段，髋关节屈曲、外展和旋转[42, 140-142]。正常行走时髋关节需屈曲至 30°，伸直到 10° 左右。跑步时屈曲角度增加大约 20°，短跑冲刺时再增加 10°~15°。跑步时髋关节的伸直角度略有不同，甚至在短跑时有所下降[139, 143]。骨盆前倾也是行走和跑步时的正常运动，而且骨盆前倾最大值与髋关节伸展最

大值呈显著正相关。

跑步和步行的另一个区别是，在步行过程中两脚之间更宽。在跑步中，两足变窄，使脚更集中地落在在前进的中心线上。行走时髋内收 5°~10°，跑步时髋内收 15°~20°[142]。

一般来说，髋关节周围的肌肉相互配合工作。肌电图显示，行走和跑步时在振幅附近有不同的激活模式[144]。髋屈肌主要在摆动阶段活动，而伸肌在站姿阶段活动。同时臀大肌和腘绳肌也帮助减缓摆动的大腿[139, 144]。髋内收肌在整个跑步周期中都是活跃的，而在行走中，它们只在摆动阶段到站姿中间才是活跃的[140]。臀中肌和阔筋膜张肌有助于稳定骨盆；在跑步过程中，它们在摇摆和站姿早期阶段活跃，而在步行过程中，主要在站姿阶段活跃[144]。

髋关节周围应力

髋关节的生物力学很复杂，也很难研究，原因之一是要去直接测量活体的力需要外科手术和植入传感器。尽管如此，许多方法已经被用来研究整个髋关节的力：①简化髋关节周围的宏观力，也称为多体动力学；②测量植入人工髋关节的体内力；③（计算芯片模拟）微观力学，也称为有限元分析；④尸体研究；⑤动态成像研究。

多体动力学

单腿站姿期间髋关节周围力的简单图表是多体动力学研究最常用的方法（图 76.11）[142]。方程式中的参数包括：体重（W）减去一条腿重量（$W-1/6W$）、外展肌力（A）、根据牛顿第一运动定律的关节反作用力（F）、从重心到髋关节中心的力矩臂（d）以及外展肌的力矩臂（l）。计算中考虑到当单腿站立时骨盆处于平衡状态，因此外展肌的力（A）乘以外展肌的力矩臂（l）等于体重（W）减去一条腿（$1/6W$）乘以从重心到髋关节中心的力矩臂（d）或 $A \times l=（W-1/6W）\times d$。根据牛顿第一运动定律，关节反作用力（$F$）是对重量和外展肌收缩作出反应的力。一般来说，当一个人单腿站立时，重心从站立的腿上移开，迫使外展肌力更加努力地工作，因此步行时关节力增加到体重的 2.7 倍（图 76.11）。

体内研究

Bergmann 等研究了在日常活动中步态模式下髋关节的接触力，即在整个髋关节假体组件中植入压

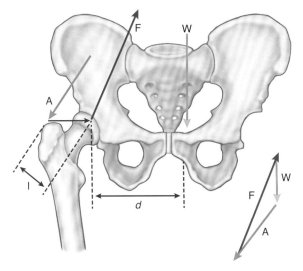

图76.11　单腿站立维系平稳时作用于髋关节的力。重力（W）、外展肌力（A）、髋关节反作用力（F）、外展肌力矩臂（I）、重力力矩臂（d）

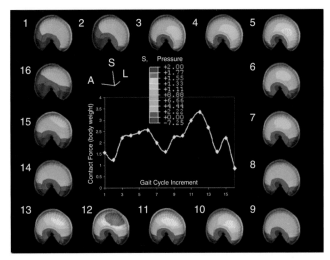

图76.12　髋臼负荷。施加的应力载荷和正常髋关节接触轮廓。在步态-站姿运动过程中髋关节接触合力的变化（中间插图）基础上，通过有限元控制计算出每个步态周期髋关节的接触压力轮廓。在站立中期，髋关节的载荷最大，为体重的2倍（From Russell ME, Shivanna KH, Grosland NM, et al. Cartilage contact pressure elevations in dysplastic hips: a chronic overload model. *J Orthop Surg Res.* 2006; 1: 6. ）

力传感器[145, 146]。该方法允许直接测量作用在人工髋关节上的所有有力。测量的力随着步态活动的不同而变化：双腿站立时为体重的80%~100%，单腿站立时约为体重的250%，慢走时约为体重的300%，快走时为体重的350%~400%，慢跑时约为体重的500%。绊脚时最大超过800%[146]。站立时两腿分担的力并不是体重的一半，这是由于持续作用在臀部的肌肉力造成的[142]。

数值模拟研究

　　有限元分析方法可以模拟求解过程中所有单元重新组合时的复杂几何形状和复杂载荷。此解决方案可以模拟静态和动态情况。通常，肌肉骨骼组织的有限元分析网格几何由CT和MRI数据生成，而材料特性通常由体外测量推算[147]。该方法已用于计算应力骨折时贯穿股骨颈的力，以及髋关节内的压力分布。Russell等利用有限元分析，从步态-站姿运动学过程中产生的接触力计算步态周期各阶段髋臼内的接触力分布，结果显示最大载荷出现在站立中期，为2倍体重（图76.12）[147]。

体外研究

　　多年来，尸体生物力学研究一直被用来测量髋关节内外的力和运动。这种方法的主要局限性是缺乏肌肉力量和体重，必须人为创造。Day等在纤维软骨较薄的区域（主要是在髋臼的顶点处）测量出高达正常

压力的5倍[149]。Konrath等切除髋臼唇及横韧带后，测量了髋臼与股骨头接触面积及压力分布的变化。通过模拟单足站立，在完整的髋臼中观察到一个外周的负荷分布[150]。在切除髋臼横韧带和（或）盂唇后只发生了微小的改变。相反，Ferguson等在体外检测了髋臼唇的封闭效果，发现盂唇切除后关节内液体压力下降，提示盂唇的封闭至关重要[151]。Song等利用5具尸体髋关节，测量了1/2倍、1倍、2倍及3倍负重下，正常髋关节及盂唇部分或全部切除后的旋转周期过程中的旋转阻力，以反映关节软骨的摩擦，发现在局部或部分的盂唇切除术后1~3倍的体重负荷范围内旋转阻力显著增加，盂唇完全切除时所有体重负荷水平下旋转阻力均显著增加[64]。

动态成像研究

　　活体研究有可能成为动态生物力学研究中最精确的方法。进行这类研究的一个方案是：使用光学追踪系统追踪受试者进行不同的运动；并将结果应用于基于受试者的MRI或CT图像的3D模型。Charbonnier等采用光学追踪装置结合3D-MRI对11对无形态异常的女芭蕾舞演员的髋关节运动进行了研究[130]。结果显示4个舞蹈动作对髋关节有潜在的危害，主要是显著增加髋关节的应力、高频率的撞击并引起股骨-髋

臼的位移（0.93~6.35 mm）。几乎所有的运动中，计算出的撞击区主要位于髋臼的上或后上象限。Martin 等进行了一项研究，利用高速、双平面摄影和基于模型的跟踪技术相结合研究髋关节运动学和关节运动。他们将模型追踪与放射学分析的金标准进行了比较，得出结论：基于模型追踪进行的髋关节无创性方法为研究髋关节病理状况提供了机会[152]。

髋 – 脊柱关系

髋关节和脊柱关系密切。髋关节活动度降低可能导致腰椎过度使用，反之亦然（图 76.13）。Esol 等在有或没有背痛史的受试者中，检查了下腰骶部和髋部在向前弯腰时的作用[153]。所有受试者的平均总向前弯曲度为 111°：41.6°（从腰椎到髋部）和 69.4°（从髋部到腰椎）。腰椎对前屈早期的影响较大，中等程度前屈时腰椎和髋部的作用相等，髋部对前屈终末时作用较大。有背痛病史的患者在早期前屈时倾向于在腰

椎处移动更多，在中段前屈时腰椎/髋关节屈曲率显著降低。此外，髋关节紊乱会造成异常的矢状面平衡和不规则的步态，使脊柱承受更大的压力，从而继发性地引起背痛[154,155]。

最近 Hellman 等发现股骨髋臼撞击（FAI）患者的骨盆入射角（PI）可能比一般人群低。然而，两者之间 5.7 的差异的临床意义尚不清楚[156]。Gomez-Hoyos 等最近进行了一项尸体研究，观察 IFI 对腰椎小关节的影响。他们得出的结论是，与无 IFI 的正常髋关节相比，IFI 限制了髋关节最大伸展，并显著增加了 L3-4 和 L4-5 腰椎关节的负荷[157]。

▌结语

多年来，髋关节一直是许多解剖学和生物力学研究的热点。髋关节基本层面的解剖似乎很简单。然而，更详细的检查显示髋关节在解剖学上，特别是生物力学上是相当复杂的。髋关节看起来是一个球窝关节，但它的功能更像一个多方向的关节。尽管已有大量的生物力学研究，但对髋关节生物力学的研究还需要更深入。本章旨在回顾这些领域最新的研究，为理解各种髋关节病变提供基本工具。

选读文献

文献: Safran MRLN, Zaffagnini S, Signorelli C, et al. In vitro analysis of periarticular soft tissues constraining effect on hip kinematics and joint stability. *Knee Surg Sports Traumatol Arthrosc*. 2012; 21: 1655-1663.
证据等级: Ⅲ
总结: 本文是关于髋关节稳定性的体外尸体研究。研究表明，随着髋关节的运动，股骨头在 3 个平面上都相对于髋臼移动。随着关节周围软组织的移除，这种移动会增加，证实了其对髋关节稳定性的重要性。

文献: Lee MC, Eberson CP. Growth and development of the child's hip. *Orthop Clin North Am*. 2006; 37(2): 119-132.
证据等级: Ⅲ
总结: 本文就髋关节的生长发育从产前细胞发育开始进行综述。并讨论了股骨和髋臼的骨化中心和血供。

文献: Stops A, Wilcox R, Jin Z. Computational modeling of the natural hip: A review of finite element and multibody simulations. *Comput Methods Biomech Biomed Engin*. 2011; 15(9): 963-979.
证据等级: Ⅲ
总结: 本文对髋关节的有限元和多体模拟进行了综述。前者提供关于接触压力和肌肉骨骼几何结构的影响的知识，特别是软骨和骨骼形状，而后者研究步态模式和肌肉附着位置对力大小的影响。

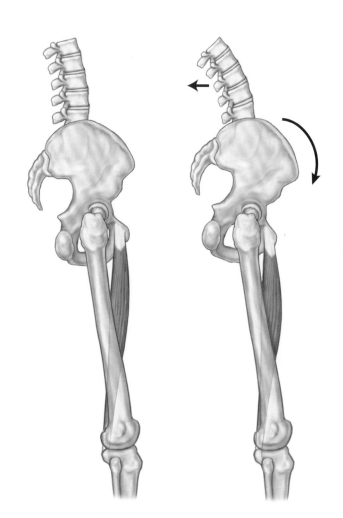

图 76.13　髋 - 脊柱平衡。髋关节屈曲畸形使骨盆向前旋转，使腰椎过度伸展

文献：Franz JR, Paylo KW, Dicharry J, et al. Changes in the coordination of hip and pelvis kinematics with mode of locomotion. *Gait Posture*. 2009; 29(3): 494-498.

证据等级：Ⅲ

总结：本文总结了73名在跑步机上跑步的健康成年跑步者的生物力学/运动学研究。探讨了步行和跑步时髋关节伸直对骨盆倾斜和腰椎前屈的影响。

文献：Ferguson SJ, Bryant JT, Ganz R, et al. An in vitro investigation of the acetabular labral seal in hip joint mechanics. *J Biomech*. 2003; 36(2): 171-178.

证据等级：Ⅲ

总结：本文就髋臼盂唇的生物力学研究进行综述，是该领域引用最多的文章之一。结果表明，有盂唇的关节腔内液体静水压比没有盂唇的关节腔内液体静水压大，可以增强关节的润滑。这也表明，没有盂唇的软骨硬化比有盂唇时更快，因为盂唇能协助限制间质液体分泌的流出路径。

（Marc Safran，Abdurrahman Kandil 著
高冠英 译　黄洪杰 校）

参考文献

扫描书末二维码获取。

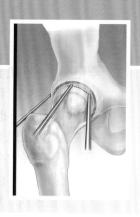

第 77 章

髋关节的诊断与决策

病理学总论

在病史采集和进行体检之前，了解髋关节疾病的鉴别诊断是必要的。具有这个知识背景使临床医生能够梳理出病史中的重要因素，以缩小鉴别诊断的范围，并为体检提供一个重点。髋关节病理总览见专栏 77.1。

软组织损伤

由大小转子、坐骨、髂腰肌和髂腰骶等部位的滑囊引起的炎症和疼痛是很常见的。骨和软组织交界面的运动会导致这些区域反复摩擦和炎症。转子滑囊炎经常被诊断，但更准确的诊断可能为大转子疼痛综合征（greater trochanteric pain syndrome, GTPS）。磁共振成像（MRI）显示 80% 的 GTPS 患者常常有外展肌腱炎和滑囊炎伴撕裂[1]。大转子滑囊炎患者主诉大腿外侧疼痛，可通过触诊产生。坐骨滑囊炎通常表现为坐姿疼痛，可通过触诊坐骨结节（ischial tuberosity, IT）再现。髂腰肌滑囊位于髂腰肌和髋臼缘之间[2]。患者通常表现为腹股沟疼痛，可通过托马斯试验等刺激性操作再现。髂腰骶滑囊与髂腰肌滑囊相邻，但位于髂腰骶隆起上方。髂腰骶滑囊炎与髂腰肌隆起处上方髂腰肌弹响有关，但症状与髂腰肌滑囊炎相似[3]。

髋关节弹响综合征也被称为弹响髋，在髋关节活动度（ROM）内引起一个可听或可触的"弹响"。髋关节弹响按照病因可分为外弹响、内弹响或关节内弹响[4]。髋关节外弹响是由髂胫束（iliotibial band, ITB）滑过大转子引起的。髋关节内弹响是指在髋关节屈曲和伸展过程中，髂腰肌肌腱从股骨头、髂腰肌隆起、髂肌或小转子的内侧滑到外侧[3,5-7]。关节内弹响与盂唇撕裂、游离体、骨软骨损伤有关。

运动员经常出现臀部、大腿和骨盆的挫伤，常发生在低能量创伤后。髂嵴挫伤或称"髋关节指针伤"，

专栏 77.1 髋关节病理总览

软组织损伤	应力性骨折
滑膜炎	骨盆
转子	骶骨
坐骨	股骨颈
髂腰肌	耻骨骨炎
髂耻	骨坏死
髋关节弹响症	**退行性关节病**
挫伤	**神经卡压损伤**
髂嵴	坐骨神经
四头肌	闭孔神经
腹股沟	阴部神经
骨化性肌炎	髂腹股沟神经
拉伤	股神经
内收肌	股外侧皮神经
髂腰肌	**关节内病变**
外斜肌	盂唇撕裂
腘绳肌	髋关节撞击综合征
四头肌	游离体
骶髂劳损	软骨损伤
疝	圆韧带破裂
腹股沟疝	**感染**
股疝	**儿科疾病**
运动疝	撕脱性骨折
骨性损伤	股骨头骨骺滑脱
创伤性骨折	扁平髋
脱位	

是直接伤及髂嵴产生的，经常伴发表层血肿。股四头肌挫伤通常由于直接打击大腿前部，这可能导致血肿的形成和行走困难。大腿内侧的直接创伤可能导致腹

股沟挫伤。骨化性肌炎可发生在挫伤和血肿后[8]。血肿发生机化和钙化，可导致疼痛和僵硬。骨化性肌炎在没有外伤的情况下也会出现。

髋关节周围的肌肉拉伤和韧带损伤会引起明显的力量下降。拉伤经常在偏心收缩时发生，包括肌肉肌腱连接处的撕裂[9]。拉伤按受影响的肌肉群分类，包括内收肌、髂腰肌、腹外斜肌、腘绳肌和股四头肌。在运动过程中，或在创伤环境中，用力过大时，骶髂韧带会扭伤，这时疼痛通常起源于下背部，并向臀部或腹股沟放射。

疝是指腹部内容物通过腹壁的缺陷而疝出。该病易误诊，因为疝与其他疾病很相似，会导致活动时腹股沟疼痛。有三种疝可以表现为髋部或骨盆疼痛：腹股沟疝、股疝和运动性疝。腹股沟疝是指腹部内容物通过腹股沟深环或腹股沟深环内侧突出。当疝囊穿过股鞘进入大腿前部时，就会发生股疝。"运动性疝"或运动性耻骨痛是一种越来越为人们所认识的疾病，由运动员腹股沟后壁/腹壁无力或撕裂引起。这种疝没有出现真正的腹部内容物突出，但患者经历了慢性腹股沟疼痛，这往往难以诊断[10]。疼痛还可以放射到会阴和内收肌的起点。在一些需要频繁旋转和剪切的运动中发生率最高，如冰球、英式足球和美式足球。这些运动员休息后症状会减轻，但一旦参加活动或体育运动就会引发疼痛，并产生症状[11]。

骨骼创伤

运动创伤可能会由高能量外伤引起，从而导致骨盆和股骨骨折。骨盆环损伤、髋臼骨折、股骨头和颈部骨折、转子周围骨折和股骨干骨折导致急性疼痛和无法负重或行走。骨盆和股骨骨折的及时识别和治疗至关重要，因为诊断延误可能导致残疾。

骨盆和股骨的应力性骨折发生在骨反复承受最大负荷应力的情况下。活动时疼痛加重，休息时疼痛减轻是应力性骨折的特征。骨盆支和骶骨应力性骨折见于高强度运动，如跑步和慢跑的运动员。当累及骨盆支时，疼痛通常出现在腹股沟、臀部或大腿，当骶骨为病区时，疼痛出现在下背部[12]。股骨颈应力性骨折通常表现为活动性腹股沟疼痛。应力性骨折发生的位置是决定治疗的关键。沿股骨颈上外侧发生的张力性股骨颈应力性骨折需要手术治疗，以防止骨不连、缺血性坏死或骨折移位。压缩性股骨颈应力性骨折发生在下内侧，通常选择保守治疗[13]。

耻骨联合的应力损伤可导致耻骨炎[14]。通常是继发于附着于耻骨联合纤维软骨板的腹直肌（骨盆提升肌）和内收肌（骨盆减压肌）之间的肌肉失衡。这种疼痛通常起病隐匿，位于联合体的中线或腹股沟。耻骨联合软骨的退行性变可伴有骨质溶解性改变、硬化和膨大[11]。

股骨头坏死或缺血性坏死，是年轻人髋关节疼痛的原因。许多因素与骨坏死相关；但主要与皮质类固醇使用、外伤、酗酒和凝血障碍有关[15]。在10%～20%的病例中没有确定病因，这种类型的坏死被称为"特发性缺血性坏死"。患者通常表现为腹股沟或臀部疼痛，经常跛行。在40%～80%的患者中发现了双侧缺血性坏死[15-17]。早期诊断后进行治疗，可能会防止股骨头塌陷和人工关节置换。

关节不稳

髋关节脱位通常发生强暴力显著破坏髋关节软组织的情况下[18]。然而，在股骨-髋臼撞击（femoroacetabular impingement, FAI）状态下（凸轮撞击、钳形撞击、髋臼后倾），低能量损伤也可能导致髋关节脱位。临床和基础科学研究验证了前撞击使股骨头向后杠杆应力的机制[19]。髋关节脱位通常是后脱位，这导致患者髋关节缩短、内旋和外展。前脱位不常见，表现为髋关节外旋、外展。快速识别和复位可能是预防缺血性坏死的关键。

髋关节微不稳定也是引起髋关节疼痛的原因，这是一种较新的观念，但越来越被认识到。一些易感因素已经被确定，包括：广泛性韧带松弛，重复性微损伤，圆韧带（ligamentum teres, LT）损伤，不同程度的髋臼发育不良和医源性损伤。髋关节的软组织和动力稳定结构，如关节囊、盂唇、圆韧带和肌腱结构（如髂腰肌），都可能在微不稳定中起作用。临床表现可能非常轻微及难以察觉。大多数患者主诉腹股沟、臀部或大腿疼痛，但有些患者可能感觉"打软腿"或害怕跌倒，起病隐匿，进行性发展[20, 21]。

退行性关节病

退行性关节病（degenerative joint disease, DJD）是由于髋关节软骨的丧失，导致进行性疼痛和关节僵硬。许多病理过程可导致DJD，包括但不限于骨关节炎、类风湿关节炎、缺血性坏死、感染、创伤、FAI和不典型增生/不稳定。虽然这个过程可能是特发性的，但我们现在认识到髋关节的结构异常常与DJD有关[22]。通常利用平片上关节间隙狭窄、软骨下囊肿和（或）硬化，或骨赘形成来确诊。患者通常表现为隐匿的髋关节疼痛，随着活动而加重。

　　DJD 代表一大类疾病，并以严重程度而分度。虽然进展期 DJD 的表现是显而易见的，但轻度 DJD 的临床表现可能很模糊。关键是要确定关节退行性变的程度，因为这可能对治疗和手术结果产生重大影响[23]。除了 X 线平片外，延迟钆增强的软骨磁共振成像（dGEMRIC）有助于定量分析关节软骨的健康状况[24]。下述的路线图有助于根据关节炎的程度和相应的治疗对患者进行分层（图 77.1）。

神经卡压损伤

　　髋关节周围的神经卡压可累及坐骨神经、闭孔神经、阴部神经、髂腹股沟神经、股神经和股外侧皮神经。对患者和临床医生来说，诊断和治疗这些疾病都是困难和令人沮丧的。疼痛通常具有灼烧性，局限于神经根分布区域。肌电图神经传导研究有助于确诊和排除腰神经根病变。坐骨神经卡压常表现为臀部和大腿后部的疼痛。在某些情况下，这种疼痛可能与梨状肌综合征有关[25]。闭孔神经卡压导致大腿内侧疼痛，可向膝盖辐射[26]。长时间压迫阴部的运动如骑自行车等可导致阴部神经卡压[27]。典型的症状是会阴和阴茎的麻木和疼痛。髂腹股沟神经卡压是一种非常罕见的腹股沟疼痛病因，经常是辐射到腹股沟。股神经卡压可引起股前区疼痛，严重时可引起股四头肌无力和行走困难[28]。股外侧皮神经卡压，或称感觉异常性股痛，引起股前外侧疼痛和向膝外侧延伸的麻木[29]。

关节内病变

　　在过去的几十年中，我们对髋关节内病理学的理解有了显著的提升。发育不良和 FAI 患者髋关节的结构异常常导致盂唇和软骨表面损伤。髋关节发育不

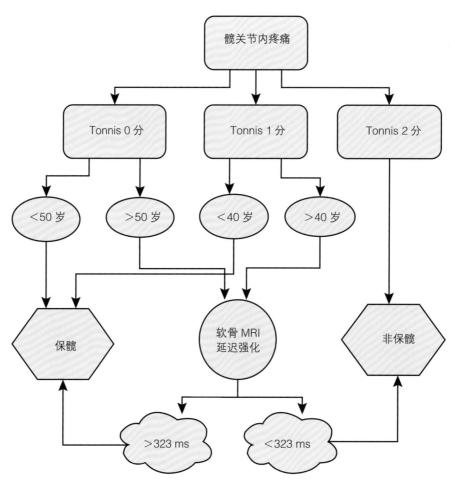

图 77.1　利用放射和软骨 MRI 延迟强化参数为指标，进行髋关节镜手术患者的选择

良，或发育性髋关节发育不全，可导致多种疾病。这种异常的基础是髋臼对股骨头的覆盖不足，严重时会导致儿童髋关节脱位。通常情况下，由于关节应力集中髋臼浅缘上，所以发育不良大多是轻度或"临界发育不良"，直到成年后才导致疾病[30]。FAI是由股骨和髋臼的结构异常引起的，导致髋关节内的异常接触[31]。股骨侧异常称为凸轮撞击（cam impingement），是由于一个非球面股骨头引起的，通常位于前上头颈交界处。髋臼侧的畸形被称为钳形撞击（pincer impingement），发生时髋臼覆盖股骨头过多。最常见的是两种异常都存在，这种情况被称为混合型撞击。髂腰肌撞击是由紧绷的髂腰肌肌腱或粘连在前方关节囊盂唇复合体上的发炎肌腱压迫和损伤3点钟位置（右髋）的髋臼前唇，造成重复性的盂唇牵拉损伤。这与FAI中典型的1点钟到2点钟盂唇撕裂分布不同[32]。关节内病变患者通常表现为腹股沟、髋关节外侧或臀部疼痛。仔细检查髋关节X线片通常有助于识别可能导致关节内病理的髋关节形态学异常[14]。关节内疾病还有其他多种原因，如LT破裂、游离体和滑膜疾病。

关节感染

在突然出现急性髋关节疼痛的患者中，始终要警惕髋关节化脓性关节炎的发生。患者经常发热，没有外伤史。体格检查显示被动ROM活动出现疼痛。炎症标志物通常升高。及时认识和治疗是预防长期并发症的必要条件[33]。

小儿髋关节疾病

骨骼发育未成熟的患者通常会出现不同于成年人的髋关节状况。未闭合的骺板和骨突是薄弱的部位，经常受到损伤。当儿童的肌肉负荷过重时，肌肉止点处可能会发生疲劳，尤其是骺板未闭时[34]。这种情况会导致肌肉止点的撕脱骨折，这与成人的疾病不同。成人常出现软组织撕裂（包括肌肉、肌腱等），男性多发，占86.7%。撕脱骨折最常见于髂前上棘（ASIS）、髂前下棘（AIIS），发生在缝匠肌/阔筋膜张肌、股直肌、腘绳肌或髂腰肌负荷过重时。ASIS损伤后出现的外侧和远端移位可误诊为AIIS撕脱伤。由于早期的骨化中心形成，IT撕脱伤患者往往较年轻，12%的患者会有对侧损伤。较不常见的撕脱伤部位包括髂嵴、耻骨联合和小转子，对应的肌肉分别来自腹部肌肉、内收肌和髂腰肌。如果误诊或延迟治疗，这些损伤可导致髋关节撞击或神经刺激，并表现出相应的症状[35]。

股骨头骨骺滑脱病（slipped capital femoral epiphysis, SCFE）是股骨近端的一种疾病。股骨近端骺板损伤，导致股骨相对于骨骺的前上移位[36]。这种情况通常涉及11~14岁的患者，常影响肥胖儿童，并可在内分泌异常的情况下出现。蛙式位侧位片通常可以识别出骨骺的位移。症状的持续时间和骨骺的稳定性对治疗和预后很重要。滑脱后不稳定的患者无法承受重量，发生AVN的概率约为50%[37]。当发生SCFE时，通常需要手术治疗。

Legg-Calvé-Perthes病（Legg-Calvé-Perthes disease, LCPD）是一种儿童期疾病，可导致生长中的股骨头缺血性坏死。这一过程通常影响5~8岁的患者，主要涉及男孩。与SCFE一样，肥胖也可能与之有关[38]。父母会注意到孩子跛行，但患儿通常只有轻微的疼痛。X线片可鉴别股骨骨骺的异常。

病史

病史采集的目的应该是：①排除任何严重的髋关节疾病，包括恶性肿瘤、感染或全身疾病；②区分真正的髋关节疼痛和背痛；③缩小鉴别诊断范围，进行有针对性的查体。应确定患者年龄、职业或运动情况、主诉、病史和创伤机制，包括先前的髋关节脱位、发育或儿童髋关节相关情况，以及前期的治疗方式，通常包括止痛或抗炎药物、辅助设备、其他内科治疗、关节腔注射、物理治疗或既往手术情况[39]。急性发作史或外伤史相比隐匿性发病具有更好的预后[40]。重要的疼痛特征包括：位置、强度、性质、发作情况、持续时间、辐射、缓解因素、加重因素和相关因素（图77.2）。机械症状，如弹响、鼓出、交锁、摩擦感或主观不稳定也会出现。屈髋和轴向负荷活动期间（例如，从坐姿站起、上下楼梯或进出车辆）的疼痛或卡压也意味着髋关节机械性疼痛[41]。患者还可能出现性交时髋关节疼痛，由于无法完成髋关节旋转和复杂运动，而难以穿鞋或袜子[42]。

标准病史采集的其余部分同样不能忽视。既往病史可能揭示近期或远期疾病，包括恶性肿瘤、免疫功能低下状态、结核病或其他感染、深静脉血栓形成或疝。恶性肿瘤家族史、全身炎症性关节炎、髋关节不稳定或DJD也有助于病史完善。详细描述吸烟史、酒精或非法药物使用史也很重要，其可能增加股骨头坏死或恶性肿瘤的风险指数。作为社会史的一部分，性生活史可以帮助评估患者的性传播感染和相关感染性关节炎的风险。月经史也要注意。社会史还应包括

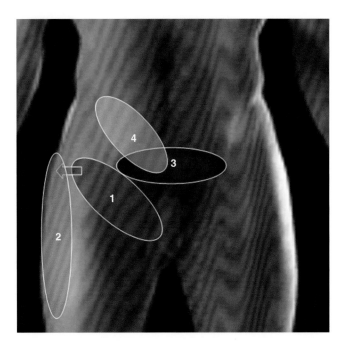

图 77.2 髋部疼痛的定位有助于诊断。1.关节内疼痛可由骨关节炎或盂唇损伤引起。2.髋关节外侧疼痛可由大转子滑囊炎或外展肌挛缩引起。3.耻骨骨炎可引起耻骨联合痛。4.运动性疝可引起腹痛

回顾患者的日常生活活动、工作活动、爱好、体育活动以及其主诉对这些活动造成的影响。参加跑步、篮球、足球、芭蕾、曲棍球、高尔夫球、网球、武术或橄榄球运动与髋关节疾病特别相关[43-45]。系统性评估病情，包括最近的发热、寒战、不适、盗汗或者无诱因的体重减轻，需要进一步完善病史[46]。临床医生应该记住，泌尿生殖系统（包括盆底肌肉组织）、胃肠道、神经系统或血管疾病也可以表现为髋关节疼痛。

病史采集时，临床医生应询问患者他或她认为是什么引起了疼痛。患者对治疗的期望应该得到满足，并且应该给他／她提出问题的机会。此外，患者在查体时可能会提供或回忆起更相关的病史，因此临床医生必须始终认真倾听（专栏 77.2）。

体格检查

髋关节的体检分为几个步骤，包括视诊、症状定位、测量、ROM 和特殊检查。

视诊

观察姿势和步态是体格检查的重要组成部分。应注意患者站立时髋关节或膝关节出现屈曲，这可能是髋关节病患的表现。姿势的检查还应包括严重萎缩、

脊柱错位或骨盆倾斜。坐姿时，应注意患者向健侧倾斜，以避免患髋过度屈曲。应在多个方向上观察步态，并在正面和矢状面上观察 6~8 步[47]。

患者可能出现以下几种步态异常之一，包括痛觉步态、骨盆闪躲步态、Trendelenburg 步态、骨盆内或外旋转过度或真假下肢不等长[39]。痛觉步态包括跛行，以减少患侧的站姿阶段时间，并限制患侧髋关节的负重。痛觉步态提示患肢任何部位的疼痛。骨盆闪躲步态在伸腿终点时骨盆在轴位上向患侧髋关节旋转超过 40°，表示在腰椎前凸或前屈姿势下髋关节屈曲挛缩。Trendelenburg 步态，也被称为外展肌蹒跚，包括将躯干向患侧臀部倾斜。外展肌通常在对侧腿抬高时稳定骨盆。如果外展肌或支配外展肌的神经受伤或不起作用，患者会向患侧倾斜，以防止骨盆下垂。患者抬起对侧腿可引起 Trendelenburg 征，即同侧骨盆下降超过 2 cm 为阳性，提示外展肌疾病。在步态和坐姿时都应注意内外旋转，这样可以稳定骨盆。内旋减少是髋关节内疾病的一个标志[48]。内旋过度和外旋减少表明股骨前倾角增加[49]。步态中的短腿跛行可能是真性或假性下肢不等长，也可能是继发于 ITB 疾病。腿长不一致的儿童可能会出现绕行步态或跳跃步态，以清除长腿的影响[50]。

注意患者行走时出现的弹响或咔嚓声，指示可能有髂腰肌、ITB 或关节内疾病。外侧弹响更可能与 ITB 疾病有关，而且通常易于观察[51]。听得到的前方弹响更可能是髂腰肌腱疾病的结果。引起弹响的病理结构可能会触及到。

患区定位

许多技术可以帮助医生定位髋关节症状。一个简单的方法是让患者用一根手指定位疼痛。这个方法可以缩小鉴别诊断范围。此外，这个区域的检查可以到最后去检查，从而通过在检查开始时不引起疼痛来增强患者的信任。这种疼痛部位结合 Hilton 定律可以帮

助区分髋部疼痛的原因。Hilton 定律指出，"神经干的分支支配关节运动的肌肉群，同一神经干还为这群肌肉止点的浅层皮肤提供神经支配，关节内部也接受来自同一来源的神经支配"[52]。这个定律有助于解释为什么髋关节病患会出现肌肉痉挛和浅表疼痛伴随。L3神经主要支配髋关节，因此整个 L3 皮肤（大腿前部和内侧到膝关节外侧）的疼痛可以伴随髋关节疼痛。这种疼痛可与股外侧皮神经卡压（感觉异常性股痛）相混淆，它会导致 L2 或 L3 皮肤疼痛或神经痛[53–56]。

另一个有用的观察体征是 C 字征。当患者描述髋关节疼痛时，用手罩着患侧的大转子，手形成一个"C"形，放在髋关节外侧，这可能导致临床医生错误地考虑髋关节外侧疾患，如 ITB 或转子滑囊炎（图77.3）。然而，这一征象是髋关节内深部疼痛的主要特征[42, 57]。当观察到 C 字征时，临床医生应确保随后的查体和检查应包括对关节内髋关节疼痛的完整评估。

尽管不像其他关节应用广泛，触诊也可以帮助定位髋关节的症状。临床医生必须熟悉髋部的浅层和深层解剖结构，才能帮助触诊。对腹部进行初步触诊以检查是否有筋膜疝或肿块，对于排除胃肠道或泌尿生殖系统的疼痛来源很重要。触诊腰椎、骶髂关节、坐骨、髂嵴、大转子、大转子囊、各种肌腹、股直肌和髂腰肌腱、内收结节和耻骨联合有助于区分疼痛部

位。耻骨联合疼痛可提示耻骨骨折、钙化或骨炎。临床医生也可以触诊股神经。Tinel 征阳性表明是神经系统引起的疼痛。在检查中鉴别滑囊炎通常对缩小鉴别诊断非常有帮助，并且可以通过局部封闭来确诊，注射中添加类固醇通常也有治疗作用。

远端神经血管检查也应进行，包括触诊足背和胫后动脉，评估毛细血管再充盈和淋巴回流情况。完整的运动和感觉检查常常有助于区分髋关节和腰部疼痛。髂腰肌、股四头肌、踇长伸肌、胫前肌和腓肠肌的肌力检查概括了对 L2-S1 神经根的评估。任何程度的肌力不对称提示神经根来源的疼痛，这种情况下应进一步检查腰椎或周围神经病变。彻底的感觉检查通常有助于确认神经根或周围神经问题。当评估麻木时，检查者应区分神经根（L2-S1）来源和周围神经模式（股神经、腓总神经），以建立下一步检查重点。关节内髋关节疼痛不应引起感觉障碍或足部无力。在受伤的情况下，肌肉检查也有帮助。如果临床医生认为特定的肌肉群受到影响，那么抗阻收缩可以重现患者的症状。具体而言，应检查外展肌（臀上神经 L4-S1）、内收肌（闭孔神经 L2-L4）、膝伸肌和髋屈肌（股神经 L2-L4）、髋伸肌（臀下神经 L5-S2）、膝屈肌和小腿肌肉（坐骨神经 L4-S3）。关节内病变患者的疼痛往往影响肌肉强度，临床医生应意识到髂腰肌或外展肌的虚弱可能是疼痛的结果而非神经源性的。图 77.4中显示的诊疗流程为髋 - 脊柱综合征和诊断不清时提供了帮助[58]。髋关节诊断性注射在鉴别髋关节和腰椎病变方面是至关重要的[59, 60]。情况允许下，可以让患者进行活动以加重症状，并在注射前查体。当麻醉剂生效后观察症状变化，最后重新检查。疼痛分级、活动度和特殊查体的差异都应记录。MR 关节造影检查的同时进行局麻药注射是不可靠的，因为造影剂本身可能是刺激性的。

主动 ROM、被动 ROM 和抗阻 ROM 可引起髋关节疼痛。ROM 检查有助于区分肌肉拉伤和关节内病变。一般来说，被动 ROM 可能会产生髋关节疼痛，但不会引起肌肉疼痛。髋关节屈肌通过主动屈髋而不是被动屈髋来检查。

长度测量及 ROM 检查

在髋关节评估中，一些测量是很重要的。从髂嵴的峰部或 ASIS 到同侧内踝的长度测量可以检测是否有真正的腿部不等长。退行性变和塌陷性缺血性坏死常导致腿部长度不一致。术前测量和体格检查在关

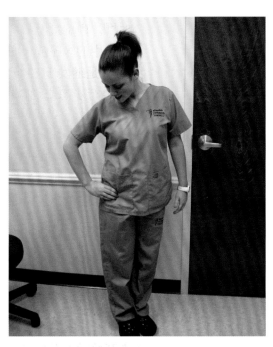

图 77.3　C 字征。患者用拇指和示指围绕大腿外侧呈杯状指示疼痛范围，表明髋深部病变

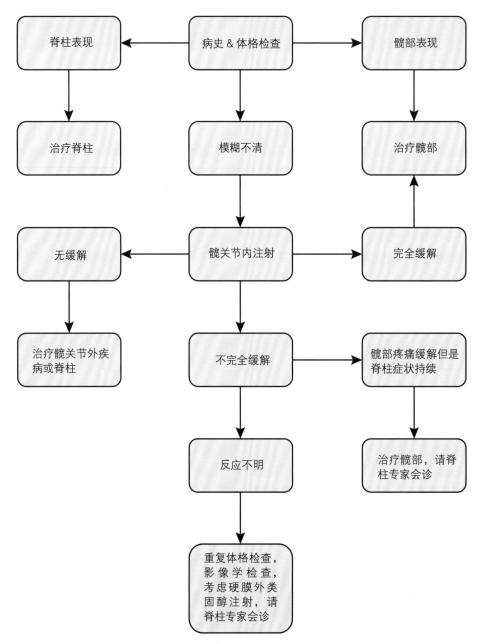

图 77.4   髋与脊柱来源的疼痛鉴别流程

重建时恢复腿部长度至关重要。

　　测量大腿的周长可以发现慢性疾病中出现的肌肉萎缩。重要的是选择大腿的同一水平测量周长。例如，髌骨上方 10 cm 是这种测量的典型位置。必须进行对侧测量比较，并且这种测量可以在随访中检测治疗效果。

　　查体时测量髋关节的 ROM 必须准确且可重复（表77.1）。ROM 可显示髋关节病理程度和对治疗的反应。髋关节屈曲最好在仰卧位测量，正常范围可达 120°[61]。髋关节后伸最好在俯卧位测量，正常范围高达 15°。内

外旋应在髋关节屈曲 90° 的情况下进行检查，最好在坐位完成，以稳定骨盆。正常的内旋达到 45°，正常的外旋达到 50°[61]。关节炎、积液、SCFE、FAI 或肌肉挛缩可导致内旋减少[49, 62]。外展和内收应参照骨盆中线测量股骨干。正常外展为 45°，正常内收高达 30°[61]。外展肌挛缩可减少内收。健侧和患侧的差异有助于检测髋关节疾病[48]。关节退变患者髋关节活动度下降是全方位的，并在活动终末出现疼痛。发育不良的患者髋臼浅且前上覆盖不足，这在屈髋时就增加髋关节内旋。由于股骨头和髋臼之间的异常接触，FAI 患者在

表 77.1	髋关节平均 ROM
动作	范围（°）
屈曲	115°
外展	50°
内收	30°
内旋	45°
外旋	45°

屈曲位时内旋不够。手术中完成了髋臼边缘修整和股骨头颈成形术后，就可以在术中复测 ROM。通常随着撞击的消除，患者屈髋时的内旋将改善。

韧带松弛检查

怀疑关节不稳时，系统的韧带松弛检查是对外展 - 伸直 - 外旋检查的一个很好的补充。系统关节松弛可以通过 Beighton 标准来估计[73]。该标准一共9分，下述每个点为1分，左右侧分别计算：小指被动背屈大于90°，腕部屈曲拇指被动背屈接触到前臂，肘关节后伸大于10°，膝关节过伸大于10°，膝部充分伸直下弯腰使手掌平在地板上。≥4 表示广义韧带松弛和潜在的结缔组织疾病的可能性。对于部分患者，临床和（或）遗传评估也是必要的[45]。

特殊查体

仰卧位检查

直腿抬高试验（straight-leg raise, SLR）是评价腰神经根病变的一种方法。膝关节伸直，对侧骨盆稳定，患侧下肢被动抬起。当患者感觉疼痛时，髋关节放下10°，然后背伸足背以诱发神经根症状。0°～30°的疼痛提示神经根受压，30°～60°的疼痛可能提示骶髂关节疾病，60°后的疼痛提示骶髂关节疾病[63, 64]。疼痛应与患者的主诉相似，而不是全身僵硬。腘绳肌拉紧不应与 SLR 试验阳性混淆。

抗阻直腿抬高，也称为主动 SLR，提示髋关节疼痛。患者仰卧位伸直膝关节，屈曲髋关节，这时医生抵抗屈曲，从而产生髋关节应力。主动 SLR 疼痛提示髋关节疼痛。

滚动试验是髋关节关节内疾病最特异的试验。轻轻内外旋转股骨，且避免骨盆的运动或周围肌肉不适当的压力。出现疼痛对髋关节疾病很特异但敏感性不足。足跟撞击和 Stinchfield 试验可以作为滚动

试验的有效补充。用拳头撞击足跟会引起髋部的轴向负荷，并产生髋关节疼痛。Stinchfield 试验涉及到随着逐渐增大的屈髋抗阻应力出现疼痛，提示关节疾病或髂腰肌疾病[49]。平片或 MRI 经常被用于证实关节内疼痛的体格检查结果。如果病史和体格检查结果不清晰，在髋关节内注射局部麻醉剂有助于排除关节外疼痛。

前撞击试验包括髋关节的被动屈曲、内收和内旋（forced flexion，adduction, and internal rotation, FADIR）。该试验是检查包括 FAI 在内的髋关节轻度病变的最灵敏的检查。正常髋关节做这种动作时也会有不舒服，所以与健侧进行比较非常重要。髋关节在这个位置会使股骨头颈与前上髋臼接触，从而产生附加在髋关节的前上方应力。阳性时临床医生应该仔细检查患者的影像资料，以明确 FAI 或 DJD。如果没有观察到退行性改变，MRI 关节造影等检查可能有助于进一步评估髋关节。前撞击试验阳性还可以在关节镜下引导医生治疗前方病变，从而指导术中决策。

外侧撞击试验是在髋关节伸直、外展下，然后屈膝，内旋髋关节。股骨头 / 颈部的侧方凸轮将撞击髋臼的上侧面，引起疼痛及阳性体征。Patrick 试验也称为屈曲、外展和外旋（flexion, abduction, and external rotation, FABER）试验，可检查骶髂关节、外侧撞击或髂腰肌疾病。"4"字试验是在仰卧位上将患侧踝关节平放在对侧膝关节处，然后按压患侧膝关节。后方腰骶疼痛提示骶髂关节疾病，髋关节外侧疼痛提示侧向撞击，腹股沟疼痛提示髂腰肌病变[49]。

McCarthy 试验是在仰卧位充分屈曲双侧髋关节，然后伸直患侧髋关节并做内外旋。在这个运动过程中能重复出疼痛即为阳性，提示盂唇病变[65-69]。

Scour 试验有助于发现股骨头或髋臼的不规则病变。屈膝屈髋下，医生将患者膝关节推向肩部。当髋关节通过其运动弧线时，应注意任何弹响或交锁。出现弹响或交锁即为阳性，提示 FAI。

Thomas 试验可以确定是否有髋关节屈曲挛缩（髂腰肌挛缩）及其程度。患者应屈曲健侧髋关节，将膝盖贴到胸部，同时将患侧下肢放在检查床上。当患者不能将患肢放在检查床时为阳性。Thomas 试验过程中任何弹响或咔嚓声都可能表明存在盂唇撕裂[46]。

髋关节 Dial 试验有助于检测髋关节囊松弛。仰卧位时，患者伸直膝髋关节。医生将一只手放在股骨上，另一只手放在胫骨上，并在髋关节水平内旋整个下肢。然后松开下肢，让其向外旋转。外部旋转小于

45° 并具有明确的终点即为 Dial 试验阴性。被动外旋超过 45° 为阳性，提示髋关节囊松弛[47]。

后向恐惧试验可检测髋关节的微观或宏观不稳定性。髋关节屈曲 90°，内收内旋，然后对膝关节施加后向力。阳性表现是患者会感到后部疼痛或不稳定感[70]。

LT（圆韧带）试验是屈髋 70°、完全外展后收回 30°，膝关节屈曲 90°，此时最大限度地内外旋转髋关节。内旋或外旋疼痛均认为阳性，向相反方向旋转疼痛就能缓解，并能再次旋转重现疼痛。该试验的灵敏度和特异性分别为 90% 和 85%[71]。

抗阻内旋试验是一项医生操作的高级检查，主要检查臀中肌及轻微的病变。患者的髋关节和膝关节均屈曲至 90°。在这个位置上将大转子顶点转向后方，使大部分外展肌复合体成为髋关节内旋转肌。然后让患者主动地旋转髋部。最好通过被动旋转患者的腿和足以指导患者如何主动旋转。然后医生抵抗患者的内旋。髋关节外侧疼痛和（或）力弱为阳性。

侧卧位检查

侧卧位上的一些检查可以协助评估髋关节。侧卧位屈伸髋关节使外展肌在髋关节外侧移动，可以重现 ITB 弹响。然而，患者自己通常能够比医生更好地重复出 ITB 弹响。

侧卧位可进行外展肌检查。髋关节外展对抗重力或阻力可能出现虚弱或疼痛。当出现力弱时，病因可能是神经性或肌肉肌腱性的。如果考虑神经系统病变，肌电图有助于鉴别腰椎神经根病变或臀上神经病变。疼痛伴无力提示臀中肌肌腱病、转子滑囊炎或股骨粗隆骨折。在这种情况下，进一步的平片或 MRI 检查是有帮助的。

侧卧位还能进行屈髋、内收和内旋撞击试验。医生站在患者后面，一只手支撑膝关节下面，另一只手放在髋关节上，并将示指放在髋关节前方、拇指放后方。髋关节进行屈曲、内收和内旋时出现不适为阳性。

Ober 试验分为三部分：伸直、中立和屈曲。伸直试验可检测 ITB 挛缩，中立试验可检测臀中肌挛缩，屈曲试验可检测臀大肌挛缩。伸直 Ober 试验为屈膝、伸直髋关节、外展髋关节，然后松开臀部让其自由活动。出现髋关节内收延迟提示 ITB 疾病。中立 Ober 试验在中立位置弯曲髋关节，外展髋关节，然后释放髋关节。内收延迟提示臀中肌病变。屈曲 Ober 试验旋转躯干使患者的肩膀平放在检查床上，髋关节仍在侧位，然后屈髋、伸膝、外展髋关节，然后释放臀部。内收延迟提示臀大肌疾病[72]。

俯卧位检查

改良 Thomas 试验和 Ely 试验可鉴别髂腰肌挛缩和股直肌挛缩。改良 Thomas 试验阳性表现是俯卧位时骨盆隆起，提示髂腰肌挛缩[61]。Ely 试验是在俯卧时极度屈膝，臀部和骨盆向上抬起为阳性，提示股直肌（横跨膝髋两个关节）挛缩[45]。

后方撞击试验是在髋关节伸直、膝关节伸直的情况下进行的。然后髋关节外旋，将股骨头和股骨颈转入到后髋臼。阳性提示后方盂唇病变、髋臼前倾角过大或退行性改变。另外，该试验可以在术前或术中指导医生是否处理后方病变。在进行这个操作时，可以在大转子后方施加前向作用力，使股骨头向前移动，如腹股沟或髋关节前部出现疼痛或恐惧提示前部不稳定。

股神经牵拉试验也应在俯卧位通过屈膝完成。此操作时存在神经性疼痛提示股神经病变，而不是髋关节病变。

结语

一套针对髋关节的全面系统的检查策略对于诊断和治疗是至关重要的。因为腰骶部、臀部、髋关节和膝关节的疼痛很容易混淆，仔细的病史和体格检查是避免误诊的关键[48]。前面描述的体格检查以及诊断性注射可以帮助临床医生缩小鉴别诊断范围，并确定疼痛是关节内还是关节外。髋关节的影像学和治疗选择不断进展，这些鉴别检查同样很重要。

选读文献

文献：Buckland AJ, et al. Differentiating hip pathology from lumbar spine pathology: key points of evaluation and management. *J Am Acad Orthop Surg*. 2017; 25(2): e23-e34.
证据等级：V
总结：该文讨论了髋关节与脊柱疾病的鉴别诊断。着重讨论了病史采集、查体及辅助检查等。

文献：Flynn JM, Widmann RF. The limping child: evaluation and diagnosis. *J Am Acad Orthop Surg*. 2001; 9(2): 89-98.
证据等级：V
总结：该文提供了儿童髋部疼痛的诊断框架，包括病史采集、体格检查及辅助检查。

文献：Parvizi J, Leunig M, Ganz R. Femoroacetabular impingement. *J Am Acad Orthop Surg*. 2007; 15(9): 561-570.

证据等级：V

总结：关于 FAI 的一篇综述，讨论了病理生理学、病史、体格检查和治疗。

文献：Lynch TS, et al. Athletic hip injuries. *J Am Acad Orthop Surg*. 2017; 25(4): 269-279.

证据等级：V

总结：该文综述了"髋关节运动三联伤"，由内收肌拉伤、耻骨骨炎、运动性耻骨痛或核心肌肉损伤组成，常伴有继发于 FAI 的潜在活动受限。

文献：Domb BG, Brooks AG, Byrd JW. Clinical examination of the hip. *J Sports Rehab*. 2009; 18: 3-23.

证据等级：V

总结：本文概述了运动性髋关节病患者的病史、体格检查及相关影像学表现。

（Austin W. Chen, Benjamin G. Domb 著
高冠英 译 黄洪杰 校）

参考文献

扫描书末二维码获取。

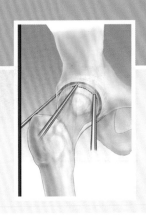

第78章

髋关节影像学

有髋关节疼痛的运动员可能会出现多种结构性髋关节疾病。虽然病史和体格检查在决定诊断中起着关键作用，但系统放射学检查对这些疾病也很重要。本章描述了在检查一个骨骼发育成熟的患者的髋关节疾病时所使用的重要影像学方法，以及系统解释这些结果的方法。

放射检查技术

传统骨盆正位片显示了髋臼形态，而髋关节侧位片显示了股骨颈的细节，有助于确定股骨凸轮撞击（cam impingement）病变。X线片对正确评估髋关节是很重要的。其中，最常被使用的包括骨盆正位片（AP pelvic view）[1, 2]、穿桌位片[3]、45°或90° Dunn位片[4, 5]、蛙式侧位片[6]、假斜位片[7]。所有的视图都依赖于放射技术，每个视图都显示了髋关节的不同解剖角度。每个视图的描述如下所述。

站立位骨盆正位片

正确的骨盆正位片应在患者站立时拍摄。X射线管到胶片的距离应约为120 cm，X射线管应垂直对准胶片。双下肢内旋15°，以保证正常解剖股骨颈前倾。光束的十字线应位于耻骨联合上缘与髂前上棘（anterior superior iliac spine, ASIS）水平线的间距的中点[8]。尾骨的中心应与耻骨联合成一直线。影像学上的"泪滴"、髂骨翼和闭孔在直观上应该是对称的[9]。尾骨尖与耻骨联合上缘之间应有1~3 cm的间隙，以保持骨盆倾斜[10]。由于髋臼臼顶倾斜、中心边缘角和最小关节间隙在负重和仰卧位之间可能不同，因此应获得的是站立位而不是仰卧位的AP片[11]。

站立位骨盆X线片评估：①功能性下肢长度差，②颈干角（NSA），③股骨颈骨小梁类型，④外侧中心边缘角，⑤髋臼倾斜度，⑥关节间隙宽度，⑦股骨偏侧性，⑧头部球形度，⑨髋臼深度，⑩前后壁方向

（图78.1、78.2）[9]。

穿桌位片

对于穿桌位X线片，患者应仰卧于X线床上。对侧髋关节和膝关节应屈曲，避开X线片的照射方向（通常大于75°）。需检查的髋部应向内旋转15°，以突出股骨头颈交界处的前外侧表面（图78.3）。X射线束应与工作台平行，并与检查侧肢体成45°角，用十字准星瞄准股骨头中心[8]。

45°或90° Dunn位片

Dunn位片通常用于评估凸轮型髋关节撞击综合征（FAI）患者的股骨头球形度。它最初被描述为一种测量儿童股骨颈前倾角的技术。

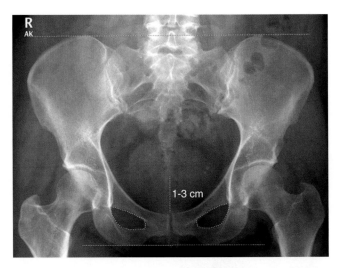

图78.1　站立前后位X线片，双足中立旋转，与肩同宽。尾骨的中心应与耻骨联合对应，髂骨翼、闭孔、X线片上的"泪滴"应对称。如果骨盆倾斜是适当的，在耻骨联合上缘和尾骨尖之间应该有1~3 cm的间隙（Martin HD. Clinical examination and imaging of the hip. In: Thomas Byrd JW, Guanche CA, eds. *AANA Advanced Arthroscopy: The Hip*. Philadelphia: Elsevier; 2010.）

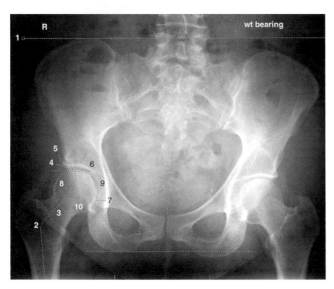

图 78.2 站立前后位 X 线片显示：1. 功能性下肢不等长；2. 颈干角；3. 股骨颈骨小梁形态；4. 髋臼倾斜；5. 外侧面中心边缘角；6. 关节间隙宽度；7. 股骨偏侧度；8. 头部球形度；9. 髋臼深度；10. 前后壁方向（From Martin HD. Clinical examination and imaging of the hip. In: Thomas Byrd JW, Guanche CA, eds. *AANA Advanced Arthroscopy: The Hip*. Philadelphia: Elsevier; 2010.）

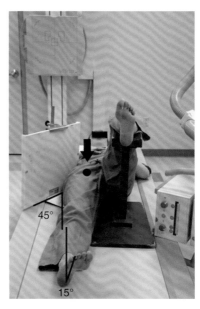

图 78.3 穿桌位 X 线片，患肢内旋 15°。黑色箭头指向股骨头中心（黑点），这是 X 线光束的准星目标（From Clohisy JC, Carlisle JC, Beaulé PE, et al. A sys- tematic approach to the plain radiographic evaluation of the young adult hip. *J Bone Joint Surg Am*. 2008; 90[suppl 4]: 47-66.）

90° Dunn 位片时患者屈髋 90°，而 45° Dunn 位片（"改良 Dunn 视图"）时患者屈髋 45°（图 78.4）。对于这两个视图，胶片盒被放置在骨盆的下方，X 线管的中心在耻骨联合的上缘。每条腿应该从中线外展 15°~20°。骨盆和胫骨应该平行于身体的长轴（中立旋转）[4]。光束的十字线应指向 ASIS 和耻骨联合的中点，X 线管到胶片的距离大约为 40 英寸，垂直指向检查床[8]。

蛙式侧位片

为了获得蛙式侧位片，患者应仰卧在 X 线床上，髋关节外展 45°。同侧膝关节屈曲 30°~40°，同侧足跟靠在对侧膝关节上（图 78.5）。应使影像检查图片的顶部对准髂前上棘。光束的十字线指向髂前上棘和耻骨联合之间的中点，X 线管到胶片的距离约为 40 英寸[8]。

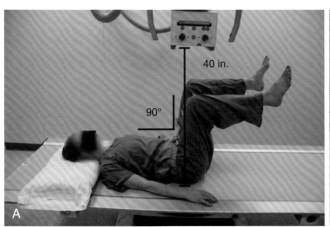
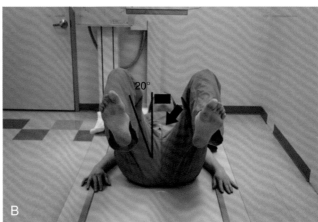

图 78.4 （A 和 B）为 90° Dunn 片，髋屈曲 90° 和外展 20°。黑色箭头（B）指向十字准星，耻骨联合和髂前上棘水平线的中点（From Clohisy JC, Carlisle JC, Beaulé PE, et al. A systematic approach to the plain radiographic evaluation of the young adult hip. *J Bone Joint Surg Am*. 2008; 90[suppl 4]: 47-66.）

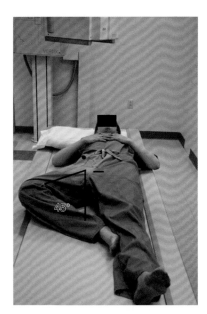

图 78.5 蛙式侧位图，髋外展 45°，十字准星位于髂前上棘（黑点）和耻骨联合（黑线）的中点（From Clohisy JC, Carlisle JC, Beaulé PE, et al. A systematic approach to the plain radiographic evaluation of the young adult hip. *J Bone Joint Surg Am*. 2008; 90[suppl 4]: 47-66.）

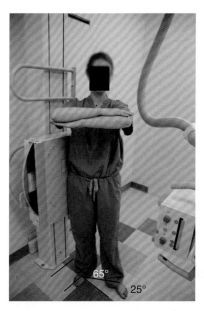

图 78.6 右髋假斜位图，骨盆相对于 Bucky 壁支架旋转 65°，患侧的脚平行于放射线盒（在黑线中显示）（From Clohisy JC, Carlisle JC, Beaulé PE, et al. A systematic approach to the plain radiographic evaluation of the young adult hip. *J Bone Joint Surg Am*. 2008; 90[suppl 4]: 47-66.）

这个视图可评估内、外侧关节间隙宽度，股骨头的球形度，一致性，头颈偏心距，α 角和骨形态[9]。

假斜位片

假斜位片有助于评价髋臼前部覆盖股骨头的情况。图中患者站立，患侧髋部靠在暗盒上，骨盆与暗盒平面成 65° 旋转（图 78.6）。光束以股骨头为中心，且垂直于暗盒。X 线管到胶片的距离大约为 40 英寸[8]。

放射图像的解读

对骨盆 AP 片和假斜位片的解读通常有助于确定髋臼的形态。而其他视图更好地描述了股骨近端的解剖。通过综合所有的观点，我们应该能够为患者定义如下参数：功能性下肢长度差，NSA，股骨颈骨小梁类型，外侧中心边缘角，髋臼倾斜度，关节间隙宽度，股骨头球型度，髋臼深度，前后壁方向。

功能性下肢长度

功能性下肢长度可以在前后位骨盆 X 线片上通过在髂嵴的最上部分画一条水平线来评估。理想情况下，这条线应该与对侧的半骨盆对称。大于 2.0 cm 的差异相当于功能性下肢不等长，并会对髋关节的运动功能产生不利影响[12]。

颈干角

颈干角（neck shaft angle，NSA）是由股骨颈纵轴和股骨近端纵轴形成的角度来定义的[13]。一条线沿股骨颈的解剖轴线向下画，另一条线沿股骨的解剖轴线向下画。形成的角度代表 NSA。这个角度一般在 125°～140°，小于 125° 称为髋内翻，大于 140° 相当于髋外翻。NSA 决定了从股骨到髋臼的负重转移[9]。

骨小梁结构

NSA 直接影响骨小梁的形态，反映股骨颈内的压力和拉力。对于髋内翻的病例，张力性骨小梁更为常见。对于髋外翻病例，压力性小梁更为显著[14]。

外侧中心边缘角

外侧中心边缘角可用于评估髋臼对股骨头外侧的覆盖[15]。通过测量 AP 骨盆 X 线片的两条线之间的角度，计算出外侧中心边缘角：①一条穿过股骨头中心，垂直于骨盆横轴的线，和②穿过股骨头中心到髋臼的硬化负重区最上外侧点的连线[8]。成人正常值范围 22°～42°，低于 26° 可能表明不能充分覆盖股骨头[12]。

前侧中心边缘角

前侧中心边缘角是通过假斜位片测量的。这个角度评估了股骨头的前覆盖度。通过测量股骨头中心垂线与连接股骨头中心和髋臼最前方的直线之间的夹角来计算[16]。小于 20° 可能表示结构不稳定[8]。

髋臼顶倾斜角

髋臼顶倾斜角也称为 Tonnis 角，最好在 AP 片上评估髋臼倾斜角。由髋臼顶硬化带最低点画一条水平线，与至髋臼外侧缘的一条切线形成。根据髋臼顶倾斜角的大小，可将髋臼倾斜分为三组[8,17]：

（1）正常 = Tonnis 角 0～10°
（2）增大 = Tonnis 角大于 10°，提示结构不稳定（倾角增大）
（3）减小 = Tonnis 角小于 0°，提示钳型 FAI（倾角减小）

关节间隙宽度

关节间隙宽度被描述为股骨头表面与髋臼之间的最短距离。由于位置的影响，关节间隙的宽度用站立位的 AP X 线片来检查。关节间隙狭窄程度可用 Tonnis 骨关节炎分级法进行划分[13]。

髋关节中心位置

对于髋关节中心位置，测量股骨头内侧与髂坐骨线之间的距离。如果距离大于 10 mm，则视为侧移。10 mm 的距离应作为一般参考点，必须考虑到胶片放大率和患者的体型，这些可能影响测量。

股骨头球形度

股骨头球形度的评估应该在 AP 和所有侧位视图中进行，因为患者可能在一个视图中有一个明显的球形头部，而在另一个视图中没有。如果骨骺延伸不超过参考圆的边缘 2 mm，则股骨头归为球形[19,20]。如果超出该参考圆 2 mm 以上，则被归类为非球形。参考边缘被称为 Mose 板（同心圆）[21]。

髋臼深度

髋臼深度是指髋臼窝底与股骨头相对于髂坐骨线的关系。如果髋臼窝的底触及或位于髂坐骨线内侧，或后壁向旋转轴中心外侧延伸，则为髋臼过深[9]。如果股骨头内侧在髂坐骨线内侧，则为髋臼内陷[15]。

此外，还应了解髋臼内壁厚度、内侧壁形状和下杯方向[9]。

髋臼前倾角

正常情况下髋臼前倾约 20°。髋臼倾斜可以通过确定骨盆正位片上有无交叉征来判断前倾或后倾[1]。如果髋臼前壁在到达髋关节眉弓之前没有与髋臼后壁交叉，则认为髋臼是前倾的；如果前壁线在到达腰骶外侧之前与髋臼后壁交叉，则认为髋臼是后倾的[8]。需要注意，真正的髋臼后倾与后壁缺损有关，而髋臼有交叉征但没有后壁缺损的髋臼是指前方过度覆盖（髋臼向头端倾斜或前侧髋臼局部后倾）[8,22]。

头颈偏心距

头颈偏心距可从骨盆正侧位、蛙式侧位、Dunn 位或穿桌侧位片进行评估，并根据股骨头前部半径曲率与头颈接合处后部之间关系的大体外观进行分类[19]。如果头颈交界的前、后凹陷是对称的，那么头颈偏心距就被归类为对称的。如果前凹的曲率半径大于头颈交界处后方的曲率半径，它被归类为有一个轻度减少的头颈偏心距[9]。如果前面有一个凸面，而不是凹面，头颈交界处被归类为有突出（凸轮型 FAI）[19]。

α 角

经典的 α 角常在轴向磁共振成像（MRI）中描述。然而，它的测量可以推广到侧位片上。该角度形成于连接股骨头中心与股骨颈解剖轴的线和从股骨头中心到头颈部连接处突起处（头部球形结束处）的第二条线之间。这两条线之间的夹角称为 α 角。大于 42° 提示头颈偏心距畸形[8]。

髋关节 CT

计算机断层扫描（CT）是一种确定髋关节骨性结构特征的理想的方法。三维（3D）多平面重建的 CT 图像已被用来评估髋关节的形态学和潜在疾病。CT 扫描已被证明在评估创伤性损伤方面是有帮助的，并有助于对股骨头、股骨颈和髋臼进行全面的评估。它常用于评价闭合复位后髋关节脱位所致的游离体。虽然 CT 图像和三维重建图像提供了一个很好的非侵入性的方法显示骨形态，但这种技术的缺点是在年轻患者群体中使用有电离辐射，并且 CT 无法直接显示关节内软组织结构[23]。因此，髋关节疼痛的检查应进一步使用到 MRI 评估，这将在下一节中讨论。

髋关节 MRI

MRI 是目前最好的评价髋关节功能的影像学工具。它可准确识别髋关节病变，如缺血性坏死、游离体和盂唇病变。磁共振关节造影（MRA）已越来越多地被用于诊断髋关节疾病，如 FAI 或发育性髋关节发育不良（DDH）。MRA 还提供了一种评估髋关节软骨损伤程度的微创方法，可了解损伤的程度，特别是软骨损伤的程度，用于帮助医生正确判断损伤的程度来确定手术步骤。MRI 的最新技术进展，包括 3T MRI 和延迟增强髋关节 MRI（dGEMRIC）的软骨生化显像，提供了诊断软骨损伤的更高的准确性[54]。

盂唇情况

盂唇病变常可按患者年龄分类。在年轻患者中，疾病更可能是由创伤机制引起的，从运动中髋关节的急性扭转损伤到髋关节脱位。对于中年患者（<50岁），其发病机制常为 FAI。更多的老年患者常则会有与骨关节炎相关的退行性撕裂。

盂唇变异

髋臼盂唇是一个纤维软骨缘，可加深髋臼窝，然而它在髋关节稳定性中的作用还不清楚[26]。它大约占髋臼周长的 3/4，在髋臼下侧面缺如。此处，髋臼横韧带从髋臼下方由前向后延伸。

在无症状的患者中，有几个临床上不明显的盂唇变异。在轴位图像上，后下盂唇下沟不应被误诊为后盂唇撕裂[27]。此外，在正常髋臼外侧盂唇存在的情况下，前上裂缝可视为正常变异。在前冠状位或矢状位图像上，这一裂缝在单幅图像上表现为盂唇部分凹陷[28]，横韧带盂唇连接沟是横韧带和盂唇之间的正常沟，可以在前方或后方发现。最后，盂唇下沟在冠状位上形似髋臼盂唇和关节囊之间的正常间隙（图 78.7、图 78.8）。

盂唇的形状在不同的研究对象之间也有差异。其最常见的是三角形的外观（70%～80%），但在无症状的人群中也可能是圆形的、扁平的、不规则的甚至缺失的（1%～14%）[28]。轻度 DDH 患者可出现盂唇增大或肥厚（图 78.9）。

在冠状位上位于髋臼窝前上方的区域可能显示关节软骨缺损。其外观常呈星状或折痕状（图 78.10）。这种变异是正常的，不应与骨软骨病变相混淆。

造影剂有时可以显示髋臼窝后缘的管状骨（图 78.11）。这是一种常见的伪影，提示髋臼窝前后缘滋养孔的扩张[29]。

最后，另一个经常在 MRA 上看到的具有未知临床意义的结构是 Pectinofoveal 皱襞（图 78.12）。这个皱襞可能类似于髋关节皱襞，可以有不同的外观和附着点[30]。

盂唇撕裂

MRA 对髋臼盂唇撕裂的诊断优于常规 MRI[31]。MRA 检查撕裂的标准包括造影剂渗进盂唇或髋臼/盂唇界面，盂唇外观变钝，以及附着处的移位/脱

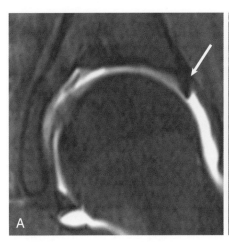
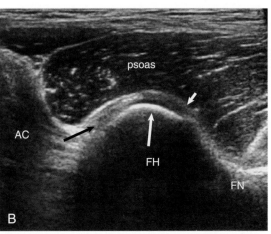

图 78.7 （A）冠状位脂肪抑制 T₁ 加权图像显示三角形盂唇（箭头）。（B）斜矢状位超声图像显示前盂唇（黑色箭头）、股骨头（FH）、皮质（白色大箭头）、前关节囊（白色小箭头）、股骨颈（FN）、髂腰肌（psoas）和髋臼（AC）（From Patel K, et al. Radiology. In: Busconi BD, Miller MD, eds. *Clinics in Sports Medicine: Sport-Related Injuries of the Hip*. Philadelphia: Elsevier; 2011. ）

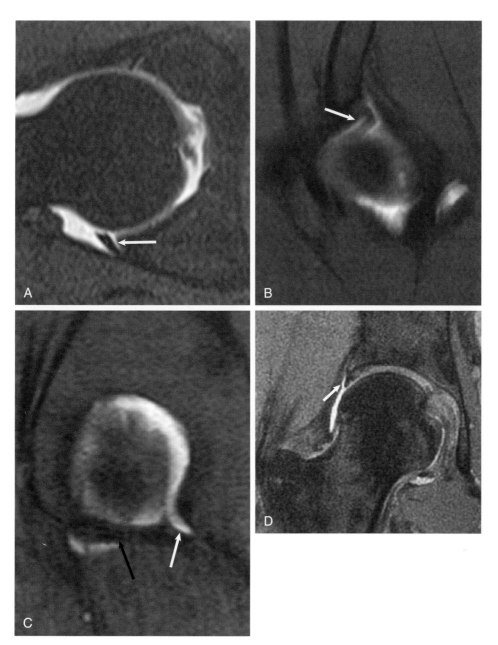

图 78.8 （A）后下盂唇下隐窝或沟（箭头）不能完全贯穿盂唇下方。（B）前上盂唇裂隙（箭头所示）在单幅冠状位图像上部分穿过盂唇，该图像不能完全延伸通过唇部。（C）正常横韧带 - 盂唇沟（白色箭头）和髋臼横韧带（黑色箭头），在髋臼窝下方由前向后延伸。（D）盂唇下沟（箭头所指）为髋臼外缘、关节囊和盂唇之间的正常间隙（From Patel K, et al. Radiology. In: Busconi BD, Miller MD, eds. *Clinics in Sports Medicine: Sport-Related Injuries of the Hip*. Philadelphia: Elsevier; 2011. ）

离 [32]。重要的是要区分正常变异（前面描述）和真正的病变。综上所述，MRA 对盂唇撕裂的诊断的灵敏度和特异度是非常重要的。将 MRA 与外科检查结果进行比较的研究显示，灵敏度 60% ~ 100%[33]，特异度 44% ~ 100%[34]。这些研究表明，阴性不能完全排除盂唇撕裂，髋关节镜检查仍是金标准 [35]。

大多数盂唇撕裂发生在前上或后上（在年轻患者中更为常见），沿着盂唇基底部或长轴（纵向撕裂）[28]。

如钆造影剂穿过或横切盂唇，可诊断为盂唇撕裂。

盂唇撕裂常与发育不良、FAI、Legg-Calvé-Perthes 病、股骨头骨骺滑脱、退行性髋关节疾病等相关。外伤性撕裂可发生在内游离缘，伴放射性撕裂瓣，这是最常见的类型，也可能是不稳定的或有移位的纵向撕裂（图 78.13）[28]。总的来说，按位置分类的撕裂频率如下：前上、后上、前下、后下 [36]。

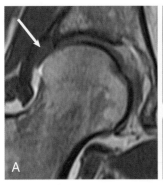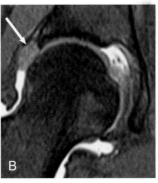

图 78.9 （A）冠状位 T_1 加权图像显示一个巨大的肥大盂唇（箭头）。（B）冠状位脂肪抑制图像显示肥大盂唇信号强度增加（箭头），表明发生了盂唇内变性（From Patel K, et al. Radiology. In: Busconi BD, Miller MD, eds. *Clinics in Sports Medicine: Sport-Related Injuries of the Hip*. Philadelphia: Elsevier; 2011.）

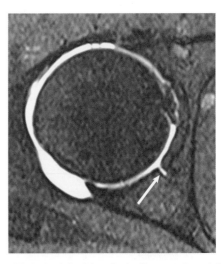

图 78.11 轴向脂肪抑制 T_1 加权像显示髋臼内沿髋臼窝后缘的造影剂影（箭头），提示滋养孔的扩张（From Patel K, et al. Radiology. In: Busconi BD, Miller MD, eds. *Clinics in Sports Medicine: Sport-Related Injuries of the Hip*. Philadelphia: Elsevier; 2011.）

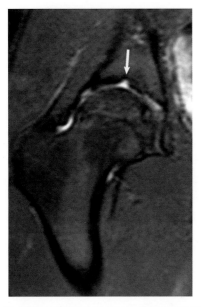

图 78.10 星状折痕（箭头）表示透明软骨缺乏而非退化的裸露区域（From Patel K, et al. Radiology. In: Busconi BD, Miller MD, eds. *Clinics in Sports Medicine: Sport-Related Injuries of the Hip*. Philadelphia: Elsevier; 2011.）

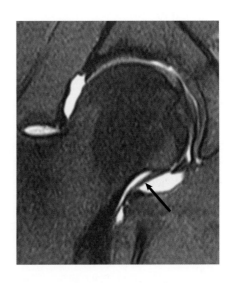

图 78.12 冠状位脂肪抑制 T_1 加权像显示 Pectinofoveal 皱襞（箭头）起源于股骨颈内侧，向下延伸至股骨近端。这种皱襞与内部撞击的关系尚不清楚（From Patel K, et al. Radiology. In: Busconi BD, Miller MD, eds. *Clinics in Sports Medicine: Sport-Related Injuries of the Hip*. Philadelphia: Elsevier; 2011.）

软骨损伤

随着保髋手术的不断发展，准确诊断和评估股骨头和髋臼软骨的状态变得越来越重要。传统的 MRI 缺乏分析软骨退变生物学状态的能力。dGEMRIC 技术对骨性关节炎早期缺失的糖胺聚糖（glycosaminoglycans, GAGs）所产生的软骨电荷密度具有敏感性[52, 53]。dGEMRIC 软骨成像技术已被认为是评估膝关节和髋关节软骨状态的一种准确可靠的工

具。图 78.14 显示了一个 42 岁男性双侧 FAI 患者的 dGEMRIC 平扫与 T_1 加权脂肪抑制 MRI 的对比[51]。

髋关节撞击综合征

FAI 的发生是由于形态异常导致股骨颈/头与髋臼边缘的异常接触，导致盂唇撕裂和下方软骨区域的

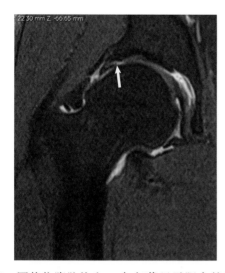

图78.13 冠状位脂肪饱和T$_1$加权像显示肥大的前上盂唇纵向撕裂（箭头）（From Patel K, et al. Radiology. In: Busconi BD, Miller MD, eds. *Clinics in Sports Medicine: Sport-Related Injuries of the Hip*. Philadelphia: Else vier; 2011. ）

撕脱，疾病持续进展，最终导致关节炎的发生[37]。它是导致早期髋关节骨关节炎的主要原因，特别是在年轻的和从事运动的患者中[16]。Ganz 等[16] 根据髋关节脱位手术中观察到的软骨和盂唇病变类型，描述了两种不同类型 FAI：Cam（凸轮）撞击和 Pincer（钳形）撞击。

Cam 撞击在年轻活跃的男性中更为常见。其机制与异常形状的股骨头（非球形）有关，在正常运动时，特别是在屈曲时，股骨头卡在髋臼内。这种机制的下游效应包括突出的股骨颈对应处的盂唇撕裂，使其卡在髋臼内。盂唇撕裂可延伸至髋臼软骨，并与软骨下骨分离。前上区髋臼常可见盂唇和软骨病变[38]。在 Cam 型 FAI 患者中描述了以下三种 MRA 表现：异常的 α 角、髋臼前/上软骨损伤和前/上盂唇撕裂（图78.15）[39]。

Pincer 撞击是髋臼因素，多发生在参与体育活动的中年和老年妇女。髋臼缘与股骨颈接触异常，这种情况下的股骨头可能是正常的，而异常接触点的形成则是由于股骨头在髋臼过深等情况下被过度覆盖[40] 或髋臼后倾[1] 的结果。第一个通过这种机制受损的结构通常是髋臼盂唇，它通常看起来很小，但通常进展成盂唇退行性改变，下方囊肿形成，或边缘骨化[37]，这可能导致髋臼进一步加深，过度覆盖加重。在 Pincer 型撞击的患者中。由于反作用力导致的软骨病变往往见于髋臼后部；因为股骨异常接触髋臼的边缘和相关的上方盂唇退变，撕裂最常见于前上方盂唇

（图78.16）[28]。

大多数患者（86%）同时存在这两种类型的撞击，称为混合型 Pincer 撞击和 Cam 撞击；只有少数人（14%）有单纯的 Cam 撞击或 Pincer 撞击[15]。

髋关节扭伤和脱位

髋关节扭伤是一种经常发生在运动员身上的损伤，尤其是足球运动员，如当他们在屈曲和内收髋关节时摔倒。X 线片常表现正常或髋臼后缘小骨折。MRI 可显示出关节囊外软组织水肿和股骨接触区附近的髂股韧带损伤[28]。

严重创伤时可发生股骨头脱位。髋关节脱位约占所有脱位的 5%，最常发生后脱位（80%~85%）。这种脱位可能是由于仪表盘损伤造成的，在迎面的汽车碰撞中，屈曲的膝关节撞击了仪表盘[41]。典型的影像学表现为髋臼边缘骨折（图78.17），MRI 可显示伴发的股骨头前、下段剪切或压缩性骨折（图78.18）[28]。

应力损伤

应力性骨折，包括疲劳性和闭合性骨折，是常见的损伤，占运动医学门诊常见损伤的 10%[42]。Wolff[43] 将骨骼描述为一种动态的组织，在这种组织中，正常的应力刺激重塑使其能够适应不断变化的机械环境。骨重塑受疲劳损伤刺激，疲劳损伤以微骨折的形式发生[44]。

疲劳骨折在刚开始一项新的高强度体力活动或近期改变了训练方案的跑步者中更为常见[45]。典型的骨折累及股骨颈，其他最常见的为骨盆、耻骨支和骶骨[46]。

X 线片因其普及性和较低的成本而成为常用的初筛影像学方法；然而，其对应力性骨折诊断并不灵敏，对后骨盆和骶骨应力性骨折的灵敏度接近 0[46,47]。骨显像对应力损伤或骨折更为灵敏，骨扫描的异常发现可在损伤发生后 6~72 小时内观察到[28]。然而，这些扫描对应力性骨折并不是特异性的，增加的摄取可能与感染、肿瘤或早期的缺血性坏死有关[28]据报道，MRI 对应力性骨折和骨显像一样灵敏，灵敏度接近 100%；同时，由于其较高的软组织和骨髓分辨率，它的特异性也更强（图78.19~78.21）[46]。

超声

由于髋关节较深的位置和常规放射学检查的应用，超声在髋关节疾病评估中的作用有限。然而，随

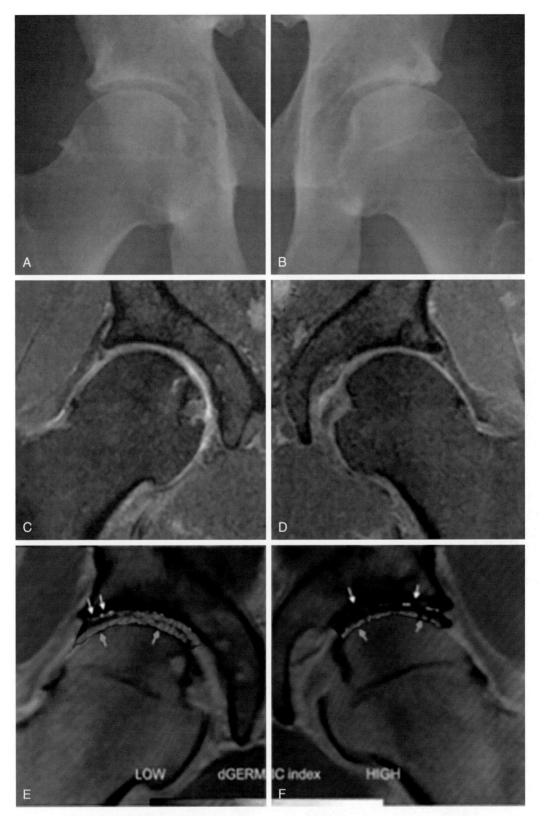

图 78.14　一个延迟钆增强软骨磁共振成像（dGEMRIC）扫描对比 X 线片和脂肪抑制 T₁ 加权 MRI 的案例：42 岁男子双侧股骨髋臼撞击。（A、B）左侧关节间隙轻度狭窄，右侧关节间隙完整。（C、D）静脉注射造影剂后 T₁ 加权脂肪抑制图像。左髋关节轻度关节间隙狭窄，右髋关节软骨完整。（E、F）dGEMRIC 显示左髋关节整个髋臼软骨（F，白色箭头）有明显的退行性改变，而股骨头软骨受影响较小。右侧髋关节 dGEMRIC 仅显示盂唇 - 软骨交界处的髋臼软骨退行性改变（E，白色箭头）。同样，股骨头软骨受影响较小（E，蓝色箭头）（From Jessel RH, Zilkens C, Tiderius C, et al. Assessment of osteoarthritis in hips with femoroacetabular impingement using delayed gadolinium enhanced MRI of cartilage. *J Magn Reson Imaging*. 2009; 30[5]: 1110-1115.）

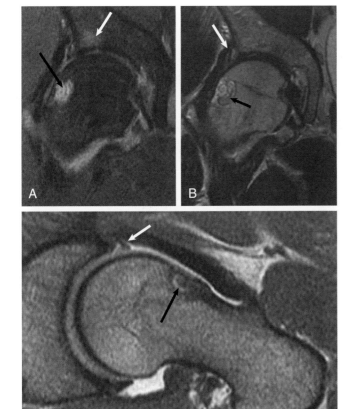

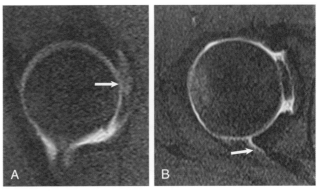

图 78.16 矢状位（A）和轴位（B）T₁加权脂肪抑制图像显示后方盂唇撕裂（箭头）（From Patel K, et al. Radiology. In: Busconi BD, Miller MD, eds. *Clinics in Sports Medicine: Sport-Related Injuries of the Hip*. Philadelphia: Elsevier; 2011.）

图 78.15 （A）冠状面 T₁ 加权脂肪抑制图像显示髋臼前软骨丢失、软骨下水肿（白色箭头）、骨性凸起和股骨头纤维囊性改变（黑色箭头）。（B）冠状面 T₁ 加权像显示囊变（黑色箭头）和髋臼骨质增生（白色箭头）。（C）斜轴位 T₁ 加权像显示前盂唇撕裂（白色箭头）、骨性突起和股骨颈纤维囊性改变（黑色箭头）（From Patel K, et al. Radiology. In: Busconi BD, Miller MD, eds. *Clinics in Sports Medicine: Sport-Related Injuries of the Hip*. Philadelphia: Elsevier; 2011.）

着超声设备在医疗环境中的使用越发便利，也随着我们对髋关节疾病认识的增加，髋关节超声的作用也随之扩大。虽然 MR 仍被认为是髋关节内疾病、关节周围软组织和骨髓病变的首选影像学评估方法，但超声对已进行髋关节置换的患者，以及在其他无法行 MR 检查的情况下尤其有用 [48]。

　　超声可用于髋关节周围病变的诊断和介入治疗。肌肉损伤、肌腱病变、关节囊病变、积液和皮肤表面病变都可以用超声来鉴别 [48]。动态超声也可用于诊断内、外侧髋关节弹响症 [49]。超声引导注射也可以帮助诊断和治疗关节内、外疾病。这可以帮助临床医生确定最佳的治疗方案，也有助于更好地预测患者的预后 [50]。

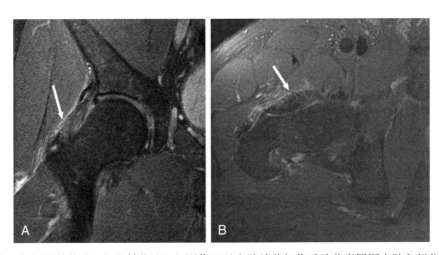

图 78.17 脂肪抑制 T₁ 加权冠状位（A）和轴位（B）图像显示右髋关节扭伤后关节囊周围水肿和部分髂股韧带撕裂（箭头所指）（From Patel K, et al. Radiology. In: Busconi BD, Miller MD, eds. *Clinics in Sports Medicine: Sport-Related Injuries of the Hip*. Philadelphia: Elsevier; 2011.）

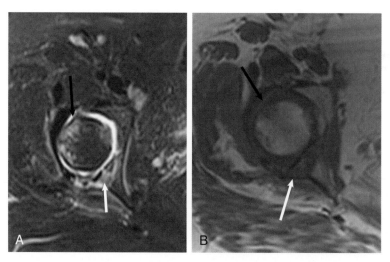

图 78.18　轴向短时间反转恢复序列（A）和轴向 T_1 加权图像（B）显示髋臼边缘骨折（白色箭头）和前方股骨头损伤（黑色箭头）（From Patel K, et al. Radiology. In: Busconi BD, Miller MD, eds. *Clinics in Sports Medicine: Sport-Related Injuries of the Hip*. Philadelphia: Elsevier; 2011.）

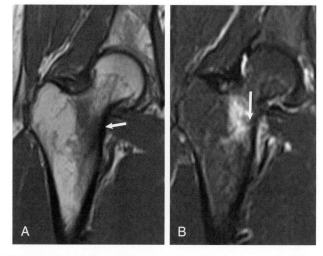

图 78.19　（A）冠状位 T_1 加权像显示股骨颈内侧皮质增厚和水肿（箭头）。（B）冠状位短时间反转恢复序列显示不连续的骨折线（箭头）（From Patel K, et al. Radiology. In: Busconi BD, Miller MD, eds. *Clinics in Sports Medicine: Sport-Related Injuries of the Hip*. Philadelphia: Else- vier; 2011.）

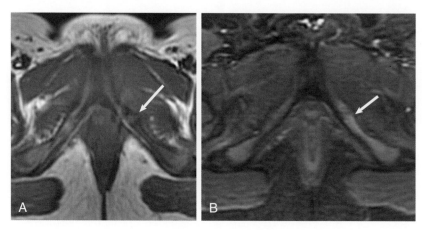

图 78.20　T_1 加权图像（A）和短时间反转恢复序列（B）显示左侧耻骨下支应力骨折（白色箭头）（From Patel K, et al. Radiology. In: Busconi BD, Miller MD, eds. *Clinics in Sports Medicine: Sport-Related Injuries of the Hip*. Philadelphia: Elsevier; 2011.）

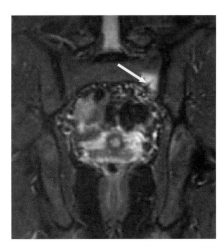

图78.21　冠状位短时间反转恢复序列显示左侧骶骨不完全应力骨折（箭头）(From Patel K, et al. Radiology. In: Busconi BD, Miller MD, eds. *Clinics in Sports Medicine: Sport-Related Injuries of the Hip*. Philadelphia: Elsevier; 2011.)

选读文献

文献: Clohisy JC, et al. A systematic approach to the plain radiographic evaluation of the young adult hip. *J Bone Joint Surg Am*. 2008; 90A(suppl 4): 47-66.
证据等级: Ⅴ
总结: 本文介绍了一种评估年轻髋部疼痛患者的系统方法。文中还讨论了获得正确射线照片的技术，并提供了许多支持性的插图。

文献: Martin HD. Clinical examination and imaging of the hip. In: Byrd TJ, ed. *AANA Advanced Arthroscopy: The Hip*. Philadelphia:Elsevier; 2010.

证据等级: Ⅴ
总结: 本文对年轻髋部疼痛患者的体格检查进行了概述。

文献: Parvizi J, et al. Femoroacetabular impingement. *J Am Acad Ortho Surg*. 2007; 15(9): 561-570.
证据等级: Ⅴ
总结: 本文介绍了股骨头髋臼撞击症（FAI）的发病机制，并通过影像学、临床和查体帮助读者正确诊断。同时也对FAI的外科治疗和非外科治疗进行了综述。

文献: Patel K, et al. Radiology. In: Miller M, ed. *Clinics in Sports Medicine:Sport-Related Injuries of the Hip*. Philadelphia: Elsevier; 2011.
证据等级: Ⅴ
总结: 本文探讨髋关节疼痛患者的磁共振成像分析，包括几个描绘髋关节内常见病理状况的插图。

文献: Smith T, et al. The diagnostic accuracy of acetabular labral tears using magnetic resonance imaging and magnetic resonance arthrography: a meta-analysis. *Eur Radiol*. 2011; 21(4): 863-874.
证据等级: Ⅳ
总结: 本文比较了MRI和MRA对盂唇的诊断，认为MRA优于常规MRI。它还描述了盂唇撕裂的5个病因和查体方法，可以帮助医生更好地诊断盂唇撕裂。

（Brian Busconi, R. Tyler Huish, Erik Mitchell, Sean McMillan 著　高冠英 译　黄洪杰 校）

参考文献

扫描书末二维码获取。

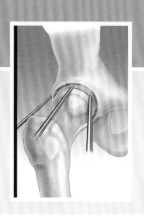

第79章

髋关节镜

髋关节镜技术经历了一段时间的快速发展和革新。在初期，髋关节镜主要用于疾病的诊断和有限的治疗。它是"一个寻找适应证的技术"。现在，随着人们对关节内和关节外髋关节疾病了解的深入，对于非髋关节和髋关节疾病的研究也越来越多。不同于膝肩关节，髋关节镜的入路具有独特的技术挑战，包括位置深、周围包裹着多个肌肉-肌腱单元和神经血管结构、较高契合度的"球窝"型关节需要牵引，以及需要不同程度的关节囊切开以暴露和操作。改良的设备和技术允许关节镜和内镜更安全、更容易地进入髋关节周围几乎所有肌肉骨骼结构。因此，现在的髋关节镜能够有效诊断和治疗大多数髋关节疾病。这在很大程度上解释了目前美国和世界各地髋关节镜被广泛应用的现象[1]。

适应证

髋关节镜的适应证应基于全面的病史，体格检查和影像学分析。Warwick 协议将股骨髋臼撞击（femoroacetabular impingement, FAI）综合征定义为基于三联症的运动相关临床疾病：症状（病史）、临床症状（体格检查）和影像学检查（平片和先进成像技术）[2]。症状通常是与运动或位置相关的髋部和（或）腹股沟疼痛。在背部、臀部或大腿也可能出现疼痛。此外，还可见机械性症状，例如卡压、咔哒声、交锁、僵硬、运动丧失或打软腿。可以使用各种髋部撞击试验来引发患者典型的"主诉"，即疼痛。屈曲-内收-内旋（flexion-adduction-internal rotation, FADIR）是最常见的撞击试验。经常可在患者中观察到髋屈曲和内外旋受限。利用骨盆 X 线的交叉视图识别 Cam 和（或）Pincer 畸形，包括前后（AP）和一种侧位片（例如 Dunn 位、蛙式位、穿桌位或假斜位）。在大多数情况下，在为髋关节疼痛患者做医疗决策时，要想确认三联征的所有组成部分，需进行非手术治疗的试验

（休息，运动调节，患者教育，口服非麻醉药物，物理治疗，选择性关节内注射）[3]。如果非手术治疗失败，患者对当前髋关节疗效不满可能是髋关节镜的适应证。

髋关节镜的主要适应证包括由 Cam 和（或）Pincer 畸形所致的 FAI 综合征，盂唇损伤，股骨头和（或）髋臼关节软骨损伤，关节内游离体（如滑膜软骨瘤病、局部局灶性色素沉着绒毛结节性滑膜炎），化脓性关节炎和某些类型的"关节外"撞击（例如：髂前下棘 [AIIS] 仰卧位撞击，髂腰肌撞击）。在患者选择过程中鉴别一种或多种共存的常见适应证是至关重要的。鉴别任何可能增加手术失败、并发症、再次手术或转为全髋关节置换等风险的禁忌证，在患者的选择中更为关键。

禁忌证

髋关节镜的禁忌证包括晚期髋关节骨性关节炎，中度以上髋臼发育不良（不包括同期或分期行髋臼周围截骨者），以及无症状 Cam 或 Pincer 畸形的患者。负重区关节间隙明显狭窄（<2 mm）的患者关节镜手术失败的风险显著增高[4, 5]。其他晚期关节炎的影像学表现包括软骨下骨囊肿形成[6]、骨赘形成、软骨下硬化和 Tönnis 分级 2 级或 3 级。这些患者可以通过持续的非手术治疗或关节置换得到更好的治疗效果。具有显著髋臼发育不良的临床和影像学特征的患者包括具有小于 18°～20° 的横向中心边缘角（和前中心边缘角），Tönnis 角大于 15°（髋臼指数），股骨头外偏指数大于 25%，Shenton 线移位，股骨头移位，髂股线的内侧化[7]，以及 FEAR（股骨-骶髋臼顶）指数升高等[8]。尽管在技术上更具挑战性，但患有髋臼内凸（股骨头内侧边缘位于髂坐线内侧）的 Pincer 畸形并不是禁忌证，可以通过关节镜成功进行治疗[9]。鉴于无症状人群中 Cam（37%；运动员 55%，非运动员 23%）

和 Pincer（67%）畸形的高患病率，外科医生必须始终记住"治疗患者，而不仅是 X 线检查[10]。"在无症状个体中，预防性关节镜保髋手术没有效果[11]。

学习曲线

髋关节镜的手术操作具有陡峭的学习曲线。外科医生必须意识到这种学习曲线，并尽可能地减少学习期间不良事件发生风险。其中包括与经验丰富的髋关节镜术者进行学习和实践培训。参加协会、机构和（或）商业举办的大体操作研讨会对学习技术、设备和仪器的使用非常有价值。随着外科医生经验的增加，患者主观的结果评分[12, 13]、再手术率[12]、关节置换率[12]、手术时间[13-15]、并发症发生率[13, 14, 16-18]、失败率[15] 以及患者满意度[12, 13] 均有显著改善。此外，入路建立时医源性关节软骨和盂唇损伤的发生率（大多数时候是最常见的髋关节镜并发症）已经显示出随着医生经验的增加而降低的趋势[13-16]。

手术室设置和体位

在进入手术室之前，患者的正确手术部位（髋部）和手术侧（右侧或左侧）由外科医生标记，并确认与术前病历和书面知情同意书一致。术前准备时进行多模式疼痛管理，以减少术后麻醉药的使用。作者推荐的"鸡尾酒"方案包括口服对乙酰氨基酚 500 mg、塞来昔布 400 mg、普瑞巴林 75 mg、法莫替丁 20 mg 和异丙嗪 12.5 mg，以及耳后贴上东莨菪碱 1 mg 透皮贴。进入手术室后，在切皮前 30 分钟内开始静脉注射抗生素［头孢唑啉（如果 <75 kg 体重，1 g；如果 ≥ 75 kg，2 g），如果对青霉素或头孢菌素过敏，使用克林霉素（600 mg）］。

设备和仪器

髋关节镜专用仪器是有效进行髋关节镜手术所必需的。有各种不同的手术吊塔来固定摄像系统、摄像机光源、关节镜图像 / 视频数据源和打印机、关节镜流体泵、关节镜水流抽吸和存储设备、射频系统和刨削 / 打磨动力系统（图 79.1）。视频监视器可以在塔上或单独固定在天花板或墙壁上，在一个屏幕上显示关节镜视频并在另一单独的屏幕上显示透视图像。关节镜液泵应处于低压（40 ~ 50 mmHg），高流量模式，以减少髋关节流体外渗（可能进入骨盆、腹部、腹膜后或胸腔）的风险[19, 20]。髋关节镜所需的器械放置在刷手护士的器械台和至少一个托盘（Mayo 支架）上

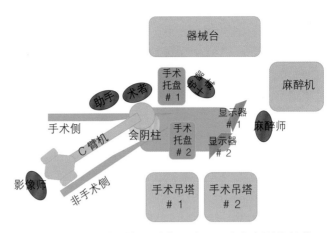

图 79.1　右侧髋关节镜的手术室设置。注意会阴柱的偏心位置，以在牵引时增加侧向矢量

（图 79.1 和图 79.2A ~ C）。用于髋关节镜的器械，与膝关节或肩关节镜相比，在某些情况下必须更长。位置深、强大的肌肉包裹以及脂肪层可能使标准关节镜器械太短而无法成功到达关节。此外，髋关节的球窝契合度要求具有一定的弯曲及柔性的器械。

仰卧位

各种手术床都可以成功地进行髋关节镜手术，包括骨折床、关节置换床和髋关节镜特定牵引床。虽然作者更喜欢仰卧位，但侧卧位也是一种可行的选择。作者更喜欢髋关节高级仰卧体位系统，其中包括两个万向髋关节牵引器、两个主动牵引靴（Smith & Nephew, Andover, MA）和两腿之间的带衬垫的会阴柱（直径约 25 cm）。会阴柱朝向手术侧偏心放置，以在牵引期间增加侧向牵引并减小对会阴的压力。每个软靴均牢固放置，用 Velcro 绷带绷紧牵引靴，避免任何折痕、突起、凹槽或鼓包对脚或脚踝造成过大的压力。自黏弹性绷带固定软靴，增加表面摩擦，以减少脚从牵引靴中被拉出的风险。

麻醉后进行查体，包括测量双侧髋关节屈曲、外展以及 90° 屈髋时的内外旋转。评估外旋回复，拨号试验（最大角度内旋后被动外旋或大于 45° 的外旋以评估终末感）和牵引试验（有或没有透视辅助），评估关节囊（尤其是髂股韧带）的完整性。麻醉下的透视检查有助于准确识别转子 - 骨盆和坐骨撞击。如果头颈交界区在髋臼支点上出现杠杆效应（微不稳定），可以通过透视观察到股骨头平移及旋转，此时可有或没有真空征[21-23]。

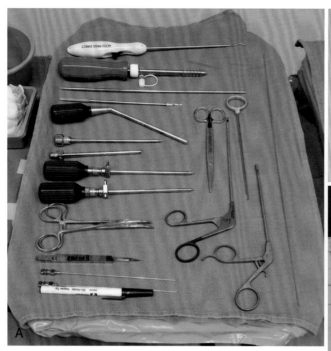
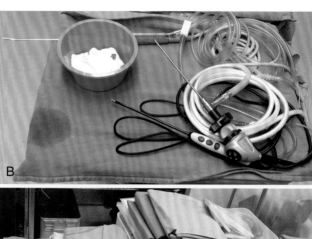
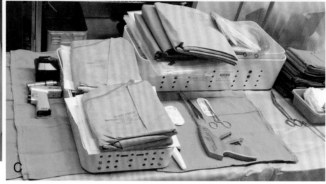

图 79.2 （A）放在医生身旁的 Mayo 托盘（图 79.1 中的 Mayo # 1）包含（托盘左侧从上到下）缝合器（Accu-Pass Direct, Smith & Nephew, Andover, MA），8.5 mm 透明套管，交换棒，关节囊刀，滑槽，5.0 mm 钝头塞，5.0 mm 套管，5.0 mm 钝头套管（蓝色），4.5 mm 钝头套管（绿色），2 个止血钳，11 # 手术刀，2 个 17 号套管针，标记笔；托盘的右侧（从左到右）：线剪，抓线器，打结器，剪线器和镍钛合金导丝。（B）横跨手术床的 Mayo 托盘（图 79.1 中的 Mayo # 2）包含（顺时针，从顶部）关节镜 4.5 mm 弯曲刨刀，关节镜入水管，70° 关节镜，射频和接水碗中的湿纱布。（C）刷手护士工作台上有无菌手术衣和手套，2 个专用的髋关节镜仪器套装，用于钻孔的电池电源组（用于缝合锚钉放置），髋关节镜无菌黏合单，不可吸收 3-0 缝线（用于关闭入路切口）和无菌毛巾

牵引

　　完全肌松的全身麻醉减少了无创进入髋关节所需要的牵引力（<50～75 磅）[24, 25]。在侧卧位，牵引力每增加 1 磅，神经相关不良事件的概率增加 4%[25]。虽然牵引时间未显示会影响术后神经麻痹的风险，但其持续时间应在 2 小时内，以减少会阴部神经出现"止血带样"受压缺血表现的风险 [25, 26]。为了降低继发性牵引导致会阴损伤的风险，一些作者成功地进行了"无牵引柱"髋关节镜技术，避免了会阴或腹股沟的相关并发症 [27, 28]。髋关节镜最常见的并发症是医源性关节软骨和（或）盂唇损伤（分别为 0.4%～3.8% 和 0.7%～18%），主要发生在建立入路时 [29, 30]。因此，患者的体位和牵引力必须优化成功建立入路的能力，以减少或消除医源性软骨损伤的风险 [31-33]。

　　一旦患者的脚被牢固地放置在牵引靴中并且保护所有骨和软组织的突出部分（特别是会阴），就可以开始牵引。在开始牵引之前暂停手术操作。非手术肢体首先放置在约 5° 屈曲、45°～60° 外展和旋转中立位。施加平缓的轴向纵向牵引力为手术侧提供向外的反向牵引力。将手术侧肢体置于中立位 30° 外展、30° 屈曲并施加平缓的轴向纵向牵引拉力。接下来，再缓慢、温和地进行多次的髋关节伸展 - 内收 Z 字形活动，手术侧体位在中立位大约 5° 屈曲、5° 内收。然后按股骨前倾角将肢体内旋（从术前成像测量，通过 CT 扫描或 3D 双平面透视 EOS 测量）（如果 20° 前倾，就采取 20° 内旋）。至少需要 10 mm 的牵引距离保证安全手术。C 臂透视放置在腿之间，与非手术肢体大致平行，并且在牵引施加之前或之后不干扰术者操作或肢体摆放。

准备与铺单

　　使用带有切口薄膜和积水袋的隔离单（3M Health Care, St.Paul, MA）进行无菌准备和铺单，可以快速方便地完成手术铺单，并保护无菌区域及覆盖患者身体（图 79.3）。使用无菌标记笔绘制髂前上棘和髌骨的

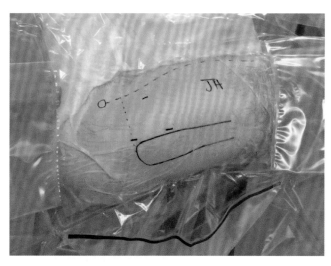

图 79.3 右髋关节镜，无菌准备和铺单。髂前上棘用圆圈标记并连接（通过虚线）到髌骨。入路或切口部不应在这条线上及内侧建立。股骨近端横向标记。这些体表标记用于估计要使用的入路的位置

连线。不应在此线路上或内侧建立入路。如果要建立后入路 [后外侧（posterolateral, PL）或辅助/改良的 PL]，则铺单必须确保不会阻挡关节镜入路。

手术流程

体表标记

触摸体表标记可用于辅助建立髋关节镜手术的入路。鉴于髋关节深层的紧束性，即使很小的入路位置偏差也可能显著影响关节内外结构的处理。髂

前上棘、大转子（尖端、前缘和后缘）和髌骨是主要的标志，它们可靠而准确地定位于大多数患者的身体中[34]。牵引和内收可能有助于进一步确定外展肌前缘。可以使用 17 号脊柱针来估计第一个入路的入针点及穿刺轨迹，即前外侧（anterolateral, AL）入路。透视确保正确放置。随着学习曲线的推进，外科医生完成前 100 例后，透视时间和辐射吸收量均显著降低[35]。

关节镜入路

前外侧

AL 入路是最先建立的初始入路。与入路最接近的结构是臀上神经。神经在入路近端约 4.4 cm[36]。用 17 号脊柱针朝向髋臼钟表面（右髋）的 12:30 位置穿刺进入关节。穿刺方向大致平行于髋臼眉弓。穿刺针顶端的斜面朝向股骨头，以避免医源性关节软骨损伤（图 79.4A）。透视辅助建立 AL 入路。运用镍钛合金导丝的 Seldinger 技术放置 4.5 mm 套管并引入 70° 关节镜。另外，其他一些作者建议脊柱针穿刺进入关节时斜面朝上，以减少盂唇损伤的风险[31, 32]。然后做空气关节造影。有时可以在关节造影上观察到关节囊-盂唇间隔（见图 79.4B）。然后，重新插入针芯并将针头撤到关节囊外部。关节通气增加了关节内压力，并且由于负关节内压力的减少而使盂唇松弛。然后可以将针头重新插入，使斜面朝上，以避开盂唇。一旦感觉到突破感，斜面就旋转 180°，使斜面面向下方，以降低医源性股骨头关节软骨损伤的风险。取出管芯，插入镍钛导丝，取出针头，然后进行扩张，套管和关

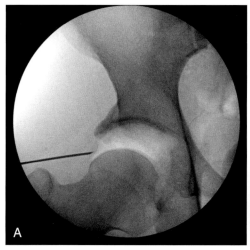
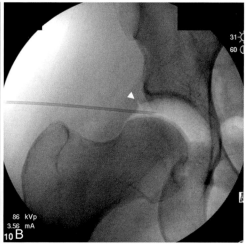

图 79.4 （A）右髋前后位透视图像显示 17 号脊柱针，斜面尖端避开了股骨头。（B）右髋前后位透视图像显示具有关节囊-盂唇间隔（白色箭头）的空气关节造影

节镜插入。该方法已被证明可将医源性软骨内损伤的风险降低至1%以下[31]。

改良的中前入路

对最初报道的前入路进行了改良。最初的前入路路径靠近股外侧皮神经（lateral femoral cutaneous nerve, LFCN）（3 mm之内）[36]。另外，该入路距离股外侧旋支动脉末端分支小于2 mm，距离股神经在4 cm之内。改良的中前入路（modified mid-anterior portal, MMAP）位于传统前入路的外侧和远端。浅浅地切开皮肤，不用刀深深穿透就不太可能损伤LFCN。MMAP位于前三角的中心（图79.5），从AL入路查看时，在表盘的大约2:30至3:00位置进入关节。然后使用关节镜Beaver刀切开AL和MMAP入路间的关节囊（图79.6）。这极大地增强了中央间室中的显露和操作。

远端前外侧辅助入路

远端前外侧辅助入路（distal anterolateral accessory, DALA）在AL入路远端约4 cm处并与之对齐。它最常用于经皮放置缝合锚钉。修复盂唇时，将缝合锚钉放置在髋臼缘中。钻头和锚钉的置入角度对于确保锚钉的安全放置以及避免关节软骨或腰大窝的穿透至关重要[37-40]。在前面3点钟的位置，髋臼缘角在"表盘"周围最小，可用的骨骼量也最小，这使锚钉位置具有挑战性（图79.7）[41, 42]。如使用MMAP入路和直导向器，关节穿透的机会明显增加[41]。因此，可以使用DALA入路来提高前方放置锚钉的安全性和有效性，

以避免关节软骨损伤。或者，可以使用柔性钻头和可弯带线锚钉来规避风险[43]。DALA入路的使用可能与腰窝穿孔和盂唇修复后的持续疼痛有关，这是由于突出的锚钉与邻近的髂腰肌摩擦所致[39]。

后外侧入路

PL入路放置在大转子后上端的后方1 cm、近端1 cm处，大致平行于AL入路的轨迹。该入路可用于后唇修复锚钉的放置、后方髋臼缘的成形或出/入液体的管理。尽管肢体外旋使坐骨神经进一步向后移动，但也对建立合适的PL入路造成了阻挡（大转子）。

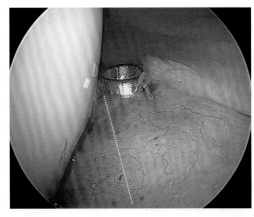

图79.6　右髋关节镜，70°关节镜，从改良的中前入路观察。5.0 mm套管位于前外侧入路。鉴于已知的套管尺寸，入路间关节囊切开可以在前外侧入路水平处距离盂唇至少5~6 mm的位置，并且切向MMAP入路时，逐渐远离盂唇（同时小心避开股骨头）。进一步远离盂唇确保足够的关节囊袖以用于在手术结束时进行入路间关节囊缝合

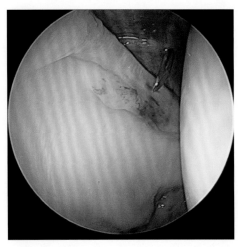

图79.5　右髋关节镜，70°关节镜，从前外侧入路观察。在钟面上大约3点钟位置放置脊柱针以创建改良的中前入路

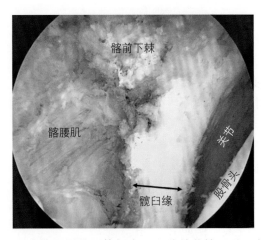

图79.7　去除盂唇的尸体标本，左髋关节镜显示3点钟位置的髋臼缘厚度。如果导向器入路位置、进入角度或锚钉的安全性差，在这个位置放置锚钉具有挑战性

肢体内旋使坐骨神经向前移动，大转子从 PL 走行移开。中立旋转提供了建立 PL 入路的最佳位置。

技术

中央间室

采用无创伤技术建立适当的入路可进行最佳尺寸的入路间关节囊切开，以显露中央间室，包括髋臼和股骨头关节软骨、中央凹和韧带畸形、髋臼缘和盂唇以及 AIIS。入路间关节囊切开术垂直切开了髂股韧带的纤维。切开关节囊时应使用镜下刀，同时应小心避免放入刀时损伤关节软骨。作者通常不会将关节囊切开超过前方 3 点钟位置，因为这有可能使液体渗进髂腰肌腱鞘而进入骨盆和腹部。每种情况都有不同的要求，关节囊切开术的长度在 2 ~ 4 cm。从 12 点钟位置以后，关节囊变薄，大多缺失并与坐股韧带融合。从建立入路到入路间关节囊切开，作者更喜欢在入水及关节囊"发红消失"前先进行干式关节镜操作。从 MMAP 入路观察完成入路间外侧切开。从 AL 入路观察完成入路间内侧部分的切开。关节囊切开后，使用刨削或射频对任何毛糙的韧带纤维进行清创以改善视野，从而避免过大的关节囊切开。在关节囊的每一端缝合牵引线将关节囊从髋臼缘牵离（"悬架技术"），以观察关节囊 - 盂唇间隙，更好地查看处理髋臼侧病变（Pincer 及棘下撞击），从而在不广泛切开关节囊的情况下评估髋臼缘 [44]。虽然增加入路间关节囊切开的长度可以改善中央间室的视野及操作 [45]，但是如果不缝合可能会显著增加术后髋关节旋转和平移不稳定的风险 [46-49]。完全缝合与部分或不缝合相比改善了临床结果，说明了关节囊缝合的重要性 [50, 51]。因此，入路间关节囊切开范围内的近端关节囊必须完整以维持多次缝合修复 [52-54]。这强调关节囊切开的位置要离盂唇足够远（至少 8 ~ 10 mm）以进行关节囊修复："缝合关节囊的关键是准备关节囊。"

必须适当暴露髋臼边缘，以正确处理 Pincer 髂前下棘撞击（图 79.8）和盂唇撕裂。使用 AL 入路作为观察入路，进行前方髋臼的显露（从前方 1 点钟位置到髋臼横韧带前缘）。将 MMAP 用作观察入路，进行后方髋臼显露（从 1 点钟位置向后至髋臼横韧带的后缘）。确定软骨盂唇病损后，决定髋臼边缘成形术（伴有或不伴有盂唇摘除 / 分离）。如果锐性分离盂唇（使用多种工具，例如 Bankart 分离铲、关节镜 Beaver 刀、射频设备），则可以更好地看到髋臼边缘并进行更精确的成形处理。但与将盂唇保留在髋臼缘上相比，这

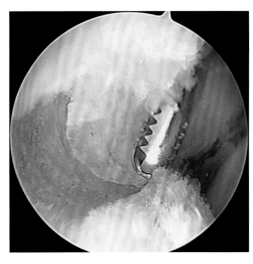

图 79.8　右髋关节镜，前外侧入路视野下显示完成的 2 mm 髋臼边缘成形术（处理 12 点钟到 3 点钟的局部 Pincer 撞击）和用于 Ⅲ 型髂前下棘的减压

确实使盂唇更加不稳定。因此，盂唇分离后的盂唇修复 / 固定发生过度矫正和盂唇外翻的可能性（可能丧失密封性）要大于将其保留在髋臼缘上。如果将盂唇保留在髋臼缘上，尽管从技术上讲盂唇的修复 / 固定更容易且不容易发生过度翻转，但是髋臼缘的成形在暴露处理上更具挑战性。关节镜下进行保髋手术后，盂唇分离与否对盂唇修复 / 固定的患者来说，主观结果评分绝对值或改善幅度无差异 [55]。

术前影像检查非常有助于确定在进行盂唇治疗之前髋臼成形的确切范围和位置。立位 AP 骨盆 X 线片能最好地显示侧向中心边缘角，立位假斜位 X 线片可以最好地显示前中心边缘角。有两种不同的测量这两个角度的技术：使用骨质的外侧边缘与硬化骨眉弓外侧边缘 [56]。平均下来，骨质的外侧中心边缘角比眉弓外侧中心边缘角大 4°。骨质的前中心边缘角比眉弓前中心边缘角大 10°。因此，医生必须在术前和术中使用准确的测量方式。一旦决定进行髋臼成形术，特定的计算公式就可以根据 12:00 位置的边缘切除来计算侧向中心边缘角度的预期变化（角度变化 = 1.8+[0.64 × 边缘减小的 mm 数]）[57]。1 mm 的切除等于 2.4° 的外侧中心边缘角度变化，而 5 mm 的切除等于 5° 的变化。在 12:00 和 3:00 之间进行标准切除后，前中心边缘角的减小为外侧中心边缘角减少的 1.9 倍 [58]。1 mm 的切除相当于前方中心边缘角减少 2.0°。医生必须注意不要过度切除。髋臼缘切除 4 ~ 6 mm 可使髋臼基底部的接触压力增加 3 倍 [59]。此外，医源性

发育不良会导致术后不稳定（脱位 / 半脱位）[60]。确定了骨切除的大小后，标准的钟面命名法可以通过术前影像学检查与术中关节镜处理的相关性来帮助确定具体的位置。前盂唇下沟的上缘（Psoas-u）应作为 3 点钟的参考[42]。基于这种易于识别且统一的镜下标记，AIIS 通常位于 2:00 至 2:30 处而星状裂隙在 12:30 处。在 2:00 到 2:30 的位置，从深到浅依次是关节囊 - 盂唇间隙、髂股韧带内侧束（关节囊）、髂囊肌（AIIS 下表面），然后是股直肌的直头（AIIS 上表面）。因此，如果要进行髂前下棘减压，则必须将关节囊从骨缘上剥离，以便显露 AIIS 下表面。如果进行髂前下棘减压，则医生必须小心，不要随意切除髋臼缘而造成医源性前方覆盖不足。或者，可以使用从浅到深的处理轨迹，用磨钻在关节囊上方由浅至深处理髂前下棘。如果选择了后一种技术，则医生必须小心不要损伤股直肌腱。

对髋臼边缘成形处理后，下一步进行盂唇修复或清理。文献清楚地表明盂唇修复效果更好，且包括主观和客观的结果[61, 62]。大多数的缝合锚钉都在盂唇后方的关节囊 - 盂唇间隙内钻入。但另一种方法是在 3 点钟位置的薄髋臼缘，这可能会使内置钉（唇前）的技术更容易（图 79.9）。可以使用两种主要的修复技术：围绕整个盂唇实质部的环形捆扎缝合（图 79.10A）或穿过盂唇实质中部的穿通型盂唇基底缝合（图 79.10B）。在尸体模型上，在恢复最大负压（"负压密封"）和最大应力分散方面，盂唇基底穿通型修复明显优于捆扎修复[63, 64]。尽管生物力学证据表明，

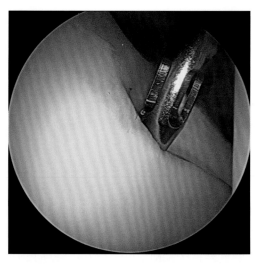

图 79.9　右髋关节镜，前外侧入路观察，在 3:30 位置放置 1.8 mm 锚钉的钻孔导向器。注意导向器在盂唇前面，而不是更经常使用的盂唇后方间隙。3:00 至 4:00 点之间的薄髋臼缘使内部位置更易于观察和安全地锚定

使用穿孔的盂唇基底固定技术可以更好地保留负压密封，但后者与环状捆扎修复技术之间的临床结果并无显著差异[65, 66]。如果盂唇组织不足（例如前期清理过），那么盂唇重建可以显著改善髋部生物力学（负压密封和抗牵引力）和患者主观评分[63, 64, 67]。分段重建和完整重建能获得同样的改善，评分没有明显差异。移植物类型对结局的改善没有差异[68, 69]。作者更喜欢同种异体的腓骨长肌，因为它容易实现尺寸匹配（直径 5.5～6.5 mm），关节内易于操作，与其他移植物类型相比相对没有肿胀，并且所需的准备时间最短。

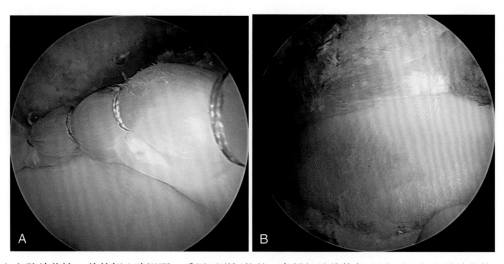

图 79.10　（A）左髋关节镜，前外侧入路视野，采用环形捆扎的 4 条锚钉缝线修复盂唇。（B）左髋关节镜，改良的前中部入路视野，使用穿通型盂唇基底固定技术的 4 个缝合锚钉后的"负压密封"

外周间室

外周区域疾病的治疗无需牵引。入路间关节囊切开或 T 形切开都能用于充分显露并处理外周间室的所有病变，包括 Cam 畸形、游离体和滑膜炎。作者更喜欢关节囊 T 形切开术，因为它比 8 cm 的入路间关节囊切开更有助于改善外周间室的暴露，并具有更大的横截面积[45,70]。髂股韧带的纤维上方经常存在囊前脂肪垫，必须将其除去（用刨刀或射频设备）以露出关节囊切开的间隔[髂囊肌（内侧）和臀小肌（外侧）][71]。可以使用多种器械进行关节囊切开术。作者更喜欢从 MMAP 进行观察，使用 3.0 mm 射频探头（Dyonics RF Hook 30° 探头：Smith & Nephew, Andover, MA）进行关节囊切开术，平分股骨颈前外侧到转子间线的肌间平面。可以在 T 形的每个边角放置牵引缝线，以显露头颈连接处、外侧升支血管以及内外侧滑膜折缝的可视化。作者使用 SpeedStitch 装置（Smith & Nephew, Andover, MA）)通过 AL 入路在外侧边角放置一根牵引缝线，并通过 DALA 入路在 T 形切开的内侧边角放置一根牵引缝线。这能够显露外侧升支血管后方以及内侧滑膜的更下方。

可以任意摆放下肢位置以完成全面的 Cam 成形。作者选择在中立旋转、5° 屈髋和 10° ~ 20° 外展的体位下进行大部分的 Cam 成形。术中 Cam 成形应根据术前影像对患者的髋部进行个体化矫正。在术中可以使用六种透视图[框架伸展 3 个视图（外旋 30°、内旋 30°、中立位）和屈曲 50° 的 3 个视图（中立位，外旋 40°，外旋 60°）]，以优化矫正，因为这些图像对应了术前 3D CT 显示的 11:45 到 2:45 的典型 Cam 畸形[72]。术中切除深度的最佳标志是坚硬、硬化的皮质 Cam 骨。5.5 mm 的圆形关节镜磨钻用于进行 Cam 切除。Cam 矫正完美至关重要（图 79.11）。如果矫正不足或矫正过度，则无法恢复"球窝"力学。矫正不足（残留 Cam 畸形）是髋关节镜翻修手术的最常见原因[73]。从本质上讲，过度矫正只能通过关节置换解决。因此，从股骨头近端到头颈连接处的平滑过渡，无尖锐边缘和"鲨鱼咬形状"的细致技术是必要的。关节镜监视下进行动态撞击试验和透视检查都可以确保正确的 Cam 矫正。有时同时使用 70° 关节镜和 AP 透视图像可能会很困难。进行成形而透视图像未改变时，解决方案不是继续切除骨质，这在远侧和后外侧尤其重要，因为这些区域的 Cam 畸形靠近血管和在盂唇下方。髋关节伸展和柔和的牵引可以使这些

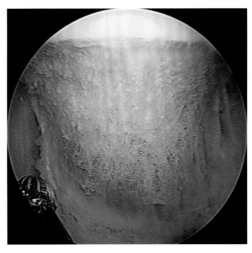

图 79.11　右髋关节镜，改良的前中部入路视野，显示了全面的 Cam 矫正

近端外侧 Cam 畸形更清晰可见。如果 Cam 畸形在后方延伸到血管外，则应采取开放性手术方法。医生必须了解矫正的最近端范围，并确保不要沿头颈交界近端的整个径向弧向近端过度切除[74]。此外，在关节活动度过大的运动员中，经常遇到前方远端的下内 Cam 畸形，包括舞者、体操运动员和瑜伽师[75]。该区域必须镜下检查并纠正，因为在这些患者中该区域与 AIIS 发生机械撞击。后面这种情况说明了关节囊 T 形切开术的优点，因为它在该位置显著改善了视野和矫正。Cam 矫正结束时，应将所有骨碎片从关节排出，以最大程度地减少术后异位骨化的风险。

从关节囊 T 形切开的远端到近端开始缝合关节囊。这实际是韧带修复，因为一部分关节囊是髂股韧带。因此，医源性韧带断裂（纵行的 T 形切断和垂直的入路间切断）的愈合以及随后的修复是争议的主题。作者几乎缝合所有患者的关节囊，对于有不稳风险者还进行折缝（例如，活动度过大，Ehlers-Danlos 综合征，芭蕾舞者，临界发育不良），并为关节僵硬、关节囊过紧、男性、Cam 过大、Tönnis 1 级退变的患者不缝合关节囊。关节囊缝合的髋关节镜手术生物力学和临床结果都显著更好[50,76,77]。广义关节过度活动性的测量能高度预测关节囊的厚度，小于 4 分的 Beighton 评分与 ≥10 mm 的囊厚度相关，而 ≥4 分的 Beighton 评分与小于 10 mm 的囊厚度相关[78]。因此，在术前 Beighton 评分大于或等于 4 分的患者中，作者更愿意折缝而不是简单的边缘缝合。

使用不可吸收的 2 号缝线进行关节囊缝合。在

T形切口中，通常使用3或4根缝线，对于那些存在不稳定风险的人，使用折缝技术。在入路间切口中，通常使用2～4根缝线，具体取决于入路间切开范围和远端关节囊移位的程度[54]。使用简单、非褥式的全层缝合技术。对于T形切口，关节镜位于MMAP中，而缝合打结则通过DALA入路进行。对于入路间切口，关节镜位于AL入路中，通过MMAP进行缝合打结。使用向上70°的SlingShot（Stryker Sports Medicine, Greenwood Village, CO）闭合T形切口，以进行关节囊折缝。SlingShot可以在其穿刺针和抓持中保持大约1～2 cm的缝线。首先将抓持缝线的穿刺针穿过外侧边角（比内侧稍厚），缝合大约5～10 mm的组织。将缝合线吐出至关节囊深处，并移出针，然后将其重新穿刺缝合在内侧边角上（5～10 mm的组织）。然后，用穿刺针的抓持拉出缝线。潜在的不稳定风险越大，折缝就越大。作者每缝一阵就打一次结，而不是缝完所有3条缝线再打结。打结方法采用先打一个外科结，然后交替更换柱线打3个单结。然后，通过DALA入路将2～4根缝线置于入路间关节囊切开的远端边界中，每条缝线都用一个止血钳固定并标记。然后，将关节镜切换到AL入路。从MMAP入路抓取远端关节囊缝线，用SpeedStitch（Smith & Nephew, Andover, MA）从内/下方到外/上方穿刺缝合近端关节囊。与T形囊缝合相同，依次打结，而不是完成所有缝合后再进行统一打结。然后通过动态运动检查验证关节囊缝合的安全性（图79.12），并清除所有关节镜下的碎屑。术后通过每个入路为

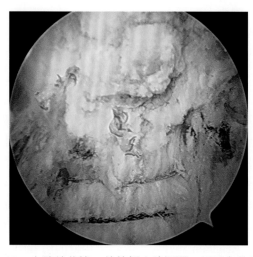

图79.12　右髋关节镜，前外侧入路视野，显示完整的关节囊缝合，其中3个缝线用于缝合T形切开，3个缝线用于缝合入路间关节囊切开

关节囊注射鸡尾酒混合物（30 ml的0.5%罗哌卡因、10 mg吗啡和30 mg酮咯酸）。不可吸收的单丝缝线缝合3个关节镜入路并应用无菌敷料覆盖。

　　在手术室就为患者佩戴上铰接式髋关节支撑装置（髋关节屈曲度限制为0～90°，外展度限制为0～10°）和防旋靴。建议在术后2周内进行冰敷和加压。2周内建议清醒时进行0～90° CPM练习，每天持续3～4个小时。推荐在术后4周在拐杖辅助下使脚掌负重。从第4周到第6周开始过渡到耐受负重。患者继续用两根拐杖走路（没有单拐过渡期），直到他们能够以正常步态成功行走且没有跛行。物理治疗是从术前患者教育开始的，并在术后第1天即开始。

选读文献

文献：Frank JM, Harris JD, Erickson BJ, et al. Prevalence of femoroacetabular impingement imaging findings in asymptomatic volunteers: a systematic review. *Arthroscopy*. 2015; 31: 1199-204.

证据等级：Ⅳ

总结：对26项研究系统性回顾（2114例无症状臀部；57%男性；平均年龄25岁）的系统评价中，Cam畸形的患病率为37%（运动员为55%；非运动员为23%），Pincer畸形为67%，盂唇撕裂率为68%。这说明在无症状人群中异常影像学改变的患病率很高，这强调了治疗患者的重要性，而不是过度依赖影像学的作用。

文献：Griffin DR, Dickenson EJ, O'Donnell J, et al. The Warwick Agreement on femoroacetabular impingement syndrome (FAI syndrome): an international consensus statement. *Br J Sports Med*. 2016; 50: 1169-76.

证据等级：未取得

总结：这个国际跨学科共识代表22个小组成员，5个专业和9个国家/地区。它把FAI综合征定义为髋关节与运动相关的临床疾病，包括一系列症状、临床体征和影像学表现。它鼓励使用术语"FAI综合征""凸轮畸形"和"钳夹畸形"。不鼓励使用"无症状FAI""有症状FAI""FAI形态""畸形""病变"或"异常"来描述凸轮或钳夹畸形。

文献：Degen RM, Poultsides L, Mayer SW, et al. Safety of hip anchor insertion from the midanterior and distal anterolateral portals with a straight drill guide: a cadaveric study. *Am J Sports Med*. 2017; 45: 627-35.

证据等级：未取得

总结：通过16个骨盆大体标本研究了将缝合锚钉置入髋臼周围（从9点到4点）的安全性。结果显示，前方（2点至4点）位置的关节表面（4.5%）和髂腰肌窝（7.7%）的穿孔率比以前预期的要高。

文献：Frank RM, Lee S, Bush-Joseph CA, et al. Improved outcomes after hip arthroscopic surgery in patients undergoing

T-capsulotomy with complete repair versus partial repair for femoroacetabular impingement: a comparative matched-pair analysis. *Am J Sports Med*. 2014; 42: 2634-42.

证据等级：Ⅲ

总结：在这项为期2年的随访中，由一名医生对部分或完全的关节囊缝合进行比较研究。关节镜下保髋手术进行完全修复的患者的运动特异性结局明显高于进行部分修复的患者。部分修复组的翻修率为13%，而完全修复组中没有患者需要翻修。

文献：Philippon MJ, Trindade CA, Goldsmith MT, et al. Biomechanical assessment of hip capsular repair and reconstruction procedures using a 6 degrees of freedom robotic system. *Am J Sports Med*. 2017; 45: 1745-54.

证据等级：未取得

总结：这项大体实验室研究涉及10个髋部标本，检查了正常标本、关节囊切开术类型（入路间型和T形）、关节囊缝合和重建的关节活动度。修复和重建都可以通过在术后早期将髋关节旋转运动提高到接近正常水平来改善患者报告结局。

（Joshua D. Harris 著　孙　疆 译　黄洪杰 校）

参考文献

扫描书末二维码获取。

第80章

运动员的股骨髋臼撞击症

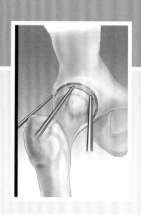

髋关节撞击的概念最早是在 19 世纪的医学文献中有所描述 [1]，人们已经认识到髋关节形态的变化可导致继发性髋关节炎的发生 [2]。1913 年，首次出现治疗股骨头和股骨部畸形的外科手术报道，手术后取得了良好的效果 [3]。现代的股骨髋臼撞击症（femoroacetabular impingement, FAI）的概念是由 Ganz 等提出的 [4]。Ganz 等在 2003 年提出 FAI 最终会导致髋骨关节炎 [5]，并且在 40～50 岁年龄段的成年人中首次描述了这种类型的髋骨关节炎。但是，现在人们已经认识到，即使在二三十岁人群中，FAI 同样对年轻运动员造成严重的关节损伤。

FAI 传统上被定义为由于髋关节形态异常而在股骨近端与髋臼缘之间形成撞击，从而影响髋臼或股骨近端 [6]。这种重复性的机械撞击主要见于髋关节过度屈曲和内旋时，这可能导致髋臼盂唇和邻近髋臼软骨的损害 [6]。两种经典类型的 FAI 包括 Cam 型（图 80.1）和 Pincer 型（图 80.2）。现在，大多数 FAI 病例都被认为属于混合型 Cam-Pincer 撞击，因为多数患者的损伤通常都涉及这两种机制 [7]。

Cam 撞击是由非球形股骨头在髋臼内活动引起的。这可能是由于股骨头 - 颈部交界处的异常骨性隆起或股骨头与颈部之间的偏心距减少或缺失 [7]。股骨颈上的骨性隆起形似凸轮，因而得名凸轮样畸形（Cam），这种类型的近端股骨形态改变已被描述为典型的"手枪柄"畸形 [8]，在骨盆前后位片上看得最清楚。这可能是由于股骨头 - 颈部交界处的发育障碍（股骨大部分骨骺提前闭合）[9]，导致了股骨头的非球形结构。Carsen 等 [10] 在一项针对小儿患者的队列研究中，采用 MRI 技术对比了骨骺闭合前和闭合后表现，发现 Cam 畸形仅存在于骨骺闭合组中。这一发现表明，畸形可能在骨骺闭合期间发展，并推断在此期间运动量的增加与 Cam 畸形的发展有关。

长期以来，人们一直认为 Cam 畸形是股骨头骨骺滑脱的后遗症 [11]，其中，股骨头骺的后移和下移造成了股骨颈前方和上方突出。它还可能与 Legg-Calvé-Perthes 病 [12] 和骨骺发育不良 [13] 等疾病相关，并且可能是股骨颈骨折后出现后倾的继发表现 [14]。在屈曲过程中，头部的非球形偏心部分滑过前上髋臼，在髋臼盂唇纤维与透明软骨之间的过渡带以及关节软骨的潮线区域产生压缩应力和剪切应力，将盂唇挤出关节，并压缩关节软骨将其推向中心。通过重复运动，最终导致软骨与盂唇和髋臼软骨下骨分离，形成"地毯样损伤"或软骨瓣撕裂。在疾病早期，具有 Cam 畸形的患者主要表现出更多的软骨病变，而保留了部分盂唇。但是，随着疾病进展，盂唇也开始受损，但仅在关节面一侧。Cam 撞击通常出现在男性运动员 [13]，并且经常在成年后发病。一些研究 [15] 报告表明男性患病率达到女性的 3 倍。

Pincer 撞击是由于髋臼过度覆盖所致，是由于髋臼屈曲时髋臼前外侧边缘悬垂，紧贴股骨头颈交界处而引起的，这可能是由于髋臼前缘过度生长，或单独存在于髋臼前缘的骨碎片，即髋臼小骨所致 [16]。骨碎片可能是未融合的骨化中心或因髋臼缘的应力性骨折 [17]，也可能继发于盂唇骨化 [7]。这种撞击也可能由髋臼后倾 [7] 引起，这已被描述为髋臼开口方向向后倾斜。髋臼过深 [18] 以及髋臼内凸也可能由于股骨头覆盖率过高而出现 Pincer 撞击 [7]。屈髋时，突出的髋臼前缘将前盂唇挤压在股骨头 - 颈部交界处，并由于这种重复性微创伤而最终导致髋臼盂唇的退变损伤。随着病程发展，髋臼的关节软骨出现继发性损伤。与 Cam 型撞击相比，这种类型的撞击不常出现严重的前方髋臼软骨损伤，而经常出现由于股骨头的杠杆作用及关节后部的超负荷，造成后下髋臼"对冲伤样"退变 [7, 19]。FAI 的 Pincer 畸形更常见于女性 [13, 19]，中年时常出现症状。动态的 Pincer 撞击也可能发生在正常的髋关节，如具有更大髋关节活动度（ROM）的体操

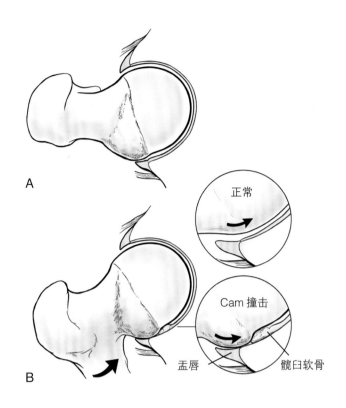

图80.1　Cam（凸轮）型股骨髋臼撞击是股骨头 - 颈部交界处畸形的结果，导致该区域撞击髋臼盂唇和邻近的软骨

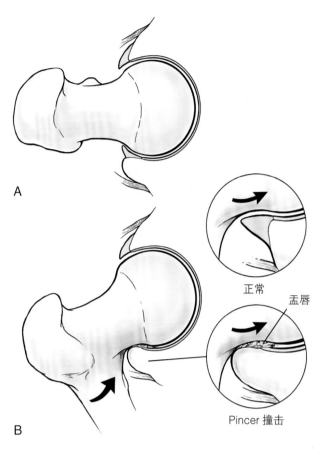

图80.2　Pincer（钳夹）型股骨髋臼撞击主要是髋臼侧病变，而导致对股骨头的过度覆盖

运动员和舞者[20]。

　　大多数 FAI 患者混合了这两种机制[7]，并且人口统计数据介于 Pincer 畸形和 Cam 畸形之间。患者通常表现出分别由 Pincer 和 Cam 畸形引起的盂唇和软骨损伤的特征。关节软骨的损伤模式是两种损伤模式的组合[7]，最终受主要畸形的影响。

　　自从 Ganz 提出保留血管的髋关节脱位手术（surgical dislocation, SD）以来，FAI 在过去十年中受到了相当大的关注[21]，并在 2004 年将 SD 手术用于 FAI 的治疗[22]。过去，股骨近端和髋臼的这些细微的畸形可能会被遗漏，现在，一些外科医生认为大多数"原发性"骨关节炎患者实际上是由 FAI 畸形所致[13]。随着人们逐渐认识到 Cam 和 Pincer 畸形使髋关节容易遭受软骨和盂唇的损伤，并最终破坏关节，特别是在年轻运动员和髋关节 ROM 较大的群体中，诊断 FAI 并治疗的患者人数有所增加。但是，应该强调的是，这些畸形在无症状的普通人群的骨盆 X 线检查中也很常见[23]。因此，FAI 并非仅是放射学诊断，而是与腹股沟或髋部疼痛（症状）和伴有撞击体征的髋关节活动受限（临床体征）以及异常影像学表现相统一的疾病[24]。

临床表现

　　FAI 患者的临床表现可能会有所不同，但大多数患者会在髋关节旋转时、运动时或运动后，出现顽固的深层间歇性髋关节或腹股沟疼痛。疼痛的发作通常是隐匿性的，但是一些运动员可能会回忆起在症状发作之前有特定的损伤或急性诱发事件[25]。患者的外侧髋部、臀部、大腿或腰部可能有疼痛或不适感。前撞击患者出现腹股沟痛，可放射到大腿前方或内侧[26]或耻骨联合区。Byrd 报告说，运动员经常用手掌扣在大转子上、手指压在前方腹股沟以描述髋关节内部的深层疼痛，呈现"C"字征（图 80.3）[27]。后撞击患者可能会出现臀部疼痛或骶骨间区域疼痛[28]。慢性退变的患者，症状可能随着活动而使持续时间延长，而不是间歇性发作。

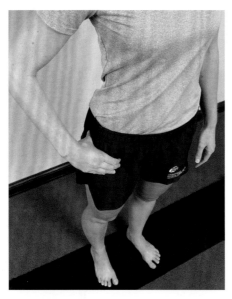

图 80.3　"C"字征是有症状的股骨髋臼撞击中常见的表现，患者用手呈 C 形放在患病的髋部，以指示深方疼痛

运动员通常在症状出现之前很早就意识到自己的髋关节活动受限[29]。但是，他们没有明显的功能限制，因为髋部 ROM 的减少可通过骨盆和腰骶运动的增加来补偿。髋关节、半骨盆和腰骶椎骨内的骨和软组织结构发挥代偿性作用，但是这也可导致其他疾病，例如运动性耻骨痛、股骨转子或髂腰肌滑囊炎、关节功能障碍和腰背部问题。这些问题通常并存于 FAI 患者中[30,31]。这些次要表现的体征可能更为明显，并掩盖了原发性髋关节功能障碍的风险；因此，髋部疾病可能会在很长一段时间内未被发现。Clohisy 在一

项研究中报告说，表现出持续髋痛的患者，其病程可能已经持续了 12～16 个月[32]。

FAI 患者还会出现机械症状，如突然弹出、交锁、卡住、弹响和打软腿[25]。严重撞击的患者可能难以长时间进行坐着、蹲下或爬楼梯等活动[33]。后撞击患者可能会因下坡行走或快速行走等活动而感到疼痛，因为这些活动涉及髋关节反复过度伸展[28]。

体格检查

全面的体格检查对于鉴别患者的疼痛来源和潜在的相关疾病非常重要（表 80.1）。体格检查可引起腹股沟或粗隆区压痛。由于关节骨性结构的改变，几乎所有患者在查体中有髋关节 ROM 下降，尤其是屈曲和内旋[34]。即使没有病理性撞击因素，由于其他原因（例如股骨前倾减少），患者也可能表现出内旋受限[35]。并且一些具有病理性撞击的运动员的内旋可能正常甚至增加。尽管可能只有一侧髋部有症状，但经常是双侧都有结构异常。因此，ROM 必须进行双侧检查。

FADIR［flexion, adduction, internal rotation（屈曲，内收，内旋）］撞击试验是对 FAI 的非常敏感的试验，但不一定是特异性的，因为它在任何急性期的髋部疾病中都可以是阳性的（图 80.4）[36]。髋关节屈曲 90° 时，关节从外旋逐渐旋转到内旋，同时从外展转向内收。该试验如重现患者在活动中感受到的典型疼痛，即为阳性[24]。通过这个查体试验可以确定最可能的撞击位置和最可能发生损伤的髋臼缘区域[28]。此检查试验可能会引起不适，因此最好先在无症状的一侧先进行检查，然后再与有症状的一侧进行比较。

表 80.1　评估髋关节撞击综合征的体格检查		
体格检查	检查方法	阳性指征
FADIR 试验	屈髋 90°，大腿内收，将股骨自外向内旋	患者的典型疼痛由股骨头撞击髋臼缘 / 盂唇产生，该试验重现了这一过程
内八字脚行走试验	在步态中观察足的位置	若足相对对侧内旋超 15°，提示活动范围受限
滚动试验	患者仰卧位，内外旋患肢	髋部疼痛提示关节内病变
Drehmann 征	被动屈髋，观察患肢的旋转	被迫外旋提示活动范围受限
后方撞击试验	伸髋并外旋	重现患者因髋关节后方撞击引起疼痛的过程
FABER 试验	屈髋 90°，外展并外旋	重现患者的典型疼痛，可能提示后方撞击
Trendelenburg 征	患者单足站立	对侧骨盆下沉，提示外展无力

FABER：屈曲、外展、外旋。FADIR：屈曲、内收、内旋

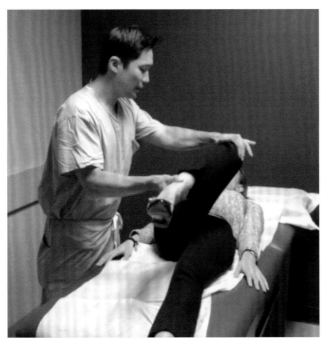

图 80.4 图示 FADIR（屈曲、内收、内旋）试验。检查者将症状髋移动到 90° 屈曲、内收和内旋。该姿势重现患者在髋关节区域的典型疼痛即为阳性

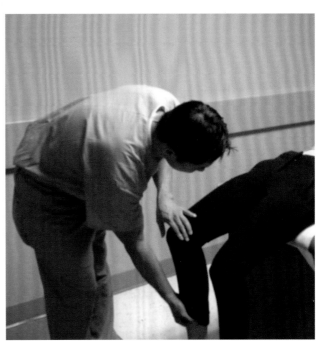

图 80.5 后方撞击试验。患者在检查台上仰卧，靠近检查台的末端，髋部后伸。检查者外旋髋部，如果症状来自后部撞击，则会重现疼痛

对于 FAI 的诊断，内八字脚行走（foot progression angle walking, FPAW）试验比 FADIR 试验灵敏度低，但特异性更高。内八字脚行走（FPAW）试验阳性是指患侧脚从基线步态向内旋转 15° 时行走出现髋部疼痛[37]。滚动试验虽然不敏感，但是对髋关节病理学改变（非病因）最特异。来回滚动下肢，使股骨头相对于髋臼旋转，且不对周围的任何结构施加压力[27]。FAI 的患者可能会出现 Drehmann 征阳性：屈髋时不可避免地出现被动的外旋[38]。但是，它在股骨头骨骺滑脱、Legg-Calvé-Perthes 病和股骨头缺血性坏死中也可能是阳性的。

偶尔会遇到后方撞击。并通过"后方撞击试验"进行评估：将髋部置于后伸然后外旋（图 80.5）[39]。如果该试验能够重现患者的典型疼痛或 ROM 减少，则认为该试验是阳性的。FABER 试验是将髋关节屈曲、外展、外旋，有后撞击的患者出现髋部外侧疼痛以及膝关节外侧线与检查台之间的距离增加[33]。

进行彻底的髋部检查应包括其他试验：评估步态，直腿抬高，单腿控制以及对耻骨联合、骶髂关节、腰椎和粗隆区的继发性表现的评估（常由 FAI 患者补偿性病理力学导致）。

轻度至中度的跛行常见，发生在多达 71% 的患者中[25]。患侧经常出现外展肌无力，呈 Trendelenburg 征阳性。同时应检查骨盆是否有前倾，这可能是前方局部过度覆盖和 Pincer 畸形的原因。患者可能患有与骨盆前倾相关的腰椎过度前凸，或者腰椎活动度过大以弥补髋关节运动减少。他们也可能有继发于髋内翻的肢体长度差异，这与 Cam 撞击或半骨盆的前倾有关。

股骨转子滑囊炎可能会引起外侧疼痛，而慢性腘绳肌腱病可在后方坐骨结节出现疼痛及压痛，这是由于 FAI 患者试图减少前撞击而出现骨盆的适应性后倾[31]，可能导致过度发力以稳定关节而出现后方臀肌压痛。后方骶髂关节压痛见于后方骶髂关节功能障碍，这在出现盂唇骨化的获得性 FAI 患者中更为常见[40]。必须仔细触诊下腹部和内收肌区域，以鉴别运动性耻骨压痛。这种压痛可以与 FAI 类似或共存。髋关节内收受阻或仰卧起坐时疼痛应引起对运动性耻骨痛的怀疑[31]。

诊断

X 线平片

任何有髋部疼痛和疑似 FAI 患者的影像学评估应从常规 X 线检查开始。我们首选对疑似 FAI 的患者进行放射线照相评估，包括中立位 AP 骨盆片、Dunn 侧

位片和患侧的假斜位片（图 80.6）。这些检查可以初步评估与撞击有关的 Cam 和 Pincer 病变，同时还可以评估其他急性或慢性变化，包括继发性关节破坏。

　　在 AP 位放射片中保持骨盆中立倾斜和旋转很重要。尾骨尖端居中线，尾骨尖与耻骨联合上边界之间的距离在 1~3 cm，以正确识别 Pincer 撞击[41]。通过交叉征[42]、后壁征[42]和坐骨棘内突征[43]的存在来评估髋臼前方的过度覆盖（Pincer 撞击的特征）。当髋臼前壁的近端部分比后壁更靠外时，即为交叉征，表现出一个"8"字征，提示局灶性髋臼后倾（图 80.7）[29,42]。当髋臼后壁位于股骨头中心内侧时，为后壁征阳性（图 80.8）[29,42]。这表明后壁不足，通常与髋臼后倾有关。后壁征的识别很重要，因为这种情况下单独进行前壁成形减压会使患者面临医源性后方不稳的风险。在 AP 位放射片上看到明显的坐骨棘内突体征，也表明髋臼后倾（图 80.9）。

　　股骨头整体过度覆盖可能与深髋臼或髋臼内突相关，两者均伴随有过大的中心边缘角。当髋臼窝底面位于髂坐线的内侧时，就认为存在髋臼过深（图 80.10）[7,18]。当股骨头向内重叠于髂坐线时，即出现髋臼内突（图 80.11）[7]。外侧中心边缘角（lateral center-edge angle, LCEA）可用于评估外侧覆盖率，大于 40° 的提示 Pincer 畸形（图 80.12）[44]。髋臼缘撞击的其他表现包括髋臼缘骨折、髋臼关节面下倾、Tönnis 角在 0° 以下[44]、盂唇骨化征[29]、髋臼小骨和股骨颈撞击区马鞍状骨痂形成[45]。在 FAI 患者中，前外侧股骨颈交界处可能存在滑膜疝[5]，在传统 X 线片上表现位一个骨密度降低且边界清楚的区域[46]。45°

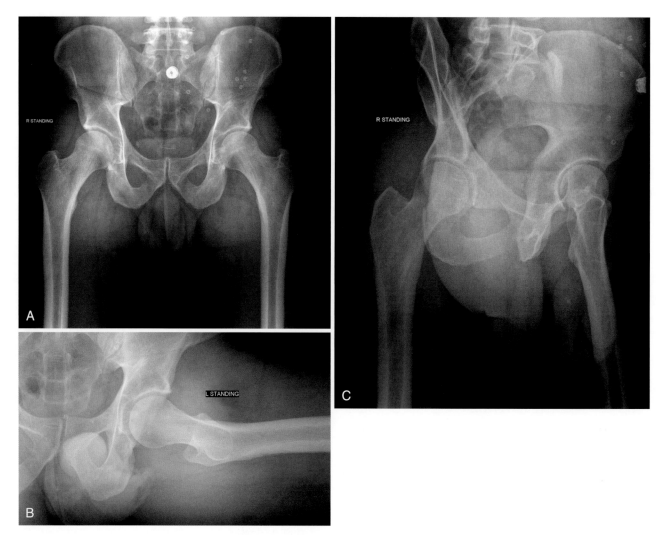

图 80.6　标准 X 射线片，用于对潜在的股骨髋臼撞击患者进行初步评估。（A）中立位前后位片，（B）90° Dunn 外侧位片，（C）假斜位片

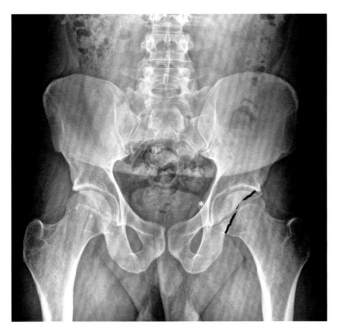

图80.7　前后位 X 线片具有髋臼过度覆盖的多个特征，包括突出的坐骨棘（ * ）和交叉征。髋臼前壁的轮廓为浅蓝色，后壁的轮廓为深蓝色，在股骨头的中心附近存在交叉，表明相对后倾

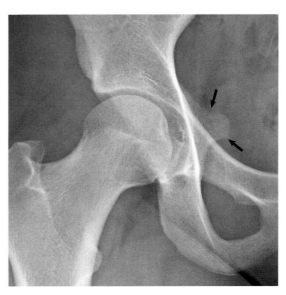

图80.9　在右髋前后位片上看到一个明显的坐骨棘体征（黑色箭头），提示髋臼后倾

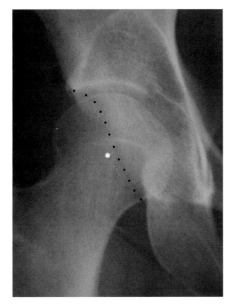

图80.8　髋臼撞击患者 X 线片的后壁征象：后壁位于股骨头中心的内侧

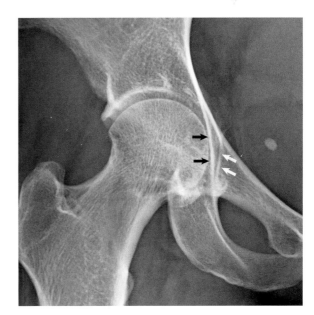

图80.10　髋臼过深：髋臼窝底面（白色箭头）位于髂坐线（黑色箭头）的内侧

Dunn 位片[47]、蛙式位片[48]和撞击位置（impingement position, PIP）[49]的假斜位片也已用于评估股骨 Cam 畸形并用 α 角量化股骨头的非球面性（图 80.13）。大于 50° 表示 Cam 畸形[29]。

Lequesne 假斜位片在[50]患者站立时，患髋紧靠胶片匣，骨盆相对于照片盒旋转 65°，用于量化前方覆盖。大于 40° 的前中心边缘角（ACEA）表示前方过度覆盖[44]。该视图还用于评估髂前下棘形态和髋关节后下部分的对冲伤。

Nepple 等利用钟表面技术（股骨颈上方为 12 点，

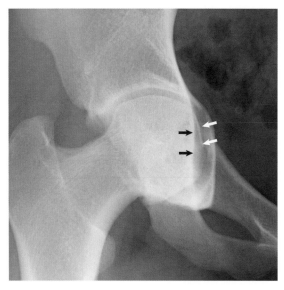

图 80.11　当股骨头（白色箭头）位于髂坐线（黑色箭头）内侧时，诊断为髋臼内突

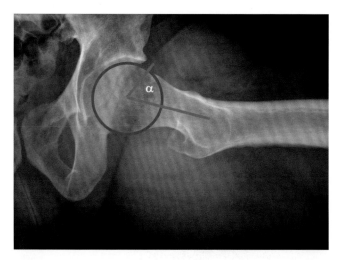

图 80.13　90° Dunn 侧位 X 线片显示了 Cam 型股骨髋臼撞击。α角：参考股骨头的后部在股骨头上勾勒出一个圆圈，以股骨头中心为顶点，沿股骨颈向下画一条线，另一条线连接超出圆形轮廓的股骨头颈交界处

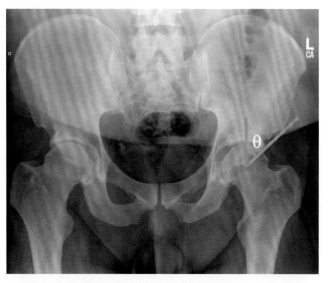

图 80.12　混合型股骨髋臼撞击和髋臼外侧过度覆盖患者的前后位 X 线片。侧向中心边缘角以股骨头中心为顶点进行测量的，垂直线垂直于"泪滴"水平线，而第二条线连接髋臼的外侧缘

前方为 3 点），将 X 线平片上头颈交界处的位置与放射状倾斜计算机断层扫描（CT）相关联[51]。使用 AP 骨盆 X 线片可以看到 12 点钟的位置，在 45° Dunn 位片可以看到 1 点钟位置，在蛙式侧位片可以看到 2 点钟位置，使用穿桌侧位片可以看到 3 点钟位置。考虑到 Cam 畸形的典型位置在前外侧股骨头颈交界处（1点钟位置），因此 45° Dunn 位片最容易识别出该畸形，

即髋关节外展 20° 并屈曲至 45°[51]。与 Dunn 位片相比，蛙式位片在检测 Cam 畸形方面具有更高的特异性[51]。

必须仔细检查所有 X 线照片，以鉴别出髋臼发育不良的证据，因为髋臼发育不良可能与 FAI 并存或为髋关节疼痛的主要病因。有关髋臼发育不良的影像学发现包括 AP 位 X 线片上 LCEA 低于 25°、Tönnis 角大于 10° 和假斜位片上 ACEA 低于 20°[44]。

磁共振成像

MRI 可用于评估 FAI 患者的骨形态异常、盂唇病变、软骨状态以及相关的代偿性软组织损伤[52]。MRI 也可用于 α 角测量和 Cam 畸形的量化。如果可能，应使用高分辨率的 1.5 Tesla 或更高分辨率的 MRI 扫描仪进行检查，以提高评估关节软骨、盂唇和周围软组织的分辨率。Saied 等表明常规 MRI（cMRI）对盂唇病变的检测灵敏度（86%）比对软骨病变的灵敏度更高（76%）[53]。

Pincer 撞击的盂唇退化在对液体敏感的 MRI 序列［如 T₂ 加权和短 TI 反转恢复（STIR）序列］上表现为盂唇内部信号增加[54]。盂唇撕裂表现为从盂唇表面延伸至盂唇实质的线性液体信号强度（图 80.14）[52]。真正的盂唇撕裂常见于 FAI 患者的前上盂唇，必须与生理性裂隙或盂唇下沟区分开，后者通常出现在下唇中且不会贯穿整个盂唇[55]。盂唇肥大可预示潜在的髋臼发育不良。

在 T₂ 加权图像上，髋臼前部的信号强度增加表

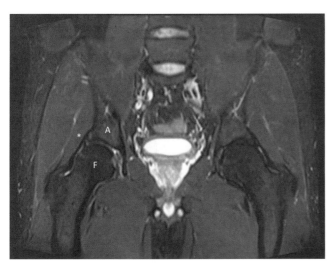

图 80.14　双髋冠状位脂肪抑制 T₂ 加权 MRI 显示右髋盂唇撕裂（ * ）。盂唇撕裂可见为髋臼缘和盂唇组织之间的液体裂痕。A, 髋臼；F, 股骨头

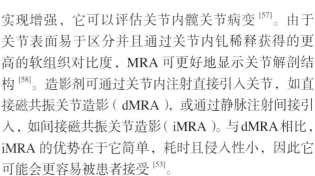

图 80.16　髋关节脂肪抑制 T₂ 加权 MRI 显示软骨下囊肿（白色箭头），这可能是软骨下骨损伤的结果

明软骨下水肿，并提示上面覆盖的关节面损伤（图 80.15）。盂唇旁囊肿和软骨下囊肿（图 80.16）也分别是盂唇和软骨损伤的间接征象 [52]。Beaulé 等表明，辐射成像比传统的斜轴图像对 Cam 畸形的存在和大小更敏感，并建议在 FAI 患者中考虑辐射成像 [56]。

磁共振关节造影

磁共振关节造影（MRA）通过关节内钆造影剂

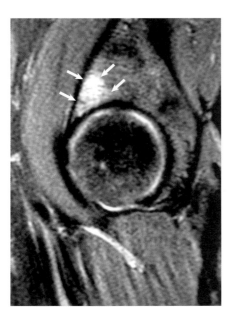

图 80.15　髋关节脂肪抑制 T₂ 加权 MRI 显示髋臼软骨下水肿（白色箭头），表明关节表面损伤

实现增强，它可以评估关节内髋关节病变 [57]。由于关节表面易于区分并且通过关节内钆稀释获得的更高的软组织对比度，MRA 可更好地显示关节解剖结构 [58]。造影剂可通过关节内注射直接引入关节，如直接磁共振关节造影（dMRA），或通过静脉注射间接引入，如间接磁共振关节造影（iMRA）。与 dMRA 相比，iMRA 的优势在于它简单，耗时且侵入性小，因此它可能会更容易被患者接受 [53]。

dMRA 检查时在造影剂内添加长效麻醉剂可提供额外的诊断价值。在关节内注射稀释的造影剂和局麻药之前，要求运动员进行刺激性活动以产生疼痛，注射后获得对比图像。注射后暂时症状缓解证实关节内疼痛来源。与 cMRI 相比，dMRA 的缺点是它是侵入性的，有些患者会出现术后疼痛 [59]。

延迟的钆增强软骨磁共振成像（dGEMRIC）是一种较新的成像技术，涉及静脉注射钆类造影剂，随后进行短暂的运动，并在 60 分钟后完成成像。钆在软骨中的分布与其糖胺聚糖含量成反比。因此，糖胺聚糖含量降低的软骨变性区域钆的浓度将增加 [52]。当怀疑关节软骨退变时，该方案可能是有用的辅助手段，而保髋术前就存在的软骨损伤是术后不良预后的已知危险因素 [60]。Hesper 等最近发现，随着对使用造影剂的担忧日益加深，非造影剂 T2-mapping 的 3- Tesla MRI 可能是 dGEMRIC 评估软骨盂唇交界处软骨损伤的有效替代方法 [61]。

CT 检查

与 MRI 相比，CT 提供了更好的骨结构相关的信息，因此在关节镜下保髋手术期间，它可能是设计骨切除术的有用辅助手段。CT 扫描对识别局灶性髋臼缘病变（例如髋臼头倾）并将其与真正的髋臼后倾相区别尤其有用。它们还可以直接量化髋臼的形式和深度。Werner 等 [62] 报告说，赤道边缘角（equatorial-edge angle，EE 角）可用于测量 CT 扫描中的髋臼后倾，这是 CT 矢状位上髋臼开口的角度，显示了股骨头的最大直径。CT 图像的三维（3D）重建可提供最佳的 Cam 畸形图像（图 80.17）。通过软件程序处理 3D CT 图像，以模拟撞击区域并计划所需的骨切除术的水平和数量。

超声

Lerch 等报道了超声对 Cam 型 FAI 的诊断与普通 X 线片一样可靠，而且 FAI 患者在 MRI、蛙式位片及超声图像上测量的 α 角无显著差异 [63]。但是，肌肉骨骼超声检查被认为是操作者依赖性的，髋关节超声检查在 FAI 初筛时不做常规使用。

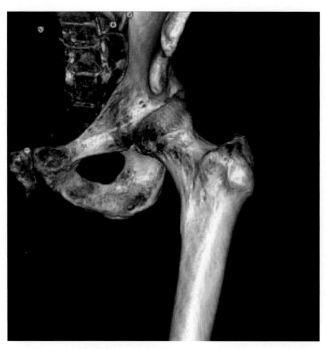

图 80.17　左髋断层扫描三维（3D）重建图像。3D 图像通常用于更好地定位骨撞击并确定精确的 Cam 切除术

诊断性关节腔内注射

关节腔内注射局部麻醉剂是诊断 FAI 的有用辅助工具。可以将皮质类固醇添加到注射剂中作为治疗措施。超声或透视引导在门诊就可以完成，或者与 MRA 的关节内钆造影剂联合给药。指导患者在注射后进行刺激性活动。注射后显著或完全缓解疼痛提示关节内病理来源。注射后疼痛缓解很少或没有缓解的患者应评估潜在的关节外撞击源，例如髂前下棘撞击或其他骨盆或腰椎病理。Khan 等报告指出，在超声引导下进行的注射比在透视引导下进行的耐受性更好 [64]，尽管这两种方法都可以确保将注射引入髋关节。

治疗

非手术治疗

FAI 保守治疗的主要内容是对疾病的早期诊断，鉴别会引起疼痛/症状的体育活动，并根据患者的体育活动水平来改善活动。还包括使用抗炎药对症处理以及物理疗法 [65]。

由于 FAI 及相关髋关节 ROM 受限会导致代偿机制，从而对周围的肌肉组织和骨骼结构造成伤害，因此，旨在改善活动能力的物理疗法可能会缓解症状。治疗还应重点改善髋关节周围的肌肉力量和核心肌肉力量，更重要的是，应针对患者的个性化需求和他们的运动需求调整治疗。尽管在 FAI 的最初症状管理中可能需要进行物理治疗，但没有证据表明它将改变疾病的自然病程和退行性改变的进程。另外，迄今为止，尚无比较 FAI 保守疗法和手术疗法的随机临床试验。

手术治疗

手术治疗应综合考虑患者的病史、体格检查、影像学检查、保守治疗失败和诊断性关节内注射效果。成功的治疗结果需要综合的方法，以解决原发性畸形和由此引起的关节内损伤。

开放性脱位手术

FAI 的外科手术治疗首先是使用保留血管的脱位手术行股骨转子截骨术 [6]。该方法仍用于严重畸形的患者，例如继发于 Perthes 病和股骨头骨骺滑脱并伴有相对股骨颈缩短的患者。在这种情况下，股骨转子截骨术的分离会使股骨颈相对延长[66]。同样，如与髋臼发育不良或股骨颈畸形相关时，需要进行开放性髋臼周围或股骨近端截骨术。联合髋关节镜和有限开放方法来治疗 Cam 型撞击也有报道[67]。

髋关节镜

Philippon 等于 2005 年[68]首先报道了关节镜手术治疗 FAI，目前已成为大多数外科医生所首选的技术。接受髋关节镜手术的患者恢复更快[69]。但是，撞击病变的减压不完全是很常见的，并且是髋关节镜手术患者复发性疼痛和翻修手术的主要原因[60,70]。

髋关节镜手术通常在牵引台上进行，最好处于仰卧位（图 80.18），至少要使用两个关节镜检查入路（图 80.19 和表 80.2）。髋关节牵开至少 10 mm，并使用多个辅助入路优化髋关节的视野及操作。该过程开始于透视下定位前外侧入路，即大转子前外侧边界的前方 1 cm、近端 1 cm 处。该入路应该在 12 点钟方向进入髋关节囊。接下来，关节镜直视下建立前入路，该入路位于髂前上棘（ASIS）垂线的外侧 1 cm、前外侧入路水平线的远端 1 cm 处，于 2 点钟方向进入关节囊。可以在这些入路之间进行入路间关节囊切开，以改善视野和器械操作。中央间室典型损伤位于前方，因此大多数病理可以通过这些入路来解决；如果需要进入关节后方，可以在大转子后外侧边界近端 1 cm 和后方 1 cm 处建立后外侧入路。通常从解决中央间室的病变开始（图 80.20），包括 Pincer 畸形以及任何软骨

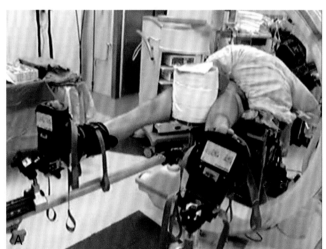 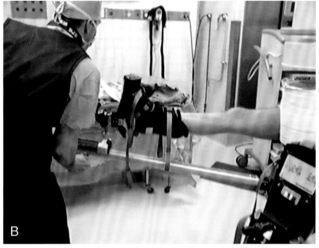

图 80.18　髋关节镜手术患者仰卧在牵引床上，并在会阴放置包裹好的会阴柱。（A）将 C 臂单元放置在患者上方，以进行术中影像检查，便于入路定位以及确定髋臼缘骨切除和股骨软骨成形术。（B）牵引术侧以暴露髋关节

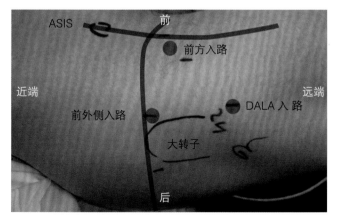

图 80.19　右髋关节镜手术的体表解剖结构和术前皮肤标记。显示常规前外侧入路，前方入路和远端前外侧辅助（DALA）与髂前上棘线（ASIS）和大转子的位置关系

表 80.2	髋关节撞击综合征关节镜手术的常用入路
关节镜入路	入路位置
前外侧入路	大转子前外侧边界，向近、向前各 1 cm
前方入路	髂前上棘纵轴向外 1 cm，前外侧入路水平线以远 1 cm
远端前外辅助入路	前外侧入路以远 4~6 cm
后外侧入路	大转子后外侧边界，向远、向后各 1 cm

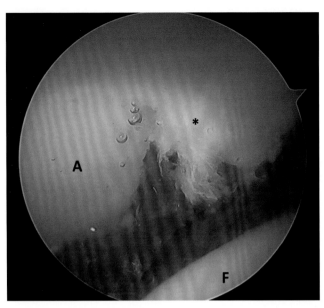

图 80.20   从前外侧入路用 70° 关节镜观察，可见典型的前上盂唇撕裂（＊）。A,髋臼软骨；F,股骨头软骨

盂唇损伤。如果发现了盂唇撕裂，则用电动磨钻对髋臼缘进行清创显露，并放置缝合锚钉以修复复位盂唇。一旦处理完中央间室的病理组织，松解牵引。完成盂唇修复后，股骨头复位进髋臼后可以看到盂唇的密封效果。

然后将关节镜置入外周间室中，以减压 Cam 畸形。直视下直接建立远端前外侧入路，即在前外侧入路的远端 4 ~ 6 cm 处建立。关节囊广泛切开术（入路间、H 形或 T 形）能够用于显露处理中央和外周间室病变。T 形关节囊切开术采用一个较短的横向入路间切开和沿股骨颈至转子间线的垂直切开，以免损伤支持带血管。关节囊处理仍然是 FAI 治疗中有争议的地方。尽管有些人认为需要缝合解剖结构来恢复髋关节的稳定性，但有些人却不这样认为。Nho 等报告说，与部分缝合的患者相比，完全缝合的 T 形关节囊切开术的 FAI 患者，特定运动结果有所改善[71]。在控制了各种混杂变量后，发现在修复和未修复的关节囊切开术患者中，患者报告的结果得分无显著差异[72]。我们倾向于在大多数情况下进行 T 形关节囊切开术以达到更好的可视化，并常规进行关节囊缝合术，减少术后医源性不稳定的风险。

中央间室

Pincer（钳夹型）撞击。髋臼成形术或边缘修整与去除 Pincer 撞击有关。通常是通过在软骨盂唇交界处剥离盂唇，从而可以对髋臼边缘进行修整，然后用

缝合线锚钉固定盂唇（见图 80.20）。对于具有完整的软骨盂唇交界的患者，也可以在无盂唇脱离的情况下进行。切除范围应根据术前影像学确定，术中透视有助于监测切除量。必须防止过度切除和医源性不稳定。

盂唇损伤。髋臼盂唇在提供稳定性和维持髋关节的密封性方面非常重要。FAI 中盂唇损伤的特征取决于撞击的类型和持续时间。在早期的 Cam（凸轮型）撞击中，关节内损伤主要由关节软骨和软骨下骨之间的剪切应力引起，且盂唇病变很小。相反，长期的凸轮撞击和混合型撞击通常会导致盂唇内部撕裂和退化，而盂唇组织不能愈合。在盂唇无法修复的情况下，可选择盂唇清创术或采用自体移植或同种异体移植物进行盂唇重建。然而在大多数情况下，也可使用缝合锚钉将盂唇修复到髋臼缘上（图 80.21）。

软骨损伤。FAI 相关的软骨损伤包括部分到全层范围的损伤。严重的软骨损伤是预后不良的因素，也是 FAI 手术后持续疼痛和术后功能下降的重要预测指标之一。分离和不稳定的软骨瓣为临床处理提出了挑战。治疗方法包括清创术、用纤维蛋白胶固定软骨瓣、切除、微骨折或软骨镶嵌成形术。髋关节软骨损伤的治疗仍然是一个具有挑战性的问题，目前尚无治疗方法有明显可预测的成功结果。

外周间室

髋部的位置必须从伸展、内旋到屈曲、外旋，以

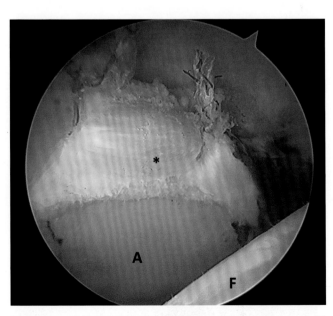

图 80.21   前外侧入路的关节镜图像，示髋臼盂唇（＊）用 2 个锚钉固定，穿过撕裂盂唇进行简单缝合。A,髋臼软骨；F,股骨头软骨

探查到周围间室中的凸轮畸形。凸轮撞击的有效治疗取决于对畸形的充分了解，术前确定切除量，足够可视化以及关节镜下完全达到凸轮畸形。术中透视和动态检查可证实充分切除（图80.22）。通常用高速磨钻切除（股骨骨软骨成形术）（图80.23）。无法充分处理凸轮畸形及残留的枪柄畸形，是导致治疗失败、必须进行髋关节翻修的关键原因[60, 73]。最后在视野下证实

凸轮畸形完全切除，盂唇密封吸引作用恢复，并复位髋关节（图80.24）。

康复

正确的术后康复是成功治疗FAI的关键部分。手术后，患者术侧髋限制部分负重，允许该侧负重量约20磅。我们倾向于术后早期使用支具，防止屈曲

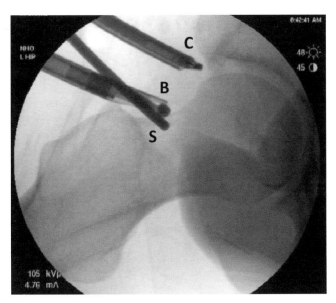

图80.22 右髋关节斜侧位透视图，磨钻（B）沿着股骨颈进行股骨骨软骨成形术。70°关节镜（C）观察切除情况。交换棒（S）用于挑起关节囊，以便完全到达凸轮畸形处

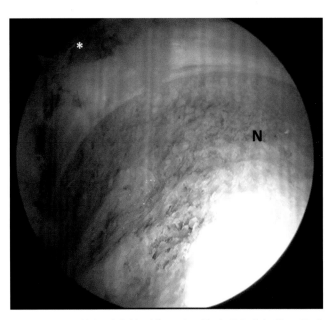

图80.24 最终的关节镜图像显示凸轮畸形完全切除，并重建股骨头颈连接。股骨颈（N），修复的盂唇（*），以及重建了盂唇的密封作用

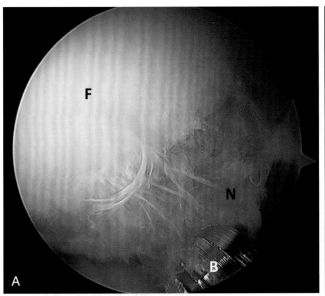

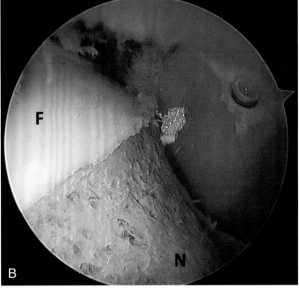

图80.23 术中观察凸轮畸形（图A），外周间室内股骨头软骨（F）与股骨颈的移行区（N）。磨钻（B）用于股骨骨软骨成形术。切除后（图B），股骨头软骨到股骨颈有一个平滑的过渡

超过 90° 及伸展超过中立位。术后应该立刻开始进行有监督的物理治疗。术后 3 周的第一阶段目标是保护手术修复部位，并防止刺激髋关节。指导患者开始轻柔的等长收缩练习，包括股四头肌、臀肌和内收肌以及少量核心肌力锻炼。俯卧位功率自行车运动，以达到牵伸作用，并在家使用连续被动运动（continuous passive motion, CPM）机器。手术后 3 周，不再使用支具，患者可开始脱拐。手术后 3~6 周，恢复正常步态，保持平衡和本体感觉是康复计划的重点。联合练习髋关节屈曲和臀中肌力量。在第 6 周后开始进行活动度终末拉伸，并逐渐强化髋屈肌。我们允许从第 6 周开始（限时 3 分钟）进行轻微的椭圆机训练，并允许从第 12 周开始使用跑步机。到第 20 周，患者可能会重新开始跑步和敏捷性活动，并在接下来的 4 周增加超等长肌肉训练和急转急停训练。一般而言，患者应在手术后约 6 个月恢复运动。在整个康复过程中，最重要的是要循序渐进，以免出现炎性物质，它可能会延长康复的过程。

结果

患者的选择对于 FAI 术后的成功至关重要。Clohisy 对 FAI 手术治疗的系统综述发现，所有研究均表明术后髋关节功能得到改善[74]。Bizzini 等[75]首次发表了开放 SD 治疗运动员 FAI 的结果，报道了 5 名职业曲棍球运动员中的 3 人（占 60%）恢复了赛前水平。Naal 等[76]报告说，接受髋关节脱位治疗的 22 名专业运动员中有 19 名（86%）恢复了以前的体育活动水平。Philippon 等首先发表了运动员 FAI 的关节镜处理的结果。他们报告了 45 名职业运动员，平均随访 1.6 年，其中 42 名（93%）重返职业比赛，35 名（78%）仍然活跃于运动中[77]。Nho 等[78]报告说，FAI 术后 78% 的高水平运动员能够以相同或更高的水平重返比赛。多项步态研究表明，对 FAI 进行矫正手术后，髋关节的运动学得以改善[79]。髋关节的镜的长期疗效及其改变 FAI 的自然病史和预防早期退行性关节疾病的潜力仍有待确定。术前骨关节炎（Tönnis 分级≥2）是髋关节镜术后预后不良的最强预测指标。与不良结局相关的其他因素包括年龄更大、症状持续时间更长、术前疼痛和功能评分更差[80]。

并发症

FAI 手术后的主要并发症率：开放手术 0~20%，微开放手术 0~17%，关节镜手术 0~5%[81]。FAI 开放手术的并发症包括股骨头坏死、股骨转子骨不连、症状性僵硬和股骨转子滑囊炎。由于股骨转子粗隆截骨术及其相关手术的术中显露较大，手术的髋关节脱位发生率较大。关节镜手术报道的并发症包括：凸轮畸形过度切除导致的股骨颈骨折，骨软骨成形术不足，盂唇固定失败，术后髋关节不稳，腹内积液渗出，短暂性神经失用和因牵引而导致的会阴结构损伤。开放手术和关节镜下都可能遇到异位骨化限制髋关节 ROM，以及浅表和深部伤口的感染。

结论

髋臼撞击是导致疼痛和功能受限的常见疾病。髋关节镜手术最近取得了很大的进步，目前是治疗 FAI 的主要手段，并能使患者在短时间内重返运动，恢复髋关节的运动功能。

选读文献

文献：Levy DM, Kuhns BD, Frank RM, et al. High rate of return to running for athletes after hip arthroscopy for the treatment of femoroacetabular impingement and capsular plication. *Am J Sports Med*. 2017; 45(1): 127-134
证据等级：IV
总结：这项研究调查了一批业余和职业跑步者，他们均由同一术者进行 FAI 的髋关节镜手术，并评估他们术后重返跑步运动的能力。

文献：Frank RM, Ukwuani G, Allison B, et al. High rate of return to yoga for athletes after hip arthroscopy for femoroacetabular impingement syndrome. Sports Health. 2018; 1941738118757406.
证据等级：IV
总结：该研究描述了瑜伽爱好者接受髋关节镜手术治疗 FAI 的术后疗效及重返瑜伽运动情况。

文献：Frank RM, Ukwuani G, Chahla J, et al. High rate of return to swimming after hip arthroscopy for femoroacetabular impingement. *Arthroscopy*. 2018; 34(5): 1471-1477.
证据等级：IV
总结：这项研究调查了一批业余和职业游泳运动员，他们均由同一术者进行 FAI 的髋关节镜手术，并评估他们术后重返游泳运动的能力。

文献：Frank RM, Ukwuani G, Clapp I, et al. High rate of return to cycling after hip arthroscopy for femoroacetabular impingement syndrome. *Sports Health*. 2017; 1941738117747851.
证据等级：IV
总结：这项研究调查了一批业余和职业自行车运动员，

他们均由同一术者进行 FAI 的髋关节镜手术，并评估他们术后重返自行车运动的能力。

文献： Kuhns BD, Weber AE, Batko B, et al. A four-phase physical therapy regimen for returning athletes to sport following hip arthroscopy for femoroacetabular impingement with routine capsular closure. *Int J Sports Phys Ther*. 2017; 12(4): 683 -696.

证据等级： V

总结： 该临床研究介绍了关节镜手术治疗 FAI 并常规缝合关节囊后四个阶段重返运动的康复方案。

文献： Knapik DM, Sheehan J, Nho SJ, et al. Prevalence and impact of hip arthroscopic surgery on future participation in elite American football athletes. *Orthop J Sports Med*. 2018;

6(2): 2325967117752307.

证据等级： Ⅲ

总结： 该研究的数据来自美国橄榄球协会（NFL）联盟数据库，研究 NFL 联盟的美国橄榄球运动员髋关节镜术后的并发症发病率和异常情况以及对未来的影响。

（Shane J. Nho, Vignesh Prasad Krishnamoorthy, Drew Lansdown, Gift Ukwuani 著
孙 疆 译 黄洪杰 校）

参考文献

扫描书末二维码获取。

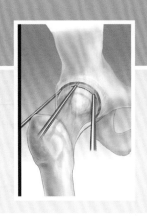

第81章

髋关节发育不良及关节不稳

病理综述

髋关节发育不良，或称发育性髋关节发育不良（DDH），是包括运动员在内的年轻成年人疼痛的常见原因。髋关节发育不良包括从严重发育不良到髋关节半脱位/脱位，即成年时才被发现的轻度畸形等一系列疾病。有几个因素在髋关节发育不良的病理生理过程中起作用，包括髋臼畸形（髋臼发育不良）、股骨畸形（股骨发育不良）和软组织松弛。对髋关节发育不良的全面了解，对于所有的临床医生而言都很重要，因为许多髋关节发育不良患者的病史和体格检查可能与其他髋关节疾病非常相似，包括股骨髋臼撞击（FAI）等。髋关节发育不良有一个相对明确的发病史，即逐渐损害髋臼缘，最终发展为骨关节炎。髋臼周围截骨术（periacetabular osteotomy，PAO）已成为治疗髋臼发育不良的公认标准，目的是改变潜在的髋关节结构不稳，术后20年仍有良好的结果。在过去20年中，PAO经历了很大的改变，以提升手术的恢复率，包括重返体育活动等。越来越多的人认识到髋臼发育不良的盂唇和关节软骨病变使得髋关节镜的应用更加广泛。单纯髋关节镜手术治疗发育不良失败率较高，包括一些严重的并发症，如髋关节脱位和快速进展的骨性关节炎。在伴有明显盂唇或软骨病变的患者中，髋关节镜与PAO联合应用有一定作用。最佳髋臼矫正术和任何头颈偏移畸形相关的骨性矫正术，对于避免PAO术后FAI的产生是很重要的。在临界发育不良或非创伤性微不稳定的患者中，症状性髋关节不稳逐渐被认为是引起髋关节疼痛的原因之一。在未来的研究中，骨性矫正与软组织折叠术的作用仍有待进一步明确。在无骨性畸形的情况下，除治疗盂唇病变外，关节囊折叠术似乎也有一定作用。

髋关节发育不良

髋关节发育不良包括一组复杂多变的髋关节畸形。髋臼发育不良是髋关节发育不良中最常见、最易发现和治疗的疾病。Klaue等提出，常见的髋臼发育不良是由髋臼前上部缺陷所致，导致了髋臼前上缘的超负荷，被Klaue命名为"髋臼缘综合征"[1]。在发育正常的髋关节中，髋臼盂唇的功能是封闭髋关节，而不是吸收负荷[2-4]。然而，在发育不良的髋部，盂唇和髋臼边缘承受直接的负荷。这会导致这些部位发生典型的盂唇-软骨病变[5]。前上盂唇的负荷增加可能引起盂唇肥大，一般这种情况并不常见。在髋臼发育不良的患者中，肥大的盂唇可以提供更大的髋关节稳定性，但也容易出现负荷过大，从而导致盂唇撕裂[6]。髋臼发育不良的X线表现多种多样（图81.1）[7]。严重的髋臼发育不良，伴有髋关节脱位或半脱位，在X线平片上通常是可以识别的。通常认为平片上Shenton线中断是评估髋关节半脱位的简单标准。轻度或临界性髋臼发育不良需要对髋部形态进行全面评估，以避免漏诊。在发育不良的髋臼中，髋臼形态的可变性、辨别不同类型的畸形日益受到关注，Nepple等[7]根据低剂量CT检查确定了髋关节发育不良髋臼畸形的三种常见类型。髋臼的前上、全范围和后上缺损都很常见（图81.2）。

髋关节发育不良的股骨畸形一般比髋臼畸形轻且少见。虽然在某些情况下，股骨畸形可能占主导地位[8]。发育不良患者通常出现股骨前倾角的增加，并对髋关节前方稳定结构施加额外的应力。正常的股骨前倾角大约是5°～15°。在髋关节发育不良患者中，前倾超过正常髋关节20°是比较常见的。股骨前倾角大于35°的严重前倾较少见。一些发育不良的髋关节

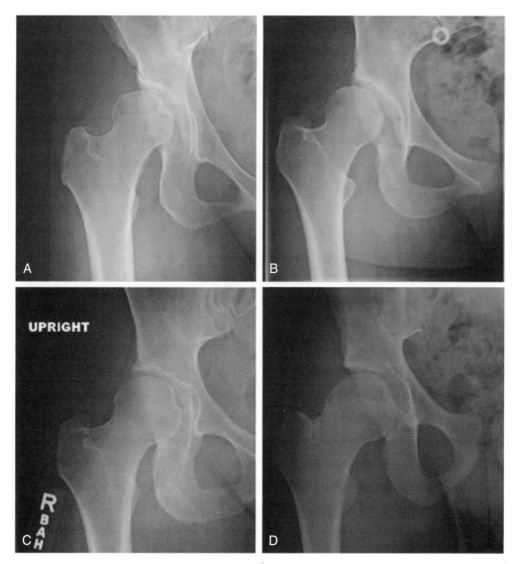

图81.1　髋关节发育不良变异。（A）中度髋关节发育不良，伴有Shenton线中断。（B）中度髋关节发育不良，Shenton线完整。（C）轻度髋关节发育不良，股骨形态正常。（D）轻度髋关节发育不良，伴有股骨近端Cam畸形（Reprinted from Nepple JJ, Clohisy JC. The dysplastic and unstable hip: a responsible balance of arthroscopic and open approaches. *Sports Med Arthrosc*. 2015; 23[4]: 180-186.（*Sports Med Arthrosc*. 2015; 23[4]: 180-186 ））

可能存在髋关节外翻。随股骨前倾角的增大，X线平片下评估股骨颈干角会显示更严重的髋外翻，但实际情况并没有这么严重。Wells等报道了发育不良髋关节股骨形态的变异性[9]。

　　与其他年轻成人髋关节疾病相比，髋臼发育不良的自然病史已经相当明确。然而，这种自然病史仅仅是基于X线片外侧中心边缘角的表现。其他因素包括股骨形态、性别、软组织松弛情况、活动水平，仍有待更好地界定。Wiberg在1939年关于髋关节发育不

良的研究中描述了外侧中心边缘角（lateral center edge angle，LCEA），并提出小于20°与骨关节炎有关。他报告了8例这样的患者，他们在4~29年的随访中都患上了骨关节炎。这一阈值似乎可以囊括了人群中最低5%的髋臼覆盖率。值得注意的是，髋臼发育不良的畸形发生率较FAI形态学的畸形发生率低，一般为10%~25%。Cooperman等[10, 11]随后在20个髋的队列研究中发现了类似的骨关节炎进展。然而骨关节炎的发展速度似乎与发育不良的严重程度没有关系，而

髋臼发育不良的分型

髋臼的覆盖范围

虚线 = 患者情况；条带 = 正常情况

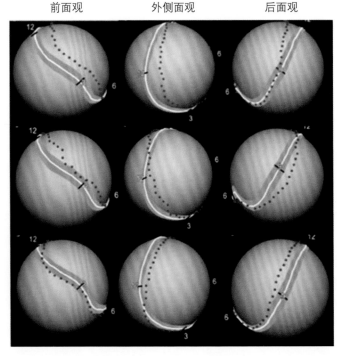

（1）全范围型

（2）前上型

（3）后上型

图 81.2　常见的髋臼发育不良骨质缺乏有三种亚型，包括全范围型、前上型和后上型（Reprinted from Nepple JJ, Wells J, RossJR, et al. Three patterns of acetabular deficiency are common in young adult patients with acetabular dysplasia. *Clin Orthop Relat Res*. 2017; 475[4]:1037-1044. doi:10.1007/s11999-016-5150-3.）

且可能受到其他特定因素的影响。在 1986 年的另一项重要研究中，Murphy 等[12] 报告了 286 个对侧髋关节置换的发育不良患者。到 65 岁前，所有外侧中心边缘角（LCEA）小于 16° 的髋关节都发展为骨关节炎。Jacobsen 等[13] 对 81 例髋关节发育不良患者进行了 10 年随访，髋关节发育不良的关节间隙宽度无差异（与对照组相比）。轻度发育不良（LCEA 15°~25°）在 10 年间均没有发展为骨关节炎。Lane 等[14] 的研究，也许是前瞻性队列研究中最好的证据水平。他们证实，8 年随访时间里小于 30° 的 LCEA 发生骨关节炎风险增加 3.3 倍。这表明临界性发育不良（LCEA 20°~25°）的髋关节结构不稳定和髋关节骨关节炎的潜在风险增加。Li 等[15] 证实了股骨前倾在发育不良的髋关节中的潜在作用，并发现髋关节骨关节炎的发展与股骨前倾的增加有关（骨关节炎患者平均股骨前倾 18°；无骨关节炎患者则为 15°）。髋臼前倾和股骨前倾结合似乎起着相似的作用。作者建议合并髋臼前倾角 >40° 或股骨前倾角 >20° 作为髋骨关节炎的危险因素。男性髋关节发育异常的自然史尚不清楚。Croft 等[16] 在 1516 例骨盆 X 线片研究中，未发现髋关节发育不良（LCEA<25°）与骨关节炎有关联。

病史

同其他年轻成人髋关节疾病一样，全面的病史和体格检查在疾病的正确诊断中发挥了重要作用。有症状的髋臼发育不良的患者通常表现为腹股沟疼痛，尽管继发于外展肌超负荷的外侧疼痛也是常见的。另外，超过 20% 的患者有腰痛的病史[17]。一项研究报告，72% 的髋关节发育不良患者前腹股沟疼痛，66% 的患者髋关节外侧疼痛。大多数患者诉疼痛与活动有关，起病隐匿，逐渐加重。最常见的患者报告的症状在术前持续 1~3 年。疼痛常因长时间步行或其他活动而加重，有时也因久坐而加重。大多数患者诉没有儿童时期患髋关节疾病的病史，其中包括 DDH。许多患者有髋关节发育不良或骨关节炎的家族史。更高的运动水平和较严重的发育不良似乎会导致疼痛更早发展[18]。虽然髋关节发育不良在女性中更常见（在大多数研究中占 72%~83%）[17,19]，但在男性中也有发生。

体格检查

髋关节发育不良患者的体格检查与许多FAI的患者非常相似。抗阻疼痛和撞击试验是髋关节内疼痛的标志，而不是FAI特有的。对任何步态异常的评估，包括前进时足角度的改变，都是重要的观察指标。Trendelenburg征是髋关节外展肌无力的重要评估指标，在发育不良的髋关节中常为阳性，尽管不是DDH所特有。仰卧位髋关节活动度（ROM）应包括屈髋、外展和内收的评估，以及90°屈曲时的旋转运动［屈曲内旋（IRF）、屈曲外旋（ERF）］。IRF增大通常是股骨前倾角增大的标志，而与髋臼畸形无关。许多髋臼发育不良患者存在IRF降低或维持正常IRF（20°~30°），伴有头颈连接畸形或正常股骨型，这些患者不能排除髋臼发育不良。恐惧试验是检测髋关节不稳的有效辅助测试：仰卧位，后伸然后外旋髋部，可以在检查床侧边或床尾完成这个检查。此体位下的疼痛或恐惧提示潜在的髋关节不稳。评估内侧（腰大肌）髋关节弹响也是有用的，因为普遍存在于髋关节屈肌超负荷时。俯卧位内、外旋试验和Craig（克雷格）试验（股骨粗隆突出角）有助于股骨形态的临床评估。在透视或超声下进行的诊断性髋关节注射可以有效辅助体格检查。在关节内注射麻醉剂后，再进行一次体格检查，可以有效地定位关节内疼痛。

影像学

传统的髋关节发育不良的分类主要集中在相对严重的髋关节发育不良。Crowe的X线分类已用来描述髋关节发育不良的严重程度。1级髋关节股骨头半脱位小于50%，2级髋关节半脱位50%~75%。3级髋关节半脱位75%~100%，4级髋关节脱位大于100%[20]。Hartofilakidis提出了发育不良、低位脱位或高位脱位的替代分类[21]。髋关节发育不良仍在原始髋臼内但有不同程度的半脱位。低位脱位时，真臼和假臼之间有重叠。高位脱位时，股骨头完全位于髋臼之外。

严重髋关节发育不良通常在出生时或儿童早期就已发现，轻度髋臼发育不良通常出现在青春期或青年期。髋部影像学的详细评估对发现较轻的髋关节发育不良非常重要。前后位（AP）骨盆X线片是诊断髋关节发育不良的标准[22]，并用于研究髋关节发育不良的自然病史。AP骨盆X线片优于AP髋部X线片。由于X线光束的位置不同，髋臼的外观、覆盖范围和形态也不同。最近许多临床医生更偏好站立的AP骨盆

X线片而非仰卧的AP骨盆X线片，因为它代表骨盆的功能位。这一人群容易出现骨盆倾斜，有些患者表现为骨盆前倾，可能使髋臼被更多地覆盖[23]。

LCEA是髋臼发育不良最常用的影像学参数。系统测量时，LCEA操作相当简单，并且已证明高度可靠[24]。精确测量LCEA需要识别股骨头中心、骨盆水平基准（使用坐骨结节或"泪滴"来识别）和确定髋臼的外侧范围。在测量LCEA时，应使用髋臼关节面的硬化最外缘，而不是整个髋臼的最外侧部分，否则可能高估LCEA。小于20°的LCEA测量通常被定义为髋臼发育不良。LCEA值15°~20°代表轻度髋臼发育不良。LCEA值20°~25°定义为临界性髋臼发育不良。测量髋臼倾斜度（AI）或Tönnis角，也可以有效辅助LCEA的测量，并量化了髋臼负重面。AI测量值大于15°表示发育不良，10°~15°则为临界值。髋关节中心的向外偏移也很常见，即使没有髋关节半脱位，也会增加外展肌群所受应力。应在AP骨盆X线片上评估髋臼型。在评估髋臼型之前，确认骨盆旋转是否正常很重要。同样，了解骨盆倾斜的基本情况也很重要，因为它也改变了髋臼边缘的外观。6个髋臼发育不良的髋关节中有1个出现髋臼后倾，在男性中似乎更常见。

假斜位X线片最初是由Lequesne提出，是一种评估髋臼前覆盖度的有效方法。假斜位X线片在直立位进行，与AP骨盆X线片相比骨盆旋转65°。前中心边缘角（ACEA）类似于LCEA，在X线片上测量，值小于20°表明发育不良。在合并FAI和发育不良的病例中，越来越多的医生发现头颈偏心距和非球形畸形的存在，以及在PAO之后发生的FAI（图81.3）。最常用的侧位片包括45° Dunn位片和蛙式侧位片。在髋关节发育不良中评估头颈连接形态很重要，其中包括α角和头颈偏心距。此外，髋臼骨畸形的矫正（或过度矫正）可能会产生FAI。在PAO之后发现了FAI很关键，这使得Ganz和同事们完善了FAI的概念。

MRI在评价髋关节发育不良的关节内病变中起着重要的作用。与其他年轻成人髋关节疾病类似，尽管3.0 Tesla扫描可使MRA的优越性降至最低，MR关节造影（MRA）可以最佳地显示髋臼唇和软骨。在髋关节发育不良中，需要注意髋臼盂唇的形态和肥大程度。肥厚的盂唇除了会分离外，通常还会表现出明显的内部退变。应仔细检查髋臼前上缘的关节软骨变化及相关的髋臼缘水肿或囊肿的形成。同样，股骨头水肿也是令人担忧的发现，可能预示着疾病的终末期进

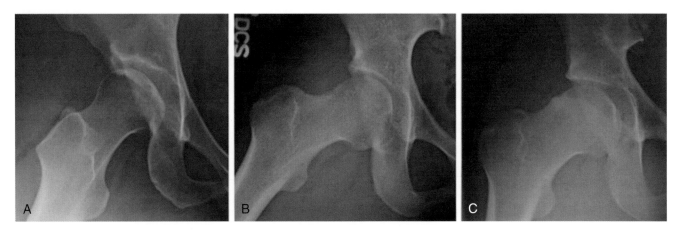

图 81.3 髋关节发育不良股骨形态变异。（A）股骨形态发育不良，伴有非球面度。（B）头颈部偏移轻度降低。（C）髋臼发育不良，Cam 畸形严重，头颈交界处凸出（Reprinted from Nepple JJ, Clohisy JC. The dysplastic and unstable hip: a responsible balance of arthroscopic and open approaches. *Sports Med Arthrosc*. 2015; 23[4]: 180-186.）

展。特别是在髋关节发育不良的情况下，与参考标准相比，延迟钆增强的 MRI 可改善对关节软骨生化质量的评估。

CT 是评估骨形态的"金标准"。然而，CT 的辐射量限制了这一技术在年轻、健康人群中的应用。低剂量 CT 髋部成像技术的发展，使得 CT 结果类似于 3~4 张 AP 骨盆 X 线片的辐射，更多地用于术前评估[25]。这些低剂量 CT 方案通过优化剂量参数（KV、MAS）限制视野（骶髂下关节至小转子）而降低辐射暴露。低剂量 CT 三维重建在髋关节发育不良的诊断应用中越来越多，尤其在髋关节多发或临界性畸形的诊断中更有价值。髋臼潜在畸形的综合表征可能对提高髋臼矫正的精确度和准确性起到一定的作用。

治疗决策
髋关节发育不良

手术治疗髋关节发育不良最常见的方法是通过髋臼再定位来矫正髋臼发育不良。历史上各种骨盆截骨术曾用于这一人群。1988 年，Ganz 描述了一种新的伯尔尼 PAO 技术[26]。PAO 采用改良的 Smith-Peterson 入路切开坐骨、耻骨、髂骨及后柱（图 81.4）。后柱切口保留了完整的后柱，并为截骨术提供了额外的稳定性。自那时起，PAO 已成为北美治疗骨骼发育成熟患者髋臼发育不良的金标准。PAO 技术不断发展，使手术后的恢复进程降至最低。保留股直肌的技术不需要切断和修复股直肌直头。大型多中心队列研究显

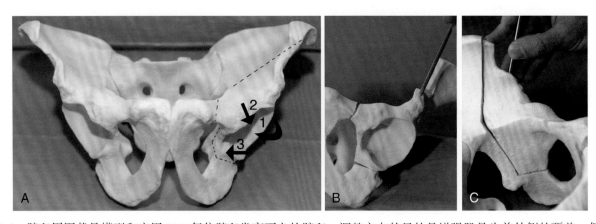

图 81.4 髋臼周围截骨模型和应用 PAO 复位髋臼发育不良的髋臼。调整方向的目的是增强股骨头前外侧的覆盖，保持或获得髋臼前倾角，如果需要的话向中间移动髋关节中心。（A）（1）内旋（外侧覆盖和前倾），（2）前倾或前伸（前覆盖），（3）内侧平移（关节中心内移）。（B，C）显示髋臼周围切口（Reprinted from Clohisy JC, Barrett SE, Gordon JE, Delgado ED, Schoenecker PL. Periacetabular osteotomy in the treatment of severe acetabular dysplasia. Surgical technique. *J Bone Joint Surg*. 2006; 88[suppl 1, Pt 1]: 65-83.）

示，经验丰富的外科医生术中 PAO 的并发症发生率较低。Zaltz 等 [27] 报告主要并发症发生率为 5.9%（改良 Dindo-Clavien 分级 3 级或 4 级），这是来自 Academic Network 的保髋手术结果研究（Academic Network of Conservational Hip Outcomes Research, ANCHOR）。髋臼矫正可能在 PAO 最终结果中起重要作用，但最佳结果仍有待观察（图 81.5）。最近的研究已经建立了基于三维成像的髋臼覆盖范围的标准数据 [28]。髋臼矫正术中髋臼前倾或侧向覆盖不足容易导致残余髋关节不稳定。髋臼矫正术如伴有髋臼后倾或外侧过度覆盖，往往会导致 FAI，限制关节活动度。透视或 X 线平片评估 PAO 手术前后的矫正效果，对于优化矫正至关重要，以确保骨盆的水平参考是正确的。此外，了解 AP 髋关节片和 AP 骨盆片之间髋臼壁投影的潜

在差异是很重要的。髋臼 AP 位的髋视图似乎比骨盆 AP 位视图更前倾。

在许多患者中，PAO 现在通常与其他手术联合应用，以达到最佳的治疗效果。明显的盂唇和软骨病变似乎在很多发育不良患者中都存在，但并不存在于所有患者。Ross 等 [29] 报告合并盂唇和髋臼软骨病变的比例超过了 60%，需要在接受髋关节镜手术的早期队列中进行治疗。发育不良的严重程度与更严重的关节内病变有关。在较年轻患者的疾病早期，病理生理学上可能有继发于发育不良的疼痛，但不会发展为盂唇或关节软骨的损伤。另一方面，除了 PAO 外，治疗盂唇和软骨的病变可能在优化 PAO 的预后方面也有作用。MRI（或 MRA）常规用于筛查明显的关节软骨病变。此外，尖锐的腹股沟疼痛和机械症状的存在也应

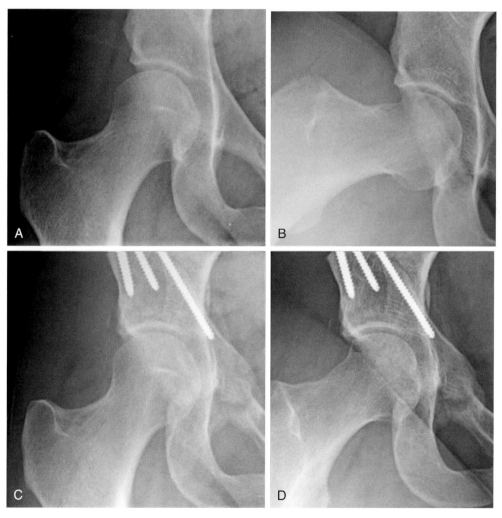

图 81.5　采用髋臼周围截骨术（PAO）治疗轻度 / 临界性发育不良的病例。（A，B）一名 23 岁女性患者的术前 X 线片，该患者在既往髋关节镜术伴关节盂唇清创术、尝试骨成形术和未修复的关节囊切开术后，出现持续右髋疼痛；（C，D）PAO 术后 1 年 X 线片，纠正了潜在的发育不良并获得良好的临床结果

引起对潜在的关节内病变的关注。在轻中度发育不良的病例中，髋关节镜与PAO联合应用的作用越来越大。髋关节镜可以安全地与PAO同时进行。有效的中央间室关节镜手术可以处理盂唇部和软骨病变，同时尽量减少软组织液体外渗，这些渗出液使PAO暴露更加困难。虽然可以在关节镜下进行周围间室的操作，但我们发现通过开放切口进行骨成形术更有效。这种方法最大限度地减少了额外的液体外渗，也允许进行PAO之后的骨成形术。与单纯PAO相比，髋关节镜联合PAO的并发症发生率无明显增加。在PAO矫正后进行骨成形术，可以根据需要调整头颈部偏移，重新成形，并将PAO后发生FAI的风险降至最低。在严重髋臼发育不良的情况下，髋关节镜检查更具挑战性，我们更倾向于开放关节切开术来治疗髋臼盂唇的病变。

髋关节镜在髋臼发育不良中的作用，在过去10年中显著发展。在这期间，通过髋关节镜治疗年轻成人髋关节疾病的人数已迅速扩大。早期的髋臼发育不良的髋关节镜报告结果令人欣慰。Byrd等[30]报告了一组16个髋发育不良和32个髋临界发育不良术后2年（2例接受全髋关节置换术）的结果，疗效良好（80%），临床症状明显改善。然而，随后的报告显示了严重的并发症和较差的结果。Parvizi等[31]在34例患者中报告了明显的并发症，包括术后脱位和迅速进展的骨关节炎。Larson等[32]报告了88个发育不良或临界发育不良的髋关节，失败率为32%。应用现代技术包括盂唇修复和关节囊折叠术，失败率降至18%，但在短期随访时失败率仍相对较高。

中期至长期成果报告了PAO的早期经验。在PAO术后20年，生存率约为60%[33]。与现有的自然史研究相比，这表明PAO起到改善作用。尽管进一步的研究将继续确立PAO在改变自然病史的作用。PAO的ANCHOR前瞻性多中心队列研究报道了391例髋接受PAO治疗的2年结果。包括93%的手术满意度和改良Harris髋关节评分（23.6分）、髋关节功能障碍和骨关节炎预后评分（所有分数均>20分，包括疼痛、日常生活活动和体育/娱乐活动）的明显改善[34]。此外，我们小组的数据表明，15年的长期存活率高达92%[44]。

在这些早期队列中，有几个因素与PAO术后较差的预后相关。晚期关节软骨损伤与不良预后有关[33]。PAO术后外侧中心边缘角小于30°或大于40°也与较差的预后有关[35]。其他研究表明矫正不足（包括持续

偏移，挤压指数>20%，髋臼前翻过多，横向中心边缘角<22°）与较差的结果有关[33,36,37]。髋臼矫正术后FAI仍有待进一步明确[37,38]。Albers等[37]认为，PAO后发生FAI显示了较差的预后和疾病进展，包括髋臼过度覆盖，髋臼扭转，在非球面股骨头颈交界处缺乏头颈连接骨成形术。最终固定PAO后，对ROM的详细评估是重要的。一般认为髋关节应屈曲至少90°，关节内翻角至少15°。考虑运动员的功能性ROM要求也重要。在有限ROM的情况下，通过关节切开术进行骨成形术可以纠正FAI。髂前下棘已被越来越多的人认为是潜在的棘下撞击源。这也与髋关节PAO术后有关。PAO术后骨成形术的远期效果仍有待观察。

临界性髋关节发育不良

临界性髋关节发育不良是一种常见但研究较少的疾病。几个自然史研究表明，髋关节发育不良的骨关节炎的风险可能会延伸到LCEA25度或更高。临界性髋关节发育不良是一个常用的术语，指的是LCEA在20°~25°之间的患者。这个亚组的患者可能有症状性髋关节不稳，而其他患者似乎继发潜在FAI的症状，或在某些情况下，不稳定和撞击都有。重要的是要认识到，临界范围的测量比发育不良范围的测量更常见。对于女运动员，特别是从事髋关节活动度大的运动，临界髋臼覆盖不足是非常常见的。在一项对女大学生运动员的横断面研究中，21%的人有发育不良的证据（LCEA<20°）。46%的患者伴有临界性发育不良（LCEA 20°~25°）[39]。总体而言，67%的LCEA为25°或更低。在一项类似的研究中，在男性大学生运动员中，7%表现为发育不良，另有19%表现为临界性发育不良[40]。这些研究都强调临界性髋臼发育不良的数量大约是真性髋臼发育不良的3倍。在这些人中，临床决策仍然是一项艰巨的任务，需要全面了解所有相关的患者特定因素，以选择最佳治疗方案。重要的影响因素包括性别、年龄、软组织松弛度（Beighton评分）、ROM、股骨颈旋转位置和头颈部形态。髋臼形态的三维特征可以为临床提供更多的信息，以确定最佳的治疗方案。

髋关节镜与PAO在临界性髋关节发育不良中的作用仍有争议，正如前面提到的。Larson等报告的关节镜在治疗发育不良或临界性发育不良时的失败率相对较高（大于30%）[32]。Domb等[41]报道了22例临界性髋关节发育不良（研究定义为18°~25°）患者的结局，术后2年行髋关节翻修术及关节囊折叠术。在

这项研究中，80% 的患者报告了优 / 良好的短期疗效（1 例术后脱位；无全髋关节置换术）。虽然如此，需要进行更大规模的研究和更长时间的随访，分析髋关节不稳定和撞击的所有特征，以阐明临界性发育不良的最佳治疗方法。

非创伤性髋关节微不稳定

髋关节软组织松弛的作用需要继续研究确定。软组织松弛的作用在其他关节，包括肩和膝都是公认的。直到最近它才在髋关节中受到显著的关注。髋关节不稳定可以在没有大的创伤的情况时发生，但极为罕见。髋关节微不稳定是目前公认的一种临床疾病。关节囊折叠术是一种很有潜力的治疗方法。最初采用的是开放关节囊折叠术，但随着关节镜技术的改进，关节镜下关节囊折叠术是一种常用的治疗方法。与未修复者相比，关节镜下关节囊闭合可改善早期预后 [42]。关节镜下关节囊折叠术通常与关节囊缝合术相似，即缝合较大、厚实的关节囊瓣或切除一些远端的关节囊瓣。为了最大限度地提高折叠术的效果，提倡采用斜形关节囊（远端内侧向近端外侧）移位的折叠术 [41]。

对于特定患者进行关节囊折缝，术后早期结果显示了一定效果。Domb 教授报道了临界发育不良患者接受关节囊折缝后效果良好。Larson 等 [43] 在一组患有 Ehlers-Danlos 综合征的女性患者中报告了髋关节镜联合关节囊折叠术的良好结果。未来的研究非常重要，以确定这些结果的可推广性。关节囊折叠术的寿命仍然是一个值得关注的问题，其他关节的关节囊折叠术后似乎出现了反复不稳定，如肩关节。

（Jeffrey J. Nepple, John C. Clohisy 著
吴睿麒 译　黄洪杰 校）

参考文献

扫描书末二维码获取。

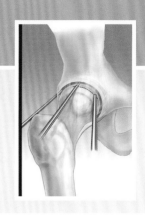

第82章

髂腰肌病变

髂腰肌肌腱是强大的髋关节屈肌腱，对于维持正常髋关节力量和功能非常重要。然而，髂腰肌可能是造成运动员伤痛的重要原因，包括髂腰肌滑囊炎、肌腱炎、撞击和弹响。已证明它们是 12% ~ 36% 运动员慢性腹股沟疼痛的主要原因，且在 25% ~ 30% 的运动员中发现急性腹股沟损伤[1-4]。急性创伤可导致骨骼发育不成熟患者的肌腱损伤或小转子撕脱骨折。患有不同髂腰肌病的运动员通常在体检中出现相似的症状和体征。因此，了解髂腰肌的正常解剖和功能以及髂腰肌的病理生理学是非常重要的。准确确定疾病的诊断，并制订相应的治疗策略。

概述

髂腰肌解剖与功能

髂腰肌肌腱 - 肌肉复合体是由髂肌、腰大肌和腰小肌组成的（图 82.1）。腰大肌是起于 T12 ~ L5 椎体和椎间盘的长梭形肌肉，并由 L1 ~ L4 的神经支配[5, 7]。髂肌是一块三角形的扇形肌肉，由内侧、外侧和粗隆部下束组成。它起于髂骨和骶骨翼，由股神经支配（L1 ~ L2）[5, 6, 8, 9]。腰大肌和髂肌在 L5 ~ S2 椎骨水平汇合形成髂腰肌[10]。在汇合之前，腰大肌肌腱起源于腹股沟韧带水平以上腰大肌的中心。在下降过程中，它顺时针旋转（右髋）并移动到肌肉后部，紧靠髋关节前方，并插入小转子（图 82.2）。髂腰肌囊位于肌腱和骨盆及股骨近端的骨面之间。它通常从髂耻隆突延伸到股骨头的下部。平均长度为 5 ~ 6 cm，宽度为 3 cm。腰小肌是一种细长的肌肉，起源于 T12 和 L1 椎体，只存在于 60% ~ 65% 的个体中，远端与髂筋膜和腰大肌肌腱融合。在 90% 的标本中，它与髂耻隆突有牢固的骨性连接[14]。

有文献报道髂腰肌肌腱有明显的变异[6, 10-12, 15-17]。在一项尸体研究中，Tatu 等[10] 报告了两个腱性结构——腰大肌和髂肌。髂肌内侧肌束插入髂肌肌腱，

逐渐与较大和较内侧的腰大肌肌腱汇合。髂肌外侧肌束向远侧走行，无任何腱性附着点，并插入小转子前表面和转子下嵴。这些发现在 Guillin 等的一项研究中得到证实，该研究使用超声（US）来定位髂腰肌解剖。相反，在一项利用磁共振成像（MRI）的研究中，与尸体对比，Polster 等[15] 注意到髂内侧束直接并入腰大肌肌腱，而外侧髂束的内侧纤维则附着在明显的肌内部腱上。Philippon 等[6] 检查了 53 具新鲜

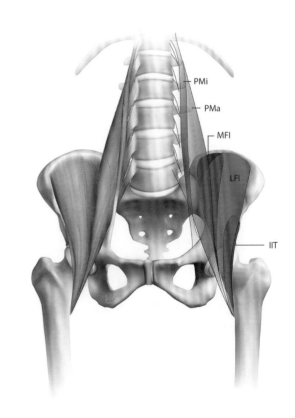

图 82.1　Guillin 等[9] 和 Tatu 等[10] 所描述的髂腰肌肌腱单位的前后位解剖。IIT，髂 - 转子下肌；LFI，髂肌外侧纤维；MFI，髂肌内侧纤维；PMA，腰大肌；PMI，腰小肌（Copyright 2017, Nicole Wolf, all rights reserved.）

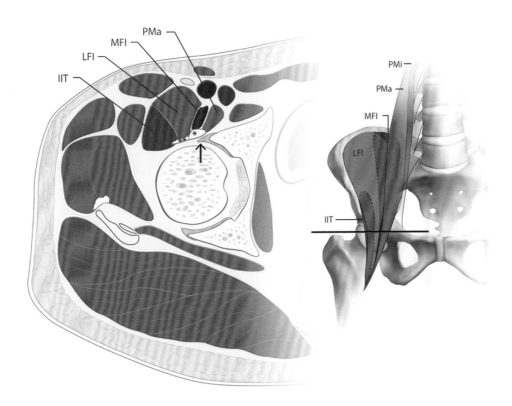

图 82.2　Guillin 等[9] 和 Tatu 等[10] 描述的髂腰肌的断层解剖。平面（黑线）穿过髋关节，如 AP 图所示。在这个层面上，髂肌（＊＊）和腰大肌（＊）肌腱位于髂腰肌束的后方，髋关节和盂唇的前方（箭头）。IIT, 髂 - 转子下肌；LFI，髂肌外侧纤维；MFI，髂肌内侧纤维；PMA，腰大肌；PMI，腰小肌 (Copyright 2017, Nicole Wolf, all rights reserved.)

的冷冻尸体，在髋关节水平证实了单束、双束、三束髂腰肌分别占 3%、64.2% 和 7.5%。然而在儿童中，只有 21% 接受 MRI 检查的患者观察到两条不同的肌腱[16]。Gómez-Hoyos 等观察到 70% 的标本有双腱（腰大肌和髂肌）的痕迹，30% 的标本有单根肌腱，肌腱植入小转子的前内侧，占其总表面的 19%[11]。相反地，在 Philippon 等的另一项研究中，髂腰肌止点呈倒泪滴状，占据整个小转子后表面。虽然关于肌腱的数量、不同的肌肉纤维对每条肌腱的相对贡献以及小转子上插入点的位置都存在争议，但目前的文献挑战了以往研究描述的单一联合肌腱的观点。

　　髂腰肌滑囊与髋关节通过先天性缺口（位于髂股韧带和耻骨股骨韧带之间）的连接是多变的。Tatu 等[10] 报告的 14 例尸体解剖中没有连接；然而，另有研究观察到 15% 的患者关节和滑囊之间有直接的联系。在诊断注射期间考虑这种连接非常重要，因为麻醉药物可在关节内和关节囊之间移动，所以会干扰试验结果。

　　髂腰肌的主要功能是强大的屈髋作用，但它在股骨外旋和躯干侧屈、前屈、平衡时也有重要作用[19-22]。髂肌和腰大肌已被证明具有单独和特定任务的激活模式[19-21]。髂肌对于稳定骨盆[17] 和跑步时快速屈髋非常重要[19]。腰大肌对于直立坐姿和维持脊柱冠状面的稳定性很重要。在仰卧坐起时，根据屈髋角度的不同，观察每一块肌肉的功能[21]。腰小肌的特定功能尚未完全明确，但考虑到其附着点位于髂筋膜及骨盆上，当髂腰肌跨过股骨头时，它可能有助于维持髂腰肌潜在的位置和力学稳定性[14]。

髂腰肌弹响

　　髂腰肌弹响，也被称为髋关节内弹响，是一种以髋运动时听到或摸到髂腰肌弹响为特征的疾病。1951年，Nunziata 和 Blumenfled[23] 首先描述了髋内部弹响的机制，髂腰肌腱在骨盆髂耻隆突上的弹响。从那时起，动态超声被用于多项研究，以证实这一机制是髂腰肌弹响的主要来源[24-28]。大多数研究报告了，髂腰肌跨过髂耻隆突处，髋关节从屈曲、外展和外旋的位置（FABER）转向中立伸髋时，出现突然的"拨动"运动及听得到或摸得到的弹响。即使如此，最近的研究表明，髂腰肌的髂肌腱突然翻转是弹响的来源（图 82.3A ~ C）[9, 24, 29]。在这些研究中，动态超声显示髋

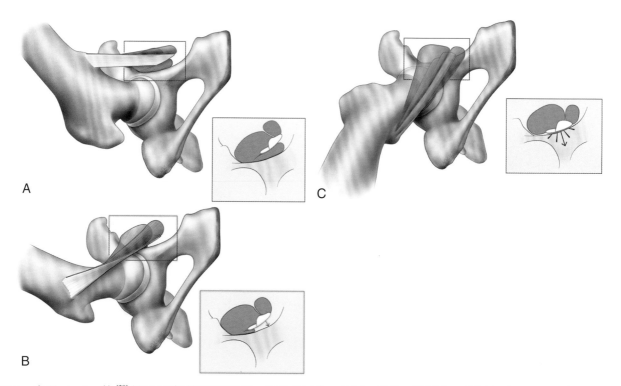

图 82.3　由 Deslandes 等[29] 描述的髂腰肌弹响机制。髋关节屈曲、外展、外旋，髂肌位于髂腰肌腱和耻骨上支之间（A）。当髋被带到中立位时，肌腱沿着相反的路径到达其在耻骨上解剖位置时，部分髂肌会被肌腱和骨卡住（B）。当髋进一步处于中立状态时，被卡住的肌肉突然松开，导致肌腱与邻近的耻骨支发生弹响（C）(Copyright 2017, Nicole Wolf, all rights reserved.)

关节处于 FABER 位置，髂肌被夹在髂腰肌腱和耻骨上支之间（图 82.3A）。当髋恢复到中立位时，部分髂内侧肌被卡住，因为肌腱沿着相反的路径到它原来的位置（图 82.3B）。夹住的髂肌突然松开，产生肌腱与耻骨的弹响声（图 82.3C）。与 Nunziata 和 Blumenfeld 所描述的原始机械论相反，髂耻肌隆起位于腰肌腱内侧，与观察到的弹响现象无关[29]。

尽管肌腱在骨盆部的异常运动通常认为是弹响现象的来源，但已提出了其他不同机制。几项研究提出软组织异常——如副髂腰肌腱性滑脱[29]、盂唇旁囊肿[29] 和（或）狭窄性腱鞘炎——是弹响的根源。其他作者认为髂腰肌弹响发生在骨隆突而不是骨盆上，如小转子[31] 或股骨头[32]。总体而言，弹响的确切机制仍有争议。关于髂腰肌弹响的几种潜在病因也缺乏共识。

髂腰肌滑囊炎和肌腱炎

髂腰肌滑囊炎和肌腱炎已被证实，有症状的髋内侧疾病与肌腱重复的病理性运动密切相关[27, 31, 33]。弹响现象中肌腱的不规则运动会引起下方滑囊的刺激和炎症[35-37]。即使如此，一些研究表明，因症状性

弹响而接受开放手术的患者中，滑囊没有客观的异常[31, 38]。不过，这种情况如此频繁，以至于 Johnson 等[33] 建议将其视作单一群体，称为髂腰肌综合征。相应地，这类人群的诊断、检查和治疗也是相同的。

髂腰肌撞击症

髂腰肌撞击症（illiopsoas impingement，IPI）是一种病理过程，其中过于紧张的髂腰肌肌腱撞击髋臼下盂唇，导致盂唇损伤。Heyworth 和他的同事（LOE Ⅳ）在 2007 年[39] 的一项髋关节镜翻修的研究中首次描述了这种现象；24 例患者中有 7 例出现 IPI 和相应的盂唇损伤。在髋臼水平松解髂腰肌后，他们注意到在髋关节伸展过程中肌腱不再撞击前部盂唇[39]。Domb 和同事（LOE Ⅳ）[40] 进一步确定了一系列在 3 点钟位置（右髋）有直接前盂唇撕裂伤患者的 IPI 病理生理学。在没有骨质异常的情况下，他们注意到盂唇损伤发生在髂腰肌切迹（图 82.4）髂腰肌腱的正下方，与传统的股骨髋臼撞击（FAI）中观察到的 1~2 点钟位置明显不同[41, 42]。关节镜检查时的病理结果包括盂唇撕裂、盂唇炎（称为 IPI 征）或邻近的腱性炎症和前关节囊的

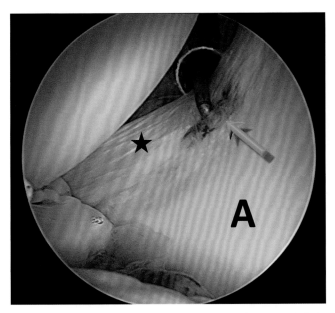

图82.4　后外侧入口，关节镜下观察1例髂腰肌撞击症患者在3点钟位置（绿色箭头）的盂唇撕裂。髂腰肌切迹、前方盂唇（星形）和髋臼前部（A）在该入路中良好显示

肌腱瘢痕。作者认为盂唇部损伤可能是过紧的髂腰肌撞击前唇部或反复牵引的结果，由于肌腱与邻近关节囊复合体的粘连而损伤盂唇。与Heyworth等的观察相似，Domb等发现，在所有的病例中，松解肌腱可以减少对盂唇的压迫。Yoshio等[43]的尸体研究显示，髂腰肌腱下的最大压力发生在髋关节伸展时的关节水平，支持盂唇承受了髂腰肌过大的病理性压力从而导致损伤的可能性。虽然髂腰肌过度紧张的确切原因尚不清楚，Gómez-Hoyos等[44]观察到，与对照组相比，IPI患者的小转子后倾显著增加。作者推测，由于髂腰肌腱在越过髂耻肌隆起时形成一个钝角，小转子后倾增加可能会增加肌腱下的接触压力，导致髂腰肌在盂唇的撞击。

病史

髂腰肌弹响

髂腰肌弹响的诊断始于完整的病史。患者常主诉在需要较大关节髋活动度（ROM）的体育活动中（如跳舞、足球、曲棍球和橄榄球）出现疼痛的弹响[24,45]。在日常生活活动中也可出现症状，如爬楼梯或从坐到站时。弹响的感觉伴随着腹股沟疼痛，疼痛可能会放射到大腿或膝盖顶部。在高达50%的病例中，急性外伤史与弹响的发展有关[25]。然而，患者也可能是先前

无症状的弹响，在重复活动后变得疼痛，包括高屈髋角度。有症状的弹响在女性中比男性更常见，尽管这种疾病的真正流行程度还不清楚。高达58%的优秀芭蕾舞演员都出现过有症状的弹响[24]。即便如此，无症状弹响在普通人群中的流行率已被证明高达40%。因此，在制订治疗计划之前，仔细评估是否有弹响症状是很重要的。

髂腰肌撞击症

髂腰肌撞击最常发生在年轻活跃的女性身上，许多人经常参加运动[40,48-50]。患者通常表现为腹股沟前部疼痛，随着运动和日常生活活动（如主动屈髋、长时间坐着和下车）而加重[40,48,49]。髂腰肌弹响在IPI中较少见，但有高达17%的病例报道[48,49]。

体格检查

髂腰肌弹响

体格检查应包括完整的髋骨骼肌肉的评估和针对可疑诊断的特殊检查。"主动髂腰肌弹响试验"是最常见的检查方法，用于检测髋内部的弹响。该试验是通过让患者主动将髋关节从FABER位移动到伸展和中立位来完成（图82.5A～C）。检查者的手应放在腹股沟，以触诊髂腰肌弹响。这通常发生在髋关节屈曲30°～45°之间[51]。髂腰肌肌力通过患者坐位抗阻屈髋来评估，这可能会导致腹股沟痛，但通常不会重现弹响。据报道，59%的腹股沟区局部肿胀伴有内部弹响疼痛。超声引导下髂腰肌囊注射有助于对髂腰肌弹响的评价（图82.6）[52]。可以进行注射前和注射后检查以确定患者是否有疼痛的缓解。如果缓解则支持疼痛弹响的诊断[53]。

评估患者髂胫束（ITB）的外部弹响也很重要。在大转子处，这可能与髂腰肌弹响类似。患者常报告在弹响过程中有髋关节脱臼的感觉。该检查是区分内、外髋关节弹响的最有效方法。我们首选的检查技术是"踏车试验"，通过让患者主动参与"自行车运动"来确定是否存在髋关节外部弹响。侧卧位时患肢由屈向伸（图82.7A和B），大转子上可触及的弹响或撞击声证实这一诊断。

髂腰肌撞击症

髂腰肌撞击症患者通常会有撞击试验（屈曲、内收和内旋）阳性、scour征（屈曲、内收和轴向压缩）、髂腰肌的压痛[40,48,49]。大约一半的患者在FABER试

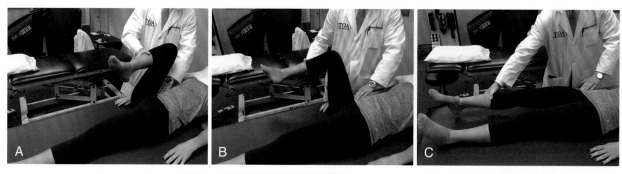

图 82.5 髂腰肌内弹响的"主动髂腰肌弹响试验"。患者主动活动髋关节，从屈曲（A）到外展和外旋（B），再到伸展和中立位（C）。当检查者的手放在髋上方时，通常会感觉到明显的碰撞或弹响

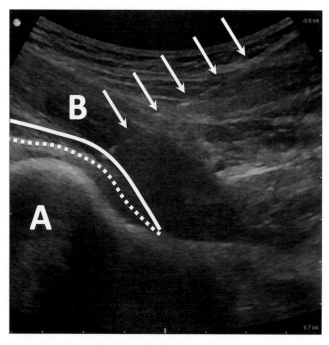

图 82.6 超声引导下髂腰肌囊注射。针头轨迹（箭头）指向股骨头（A）。针尖应穿过髂腰肌（B）进入髂腰肌囊，其位于髂腰肌后表面（实线）和关节囊（虚线）之间

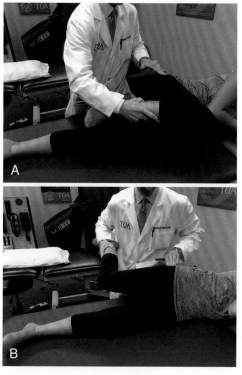

图 82.7 髂胫束外侧弹响的"踏车试验"。在侧卧位时，患者主动屈髋（A），然后伸髋（B）。可以在大转子上方检测到可触摸或可听见的弹响声

验及抗阻直腿抬高试验中有疼痛[48, 49]。关节内注射发现了不同的结果，一些研究报道 50% 的患者症状有一过性的改善，而另一些研究报道所有接受注射的患者症状均有改善[48]。

影像学

虽然髂腰肌弹响的典型诊断是基于充分的病史和体格检查，但影像学检查也有价值，以确定诊断并鉴别伴随的髋关节病变。X 线检查应从骨盆前后位（AP）和髋关节侧位片开始，以排除急性或慢性骨质异常，并评估 FAI 的 X 线征象。在弹响来源不确定的情况下，动态超声可以显示髂腰肌腱或髂腰肌束的激发性动作，如主动的髂腰肌弹响和踏车试验[9, 24-29, 34]。超声还有助于鉴别关节积液和滑膜炎、股直肌肌腱病变、髂腰肌滑囊炎和肌腱炎。除了能够检测髂腰肌腱炎和滑囊炎外，MRI 有助于诊断相关的软骨和盂唇病变，67%～100% 的患者表现为软骨和盂唇的病变，伴有疼痛的髂腰肌弹响[53-56]。磁共振成

像可以确定 100% 的患者发生弹响的病理原因 [27]。对于疑似 IPI 的患者，X 线平片可能显示 FAI 的征象 [49]；然而，最相关的影像学发现是 MRI 所见的 3 点钟位置或附近的盂唇撕裂伤 [48]。

治疗方案

　　髂腰肌弹响和撞击的首选疗法是保守治疗，包括改善活动、物理治疗、非甾体抗炎药和皮质类固醇注射。3 个月保守治疗失败的患者可考虑手术治疗。手术治疗的目的是延长髂腰肌腱性单位，以防止弹响或给盂唇造成机械应力。髂腰肌延长术可以通过开放手术或关节镜手术进行。关节镜下髂腰肌肌腱松解术在三个位置进行（图 82.8）：在中央间室（图 82.9）[49, 54, 55, 57]、周围间室（图 82.10）[58, 59] 和在小转子处（图 82.11）[53, 56, 60]。与 FAI 或髂腰肌撞击相关的盂唇病变通常先矫正骨性结构异常，然后进行盂唇修复。或由手术时的组织质量决定采取清理或修复术。

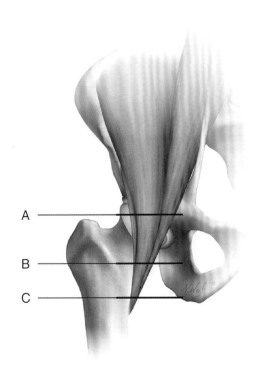

图 82.8　图示髂腰肌松解的三个平面：中央间室（A）、周围间室（B）和小转子处（C）。在这些水平上，肌腱与肌肉的比例分别为 40% 肌腱 /60% 肌腹、53% 肌腱 /47% 肌腹和 60% 肌腱 /40% 肌腹 [71]（Copyright 2017, Nicole Wolf, all rights reserved.）

术后处理

　　术后康复计划在手术后立即开始，是持续 25 周的多阶段计划。目的是保护修复的组织，保持 ROM，减少炎症和疼痛，恢复正常的肌肉力量和功能。第一阶段（0~2 周）包括最初的运动，患者拄拐限制单脚 20 磅的负重。强调被动 ROM 运动和伸展运动，髋关节屈肌牵拉和限制中立位伸髋以保护关节囊的修复。患者还要开始主动的 ROM 运动、等长收缩、功率自行车无阻力训练、早期本体感觉练习。在早期康复期间建议患者服用萘普生 500 mg，每日 2 次，连续 3 周，以减少异位骨化的可能性并控制炎症 [64]。在第二阶段（3~12 周），患者脱拐，进行中级训练。6 周后开始髋关节屈肌的锻炼，让松解的髂腰肌腱愈合。练习包括平衡训练和本体感觉的练习、心肺运动（抗阻椭圆机和功率自行车），以及下肢强化练习。第三阶段（13~16 周）由高级训练组成，包括超等长收缩、跑步和敏捷性练习。最后，患者到第四阶段期（17~25 周），包括高水平的活动，如多平面的敏捷性和运动专项训练。

结果

髂腰肌弹响

　　过去，髂腰肌松解采用开放手术入路；然而，与关节镜技术相比，开放手术已被证明伴随着更高的发病率和更差的结果。在对 11 项研究的系统综述中，65 例开放手术患者术后疼痛较多，在开放手术中，有 23% 的患者出现反复弹响，而在关节镜手术中，这一比例为 0%。此外，接受开放手术的患者的并发症发生率为 21%，而使用关节镜技术的患者为 2.3% [65]。除了并发症和反复弹响的发生率较低外，关节镜手术可以诊断和治疗伴随的关节内病变。相对于开放手术，治疗相关的关节内异常伴随髂腰肌弹响，可使患者报告的结果得到改善。然而，目前还没有直接比较开放与关节镜下髂腰肌延长术的研究。

　　病例系列研究（LOE Ⅳ）评价关节镜下髂腰肌松解术的疗效复发率低，并发症少 [53-59]。在一项评定运动员髂腰肌疼痛弹响的研究中（LOE Ⅳ），Anderson 和 Keene [53] 报道所有患者在小转子肌腱松解后平均 9 个月恢复运动。在一项随机试验（LOE Ⅰ）和一项对照研究（LOE Ⅳ）中，Ilizaliturri 等 [66, 67] 发现髂腰肌松解术无论在小转子还是中央间室中均效果良好，无显著性技术上的差异。

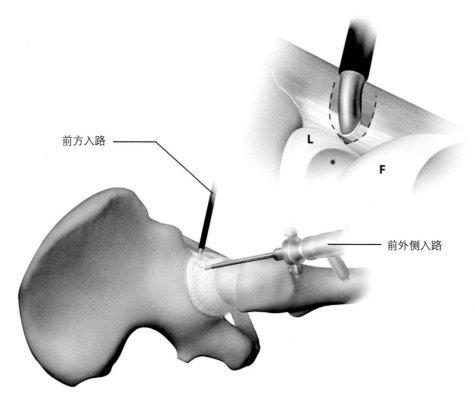

图 82.9　从中央间室松解髂腰肌腱。髋关节在牵引状态下，70° 关节镜前外侧入路，使用香蕉刀将入路间的关节囊切开向内侧延伸（虚线）以暴露髂腰肌腱，该肌腱位于髋臼上 3 点钟位置髂腰肌切迹的正前方（ * ）。然后可以用刀片或射频松解肌腱，注意保持肌肉部分完好无损。该操作会使肌腱单位的部分延长。F, 股骨头；L, 盂唇（Copyright 2017, Nicole Wolf, all rights reserved）

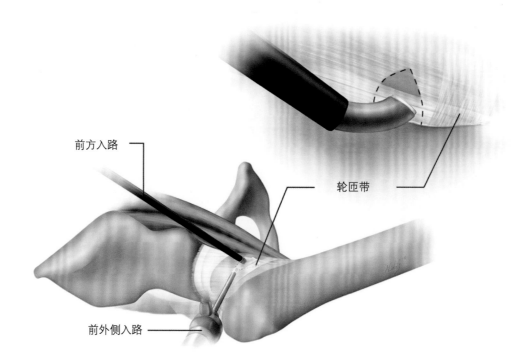

图 82.10　周围间室髂腰肌腱切断术。为了便于可视化，释放牵引并将髋关节置于屈曲 30° 的位置。30° 关节镜经前外侧入路，并指向关节囊的前方。在内侧滑膜皱襞的外侧和前方轮匝韧带的近端横向切开关节囊（1 cm）。切开关节囊后可以看到肌腱，然后用射频或香蕉刀切割松解肌腱（Copyright 2017, cole Wolf, l rights reserved）

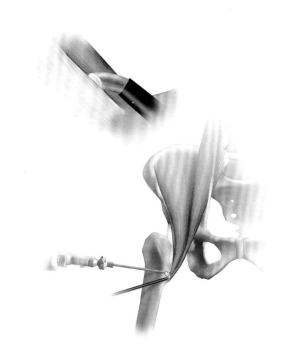

图 82.11 在小转子水平松解髂腰肌腱。为了接近小转子，髋关节屈曲 30° 并向外旋转，直到小转子平行于身体的冠状面，并通过透视达到最大限度的可视化。然后用穿刺针向前并垂直于股骨穿入，直到到达小转子。在该位置放置套管，并且以类似的方式在第一个套管远端 5~7 cm 处建立第二入路。然后将 30° 关节镜放置在近端入路内，并在远端入路使用射频清除所有软组织，并在髂腰肌腱在小转子止点处松解髂腰肌腱（Copyright 2017, Nicole Wolf, all rights reserved）

Fabricant 等（LOE Ⅳ）[57] 研究了 67 名连续接受中央间室髂腰肌松解的患者，并确定股骨前倾角大（>25°）的患者与股骨前倾角正常 / 低（≤25°）的患者相比，改良 Harris 髋关节评分较低。这些研究者假设，鉴于髂腰肌在髋关节前部的解剖位置，髂腰肌可能起到重要的动力稳定的作用[57]。即便如此，Chandrasekaran 等 [68]（LOE Ⅳ）研究表明，尽管女性患者股骨前倾斜率高于男性患者，但她们在功能评分上有更大的改善。这些研究提示充分修复其他软组织病患（例如盂唇和关节囊）后，髂腰肌部分延长术可以在不影响手术效果的情况下进行[68]。总体而言，有必要进行更多的研究，以确定功能和患者主观结果的预测因素以及髂腰肌松解的最佳技术。

髂腰肌撞击

髂腰肌延长并处理伴发的盂唇病变以治疗髂腰肌撞击（IPI），在 LOE Ⅳ 级别的研究中显示出了良好效果 [40, 49, 50]。Domb 等 [40] 研究表明 95% 的随访患者主观评价身体功能"很大改善"，在关节镜下肌腱延长术和盂唇清除或修补术后平均 21 个月的随访中没有患者出现症状加重。在最后随访的 8 名患者中 HHS 和 HOS 评分与术前相比有明显改善。

在一个包括 16 名患者、至少 6 个月的随访病例系列研究中，Cascio 等 [50] 进行肌腱延长术（伴或不伴盂唇修复），HHS 评分从平均 70 分改善到 94 分。然而，作者指出，有一名患者在 18 个月时需要进行翻修手术，以修复初次手术中未解决的盂唇撕裂。Nelson 和 Keene[49] 利用肌腱松解治疗 30 例 IPI 患者的研究中，有 23 例显示了良好到优异的结果（改良 HHS 评分≥80 分）。术后功能评分较低的患者包括：1 例缺血性坏死，1 例进行性退行性关节病，2 例转子滑囊炎以及 3 例反复疼痛的弹响髋。3 例反复出现弹响髋的患者中有 2 人在小转子处接受了第二次髂腰肌松解术，在翻修手术 1 年后显示出良好到优秀的结果。虽然这些Ⅳ级报告令人鼓舞，但仍有必要进行更大样本量的进一步研究和长期随访，以确定 IPI 的最佳治疗方案。

并发症

虽然髂腰肌松解的结果总体上是好的，但是已经有报道与此术式相关的并发症。术后屈髋肌无力 [53, 55, 56, 58, 59, 61, 67, 69] 与 MRI 上髂腰肌萎缩的表现 [69, 70] 已经在肌腱切开术后观察到。在文献中有一个共识，即明显的无力发生在术后早期，但对于这种无力是否会随着时间的推移而缓解也是有争议的。使用标准 5 级徒手肌力测量的几项研究显示髂腰肌腱切开后 3~6 个月肌无力完全恢复 [53, 55, 56]。此外，Ilizaliturri 等 [61, 67] 和 Hwang 等 [58] 报告术后 8~10 周力量"改善"或"恢复"；然而，没有进行正式的强度测试。相反，Brandenburg 和相关机构 [69]（LOE Ⅲ）使用安装在定制测试框架上的测力仪监测到坐姿髋关节屈曲强度下降了 19%，且在术后平均 21 个月的随访中，MRI 重建测得的髂腰肌体积与对侧髋关节相比减少了。术后髋关节屈肌力量差异的原因尚不清楚，但可能涉及测量力量的不同技术（人工测试 vs. 测力计）。有趣的是，在不同水平上观察到肌腱松解在术后髋关节屈曲强度方面没有显著差异 [65-67]，可能由于在这些位置上肌肉与肌腱体积比率很相似 [71]。因此，每种松解技术都能在肌腱单位内保留相当体积的肌肉纤维，从而允许产生相同的屈髋力量。其他报道的髂腰肌松解术后并发症包括反复

🔨 作者首选技术

我们治疗髂腰肌疾病的首选手术技术是经中央间室关节镜下肌腱松解。我们通常在进行髂腰肌腱松解之前纠正与 FAI 相关的骨性异常，并在中央间室治疗盂唇病变，以减少腹腔内液体外渗的机会 [62,63]。

患者仰卧在手术台上，靠在填充良好的会阴柱上。双脚穿着带衬垫的牵引靴，术侧髋关节屈曲 10°，外展 10°，中立位旋转。对侧的肢体外展 45°～60°，旋转和屈曲均保持中立位，并作为手术侧的反牵引。C 形臂放置在下肢之间。术侧肢体逐渐增加牵引，并使用透视来确认至少已经获得 1 cm 的髋关节牵引。使用肌松剂在牵引过程中使髋关节充分牵开。

我们喜欢使用三个入路进入中央间室：前外侧入路、中前入路和后外侧入路（图 82.12）。使用 Seldinger 技术将前外侧入路建立在大转子尖端前 1 cm 处。首先用 17 号脊椎针穿刺，并进行空气关节造影以确保针在中央间室。一旦确认进入中央间室，通过脊椎针导入镍钛丝，然后将空心套管经导丝上进入中央间室。将 70° 关节镜引入髋关节，直到建立了中前入路之前再打开泵（入水）。从大转子尖端向内侧画水平线与经髂前上棘（ASIS）远端的垂直线形成一个连接点，此点向外侧及远侧约 2 cm 处即为中前入路（图 82.12）。在前外侧入路使用关节镜观察前方，直视下将脊椎针穿过盂唇和股骨头之间的关节囊，

建立中前入路。然后打开入水并将镜头指向后方以建立后外侧入路，该入路在大转子后方 1～2 cm 处。然后将关节镜切换到后外侧入路并向前观察。用香蕉刀将中前和前外侧入路之间的关节囊切开。对于怀疑髂腰肌撞击的患者，从后方入路能很好地观察 psoas-U 处的盂唇 - 软骨交界区（见图 82.4）。通过中前和前外侧入路引入探钩，对髋臼的盂唇和关节面进行全面检查。然后将镜头切换到前外侧入路，并经中前入路使用香蕉刀朝向 psoas-U 向内侧继续切开关节囊。使用香蕉刀时一定要控制锯切动作，只切开关节囊。特别要注意切开关节囊时应在关节囊的近端和远端保留足够的组织，以便在手术结束时进行缝合修复。髂腰肌腱可通过其独特的发亮纤维辨别，在髋臼 3 点钟方向紧靠着关节囊前方。用刨刀清理肌腱周围的腱鞘。然后用射频装置或香蕉刀将肌腱一分为二，使肌肉纤维保持完整。因为解剖学研究显示高达 72% 的人群不止有一条髂腰肌腱束 [6]。我们常规寻找额外的肌腱。如果首先看到较小的髂肌腱，较大的腰大肌腱将位于髂肌腱的内侧，应以类似的方式切开。一旦肌腱被切开延长，就可以释放牵引并处理周围间室的病变。我们常规在髂腰肌松解的情况下进行关节囊修复，以将医源性不稳定的可能性降到最低。

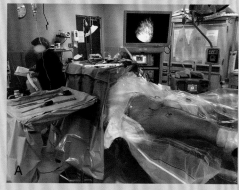
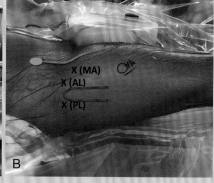

图 82.12 （A）手术室设置；（B）关节镜入路位置。AL，前外侧入路；ASIS，髂前上棘；蓝线，从 ASIS 向髌骨中心远端画出的线；绿色卵圆形，ASIS；MA，中前入路；PL，后外侧入路；红线，大转子轮廓

发作的弹响髋 [17,54]、液体外渗 [62,63,72] 和严重的髋关节不稳 [73-75]。Shu 和 Safran[17]（LOE V）报道了一例由于双侧髂腰肌腱导致的反复弹响髋，该肌腱在外周间室松解中未被发现。关节镜翻修和两个肌腱松解后，复发的弹响得到解决。在一个Ⅳ级病例系列报道中，Bitar 等 [54] 注意到 18% 的患者在髂腰肌中央间室延长后发生了反复的弹响。与解决弹响的患者相比，反复

发作弹响的患者在功能评分上没有改善，满意度也较低 [54]。虽然没有注意到发现弹响的确切原因，但作者假设可能是多个腱束、瘢痕组织形成，或与部分髂腰肌肉过紧有关 [54]。这些研究强调了术前 MRI 和术中评估多个肌腱存在的重要性。

液体外渗是一种罕见但可能危及生命的并发症，可导致腹腔室隔综合征 [72]。Ekhtiari 等系统综述了最

近发表的 14 项相关研究（LOE Ⅳ）[72]，发现有症状的腹部外渗的患病率为 1.6%。他们得出结论，女性是唯一增加液体外渗风险的因素，髂腰肌腱切断术并不是一个危险因素[72]。然而，在一项评估关节镜术后的 CT 扫描研究中，Hinzpeter 等[62]（LOE Ⅳ）发现 47.5% 的无症状患者显示腹膜内或腹膜后液体外渗。在这项研究中，髂腰肌腱切断术与液体外渗平均体积的增加存在非统计学相关[62]。增加外渗的其他危险因素是女性患者和手术时长[62]。Kocher 等[63] 进行了多中心髋关节镜临床结果研究网络（MAHORN）的调查（LOE Ⅳ），并确定症状性腹内液体外渗的患病率仅为 0.16%。与 Hinzpeter 的研究一致，如液体泵压力一样，髂腰肌腱松解是发生外渗的一个危险因素[63]。作者确定这种并发症可能是髂腰肌腱切断术后液体沿着髂腰肌腱鞘流动的结果[63]。因此，他们建议在手术结束时进行肌腱松解[63]。腹腔内液体外渗的症状包括腹痛、低血压、低体温、腹胀、呼吸急促和心肺疾病[63, 76]。使用透明的关节镜铺巾（图 82.12），建议术中经常触诊腹部，并监测核心体温，以帮助早期发现这种并发症[72]。如果发现腹腔内渗出，立即停止手术，利尿，升高核心温度并请普通外科会诊[72]。严重的髋关节不稳定是髂腰肌松解后的另一种罕见但具有潜在破坏性的并发症[73-75]。Duplantier 等发表一篇荟萃分析（LOE Ⅳ）[73] 发现文献报道髋关节镜术后的 11 例髋关节脱位或半脱位患者中，有 3 例与髂腰肌松解有关。3 例患者都没有缝合关节囊[74, 75]，有 1 例进行了盂唇清理[74]。髂腰肌对髋关节具有动态稳定作用[43, 57]。然而，目前尚不清楚其对髋关节稳定性的总体作用是否与髋臼的骨性结构和其他软组织，如关节囊、盂唇、圆韧带的稳定作用相关。鉴于关节镜术后与严重髋关节不稳相关的多个混杂变量，需要进一步研究以确定髂腰肌松解在这种并发症发生中的作用。

未来展望

髂腰肌是一个解剖学上复杂的肌 - 腱单元，其功能主要是强大的屈髋作用，其次是腰椎和骨盆的股骨旋转和稳定作用，髂腰肌疾病的初始治疗通常包括物理治疗、运动调节、非甾体抗炎药和皮质类固醇封闭注射。如果保守治疗失败，在 Ⅳ 级研究中，关节镜手术解决现有的病理状况已经显示了令人欣慰的结果。需要更高水平证据和长期随访的进一步研究，以及利用有效的力量测量、功能评分结果，以确定结果的阳性和阴性预测因素。还需要生物力学研究来确定髂腰肌作为髋关节动力稳定器的确切作用。

选读文献

文献：Philippon MJ, Devitt BM, Campbell KJ, et al. Anatomic variance of the iliopsoas tendon. *Am J Sports Med*. 2014; 42(4): 807-811
证据等级：Ⅳ级
总结：本文是对 53 具尸体的解剖学研究，其中 28%、64% 和 8% 的患者分别发现了单束、双束和三束髂腰肌腱。

文献：Deslandes M, Guillin R, Cardinal E. The snapping iliopsoas tendon: new mechanisms using dynamic sonography. *AJR Am J Roentgenol*. 2008; 190(3): 576-581.
证据等级：描述性影像研究
总结：在这项研究中，动态超声被用来展示当髂肌挤压在髂腰肌腱和耻骨上支之间时，髂腰肌发生弹响，然后当髋关节从 FABER 变为中立位时突然释放，导致肌腱发生弹响。

文献：Domb BG, Shindle MK, McArthur B, et al. Iliopsoas impingement: a newly identified cause of labral pathology in the hip. *HSS J*. 2011; 7(2): 145-150.
证据等级：Ⅳ级
总结：本文定义了髂腰肌撞击（IPI）的病理生理学，确定大多数 IPI 患者在髋臼的 3 点钟位置有盂唇撕裂或挫伤。髂腰肌松解减少了髂腰肌对盂唇的压迫，并有功能评分改善。

文献：Anderson SA, Keene JS. Results of arthroscopic iliopsoas tendon release in competitive and recreational athletes. *Am J Sports Med*. 2008; 36(12): 2363-2371.
证据等级：Ⅳ级
总结：这项研究评估了 15 名有疼痛髂腰肌弹响病史的运动员在小转子处的髂腰肌松解。观察到 mHHS 有显著改善，所有患者在手术后 9 个月内恢复运动。

文献：Bitar El YF, Stake CE, Dunne KF, et al. Arthroscopic iliopsoas fractional lengthening for internal snapping of the hip: clinical outcomes with a minimum 2-year follow-up. *Am J Sports Med*. 2014; 42(7): 1696-1703.
证据等级：Ⅳ级
总结：这项研究评估了 55 名接受中央间室髂腰肌松解术的患者，并证明大多数患者在结果评分方面有缓解和改善。没有解决弹响患者 (18%) 在功能评分上没有明显的改善。

（Christian N. Anderson　著
吴睿麒　译　黄洪杰　校）

参考文献

扫描书末二维码获取。

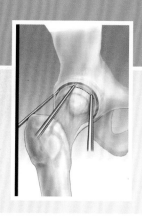

第83章

转子周围疾病

转子周围疾病往往表现为髋关节疼痛，其诊断和治疗对临床医生来说具有挑战性。最近，随着对生物力学和解剖学关系的进一步了解，导致整个半骨盆疼痛的关节外病因得到了更明确的定义。尽管非手术方法足以治疗许多转子周围疾病，但外科干预可用于特殊情况。关节镜技术的进步被越来越多地应用于转子周围间室，并显示出积极的手术结果 [1-4]。本章将使临床医师能够清楚地识别出常见的转子周围疾病，回顾当前的治疗方式，并思考每种治疗方案的适应证。

臀中肌和臀小肌撕裂

病史

臀中肌和臀小肌的撕裂在 1997 年首次被描述为"髋关节的肩袖撕裂" [5]。撕裂常见于老年人群，报告显示多达 25% 的 60 多岁女性外展肌撕裂 [6]。类似于肩袖撕裂，外展肌腱撕裂修复最初采用开放式手术技术，近年来被内镜技术所取代。臀中肌和臀小肌从髂骨延伸到大转子，由臀上神经支配，功能为外展髋关节并在行走时稳定骨盆 [2,7,8]。在步态的站姿阶段，臀中肌和臀小肌通过抬高对侧骨盆来达到稳定作用，如果不能使骨盆稳定，则可以观察到 Trendelenburg 步态 [7,9]。如果臀肌肌腱无力或断裂，最终会严重损害正常行走和髋关节稳定性。

体格检查

外展肌肌腱撕裂常隐匿起病或外伤所致，导致肌腱从大转子附着处撕裂。患者可能出现髋部肌无力的症状，包括 Trendelenburg 征、蹒跚步态，这可能与骨盆不稳定有关。这种骨盆不稳定，尤其是在步态的站姿阶段，会导致无法正确行走，且不会产生疼痛。除活动时疼痛外，患者还可以在大转子上出现髋外侧压痛，并有触痛或无法躺在患侧。模拟肩袖损伤患者的体格检查可以帮助确定臀肌腱撕裂的诊断。髋关节

滞后征（hip lag sign）为：膝盖弯曲 90°，同时躺在其未受影响的一侧，有症状的髋关节被动地伸展和内旋，当检查人员停止支撑肢体时，患者无法保持腿部位置。其诊断外展肌肌腱损伤的敏感性和特异性分别高达 89% 和 96% [10]。

影像学

即使单凭 MRI 就可以发现老年人的臀肌撕裂，但应该结合临床评估与 MRI 结果来诊断此病（图 83.1）[2,4,7]。X 线不能准确地显示肌腱结构，其表现通常不明显；尽管超声波可以检测炎症和臀肌撕裂，MRI 仍是首选。

治疗原则

虽然外伤会引起急性撕裂，但臀肌撕裂在发病时往往是隐匿的，很难诊断。由于疼痛逐渐加重和功能受限，外展肌肌腱撕裂常被误认为是半骨盆内的慢性过程，如关节炎、滑囊炎或腰椎退化引起的神经根病变 [1,2,4,7-9]。外展肌腱撕裂的进一步临床评估和检查参见专栏 83.1。

治疗方案

由于臀肌腱撕裂的范围从局部到整体，治疗方式也从保守治疗到手术治疗。最初出现外展肌腱无力症状的患者应先行保守治疗。理疗、非甾体抗炎药（NSAIDs）和运动调节是限制炎症和加强其余肌肉组织力量的首选方法。手术修复通常用于分离的臀肌腱撕裂或保守治疗失败的撕裂。值得注意的是，单纯患有慢性肌无力伴影像学肌肉萎缩的外展肌肌腱断裂的患者可能不适合外科治疗 [2,9]。

术后管理

术后前 6 周，可在负重耐受程度内挂拐进行平足

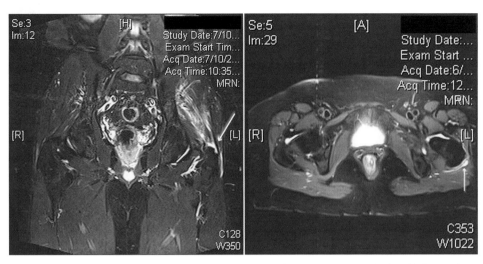

图83.1 冠状位（左）和轴位（右）磁共振T$_2$像显示左髋臀中肌撕裂（白色箭头）。在冠状位和轴位，通常可以看到肌腱向上、向后收缩时的分离（Courtesy of Scott D. Martin, MD, Boston, MA）

专栏83.1 臀中、小肌腱撕裂的表现和治疗

病史

- 髋外侧疼痛通常伴随髋外展无力
  - 活动和侧压加重
  - 步态改变
- 隐匿起病
- 中年发病率增加
- 女性高发

体格检查

- 大转子触诊疼痛
- 髋外展肌力降低
- Trendelenburg 步态——起步较对侧髋关节下降
- Trendelenburg 倾斜——代偿性向患肢倾斜，防止骨盆下垂
- Trendelenburg 征——对侧骨盆下降不能平衡患肢

- 髋滞后征——轻度伸髋时不能主动内旋髋关节

影像学

- X 线表现通常不明显
  - 营养不良性钙化
  - 附着处皮质改变
- 超声可以发现撕裂和继发性炎症
- MRI（91% 准确性，73% 敏感度，95% 特异度）
  - 全层或部分撕裂，肌腱收缩程度，脂肪萎缩
  - 继发性滑囊炎

治疗

- 保守治疗包括：物理治疗、非甾体类抗炎药、运动调节、谨慎的麻醉 / 皮质类固醇注射
- 保守治疗失败则手术

见参考文献 [1]，[2]，[4]，[8]，[9]

作者首选技术

在手术修复之前，必须充分了解外展肌腱附着点的解剖，以重建正常解剖和外展肌生物力学。复杂的起点最好描述为大转子的以下四个面：上后方，侧方，前方，后方。臀中肌由前、中、后纤维束组成，连接在大转子的两个面上。臀中肌前、中纤维束起点在大转子外侧面，后束起点在大转子上后方[1, 2, 4, 8]。臀小肌在臀中肌深面，附着在大转子的侧面和关节囊上。大转子臀肌附着处的自然构造在止点处形成了一个无肌腱附着的"裸区"[2, 8]。

在内镜修复过程中，识别这些大转子标志物对于重建解剖结构很重要（图83.2）。

利用体位袋或侧体位板将患者放置于侧卧位，使骨盆与地面垂直，以利于进入转子周围间室。在双腿间填充物体使手术肢体保持轻度外展，髋关节处于中立位，以减少髂胫束（ITB）的张力。转子周围间室注射含肾上腺素的生理盐水，便于进入间室，同时控制出血。观察入路建立在大腿外侧：大转子近端和远端 3～4 cm。入路

作者首选技术

以大约 45°的角度向臀部肌腱起点部位穿刺。应用透视协助医生利用三角技术将器械定位至大转子。在侧方入路完成后，可以通过直接可视化来建立前、后入路（图 83.3）[11]。

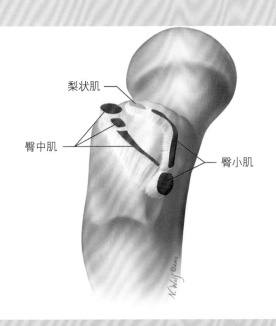

图 83.2　臀肌腱在大转子上的止点位置。臀中肌的前部纤维和中部纤维附着于外侧面，后部纤维附着于后上方（紫色）。臀小肌附着于前关节面和关节囊（蓝色）（Illustration by Nicole Wolf, MS; ©2016. Reprinted with permission）

一旦在大约 40 mmHg 的泵压下能够进行关节镜观察后，就可以进行进一步的解剖定位。转子周围间室分为浅层和深部两个区域。浅层间室的表面与皮下组织接壤，深层由肌腱鞘组成，该鞘由 ITB、阔筋膜张肌、臀大肌组成（图 83.4）[14]。穿过髂胫束和肌腱鞘进入深层间室，穿过的组织即为深部间室的顶层（图 83.5）。股骨转子周围深部间室的底部是股骨大转子。在深部间室内需要注意的结构包括位于近端的臀中、小肌腱，后方的臀大肌腹和肌腱，远端的股外侧肌以及转子滑囊。

臀中肌和臀小肌腱在全层撕裂中从其附着部位向后方收缩，在股骨转子深部间室内可确认（图 83.6 和 83.7）。在转子周围深部间室内修复部分撕裂在技术上更具挑战性，因为肌腱回缩是有限的，完整的肌腱挤满了用于锚钉固定的可用空间（图 83.8）。

一旦确定了撕裂的结构并游离，就将止点足印区新鲜化以进行肌腱附着[8, 12]。经验术者在近排会选择带有 2 号 FiberWire（Arthrex, Inc.）及 2 号 FiberTape（Arthrex, Inc.）的 4.75 mm SwiveLock 锚钉进行穿骨道修复技术。如果骨骼质量差，可以使用 5.5 mm 锚钉。利用缝合器将缝线相继以水平走行穿过肌腱，并放在缝线管理入路。接下来，FiberWire 在前后穿过肌腱，使用推结器打紧一个 Weston 结并累加多个单结。以 45°的"dead man's"角度将远排锚钉置入股骨脊区域，锁紧近排的打结线。这种技术提供了无张力肌腱修复（图 83.9～图 83.13）。类似的修复可以通过一个缝合钩来完成。

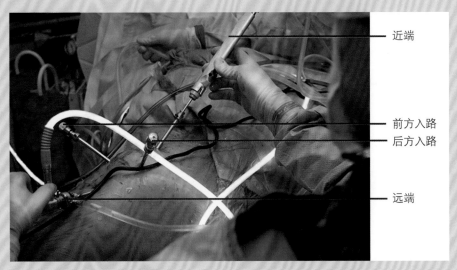

图 83.3　入路位置。相对大转子，入路分为近端、远端操作入路及前、后方辅助入路（Illustration by Nicole Wolf, MS; ©2016. Reprinted with permission）

作者首选技术（续）

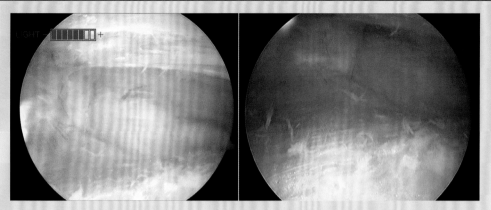

图 83.4　转子周围浅层间室的底面——髂胫束（Courtesy of Scott D. Martin, MD; Boston, MA）

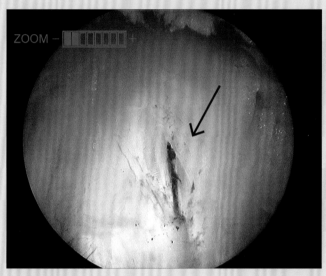

图 83.5　通过切开髂胫束（黑色箭头）进入股骨转子周围深部间室（Courtesy of Scott D.Martin, MD, Boston, MA）

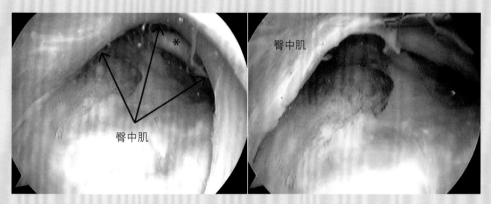

图 83.6　臀中肌（左图）的全层撕裂，在其下方（星号）观察到臀小肌腱；组织钳抓持的臀中肌腱（右图）（Courtesy of Scott D. Martin, MD, Boston, MA）

作者首选技术（续）

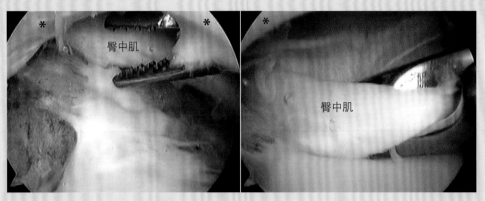

图 83.7　组织钳抓持收缩的臀小肌腱（左图），位于撕裂的臀中肌腱下方（星号）。臀小肌腱一旦被拉入视野，就能更好地显示出来（右图）（Courtesy of Scott D. Martin, MD, Boston, MA）

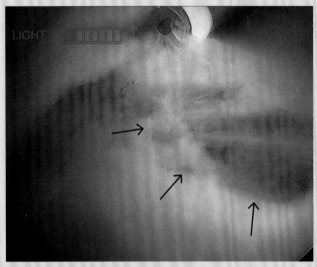

图 83.8　臀中肌腱部分撕裂（黑色尖头）（Courtesy of Scott D. Martin, MD, Boston, MA）

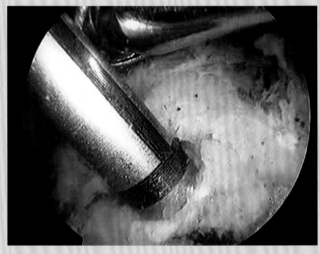

图 83.9　以"dead man's"45°角在臀肌腱足印区置入锚钉（Courtesy of Scott D. Martin, MD, Boston, MA）

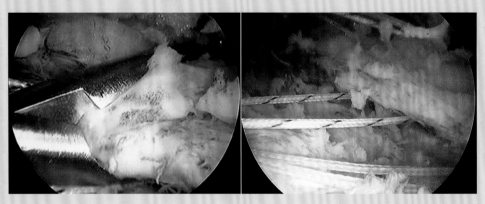

图 83.10　一缝合器用于将缝线穿过臀肌腱（左图）；解剖复位前穿过臀肌腱的缝线（右图）（Courtesy of Scott D. Martin, MD, Boston, MA）

📌 **作者首选技术（续）**

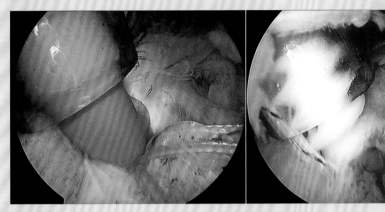

图 83.11　将远排锚钉置于股骨嵴内，将臀肌腱固定在解剖位置并封闭修复肌腱（Courtesy of Scott D. Martin, MD, Boston, MA）

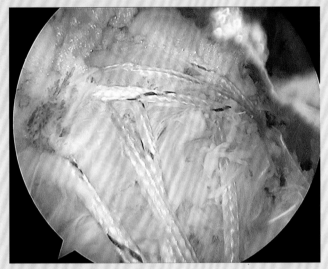

图 83.12　臀中肌的骨间修复（Courtesy of Scott D. Martin, MD, Boston, MA）

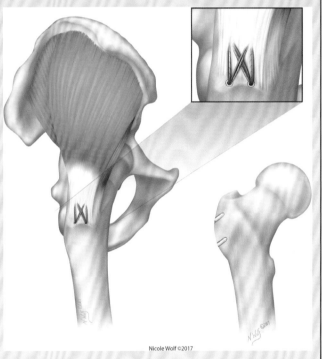

Nicole Wolf ©2017

图 83.13　臀中肌和小臀肌修复，显示缝线和锚定的位置（Illustration by Nicole Wolf, MS; ©2016. Reprinted with permission.）

步态行走。指导患者在步行过程中保持骨盆水平，不出现跛行或 Trendelenburg 步态，避免修复肌腱上不必要的张力。活动逐渐协调，术后 3 个月开始增强力量。物理治疗指导下的力量强化可以在几个月的定向运动后逐渐改善患者步态，直至正常。

结果

关节镜下修复外展肌腱撕裂的结果已经在相对

较小的样本中进行了研究。部分原因是具有手术指征的患者较少，并且开始使用内镜进行修复的时间较短。总体而言，关节镜下臀肌腱修补术在功能结果方面有显著的改善，并具有非常低的并发症发生率（表83.1）[2, 12–16]。

并发症

虽然目前的文献还没有报道关节镜下外展肌腱修

表 83.1　内镜下外展肌腱修复的疗效和并发症

研究，年份	证据等级	平均年龄（岁）	髋手术例数	平均随访时间（月）	功能评分（术前到术后）	并发症
Voos et al.,[13]2009	IV	50.4	10	25.0	所有 10 例患者术后肌力 5 级 mHHS：术后 94；HOS：93	NR
Domb et al.,[14]2013	IV	58.0	15	27.9	RMC：4.2～4.73；mHHS：48.9～84.6； HOS-ADL：47.47～88.1；HOS-SSS： 28.18～78.83；NAHS：46.02～76.74	NR
McCormick et al.,[12]2013	I	65.9	10	22.6	HHS：84.7；HOS-ADL：89.1；HOS-SSS： 86.8	NR
Thaunat et al.,[15]2013	IV	68.5	4	6.0	HHS：35.7～74.0；NAHS：38.3～83	NR
Chandrasekaran et al.,[16]2015	IV	57.0	34	24.0	mHHS、NAHS、HOS-ADL、HOS-SS 显著改善	无修复失败；4 例行全髋关节置换（术后 11～16 个月）

HOS，髋关节结果评分；HOS-ADL，髋关节结果评分－日常活动；HOS-SSS，髋关节结果评分－运动专业量表；mHHS，改良 Harris 髋关节评分；NAHS，非关节炎髋关节评分；NR，未报道；RMC，抵抗性肌肉收缩评分（Data from references 12-16）

复后的重大并发症，但潜在的并发症包括肌腱撕裂、肌肉疝、神经血管损伤、伤口裂开、感染。

未来展望

就像骨科中的许多肌腱修复一样，未来对臀肌肌腱的修复可能会受益于生物学领域的不断发展。干细胞疗法的实施可能有助于增强这些修复的愈合，类似于目前生物制剂在肩袖肌腱修复中的研究。

弹响髋

弹响髋（髋关节弹响综合征）是一种在髋关节或髋部周围发生弹响的情况。关节外的病因必须与关节内的病因区分开来，如盂唇撕裂，通常伴有与髋关节的机械性卡压和交锁相关的腹股沟疼痛[17]。髋关节外和关节内可能同时出现；因此，仔细评估患者的病史和体格检查是必要的，以区分这些情况。弹响髋两种关节外疾病分为内弹响和外弹响[17-20]。弹响髋通常是良性的：一般人群中的患病率高达 10%。然而，运动活跃的人群（包括舞者、足球运动员和跑步运动员）由于涉及髋屈肌的重复运动，已经被证明具有更高的患病率[1, 18, 21-25]。

内侧弹响髋
病史

内侧弹响髋被定义为髋关节前部髂腰肌的弹响，最常见与髂耻隆起或股骨头弹拨有关[17-19]。髂肌起源于髂嵴和上髂窝的内缘，腰大肌起源于 T12 至 L5 的前横突和侧方椎体，向下在腹股沟韧带深层、股骨头浅层走行。它们通过髂腰肌腱止于小转子上及其正下方。这些肌肉充当髋屈肌和内部旋转肌，可以在骨性突起上面，或在偏心发力时转到腱鞘深方而发生弹响。这种现象可以自然发生，也可以在使用过大髋臼假体和前部植入的全髋关节置换术后出现。在这种情况下，由于向前突出的植入物卡压，可能出现弹响髋[18]。

体格检查

弹响可以通过弹响动作听到和再现，但在体检时通常不会显示出来。当髋关节从屈曲、外展和外旋的位置移动到伸展、内收和内旋的位置时，通常会发生弹响（图 83.14）。有时会发生在髋关节屈曲到伸展时，而患者可能熟悉弹响的动作[17-19]。

影像学

除非有异位骨或突出的植入物，否则 X 线不太可能显示任何弹响髋的致病因素，超声可以显示髋部的异常组织运动，MRI 可以显示受影响区域的局部炎症[18, 19]。既然超声可以动态展示弹响，而 MRI 只能显示髂腰肌区域的炎症和肌腱增厚，因此 MRI 通常是不必要的[26]。

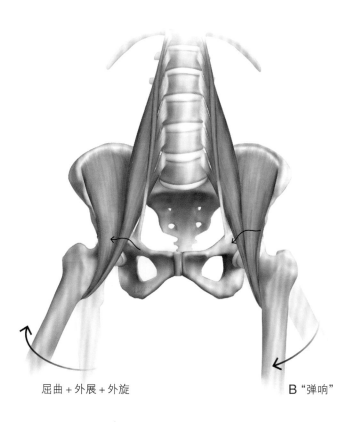

图 83.14 内侧弹响髋是因为髂腰肌腱与髂耻隆起摩擦引起，弹响由以下动作产生：（A）屈曲、外展、外旋（F+AB+ER）到（B）伸展、内收、内旋（Illustration by Nicole Wolf, MS; ©2017. Reprinted with permission）

屈曲 + 外展 + 外旋　　　　　B "弹响"

Nicole Wolf ©2017

专栏 83.2　内侧弹响髋的临床表现和治疗

病史

- 前部髋的弹响或交锁
  - 通常可听到
- 活动人群过度活动后隐匿发作
- 可发生在前方植入物的全髋关节置换

体格检查

- 仰卧位髋关节由屈到伸产生症状
- 髋关节屈曲、外展、外旋至伸展、内收、内旋所产生的症状

影像

- X 线通常不明显
  - 前方骨突出
  - 前方植入物突出
  - 超声在激惹动作时展示弹响
  - 炎症，肌腱增厚，继发性滑囊炎
- MRI 通常不明显，但可能排除其他病因
  - 炎症，肌腱增厚，继发性滑囊炎

治疗

- 良性，无疼痛无需处理
- 保守包括伸展运动、理疗、非甾体抗炎药、活动调节和麻醉/皮质类固醇注射
- 保守治疗失败行髂腰肌腱松解

（see reference 17-19，26）

治疗原则

　　由于邻近的结构导致髋关节周围的弹响或交锁，因此诊断可能困难。由于髂腰肌功能障碍可继发于关节内疼痛，包括股骨髋臼撞击导致的盂唇撕裂在内的有症状的关节内疾病必须排除[18, 20]。进一步的临床评估和检查参见专栏 83.2。

治疗选择

　　由于这种情况通常是无症状的，只有无症状的患者经历痛苦的突然发作才应治疗。最初应该采用保守治疗，如物理治疗、非甾体抗炎药和运动调节。麻醉剂和皮质类固醇局部注射也被成功地用于缓解疼痛和减少炎症[27-29]。如果保守治疗无效，可行髂腰肌腱松解回缩手术。

术后管理

　　术后的前 4 周，使用拐杖来帮助维持正常的步态模式，在可承受范围负重。物理治疗可以在手术后的第 1 周内开始；然而，髋屈肌的积极强化应该推迟到手术后 6 周。可以缓慢地加强力量和活动范围，3 个月后恢复全部活动。

结果

　　对于难治性弹响髋，髂腰肌松解术总体上显示出积极的结果，仅有轻微的并发症（表 83.2）。髋关节镜下松解髂腰肌腱后，会出现肌肉萎缩和屈髋力量下降[30]。大多数内部弹响髋都得到了解决；然而，在少数研究中，一小部分髋关节仍然有症状。

并发症

　　神经血管损伤可能发生，因为股神经、动脉和静脉在髂腰肌的前面走行。髂腰肌腱松解的其他并发症包括异位骨化和髂腰肌腱完整性丧失。如果在手术过程中没有注意，肌腱被完全切除，髋关节的屈曲强度可能会受到影响。

作者首选技术

　　髂腰肌腱松解回缩术仅在有症状的患者中进行，这些患者在保守治疗失败后有顽固性弹响髋关节疼痛。髂腰肌腱松解可以通过关节内入路或直接位点内镜技术完成。在关节腔内，可以在前方入路内侧滑膜皱襞水平的轮匝韧带和盂唇之间的外周间室探及肌腱。

　　关节外肌腱松解是在关节镜下用两个入路进行：一个在小转子的前方，另一个在小转子远端 4 cm 处（操作入路）。在横切面上用射频切割肌腱的腰肌部分，以松解部分髂腰肌，避免损害其功能（图 83.15）。

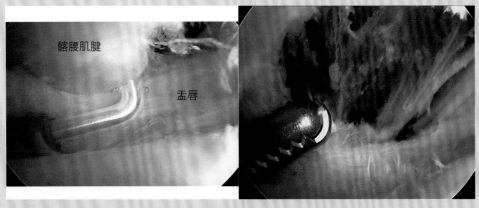

图 83.15　在外周间室可以从前方入路用射频钩探查肌腱（左图），直到充分松解（右图）（Courtesy of Scott D. Martin, MD, Boston, MA.）

表 83.2　内镜下髂腰肌松解术的疗效和并发症

研究，年份	证据等级	平均年龄（岁）	髋手术例数	平均随访时间（月）	功能评分（术前到术后）	并发症
Flanum et al.,[29] 2007	IV	39.0	6 松解	12.0	所有患者恢复术前生活与工作，mHHS: 58 ~ 96	NR
Anderson et al.,[31] 2008	IV	25.0	15 松解	12.0	无弹响复发，术后 mHHS: 41 ~ 96（专业运动员），44 ~ 97（业余运动员）	NR
Contreras et al.,[32] 2010	IV	33.6	7 松解	24.0	无弹响复发；VAS: 7.7/10 ~ 2.4/8; mHHS: 56.1 ~ 87.9	NR
El Bitar et al.,[20] 2014	IV	28.2	55 松解	28.0	10 例弹响复发；mHHS: 62.3 ~ 80.5; HOS-ADL: 60.9 ~ 81.8; HOS-SSS: 43.4 ~ 70.0; NAHS: 57.6 ~ 80.2	1 例表皮伤口感染；1 例会阴部麻木
Ilizaliturri et al.,[33] 2015	IV	29.3	28 松解	30.6	无弹响复发；WOMAC: 39.0 ~ 73.6（二分肌腱），47.2 ~ 77.9（无二分肌腱）	NR
Hwang et al.,[34] 2015	IV	32.0	25 松解	24.0	VAS: 6 ~ 2; HHS: 65 ~ 84; HOS-ADL: 66 ~ 87; HOS-SSS: 60 ~ 82; 17 例活动改善，8 例无改善	1 例因复发疼痛弹响再次手术

HHS，Harris 髋关节评分；mHHS，改良 Harris 髋关节评分；NR，无报告；VAS，疼痛视觉评分；WOMAC，Western Ontario and McMaster Universities 骨关节炎指数（Data from references 20, 29, 31-34.）

外侧弹响髋
病史

　　外侧弹响髋定义为髂胫束或臀大肌在股骨大转子上摩擦。弹响主要因为髂胫束，但臀大肌弹响也被报道过[35]。同内侧弹响髋，外侧弹响髋很少是急性的，通常是由于肌腱在大转子上的反复运动造成的[4, 19, 36]。髋内翻被认为是致病因素之一，这种情况下大转子更突出和外展肌外旋效率降低，两者均造成髂胫束张力增高[37]。另外，术后外侧弹响髋可见于突出的植入物[38]。

体格检查

当症状在髋关节屈曲和伸展出现时，可感受到或触及弹响[1]。不同于内侧弹响髋，外侧弹响髋通常听不到，但外侧弹响髋患者可随意产生弹响。患者有时用脱位感来描述外侧弹响髋，因为弹响发生时，他们可以感受到。髂胫束周围的继发性炎症是疼痛的来源。当髋关节屈曲时，髂胫束在大转子的前面；然而，当髋关节伸直时，髂胫束在大转子上向后移动（图83.16）[4,18,19]。

影像学

X线表现通常不明显，除非有结构性骨异常或突出的植入物作为弹响髋的潜在原因。动态超声可以显示大转子上的弹响，伴随着炎症，然而MRI通常显示示局部炎症和髂胫束增厚，没有明显的结构异常[4,18,19,39,40]。

治疗原则

同内侧弹响髋，必须排除引起髋关节疼痛、交锁和弹响的其他原因，因为外侧弹响髋症状可能类似或伴随关节内弹响。与发生在股骨头前部的内侧弹响髋相比，外侧弹响髋误诊的可能性更小，必须排除臀中肌损伤等情况。对于外侧弹响髋、髂胫束综合征和原发性转子滑囊炎的治疗选择确实存在重叠，使得最初的处理步骤更直接。外侧弹响髋进一步的临床评估和检查参见专栏83.3。

治疗选择

有症状的外侧弹响髋治疗始于保守疗法，包括髂胫束拉伸、非甾体抗炎药、皮质类固醇注射和运动调节。已经很好地证实了通过物理疗法来改善活动将会改善大多数患者的症状。已证实运动调节与物理治疗，如拉伸和力量练习，会改善大部分患者的症状[18,41,42]。对于保守治疗失败的病例，可以考虑手术干预。髂胫束松解最早可以追溯到1920年代的开放手术，发展到目前的微创关节镜技术，但都主要关注髂胫束在外侧髋关节的部分切除[43]。关节镜下髂胫束松解可在髋关节运动过程中松解髂胫束在大转子上的张力，从而减少弹响和炎症[1,9,18,19,36]。

术后治疗

术后1周内借助手杖或拐杖在耐受范围内负重活动。此外，以髂胫束和外侧肌肉为重点的拉伸计划逐渐开始，1个月后到恢复完全活动状态。

Nicole Wolf ©2017

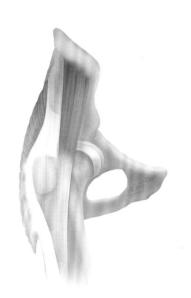
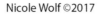
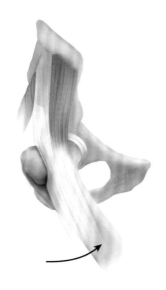
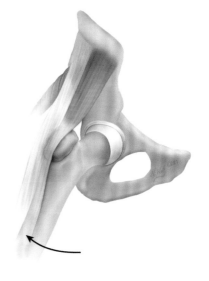

A   B   C

图 83.16 外侧弹响髋的特点是当髋关节屈曲并随后伸展时，髂胫束（ITB）在大转子上移动（A → B → C）。过度紧绷的ITB会引起髋关节外侧的局部炎症，包括下部的转子滑囊（Illustration by Nicole Wolf, MS; ©2017. Reprinted with permission）

专栏 83.3 外侧弹响髋的表现和治疗

病史

- 外侧髋的弹响和交锁感
  - 通常肉眼可见
  - 可能被描述为髋关节脱位
- 潜伏发作通常导致活动患者的过度使用损伤

体格检查

- 髋关节屈伸时产生症状
- 髋关节屈曲、外展、外旋至伸展、内收、内旋产生症状
- 在激惹运动期间，可能在髋关节侧面触诊到弹响组织

影像学

- X 线通常不明显
- 激惹运动时，超声可能显示出大转子上的弹响肌腱
  - 炎症，肌腱增厚，继发性滑囊炎
- MRI 通常不明显，但可排除其他病因
  - 炎症，肌腱增厚，继发性滑囊炎

治疗

- 良性、无疼痛无需处理
- 保守包括伸展运动、理疗、非甾体抗炎药、活动调节和麻醉/皮质类固醇注射
- 保守治疗失败行髂胫束延长术

See references 1, 4, 18, 19, 39, 40

结果

如正确完成，髂胫束松解是一个可预测的和有效的手术。总体而言，关节镜下髂胫束松解取得了良好的效果，没有严重的并发症（表 83.3）。

并发症

除了出血和神经血管损伤，髂胫束松解的严重并发症取决于髂胫束的完整性。Z 成形术和 H 成形术，使得髂胫束没有完全松解，这允许髂胫束在步态过程中继续起稳定器的作用，帮助髋关节的外侧肌肉在伸展、外展和内旋中发挥作用。如果松解过于激进，髂胫束的稳定性可能会受到影响，使得在没有手术干预的情况下很难恢复功能。

未来展望

既然对内侧、外侧弹响髋的病理生理学有了很好的了解，临床医生可以用无创保守方法适当地治疗这些状况。在过去的几十年中，手术干预的门槛一直在下降，以至于髂腰肌和髂胫束的手术松解似乎变得更加普遍。虽然应该探索和创新微创技术来治疗顽固性髋关节弹响，但保守疗法应该能够解决大多数患者的症状。

表 83.3 内镜下髂胫束松解术的疗效和并发症

研究，年份	证据等级	平均年龄（岁）	髋手术例数	平均随访时间（月）	功能评分（术前到术后）	并发症
Procencher et al.[36], 2004	IV	25.6	9 Z 成形术	22.9	8/9 恢复全量运动；无弹响复发	1 例因复发疼痛弹响再次手术
Ilizaliturri et al.[22], 2006	IV	26.0	11 Z 成形术	24.0	WOMAC: 81～94；所有患者恢复无痛全量运动；1 例仍有弹响	无
Farr et al.[44], 2007	IV	43.5	2 松解	41.0	所有患者恢复无痛全量运动	无
Govaert et al.[45], 2012	IV	无记录	5 松解	1.5	VAS: 75～13, 100 为满分；WOMAC 显著改善	1 例表皮伤口感染；1 例会阴部麻木
Zini et al.[46], 2013	IV	25.0	15 松解	33.8	VAS: 5.5～0.53（10 分满分）；术后 mHHS: 97.5; TAS: 7.6; 60% 无疼痛；所有患者弹响改善；患者满意度：9.3（10 分满分）	无
Drummond et al.[47], 2016	IV	65.0	57 松解	20.7	VAS: 7.8～2.8（10 分）；Oxford 髋评分：20.4～37.3；iHOT～33: 23.8～70.2	

mHHS，改良 Harris 髋关节评分；TAS，Tegner 活动评分；VAS，疼痛视觉评分；WOMAC，Western Ontario and McMaster Universities 骨关节炎指数（Data from references 22, 36, 44-47. ）

🔨 作者首选技术

经验术者首选的 ITB 松解技术是关节镜 H 松解成形术。2 个入路建立在大腿外侧：大转子近端和远端约 3~4 cm，并与大转子成 45° 左右的倾斜角。进入转子周围浅层间室并显露 ITB。在 H 松解成形术中，用射频钩切开 ITB[1]。此外，多腔性转子滑囊可以在 ITB 松解过程中看到并清理。在保持 ITB 稳定步态功能的同时进行伸展和延长，这可以缓解大转子和转子滑囊的张力（图 83.17 和 83.18）。

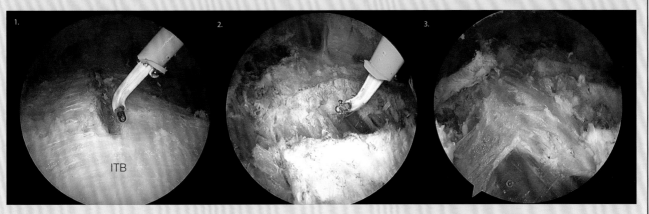

图 83.17 先用射频钩在 ITB 上切开一个纵向切口以开始 H 成形术（1）。远端入路观察的同时，在后方入路使用射频。一旦纵向切开，再进行垂直切开（2），最终完成 ITB 的 H 形成形术（3），可以在转子滑囊和大转子上减少张力（Courtesy of Scott D. Martin, MD, Boston, MA）

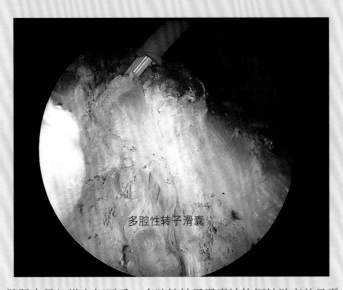

图 83.18 髂胫束最初纵向切开后，多腔性转子滑囊被钩探针游离并显露出来（Courtesy of Scott D. Martin, MD, Boston, MA）

转子滑囊炎
病史

原发性转子滑囊炎罕见，因为转子滑囊炎通常是继发于外侧弹响髋或髂胫束过紧。转子滑囊范围内的外侧髋部疼痛更常见于其他病因，包括关节炎、股骨髋臼撞击、外展肌腱撕裂和腰骶部疾病。当引起髋关节外侧疼痛的病因得到解决时，转子滑囊炎的症状通常会得到缓解[1, 4, 48, 49]。髂胫束是起自臀大肌和阔筋膜张肌的肌腱单位，在大转子上方横跨髋部外侧、止于胫骨外侧髁部。当这个结构过于紧绷时，它会黏附在外侧髋关节上，增厚并导致髋关节外侧周围发炎，包括转子间滑囊[42, 44, 50~52]。

体格检查

患者在大转子区域有典型的髋关节外侧疼痛。这种损伤很少是急性的，通常出现在过度使用损伤或伴随的半骨盆损伤的患者中。髋关节外侧的压痛在触诊时明显。髂胫束张力可通过 Ober 试验检查：患者躺在健侧，临床医生被动地略微伸展髋关节，并外展大腿，膝关节屈曲 90°。如果髂胫束太紧，一旦大腿被临床医生松开，大腿不会立即放松到内收，试验结果阳性。

影像学

如果保守治疗不能缓解，需要影像学明确外侧髋关节疼痛的直接原因。超声可以显示髂胫束炎症和增厚伴随继发性滑囊炎。MRI 可以显示滑囊水肿、多腔和增厚 [4, 50-53]。

治疗原则

由于原发性转子滑囊炎罕见，临床医生必须首先排除更严重的髋关节外侧疼痛的潜在病因，不能直接诊断。腰骶部和髋关节的体格检查将指导髋关节外侧疼痛的治疗，从无创治疗开始。进一步的临床评估和转子滑囊炎检查参见专栏 83.4。

专栏 83.4　转子间滑囊炎的临床表现和治疗

病史
- 髋关节侧方疼痛
- 侧方加压时加重
- 隐匿性发作，通常导致过度使用伤害

体格检查
- 在大转子上触诊时出现疼痛
- Ober 试验观察髂胫束张力

影像学
- 平片通常不明显
- 超声可能显示继发性滑囊炎的髂胫束炎症和增厚
- MRI 通常不明显，但可排除其他病因
  - 继发性滑囊炎

治疗
- 保守治疗，包括伸展运动、理疗、非甾体抗炎药、活动调节和麻醉 / 皮质类固醇注射
- 如果保守治疗失败，行髂胫束延长手术

See references 1，4，50–54

治疗选择

一旦排除了潜在的病因，转子滑囊炎采取保守治疗，物理治疗侧重于骨盆核心力量的强化和拉伸练习 [41, 49, 52, 54]。除了综合力量强化和拉伸练习外，至少 2 次皮质类固醇注射可用于减轻炎症。一旦所有保守治疗无效，如果已经排除了其他髋关节外侧疼痛的病因，则可以考虑手术干预。包括滑囊切除术、Z 成形术或 H 成形术（在本章前面已经描述过）已经被证明可以缓解疼痛 [47, 50-56]。

梨状肌综合征

病史

梨状肌综合征是由 Yeoman 于 1928 年首次提出的，他建议要深入关注梨状肌作为脊髓外坐骨神经痛的潜在原因 [57]。几年后，尸体研究显示，当梨状肌移行骨盆时，坐骨神经相对于梨状肌的位置存在解剖变异，并且有人提出，在某些解剖变异中，梨状肌可以压迫神经。不到 1% 的尸体中发现的一些解剖变异很明确地撞击了神经，例如 Beaton D 类解剖变异中坐骨神经直接通过双裂梨状肌腹发出 [58]。梨状肌位于臀大肌的深处，起源于骶骨，穿过坐骨神经大孔时止于大转子。它起到外旋作用，尽管存在罕见的变异但常在坐骨神经的浅层。近几十年来，单侧臀部疼痛的患者越来越多地被诊断为梨状肌疼痛综合征；然而，其病理生理学仍然知之甚少，在医学界引起了争议。关于坐骨神经卡压综合征的术语最近有所发展，因为术语"梨状肌综合征"正被"深臀综合征"所取代，以包括其他潜在的坐骨神经受压来源 [59-61]。

纤维化或异位骨化引起的创伤后神经卡压是梨状肌样疼痛的公认原因，可通过手术减压治疗；然而，与慢性非创伤性梨状肌疼痛综合征相比，这种臀部疼痛的病因显然是单独表现。

体格检查

梨状肌疼痛综合征的症状包括慢性臀部疼痛，可能伴有坐骨神经痛。患者在臀部深部触诊时会感到疼痛，并且难以进行拉伸臀部区域的活动，例如长时间坐着、行走和内旋髋，这种疼痛是隐匿性的，有时与其他骨盆疼痛有关，如性交困难、乏力，以及通过阴道壁触诊梨状肌的压痛。与梨状肌综合征有关的多项体格检查已被描述；这些检查导致髋部屈曲、外展和

内收，涉及臀部深层肌肉，这可以产生局部臀部疼痛以及放射性腿部疼痛。然而，许多用于梨状肌综合征的检查在腰骶部疾病患者中产生类似的疼痛，使得难以区分这两种情况[61-64]。

影像学

在慢性、非创伤性梨状肌疼痛综合征中，X 线表现通常不明显。超声也不会发现明确的梨状肌相关病理，但可能显示臀部深部区域的炎症。在创伤后神经卡压的情况下，MRI 可以显示梨状肌内的局部炎症、纤维粘连和异位骨形成，但在慢性梨状肌综合征中是非特异性的[62, 65, 66]。如果怀疑是真性神经卡压，可以使用肌电图和神经传导来确认坐骨神经撞击。

治疗原则

梨状肌综合征通常是一种排除性的诊断，因为模糊的症状学类似并且经常与腰骶部疾病相关，而不是孤立的梨状肌撞击。当出现真正的神经卡压时，创伤破坏了臀部深层解剖后出现疼痛和放射痛。因此，患者的症状持续时间、相关因素和腰骶部疾病的病史可以帮助进一步区分臀部深层疼痛的病因。梨状肌综合征的进一步临床评估和检查可参见专栏 83.5。

治疗选择

在腰骶部检查确认阴性后，有梨状肌疼痛综合征症状的患者的治疗开始于保守的方式，包括物理治疗、拉伸运动和非甾体抗炎药[61-63]。对于坐骨神经痛症状，肉毒杆菌毒素和皮质类固醇注射可获得短期疼痛的改善，虽然在许多研究中，梨状肌相关的疼痛病因和腰骶部疾病的区别不大[67, 68]。梨状肌松解或坐骨神经减压的手术干预应仅限于经肌电图和神经传导证实的真正的神经卡压。

未来展望

应进行针对臀部深层疼痛综合征的病理生理学、诊断和治疗的其他研究，以便更好地了解病情和进一步的治疗选择。在没有明确的影像学证据的情况下，鉴别梨状肌相关和腰骶部相关的臀部疼痛和神经根病是一项具有挑战性的工作。尽管在有限的慢性梨状肌综合征患者梨状肌松解后的研究中报告了临床改善，但手术干预的适应证仍然存在争议[69, 70]。

专栏 83.5　梨状肌综合征的临床表现和治疗

病史

- 与神经根病相关的单侧臀部疼痛
  - 臀部深处压力加剧
  - 隐匿性发作
- 坐、走、蹲不耐受
- 可能存在性交困难
- 可能存在运动障碍

体格检查

- 在坐骨大切迹触诊时，症状重现
- 髋屈曲、外展、内旋，症状重现
- 做以下测试，包括拉伸神经根、腰骶部肌肉和深臀部：
  - 弗莱堡测试
  - 步速测试
  - 贝蒂测试
  - 直腿抬高

影像学

- X 线通常不明显
  - 可能存在创伤后异位骨化
- 超声通常不明显
- 可能有臀下炎症
- MRI 通常不明显，但可以排除其他病因
  - 可能在创伤后发生异位骨化，粘连纤维组织压迫坐骨神经
- 肌电图和神经传导研究可能揭示神经撞击的证据

治疗

- 保守治疗，包括拉伸、物理治疗、NSAIDs（非甾体抗炎药）及改善活动
- 麻醉剂／皮质类固醇／肉毒杆菌注射治疗顽固性疼痛
- 如果未找到其他疼痛源，且神经撞击已由肌电图和神经传导证实，则进行手术减压

See references 61-64

坐骨股骨撞击

病史

坐骨股骨撞击（IFI）由 Johnson 在 1977 年首次报道，这是 3 例全髋关节置换术后无法重建正常偏心距的患者[71]。这个区域的骨性撞击很罕见，因为在健康人群中，小转子和坐骨之间的距离约为 18.6 ± 8 mm 到 23.0 ± 7 mm[72]。这种情况通常与全髋关节置换术后植入物的结构性撞击或创伤后软组织骨化伴随耻骨

支、股骨颈或转子间线损伤有关。这些可能导致股骨颈倾斜角度增加或股骨颈缩短的情况，可能会导致坐骨股骨间隙内占位，导致创伤后 IFI（图 83.19）。

起源于坐骨结节、止在股骨粗隆间嵴上的股方肌，在坐骨股骨间隙变窄时可能会受到撞击，引起臀部和半骨盆的疼痛。坐骨神经也可能在这个区域受到撞击，导致根性疼痛症状。在过去的 10 年中，被诊断为的慢性、非创伤性臀部疼痛表现的患者越来越多地被诊断为 IFI。

体格检查

被诊断为非创伤性 IFI 的人群通常由中老年妇女组成，尽管这种情况也可以在男性身上看到。隐匿性疼痛表现在髋关节、腹股沟或臀部，偶尔有辐射沿着腿部呈坐骨神经痛样模式 [61, 73, 74]。与梨状肌综合征一样，已经提出了许多诊断 IFI 的检查方法，但是由于诊断标准不明确，因此尚未接受经过验证的检查。在体格检查期间，通过使小转子靠近坐骨的动作（例如髋关节伸展、内收和外旋的组合）可以加

剧疼痛 [1, 61, 73, 75–78]。

影像学

负重前后位和侧位 X 线片可能是正常的，不能诊断非创伤性 IFI，但可以用于诊断创伤后 IFI [79]。股方肌在 MRI 上可显示水肿性信号增强和肌肉萎缩，小转子和坐骨之间可测量到狭窄 [74]。尽管这些 MRI 特征被认为是 IFI 的基本诊断标准，但坐骨股骨间隙狭窄的程度仍存在争议，因为各种研究已经确定了 10 ~ 17 mm 的诊断界值 [69, 79–81]。

治疗原则

与创伤后结构性 IFI 不同，对慢性非创伤性 IFI 的病理生理学了解很少，使得其很难与其他引起臀部深部疼痛的疾病区分开来。因此，应进行全面的转子周围检查，以排除臀肌撕裂等情况，这些情况可导致动态 IFI 和臀部深度疼痛（图 83.20、图 83.21）。进一步的临床评估和 IFI 检查可参见专栏 83.6。

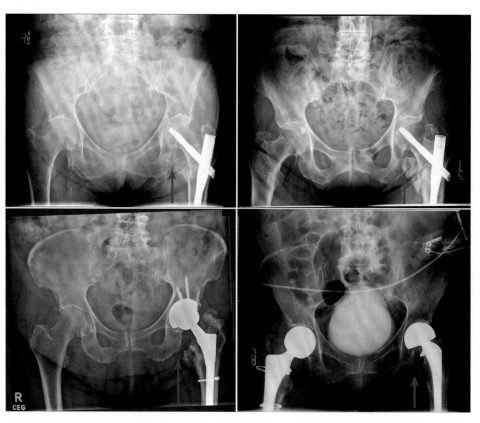

图 83.19   负重前后位 X 线片显示单侧坐骨股骨间隙变窄（红色箭头）：创伤后小转子移位（上）和全髋关节置换术后股骨颈倾斜角度增加（底）（ Courtesy of Michael J. Weaver, MD, Boston, MA ）

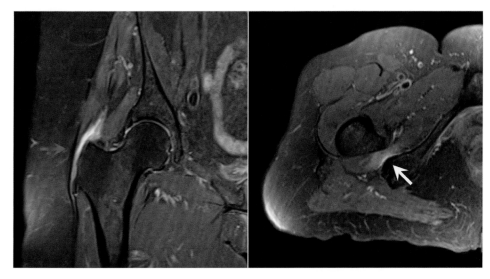

图 83.20　MRI 在右侧臀中肌撕裂患者中显示伴发右侧坐骨股撞击（IFI）。冠状位 T_2 MRI（左图）显示右侧髋部臀中肌撕裂（红色箭头），轴位 T_2 MRI（右图）显示右侧动态 IFI（白色箭头）（Courtesy of Scott D. Martin，MD，Boston，MA）

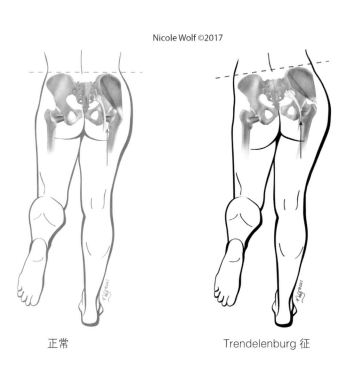

Nicole Wolf ©2017

正常　　　　　　　Trendelenburg 征

图 83.21　动态坐骨股骨撞击的病理生理学通过 Trendelenburg 步态进行说明，这可能是由于肌腱撕裂，使坐骨与小转子更接近而使坐骨股骨间隙变窄（Illustration by Nicole Wolf, MS；©2017. Reprinted with permission）

专栏 83.6　坐骨股骨撞击的临床表现和治疗

病史

- 单侧臀部疼痛、腹股沟疼痛、髋部 + 神经根病
  - 隐匿性起病
- 可能半髋无力
- 中老年患病率增加
- 女性发病率更高

体格检查

- 髋关节伸展、内收和外旋组合运动产生症状
- 大跨步产生症状

影像学

- X 线通常不明显
  - 可能的创伤后异位骨化，股骨颈缩短，髋内翻，或植入物错位
- 超声通常不明显
- MRI 可能显示坐骨股骨间隙变窄，伴有脂肪萎缩的水肿性股方肌和（或）转子周围肌萎缩
  - 可排除其他病因
  - 可能因异位骨化、股骨颈缩短、髋内翻或植入物错位而导致的创伤后骨撞击

治疗

- 保守治疗，包括伸展运动、理疗、非甾体抗炎药和活动调节
- 麻醉 / 皮质类固醇注射治疗难治性疼痛
- 如果没有确定疼痛的来源，并且确定创伤后结构性骨撞击，则进行手术减压

See reference 61, 73, 74, 79-81

治疗选择

通过手术治疗解剖变形而导致的 IFI 已经显示出症状的改善，并且在骨科领域已经是一种被接受的治疗方式[71]。由于对慢性非创伤性 IFI 的病理生理学理解和诊断标准存在空白，因此缺乏明确的治疗方式[1, 61, 73]。非创伤性 IFI 的治疗应从保守措施开始，包括休息、物理治疗和运动调节、股方肌内注射皮质类固醇。

在有限数量的病例报告中，股骨和周围臀部深部区域仅有短期疼痛改善[79, 82]。已经提出了非创伤性 IFI 的外科干预措施，重点是通过切除小转子、股方肌或坐骨来减压坐骨股骨间隙[61, 78, 83-87]。

结果

对非创伤性 IFI 的外科干预，包括小转子和股方肌切除术，在独立研究中显示出患者疼痛报告的改善[78, 83]。遗憾的是，对非创伤性 IFI 手术处理的研究有限，主要涉及病例报告和小病例系列，没有长期随访[61, 78, 83-87]。

并发症

虽然没有严重并发症的报道，但在手术治疗过程中应注意。切除小转子和股方肌的潜在并发症，包括旋股内侧动脉的血管损伤，这可能导致股骨头缺血性坏死以及髋关节屈曲时骨盆不稳定和无力[61, 84]。

未来预期

慢性、非创伤性 IFI 可能是由于在坐骨股骨间隙内发生的动态撞击，同时伴有腰骶部或转子周围疾病。如果转子周围肌肉组织由于创伤、神经源性或医源性原因而受到损伤或萎缩，则肌肉不能支撑半骨盆，导致 Trendelenburg 步态，坐骨更接近小转子而使坐骨股骨间隙变窄。因此，治疗必须解决导致动态 IFI 的潜在病因，而不是通过手术减压天然解剖结构。这一领域的未来研究将需要更大的、多中心的参与，以增加对疾病的病理生理学、诊断和治疗的理解。

选读文献

文献：Byrd JW. Disorders of the peritrochanteric and deep gluteal space: new frontiers for arthroscopy. *Sports Med Arthrosc*. 2015; 23(4): 221-231.
证据等级：Ⅳ
总结：这篇综述文章重点介绍了在转子周围疾病领域中不断发展的外科干预措施。

文献：Voos JE, Rudzki JR, Shindle MK, et al. Arthroscopic anatomy and surgical techniques for peritrochanteric space disorders in the hip. *Arthroscopy*. 2007; 23(11): 1246, e1-5.
证据等级：Ⅳ
总结：这篇摘要文章详细介绍了转子周围间室的外科解剖和技术，以及转子周围关节镜手术的常见适应证。

文献：Chandrasekaran S, Vemula SP, Gui C, et al. Clinical features that predict the need for operative intervention in gluteus medius tears. *Orthop J Sports Med*. 2015; 3(2): 2325967115571079.
证据等级：Ⅲ
总结：这项病例对照研究概述了臀中肌撕裂何时需要手术干预的证据，以及准确选择手术患者的指标。

文献：Lustenberger DP, Ng VY, Best TM, et al. Efficacy of treatment of trochanteric bursitis: a systematic review. *Clin J Sport Med*. 2011; 21(5): 447-453.
证据等级：Ⅲ
总结：从Ⅰ级到Ⅳ级研究的系统综述定义了转子滑囊炎干预的适应证和治疗的疗效。

文献：Hernando MF, Cerezal L, Perez-Carro L, et al. Evaluation and management of ischiofemoral impingement: a pathophysiologic, radiologic, and therapeutic approach to a complex diagnosis. *Skeletal Radiol*. 2016; 45(6): 771-787.
证据等级：Ⅴ级
总结：这篇综述文章概述了目前提出的坐骨股骨撞击的病理生理学、影像学和潜在的治疗方法。

（John W.Stelzer, Scott D.Martin 著
杨　帆 译　黄洪杰 校）

参考文献

扫描书末二维码获取。

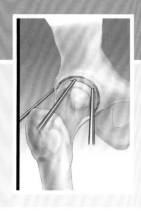

第84章

运动性耻骨区痛/核心肌肉损伤及内收肌病变

　　运动性耻骨区痛或称核心肌肉损伤是对腹股沟疼痛的运动员中存在的几种解剖学损伤模式的总称。"运动疝"一词已经弃用，因为它显然是一个误称，并不存在真正的疝。正确诊断和治疗这种疾病具有一定的挑战性[1, 2]。但是，在过去的20年里，运动性耻骨区痛的诊断和手术量急剧增加，包括运动疝、Gilmore腹股沟、耻骨炎、冰球击射和运动员疝等在内的各种术语都用于描述病情[2-5]。然而，越来越多的人认为，运动员中的腹股沟区损伤包含了一系列复杂的伤害，涉及腹壁肌肉组织、内收肌、髋关节、耻骨联合和骶髂关节，甚至可以导致严重残废[3, 4, 6, 7]。"核心肌肉损伤"一词也是越来越多地用作指运动性耻骨区痛。运动性耻骨区痛常累及的是腹壁和内收肌，但可能与耻骨联合（耻骨炎）和髋关节的运动受限（髋关节撞击综合征）有大量相通之处。

　　虽然我们对运动性耻骨区痛的病理生理学的理解深入了很多，但仍存在大量争议。耻骨痛的外科治疗方法有很多，文献中指出，所有这些方法通常具有较高的体育运动恢复率和康复时间短的特点。对内收肌腱病变及潜在的髋关节撞击综合征的综合治疗也各不相同。运动性耻骨区痛最常见的病理生理学理论常涉及①腹直肌或直肌-内收肌腱膜病变，②腹股沟后壁缺损或③腹股沟或生殖器神经病变[8]。

解剖学

　　鉴于髋关节、骨盆、耻骨联合和相关腹壁的解剖结构的复杂性，对相关解剖结构的透彻理解对于临床医生评估运动员腹股沟疼痛十分重要。对于运动性耻骨区痛的解剖学理解尤其如此。耻骨联合可能是与运动性耻骨区痛相关的最简单的结构，并且是一种非滑膜的微动关节[9]。关节的静态稳定性由耻骨间盘和4个韧带提供。弓状或下部韧带与下关节盘、腹直肌的下部附着，以及内收肌和股薄肌腱膜连接。上韧带穿

过耻骨结节之间的空间。前韧带表面融合外斜肌和腹直肌纤维，前韧带的深部附着于关节内耻骨间盘。后韧带发育不良。术语"耻骨关节"由Myers引入，并已被用于描述耻骨联合肌肉包膜的复杂生物力学。耻骨联合作为骨盆前部产生的力的支点，它是腹直肌筋膜鞘与长收肌筋膜汇合的共同附着；这些筋膜在耻骨前融合，形成一个共同的鞘[9-11]。其他内收肌的病变，包括短收肌和耻骨肌，在运动性耻骨区痛中较少见。腹直肌和内收肌之间的失衡以及共同连接的病变似乎是运动性耻骨区痛的主要因素（图84.1）[12]。

　　腹壁具有分层结构。从浅到深，腹壁的结构分别是皮肤、筋膜、外斜肌/筋膜、内斜肌/筋膜、腹

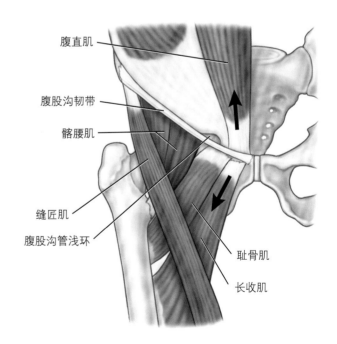

图84.1 "运动疝"中附着在耻骨的腹直肌和内收肌筋膜的腹壁损伤与运动性耻骨区痛有关（From Omar IM, Zoga AC, Kavanagh EC, et al. Athletic pubalgia and "sports hernia": optimal MR imaging technique and findings. *Radiographics*. 2008; 28[5]: 1415-1438.）

横肌/筋膜和腹横筋膜。腹直肌的下 1/3 后筋膜缺损。腹直肌纤维、联合肌腱（内斜肌和腹横筋膜的融合）和外斜肌合并形成耻骨腱膜（也称为腹直肌/内收肌腱膜），其与内收肌和股薄肌起点相融合。联合肌腱在耻骨前穿入腹直肌。

腹股沟管后壁的薄弱可能是导致运动性耻骨区痛的原因之一。腹股沟管前壁由外斜肌腱膜组成；横向筋膜和联合肌腱向后；上壁由腹横筋膜、内斜肌和腹横肌组成；下壁由腹股沟韧带（来自外斜肌腱膜）组成。腹股沟管包含精索（男性）、圆韧带（女性）、生殖股神经的生殖支（负责提睾肌的运动功能和阴囊的感觉）以及髂腹股沟神经（负责腹股沟的感觉）。在腹股沟疼痛运动员中，神经介导的疼痛的作用仍然缺乏了解，存在争议。了解腹股沟的神经解剖学对于阐明每种神经在运动性耻骨区痛中所起的作用非常重要。理论上，疼痛可能是生殖股神经或髂腹股沟神经的生殖支被阻断的结果[13]。腹股沟后壁的薄弱导致生殖股神经生殖支的动态压缩。耻骨联合本身由阴部和生殖股神经的分支支配[9]。

历史背景

早在 1932 年的医学文献中就有关于腹股沟损伤的讨论，当时 Spinelli 报道了击剑运动员的耻骨疼痛[16]。约 50 年后，1980 年，Gilmore 诊断出 3 名职业足球运动员的"腹股沟严重肌肉损伤"。他确定了一种病理三联征，包括外斜肌腱和联合肌腱损伤、耻骨结节肌腱撕脱以及来自腹股沟韧带的联合肌腱的撕裂[3]。之后，他报道经手术修复后，97% 的人可以重返赛场[17]。

1993 年，Hackney 首次使用术语"运动性耻骨区痛"来描述非手术治疗失败的运动员中的腹股沟疼痛综合征。在手术中，他发现横膈筋膜薄弱，筋膜与联合肌腱分离，腹股沟环扩张，以及一例小直疝。他对所有患者进行了腹股沟后壁的手术修复治疗，在 15 名运动员中，87% 的人回归赛场[18]。Irshad 等描述了 2001 年 22 名全国冰球联盟球员的"曲棍球腹股沟综合征"。这些球员存在外斜肌腱膜撕裂和髂腹股沟神经卡压[19]。Meyers 提出，术语"运动性耻骨区痛"（athletic pubalgia）[4] 比过去常用的运动疝（sports hernia）[2] 一词更为合适，用于描述耻骨区或腹股沟区疼痛患者中的腹壁、内收肌和耻骨联合损伤。他提出，运动性耻骨区痛的主要病理机制是强大的内收肌和相对较弱的腹肌之间的失衡。最近，术语"核心肌肉损伤"（core muscle injury）也越来越多地用于描述运动性耻骨区痛。Meyers 描述了运动性耻骨区痛的不同类型，其中最常见的是腹直肌前侧和前外侧纤维与耻骨多次撕裂或脱离，以及腹直肌与内收肌的联合损伤[20]。

在过去的 20 年中，运动性耻骨区痛的治疗在涉及到剪切/旋转和加速/减速运动（包括足球、橄榄球和冰球）的高水平运动员中越来越普遍。在 2012—2015 年期间，美国国家橄榄球联盟（NFL）的运动员中约有 4.2% 接受过运动性耻骨区痛的手术治疗（最常见的是防守后卫和接球手）[21]。

随着对髋关节内病变认识的增多，人们越来越多地认识到髋臼盂唇的病变和股骨髋臼撞击综合征可以与运动性耻骨区痛同时存在[7, 10]，临床实践中观察到运动性耻骨区痛和股骨髋臼撞击综合征的运动员之间存在显著重叠，但这一现象是最近才被认识到的[7, 10]。Feeley 等描述了盂唇撕裂、腹直肌拉伤和内收肌拉伤的"运动性髋关节三联征"[22]，髋内旋的丧失似乎在腹股沟疼痛和耻骨炎的发展中起到了作用[14]，基于这些观察，Birmingham 等在尸体模型上进行了一项研究，其研究了股骨髋臼撞击综合征对于耻骨联合旋转的影响[15]。在较高的扭矩值下，具有模拟凸轮形态的髋关节运动度远大于正常髋关节，这支持了先前的假设，即在股骨髋臼撞击的情况下改变的旋转轮廓通过应力传递促成了耻骨联合处的机械改变，一个位置的关节运动度（ROM）的限制可能导致在其他位置产生额外的运动。

Larson 等报道了一部分同时存在股骨髋臼撞击综合征和运动性耻骨区痛的运动员经过手术治疗的结果[7]，两种疾病均未得到治疗将导致较低的重返赛场的比率（如果仅解决运动性耻骨区痛的问题，则 25% 可以重返运动，如果仅解决髋关节内的问题，则 50% 可以重返运动），这催生了一种手术方案，在同次麻醉下对同时存在的运动性耻骨区痛和髋关节撞击综合征（FAI）的病因进行处理，使用这种手术方案可得到 85%~93% 的运动恢复率[7]。

为了解决运动员腹股沟疼痛的问题，仔细研究疼痛的其他潜在来源是非常重要的，如果运动员存在症状和运动受限，必须仔细筛查髋关节内病变和相关的髋关节病理形态，该评估还应考虑到虽无症状但磁共振成像（MRI）上存在的病变。此外，重要的是要了解腹股沟疼痛的更多的鉴别诊断，还需要考虑到胃肠道、泌尿生殖系统或者妇科系统的疾病，一些作者在评估存在腹股沟疼痛的运动员时发现了肿瘤、克罗恩病及其他疾病[2, 21]。

病史

在经常需要进行反复扭转、旋转、剪切运动以及需要频繁加速和减速的运动的人中，运动性耻骨区痛是特别常见的，躯干过度伸展和髋关节过度活动会对骨盆造成很大的压力，包括腹直肌和内收肌。足球、美式橄榄球、冰球和英式橄榄球运动的发病率尤其高，篮球和棒球运动的发生率较低[3, 19, 21]。Meyers 指出，在 20 世纪 80 年代，不到 1% 的患有运动性耻骨区痛的运动员是女性，然而，在过去的 20 年中，这种情况发生了巨大的变化，女性患者占运动性耻骨区痛患者的 15%[20]。

患有运动性耻骨区痛的运动员可能会报告腹股沟疼痛隐匿起病或者不太常见的急性发作，大多数运动员疼痛出现在进行体育运动时，而不是休息时。尽管症状的位置和特征存在一些差异，但 Meyers 等[6] 发现所有运动员都报告了在运动时下腹部疼痛，而 92% 的人在休息时疼痛很轻甚至没有疼痛，43% 的患者出现双侧症状，67% 的患者在下腹痛发作后出现内收肌痛。疼痛也可能辐射到腹直肌、会阴部或者睾丸区域[7]。恶化通常发生在踢蹬、加速和旋转活动中[6, 22]。仰卧起坐、咳嗽或打喷嚏也可能引发症状。耻骨炎以类似的方式出现，耻骨疼痛可能会向内收肌放射，并且通常因负重而加剧[21]。由盂唇撕裂或者股骨髋臼撞击综合征导致的髋关节内病变通常伴有深部前腹股沟疼痛，这种疼痛可能会放射到大腿前侧和髋部外侧。髋关节内病变的症状和运动性耻骨区痛的症状存在着相当大的重叠，加上 X 线片和 MRI 上潜在无症状病变，这增加了在这一具有挑战性的患者群体中进行准确诊断的复杂性。

体格检查

评估运动性耻骨区痛应首先触诊耻骨联合、腹直肌的附着处、内收肌起点、外斜肌和内斜肌、腹横肌、耻骨肌、股薄肌和腹股沟环的压痛区域。激发试验（provocative testing）可以用于诱导症状产生，包括模拟咳嗽、Valsalva 动作、抵抗仰卧起坐（46%）（图 84.2），或者抵抗髋内收。采用传统的腹股沟疝评估方法是不能触及到疝的，但这种评估并不准确。联合肌腱、耻骨结节（22%）、长收肌（36%）、腹股沟浅环或者腹股沟管后壁周围通常有压痛[6, 28, 29]。鉴于运动性耻骨区痛和股骨髋臼撞击综合征的相互影响，对髋

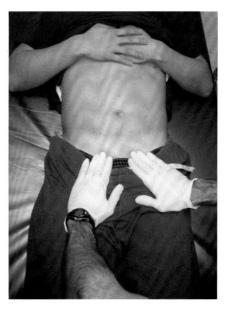

图 84.2　仰卧起坐时耻骨和（或）腹股沟疼痛与运动性耻骨区痛有关（From Minnich JM, Hanks JB, Muschaweck U, et al. Sports hernia: diagnosis and treatment highlighting a minimal repair surgical technique. *Am J Sports Med*. 2011; 39[6]: 1341-1349.）

关节活动度进行包括激发试验在内的详细评估是有必要的。

耻骨炎的检查结果经常与运动性耻骨区痛的结果重叠（或共存），包括耻骨联合的压痛（67%）、内收肌起点的压痛（59%）、内收肌挤压试验（96%）[5] 和全髋关节活动恐惧试验[30]。更严重的耻骨炎可能会出现经典的蹒跚步态[28]。

诊断性注射

如前所述，股骨髋臼撞击综合征、运动性耻骨区痛、耻骨炎和内收肌拉伤可能会出现重叠的症状和体格检查结果。把局麻药注入髋关节内，然后进行体格检查或让运动员进行通常可以引起疼痛的活动，可以用于评估该群体以及由此产生的决策，如果疼痛可以通过这种注射解决或者显著改善，那么可以假设疼痛和髋关节内病变相关，并据此进行治疗[7]。关节内注射后下腹部和内收肌近端区域的持续性疼痛与共存的运动性耻骨区痛是一致的。同样，耻骨联合的注射可能有助于确诊耻骨炎，显影剂染料可以用于联合注射，这种染料沿着腹直肌束或者内收肌束的外渗可能提示与运动性耻骨区痛一致的潜在病变。可以通过向耻骨裂隙注射麻醉药来确定或者排除内收肌病变。诊断性注射也可以用于评估髋关节和腹股沟周围的其他

病变。如果怀疑有腰肌疾病，可以向腰肌进行诊断性麻醉药注射。如果怀疑撞击来自于髂前下棘，可以进行髂前下棘注射。这些针对性的诊断注射可以作为临床评估的辅助手段，有助于治疗决策，特别是在涉及到联合手术治疗的决策。

影像学

X 线检查

X 线平片对髋关节或者腹股沟疼痛的运动员的初步评估至关重要。在 X 线片中可以识别出多种病变，包括耻骨炎、撕脱性骨折、应力性骨折、神经炎、骨骺炎、骨性关节炎、股骨髋臼撞击综合征、髋关节发育不良。根据已经建立的成像程序，获得高质量、合适角度的图像是至关重要的 [32]。

骨盆前后位（AP）片（图 84.3）可能用来评估耻骨联合以寻找耻骨炎的证据，包括硬化、骨折和耻骨支囊肿形成以及耻骨支联合扩张。大多数作者现在倾向于在站立位拍摄以最佳地模拟骨盆的功能位，这通常和仰卧位不同。在评估股骨髋臼撞击综合征时，还包括股骨头颈部畸形和髋臼深度及形态。在青少年运动员中，AP 位对于识别骨骺撕脱伤是有效的。此外，也可以用来确定股骨颈应力性骨折和耻骨支及骶髂关节炎 [12]。

在和耻骨炎相关的可能的耻骨联合不稳定的情况下，应力位摄片可能是有效的，耻骨联合的稳定性可以通过单腿站立前后位视图（火烈鸟视图）确定。单腿站立视图下耻骨联合宽度大于 7 mm 或者垂直平移大于 2 mm 提示耻骨联合不稳定 [30]。

磁共振成像

磁共振关节造影已应用于评估髋关节内病变。最近，已经评估了非对比 3.0 T MR 并发现其对关节内病变（包括关节软骨损伤和盂唇病变）灵敏。在 MR 上使用关节造影术现在取决于外科医生和机构偏好。采用髋关节 MR 对运动性耻骨区痛常见病变部位进行常规评估可能对腹股沟疼痛的运动员有效，但骨盆 MRI 的专用方案对于可视化是最佳的。除了标准矢状位、冠状位和轴位序列外，还应获得腹直肌止点和耻骨联合的斜冠状位和斜轴位。与手术结果（金标准）相比，MRI 检测腹直肌病变的灵敏度为 68%，特异度为 100%，对内收肌病变的灵敏度为 86%，特异度为 89%，对耻骨炎的灵敏度是 100%[33]。非造影检查可能是赛季时期运动员的首选，以避免关节内对比剂的潜在刺激。

我们应该系统化地评估 MRI 上运动性耻骨区痛相关的病变，应评估耻骨是否存在水肿、软骨下硬化和提示耻骨炎的囊肿（图 84.4）[11, 34]，然后应该评估耻骨联合周围的核心肌肉肌腱止点（图 84.5），常见的异常信号有腹直肌或内收肌起点内的液体信号，任一结构的增厚，腱周积液，肌腱部分或完全破裂。最常见的是从腹直肌止点前下方延伸到内收肌起点汇合的液体信号，与之相对应的是在耻骨中的液体信号 [33]。

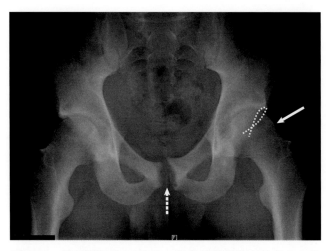

图 84.3　骨盆前后位 X 线片。注意尾骨距离耻骨联合上缘 1 cm。此 X 线片上的发现与耻骨炎（大箭头）一致，包括骨质侵蚀、不规则和囊肿形成。另外，有一个阳性交叉信号，提示可能有钳形撞击和股骨头 - 颈部交界处较大的凸轮病变（小箭头）

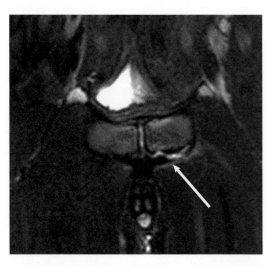

图 84.4　耻骨联合的轴位 T₂ 抑脂像。左腹直肌腱膜在插入耻骨上支的前侧破裂（白色箭头所指）

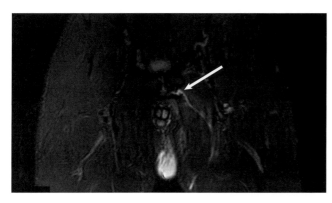

图 84.5 骨盆冠状位 T_2 抑脂像提示在位于耻骨上支前下侧面的左长收肌起点损伤。有一个线性液体信号自远端穿过近端肌肉纤维（白色箭头所指）

动态超声检查

动态超声检查已成为运动性耻骨区痛患者的常见诊断评估方式，超声利用了运动性耻骨区痛病变的动态特征。耻骨和腹股沟管后壁的肌肉止点结构的可视化可以在休息和压力下进行，腹股沟管后壁的前凸是在腹股沟管后壁缺损情况下常可见到的[35]。超声检查依赖于检查者的专业知识和经验，最适用于大容量中心医院。

决策原则

治疗决策必须考虑很多因素，包括运动限制程度和运动员参加运动的能力、症状持续时间、体格检查和影像学发现的病变、对先前治疗方式的反应，以及运动员训练的场地、运动赛季和即将举办的体育赛事。疼痛的常见部位是腹股沟（FAI，运动性耻骨区痛，内收肌），下腹部或耻骨联合（运动性耻骨区痛，长收肌腱），后髋关节（FAI，近端骨干，下背部，骶髂关节，坐骨神经卡压综合征），或大腿外侧/髋关节（髂胫束或臀中肌/臀小肌）。在外科介入之前应该首先尝试保守治疗。如果之前没有过任何治疗，保守治疗应该包括休息、非甾体类抗炎药（NSAIDs）、物理治疗和特定情况下的注射治疗。物理治疗的重点是恢复核心肌肉力量并纠正核心肌肉群之间任何潜在的失衡。如果运动员在非手术治疗 6 ~ 12 周后症状仍然存在，则可以考虑手术治疗。手术的时机取决于病变程度和赛季时间点。如果运动员必须参加比赛并且尚有功能，则可以尝试延迟到赛季之后。如果运动员仍有症状，则可以在赛季结束时进行手术。如果运动员无法在合理

水平上比赛，则可以考虑在赛季中或者赛季末进行手术。如果运动员合并有诸如 FAI 和运动性耻骨区痛等病变，这些可以一并通过手术解决或者分阶段解决，以尽量减少术后康复时间，减少无法参与运动的时间，并避免后续的手术。但是，没有证据表明单独或分阶段执行这些程序会对结果产生任何负面影响[7]。

治疗选择
内收肌拉伤

内收肌相关的疼痛可表现为急性损伤或者慢性病，外展肌和内收肌之间的肌肉失衡确实可导致内收肌损伤，Tyler 等发现专业曲棍球运动员的内收肌力量低于其外展肌力的 80%，那么他们内收肌拉伤的可能性是普通人的 17 倍[36]。在一个随访研究中，他们对同一群体进行了一个预防性加强内收肌力量的项目，临床和数据上均显示内收肌损伤明显减少[37]。因此，对具有这种肌肉失衡的高危运动员的认识可能在这一群体的伤害预防中发挥重要作用。

非手术治疗

治疗始于短暂的休息、明智地使用冰敷和 NSAIDs 类药物以及制订核心肌肉和下肢强化计划。一旦运动员能够对内收肌进行无痛的向心收缩以抵抗阻力，该项目可以进展到核心肌肉强化和内收肌特定练习。在这个阶段，识别和治疗对侧肢体的任何缺陷或失衡也是有用的。有人建议当内收肌力量是同侧外展肌的 75% 且被动关节活动度（ROM）正常时，运动员可以进行特定运动的训练[37, 38]。

一项随机临床研究显示，在对内收肌相关的腹股沟疼痛进行非手术治疗后，进行了 8 ~ 12 年的随访[39]。最初的研究将 59 名运动员随机分为①由物理治疗和拉伸组成的被动康复组或②强调加强核心肌肉、外展肌和内收肌的主动康复组[39]。在最初研究期间，接受 8 ~ 12 周主动治疗的 29 名患者中有 23 名在开始治疗 4 个月后恢复运动[38]。在被动治疗组中，30 名患者中只有 4 名在 4 个月后恢复运动，在治疗的 8 ~ 12 年后，主动康复组的 50% 患者在运动时已经没有内收肌疼痛，在运动时或运动后没有腹股沟疼痛，并且活跃于体育活动中或者在同一体育运动中但比先前的运动水平低一级，然而只有 22% 的被动治疗组患者达到了相同的标准。

目前尚缺乏关于向髋关节和骨盆注射富含血小板血浆（PRP）注射的证据，但有一例病例报告称在长

收肌完全撕裂的情况下注射 PRP，随后无需手术即可进行竞技性足球运动 [40]。然后，据报道在没有注射 PRP 的情况下，这种损伤的非手术治疗也是成功的。Dallaudiere 等 [41] 报道了 40 例由于内收肌或腘绳肌腱导致的慢性髋关节疼痛患者的临床和超声结果，在平均 20 个月的随访过程中患者的 WOMAC 评分明显提高且病变区域减少。

手术治疗

急性内收肌损伤通常不需要手术治疗，Schlegel 等报道了长收肌持续自发性破裂的 19 名专业足球运动员，其中有 12 例在急性破裂前出现腹股沟痛或腹痛。在确诊的 19 名运动员中，14 名接受了非手术治疗，9 名接受了缝线固定的修复手术。非手术组在受伤后平均 6 周恢复运动，没有明显的力量缺陷；手术组在受伤后平均 12 周恢复运动，且 20% 都经历了伤口并发症 [42]，鉴于内收肌起点处自发性断裂后的功能影响极小，外科手术背景下的控制松解可能同样对长期的功能影响不大。

当运动员在保守治疗 3～6 个月失败时，建议对慢性近端内收肌疼痛进行手术治疗，已经报道了多种技术的成功结果——包括近端完全松解、经皮部分松解、分段延长，尽管遗留的功能程度可能不同。Akermark 和 Johansson 发表了由 16 名竞技运动员组成的系列案例，这些运动员长期（平均 18 个月）且频繁复发经体格检查定位于内收肌起点的腹股沟疼痛 [43]。所有运动员经休息、拉伸、NSAIDs 药物和皮质类固醇注射等保守治疗均失败。手术治疗包括距内收肌起点 1 cm 的开放性肌腱切断术，所有的患者都得到了改善，并能够在某种程度上恢复体育活动。16 名患者中有 10 名疼痛完全消失，在完全康复后，所有患者的手术侧下肢内收扭矩都较弱，尽管不一定出现症状。Atkinson 等报道 48 名运动员接受了 68 例经皮内收肌切开术治疗内收肌拉伤，所有患者术前明显运动受限，54% 的患者能够在平均 18.5 周恢复全部运动 [44]。近端内收肌松解确实可能导致持续的内收肌无力 [45]，但尚未证实这会影响到运动员恢复训练。

鉴于核心肌肉损伤的症状和其他疾病存在重叠，包括内收肌相关的疼痛和运动性耻骨区疼痛，最佳治疗方法存在争议。在接受运动性耻骨区痛手术治疗的运动员中，存在显著内收肌症状的情况下治疗近端内收肌病变的组合可能在优化结果方面发挥作用。一些作者还提出，即使在没有手术治疗的情况下，内收肌病变的治疗也可以改善运动性耻骨区痛的症状。

运动性耻骨区痛 / 运动疝

非手术治疗

通常推荐短暂的休息，物理治疗应强调核心肌肉强化以及对髋部和骨盆肌肉组织中薄弱和运动受限部分的识别和治疗。冰敷和 NSAIDs 类药物可以帮助控制疼痛。在康复期间，建议避免搬运重物、髋部深度屈曲、低度重复以及深蹲 / 弓步 / 清洁。与内收肌病变一样，PRP 或其他生物制剂的作用仍有待明确。病例报告提示注射入远端腹直肌止点可以产生良好的短期效果。

手术治疗

文献中已经描述了用于治疗运动性耻骨区痛的各种外科手术，通常所有的手术疗效都很好。这些手术可以分为初步修复、基于补片的修复或最小修复。Gilmore 于 1980 年首次将 "Gilmore 腹股沟" 描述为运动员慢性腹股沟疼痛的原因 [11]。他的修复方法涉及到腹横筋膜的折叠、联合肌腱至腹股沟韧带的重建、外斜肌腱膜的重建。利用这种技术，据报道在 10～12 周内恢复运动的概率是 96%～97% [16, 44]，Hackney 于 1993 年发表了他的技术，在外科手术探查中，确定了腹横筋膜薄弱与联合肌腱分离，以及腹股沟内环的扩张，对此进行了直接修复，目的是重建腹股沟内环，折叠腹横筋膜并缝合肌腱和腹股沟内环 [17]。Hackney 展示了在手术干预前 15 例平均腹股沟疼痛持续时间为 20 个月的患者，术后，允许游泳和骑自行车 3 周，特定运动 6 周，87% 的运动员能够全面恢复参与体育运动的能力。

Meyers 发布了关于利用盆底修复治疗运动性耻骨区痛的最大规模的队列研究 [6]。这涉及到前下腹直肌至耻骨重建的开放性手术方法和内收肌松解的各种方法。在评估存在腹股沟痛的 276 名运动员中，157 名的临床症状和检查结果符合运动性耻骨区痛。随后他们接受了初步盆底修复，影像和术中发现有些变化，包括单侧或双侧撕裂、直肠瘢痕形成、外斜肌腱膜撕裂和内收肌起点瘢痕，术后 152 名患者能够恢复到受伤前的比赛水平。2008 年，Myers 报道根据他超过 20 年的经验和 5460 例针对该人群的手术，其中 83% 为运动员（大部分是足球、橄榄球和冰球），他指出，对运动性耻骨区痛病理生理学的认识不断深化，与之相应的针对潜在病因的治疗也不断发展，这包括对

作者首选技术

作者倾向于通过一个 2 cm 长的切口将长收肌拉长或缩短（图 84.6）。在起点 4～5 cm 处松解内收肌腱，保留下方肌肉的完整性（图 84.7）。这将有助于避免远期的内收肌力弱。然而，若近端出现明显的退行性撕裂或肌腱病变，起点附近行近端松解。

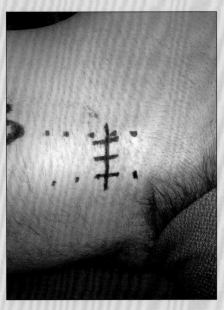

图 84.6　开放内收肌腱切断术的体表 2 cm 切口。虚线标示了内收肌腱的边缘以及距起点 4～5 cm 以远的切口位置

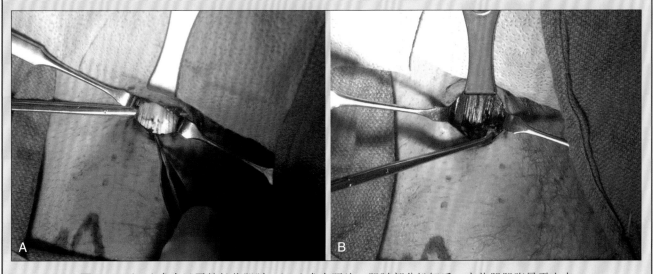

图 84.7　（A）术中显露的长收肌腱。（B）术中照片，肌腱部分松解后，内收肌肌腹暴露出来

该群体 26 种不同的手术方式和 121 种组合。总体而言，95.3% 的运动员能够在术后 3 个月恢复运动能力。Myers 报道最近进行手术的运动员在 3 周或 6 周能够恢复运动[18]，之后大多数人能够全面恢复运动能力。对生殖股神经生殖支和髂腹股沟神经的处理仍然存在争议，一些外科医生主张常规切除，而其他人反对这样做。

最近报道了腹腔镜方法可能具有更快恢复的潜力。Genitsaris 等[48] 确定了 131 名患有腹股沟痛的运动员，这些人经历了 2～8 个月的物理治疗，但是失败了，所有患者都经历了腹腔镜双侧补片修补术（经腹膜前），这些补片从耻骨延伸到双侧髂前上棘，腹膜吻合在补片上，所有患者在术后 2～3 周均能恢复全面运动[47]。

Kluin 等纳入了 14 名经过 3 个月保守治疗持续性腹股沟痛仍不缓解的运动员，经过腹腔镜探查，除了其他病变外，确定有 9 例隐匿性腹股沟疝、4 例隐匿性股疝和 3 例腹膜前脂肪瘤。治疗采用了腹腔镜无张力补片修复手术，总体来说，14 名运动员中有 13 名能够在 3 个月内恢复运动能力。Ingoldby 等在 28 名运动员中比较了传统开腹和腹腔镜手术的疗效，其中 14 名进行了传统开腹手术，另 14 名进行了腹腔镜手术，开放手术在平均 5 周后，运动员可以恢复全部运动训练，而腹腔镜手术需要 3 周[49]。

Muschaweck 和 Burger 在 2003 年开发了 "最小修复" 技术（图 84.8）[50]。他们根据腹股沟痛的临床病史确定患有运动性耻骨区痛的患者，且这种疼痛会放射到大腿内侧、耻骨、睾丸或阴囊。检查结果包括对股骨沟内环触诊的压痛，超声证实后腹股沟后壁在做 Valsalva 动作时凸起，随后实施的 "最小修复" 涉及到生殖股神经生殖支的减压（如果完整）或切除（如果损伤），且无张力修复腹股沟管后壁上的任何缺损。这个手术可以在没有全麻的情况下进行，术后 14 天通常可以恢复运动，共在 128 名患者身上进行了 132 例此类手术，包括 89 名高水平运动员，总体而言，83.7% 的运动员术后 28 天在自己的项目上完全具有竞争力，在最近一个 129 名患者参加的前瞻性队列研究

中，术后 7 天可恢复训练证明了与上述相似的结果[51]。

Paajanan 等进行了一项前瞻性随机对照研究，比较了非手术治疗和腹腔镜下运动疝修补术。所有运动员在进入研究前都报告有 3～6 个月的症状，这些患者是专业或高水平业余运动员，随机接受非手术治疗的群体在休息一段时间后，接受物理治疗，局部注射皮质类固醇，并口服 NSAIDs 类药物 8 周。在 1 个月时，20% 的运动员恢复运动，在 3 个月时，27% 的人恢复运动，在 6 个月时，30 名运动员中的 7 名选择转入该研究的手术组，在 1 年后，15 人重返运动，14 人报告获得了疼痛的完全缓解。手术治疗包括腹腔镜下腹膜前补片修补术，对 6 例术前患有内收肌压痛的患者进行了内收肌切断术，其中 67% 的患者在术后 1 个月恢复运动，90% 的人在 3 个月时恢复运动，30 名运动员中的 29 名在术后 1 年全面恢复运动且无疼痛，手术组患者术后 1 年的疼痛评分和患者满意度评分均高于对照组[52]。

📌 作者首选技术

作者建议运动性耻骨痛患者向研究髋部运动损伤的经验医师咨询。理想的治疗应具备运动员职业的针对性，并解决现有的问题，包括腹斜肌和腹横肌损伤及撕裂、腹直肌和内收肌腱膜断裂、近端内收肌相关的损伤及病变。目前的文献并没有证据证明初级修复、补片加强、小切口、腹腔镜修复或广泛盆底修复的优越性。

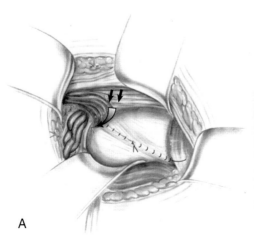
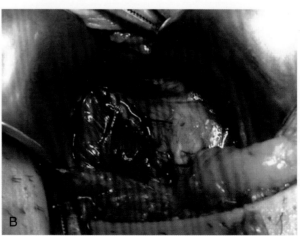

图 84.8 （A）图示和（B）腹股沟管后壁缺损的无张力修复术中图像（From Minnich JM, Hanks JB, Muschaweck U, et al. Sports hernia: diagnosis and treatment highlighting a minimal repair surgical technique. *Am J Sports Med*. 2011; 39[6]: 1341-1349.）

耻骨炎

非手术治疗

耻骨炎的非手术治疗包括休息、多种治疗模式的应用、NSAIDs 类药物和皮质类固醇注射。康复重点是加强核心和骨盆肌肉力量，目前所有耻骨炎非手术治疗的可用研究都提供了 Ⅳ 级证据[53]。

在一个前瞻性队列研究中，Verrall 等确定了 27 名专业的澳大利亚足球运动员，根据病史和体格检查，确诊他们患有慢性腹股沟损伤。在 MRI 上，这些运动员符合耻骨炎的诊断。治疗包括 12 周的非负重训练，治疗初期，只要不引起疼痛，允许游泳和上身负重训练，3 周后允许骑自行车，同时进行核心 / 骨盆肌肉强化治疗。6 周时可以开始上台阶运动，之后在 12 周时可以逐渐开始跑步，通过该方案，89% 的人能够在治疗开始 1 年后恢复运动，到第二季度，100% 的运动员都恢复运动，81% 没有症状[13]。

Rodriguez 等[54] 根据病史、体格检查、影像学检查结果（包括耻骨联合和耻骨支的不规则及骨扫描显示耻骨支放射性浓聚），确诊了 44 名患耻骨炎的职业足球运动员，35 名运动员接受了保守康复治疗，包括在前 14 天与高剂量 NSAIDs 药物同步进行的多种治疗模式（电刺激或超声、冰按摩和红外激光），随后运动员的活动逐步强化，包括拉伸，内收肌、外展肌和腹肌的加强训练；跑步进阶；增强式训练；踢腿强化等。在开始治疗平均 3.8 周后，有轻微症状的运动员恢复运动，那些有中度症状的人在开始治疗 6.7 周后恢复运动，没有长期随访。

文献中有一些 Ⅳ 级证据支持额外治疗方式的应用，包括注射糖皮质激素至耻骨联合，O'Connell 等发现在 16 名赛季运动员中有 14 名能够在向耻骨联合注射糖皮质激素后 48 小时内恢复运动，且疼痛显著缓解，然而在 6 个月时，16 人中只有 5 人没有疼痛，4 人需要额外的休息时间才能恢复运动[55]。

Holt 等[56] 介绍了威斯康星大学在体格检查和影像学检查结果符合耻骨炎的 12 名运动员的病例对照研究，在第一组中，9 名运动员接受了 4 个月的保守治疗，包括休息、NSAIDs 药物、拉伸、特定运动活动，在这个方案未能解决症状后，8 名运动员接受了耻骨联合注射糖皮质激素的治疗，其中 7 名运动员在 1～3 次注射后和 4～24 周的额外休息后能够恢复运动。第二组中，确诊有 3 名运动员患有耻骨炎，他们接受了 7～10 天的保守治疗，在早期治疗失败后，接受了注射治疗，3 名运动员都在 2 周内恢复运动且在注射 1 年内都没有症状。作者主张在诊断耻骨炎后早期考虑糖皮质激素注射，因为它可能让运动员早期恢复运动并缓解症状。

手术治疗

耻骨炎的手术治疗通常认为是一种挽救性手术，并且最常用于影像学研究证实存在不稳定或几个月保守治疗失败的情况。文献中描述的技术包括耻骨联合刮除术[57]、楔形切除术[58]、耻骨联合补片加固术，以及骨移植和加压钢板固定的耻骨联合关节固定术[29]。

Schnute 于 1961 年在系列病例中首次描述了耻骨联合的楔形切除术[59]，他报道楔形切除术的应用显著改善了受疼痛严重影响的患者的临床症状。Grace 等[58] 报道了 10 例在症状出现后平均 32 个月后接受了楔形切除术的患者，其中 3 名患者进展为慢性疼痛，另一名患者需要骶髂关节融合术以应对楔形切除术后继发的后部不稳定。Moore 等报道了另外 2 名患者在楔形切除术后出现骶髂关节不稳定[60]。目前为止尚无在高水平运动员中使用该手术的报道，且考虑到术后出现骶髂关节不稳定的较高风险，这项技术在运动员群体中应谨慎使用。

Williams 等描述了耻骨联合融合和加压钢板固定及骨移植作为治疗慢性耻骨炎的可行选择[30]。他们治疗了 7 例患有慢性腹股沟痛的橄榄球运动员，根据体格检查和影像学结果确诊为耻骨炎，手术治疗包括切除耻骨关节面、松质骨移植、加压钢板固定，一名运动员在确诊为外斜肌腱膜和联合肌腱损伤后也接受了 Gilmore 实施的补片修复，术后大约 6 个月恢复运动，7 名运动员都能恢复运动且在术后平均 52 个月内都没有疼痛出现。

在关于运动员中耻骨炎手术治疗的最大规模的研究中，Radic 等进行了 23 例耻骨联合刮除术[57]，手术治疗包括关节面刮除直至刮除所有关节软骨，且没有进行关节的稳定化，早期 70% 的人能够在术后平均 5.6 个月恢复到他们之前的运动水平，然而，在更长时间的随访中发现，39% 的患者无症状，26% 的患者经历了一次复发，症状通过休息得到缓解，然而 30% 的人从未能恢复到受伤前的运动水平，并且认为外科手术是不值得的。Paajanen 等在 2005 年描述了耻骨联合的补片加强术[61, 62]，他们根据耻骨炎临床病史和 MRI 上证实的耻骨骨髓水肿及阳性骨扫描结果确定了 16 名运动员，其中 8 名患者症状更为严重，经过

6个月的保守治疗无效，选择接受手术治疗，手术治疗包括腹腔镜下用钛钉在耻骨后放置补片。2 名运动员均进行了内收肌或股薄肌的松解，8 例手术患者中有 7 例在术后平均 2 个月恢复运动。术后平均 2.7 年，所有经手术治疗的患者都能以受伤前的运动水平参与比赛。作者还报道了 8 例症状较轻经非手术治疗的患者，其中 4 名在保守治疗 1~1.5 年后能够恢复到受伤前的运动水平，另有 4 名患者在低于受伤前的运动强度活动时会出现一些疼痛 [55]，作者认为补片修复的手术治疗相对于保守治疗能够更快地使患者恢复运动，且更好地解决疼痛。

　　有一篇关于耻骨炎治疗的报道，在与 FAI 相关的慢性病例中对耻骨联合进行内镜减压治疗 [63]，并同时对 FAI 进行关节镜下的治疗，患者的蹒跚步态得到解决。Matsuda 等 [64] 报道了 7 例同时接受内镜下耻骨联合切除术和关节镜治疗 FAI 的系列病例，2 名患者出现术后阴囊肿胀，其中 1 名患者肿胀至排球大小，观察期自行好转。7 名患者中有 5 名报告了好的结果，没有不稳定的证据，然而 1 名患者因为持续存在的症状要求融合治疗。我们需要进一步的研究来阐明内镜手术对于治疗耻骨炎的作用。

　　Meyers 最初排除了患有耻骨炎的运动员，然而，随着临床经验的提升，除运动性耻骨区痛外，之前被诊断为耻骨炎的患者在接受运动性耻骨区痛的手术治疗后进行了复查，在做内收肌松解和没有做内收肌松解的患者中观察到类似的结果，这强化了这样的假设：运动性耻骨区痛和耻骨炎代表了由耻骨联合周围异常力造成的一系列损伤 [19]。

并发症

运动性耻骨区痛

　　运动性耻骨区痛手术后最常见的并发症是涉及腹部、大腿、生殖器和会阴的轻微淤伤或水肿。0.3%的患者发生了需要再次手术的术后血肿，伤口感染率是 0.4%。0.3% 的患者产生了髂腹股沟神经、生殖股神经、股前或股外侧皮神经的神经感觉障碍。阴茎静脉血栓发生于 0.1% 的患者，但都解决了 [19]。还有发生术后瘢痕以及伴发神经感觉障碍的可能性。再次手术的最常见原因是对侧产生类似症状，第二位的原因是第一次手术没有进行内收肌松解 [19]。另一术后依然不稳定的常见原因是没有识别出伴发的关节内病变（即 FAI）[7, 19]。

耻骨炎

　　与治疗耻骨炎采用的耻骨联合刮除术相关的并发症包括血精症和间歇性阴囊肿胀 [30]。

内收肌切断术

　　对于近端内收肌手术，如果对耻骨上的股薄肌进行内侧剥离，则存在精索损伤的可能性 [65]。

未来展望

　　对于运动性耻骨区痛诊断和治疗的理解在不断提升，尽管之前它被认为是一个独立的疾病，但现有证据表明并非如此。随着对疾病理解的加深，一个具体针对运动员病变的方法正在产生。基于支持运动性耻骨区痛和股骨髋臼撞击综合征存在联系的证据，对出现腹股沟痛或骨盆疼痛的运动员，应该同时考虑 FAI 和运动性耻骨区痛。一个重要的问题是是否所有出现同时符合髋关节内病变和运动性耻骨区痛症状的运动员早期就需要对两种病变进行治疗，这是具有挑战性的，因为可能存在一个过渡点，这个时候仅仅解决 FAI 是不够的，因为对前骨盆肌肉组织的永久性损伤已经产生了，从而导致了运动性耻骨区痛。至于当运动性耻骨区痛的症状或病变到了某一个点，可以在 FAI 纠正手术后进行髋关节活动度的恢复，目前没有明确的指标。当时机成为问题时，最好同时解决两种病变。

　　更敏感的影像模式将有助于确定运动性耻骨区痛

和 FAI 的微小解剖损伤的确切位置。这有助于确定特定患者最适合的手术方法，因为运动性耻骨区痛存在几种不同的手术方法。未来研究应聚焦于解剖病理变异和针对性的治疗方法，可能由此获得治疗这一具有挑战性群体的最佳方法的最好的理解。

选读文献

文献：Birmingham PM，Kelly BT，Jacobs R，et al. The effect of dynamic femoroacetabular impingement on pubic symphysis motion: a cadaveric study. *Am J Sports Med.* 2012: 40(5): 1113-1118.
证据等级：对照尸体实验室研究
总结：这是一个尸体研究，以自然状态下的耻骨联合运动进行模拟，并具有模拟的凸轮病变。作者发现，在由凸轮病变引起的动态股骨髋臼撞击的情况下，旋转会通过耻骨联合而增加，并推测这种病理运动可能促进运动性耻骨痛的发展。

文献：Larson CM，Pierce BR，Giveans MR. Treatment of athletes with symptomatic intra-articular hip pathology and athletic pubalgia/sports hernia: a case series. *Arthroscopy.* 2011: 27(6): 768-775.
证据等级：Ⅳ，治疗性病例系列
总结：在一项回顾性研究中，作者确定同时存在股骨髋臼撞击和运动性耻骨痛症状的 31 名运动员（37 个髋）。仅治疗其中一种疾病都导致运动恢复率低（仅治疗运动性耻骨痛恢复率为 25%，仅治疗股骨髋臼撞击恢复率为 50%），作者分阶段或同时对两种疾病进行治疗时，85%～93%的患者可以恢复运动。

文献：Meyers WC，McKechnie A，Philippon MJ，et al. Experience with "sports hernia" spanning two decades. *Ann Surg*. 2008:248(4): 656-665.
证据等级：Ⅳ，回顾性研究
总结：作者介绍了他们对诊断为运动疝的 8490 例治疗经验，其中 5218 例接受了手术治疗。作者指出，在过去的 20 年中，接受手术治疗的患者百分比有所增加，并且患者人群发生了变化。

文献：Zoga AC，Kavanagh EC，Omar IM，et al. Athletic pubalgia and the "sports hernia": MR imaging findings. *Radiology.* 2008: 247(3): 797-807.
证据等级：Ⅳ，回顾性研究
总结：作者回顾性研究了 141 例存在运动性耻骨痛症状患者的 MRI，与外科手术或体格检查结果的标准相比，确定影像学检查结果的灵敏度和特异度。MRI 对腹直肌损伤的灵敏度为 68%，特异度为 100%，对内收肌肌腱损伤的灵敏度为 86%，特异度为 89%。

文献：Holmich P，Nyvold P，Larsen K. Continuing significant effect of physical training as treatment for overuse injury: 8-to 12-year outcome of a randomized clinical trial. *Am J Sports Med*. 2011: 39(11): 2447-2451.
证据等级：Ⅰ，随机对照研究，80% 进行了长期随访
总结：在最初的随机对照试验中，作者将主动物理治疗方案（强调核心稳定性和偏心强化）与被动治疗方案进行了比较，该方案用于治疗运动员内收肌相关的腹股沟痛。长期随访发现，与被动治疗组相比，主动治疗组的结局评分持续改善。

（Christopher M. Larson，Jeffrey J. Nepple 著
段宇鹏 译 张 辛 校）

参考文献

扫描书末二维码获取。

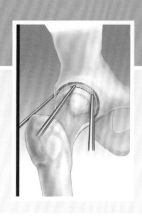

第 85 章

髋关节后方疼痛

髋关节后方疼痛常常使人身心衰弱，系统的体格检查对于髋关节后方疼痛患者的鉴别诊断至关重要[1]。体格检查包括髋关节的 5 个层面：骨性层面、关节囊盂唇层面、肌肉肌腱层面、神经血管层面和运动链层面。为了充分制订全面的治疗计划，诊断策略需要包括每个层面的异常解剖和生物力学，采用综合性的诊断方法将对髋关节后部疼痛有更详细的认识。对髋关节后方疼痛患者的评估必须在磁共振成像（MRI）、适当的关节内注射和训练有素的骨盆理疗师的帮助下排除腰椎和骨盆内压迫，慢性疼痛或长期使用麻醉剂造成的心理障碍可能需要心理咨询和康复。单一层面的治疗可能无法提供解决方案，并将导致治疗失败，通用语言和技术的使用有助于促进对每一个层面的理解。考虑到股骨和髋臼的扭转排列，骨的作用也必须在所有 3 个平面上得到认识。为了彻底评估疼痛的来源，必须了解整个髋关节的解剖结构、周围结构和核心查体。

坐骨神经特征

周围神经纤维成束排列（图 85.1），神经束被神经束膜（一种多层上皮鞘）包围[2]，神经束膜之间的空间由结缔组织（包括血管）填充。最后，神经被神经上皮包围，神经上皮是一种较厚的网状组织，具有高度的血管性，为神经提供了缓冲。虽然神经内膜提供很少的机械支持，但神经束膜非常致密，可提供张力并维持加压的血 - 神经屏障。分支的模式沿着周围神经的延长不断改变，不同分支之间的神经纤维相互交换[3]。对周围神经血管的考虑不仅应包括流入，还应包括流出，因为静脉曲张可导致神经内扩张（图85.2）[4]。髋和大腿神经的血管供应不同于上半身的血管供应（图 85.3）[5]。

周围神经具有滑动和伸展的能力，以适应正常的关节生物力学。神经在肌、骨和韧带结构周围走行时，

容易受到机械压迫。在查体时，必须密切监测臀深间隙的神经和肌肉生物力学。坐骨神经在伸展和滑动时保持独特的运动模式，以适应髋关节运动时的紧张或压迫。最近的研究为坐骨神经力学提供了重要的认识，在髋关节屈曲、直腿抬高及膝关节伸直时，观察到其 28 mm 的近端偏移，伸髋时坐骨神经张力增加了6.6%[6]。坐骨神经张力在整个长度轨迹中并不保持一致，在髋关节处的张力约为 8%～12%，而远端的张力为 5%[7]。张力大于 10% 或大于 30 分钟的牵拉会导致血流减少和神经激活[8]。股骨的解剖方向也被证明会影响正常的神经力学。Martin 等研究了髋关节屈曲

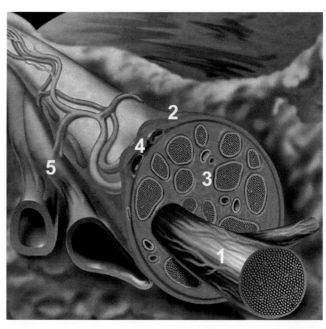

图 85.1　周围神经的组织：1，由神经束膜进化而来的带神经内膜的神经束；2，包裹神经束的神经外膜鞘；3，神经束间结缔组织；4，神经外膜血管；5，邻近脉管系统（From Enneking FK、Chan V、Greger J、HadzicA、Lang SA、Hortt。Lower-extremity peripheral nerve blockade: essentials of our current understanding. *Reg Anesth Pain Med*. 2005; 30(1): 4-35.）

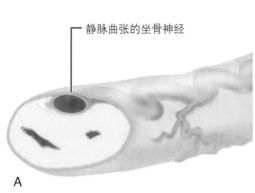
静脉曲张的坐骨神经

A

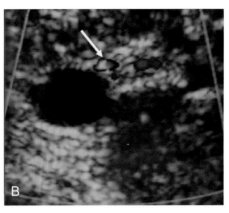
B

图 85.2　坐骨神经内静脉曲张。（A）神经周围和坐骨神经内静脉曲张示意图；（B）出现疼痛和肿胀的患者大腿中部坐骨神经内有静脉曲张（箭头所示），在与神经的粘连处也可见较大的回流静脉（From Labropoulos N, Tassiopoulos AK, Gasparis AP, Phillips B, Pappas PJ. Veins along the course of the sciatic nerve. *J Vasc Surg*. 2009; 49[3]: 690-696.）

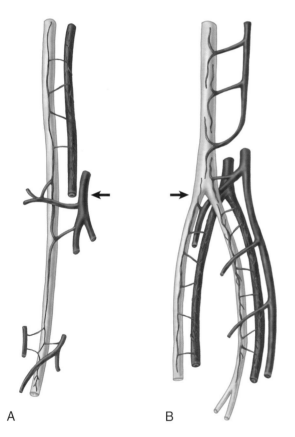
A

B

图 85.3　正中神经和坐骨神经静脉引流示意图，箭头为肘部和膝部的标高。从近端到远端，主要静脉引流：（A）正中神经臂丛动脉周围的神经丛和臂部的肌静脉，前臂的主要静脉引流由正中静脉提供。（B）坐骨神经通过大腿深部的穿支直达膝关节的腘静脉。在小腿，胫前神经和胫后神经引流至伴行动脉周围的神经丛以及肌肉静脉 (From Del Pinãl F, Taylor GI. The venous drainage of nerves: anatomical study and clinical implications. *Br J Plast Surg*. 1990; 43[5]: 511-520.)

外展时股骨扭转的影响，认为髋关节外展至 40° 和髋关节极度屈曲时坐骨神经张力减少 84.23%，由于过早耦合而独立于股骨扭转[9]。作者描述了髋关节屈曲时对内侧面产生"环绕"效应的神经轨迹[9]。因此，我们需要准确详细地了解神经走行和生物力学。

周围神经卡压综合征是由于微血管功能和神经或邻近组织的结构改变而导致的神经功能障碍[10]。急性和慢性神经压迫增加血管通透性，进而形成水肿，从而损害轴突转运[11]。糖尿病、其他代谢疾病和未知因素可增加压迫性损伤的易感性，并影响治疗结果。

一般症状包括神经支配区灼痛或刺痛，经查体以及疼痛部位封闭可明确神经感觉受损，但模糊和定位不佳的症状可产生复杂的临床表现。此外，周围神经卡压可能发生在同一神经纤维的多个部位，或与腰骶神经根受压共存。这一概念已在上肢"双重挤压综合征"中提出[12]。

3T MRI 是评估周围神经卡压最常用的成像方法（图 85.4），研究结果包括神经损伤的直接和间接征象[13]。液体敏感图像上的高信号（局部或类似于相邻血管的高信号）更有提示意义[13]。神经大小、分支模式或神经周围脂肪组织的异常提示神经损伤，但这些特征在小直径神经中很难观察到[13]。神经卡压损伤的主要间接征象是肌肉去神经水肿和卡压部位远端的血管扩张（图 85.5）[14]。超声是引导下神经阻滞的重要方法，已越来越多地用于神经评估，具有神经血管动态评价和多普勒评价的优点。

下肢神经卡压的电生理诊断研究比上肢更复杂[15]。肥胖、水肿和年龄会影响下肢感觉神经动作电位的获得，其中主要影响近端神经。此外，无症状患者（通

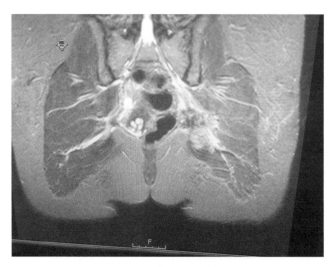

图 85.4 "双重挤压"坐骨神经的磁共振成像，在卡压远端出现静脉扩张

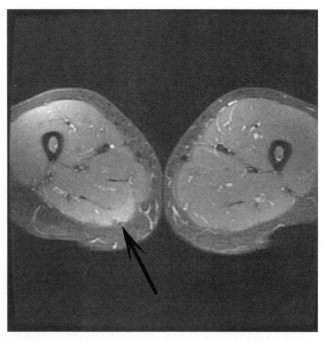

图 85.5 坐骨支卡压至患者大腿中部半膜部和大收肌伸肌部轴位磁共振成像。箭头表示这些肌肉中的去神经高信号区

常为老年人）在电生理诊断研究中经常出现神经源性改变[15]。这些特征对于腰骶部和周围性压迫的鉴别诊断可能有影响[15]。然而，当与适当的体格检查和神经阻滞相关联时，电生理诊断评估常常是有用的。电生理诊断研究必须在动态卡压位置（髋关节屈曲/外展/外旋）进行，以再现卡压。

保守治疗可以控制大多数患者的症状，包括：口服和外用止痛药；类固醇和非甾体类抗炎药

（NSAIDs）；神经调节药物，包括三环类抗抑郁药、加巴喷丁和普瑞巴林；物理疗法；经皮神经电刺激（TENS）；冷冻消融；还有神经阻滞。

臀深综合征／坐骨神经卡压

骨盆外髋关节后方疼痛的四个主要来源具有相似性；然而，每一种都有微妙的独特性，必须加以区分[16]：①坐骨神经牵拉时外旋肌或梨状肌水平外上疼痛——臀深综合征的评估；②坐骨结节外侧疼痛——评估坐骨股骨撞击（IFI）或坐骨神经出口综合征；③坐骨疼痛——需考虑腘绳肌问题；④坐骨内侧疼痛——排除阴部神经卡压（下一节将讨论）。20 世纪初，梨状肌被认为是坐骨神经卡压的来源，并被命名为"梨状肌综合征"[17-19]。然而近年来对坐骨神经卡压的多种病因的认知产生了"臀深综合征"的命名[8]。坐骨神经卡压的特点是非椎间盘性骨盆外神经压迫，表现为臀部、髋部或大腿后部疼痛、感觉障碍症状和（或）神经根性疼痛[20-22]。

解剖

臀下间隙位于臀大肌前方和下方、股骨颈后缘、粗线（外侧）、骶结节和镰状筋膜（内侧）、坐骨切迹下缘（上）和腘绳肌起点（下）后方，并且在侧面与转子周围间隙连续（图 85.6）。在这一重要区域内有坐骨神经、梨状肌、闭孔内/外肌、上孖肌、下孖肌、股方肌、腘绳肌、臀上神经和臀下神经、旋股内侧动脉外侧升支、坐骨、骶结节和骶棘韧带以及坐骨股骨韧带的起点。骶丛和坐骨神经在解剖学上靠近髂内血管和分支。臀上血管在腰骶干（L4-L5 腹支）和第一骶腹支之间或第一骶支和第二骶支之间。而臀下血管位于第一骶支和第二骶支或第二骶支和第三骶支之间。坐骨神经由 L4-S3 骶神经根形成，穿过梨状肌前、闭孔肌/上下孖肌复合体和股方肌后的臀下间隙。梨状肌和坐骨神经之间的关系存在差异，目前有 6 个类别[23]，这对外科医生很重要；然而，变异本身可能不是臀深综合征（deep gluteal syndrome，DGS）症状的病因。梨状肌 - 坐骨神经异常的患病率为 16%～17%[24]，年龄可能对坐骨神经运动学产生影响，对解剖学和变异的理解至关重要[4, 6, 8, 21, 25-32]。

病因学

坐骨神经卡压的来源包括梨状肌[20, 21, 27, 32-39]、含有血管的纤维带[21, 33, 39]、臀肌[8]、腘绳肌[40, 41]、闭孔

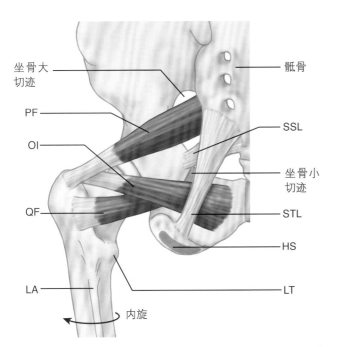

图 85.6 臀深间隙示意图。HS，腘绳肌起点；LA，粗线；LT，小转子；OI，闭孔内肌；PF，梨状肌；QF，股方肌；SSL，骶棘韧带；STL，骶结节韧带 (From Wilson TJ. *Operative Hip Arthroscopy*. 3rd ed. New York: Springer; 2013.)

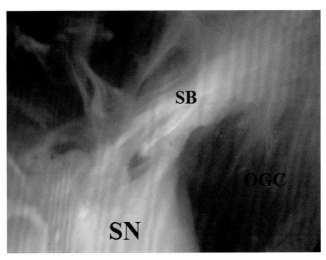

图 85.7 开放性坐骨神经减压术后瘢痕带的关节镜视图。OGC，闭孔内肌 / 上下孖肌复合体；SN，坐骨神经；SB，瘢痕带

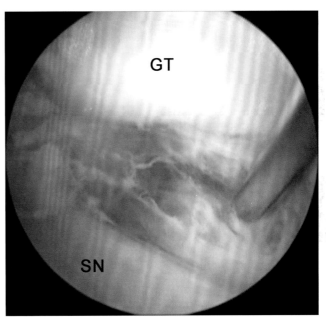

图 85.8 内旋时大转子（GT）和坐骨神经（SN）之间间隙减小的关节镜视图。外旋导致 GT 和坐骨结节之间的坐骨神经受压

内肌 / 上下孖肌复合体[42-44]、坐骨结节[45-47]和髋臼重建手术[48]。据报道，引起坐骨神经受压的还有血管异常[4, 22, 37, 49]、坐位时间过长[50]、髋关节置换术后[51]和继发于占位性病变[34, 35]。一些少见的诱因来源包括大转子（GT）、小转子（LT）和坐骨。

梨状肌和肌腱是骨盆外坐骨神经撞击的最常见来源[20, 21, 37]。在许多情况下，增厚的肌腱可隐藏在覆盖神经的梨状肌的下方[21, 37]。梨状肌肥大可导致坐骨神经卡压[20, 27, 37, 52]；然而，Benson 和 Schutzer 的研究中，14 例患者中只有 2 例比有症状侧的梨状肌较大，7 例比无症状侧小[20]。在许多坐骨神经卡压病例中，报告了非典型纤维血管瘢痕带和大转子关节囊增生[21, 39]。也存在大的纤维血管瘢痕带，从 GT 后缘延伸至臀大肌，再延伸至坐骨神经，直至坐骨大切迹（图85.7）[21]。闭孔内肌 / 上下孖肌复合体也可能是坐骨神经痛的病因[21, 42-44]。坐骨神经从梨状肌前方的坐骨切迹发出，位于闭孔内肌 / 上下孖肌复合体后方，可在两块肌肉之间产生剪切效应，从而导致卡压[21, 43, 44]。坐骨远端腘绳肌肌腱的止点可因创伤或腘绳肌撕脱而增厚，并可累及坐骨神经[21, 53]。坐骨神经卡压的其他病因包括坐骨畸形愈合或愈合的撕脱伤、GT（图85.8）、肿瘤、血管异常（图85.9）[22, 37, 49]、臀大肌

（因既往的髂胫束松解）、髋臼骨折或后方髋关节重建[48, 51]。

坐骨神经出口综合征或腘绳肌综合征被描述为臀下方区域的疼痛，沿大腿后部辐射至腘窝，通常与腘绳肌无力有关。常见的主诉包括坐位、伸展和运动时的疼痛，主要在跑步时（短跑和加速）[40, 54]。压痛位于坐骨结节周围近端腘绳肌区域。Puranen 和 Orava 首先报道了通过手术将坐骨神经从近端腘绳肌区域的粘

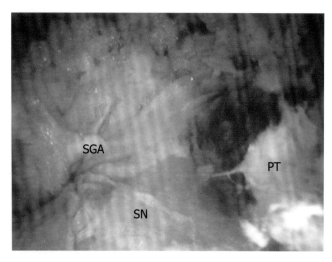

图 85.9 臀上动脉（SGA）压迫坐骨神经（SN）。SGA 的一个分支在舒张期穿过坐骨切迹远端的 SN。梨状肌腱（PT）可见向右移位 (From Wilson TJ. *Operative Hip Arthroscopy*. 3rd ed. New York: Springer; 2013.)

连中松解出来[40]。在腘绳肌肌腱坐骨结节止点外侧，紧密的肌腱结构和粘连被认为是肌腱和坐骨神经之间结疤或纤维带的结果[8, 40]。为了更好地阐明这种病变的位置，Young 等已建议将这种情况命名为"近端腘绳肌综合征"[41]。仅与腘绳肌撕裂相关的疼痛位于肌肉腹部的较远位置，通常伴有明显的触诊空虚感[41]。临床表现中，直腿抬高试验（Lasègue 试验）有不同的结果；在没有神经功能缺陷的情况，膝关节屈曲 30° 时腘绳肌明显无力，但膝关节屈曲 90° 时力量正常[41]。腘绳肌撕脱伤，特别是半膜肌撕脱伤，可导致坐骨神经周围瘢痕累及坐骨神经的坐骨神经出口综合征，或者坐骨结节区域形成紧密的纤维束[21, 55, 56]。

骨性卡压并不常见，但应被视为卡压的来源。髋关节外旋屈曲可导致坐骨上的 GT 撞击（见图 85.8）。坐骨股骨撞击是髋关节后方疼痛的一种病因[46, 47, 57]，并被描述为坐骨股骨间隙变窄和股方肌 MRI 信号强度异常[46, 47]。坐骨股骨间隙定义为坐骨结节外侧皮质和 LT 内侧皮质之间的最小距离。股方肌间隙定义为股方肌通过的最小间隙，即腘绳肌肌腱的上外侧表面和髂腰肌或 LT 后内面之间。据报道，正常坐骨股骨间隙为 17 mm 或更大，而正常股方肌间隙为 8 mm 或更大（图 85.10）[47]。患者出现坐骨水平外侧疼痛，坐姿或走动时持续疼痛，应考虑 IFI 的可能性[58, 59]。IFI 患者的临床表现可能与臀深综合征相混淆；然而，有一些方面与 DGS 疼痛明显不同，必须加以认识。坐骨股骨头撞击患者在坐骨后外侧区域有髋关节过伸的疼痛，可明确坐骨外侧的撞击病因。步态评估将显示患者能够以短步幅充分行走。然而，如果要求向髋关节过伸方向延长步幅，疼痛会加剧并重复。这一点在能够慢跑但加快步幅的运动员中尤为明显。坐骨神经出口水平上也可能有坐骨成分，伴有或不伴有腘绳肌撕裂。正位片可证明在坐骨神经水平上的间隙减小，并可考虑进一步行 MRI 检查。MRI 检查需要在近端、轴向和远端评估时用胶带将足稳定在中立行走位置。IFI 的外科治疗包括 LT 的完全切除和该区域的部分切除或单纯股方肌切除，早期临床结果令人满意[59]。

坐骨神经病变的确切病因可能很难发现，检查

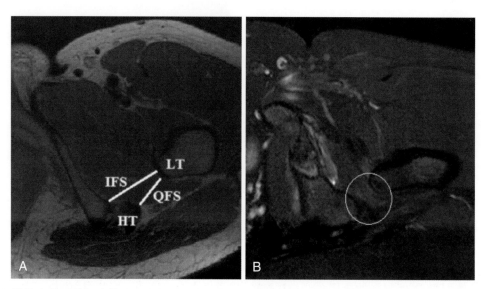

图 85.10 坐骨股骨撞击的磁共振成像（MRI）。（A）正常坐骨股骨间隙（IFS）的左侧 MRI。（B）一例坐骨股骨撞击患者的 MRI 显示坐骨股骨间隙狭窄，股方肌水肿（圆形所示）。HT，腘绳肌肌腱；LT，小转子；QFS，股方肌间隙

者应注意的其他卡压来源是骨盆内和血管病变。坐骨神经痛可由骶神经根血管压迫（图85.11）或妇科疾病（图85.12）引起；因此，必须考虑骨盆内病变[60]。这种情况对于排除周期性坐骨子宫内膜异位症尤其重要。一些患者在不直接接触子宫内膜异位症组织和骶丛的情况下可感觉到坐骨神经痛，其原因可能是腹膜后炎症刺激骶丛[61]。妇科坐骨神经痛患者70%在右侧，这表明乙状结肠在防止左侧骶丛受压或受到刺激方面发挥作用[62]。坐骨神经周围静脉功能不全相关的静脉曲张也是坐骨神经症状的来源[4, 63]。这些患者坐位时疼痛，在站立或行走时会缓解。坐骨神经周围的静脉网和神经内的静脉之间有多层次的连接，在这些连接部位，存在数量有限的瓣膜，坐骨神经静脉内没有瓣膜，这可能导致症状性扩张。多普勒超声在远端手动按压后突然释放可用于识别站立位的反流[4]。静脉曲张的治疗可获得显著缓解，若复发也可治疗[4, 63]。

　　潜在的卡压原因涉及每一层次；因此，全面的体格检查、详细的病史和标准化的影像解读对于评估髋部疼痛至关重要[21, 64-66]。在所有疑似神经卡压的病例中，必须首先通过MRI和全面的病史/体检排除脊柱疾病。临床表现通常包括外伤史和坐痛症状（无法坐30分钟以上）、下背部或臀部的神经根性疼痛以及患腿的感觉异常[20, 21]。如前所述，关节外髋关节后方疼痛存在多种病因，这些症状应通过体检进行分类。一些患者可能出现异常反射或运动无力的神经症状[22]。可能观察到与坐骨神经以外的神经有关的症状，如臀中肌和臀小肌无力（臀上神经）、臀大肌无力（臀下神经）、阴部感觉丧失（阴部神经），或后方皮肤感觉丧失（股后皮神经）[67]。

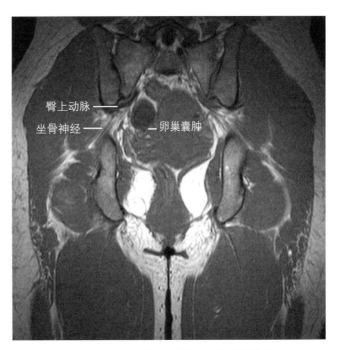

图85.12　右侧靠近骶神经根的卵巢囊肿

（图中标注：臀上动脉　坐骨神经　卵巢囊肿）

体格检查

　　全面的病史和体格检查对于髋关节疼痛患者的鉴别诊断至关重要[1]。为帮助鉴别诊断，应进行坐位触诊试验。医生在臀肌区域的3个位置触诊：梨状肌（外侧/上方）、外旋肌水平和坐骨外侧（图85.13）。如果疼痛局限于坐骨，则需排除坐骨神经出口综合征、腘绳肌滑膜炎或腘绳肌撕裂；如果疼痛是在坐骨外侧，考虑IFI。如果疼痛更偏内侧，则应评估阴部神经。

　　6项关键的体格检查将有助于鉴别髋关节后方疼

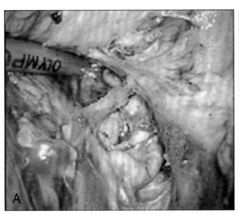
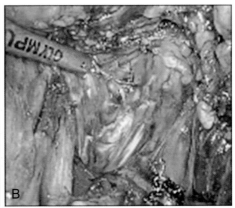

图85.11　骨盆内血管骶丛压迫。血管卡压覆盖整个远端骶丛和坐骨神经（右侧）。（A）减压前；（B）减压后（From Possover M, Schneider T, Henle KP. Laparoscopic therapy for endometriosis and vascular entrapment of sacral plexus. *Fertil Steril*. 2011; 95: 756-758.）

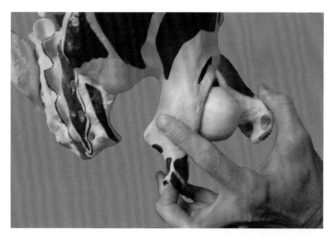

图 85.13　坐位触诊试验。医生触诊臀肌区域：梨状肌／坐骨神经外侧／上方（示指），腘绳肌／腘绳肌腱粘连或撕脱伤（中指），坐骨，闭孔内／阴部神经内侧（无名指）。坐骨外侧的疼痛，特别是伸髋时，可能是坐骨股骨神经／坐骨神经引起

痛。坐位触诊试验也可在坐位梨状肌紧张试验（图85.14A）时进行，该试验是患者在坐位下进行的屈曲、内收和内旋试验[64,68]。患者伸膝（接合坐骨神经），被动地将屈曲的髋关节内收并进行内旋，检查者触诊坐骨外侧 1 cm 处（中指）和坐骨切迹（示指）近端。阳

性是指在梨状肌或外旋肌水平上再次产生后方疼痛。梨状肌激发试验是患者将脚后跟放到检查台上，外展并向外旋转腿部以抵抗阻力，同时检查者监测梨状肌（见图 85.14B），使用这两种测试的灵敏度为 0.91，特异性为 0.80。在坐位和步态测试中进行主动腘绳肌试验（图 85.15），在膝关节屈曲 30° 和／或 90° 的腘绳肌激发试验阳性提示腘绳肌综合征。患者大步行走在髋关节屈曲时会产生疼痛，这在腘绳肌撕裂患者中也是阳性的[69]。IFI 患者在髋关节伸展的大步行走时会再次产生疼痛，而这种疼痛在小步行走时会缓解（图85.16A）。IFI 试验（图 85.16B）是将髋关节被动伸展（伸髋 ROM 常受限），当髋关节处于中立位或轻微内收时，坐骨外侧疼痛提示 IFI，髋关节外展可减轻疼痛并实现髋关节极度伸展的全方位运动[58]。

当涉及梨状肌时，封闭试验可用于支持 DGS 的诊断。Pace 和 Nagle 对梨状肌使用了麻醉剂和皮质类固醇激素的双重注射技术，缓解了 45 名患者中 41 名患者的疼痛[70]。可利用 CT、透视、超声波或对梨状肌进行开放式 MRI 检查以辅助诊断[27]。患者在成像前的体位可能会影响 MRI 敏感性，应通过标准化进行控制。补充性诊断试验包括肌电图（EMG）和神经

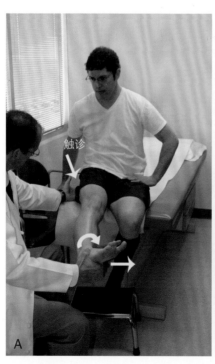

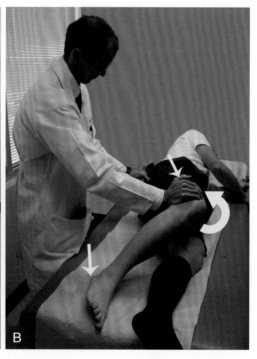

图 85.14　坐位梨状肌紧张试验和梨状肌激发试验。（A）患者处于坐姿，伸膝。检查者在坐骨外侧 1 cm 处（中指）和梨状肌近端（示指）触诊时，被动地将屈曲的髋关节内收，并进行内旋。（B）当患者处于侧卧位时，检查者触诊梨状肌。患者将脚后跟放到检查台，从而开始髋关节外旋，同时抗阻主动外展外旋 (From：AANA Advanced Arthroscopy, 2010, Martin HD, Byrd JWT [Ed].）

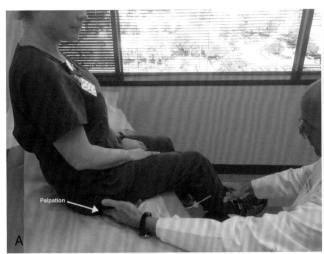

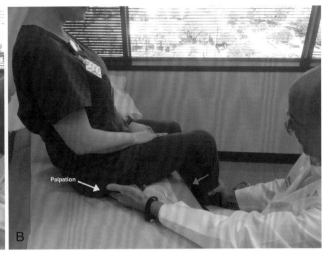

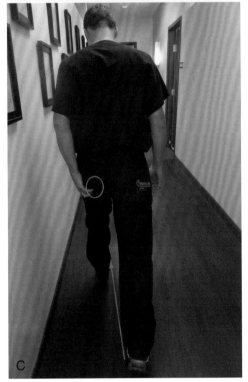

图 85.15　腘绳肌试验（A）主动 30° 腘绳肌试验。当膝关节 30° 屈曲时，检查者主动限制膝屈曲，同时触诊腘绳肌止点。（B）主动 90° 腘绳肌试验。当膝关节 90° 屈曲时，检查者在触诊腘绳肌止点时主动限制膝关节屈曲。（C）大步幅脚后跟着地测试（LSHS），指导患者进行大幅迈步，在髋关节屈曲和脚跟撞击时，坐骨近侧和外侧产生疼痛提示阳性

传导试验，当阳性时有助于诊断臀深综合征。坐骨神经梨状肌卡压通常表现为胫神经和 / 或阴部神经的 H 反射紊乱 [71, 72]。重要的是进行双侧对比，并在伸膝和髋关节内收的情况下进行动态测试。通过体检、封闭试验和影像学检查排除关节内和脊柱病变 [21, 27]。排除阴部神经、坐骨股骨综合征和腘绳肌损伤后，可怀疑骨盆外坐骨神经卡压。在髋关节屈曲和伸展时，坐骨神经张力可以通过脊柱活动动态变化。

术前和术后康复

对于臀深综合征的非手术治疗，首先采用保守方法治疗疑似撞击的部位，对肥厚、挛缩或发炎的肌肉（梨状肌、股方肌、闭孔内肌、上 / 下孖肌）撞击的治疗从休息、抗炎药、肌肉松弛剂和物理治疗开始。物理治疗计划应包括针对外旋肌的伸展动作，如梨状肌伸展或将腿置于屈曲、内收和内旋状态的（FAIR）（图 85.17）。Cam 撞击、Pincer 撞击或髋臼后倾的患者可能无法充分伸展到这个位置，对这部分患者应进行评估和治疗，因为大多数患者通过适当的外科干预将得到改善。在坐位中，患者将膝关节靠近胸部，穿过中线，并将膝拉向对面的肩关节。通过增加持续时间和强度逐渐进行拉伸，直到达到最大拉伸角度。大转子

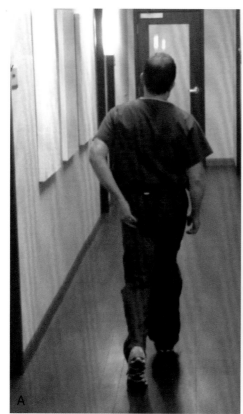
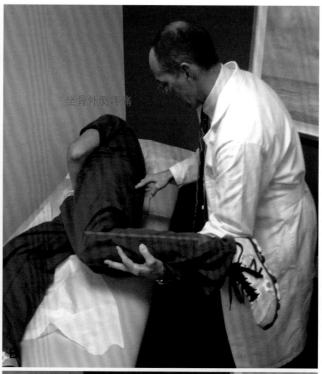
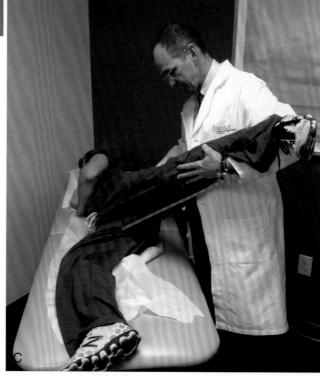

图 85.16　坐骨股骨撞击（IFI）试验。（A）
大步幅步行（LSW）IFI 测试。（B）检查
者在坐骨外侧触诊时，将髋关节置于被动
伸展状态。（C）被动伸髋时外展髋关节可
减轻疼痛

坐骨神经松动术是通过屈膝和神经滑动的髋关节环转
运动进行，同时在疼痛耐受范围内进行 Ober 拉伸（图
85.18）。在治疗过程中，膝关节支具的作用是避免膝
关节伸直并保持坐骨神经放松。膝关节支具的使用取
决于坐骨神经的张力，坐骨神经的张力受股骨前倾角
和卡压部位的数量的影响。膝关节在 45° 固定 3 周，

仅进行神经滑动和环转运动。4 周后，可在耐受范围
内每周增加 10° 膝关节伸展。可逐渐增加髋关节屈曲
和内收的 ROM，外加柔和的神经滑动，以及针对外
旋肌的伸展动作。标准物理治疗方案最早可在 6 周时
开始，并可根据病情进行改良。同样，在既往有腹部
手术史和股骨后倾的患者中，需要注意神经可能在不

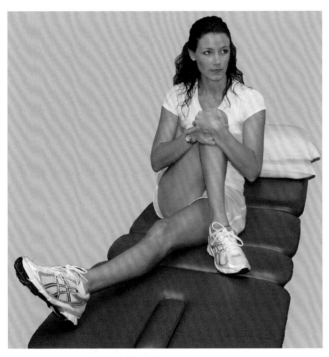

图 85.17　梨状肌拉伸。在坐位中，患者将膝靠近胸部并穿过中线，然后将膝拉向对侧肩关节

止一个位置受到撞击。治疗师应该努力识别这些潜在的致病因素。

其他可能有效的物理治疗技术包括超声波和电刺激，注射肌肉麻醉剂或皮质类固醇可以缓解对物理治疗无反应的患者的疼痛，重要的是要注射到正确的部位；引导方式包括透视下引导以及 CT、超声、肌电图和 MRI 下引导。在选择更积极的治疗之前，建议进行最多 3 次封闭试验 [22, 27, 73]。大多数臀深综合征 / 坐骨神经卡压患者可通过保守治疗获得缓解。

手术治疗

手术治疗的选择包括开放和关节镜手术。开放手术是经臀肌入路有效地进行梨状肌切除和坐骨神经、股后皮神经松解术 [27, 39]。开放式手术已在既往研究中证明有效，最大的病例系列报告了 75% ~ 100% 的手术优良率 [20, 27, 41]。此外，还进行可腘绳肌松解术和腘绳肌止点坐骨神经松解术，均取得令人满意的结果，显著缓解疼痛，增加腘绳肌力量 [41]。和松解术相比的

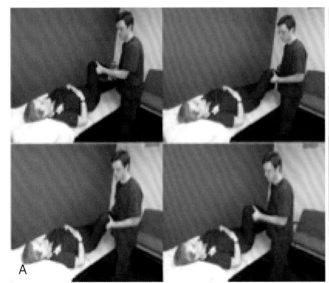

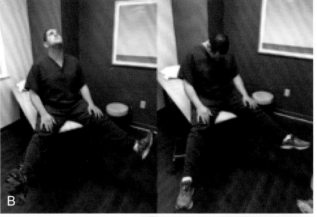

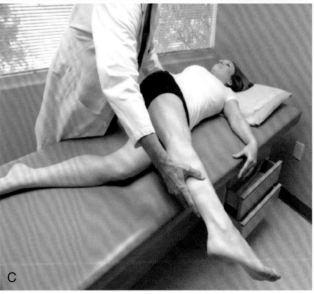

图 85.18　术前和术后康复训练。（A）环转运动；（B）神经滑动；（C）Ober 拉伸

是外科修复腘绳肌，建议尽早进行，以避免坐骨神经受累[55, 56]。Miller 和 Webb 在研究中概述了手术技术、适应证和禁忌证[53]。这一领域的治疗理念正在不断发展。

关节镜下减压

　　关节镜是治疗臀深综合征的一种有效的微创方法。Dezawa 等首次报告了 6 例经内镜梨状肌松解的病例[36]。国际上，经关节镜治疗臀深综合征也取得了类似的成功。Perez Carro 等[99] 报告 26 名患者中的 19 名取得了良好到极好的结果，mHHS 评分从 56 分提高到 79 分。Polesello 等和 Cabrita 等分别报道了 3 例和 15 例成功的治疗[74, 75]。一个国际髋关节后方疾病研究团队正在进行一个大型患者队列研究。

　　患者仰卧位，将手术台向对侧倾斜到最大位置，术中监测神经传导和肌电图，释放牵引后，就能观察到梨状肌的松解程度。使用一个 70° 关节镜和可调节 / 延长的套管，通过前外侧和后外侧的入口进入关节，然后对转子周围间隙进行系统检查[76]。起始位置如图 85.19A 所示，一旦确定了方向，应将关节镜转向近端，并开始进行关节囊切除术。辅助后外侧入路位于 GT 后方 3 cm，高于 GT 3 cm（见图 85.19B），这可更好地观察坐骨神经至坐骨切迹。

　　表 85.1 总结了关节镜梨状肌松解术。首先进行关节囊切开术，注意纤维束的范围，并检查臀小肌、臀中肌和臀大肌。识别臀下间隙入口处的股方肌，并检查坐骨神经在髋屈伸内外旋时的运动轨迹[6, 21]。正常坐骨神经外观将有明显的神经外膜血流和神经外膜脂肪，其正常的内 / 外旋转运动会沿着外旋转肌的边

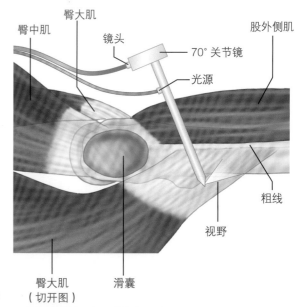

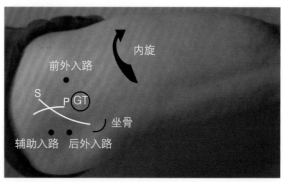

图 85.19　转子周围间隙和入路位置。（A）关节周围间隙和解剖标志，以及关节镜和光源的方向。将关节镜放入 PTS 并建立辅助入路 (From Martin H. Diagnostic Arthroscopy. In: Kelly BT, Philippon MJ, eds. Arthroscopic Techniques of the Hip: A Visual Guide. Thorofare, NJ: Slack Inc.; 2009.)。（B）前外侧入路位置在大转子（GT）前方 1 cm、上方 1 cm。后外侧入路放置在 GT 后方 3 cm 处，与前外侧入路一致。辅助入路位于 GT 后方 3 cm 和上方 3 cm 处。坐骨神经（S）和梨状肌（P）的走行与 GT 和坐骨有关 (From Martin HD, Shears SA, Johnson JC, Smathers AM, Palmer IJ. The endoscopic treatment of sciatic nerve entrapment/deep gluteal syndrome. *Arthroscopy*. 2011; 27: 172-181.)

表 85.1　关节镜下梨状肌松解术	
1.	建立前外侧、后外侧和辅助入路
2.	行关节囊切开术，检查臀小肌、臀中肌和臀大肌
3.	内旋下肢，查看臀深间隙入口处的股方肌
4.	从神经远端游离骶结节韧带 / 腘绳肌纤维
5.	向近侧转动关节镜进行检查，然后将关节镜移到后外侧 / 辅助入口
6.	屈髋 40° ~ 60° 内外旋
7.	识别臀下动脉分支，电凝（或结扎）并松解
8.	刨削梨状肌的远侧边缘
9.	使用镜下剪刀进行肌腱松解
10	重复髋关节运动并探查坐骨神经

缘滑动。异常坐骨神经会呈白色，类似于鞋带；它不会随着旋转而移动，探钩探查会感觉到紧张感。在股方肌水平松解纤维瘢痕带，在坐骨管和骶结节韧带水平检查，并从坐骨神经松解纤维带。将关节镜向近端转动，然后识别并检查闭孔内肌和肌腱。随后移动关节镜到辅助或后外侧入口（图 85.20）。臀下动脉的一个分支穿过该区域的坐骨神经，必须在检查梨状肌和肌腱之前进行烧灼（如果较大需结扎）和松解（图

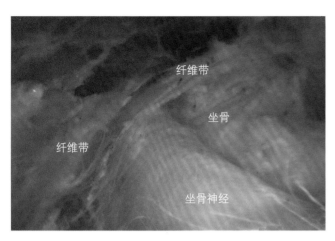

图 85.20　坐骨神经减压 / 探查：股方肌远端。左髋经后外侧入口的关节镜视野，位于股方肌远端。髋关节内外旋转时，探查并松解坐骨附近的纤维带，检查坐骨神经出口（From Wilson TJ. *Operative Hip Arthroscopy*. 3rd ed. New York: Springer; 2013.）

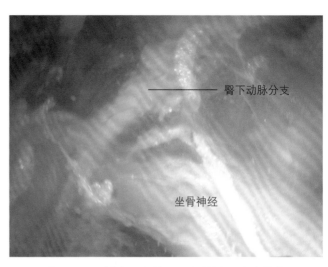

图 85.21　横穿坐骨神经后方的臀下动脉分支

85.21 ）。识别梨状肌，必要时刨除远侧边缘以识别肌腱，肌腱通常隐藏在肌腹下方。使用镜下剪刀进行肌腱松解，将剪刀朝自己的方向拉，以确保只有肌腱松解（图 85.22 ）。肌腱切除后，将肌腱残端刨除 1 ~ 2 cm。通过髋关节屈曲和内 / 外旋转检查神经运动，小心地探查坐骨神经至坐骨切迹，注意臀上神经血管结构从坐骨切迹流出，位于梨状肌上方。使用弯曲探钩，彻底探查坐骨后区域，以识别并松解可能束缚神经的纤维瘢痕带（图 85.23 ）。

　　表 85.2 总结了关节镜下坐骨神经松解。在髋关节内外旋时探查神经，评估神经外膜血流量和脂肪。识别股后皮神经、坐骨动脉和臀下神经。用钝性探钩解

剖坐骨切迹处的纤维带，用透视确认位置。内外旋髋关节，使用弯曲探钩在神经周围和下方进行探查，以识别周围肌腱是否受累。在闭孔内侧水平松解纤维带，然后探查并检查神经颜色和运动，对纤维带进行坐骨后解剖。最后，在腘绳肌腱和骶结节韧带水平进行评估和松解，以确保神经足够的运动。

　　关节镜在明确病因和治疗方面有一定作用，进一步的研究正在进行中。我们报告了一组 35 例深臀综合征的患者 [21]，症状的平均持续时间为 3.7 年，术前平均 VAS 评分为 7 分，术后降至 2.4 分。术前 mHHS 为 54.4 分，术后增加至 78 分 [21]。患者报告术前使用麻醉剂止痛；2 人术后仍服用麻醉剂（与最初主诉无

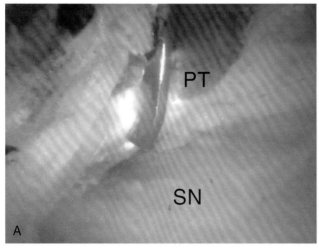

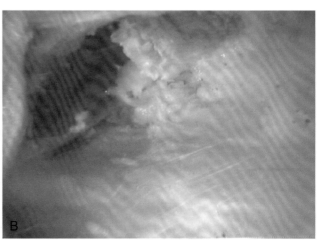

图 85.22　梨状肌腱切断术。（A）术前；(B)术后。PT，梨状肌腱；SN，坐骨神经

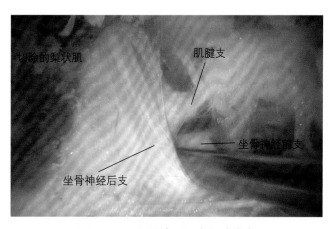

图 85.23　坐骨神经肌肉肌腱分支

表 85.2　关节镜下坐骨神经松解
1.　探查神经并活动髋关节
2.　评估神经外膜血液和神经外膜脂肪
3.　评估腘绳肌腱和骶结节韧带，松解所有受累的瘢痕
4.　识别股后皮神经、坐骨动脉和臀下神经
5.　解剖坐骨切迹处的纤维带
6.　使用透视确认位置
7.　通过探钩探查神经运动，并评估周围肌腱
8.　评估闭孔肌肌腱，探查神经运动和神经颜色
9.　进行坐骨后剥离，松解纤维带

关）。83% 的患者术后没有坐骨神经坐位疼痛（坐位不能超过 30 分钟）[21]。在 300 例患者中并发症发生率仍然极低；然而，较差的结果似乎与股骨后倾和既往腹部手术有关。评估髋臼和股骨旋转非常重要，这对坐骨神经生物力学有影响。在 GT 或坐骨压迫坐骨神经的情况下，可以考虑大转子骨成形术或截骨术。并发症包括术后早期使用非甾体抗炎药引起的血肿，术后活动过度，伴随阴部神经和坐骨神经症状的主诉通常得到改善，但有 2 例阴部症状恶化。通过了解解剖学和生物力学，应用临床试验和诊断策略作为综合治疗计划的一部分，可以对所有 4 个层次进行充分治疗。

阴部神经卡压

阴部神经起源于 S2 ~ S4 腹支，通过坐骨大孔和梨状肌下方离开骨盆。在阴部内血管伴行下穿过骶棘韧带靠近坐骨棘，或越过坐骨棘。然后阴部神经进入由闭孔筋膜和骶结节韧带形成的 Alcock（阴部）管（图 85.24、85.25）[30, 77]。在 100 具尸体的 87 具中，发现骶结节韧带由两部分组成：韧带束和膜状镰状突 [30]。骶结节韧带在解剖学上靠近阴部神经，这种解剖关系在神经卡压中很重要 [30]。在 Alcock 管的后部，阴部神经分支出直肠下神经、会阴神经和阴茎或阴蒂的背

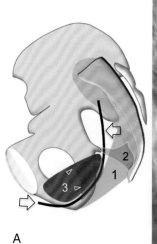
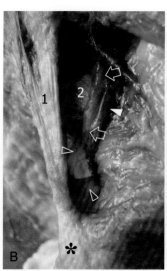
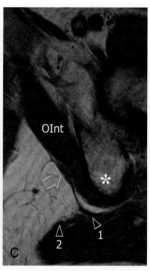

图 85.24　阴部神经走行。（A）骨盆示意图显示阴部神经通过臀大肌下部离开骨盆，然后通过与骶结节韧带（1）和骶棘韧带（2）密切相关的坐骨小孔再次进入臀区。穿过骶结节韧带后，阴部神经（箭头所示）转向前方进入 Alcock 管，Alcock 管是闭孔内肌筋膜（箭头所示）下方的通道（3）。（B）尸体解剖显示骶结节韧带（1）止于坐骨结节（星号）、阴部神经（空箭头）和动脉（白色箭头）下方。注意骶结节韧带镰状突（空箭头）的位置，这可能是阴部神经卡压的部位。（2）骶棘韧带（C）轴向 T_1 加权磁共振图像显示阴部神经（箭头）在 Alcock 管中靠近闭孔内肌（OInt）。注意骶结节（1）和骶棘韧带（2）以及坐骨结节（星号）的位置 (From Martinoli C, Miguel-Perez M, Padua L, Gandolfo N, Zicca A, Tagliafico A. Imaging of neuropathies about the hip. *Eur J Radiol*. 2011; 82[1]: 17-26.)

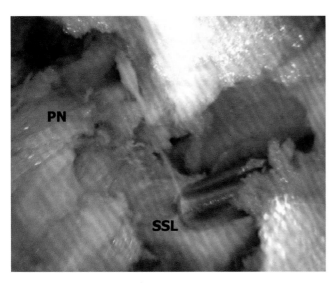

图 85.25　尸体骶棘韧带（SSL）及其与阴部神经（PN）关系的关节镜视图（From Wilson TJ. *Operative Hip Arthroscopy*. 3rd ed. New York: Springer; 2013. ）

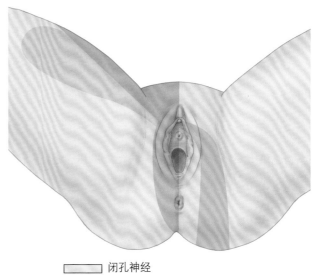

	闭孔神经
	生殖股神经和髂腹股沟神经
	阴部神经
	臀下皮神经

图 85.26　会阴的神经支配 (From Labat JJ, Riant T, Robert R, Amarenco G, Lefaucheur JP, Rigaud J. Diagnostic criteria for pudendal neuralgia by pudendal nerve entrapment (Nantes criteria). *Neurourol Urodyn*. 2008; 27[4]: 306-310)

神经（表 85.3）[78]。

阴部神经卡压的四种主要类型取决于卡压的位置[79]。Ⅰ型：坐骨大切迹出口处伴有梨状肌挛缩。Ⅱ型：坐骨棘、骶结节韧带和坐骨小切迹入口。Ⅲ型：Alcock 管入口处，伴有闭孔内肌挛缩。Ⅳ型：终末支远端卡压[79]。Antolak 等认为，患有阴部神经卡压的男性坐骨棘发育异常和随后的错位可能与年轻时的运动损伤有关[80]。骑自行车、子宫内膜异位症、既往骨盆手术、血管骶丛压迫也被描述为阴部神经卡压的可能病因[81, 82]。骶棘韧带可能通过骨盆生物力学机制影响阴部神经。

阴部神经痛的诊断主要是依靠临床和经验[83]；然而，临床神经成像和注射技术的进步有助于阴部神经卡压的鉴别诊断[79]。2008 年，Labat 等通过 5 个基本诊断标准验证了 Nantes 标准：①阴部神经解剖区域的疼痛（图 85.26），②坐位疼痛加重（坐在马桶座上会缓解），③夜间不会痛醒，④没有客观感觉障碍，⑤诊断性阴部神经阻滞会缓解疼痛[83]。报告中还定

义了补充诊断标准、排除标准和相关体征，包括诊断[83]、体格检查有助于将患者初步分为四类：Ⅰ型，仅坐骨切迹压痛；Ⅱ型，坐骨中部压痛；Ⅲa 型，仅闭孔内肌压痛；Ⅲb 型，闭孔内肌和梨状肌压痛；Ⅳ型，无明显压痛。

保守治疗基于止痛药、盆底肌肉理疗和引导下神经麻醉阻滞（包括类固醇）[84]。1 年随访连续阴部神经阻滞在控制疼痛方面的有效率为 12% ~ 87%[79, 85]。当非手术治疗失败时，可以考虑手术减压，传统上是通过经臀肌开放入路进行[79, 86-88]。一项已发表的随机对照试验比较了 16 名经手术治疗的患者和 16 名经保守治疗的患者，在 12 个月时，71% 的手术组患者的疼痛改善，而非手术组患者的疼痛改善率为 13%[88]。与骨盆外入路相比，在一个系列病例中，18 名患者行腹腔镜骨盆内减压技术，平均随访 21 个月，其中 15 名（83%）患者的疼痛明显缓解[82]。

臀上神经和臀下神经

臀上神经起源于 L4、L5 和 S1 腹支[78, 89]。离开骨盆进入臀深间隙，穿过梨状肌上方的坐骨大孔，并伴行臀上血管。在臀深部，它位于臀中肌和臀小肌之间，分为上、下两支，有时存在变异。臀下神经起源于 L5、S1 和 S2 腹支[78]，通过坐骨大孔进入臀深间隙，

表 85.3	阴部神经功能	
神经	运动	感觉
直肠下神经	肛管下部及肛周皮肤	肛门外括约肌
会阴神经	阴囊、大阴唇	会阴肌、肛门外括约肌和肛提肌
阴茎或阴蒂的背神经	海绵体	阴茎或阴蒂皮肤

与臀下血管一起穿过梨状肌下方。在臀深部，它发出进入臀大肌下表面的分支（表85.4）。

臀部外侧或后侧手术入路有损伤臀神经的风险[90-92]。Abitbol报告了77%以上的患者在术后6周出现异常肌电图，无论是采用后侧还是外侧入路[90]。经皮骶髂螺钉可卡压臀上神经，正如Collinge在尸体研究中所报告的，其发生率为18%[93]。与骨折相关的骨痂和坐骨大孔周围突出的骨赘也可卡压臀上神经[94]。骶髂关节炎症和感染可因解剖位置邻近而导致臀神经病变（图85.27）[13]。臀肌注射也可引起臀神经病变和臀上神经损伤[95]。

臀神经功能障碍的患者可以观察到跛行或步态的改变[92, 96]。臀上神经病变患者还发现外展肌群无力和Trendelenburg试验阳性。通常，臀上、臀下神经卡压不会引起明显的步态异常。

保守治疗通常适用于臀神经病变。在某些情况下，应考虑手术切除骨或螺钉的压迫。Bos等建议，在外侧髋关节入路中，将臀中切口的近端延伸限制在GT前3 cm，以防止臀上神经损伤[97]。髋关节后入路也与神经损伤相关。因此，为了避免臀下神经损伤，Ling和Kumar建议避免臀大肌从GT向髂后上棘方向分离超过5 cm[92]。对于臀大肌功能良好的严重外展肌功能障碍患者，应考虑臀大肌皮瓣转移[98]。臀上神经和臀下神经均可在关节镜下轻松显露和评估。

结论

包括髋关节5个层面的结构化体格检查：骨性层面、关节囊盂唇层面、肌肉肌腱层面、神经血管层面和运动链层面，对于髋关节后方疼痛患者的鉴别诊断至关重要。5层面方法将有助于避免治疗失败。在这3个层面上，了解骨的作用至关重要，因为它们以动态方式影响神经生物力学。神经血管层面可能呈现一种具有挑战性的情况，利用有效的髋关节后方查体将有助于诊断。通用语言和技术的使用有助于沟通和理解各个层面。为了治疗髋关节后方病变，应建立针对髋关节的各个层面的综合性治疗计划。

（Hal David Martin, Anthony Nicholas Khoury, Juan Gomez-Hoyos 著　段宇鹏译　张　辛校）

参考文献

扫描书末二维码获取。

表85.4	臀神经功能
神经	运动
臀上神经	
上支	臀中肌，有时可有臀小肌
下支	臀中肌、臀小肌和阔筋膜张肌
臀下神经	臀大肌

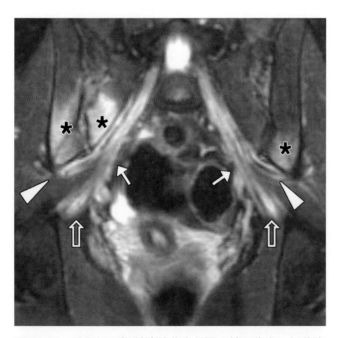

图85.27　继发于双侧骶髂关节炎的臀上神经病变。冠状脂肪抑制T$_2$加权磁共振图像（6100/80）显示两个骶髂关节的信号强度增加（*）。坐骨神经（开放箭头）和臀上神经（箭头）以及臀下神经（实心箭头）的大小和信号强度增加 (From Petchprapa CN, Rosenberg ZS, Sconfienza LM, Cavalcanti CF, Vieira RL, Zember JS. MR imaging of entrapment neuropathies of the lower extremity. Part 1. The pelvis and hip. *Radiographics*. 2010; 30[4]: 983-1000.)

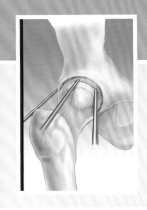

第86章

腘绳肌损伤

引言

腘绳肌损伤在运动员人群中很常见，并且可以影响各个竞技级别的运动员[1-4]。一些研究报道高中橄榄球运动员（12%～24%）和大学橄榄球运动员（18.9%～22.2%）肌肉拉伤率相当高[5-9]。一项国家橄榄球联盟运动损伤监测研究结果显示，联盟共有1716名运动员患有腘绳肌拉伤，每年约132～210人受伤，总受伤率为0.77/1000，再次受伤率为16.5%[10]。在优秀田径运动员伤病中，近1/5是腘绳肌损伤，其中男性运动员受伤风险是女性的2倍[11]。一篇文献综述指出，腘绳肌损伤病史是再次损伤的最大危险因素，年龄和男性因素也会增加受伤风险[12]。损伤的肌肉顺应性或形变模式可发生改变，使其易于减少张力或更严重的肌肉拉伤。尽管一些研究显示接触性运动是腘绳肌受伤的原因，但是大多数研究表明，超过90%为无接触损伤，典型的受伤案例是滑水者持续被船拖拽，导致突然的膝关节伸展和髋关节屈曲[5,13]。

腘绳肌复合体由半腱肌、半膜肌和股二头肌长头、短头组成。半腱肌、半膜肌和股二头肌长头为双关节肌，由坐骨神经的胫骨支支配。肱二头肌短头为单关节肌，由腓神经支配。这些肌肉协同来完成伸髋、屈膝，以及髋和膝外旋；它们在肌腱与肌肉连接处有明显的重叠[12]。

腘绳肌复合体近端在坐骨结节上有坚固的附着（图86.1）[14]。坐骨起点由半侧腱和股二头肌长头共同近端腱以及粗大的半膜肌组成。半膜肌向前延伸至半腱肌/股二头肌联合腱，到达其坐骨外侧止点（见图86.1）。

在生物力学方面，由于腘绳肌强大的偏心作用，使其承受着较高的拉伸负荷。髋关节和膝关节在初始摆动阶段需要腘绳肌同时进行离心和向心活动。在终末期，腘绳肌继续发挥双重作用来对抗髋部屈曲同时防止膝关节过伸[15]。腘绳肌与臀肌协同作用来稳定、减速和驱动髋关节。在启动阶段，内侧腘绳肌协助减缓髋外旋，从而使臀大肌保持理想的长度，加快（与腘绳肌一起）股骨在矢状面的运动。在站立位，腘绳肌和腹直肌协同作用减少骨盆前倾。考虑到这些功能关系，可以猜测腘绳肌拉伤或断裂的根源在于与其协同作用最密切的臀肌和腹肌力量下降；这些肌群已经成为损伤预防和康复的目标[16]。

一项对275名足球运动员的研究表明：腘绳肌损伤最常发生在近端[17]。在这项腘绳肌损伤的研究中，单纯肌腱损伤相对少见（占所有腘绳肌损伤的7.9%），其中发生于肌腱近端、肌腹和远端肌腱较常见（分别为36.1%、32%和17.7%），股二头肌长头损伤则最常见（56.5%），而股二头肌短头损伤仅占5.6%[17]。

腘绳肌损伤是连续的，从肌腱拉伤到撕脱伤[1,2]。拉伤是肌腱单元的部分或完全破裂[1,4]。相反，完全撕裂或撕脱则是肌腱单元失去连续性。远端撕脱伤很少见，本章未做讨论。大多数腘绳肌拉伤不需要手术干预，可采用休息和其他方式治疗。将完全撕裂、部分撕裂与肌肉拉伤亚群中区分开来很重要，因为完全或部分撕裂的患者可能存在更严重的功能丧失。

病史

典型急性损伤的病史涉及被动屈髋和伸膝创伤性事件，如在滑水者中所见。尽管研究表明大多数损伤发生在快速跑步或快速变速的时刻[2,18-23]。

通常，近端肌腱撕裂的运动员会描述一种急性爆裂感或撕裂感，伴有疼痛及功能受限[24,25]。虽然主诉通常是疼痛，但患者也可能有髋关节不稳或步态不协调[22,25-28]。腘绳肌撕裂的患者偶尔会表现皮肤的感觉异常或疼痛，其分布与神经根病很相似[22,25,27,29]。这可能是由于急性神经牵拉、血液对神经的刺激或血肿

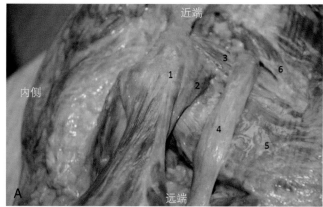

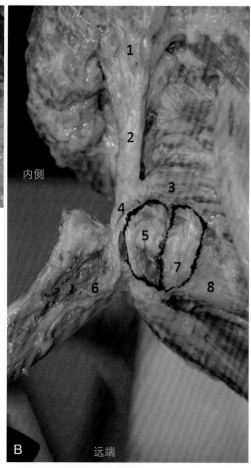

图 86.1 腘绳肌起点的正常解剖结构。（A）左侧髋部坐骨尸体解剖后视图。半腱肌 / 股二头肌联合腱（ *1* ）通过半膜肌肌腱后方（ *2* ）在坐骨后外侧的近端腘绳肌止点的内侧插入。下孖肌（ *3* ）、坐骨神经（ *4* ）、股方肌（ *5* ）、梨状肌（ *6* ）与近端腘绳肌关系紧密。（B）腘绳肌后外侧坐骨上的止点由内侧联合肌腱（ *5* ）和外侧半膜肌（ *7* ）组成。腘绳肌止点附近的结构包括骶骨（ *1* ）、骶结节韧带（ *2* ）、下孖肌（ *3* ）、内侧骨突起（ *4* ）、联合肌腱（ *6* ）和股方肌（ *8* ）

压迫所致。鉴于再次损伤的高危险率，患者可能诉以往同侧下肢有过类似的损伤[30]。

体格检查

体格检查通常在俯卧位进行。微屈膝关节能够使损伤较重的患者更耐受检查。视诊和触诊大腿后部可发现肌束或肌肉痉挛。如果覆盖肌肉的筋膜层损伤则可观察到淤斑。整个大腿后侧的触诊对损伤定位很重要。触诊应系统地进行，从坐骨结节的起点开始。确定近端损伤很重要，研究表明，越靠近近端的损伤，恢复过程越长，特别是肌腱内的损伤[31, 32]。考虑到腘绳肌复合体的双关节性，检查屈膝和伸髋力量以及关节活动度（ROM）是很重要的。作者建议在患者俯卧时，通过相对伸膝（屈曲 15° ~ 30°）和 90° 屈曲来评估膝关节屈曲，并在膝关节完全伸直和屈曲 90° 时进

行伸髋检查。腘绳肌的偏心检查：屈曲 90° 到 15° 的抗阻伸膝，这可能会引起轻微的疼痛。应特别注意双侧肌力差异。类似地，关节无痛活动度减少可以用来确诊慢性腘绳肌损伤，并且已有多种检查方法来评估肌腱病变的功能障碍[33]。我们对近端肌腱病疼痛的首选检查是仰卧单腿平板支撑。

体格检查时应高度警惕撕裂。在撕裂几天后以及损伤不严重的情况下，由于血肿覆盖，即使较大撕裂在临床上也可能无法触及。这时，影像学的评估尤其重要，可以确定患者目前的撕裂类型并指导治疗。

影像学

对于没有力量丧失和轻中度疼痛的腘绳肌损伤患者，尤其当不适感局限于肌腹时，没有推荐的初步影像学检查。如果疼痛更严重且位于近端，则需要进行

前后位 X 线及髋关节侧位片以排除撕脱伤。如果发现撕脱骨折，计算机断层扫描（CT）或磁共振造影（MRI）可以帮助评估骨折移位程度和骨折形态，以便制订手术计划。应特别注意，对于有骨骺损伤风险的年轻患者应考虑影像学检查（图86.2）。

MRI 和超声是评估非撕脱伤导致的无力、步态异常、严重疼痛或精英运动员较轻损伤的首选影像学检查[34]。已证实 MRI 在评估撕裂时更为准确，特别是对深部组织或复发性撕裂的患者，因为瘢痕组织更容易被超声误认为急性损伤，然而近年来并无研究证实，因为超声分辨率有很大的提高[35]。MRI 上的发现，特别是 Peetrons 分类和肌肉水肿范围，已被证实是 1 级或 2 级损伤后重返运动（RTP）的预测指标[36, 37]。数据支持使用 MRI 作为评估完全撕裂情况下肌腱回缩的首选方式，特别有助于制订手术计划（图86.3）。没有肌腱回缩的不完全撕裂通常显示"镰刀征"（图86.4），在 T_2 加权像显示曲线信号[23]。必须谨慎使用先进的影像学检查，因为多达 15% 的无症状患者可观测到腘绳肌部分撕裂[38, 39]。

超声是一个有用的即时检查工具；它可以动态成像并与对侧肢体比较；也比 MRI 经济。近年来随着技术进步，开发出具有高分辨率的便携式装置，可以将其用作补充工具，并且不用考虑患者群体、体内植入物或幽闭恐惧症。超声检查高度依赖检查者经验，并非普遍适用。此外，大血肿会影响对病变的评估，而这在肌腱撕裂中很常见（图86.5）。尽管如此，超声已被证明在评估部分撕裂和起止点肌腱变性方面非常准确[40]。

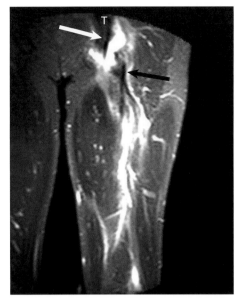

图 86.3　腘绳肌近端三肌腱断裂的冠状面 T_2 加权 MRI。黑色箭头所指的是常见的撕脱肌腱。白色箭头表示结节（T）

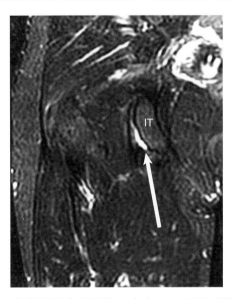

图 86.4　右侧髋关节的冠状 T_2 加权 MRI 显示"镰刀征"，箭头表示坐骨滑囊内的液体。IT：坐骨结节

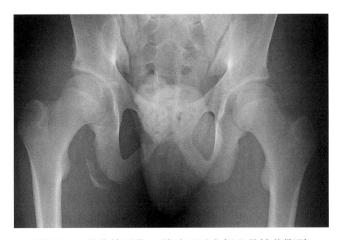

图 86.2　骨盆前后位 X 线片显示右侧坐骨结节撕脱

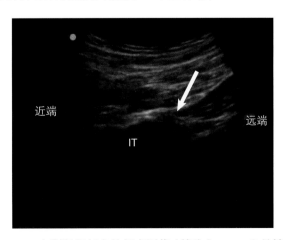

图 86.5　左腘绳肌起点的超声图像（箭头）。IT：坐骨结节

决策原则

无论是开放手术还是内镜手术，适应证都是一样的。开放手术唯一确定的适应证是 MRI 上显示合并慢性肌肉萎缩的巨大回缩性撕裂。在这种情况下，手术极可能需要进行广泛的松解，并可能需要使用移植物来重建撕脱节段，此时必须行开放性手术，且通常采取纵向切口。最主要的手术指征是患者腘绳肌三个肌腱中至少有两个发生急性撕脱伤，且回缩幅度大于 2 cm。一些患者临床上有明显的腘绳肌部分撕脱伤，累及二头肌 / 半腱肌肌腱，伴有顽固性坐骨疼痛且无法恢复到高水平运动。最后，当患者有顽固性坐骨滑囊炎病史，无明显撕裂且保守治疗失败时（包括至少 12 周的物理治疗及可能的超声引导下皮质类固醇和（或）药物的注射）也可考虑手术干预。

治疗

非手术疗法

大多数腘绳肌损伤的首选治疗为非手术治疗，对于较大的撕脱或较大的肌肉撕裂采取手术治疗。非手术治疗原则包括积极休息、口服非甾体抗炎药物以及如轻柔的腘绳肌拉伸和力量训练的物理治疗。随着最初的炎症消退，核心、髋和股四头肌的锻炼可以与更积极的腘绳肌损伤预防计划相结合 [41, 42]。最近的一项随机对照试验中，采用北欧腘绳肌训练法作为标准训练项目的一部分，男性足球运动员的腘绳肌损伤有所减少 [43]。然后进展到特定运动，当患者没有症状时可以完全恢复运动 [12]。如果这个措施没有取得进展，可以使用超声引导下的皮质类固醇注射；这已被证明是在显著缓解疼痛并加速恢复（RTP）方面是安全有效的 [40]。Fader 等发现，对于顽固性慢性近端腘绳肌腱病变患者，与其他非手术治疗方法相比，富血小板血浆注射可以改善疼痛评分 [44]。部分撕裂且非手术治疗失败的患者可能会受益于手术清理和修复，类似于其他常见的部分撕裂（如肩袖撕裂）的患者。如下文所述，先进的、创伤性较小的内镜技术也是解决此问题的一种选择。

对于近端腘绳肌完全撕裂或回缩超过 2 cm 的患者不建议行非手术治疗，因为手术能使这些患者成功恢复到高水平的运动 [18, 20, 24, 25, 29, 45-49]。一项研究显示，多达 40% 的近端腘绳肌部分撕裂和小于 2 cm 的回缩需要手术干预，其他研究也得出了类似的结果 [20, 46]。经过一段时间的保守治疗失败后，通过清理和锚钉缝合治疗腘绳肌部分撕裂已被证明有效；然而，这种方法在治疗完全撕裂或急性撕裂时效果较差 [47]。

手术疗法
开放手术

开放手术仍然是标准疗法并在文献中经常阐述。腘绳肌腱近端断裂的手术指征包括急性完全性三肌腱撕裂和回缩 ≥2 cm 的双肌腱撕裂 [48]。对于 1~2 个肌腱撕裂且回缩小于 2 cm 的患者，不建议最初行急性手术治疗；如果保守治疗失败再采取手术治疗。此外，活动量较小的或无法遵循术后康复方案的患者应采用非手术治疗。保守治疗失败的完全或部分撕裂患者应选择延迟修复。

在坐骨结节下方臀褶处做横向切口 [19, 21, 48, 49]。肌腱应固定于坐骨结节的外侧，贴合骨面并防止突出以实现最佳的骨愈合（图 86.6）。

内镜治疗

一些外科医生已经开始使用关节镜方法 [50]。使用这种技术，麻醉诱导后将患者置于俯卧位，保护所有骨性突起和神经血管结构。手术台水平（与开放式修复手术中手术台略微弯曲的位置相反），以保持臀肌和坐骨之间的间隙。

然后分别在坐骨结节内侧和外侧 2 cm 处建立两个入路（图 86.7）。首先钝性分离建立外侧通路，穿过臀大肌并建立肌下平面；然后建立内侧通路，注意触诊坐骨内侧。将 30° 关节镜插入外侧入路，并在内侧入路置入电凝。之后建立坐骨和臀肌之间的间隙，应将器械保持在坐骨中部和内侧以避免损伤坐骨神经。确定外侧面后，继续向前方和侧方坐骨神经区域进行分离（图 86.8）。然后由近端到远端方向非常小心和细致地游离所有软组织，以探查游离神经，并在暴露和修复腘绳肌腱的过程中保护它。

识别和保护神经后，注意力应再次转移到肌腱撕脱伤区域。坐骨尖可通过器械触诊确定。然后探查肌腱的起点以识别明显的撕裂。急性撕裂时该区域很明显，肌腱通常向远侧回缩。在这些情况下，偶尔会出现较大的血肿，必须予以清除。在这部分手术中保护坐骨神经尤其重要，因为它有时会被血肿掩盖。

一旦确定患病变区域（不完全撕裂的患者），沿着肌腱纤维纵向切开肌腱。用刨刀清理撕裂部分。清除坐骨侧壁失活组织并使骨面新鲜化，为肌腱修复做好准备。

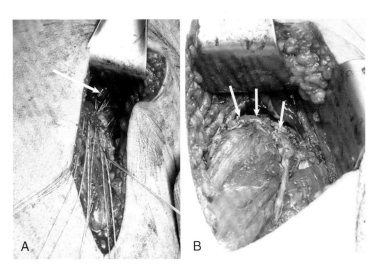

图 86.6 坐骨结节（箭头）近端腘绳肌的开放修复。(A) 视图为左髋关节的纵向长切口，多处缝合并可见坐骨结节。(B) 腘绳肌最终修复状态，可见多个缝合结（箭头）

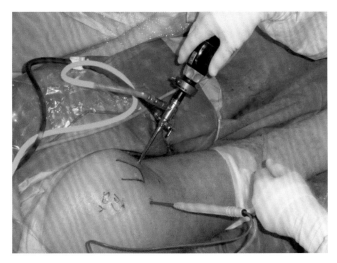

图 86.7 内镜方法的入口。注意关节镜位于内侧，空入路位于远端，电刀在外侧

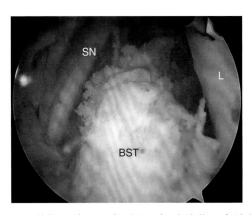

图 86.8 从外侧入路处观察到的左侧髋关节正常关节镜下解剖暴露。注意器械从内侧入路进入。BST：股二头肌、半腱肌；L：外侧坐骨；SN：坐骨神经

作者首选技术

　　作者首选的技术是在急性撕裂后 2～4 周进行门诊开放性修复。对于需手术修复的慢性完全和部分撕裂的患者没有时间限制。虽然急性破裂的初次修复可以在受伤后的 8 周内成功完成，但在伤后的 4 周内更容易游离组织。在术前和术后密切关注患者的坐骨神经检查。我们通常对坐骨神经进行减压，并对所有病例进行神经松解，以优化坐骨神经的功能。我们使用标准的俯卧位，在患者的髂嵴放一折台，将手术台弯曲约 30°（屈髋 30°）以暴露臀褶（图 86.9）。在膝关节下方至脚放置枕头和护垫，使膝关节处于大约 30° 的屈

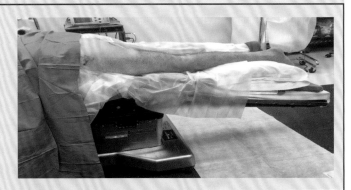

图 86.9 患者取俯卧位，手术台弯曲 30°，露出臀下皱襞

作者首选技术

曲位。切口选择臀褶以美化瘢痕，切口应尽可能短并位于坐骨结节外侧（图 86.10）。我们采用标准的筋膜层入路，定位并保护臀部神经血管组织，然后定位坐骨神经并进行神经松解术，并在接下来的手术过程中对其持续保护（图 86.11）。清除所有血清肿和 / 或血肿，并使用咬骨钳和骨膜起子显露坐骨结节肌腱止点处的骨皮质。然后，在肌腱止点处，以簇状排列置入 5 枚 3-0 可吸收单载荷带线锚钉（Arthrex）。完成这部分后，清理肌腱。使用锚钉缝线褥式缝合肌腱，并保证每对锚钉缝线的一端是锁定缝合，另一端是滑动缝合。缝合完成后，将膝关节屈曲 45°，然后从止点近端的缝线开始打结。用 Vicryl 缝线对腘绳肌和筋膜进行分层缝合；然后使用单乔可吸收缝线（Monocryl）和皮肤粘合剂（Dermabond）来缝合皮肤。术后使用标准铰链式膝关节支具，固定在屈曲 30°，术后 6 周不负重。需要手术治疗的慢性部分撕裂以同样的方式进行，慢性回缩性撕裂则采用纵向切口的同种异体跟腱移植物修复（图 86.12）。在慢性损伤治疗中，我们用生物复合挤压螺钉将一小块骨块压入坐骨结节内，然后在骨块周围用缝合锚钉进行软组织加固。然后在保持张力和屈膝 90° 情况下将同种异体移植物固定到腘绳肌肌腱末端。术后屈膝 90°，持续 6 周。

关节镜下和开放技术的术后方案和预期结果相似。据我们所知，迄今为止，还没有一项研究对比关节镜和开放技术的结果。

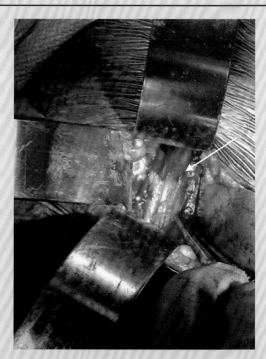

图 86.11　白色箭头所指为坐骨神经，对腘绳肌综合征患者进行减压

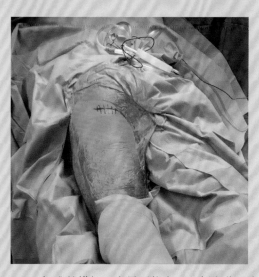

图 86.10　标准的横切口应尽可能小，以便充分、安全地进行手术，并选择臀下皱襞处，最大程度美观

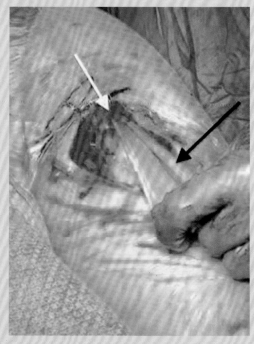

图 86.12　白色箭头所指为坐骨结节，在此处使用挤压螺钉和带线锚钉固定同种异体跟腱（黑色箭头）

然后可以在距坐骨尖远端约 4 cm 处建立一个下方入路，并与内侧和外侧入路等距。该入路用于插入缝合锚钉和进行缝合。

这些原则很大程度上与关节镜下肩袖修复的原则相同。一旦所有的缝线都穿过撕裂的腘绳肌组织，则打结缝合线，肌腱的牢固修复就完成了。

术后管理

康复训练

假定腘绳肌拉伤或断裂源于与其密切协同作用的臀肌和腹肌的功能下降和无力，无论是否手术修复，康复过程中都应重点关注这两组肌肉。由于臀肌与腘绳肌共同作用来伸髋，当伸髋的主力肌（臀肌）较弱时，在负重跑步阶段，需要增加腘绳肌的力量来控制躯干和屈髋[51]。在一项前瞻性评估中，24 名运动员接受了两种康复方案之一：一种是单独的腘绳肌拉伸和渐进式力量加强方案，另一种是渐进式灵活性和躯干稳定练习方案[42]。随访 2 周和 1 年发现，采用单独腘绳肌康复方案治疗的运动员的再损伤率较高（分别为 54.5% vs 0% 和 70% vs.7.7%）。这一发现表明，腰盆区强大的神经肌肉控制能使下肢肌肉在进行高速运动的同时保持腘绳肌安全的活动度。

以协同概念作为康复计划的前提，根据修复时肌腱张力的大小，患者在前 4 周依靠拐杖不负重行走。6 周时可逐渐负重至完全负重，需要时可继续使用拐杖至 8 周，6 周时，膝关节支具延伸至中立位。术后 8 周左右取下支具。髋关节被动活动在 2 周时由治疗师协助进行，主动屈髋在 4 周开始。等张训练（6 周）、等长训练（8 周）和组合训练是随着骨盆核心和闭合运动链练习的进展而开始的。场地训练和专项训练在 12 周时开始，术后 6~9 个月完全恢复运动。

结果

在一项对 52 名急性或慢性撕裂的患者采用开放技术进行修复的研究中，使用主观量表评估，平均 27 个月的随访显示满意率为 96%[53]。下肢功能量表结果显示，急性期修复的预后显著优于慢性期修复（P=0.023）。35 名患者（67%）在最近的随访时报告他们可以参加剧烈活动。Mansour 等的研究表明，国家橄榄球联盟中，对于完全破裂急性期修复后，参与一场比赛的初始恢复率为 90%，但在长期的随访中恢复率仅为 50%；然而，该研究样本量很小[54]。

另一项对 8 例采用类似带线锚钉修复的研究显示，

术后等速肌力测试在峰值扭矩 88% 情况下，腘绳肌-股四头肌力量比为 0.55，与另一侧肢体无显著差异[26]。对 10 名急性完全性腘绳肌撕裂运动员的分析表明，平均峰值扭矩为 82%，腘绳肌与股四头肌的力量比为 0.56[27]。10 名患者中有 9 名恢复了以前的专业体育活动水平。其中 3 例患者有急性坐骨神经症状，经血肿清除和神经松解后治疗成功。

大多数评估晚期手术修复的研究都是针对坐位时疼痛、腘绳肌无力以及瘢痕引起坐骨神经症状（也称为腘绳肌综合征）的慢性撕裂患者[24, 48, 55]。这些慢性撕裂修复结果不太一致，而且腘绳肌撕脱组织瘢痕可能会影响坐骨神经，这需要进行坐骨神经松解术。由于结果较差，大多数有近端腘绳肌修复经验的外科医生建议早期修复，而不是延迟修复[56]。在 Sarimo 等的研究中，41 名运动员接受了急性或慢性近端腘绳肌损伤的外科修复。作者发现，手术延迟 3 个月以上，中等或较差结果的比值比（OR）为 29 倍[25]。另一方面，最近一项比较急性完全撕裂和慢性完全撕裂修复的研究表明，两组患者都有良好的功能和主观结果，评分没有统计学差异[57]。Subbu 等的研究显示，急性（损伤后 6 周内）修复组恢复运动的速度更快（9~13 周），术后并发症也更少[58]。最近一项系统分析表明，无论是手术修复还是非手术治疗，结果都是相似的，并且手术修复没有显著的益处[56]。然而，与大多数系统综述一样，纳入的研究存在异质性，因此限制了这些结果在临床上的应用能力。

对于接受手术修复的慢性撕裂患者，可能需要同种异体移植来重新连接坐骨结节[56]。文献中关于这一操作的结果很少；然而，Folsom 和 Larson[52] 报道了 5 例需要使用同种异体跟腱重建来修复慢性撕裂的患者。他们发现，使用同种异体跟腱移植修复慢性撕裂似乎可以将功能和力量恢复至与急性修复相当的水平。

对于非手术治疗无效的高级别部分起点处撕裂患者，需要进行手术修复。手术方法与前述相同。一旦肌腱显露，就将其切开并从结节处游离。然后利用如带线锚钉修复，与完全撕裂修复技术相同。Lempainen 等报道了部分撕裂患者的治疗，47 名运动员中有 41 名在平均 5 个月时能重返赛场[60]。

传统上，伴有坐骨神经症状的慢性近端腘绳肌腱病变也被纳入腘绳肌综合征。在这种特殊的损伤中，肌腱因重复过度使用而损伤。理论上讲，肌腱经历反复拉伸和机械过载已无法完全愈合。坐骨神经可以承受类似的压力，形成瘢痕、粘连与增厚肌腱撞击。

Lempainen 等研究的队列中[60]，手术治疗将增厚的半膜肌腱切开固定到股二头肌并松解坐骨神经，89% 的患者取得了良好或极好的治疗效果。

并发症

手术治疗近端腘绳肌断裂的潜在并发症与损伤机制有关。并发症可早期或延迟发生。早期并发症最常见的是由于牵拉损伤导致坐骨神经失用性损伤。根据损伤的机制和力量，坐骨神经可能受损并导致沿下肢辐射的烧灼感和足部无力。在最初的检查中，确定坐骨神经是否存在适当的功能是至关重要的，以证明确保手术时不存在医源性损伤。幸运的是，虽然神经失用损伤一开始会给患者带来困扰，但随着时间的推移，这种情况通常会逐渐消失。Puranen 和 Orava 描述了非手术治疗腘绳肌近端断裂的延迟并发症[55]。这些并发症包括屈膝和伸髋无力、坐立困难、腘绳肌脱位以及可能出现类似于腘绳肌综合征的症状，如肌腱瘢痕向下延伸至坐骨神经。腘绳肌综合征包括局部臀部后方疼痛和坐骨结节的不适。此外，在拉伸和运动中（如短跑、跨栏和踢腿），疼痛可能会加重。

肌腱近端断裂的外科修复也有其固有的风险。与其他手术一样，可能发生浅表和深部伤口感染；然而，靠近会阴处的切开可能会增加这种风险。此外，存在医源性损伤危险的三个主要神经结构是股后皮神经、臀下神经和坐骨神经。股后皮神经出骶丛经梨状肌下坐骨大孔进入骨盆。然后随着臀下动脉下降到臀大肌下方，然后沿着大腿后部阔筋膜下面穿过股二头肌的长头到膝关节后方[60, 61]。它控制着腿部后方皮肤以及会阴皮肤的感觉。如果不加以保护，在手术时可能会损伤。臀大肌的主要神经支配来源于臀下神经，臀大肌是大腿的主要伸肌。在手术过程中，臀肌的过度收缩会损伤这条神经[61]。

坐骨神经是人体最长、最宽的单根神经，为腿部皮肤和大腿后室肌肉提供神经支配；它还支配小腿和足部的运动功能。坐骨神经沿着外侧延伸与坐骨结节非常接近。在显露坐骨结节的手术过程中，其可能因回缩而损伤[25, 29]。

与近端腘绳肌修复相关的其他潜在并发症包括复发断裂、乏力和坐姿疼痛。根据腘绳肌修复的报告，复发断裂是罕见的。在 Sarimo 等研究的队列中，41 例患者中有 3 例手术修复失败[25]。再次手术后仍无法实现损伤的解剖修复。作者认为肌腱的质量会随着手术治疗的延迟、脂肪变性和神经损伤导致的肌肉失神经而恶化[25]。多项研究测试了修复后的腘绳肌强度。最近 Carmichael 等[29] 发现与对侧相比，术后平均等张强度为 84%；然而，其他研究表明，修复后强度可恢复至 60%～90%[21, 26, 45, 49]。

内镜方法的一个独特问题是，由于扩张腘绳肌腱周围潜在空间，液体会渗入骨盆。应定期检查腹部是否有腹胀的迹象。

治疗近端腘绳肌断裂最重要的方面之一是早期识别和治疗。对损伤的早期识别使急性损伤的早期修复成为可能，在损伤发生后（4 周内）更容易立即完成。延迟确诊和延迟手术会导致修复困难，最终可能导致更多的手术并发症和较差的患者预后结局。如文献报道，接受急性损伤修复的患者比接受慢性损伤修复的患者预后更好[24, 25]。

总之，识别近端腘绳肌断裂可通过外科手术早期治疗。合适的治疗可取得良好的功能效果。

未来展望

很少有临床研究对接受非手术治疗的急性断裂患者进行腘绳肌力量测试，以帮助确定肌腱未修复时的力量下降范围[24]。因此，对于诊断为完全近端腘绳肌断裂的患者，在讨论选择修复或保守治疗时，很难确定不进行修复可能出现力量下降的比例。

观察组织性更强的运动队是否开始实施北欧运动计划或其他在未来可能被研究的项目，以帮助预防腘绳肌损伤将是有趣的研究所。

新兴的骨科生物学领域有望改善手术和非手术治疗的效果。然而，尽管它很受欢迎，却缺乏高级别的证据支持干细胞或富含血小板血浆在临床或外科领域的应用。研究的目标包括优化注射成分，根据损伤严重程度和位置确定适应证，以及制订注射后康复方案。在当前研究领域，骨科生物学仍然是一个热门话题，它们的有效性应在最高水平研究上证实。

此外，进一步发展和完善内镜技术是必要的，因为目前它显然是在早期阶段。这项技术在多大程度上可适用于所有撕裂的修复还有待观察。需要进一步的研究来记录该技术的结果，并与传统的开放手术进行比较。

选读文献

文献：Elliott MC, Zarins B, Powell JW, et al. Hamstring muscle strains in professional football players: a 10-year review. *Am J Sports Med*. 2011; 39: 843-850.

证据等级：IV

总结：本文论述了专业运动员中的肌肉拉伤和断裂。

文献：Miller SL，Gill J，Webb GR. The proximal origin of the hamstrings and surrounding anatomy encountered during repair. A cadaveric study. *J Bone Joint Surg Am*. 2007; 89(A): 44-48.

证据等级：解剖学研究

总结：这篇文章的作者提供了相关手术解剖结构的回顾，其中描述了在处理该区域时必须了解的解剖区域。

文献：Sarimo J，Lempainen L，Mattila K，et al. Complete proximal hamstring avulsions: A series of 41 patients with operative treatment. *Am J Sports Med*. 2008; 36: 1110-1115.

证据等级：IV

总结：这篇综述为已发表的最大的病例系列研究，对开放手术的机制、治疗方式、预后进行了很好的总结。

文献：Folsom GJ, Larson CM. Surgical treatment of acute versus chronic complete proximal hamstring ruptures: results of a new allograft technique for chronic reconstructions. *Am J Sports Med*. 2008; 36:104-109.

证据等级：II

总结：本文介绍了慢性腘绳肌断裂患者重建腘绳肌的手术方法和适应证。

文献：Van der Made AD，Reurink G，Gouttebarge V，et al. Outcome after surgical repair of proximal hamstring avulsions: a systematic review. *Am J Sports Med*. 2015; 43(11): 2841-2851.

证据等级：系统综述

总结：与非手术治疗相比，手术修复的临床预后略优，但与术前基线相比仍有缺陷，结论是无显著改善。延迟修复疗法，无论是直接修复还是同种异体移植，都有很好的临床预后。

（Kyle E. Hammond，Lee M. Kneer 著
孙 昊译 张 辛校）

参考文献

扫描书末二维码获取。

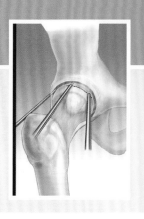

第 87 章

髋和大腿的挫伤及拉伤

挫伤

挫伤是髋部、大腿和骨盆最常见的损伤。与其他运动员的碰撞和摔倒是挫伤最常见的原因。挫伤可以是浅表的，局限于皮下组织；也可以是深部的，涉及骨骼、肌肉和韧带。当它们与肌肉受累有关时，挫伤可导致缓慢出血并形成明显的血肿。根据挫伤的深度和损伤的程度，症状可能立即出现，也可能在 24~48 小时后出现。偶尔，冲击力会导致肌肉和皮下组织之间的连接发生剪切。通常情况下，特别是表面挫伤，治疗时间很短，主要针对患者的症状进行。患者通常可以快速重返运动（RTP）。然而，如果诊断为深部挫伤，治疗期可能会延长。除了冰敷，治疗应延长至 48 小时，以确保所有出血已停止。48 小时后，使用抗炎药物、热疗、按摩和物理治疗。康复的日的应该是保持灵活性和肌肉质量。应监测关节活动度（ROM），因为患者在持续累及肌肉深度挫伤后容易发生骨化性肌炎。

髂嵴挫伤

髂嵴挫伤通常被称为髋骨隆凸挫伤，是一种骨盆前挫伤，经常影响参与身体接触运动的运动员。这些挫伤的原因要么是跌倒时髂嵴直接触地，要么是直接受到打击，如在足球、曲棍球和橄榄球中所见（图 87.1）[1,2]。

病史

运动员在跌倒或碰撞后，几乎会立即意识到髂嵴和（或）大转子上方的疼痛。他会注意到，行走时出现跛行，尝试交叉运动时出现疼痛[3]。

体格检查

对受伤运动员的检查将显示减痛步态、骨盆边缘触诊疼痛、淤伤和肿胀。髋关节活动度会降低。根据挫伤部位的不同，力量测试将显示以下任何肌群或所有肌群肌力明显下降：髋关节屈肌、缝匠肌和股直肌、内外斜肌、阔筋膜张肌、臀中肌、背阔肌和椎旁肌[3,4]。

影像学

髋骨隆凸挫伤的诊断主要依据病史和体格检查。X 线片仅用于排除进一步的损伤，如骨折（图 87.2）。很少需要 MRI 或超声检查；然而，一些研究者支持它们在评估血肿形成中的作用，以量化重返运动率[3]。

治疗策略

非手术治疗的保护、休息、冰敷、加压和抬高患肢（PRICE）是治疗臀部撞击伤的关键。最初几天可以使用拐杖。最初 48 小时应行冰敷、休息和加压包扎，以减少血肿形成的风险。抗炎药也可在最初 5~7 天使用。从第 3 天开始，运动员可以开始无痛范围内的活动。一些研究者提倡在受伤部位注射可的松以减轻疼痛和肿胀；然而，必须权衡这种注射的风险。一旦开始了无痛范围内的活动，就可以开始物理治疗。

📌 作者首选技术

髂嵴挫伤

我们的首选措施是在最初的 24 小时内开始使用拐杖以及应用 PRICE 方案。受伤后的 3~4 天内应在门诊进行再次体检。一旦排除了撕脱骨折，就开始进行 ROM 练习和轻柔的伸展运动。局部注射可的松可在恢复速度低于预期的运动员中使用。在这些情况下，运动员停止运动 48~72 小时，再恢复早期康复训练。一旦运动员完成力量测试和专项训练，RTP 评估应在 2~4 周内完成。

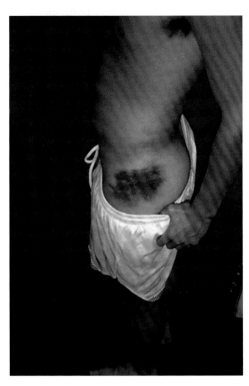

图 87.1　足球运动员的髋骨隆凸挫伤的临床图片

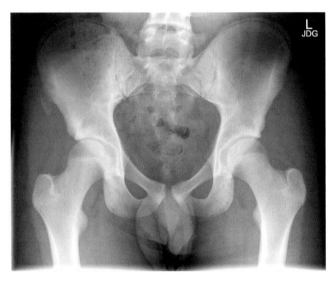

图 87.2　骨盆 X 线片示髂前上棘撕脱骨折

治疗应包括伸展运动、运动专项按摩和力量训练。髋关节挫伤很少需要手术治疗；然而，伴随的损伤，如运动疝，必须排除[5]。

重返运动（RTP）

RTP预计在受伤后2~4周。在恢复竞技活动之前，必须完成特定运动训练和受伤肢体的力量测试。重返运动时，应佩戴适当的护具，以防止再次损伤[3,6]。

结果

对于髋骨隆凸挫伤的治疗具有显著的效果。一旦痊愈后，几乎所有的运动员都能恢复到以前的比赛水平和表现[3,4,7]。

并发症

髋骨隆凸挫伤的并发症很少见。最常见的包括血肿形成、皮神经损伤和骨化性肌炎。移位骨折或者撕脱损伤是很少见的并发症[3,5,7]。有时，由于严重的撞击，可能会有一种内部脱套损伤，称为 Morel-Lavallée 损伤，造成皮下组织与下层筋膜剥离。由此产生的血肿会很疼痛并且可能会扩展为一个大的空腔。如果不给予治疗，这个空腔可能会形成囊性病变，造成积液再次出现，血肿甚至可以作为细菌定植和感染的病灶。在急性情况下，保守治疗包括冷疗、压迫、早期 ROM 活动和观察是合适的。如果症状恶化或者持续，进一步的影像学检查可以指导治疗，包括抽吸和经皮或者开放引流。这种情况需高度怀疑，虽然很罕见，但是在国家橄榄球联盟（NFL）球员被直接击打或者滑倒后有所报道[8-10]。

股四头肌挫伤

股四头肌由股直肌和股中肌（内侧、外侧和中间）组成。股四头肌挫伤是大腿受到直接打击或创伤的结果。它们通常发生在前室或外侧室，最常与足球、橄榄球或高速创伤相关。与股四头肌挫伤相关的病理生理学包括肌肉纤维的微创伤，以及由此导致的肿胀和水肿。更严重的挫伤也会导致出血、骨化性肌炎甚至是撕裂。

Jackson 和 Feagin[11] 建立了基于膝关节屈曲的分类系统。他们将肌肉挫伤描述为轻度、中度或重度。伤后 48 小时，膝关节轻度挫伤可屈曲 90° 以上，中度挫伤 45°~90°，严重挫伤 45° 以下（表 87.1）。这种分类有助于指导问诊和治疗，可分别在第 6.5、56 和 72 天时恢复。目前尚无相应的 MRI 分类系统。中重度挫伤患者比轻度挫伤患者更容易发生骨化性肌炎[11,12]。

病史

通常情况下，患者会在球场上表现出疼痛、活动受限、爆发力下降的主诉，以及减痛步态。24~48 小

表 87.1　股四头肌挫伤分级

分级	ROM
轻度	>90°
中度	45°~90°
重度	<45°

时后，患者可能有类似或加重的症状，膝关节 ROM
有明显受限，大腿疼痛、功能丧失和肿胀[12]。如前所
述，伤害的机制通常是与头盔相撞或大腿被严重击伤。

体格检查

　　体格检查从评估患者的步态开始。通常，在中
度至重度挫伤患者中可注意到减痛步态。体格检查会
发现与钝器创伤相对应的大腿部位有压痛、肿胀和淤
斑。应与对侧进行比较。严重挫伤的大腿在触诊时可
发现明显的凹陷，表明股四头肌部分或完全撕裂。此
外，优势侧大腿恢复时间更长[13]。然而，体格检查中
最重要的部分是膝关节 ROM，因为其损伤的严重程
度和活动恢复预期有关[12, 13]。极少数情况下，大腿前
筋膜室综合征的症状可在体格检查的基础上确定[13]。

影像学

　　可以在最初时拍摄平片以排除骨折；如果能进行
详的病史询问和体格检查，其作用有限。如果在损伤
后 2~4 周触诊到坚硬的肿块，X 线在评估骨化性肌
炎发展方面可能发挥更重要的作用[14, 15]。
　　MRI 和超声也可用于评估肌肉水肿和出血的程度
（图 87.3）；没有 I 级证据研究表明影像学评估能准确
地与挫伤的严重程度相关或在预测重返运动方面优于
Jackson 和 Feagin 膝关节屈曲分级[11, 13, 16, 17]。

治疗方案

非手术治疗

　　股四头肌挫伤的治疗通常采用非手术或保守的方
式。根据伤害的严重程度，一些运动员可能能够继
续他们的活动并在比赛或训练后进行评估。根据对军
事人员的研究，建议在最初的 24 小时内膝关节屈曲
至 120° 进行膝关节固定[18]。严重的挫伤可通过长达
48 小时的屈曲固定获益[12, 18]。这可以通过具有锁定功
能的铰链式支具支撑、弹性压缩包裹或前置夹板来实
现。还应在最初的 24~48 小时内抬高患肢后进行冰
敷和压迫（PRICE 方案）。在最初的屈曲固定后，应

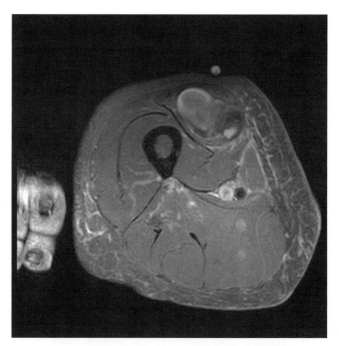

图 87.3　大腿横断面 T_2MI，显示股直肌体内形成的血肿

开始积极进行无痛范围的 ROM 练习。对于严重的挫
伤，可以使用拐杖直到能够控制股四头肌收缩。在
这些情况下，可能需要物理治疗，以及使用电刺激。
Ryan 等[12] 通过利用上述方案，分别缩短了中度组从
56 天到 19 天和重度组从 72 天到 21 天的恢复时间。
在恢复无痛运动后，允许患者恢复非接触性特定运动
训练。在大腿肌肉松弛，无触痛后，允许进行身体接
触运动。如果患者从事接触性运动，建议使用带环的
大腿垫以减少复发[12, 18]。
　　非甾体类抗炎药（NSAIDs）开始时可用于减轻
疼痛和肿胀，但不建议长期使用。然而，对于严重
挫伤或坚硬肿块在最初 7~10 天内不能消散的患者，
NSAIDs 可用于预防异位骨形成或骨化性肌炎。尚未
进行随机对照研究来检查 NSAIDs 治疗骨化性肌炎的
有效性，其有效性假定的是基于动物研究和有关全髋
关节置换术患者使用后的报告[18-20]。

手术治疗

　　股四头肌挫伤的手术治疗主要是针对骨筋膜室
综合征患者[21-23]。大腿血肿的穿刺抽吸或手术减压已
有报道；但是，没有文献可以证明这些治疗的有效
性[21]。与严重挫伤相关的膝关节积液的抽吸可能会
减少 ROM 运动的疼痛，但这种治疗只是个案。其他
手术干预主要是针对部分或完全股四头肌撕裂或髌骨

撕脱患者。一旦在三期骨扫描中证实骨成熟、有运动疼痛和力量丧失症状的患者，应行骨化性肌炎手术治疗，治疗通常在受伤后 12 ~ 24 个月进行[24-26]。

术后应加压包扎，冰敷，休息，抬高患肢，以及手术部位护理。同样，早期 ROM 练习对于增加愈合和降低异位骨形成的风险至关重要。

决策原则

Jackson 和 Feagin[11] 提出的 ROM 分类系统目前已成为大腿挫伤的治疗和预后的金标准。通常，如果没有发现筋膜室综合征，应该进行非手术治疗。上述军事人员的研究表明，在受伤后最初 24 ~ 48 小时内膝关节立即屈曲至 120° 可最快恢复活动。随后应采用被动和主动 ROM 练习来防止异位骨形成并增加 RTP 的比例[12, 14]。应使用先前概述的挫伤康复方案预防异位骨形成，并且可以用三期骨扫描评估骨骼成熟度。对于骨化性肌炎，只有在随后的几个月内没有解决力量和 ROM 损失时，才考虑手术干预。必须在切除前确定骨质成熟，以防止局部复发[26-28]。

重返运动

轻度挫伤可以通过 ROM 练习和 NSAIDs 对症治疗，从而允许运动员继续参加比赛或训练。对于中度或重度损伤，一旦恢复了股四头肌控制和全范围无痛

📌 作者首选技术

股四头肌挫伤

应及时评估患者，以评估挫伤的严重程度，并排除更严重的并发症，如骨筋膜室综合征。如果评估在现场进行，应进行冰敷、膝关节屈曲以及弹性的压迫包扎。对于中度至重度挫伤患者，我们倾向于使用锁定的铰接式膝关节支具立即将膝关节屈曲至 120°。在休息时，也可以使用冰敷和加压包扎。治疗师在 24 ~ 48 小时内对患者进行重新评估，并开始主动活动膝关节，尽快恢复 ROM 到 120° 以上。如有必要，可增加电刺激。如果不存在禁忌证，则 NSAIDs 以处方剂量开始，连续服用 5 ~ 7 天。但是，如果患者不能耐受，则停用。一旦能控制股四头肌并且恢复全范围无痛活动，则允许非接触式训练，这通常在损伤后 10 ~ 14 天时。如果没有进一步的挫伤发生，损伤后 3 ~ 4 周允许佩戴大腿垫的接触运动。对于在损伤后 14 ~ 21 天出现症状恶化的患者，要复查 X 线片，然后才可重返运动。

活动，则允许非接触性训练，这通常发生在损伤后 10 ~ 14 天时。如果没有进一步的挫伤发生，损伤后 3 ~ 4 周时允许佩戴大腿垫的接触运动。患者应在医生的观察下，并且保证进行专门的力量测试以确保患者的安全[11-13]。

结果

除了一些例外，大腿挫伤后治疗和结果的文献主要基于案例研究或个案证据。尽管如此，大多数报道都是很好的结果，几乎所有的运动员都可重返运动。Ryan 等[12] 报道，采取膝关节即刻屈曲至 120°，随后进行早期 ROM 练习，中度和重度组的恢复时间分别为 56 ~ 19 天和 72 ~ 21 天。Aronen[18] 等重复了这些发现。

骨化性肌炎

骨化性肌炎是肌肉、软组织或骨膜破坏区域的异位骨化（图 87.4）。它通常与严重挫伤有关，报道发生率为 9% ~ 14%[29-31]。在军事人员的研究中，Ryan 等[12] 确定了骨化性肌炎的最大危险因素：膝关节屈曲小于 120°，在踢足球时受伤，以前有股四头肌受伤史，延迟治疗超过 3 天，并且患有同侧膝关节积液。

虽然这种疾病过程也可以在没有外伤史的情况下发生，但运动员通常会描述有导致血肿形成的前驱事件。在一个尚未完全了解的过程中，成骨细胞侵入血肿并开始形成骨刺[36]。这个过程往往发生在关节附近

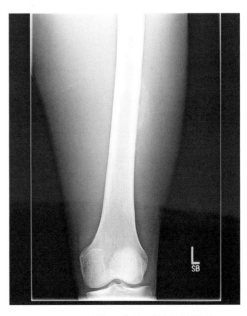

图 87.4　股骨正位片示骨化性肌炎

和肌腱起始处，但也可以发生在肌肉的任何部位。该过程可在伤后 1 周开始，并且可在受伤后至少 3 周的 X 线片上观察到。患者在损伤后 1~2 周表现出软组织迅速增大，ROM 减少，并出现显著疼痛。该部位有肿胀和发热，并且患者红细胞沉降率和血清碱性磷酸酶水平增高[26]。实施的任何治疗方式都不应促进血肿形成。应避免按摩和推拿。治疗应包括主动拉伸和力量训练。被动 ROM 练习应至少延迟 3~6 个月[37]。对于难治性 ROM 损失的患者，应考虑手术治疗。如果有必要，手术应延迟至少 9~12 个月，以使病变成熟。骨扫描可以帮助确定病变的成熟度。患者和临床医生应该意识到手术切除后病变可能仍会复发。

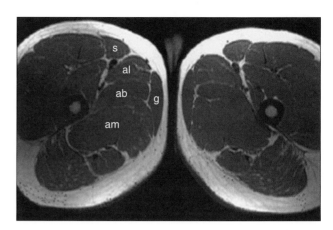

图 87.5　大腿在轴位 T_1MI 上的横断面解剖。大腿内侧的肌肉结构包括长收肌（al）、短收肌（ab）、大收肌（am）、股薄肌（g）和缝匠肌（s）

并发症

大腿骨筋膜室综合征是与股四头肌挫伤相关的罕见并发症，对这种情况的治疗仍存在争议。大多数作者主张紧急行筋膜切开术，但文献中的一些报道提倡非手术干预，即使间隔室压力符合骨筋膜室综合征的诊断[21-23, 32]。该提案的依据来自 Robinson 等[32]，他们注意到在运动相关的筋膜室压力大于 55 mmHg 的大腿骨筋膜室综合征病例中，1 年内未发现不良后遗症，并恢复到受伤前的力量和 ROM。应采取标准的骨筋膜室综合征测量方法，并根据不同研究中确定的下列标准之一进行识别和诊断：室间压为 30 mmHg、45 mmIIg 或室间压与舒张压差小于 30 mm Hg[33-35]。

未来展望

未来应考虑进行关于股四头肌挫伤治疗的 I 级和 II 级研究。另外，探讨非手术治疗大腿骨筋膜室综合征也是必要的。

腹股沟挫伤

腹股沟挫伤涉及内收肌组织，通常发生于大腿内侧的直接被打击。多见于足球运动员和自行车运动员（图 87.5）。除了冰敷、NSAIDs、物理治疗和渐进性

RTP 的标准治疗外，临床治疗医生应该意识到可能发生血管并发症，如静脉炎和血栓形成。超声是诊断血管并发症的有用的无创方法。

拉伤

肌肉拉伤是最常见的运动损伤之一，占所有运动损伤的 30%~50%[26, 38, 39]。大多数发生在双关节肌的快速收缩 2 型肌纤维的肌肉和腱性结构交界处。尽管大多数拉伤发生在该界面，但肌肉拉伤也可以发生在肌肉的任何地方[40, 41]。通过在 NFL 超过 10 年的观察，Feeley 等[42] 指出 41% 的拉伤涉及腘绳肌，28% 涉及股四头肌，17% 涉及腹股沟。

分类

临床分类系统描述了肌肉损伤的严重程度：轻度、中度或重度（表 87.2）。轻度拉伤（I 级）涉及少数肌肉纤维撕裂，具有轻微疼痛和最小力量损失。中度（II 级）拉伤涉及撕裂的肌肉纤维增加，具有一定程度的力量损失。严重（III 级）拉伤涉及整个肌肉撕裂而完全丧失强度[43, 44]。偶尔在青少年和一小部分成年人中，起点或止点的肌腱可能被撕裂，这些被归类为 III B 级。

表 87.2　拉伤的临床分级

分级	肌肉撕裂	力量损失	疼痛	体格检查：肌肉缺陷
I	轻度	很少 / 无	轻度	无
II	中度	中等 / 重度	中等 / 重度	触诊可能有损伤
III A	重度	重度	重度	常见触诊损伤（肌腱单位完全断裂）
III B	重度	重度	重度	常见触诊损伤（肌腱起点或止点撕脱性骨折）

股四头肌拉伤

股四头肌中唯一的双关节肌是股直肌，但所有肌肉均受股神经支配。股直肌的直头在大腿近端延续为中央肌腱，拉伤发生在肌腱连接处附近。这些肌肉的主要功能是伸展膝关节[18]。

股四头肌拉伤通常影响股直肌。这些拉伤可以发生在近端或远端。股四头肌通常受到几个因素的影响：它穿过两个关节，具有高比例的Ⅱ型纤维，并具有复杂的肌腱结构。在髋关节伸展和膝关节屈曲期间需要股四头肌突然强力的偏心收缩，并可能导致穿过肌腱界面的力增加，导致拉伤[38,45-47]。

病史

股四头肌拉伤通常是在进行需要剪切力、跳跃或踢腿的运动时，例如足球、橄榄球和篮球。详细的病史将会提示大腿前部疼痛的开始时期，要么是在大腿最大伸展期，要么是在突然改变方向后，要么是在用力踢腿后减速时[48]。患者通常会出现减痛步态、膝关节屈曲受限或大腿前部肿块[45,49-52]。股四头肌拉伤最常在远端肌腱交界处发生，但也可能发生在近端或中央[51]。在发生损伤后可能会立即出现疼痛，但通常情况下，运动员可以继续练习或比赛，并在停止运动一段时间后出现症状[43,46,53]。

体格检查

最初的身体检查最好是在患者仰卧时进行，以俯卧位结束检查。患者仰卧时，应彻底触诊肌肉，评估是否有压痛、肿胀、肿块或凹陷。损伤发生后24小时或更长时间可发生淤斑，此后应进行膝关节和髋关节ROM检查以及与对侧的进行比较。接下来，应进行伸膝能力的评估，包括屈髋90°和髋关节伸直两种体位。髋关节屈曲无力表明股直肌损伤，而髋关节伸展无力提示股外侧肌损伤。应该注意的是，股直肌损伤的恢复时间比股外侧肌恢复时间要长[24,54]。完成仰卧检查后，患者俯卧位并重新测试肌力，这有助于排除股四头肌对运动和力量的干扰。对于中度至重度的拉伤，对抗膝关节伸展时会感到疼痛。

影像学

影像学检查在股四头肌拉伤中通常是作为一种辅助检查。可以使用X线片、超声和MRI，并且可以提供关于恢复时间的信息。X线片通常是正常的；然而，在年轻的运动员中，它们在识别撕脱性骨折或应力性骨折方面尤为重要。超声和MRI预测恢复时间最有效。Finlay和Friedman[70]报道超声是评估急性股四头肌损伤的一种高度敏感和特异的方法。在膝关节屈伸时使用动态超声可以区分血肿和肌肉撕裂；然而，超声高度依赖于操作者的经验。MRI仍被认为是股四头肌评估的金标准（图87.6）[55-57]，尽管其在初始评估阶段的使用通常仅限于高水平或专业运动员以更好地预测RTP。对于业余运动员，如果在康复期2~3周后症状没有改善，评估慢性（>8周）拉伤则需要进行MRI检查[40]。Cross等[53]报道，MRI可以评估股四头肌的大小并预测康复时间。此外，中央肌腱的受累意味着更长的康复时间[53]。

治疗方案

大多数股四头肌拉伤可以非手术治疗（表87.3）。在急性期，股四头肌拉伤的治疗始于标准的PRICE方案，努力减少肿胀和血肿形成。严重的拉伤可能需要短时间使用拐杖。同时应在最初的24~48小时内开始被动、无痛的拉伸练习[24,54]。在第3~5天，可以开始主动康复阶段。首先，开始等长运动并在无痛的

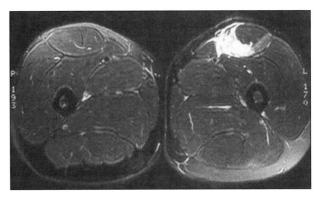

图87.6 大腿T_2加权轴位片显示股直肌周围的积液量增加，提示股四头肌拉伤

表87.3 股四头肌拉伤的治疗	
阶段	活动
Ⅰ	NSAIDs
Ⅱ	等长练习
Ⅲ	等张练习
Ⅳ	等速练习
Ⅴ	跑步、增强训练、跳跃练习
Ⅵ	专项运动训练

运动弧内增加运动量。应避免股四头肌的偏心收缩。随着力量和 ROM 持续改善，转变为等张训练，并在耐受范围内增加阻力[24]。一旦强度提高，等速运动就应该集中在低阻力和高速度上。然后开始一个渐进的跑步和踢腿计划，从缓慢的慢跑开始，然后进入短跑。当可以承受短跑时，可以先用一个轻质量的球练习短程踢腿，逐步进展为长距离踢腿[53]。最后，应开始专项运动训练。患者可在完成此训练后进行 RTP，但应继续进行涉及拉伸、等动力强化和调节的股四头肌康复计划。

手术用于全部或接近全部肌肉撕裂、非手术治疗后持续疼痛、撕脱骨折以及大血肿清除。在一份报告中，股直肌止点重建手术后 RTP 的时间为 9 个月（图 87.7）[24,48,58]。

决策原则

对于股四头肌拉伤，应尽可能进行非手术治疗。手术干预的适应证很少。此外，关于大血肿手术减压的价值以及对股直肌撕脱伤的手术干预存在争议。完全的肌肉撕裂、与股四头肌相关的骨折或有症状的成熟性骨化性肌炎似乎是外科手术干预的唯一标准。然而，根据一些已发表的报道，严重的股四头肌病变非手术治疗无效时也可能需要手术干预[48]。

重返运动

Orchard 等的一篇文献综述指出，对于肌肉拉伤后的 RTP 安全性缺乏共识。尽管有这一发现，文献中出现的某些标准似乎降低了股四头肌拉伤后再次受

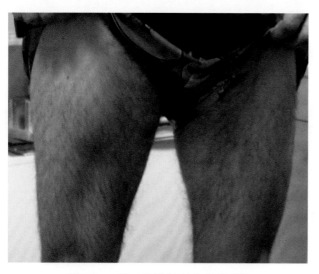

图 87.7　股四头肌断裂后出现回缩

股四头肌拉伤

> 我们更喜欢采用非手术治疗。在最初的 24 ~ 72 小时内开始 PRICE 方案、NSAID 治疗和轻度的 ROM 练习。如果进展明显，则在第 3 ~ 5 天开始以无痛运动为主的康复方案。如果康复进展不理想，患者感到痛苦则取消康复方案。抗炎方式也由训练师或理疗师制订，同时对中度至重度拉伤进行超声波治疗和电刺激。手术干预仅适用于 12 个月或更长时间有症状的撕脱性骨折。手术后 7 ~ 10 天开始轻度的被动 ROM 练习，重点是避免离心肌肉收缩。一旦患者能够耐受这种轻度的被动 ROM 练习，就可以开始上述康复方案。

伤的风险。膝关节的 ROM 应该等于对侧的 ROM。等速股四头肌强度损失应在对侧的 15% 以内。理想情况下，应该完成一项专项运动项目，包括直线冲刺和 "8" 字形短跑。大多数患者能够在 2 ~ 3 周内 RTP，同时佩戴加压性大腿绑扎并继续进行专门的拉伸和加强计划。

结果

已经报道了针对股四头肌拉伤的分阶段治疗方案取得了良好至极好的结果。最近的研究结果显示，股四头肌拉伤的再损伤率非常高，高水平运动员应该更早地恢复训练，以降低再损伤率。再损伤风险的分层可以通过影像学（如超声或 MRI）来量化初始损伤的严重程度进行。根据成像结果，涉及横截面积大于 15% 的损伤表现出较长的恢复期（14.6 天 vs 8.9 天）。长度大于 13 cm 的拉伤也导致恢复时间加倍。对比强化围绕股直肌腱出现的信号增强，形成所谓的"急性牛眼征"病变，也提示预后明显较差（26.8 天 vs. 9.2 天）（图 87.8）[41,45]。虽然许多研究人员建议对近端撕脱骨折行手术治疗，但 Hsu 等[58] 非手术治疗了 2 例，均能在 3 ~ 12 周后恢复完全锻炼。股四头肌的手术治疗结果数据有限，大部分信息是病例报告。Straw 等[48] 报告说，在一名半职业足球运动员的慢性近端股直肌撕脱术后，他完全恢复了力量并重返赛场。文献中也有类似的报道，指出接受手术治疗的慢性股直肌无力的运动员恢复到以前的活动水平，并且力量几乎相等[58]。

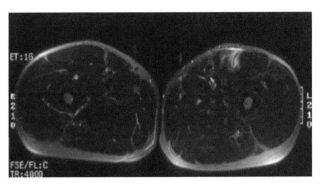

图 87.8 急性牛眼征病变

并发症

与股四头肌拉伤相关的并发症包括骨化性肌炎、再损伤、肌肉无力和骨筋膜室综合征。再次受伤的风险分层仅用作指导，将来需要制定重返运动的标准和一个完整的热身和拉伸计划。持续超过 12 个月的肌肉无力应评估是否需要手术干预。先前已在挫伤部分讨论了骨化性肌炎，并且在最初的 24～72 小时内对严重拉伤进行紧急干预是必要的。

预后考虑

未来，股四头肌拉伤主要在于快速改进重返运动标准，同时限制再损伤的风险。有些人主张让运动员完全退出比赛，直到所有症状消失。然而，其他人甚至认为在完全满足 RTP 标准之前就提倡 RTP。医生的职责是保护运动员，减少短期和长期的风险。

内收肌拉伤

内收肌拉伤是运动员最常见的腹股沟损伤，发生在大力推拉及侧向移动时[59,60]，多见于足球、曲棍球、橄榄球及武术运动员。报道发生率在 13%～43%[61-64]。内收肌拉伤通常是由于在有意识的内收运动期间，大腿的强力外展造成的。内收肌长肌的肌腱连接是最常见的受伤部位[60,65]。内收肌和外展肌之间的力量不平衡、柔韧性差、既往损伤被认为是内收肌损伤的危险因素。

内收肌拉伤分为 1～3 级。轻微（1 级）拉伤可导致疼痛伴有极少的力量损失。中度（2 级）拉伤可导致疼痛与力量损失。重度（3 级）拉伤可导致完全的功能与运动丧失。

病史

运动员的主诉通常是急性腹股沟疼痛、压痛和肿胀。发病机制可能为方向的突然改变，或者是运动员可能会说：他（她）正打算使劲踢腿时遭遇了反向阻力，例如对方运动员的阻止。当做侧向移动时疼痛将会加重。患者通常有内收肌损伤的病史。需要全面的问诊和体格检查，因为 27%～90% 运动员的腹股沟疼痛不止一种原因[66,67]。腹股沟疼痛原因包括耻骨炎、运动性耻骨痛、疝、髋臼撞击以及应力骨折。

体格检查

中度到重度损伤的患者可能表现出减痛步态。在极少数情况下，患侧肢体无法负重。应对腹股沟内侧进行全面检查，检查是否有压痛、肿胀、淤斑和缺损。还应评估 ROM 和力量。对抗髋关节内收会加重腹股沟内侧疼痛。此外，还应检查耻骨支和下腹壁，以排除其他原因引起的疼痛。

内收肌拉伤一定要和其他腹股沟疼痛相区别。耻骨触诊压痛可能是由耻骨炎、运动性耻骨痛、肌源性撕脱损伤所引起[68]。耻骨炎可导致耻骨结节或者腹股沟环处的压痛，这通常容易区别，因为仰卧起坐可加重症状[66,69]。运动性耻骨痛的患者可能有耻骨结节处的压痛，并且这种压痛能够由抗阻性仰卧起坐或者 Valsalva 动作引出。还应该进行腹股沟疝检查。髋关节激发试验，如同 FADIR 动作，可能提示髋臼撞击或者髋部盂唇撕裂。

影像学

患者单腿站立位 X 线平片是首选的成像方式。内收肌拉伤的诊断并不是依靠 X 线检查，而是依靠其来排除其他的病变，例如撕脱骨折或者耻骨炎。骨扫描、MRI 和超声可以用来分级（图 87.9）。MRI 并不常规使用，只是用来评估恢复时间。就像大腿其他部位的拉伤一样，损伤横截面积超过 50%、组织液聚集和深部肌肉撕裂都提示恢复的速度会变慢[38]。超声能用来评估肌腱联合的情况并且有助于区分拉伤和其他疾病，包括疝[70]。

治疗选择

非手术治疗

内收肌拉伤和股四头肌及腘绳肌拉伤相似。这

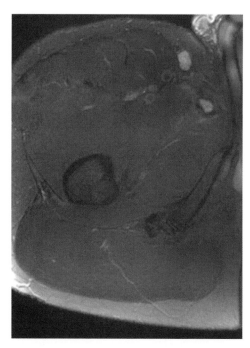

图 87.9 骨盆横断面 T₂MI 显示长收肌近端完全撕裂

些损伤大部分不需要手术治疗。开始需要 PRICE、NSAID 和逐步实施的康复锻炼。通常，1 级损伤的患者不需要就医；然而，如果不就医，推荐他们进行 3~7 天的关节活动度和力量锻炼。在症状消除前，应进行专项训练并进行观察。拉伤严重患者，早期拉伸可能会加重损伤。应通过等长、等张、等速运动进行缓慢的恢复。在建议患者做专项运动训练之前应注意患者是否疼痛。上身及核心训练应在 II 阶段开始。游泳、单车运动及椭圆健身机练习应在 III 阶段开始。一旦患者关节活动度及内收肌力量达到同侧外展肌力量的 75%，即可开始专项运动训练。重点应该放在预防再损伤上，通过重点拉伸和力量训练，旨在创造 80% 或更高的内收 - 外展力量比[71]，在此过程中应注意避免再次损伤。糖皮质激素注射及 PRP 注射还没有足够证据来作为一线治疗选择。

手术治疗

内收肌损伤很少需要手术治疗。对保守治疗无效、持续疼痛和无力患者可能需要肌腱切断术而不是修补术。手术干预的文献主要基于病例报告。有持续症状 6 个月或更长时间的完全性撕脱患者可以进行手术修复治疗。对于有症状的不完全性撕裂，肌腱切断术可能是最好的适应证[60, 72]。

决策原则

非手术治疗是内收肌拉伤的第一选择。尽管显示有再次损伤的高风险，但很少手术干预，结果也好坏参半。正确教育运动员和教练员关于康复课程和未来的预防是成功的关键。手术干预只适用于阻碍 RTP 6 个月或以上的完全撕脱，或在相同时间后可能需要切开肌腱的慢性部分撕裂患者。

重返运动

只要能在对侧内收肌强度 20% 以内进行无疼痛的专项运动，即可恢复运动。尽管大多数患者 RTP 在 2~3 周内，但严重者可能需要 8~12 周。应该强调专门的热身拉伸运动，也应该强调阶段强化。无痛专项运动训练前的 RTP 与慢性内收肌劳损有关[71]。再教育和预防也是必要的。慢性内收肌疼痛肌腱切开术后 RTP 时间为 8~12 周。

结果

内收肌拉伤康复训练及损伤预防意识已经展现出非常好的结果。Tyler 等[75]报告，在确立了内收肌力量和拉伸计划之后，国家曲棍球联盟中内收肌拉伤的数量减少了 4 倍以上。Holmich 等[76]注意到，对患

🔨 作者首选技术

内收肌拉伤

我们更倾向于非手术治疗，在运动员康复时强调内收外展肌力量的平衡。运动员最初采用标准的 PRICE 方案和 5~7 天疗程的非甾体抗炎药。从第 3 天开始，开始被动 ROM 练习和温和的等长练习。第一阶段避免患侧负重，一旦运动员能在无疼痛的情况下内收，就可以进入第二阶段。第二阶段包括监督下的等张练习。允许功率自行车和游泳练习，还有核心肌肉及上肢力量训练。第一阶段避免的拉伸动作在这个阶段可以在无痛的范围内进行，开始进行外展 - 内收肌力的练习。一旦患者对在次强度的外展 - 内收阻力中没有产生疼痛，则进入第三阶段。此时，纳入等速练习，然后是专项运动训练。应该制定一个专门的热身和拉伸计划来关注运动员的再伤意识。一旦单腿在所有平面上的力量与对侧相等且内收外展力量比大于 80%，就允许进行 RTP。

有慢性内收肌劳损的人进行主动治疗比应用被动治疗计划的患者具有更好的结果。对于慢性内收肌劳损,外科肌腱切断术后的 RTP 率在 60% ~ 90%。伴随的损伤,如运动性疝和随后的修复,已被证明会影响治疗结果[73,74]。

并发症

内收肌拉伤最常见的并发症是复发。Seward 等[77] 和 Tyler[75] 报道,复发率分别在 32%、44%。内收肌拉伤的最大风险因素是内收 - 外展力量比为 80% 甚至更少[71]。其他的并发症包括骨化性肌炎、骨筋膜室综合征、钙化性肌腱炎以及慢性腹股沟疼痛。

预后考虑

目前对于使用 PRP 治疗肌肉、肌腱以及韧带损伤是一个热点。通过使用商业购买的仪器来离心血液样本,凝聚血小板并且减少红细胞[78]。血小板是最先到达损伤部位的细胞类型,拥有高质量的生长因子,通过释放生长因子促进组织修复[79]。因此,PRP 充满了对组织愈合重要的生长因子以及细胞信号分子。有许多小型的研究证实了其安全性,但结果并不一致。PRP 在治疗 NFL 运动员急性 24 ~ 48 小时内的腿部肌腱损伤方面展示了诱人的前景。Mejia 和 Bradley[80] 报告在 1 级和 2 级损伤患者中应用 PRP 可以促进更快地恢复运动,且没有复发。另一方面,deVos 等[81] 在一项随机对照试验中,发现与生理盐水相比,PRP 组跟腱疼痛或者功能方面无改善。这些不一致性被不同研究中血小板和白细胞浓度的变化混淆了,因此很难通过研究得出结论[78]。最后,我们不建议或者反对使用 PRP 治疗髋部或者大腿肌肉挫伤或拉伤,但是提倡未来的 1 级研究,这也许会指出其最佳的用途。

对儿童和青少年运动员的特殊考虑

儿童和青少年人群中的撕脱伤很少见,并且在没有高度临床怀疑和警惕的情况下很容易被误诊为肌肉拉伤或神经炎。它们发生在强烈的肌肉收缩期间,并且是由于继发性骨性突起撕脱而不是典型的拉伤,通常发生在肌腱连接处[82,83]。大多数这些骨性骨化中心在 17 岁时关闭,除了髂前上棘(ASIS),它可以在 25 岁之前未融合[84]。发病率反映了性别差异,男性占 66% ~ 86%。受影响最常见的部位是髂前下棘(AIIS),占 33%,坐骨结节占 31%,ASIS 占 25%[85]。

病史

撕脱性骨折通常发生在参加短跑、跳跃或踢腿运动时,例如橄榄球、篮球或足球[82,83,86]。大多数人能够描述一个明显的受伤时刻,伴随着爆裂声,然后是疼痛。这可以与骨骺炎区分开来,骨骺炎是一种慢性过度使用损伤,发病较缓慢[87]。

体格检查

体格检查的方法和肌肉拉伤差不多。步态观察、触诊和神经肌肉检查都是临床访视的重要组成部分。触诊肿胀和触痛是这些损伤的典型表现,肌肉无力和被动拉伸疼痛也是如此。

影像学

虽然想要减少该人群的辐射是可以理解的,但 X 线平片可诊断 99% 的撕脱性骨折,如果临床怀疑,应优先使用 MRI 或 CT[88]。

治疗

这些患者中的大多数可以通过专用的康复方案进行非手术治疗。Schuett 等[88] 表明,86% 的患者在 3 个月时疼痛完全消退。已经证明 5 阶段方案在大多数患者中始终有效。该方案以 1 周的非负重、冰敷和应用 NSAID 开始,然后 2 ~ 3 周的被动 ROM 练习和部分负重。在损伤 4 周后开始完全负重和等速强化。在此之后,一些作者允许专项运动,而其他人则建议开始进行阻力训练。伤后 2 个月可以恢复运动[83,89]。手术治疗通常用于失败的非手术治疗患者。这包括 AIIS 撕脱后持续性疼痛、有症状的骨不连或髋部撞击。

选读文献

文献: Ryan JB, Hopkinson WJ, Wheeler JH, et al. Quadriceps contusions. West Point update. *Am J Sports Med*. 1991; 19(3): 299-304.
证据等级: Ⅱ
总结: 这篇文章为股四头肌挫伤的适当治疗提供了明确的数据,改变了以前的治疗标准。目前的治疗方案是基于本文提出的研究结果。

文献: Beiner JM, Jokl P. Muscle contusion injury and myositis ossificans traumatica. *Clin Orthop Relat Res*. 2002; 403S: S110-S119.
证据等级: Ⅱ
总结: 作者对骨化性肌炎的病因、治疗和结果进行了分析。

文献：Orchard J, Best TM, Verrall GM. Return to play following muscle strains. *Clin J Sport Med*. 2005; 15(6): 436-441.
证据等级：Ⅲ
总结：文献中一直缺乏关于 RTP 指导方针的共识。这篇文章提供了治疗参数，并提出了对更早 RTP 的看法。

文献：Beiner JM, Jokl P. Muscle contusion injury and myositis ossificans traumatica. *Clin Orthop Relat Res*. 2002; 403S: S110-S119.
证据等级：Ⅲ
总结：作者对腿部肌腱损伤、治疗和结果进行了全面回顾，包括腘绳肌损伤。

文献：Lovell G. The diagnosis of chronic groin pain in athletes: a review of 189 cases. *Aust J Sci Med Sport*. 1995; 27(3): 76-79.
证据等级：Ⅲ
总结：作者对运动疗法治疗运动员腹股沟疼痛的有效性进行了系统综述，并提出了对这种疾病的其他治疗方法。

（Blake R. Obrock, Christopher P. Bankhead, Dustin Richter 著　孙　昊 译　张　辛 校）

参考文献

扫描书末二维码获取。

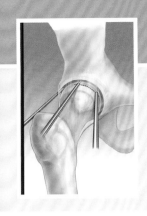

第88章

运动员髋关节炎

髋关节炎是一种常见疾病。约 1/4 的人在其一生中可能罹患有症状的髋关节骨关节炎[1]。运动人群的关节炎治疗具有挑战性。直观上建议运动员避免致痛活动和运动似乎不太现实。在过去的 20 年中，我们对髋关节的理解有了质的改善，Ganz 等确立了股骨髋臼撞击综合征（femoroacetabular impingement, FAI）的现代概念并认为其参与骨关节炎的发展[2, 3]。FAI 以及髋臼发育不良等疾病的矫正手术促成了保髋领域。尽管保髋的努力已经帮助许多运动员恢复功能，并有希望减缓骨关节炎的发展，但关节置换仍然是髋关节骨关节炎的解决方案。髋关节置换术仍然是骨科最常用的手术之一。

病史

在选择适当的治疗方案上，年轻且活跃的髋关节炎患者通常具有挑战性。做出准确的诊断是为患者提供合适治疗方案的第一步[4, 5]。Burnett 等报告说，在确诊前，平均有 3.3 个候选诊断[6]。确诊过程往往会比较复杂。结构化的病史和体格检查可以简化这种复杂问题的处理。

最初的患者病史应包括患者当前症状的详细描述，包括发病时间、持续时间以及任何创伤或损伤。骨关节炎患者通常描述一种逐渐发作的疼痛，但是一些患者可能在疾病的后期阶段仍然无症状，并在特定的损伤或活动后疼痛突然发作。应注意加重因素（如特定活动或姿势）以及减轻因素（包括任何已经尝试过的治疗）。患者通常报告活动会加剧疼痛，例如行走、站立、跑步或体育运动，并能通过休息改善疼痛。屈髋坐姿，例如乘坐长途汽车、飞机时或上下轿车时，可能加重症状。随着时间推移疼痛经常恶化，并且可以在夜间持续疼痛。医生的首要任务应该是确定患者的疼痛是否确实来自关节内，而不是关节外。疼痛来源的确定对于鉴别诊断非常有用。关节内髋关

节疼痛通常位于前方腹股沟的深处。患者经常使用 "C" 符号描述疼痛的位置[7]。虽然关节内病变有时可以表现为髋关节后方疼痛，但这种情况并不常见。后部疼痛应考虑肌肉肌腱损伤、臀肌深方间室综合征、骶髂关节病变或腰椎疾病。髋部外侧疼痛通常源于大转子疼痛综合征（greater trochanteric pain syndrome, GTPS）。术语 GTPS 对髋关节外侧疼痛病因的描述虽不具体但很精确，包括转子滑囊炎、臀中肌和臀小肌腱病变或撕裂，以及髂胫束弹响或髂胫束摩擦综合征等[8]。髋部前方疼痛也可能是肌腱损伤导致，包括髋部屈肌肌肉损伤、核心肌肉损伤（包括腹直肌插入处和长内收肌损伤），或耻骨联合病变，如耻骨炎[9]。在运动员中，还应考虑骨盆或股骨近端的应力性骨折[5, 10-12]。

髋关节炎患者经常主诉有相应的关节僵硬。严重的运动受限可能是关节炎后期的一个标志。可能会出现诸如卡住、咔哒声或交锁之类的机械症状，表示存在游离体或软骨损伤，或者肌肉肌腱结构的弹响。

体格检查

从评估患者的步态开始体格检查。避痛步态可见于各种髋关节病变的患者，包括关节内问题，例如髋关节炎。避痛步态的标志就是患侧髋关节站立期的持续时间减少，这有效地减少了患侧负重的时间。另一种常见的步态异常是 Trendelenburg 步态。在外展肌损伤的患者中可以看到这种情况，包括臀中肌和臀小肌。在患侧单腿站立时，出现对侧骨盆下垂，代偿性胸腰椎突向患侧以维持冠状面的平衡[13]。在髋关节炎患者中，髋关节活动度减小后，还会出现步幅的下降。步态异常还和股骨髋臼撞击（FAI）影像学形态高度相关[14]。对患者的一般观察也可能为疼痛的潜在原因提供一些线索。由于关节应力的增加，超重或肥胖患者易患早期髋关节炎，这一因素应包括在对患者的整体

评估和治疗中。在非关节炎关节内疼痛（如髋臼撞击）或髋关节炎病例中，患者的坐姿通常避免髋关节深度屈曲。

髋部检查从对皮肤的评估开始，如既往手术瘢痕或挫伤。滚转试验是在患者仰卧时进行，来回内外旋转滚动肢体，动作要轻柔以避免转到末端时突然终止。这种手法避免了髋周肌肉肌腱结构的调动，而仅仅是在髋臼内旋转股骨头。这项测试不是很敏感，但对关节内病变引起的疼痛是特异的。然后进行基本ROM测量。标准化操作很重要，以产生更多可重复的测量结果。测量可以在仰卧位进行，记录屈曲、伸展、内旋和外旋等角度。内旋和外旋通常是在屈髋90°时测量 [5, 15, 16]。重要的是要确保患者腰部在检查床上保持平坦，并且骨盆在整个测试过程中不会旋转，因为这可能会影响测量结果。将ROM测量值与对侧进行比较是有价值的，因为每个患者都有自己唯一的ROM正常基线。关节内病变的患者可能表现为全范围ROM减少。髋臼撞击患者会出现内旋降低 [17]。更具体地说，有股骨头颈交界处凸轮畸形的患者更容易出现活动度受限 [18]。

触诊髋部和骨盆周围的骨性标志和软组织结构是体检中简单而有用的部分，有助于确定关节外疼痛的来源。一种结构化的方法简单有效，在指导治疗中起着重要作用。虽然患者和主治医生的重点通常都是针对潜在的关节疾病，包括关节炎，但识别和改善相关的软组织症状是有帮助的。患者仰卧，屈髋约45°，向外旋转，在腹股沟区触诊长收肌起点。让患者内收大腿以抵抗阻力，从而收缩内收肌，可以增加这项测试的敏感性。疼痛可能是长收肌腱病的征兆，有时也可能是内收肌肌腱部分或全部撕裂的征兆。耻骨联合和耻骨支也要触诊，压痛提示耻骨炎。当患者仍处于仰卧位时，让患者进行抗阻仰卧起立时，在耻骨上支触诊腹直肌的止点区域，此处引起的疼痛可能代表核心肌肉损伤。在髋关节炎的情况下，由于关节活动受限，患者可能会不自主地通过增加腰盆和腹部旋转来补偿有限的关节活动，从而增加腹直肌-收肌腱膜的张力。从前面触诊大腿近端，以筛查屈髋肌拉伤。然后要求患者移到侧卧位，可以触摸到大转子，这里的压痛很常见，可能是单纯的转子周围症状，也可能是常见于关节内疾病的继发性症状。然后对患者的骶髂关节和腰椎进行触诊。如果有后部疼痛，触诊坐骨结节和腘绳肌起点可以帮助缩小鉴别诊断范围。尽管最近臀深综合征（一种非椎间盘源性的坐骨神经盆外卡

压）的概念提供了诊断指导，但髋后疼痛仍是一个诊断难题 [19, 20]。

然后进行肌力测试。仰卧位测试髋关节屈曲和内收力量。侧卧位，膝关节略微弯曲以放松髂胫束，测试外展力量。使用传统的5分制进行肌肉力量分级。据报道，慢性髋关节疼痛的患者所有肌群或同侧髋关节的髋部肌力都有所降低，对侧髋关节变化较轻 [21]。

多种特殊测试有助于确定髋部疼痛的病因。"撞击试验"，就是将髋关节置于屈曲、内收和内旋（flexion, adduction, and internal rotation, FAIDR），用于筛查股骨-髋臼撞击。这个动作使股骨头颈交界的前上部分与髋臼前上缘能够非常接近。如果有钳形和/或凸轮畸形，或者前上盂唇病变的患者，髋臼和股骨头颈部之间的异常接触会导致疼痛。这个试验不具有特异性，阳性还可见于一些关节内髋关节病变，包括髋关节炎。对侧也应该进行检查，因为即使是正常的、无症状的髋关节，激惹性的动作也可能会引起一定程度的不适。然后进行FABER试验（屈曲、外展、外旋）。在仰卧位时将患侧踝关节放在对侧膝关节上，并对患侧膝关节施加温和的向下压力。该动作可能会引起不同区域的症状，包括患侧髋关节、患侧髋关节后外侧软组织和对侧骶髂关节。患侧髋关节病变通常会导致髋关节前方深部疼痛。重要的是要注意疼痛的位置，而不是简单地记录它的存在。后部撞击试验是通过髋关节外展、伸展和外旋来完成的。与FADIR动作不同的是，它使股骨头颈交界处的后外侧与髋臼后缘发生撞击，引发疼痛。髋关节活动受限或粘连性关节囊炎时，这个动作也会引起髋关节疼痛。关节炎患者的关节活动度经常出现全范围的下降，这个查体动作也会引起痛苦 [5, 13, 16]。

Stinchfield测试是在患者仰卧、髋关节屈曲约30°时进行的抗阻直抬腿，关节内病变患者可能会出现髋关节前深部疼痛。然而，这并不是一项特异性试验，因为屈髋肌拉伤或其他肌肉肌腱损伤也会引起疼痛。

综上所述，髋关节骨关节炎的体格检查可能会有关节活动度的全范围减小；患者可能有关节外肌肉肌腱结构的压痛；滚转试验、FADIR、FABER、Stinchfield和后部撞击试验会引起疼痛。患者可能出现避痛步态模式。

影像学

髋关节影像学首选平片检查。如果临床和X线表现符合关节炎的诊断，通常不需要行进一步的影像学

检查。X 线应首选骨盆中心前后位（AP）检查。通常在仰卧位获取，也可在站立位获取来观察患者功能性骨盆矢状倾斜的情况[22,23]。尾骨和耻骨联合应在一条线，尾骨尾端距耻骨联合 2～3 cm，闭孔两侧应保持对称（图 88.1）[24]。骨盆倾斜的变化，呈现出骨盆入口位或出口位特征的倾斜视图，已被证明会影响髋臼倾斜的评估。当骨盆前倾时，髋臼可能会出现错误的后倾，当骨盆后倾时，髋臼可能会出现错误的前倾。骨盆的旋转同样会使髋臼倾角和髋臼深度的测量结果出现偏差。在前上位测量中，应评估任何关节间隙变窄情况，同时应测量关节间隙大小，因为关节狭窄的严重程度与髋关节镜治疗成功呈负相关。据报道，小于 2 mm 的关节间隙是一个下限，低于该范围应避免行关节镜治疗。测量通常在三个位置进行：上内侧、上侧和上外侧。应注意髋臼或股骨头的软骨下骨硬化及骨赘的存在。当在平片上可见髋臼或股骨头软骨下囊肿形成时通常表示更严重的退行性变化。图 88.2 显示了具有这些严重关节炎表现的髋关节。退行性改变通常使用 Tönnis 分级系统进行分类（表 88.1）[25]。然后测量 Wiberg 外侧中心边缘角（图 88.3），这提供了股骨头外侧髋臼覆盖率的测量方法。绘制股骨头的最佳拟合圆，并绘制从其中心为支点的角度，其中一边指向上方而另一个边指向髋臼的外侧边缘来定义该角度。传统上外侧中心边缘角小于 25° 时诊断为髋臼发育不良。最近，外侧中心边缘角为 18°～25° 则被描述为"交界性"发育不良的亚类。髋臼发育不良对于治疗髋关节疼痛具有重要意义，因为患有真正发育异常的患者通常不适合行髋关节镜手术，并且如果不存在

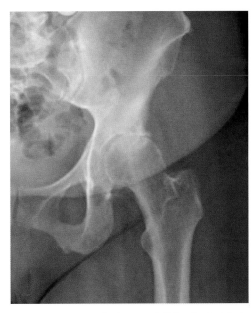

图 88.2 左侧髋关节正位片显示关节间隙严重狭窄，股骨和髋臼硬化，软骨下囊肿形成。这些变化对应 Tönnis 3 级

表 88.1	骨性关节炎的 Tönnis 分级
Tönnis 分级	影像学特征
0	无骨性关节炎征象
1	关节间隙轻度狭窄、轻度骨赘形成、股骨头或髋臼轻度硬化
2	股骨头或髋臼小囊肿形成，关节间隙进行性狭窄，股骨头球形中度丧失
3	股骨头或髋臼处大囊肿形成，关节间隙严重狭窄或闭塞，股骨头严重畸形

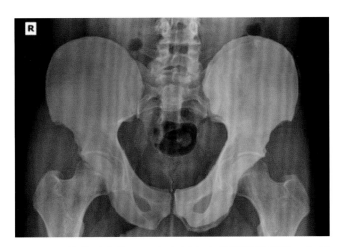

图 88.1 骨盆正位片。一个良好中心的视图很重要，包括对称的双侧半骨盆、闭孔，以及尾骨和耻骨联合之间 2～3 cm 的距离

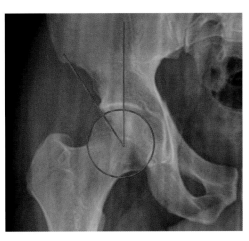

图 88.3 使用外侧中心边缘角来测量股骨头的髋臼外侧覆盖率

实质性关节炎，可能需要骨盆截骨术来矫正其潜在的骨性髋臼缺陷。

在 AP 位片上评估是否存在髋臼交叉征。如果髋臼前壁和髋臼后壁在髋臼外侧会聚之前交叉则存在交叉征。这表明髋臼有一定程度的后倾，有时是导致股骨髋臼撞击的一个因素。交叉点的远端 / 内侧越远，后倾越大[26]。交叉征可以量化为髋臼外侧缘与交叉点之间的距离与髋臼直径的比值。在前后位片上，当股骨头中心位于髋臼后壁的外侧时，即为后壁征，提示髋臼后壁覆盖不足，可发生于髋臼后倾造成的局部覆盖不良或髋臼整体覆盖不足。

髋关节有多种不同侧位图，通常包括蛙位、穿桌侧位（cross-table lateral）和 Dunn 45° 及 90° 位。每个视图可提供略微不同的角度和股骨头颈部交界处的视图。蛙位片技术上易行并易于重复。在许多髋关节镜和保髋中心中使用 Dunn 45° 侧视图，因为它已被证明在诊断 Cam 畸形方面最敏感。无论使用哪种视图，都应注意是否存在 Cam 形态，并且应对其进行量化。可以使用 α 角量化 Cam 形态。经典的 α 角可以在磁共振成像（MRI）轴位片上测量，也可以利用侧位片评估[28]。通过首先在股骨头上绘制最佳拟合圆，以该圆的中心处为支点，一个条线平行于股骨颈，另一条线指向股骨头颈部最佳拟合圆处来定义该角度（图 88.4 ）。Gosvig 等将 α 角测量分类为病理性（>57°）、临界线（51°~56°）、轻微（46°~50°）、非常轻微（43°~45°）或正常（≤42°）[29]。通常 α 角 >50° 被认为是异常的，并且表示 Cam 形态[30]。量化 Cam 形态

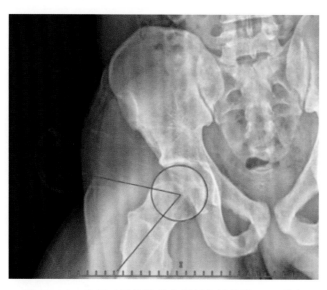

图 88.4   α 角用于量化股骨头颈部交界处的 Cam 形态

的另一种方法是股骨偏移。同样在侧视图上利用股骨头的中心，在股骨颈的轴线上绘制一条线。绘制另外两条平行线：一条位于股骨颈处，另一条位于股骨头的最前侧边缘处。Cam 形态患者的偏移减少。作为报告真实偏移的替代方案，可以通过将偏移值除以股骨头的直径来获得偏移比以提供更标准化的值[24]。

MRI 通常用于帮助评估运动员髋关节疼痛。它可以在有或没有关节内对比（关节造影）的情况下获得。磁共振关节造影（MRA）对识别软骨盂唇移行区的盂唇撕裂具有极高的灵敏度。关于使用 MRA 评估髋关节软骨盂唇结构的必要性存在争议[31, 32]。MRI 技术的改进和 3.0T 扫描仪的使用已使许多保髋外科医生避免常规使用关节造影。3.0 T 非关节造影 MRI 在识别关节镜下证实的盂唇撕裂方面表现出极佳的敏感性和特异性[33, 34]。除了评估盂唇外，MRI 还能够较敏感地识别早期退行性变化，包括软骨下水肿及囊肿形成。可以评估髋臼和股骨头软骨不规则、变薄或分层，这通常与关节炎的严重程度具有临床相关性。必须注意是否存在盂唇病变。软骨下水肿可能表明早期退行性病变，并且可能被关节内造影造成的鲜明对比所掩盖，此为进行非关节造影的相关研究提供了一个理由。一项对 208 名年龄超过 50 岁的髋关节疾病患者研究中发现，MR 关节造影在 93% 的患者中发现了一定程度的盂唇病变，其中 73% 的患者存在真正的撕裂（盂唇撕裂与关节炎的存在 / 程度之间没有统计学相关性）[35]。诊断为盂唇撕裂的患者可能会非常肯定修复这种结构可以消除他们的症状。治疗髋关节炎合并的盂唇撕裂不太可能获得显著的中长期改善，应避免患者出现这样的期望。可观察到圆韧带及其周围的滑膜处于髋臼窝中。并可以看到髋臼窝中的圆韧带或滑膜炎损伤并且弥漫性遍及关节。骨软骨游离体也可能存在于关节炎的环境中，并且可能是导致一些机械症状的原因。

对关节周围软组织的评估也可以获得其他关节外疼痛源的重要信息。体格检查的相关性非常重要，因为肌腱水肿或低度部分撕裂的损伤，其临床相关性可能并不那么明显，并且通常可在退行性关节周围观察到。应评估大转子插入点处臀中肌或臀小肌肌腱的病变及周围的大转子滑囊炎。当疼痛定位于髋关节外侧大转子时，外展肌肌腱的撕裂具有临床意义，并应予以治疗。转子间病变和关节内病变可相互补偿；因此，对疼痛的根本原因以及相关症状仔细评估和治疗可以获得最好的结果。应在 MRI 上排除股骨颈和髋臼应力

性骨折，尤其是在长跑和其他冲击活动运动员中。这些在平片上可能观察不到，但在 MRI 上很容易观察到。这些表现可能同时出现在患有关节炎的跑步者身上，但也可能导致患有髋关节炎的运动员发生急慢性疼痛。

FAI 或骨关节炎的诊断通常不需要计算机断层扫描（CT）。但对于确诊并需要进行手术的患者具有术前计划的作用。二维平片也有一些局限性，如外侧中心边缘角和前中心边缘角的测量不能说明髋臼覆盖的整体情况。类似地，二维平片不能完全展示股骨头部凸起和不规则的变化。现在三维重建 CT 成像成为可能，能很好地观察 Cam 或 Pincer 畸形，从而指导手术治疗。有各种商业软件可以对髋关节进行动态评估，来指示 FAI 中髋臼和股骨头之间的骨性撞击区域。

决策原则

为了与治疗活动患者的传统目标保持一致，对患有髋关节炎的运动患者的治疗旨在使患者保持活动的同时将疼痛或不适降到最低。与运动医学专家诊断和治疗的许多其他疾病不同，关节炎对患者具有一定的影响。许多患者认为这是他们竞技运动或休闲娱乐能力的终结。通常，无论影像学显示关节炎的严重程度如何，治疗都应从非创伤性至最小创伤方法开始，旨在减轻疼痛并限制退行性变化的进展。

治疗方案

非手术措施

髋关节炎的非手术治疗包括药物缓解疼痛和物理治疗优化 ROM 和髋关节及骨盆肌肉力量。非麻醉性镇痛药，如对乙酰氨基酚或非甾体类抗炎药（NSAIDs）可缓解症状。应根据指南规定的剂量来使用该两类药物。目前的指南建议每天使用不超过 3000 mg 的泰诺以避免肝损伤。NSAIDs 可能需要同时服用胃保护剂，尤其对于存在胃食管反流、胃溃疡或上消化道出血史的患者。由于潜在的依赖性或成瘾性，应避免麻醉品的使用。在驾驶和操作机械时同样禁止使用麻醉品。全国范围内已努力开展减少滥用麻醉品使用，除非绝对必要，否则应尽量避免开具处方。在急性损伤或疼痛的情况下，相对休息一段时间可能是有效的。在休闲运动员中，应尝试改变活动方式，包括从高速冲击活动（如跑步和跳跃）到低冲击活动（如骑自行车、椭圆跑步机和游泳）的短期或长期过渡。手法治疗有益于改善髋关节软组织症状。冷冻疗法和 / 或热疗法也可以缓解软组织症状。

无论从诊断还是治疗的角度来看，注射都是一种有效的治疗辅助手段。在骨肌医学中使用超声可以精确地进行注射，从而使临床医生能够更精准地指向引起疼痛的区域或结构。常见的注射部位包括髋关节本身、髂腰肌滑膜、转子周围滑膜、腘绳肌起点、梨状肌 / 肌腱和骶髂关节。在髋关节炎患者中，关节内注射有助于评估患者的疼痛中多少与退行性关节病变直接相关，而不是髋部和骨盆周围软组织代偿性功能障碍的结果。注射通常使用局部麻醉剂和皮质类固醇。虽然局部麻醉剂的诊断效用在非关节炎髋关节中可能更相关，但皮质类固醇的治疗益处在关节炎关节中最重要的。超声引导的诊断性注射往往比在透视下引导注射的疼痛更少，更方便 [36]。黏性补充剂已用于髋关节，有一些证据表明可使髋关节骨性关节炎患者的症状有所改善 [37, 38]。虽然疼痛可能在短期内得到改善，但黏性补充剂并不能改变髋骨关节炎的自然病程。在广泛推荐这种治疗方法之前，需要进行更多的研究。

外科治疗

髋关节镜手术

近年来，关节镜在治疗髋关节疾病中的作用大大增加 [39, 40]，很大程度上是由于对股骨髋臼撞击的理解和更多病例的治疗。尽管如此，关节镜在关节炎治疗中的作用仍然有限。关节镜手术不应被视为治疗关节炎的工具。短期和现存的长期研究表明关节炎患者在髋关节镜术后的结果较差 [41-46]。一项对接受髋关节镜手术的患者最少随访 2 年的研究表明（包括 43 例 Tönnis 2 级改变患者），与 Tönnis 0 级或 1 级改变的患者相比，Tönnis 2 级改变的患者接受全髋关节置换术（THA）的优势比为 7.73 [47]。关节镜手术的作用在于治疗代表关节炎前兆的异常。股骨髋臼撞击已被描述为髋骨关节炎的易感病变。Cam 形态导致邻近髋臼软骨的分层，从而开始关节炎改变的级联反应。Pincer 形态在作为盂唇病变的前兆方面具有更重要的作用。盂唇在调节髋关节内流体动力学方面具有重要作用；当盂唇被撕裂或切除时，髋关节的负压密封作用受损，关节反作用力增加进而可能导致关节炎 [48]。图 88.5 显示髋关节前上部软骨盂唇交界处损伤，在盂唇撕裂邻近区可观察到早期软骨软化。髋关节镜手术能够纠正 FAI 患者的骨性不规则，并通过修复盂唇和切除不稳定的软骨瓣来稳定盂唇和盂唇软骨交界处。必要时结合髋臼软骨微骨折与对 FAI 的治疗也产

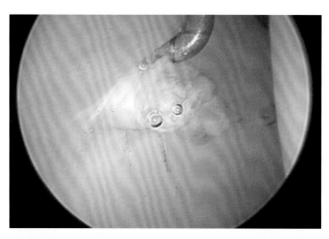

图 88.5　股骨髋臼撞击患者关节镜下前上区域软骨盂唇交界处的视图。盂唇撕裂区附近显示早期软骨磨损和软化

生了有前景的结果 [49-51]。虽然在短期随访期间功能结果评分得到改善，盂唇修复被认为是优于盂唇清理术的优越选择，但当盂唇组织过于脆弱和退化难以修复时，局部 / 选择性清理仍然是合理的选择。不推荐将盂唇完全切除至骨骼，这样患者的预后较差 [52]。实际上，在 10 年的随访中，盂唇修复与清理能取得类似的预后结果，其中盂唇修复略有优势。人们也开始关注关节囊的处理。关节囊的修复与髋关节镜术后 PRO 改善有关，证实了髋关节内液体动力学以及髋关节厚关节囊韧带在防止髋关节微不稳定方面的重要作用 [53, 54]。对伴有髋臼发育不良的患者，盂唇保留（修复）联合关节囊折叠术取得了良好的短期结果 [55]。对患者进行长期评估非常重要。一般而言，Tönnis 1 级以上退行性改变的患者应谨慎处理，避免进行髋关节镜手术。应教育接受关节镜治疗的退行性改变的患者：术后改善可能不太明显，并且髋关节置换的转归率更高。随着内镜技术的发展，髋关节镜还可治疗关节外疾病，如臀中肌和臀小肌撕裂、近端腘绳肌肌腱病变、臀肌深方间室病变。

截骨术

对于明显髋臼发育不良的患者应避免行髋关节镜手术。虽然关节镜技术能通过去除过多的骨质来纠正 Pincer 和 Cam 形态，但在髋臼覆盖不足的情况下不能增加骨的形成。Bernese 髋臼周围截骨术（periacetabular osteotomy, PAO）用于治疗髋臼发育不良。这一手术利用单个切口在髋臼骨上进行若干骨切割，然后旋转髋臼以提供更多的股骨头覆盖，最后使用螺钉固定于新位置 [56, 57]。与关节镜手术一样，该技术在无晚期关节炎表现的情况下最为成功。该技术通常由专门从事保留关节的外科医生进行，但并不是没有并发症的。当髋臼发育不良合并股骨头颈部交界处 Cam 畸形或软骨盂唇损伤情况下，关节镜修复盂唇和进行股骨成形术同样取得良好的结果 [58]。需要截骨的股骨近端发育不良代表了所遇到的病变中较小的一部分，但在某些情况下可能是有益的。

髋关节表面置换

历史上，髋关节表面置换术是希望保持活动的年轻患者的髋关节外科手术首选。髋关节表面置换的优势在于保留年轻患者群体中的近端股骨骨量，使后续翻修的创伤性较小。2006 年，Birmingham 髋关节表面修复装置被 FDA 批准在美国使用；然而，由于金属轴承表面上的金属和故障率相关的担忧，最近已逐渐被淘汰。此外，最近的研究表明 Birmingham 髋关节表面置换术相比传统 THA 没有任何功能益处 [59]。

全髋关节置换术

年轻活跃的患者的目标仍然是保留关节。但是，当髋关节的退行性改变无法保留关节时，THA 是治疗的金标准。THA 适用于髋关节末期退行性变化（例如骨关节炎）的患者；保守措施无效，包括非甾体类抗炎药、正规物理疗法、关节内注射皮质类固醇注射剂，并且疼痛影响日常活动。以前 TIIA 适用于年龄较大且久坐的患者。然而，最近材料和植入物固定方面的改进已将 THA 的适应证扩大到了年轻患者。研究表明，对于存在指征的患者延迟行 THA 会减少获得满意结果的机会 [60]。

THA 最常用的方法包括后外侧入路、前外侧入路和直接前侧入路。最佳手术方法由手术医生决定，并应根据每个患者的具体情况进行调整，如保留的骨质条件、异常的解剖结构、体重指数和屈曲挛缩等因素。有证据表明直接前侧入路可加快康复速度，如术后使用辅助设备的时间更少，即使没有髋部预防措施脱位率也较低 [61]。

THA 中的非骨水泥固定在美国是金标准，尤其是在年轻患者中。植入物和骨骼之间进行生物固定的好处是提供了更长的假体耐用性，并允许骨骼重塑。这些成分已证明具有出色的长期效果。对于进行 THA 的年轻活跃患者，轴承表面的选择是重要的考虑因素。需要考虑的因素包括磨损特性、最大股骨头直径以及随着时间的推移而引起的潜在并发症。当前，大多数关节置换医生对于年轻患者的轴承选择是带有现代高度交联聚乙烯衬垫的陶瓷头。根据机构给出的金属和陶瓷头之间的成本差异，通常在 65 岁或更年轻的患者中使用陶瓷头才具有成本效益[62]。金属对金属的 THA 使用在很大程度上与假瘤形成和金属化有关。陶瓷轴承上的陶瓷具有出色的耐磨特性；但也存在衬垫破裂和异响的情况。

术后管理

髋关节镜

髋关节镜术后的康复治疗因医生的喜好和理疗师的经验而异。大多数人同意早期行 ROM，包括髋关节环形运动来避免僵硬和术后粘连[63]。结构化康复计划通常大致分为四个阶段：①行动能力和初期锻炼，②中期训练和稳定；③高级训练和神经运动控制；④恢复活动[64-67]。这些阶段的患者进展是高度可变的，并且大多数建议根据个人症状和能力进展。可以通过跑步进度计划来回归跑步运动，患者可以对其症状进行监控和分类，并根据这些症状确定进度。功能能力以及是否存在疼痛及程度是比术后时间在患者恢复跑步能力方面更好的调节因子[68]。在一项对大型髋关节镜手术中心的调查中，有 70% 的外科医生建议等待 12 ~ 20 周后再回归运动，有 85% 的外科医生建议在恢复运动之前使用无痛跑步、跳跃、横向敏捷训练和单腿下蹲流程[69]。

全髋关节置换术

通常，THA 患者可在术后立即完全负重。基于入路可能会有运动限制；然而，直接前侧入路的 THA 没有任何限制。患者通常会在感到舒适时从使用助行器到使用拐杖，然后再到不用辅助设备。大多数外科医生在手术后的一段时间内会限制高冲击力的活动，包括举重、慢跑或奔跑，以使植入物充分与骨整合。许多外科医生不鼓励 THA 后跑步或慢跑以降低早期失败的风险，这可能有困难，特别是在年轻患者人群中。但是，现代植入物能够更好地承受更高的冲击活动。

结果

现在有几项研究表明，髋关节镜手术治疗盂唇撕裂和股骨髋臼撞击后的短期结果非常明显。鉴于 Clohisy 等于 2009 年进行的系统评价，该研究有 11 项（9 项 4 级和 2 项 3 级），平均随访 3.2 年。所有相关

研究均报道了疼痛减轻、功能改善（从 68% 到 96%）。该研究指出需要进行长期随访以确定该手术的效果及其对骨关节炎自然进展的影响[70]。髋关节镜手术的结果，特别是在运动员中，已经检验并且显示出极好的效果。Nho 等报道了 33 名精英运动员的改良 Harris 髋关节评分和髋关节结局评分显著改善，并且 79% 的患者在 1 年后恢复了运动，其中 73% 的患者在术后 2 年保持运动[71]。Philippon 等报道了专业曲棍球运动员髋关节镜下行盂唇修复和 FAI 治疗的结果，术后 2 年满意度很高，平均 mHHS 从 70 提高到 95 分[72]。长期随访的研究数量较少。Byrd 等报告了 26 例接受盂唇撕裂治疗的患者 10 年随访的结果，结果显示 mHHS 平均改善 29 分（从术前 52 分提高到术后 81 分）。当该队列进一步分为患有和不患有关节炎的患者时，也许是最有价值的[42]。在 18 例无关节炎患者中，15 例（83%）在 10 年的随访中髋关节功能仍显著改善。相反，7/8（88%）既往有关节炎的患者在平均 63 个月时转归为 THA。在一项对 52 例接受髋关节镜手术的患者中（更广泛诊断的研究，包括盂唇病变、软骨损伤、滑膜炎、骨质疏松），作者再次指出当存在手术指征时髋关节炎是不良的预后因素 73。Skendzdel 等在 X 线平片上检验术前髋关节间隙作为预后的指标。他们对 466 名患者进行了至少 5 年的随访，54/63（86%）关节间隙≤2 mm 的患者转归为 THA，而总共只有 63/403（16%）的患者转归为 THA。Philippon 等评估了 50 岁以上 FAI 患者的髋关节镜手术，关节间隙＞2 mm 的患者表现良好，而关节间隙较窄的患者 THA 的转归率增加[46]。Menge 等对 154 例患者进行了 10 年的随访，比较了盂唇清理和盂唇修复的结果。虽然关节间隙≤2 mm、年龄增加（＞50 岁）和需微骨折的髋臼软骨损伤与 THA 危险率增加独立相关，但两组的结局评分均显著改善。

据报道，在年轻患者中，现代 THA 的中期结果在 5 ~ 10 年时存活率通常超过 95%。然而对于早期植入物，在年轻患者中随访 13 ~ 15 年时存活率下降了 54%。需要对现代植入物进行进一步研究，以了解其长期存活率[41]。

并发症

髋关节镜手术是一项有挑战性的操作。存在几种已知的并发症，包括与牵引相关的并发症、神经功能障碍、会阴部术后感染压迫导致的阴部神经痛、腹膜后积液外渗、关节周围软组织异位骨化、医源性软

作者首选技术

对于患有某种程度的关节炎的髋关节内疼痛的年轻患者，初步保守治疗包括休息/活动调整，物理治疗、居家拉伸训练以及口服 NSAIDs 药物，还可行髋关节内注射。如果能提供长期的缓解，则对因关节炎不能行髋关节镜手术且较年轻不适于行 THA 患者来说是一个合理的选择。对于关节间隙小于或等于 2 mm 或关节炎继发骨赘形成的患者，避免进行髋关节镜手术。对于有明显软骨下水肿或囊肿形成的患者，也避免进行髋关节镜手术。对于有症状的 FAI 和/或盂唇病变而无任何实质性关节炎改变的患者，建议行髋关节镜手术。尽管在有局部盂唇损伤和组织质量不宜修复的患者中，部分盂唇清理术仍然是一个不错的选择，但如果盂唇组织质量允许仍建议行进行盂唇修复而不是清理。根据需要进行股骨头颈成形术和髋臼成形术以纠正撞击。我们首选的关节囊处理技术就是切开连接前外侧入路和前侧入路之间的关节囊，在手术结束时进行修复。对于需行 THA 的年轻患者，我们建议行直接前侧入路。患者取仰卧位以便于术中操作四肢。打开缝匠肌和阔筋膜张肌之间的间隙。将股直肌拉向内侧，不切开肌肉或肌腱。进行 T 形关节囊切开术，随后进行修复。髋臼和股骨侧均使用非骨水泥植入物。如有必要，可使用螺钉固定髋臼假体，并放置高度交联的聚乙烯。使用近端有多孔涂层的锥形股骨柄。使用的陶瓷头的直径通常为 32 mm 或 36 mm。较小的股骨头有利于增加聚乙烯内衬的尺寸。术后不限制患者的负重及 ROM。

骨盂唇损伤、滑囊炎、深静脉血栓形成和术后股骨骨折。髋关节置换转归通常也被列为潜在并发症。尽管在某些情况可发生这种情况，但大多数情况下可能是现有疾病的自然进展，因此强调患者选择的重要性。Truntzer 等使用国家数据库研究报告，1 年内 THA 转归比例为 2.85%[77]。Menge 等最近在 154 例髋关节 10 年生存的研究中发现 34% 的患者接受了 THA[41]。

尽管年龄可能有所影响，但大多数人认可行关节镜手术时关节间隙变窄和关节炎的存在最能预测其转归为 THA。

青年患者的 THA 并发症与老年患者相似。翻修的常见原因是轴承表面磨损和髋臼组件的无菌松动。在陶瓷对陶瓷连接的患者中，可能会出现部件碎裂或断裂的情况，但很少见。在一项针对平均年龄 20 岁的 102 例 THA 的研究中，有 9% 的并发症导致重返手术室[78]。这些并发症包括脱位、假体周围骨折、腓神经麻痹和动脉损伤。

未来展望

对于活跃的成年人，髋关节炎是难以治疗的。最新的进展帮助我们了解了股骨髋臼撞击与骨关节炎之间的联系，并为我们提供了改变这一疾病自然过程的机会。遗憾的是，一旦髋关节进入关节炎阶段，保髋的选择就会迅速缩小。膝关节和肩关节的治疗经验表明，关节镜手术对关节炎没有帮助，这在髋关节中似乎同样成立。或许未来生物制剂的发展将为我们提供更多恢复关节软骨的选择。尽管我们已经了解了股骨髋臼撞击以及髋关节镜手术提供的可能性，但我们仍处于这个领域的起步阶段。关节置换术通常可以为髋关节炎提供可观的结果，但是对于年轻、活跃的患者来说，这无疑带来了挑战。尽管接受 THA 的年轻患者数量持续增加，但现代植入物的长期效果仍有待观察。髋关节炎的早期干预与 THA 的结合以及更长的预期寿命将来可能会导致 THA 翻修增加。对这些患者进行认真的监督和常规随访对于早期干预是必要的。

（Guillaume D. Dumont, Robert D. Russell 著
孙　昊译　张　辛校）

参考文献

扫描书末二维码获取。

第七篇

膝关节

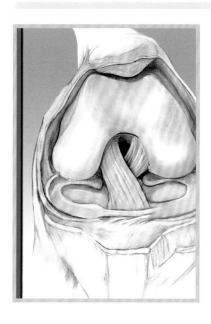

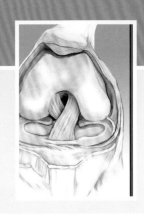

第89章

膝关节解剖与生物力学

膝关节解剖

浅表解剖

了解膝关节表面的解剖结构对于正确了解膝关节是至关重要的（图89.1）。

当从前方观察膝关节时，可以看到位于膝关节中心的突出的髌骨。可以从前方触摸到整个髌骨的边缘。髌骨从外侧到内侧和从近端到远端的运动可以依据膝关节的位置和股四头肌收缩功能而变化。膝关节伸展得越多、股四头肌越放松，髌骨的活动范围越大；而当膝关节弯曲时，髌骨沿着股骨滑车沟（髌骨面）运动，且变得更为固定。另一方面，髌骨表面的正常外观可以被影响髌骨周围的滑囊炎症所改变。滑囊炎症可使典型的膝前部的形态发生改变。

在髌骨上缘可触及股四头肌肌腱，其中股内侧肌和股外侧肌亦可以触诊到。在髌骨尖水平向远方至胫骨结节，可以识别并触及髌腱。胫骨结节与胫骨前缘一起向远侧延伸。在胫骨前缘的外侧可以触及小腿的前方肌肉群，特别是胫骨前肌。胫骨结节的近端外侧可触及前结节，或Gerdy结节，它是髂胫束的止点。在胫骨结节的内侧，可以触及缝匠肌、股薄肌和半腱肌肌腱的附着点。这三条肌腱在附着点附近共同形成鹅足肌腱。最浅层的结构是缝匠肌腱，在其深方则是股薄肌腱和半腱肌肌腱。在鹅足的上边界可触及缝匠肌的索状样的肌腱，其位于胫骨结节远端约2 cm处。这部分解剖结构是应用自体腘绳肌腱行前交叉韧带（anterior cruciate ligament, ACL）重建手术的解剖学基础。

在胫骨结节的近端，髌腱的两侧，可触及股骨的内外髁和胫骨近端，或胫骨平台。膝关节屈曲90°时，股骨髁和胫骨平台触诊最容易。在内外侧，股骨髁、胫骨平台与髌腱可各构成一个三角形，这个三角形由软组织构成，也是关节镜前内（anteromedial, AM）和

前外（anterolateral, AL）入路的定位点。另一方面，当关节存在病变时可出现关节积液，此时这个三角形区域可能较难被触及。

在膝关节外侧，胫骨外侧髁的远端，可以触及突起的腓骨头。当膝关节屈曲至90°，并施加内翻力时，偶可触及从腓骨头到股骨外上髁的条索状结构。这个结构即是外侧副韧带（lateral collateral ligament, LCL）。在同一水平的内侧区域是内侧副韧带（medial collateral ligament, MCL）。但由于它是一个扁平的结构，所以不可能看到或触摸到它。

膝关节的后方难以触及骨性结构，因为它们被肌肉结构所覆盖。从后方看，随着膝关节的伸展，可以看到一菱形的空间。这个空间被称为腘窝。当患者主动屈膝时，这一区域更容易定位。在腘窝的区域，有一条水平线穿过，这条水平线与膝关节的屈伸相对应。腘窝的边缘对应于不同肌肉群的边缘或界限，其中点即是腘窝的中心。

腘窝的下缘则由腓肠肌的内侧头和外侧头组成。腓肠肌内、外侧头的起点是分开的，但在远侧聚合，并与比目鱼肌结合，形成跟腱止于跟骨上。腘窝上内侧缘与半腱肌肌腱的浅面相对应，与半膜肌肌腱的深面相对应。随着膝关节弯曲，这些肌腱更容易被识别，甚至可以用手指触摸出。在应用鹅足肌腱作为自体移植物重建前交叉韧带的患者中，这个边界可能会消失，也可能会发生改变。最后，腘窝的上外侧边界由股二头肌的肌腱构成，该肌腱止于腓骨头上。同时，在此处可以开始触及粗大的髂胫束。

在腘窝处可以触及不同的神经血管结构：胫神经、腓总神经和腘动脉。胫神经位于腘窝的内侧区，为可触及的粗大的索状结构。识别该神经的一种技术为：患者取侧卧位，髋关节屈曲至90°。在这个体位时，医师需保持患者的膝关节稍微弯曲，踝关节背屈，用示指和手通过从膝关节的下部向前方滑动并进行神

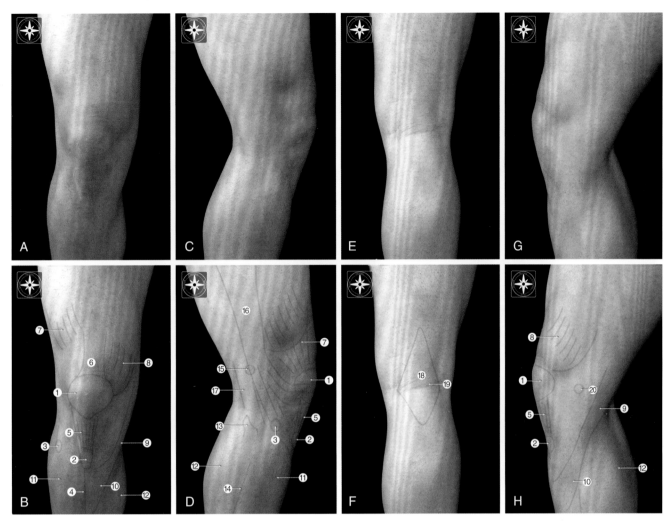

图 89.1　浅表解剖。（A，B）前视图，（C，D）侧视图，（E，F）后视图，（G，H）内侧视图。1. 髌骨。2. 胫骨结节。3. 前结节或 Gerdy 结节。4. 胫骨前缘。5. 髌腱。6. 股四头肌腱。7. 股外侧肌。8. 股内侧肌。9. 鹅足肌腱。10. 鹅足区位于胫骨内侧面。11. 腿前方的肌肉。12. 腿后方的肌肉。13. 腓骨头。14. 腓骨的骨干。15. 外上髁。16. 髂胫束。17. 股二头肌。18. 腘窝。19. 屈膝折痕。20. 内上髁 (Copyright Pau Golanó.)

经触诊。腓总神经位于腘窝的外侧区域。在屈膝的情况下，用示指向外侧滑动，可触及比胫神经小得多的索状结构。腘动脉则位于胫神经的内侧，通过触诊很容易辨认。

骨性解剖

膝关节由三块骨组成：股骨、胫骨和髌骨（图89.2）。这三个结构构成了胫股关节和髌股关节，共同组成了膝关节。在膝的外侧区域存在第三个关节，即近侧胫腓骨关节，但它并不真正参与膝关节的屈伸运动，而是通过附着在腓骨头上的 LCL 和股二头肌腱参与维持膝关节的侧向稳定性[1]。

股骨

股骨远端由两个髁组成，即内侧髁和外侧髁。外侧髁上有一个突起，称为外上髁，LCL 的上止点止于这个突起上。内侧髁水平有一个突起，为内收肌结节。内收肌结节的前方和远端是内上髁，内上髁是 MCL 的起点。

股骨的内外髁在前方股骨滑车沟（髌骨面）处联合。其后方被一个大的切迹——髁间窝分开。股骨滑车沟允许髌骨在膝关节屈伸运动中滑动。髁间窝是 ACL 和 PCL 的近端附着点。髁间窝内侧壁宽的区域构成 PCL 的止点。而外侧壁有一个平坦的区域，则

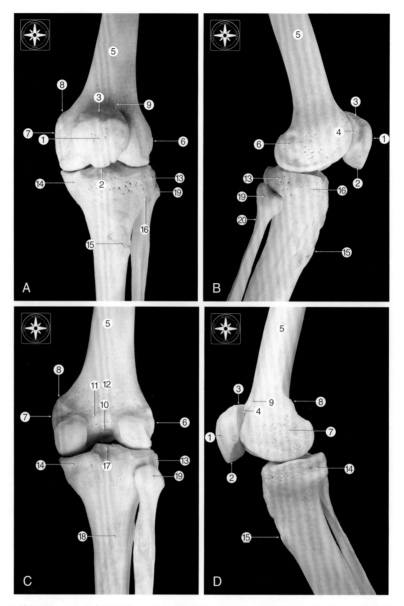

图 89.2　骨性解剖。（A）前视图，（B）侧视图，（C）后视图，（D）内侧视图。髌骨：*1.* 前表面，*2.* 髌骨尖，*3.* 基底部，*4.* 关节面。股骨：*5.* 股骨干，*6.* 股骨外髁和外上髁，*7.* 内髁和内上髁，*8.* 内收肌结节，*9.* 滑车上窝。*10.* 髁间窝。*11.* 髁间窝的后外侧缘。*12.* 腘窝面。胫骨：*13.* 外髁，*14.* 内髁，*15.* 胫骨结节。*16.* 前结节或 Gerdy 结节。*17.* 髁间嵴。*18.* 比目鱼肌线。腓骨：*19.* 腓骨头和腓骨尖，*20.* 腓骨颈（Copyright Pau Golanó.）

是 ACL 的近端止点。该区域包括几个骨性标志物，可作为 ACL 重建手术的标志。外侧髁间嵴（lateral intercondylar ridge, LIR）以及二分嵴（bifurcate ridge, BR）[2-4] 是骨隧道定位的重要骨性标志。BR 垂直于 LIR，它们之间形成一个 T 字形。LIR 被认为是前交叉韧带的前界，BR 代表两束的分界（前内束 AM 和后外束 PL）。在前交叉韧带重建术时，LIR 与髁间窝的后外侧缘易混淆，因此现在 LIR 通常被称为"住院医师嵴"（resident's ridge）（图 89.3）[5-7]。

胫骨

胫骨近端的骨骺形成两个扁平的表面，称为胫骨平台或髁。胫骨内侧表面较大，形状较平坦，而外侧表面较窄且凸出。两者与胫骨骨干形成的后倾角均约 10°。在后侧，胫骨外侧髁与腓骨形成一个扁平的椭圆形关节。在它的最后方，胫骨内侧髁为半膜肌的肌腱附着点提供了一条深的横沟。在其内侧，则为 MCL 的止点。

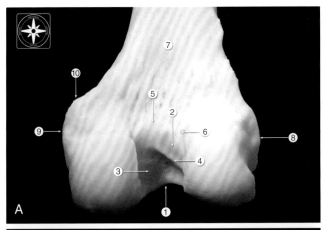

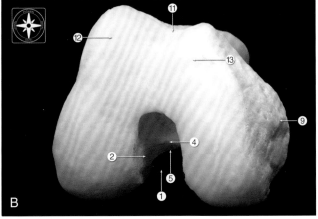

图89.3　髁间窝形态。（A）股骨远端骨骺（伸膝）的后视图。（B）股骨远端骨骺的远侧观（屈膝90°）。1.髁间切迹。2.前交叉韧带股骨足迹。3.后交叉韧带股骨足迹。4.外侧髁间嵴或"住院医师嵴"。5.髁间窝后外侧缘。6.过顶位。7.腘窝表面。8.外侧髁和外上髁。9.内侧髁和内上髁。10.内收肌结节。11.股骨滑车沟（髌骨面）。12.髌骨面的外侧斜面。13.髌骨面的内侧斜面（Copyright Pau Golanó.）

点，主要是股直肌、股外侧肌和股中间肌的附着点。股内侧肌的大部分纤维则止于髌骨内侧缘，只有一小部分止于髌骨上缘。股四头肌腱的纤维覆盖在髌骨的前面，在髌尖处与髌骨融合形成髌腱或髌韧带（图89.5）。

肌肉解剖

作用于膝关节的肌肉可按其位置可分为四组（图89.6）：前方、后方、内侧和外侧肌肉。在一些解剖学文献中，这些肌肉群被认为是膝关节的动态元素，但是我们没有在本章中讨论，我们只提到了它们的起止点，并为读者提供一些有用的解剖学细节。

前方

前方由股四头肌构成，它是膝关节的主要伸肌。它是由股直肌（同时也是屈髋肌）、股中间肌、股外侧肌和股内侧肌组成的。该肌肉在髌骨上缘水平的附着点在前面的骨性解剖部分已经描述过。

后方

在膝关节后部及其近端，可以观察到属于大腿后肌群的三块肌肉：半膜肌、半腱肌（较浅）以及股二头肌。它们都是膝关节屈肌。在远端则由深层的腘肌和浅层的腓肠肌构成，它们亦是膝关节的屈肌。

半膜肌是腘绳肌的一部分。半膜肌腱远端止点是维持膝关节后内侧角稳定性的重要结构[8]。半膜肌在

胫骨中央区则位于胫骨平台之间，由内、外侧髁间嵴（内侧和外侧髁间结节）组成的髁间隆起占据。在这些隆起的前方和后方，分别是髁间前区和髁间后区，为交叉韧带和半月板的止点。

胫骨结节突出于胫骨的前面，与髌腱的止点相对应。在此结节外侧2～3cm处有前结节或Gerdy结节，构成髂胫束的附着点。

髌骨

髌骨是人体最大的籽骨。它呈三角形，包括三个缘、两个面、一个尖。前表面被髌前囊与皮肤分离。后侧或关节面由中央的骨嵴分为内侧关节面和较大的外侧关节面，后者约占髌骨的2/3（图89.4）。

髌骨上缘（基底部）是股四头肌腱纤维的附着

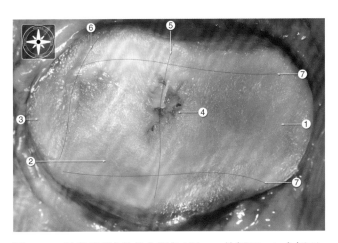

图89.4　髌骨后部（关节内视角）图。1.外侧面。2.内侧面。3.小关节面，只有当膝关节接近完全屈曲时，这个关节面才与股骨接触。4.关节软骨病变（Outerbridge分级Ⅲ～Ⅳ级）。5.中央嵴，它对应于股骨滑车沟（髌骨面）。6.垂直嵴。7.水平嵴（Copyright Pau Golanó.）

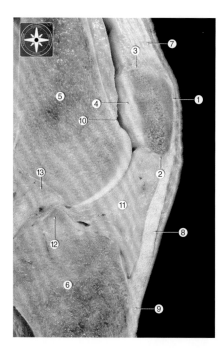

图 89.5 膝关节矢状位观。*1.* 髌骨前表面。*2.* 髌骨尖。*3.* 髌骨基底部。*4.* 髌骨后表面或关节面。*5.* 股骨。*6.* 胫骨。*7.* 股四头肌腱。*8.* 髌腱。*9.* 胫骨结节。*10.* 滑车上窝。*11.* 髌下脂肪垫（Hoffa 脂肪垫）。*12.* 前交叉韧带胫骨止点。后交叉韧带股骨止点（Copyright Pau Golanó.）

膝关节处有 5 个腱性止点：前止点或胫骨止点、直接止点、下止点或腘窝止点、关节囊止点及腘斜韧带。前止点向前延伸，从后斜韧带下方穿过，并在 MCL 的下方止于胫骨近端的内侧面。直接止点亦向前延伸，附着于胫骨的后内侧。下止点位于前止点和直接止点远方，它穿过后斜韧带和 MCL，止于 MCL 胫骨附着点的上方。关节囊止点与后斜韧带相邻。腘斜韧带是一条很细的、半膜肌腱向外侧延伸的韧带，覆盖并与后内侧囊相融合，并延伸超过关节中线。在膝关节的后外侧与弓状韧带融合在一起（图 89.7）[8, 9]。

腘肌起源于胫骨的后侧，并止于股骨外上髁。它与膝关节后方及后外方结构有多个附着点，因此，腘肌提供了膝关节后外侧稳定性，并起到稳定外侧半月板、平衡胫骨旋转的作用[10, 11]。腘肌肌腱长约 2.5 cm，穿孔位于外侧半月板后内方的腘肌腱裂孔，也因此在关节镜下可直接看到。

腓肠肌从股骨的内外髁发出，与比目鱼肌和跖肌一起构成小腿的浅表肌肉群。

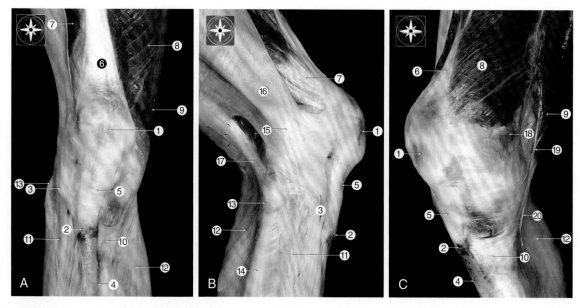

图 89.6 肌肉解剖。（A）前视图，（B）侧视图，（C）内侧视图。*1.* 髌骨。*2.* 胫骨结节。*3.* 前结节或 Gerdy 结节。*4.* 胫骨前缘。*5.* 髌腱。*6.* 股四头肌腱。*7.* 股外侧肌。*8.* 股内侧肌。*9.* 缝匠肌。*10.* 位于胫骨内侧面的鹅足区。*11.* 腿前方的肌肉。*12.* 腿后方的肌肉。*13.* 腓骨头。*14.* 腓骨干（腓骨长肌）。*15.* 外上髁。*16.* 髂胫束。*17.* 股二头肌（股筋膜已切开）。*18.* 内上髁。*19.* 隐神经髌下支（切断）。*20.* 隐神经（切断）（Copyright Pau Golanó.）

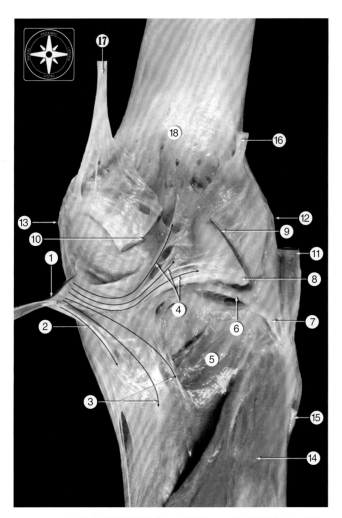

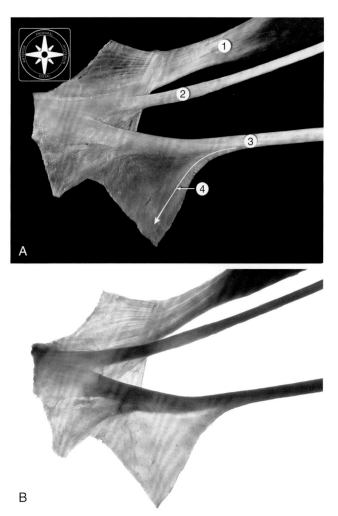

图 89.7 膝关节囊状结构的后视图。1. 半膜肌腱（切断）。2. 直接止点。3. 下止点或腘窝止点。4. 腘斜韧带。5. 腘肌。6. 腘窝关节囊止点。7. 豆腓韧带。8. 腓肠豆骨。9. 腓肠肌外侧头（切断）。10. 腓肠肌内侧头（切断）。11. 股二头肌肌腱（切断）。12. 外上髁。13. 内上髁。14. 比目鱼肌的腓骨止点。15. 腓总神经（切断）。16. 外侧肌间隔的止点（切断）。17. 大收肌腱止点（切断）。18. 腘窝面 (Copyright Pau Golanó.)

图 89.8 鹅足解剖。（A）大体解剖，（B）透照解剖。1. 缝匠肌肌腱（表层）。2. 股薄肌肌腱。3. 半腱肌肌腱。4. 半腱肌腱沟向腓肠肌内侧头筋膜方向的延伸 (Copyright Pau Golanó.)

内侧

膝关节的内侧肌肉包括两块肌肉：大腿前侧的缝匠肌和大腿内侧的股薄肌。这些肌肉可起到屈膝和使膝关节内旋的作用。它们的止点位于胫骨内侧，并与半腱肌的止点一起被称为鹅足（见图 89.6C 和图 89.8）。在应用自体腘绳肌腱重建前交叉韧带或后交叉韧带时，正确识别这些肌腱的位置是获取自体移植物的基础[12]。

鹅足止点的平均宽度为 20 mm（15~34 mm）[12]。其位于胫骨结节顶端的内侧远方，平均位于远端 19 mm（10~25 mm），内侧平均为 22.5 mm

（13~30 mm）。缝匠肌止点位于股薄肌和半腱肌止点的浅层近端，并形成一个腱膜。在此膜的上缘有一增厚的腱性组织，可能与股薄肌的肌腱相混淆。在获取移植物的时候，混淆两者可能会导致错误地将一部分缝匠肌取出，造成肌腱过短并由于附着较多的肌腹，导致肌腱过细。在后方，缝匠肌的深方，有靠近近端的股薄肌肌腱和靠近远端的半腱肌肌腱附着[13]。这两根肌腱可用于前交叉韧带重建手术。这两根肌腱（半腱肌和股薄肌）有向腓肠肌内侧头筋膜方向的附腱[13]，需要切断以获取肌腱。如果附腱没有被切断，取腱时可能会切断主腱，从而造成肌腱过短（图 89.8）[12, 14]。

外侧

股二头肌肌腱是唯一位于膝关节外侧的肌腱。它由三束组成：一束直接止于腓骨头的外侧；另一束止于胫骨外侧髁，并与髂胫束融合。第三束，包括腿外侧的深筋膜，其与膝关节的关节囊相融合。股二头肌是膝关节屈肌以及腿的外旋肌群。

滑囊

膝关节拥有着人体内最广泛和复杂的滑囊系统，包含了十二个滑囊。然而，基于其临床重要性，本章在此只描述了髌前囊、髌下浅囊、鹅足囊和腓肠肌囊。

髌前囊位于膝前部的皮下，髌骨下半部和髌腱上半部的前面。该处滑囊的炎症被称为"女佣者膝"（housemaid's knee）。

髌下浅囊也同样位于膝前部皮下，髌腱远端和胫骨结节上方。鹅足囊位于膝关节的内侧关节线下三个指宽的地方，处于胫骨内侧表面、MCL 和鹅足肌腱止点之间。

膝关节的后方有两处滑囊，均位于腓肠肌内、外侧头与后关节囊之间的深部。其中内侧腓肠肌腱下囊通常与膝关节相通，而外侧腓肠肌腱下囊则很少与膝关节相通。在某些情况下，腓肠肌腱下囊可能扩大并形成一个"Baker 囊肿"或"腘窝囊肿"[15]。

半月板

内侧和外侧半月板，是两个半月形的纤维软骨结构，覆盖内侧和外侧胫骨平台的周围部分。在剖面上，它们是三角形的，周围是基底部。上表面微凹，下表面平坦，与股骨髁和胫骨髁的关节面相适应。每个半月板可具体分为以下几部分：①中心部或半月板体部，②半月板末端或半月板前、后角，③半月板的胫骨附着部（图 89.9）。

内、外侧半月板同样也会通过关节囊联合或冠状韧带附着于胫骨平台。在 50%～90% 的膝关节中，内、外侧半月板的前角由一条致密的纤维束连接，称为半月板前横韧带、前半月板间韧带或膝横韧带[16-18]。内、外侧半月板在膝关节屈曲和伸展时均可相对胫骨平台发生滑动。外侧半月板的运动幅度较大，为 9 mm，而内侧半月板的运动幅度则为 3 mm[19, 20]。

内侧半月板

内侧半月板呈半月形或"C"形。内侧半月板的

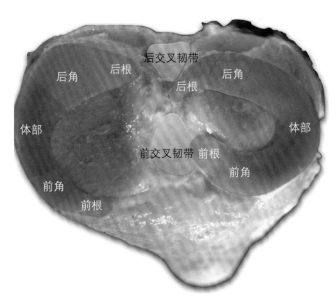

图 89.9　显示了左膝半月板（内侧和外侧）的解剖。外侧半月板呈"O"形，内侧半月板呈"C"形。半月板的各个区域：前根/后根、前角/后角和体部已被描绘出来。前交叉韧带和后交叉韧带的解剖关系亦在图中显示出来

体部和后角附着较为紧密，因此内侧半月板的活动度小于外侧半月板，损伤的风险也更大。内侧半月板前部没有与关节囊或脂肪垫的相连。而内侧半月板的体部则与关节囊紧密相连，其后角则与腘斜韧带紧密相连，并与关节囊融合。

外侧半月板

外侧半月板的形状近似圆形，通常称为"O"形。由于半月板与胫骨外侧髁的边缘连接较为松散，且在腘肌腱走行的区域缺乏止点，因此外侧半月板的活动度更大，以减少其受到损伤的可能性。69%～74% 的膝关节中可见致密的纤维束带，从外侧半月板后角开始向上、向后延伸至 PCL，并止于股骨内髁，称为后板股韧带，或 Wrisberg 韧带[21-24]。50%～74% 的膝关节中可见从后角发出的另一条韧带，它向上并在 PCL 的前方通过，也附着于股骨内髁，该结构称为前板股韧带或 Humphry 韧带（图 89.10）[21, 23-25]。

人们已经描述了半月板的许多功能，它的切除可以引起机械力发生改变，从而导致退行性膝关节疾病[26]。因此，手术时应避免半月板完全切除。骨关节炎（OA）的程度和其发病时间与半月板的剩余体积密切相关。研究表明，切除过多的半月板可导致膝关节（股骨与胫骨）的接触面积减少，从而对软骨及同侧间室造成更大的接触压力[27-32]。

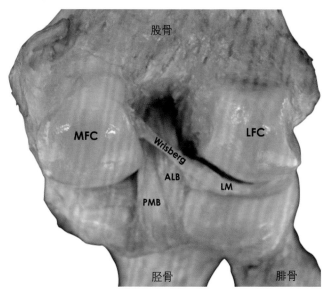

图 89.10　右膝后部精细解剖。外侧半月板后角可见后半月板股骨韧带（Wrisberg 韧带）。ALB，后交叉韧带前外侧束；LFC，股骨外侧髁；MFC，股骨内髁；PMB，后内侧束

韧带

交叉韧带

前交叉韧带（ACL）

前交叉韧带从股骨远端延伸并附着于胫骨前内侧部分[33]。前交叉韧带中段的平均宽度为 10～11 mm（7～17 mm），平均厚度为 3.9 mm[34, 45]。ACL 的峡部（横截面积最小的 ACL 区域）位于从胫骨止点中心至股骨止点中心距离的 53.8% 的位置[36]。ACL 峡部的横截面积在伸展时最小，随屈曲度增加而增大[36]。前交叉韧带是由两束组成的，即前内束（AM）和后外束（PL），依据其在胫骨止点的相对位置而命名。由

于 ACL 不是等长的，各束在膝关节屈曲的不同角度期作用。当膝关节在正常活动度（ROM）内弯曲时，ACL 的应力可从一束转移到另一束[37]。

人群中有 94%～97% 的股骨中存在外侧髁间嵴（LIR）结构[3.38]。在关节镜下对 60 例患者行 ACL 重建术后，Ferretti 等发现 100% 的患者均存在并可视及的 LIR 结构。前交叉韧带股骨附着点的前缘距 LIR 近端的平均距离为 0.5 mm。前交叉韧带股骨附着点的中心平均在二分嵴（BR）近端 1.7 mm 处，其中 AM 束附着点中心位于 BR 近端 8 mm，而 PL 束附着点中心位于 BR 远端 5.2 mm[39]。

前交叉韧带是由包裹在疏松结缔组织中的致密的多束胶原纤维束组成。随机排列的纤维使 ACL 比其他许多韧带具有更高的抗拉强度。ACL 由两种主要类型的纤维组成：一种是直径不均匀的纤维，主要是抵抗拉力；另一种是直径均匀的纤维，主要是抵抗剪切力[40]。非均匀直径的纤维占前交叉韧带纤维的 50.3%，其直径在 25～85 nm。直径均匀的纤维占前交叉韧带纤维的 43.7%，直径为 45 nm。弹性成纤维细胞位于较大的纤维之间，占 ACL 组织的 6%[40]。

当膝关节伸展时，PL 束的股骨附着点位于股骨外侧髁（lateral femoral condyle，LFC）上 AM 束的后下方[41]。其他研究表明，在距其股骨附着处 2～3 mm，AM 和 PL 束连接形成一个扁平的"条带状"，两者之间没有明显的分隔[42]。在胫骨处，前交叉韧带呈椭圆形（51%）、三角形（33%）或"C"形（16%）[43]。外侧半月板的前角深深插入 ACL 下方并和胫骨平台附着，ACL 中心到外侧半月板前角附着点的平均距离为 5.0 mm，ACL- 外侧半月板根部重叠面积为 88.9 mm²（图 89.11）[2.44]。

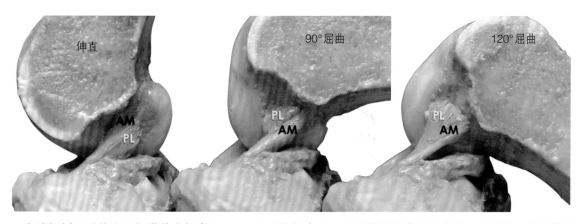

图 89.11　右膝解剖显示前交叉韧带前内侧束（AM）和后外侧束（PL）的形状和位置的变化。随着膝关节的伸展，PL 束的股骨止点位于股骨外侧髁上 AM 束的后方和下方

后交叉韧带（PCL）

PCL 起于股骨髁间窝的顶部和内侧壁，止于胫骨髁间区域的后方。与 ACL 一样，PCL 存在两个不同的分束：前外侧束（AL）和后内侧束（PM）[45]。在完全伸展时，韧带的 PM 束比 AL 束承受更多的张力，而在屈曲时，PM 束松弛，AL 束绷紧（图 89.12）。

侧副韧带

内侧副韧带

膝关节内侧副韧带（MCL）呈三角形，与内侧半月板和关节囊紧密相连。MCL 与后二者形成内侧半月板 - 韧带复合体。

MCL 分为深浅两层。深层纤维由股骨内髁延伸至胫骨内侧平台。浅层纤维呈扇形从股骨内上髁向胫骨内侧平台延伸，止于鹅足止点的后方远端，距内侧关节线约 10 cm。后方的纤维与后关节囊融合，并形成一个强有力的帽状结构，称为后斜韧带（图 89.13）[9, 13]。

腓侧副韧带

腓侧副韧带（FCL）是一条索状样的韧带，它是一条关节囊外的韧带，从 LFC 延伸到腓骨头，长度为 5.5～7.1 cm。在近端，FCL 与关节囊的关系密切，在关节线处两者被脂肪组织隔开，其中有膝下外侧动脉

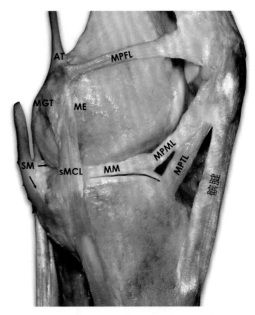

图 89.13 左膝在屈曲 90° 时的内侧观，显示了膝关节内侧结构的附着点和走行。AT. 内收肌腱；ME. 内上髁；MGT. 腓肠肌内侧肌腱；MM. 内侧半月板；MPFL. 内侧髌股韧带；MPML. 内侧髌骨半月板韧带；MPTL. 内侧髌胫韧带；SM. 半膜肌；sMCL. 浅内侧副韧带

和静脉穿过。FCL 远端附着于腓骨头的外侧，并在股二头肌的前后方有延伸（图 89.14）[1, 46, 47]。

前外侧韧带

1879 年，Paul Segond 描述了一种位于胫骨近端前外侧的撕脱骨折（现称为 Segond 骨折）。在骨折的位置，Segond 注意到一条白色致密纤维样条带，该结构在膝关节被动内旋时总是承受很大张力[48]。虽然在 Segond 后的解剖文献中偶尔会提到这条韧带[49]，然而直到 2012 年，这条韧带才被 Vincent 等[50] 命名，即前外侧韧带（anterolateral ligament, ALL）。有趣的是，在 2013 年，Claes 根据 ALL 的详细解剖描述在一系列膝关节标本上再次探索并 "发现" 了前外侧韧带[48]。

前外侧韧带（ALL）在膝关节内旋 30° 时出现张力[51]。在大多数标本中，ALL 可作为一种韧带结构被视及。然而，在膝关节内旋时，少数标本中可能只能被触及增厚的、具有张力的纤维束[52]。ALL 起于股骨，止于胫骨，全长平均为 33～37.9 mm，平均宽度为 7.4 mm，平均厚度为 2.7 mm，平均横截面积为 1.54 mm^2 [2, 53-55]。ALL 并不是等长韧带[54, 56-58]，其长

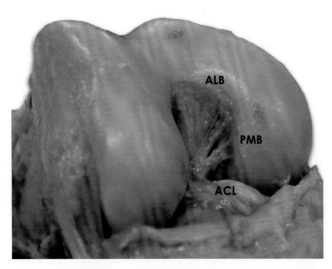

图 89.12 右膝解剖显示后交叉韧带的 ALB（前外侧束）和 PMB（后内侧束）。注意：ALB 几乎是垂直地从胫骨 PCL 关节面走行至髁间窝顶部，紧邻关节软骨。ALB 比 PMB 更靠前，PMB 附着在内侧壁内更靠后的位置（距软骨 5 mm）

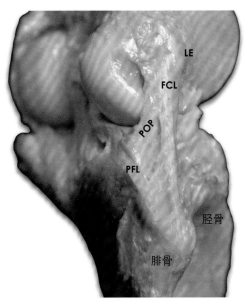

图 89.14 右膝的后外侧角结构。在这张图片中，可以看到腓侧副韧带（FCL）、腘腓韧带（PFL）和腘肌腱。注意：FCL 的股骨止点位于外上髁的后侧近端。LE，外侧上髁；POP，腘肌腱

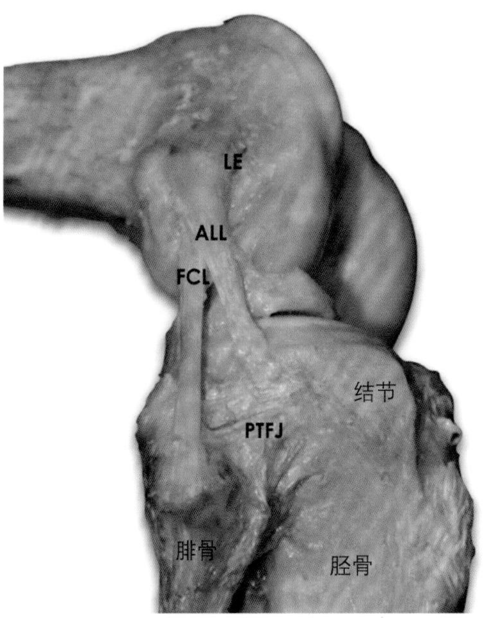

图 89.15 右膝的大体解剖显示前外侧韧带（ALL）和腓侧副韧带（FCL）之间的关系。如图所示，ALL 的股骨附着点位于 FCL 中心的后方近端约 5 mm 处

度随着膝关节的屈曲而增加。这在一定程度上取决于 ALL 和 LCL 的股骨止点[56,57]。ALL 的长度亦随着胫骨内旋的增加而增加[58]。

ALL 起于股骨，可直接附着于股骨外上髁，也可止于股骨外上髁的后方近端[59,60]。ALL 呈扇形附着于股骨，其股骨附着部平均面积为 67.7 mm²[2,51,59]。ALL 可附着于 LCL 止点的后、近端或前、远端[51,53,57]。ALL 与 LCL 的股骨止点存在重叠。ALL 股骨止点的平均直径为 11.85 mm[59]。

在股骨和胫骨之间，ALL 致密的胶原纤维和外侧半月板的滑膜缘融合。ALL 半月板附着点位于外侧半月板前角和体部之间，平均长度为 5.6 mm[61]。ALL 半月板附着存在四种类型：完全型、中央型、双极型和单下型[62]。

在胫骨端，ALL 的平均附着面积为 53.0~64.9 mm²，平均附着于 Gerdy 结节中心后方 24.7 mm 和腓骨头前缘近端 26.1 mm 处[51,63]。ALL 的胫骨附着点在关节线下平均 9.5 mm，位于股二头肌的胫骨附着点的近端（图 89.15）[51,63]。

关节囊和滑膜

膝关节是人体中关节腔和滑膜最大最多的部位。关节囊从髌骨和髌腱向前延伸到内侧、外侧和后方。

关节囊近端止于股骨，最上端位于髌骨上方 3~4 横指处，远端止点呈球形止于胫骨嵴。除了在腘肌腱裂孔处，膝关节均被关节囊包绕。

关节囊由纤维膜组成，纤维膜上有许多增厚的区域，这些区域是膝关节的固有韧带，起到加强的作用。特别是内侧和外侧髌股韧带。关节囊的后方由腘斜韧带加强（半膜肌的延伸部分）。弓状复合体位于膝关节后外侧角[11]。这两个结构有助于膝关节的后侧稳定。腘斜韧带位于腘窝底部，腘窝是腘动脉、腘静脉和胫神经通过的间隙。

滑膜不仅组成了关节囊的内壁，还包绕着交叉韧带、腘肌腱、半月板下方的冠状隐窝和髌腱后方的髌下脂肪垫（Hoffa 脂肪垫）。滑膜皱襞相当多，特别是在髌上囊水平。滑膜皱襞被认为是在膝关节的发育过程中未被吸收的、退化的滑膜间隔。三处最常见的滑膜皱襞分别是髌下（翼状皱襞、黏液韧带）、髌上和髌骨内侧皱襞[64-66]。

髌下滑膜皱襞或黏液韧带是膝关节的正常结构之一（图 89.16）[67]。髌骨内侧皱襞的病变则最容易引起膝关节的症状[65]。

后方的滑膜腔与腓肠肌内侧腱下囊相通，该处病变可形成腘窝囊肿，或称 Baker 囊肿[15]。

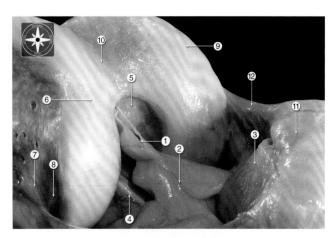

图 89.16　膝关节前部解剖显示髌下滑膜皱襞（或黏液韧带）的形态及相互关系。1. 髌下滑膜皱襞。2. 髌下脂肪垫（Hoffas 脂肪垫）。3. 髌骨后表面或关节面。4. 前交叉韧带。5. 后交叉韧带股骨止点被滑膜脂肪垫覆盖。6. 髌骨表面外斜坡。7. 外侧副韧带的外上髁止点。8. 腘肌腱止点。9. 髌骨表面内斜坡。10. 股骨滑车沟。11. 股四头肌腱深面。12. 关节囊

神经血管解剖

血管分布

膝关节的血供由广泛分布的动脉丛供应，其分为深浅两层，并由 7 条动脉分支组成：5 条关节动脉或称膝动脉，是腘动脉的分支；膝降动脉，是股动脉的分支；以及胫返前动脉，是胫前动脉的分支[68]。

浅层血管丛在髌骨周围形成一个血管环[69]。深层血管丛位于股骨下缘和胫骨上缘之间。在所有形成膝血管丛的动脉中，有 3 条动脉需要特别注意，因为它们提供了交叉韧带和半月板的血供：膝下外侧动脉、膝下内侧动脉和膝中动脉。

半月板的血供主要来源于膝下内侧动脉和膝下外侧动脉[70]。其分支位于半月板外缘的关节囊处及后止点的后关节囊处。在外侧，膝关节的动脉与半月板和关节囊连接的部分紧密相连，因此在外侧半月板切除时较容易损伤。在内侧，膝关节的动脉位于关节线下方大约两个横指处，并通过胫骨和 MCL 形成的隧道向上提供血运。

交叉韧带的血供由膝中动脉和膝下内外侧动脉的少数分支提供[71-73]。尽管膝内动脉为股骨远端骨骺和胫骨近端骨骺提供了额外的分支，交叉韧带的腱骨连接处并不能够为交叉韧带提供额外的血供。尽管前交叉韧带能够在损伤后出现血管反应，但通常不能自行修复愈合[74]。

神经支配

支配膝关节的神经中，腓总神经和隐神经髌下支具有较重要的临床意义。

- 腓总神经是坐骨神经外侧的终末支。它走行于股二头肌肌腱的后方并与其平行，其在膝关节后外方下降，直到到达腓骨头。
- 隐神经髌下支是股神经发出的一支，穿过膝关节内侧和髌下区域，支配膝关节内侧的皮肤。在交叉韧带重建、内侧副韧带修复和内侧半月板修复时应用的膝内侧切口可损伤该神经。损伤此神经可导致小腿内侧、前方和远端的感觉麻木[12,75-77]。

膝关节的生物力学

膝关节是人体最大、最复杂的关节。关节囊和韧带可以为膝关节提供结构稳定性。但通过下肢的长杠杆臂产生的力，会产生很大的力矩作用于膝关节，因此膝关节亦是人体最容易受伤的关节。膝关节的损伤（如前交叉韧带的断裂）可导致膝关节的功能障碍，因为这种损伤可能改变正常的膝关节生物力学和活动。膝关节的生物力学知识为理解膝关节运动损伤的后果提供了基础。它有助于手术规划、制订康复计划和描述不同类型的矫形器对膝关节的影响。

膝关节是由三个独立的关节组成：一个位于髌骨和股骨之间，另两个位于股骨和胫骨之间。髌股关节包括了髌骨和股骨，二者之间通过髌骨的多个面与股骨滑车形成关节。

胫股关节由股骨髁、胫骨髁和半月板组成。股骨髁的后方呈球形，而前方呈椭圆形。因此，在伸直时，股骨髁的较平坦的部分与胫骨接触；而在弯曲时股骨髁的球形部分与胫骨接触。

对于未经训练过的观察者而言，膝关节可能只是一个简单的铰链状关节（Ginglymus）。屈伸旋转是股骨和胫骨之间唯一明显的运动。然而，实际上膝关节的运动是非常复杂的，需要 6 个自由度（3 个平动和 3 个转动）才可以完整地描述耦合的或同时的关节运动（图 89.17）。一个耦合运动的例子是：膝关节从伸直位逐渐屈曲时会发生膝关节的旋转。在这种旋转下，从矢状位看，股骨接触区在胫骨面上有一相对的后移，而胫骨面则在轴位上相对于股骨发生内旋。可以利用 Hefzy 和 Grood 描述的 Eulerian 解剖坐标系来描述这种移位和旋转[78]（图 89.17）。尽管存在许多不同类型的坐标系被用来描述三维膝关节运动，但上

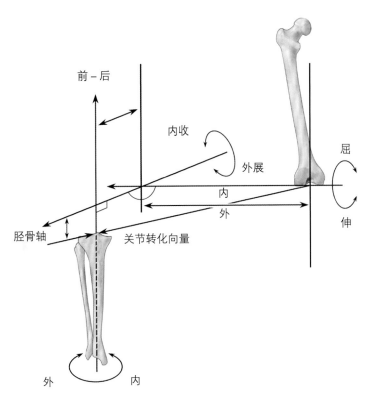

图 89.17 膝关节旋转和移动的坐标系。屈伸旋转是围绕固定的股骨轴进行的。内外旋则围绕一个固定的胫骨轴。外展 - 内收是则垂直于股骨轴和胫骨轴的轴。关节的平移则可沿三个坐标轴中的每一个发生

述的坐标系无疑是最具有吸引力的，因为它使用了临床医生熟悉的术语来表达关节旋转。Grood 和 Noyes 应用了三维坐标系来对各种临床检查进行解释，并发展出了膝关节的"保险杠模型"[79]。该模型可用于描述软组织对膝关节前后移动和内外旋的约束作用。此外，该模型可用于显示当不同的软组织结构被破坏时可能导致的胫股关节半脱位及其类型。应用此方法有助于检查膝关节韧带和关节囊结构的损伤。

　　本节将介绍膝关节方面的生物力学功能。读者可以回顾 Mow 和 Hayes 的工作 [80] 以获取最基本的膝关节生物力学知识和 Noyes 等 [81] 对膝关节相关生物力学术语的定义。本章将对胫股关节和髌股关节的实验研究及相关的接触形态学研究进行综述。

生物力学技术概述

　　美国生物力学学会将生物力学定义为用力学方法研究生物体的结构和功能。就膝关节而言，这一过程涉及建模和实验研究技术。也许最常见的膝关节模型是交叉四连杆系统，称为十字链接 [78, 80, 82-85]。此方法可用于研究交叉韧带与胫股关节的相互作用（图 89.18）。该模型由代表交叉韧带的两根杆和代表胫骨

和股骨附着点连接的两根杆组成。这种方法可用来描述胫骨平台和股骨髁的形状，膝关节旋转的瞬时中心

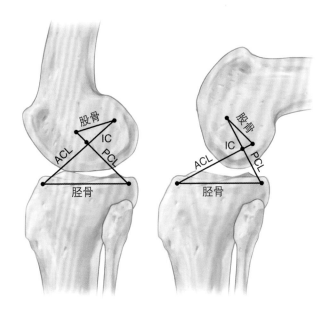

图 89.18 四连杆十字链接模型。模型包括两个交叉杆，分别代表前交叉韧带和后交叉韧带（ACL、PCL）。剩下的两根代表韧带的胫骨附着点和股骨附着点。IC（instantaneous center），关节旋转的瞬时中心

的轨迹，以及屈膝时发生的股骨与胫骨接触点的后移。四连杆方法是基于刚性互连的十字连接，不可伸长或缩短。而因为在正常的关节活动中，交叉韧带会伸长和扭转[86-88]，因此这项技术可能不足以细化模拟交叉韧带与胫股关节的相互作用。

Churchill 等[89] 使用复合铰链模型分别描述了膝关节被动和主动屈曲的三维情况。屈曲围绕的轴线是经股骨内外上髁的通髁线，内外旋则是围绕平行于胫骨纵轴的轴线（图 89.19）。该模型基于三维运动学，同时使轴线相对固定。之前的模型描述旋转时应用瞬时中心的概念，这说明了在每个屈曲角度由于不同的旋转中心造成了股骨的回滚[90-92]。

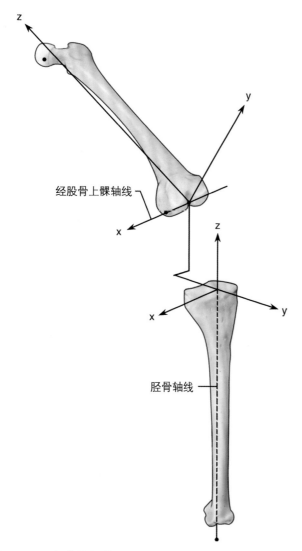

图 89.19　复合铰链模型描述了使用两条轴线来描述膝关节的三维运动学：经股骨上髁的轴线和平行于胫骨纵轴的轴线

Coughlin 等[93] 描述了胫股关节的 6 个自由度，包括两个围绕股骨上髁（FE）轴的旋转和一个平行于胫骨解剖轴的旋转。FE 轴的定义：通过内外上髁中心的连线。在正中矢状位上，髌骨的轨迹呈一条曲率半径不变的圆弧。这些轴几乎相互垂直；而髌骨在膝关节屈曲 0° ~ 90° 时相对 FE 轴的轨迹为一弧形。作者认为，该模型可用于临床中手术中确定 FE 轴[93]。

胫股关节生物力学

韧带的力学测量

测量韧带或肌腱的应力是骨科生物力学的最大挑战之一。为了解决这一难题，Salmons 发明推出了一种扣式传感器[94]。扣式传感器是一种包含梁的结构，在梁上绕有韧带以产生弯曲的框架。梁是单独连接的，因此不需要横向切断韧带。然而，由于纵切口是必需的，因此这将影响许多韧带纤维束的完整并改变其纤维束间的连接，因此改变正常的韧带功能[95-97]。Salmons[94] 和其他研究者[98-100] 已经将该技术应用于各种膝关节的韧带测量。这种方法仅适用于体外测量，先将传感器装入膝关节韧带，增加膝关节负荷，便可直接记录传感器的输出数据。在对组织进行原位测试后，可将韧带的其中一个止点切断，以便将已知的载荷施加到组织 - 扣系统上，并进行测量 – 软组织系统的校准。利用这种方法，可以测量原位组织的载荷。

Markolf 等[101-104] 提出了一种直接测量尸体膝关节前交叉韧带和后交叉韧带应力的方法。这项技术通过用取芯刀制造骨塞的方法分离交叉韧带的胫骨止点并在骨塞外部放置载荷传感器。这种方法可用于测量交叉韧带的应力。例如，作者用这一方法证明了当膝关节被动从 10° 到完全屈曲的过程中前交叉韧带没有应力，而股四头肌在膝关节位于 0° ~ 45° 时的载荷（模拟下肢在重力作用下的主动伸展）可使 ACL 受到载荷。在后续对人体尸体膝关节的研究中，Markolf 等[105] 证明了腘绳肌载荷比股四头肌载荷对交叉韧带的应力有更大影响。当膝关节屈曲超过 30° 时随着腘绳肌载荷增加，PCL 应力显著增加。

尽管可以对交叉韧带的应力进行直接测量，但目前最先进的力学传感器的相关误差仍较大。Fleming 等[106] 报道了关节镜下可植入式测力探头（arthroscopically implantable force probe，AIFP）的平均误差。如果探头植入后才校准，则其平均误差为20% ~ 29%。他们同时指出测量原理和方法相同的其他传感器也有类似的局限性，尽管目前其他文献中尚未报道。此外，Fleming 等[107]认为 AIFP 的输出数据与样本有关。当力学传感器被移除并重新植入同一位置时，其结果是不一致的，且误差在 4%～109%。当再次植入于同一前交叉韧带的另一部位时，误差在 2%～203%。这些研究说明未来需要一个重复性更好的传感器来测量体内 ACL 的应力。由于韧带的压力与应变直接相关，因此一些研究人员选择测量韧带的应变。Beynnon 和 Fleming 等[108, 109]的研究表明，采用霍尔效应应变传感器和差动可变磁阻传感器（differential variable reluctance transducer, DVRT）的精度分别为 0.2% 和 0.1%。

韧带应变测量

一些研究人员通过测量韧带的位移使应变模式的计算成为可能，这可以了解膝关节的位置和肌肉活动对韧带生物力学的影响[110-115]。这其中大部分的研究是在体外进行的，而结果也具有争议。

Edwards[112]、Kennedy[113]、Brown[111]、Berns[116]、Hull[117]等使用水银填充的应变片测量膝关节屈曲不同角度时韧带的长度。Henning 等[118]则创造了一种测量体内 ACL 位移的装置。

Butler 等[119]以及 Woo 等[120]已经研究出用于绘制各种组织中表面应变的光学技术。Butler 等[119, 121]使用高速摄影机记录表面标记点的运动，并测量软组织的中段和止点的形变。这些技术是监测表面应变的理想方法，特别是在高速实验期间。但它们对平面外的运动或不能直视的韧带（如交叉韧带）没有用处。此外他们的方法也存在着较大的缺点，即要求组织必须暴露，而这不能模拟其生理状态。

其他研究者则通过测量在不同的关节载荷下韧带止点的长度变化来计算应变。例如，Wang 等[115]测量了尸体膝关节内主要韧带的起止点的三维坐标。他们记录了在扭矩和角旋转下股骨与胫骨的相对关系。在切除部分韧带后，再次进行这些实验以确定被切断的韧带对抵抗扭转的作用。在其他的研究中，Sidles 等[122]使用三维数字化仪来计算韧带的长度，而 Trent 等[123]则将定位针置于韧带止点，测量一针相对于另一针的位移。此外，在本研究中，他们定位了横向关节旋转时的瞬时中心。Warren 等[124]也将定位针置于韧带的起点，但是应用了影像学的方法测量其移动。

定位针或其他标记定位于韧带的起止点，可以估计平均韧带应变。然而这种技术可能导致不一致的结果，因为选择韧带中心的困难和韧带内不同区域的应变不同。例如，Covey 等[125]的研究结果表明，在 PCL 四个不同解剖区域的纤维具有不同的应变测量值。

Vermont 大学以前的工作主要是利用霍尔效应应变传感器和最近的 DVRT 进行体外 ACL 位移的测量，其中 DVRT 可同时测量其应变[110, 114, 126, 127]。该技术目前已应用于体内前交叉韧带应变的测量[86, 87, 109, 126, 128-130]。

韧带生物力学

膝关节韧带的主要功能是稳定膝关节，控制正常的运动，防止可能损伤关节的异常移位和旋转。韧带是最重要的静态稳定结构，主要由 I 型胶原组成，抵抗沿韧带长轴方向产生的张力；胶原纤维及其在组织中的排列决定了这些结构的主要生物力学行为。大型韧带纤维几乎都平行排列成束，这使它们能够承受较大拉伸的载荷。而关节囊纤维方向的一致性较差，使其顺应性更强，抵抗轴向负荷的能力较差。然而，韧带内的纤维在载荷下的作用并不一致。Covey 等[125]使用偏移细丝证明了 PCL 存在四个不同的纤维区域，其生物力学的功能不同。

韧带止点通过将应力逐渐分散在骨 - 韧带界面，减少了韧带断裂的可能。在止点处胶原纤维从韧带进入骨通过了四个不同的区域：①韧带物质，②纤维软骨基质，③矿化纤维软骨，④骨[131]。尽管有这些移行区域，Noyes 等[132]证明了在韧带止点附近存在一些应变集中处。如果运动沿着韧带纤维的方向进行，则膝关节韧带可以最好地控制骨的相对运动。例如，当膝外翻时，MCL 在膝关节外侧间室产生拉力，并伴有压力，因此会产生抵抗内侧关节开口的应力。而单独的韧带是几乎不能抵抗外界扭力产生的相对旋转的，因为韧带只会绕其骨附着点进行旋转。因此，第二种力，通过软骨与软骨之间的挤压而形成的力是必需的。例如，当膝关节受到内旋力时，横向的旋转会使股骨髁沿着胫骨棘向上运动（图 89.20）。这种结合产生了胫股接触区域的压缩力和沿着交叉韧带和侧副韧带的相反方向的拉力。这个例子可以说明在膝关节受到内旋力时 ACL 和股骨胫骨关节面软骨的相互作用以抵抗外力的机制。

韧带与拉伸载荷的关系可通过载荷 - 伸长曲线来描述（图 89.21）。当施加拉伸载荷时，韧带会伸长；测量的载荷 - 位移关系的斜率则代表了韧带的刚度。曲线的斜率越陡，韧带的刚度越大，受到相同载荷时韧带的位移越小。在无负荷状态下，韧带纤维处于最

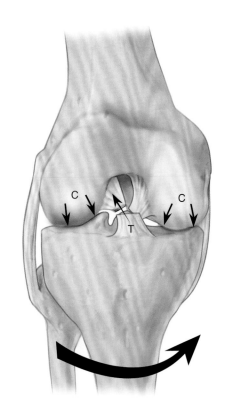

图 89.20　胫骨相对于股骨的内旋。内旋使股骨髁骑在胫骨棘上，产生交叉韧带的张力和穿过关节面的压力。C，胫股关节面之间产生的压力；T，沿前交叉韧带方向产生的张力

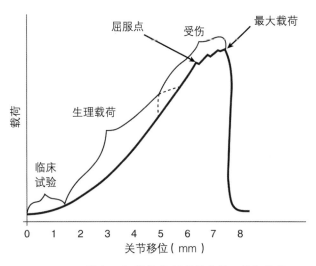

图 89.21　前交叉韧带拉伸断裂的载荷 - 伸长曲线

小张力状态，胶原纤维呈波浪状排列。当施加拉伸载荷时，纤维逐渐变直。在开始时，伸长韧带所需的载荷很小，其特点是曲线的"脚趾部"区域相对平坦。从脚趾到线性的部分代表了韧带刚度的变化。线性部分的起始处代表了临床中检查者尝试测量韧带松弛度

时的终点。当拉伸载荷继续增加时，所有的胶原纤维都被拉直，曲线接近线性。曲线的这个区域表征了韧带的弹性形变，直到达到其屈服点。此时，韧带传递负荷的能力突然丧失，因为韧带内的一些纤维被拉断了。如果继续加载负荷，则达到最大或最终的拉断载荷，并且当许多或所有纤维均失效时，载荷量突然下降，代表了韧带完全断裂。载荷 - 变形曲线下的面积代表韧带在破坏测试时吸收的能量。Noyes 等的结果表明，年龄[133]、应变率[134]、制动时间[135] 和制动次数对前交叉韧带的载荷 - 位移曲线有显著影响。年轻成年人的屈服点可能比老年人高出 3 倍[133]。此外，Chandrashekar 等[136] 揭示了性别差异对 ACL 的材质属性的影响。在拉断试验中，女性比男性前交叉韧带的应变低 8.3%，应力低 14.3%，弹性模量低 22.5%。最近的研究表明，在关节松弛方面存在性别差异；Hsu 等[137] 发现，对胫骨同时施加旋转和外翻载荷后，女性比男性膝关节的扭转刚度低 25%，旋转关节松弛度则高 30%[137]。

大多数骨科医生在手术恢复前交叉韧带功能时，使用自体移植物进行关节内重建[138]。Noyes 等[132] 描述了各种韧带替换材料的相对强度，证明了 14 mm 宽骨 - 髌腱 - 骨标本的强度是正常 ACL 的 168%。与正常 ACL 相比，所有其他自体移植物的强度都较小。Woo 等[139] 的研究表明 ACL 的正常抗拉强度可以高达 2500 N，而不是原来 Noyes 等[132] 提出的 1725 N。这一发现将促使一些外科医生使用自体移植物的组合，以增加 ACL 移植物的强度。Butler[140] 使用灵长类动物模型表明，带血供的 ACL 移植物与游离 ACL 移植物的材料属性在术后 1 年时无明显差异。

Papannagari 等[141] 表明，骨 - 髌腱 - 骨自体移植重建在生理负荷下不能完全恢复正常的膝关节运动。术后 3 个月时，在负重状态下，相比于健侧腿，受试者患侧膝关节伸直时胫骨相对于股骨有 2.9 mm 的前移，而屈膝 15° 时前移 2 mm。Tashman 等[142] 开发了一个三维系统，以准确地评估动态关节运动，并揭示了负重状态下 ACL 重建后的膝关节存在的异常运动学。应用 X 线立体摄影测量分析和特定对象的骨骼模型显示，与健侧正常肢体相比，在负重状态下 ACL 重建后的胫股关节有额外的 4° 外旋和 3° 内收[142]。

Zantop 等[143] 评估了前内侧束（anteromedial bundle, AMB）和后外侧束（posterolateral bundle, PLB）在胫骨平移和旋转中的作用。60° 和 90° 时，切断 AMB 可显著增加胫骨前移；而单纯切断 PLB 可增

加外界负荷状态下的胫骨内外旋和膝关节屈曲 30° 时的胫骨前移。研究人员因此得出结论，ACL 重建应该包括两个束，以恢复正常的前移和旋转运动学。MAE 等[144]研究了"解剖"双束重建中 AM 和 PL 移植物对施加于胫骨前向 134 N 载荷的作用。他们观察认为这种重建技术产生的移植物与正常 ACL 的双束具有相似的力学功能[144]。

交叉韧带在控制关节生物力学中的作用

Butler 等[145]介绍了一级和二级膝关节稳定装置的概念，其研究表明前交叉韧带是限制胫骨相对于股骨前移的主要结构，在膝关节屈曲 30° 时平均提供 87.2% 的限制力，膝关节屈曲 90° 时则提供 85.1% 的限制力。前交叉韧带切断后，余下的韧带结构对限制膝关节的前后移动限制作用较小，因此 Butler 将余下软组织定义为限制膝关节特定运动的二级限制结构。在施加前向剪切力后，余下的韧带和关节囊结构的限制力与总限制力的比值均小于 3%。Butler 等[145]同时证明了 PCL 是限制胫骨相对于股骨后移的主要结构，在屈膝 90° 和 30° 时提供 94% 的限制力。所有残留的韧带和后关节囊二级结构对向后方的限制力均不超过总限制力的 2%。Markolf 等[146]比较单独切断 PCL 的 PMB 的影响，结果显示在 0° 和 10° 屈曲时，切断 PMB 后松弛度略有增加，而在较多的屈曲时（90°）时，切断 ALB 没有明显的影响。同时，切断 PMB 对 ALB 的力学没有影响，这使作者得出结论，ALB 是胫骨后移的主要限制结构。

Fukubayashi 等[147]研究了人体膝关节标本的前后剪切力和胫骨内外旋之间的联合行为。他们的研究表明当施加一前向剪切力时，ACL 与胫股、股骨结构的相互作用使胫骨发生了内旋。而施加一后向剪切力时，PCL 则促使胫骨产生了外旋。而交叉韧带横断后，施加前后方向的剪切力时胫骨旋转的幅度则会下降。

Gollehon 等[148]研究了交叉韧带、LCL 和深层复合体（弓状韧带和腘肌腱）对于关节稳定的作用。其研究表明，PCL 是限制胫骨相对于股骨后移的主要结构。单独切断 PCL 不影响膝关节内翻或外旋。之后他们切断了 PCL、LCL 和深部复合体以观察联合损伤的影响。结果显示切断上述结构后在膝关节屈曲的任何角度均可产生明显的内翻旋转、后移和外旋。该结果提示联合伤患者可能存在严重关节功能丧失。同时切断前交叉韧带和后外侧结构可使胫骨内、外旋显著增加，这表明上述结构的联合伤可导致患者膝关节功能

同样受到损害。

Markolf 等使用了类似的方法，他们的联合运动结果与 Gollehon 等的结果一致。Markolf 等[149]在测量了交叉韧带应力时发现，在切断 LCL 和深部复合体后，交叉韧带成为了抵抗膝关节内翻时的主要应力结构[149]。该小组测量了完整尸体膝关节 ACL 和 PCL 在复合载荷条件下的应力[104, 150]。他们发现，当膝关节接近完全伸直时，给予胫骨前向的力和旋转力矩可增加前交叉韧带中的应力。当膝关节屈曲大于 10° 时，予以胫骨前向作用力联合外翻力矩时，ACL 应力也增加。联合施加胫骨后向力、内翻力矩和内旋力矩可使 PCL 的应力最大。此外，他们还报道了在过度屈曲时，ACL 的应力大于 PCL[102, 103, 149]。近期，Withrow 等[151]再次证实了 Markolf 等关于外翻负荷对 ACL 影响的结果。在外翻载荷和脉冲压缩载荷的联合作用下，前交叉韧带的 AM 束的峰值应变增加了 30%。因此，该小组认为在脉冲压缩负荷时减少外翻载荷可以减少 ACL 的应力。

Grood 等[152]研究了 PCL 和后外侧结构（LCL、弓状韧带和腘肌腱）对于关节生物力学控制的作用[11]。单独切断 PCL 后，屈膝 90° 胫骨相对于股骨的后移量是屈膝 30° 时的 2 倍。这种后向移动量没有合并异常的胫骨轴旋转和内外翻旋转。这种后移同时与关节囊后方在屈膝时较为松弛相关，因后方关节囊是限制胫骨后移的二级结构。作者认为 PCL 的临床检查应在屈膝 90° 时进行，因为此时二级结构较为松弛，对后向的限制较弱[152]。在屈膝 90° 时，临床医生可以充分评估 PCL 对于关节稳定性的作用。在保留 PCL 完整的同时去除后外侧复合体可导致胫骨外旋和内翻增加。外旋增加量在屈曲 30° 时达到最大，其比屈膝 90° 时测量的结果高 2 倍。这一发现表明后外侧复合体提供了屈膝 30° 时膝关节的外旋稳定性。因此，作者建议行后外侧复合体检查时使膝关节屈曲在 20° ~ 40°[152]。当同时切断 PCL 和后外侧复合体时，屈膝 90° 的胫骨外旋将明显增加。这一发现表明，在临床查体中若屈膝 90° 时胫骨外旋明显增加，则提示 PCL 和后外侧复合体均存在损伤。

一些研究人员测量了前交叉韧带的移位模式，从而计算应变模式，以了解膝关节的位置和肌肉活动对韧带生物力学的影响[97, 110, 113, 116, 122, 124, 153]。大部分工作都是在体外进行的，而结果则尚不能达成一致。体外研究的结果并没有研究到肌肉活动的影响，也没有研究体重、软组织和膝关节二级稳定结构的影响。

体内研究则使用磁共振成像（MRI）和三维计算机建模技术来观察韧带的形态学变化。例如伸长、旋转和扭曲[88, 154]。Li 等[154] 研究了前交叉韧带在负重屈曲时的伸长和旋转。前交叉韧带在屈膝 90° 时的长度比完全伸直时的长度减少了 10%。在屈曲 30° 时，ACL 则存在 20° 的内旋。在较小的屈膝角度，前交叉韧带纤维与垂直方向夹角 60°，与侧方夹角 10°。因此，作者认为前交叉韧带在较低屈曲角的负重活动中可能有着更大的作用。Li 等[88] 使用相同的技术研究并发现前交叉韧带和后交叉韧带在体内负重屈曲时均会受到影响。其中，前交叉韧带的 AMB 从完全伸直到屈曲 90° 的长度相对恒定，而 PLB 则缩短。屈膝过程中 PCL 的两束均伸长。因此作者强调了前交叉韧带和后交叉韧带在负重屈曲时均会受到影响，而不仅仅是 ACL 的两束[88]。

Beynnon 和 Fleming 等[86, 87, 126, 128, 155] 测量了人体前交叉韧带的体内应变生物力学。常规手术时，在关节镜下将 Hall-Effect 应变传感器或 DVRT 植入 ACL 的 AMB 中。这些受试者的 ACL 是正常的，且同意在局部麻醉下进行手术，以便让他们可以控制下肢的肌肉组织。该研究为 ACL 断裂患者的临床治疗提供了有价值的数据。

该研究表明，在屈膝 30° 时施加 150N 的前向剪切载荷（Lachman 试验），与 90° 时的剪切试验（前抽屉试验）[87, 155] 相比，正常的 AMB 中产生了更多的应变。在屈膝 30° 时，可以通过胫骨前移来预测 AMB 应变，但在屈膝 90° 时却不能[155]。这些体内结果与先前发表的使用器械进行的膝关节松弛试验和临床印象的研究一致。因此，上述的研究结果表明在评估 ACL 的完整性方面，Lachman 试验是临床检查的首选[156-161]。

体内研究表明，当屈膝 90° 时，股四头肌在等长收缩过程中 ACL 的应变没有发生明显变化[87]。在这个角度时，ACL 的应变不会随着股四头肌活动的增加而增加。因此，对于 ACL 损伤或重建后的膝关节，在屈膝角度为 60° 或 90° 时，等长的股四头肌肌力训练应当是安全的。而在膝关节屈曲 15° 和 30° 时，等长股四头肌的活动会产生较大的 AMB 应变，因此在临床中应小心进行或避免[87, 162]。特别是在重建术后的早期康复阶段，当其软组织固定较为脆弱时。体内交叉韧带应变研究表明，对于 ACL 损伤或是重建后的患者，在膝关节屈曲 45°～50° 时进行等长股四头肌锻炼可能是不安全的，因为此时股四头肌的活动可增加前交叉韧带的应变。Nisell 等[163] 的研究表明，对于 ACL 损伤或早期重建后的患者，在屈膝 60° 至 0° 时进行等长股四头肌肌力锻炼可能是不安全的，而对于 PCL 重建术后的患者，此活动将是安全的。膝关节位于 60° 和完全屈曲之间时进行等长股四头肌锻炼对于 PCL 重建后可能是不安全的，但对于 ACL 重建后是安全的。

Fleming 等[164] 应用了体内应变测量证明了腓肠肌具有拮抗 ACL 作用。腓肠肌在屈膝 5° 和 15° 时比屈膝 30° 和 45° 时可对前交叉韧带产生更大的应变。因此作者建议，在制订康复计划时，应考虑到包括腓肠肌的膝关节屈肌的力矩，以减少对 ACL 移植物愈合的应变[164]。

受试者取坐位进行股四头肌等张收缩时（主动活动度，active range of motion, AROM）对 ACL 的体内应变测量，结果显示屈膝 10°～48° 间前交叉韧带受到应变，而在屈膝 48°～110° 之间不受到应变[87]。因此现在可以根据这两个屈膝角度区域来制订 AROM 康复计划。在无应变区域，相比于被动活动，股四头肌的主动活动不会使前交叉韧带产生显著的应变。这一发现表明，在 ACL 重建后可立即进行 50°～100° 之间的股四头肌主动收缩练习（AROM）。而当前交叉韧带移植和固定可以承受更大应变时，则可在膝关节接近完全伸直时进行主动练习（AROM）[87]。AROM 的最大应变值（4.1%～1.5%）大于被动活动度（PROM）最大应变值[87]。当患者进行 AROM 时，给患者的脚增加 10 磅的负重可增加 ACL 应变值。

对开链和闭链运动研究的结果显示前交叉韧带的应变在这两种运动类型中无显著差异[126]。这一发现表明，特定的闭链运动（如负重或非负重深蹲）不一定较开链运动（如主动屈伸膝）更为安全。上述结果与尸体膝关节的结果有一定的差异[101, 165]。尸体结果表明，闭链式运动较开链式运动对 ACL 更安全。在另一项研究中，我们认为在爬楼梯过程中两种运动方式的应变强度相同（约 2.7%）[129]。此外，我们研究了在稳态自行车运动中前交叉韧带的应变，发现应变的平均峰值是闭链或开链运动中的一半[130]。这项结果提示骑自行车可能是一种安全的康复方法，能够使膝关节周围肌肉康复而不损伤愈合的 ACL。

Fleming 等[166] 评估了在屈伸抗阻锻炼中，足部是否受到压缩载荷对 ACL 应变的影响。研究表明，施加足部压缩载荷并不会降低 ACL 的峰值应变量。然而，当施加压缩载荷时，ACL 应变并不随阻力的增加而增加[163]。该研究组后来证明，单腿的闭链运动不会比双腿练习对前交叉韧带产生更大应变[167]。前交叉韧带在屈膝 30°、50° 和 70° 时的峰值应变值在以下四种运动中相似：单腿上抬和下落、弓箭步、单腿坐立。在上述运动中，屈膝 30° 时的应变值最大。这些结果表明，闭链运动可以促进肌肉康复而不对 ACL 移植物的愈合造成额外应变[166,167]。

我们的研究结果表明，肌肉活动和膝关节的位置都决定了 ACL 在休息和关节运动时的应变[87]。可根据测试结果，将 ACL 峰值应变值从高危到低危进行排序比较，并用于制订 ACL 重建后的恢复方案[168]。

体内前交叉韧带的应变测量结果显示，膝关节的被动活动度（PROM）在 110° 和完全伸直之间，可导致前交叉韧带应变紧张。而当下肢远端存在支撑、膝关节在屈曲 11.5°～110° 时 ACL 可保持或低于零应变水平[87]。因此，ACL 术后立即在该范围内进行持续的被动活动是安全的。在整个屈伸运动过程中应都有支撑，同时不应施加内翻或外翻载荷、内外旋力矩或前向剪切力。然而，在接近伸直时（0°～10°）可使 ACL 产生小的应变（1% 或更小）[87]。但我们认为，这不应影响在完全伸直位（0°）固定患者膝关节，或是影响在康复过程中进行持续被动活动。

交叉韧带作为膝关节的被动稳定结构有多种功能。正如四连杆模型所示，交叉韧带可引导膝关节进行正常的生物力学运动。前后交叉韧带是限制胫骨相对于股骨的前后移位的主要结构，且二者在负重屈膝时会存在不同的行为。在施加胫骨前后向剪切力的同时可产生胫骨的内外旋，这也是临床查体的一个重要方面。此外，交叉韧带也是膝关节内/外翻运动的二级稳定结构。

内侧和外侧副韧带及其在控制关节生物力学中的作用

Warren 等[124] 在人体尸体标本中评估了 MCL 复合体的作用。其研究结果表明，在膝关节屈曲 0°～45° 时，切断 MCL 复合体的浅层可显著增加膝关节的外翻。切断 MCL 复合体后斜束或深层则对膝关节的外翻角度无明显影响。

Grood 等[169] 也研究了内侧韧带复合体，其研究支持 Warren 等的结果[124]。近年来，Ellis 等[170] 在尸体膝关节上的研究表明了 ACL 缺失可导致胫骨前移时 MCL 止点接触应力的增加，但对外翻应力无影响。这表明 ACL 无限制膝关节外翻的作用。上述结果说

明在查体时，如 ACL 断裂的患者同时出现外翻松弛，则提示 MCL 的损伤[170]。

Grood 等[169] 证明了 MCL 复合体的浅层部分在屈膝 5° 时提供了 57% 的外翻限制力，在屈膝 25° 时则增加到 78%。该限制力的变化与后内侧关节囊的松弛度有关。当膝关节从伸直位变为屈曲位时，其关节囊逐渐松弛，提供的限制力即会下降。Haimes 等[171] 研究了完整的和 MCL 缺失的人体膝关节标本，发现在 MCL 缺失的膝关节中，完全伸直、屈膝 15°、屈膝 30° 时膝关节的外展可导致膝关节外旋。与之相反，MCL 完整的膝关节在其外展时则使胫骨出现内旋。上述发现可用于临床上诊断单纯 MCL 损伤。

Grood 等[169] 也研究了 LCL 复合体。其研究结果表明，LCL 复合体可以限制膝关节的内翻。施加内翻载荷时，LCL 在屈膝 5° 时提供了 55% 的限制力，在屈膝 25° 时则提供了 69% 的限制力。当膝关节从伸直位变为屈曲位时，LCL 对总内翻限制力的贡献增加。这一变化是由于膝关节屈曲时后外侧关节囊提供的限制力减少造成的。研究人员证实，切断外侧副韧带后，随着膝关节的完全伸直，二级稳定结构（包括交叉韧带和后方关节囊）可阻碍外侧膝关节出现开口[172]。通过模拟动力稳定结构（髂胫束和肱二头肌）的力揭示了它们对人体内膝关节内翻稳定性的重要作用[169]。动力稳定结构对膝关节整体稳定性的贡献很难评估，因为实际的肌力大小与具体的活动相关，难以测定。在后来的研究中，Gollehon 等[148] 研究了 LCL 和深层韧带复合体（腘肌腱和弓状韧带）对于维持关节稳定性的作用。结果表明，LCL 和深层韧带复合体共同起着抵抗胫骨内翻和外旋的作用[148]。Höher 等[173] 的尸体研究表明：在 PCL 缺失的膝关节中，使膝关节屈曲并向其施加一后向负荷，此时 LCL 和腘肌将承担大部分应力。他们接下来给腘绳肌施加张力以模拟其肌肉活动，结果发现在所有测试的屈膝角度（0°～90°）中腘肌复合体中的力都明显大于 LCL 中的力，不论是在完整的尸体膝关节还是 PCL 缺失的膝关节中。

半月板生物力学
半月板在载荷传递中的作用

半月板损伤是运动员最常见的损伤之一[174]。半月板最初被认为是膝关节的遗留结构，无重要功能[175]。也因此半月板被认为是可有可无的；这一观点使许多骨科医生通过完全切除半月板来治疗半月板撕裂[176-180]。1971 年，Smillie[180] 认为即使怀疑半月

板后角出现损伤，也应通过前方关节切开以完全切除半月板。与之相反的，早在 1948 年，Fairbank[181] 就曾提出半月板的载荷传递功能，并推测半月板全切术可导致膝关节间隙变窄、股骨髁变平和骨赘形成。20 世纪 60 年代末和 70 年代进行的长期随访研究表明：半月板全切术后的不满意率很高，从而证实了 Fairbank 的研究结果[182-184]。直到 20 世纪 70 年代中期，一些生物力学研究通过测量半月板的载荷功能证实了之前临床随访结果[170, 185-192]。这些研究表明，在负重活动中，有 30% ~ 99% 的通过膝关节的应力是通过半月板传递的。

Maquet 等[187] 使用一种对比注射 X 线摄影技术来测量在生理负荷下人体膝关节标本的接触面积。研究结果显示，当膝关节从伸直位变为屈曲位时，内侧和外侧的接触区域会发生后移，同时伴随接触面积的减少。而接触面积在半月板全切后也会明显减少。这使得 Maquet 等推测半月板传递了很大一部分胫股关节的压缩载荷。

Seedhom 和 Hargreaves[188, 189] 报道了 70% ~ 99% 的胫骨股骨间的压缩载荷是通过正常的半月板传递的，而当膝关节屈曲超过 75° 时，所有的载荷都是通过半月板进行传递的。这些研究人员还发现，相较于半月板全切，保留半月板的环形纤维的半月板部分切除则可更好地传递关节的载荷。近期，Zielinska 和 Donahue[193] 利用三维有限元模型来测量了不同程度的半月板切除造成的接触压力的改变。结果显示最大接触压力和接触面积与半月板切除的比例呈线性相关。研究人员发现，切除 60% 的内侧半月板后，剩余半月板的接触压力增加了 65%，而胫骨平台的压力增加了 55%[193]。

Krause 等[186] 的研究指出，当切除了膝关节的内外侧半月板后，在狗模型中整个膝关节的压力增加了大约 3 倍，而在人的膝关节标本中这一数值为 2.5 倍。研究者还测量了在施加轴向压缩载荷下内侧半月板的环形位移，即证明了半月板外侧纤维存在"环形"（hoop）或切向应力。Johnson 和 Pope[194] 的这一结果解释了半月板是如何在外界施加穿过膝关节的载荷时通过环形纤维来吸收能量的。当膝关节压缩时，半月板纤维逐渐拉长。因此，半月板吸收能量，减少了原本对关节软骨和软骨下组织产生的冲击载荷。

Ahmed 和 Burke[195] 利用微压入传感器直接测量了胫骨股骨间的压力分布。他们的研究表明在屈膝状态（0° ~ 90°）下，内侧半月板和外侧半月板至少传递了施加在胫股关节上的压缩载荷的 50%。切除内侧半月板可减少 50% ~ 70% 的接触面积。由于关节接触力与接触面积成反比，因此关节接触面积减少 50% 将使接触应力增加 2 倍。

Allen 等[196] 利用仪器测试系统测定了作用于人尸体膝关节半月板上的载荷。他们发现，在所有测试的屈曲角度（0°、15°、30°、60° 和 90°）下，在 ACL 缺失的膝关节上施加 134 N 的胫骨前侧载荷，可以显著增加作用于内侧半月板的合力。根据这些结果，他们认为 ACL 重建有助于保持半月板的完整性。

这些生物力学研究为半月板部分切除术的概念提供了基础，而现代关节镜手术技术则使半月板部分切除术成为可能。毫无疑问的是，半月板部分切除术优于半月板全切术[197]。

半月板在关节稳定性中的作用

半月板为胫骨股骨关节提供几何一致性（从而优化了其接触应力），有效地传递了胫股、股骨关节的压缩载荷。Johnson[182] 以及 Tapper 和 Hoover[184] 对接受半月板切除术的患者进行了术后临床检查。两项研究均显示 10% ~ 25% 的患者膝关节内、外翻和前后向松弛度增加。研究人员得出结论，半月板通过与韧带的连接和与骨的连接为膝关节提供了稳定性。而作者的一项临床随访研究显示，半月板全切除术可导致膝关节的松弛度增加和边缘骨赘的形成，甚至是退行性的改变[183]。

Bylski-Austrow 等[198] 通过影像学的方法测量了人体膝关节标本在其生理载荷下，三个屈膝角度的半月板的位移值。给胫骨施加一个沿前后方向的 100 ~ 150 N 载荷，或 10 ~ 15 Nm 的扭转载荷。在所有病例中，均对胫股关节施加 1000 N 的压缩载荷。结果显示，由于内旋致使的外侧半月板后移量比内侧半月板前移量多 3 ~ 7 mm。同样，外旋导致内侧半月板向后移动，而外侧半月板向前移动更多。在所有病例中，当胫骨移动时，半月板有着"与股骨一起"的运动趋势。作者认为，由于韧带损伤、半月板修复或半月板移植造成的半月板移动的增加或减少可能会增加半月板损伤的风险。

Shefelbine 等[199] 使用磁共振成像对人类膝关节进行了体内研究，证明了半月板的位移值不受 ACL 缺失的影响，但受到骨运动学的影响。在足部施加

125 N 的压缩载荷时并使屈膝 0°~45° 时，ACL 缺失者的股骨平均较正常人向前移位 4.3 mm。在完全伸直时，ACL 缺失的膝关节的接触区域中心则相对于胫骨向后移位。内侧半月板的移动在 ACL 缺失和正常的膝关节之间没有差异。作者认为 ACL 损伤后出现了骨运动学改变，再加上半月板移位时缺乏代偿机制，可能增加继发性半月板损伤的风险。Von Eisenhart-Rothe 等[200] 的研究有着相似的发现：磁共振成像显示在 ACL 缺失时，屈肌或伸肌的等长收缩致使内侧股骨髁相对于胫骨后移。而半月板的移动在健康人和 ACL 缺失的人中是相同的。

Allen 等[196] 探究了完整人体膝关节、ACL 缺失的膝关节和 ACL 缺失且内侧半月板切除的膝关节标本的前后移情况。他们的发现与 Hsieh 和 Walker[201] 的结果一致：完整膝关节的前后向稳定性明显优于另两组 ACL 缺失的膝关节组。进一步研究发现当前向的力施加于两组 ACL 缺失的膝关节标本时，其耦合的内旋也减少了。在上述实验中，ACL 缺失且内侧半月板切除的松弛度最大，单纯 ACL 缺失组次之。这提示了前交叉韧带和半月板对于维持膝关节稳定性的重要作用。

Beynnon 等[202] 进行了体内试验，以评估 ACL 受伤后从无负重到负重期间胫骨相对于股骨的运动情况。ACL 缺失的膝关节其胫骨前移平均为 3.4 mm，而该数值在对侧完整的膝关节中则为 0.8 mm。作者猜想是内侧半月板的后角阻止了胫骨的进一步前移。而内侧半月板后角则在 ACL 受伤后、负重时受到更大的应力[202]。

Hollis 等[203] 在 9 例人体膝关节标本上进行了类似于 Allen 等[196] 的试验。他们在沿胫骨施加 200 N 轴向力的同时，在前后方向对胫骨施加 0~38 N 的负荷，并测量了完整 ACL、ACL 切除和 ACL 重建术后半月板的应变。他们的结果显示，当 ACL 被切除后，半月板的应变出现增加。而当行 ACL 重建后，半月板应变恢复到 ACL 完整状态下的水平。这提示 ACL 重建可减少半月板损伤的发生。另一方面，Pearsall 和 Hollis[204] 应用 DVRT 应变片测量了 8 例人体膝关节标本的完整 PCL、PCL 切除和 PCL 重建术后内外侧半月板的应变。结果显示，切断 PCL 后，在屈膝 60° 和 90° 时，两个半月板的应变均增加。与 Hollis 等[203] 的结果相似，行 PCL 重建可使半月板应变恢复到 PCL 完整状态下的水平[204]。

Markolf 等[103] 利用松弛测试装置研究了人体膝关

节标本上半月板切除术对内外翻和旋转的影响。他们发现屈膝 45°~90° 时，双侧半月板切除增加了膝关节前后向的松弛度，而仅轻度增加了旋转和内外翻的松弛度。之后的一项研究结果表明，尽管双侧半月板切除术使未负重的膝关节更松弛，但当胫股关节存在较大的压力负荷时，则对膝关节松弛度的影响很小[165]。Bargar 等[98] 则利用松弛测试装置测量了人体内前后的载荷-位移和内外翻扭矩及旋转的反应。他们的结果显示单纯的内侧半月板切除并不会造成可测量的内外翻松弛度增加，但会增加其前后向的松弛度。在前交叉韧带撕裂合并内侧半月板切除的患者中，膝关节的前后松弛度明显增加[98]。

Levy 等[205] 研究了在人体膝关节标本上单独行内侧半月板切除术的效果，并研究 ACL 缺失时了行内侧半月板切除术对膝关节的影响。其研究表明单独的内侧半月板切除并不会对膝关节的前后负荷-位移产生明显的影响。这一结果与 Hsieh 和 Walker[201]、Bargar 等[98] 先前的结果一致。Levy 等[205] 的研究表明在 ACL 缺失的膝关节中，在未施加压缩关节负荷时，切除半月板可导致胫骨相对于股骨的前移明显（屈膝 30°、60° 和 90° 时）。该研究人员因此认为，在 ACL 缺失的膝关节中，半月板的后角呈楔形位于胫股关节面之间，以抵抗胫骨相对于股骨的前移。这一发现得到了 Sullivan 等[206] 的证实。在他们的研究中，将一组 ACL 缺失的膝关节标本的内侧韧带结构切断而保留完整的半月板，而另一组仅切断前交叉韧带。结果显示前一组胫骨相对于股骨的位移明显高于后一组。在 ACL 缺失的膝关节中，如果内侧韧带复合体结构完整，那么限制胫骨前移的主要机制是位于胫骨、股骨关节间楔形区域的半月板以及胫股关节间的压力[206]。作者推测这可能是 ACL 缺失时半月板后角撕裂的机制之一[206]。

Tienen 等[207] 用人体膝关节标本证明了内侧半月板后角较为固定。在胫骨未受到外力时，在屈膝的过程中半月板的前角比后角向后和向侧方的活动度更大。而在施加外旋的力矩时，在屈膝的前 30° 时半月板后角的移动会受到限制。Watanabe 等[208] 的研究表明，在切除 2/3 或完全切除内侧半月板后角后胫骨的前移将增加。此外，在切除 2/3 和完全切除内侧半月板后角后，应用内翻的力矩将使胫骨外旋分别增加 2.2° 和 6.7°[208]。

在之后的研究中，Levy 等[209] 探究了在不负重时外侧半月板切除对人类膝关节运动的影响。其结果表明单纯的外侧半月板切除不会对膝关节的前后负荷 - 位移产生明显的改变。此外，这些研究者发现外侧半月板并不能限制胫骨相对于股骨的前移，这使得他们认为，外侧半月板可能并不具有内侧半月板那样的楔形区域从而限制胫骨前移[209]。然而，上述研究结果仅适用于非负重情况下的膝关节，如步态的摆动阶段，而不适用于产生压缩关节负荷的膝关节中。

半月板的其他功能包括润滑关节、当关节极度屈曲或伸直时提供抵抗力，并在传递胫股关节冲击力时提供缓冲。但这些功能很难用生物力学或通过临床印象来描述。

髌股关节生物力学

研究髌股关节的生物力学对于了解髌股关节的病变、制订合理的治疗方案及了解相关的康复计划都有很大帮助。例如，异常的、高压力性髌股关节反应（patellofemoral joint reaction, PFJR）力可在关节软骨上产生异常高的应力，而这被认为是改变关节软骨代谢、软骨软化和随后骨关节炎（OA）的始动因素之一[210-213]。

此外，如若滑车沟或髌骨背侧关节面的本身存在形态学异常，此时联合一较大的作用于髌骨关节侧方的力可引起髌骨外侧半脱位或脱位[213-216]。

髌股关节接触区域

在正常膝关节中，髌骨与股骨通过增加接触表面积应对屈膝过程 PFJR 负荷的增加。这一机制可以使减小髌骨股骨接触压力的同时更好地分布应力。

Goodfellow 等[217]模拟了负重情形，并用染色的方法测量了髌股接触区域。面积的测量是在屈膝 20°、45°、90° 和 135° 时进行的，如图 89.22 所示。膝关节从完全伸直到 90° 的运动揭示了髌骨背面与股骨的接触区域逐渐从髌骨下极至髌骨上极。膝关节继续屈曲至 135°，形成了两个独立的接触区域：一个在"内侧小关节面"，另一个是髌骨的外侧关节面（图 89.22）。Singermman 等[218, 219]用 6 自由度的髌骨传感器计算了人体膝关节的压力中心。结果显示当膝关节逐渐屈曲到 90° 时，压力中心逐渐向上和向内移动。在屈曲角大于 85° 时，随着屈膝角度的变化其结果略有变化，但压力中心总是随膝关节的伸展向下移动[218]。Huberti 和 Hayes[220] 使用压力敏感胶片测量与

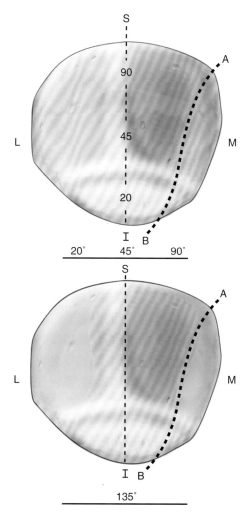

图 89.22 不同屈膝角度下的髌股接触区域。I，下方。L，外侧；M，内侧；S，上方（From Goodfellow J, Hun- gerford DS, Zindel M. Patellofemoral joint mechanics and pathology. *J Bone Joint Surg Br. 1976; 58: 287–290.*）

膝关节屈曲同时发生的髌股关节接触面积的变化（图 89.23）。在屈膝角度为 10° 时，髌骨的背侧表面与滑车开始接触。当发生髌骨 - 滑车接触时，髌腱的长度起了控制作用。在髌腱过长的患者中，可出现高位髌骨。因此屈膝超过 10° 可能需要将髌骨充分置于滑车沟内。Von Eisenhart-Rothe 等[221] 使用一个开放的磁共振系统，结合三维图像进行处理来评估运动学和人体中膝关节的接触区域。屈膝 30°~90° 时，髌骨倾斜下降，髌骨外移增加。股骨在该范围内相对于胫骨向外旋转并向后平移。这些运动将使髌骨关节的接触面积显著增加[221]。当关节在伸直和 90° 之间运动时，髌骨是伸肌装置中唯一接触股骨的部分，并使股四头肌腱远离股骨。当膝关节在 90°~135° 运动时，股

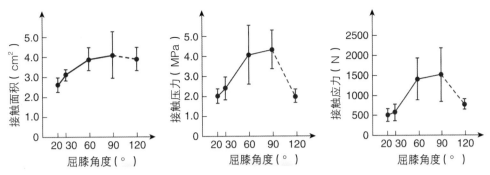

图 89.23　正常 Q 角的人群深蹲时髌股关节接触的实验测量。其中 90°～120° 之间的数值是推算出来的。左图：接触面积。中间图，接触压力；右图，接触应力 (From Huberti HH, Hayes WC. Patellofemoral contact pressures: the influence of Q-angle and tibiofemoral contact. *J Bone Joint Surg Am*. 1984; 66A: 715–724.)

四头肌腱与股骨接触[222]。股四头肌腱一旦接触股骨，PFJR 的压缩力将分散于股四头肌腱与股骨的连接处和髌股关节的接触区域。

　　髌股关节接触面积和 PFJR 力之间的相互作用可以用深蹲活动来解释。在深蹲过程中，随着膝关节屈曲的增加，PFJR 力最初增加，而后由于髌股关节的接触区域面积也增加了，因此可以有效地分配关节应力。Besier 等[223]的研究表明，在膝关节负重屈曲时，男性和女性的髌股关节接触面积平均增加了 24%。相反的情形可能会发生于坐姿负重伸膝的过程中。对于这种活动，髌股接触面积随着 PFJR 力的增加而减小；因此，即使在胫骨远端施加较轻的重量，PFJR 应力也可能变高。这个例子说明了为什么不建议在治疗髌股关节疼痛综合征时进行等张或等速训练。如图

89.23 中所示，伸展膝关节的股四头肌练习仅在伸膝的最后 15°～20° 是能被耐受的。

髌股关节力的传递

　　髌骨将股四头肌群的力量传递给髌腱，同时产生较大的 PFJR 力。当关节处于弯曲状态时，这种机制可以稳定膝关节以抵抗重力，并在膝关节伸直时帮助身体前进。因此，沿髌腱产生的载荷和 PFJR 力是股四头肌力和膝关节屈曲角度的函数。通过矢状位分析可以来解释这一概念。这种分析应用静力学来描述维持膝关节平衡所需的力和力矩。例如，应用此方法，股四头肌力（F_{Quads}）、PFJR 力和髌腱力（F_{PT}）均与膝关节屈曲角度有关。图 89.24 是简化的矢状位静态图示 PFJR 和股四头肌力量之间的关系。上半身的质量

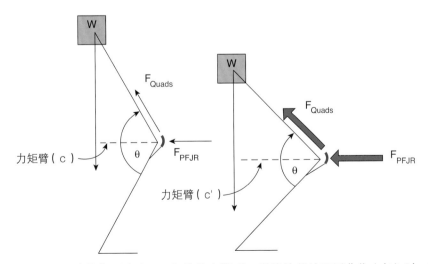

图 89.24　两种屈膝角度下髌股关节作用力（F_{PFJR}）的静态模型。当膝关节处于屈曲位（右）时，F_{Quads} 和 F_{PFJR} 的值较大，通过大力矩臂（c'）支撑上半身的重量（W）。F_{Quads} 和 F_{PFJR} 值在膝关节处于更伸展的位置时要小得多（左），其中力矩臂（c）较小

（W）作用于髌关节，由股四头肌群形成的 F_{Quads} 与之对抗。在受试者髋关节的质心下方的垂直线代表上半身重量所产生的力的向量。它位于膝关节屈曲轴的后方。从质心向量到膝关节屈曲轴的距离定义为力矩臂（c）。膝关节接近伸直力矩臂相对较小。因此，F_{Quads} 和产生 PFJR 力相对较小。在图 89.24 的右半部分，膝关节处于较大屈曲的位置。为保持膝关节处于静态平衡，力矩臂（c'）增加，股四头肌产生新力量（F_{Quads}）必须显著增加。而股四头肌力量增加，PFJR 力也必须更大。这一模型可用于解释深蹲过程中 PFJR 力和 F_{Qusds} 增加的机制。

在早期的分析力的研究中，髌骨滑车关节被认为是一个无摩擦力的"滑轮"[210, 214, 224-230]。这一猜想是基于髌股关节面之间的低摩擦系数。基于这种方法的推论是，在膝关节活动的整个过程中股四头肌群所产生的力与沿髌腱产生的力相等，而 PFJR 力的方向则定义为股四头肌和髌腱之间的力向量角度的平分线。利用静力平衡的力学原理，并假设髌骨滑车关节就像一个无摩擦的"滑轮"，Reilly 和 Martens[229] 预测在水平行走时 PFJR 的压力为 0.5 倍自身重量，而上下楼梯时 PFJR 力则可达到体重的 3.3 倍[229]。深蹲过程中，最大的 PFJR 力为体重的 2.9 倍，发生于屈膝 90° 时。当股骨位于水平位时，穿上 9 kg 的靴子并主动伸展小腿，则在屈膝 36° 时产生最大的 PFJR 力[229]。然而 Maquet[231, 232] 则质疑无摩擦滑轮的假设，并用髌股关节的侧向矢量图证明了股四头肌和髌腱产生的力与屈膝角度相关，但产生的力可以不同。一些研究人员已经证实了 Maquet 的发现[233-238]。

在后来由 Huberti[233]、Van Eijden[238]、Buff[236]、Ahmed[234]、Singerman[218] 等所做的研究中，他们通过实验和理论相结合的方法进行了胫骨、股骨和髌骨力的测量。因为力值 F_{PT} 和 F_{Quads} 是不相等的，这些研究人员选择通过在不同膝关节屈曲角度计算并在结果中使用两个力值之间的比率（F_{PT}/F_{Quads}）这一数值。Huberti 研究组则在人体膝关节标本中模拟了深蹲运动并用拉力负荷传感器测量 F_{Quads} 和用扣带传感器测量 F_{PT}[233]。他们的研究表明，屈膝 0° ~ 45° 时，F_{PT} 大于 F_{Quads}（图 89.25）。而持续屈膝至 120° 时，F_{PT} 则低于 F_{Quads}。作者认为，髌骨不仅起着滑轮的作用，即起着改变股四头肌和髌腱的力的大小和方向的作用，髌骨还有两个不同的机械功能[233]。第一个功能，髌骨的前后表面的厚度可以增加股四头肌和髌韧带的有效力矩臂。第二，髌骨有着杠杆的功能（图 89.26）。因

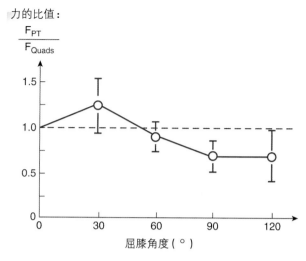

图 89.25　膝关节屈曲 0° ~ 120° 时的力的预测比值 F_{PT}/F_{Qusds}。0° ~ 45° 时，髌腱受力大于股四头肌，45° ~ 120° 时，髌腱受力小于股四头肌（From Huberti HH, Hayes WC, Stone JL, et al. Force ratios in the quadriceps and the ligamentous patellae. *J Orthop Res*. 1984; 2: 49. ）

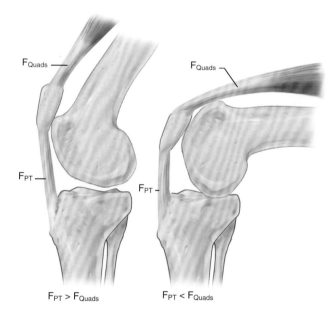

图 89.26　髌骨作为杠杆的力学功能和其增加髌腱力矩臂的功能。左图，膝关节接近伸直位，髌骨的杠杆作用使髌腱中产生更大的力值（F_{PT}），大于股四头肌收缩力（F_{Quads}）。右图，膝关节屈曲位，髌骨的杠杆作用减弱，髌腱所受的力值小于股四头肌所受的力值（From Huberti HH, Hayes WC, Stone JL, et al. Force ratios in the quadriceps and the ligamentous patellae. *J Orthop Res*. 1984; 2: 49. ）

此，髌骨近端和远端杠杆臂的相关参数对股四头肌和髌腱力的平衡有直接的影响。研究人员推断这些参数是髌骨的长度、髌股接触区的位置、股四头肌腱和

髌腱之间的夹角[233]。在深蹲实验的平行实验研究中，Huberti 和 Hayes[220] 估计了 PFJR 压缩力最大值为 6.5 倍自身体重。当膝关节屈曲 120° 时，肌腱 - 股骨间的接触承受了其中三分之一的压力[217]。

Van Eijden 等[238] 建立了髌股关节的数学模型，并用实验数据验证了对模型的推测。该模型对 F_{PT}/F_{Quads} 比值的预测结果与 Huberti[233]、Ahmed[234]、Buff[236] 等提出的实验结果相似。Van Eijden 小组提出，PFJR 力在完全伸展时大约是股四头肌力的 50%，并在膝关节屈曲 70° ~ 120° 时增加到股四头肌力的 100%（图89.27）[238]。

这些研究对膝关节的康复计划有重要的意义，这些康复计划的目的是为了减少髌腱的受力，如髌腱炎的康复计划。在这些康复计划中，应避免膝关节处于伸展与 45° 之间的位置时出现较大的等速或等长运动。在这个屈曲范围内，股四头肌的活动实际上在髌腱中产生了更大的力。Huberti 等[233] 的工作证实了这一发现，他们发现当膝关节位于伸直与 45° 之间的位置时 F_{PT}/F_{Quads} 比值大于 1.0（见图 89.25）。因此建议将髌腱炎的康复计划限制在 45° ~ 120° 进行，因为这个范围内 F_{PT}/F_{Quads} 的比值小于 1.0。然而这一限制不应适用于正常行走中，因为在正常步态中，股四头肌产生的力较小。由于膝关节从伸展到完全屈曲过程中，F_{Quads} 与 F_{PT} 之间存在着上述的变化关系，在较大的屈膝角度时，股四头肌在伸直过程中产生的有效的力会非常小，这也防止了 F_{PT} 被放大。

这些研究对髌股关节疼痛综合征的康复和手术治疗也有重要意义。康复计划的目的是尽量减少 PFJR 力，应避免在膝关节在 60° ~ 120° 时进行大的等速、等张或等长活动。在此范围内，PFJR 力的预计值与 F_{Quads} 相等（见图 89.26）[238]。为了减小 PFJR 力，应建议膝关节在 0° ~ 40° 之间进行康复锻炼。完全伸直时 PFJR 力约为 F_{Quads} 的 50%；而 40° 时，PFJR 力是 F_{Quads} 的 90%[238]。Maquet[212] 对髌股关节疼痛的手术治疗进行了研究。通过将伸肌力矩臂在胫骨结节处抬高 2 cm，当膝关节弯曲到 45° 时，PFJR 力可减少 50%。Ferguson 等[239] 研究了胫骨结节前移对髌股接触应力的影响。在这项研究中，他们通过在髌骨 - 滑车界面上安装微型力传感器，以监测髌股关节的接触应力。他们发现胫骨结节的前移降低了屈膝 0° ~ 90° 的髌股接触应力[239]。当胫骨结节抬高 12.5 mm 时接触应力下降最大；而进一步抬高胫骨结节则会使接触应力下降减少[239]。这一发现表明髌腱前后位的重要性及其在控制伸肌力矩中的作用。此外，髌股关节接触点的近端 - 远端位置对髌骨作为杠杆的功能至关重要（见前述）。

从冠状位看，股四头肌的轴线与髌腱形成一个角度，这个角度被定义为 Q 角，它是由髌腱中线和髌骨中心到髂前上棘之间的连线构成的[237]。在膝关节完全伸直时，Q 角的正常值在 10° ~ 15°[240, 241]；而当膝关节屈曲时，由于胫骨相对于股骨发生的内旋，Q 角减小[214]。股四头肌的收缩产生一种弓弦效应，使髌

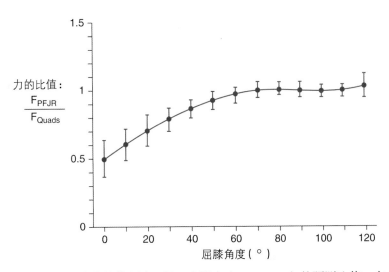

图 89.27　膝关节屈曲 0° ~ 120° 时髌股关节的作用力 / 股四头肌力（F_{PFJR}/F_{Quads}）的预测比值。在 0° ~ 70° 之间，F_{PFJR} 小于股四头肌收缩力；而在 70° ~ 120° 之间，F_{PFJR} 等于股四头肌收缩力（From van Eijden TM, Kouwenhoven E, Verburg J, et al. A mathematical model of the patellofemoral joint. *J Biomech*. 1986; 19: 219–288.）

骨向外侧方向移位，从而对股骨滑车沟的外缘产生接触力。如果髌骨轨迹异常，使其发生哪怕只有几毫米外侧半脱位，都会明显减少接触面积，从而大大增加了局部压力（单位面积的力，见图 89.28）。

　　这一机制可导致髌股关节疼痛和髌骨关节软骨退变（软骨软化）。其他的解剖问题也可导致髌骨轨迹异常，这些情况包括滑车沟发育不全、髌骨关节形态异常、股内侧肌发育不全、胫骨近端相对于股骨远端的横向平面旋转排列不齐以及异常的高 Q 角。Huberti 和 Hayes[220] 通过模拟人体膝关节标本深蹲过程，并利用压敏膜研究了不同 Q 角对髌股关节接触压力的影响。他们的研究表明，Q 角的异常增加或减小都可使髌股关节的压力峰值增加，并与不可预测的软骨负荷有关。Cox[242] 对 Roux-Elmslie-Trillat 手术进行了伸膝装置重建和预防复发性髌骨脱位的效果进行了回顾性研究。其对 116 例患者进行了至少 1 年的随访，结果表明该术式是一种较好的治疗外侧半脱位的方法，仅有 7% 的病例存在复发。小心地将胫骨结节的内侧移位，避免后移位，是取得长期成功的关键[242]。一些手术将导致胫骨结节的后移。如 Hauser 所述，胫骨结节的后移位将减少髌腱力矩臂并因此增加髌股接触应力。Fulkerson 和 Hungerford[243] 回顾了 Hauser 手术的临床和放射学结果，并发现了术后出现进展性膝关节退行性变的证据。

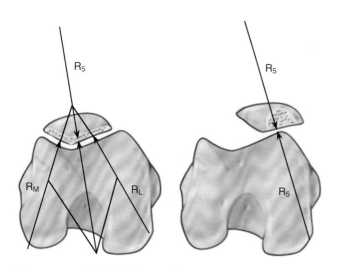

图 89.28　正常膝关节的髌股关节作用力（PFJR）（左图）。关节作用力（R_5）由外侧（R_L）和内侧（R_M）两部分承担。在髌骨轨迹外移时（右图），关节作用力仅由其外侧部分承担（R_5）（From Maquet P. Mechanics and osteoarthritis of the patellofemoral joint. *Clin Orthop* . 1979;144:70.）

选读文献

文献：Farrow LD, Chen MR, Cooperman DR, et al. Morphology of the femoral intercondylar notch. *J Bone Joint Surg Am*. 2007; 89A(10): 2150-2155.
证据等级：V
总结：这项研究总结了股骨髁间窝的形态学特征。髁间窝的后外侧边缘未详细描述。准确放置股骨骨道的定位器可能存在困难。

文献：Warren LF, Marshall JL. The supporting structures and layers on the medial side of the knee: an anatomical analysis. *J Bone Joint Surg Am*. 1979; 61A: 56-62.
证据等级：V
总结：这项研究是描述膝关节内侧解剖结构的最重要的工作之一，发现大体上仅存在很少的解剖变异。

文献：LaPrade RF, Morgan PM, Wentorf FA, et al. The anatomy of the posterior aspect of the knee. An anatomic study. *J Bone Joint Surg Am*. 2007; 89A: 758-764.
证据等级：V
总结：这项研究详细描述了膝关节后方的解剖结构。

文献：LaPrade RF, Engebretsen AH, Ly TV, et al. The anatomy of the medial part of the knee. *J Bone Joint Surg Am*. 2007; 89A: 2000-2010.
证据等级：V
总结：这项研究详细描述了膝关节内侧的解剖结构。

文献：Beynnon BD, Fleming BC. Anterior cruciate ligament strain in vivo:a review of previous work. *J Biomech*. 1998; 31: 519-525.
证据等级：IV
总结：这项研究通过局麻下关节镜下置入磁阻传感器测量了 ACL 的应力特征。当膝关节从屈曲至伸直时，不论是主动还是被动收缩腿部肌肉均可增加 ACL 应力。在膝关节屈曲 50° 至伸直时主动收缩股四头肌可能显著增加 ACL 应力。与之相对的，在任何角度收缩腘绳肌则不会增加 ACL 应力。膝关节不负重时，当膝关节前向剪切负荷增加时，膝关节支具具有的保护应力的屏蔽作用减少了。这项研究的创新之处在于它可以用于测量 ACL 在不同负荷时应力的分布，也可应用于受试者进行康复锻炼时或是应用不同膝关节功能支具时。

文献：Beynnon BD, Fleming BC, Labovitch R. Chronic anterior-cruciate ligament deficiency is associated with increased anterior translation of the tibia during the transition from non-weightbearing to weightbearing. *J Orthop Res*. 2002; 20: 332-337.
证据等级：III
总结：这项研究测量了 ACL 撕裂的患者从非负重状态转变为负重站立时胫骨相对于股骨的位移。结果表明相比于健侧腿，患膝胫骨前移的位移是正常双膝关节侧 - 侧差值的 95% 置信区间限度的 4 倍。这项发现至少部分说明了 ACL 撕裂患者中引发半月板或关节软骨损伤的始动机制。

文献： Beynnon BD, Johnson RJ, Naud S, et al. Accelerated versus nonaccelerated rehabilitation after anterior cruciate ligament reconstruction: a prospective, double-blind investigation evaluating knee joint laxity using roentgen stereophotogrammetric analysis. *Am J Sports Med*. 2011; 39(12): 2536-2548.

证据等级： I

总结： 这项研究表明加速康复与非加速康复项目造成的膝关节松弛的曲线相同。膝关节的松弛通常发生于运动加强或运动等级提高时。两组患者的临床评估、功能表现、本体感觉、大腿肌肉力量在完全康复后可以恢复到正常的等级。对于两组患者，膝关节损伤及骨性关节炎预后评分（KOOS 评分）测试和生活质量均没有恢复到受伤前的等级。

（Matthew J. Kraeutler, Jorge Chahla, Francesc Malagelada, Jordi Vega, Pau Golanó, Bruce Beynnon, Fatih Ertem, Eric C. McCarty 著 邵嘉艺 译 刘 阳 校）

参考文献

扫描书末二维码获取。

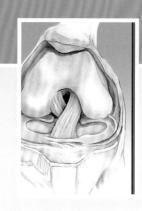

第 90 章

膝关节的诊断与决策

对于有经验的医生来说，病史和体格检查仍然是最有效、敏感性和特异性最高、最准确、成本 - 收益比最好的诊断膝关节疾病的方法。一些研究已经证实病史和体格检查与磁共振（MRI）具有同等的敏感性和特异性。MRI 对于诊断各种关节内病变的总体准确率为 93%[1, 2]。当对患有膝关节疾病的患者进行诊治时，评估每一个结构是否有损伤是至关重要的[2]。

形成一个全面的诊断及决策方法，需要详细地了解膝关节解剖，特别是表面皮肤与内部结构的关系，以便能够将疼痛与疾病联系起来。对膝关节疾病的深入了解有助于针对性地进行病史采集和体格检查。从组织的角度看，根据起病时间（急性损伤和隐匿性发病）以及受影响的人群（成人与儿童；表 90.1）对膝关节疾病进行分类是有帮助的。成年人常见的急性膝关节损伤包括韧带损伤（前交叉韧带撕裂，后交叉韧带撕裂，内外侧副韧带损伤，后外侧角损伤）、半月板撕裂、髌骨脱位 / 半脱位、髌骨或股四头肌腱断裂和骨折（最常见的是髌骨或胫骨平台骨折）。儿童方面的其他急性损伤需注意的是骨骺和骨突损伤（包括胫骨髁间嵴撕脱骨折、胫骨结节撕脱骨折或髌骨袖套样撕脱骨折）。

成人隐匿性膝关节痛的常见原因包括髌股关节痛（髌股综合征、髌骨外侧倾斜、髌股肌腱炎 / 腱病）、髂胫束综合征、退行性半月板撕裂、鹅足滑囊炎、内侧滑膜皱襞综合征、髌股和胫股软骨或骨软骨缺损、骨关节炎、风湿性疾病、化脓性关节炎以及色素绒毛结节性滑膜炎。儿童隐匿性膝关节疼痛也可继发于剥脱性骨软骨炎（osteochondritis dissecans, OCD）、盘状半月板、Osgood-Schlatter 病、Sinding-Larsen-Johansson 综合征、幼年类风湿性关节炎、Lyme 关节炎，以及髋关节病变如 Perthes 病或股骨头骨骺滑脱（slipped capital femoral epiphysis, SCFE）。

病史

需要询问患者的主要不适表现（主诉），并对这一主诉进行评估。医生应尽量用患者自己的话来记录主诉，因为这提供了患者就诊的最主要的线索。问一个开放式的问题，比如"今天是什么原因让你来到了医院？"是很有帮助的。让患者有机会"讲述他们的故事"，也能让他们与医生建立有意义的关系。

一旦患者完成了他或她的回答，外科医生可以根据需要采集病史，以收集更多的细节。特别地，检查者必须确定症状的持续时间，如果可能的话，确定发病日期。患者对于一件事情或者一次创伤的回忆往往能提供重要的细节信息。如果受伤发生在一次体育比赛中，那么医生应该获得事件的完整报告。包括这一事件是接触性损伤还是非接触性损伤，以及它是在训练中还是在比赛中发生的。这些细节可能提供潜在疾病的第一线索。例如，如果受到外翻应力则可能提示内侧副韧带（MCL）损伤。而高能创伤，如机动车事故，可能提示膝关节脱位或多发韧带损伤。相比之下，非接触性的 ACL 损伤通常发生在急停急起、受到剪切力的时候，如脚着地时改变方向。滑雪者前交叉韧带损伤的机制是不同的——当滑雪者出现前交叉韧带损伤时，他们的膝关节可能是弯曲或伸展的，但是运动失去控制。两侧手臂向后，身体失去平衡，臀部低于膝盖，重心置于身体内侧。这种损伤机制被称为"phantom foot"机制[3]。受伤时可能听见声响或感到撕裂感。高达 66% 的 ACL 损伤患者描述了这种感觉。损伤后可能立即会出现关节的肿胀[4, 5]。事实上，大多数 ACL 损伤患者的关节积血发生在最初撕裂后 3 小时内（表 90.2）。在受伤期间询问足的位置通常是有帮助的。膝关节弯曲摔倒可能导致髌骨骨折（如果踝关节是背屈的）或者 PCL 损伤（如果足是跖屈的）。

表 90.1	成人和儿童膝关节疼痛的急性或隐匿性原因	
	创伤性	非创伤性
成人	• 韧带损伤（ACL, PCL, MCL, LCL, PLC） • 半月板撕裂 • 髌骨脱位 • 骨软骨骨折 • 伸膝装置断裂（髌腱或股四头肌肌腱） • 骨折（髌骨或胫骨平台骨折最常见）	• 髌股关节综合征 • 髌骨外侧倾斜 • 髌股肌腱炎 • 髂胫束综合征 • 鹅足滑囊炎 • 退行性半月板撕裂 • 骨软骨缺损 • 骨性关节炎 • 风湿性疾病 • 化脓性关节炎 • 色素绒毛结节性滑膜炎
儿童	• 胫骨髁间嵴骨折 • 胫骨结节撕脱 • 髌骨袖套样撕脱	• 剥脱性骨软骨炎 • 盘状半月板 • Osgood-Schlatter 病 • Sinding-Larsen-Johansson 综合征 • 幼年特发性类风湿性关节炎、Lyme 关节炎 • 髋关节疾病（Perthes 病或股骨头骨骺滑脱）

表 90.2	膝关节血肿的可能病因	
	创伤性	非创伤性
	• ACL 撕裂 • PCL 损伤 • 软骨骨折 • 髌骨脱位 • 半月板撕裂 • 关节内骨折 • 关节囊深层撕裂	• 色素绒毛结节性滑膜炎 • 血管瘤 • 血友病 • 镰状细胞贫血 • 夏科氏关节病 • 药物性凝血功能障碍 • 血小板减少症

　　如果患者无法回忆起特殊的时间，则应询问患者近期的体育活动是否出现了变化，这可能表明膝关节存在过度使用。通常患者可能改变了训练方式（例如增加了频率、增加了距离或更换了地形或地面）。最近跑步次数的增加，特别是在马拉松训练者或新兵中，存在的不适可能提示胫骨应力性骨折、髌股综合征或髂胫束综合征。长期不运动的患者短期内大量运动由于其神经肌肉控制欠佳可能导致膝关节的伤病。

　　与膝关节相关的主要症状包括：①疼痛，②不稳定，③机械症状，④肿胀，⑤僵硬。与任何其他患者一样，医生应询问患者疼痛的性质，包括发作（急性或隐匿性）、位置、持续时间、严重程度及放射痛。

　　应询问患者疼痛是否持续存在，疼痛的性质或严重程度是否有变化。使用视觉模拟量表（VAS）可能会有帮助。VAS 系统中疼痛评级可分为 0 ~ 10 级。询问膝关节疼痛是否持续，是否只与活动有关，或发生在活动后是很有帮助的。与长时间坐着或直线运动，如爬楼梯或跑步有关的疼痛提示了髌股关节的病因。而与扭曲或旋转活动有关的疼痛，如在床上翻身或下车时则提示半月板病变。在跑步过程中逐渐出现的疼痛可能提示髂胫束综合征。

　　应探讨患者主观感受到膝关节不稳定的因素，注意确定每个引起不稳定事件的发生频率以及引发膝关节不稳定的事件。例如，前交叉韧带撕裂的患者通常表示他们在轴移、扭转或做膝关节剪切活动时会感到不稳定。他们也可以描述一种膝关节相对运动的感觉，即通过把两个拳头放在一起，描述其中一个拳头相对于另一个拳头移动，这即是所谓的"双拳征"。与之相对的，在线性运动中的不稳定，如在平地或楼梯上行走时出现，则通常与股四头肌肌力弱和功能失调有关。侧向不稳定则可能提示外翻或内翻松弛。斜坡下降时的不稳定可能是 PLC 受损引起的。

　　出现机械症状（交锁）提示关节内存在游离体，最常见的是半月板游离体或骨软骨游离体。内侧半月板撕裂更可能引起机械性症状，而外侧半月板撕裂则更可能表现为单纯的疼痛。此外，内侧半月板桶柄状撕裂则通常提示 ACL 损伤。

　　膝关节积液通常提示关节内出现病变。急性损伤后的膝关节积液可能是韧带损伤、半月板撕裂、软骨损伤或关节内骨折的结果。渗出液的时间和大小是有助于诊断的线索。短期内（2 小时内）大量积液提示 ACL 撕裂损伤或关节内骨折（如胫骨平台）。而较长时间出现的积液（24 ~ 36 小时）则更倾向于半月板撕裂。渗出液的存在也有助于鉴别髌股软骨损伤和髌股综合征。

　　应询问患者在受伤时或受伤后接受的任何评估或治疗。了解患者是否负重受限也是有必要的。如果患者目前活动范围受限，那么询问患者的制动方式也是有意义的。对于之前接收过手术的患者，手术记录和术中关节镜图像可以提供有价值的信息。最后，医生应询问患者经过哪些治疗（如果有的话）后有改善。这些问题有助于外科医生制订治疗计划，避免重复以前无效的治疗。

　　一旦有关膝关节的病史采集完成，医生应开始收集一些的医疗信息、手术史和社会史。对于运动员来说，应全面地了解他们的运动史，包括他们目前和过去的比赛水平、每周运动的时间、技术水平、潜力和运动目标。这些因素都在手术决策中发挥作用。尤其是对于前交叉韧带撕裂的患者，如果他们计划回到 I 类的剪切或旋转运动中，如篮球、足球、橄榄球、排球或者滑雪运动中，非手术治疗的再损伤风险很高。外科医生还应获得患者的职业史，因为依靠受伤肢体维持生计的患者可能需要更积极的治疗方案。

系统回顾在病史采集中亦十分重要。应特别关注其他关节的疼痛和肿胀、眼部疾病、背痛、尿痛和皮肤疾患，所有这些症状都提示可能为炎症性关节病。同样的，有发热、盗汗或有渗出的病史可能提示体内存在感染。有非创伤性膝关节疼痛史、以夜间痛或持续性疼痛为主要临床表现，合并膝关节肿物的，可能考虑膝关节肿瘤性疾病。不成比例的疼痛，痛觉过敏，和皮温、皮肤颜色的变化，可能考虑为复杂区域疼痛综合征。

最后，医生必须与患者讨论目标和期望。通常患者的期望需要调整。对于现役或退役运动员而言，外科医生应该更好地了解运动员是否愿意重返赛场，或者仅仅是要求膝关节疼痛缓解。患者在了解其治疗方案和目标后才最有可能取得满意的结果。

体格检查

膝关节的体格检查需要对膝关节的解剖结构和功能有深入的了解，因为每一项检查都是对其中一个独立的部位进行测试。体格检查是有系统和顺序的，通常分为：①视诊；②触诊；③关节活动度（ROM）和肌肉力量检查；④髌骨检查；⑤半月板检查；⑥韧带稳定性检查；⑦步态评估；⑧肌肉无力或不平衡的评估（如腘绳肌过紧、股四头肌过紧或核心力量不足）；⑨对背部、髋关节和足部的评估。体格检查通常从未受伤的肢体开始，然后检查受伤的肢体。

视诊

通过视诊患者即可以获得大量的信息（专栏90.1）。如有可能的话，应在患者入室时或其不知情的情况下即开始视诊。当患者进入诊室后，医生就可以观察患者的行动来了解患者的一般活动情况。

应仔细检查关节周围的皮肤：①任何可能影响手术计划的瘢痕；②红斑，它可能提示蜂窝织炎，应该用皮肤标记笔标出；③瘀斑，它反映了皮下的出血，可能是关节囊的损伤（图90.1）；④擦伤，主要

专栏 90.1	通过视诊的诊断
萎缩	
水肿	
瘀斑	
排列异常	
步态异常	
伸膝装置受损	

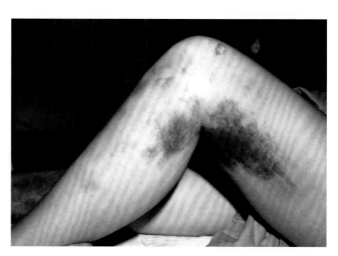

图 90.1　瘀斑表明存在皮下的出血，提示可能存在关节囊的损伤。膝关节后外侧的出血提示可能存在后外侧角的韧带损伤

由创伤引起。例如，车祸伤时，髌骨表面的破损可能提示髌骨骨折；而胫骨前方的破损则应警惕 PCL 损伤的可能性，因为该处可能受到向后方向的作用于胫骨的作用力（图90.2）。同时应注意是否有渗液、局部肿胀及关节周围肌张力情况，特别是股四头肌和股内侧肌。检查者应检查患者的皮肤是否有异常的皮褶或凹陷，这可能提示关节脱位，提示需要进行切开复位。虽然大体的视诊即可发现肌肉萎缩，但还应与对侧腿进行比较（腿围可取髌骨上缘 15 cm 处测量；图90.3）。这个数值可作为术后康复的一个监测指标。视诊可能会发现一些其他病变，如静脉淤血、溃疡、因糖尿病或血管功能不全导致的截肢，以及慢性感染或脓肿。预先绘制的膝部示意图可能有助于记录视诊结果。或者在视诊时即留取图像资料，这对于之后的比较是非常宝贵的。照片可以传输到电子病历中。一系列的检查对于确定病情的发展是至关重要的，特别是急性损伤的患者。

患者应该脱掉鞋子以暴露整个肢体。应从冠状位、矢状位和轴位观察患者肢体的排列。如怀疑膝内

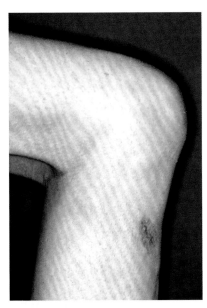

图 90.2 胫骨前方的擦伤合并胫骨的后方半脱位，提示 PCL 损伤

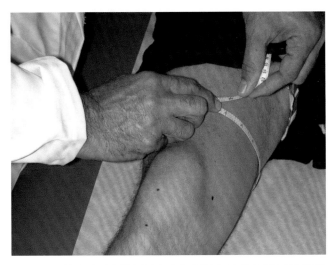

图 90.3 检查者在测量腿围时应取距离髌骨上缘近端的同一位置进行测量和比对。腿围是测量股四头肌萎缩的一个敏感方法

翻、外翻等畸形时应进一步行 X 线检查。同时应注意膝关节是否存在旋转不良[11]。患者仰卧时，检查者还应评估髌骨的高度，以确定是否存在高位或低位髌骨。检查者同时也需要测量肢体长度。一种快速的估计方法是：患者取仰卧位，评估患者双侧内踝的相对高度即可。医生也可以目测或应用量角器测量患者的 Q 角，虽然这种测量可能会受到其他各种畸形的影响。足部的畸形也应一并观察。例如，扁平足可能是膝外翻的原因之一，也可能是韧带松弛的标志。臀部力量可以通过让患者单腿站立、做单腿深蹲或重复做单腿

跳跃来观察。不能保持骨盆水平、躯干倾斜、髋内收，以及活动中膝关节过度外翻表明臀肌/核心肌肉无力，这可能间接导致髌股关节症状。

检查者应同时观察患者的步态。尽管步态是一个复杂的过程，需要足、踝、膝、髋和腰骶椎的正常功能，但一些步态异常也可提示膝关节病变。检查者应该观察膝关节内翻和外翻、患肢站立阶段缩短的减痛性步态，以及足部前进角。ACL 损伤的患者可能会表现出股四头肌回避步态，该步态可能是为了防止胫骨过度前移[12]。

触诊

值得注意的是，许多患者在急性损伤后由于炎症和弥漫性的压痛，往往导致无法诊断。因此，患者可能需要在之后再次进行检查。

检查者应触诊膝关节判断是否有积液。检查者可以用一手由近及远将髌上囊的积液向下推，另一手的拇指和示指握住髌骨以评估髌骨是否有浮动感。另一种检查方法是检查者在髌腱内侧和外侧进行触诊判断其是否肿胀，因此处的关节囊就位于皮肤下。检查者可触及的另一个地方位于膝关节后内侧，半膜肌和腓肠肌内侧头之间，该处的关节液积聚可形成腘窝囊肿。

股四头肌腱及其髌骨止点的压痛与股四头肌腱炎相关，如压痛合并开口感则可能为股四头肌腱撕裂。髌骨前方压痛或较饱满是髌骨前滑囊炎的体征。髌骨下极和髌腱起点的压痛则可能是髌腱炎（或是青少年的 Sinding-Larsen-Johansson 综合征；图 90.4），而压痛合并开口感则提示髌腱断裂。胫骨结节处的骨性压痛（图 90.5）可能与 Osgood-Schlatter 综合征有关。

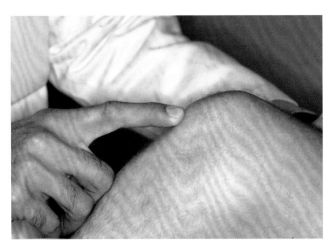

图 90.4 髌骨下级的压痛提示髌腱炎

在膝关节内侧，应触诊 MCL 的走行区域是否存在压痛。应触诊内侧髌股韧带的股骨和髌骨止点以判断是否有可触及的间隙或压痛。应触诊胫骨内侧平台是否有压痛，由于胫骨平台内侧可能与急性骨折或应力性骨折有关，应触诊髌骨前内侧区域判断是否存在压痛（滑膜皱襞综合征）（图 90.6）。应触诊缝匠肌、半腱肌和股薄肌腱的远端止点，以判断是否有鹅足滑囊炎。最后，还应触诊后内侧关节线以检查是否有半月板撕裂。前内侧（图 90.7）和内侧关节线压痛通常与滑膜皱襞综合征或脂肪垫肥厚增生相关，但错位的半月板桶柄样撕裂的特征则是前侧压痛比典型的后内侧压痛更重。

同样，检查者亦必须触诊外侧结构。外侧副韧带在"4"字位最好触诊，且在施加内翻应力时更为紧张，使触诊更为容易。而后外侧角的其他结构，如腘肌腱和腘腓韧带则相对难以评估与触诊。股二头肌腱在腓骨头的后外侧表面可触及，为一条索样结构。在股二头肌腱前方的是髂胫束，当它经过股骨外侧髁和 Gerdy 结节的胫骨附着点时可以触及。腓骨头也应该进行触诊。应触诊胫骨平台外侧有无压痛，压痛可能与急性骨折或应力性骨折有关。应触诊外侧关节线以评估是否存在半月板的撕裂（图 90.8）。内侧半月板撕裂更多表现为后内侧关节线上的压痛，而外侧半月板撕裂则更多表现为半月板的中部或前角压痛。关节前外侧线压痛可能与脂肪垫增生综合征相关。检查者通常可以在腓骨头的远端触及腓总神经。对于可疑腓神经病变的患者，检查者应检查是否存在 Tinel 征。与腓总神经炎相关的疼痛可能放射至胫骨近端的前外侧区域。

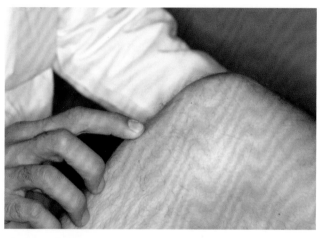

图 90.5　胫骨结节的压痛提示 Osgood-Schlatter 综合征、胫骨结节骨折或髌腱插入点处的髌腱炎

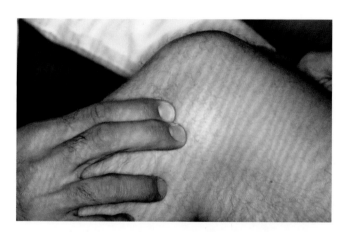

图 90.7　触诊前内侧关节线的压痛

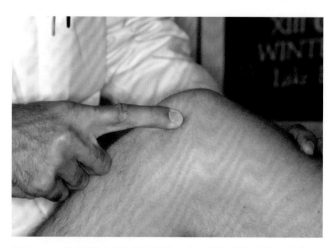

图 90.6　在股骨内髁可触及的一条可前后滑动的压痛带提示了内侧滑膜皱襞综合征

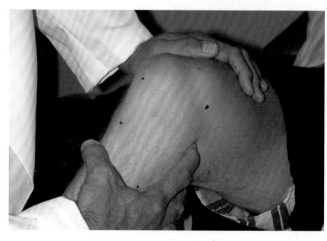

图 90.8　触诊后外侧关节线的压痛

关节活动度和肌肉力量测试

关节活动度（range of motion，ROM）是预测膝关节内病变的相当敏感的指标，对膝关节功能至关重要。正常的膝关节ROM为0°~120°[7, 13]，而在步态分析时的ROM通常是10°~120°[14]。然而，个体间存在着较大的差异。在伸直时，有的人表现为5°的过伸，有的人则表现为0°~10°的屈曲。当完全伸直时，膝关节就如同螺丝拧紧一样，同时ACL紧张，使膝关节完全锁定。许多人的被动屈曲角度超过其主动屈曲角度。男性通常是140°，女性则是143°。而在日本、印度和中东等有较多的跪姿文化的社会中，被动屈曲角度可以达到165°[13]。深蹲所需要的屈膝角度为125°，而正常下楼梯时则需要110°的屈曲。10°屈曲角度损失都会影响跑步速度。在步态测试中，失去5°的伸展可导致跛行，并增加股四头肌的活动，从而导致股四头肌紧张、疲劳和髌股关节疼痛。应注意被动ROM和主动ROM之间的区别。两者同时下降被称为"挛缩"，意味运动功能障碍。而主动ROM下降但被动ROM正常则被认为是一种"延迟"，意味着肌肉紧张或不平衡。

可以使用几种方法来测试ROM。可将测角器置于膝关节外侧，近端指向大转子，远端指向外踝。该方法具有较高的可重复性[15]。测量完全伸展和屈曲的一个更敏感的方法是测量患者置于俯卧位置时的双侧脚后跟高度差（图90.9）。同样也可以在仰卧位完全

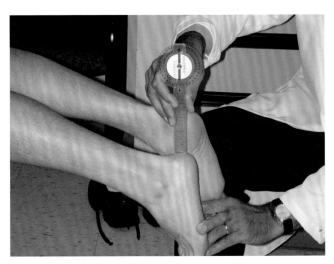

图90.9　最敏感的测量伸膝角度差异的方法是测量两侧脚后跟高度的差异。患者取俯卧位，侧-侧差1 cm表明大概存在1°的差异

屈曲时测量脚后跟与臀部的距离。双侧相差1 cm即活动度相差1°[14]。

膝关节ROM受限需要具体情况具体分析。术后关节活动受限通常是关节纤维化（如Cyclops病变）的结果。之前的研究表明接受ACL重建的患者中有高达35%的人术后发生了活动度部分丧失[16]。然而通过适当的手术时机、手术技术和快速康复计划，这一比例已降至0~4%[17-19]。ACL重建术后活动度下降的危险因素包括急性期重建（伤后<1周）、ACL重建过程中移植物位置不佳或张力过大、同期行关节外结构手术（如半月板修复、侧副韧带重建）、长时间制动、感染和复杂性局部疼痛综合征[14]。伤后急性期活动受限可能是关节积血或关节内游离体所致（如骨软骨骨折的碎片，ACL组织滑入髁间窝，或半月板撕裂后移位）。在急性期，移位的桶柄样撕裂的半月板可能引起较大的伸直受限（15°或更大）；然而，几周后上述症状可能会好转（双侧差异5°或更小）。

测量膝关节的ROM后还应对踝关节、髋关节和腰椎进行ROM测试。我们通常也检查韧带松弛度，特别是肘关节反屈、掌指关节过伸、拇指外展与前臂贴合、肱骨内收时外旋过度。这些可能是结缔组织异常的信号。应当注意的是，文献中关于松弛和不稳定的术语间存在一些混淆。松弛是用来描述体格检查发现的术语；而不稳定是用来描述患者主观体验的术语。一个人有可能存在韧带松弛但稳定性好，反之亦然。

在ROM测试期间可以评估其他几个结构。例如，如果患者诉膝关节外侧疼痛，伴有可触及的弹响，检查者可以使患者弯曲膝关节，向内旋转，然后伸展膝关节，在突出的腓骨头上引出二头肌腱的弹响（图90.10）[20]。而当膝关节外旋或中立位时则可能观察不到这个现象。临床上需要考虑到本情形，因为它可以模拟撕裂后的不稳定的外侧半月板。通常检查者使患者处于仰卧位，伸膝而屈髋，从而对腘绳肌的灵活性进行分级。在同样的体位下，应评估患者是否可行直腿抬高试验。检查者也可以应用Ober试验评估髂胫束的紧张度。患者取侧卧位，双髋双膝屈曲至90°。同时，将一侧肢体外展40°并完全伸展，然后尝试使髋关节内收。内收不能超过中线意味着髂胫束挛缩（图90.11）。

ROM测试同时也可以很好地评估肌肉力量，包括髋关节的外展、膝关节屈伸、踝关节屈伸、足内外翻及踇趾伸展。对于肌肉力量弱的患者，必须确定是

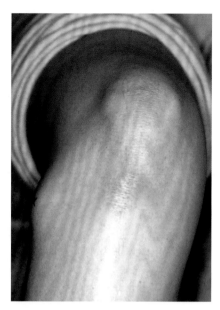

图 90.10　视诊可发现腓骨头的突起，这是股二头肌肌腱在屈伸时断裂的危险因素

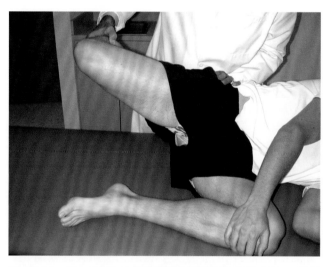

图 90.11　Ober 试验是检查髂胫束挛缩的有效方法。患者取侧卧位，屈膝 90°，臀部从 40° 开始外展至最大，然后使患者内收髋关节。无法内收超过中线提示存在髂胫束的显著紧张

否为由疼痛导致的神经肌肉抑制机制引起的肌肉力量减弱。在测试远端力量时，应评估足外侧缘处腓肠神经的感觉功能，包括内踝处的隐神经，脚背上的腓深神经和腓浅神经，足底部的胫神经。对于有前膝纵切口的患者，应评估隐神经髌下支支配区域麻木情况。隐神经损伤引起的麻木会在其损伤的外侧，因为隐神经是由内侧向外走行的。一般而言，检查者只需进行轻触感觉测试即可。应用 5.08 Semmes-Weinstein 单丝

检查则是最敏感的方法，可以用来检查糖尿病神经病变患者的下肢的感觉。

肢体的血供可以通过触诊踝关节后内侧的胫后动脉来评估。其他动脉，如足背动脉在近侧足背处，而腘动脉在膝后方。无法触及脉搏的患者需要应用多普勒设备进行评估。这部分检查对于急性创伤的患者至关重要，尤其是可能或确诊为膝关节脱位的患者。这些患者可能需要进行额外的踝肱指数评估，踝肱指数小于 0.8 的患者需要进一步行血管造影或磁共振血管造影检查[21]。

髌骨

许多医生将所有的膝前区不适均归为髌股综合征 / 软骨软化症，然而，有针对性的体格检查将有助于区分髌股综合征、髌腱炎、髌骨外侧倾斜、内侧滑膜皱襞综合征和脂肪垫综合征。检查者可以在髌骨与股骨滑车接触之前、膝关节位于伸直状态下测量髌骨的活动度，评估支持带和髌骨周围关节囊结构（图 90.12）。对于一些焦虑的患者，检查者可以让患者处于俯卧位时行此检查以放松股四头肌[11]。然后，逐步屈膝至 30°，这时髌骨完全进入滑车，而滑车上的髌骨支持带则被拉紧。在这个位置也可以通过尝试从外侧滑车抬起外侧髌骨来评估和触诊是否存在髌骨倾斜。此外，检查者应触诊髌骨的外侧缘，并确定髌骨在静态下是否相对股骨外髁向外脱位及是否可复位。触诊髌骨外缘确定髌骨外缘是否位于股骨外侧沟上，如果二者都位于解剖位置上，那么这两种结构都是很容易触及的。从髌骨内侧缘外侧按压可引出恐惧征（图 90.13）。在经历髌骨外脱位的患者中，按压

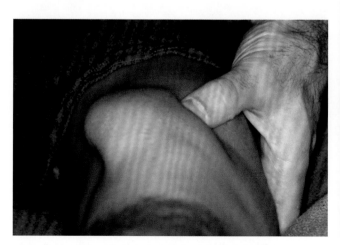

图 90.12　髌骨活动度可在膝关节完全伸直时测量，以评估是否存在支持带、关节囊以及髌骨周围的纤维化

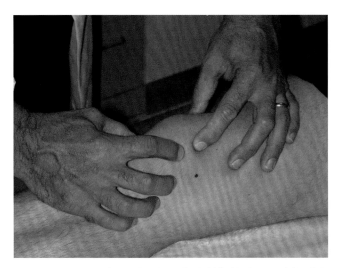

图90.13　髌骨恐惧试验阳性是指向外侧推动髌骨内侧时出现髌骨疼痛或患者对于髌骨半脱位的恐惧。表明存在髌骨的不稳定

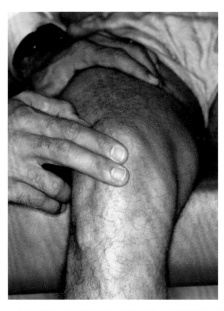

图90.14　在屈膝/伸膝过程中触诊髌骨可以触及是否存在捻发感或轨迹不良

内侧引发的恐惧征阳性表明内侧支持带过度松弛，髌骨内侧不稳定。检查者还应评估髌骨能向外移动的距离，然后将其进行分度。正常情况下，检查者不能将髌骨推移超过髌骨宽度的一半。然后进行膝关节的屈伸，此时检查者的手放在髌骨上，以感受是否有捻发感（图90.14）或活动轨迹偏离（图90.15）。当髌骨在ROM内运动时，应注意髌骨是在伸位还是屈位会产生脱位。特别地，检查者应注意当膝关节伸直时有无"J形征"（髌骨从滑车外侧移出）。最后，膝关节屈曲60°~90°，检查者可以用一只手按压髌骨，另一只手稳定踝关节，同时要求患者努力伸直膝关节。如果此操作引起疼痛，则应怀疑髌股关节病变。疼痛时膝关节屈曲的程度可能反映软骨损伤是位于近端还是远端。然而应当注意的是，即使是健康人，膝关节的滑膜也可以卡压在髌骨和滑车间，因此在用力按压髌骨时可引发疼痛。

　　在屈膝70°~90°时可观察膝关节Q角。测量动态Q角——即足部外旋时Q角的变化也是有意义的。髌骨不稳定和动态Q角增大的患者可能需要行胫骨结节截骨术。在长期的行远端伸膝装置重建术的患者（如Hauser手术）中，Q角也可能为负值。

半月板

　　不同研究者描述了多种半月板检查方法。在一篇新近的荟萃分析中，作者比较了多种检查半月板疾病的方法，对比了其敏感性、特异性及准确性。

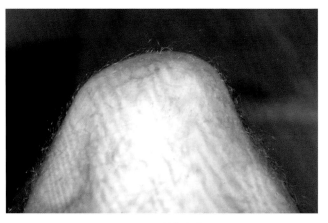

图90.15　髌骨外侧的轨迹不良

总体而言，关节间隙压痛是最敏感的检验方法，而McMurray检查是最特异的方法。关节线压痛是半月板撕裂的体征，通常位于矢状位上中轴线的后方。而移位的半月板桶柄样撕裂的压痛则通常位于前内侧或前外侧。

　　McMurray试验也是检查半月板有无损伤的方法。患者取仰卧位，检查内侧半月板时，让患者屈膝，施加内翻、外旋的力，然后缓缓伸膝，同时触诊内侧关节有无弹响并询问有无压痛（图90.16）。检查外侧半月板时，则是施加外翻的应力[23]。本文作者认为胫骨旋转的方向或位置并不会增加敏感性；但通过使膝关节过屈、旋转和伸直可引发相关部位出现疼痛。另一项试验，Apley试验是在患者俯卧的情况下

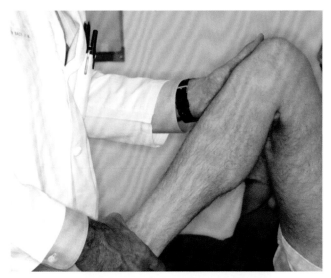

图 90.16　McMurray 半月板试验是使患者屈膝外旋，然后分别施加内翻和外翻的应力，如出现内侧或外侧关节间隙的压痛则表明内 / 外侧半月板的撕裂

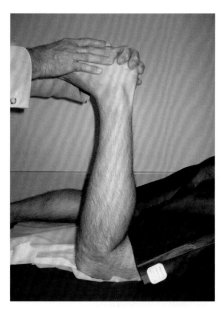

图 90.17　Apley 半月板试验是使患者取俯卧位，屈膝 90°，施加轴向力，然后使关节进行内外旋的运动

进行的。膝关节屈曲 90°，然后在施加轴向力的同时内旋和外旋膝关节（图 90.17）。如出现疼痛或出现交锁则为阳性。而本试验如果出现整个膝关节的持续疼痛或症状则提示是关节软骨损伤而非半月板撕裂[24]。Bounce home 试验是另一项检查撕裂的半月板或游离体的检查。患者仰卧屈膝，足托于检查者手中。膝关节被动地仲展，并快速伸展至完全伸直位。不能达到完全伸展或至完全伸展的瞬间有阻力感则提示半月板撕裂或关节游离体。Thessaly 试验是用患者自身体重造成半月板的挤压。患者取单腿站立位，由检查者辅以支撑。嘱患侧膝关节屈曲 5°，同时做内外旋转 3 次。嘱患者膝关节屈曲 20° 时重复内外旋 3 次。描述这项检查的原始文献表明其诊断半月板撕裂的准确性很高——其中内侧半月板撕裂的准确率为 94%，外侧半月板撕裂的准确率为 96%，远高于其他检查手段。McMurray 试验的准确率为 78% ~ 84%，Apley 试验为 75% ~ 82%，而关节间隙压痛则为 81% ~ 89%[25]。

韧带稳定性

膝关节韧带稳定性检查是膝关节难度最大的检查，也是膝关节查体非常重要的部分[26, 27]。有很多关于前交叉韧带（ACL）的查体方法。其中前抽屉试验是历史最长但敏感性最低的检查。在这项检查中，使患者膝关节弯曲 90°，同时固定脚踝。检查者施加一胫骨的前向力。一般而言，只有 ACL 合并其

他限制胫骨前移的次级结构（如内侧半月板后角）同时损伤时其结果才为阳性。如果前抽屉试验的结果比 Lachman 试验阳性程度更高，则应怀疑 PCL 损伤，因为胫骨在静止的位置可能已经偏后，而施加前向力时首先会被移至中立位置。如果屈曲 90° 并施加力后出现胫骨前内侧的旋转增加，则提示后内侧角的损伤。

Lachman 试验是检查 ACL 损伤最敏感的试验。检查者应在屈膝 30° 时施加给胫骨一前向力（图 90.18）[28, 29]。检查者用一只手稳定股骨远端，另一只手抓住胫骨远端，并将拇指置于关节线上以感受胫骨相对于股骨的移动。然后用距离进行分度，Ⅰ 度为 0 ~ 5 mm 的位移，Ⅱ 度为 5 ~ 10 mm 的位移，Ⅲ 度为大于 10 mm 的位移（图 90.19）[30]。当与对侧膝关节比较时，检查者还应评估其终点有无抵抗。Lachman 试验对清醒患者的敏感性为 94% ~ 98%[31]。

评估 ACL 功能完整性的最权威的检查方法是轴移试验（pivot shift test），这项检查再现了因前交叉韧带损伤导致的半脱位 - 复位现象。行前交叉韧带重建手术的目标即是完全消除这种轴移现象。然而，在门诊中诱发轴移试验较难，因为通常患者都会有恐惧感而不会让检查者做本检查。一旦医生成功引发了阳性的轴移试验，那么随后患者都会具有防卫心理。因此，在门诊中，未能引发轴移试验更可能是因为患者的防卫心理，而不是其结果本身是阴性的。有意思的是，在 ACL 重建后，如果 ACL 功能稳定，患者通常不会

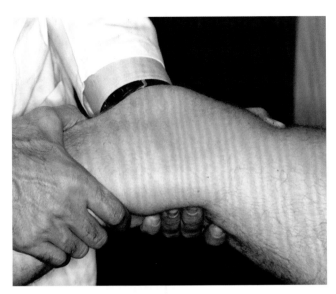

图 90.18 Lachman 试验与前抽屉试验相似，但是是在膝关节屈曲 30° 时进行

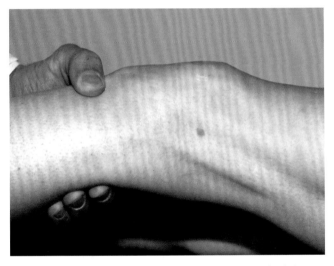

图 90.19 Lachman 试验阳性合并胫骨前向半脱位

恐惧，也同意让检查者多次尝试行轴移试验。轴移现象是膝关节半脱位、旋转和复位运动的复杂组合。可简单化理解为：胫骨在伸直时出现半脱位，而在膝关节屈曲时复位。轴移试验（由 Galway 和 Noyes 提出）和 Losee 试验、Slocum 试验、Bach-Warren 试验都是对这一现象的反映[32]。Lane 等[32] 则对上述检查方法进行了一个很好的概述。需要意识到轴向负荷和外翻力会对轴移试验的分级产生影响。前交叉韧带残端嵌顿、半月板碎片移位、半月板缺损、多发韧带伤（如MCL）、膝关节僵硬、关节炎、人腿的位置（外展与内收）和胫骨的旋转（外旋与内旋）都会影响轴移现

象。掌握这项检查需要长时间的学习与体会。这项检查很容易执行不充分，结果解读不当，或是没有麻醉后作为关节镜检查前的一部分。在临床中有很多被告知 ACL 部分撕裂（如 MRI、体格检查，和（或）关节镜）的患者，但仔细检查后有明显的轴移现象。

最初的轴移试验方法为：检查者在胫骨上施加外翻和内旋的力，使膝关节伸展，然后缓慢地使膝关节屈曲（图 90.20）。我们认为应同时外展髋部（和外旋胫骨）以放松髂胫束，消除其肌腱作用。阳性的结果是膝关节在 20° ~ 30° 的屈曲时有半脱位的感觉[33]。生物力学上的解释是膝关节在完全伸直时，由于的 ACL 缺失使胫骨出现了半脱位。施加外翻的应力是使股骨外髁固定，并使膝关节维持在半脱位的状态。随着膝关节屈曲角度增加，关节周围软组织逐渐向后牵拉胫骨。最终，这种力使胫骨外侧平台的后缘向后拉过凸起的股骨髁，此时检查者可以感到一明显的跳动[34]。本试验的一种改进是"轴动"试验，即膝关节从屈曲到伸展，并同时施加外翻和内旋的力，当复位的胫骨出现半脱位时，可感到明显的跳动感[7]。

轴移试验的有几种不同的分级方法。最常用的分级方法为：Ⅰ级为有滑动的感觉，但没有明显的跳动；Ⅱ级是可以触及并听到的跳动；Ⅲ级是膝关节交锁。一过性的交锁通常与半月板的缺失相关。1987年，Jakob 等[35] 提出了另一种分级标准，其中 Ⅰ级为只有

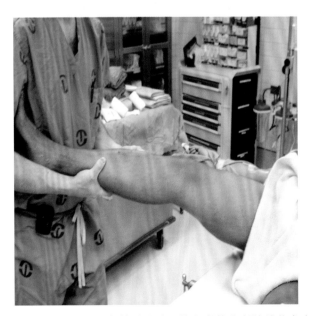

图 90.20 麻醉后进行轴移试验。检查者使患者膝关节完全伸直，随后施加外旋外翻力，然后缓慢屈曲膝关节，感受在屈曲 20° ~ 30° 时存在跳动感

麻醉状态下才可引出；Ⅱ级为内旋和中立位时轴移试验阳性；Ⅲ级为外旋时阳性，内旋时不明显。相反地，Bach 等[30]注意到当髋关节外展和胫骨外旋转时轴移试验的敏感性有所提升，他们认为这是由于髂胫束的肌腱效应引起的。髂胫束是影响 ACL 损伤的膝关节轴移现象的结构之一。在 MCL 受伤的情况下，外翻应力不再引起外侧间室的压力。半月板桶柄样撕裂后的屈曲挛缩可影响膝关节完全伸直。反之，一些损伤会进一步加重膝关节的轴移；PLC 的损伤增加了胫骨外旋的程度，从而加重了轴移。内侧半月板切除也会导致胫骨前移增加从而使轴移增大。

　　然而，由于每个检查者施加的力不同，轴移试验的观察者间信度往往较低[34]。此外，由于患者的恐惧和防卫，这些旋转不稳定性试验可能很难被引出。任何计划进行膝关节手术的患者，在全身麻醉诱导后都应反复进行韧带稳定性的检查。在无麻醉的情况下，轴移试验的敏感性只有 32% ~ 40%，而麻醉时则上升到 97% ~ 100%[32]。本文高年资作者在临床工作了 30 年，也只能回忆起一个前交叉韧带完全断裂的患者，在麻醉后轴移试验仍是阴性。其他研究的则显示轴移试验的敏感性高达 89%[36]。几乎所有的研究都显示前抽屉试验、Lachman 试验和轴移试验的特异性超过 95%[36, 37]。

　　对 PCL 诊断最重要的体格检查是后抽屉试验。患者屈膝至 90°，检查者给胫骨施加一向后的作用力，同时感觉并观察膝关节的向后位移。与前抽屉试验和 Lachman 试验相似，该试验的结果通常分为Ⅰ级（0 ~ 5 mm 相对位移）、Ⅱ级（5 ~ 10 mm 相对位移）和Ⅲ级（10 ~ 15 mm 相对位移）(需与对侧比较)（图 90.21 ）[1]。该分级对预后有重要意义[27, 38, 39]。Ⅲ级损伤极可能伴随 PLC、关节囊和（或）MCL 的损伤，因此检查者应仔细进行相关检查[26, 40]。后抽屉试验是 PCL 损伤最敏感、最特异的检查方法，该方法的准确性为 96%，敏感性为 90%，特异性为 99%[41]。在一种改良股四头肌激活试验中，检查者要求患者膝关节屈曲 70°，稳定踝关节的同时主动伸展。如果胫骨前移（≥2 mm），这标志着静止时胫骨位置后移。正常情况下，前内侧胫骨平台位于股骨内髁前方 10 mm 处。而在 PCL 损伤的患者中，该数值则会减少。在Ⅰ级 PCL 损伤中，胫骨平台位于股骨髁前方约 5 mm 处。在Ⅱ级损伤中，胫骨可能与股骨内髁齐平。如果是Ⅲ级损伤，则胫骨位于股骨髁的后面（图 90.22 ）[27]。这种胫骨后沉征（posterior sag sign）对于 PCL 损伤具

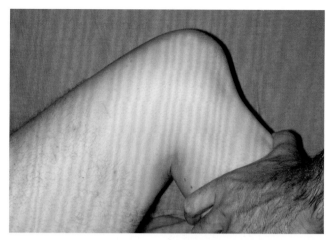

图 90.21　后抽屉试验阳性表明胫骨相对于股骨存在后方半脱位

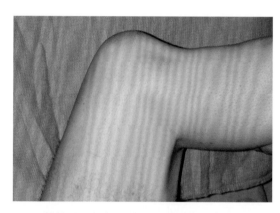

图 90.22　胫骨后沉征与后抽屉试验相似，但是是使重力提供了半脱位的力。图中表明存在胫骨后半脱位

有 100% 的特异性。

　　如前文所述，MCL 的检查应从触诊开始。检查者可以确定损伤是发生在韧带的近端还是远端[42]。由于近端 MCL 损伤较远端损伤恢复慢，因此确定损伤位置对于研究预后有重要的临床意义[43]。检查时，患者仰卧位，检查者一手置于膝关节的外侧，施加一外翻应力，另一手置于膝关节内侧的关节线上以测量胫骨和股骨间的分离距离。与 ACL 和 PCL 的分级方法类似，该测试通常分级为Ⅰ级（0 ~ 5 mm 分离）、Ⅱ级（6 ~ 10 mm 分离）和Ⅲ级（大于 10 mm 的分离）[30, 44]。此试验应在完全伸展和 30° 屈曲两种状态下进行（图 90.23 ）。单纯的 MCL 损伤在屈曲 30° 时会引起外翻松弛，但在完全伸展时结果可能为阴性，除非膝关节内侧的二级稳定结构如交叉韧带、后关节囊或后斜韧带同时受到损伤[44, 45]。这些检查必须结合起来以确定损伤的程度（注意与侧方应力试验的分级不同）。一级

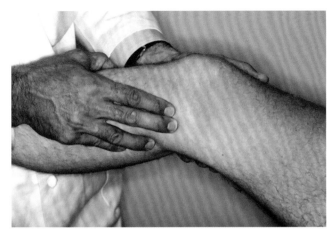

图 90.23　外翻应力试验是检查 MCL 的试验。膝关节屈曲 30°，检查者的手指放置于内侧关节线以感受胫骨 - 股骨的分离

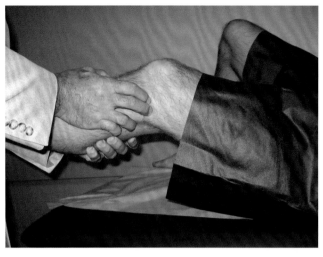

图 90.24　内翻应力试验是在屈膝 30° 进行。注意检查者的手指应置于外侧关节线

损伤表现为无不稳定的压痛；二级损伤表现为施加外翻应力时出现松弛，但有抵抗感；三级损伤表现为外翻应力松弛，无抵抗感 [42, 44]。

　　我们以 PLC 的检查作为结尾。与内侧结构检查方法相似，检查者可在完全伸展和 30° 屈曲时施加内翻应力以检查胫骨和股骨的分离程度（图 90.24），屈曲 30° 时检查的为外侧副韧带。同样的，其分级方法为：Ⅰ级（0~5 mm 分离）、Ⅱ级（6~10 mm 分离）和Ⅲ级（大于 10 mm 的分离）[30]。与外翻应力测试相似，屈曲 30° 时的阳性结果提示外侧结构损伤。而 0° 时的阳性结果则表明除了外侧副韧带、交叉韧带和后关节囊外的二级稳定结构同时受损 [45]。然而，为了充分检查其余的结构，检查者还必须进行旋转检查。最常用的旋转检查是拨号试验（dial test）。检查者需在膝关节屈曲 30° 和 90° 时最大程度外旋双侧胫骨（图 90.25）。双侧对比是至关重要的，双侧差异小于 10° 是轻微的损伤，10°~20° 中度损伤，而大于 20° 则是重度损伤。一般而言，膝关节屈曲 30° 时的异常被认为是孤立的 PLC 损伤 [46]。而 30° 和 90° 时的异常则可能是 PLC 与 PCL 的联合伤。值得注意的是，完全的 MCL 损伤也可以导致胫骨额外的外旋 [44, 47]。拨号试验也可以在仰卧位或坐位时进行，由检查者评估患者双侧不对称的角度。

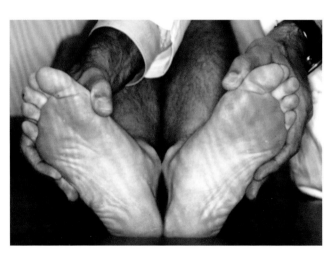

图 90.25　拨号试验是在患者取仰卧位屈膝 30° 时进行。足与胫骨轴的侧 - 侧角度差异提示了后外侧角存在不同程度的松弛

　　接下来我们再描述几个检查 PLC 和 PCL 功能的旋转试验 [48]。例如，在反屈试验中，检查者在患者仰卧和放松状态下握住患者脚趾以伸直膝关节，观察有无不对称、反屈和外旋（图 90.26）[49]。类似地，在患者膝关节屈曲 90° 且踝关节稳定的情况下，可以检查

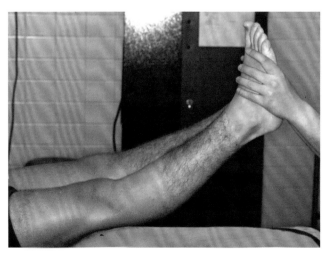

图 90.26　术前麻醉下进行外侧反屈试验

胫骨是否存在向后外侧异常旋转（外旋转抽屉试验）。在 PCL 和 PLC 损伤时该结果可能为阳性。此外，我们已描述一种反向轴移试验，即膝关节屈曲，同时施加外翻和外旋应力并逐渐伸展膝关节。在膝关节屈曲 30°～40° 时可以感受到胫骨复位的声响。在这项检查中，胫骨开始位于半脱位状态，随着逐渐伸直而最终复位[35]。虽然这项检查在 PLC 和 PCL 损伤时最有可能呈阳性，它在其他单纯的韧带结构损伤时也可以是阳性。这些检查的敏感性不同。后外侧外旋试验的敏感性为 76%，而外旋反屈试验的敏感性则为 73%[50]。

应当注意的是上述这些试验并不对 PLC 内的任何单一结构具有高度的特异性，检查者可以根据体检的结果进行综合判断。其中 A 类损伤是因为腘腓韧带和腘肌腱的损伤而导致的外旋的增加。B 类损伤为膝关节屈曲 30° 时外旋增加和内翻应力开口 5 mm，其为 A 类结构损伤同时伴有外侧副韧带的损伤。C 类损伤为为膝关节屈曲 30° 时外旋增加和内翻应力开口

10 mm，其为 A 类结构损伤同时伴有外侧副韧带和外侧关节囊的撕裂，可能合并交叉韧带撕裂[8]。Laprade 和 Terry[50] 认为，反向轴移试验阳性可能与外侧副韧带、外侧关节囊韧带的中 1/3 损伤有关，旋转试验阳性则与外侧副韧带和腓肠肌外侧头损伤有关，内翻应力试验阳性则与后弓状韧带损伤有关。这些结构损伤的患者应同时检查是否存在腓神经的损伤。

综合决策

门诊时因为时间所限，往往需要进行有效率的、针对性的体格检查。经验是很有价值的工具，可以指导我们给患者提出哪些问题和进行哪些检查。而我们则尝试将本章的信息综合为流程图（图 90.27、90.28），可以指导医生进行重点检查，并最终进行临床诊断。

在获得病史并进行体检后，医生必须同时结合患者的 X 线片进行鉴别诊断。我们建议所有的新患者

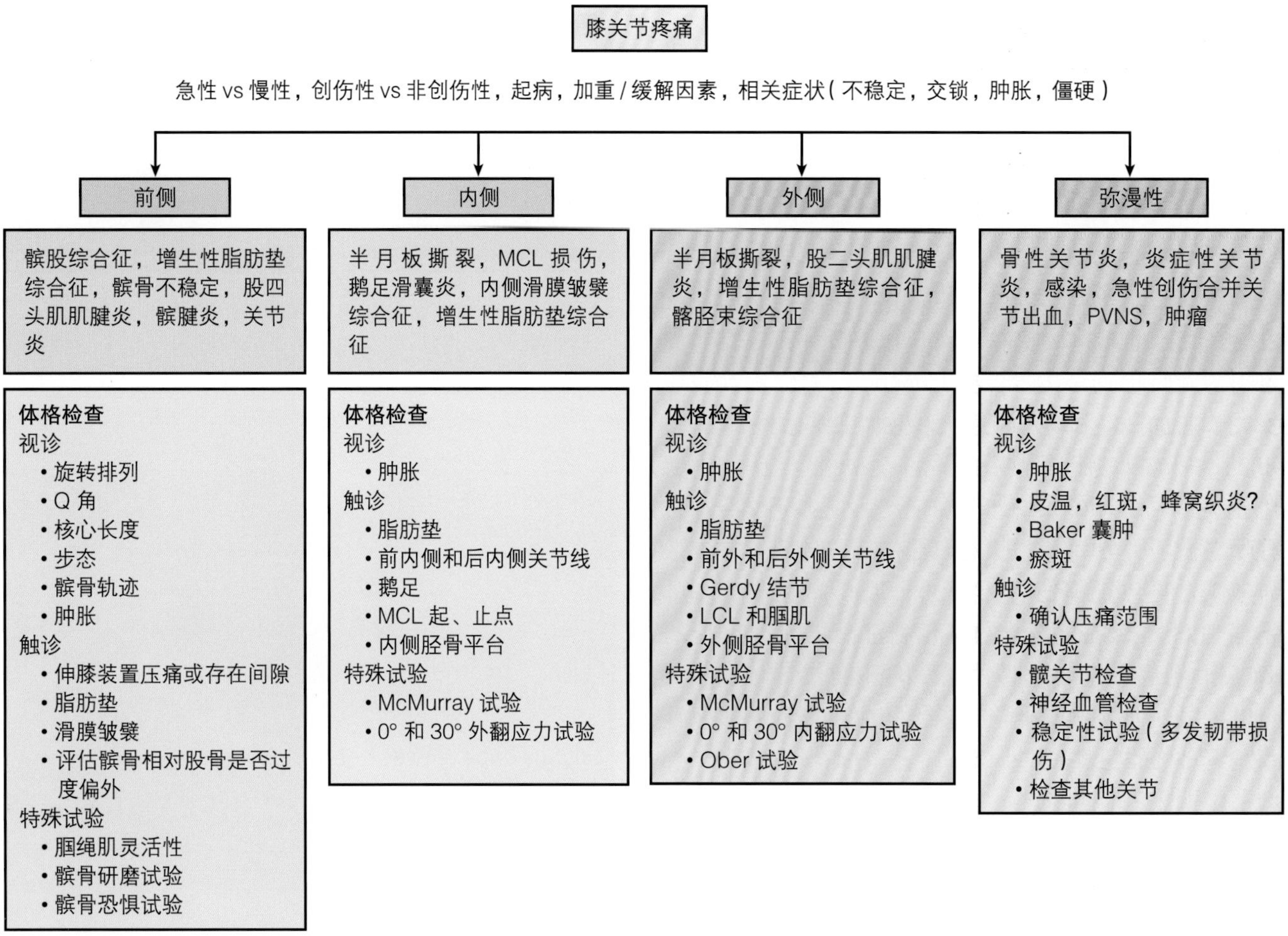

图 90.27　评估膝关节疼痛的流程图。LCL，外侧副韧带；MCL，内侧副韧带；PVNS，色素绒毛结节性滑膜炎

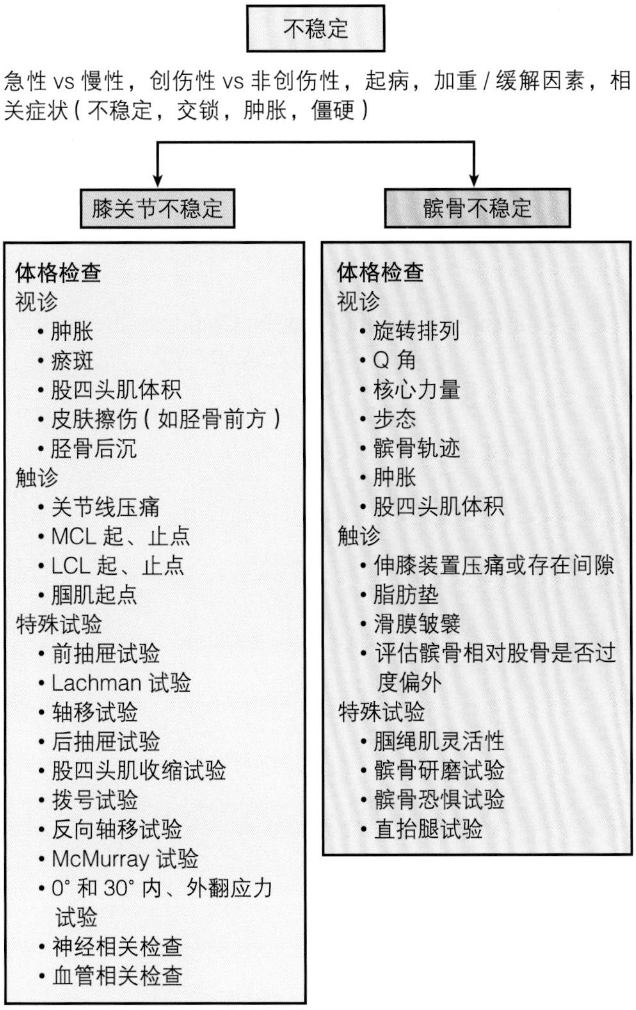

不稳定

急性 vs 慢性，创伤性 vs 非创伤性，起病，加重/缓解因素，相关症状（不稳定，交锁，肿胀，僵硬）

膝关节不稳定　　髌骨不稳定

膝关节不稳定

体格检查
视诊
- 肿胀
- 瘀斑
- 股四头肌体积
- 皮肤擦伤（如胫骨前方）
- 胫骨后沉
触诊
- 关节线压痛
- MCL 起、止点
- LCL 起、止点
- 腘肌起点
特殊试验
- 前抽屉试验
- Lachman 试验
- 轴移试验
- 后抽屉试验
- 股四头肌收缩试验
- 拨号试验
- 反向轴移试验
- McMurray 试验
- 0° 和 30° 内、外翻应力试验
- 神经相关检查
- 血管相关检查

髌骨不稳定

体格检查
视诊
- 旋转排列
- Q 角
- 核心力量
- 步态
- 髌骨轨迹
- 肿胀
- 股四头肌体积
触诊
- 伸膝装置压痛或存在间隙
- 脂肪垫
- 滑膜皱襞
- 评估髌骨相对股骨是否过度偏外
特殊试验
- 腘绳肌灵活性
- 髌骨研磨试验
- 髌骨恐惧试验
- 直抬腿试验

图 90.28　评估膝关节不稳定的流程图。LCL，外侧副韧带；MCL，内侧副韧带

都应在以下体位进行 X 线检查：双侧站立的前后位、30° 屈膝的前后位、侧位及日出位。在内翻或外翻情况下，还建议使用 3 英尺的前后站立位片来评估患者的机械轴。当怀疑有韧带、半月板和（或）软骨的损伤时，医生应常规安排 MRI 以确诊。最后，在髌骨不稳定的情况下，CT 可以评估轴位胫骨结节与滑车沟最深点之间的距离。CT 在韧带翻修手术中对评估骨道的位置和骨溶解也有帮助。

　　虽然大多数与运动有关的膝关节疾病开始都是通过非手术方法，包括物理治疗、药物治疗和支具来治疗，但某些情况下需要早期手术干预。这包括移位的半月板桶柄样撕裂（孤立的或伴有韧带损伤）、难复性膝关节脱位、膝关节多发韧带损伤伴血管损伤、急性 PCL 撕脱骨折、急性移位的骨软骨损伤、髌骨脱位伴有游离体交锁、伸膝装置撕裂和关节内感染。决定手术治疗必须诊断明确，而这有赖于全面的和有针对性的病史和体格检查。

　　膝关节的生理年龄也是决策过程中需要考虑的重要因素。50 岁的患者可能膝关节完全没有退变，而另一个 30 岁的患者则可能出现膝关节创伤后关节炎。我们认为，患者的年龄与是否行手术治疗无关。在决策过程中需要考虑的其他因素包括患者的运动水平、职业、时间安排以及个人的期望和目标。

　　尽管应根据上述因素制订个体化治疗方案，但一些特定的病史和体格检查可用于指导治疗。例如。急性前交叉韧带撕裂伴有积液和股四头肌抑制的患者不应进行手术重建，除非其关节活动度和股四头肌功能已恢复正常。合并伤也必须考虑在内。一个 ACL 损伤的患者如果同时存在半月板桶柄样撕裂，则需要比单纯 ACL 损伤更早处理。患者的机械轴排列也会影响关于膝关节的决策。显著的膝关节内翻或外翻伴有同侧间室病变（如软骨退变、半月板移植后、早期单间室 OA）者可能需要行截骨矫形手术。而在 MRI 上出现膝关节退行性变和半月板病变的患者处理起来则较为棘手。病程短（<3 个月）和机械症状是两个最好的预后因素，患者将从半月板部分切除术中获益。

结论

　　膝关节解剖复杂，需较长时间掌握。病史和体格检查是最安全的、最经济有效和准确诊断膝关节疾病的方法。我们希望专科医生在评估患者时用一种系统的方法，这不仅能够提高效率，还能够减少需要紧急干预的漏诊。这可显著影响治疗决策和改善患者预后。

选读文献

文献： Karachalios T, Hantes M, Zibis AH, et al. Diagnostic accuracy of a new clinical test (the Thessaly test) for early detection of meniscal tears. *J Bone Joint Surg Am*. 2005; 87(5): 955-962.
证据等级： Ⅰ，诊断性的
总结： 这项大规模前瞻性研究结果表明 Thessaly 试验和关节间隙压痛对于诊断半月板损伤具有良好的准确性。

文献： Kocher MS, Steadman JR, Briggs KK, et al. Relationships between objective assessment of ligament stability and subjective assessment of symptoms and function after anterior cruciate ligament reconstruction. *Am J Sports Med*. 2004; 32(3): 629-634.
证据等级： Ⅱ，诊断性的
总结： 关于 ACL 术后体格检查结果和临床结果相关性的回顾性研究，结果表明轴移试验与多种功能结果相关，但仪器测量和 Lachman 试验结果与功能结果无相关性。

文献：Lane CG, Warren R, Pearle AD. The pivot shift. *J Am Acad Orthop Surg*. 2008; 16(12): 679-688.
证据等级：不适用
总结：本文很好地总结了关于轴移试验的生物力学、解剖学特点、调整、加重及减轻因素以及临床相关性。

文献：LaPrade RF, Terry GC. Injuries to the posterolateral aspect of the knee. Association of anatomic injury patterns with clinical instability. *Am J Sports Med*. 1997; 25(4):433-438.
证据等级：Ⅰ，诊断性的
总结：这个大规模前瞻性研究探究了关于后外侧角的体格检查与术中病理发现的相关性。

文献：Rubinstein RA , Shelbourne KD, McCarroll JR, et al. The accuracy of the clinical examination in the setting of posterior cruciate ligament injuries. *Am J Sports Med*. 1994; 22(4): 550-557.
证据等级：Ⅰ，诊断性的
总结：这个随机、前瞻性研究探究了关于单纯 PCL 撕裂、单纯 ACL 撕裂以及正常膝关节人群的一系列体格检查，结果表明后抽屉试验是诊断单纯 PCL 损伤最敏感和最特异的检查。

（Andrew J. Riff, Peter N. Chalmers, Bernard R. Bach Jr 著　邵嘉艺 译　刘阳 校）

参考文献

扫描书末二维码获取。

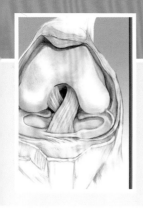

第91章

膝关节影像学

背景

影像学对膝关节病变的诊断具有重要意义。有各种成像技术能够使骨骼上的异常可视化，同时也能使关节软骨的情况可视化。此外，在治疗干预后，影像学可以评估干预措施带来的变化。影响膝关节的最常见的病理过程是创伤因素和自然退变因素，两者也是膝关节致病的主要原因。

成像

X射线成像往往是重要的第一步。X线成像中可以有重要的发现，如骨折、对线不良、关节积液包括关节积脂血症和软组织的钙化，这些发现可与后期的高级成像相关联对应。标准的X线成像系列包括正位片、屈膝负重正位片（也可以不拍）、侧位片、髌骨轴位片（图91.1）后者可以是merchant位，X射线指向屈膝45°的髌股关节；或者可以拍日出位片（sunrise view），患者俯卧，屈膝90°，射线从后方指向髌股关节。在急性创伤中，使用穿桌侧位代替真正的侧位片。内、外斜位投影用于仔细勾画胫骨平台内侧和外侧的轮廓，经常被用在创伤治疗中。骨折仅见于5%的急诊X线片中。然而，根据美国放射学院（American College of Radiology, ACR）适宜性标准，如果扭伤或跌倒的患者查体时发现有压痛、不能负重或髌上积液，应首先拍摄X线片[1]。

计算机断层扫描（CT）在膝关节成像中也起着重要作用（图91.2）。它作为第二个选择的成像技术，用来评估普通X线上难以显示清楚的骨折和软组织钙化情况。如果X线片怀疑有隐匿性骨折，如关节积脂血症，可以进行普通CT检查。已知骨折存在时，可用CT进一步测量骨折碎片的移位程度或确定胫骨平台的塌陷程度。在计划进行切开复位内固定（open reduction internal fixation, ORIF）时，粉碎性骨折或复杂骨折常用CT来进一步确定其具体情况。矢状位重建、冠状位重建和三维重建有助于显示手术中复杂类型骨折的形态特点，并模拟手术中将看到的情况。CT血管造影在某些后脱位和下肢动脉损伤的病例中可以取代常规血管造影[2]。CT也可用于骨和软组织肿瘤基质的评价。基质评估不在本章的讨论范围。总之，软骨瘤如内生软骨瘤有钙化的软骨样结构，呈环状和弧形排列。骨肉瘤有骨样或蓬松/云状基质。而像纤维结构不良或非骨化性纤维瘤这样的病变则有磨玻璃样基质。

CT矢状位和冠状位重建以及三维重建对全膝关节置换的术前规划是有价值的，能显现出关节面的形状，为外科医生提供术前规划和选择假体大小的依据[3]。

CT关节造影对有MRI禁忌的患者（如装入起搏器或患有幽闭恐惧症）是一种有用的替代方法。碘造影剂（20～30 ml），通常用麻醉剂和生理盐水混合稀释到50%的浓度，在透视引导下注入膝关节。在我们研究所，患者取仰卧位，屈膝20°～30°，采用长度为3.5英寸的22号针头，呈45°角向股骨内髁中间部位进针注射造影剂，也可以从内侧或者外侧向髌股关节进针。

超声在膝关节成像中起辅助作用。腘窝囊肿又称Baker囊肿，可以是膝关节后方疼痛的来源之一。超声也是诊断腘静脉、腓静脉和胫后静脉中深静脉血栓（DVT）形成的首选方法。靶向超声也可用于评估严重的跟腱、股四头肌和髌腱损伤，尽管这些损伤临床症状和体征往往很明显。超声检查可以确定完整的肌腱纤维是否附着在各自的止点上。最近的研究表明，超声可以识别内侧半月板的损伤情况，这可能与骨关节炎的发病和进展有关[4]。一些病例中，超声对半月板撕裂诊断的灵敏度和特异性分别为85%和86%[5]。但根据我们的经验，即使是有经验的B超医生，准确

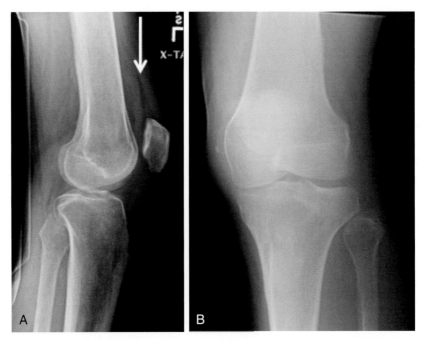

图 91.1　侧位 X 线片（A）显示了膝关节积脂血症，透射线的脂肪成分和相对不透射线的液体 / 细胞成分之间的直线（白色箭头）。斜冠状位 X 线片（B）未能显示骨折

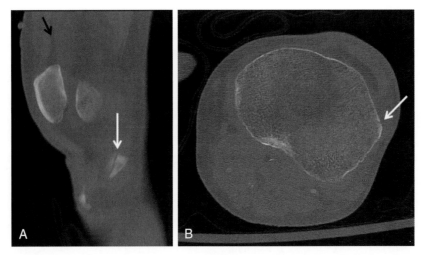

图 91.2　图 91.1 同一患者的矢状位（A）和轴位（B）CT 扫描图像显示无移位的外侧胫骨平台骨折（白色箭头）。膝关节积脂血症（黑色箭头）

评估半月板的游离缘和后根附着部的情况也是很困难的（图 91.3）。

磁共振成像

　　磁共振成像（MRI）是膝关节成像的重要手段。理想的磁共振成像是在高场强磁场上进行的（1.5 Tesla 或更高），使用专用膝关节表面线圈来提高信噪比（SNR）。在轴位、冠状位和矢状位应进行至少一种序列的扫描。有些序列应进行脂肪抑制（FS），以突出液体或水肿的异常信号。应至少有一个 T_1 加权序列以发现低信号的骨折线和评估红骨髓和黄骨髓分布。质子密度（PD）加权成像也非常重要，因为它能区分软骨下骨、软骨和关节液。重点是保持矢状位 PD-FS 图像回波时间（TE）在 20 ms 或以下，以确保识别细微半月板撕裂的异常信号。

　　膝关节软骨成像方面已有了很多先进的成像技

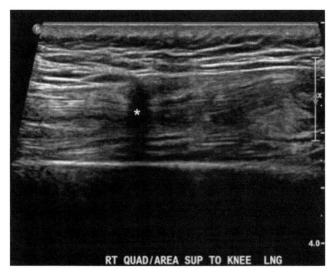

图91.3　股四头肌腱的长轴灰阶超声图像显示局灶性全层或近全层撕裂（星号）

术，但是还未投入常规使用，很大程度上仍处在研究、发展和调研阶段。延迟钆增强磁共振软骨成像（dGEMRIC）是基于受损软骨区域延迟摄取的带负电荷的钆造影剂（GBCA）较健康软骨增多，与健康软骨相比，受损软骨中含有的带负电的糖胺聚糖（GAGs）含量异常低[6]。这种GBCA摄取的增加缩短了T_1弛豫时间，使得在未增强的MRI中发现形态学上的明显变薄之前就能在结构层面检测出软骨损伤。T_2视图能评估软骨的结构变化。健康的软骨中，组织和水的含量从关节下骨板到透明软骨最表层存在分层现象。软骨软化症中这种分层消失[7]。钠离子磁共振成像是另一种用于量化剩余糖胺聚糖（GAGs）情况的成像技术[8]。包括T_1 Rho在内的其他技术也得到了研究。

　　本章的其余部分将按照解剖部位来介绍。在解剖学的概述之后将介绍各种损伤的放射学信号、病理变化和相应的MR成像发现。将重点介绍每个结构的理想成像序列和成像平面。

半月板

　　内侧半月板和外侧半月板分别是覆盖内侧和外侧胫骨平台的纤维软骨结构。当在轴位观察时，外侧半月板的形态更像C形，其前根和后根附着点比较接近，位于外侧胫骨平台靠近中央的位置。内侧半月板呈半圆形，前、后根附着点距离比较远，分别位于胫骨平台的前、后缘。内侧副韧带（MCL）的深层纤维以半月板-股骨韧带和半月板-胫骨韧带的形式与内侧半月板体部紧密相连。内侧半月板的后体部通过半月板关节囊韧带附着于后关节囊。外侧半月板的后体部通过半月板腘肌纤维束包绕腘肌腱附着在附近的外侧关节囊和外侧胫骨平台上。半月板在矢状位影像更能表现出半月板的病变情况。半月板体部呈均匀低信号（黑色），类似矩形或平板状。如果使用4 mm厚度扫描，则通常可以有几个典型图像（图91.4）。前角和后角呈三角形，正常时呈低信号（图91.5）。外侧半月板有大小相似的前角和后角。内侧半月板的后角大小是前角的2倍。记住这些解剖关系对评估半月板不同类型的撕裂很重要。

　　X线影像对确定有无半月板钙化有帮助，半月板钙化常见于外侧半月板。半月板钙化可能是关节焦磷酸钙沉积病或者可能是老化的结果。

　　质子密度加权序列最能反映出半月板撕裂的异常信号。在连续两幅图像上出现达到关节面的异常信号是诊断的必要条件。年轻患者的半月板挫伤或者老年人的黏液样变性/半月板钙化常表现为无定形、边界不清、不累及关节面的半月板内异常信号。半月板撕裂可分为纵向型和放射型。纵向撕裂沿半月板的长轴。它们可以是垂直的，也可以是斜形的。斜形撕裂使半月板边缘不再完整，最终会达到上表面或下表面。半月板组织靠近中心部分称为"白区"，是无血管的。局限于这个区域的撕裂难以愈合。治疗方法有半月板切

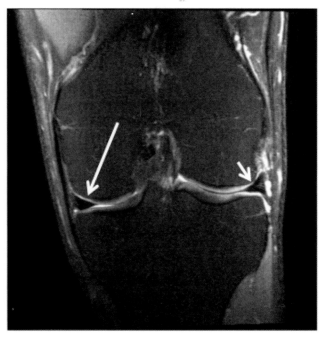

图91.4　冠状位质子密度脂肪抑制图像显示正常内侧半月板（长箭头）和外侧半月板（短箭头）

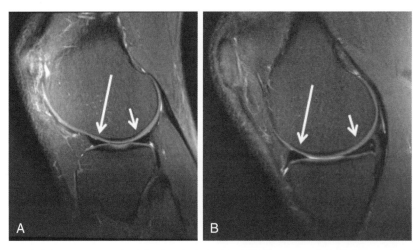

图 91.5 外侧间室（A）和内侧间室（B）的矢状位质子密度脂肪抑制图像显示正常的前角和后角（分别为长箭头和短箭头）

除术和保守治疗。相反，靠近外侧部分（或称"红区"）的撕裂常可在关节镜下修复缝合。在 MRI 上应注意寻找有无内侧半月板体部下表面的瓣状撕裂。这种情况下，内侧半月板体部下表面的瓣状撕裂会移位至内侧胫骨平台和半月板胫骨韧带之间的沟内，而且在关节镜检查时很难识别。如不处理，会导致术后持续性疼痛。一种识别的方法是评估半月板体部。典型的影像表现为因缺少体部下表面的一部分，导致半月板既不是矩形的，也不是类似"板状"的结构（图 91.6）。

横形撕裂或纵形撕裂通常从半月板的上关节面延伸到下关节面。其中一种特殊情况是桶柄状撕裂，一部分白区（有时白区、红区均有）组织撕裂下来，从正常位置向中间、前方或后方移位。根据撕裂开始和结束的位置，可导致双后叉征，或半月板前角的双

Delta 征（图 91.7）。双后叉征是内侧半月板桶柄状撕裂所特有的。因为当外侧半月板桶柄状撕裂时，前交叉韧带可以阻止撕裂的桶柄向关节中心移位。

放射状撕裂通过半月板的横截面，垂直于半月板的长轴。在 MRI 上，这些撕裂在矢状位影像上表现为前角或后角游离缘的变钝，在冠状位上显示为正常低信号的丢失（半月板中间的垂直高信号，图 91.8）。放射状撕裂可以是部分撕裂，如游离缘的撕裂，或完全的放射状撕裂（类似于半月板断裂）。后根断裂是完全性放射状撕裂的一种亚型。这在 MRI 上表现为根部附着处低信号的丢失（或轻微增强的信号）（图 91.9）。这时半月板通常会被挤向关节囊，而出现外凸。当发现半月板外凸时，应注重观察半月板根部的信号。这种半月板根部的撕裂难以自然愈合。半月板环状结构

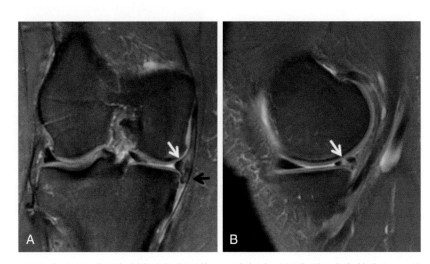

图 91.6 冠状位（A）和矢状位（B）质子密度脂肪抑制图像显示内侧半月板撕裂（白色箭头）。一块碎片移位至内侧胫骨平台和半月板胫骨韧带之间的沟内（A 中的黑色箭头）

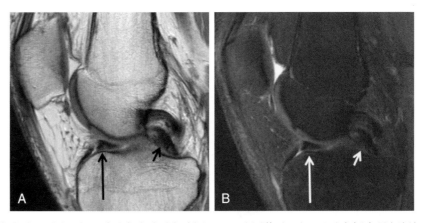

图 91.7　矢状位质子密度（PD）（A）和质子密度脂肪抑制（PD FS）图像（B），显示内侧半月板桶柄状撕裂后的双 Delta 征（长箭头）和双后外侧角征（短箭头）

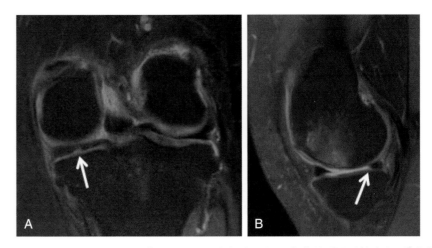

图 91.8　冠状位质子密度脂肪抑制（PD FS）图像（A）显示内侧半月板后角信号增强（箭头）。矢状位 PD FS 图像（B）显示相应的后角游离缘变钝（箭头）。这些图像提示部分放射状撕裂

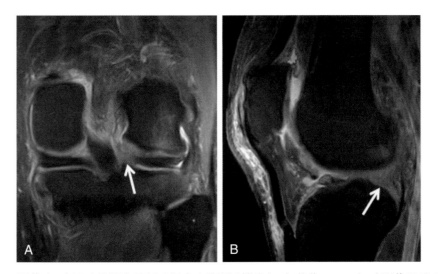

图 91.9　冠状位 PD FS 图像（A）显示外侧半月板后根完全撕裂（箭头）。矢状位 PD FS（B）图像显示"幽灵半月板"（箭头）

的破坏是导致其发生的重要作用之一，环状应力抵抗作用的消失往往会加速骨关节病的发生，所以通常需要手术修复。

半月板囊肿是一种常见的病理状态，可以发生在半月板内或半月板周围。半月板内囊肿引起半月板肿胀，T_2 像上信号增高。它们往往不表现为液体信号（图 91.10）。这种异常的原因还不是很清楚，但许多人认为这是由于半月板内在的变性，局部坏死物质堆积后出现的异常信号[9]。半月板内囊肿并不一定伴有半月板撕裂，应仔细探查半月板的上下表面以识别有无伴发的撕裂。

半月板旁囊肿在 T_2 加权像上表现为液体信号。这些囊肿与半月板囊肿有相通之处，在做出半月板旁囊肿的诊断之前，必须找到这些相通之处（图 91.11）。半月板旁囊肿在影像学上常与滑囊相混淆。如果能够确认囊肿的颈部起源于半月板，则可以避免这种错误。半月板旁囊肿可以位于半月板周围的任何地方，不一定出现关节面撕裂。在半月板部分切除术中，没有必要常规清理半月板旁囊肿[10]。

在晚期骨关节病中，半月板常存在复合性撕裂，常出现放射状和斜形撕裂。应仔细寻找根部撕裂、挤压或嵌入的撕裂碎片。

既往的半月板部分切除术可能与半月板损伤难以区分，明确手术史对于做出正确的诊断是很重要的。

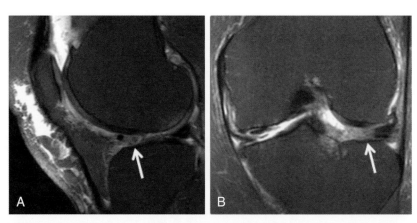

图 91.10　矢状位（A）和冠状位（B）T_2 脂肪抑制图像显示外侧半月板内有一囊肿（箭头）。没有撕裂征象

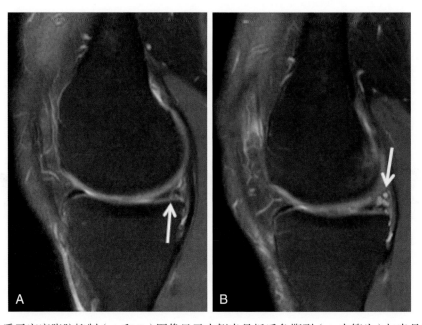

图 91.11　连续矢状位质子密度脂肪抑制（A 和 B）图像显示内侧半月板后角撕裂（A 中箭头）与半月板旁囊肿（B 中箭头）相通

陷阱（误区）

应仔细观察外侧半月板的后角。正常存在的外侧半月板股骨韧带和腘肌腱因穿过了外侧半月板的后角，会造成外侧半月板后角的信号增高（图91.12）。这不能与半月板后角撕裂相混淆，股骨韧带和腘肌腱可以在矢状位连续层面上观察到，可依此鉴别。此外，既往的半月板部分切除术可能会使识别新发生的撕裂变得困难，需要与以前的图像进行比较来明确诊断。最后，在前交叉韧带撕裂的情况下，外侧半月板后角常存在放射状撕裂，但常被忽视。在 ACL 断裂的患者中，识别出股骨韧带和腘肌腱后，在外侧半月板后角存在的异常信号应被诊断为外侧半月板后角的撕裂。

膝关节周围的肌腱结构

除了韧带和半月板，很多肌肉和肌腱组织协助维持膝关节的稳定。股内侧肌、股外侧肌和股中间肌与股直肌结合形成股四头肌和髌腱，最终止于胫骨结节。这些结构在下文的伸膝装置部分中讨论。缝匠肌、股薄肌和半腱肌穿过膝关节内侧，它们的肌腱形成鹅足，止于胫骨结节。股骨内侧髁的收肌结节提供大收肌的附着点。半膜肌附着于股骨内髁的后内侧，腓肠肌的内侧头就在其外侧。在这些结构之间是腘窝，腘窝囊肿可在此形成。腓肠肌外侧头起于股骨外侧髁的

后方。腘肌起源于股骨外侧髁的腘肌裂孔，绕过关节后方走向外侧，是后外侧角的一部分，这在稍后讨论。

T$_1$ 加权像能很好地显示肌腱的解剖结构，而 T$_2$ 加权像可以清楚显示病理情况，特别是在脂肪抑制成像上。Ⅰ度肌腱损伤表现为肌腱纤维或周围软组织的 T$_2$ 信号增高。Ⅱ度损伤为低信号纤维的部分断裂，表现为 T$_2$ 高信号或液体信号，也可表现为肌腱增厚或肌腱信号变弱。Ⅲ度损伤是指肌腱完全断裂，通常伴有肌腱末端的回缩。T$_1$ 像有助于显示相关的血肿，以及肌腹的脂肪萎缩。这两个情况都表现为 T$_1$ 高信号。肌肉萎缩见于损伤时间较长或去神经支配时。大多数肌腱损伤最好在冠状位或矢状位观察，在这两个平面上，羽毛状的水肿常沿着肌肉的长轴出现。在这两个平面上，可测量全层撕裂后的断端间隙，并且可能对治疗选择有影响。

跖肌是一块很细的肌肉，起自股骨外上髁腓肠肌外侧头的上方，它的肌腱向内侧延伸，附着于跟腱，协助足跖屈。"网球腿"可由跖肌或腓肠肌内侧头的断裂引起，MRI 显示深达腓肠肌肌腹的 T$_2$ 信号异常增大的水肿和 T$_1$ 信号增高的血肿（图91.13），而且常伴有跖肌腱纤维的撕裂、回缩。这种情况应进行相应治疗。

韧带

前交叉韧带（ACL）起自股骨外侧髁的内面，止

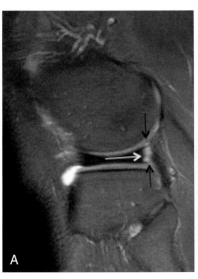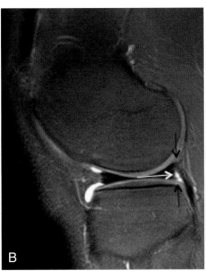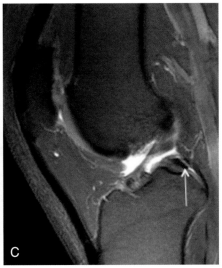

图91.12　从外侧到内侧的连续矢状位质子密度脂肪抑制图像（A~C）显示在外侧半月板后角后方（A 和 B 中的白色箭头）有正常的增高信号，在上方和下方为半月板腘肌纤维束（A 和 B 中的黑色箭头）。最内侧的图像（C）显示股骨韧带的起点（箭头）。图中显示的为外侧半月板的盘状结构，这是一种相对常见的变异

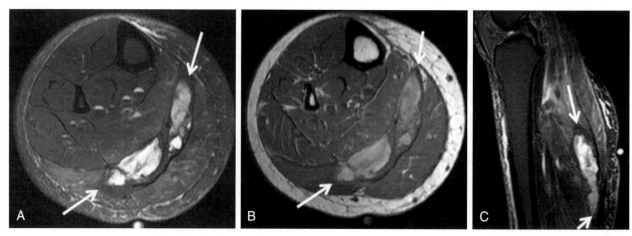

图91.13 （A）横断面 T_2 脂肪抑制像、（B） T_1 像显示跖肌腱走行区域的不均匀血肿／水肿信号（箭头）。矢状位短时间反转恢复序列图像（C）显示相应区域的异常信号（箭头）

于胫骨平台前方的骨面，部分纤维与外侧半月板前角混合。它由两束组成：较强的前内侧束和后外侧束。矢状位 T_2 加权像最利于评估 ACL 的完整性。由于纤维组织结构的原因，ACL 内部常常会出现不均匀的高信号，初学者可能会误以为是部分撕裂的信号。ACL 拉伤和部分撕裂常累及两束中的一束，往往表现为不清晰或增高的信号。韧带松弛或厚度改变是部分撕裂或拉伤的间接征象。完全撕裂可发生在韧带任何部位（图91.14）。冠状位和轴位图像可以用来确认 ACL 的完整性或撕裂。冠状位更能显示胫骨止点，而轴位更能显示股骨的起始部位。ACL 实质内的黏液样变性信号可类似于损伤信号，在整个韧带中都可出现增高的信号，且韧带增粗，但 ACL 内的纤维仍可识别，并呈现出类似于芹菜茎的外观（91.15）。

几个间接征象可以支持 ACL 损伤的诊断。放射学上的前抽屉征表现为 ACL 功能不全时胫骨相对于股骨的前移。Segond 骨折，一种发生在胫骨平台外侧的曲线形骨折，被认为是外侧关节囊附着点的撕脱骨折（图91.16）。股骨外侧出现大于 2 mm 的凹痕被认为是前交叉韧带撕裂的间接征象 [11]。腓骨头的弧形撕脱骨折（弓形征）也是 ACL 损伤的常见 X 线征象。在 T_2 序列上股骨外侧髁出现骨挫伤，伴或不伴胫骨平台后外侧的骨挫伤，也是 ACL 断裂的间接征象，这些被称为对吻征。唯一的例外是青少年人群，这一人群 ACL 的弹性更好，可能有轴移性损伤，出现骨挫伤而不伴有 ACL 的断裂 [12]。

由于轴移性损伤后的移位，股骨内髁和胫骨平台内侧发生对冲性挫伤。内侧出现挫伤表明损伤更严重。此外，应仔细寻找半月板与关节囊有无分离。内侧胫骨平台后方的骨挫伤和半月板关节囊附着部位的损伤高度相关，表现为半月板与关节囊之间出现液体信号或异常增高的信号 [13]（图91.17）。

后交叉韧带（PCL）在 MRI 上的正常表现为一弧形的低信号结构，起自股骨内侧髁，止于胫骨髁间后

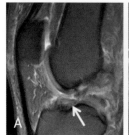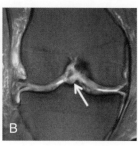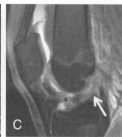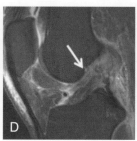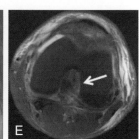

图91.14 矢状位（A）、冠状位质子密度脂肪抑成像（PDFS）（B）示前交叉韧带（ACL）胫骨止点完全撕裂（箭头）。矢状位 PD-FS 图像（C）显示第二例患者前交叉韧带从中部撕裂。矢状位（D）、轴位 T_2 FS（E）图像显示第三例患者前交叉韧带从股骨止点撕裂（箭头）

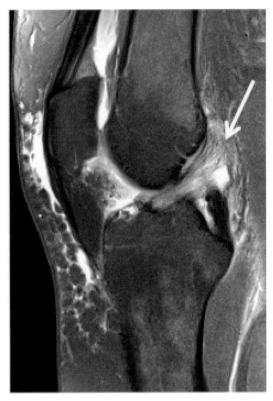

图 91.15　SAG PD FS 图像显示前交叉韧带黏液样变性（箭头）

与 ACL 相比，PCL 撕裂的影像表现更加难以识别。在短 TE 图像上，任何异常信号都应该引起注意。PCL 在 T$_2$ 加权像常表现为低信号，PCL 损伤信号容易被忽视。韧带厚度的增加，也是一个较难识别的征象。短 TE 图像（PD）信号的细微增强及韧带厚度的增加提供了 PCL 撕裂的 MRI 证据。即使是高强度损伤可能也不会造成韧带的完全断裂。由于 PCL 的强度较大，通常只有严重损伤才会导致 PCL 完全撕裂，因此应仔细寻找是否合并其他损伤。特别要注意后外侧角（PLC）的情况，这将在后面讨论。与 ACL 的骨挫伤类型不同，PCL 损伤并没有一致的骨挫伤模式。然而，在短 TE 图像上，若发现前胫骨平台的骨挫伤，需仔细检查 PCL 的完整性。

内侧副韧带（MCL）起源于股骨内上髁，止于胫骨近端内侧干骺端，关节线的下方。完整的 MCL 在 MRI 表现为均匀低信号，张力好。MCL 的深层与内侧半月板相连。MCL 损伤可源于直接暴力或外翻应力，后者多见于足球运动，与前交叉韧带断裂、内侧半月板损伤合称为"恐怖三联征"。MCL 损伤后 X 线检查可显示 MCL 走行区域的局部软组织肿胀，内侧关节间隙增宽是次要征象。

MCL 损伤可分为三级。Ⅰ级损伤在 MCL 浅层和深层序列中出现增高的液体信号。Ⅱ级为部分断裂，至少可见部分完整的纤维。Ⅲ级为完全撕裂，常伴有回缩（图 91.19）。任何相关的股骨端撕脱骨折都可以通过 X 线片和 MRI 确定，类似于上文讨论的 Segond 骨折。在陈旧损伤的情况下，可在股骨附着点附近看

窝。PCL 最好在短 TE 图像上进行评估（与评估半月板的图像相同）。在 X 线片和矢状位 MRI 上，可见到后抽屉征象，表示 PCL 的完整性破坏后胫骨相对于股骨发生后移（图 91.18）。

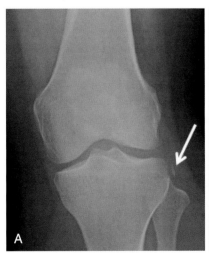
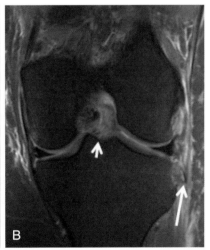

图 91.16　正位片（A）显示胫骨平台外侧附近的曲线形骨质碎片，是典型的 Segond 骨折（箭头）。冠状位质子密度脂肪抑制图像（B）显示 Segond 骨折（长箭头），有骨折块和宿主骨水肿。可部分观察到前交叉韧带撕裂（短箭头）

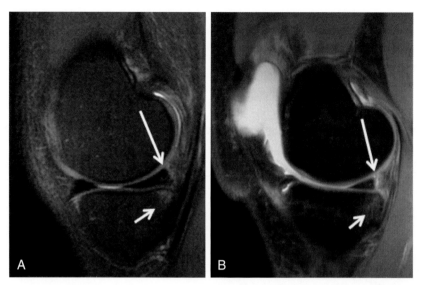

图 91.17　矢状位质子密度脂肪抑制图像（PD FS）（A）显示半月板与关节囊无分离但伴有挫伤（长箭头）。内侧胫骨平台水肿（短箭头）。矢状位 PD FS 图像（B）显示半月板与关节囊壁分离（长箭头），伴内侧胫骨平台水肿（短箭头）。两例均有前交叉韧带完全撕裂（未显示）

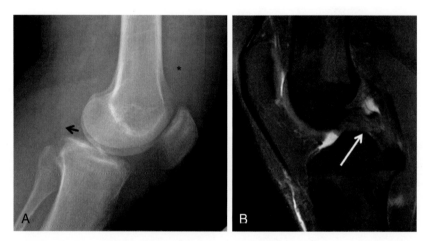

图 91.18　侧位片（A）显示胫骨相对于股骨的后移（箭头）和中度关节积液（星号）。相应的矢状位质子密度脂肪抑制图像（B）显示后交叉韧带完全断裂（箭头）

到营养不良性钙化，即所谓的 Pelligrini-Stieda 病变。常规 X 线摄片比 MRI 更容易识别该病变，除非有钙化信号（或称骨化；图 91.20）。

　　髂胫束（IT band）是阔筋膜张肌的延续，穿过膝关节外侧，止于胫骨前外侧的 Gerdy 结节。它的损伤较罕见，损伤后的 MRI 表现与前面讨论的韧带损伤的表现类似。髂胫束摩擦综合征的特征是在关节线水平的髂胫束的深浅两面出现异常的信号，也可见到髂胫束的增厚。Gerdy 结节浅层可出现滑囊炎，表现为液体样信号，伴有周围炎症或水肿。

　　后外侧角（PLC）是提供后膝关节外侧稳定性的

一组复杂的韧带和肌腱的复合体。腓侧副韧带起源于股骨外侧髁，与股二头肌肌腱共同止于腓骨头。腘肌腱起源于腘肌裂孔。腘肌腱复合体由腘腓韧带、豆腓韧带和弓状韧带组成。弓状韧带是一个"Y"形结构，连接腓骨茎突、腘斜韧带和后关节囊。

　　PLC 损伤通常与 ACL 或 PCL 损伤相关，并且由于疼痛和肿胀，在体格检查时难以识别。轴位和冠状位 T_2 序列通常是显示这些损伤的最佳方法。若发现 PLC 区域的 T_2 信号普遍增高，应注意检查损伤。腓侧副韧带和联合腱在 T_1 像和液体信号加权序列上应该清晰可见。如果在腘肌裂孔内发现裸区，应怀疑腘

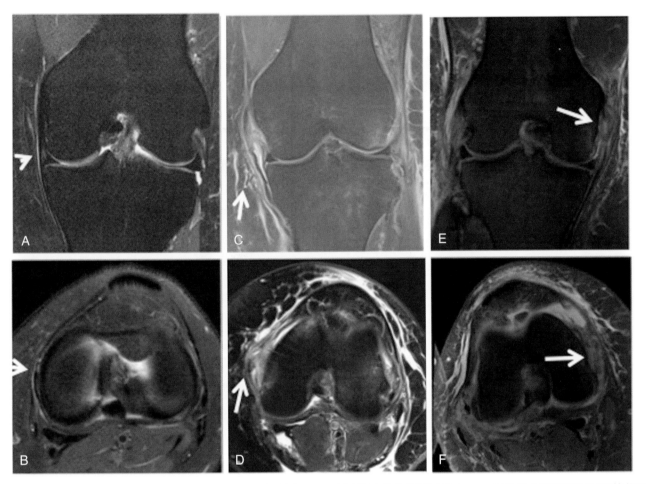

图91.19　冠状位（A）和轴位（B）质子密度脂肪抑制（PD FS）图像显示内侧副韧带（MCL）（箭头）浅层和深层液体信号增加，为 I 级损伤的表现。第二例患者的冠状位（C）和轴位（D）PD FS 图像显示 MCL 纤维部分断裂（箭头），符合 II 级损伤。第三例患者的冠状位（E）和轴位（F）PD FS 图像显示完全的 MCL 断裂（箭头），符合 III 级损伤

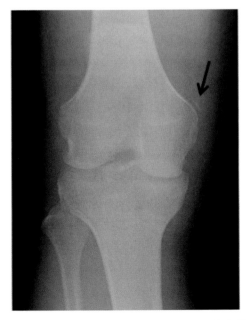

图91.20　冠状位显示内侧副韧带起始部的不均匀骨化（箭头），示 Pelligrini-Steida 病变

肌腱起点损伤可能。X 线片上的腓骨头撕脱骨折往往提示 PLC 损伤，应在 T₁ 加权序列和 X 线片上仔细进行相关分析（图91.21）。

伸膝装置

　　伸膝装置主要由股四头肌肌腱汇合而成，在沿着髌骨走行后最终以髌腱止于胫骨结节上。内侧髌股韧带（MPFL）和内侧髌旁支持带为髌股关节提供内侧稳定性。在轴位 MRI 上，可见股内侧肌肌腹与 MPFL 融合成为一个支持性结构，在其远端是内侧髌旁支持带。髌股外侧韧带（LPFL）和外侧髌旁支持带提供外侧的稳定性。在传统的 X 线片上应辨别出 3 个脂肪垫：股骨前、髌上和 Hoffa 脂肪垫。股骨前脂肪垫和髌上脂肪垫之间的密度差提供了软组织对比，根据此在侧位片上可以观察髌上积液。

　　矢状位 T₂ FS 序列和相应的轴位序列是评价股四

头肌和髌腱的最佳方法。

股四头肌腱远端可有正常的条纹信号。髌腱除非受损（髌腱变性，如跳跃者膝），应该基本上是低信号。髌腱的病变在液体敏感加权序列上常表现为球形高信号（图91.22）。股四头肌或髌腱的断裂分别导致低位髌骨或高位髌骨（图91.23）。

一过性髌骨脱位是一种常见的疾病。滑车沟浅、高位髌骨和髌骨脱位病史等是危险因素。当髌骨处于

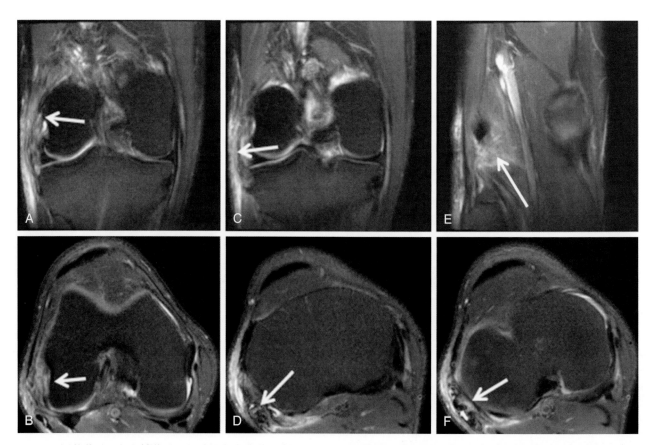

图 91.21　冠状位（A）和轴位（B）质子密度脂肪抑制（PD FS）图像显示腓侧副韧带完全撕裂（箭头）。冠状位（C）和轴位（D）PD FS 显示股二头肌止点部分撕裂（箭头）。冠状位（E）和轴位（F）PD FS 图像显示弓状韧带撕裂（箭头）

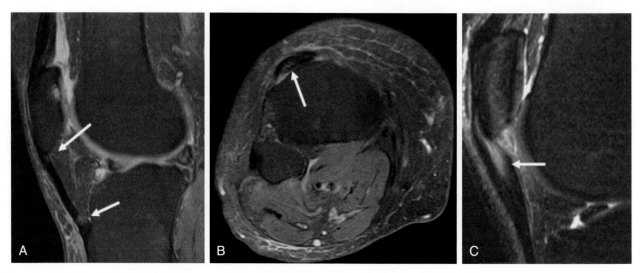

图 91.22　矢状位质子密度脂肪抑制（PD FS）（A）和轴位（B）图像显示髌腱近端和远端信号增高，表示髌腱肌腱变性（箭头）。矢状位 PD FS 图像（C）在另一例跳跃者膝患者中显示髌腱近端（箭头）更显著的信号异常

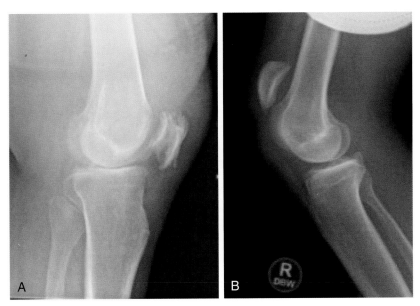

图 91.23　侧位 X 线片（A）显示股四头肌断裂及低位髌骨。第二例患者的侧位片（B）显示高位髌骨和髌腱断裂

急性脱位状态时是相当容易识别的。然而，在就诊时脱位往往已经复位。常规 X 线片可显示大量关节积液，也可以鉴别有无髌骨或股骨外侧髁的撞击性骨折块。撞击后骨软骨损伤（OCL）可继发出游离体。MRI 可显示髌骨脱位的特征性表现，如骨髓水肿、软骨损伤、髌骨内侧支持带撕裂等。在液体敏感序列上可观察到，髌骨内侧面与股骨前外侧撞击导致的特征性的骨髓水肿（图 91.24）。应仔细寻找有无骨折和移位的软骨或骨块。通常的骨软骨损伤区包括滑车的最外侧，以及髌骨关节面的内下部。关节积液通常会较多，这有利于寻找游离的骨软骨片。3 个平面上都应仔细寻找有无游离骨软骨片（图 91.25）。

MRI 也有助于评价髌骨轨迹异常的解剖学原因，股骨滑车深度和胫骨结节 - 滑车沟距离（TTTG）可以直接在轴位图像上进行测量。髌腱和股骨外侧髁摩擦综合征（又称髌下脂肪垫撞击综合征、Hoffa 脂肪垫撞击综合征）的患者在 Hoffa 脂肪垫的外上角 T_2 信号增强（图 91.26）。矢状位和轴位 T_2 FS 是确诊的最佳方法。MRI 上可测量 TTTG，测量结果大于 15 mm 应怀疑有髌骨轨迹异常。髌骨外侧关节面或股骨外侧滑车观察到相关的软骨缺失提示髌股关节外侧张力过大和髌骨轨迹不良可能。

骨性结构和软骨

股骨远端和胫腓骨近端可发生多种骨折，其中许多已经在本章的其他地方讨论过了。简单地说，骨折表现为线状 T_1/T_2 低信号，伴骨折线周围的 T_2 高信号。在关节内骨折如胫骨平台骨折中，软骨常受累，MRI 能对其进行评估。对于股骨、胫骨和腓骨骨折，冠状序列是最好的评价方法；对于髌骨骨折，矢状序列是

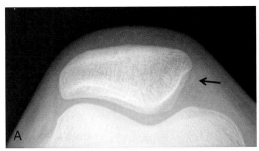
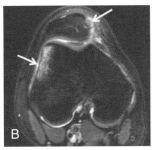

图 91.24　髌股关节 X 线片（A）显示髌骨内侧面撕脱骨折。轴位 T_2 脂肪抑制图像（B）显示髌骨内侧关节面和股骨外侧滑车的骨挫伤模式（箭头）

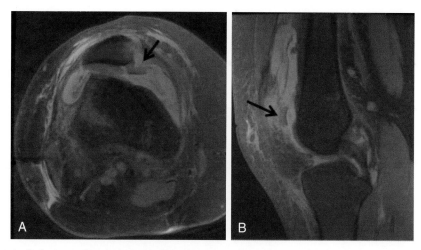

图 91.25　轴位（A）和矢状位（B）质子密度脂肪抑制（PD FS）图像显示一过性髌骨脱位，髌骨内侧关节面存在 14 mm 的骨软骨损伤（箭头）

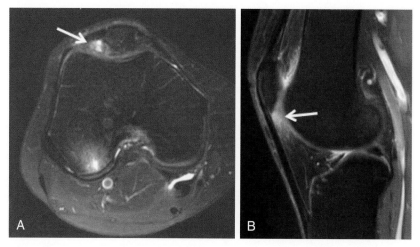

图 91.26　轴位 T₂ 脂肪抑制（A）和矢状位质子密度脂肪抑制图像（B）显示 Hoffa 脂肪垫外上侧（箭头）的局灶性水肿，表示髌下脂肪垫外上撞击可能

最好的评价方法。

当关节内骨折使骨髓渗入关节时，就会发生关节积脂血症。如果允许沉降，较低密度的脂肪会分层沉积在其他积液的顶部。在真正的侧位片上，透明脂肪由一条直线分开。在 MRI 上，脂肪在 T₁ 加权序列上呈高信号，当应用脂肪抑制时信号降低（图91.27）。

以前称为自发性膝关节骨坏死（spontaneous osteonecrosis of the knee，SONK 或 SPONK）的疾病，现在被认为是软骨下发生的不完全骨折。软骨下骨的病灶区域通常是股骨内侧髁，显示与关节面平行的 T₁/T₂ 低信号，伴有周围增强的 T₂ 骨髓信号。该病很少或没有既往创伤病史。随着时间的推移，该损伤区

将硬化，在 X 线上表现为高密度，关节面可发生重构（图 91.28）。半月板外凸和内翻畸形可能导致硬化和重构的恶化，随之发生继发性骨关节病[15]。

评估软骨病变最好的成像方法是 PD FS 成像或梯度回波（GRE）成像。冠状位和矢状位的影像最适合评价股骨和胫骨。矢状位成像对评价滑车最好，轴位成像对评价髌骨最好。Outerbridge 分类通常用于软骨损伤分级。I 级损伤为软骨软化，在 MRI 难以观察，或表现为信号增高而不伴有软骨厚度的丢失。II 级和 III 级损伤分别表现为小于或大于 50% 的软骨厚度的损失。IV 级软骨病变是全层软骨的丢失，常伴有软骨下骨髓水肿或囊性变。

骨软骨损伤（OCLs）是骨及其上覆软骨的局灶性

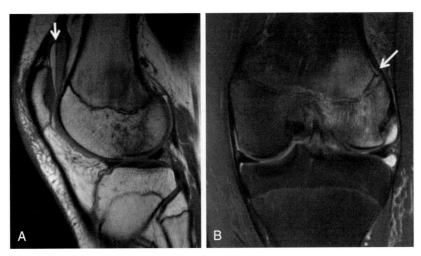

图 91.27 矢状位 T$_1$ 像（A）显示髌上隐窝内脂肪 - 液体平面（箭头）。相应的冠状位质子密度脂肪抑制图像（B）显示股骨外侧髁的 Salter-Harris II 型骨折（箭头）。股骨远端的骨骺损伤很少见，仅占骨骺损伤的 5%[14]

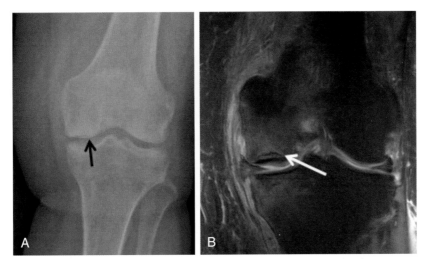

图 91.28 正位 X 线片（A）显示股骨内髁扁平性损伤（箭头）。冠状位质子密度脂肪抑制图像（B）显示低信号软骨下骨折线（箭头）和周围骨髓水肿

异常。在成人，这些病变往往是因创伤或退变导致。在 MRI 上，液体敏感序列显示骨髓局灶性水肿和（或）囊性变，并伴有上覆软骨损伤。骨软骨下方的液体信号提示不稳定骨折碎片可能。移位时，OCL 成为关节内游离体。最终，损伤区域被肉芽组织填充。如果软骨表面的缺损看起来像是被无定形的等 T$_2$ 信号填充，应仔细寻找有无游离体。

前面已经提到了几个膝关节周围滑囊或常见的积液区域。腘窝是最常见的部位。腘窝囊肿是由膝关节内的液体流出聚集形成的。腘窝囊肿破裂时可由 MRI 确定，且在 T$_2$ FS 轴位上看得最清楚，表现为沿腓肠肌内侧头的高强度液体信号，腘窝囊肿处经常会残留少量液体。

另外，鹅掌下滑囊和半膜肌 - 胫侧副韧带间滑囊（SMTCL）常可与内侧半月板损伤相混淆。内侧副韧带（胫侧副韧带）与半膜肌之间存在一个潜在的滑囊，这个滑囊积液时在 MRI 上可出现类似于"逗号"的形状（图 91.29）。SMTCL 滑囊可与半月板旁囊肿相混淆。在作出诊断之前，应先确定囊肿是否起源于内侧半月板（见图 91.7）。SMTCL 滑囊与鹅足囊是不同的，鹅足囊更靠近前方及远侧，但二者治疗方法相同。在相邻结构间发生摩擦的位置都可以形成滑囊，最常见的地方髂胫束深方，表现为液体信号的集聚，周围常有模糊的、轻度增高的 T$_2$ 信号。

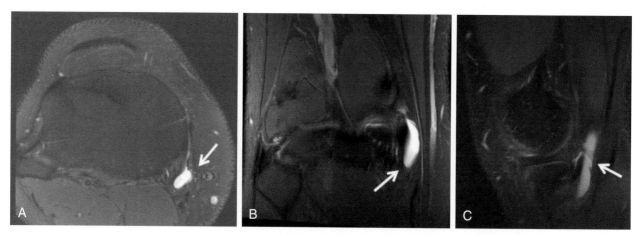

图 91.29　轴位（A）、冠状位（B）、矢状位（C）质子密度脂肪抑制图像显示半膜肌 - 胫侧副韧带滑囊具有特征性的"逗号征"（箭头）

术后影像

阅读膝关节术后影像片是一项具有挑战性的工作。完整的讨论需要专门的章节。这里讨论几个要点。金属会在 MRI 上产生伪影。有几种方法可以减少伪影，包括使用 1.5T MRI 替代 3.0T MRI。在 CT 上，金属会产生条纹状伪影。全膝关节置换术通常涉及金属的股骨和胫骨假体，以及塑料的髌骨假体和聚乙烯垫片。后两者是 X 线可透过的。X 线片可显示假体周围透亮线、骨折或假体移位。透亮线宽度大于 2 mm 则提示松动或感染。胫骨假体杆部的前倾也提示异常（图 91.30）。髌骨假体和聚乙烯垫片可以移位，从而在 X 线片上产生细微的变化。多个微小的金属密度影提示金属颗粒病。

前交叉韧带重建，不论是使用骨 - 髌腱 - 骨移植物还是腘绳肌移植物，都是一种常规的手术。X 线片有助于了解 ACL 重建患者的情况。Blumensaat 线应大约平行于移植物的走行。股骨或胫骨隧道增宽提示移植物发生微动，可能提示失败。在 MRI 上，评价技术与评价原有韧带相似。移植物走行应近似于 Blumensaat

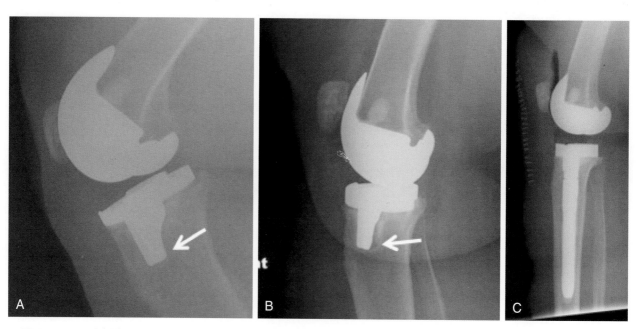

图 91.30　两张侧位片（A 和 B）显示右膝全膝关节置换术后胫骨假体过度前倾（箭头）。（C）翻修术后的侧位片

线。移植物在骨道外的部分应该是直的。移植物冗长意味着松弛。移植物纤维的完全断裂常伴有胫骨相对于股骨的前移。移植物前方可出现局灶性瘢痕，称为局灶性关节纤维化或独眼征（cyclops lesion）。在移植物修复后，髁间窝可出现纤维软骨的增生，这可能导致移植物失败。在进行术后影像检查时，应寻找有无这种异常。这些会导致活动范围变减小，但很少会引起疼痛。膝关节还有许多其他的腱性和韧带结构可以修复或重建，可用同样的原则进行评估。

对于年轻的存在严重半月板损伤的患者，可以进行异体半月板移植。同种异体半月板组织可以固定在骨附着处，然后将其置入宿主胫骨中相应的人工骨道中，或者可以使用带线锚钉技术固定。移植术后 MRI 的评估是相当具有挑战性的，移植后的影像学检查需与术前影像进行对比。不能完全覆盖股骨和胫骨关节面或移植组织悬出骨边缘表明移植物大小选择不合适。移植后的撕裂，除非出现显著移位，否则难以发现。骨道移位或放射状撕裂会导致移植物移位，通常进入关节囊和胫骨平台之间的沟槽内（图 91.31）。有趣的是，移植半月板的半脱位并不与原始半月板的外凸相关 [16]。

总之，多种放射学检查可协助诊断骨科疾病。放射科医生和骨科医生之间的良好沟通可以为患者提供最好的结果，通过沟通可为患者选择合适的拍摄角度和合适的成像层面。这一章的内容无法囊括全部相关内容，而是提供常见的解剖学和病理学表现。

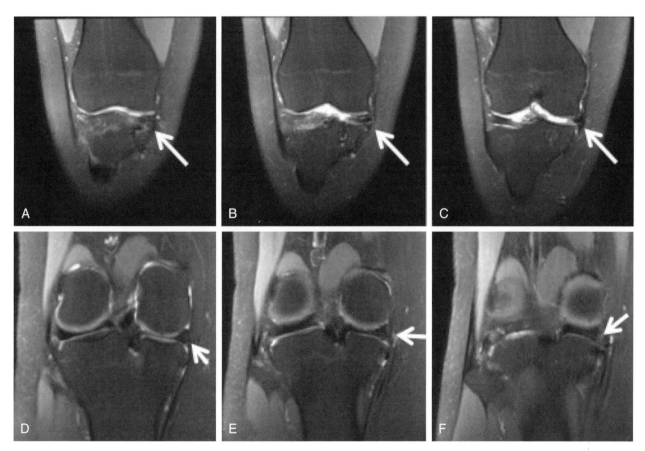

图 91.31　矢状位质子密度脂肪抑制序列显示移植的内侧半月板（箭头）的前部（A～C）和后部（D～F）附着处有磨损但未完全撕裂

选读文献

文献: Tuite MJ, Kransdorf MJ, Beaman FD, et al. ACR Appropriateness Criteria acute trauma to the knee. *J Am Coll Radiol*. 2015; 12(11): 1164-1172.
证据等级: V
总结: 膝关节创伤时适当影像学检查的选择。

文献: Miller TT. Common tendon and muscle injuries: lower extremity. *Ultrasound Clini*. 2007; 2(4): 595-616.
证据等级: V
总结: 伸膝装置相关膝关节周围肌肉韧带病变的检查技术和超声表现。

文献: Helms CA, Major NM, et al. *Musculoskeletal MRI*. Philadelphia: Saunders; 2001: 353-383.
证据等级: V
总结: 概述了针对放射科医生的膝关节疾病 MRI 成像。

文献: McAdams TR, Mithoefer K, Scopp JM, et al. Articular cartilage injury in athletes. *Cartilage*. 2010; 1(3): 165-179.
证据等级: V
总结: 概述了运动员软骨损伤的治疗及基于损伤特点的治疗流程。

（ Nancy Major, Christopher Coleman 著
麦合木提·麦麦提敏 译 王永健 校）

参考文献

扫描书末二维码获取。

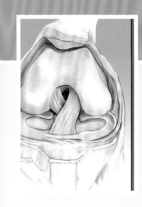

第92章

膝关节镜基础

在骨科中，很少有领域发展得像膝关节镜一样快。与许多开放手术相比，关节镜手术通常可以更快、更准确地完成；同时关节镜手术的并发症发生率更低，住院时间更短，恢复期更短。要合理高效地应用关节镜，就应该对关节镜的优点、适应证以及局限性有一定的基础认识。

第一个进行关节镜检查的关节是膝关节，许多关节镜的基本原理都是从膝关节发展而来的[1]。第一台膝关节镜手术是在欧洲进行的；之后，日本的外科医生（Takagi 和 Watanabe）大大推动了这项手术的发展[1]。关节镜的应用范围在不断扩大，未来关节镜的应用范围将会仅受限于关节镜医生的想象力。

术前评估

膝关节镜检查的适应证在持续快速地扩大。在进行关节镜检查之前，必须考虑到每个患者独特的解剖结构。对整个膝关节的系统评估包括全面的病史采集和体格检查。其他检查包括 X 线片和一些先进的影像检查也应仔细进行，并完成相应的术前文书[2]。相应的医学专科和麻醉师的术前咨询有助于减少围术期并发症[3]。对于高危患者应该注意术后预防深静脉血栓形成（DVT）。应与患者和麻醉医师团队一起探讨局部、区域和全身麻醉的注意事项。

适应证

关节镜在多种膝关节疾病中有着不同的应用。诊断性关节镜有助于确诊可疑的膝关节损伤[4]。关节镜下滑膜切除术可以用于滑膜活检以帮助风湿性疾病的诊断，也可用于切除病变滑膜、皱襞及取出游离体。用关节镜治疗化脓性膝关节炎的病例也在增加。关节镜最常用于半月板疾病的治疗，半月板撕裂和修复约占需手术治疗的膝关节损伤的一半。骨软骨病变通常可在关节镜下处理，而微骨折、自体软骨细胞移植和骨软骨栓移植也在关节镜下进行。

交叉韧带损伤可通过关节镜进行诊断、检查和后续治疗。关节镜辅助下重建这些韧带是当今最常见的矫形手术之一[5]。其他关节镜下手术包括辅助胫骨平台骨折复位、胫骨髁间嵴骨折复位固定、游离体去除、前脂肪垫清理、髌骨对线不良的松解[3]。

膝关节镜检查也要严格考虑其禁忌证，其中之一如关节镜入口部位的局部皮肤感染。此外，对于手术风险过高的患者和那些术后康复预判不佳的患者，应考虑替代治疗[6]。

体位

膝关节镜检查通常有两种不同的体位摆放方式。患者可以仰卧在手术台上，并使用侧位架进行反牵引。或者可以将术侧腿放置在商用腿架上（图 92.1）。手术腿可以自由悬挂在手术台的末端，对侧腿则放置在有衬垫的腿架中，注意不要压迫腓神经。

入路位置

入路标志：包括对髌骨下极和关节线的标记。切口通常是垂直的，长度为 1 cm，在膝关节屈曲的时候应用 11 号刀片做入路[4]。可以用一根腰穿针定位前内侧入路（图 92.2）。入路位置是膝关节镜手术成功的关键。一般地，膝关节镜检查的关节镜标准入口包括一个内上或外上入路，用于液体的流入和流出；还包括一个位于髌腱两侧关节线上方的内侧和外侧入路，用于关节镜和器械检查（图 92.3）[7]。虽然为了达到某些结构，需要在内侧和外侧入路之间交替使用器械，但外侧入路通常用于关节镜下观察，而内侧入路则用于器械检查（图 92.4）。现在较新的关节镜液体控制系统已经可以选择使用更好的流出道入口。远近端上入路的应用仍有助于髌骨轨迹的可视化（见图 92.3）。

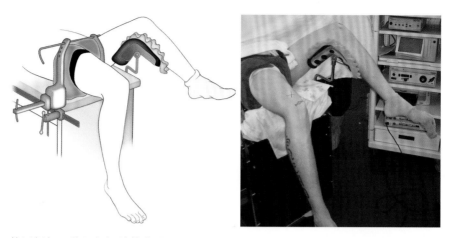

图 92.1   患者仰卧，使用侧架上的腿架摆放体位（From Miller MD, Chhabra AB, Safran MR. *Primer of Arthroscopy*. Philadelphia: Elsevier; 2010.）

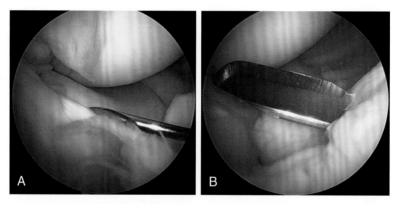

图 92.2   前内侧入路定位。（A）将关节镜转向前内侧关节囊。插入一根腰穿针并定位，直到它刚好位于半月板上方，其轨迹符合关节内的操作要求。（B）小心地拔出腰穿针，将 15 号或 11 号刀片刀刃向上插入

膝关节的辅助入路包括后内侧入路、后外侧入路、远端内侧辅助入路和远端外侧辅助入路，以及近端上内侧入路。后内侧入路常有助于显示后交叉韧带和内侧半月板后角（图 92.5）[8]。有时也会用到后外侧入路，该入路位于外侧副韧带后方，髂胫束和股二头肌肌腱之间，但应特别注意确保入口位于股二头肌肌腱的前方，以避免损伤腓神经（图 92.6）。在进行前交叉韧带（ACL）手术时，为了获得更好的入路角度，可以建立一个内侧辅助入路以便钻制股骨隧道[9]。其他入路包括髌腱正中入路、远端内侧和远端外侧辅助入路（以便在难以到达的区域放置器械），以及位于髌骨内侧缘近端 4 cm 处的近端内上入路（用于评估髌骨轨迹）。

诊断性关节镜

与其他关节一样，应当对膝关节进行系统的检查。在给患者定位之前，应在麻醉诱导后进行一次全面的检查，以评估所有方向上的稳定性情况。关节镜套管放置在内上或外上入路，用于液体流入和流出（尽管现在这些入路的使用与许多新的泵系统都是可供选择的），在膝关节屈曲 60°～90° 时切口后，将鞘芯和镜鞘插入外侧入路，并向髁间窝倾斜。一边将膝关节伸直，一边将鞘芯和镜鞘推进到髌上囊内，并使用一台摄像机替换鞘芯进行观察。前内侧入路可以在开始时制作，也可以在可视状态下通过腰穿针穿刺完成（见图 92.2）。虽然可以有许多检查顺序，但重要的是要

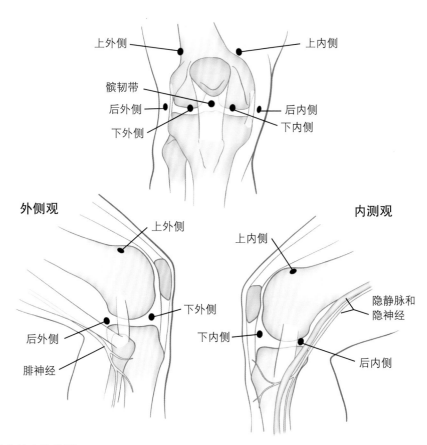

图 92.3　膝关节镜检查的入路位置 (From Miller MD, Chhabra AB, Safran MR. *Primer of Arthroscopy*. Philadelphia: Elsevier; 2010.)

观察患者的髌上囊、髌股关节（图 92.7）、内侧和外侧隐窝、内侧和外侧间室（半月板和关节软骨），以及髁间窝（交叉韧带）[4]。对于髌下脂肪垫的切除范围（便于暴露视野），每个外科医生有着不同的要求。

髌股关节的检查包括髌骨关节面和滑车。髌骨与股骨在屈膝 40° 时应该完全贴合。检查隐窝内是否有游离体。屈膝，将关节镜向下伸入髁间窝。前交叉韧带是通过关节镜从外侧观察并用探钩探查的（图92.8）。ACL 由两个独立的纤维束组成，这两个纤维束通常不是清晰可见的，但偶尔可被识别。对后交叉韧带也应进行评估，但通常只检查股骨侧，其余部分因被 ACL 遮挡而难以观察。而后，在外翻应力下伸直膝关节，可观察到内侧间室。这一步可以让助手帮助或将患肢的踝放在手术医师的髋部。可将足向外旋转扩大视野，以检查半月板和关节面。当探查完毕后，将患侧膝关节调整至"4"字体位并按照上述步骤完成外侧间室的探查。

如果需要评估其他区域，则应视需要建立额外的入路。当怀疑内侧半月板病变而不能从前入路识别时，建立后内侧入路有助于诊断。此入路是在直视下将关节镜从股骨内髁旁进入后内侧间室。必须注意避免损伤隐神经和隐静脉。可使用一根腰穿针确定入口的位置。接下来，做一小切口，然后用钝器向下扩展到关节囊。一旦关节镜置于膝关节后方，就可以看到内侧半月板的后角。使用 70° 关节镜可能会有帮助。在对关节进行全面的评估后，所有的外科病理性病变都要进行相应的处理。

器械

尽管 70° 关节镜在后方可能有帮助，但最常用的是 30° 关节镜。可以使用关节镜探针，这可为关节镜医师提供触感信息。向上倾斜的器械（包括咬骨钳）适合用于内侧关节室，而直的器械适合外侧关节室。关节镜下的刨刀有大尺寸和小尺寸两种，应该根据关节腔的大小来选择[5]。

术后护理

手术完成后，从关节中排出液体，并取出器械。通常使用非吸收性丝线缝合伤口，并在手术后 10～14 天进行拆线。在一些研究中心，入路通常是开放的，

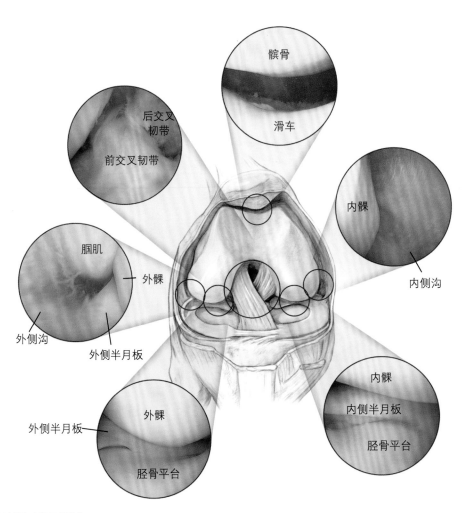

图 92.4　关节镜诊断时的可视化 (From Miller MD, Chhabra AB, Safran MR. *Primer of Arthroscopy*. Philadelphia: Elsevier; 2010.)

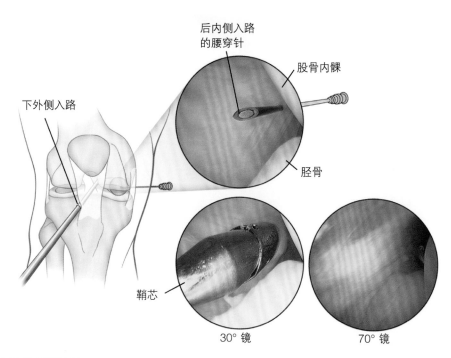

图 92.5　从后内侧入路观察髁间窝 (From Miller MD, Chhabra AB, Safran MR. *Primer of Arthroscopy*. Philadelphia: Elsevier; 2010.)

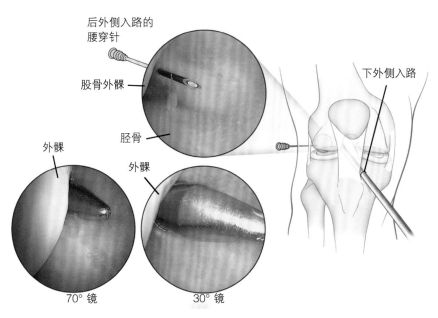

图 92.6 从后外侧入路观察髁间窝 (From Miller MD, Chhabra AB, Safran MR. *Primer of Arthroscopy*. Philadelphia: Saunders; 2010.)

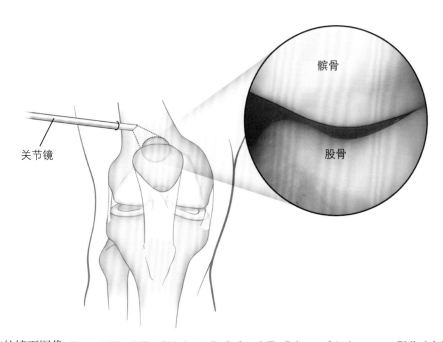

图 92.7 髌股关节的镜下图像 (From Miller MD, Chhabra AB, Safran MR. *Primer of Arthroscopy*. Philadelphia: Elsevier; 2010.)

因为他们认为开放的入路可允许液体更容易外渗，并减少术后肿胀和疼痛 [11]。在手术结束时局部麻醉剂只能注入皮肤。虽然根据手术的不同，患者的负重状态可能会有所不同，但大多数患者需要拐杖支撑一段时间。通常医生们会给予大多数接受膝关节镜检查的患者短期的术后止痛药物。

并发症

术后并发症包括感染、关节纤维化、神经血管损伤、医源性软骨损伤、骨筋膜室综合征、副韧带损伤、深静脉血栓形成或肺栓塞 [6, 12]。关节内结构损伤可能是最常见的并发症。这种风险与外科医生的经验

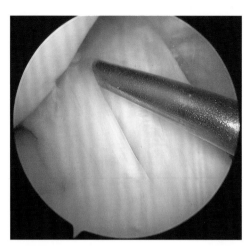

图 92.8　前交叉韧带两纤维束的关节镜图像 (From Miller MD, Chhabra AB, Safran MR. *Primer of Arthroscopy*. Philadelphia: Saunders; 2010.)

和外科医生进行手术时的细心程度相关。适当的入口位置、轻柔的操作及细节的关注是至关重要的。确切的流行病学和长期后遗症的医源性软骨病变仍是未知的。但是，涉及关节镜检查和动物模型的研究表明，这种损伤具有危害性且难以随着时间而恢复。神经或血管损伤可能是由于入路位置不当引起的。因此，在进行关节镜检查前，必须对膝关节局部解剖有全面的了解。

使用宽止血带及尽可能地限制止血带的使用时间可以减少止血带相关并发症的发生。即使止血带没有充气，定位装置（例如支腿支架）仍可以有止血带的作用。据报道，即使液体外渗这一并发症的风险可以通过置引流管来减小，但液体外渗的可能仍然存在。滑膜瘘的形成是一种罕见的关节镜手术并发症，通常需要 7～10 天的制动才能痊愈，且偶尔会导致延迟愈合。感染是关节镜检查中极为罕见的并发症，发生率不到 1%，且通常是不能完全实施无菌技术的结果。严重的病例可以使用大剂量抗生素、关节镜冲洗和清理术来治疗。而关节积液可以通过手术技术及护理程序尽量避免，但也存在发生的可能[5]。

关节纤维化可以发生于 ACL 或多发韧带损伤的重建过程中，但出现的概率较低。避免这种并发症的关键在于术前充分活动和术后早期活动。

一个罕见但可能危及生命的并发症是术后深静脉血栓或肺栓塞的出现。虽然发生这些事件的风险很低，但术前必须仔细筛查危险因素以确定需要抗凝的患者[3, 6]。危险因素包括制动、高 BMI、个人或家族凝血障碍史和高龄。

总结

膝关节镜可有效地治疗一些关节内的膝关节病变。正确评估和管理是患者预后良好的关键。患者的预后与病因相关，但关节镜对于关节内疾病患者的症状管理的确是有帮助的。

选读文献

文献： Hoogeslag RA, Brouwer RW, van Raay JJ. The value of tourniquet use for visibility during arthroscopy of the knee: a double-blind, randomized controlled trial. *A rthroscopy*. 2010; 26(suppl 9): S67-S72.
证据等级： I
总结： 在这项随机对照试验中，止血带的使用使得常规膝关节镜检查的可视度显著提高。

文献： Jameson SS, Dowen D, James P, et al. The burden of arthroscopy of the knee: a contemporary analysis of data from the English NHS. *J Bone Joint Surg Br*. 2011; 93B(10): 1327-1333.
证据等级： II
总结： 在这篇文章中，一个前瞻性、大样本量的膝关节镜研究由英国国家卫生服务提供。总的并发症发生率不到 1%。

文献： Sikand M, Murtaza A, Desai VV. Healing of arthroscopic portals: a randomised trial comparing three methods of portal closure. *Acta Orthop Belg*. 2006; 72(5): 583-586.
证据等级： II
总结： 在这篇文章中，一项前瞻性随机对照试验比较了使用缝线缝合关节镜入路与应用类固醇条或不予缝合的区别。未缝合的两组肿胀明显减轻。未缝合的两组患者对最终瘢痕外观的满意度均较高。

（Stephen R. Thompson，Mark D. Miller 著
吴　桐译 刘　阳校）

参考文献

扫描书末二维码获取。

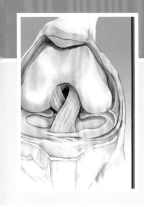

第93章

膝关节镜滑膜切除术

滑膜是一种特殊的间质组织，对于维持关节的正常功能是不可或缺的。滑膜疾病可以涉及数量不等的滑膜。类风湿关节炎表现为全关节的受累，而皱襞综合征是由孤立的滑膜病变引起的。

1855年，Volkman为结节性滑膜炎患者施行了第一次滑膜切除术。尽管手术指征和技术随着时间的推移而改变，但手术仍在开展，手术目的仍是切除病变滑膜[1]。与开放手术相比，关节镜技术使外科医生能够在不进行大的关节切开的情况下进行滑膜切除术，降低术后关节纤维化的风险。关节镜技术作为一种有效的清除后室滑膜的技术，可以观察到在开放手术中可能忽略的滑膜病变。关节镜下滑膜切除术可用于类风湿性关节炎、色素沉着绒毛结节性滑膜炎（pigmented villonodular synovitis, PVNS）、血友病滑膜炎、滑膜皱襞、滑膜血管瘤、滑膜骨软骨瘤病和退行性滑膜炎的手术治疗。

同所有骨科手术一样，术前需要进行完整的检查评估这些患者，包括全面的病史和体格检查以及完整的影像学分析。此外，在手术治疗之前，应先尝试进行药物治疗。手术治疗包括关节镜下切除不同数量的滑膜，其数量取决于潜在的疾病过程。

病史

完整的病史对滑膜疾病患者的评估十分重要。其他受累关节的存在、症状的慢性化、诱发因素以及患者的残疾程度都是重要的信息。类风湿关节炎患者可能有更多全身症状，包括晨僵和其他关节受累，特别是手和足的小关节。PVNS是一种典型的单关节病变，影响30~50岁的成年人，症状的本质是机械性表现，可能与半月板撕裂患者的症状相似[2]。临床上，患者有局部发热、肿胀和僵硬的隐匿性起病过程，偶尔有交锁和可触及的肿块。皱襞综合征表现为膝关节前内侧疼痛。患者在反复活动后会感到紧张、痉挛、疼痛。

临床上很难将皱襞综合征与引起膝关节疼痛的其他原因区分开来，如半月板撕裂、髌腱炎或者髌股关节疼痛综合征。

体格检查

风湿性或自身免疫性疾病患者的其他关节可能受到累及，应对这些关节进行评估。类风湿关节炎患者常有膝关节屈曲挛缩和股四头肌萎缩[3]。应检查皮肤、之前手术切口和皮下结节。膝关节检查包括整体对线、活动度（ROM）、渗出液、温度、压痛、摩擦音、力量、半月板的完整性和稳定性。侧副韧带不稳或骨畸形可提示更严重的关节损伤。有这些症状的患者很可能不适合单纯滑膜切除术。

PVNS的体格检查常常是非特异性的。渗出液与弥漫性浸润有关。关节触诊提示温度升高和压痛。抽吸关节积液表现为暗褐色积液，由关节内反复出血所致。细胞学检查表现为含铁血黄素和多核异物巨细胞，但这些检查结果通常是正常的[4]。韧带不稳定在PVNS患者中并不常见。

皱襞综合征起病隐匿，常见髌旁内侧区域压痛。有时手指可直接触到皱襞的滑动，可重现患者的症状。如果在用一只手向内侧推髌骨时触诊髌骨内缘，另一只手在胫骨外旋位产生外翻应力，则可能引起疼痛，提示皱襞综合征[5]。皱襞综合征患者一般不会出现积液。

影像学

类风湿关节炎患者可出现关节周围侵蚀和骨量减少。患者术前应行颈椎前屈和后伸位检查，以排除颈椎不稳。PVNS患者的X线片可显示关节面糜烂、囊性和硬化性病变。如果滑膜中含有较多的含铁血黄素，可形成软组织肿块。但通常情况下，影像学检查是正常的，关节间隙正常。MRI被认为是诊断PVNS

最有效的方法，表现为关节内结节状低信号肿块。

决策原则

对于患有全身性疾病的患者，应进行全面的风湿疾病检查，并进行适当的实验室检查。血友病患者需要咨询血液科医生。如果进行手术治疗，就必须对围术期凝血因子进行严格控制。

对于局限性疾病，如局限性 PVNS（图 93.1 和 93.2）或皱襞，关节镜手术可以完整地切除病变。对于弥漫性疾病如类风湿关节炎（图 93.3～93.6）或血友病的患者，当保守治疗效果不佳时，可以进行手术以减轻疾病症状。

治疗方案

不同的病因有不同的治疗方案。近年来，类风湿关节炎的临床治疗有很大的改善。临床治疗的目的包括减少疼痛和肿胀的关节数量、抑制急性期反应、降低类风湿因子的滴度、减缓疾病的影像学进展。临床治疗应包括联合使用改善疾病的抗风湿药、非甾体抗炎药、适当的物理治疗、调整活动度和关节内类固醇注射 [6]。对于放射线检查有轻度退行性改变的类风湿

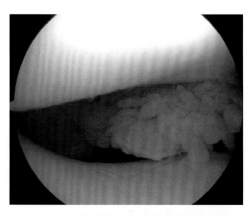

图 93.3　一例 39 岁类风湿关节炎患者的左膝髌股关节。尽管进行了保守治疗，患者还是出现了屈曲挛缩，肿胀加重，随后选择接受关节镜下滑膜切除术

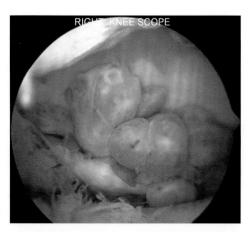

图 93.1　局限性色素沉着绒毛结节性滑膜炎（PVNS）关节镜所见

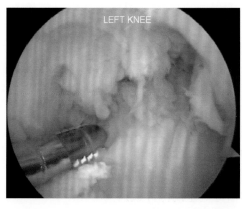

图 93.4　图 93.3 患者切除术前左膝关节镜下髁间窝所见

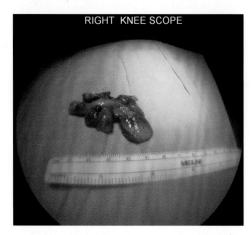

图 93.2　图 93.1 局限性色素沉着绒毛结节性滑膜炎标本的大体图

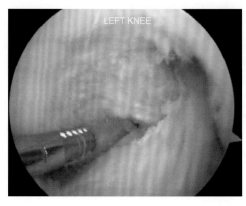

图 93.5　图 93.3 患者切除术后关节镜下髁间窝所见

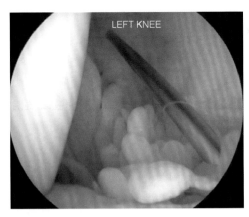

图 93.6　图 93.1 患者后内侧间室的关节镜所见。用腰穿针来定位理想的入口位置

关节炎患者，如 6 个月保守治疗失败，可以选择进行关节镜下滑膜切除术。明显关节间隙狭窄或力线不齐是膝关节滑膜炎性疾病滑膜切除术的相对禁忌证，这种情况下建议做全膝关节置换术。

血友病性滑膜炎也可伴有明显的关节破坏，滑膜切除术后症状可有很好的改善[7-9]。放射性滑膜切除术是血友病滑膜炎患者的首选治疗方法，80% 的患者效果满意[10]。一年内不能进行 3 次以上的放射性滑膜切除术。如果 3 次放射性滑膜切除术都不能缓解症状，则应在关节镜下行滑膜切除术。虽然关节脱位是无法预防的，但滑膜切除术可以减少关节积血的复发并保持关节活动度。血友病滑膜切除术需要住院治疗，以便与血液科医生协调处理凝血问题。

在 PVNS 中，关节镜下滑膜切除术是治疗局限性病变的首选方法，但对于弥漫性 PVNS 和局部复发的患者可能需要开放滑膜切除术。辅助治疗包括关节内放疗或中等剂量的体外放射治疗，进一步降低了晚期复发的可能性[11]。

作者首选技术

关节镜下滑膜切除术需要使用多个入路探查膝关节；因此，详细的术前计划和患者准备是手术成功的关键。建议全身麻醉，并考虑使用导尿管。如果出于医疗需要，可以使用硬膜外麻醉，这也可能有助于术后疼痛的缓解。

麻醉诱导后体格检查

检查双膝关节，评估关节活动度、韧带稳定性、髌骨活动度、髌骨轨迹和是否有积液。

体位

患者仰卧于手术室的手术台上。健侧穿戴压缩袜和顺序加压装置，固定在腿架上。术中患肢不能使用腿架，因为可能会影响内上和外上入路。降低手术台足侧，弯曲手术台中部，避免髋关节过伸。在患肢大腿根放置止血带。

手术步骤
前间室

在完成标准的准备和铺单后，将下肢驱血，止血带充气至 300 mmHg。切除的滑膜组织应收集并送病理检查。首先是膝关节前部。采用内上入路，放置套管。之后采用标准的前外侧和前内侧入路。前外侧入路入关节镜，并进行初步评估。使用关节镜刨刀进行滑膜切除。膝关节处于伸直位，从前外侧入路观察时，刨刀从外上和前内侧入路进入，切除所有滑膜组织，同时避免损伤周围肌肉、肌腱和筋膜（表 93.1）。

后间室

前间室完成后，应将精力转到后侧间室。通常后间室可以用 30° 关节镜观察到。然而如果遇到困难，可以使用 70° 关节镜。首先关节镜必须放置在后侧间室。钝穿刺头置于套管鞘内，从前外侧入路进入关节内。钝头套管朝向股骨内髁，当与之接触后，将钝头套管小心地向后推进，穿过股骨内髁和后交叉韧带之间的间隙，手上抬，利于匹配胫骨的坡度。如果操作困难，采用髌腱正中入路可以更容易地进入后间室。插入关节镜，可以看到股骨内后髁和内侧半月板后角（见图 93.6）。当向内侧观察时，在腓肠肌内侧头内侧将一根穿刺针插入后内侧间室。该针头是用来确保后内侧间室所有部位的滑膜都可以比较容易切除。当确定理想入路后，在皮肤上做一个纵向切口。止血钳钝性分离组织，切开关节囊，置入套管。通过套管置入刨刀，切除后内侧间室的滑膜。

后外侧间室的入路类似于后内侧间室。从前内侧入路置入钝头套管，位于股骨外髁和前交叉韧带之间。手轻轻抬起，向后推进，注意不要损伤后关节囊，以免损伤神经血管。关节镜取代穿刺头，观察股骨外后髁和外侧半月板后角。放置穿刺针，利于后外侧入路的观察。穿刺针妥善放置，置于股二头肌和髂胫束之间，有助于保护腓总神经。穿刺针应穿入腓侧

表 93.1　膝关节镜滑膜切除术的操作步骤

步骤	滑膜切除部位	关节镜入路/腿部位置	器械入口
1	A.髌上囊	前外侧/伸直	前外侧
	B.隐窝		
2	A.从内侧隐窝开始	前外侧/伸直	前内侧
	B.髌上囊的内侧		
	C.髁间窝		
3	A.内侧隐窝终点	前外侧/屈曲	前内侧
	B.髌上囊内侧		
4	A.髌骨后间隙	前外侧/伸直	前外侧
	B.前外侧隐窝		
5	A.髌骨后间隙	前外侧/伸直	前内侧
	B.前内侧隐窝		
6	A.后内侧间室	前外侧/屈曲	后内侧
7	B.后外侧间室	前内侧/屈曲	后外侧

副韧带后方，腓肠肌外侧头前方。放置穿刺针，确保后外侧间室所有部位滑膜都可以切除到后，切开皮肤，用止血钳分离后关节囊。然后在直视下刺破后关节囊，放置套管。通过套管放置刨刀，进行后外侧间室滑膜切除。

滑膜切除完成后，松开止血带，用射频止血。通常术后 24 小时内使用负压引流，尽量减少关节积血。冰敷、抬高下肢和加压包扎可减少肿胀，鼓励早期活动。

术后处理

手术后患者可以负重。物理治疗在拔除引流管后的第 1 天开始，主要集中于闭链练习。早期目标是恢复伸膝和股四头肌功能。术后初期可使用持续被动练习仪。

结果

Goetz 等 [12] 对 32 例膝关节类风湿关节炎患者行关节镜滑膜切除术，术后联合放射性滑膜切除，随访 14 年，发现关节镜滑膜切除术联合术后放疗至少在 5 年内稳定改善膝关节的功能。但二次手术常见，56% 的患者在 10 年内会进行二次手术 [12]。以全膝关节置换术作为终点，5 年关节存活率为 88.5%，10 年关节存活率为 53.9%，14 年关节存活率为 39.6% [12]。Carl 等 [13] 研究了 11 例正在接受滑膜切除术的类风湿关节

炎患者，研究发现滑膜切除术后总体急性炎症浸润减少 82%，慢性炎症浸润减少 62.5% [13]。

对 630 例 PVNS 患者的 meta 分析证实，对于关节镜滑膜切除术、前间室关节镜滑膜切除联合后间室切开滑膜切除术或切开滑膜切除术，总复发率为 21%（137/630）[11]。对复发患者的多因素分析证实，与关节镜下滑膜切除术相比，对于局限性疾病，不同手术入路没有差异。低质量的证据表明，切开手术（OR=0.47；95%CI 0.25 ~ 0.90；P=0.024）或联合手术（OR=0.19；95%CI 0.06 ~ 0.58；P=0.003）会显著降低复发率。两组的伤口并发症和再次手术率相似。与联合治疗组（2.7%，1/37）和关节镜滑膜切除术组（2.1%，5/239）相比，开放滑膜切除术组术后关节僵硬明显增加（10.5%，37/354）[11]。

虽然很少有关于血友病患者滑膜切除术的随访数据，但 Verma 等 [14] 认为血友病患者预后的主要预测因素是关节内病变进展的程度。在病变严重的病例中，关节镜下滑膜切除术的效果较难预测，应考虑全关节置换术。

并发症

滑膜切除后，可能会出现复发性关节出血。积液通常可以用粗针头抽吸，但可能需要关节镜冲洗。关节僵硬和伸直功能丧失也是可能的。进行积极康复和早期 ROM 练习，使用伸展板和动态支撑可能有助于

改善这些症状。关节感染或神经血管损伤也可能发生。仔细小心操作可以将这些并发症降至最低。

未来展望

未来治疗方向包括辅助治疗以降低关节镜滑膜切除术后疾病复发的可能性。例如，PVNS 肿瘤由滑膜成纤维细胞过度表达巨噬细胞集落刺激因子（M-CSF）所致，酪氨酸激酶抑制剂如 IMA-Tinib，证明可以缓解肿瘤进展，可能成为晚期和复发疾病的有效治疗方法[15]。

选读文献

文献： Goetz M, et al. Combined arthroscopic and radiation synovectomy of the knee joint in rheumatoid arthritis: 14-year follow-up. *Arthroscopy*. 2011; 27(1): 52-59.
证据等级： Ⅳ，治疗病例研究
总结： 作者评估了 32 例联合关节镜和放射性膝关节滑膜切除术治疗早期类风湿关节炎患者的效果，从膝关节功能和再手术干预的必要性进行评估。在平均 14 年的随访中，以任何一次再次手术干预为终点，关节生存率为 32%，这对该手术的长期效果提出了质疑。

文献： Carl HD, et al. Site-specific intraoperative efficacy of arthroscopic knee joint synovectomy in rheumatoid arthritis. *Arthroscopy*. 2005; 21(10): 1209-1218 .
证据等级： Ⅲ
总结： 作者采用术前和术后的滑膜组织样本评估了关节镜下膝关节滑膜切除术在类风湿关节炎患者中特异性炎症浸润的减少程度。他们得出结论，关节镜下滑膜切除术减少了类风湿关节炎患者的急性和慢性炎症浸润。但是，减少程度可能取决于关节的解剖部位。

文献： Mollon B, Lee A, Busse JW, et al. The effect of surgical synovectomy and radiotherapy on the rate of recurrence of pigmented villonodular synovitis of the knee. *Bone Joint J*. 2015; 97-B(4): 550-557.
证据等级： Ⅳ，治疗研究
总结： 作者对 630 例因 PVNS 接受膝关节滑膜切除术的患者进行了 meta 分析，总的复发率为 21.8%(137/630)。对于弥漫性 PVNS，开放式滑膜切除术和联合关节镜 / 开放式滑膜切除术的复发率低于关节镜滑膜切除术，但不适用于局限性疾病。围术期放疗可减少弥漫性 PVNS 的复发。除开放和联合关节镜 / 开放滑膜切除术后僵硬明显增加外，其他并发症发生率相似。

文献： Kim TK, et al. Neurovascular complications of knee arthroscopy. Am *J Sports Med*. 2002; 30: 619-629.
证据等级： Ⅳ，评论文章
总结： 作者总结了与关节镜手术步骤相关的并发症的原因和发生率，包括前、后间室滑膜切除术。并对并发症的处理和法医学意义进行了综述。

（Mick P. Kelly, Charles A. Bush-Joseph 著
石媛媛 译 刘 阳 校）

参考文献

扫描书末二维码获取。

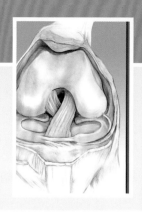

第 94 章

半月板损伤

背景

Bland-Sutton 在 1897 年对半月板进行了最早的描述。当时，半月板被认为是残留组织，被描述为"关节内腿部肌肉的无功能残留"[1]。对半月板的进一步研究表明，半月板是可以为膝关节提供机械支持的次级稳定装置，可以起到分散局部压力和负荷、润滑和具有本体感觉的作用[2,3]。

1936 年，King[4,5] 首次在犬类模型中记录到半月板滑膜交界处的半月板愈合。他还记录了撕裂的微小愈合。在半月板部分或全部切除的情况下，可见明显的关节软骨退变。这些数据表明，血供可能在半月板愈合中起关键作用，而半月板可能在软骨保护中起作用。

1948 年，Fairbank 通过对半月板全切术后患者的影像学评估证实了半月板的软骨保护作用。这项研究记录了特殊的 X 线——"费尔班克变化"（Fairbank changes），包括从股骨髁延伸的前后嵴的形成，股骨关节面边缘变平，关节间隙变窄。这些影像学表现早在半月板全切除术后 5 个月就可以被发现，并随着时间不断发展。这些观察结果提示半月板在负重时可能有一定的功能，而半月板完全切除后则失去该功能。这一结果，连同其他数据[6-8] 表明应尽可能减少半月板切除范围，进行半月板修复、生物刺激程序以及制订更好的标准指导治疗方案，以保护半月板。

半月板解剖结构

半月板为纤维软骨性结构，呈半月形，断面呈楔形。两个半月板（内侧和外侧）存在于股骨和胫骨关节之间。股骨关节面呈凹形，胫骨关节面呈凸形。这些表面分别与凸面和凹面相对的软骨表面相符合。完整的关节使股骨髁、半月板和胫骨平台之间完全契合，为半月板的生物力学功能奠定了基础。

内侧半月板和外侧半月板在形态上有显著差异，这主要是由于内侧半月板和外侧半月板在内外侧股骨髁和胫骨平台的结构上的差异造成的（图 94.1）。半月板的宏观和微观解剖结构决定了其功能。内侧半月板和外侧半月板是附着在胫骨平台前后的两个 C 形纤维软骨结构。内侧半月板在前后方向较外侧半月板长。内侧半月板的前角在矢状切面上比后角小。另一方面，外侧半月板的前角和后角大小相似。大约 50% 的内侧胫骨平台被内侧半月板覆盖。外侧半月板对外侧胫骨平台的覆盖率为 59%[9]。

半月板的锚定是通过插入纤维和韧带附着点完成的。插入纤维将两个半月板的前角和后角固定在软骨下骨上。在大多数患者中，半月板间韧带也直接附着于双侧半月板的前角。内侧半月板与内侧副韧带和内侧关节囊的深层纤维连续，使它的活动度低于外侧半月板。尽管如此，内侧半月板的后角仍然可以移动 5 mm，以适应屈膝时股骨的后屈。另一方面，外侧半月板的关节囊和韧带附着点明显较少，因此更容易移动。正常的外侧半月板位移可高达 11 mm，该结果可能部分解释了外侧半月板损伤频率低的原因。腘肌腱的关节内部分可以在半月板和膝后方关节囊间的腘肌腱裂隙辨认出来。这个潜在的活动过度区是由固定后方关节囊的上、下腘半月板纤维束来提供稳定性的（图 94.2）。半月板损伤可导致外侧半月板活动过度，需要修复半月板以重建半月板的稳定性。

除了纤维束，有 66% 的患者可通过半月板 - 股骨韧带获得外侧半月板稳定性。半月板 - 股骨韧带有 2 条即：Humphrey 韧带和 Wrisberg 韧带。尽管不常见，Wrisberg 韧带变异也可能存在于盘状外侧半月板。盘状半月板中，通常缺乏半月板与关节囊的连接，而只有坚固的 Wrisberg 韧带稳定后角（图 94.1 和 94.2）。Humphrey 韧带从股骨内髁延伸到外侧半月板后角，走行于后交叉韧带（posterior cruciate ligament, PCL）

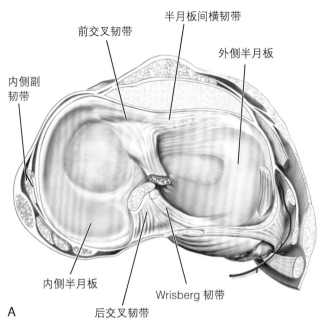

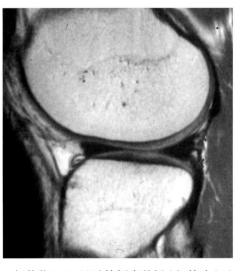

图 94.2　矢状位 MRI 显示外侧半月板（红箭头）上、下胭半月板纤维束的解剖关系

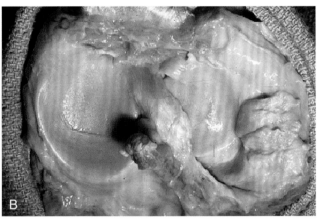

图 94.1　（A）示意图和（B）尸体解剖半月板的轴位解剖视图显示了内侧和外侧半月板前角和后角的结构差异和附着位置（Modified from Pagnani MJ, Warren RF, Arnoczky SP, et al. Anatomy of the knee. In: Nicholas JA, Hershman EB, eds. *The Lower Extremity and Spine in Sports Medicine*. 2nd ed. St Louis: Mosby; 1995.）

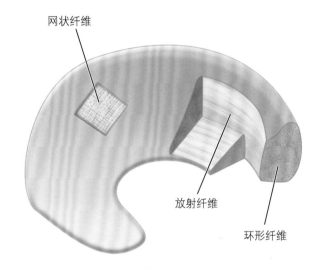

图 94.3　半月板显微结构 (From Bullough PG, Munuera L, Murphy J, et al. The strength of the menisci of the knee as it relates to their fine structure. *J Bone Joint Surg Br*. 1970; 52B: 564–567.)

前方。Wrisberg 韧带或其变异有着相似的附着点，但均走行于 PCL 的后方。

　　在组织学上，致密的纤维软骨是由周围排列的胶原纤维（以分散压缩载荷或"环应力"）以及一些横行纤维（以防止纵向撕裂）组成。在表面，胶原纤维随机排列以分散与膝关节的屈伸有关的剪应力（图 94.3）[2]。蛋白多糖大分子含有并能保留水分，这对半月板的压缩、冲击吸收性能至关重要，可以增强其润滑膝关节的能力。

　　半月板的血供来源于半月板周围的毛细血管丛。

它们是内侧和外侧膝动脉的分支。重要的是，只有周边的 25% ~ 30% 的半月板是有血供的（图 94.4）。从半月板的周边到中心部分的血管密度逐渐衰减，而临床将其分为了三个区域。外三分之一被称为"红 - 红区"。因为该部位血管较密集。在这个区域，损伤部位的出血导致的炎症反应释放细胞因子，从而促进纤维血管瘢痕的形成及合成代谢细胞的迁移。因此，半月板的损伤在这一区域具有最高的愈合潜力。中间的区域被称为"红 - 白区"。这一区域有中等程度的血供，导致半月板撕裂后的结果较难预测。如果在此区域尝

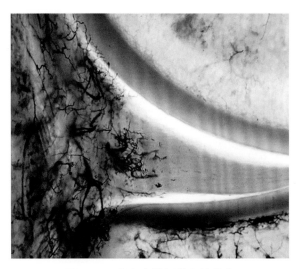

图 94.4　成人半月板微血管分布

试修复，通过一些辅助技术，如滑膜摩擦、血管通道和纤维蛋白凝块可增加局部血流量和最大限度的愈合潜力。红 - 红区和红 - 白区结合在一起，形成 4mm 的半月板 [13]。其余的半月板在成人均是无血管的，因此被称为"白 - 白区"。这一区域的营养是通过滑液的被动扩散获得的。因此，半月板白 - 白区的损伤不会刺激愈合反应，修复后的预后较差。

半月板的神经和血管解剖在密度和位置上极为相似。半月板的外周、前角和后角的神经组织明显高于中央区 [2, 8]。在上述这些部位均发现了机械纤维和感觉纤维，它们可能与膝关节活动时的疼痛和本体感觉有关。Dye 等 [14] 通过一项使用神经感觉半月板绘图的临床研究证实了这些基础科学数据，这项研究记录了在半月板关节囊交界处和半月板外周的显著神经活动，与中央的神经活动形成明显差异。这些数据表明，作用于外周半月板边缘和半月板关节囊交界处的机械负荷可能是半月板损伤后疼痛产生的主要原因。

半月板生物力学与功能

内侧和外侧半月板的作用提供机械支撑和次级稳定性，负责膝关节的局部压力和负荷分布、润滑和本体感觉 [2, 3]。从机械角度讲，半月板在伸膝时至少传递 50% ~ 75% 的轴向负荷，在屈膝 90° 时传递 85% 的轴向负荷（图 94.5）。股骨和胫骨的曲率半径有明显的不同，因此在关节活动时的契合较差。半月板提供了必要的负荷传输，保证了膝关节的稳定性，使关节面的最大接触应力降低了 100% ~ 200%[16–18]。半月板切除

会导致股骨 - 胫骨关节处接触负荷增加，而压力的增加集中在一个小的区域。Lee[19] 的一项生物力学研究表明了接触应力与半月板切除的大小呈相关性。切除 75% 的后角可增加接触应力，类似于半月板全切除后的接触应力 [16, 19]。此外，内侧半月板后角的完全撕裂在功能上相当于半月板根部撕脱伤。破坏了半月板的环状连续性，因此明显增加了内侧间室的接触应力 [20]。

因为特定的解剖差异，半月板损伤或功能障碍通常在外侧间室特别显著。股骨和胫骨关节是由外侧半月板缓冲的凸 - 凸关节，它覆盖了 70% 的胫骨表面积。这一关节与内侧部的凸凹股胫关节形成了直接的对比。因此，与内侧间室相比，部分或完全切除外侧半月板会导致外侧间室有更大的接触应力，增加患骨性关节炎的风险 [17, 21]。

除了接触应力分布外，半月板在减震中也起着至关重要的作用。半月板胶原的超微结构是以环状方式构成的，从而允许将轴向载荷转换为水平"环向"应力。半月板的刚度较低、弹性较高和双相结构也有助于减震。先前的数据表明，半月板全切除术导致了 20% 的震动吸收力减少。因此，保持半月板的完整性是减少软骨损伤的关键 [22]。

半月板作为膝关节次级稳定结构的作用也有相关的文献记载。Bedi 等 [23] 在 Lachman 试验和轴移试验中，用膝关节专用的电脑导航软件测量，注意到同时切除半月板和前交叉韧带（anterior cruciate ligament，ACL）所导致的胫骨前移，几乎是单纯切除前交叉韧带的 2 倍。在 Lachman 试验中，次级稳定作用主要是由于内侧半月板的后角阻碍了胫骨前移 [23, 24]。既往资料显示，在一期 ACL 重建中，内侧半月板后角的缺失与移植物伸长和复发性关节松弛的风险高度相关。可能的原因是，这种情况下，内侧半月板的后角起到楔状支撑的作用，以阻止胫骨前移。既往数据表明，切断 ACL 及行内侧半月板切除后，屈膝可使胫骨前移增加 58%。

外侧半月板的生物力学稳定作用也得到了很好的证实。外侧半月板缺失可显著降低膝关节的稳定性，特别是胫骨内旋转（以及随后的轴移）[27]。Musahl 等 [28] 在尸体模型中使用计算机辅助导航，记录到在 ACL 缺失的膝关节中切除外侧半月板后在轴移试验时可使胫骨前移显著增加 6 mm（而 Lachman 试验中则不增加）。这些数据证明了外侧半月板在膝关节受到轴向和旋转负荷时作为稳定装置的重要性。

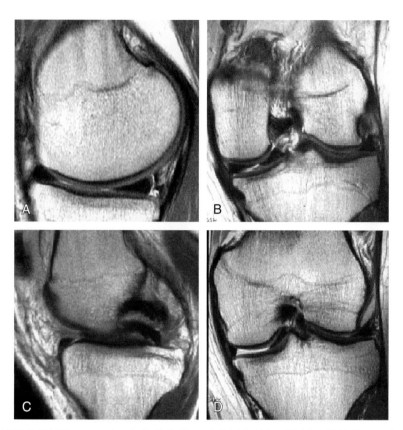

图94.5 内侧半月板和外侧半月板的MRI。（A）矢状位像显示内侧半月板后角周边信号增强，表示周围垂直半月板撕裂。（B）冠状位像显示复杂的内侧半月板撕裂。（C）双后交叉韧带征表明桶柄样半月板撕裂移入髁间窝。（D）冠状位像显示缺如的后角，这是由于桶柄样撕裂移位所致，在髁间窝中可以看到移位的半月板

流行病学

急性和慢性撕裂的半月板是很常见的运动损伤，发生于不同年龄及运动水平的患者。半月板损伤常引起疼痛、躯体损害以及临床症状，如疼痛，ROM减少，通常需要手术干预治疗。半月板撕裂的治疗经过几十年的发展，在矫形外科的技术和理念上都取得了巨大的进步。

自1936年半月板全切除术成为半月板损伤的首选治疗方法以来[4]，后来的大量研究表明，半月板组织应尽可能保留[29, 30]。出于这个原因，新进的治疗方法都试图尽可能多地保留半月板。这些方法从开放的半月板全切到开放的半月板部分切除，最后发展到关节镜下的半月板部分切除或修复。半月板损伤是最常见的肌肉骨骼系统损伤，发生率为每年23.8/10万。美国骨科医师学会估计，美国于2006起每年行膝关节镜手术的将近100万例。在这之中，因半月板损伤而接受关节镜治疗的占所有关节镜手术的50%[32]。

对半月板疾病的病因、处理和预后的理解源自流行病学，包括性别、年龄、活动水平和类型，以及患者的合并症[33-39]。男性半月板撕裂的发病率是女性的4倍[2, 33]。剪切和旋转运动要求膝关节在高活动水平下屈曲，产生半月板损伤的风险最高，包括篮球、足球、体操、摔跤、足球和滑雪。此外，在这些活动和所有年龄组中，外侧半月板撕裂比内侧半月板撕裂少见[33, 36, 39]。

包括磁共振成像（MRI）在内的放射学的最新进展显著提高了半月板损伤的诊断水平。然而，改进的影像学检查也证实了不一定与临床症状相关的半月板病变。先前的资料表明，在年轻患者中（平均年龄35岁），无症状半月板撕裂的发生率为5.6%。40%的患者在内侧半月板后角也有异常信号。这些偶然的发现随着年龄的增长而显著增加。无症状老年患者半月板撕裂的患病率为76%（平均年龄65岁）[41]。

先进的成像技术也有助于诊断伴有韧带损伤的半月板病变。由于急性 ACL 损伤的机制，ACL 损伤时外侧和内侧半月板撕裂的风险显著增加，这与 ACL 急性损伤的受伤机制及慢性损伤时半月板的次级稳定作用相关。先前的资料表明，在急性 ACL 损伤的情况下，半月板撕裂的发生率为 60%~70%[42]。外侧半月板损伤更常见的原因是旋转和平移损伤[42, 43]。既往的数据显示，年轻人群中 ACL 急性断裂时伴有外侧和内侧半月板撕裂的发生率分别为 57% 和 36%[42]。而内侧半月板撕裂在慢性 ACL 撕裂中更常见。

半月板损伤的分类

半月板的撕裂分为多种类型，包括垂直（纵行或环行）、放射状、水平（横向）、退行性病变、复合撕裂、根部撕脱（图 94.6）。垂直、斜行和纵行撕裂在年轻人群中最为常见，而复杂的退行性撕裂多见于40 岁以上的患者。许多研究者观察到撕裂的类型和形态可以用于预测预后，复杂的不稳定撕裂（经关节镜检查发现 >3 mm 者），疗效显著较单纯垂直-纵裂型差[44, 45]。

垂直（纵行或环行）半月板撕裂往往是外伤性的，如前交叉韧带撕裂。当其撕裂 >1 cm、移位且不稳定时也被称为桶柄状撕裂。桶柄状撕裂可能经常导致机械症状，包括交锁和伸直受限。由于内侧半月板与周围关节囊的附着较坚固，因此该损伤更常发生于内侧半月板。小的、不完全的垂直撕裂较为常见，在关节镜检查时可被发现。如果这些不完全撕裂在体格检查时被认为是稳定的，那么在合并 ACL 损伤的情况下可能不需要干预[46, 47]。

斜行（鹦鹉喙或瓣状）撕裂通常发生在半月板的后体部和中体部交界处。这些不稳定的撕裂经常引起机械症状，包括在膝关节运动过程中产生交锁及其可能伴有疼痛。这一疼痛可能与半月板-关节囊交界处和周围的滑膜刺激有关，这种类型的撕裂不适合修复，因为它最常发生在白-白半月板区域。切除不稳定的碎片是有效解决机械症状的办法。

放射状撕裂垂直于环状纤维，通常出现于急性ACL 断裂后的外侧半月板中。同样，这些撕裂的长度也存在差异，从小到大的撕裂可从白-白区延伸到半月板的边缘。小于 60% 的半月板放射状撕裂通常不会显著影响骨间室的生物力学。而一个大的放射状撕裂（ >90% 以上的撕裂），导致间室的峰值压力显著增加[48]。部分撕裂未累及关键的外周纤维，因而保留了半月板的负荷分布能力。在大多数情况下，部分放射状撕裂会逐渐吸收以使半月板再次达到稳定。另一方面，完全撕裂导致完全的环行纤维断裂，这不仅损害了半月板的功能，而且在施加轴向负荷时，也具有使得修复失效的倾向。虽然这种损伤难以愈合，但仍应尝试半月板修复，因为除此之外唯一有效的替代治疗方法是近半月板全切术。机械负荷对半月板愈合的作用仍需要进一步的数据加以了解。大多数研究者建议在完全放射状撕裂修复后的早期应避免负重，以减少不愈合的可能性。

半月板的水平状撕裂通常发生于半月板退变的早期，通常是由于不同程度的上下半月板区域的剪切力引起。这种类型的撕裂可发生在年轻患者，但更常见的是退行性的撕裂，并可能与半月板囊肿共同发生。这种撕裂通常可在 MRI 上被发现。然而，它们的存在并不一定会引起临床症状[49]。随着时间的推移，这些病变的治疗理念不断发生变化。一些更老的资料表明囊肿抽吸和水平撕裂的缝合修复可以避免半月板的切除[50]。但在过去十年的大部分时间里，大多数水平

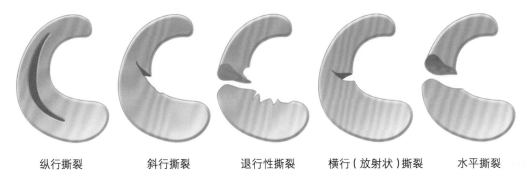

| 纵行撕裂 | 斜行撕裂 | 退行性撕裂 | 横行（放射状）撕裂 | 水平撕裂 |

图 94.6　半月板撕裂的描述性分类（Modified from Ciccotti MG, Shields CL, El Attrache NS. Meniscectomy. In: Fu FH, Harner CD, Vince KG, eds. *Knee Surgery*. Baltimore: Williams & Wilkins; 1994.）

撕裂，包括瓣状撕裂，治疗的方法是半月板部分切除术。最近的一项系统回顾研究[51]显示，在年轻人群中，修复这些损伤的成功率为78%。鉴于这种高成功率和半月板保存的好处，应在较年轻的患者中尝试修复这种水平状撕裂，因为这可以使胫股接触的压力接近于原始半月板的水平[52]。如果无法进行修复，保留水平撕裂的上层可提供最大程度的保留的半月板的负荷分担功能[53]。在年龄较大的可疑半月板变性撕裂患者中，术前应仔细评估和行保守治疗，因为该手术的临床效果通常不能保持很久[54]。

复杂撕裂的半月板是星点状的病变，并在多个平面出现，而累及横切面的撕裂最为常见。这些撕裂最常发生在后根，本质上是退行性的。如果有手术指征，应采用半月板部分切除术。

半月板撕裂通常可用3个放射状区域和4个环形区域进行分区定位。这种分类系统可用以改进临床资料和比较结果（图94.7）[55]。

病史

半月板撕裂可以是创伤性的，也可以是退行性的。退行性撕裂与骨关节炎密切相关。急性撕裂伤通常与外伤相关，最常见的是由于扭转引起的。急性半月板损伤的早期诊断和治疗可明显影响半月板的短期活性及远期保护膝关节软骨的功能。鉴于急性创伤性半月板撕裂的发病率高，以及年轻患者半月板的功能

尤为重要，因此治疗在年轻人群中尤为重要。

仔细完整的病史、体格检查和影像诊断有助于有效和准确的诊断，并可指导相应的治疗。应依据上述流行病学的指导进行问诊，包括患者的年龄、受伤机制、活动水平、合并疾病及既往的同侧伤病史或手术史。此外，还应提出一些基本问题，包括出现症状的部位和持续时间、加重及缓解的因素，包括药物治疗和活动调整。

患者可能会回忆起单一的创伤性事件。这些事件通常包括扭伤或过度屈曲，伴有或不伴有轻度肿胀，通常可在伤后第二天注意到。值得注意的是，这种肿胀并不能完全指向半月板疾病。疼痛常局限于关节线周围，且通常是间歇性的。持续的疼痛或休息时的疼痛通常预示着独立的或额外的病理改变，如骨性关节炎。机械症状也可能预示着不稳定的瓣状或桶柄样半月板撕裂。这些症状包括关节交锁、弹响、疼痛或者是必须通过特定移动膝关节来"重置"膝关节。由于半月板撕裂碎片造成的关节交锁常见的表现为无法充分伸膝。与外伤性撕裂不同，退行性、慢性半月板撕裂是非创伤性的，很少与急性肿胀相关。相反，患者可能会描述轻微的间歇性肿胀，不常见的机械症状，以及广泛的关节线处的疼痛。这些撕裂更常发生于年龄较大、活动较少的人群中，并可能伴有骨性关节炎。

体格检查

对可能伴有半月板撕裂的患者进行的体格检查应包括步态、站立姿势、关节活动度、髋关节和膝关节的力量测试以及韧带稳定性测试。仔细检查和触诊膝关节，特别注意关节线。特殊检查包括 McMurray 试验和 Apley 研磨试验[56-61]。因为肢体的可变性和患者特异性，应检查对侧肢体以进行比较。

体格检查可发现存在膝关节内翻或外翻的减痛步态。内侧半月板撕裂的患者应观察是否有内翻畸形。这种排列方式可能与半月板撕裂的病因和治疗有关。移位的撕裂可能表现为机械性的 ROM 受限，伴有终点处明显的疼痛。屈膝过深的疼痛是非特异性的，但在后角损伤中是常见的。然后评估交叉韧带和侧副韧带的稳定性。应观察膝关节是否存在积液，可以通过操作向下推挤髌上囊以使积液更加明显。同时，应触诊关节线周围的韧带和肌腱是否存在压痛点。我们倾向于在患者仰卧位、髋关节外旋、膝关节屈曲到90°的情况下进行触诊检查。值得注意的是，可触及的关

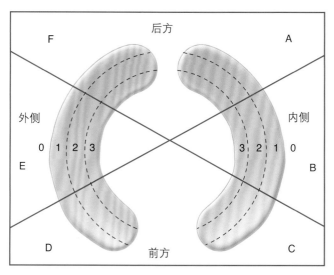

图 94.7 根据解剖位置和血供对半月板撕裂进行分类（Modified from Cooper DE, Arnoczky SP, Warren RF. Arthroscopic meniscal repair. *Clin Sports Med*. 1990; 9: 589–607.）

节线压痛一直被认为是半月板病理最敏感和最特异的体格检查结果。然而，在 ACL 损伤的情况下，关节线压痛对于确定半月板病理的准确性明显较低[60]。

有试验是通过激发半月板碎片撞击股骨和胫骨表面之间从而产生症状。McMurray 试验在检查内侧半月板时，屈膝、使胫骨的内旋产生内翻应力，接着将膝关节逐渐伸直。反复出现的疼痛与可触及的机械点或弹响提示阳性结果。与之相应地，外侧半月板在在施加外翻应力和胫骨外旋的情况下进行测试。另一种常用的试验是 Apley 研磨试验，在该试验中，施加轴向载荷的同时进行膝关节的内外旋转（即"研磨"）。患者俯卧，患侧膝关节屈曲至 90°。阳性结果定义为内侧和（或）外侧关节线疼痛。另一种测试，叫做 Thessaly 测试，通过膝关节屈曲 5° 和 20° 时动态地再现负荷传输，以提高半月板撕裂的诊断准确性。Thessaly 测试是由检查者握住患者伸出的手，同时他或她用单腿站立，平足行走，患肢轴向旋转 3 次，首先屈膝 5° 进行，而后屈膝 20° 进行。阳性结果为内侧或外侧关节线疼痛和可能存在的机械症状。当这个测试在屈膝 20° 进行时，诊断内侧半月板撕裂和外侧半月板撕裂的准确率分别为 94% 和 96%。假阳性和假阴性结果也较低[61]。

影像学

通过病史和体格检查诊断孤立的半月板损伤的准确率可以超过 90%。然而，包括 X 线平片和 MRI 在内的影像诊断对于确认临床怀疑、评价膝关节结构排列和鉴别伴发疾病是至关重要的。当伴有软骨或韧带病变时，影像学尤其有用；因为在这种情况下，病史和体格检查的准确性要差得多。

平片应作为首选的影像学检查，但对半月板病变不敏感且特异性低。应拍摄负重的正位、侧位和 45° 屈膝的正位片。髌骨的影像可以用于评价髌股关节的病理变化。如果站立位存在明显的结构排列异常则可能与半月板疾病相关。应拍摄完整的、站立位的从髋部至踝关节的双下肢全长片。退行性关节病可能提示退行性半月板撕裂，但急性撕裂没有特殊的影像学表现。

MRI 是显示半月板、关节囊、韧带和关节软骨等软组织损伤的理想影像学检查方法。关节造影在 MRI 之前被用来识别半月板撕裂，可以考虑作为有 MRI 禁忌者的替代检查。MRI 是一种非侵入性的检查，患者无需接受放射线，即可在多个平面进行成像，从而提供软组织和骨的三维结构。以前的研究已经证明 MRI 识别半月板异常的准确性非常高[63, 64]。

我们常规使用脂肪抑制和弥散加权快速自旋回波（诊断软骨疾病最敏感）行 MRI 轴位、冠状位和矢状位成像评价半月板（图 94.8）。在快速自旋回波和脂肪抑制图像上，正常的半月板结构表现为均匀的低信号。半月板实质内高信号，但不延伸到关节面，常常是由于退变的结果。这个信号可能被过度解读为半月板撕裂。对半月板高信号的分级可以减少这种过度解释（见图 94.8）[65]。Ⅰ 级表现为非局灶性实质内高信号，未延伸至半月板表面。Ⅱ 级为局灶性线状高信号区，未延伸至半月板表面。Ⅲ 级为位于半月板游离缘的局灶性线状高信号区，延伸至上下表面。在两个或多个 MRI 图像上识别的 Ⅲ 级信号具有 90% 的灵敏度，可用于说明出现了真正的半月板撕裂[65]。然而，应该仔细评估周围结构，包括半月板 - 股骨韧带、半月板间韧带和腘肌腱，因为它们有可能被误认为是半月板撕裂。

矢状半月板窗有助于鉴别急性垂直半月板撕裂和桶柄样撕裂。而冠状位图像最有助于诊断水平的退行性撕裂。轴位成像可进一步证实放射状或瓣状撕裂的存在。桶柄样撕裂应仔细评估在髁间窝处是否存在典型的双 PCL 征象（平行于 PCL 且位于 PCL 前方的第二条低信号线），其提示移位的内侧半月板。

尽管 MRI 的敏感性高且为非侵入性，但仍存在

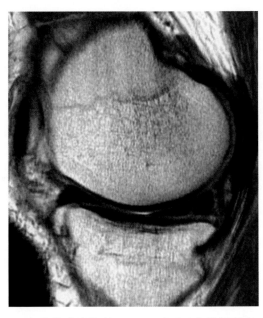

图 94.8　矢状位脂肪抑制 MRI 显示通过半月板下表面与关节腔相通的 Ⅲ 级线性信号

着明显的局限性，包括成本高、成像及解读方面出现技术错误。多项研究显示，MRI 检查时可发现 36%~76% 的被检查者存在着无症状的半月板撕裂。这一比例随着患者年龄的增长而显著增加。一项来自 65 岁以上的 MRI 数据表明 67% 的患者存在着无症状的半月板撕裂[41]。在有症状的骨关节炎患者中，这一发病率增加到了 86%。因此，重要的是将 MRI 表现与病史、体格检查以及关节镜检查结果相关联。

治疗方案

非手术治疗

半月板撕裂的非手术治疗并不是为了促进撕裂处的愈合，而是对症的治疗。虽然既往的资料表明稳定的、孤立的半月板撕裂可以自行愈合，但这种结果其实是少见的。事实上，大多数未修复的半月板撕裂不会愈合[68]。因此，非手术治疗必须针对精心选择的患者。我们的经验表明，大多数有症状的半月板病变在没有明显伴发的骨关节病的情况下对非手术治疗效果不佳，特别是患者存在机械症状时，尽管有的证据表明保守治疗可能缓解症状[68]。然而，非手术治疗常用于伴有半月板撕裂的骨性关节炎患者中，且患者无机械症状。

非手术治疗应包括休息、使用冰敷和非甾体类抗炎药，以及 6~12 周的运动调节。如果伴有骨性关节炎，可关节内注射皮质类固醇、镇痛药物（如利多卡因或布比卡因），也可使用关节炎黏补剂。我们不建议在没有骨性关节炎的患者中采取非手术治疗。而且应该注意的是，皮质类固醇可能会损害半月板的愈合，布比卡因可能会导致软骨损伤[69-71]。同时，非手术治疗不稳定的、可修复的半月板撕裂也可能导致撕裂的扩大，从而产生了必须切除的、不可修复的裂口。

手术治疗

手术适应证

半月板撕裂的最终治疗包括修复或切除病变组织。有持续性机械症状和（或）疼痛，且对非手术治疗无反应的患者，应选择手术治疗。关节镜的适应证包括：①影响日常生活、工作和（或）运动的半月板损伤的症状，如不稳定、交锁、肿胀以及疼痛。②关节线压痛、关节积液、活动受限、下蹲疼痛等体征均为阳性。挤压试验阳性或 McMurray 试验阳性；③非手术治疗无效，包括运动调整、药物治疗和康复锻炼；④排除由病史、体格检查、X 线平片或其他影像学检查确定的膝关节疼痛的其他原因[72, 73]。

受伤时间和手术方式也必须考虑。急性撕裂愈合的成功率高于慢性撕裂愈合的成功率；研究表明，撕裂时间不到 8 周的比超过 8 周的愈合的概率更高[74]。此外，接受创伤性半月板撕裂修复的患者比退行性半月板撕裂的患者在 6 年时有更好的临床功能[75, 76]。然而，大多数研究中包含了创伤性半月板撕裂和其他伴随损伤。Stein 等[77] 比较了创伤性半月板损伤关节镜下半月板修复与半月板部分切除术在功能评分中的远期疗效，结果显示无明显差异。然而，半月板修复组恢复到受伤前运动水平的比率更高。此外，在 8 年的随访中，半月板修复组仅有 40% 的患者出现骨关节炎进展，而半月板部分切除组为 81%。由于这些原因，在半月板修复中，近期的创伤性病史应被认为是预后良好的因素。

患者年龄对半月板修复结果的影响已有大量文献报道。先前的数据表明，40 岁以上的患者细胞活性下降，愈合力减弱。研究表明，在 30 岁以上的患者中，半月板的再撕裂率增加，尽管多数会发生于老年时期。如果出现无血供区域的撕裂或伴有交叉韧带断裂的半月板撕裂，那么年龄与预后并不一定相关。研究发现，年轻患者与岁数较大的患者（>40 岁）如果在乏血供区出现了半月板撕裂并接受了半月板修复术，则两组间的预后无明显差异。Kalliakmanis 等[83] 的研究表明，年龄 >35 岁或 <35 岁的患者，在伴有前交叉韧带撕裂时的修复失败率没有差异。在较年轻的患者中一些预后因素，包括无血供区撕裂、伴随 ACL 断裂和韧带持续不稳定，扮演着重要的角色[84]。而半月板切除术后的骨性关节炎的风险仍然较大。

从上述变量中，我们可以综合半月板修复的手术指征，并预测其预后。修复的禁忌证包括年龄较大或久坐不动的患者或无法进行必要的术后康复的患者。此外，单独的内 1/3 的白 - 白区撕裂、剩余的边缘大于 6 mm 时不应予以修复。边缘撕裂，包括内 1/3 的白 - 白区撕裂，只有延伸到红 - 白或红 - 红区时才应考虑修复。退行性的或稳定的纵行撕裂（长度 <12 mm）也不应修复。剩余边缘小于 4 mm 的半月板撕裂应考虑修复，因为切除较大的撕裂将导致生物力学的改变，类似于半月板全切[85]。对于 40 岁以下的患者和日常生活运动较多的患者应仔细考虑这一点。对于急性创伤性的撕裂，半月板修复是理想的治疗方式。半月板切除术后的不良后遗症在年轻、活跃的女性中最明显。部分患者表现为较快进展的外侧间室骨关节病。

因此，在这种情况下，应积极尝试修复外侧半月板。

关节镜检查

关节镜检查既可用于确诊，也可用于治疗半月板病变。仔细评估半月板撕裂的形态有助于术前计划，包括可能的半月板切除、半月板修复甚至是移植。虽然如此，诊断半月板损伤的金标准仍然是关节镜检查，术中应仔细探查所有关节内结构以明确术前诊断及识别是否存在其他的关节内病变。

特殊情况

半月板根部撕裂。内侧或外侧半月板前根或后根撕裂的诊断和治疗是极其重要的，因为这些附着部在半月板稳定性中起重要作用。这些撕裂常伴有韧带损伤，包括前交叉韧带断裂或多发韧带损伤。不稳定的外侧半月板后根撕裂可能发生于高能量的急性前交叉韧带撕裂中，因受伤时出现轴移运动导致后外侧半月板前移并冲击胫骨平台[86]。

前根或后根的撕裂可以通过关节镜手术来修复。骨隧道和缝线锚钉修复已取得了良好的效果。这两种技术应用时应在解剖止点区进行骨床新鲜化，以刺激形成一有血供的足印区。通过骨隧道修复的第一步是将不可吸收缝线穿过前根或后根组织。然后可以在关节镜下建立从胫骨前皮质到半月板根部的骨隧道，然后通过隧道拉出不可吸收缝线，并将缝线通过骨桥或其他固定装置固定于胫骨前的骨道口处。缝线锚钉修复是通过在半月板根部的足印区处放置一个缝线锚钉，然后将缝线穿过半月板，最后将半月板根部复位和固定。在处理后角损伤时，需建立一额外的后内侧或后外侧入路，以将缝线锚钉置入正确的位置。

外侧半月板筋膜撕裂。外侧半月板的筋膜附着点撕裂是外侧半月板特有的损伤。外侧半月板因为腘肌腱的存在，稳定性与内侧半月板不同。因此，在腘肌腱处，半月板与关节囊不直接连接。有研究发现了有两个腘-半月板筋膜，将外侧半月板固定在腘肌腱上。该结构撕裂可导致后外侧半月板不稳定和机械性症状。由于这些附着区域存在血供，因此可以通过由内向外或全内修复方法来修复此结构，放置缝线时应避免腘肌腱的嵌顿。

半月板囊肿。半月板囊肿可能存在于撕裂半月板的周围。半月板撕裂可导致半月板囊肿的形成。囊肿的形成可能与单向阀门的机制相同，其允许了滑液的渗入。这一机制在半月板前部的水平撕裂中尤为普遍。先

前的资料表明囊肿在外侧间室的发生率是在内侧间室的7倍，但MRI的结果表明二者的发生率一致[87,88]。

治疗囊肿和处理相关的半月板撕裂的关键在于有效地处理导致囊肿发生的单向阀门结构。关节镜下半月板部分切除术和清理术可以清理单向阀门结构，并对囊肿进行减压和切除。在关节镜手术中观察到囊液渗出到关节内可说明治疗有效。开放的囊肿切除术可应用于没有相关的半月板病变或液体量较大时。这两种手术技术都有良好的效果[89-92]。超声引导下囊肿穿刺抽吸是很少应用的治疗方法，因为囊肿内的液体可能会出现复发。

盘状半月板和半月板变异。Young[93]在1889年的一次尸体解剖中首次发现盘状半月板。这种变异可能是一种先天性的解剖变异，但以前一直认为是由于发育过程中中央半月板异常的胚胎细胞凋亡而产生的。盘状半月板变异的患病率约为5%，但在亚洲人群中似乎有所增加[94-100]。内侧和外侧盘状半月板均有描述，但外侧更常见[96,98,101]。双侧盘状半月板也可能发生在高达20%的盘状半月板病例中。

根据Watanabe等的分类系统，存在三种主要的外侧盘状半月板变异。这个分类系统是在关节镜下观察外侧半月板及其胫骨附着点的基础上发展起来的（图94.9）。Ⅰ型是一种不完整的变异，具有完整的周边附着点，但不能完全覆盖胫骨平台。Ⅱ型为盘状变异，完全覆盖胫骨外侧平台，同时具有完整的周边附着点。Ⅲ型，即Wrisberg韧带类型，缺乏正常的后侧半月板附着点，仅由Wrisberg半月板股骨韧带向后固定。由于这个原因，这种类型增加了活动的后半月板体和随之而来的临床不稳定。这种不稳定被称为膝关节弹响综合征。幸运的是，这种不稳定的变异发生率较低，为0%~33%[95,103,104]。值得注意的是，后侧半月板不稳定最常见于完全盘状半月板的年轻患者。而也有研究发现存在缺乏前侧附着点的盘状半月板也会导致不稳定[105]。

也存在其他分类系统，目的是试图提供一个更具体的对于稳定性和结构的描述，并证明更有利于指导治疗[106]。大多数盘状半月板是偶然发现的，无症状，因此不需要治疗。然而，一些盘状半月板需要手术干预，因为关节内高度应力引起的有症状的撕裂。常见的症状包括，Ⅲ型盘状半月板的机械性弹响，或先前稳定的Ⅰ型或Ⅱ型变异的撕裂，这些机械症状可能与外侧关节线疼痛和肿胀有关。患者可能会回忆起与症状相关的特定创伤事件。关节线触诊可出现在撕裂部

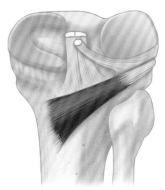 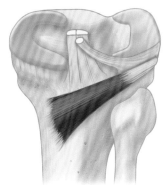 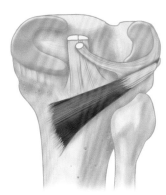

图 94.9　外侧盘状半月板的 Watanabe 分类（From Kocher MS, Klingele K, Rassman SO. Meniscal disorders: normal, discoid, and cysts. *Orthop Clin North Am* 2003; 34: 329–340.）

位的局部压痛，在运动过程中有或没有可触及的咔哒声。此时应进行影像诊断，包括 X 线平片，可表现为关节外侧间隙增宽，胫骨平台凹陷，股骨外侧髁变平，胫骨棘发育不良，半月板钙化，伴有股外髁剥脱性骨软骨炎[107, 108]。MRI 也应用于具体评估半月板的形态和识别任何撕裂。可以发现"领结征"消失，即在 3个或更多连续的矢状位图像中（层厚为 5 mm）可见前后角之间的半月板连续（图 94.10）。虽然这种征象对于Ⅰ型和Ⅱ型盘状半月板诊断性较高，但对Ⅲ型诊断较差。由于半月板形态正常，Ⅲ型变异体只能通过缺少小的周边关节囊附着点来诊断[107, 109]。诊断性关节镜应用于确认临床怀疑该病的情况。

有症状的Ⅰ型和Ⅱ型半月板变异应在关节镜下进行成形或半月板部分切除术，以恢复正常半月板的形态（见图 94.10）[104, 110–112]。可使用刨刀或关节镜咬切器切除异常中央组织和其他相关的撕裂或变性组织。周边 6～8 mm 的半月板边缘应该保持完整，以避免潜在的重复撕裂。由于盘状半月板通常伴有半月板的增厚、关节间隙的狭窄，因此应在术中谨慎操作，以避免医源性软骨损伤。

先前描述的半月板部分切除术的技术也适用于这种情况。如果一个较大的半月板撕裂延伸到周边或存在不稳定的撕裂，手术医生应该根据"半月板修复"章节的相关技术进行修复和稳定。

成形和周边修复的结合特别适合于有症状的、不稳定的Ⅲ型外侧盘状半月板的治疗。应仔细评估周边的稳定性，以确定进行足够的修复和稳定，因为这种类型的半月板可能非常不稳定。我们建议使用由内向外的修复技术，因为这种类型的半月板稳定性极低，

且患者通常较为年轻。然而，全内缝合修复器械的持续进步可能会增加全内修复技术在这种情况下的可用性。

如果可能的话，应避免半月板全切术，因为这与早期骨关节病有明显的关系[113–117]。半月板全切除术后的长期资料表明，间室退变和骨性关节炎的发病率增加。另外，半月板成形和修复通常可以得到较好的早期临床结果。然而，采用成形治疗的患者的中长期影像学检查结果并不确定。两个新近的系列病案研究研究了[121, 122]对有症状的男性盘状半月板行或不行稳定的大部成形术。患者术后平均分别随访 4.7 年和 8年，患者主观结果均良好，但有 11% 和 40% 的患者出现 X 线早期骨性关节炎的改变。这种高比率的影像学表现需要警惕，但也有可能是盘状半月板的自然病程过程导致的。最近的一项病例对照研究[54]对 40 岁以上的盘状半月板未接受治疗的患者与配对的非盘状半月板患者进行了比较，结果表明盘状半月板患者出现了更多的胫股内翻畸形，以及关节镜和影像学证实的胫股间室骨性关节炎。

遗憾的是，在盘状半月板的人群中，仍有少部分患者由于明显的组织退变或撕裂难以修复需要进行半月板全切除术。需要行半月板全切术的患者应仔细观察切除半月板后的早期体征和症状（即早期关节病），以便在有条件时为将来的半月板移植做准备。

同种异体半月板移植。尽管近年来对半月板生物力学和病理学认识的提高以及外科技术的进步，但在许多情况下，努力保存半月板的完整性和结构是不可能的。严重的病例可能需要半月板全切除或半月板节段性切除，而这会导致软骨退变和骨性关节炎。这种

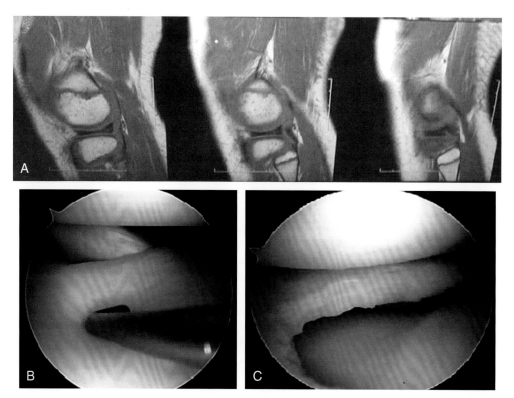

图 94.10 外侧盘状半月板。（A）诊断性 MRI 显示，在连续 3 个 5 mm 的层面中，外侧半月板没有典型的"领结"外观。（B）关节镜下完全型外侧盘状半月板。（C）关节镜下半月板成形术后观

退变可以导致明显的疼痛、活动受限和功能障碍。在这种情况下，异体半月板移植可作为一种外科治疗的选择。相关的临床和放射学评价、手术指征和技术以及同种异体半月板移植的术后管理将在本书的其他章节中详细讨论。

决策原则

我们认为病史和体格检查是优化半月板损伤患者治疗的最重要的组成部分。具体的年龄、活动水平、职业及运动需求在制订个性化治疗计划时必须考虑在内。

我们常规对任何有潜在半月板病变的患者进行 MRI 检查。应用非增强的、软骨特异序列的 MRI 对半月板、韧带和关节软骨进行检查。磁共振成像上可以对半月板撕裂或相似的病理表现（如关节软骨损伤）进行识别。在这些影像诊断资料的基础上，可以仔细地进行非手术治疗或术前计划。伴随的关节软骨损伤也可在手术时发现，并在有指征时处理。

我们相信半月板损伤的早期诊断和治疗可以提高生物学和临床结果。这种早期干预对年轻患者尤为重要。半月板手术通常在门诊进行，通常使用局部麻醉剂。在大多数半月板手术中，我们通常使用前内侧和前外侧入路，但也可能增加额外的后内侧或后外侧入路，用于改进视野和进出器械。我们不常规使用内上侧或外上侧的入水口，因为用处较少且可导致不必要的股四头肌的损伤。

对于部分厚度和长度小于 10 mm 的稳定的垂直撕裂，我们使用刨刀新鲜化处理。剩下的可修复的裂口进行修复。器械的进步使大多数垂直的中段撕裂伤可以在全关节内修复。我们目前使用 FasT-Fix 缝合系统（Smith & Nephew, Andover, MA），但也可能使用其他植入物。我们继续使用常规的由内向外的技术来修复 ACL 完整的单纯桶柄样撕裂、血供丰富的撕裂和不稳定的 III 型盘状半月板。最佳的修复可能需要多种技术的结合。例如，我们可以用全关节镜内的方法处理后角撕裂，然后用从内向外或从外向内的方法处理前角撕裂。我们仅在年轻患者、存在着较大的撕裂时且需同时行 ACL 重建时考虑修复无血管区半月板撕裂。

半月板部分切除术可在撕裂难以修复时进行，包括放射状撕裂、水平裂、斜裂和退行性撕裂。基本原则是切除至剩余结构稳定即可。同侧和对侧入路均用于最大限度地显示和进行器械操作。刨刀可在半月

板切除术的最后进行轮廓修正。我们更倾向于使用弧形刨刀，因为刨刀边缘可以很容易地转动，并且可以很好地进入后侧的半月板组织。

关于半月板损伤最重要的手术决定是切除还是修复损伤区域，这一决定依赖于前面提到的半月板区域的血供：红-红、红-白和白-白区。如果垂直撕裂发生在红-红区的半月板周边，则特别容易修复。另一方面，位于中央的红-白区撕裂的修复难度较高，因为血供比较有限。尽管如此，也可以依据其撕裂类型来决定是否行半月板修复。白-白区撕裂成功愈合的可能性很低，因此应在此区域进行半月板部分切除术[55, 123–128]。

手术技术
半月板切除术

在关节镜下证实有不可修复的不稳定的半月板撕裂后，应进行半月板切除术。应仔细用探针探查撕裂的大小，以确保最大限度地保存半月板组织以及清除所有不稳定的组织，移位至稳定的半月板上方或下方或进入间室的碎片应予以清除（图94.12）。

可以有效地使用关节镜器械切除撕裂的半月板，包括半月板咬钳或电动刨刀。在选择器械之前应考虑半月板撕裂的位置，内侧半月板后角撕裂可以很容易地从前外侧入路观察到。而向上的咬钳可以通过前内侧入路进入关节腔内操作。对于外侧半月板后角撕裂，则应与之相反。考虑到胫骨外侧表面的凸性，使用直的咬钳可能更有用。半月板切除术中应注意尽量减少关节内器械置入和移动时造成的医源性软骨损伤。通过摆放肢体位置可以增加每个特定间室内的空间，以尽可能减少这种损伤。应用外翻力并伴有屈曲或伸展可使内侧关节间隙增宽。"4"字体位是用来提供一个内翻力，以增加外侧间室的空间。必要时可屈曲或伸展膝关节进行操作。最后，已有医生将射频探针用于半月板切除术和半月板轮廓的修整。然而。我

作者首选技术

半月板修复

仔细的术前手术计划和准备可以提高手术效率，减少术中并发症，改善术后效果。大多数关节镜半月板手术是门诊手术，使用全身、区域或局部麻醉。患者取仰卧位，使用大腿水平的腿架或肢体位置架，以提供侧向阻力，用于提供外翻负荷，更好地显示内侧间室。这种方法降低了内侧间室医源性软骨损伤的风险，并增加了半月板后方的显露。然而，过度外翻负荷可导致医源性内侧副韧带损伤，应尽可能避免。

标准的手术器械包括一个带有流入和流出套管的关节镜套管系统。30°的关节镜检查足以解决大多数半月板的病理问题，但必要时也可使用70°的关节镜。切除器械包括直的、向上的和侧向鸭嘴式半月板咬钳，以及一个电动刨刀，以方便碎片切除和修整半月板轮廓。弧形4.5 mm刨刀对标准膝关节半月板后角切除非常有帮助，而弧形3.5 mm刨刀可用于狭窄的间室中，以减少软骨损伤。

每个关节镜手术都应该先进行系统的诊断评估。这项技术确保了所有的撕裂都得到有效的识别和处理。仔细探查半月板有助于识别可能难以观察到的撕裂。周边纵行撕裂或半月板关节囊分离也可通过半月板活动过大和半脱位来鉴别。下表面水平裂伤只能通过抬起上方来观察。探针也应用于区分稳定和不稳定的半月板撕裂，应仔细评估后缘和后根，因为该区域的损伤可能是较为细微的。

后内侧和后外侧的显示可通过关节镜分别在PCL和股骨内髁或ACL和股骨外髁之间进行（图94.11）。或者必要时可建立后内侧和后外侧入路，以改善这些区域的显示和测量。手术技术的熟练掌握可以诊断得更为完整，处理各种半月板病变更有效。

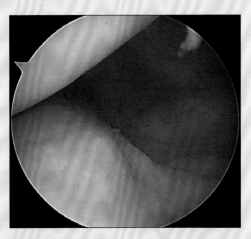

图94.11　膝关节后侧间室关节镜下可见内侧半月板后角和半月板-胫骨附着点

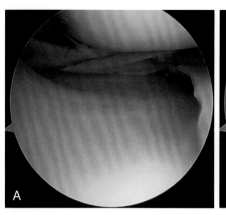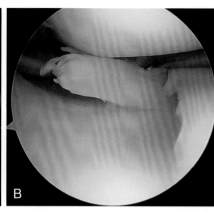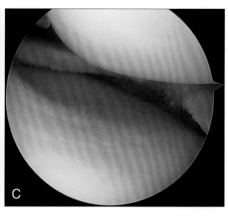

图 94.12　复杂的半月板撕裂伴不稳定的鹦鹉喙撕裂。该撕裂瓣通过关节镜探针复位（A）或呈现出来（B）。（C）半月板部分切除后的外观。尽可能保留半月板组织，切除范围仅限于半月板的不稳定部位。小心地修整残留的半月板可以将再次撕裂的风险降到最低

们倾向于不使用这一技术，因为不希望发生半月板和软骨的热损伤。

半月板修复：基础

最早的半月板修复术是在 1885 年以开放的方式进行的[130]。在过去 30 年中，这种手术在人们认识到半月板的重要性之前很少使用。关节镜技术的最新进展已经取代了开放式半月板修复，包括由内向外、由外向内和全关节镜内修复术。应仔细进行关节镜检查，包括探查确定撕裂的位置、形态和程度。这些因素结合患者的病史在确定半月板愈合的可能性时应予以考虑。在撕裂的滑膜缘侧和愈合床应用半月板锉及 3.5 mm 刨刀的组合进行刺激，以最大化增加血管反应和愈合能力。半月板撕裂的所有磨损边缘都应去除，以减少修复周围的机械性突起。在充分准备后，可以使用交叉缝线或适当的植入物来修复撕裂。垂直褥式缝合可提供固定纵行的胶原纤维以及最佳的生物力学强度，因此应尽可能地使用[129-131]。

半月板修复：由内向外技术

1986 年，Scott 等首次将由内向外（inside-out）技术描述为开放式半月板修复的微创替代方法。两根缝线通过关节镜的协助穿过半月板和关节囊，然后固定于关节囊外的一个小的切口处。切口和器械的精确定位是由内向外修复术的关键。术中应注意保护腓神经、隐神经、腘动脉等神经血管结构。这些结构的损伤可能发生在手术切开和缝合过程中，尤其是在半月板后角撕裂的修复过程中。半月板撕裂发生在前角时

是很难使用这种技术的，因为放置关节镜镜头受到角度的限制的原因。

由内向外修复术最好患者取仰卧位，膝关节屈曲 90° 可进入外侧间室，轻度屈膝则可进入内侧间室。这个角度可以提高可视性，同时提供了进入膝关节后部的通道。这个通道对于反向切口和缝线取出是必要的。我们使用一个侧体位架，放置在一个高的位置支撑大腿外侧，也可以使用脚架来协助摆放体位。在确认撕裂部位和大小后，应将关节镜置于同侧前入路观察，然后将缝合针放置在对侧入路缝合，以确保针不会直接朝向后方。这种体位可以将神经血管损伤的风险降到最低，并通过反向切口辅助操作。有多种导针套管可供选择，包括单管、双管、弯管和直管，垂直褥式缝合在任何时候都可以使用。

仔细放置后内侧或后外侧反向切口和暴露关节囊是手术安全、顺利缝合和打结的关键（图 94.13）。切口应位于中轴后方 3~4 cm，距离关节线远端 2~3 cm、近端 1 cm。内侧分离进行到缝匠肌筋膜前缘，纵行切开。然后用钝性分离并向后牵开缝匠肌、股薄肌和半腱肌。注意避免损伤隐神经。然后暴露腓肠肌内侧头，并将其从下方的后内侧关节囊上抬起，向后牵拉。在腓肠肌和后内侧关节囊之间应放置牵开器，以保护隐神经的髌下支，有利于留置缝线。

外侧的反向切口类似，取分离平面于髂胫束和股二头肌之间。沿髂胫束后缘纵行切开，在这些结构间隙进行操作。注意向后牵开股二头肌，从而保护腓神经。于股二头肌腱的后方可以看到腓肠肌的外侧头，并且应该从下方的后外侧关节囊向后移开。在腓肠肌

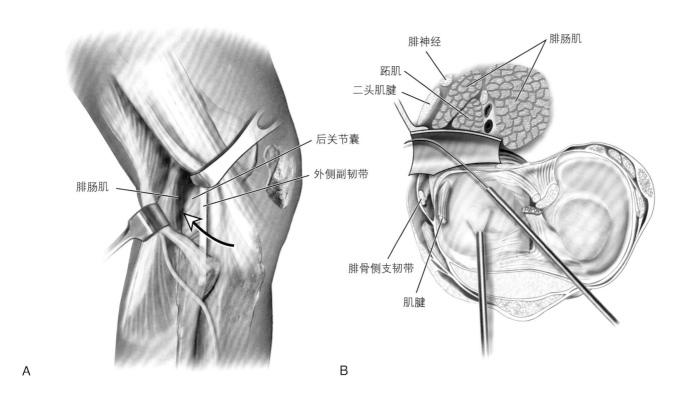

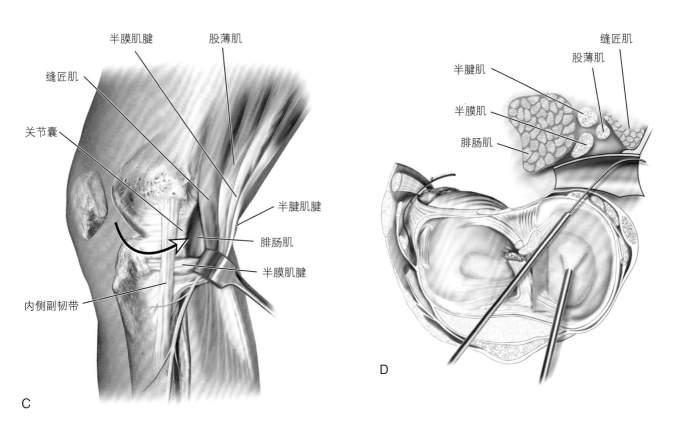

图 94.13 由内向外的外侧（A 和 B）和内侧（C 和 D）半月板修复反向切口和随后的手术显露示意图（Modified from Noyes FR, Barber-Westin SD, Rankin M. Meniscal transplantation in symptomatic patients less than fifty years old. *J Bone Joint Surg Am.* 2005; 87: 149–165. ）

和关节囊之间的间隙内放置上述牵开器，以保护后方的血管神经纤维，同时方便留置缝线。需要注意避免损伤膝关节外下动脉。

关节内和关节外关节囊的显露直接决定了由内向外的手术中缝线通过和取出的难易程度（图94.14）。双根的2-0可吸收或不可吸收缝线连接在可弯曲的长针上用于修复，外科医生应该关注引导套管的放置、关节镜下的视野和缝合通道。而助手通过反向切口取回缝合线。可以用一根引导针来刺穿半月板撕裂的部位，然后作为操纵杆来引导关节囊处的最佳位置。然后针应该穿过关节囊，直到它遇到保护性的后牵开器，然后通过反向切口取回。第二针的缝合线可以通过类似的方式定位，以减少对半月板组织的破坏。这一过程中缝线间距约3～5 mm，直到整个撕裂完全修复。理想情况下，应在半月板的上、下两面缝合，以改善半月板的坚强固定。所有的缝线都缝合好后，膝关节屈曲15°～20°，在直视下将缝线直接固定于关节囊外。

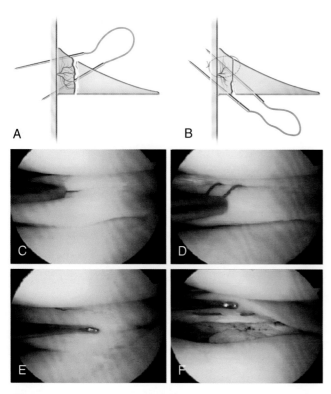

图94.14 由内向外半月板修复术。上面（A）和下面（B）垂直褥式缝合的示意图。（C-F）关节镜图像显示穿刺针引导、缝合位置和最终构建 (From Rubman MH, Noyes FR, Barber-Westin SD. Arthroscopic repair of meniscal tears that extend into the avascular zone: a review of 198 single and complex tears. *Am J Sports Med*. 1998; 26: 87–95.)

尽管由内向外半月板修复术的基本原理很简单，但一些手术技巧可能会提高手术效率并避免并发症。首先也是最重要的，仔细定位反向切口和牵开器的位置，可以显著降低神经血管损伤的风险和缝合的困难。如果穿刺针在通过过程中不容易看到，并且没有碰到后牵开器，外科医生应该重新放置牵开器。通常情况下，如果切口和拉钩放置位置太近，拉钩应该被替换到远端、下方的位置。初始的撕裂复位也可能是困难的，可以通过将第一对缝线沿半月板上方的瓣置入撕裂的中部来辅助，以帮助大多数撕裂复位。

半月板修复术：由外向内技术

Rodeo 和 Warren [133, 134] 描述了由外向内的半月板修复技术，试图将与由内向外修复技术相关的神经血管损伤的发生率降到最低，同时也使半月板前1/3损伤的修复和异体半月板移植固定更容易进行。这项技术也可以通过腰穿针的插入使用任何想用的缝线。因此，以这种方式治疗半月板撕裂，包括放射状撕裂和瓣状撕裂，会更容易、成功率更高 [126]。然而，这种由外而内的技术很难修复后1/3的半月板，因为很难从足够远的位置开始进行，难以避免针的方向斜行穿过撕裂处。同时，因为周围有神经血管结构，也有一定的风险。

由外向内手术技术使用一根18号的腰穿针作为引导，在关节镜下直接抓取缝线。关节镜显示腰穿针经皮引入，并通过撕裂侧的半月板向前推进。腰穿针应从所需的上下半月板瓣的中央穿出。在穿刺之前，可以用关节镜的探针或钳子进行半月板的定位，以使最终的缝合固定和修复位置达到最佳。在通过针时，这些仪器也可以提供反向的压力。在所需的位置以类似的方式放置第二根腰穿针。置针后，取一支0-0或2-0聚二氧环己酮（PDS）缝线通过每一根穿刺针，用抓取装置从对侧入路取出。早期的手术方法是在缝线的每一端打上mulberry结来减少半月板的撕裂，同时在半月板上施加一定的张力（图94.15）。然后用一个小切口取出关节囊外的缝线，将缝线的末端绑在关节囊上。我们倾向于使用一种改良的技术，在这种技术中，最初的缝线被用作穿梭线，以通过单个PDS或不可吸收的编织缝线。这些缝线按从里到外的方向，以同一方式被固定于关节囊上。这一改良使得mulberry结不再必须，也为跨越半月板撕裂的缝线提供了操作空间。这种技术应用水平褥式缝线，在修复放射状撕裂时特别有用。由外向内技术已被用来有效地修复半月板前

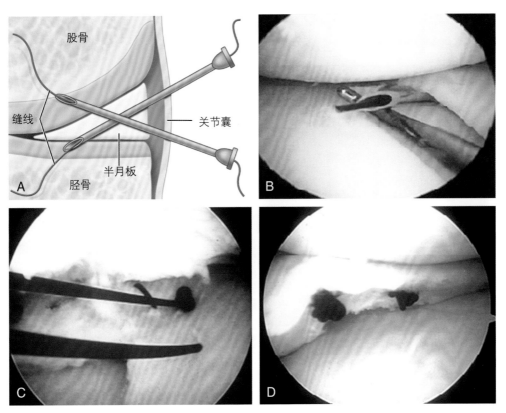

图 94.15 由外向内半月板修复术。（A）通过上或下半月板的腰穿刺针和缝线位置示意图。（B）关节镜显示通过半月板下缘进入腰穿针以及引出 PDS 缝线。（C）缝线穿过工作入路。（D）使用关节内 mulberry 结进行固定

角撕裂，90% 以上的患者取得了良好的效果 [133,134]。

半月板修复：全关节内修复技术

早期的全关节内半月板修复技术是通过缝合器和关节镜下打结来完成半月板的修复。这在技术上是具有挑战性的，并且在修复后角时需要额外的后侧入路。在许多情况下，这种技术比前面提到的选择更具挑战性。

最近的技术进步和改进的植入物试图减少与早期植入物相关并发症的发生以克服上述的技术挑战。此外，较新的植入物提高了半月板修复的强度和愈合率（图 94.16）。目前使用的设备包括 Omnispan（Mitek, Westwood, MA）、Fast-Fix 360（Smith&Nephew, London, UK）、CrossFix II（Cayenne Medical, Scottsdale, AZ）、NovoStitch Plus（Ceterix Ortho-Paedics, Freemont, CA）、Knee Scorpion 和 Speedcinch（Arthrex, Naples, Florida）。既往的生物力学数据已经证明，许多全关节内装置的强度与由内向外的垂直褥式缝合线相当，即使在循环加载负荷的情况下也是如此 [135-140]。

生物刺激

尽管有许多与技术和植入有关的进步，半月板的愈合仍然依赖于修复后发生的生物愈合反应。基于这个原因，有广泛的研究探索生物刺激和最大限度地发挥这种生物半月板愈合反应。早期增加愈合的尝试包括钻孔术、滑膜打磨新鲜化和纤维蛋白凝块增强术。在过去的 10 年里，人们的注意力已经转移到了其他的选择上，比如富含血小板的血浆（platelet-rich plasma, PRP）、半月板支架，并试图直接修饰改造生长因子 / 细胞因子的环境。

钻孔术

钻孔术的目的是将血管引入半月板的无血管区，以刺激纤维血管组织在修复部位增生。这项技术是通过关节镜下通过一个腰穿针或小环钻通过由外向内的方式穿过目标半月板组织，由此产生的通道理论上应允许新生血管和组织生长。

虽然在关节镜下可以很容易地进行环钻，但是在这个过程中存在着半月板组织永久断裂和碎裂的风

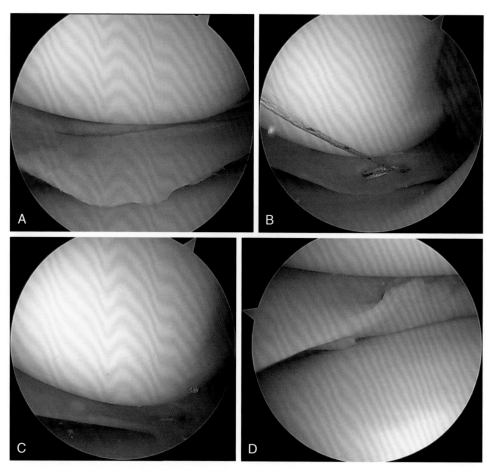

图 94.16　全关节内半月板修复术。（A）关节镜下可见垂直撕裂、红 - 白区和内侧半月板。（B）使用 FasT-Fix 360 装置在全关节内拉紧缝线；（C 和 D）两个角度的最终缝合结构

险。这种风险随着水平通道的直径而直接增加。

滑膜打磨术

使用电动刨刀或关节镜锐器完成滑膜打磨。这项技术也是为了刺激纤维血管血管翳从滑膜周围进入撕裂部位，并促进修复反应。刨刀或锉刀是在关节镜直视下使用的，以摩擦所需修复部位附近的滑膜组织，刺激滑膜出血及随后的修复[141]。

纤维蛋白凝块增强术

纤维蛋白凝块增强术最初是由 Arnoczky 等在动物模型中描述的。该技术的目的是将外源性纤维蛋白凝块引入撕裂处，作为修复支架，并提供一种化学和有丝分裂刺激。这种手术技术需要从外周静脉抽血，然后进行血液搅拌，产生半固体血块。将血块直接引入半月板撕裂的活瓣之间，目的是促进纤维血管组织的局部增生，以在治疗过程中提供辅助。以往的资料

表明，用纤维蛋白凝块增强术治疗半月板撕裂患者，其血管化愈合情况会得到改善[5, 126, 142, 143]。

富血小板血浆

PRP 已应用于骨科的各个领域[144]，最常见的是在难以愈合的组织中增强愈合反应。从理论上讲，血小板是包括转化生长因子 β（TGF-β）在内的几种重要生长因子的储存库，譬如血小板源性生长因子（PDGF），胰岛素样生长因子Ⅰ、Ⅱ、成纤维细胞生长因子（FGF），表皮生长因子（EGF）、血管内皮生长因子（VEGF）和内皮细胞生长因子（ECGF）。将 PRP 输送到特定的部位会导致这些因子在局部注射环境中的超生理浓度。虽然所有这些分子之间的确切相互作用还不完全清楚，但 PRP 的理论假设是：局部高浓度创造了一个合成代谢环境，以促进愈合过程。半月板一直是 PRP 治疗的重点。早期的体外和体内动物模型研究表明[145]，PRP 强化的兔半月板撕裂模型中

有细胞外基质分子沉积、组织黏接和纤维软骨细胞增殖。关于人体的研究[146,147]报告了其用于半月板修复的混合结果。一些类型的撕裂，包括水平撕裂，结合PRP治疗，可能有更好的愈合率[146]。将一些干细胞添加到PRP中，除了可使组织再生之外，还可以产生具有较强愈合反应的潜力。但是目前关于PRP对干细胞分化影响的研究还很少。Pak等将PRP与脂肪干细胞结合并注射到人类关节中，证明这一过程是安全的，没有感染或肿瘤的报道[148]。这些早期数据需要进一步研究以评估对半月板修复的效果。目前公布的PRP研究数据的一个问题是缺乏统一的标准。不同的PRP制剂有很大的差异，包括血小板浓度不同、白细胞包涵体不同以及与PRP的激活方式和时间相关的变量不同。考虑到PRP组成的细节缺乏以及在大多数临床研究中的使用需要大量准备，很难从现有的证据基础中收集到任何有意义的结论。

基于细胞的方法

基于细胞的方法在各种动物模型被证明其优良效果后现逐渐被用于增强半月板修复。间充质干细胞（mesenchymal stem cells, MSCs）包括滑膜[149,150]、脂肪[151]、骨髓[152,153]以及软骨来源（关节软骨、肋软骨、半月板、鼻软骨）的终末分化细胞[153]全部用于增强半月板的修复。单纯关节腔内注射滑膜组织来源的MSCs可形成质量较高的新生半月板组织。在家兔模型中，其数量明显高于对照组[149,150]。被注射的细胞占据了损伤区域，并在28天时仍可以保持在关节内。同样，在另一个兔体内模型中，证实了注射的脂肪来源的MSCs可存在于半月板损伤的部位。此外，这些关节注射间充质干细胞可以降低包括基质金属蛋白酶-1和肿瘤坏死因子-α（TNF-α）在内的促炎细胞因子的水平。因此，这些基于细胞的疗法既可以作为直接组织修复的前体，也可以作为关节内的调节剂。细胞因子环境是促进半月板愈合的另一个重要靶点。Ng等[154]使用了不同的干细胞输送方式，将人骨髓间充质干细胞包埋在去细胞半月板水凝胶中，植入损伤的大鼠半月板内。作者发现水凝胶中的间充质干细胞比植入胶原支架或对照组中的间充质干细胞更能促进半月板的再生。最后，Scotti等[155]证明终末分化的细胞而不是干细胞在适当环境的培养基中具有半月板再生能力。他们发现，将分离的关节软骨细胞包埋在纤维蛋白胶水凝胶中，夹在猪半月板组织之间时，界面处可见连续纤维软骨组织，而对照组未见纤维软骨组织。

尽管上述基于细胞增强半月板修复的方法在动物模型中有大量的证据基础，以人体试验的形式提供的证据相对较少。Vangsness等[156]在一项随机对照试验中研究了关节腔内注射同种异体MSCs在半月板部分切除术患者中的作用。随访2年中，MRI显示MSC组不仅使半月板体积增加，而且骨关节炎表现减少。结果提示MSC要么是直接作用于关节软骨，要么是具有更全面的细胞因子环境调节能力。然而Whitehouse等[157]的试验结果并不乐观，他们在5名患者中将MSCs植入了无血管区半月板修复部位的胶原支架中，结果有3名患者的MRI显示半月板愈合，但2名患者随访效果不佳，需要进行半月板切除术。因此，尽管一些动物和人体研究已经证明了基于细胞学的半月板修复增强方法的前景，但目前仍有许多问题需要解决，包括理想的细胞类型，与损伤或手术有关的植入时机，所需植入细胞的数量，以及最佳的传输系统。

细胞因子和生长因子调节

半月板损伤后细胞因子和生长因子的局部环境会发生变化，这些因素肯定会影响愈合反应。为了更好地理解这些因素对半月板的修复和关节软骨的保护作用，学者们做了相关的研究。Liu等[158]证实在半月板损伤时，包括MMPs和前列腺素在内的促炎细胞因子的总活性水平分别是正常膝关节的25倍和290倍。确定细胞因子和它们各自的级联反应是促进愈合还是有害的仍是一个挑战，尚需要进一步的研究，以确定最佳的治疗靶点。动物和体外研究证实碱性成纤维细胞生长因子（bFGF）[159]、TGF-β[159,160]和胰岛素样生长因子-1(ILGF-1)[161]对半月板合成代谢的影响有益，而白细胞介素-1（IL-1）、血小板源性生长因子-BB（PDGF-BB）[162]和TNF-α具有相反的作用，抑制半月板的修复过程[163]。类似于PRP的应用，目前对各种细胞因子和生长因子之间复杂的相互作用的理解有限，这也限制了对临床试验的转化。然而，鉴于许多外源性因子和抑制剂是可用的，随着人们认知的提升，这项技术有可能最终会在临床中应用。

半月板支架

支架是另一个活跃的研究领域，可能改进半月板损伤的治疗。它们提供了潜在的方法填补损伤区域，提供大块的半月板置换。早期的支架工程主要关注支架本身的结构特性，包括孔径大小、生物相容性及其生物力学特性。许多基于动物组织的（如胶原[164]）和基于合成或聚合物的产品（如丝绸[165]或聚氨酯[166]）已被创造出来并在体内进行了测试[153]。目前许多化学和微观结构细节仍在设计之中[167, 168]。最近有种较新的方法，其制作的纳米纤维为基础的支架和优化孔径大小可以增加细胞亲和力及创造出更有利于细胞外基质沉积的微环境[168]。然而，尽管有这些进展，这些设计中很少有进行人体试验的。目前临床试验的适应证包括：①年轻患者，②半月板组织明显缺损，③韧带稳定，④无排列不佳[153]。Warth 等[169]最近系统回顾了胶原基可吸收半月板支架在人体中的应用。尽管大多数研究是小的回顾性病例研究（有 10/14 个研究），但在比较研究中有一些证据表明，胶原基支架植入术后早期临床和影像学效果与半月板部分切除术相比稍好[170]。一种基于非细胞聚氨酯合成的半月板 Actifit（Orteq, UK）已被评估用于人体[171-173]。这种植入物设计为缓慢降解，同时逐渐被新生的半月板组织取代，这些组织可能来自带血管的半月板边缘，也可能是滑膜细胞[172]。早期临床研究在安全性、患者报告的结果、对邻近关节软骨的保护，甚至活检时的组织学证据（有软骨细胞和纤维软骨细胞定植）都具有积极的结果[173]。然而，尽管早期数据结果较好，最新的长期随访数据显示，该植入物的失败率超过 20%，且 MRI 上半月板异常信号持续存在。这提示了植入物的持续存在和（或）新生的半月板组织具有异常的微结构和成分。然而，疼痛和患者报告的结果是持续改善的[172]。为测试其长期疗效，对最初使用这种植入物治疗的人群的持续随访将是必要的。这样可以了解半月板组织形成的动力学，并确定其应用的理想人群。

尽管临床前和临床试验使用脱细胞支架已显示出极好的安全性和良好的初步结果，最近的临床前试验已经开始用细胞和（或）生长因子以增强这些支架功能。早期的一项大型动物模型研究表明应用自体纤维软骨细胞填充的胶原基支架相比于单纯的脱细胞支架，可以增加血管形成、支架重塑以及产生更多细胞外基质成分[164]。此外，同种异体纤维软骨细胞填充的基于聚合物聚乙醇酸的支架，36 周后与单纯脱细胞支架相比，除可以保持其形状和大小外，组织学特性与原始半月板更接近[174]。最近的一项系统综述[175]发现了至少 20 项研究，这些研究检查了细胞富集的半月板支架在体内的特性。植入的细胞类型包括软骨细胞（关节软骨、耳软骨、肋软骨）、纤维软骨细胞、骨髓间充质干细胞、滑膜间充质干细胞和成肌细胞[175]。最后，尽管大多数研究集中于首先构建支架，然后植入细胞，不过最近发明了一种无需支架的半月板修复方法，将软骨细胞和纤维软骨细胞接种到模具中并培养[176]。这些细胞网络合成它们自己的细胞外基质，生物力学测试表明其材料特性类似于基于支架的设计[176]。虽然这些细胞支架都没有在人体上进行过试验，脱细胞支架的细胞扩增可能会对半月板的再生和修复产生影响，就像其他相似的方法，就如关节软骨细胞嵌入基质[177]可以影响了关节软骨缺损的治疗。

术后康复

我们将半月板修复术后的康复分为三个不同的阶段。这一方案的目的是最大限度地早期愈合和保护在重塑阶段的半月板愈合。这些方案主要依据撕裂的形态和位置、修复类型、手术步骤和患者活动进行个性化调整。所有患者都需要立即开始关节活动（ROM），并且整个康复计划都需要持续。我们可以在放射状或复合性撕裂修复后的前 4 周将膝关节屈曲限制在不超过 90°。允许逐步负重，从脚趾接触地面开始。在垂直或桶柄样撕裂修复后，鼓励膝关节完全伸展时的早期负重，因为它提供了一种压缩载荷，可以促进撕裂处愈合。另一方面，放射状复合撕裂修复后在负重时可能在修复部位产生一分散力，因此负重应受到更多的限制。对于这类患者我们允许在修复后 4~6 周进行足趾点地的步行，然后逐渐开始正常步行。

我们的康复方案的第一阶段术后立即开始，并持续至术后 6 周。这个阶段主要取决于患者的恢复和能力。而针对具体时间的原则仅起粗略估计的作用。术后即刻开始的被动和主动辅助的 ROM 练习是以完全伸直到屈膝 90° 为运动目标开始的，然后进展到第二阶段。在半月板后角修复时，我们可以将屈曲角度限制在 90°，以尽量减小深度屈膝时后方半月板关节囊交界处的剪切力和张力。负重练习应根据上述的修复类型进行。在停止辅助行走之前，需要采用非镇痛性步态。我们也建议立即开始通过直腿抬高和等长练习加强股四头肌力量，以尽量减少术后股四头肌萎缩。

第二阶段通常在术后 6~14 周进行，主要集中于 ROM 达到正常的标准，并且开始加强肌肉和本体感觉练习。强化训练应推迟到获得完整的、正常的 ROM 后。当存在功能性股四头肌控制时，可在第二阶段摘除支具。在这一阶段我们经常使用游泳池和自行车为患者治疗，以促进恢复功能活动，同时提高 ROM 和强度。

第三阶段通常是在术后第 14～22 周，旨在促进加强和启动功能性体育专项活动。核心肌肉的强化在这个阶段也很重要。这个阶段的早期始于跑步，然后进行敏捷性和运动专项练习。等速训练和超等长训练也有涉及，在此阶段的后期可增加深度屈曲和旋转训练。

重返运动

成功重返运动（return to play, RTP）通常在康复训练的第三阶段完成之后。虽然没有严格的关于 RTP 标准的数据，但我们已经确定了一些被证明有用的测试。在 RTP 前需要有充分的 ROM、没有机械症状、强度大于 80% 的对侧肢体的强度。我们也使用单腿跳跃和交叉跳跃测试，因为它们都需要较强的本体感觉和同侧力量。出于这个原因，如果患者在这些困难的测试中表现出小于 15% 的差异，他们仍可以 RTP。大多数患者能够在大约 6 个月时恢复运动，但这一时间取决于患者的康复进展。

结果

关于手术和人口统计学变量对半月板组织切除最终结果的影响，有长期的数据可供参考[72]。大量数据表明半月板切除的增加预示着更差的影像学表现和更差的长期功能状态[178-182]。肥胖[183,184]和高龄[185,186]已被证明预示着半月板组织切除后更差的关节功能和临床结果。关于关节镜下内侧和外侧半月板部分切除术的数据存在不同结果。尽管体外计算机模型显示外侧半月板部分切除术可能导致比内侧半月板更多的退行性改变，关节镜下半月板切除术在体内的研究表明二者没有明显的临床差异[185]。一项 8.5～14 年关于性别差异的短期和中期结果分析显示，手术后 5 年，男性和女性的手术结果没有差异[181,188,189]。但是，15～22 年的随访数据表明，与男性相比，接受半月板切除术的女性患者的症状和功能受限更严重。骨关节炎倾向于在女性中更频繁地发生[183]。在结构排列不佳的患者中放射学骨关节炎增加，可能是因为关节软骨受到了更大的压力[188]。因此，保留半月板在任何情况下都是重要的，大量的研究探索了提高半月板修复预后的预测因素。

半月板修复通常有着良好的临床结果。选择半月板修复而非半月板切除的情况是：可修复的半月板撕裂、红 - 红或红 - 白区撕裂。应用由内向外的半月板修复技术的长期结果通常较好。目前的结果表明症状完全缓解的百分比高达 92%，有 80% 的患者返回到以前的活动。二次关节镜探查结果表明半月板完全愈合的占 61.8%，愈合不完全但稳定的占 16.9%。目前对于不完全愈合的半月板撕裂的长期结局和功能尚不清楚。在修复狭窄（<2 mm）的周边撕裂或修复的同时行 ACL 重建后愈合率明显增加。这一结果已被其他研究证实[190,191]。

半月板的血供和特定的血供区域在半月板修复后的愈合过程中起着重要的作用。先前关于中央无血管区半月板撕裂修复的结果数据显示，术后 42 个月时症状完全消失的百分比为 80%。然而，二次关节镜检查显示只有 25% 的撕裂完全愈合，38% 的撕裂不完全愈合。Noyes 和 Barber-Westin[82]认为，在小于 20 岁的患者中无血管区的愈合率较高。这项研究中 71 例半月板修复的临床成功率为 75%。这些指征随后扩展到年龄超过 40 岁的半月板撕裂的患者，半月板撕裂的部位也扩展到无血管区。在平均 33 个月的随访中，观察到 87% 的临床结果是成功的，即症状完全消失[82]。尽管如此，已报道的无血管半月板撕裂修复后的良好临床结果可能与半月板完全愈合无关。而存在血供区的愈合率和临床结果均较好。从理论上讲，在愈合不完全的情况下，半月板再次撕裂的风险可能更高。因此，我们倾向于对于年轻、活动量大的患者，如果撕裂从血管区延伸到无血管区则应采用半月板部分切除术。

并发症

半月板修复术后的并发症包括软骨损伤、植入失败、术后关节线的刺激、神经损伤、关节纤维化、持续性或复发性积液、感染、深静脉血栓形成（DVT）和肺栓塞[192,193]。所有这些并发症发生在膝关节镜检查[1]的概率约为 2.5%，半月板手术时的发生率为 1.2%。也有人报道半月板手术后发生出血或假性动脉瘤，但主要与后角切除有关，而与半月板修复无关[195,196]。膝关节镜术后感染发生率小于 0.1%，手术时间较长、手术复杂、既往手术史、并在术中给予皮质类固醇的患者风险增加。尽管膝关节镜术后发现 DVT 的最高发生率为 18%，但致命性肺栓塞仍极为罕见。深静脉血栓形成的危险因素包括肥胖、高龄（>40 岁）、深静脉血栓形成史、吸烟和应用口服避孕药。我们经常在围手术期给许多患者使用肠溶阿司匹林，试图将这种风险降到最低。

　　神经损伤也可能出现在半月板修复术中。内侧半月板的修复与隐神经的损伤有关，产生短暂的神经麻痹，永久性损伤的发生率为 0.4%~1%[194, 197, 198]。腓总神经损伤是一种罕见但严重的损伤，可能发生在外侧半月板修复过程中。仔细分离后外侧的解剖结构和适当地放置牵开器可以显著降低这种风险。总的来说，对于半月板修复，最常见的并发症是隐神经病变（7%）和关节纤维化（6%）[192]。

未来展望

　　本章概述了有关半月板的许多方面，通过基础科学研究和手术管理推动该领域的发展是必要的。植入物的改进使得全关节内技术的应用取得了很好的效果，但研究仍要继续改进植入物和技术，以产生更好的成果。本章还确定了两个改进的原则，包括治疗半月板无血供区的撕裂和有明显半月板组织缺损的年轻患者的撕裂。目前的研究和开发工作旨在解决这两个领域的问题。早期的关于细胞和非细胞半月板修复和再生技术已经积累了一些数据供今后使用。这些技术的目的是刺激和最大限度地使半月板愈合和（或）为再生的半月板组织提供一个支架。支架已经在膝关节的其他区域显示了有效性，解决了前交叉韧带[198]和关节软骨缺损问题[177]。尽管目前在理想的再生半月板支架方面仍存在较大障碍，但我们相信组织工程和生物材料会快速地进展。了解基本的半月板细胞生物学和祖细胞的功能，有很大的潜力为半月板损伤的治疗提供新的途径。

重点

　　已经有很多的文献详细描述了半月板在力的传递和软骨保护中的作用。了解半月板的大体和显微解剖、生物力学功能、在关节协调和减震中的作用对诊断和治疗有重要意义。随着新技术的进步和对半月板愈合的理解的提升，可修复的半月板撕裂的范围正在扩大。临床和影像学检查可识别出可修复的半月板撕裂，而这对于成功愈合和改善临床结果是至关重要的。应仔细考虑可能促进或抑制半月板愈合的因素，包括撕裂部位、撕裂类型、病因、伴随的损伤和患者的特点。治疗所有确定的可修复的半月板撕裂时应仔细规划，以最大限度地增加修复后愈合的潜力。研究重点应放在如何能够为修复后的半月板提供最优的生物环境和机械稳定，以最大限度地愈合。在年轻患者

的半月板全切除术后，应进行仔细的医学观察，以识别其是否为半月板移植的潜在候选者。如果在关节软骨退变开始之前进行半月板移植，则结果可能是最好的。最后，应当有更多研究报道半月板修复和移植后的结果，以增进学者们的理解，并提高半月板的愈合。

选读文献

文献：Arnoczky SP, Warren RF. Microvasculature of the human meniscus. *Am J Sports Med*. 1982; 10 (2): 90-95.
证据等级：Ⅴ，尸体研究
总结：在本研究中，20 具尸体标本进行了半月板微血管供应的组织学评估。这些数据表明，周围性的毛细血管丛供应了周边 10%~25% 的半月板。

文献：Burks RT, Metcalf MH, Metcalf RW. Fifteen-year follow-up of arthroscopic partial meniscectomy. *Arthroscopy*. 1997; 13: 673-679.
证据等级：Ⅳ，病例系列
总结：这是一个大型的队列回顾性病例系列研究，对 146 例半月板部分切除术后的患者进行了 14.7 年的随访。结果显示，在韧带稳定的膝关节中，88% 的患者效果良好，提示内侧半月板部分切除后外翻对线是有保护作用的。

文献：Dienst M, Greis PE , Ellis BJ, et al. Effect of lateral meniscal allograft sizing on contact mechanics of the lateral tibial plateau: an experimental study in human cadaveric knee joints. *Am J Sports Med*. 2007; 35(1): 34-42.
证据水平：Ⅴ，尸体研究
总结：在本研究中，作者评估了同种异体骨移植对胫骨外侧平台接触力学的影响。过大的同种异体骨与过小的同种异体骨相比，接触力增加，10% 高于或低于正常值大小变异被证明具有与完整膝关节相似的力学特性。

文献：Lee SL, Aadalen KJ , Malaviya P, et al. Tibiofemoral contact mechanics after serial medial meniscectomies in the human cadaveric knee. *Am J Sports Med*. 2006; 34(8): 1334-1344.
证据等级：Ⅴ，尸体研究
总结：在这项研究中，12 具尸体膝关节在一系列内侧半月板切除术后进行了评估，记录了每一次半月板切除术后逐渐增加的接触压力，在切除后区和周边区后显示了最大的影响。

文献：Rubman MH, Noyes FR, Barber-Westin SD. Arthroscopic repair of meniscal tears that extend into the avascular zone: a review of 198 single and complex tears. *Am J Sports Med*. 1998; 26(1): 87-95.
证据等级：Ⅳ，回顾性病例系列
总结：在这项研究中，对 198 例半月板撕裂进行了评估，平均 42 个月后，修复的主要中心无血管区的部分延伸到血管区。80% 的撕裂是无症状的，20% 需要半月板切除术。在关节镜下评估了 91 例修复，显示部分或完全愈合

率为63%。

文献: Shoemaker SC, Markolf KL. The role of the meniscus in the anterior-posterior stability of the loaded anterior cruciate-deficient knee: effects of partial versus total excision. *J Bone Joint Surg Am*. 1986; 68: 71-79.

证据等级: Ⅴ,尸体研究

总结: 这项研究评估了半月板对前交叉韧带缺失膝关节的生物力学影响。在内侧半月板全切除后,前后关节松弛度增加了10%,在随后的外侧半月板切除后,前后关节松弛度又额外增加了10%。

文献: Tenuta JJ, Arciero RA. Arthroscopic evaluation of meniscal repairs: factors that effect healing. *Am J Sports Med*. 1994; 22(6): 797-802 .

证据等级: Ⅳ,病例系列

总结: 在这项研究中,对54例半月板修复术后平均11个月的患者进行了关节镜下评估,试图确定影响愈合的因素。值得注意的是,同时进行半月板修复和前交叉韧带重建的患者有明显更高的愈合率(84%),而完整的半月板边缘宽度大于4 mm的患者愈合率为0%。

文献: Leroy A, Beaufils P, Faivre B, et al. Actifit polyurethane meniscal scaffold: MRI and functional outcomes after a minimum follow-up of 5 years. *Orthop Traumatol Surg Res*. 2017; 103(4): 609-614.

证据等级: Ⅳ,病例系列

总结: 在这项研究中,对13名进行了植入活性聚氨酯半月板支架的患者进行了平均6年的随访。从基线报告的疼痛、IKDC评分和KOOS评分的生活质量成分来看,其均有持续的改善。有3/13名患者被认为是失败的,5年后的磁共振成像显示植入物仍有异常信号。

（ Joseph J. Ruzbarsky, Travis G. Maak, Scott A. Rodeo 著 吴 桐 译 王海军 校 ）

参考文献

扫描书末二维码获取。

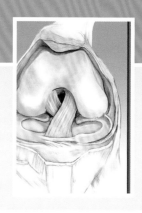

第95章

半月板移植

引言

我们对半月板功能的认识已经历时了很多年。1948年，Fairbank等描述了膝关节的变化，如半月板切除术后关节间隙变窄，股骨髁变平，突起形成。[1]这使他得出结论，单纯的半月板切除并非"完全无害"，它会导致关节力学的改变，而这可能是有害的。

经过多年的研究，我们对半月板的解剖学、生物学、力学、功能和病理学的认识有了很大提高。因而我们的治疗方法改变了。在Fairbank的研究工作之前，半月板全切除术被认为是治疗由半月板损伤引起的膝关节疼痛的理想选择。

从20世纪80年代开始，许多文献证实了半月板部分切除术优于半月板全切除术，主要包括接触压力较低、X线片提示的长期退行性改变较轻以及患者满意度的提高[2-5]。多项研究的发表促成了保留半月板手术的发展，包括半月板部分切除术或半月板修复术[6]。

尽管多年来取得了很大的进步，但仍有一些复杂的情况导致不能保留半月板。在这种情况下，半月板移植可能是一种选择。从1989年发表的第一例半月板移植病例开始，越来越多的同种异体半月板移植被用于以下情况，包括无功能、有症状且无法修复的半月板[7]。本章对半月板移植进行了全面的综述，包括术前检查、适应证、手术步骤和效果。

病史

详细的病史采集对准确诊断和合理治疗至关重要。详细了解患者的疼痛症状，包括疼痛的持续时间、疼痛的性质、疼痛的部位、疼痛的描述以及减轻和加重的因素，以便提供有价值的信息。其他重要因素包括交锁、功能受限或肿胀，表明膝关节存在机械性症状。半月板缺失时，常观察到关节不稳和受累间室的

关节线压痛。间歇性肿胀也可能存在，特别是活动水平增加时。应重点关注存在疼痛的关节间室，因为疼痛可能与间室负荷增加和进行性软骨损伤有关。尊重患者的治疗目标也很重要，可以提高治疗的积极性。应该考虑他们的年龄和活动水平，因为这可能会改变患者的最佳治疗策略。既往膝关节手术史将导致再次手术的困难增加，但也可以让外科医生了解膝关节目前的状态。如果有的话，获取既往的手术报告和关节镜图像有助于更好地了解膝关节的状况。

体格检查

体格检查是确定引发患者症状部位的关键。症状与受影响的部位对于手术成功与否是至关重要的。

此外，对半月板缺损和（或）关节软骨损伤患者的评估必须包括力线、稳定性和半月板状态（图95.1）体[8]。格检查和影像学评估应侧重于了解这些影响因素。

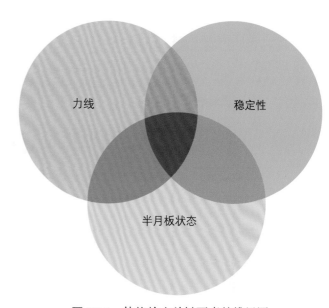

图95.1 体格检查关键要素的维恩图

检查站立位下肢的力线以及评估内翻或外翻角度对于了解半月板缺失患者的膝关节生物力学特性非常必要，应该通过适当的影像学检查来证实。关节活动度（ROM）评估有助于区分患有关节炎的膝关节和健康膝关节。显著运动功能丧失是保膝手术的禁忌证。渗出液的存在与否也是一个至关重要的"生命体征"。关节积液可由多种原因引起，包括创伤、全身性疾病、感染和机械刺激。有活动性剥脱软骨的膝关节经常反复出现积液，因此大量积液表明这种情况下存在关节软骨进行性丢失。

沿关节线的局灶性压痛也有助于确定出现相关症状的关节间室[9]。虽然有多种激发症状的体格检查方法可用于描述半月板的病理状态，但它们更适合于检查半月板撕裂而不是半月板缺失[10]。详细的韧带检查是必要的，因为未经治疗的韧带不稳定是半月板移植的禁忌证[11]。

最后，由于这些患者中的绝大多数都有过手术经历，因此需要对膝关节切口重点评估，这可能会影响或改变手术计划。

影像学

病史和体格检查会引导我们对患者进行进一步的检查，多数情况下需要做额外的影像学检查。

X 线检查

完整的 X 线评估应包括患膝前后位、屈膝 45° 前后位片、侧位和天线位片。双下肢全长站立位 X 线片对评估肢体的整体对线和膝内翻或外翻非常重要。

磁共振成像

对于患者来说，磁共振成像（MRI）是一种有意义的检查，能够评估膝关节的软组织结构，包括半月板、软骨和韧带，这些都是制订治疗计划时需要考虑的重要因素。MRI 还可以评估残留半月板的完整性和数量（图 95.2 ）。

骨扫描

骨扫描有时很有帮助，但常常没有得到充分利用。对于其他检查（如 MRI）提示结构正常的情况，骨扫描摄取增加可能提示间室负荷增加和即将发生的软骨损伤，从而表明异体半月板移植（meniscal allograft transplantation, MAT）、重排截骨术或以上两种手术方式联合来恢复间室负荷的重要性。

决策原则 / 适应证

保膝决策必须考虑患者因素、病理生理和其他相关因素。膝关节应该被视为一个整体器官。了解力学对线、稳定性和关节软骨状态是成功的关键。

患者

理想情况下，半月板移植的最佳人群是曾行半月板全切除或接近全切除术导致半月板缺失，但关节软骨完整，存在特定间室疼痛的年轻患者。最佳适应人群是想维持活跃运动，且只存在轻度或不存在关节炎的患者[12]。

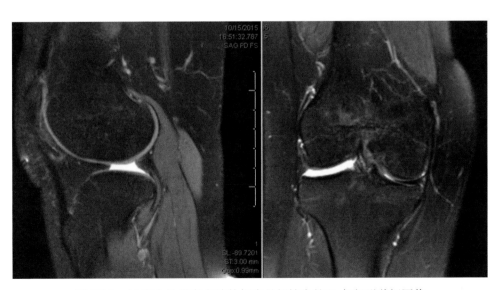

图 95.2　18 岁女性患者右膝外侧半月板缺失的 T_2 加权磁共振图像

病理生理学

当进行半月板移植时，应对关节进行全面评估。关于关节炎如何影响半月板移植效果尚未达成一致意见。有些人认为，关节退变患者不能接受半月板移植；然而其他研究提示，即使存在 Outerbridge Ⅲ级和Ⅳ级病变的患者，只要将相邻关节面分隔开，患者疼痛也会减轻 [8, 13, 14]。这些病变程度严重的组织，如微骨折、同种异体骨软骨移植、关节软骨移植，或自体软骨细胞植入，可以而且应该在手术时通过各种方法来处理 [8, 14, 15]。骨关节炎进展过程中常见的骨性改变，如扁平化或骨赘形成，可能会改变髁的形状，导致股骨髁变形，进而导致半月板移植效果较差 [16]。对半月板缺失患者还应考虑到膝关节的不稳定，并应分期或者同时处理。在半月板移植时进行前交叉韧带（ACL）重建是可以接受的，其结果与单纯接受半月板移植相似 [11]。内侧半月板除了具有减轻负荷和保护关节软骨的作用外，其稳定的作用也不容忽视。在前交叉韧带缺失和重建状态下，内侧半月板后角是限制胫骨前移的重要次级稳定结构 [17]。在评估 ACL 缺失患者，尤其是翻修时，这个次级稳定结构是非常重要的因素 [18]。

影响因素

在考虑半月板移植时，下肢力线是需要评估的最重要因素。正如前面所讨论的，全长 X 线片可以提示关节畸形，如膝内翻或外翻，会增加相应间室的关节应力 [19]。可以同时进行或在半月板移植前进行复位手术，如胫骨高位或股骨远端截骨，进而降低间室接触应力（图 95.3）[16, 20]。尽管接受同时手术的患者可取得良好的手术效果，但是如果单纯截骨术不足以缓解疼痛症状，目前这些手术是应该同期进行还是分期进行仍不清楚。如果手术分期进行，对于存在持续症状的患者，应首先进行截骨术，再考虑进行半月板移植。

禁忌证

虽然在上述适应证时，半月板移植是有益的，但存在以下一些禁忌证，包括既往或目前关节感染、重度骨关节炎、肥胖、滑膜疾病或类风湿关节炎 [12]。

治疗方案

存在半月板缺失症状的年轻患者对临床医生是个挑战。在有多种选择的情况下，必须考虑到多种因素，

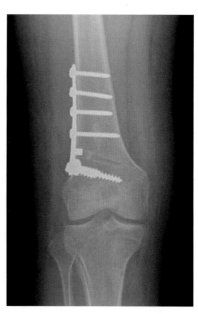

图 95.3　股骨远端截骨以纠正膝外翻后的前后位 X 线图像，可以有效对外侧间室减压

如患者预期目标、既往手术史以及残存半月板的状态。多数患者具有半月板切除的病史，因此不适合进行半月板修复或进一步切除。

非手术治疗

对于有症状的半月板缺失患者，应首先尝试保守治疗。非甾体类抗炎药、休息、冰敷和抬高下肢可以减轻急性炎症反应和减轻疼痛。部分患者可以通过加强锻炼、拉伸或正规的物理治疗缓解症状 [21]。减震支具是减轻单侧膝关节压力，提高稳定性的有效方法，但是患者的依从性普遍较差 [22]。在年轻的半月板缺失患者中，应谨慎采用类固醇注射，因为近期研究表明，类固醇可能会损伤透明软骨 [24]。

手术治疗

有症状的半月板缺失的年轻患者的治疗选择有限。这些患者已经接受了全部或接近全部的半月板切除术，所以进一步的切除或修复是不可能的。手术应着眼于解决这些患者的综合问题。不稳定和畸形必须在半月板移植之前纠正或同时进行纠正，因为这些因素使移植风险较高 [11, 16, 20]。对于存在畸形的患者，通常单纯的截骨术就足以减少间室负荷，而不需要进行半月板移植。单髁或全膝关节置换术是半月板缺失患者的另一种选择，但是这可能会限制年轻患者的运动，并可能需要接受翻修手术 [25]。

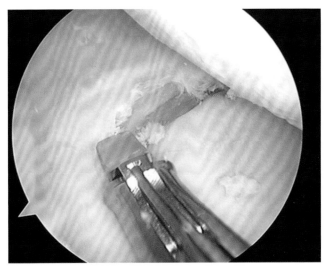

图 95.4　残存半月板的准备

关节镜体位与诊断

　　患者仰卧在手术台上。在麻醉下进行检查，明确全膝关节被动活动度，并对双膝进行全面的韧带检查以明确膝关节的稳定性。

　　利用大腿外侧挡板以及腿架将患膝保持在 90° 屈曲的体位。放置止血带，但是仅在必要时充气。建立标准的前外侧和前内侧入路，进行关节镜检查，对相关损伤进行诊断，明确膝关节稳定性，并排除任何重度关节炎。

　　对于接受半月板移植的患者，在明确上述因素后，手术可继续进行，并进行移植物解冻。

外侧

　　对于外侧半月板移植，作者倾向于采用全软组织技术。准备好移植物，表面浸润，3 根缝线穿过移植物：前后各一根，另一根在后角-体部连接处。移植物和所有缝线都要用混有抗生素的生理盐水彻底冲洗。关节内准备是切除残留的半月板，只留下关节囊旁的薄层边缘（图 95.4）。理想情况下，应该保留半月板的边缘，以减少异体半月板突出的风险。注意关注关节囊出血的情况。

　　平行于外侧副韧带（LCL）并紧靠其后切开约 3 cm 的切口，切口 1/3 在关节线上方，2/3 在关节线下方。分清股二头肌和髂胫束之间的神经平面。分清腓肠肌的外侧头，并从后外侧关节囊上拉起腓肠肌。膝关节后外侧放置 Henning 拉钩。

　　在外侧半月板的后根钻孔。从内侧入路放置小型多用途拉钩（Arthrex）。在胫骨前内侧切开约 3 cm 的切口。在可视状态下钻入 6 mm Flipcutter 倒打钻（Arthrex）。当钻尖到达后根的解剖位置时，将弯曲的刮匙放置其上，以保护 ACL 和后部神经血管结构。在该位置钻取一个 5 mm 盲孔以容纳后根。在该盲孔

处留置牵引线。采用类似方式，在腘肌外侧使用由内向外的技术留置牵引线。这与先前放置于移植物中三根缝线中的两根相对应：一根在后根，另一根在腘肌腱裂孔。

　　外侧入路处做 5 cm 的切口切开关节。关节镜放在内侧入路，将后根和腘肌腱裂孔的牵引线穿过之前缝在移植物上的缝线，使同种异体移植物复位。将根部固定在适当的位置，保持一定的张力，使用专用套管采用由内向外的垂直褥式缝合在半月板上、下面交替进行，间距为 3~5 mm。将同种异体移植物缝合在自体半月板的残余部位。

　　完成缝合后，暴露前根，直接从关节切开处进行钻孔。小 Beath 针插入前根部位，然后用一个 4.5 mm 的钻头扩孔，形成较小的出血表面。用针从前根穿过胫骨前内侧带入前角的缝线。将关节切开，使用 freehand #2 FiberWire（Arthrex）缝合移植物前部。

　　将半月板所有的周边缝线固定。全角度活动膝关节，以明确半月板的稳定性以及半月板有无交锁或不规则移动。在胫骨前内侧，用 4.5 mm 的带垫圈锚钉（Synthes）将半月板前后根固定。

　　关节镜探查可明确外侧平台的覆盖程度和前后根的稳定性。探查整个移植物。充分进行膝关节伸屈活动以明确膝关节的稳定性。

内侧

　　对于内侧半月板移植，作者倾向于采用双骨栓技术。移植物由两个设定好直径和长度的骨栓组成（作

者倾向于采用直径 6 mm、长度 5 mm ）。两根缝线预先穿过异体移植物，一根穿过后根，另一根穿过半月板后角 - 体部连接处，以辅助牵引和复位半月板。

首先切除残余半月板，预留关节囊薄层边缘，并确认关节囊出血情况。膝关节屈曲 90°，进行切口成形，必要时切除内侧髁间棘，以方便到达内侧半月板后根。该操作在后交叉韧带（PCL）下方进行，要小心保护 PCL 纤维。

将 ACL 定位器或多用标记钩（Arthrex）放置在内侧半月板后根中心。做一个小前内侧切口，引导针从胫骨前内侧向上钻入内侧半月板后角处。将 6 mm 的 Flipcutter 倒打钻（Arthrex）向前推进，并钻出 5 mm 的盲道。在骨道旁放置缝线。

对于半月板与关节囊及半月板边缘的缝合，适合采用由内向外的修复技术。按照由内向外半月板修复的方法暴露。在切口的后内侧放置 Henning 拉钩，用于拉出缝线。

Hewson 过线器穿过后根的骨道。扩大内侧入路切口，进行小的内侧关节切开，拉出过线器，带入牵引线，穿过后根骨道，以复位半月板。

镜子放在内侧切口，在后角和体部交界处使用专用套管，通过后内侧切口取出带环的镍钛合金丝。将预先留置于后角 - 体部连接处的缝线通过金属丝环带出关节。

采用后根骨道预留缝线进行后根的缝合。采用镍钛合金丝在后角和中间体部交界处进行缝合，并通过关节囊。

然后将膝关节进行屈曲和外翻。小心牵引缝线并使用钝穿刺头，将半月板复位。确定其位于解剖位置。

使用专用套管，缝线穿过移植物周缘。后角和体部缝合采用由内向外的方式，而前角缝合采用由外向内的方式或直接切开缝合。以上均是垂直褥式缝合。

前根也同样采用关节切开进行钻孔。在前根部钻一根 Beath 钉，并将其扩孔至深度约 15 mm。使用一根针将前根的两根缝线直接带出骨道。将骨栓手动复位并向下敲入，使其与关节面平齐。然后可以将前根缝线在前面的骨桥上打结，或者连接到纽扣或者栓桩。

全角度活动膝关节，以明确半月板的稳定性以及半月板有无交锁或不规则移动（图 95.5）。关节镜探查，包括 Gillquist 入路，可以明确内侧平台的覆盖程度和前后根的稳定。探查整个同种异体移植物。再次进行膝关节伸屈运动，以明确稳定性。

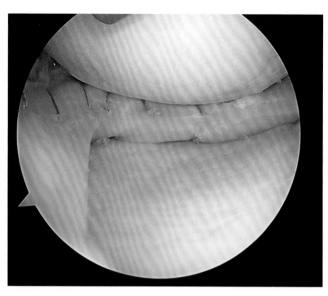

图 95.5　复位良好的同种异体半月板移植物，缝合良好

单骨栓和骨槽

如 Goble 等所述，外侧半月板移植也可以用矩形单骨栓和骨槽进行[26]。

同种异体外侧半月板移植物由连接前角和后角的单个矩形骨块组成。将各种引导缝线预先穿入同种异体移植物中。Goble 等认为缝合的关键位置包括后外侧角，前角的边缘（其止点外侧 15 mm），以及骨块的两个缝线（间隔 10 mm）。准备好骨块，与所选尺寸（8、9 或 10 mm）相匹配。然后修整硅树脂以匹配同种异体骨块。插入硅树脂模具，使用电动磨钻制作凹槽（从外侧胫骨平台前缘后 1 cm 开始向后推进）。使用前交叉韧带胫骨定位器，在骨槽的中间钻两个相距 10 mm 的骨道（与骨块上的缝线相匹配），出口位于胫骨前方。将同种异体半月板置入，同时骨块中的两根缝线穿过各自的骨道。通过膝关节的后外侧角由外向内插入脊髓穿刺针和缝合线，然后将同种异体移植物后外侧边缘的预置缝线拉出。利用三根导引缝线，将移植物轻柔置入骨槽中，膝内翻应力下将减少异体移植物的挤压。将导引线系好，并将其他缝线打结[26]。

内侧半月板的单骨栓技术与外侧半月板技术相似，但也有一些区别。内侧半月板的前后角与外侧半月板的前后角相比相距较远，因此连接两个角的单个骨块要长得多。内侧凹槽从脂肪垫下方的胫骨平台前缘起始，骨块将在内侧髁间棘轴线上缝合。最后，通常需要用 1/16 英寸的导丝穿过骨栓的中心来加强固定单个骨块[26]。

术后处理

MAT 术后的康复方案差异较大。Rosso 等通过系统回顾发现，允许完全负重的平均时间为 6.2 周，而允许完全活动的平均时间为 6.3 周。共有 43%（24/55）的研究采用了支具，16%（9/55）的研究采用了连续被动活动器（continuous passive motion, CPM）[27]。

在同种异体半月板移植病例最多（包括上述系统评价）的文献中，Kim 等描述了他的手术方案：等长强化训练在手术后立即开始进行。CPM 装置于术后第 1 天使用，前 3 周为 0°~60°，第 4~6 周为 120°。在 8~12 周内允许完全屈曲。患者 3 周不负重，4 周部分负重，7 周完全负重[28]。

作者的术后方案是 6 周不负重。当患者站着不动时，允许用脚趾着地，但不允许走动。在最初的 3 周内，患者的活动度限制在 0°~90°，此后逐渐增加。患者在术后第 1 天开始启动 CPM 装置，从 0° 开始至 30°。在最初的 3 周内，患者每天要增加 5°，直到 90°。此后，将逐渐增加角度，直到达到 120°。

结果

由于外科固定方法、外科医生的技术及相关的治疗的不同，MAT 的结果存在差异[29]。

多数文献报道患者疼痛、功能和满意度得到改善。Rosso 等对 55 篇论文进行了系统综述，平均随访时间为 53 个月。尽管一些研究报道随着时间推移结果变差，但平均 Lysholm 评分从术前的 56 分提高到 83 分。平均视觉模拟评分（VAS）也有所提高，从 6.4 分降低到 2.4 分。Rosso 等证实患者的满意度为 82%[27]。Elattar 等在他的系统综述中纳入了 44 项研究（352 个移植物），术前 Lysholm 评分由 44 分提高到 77 分，Tegner 活动评分由 3 分提高到 5 分，总体 VAS 评分从 48 分下降到 17 分。这些作者还指出，随着时间的推移，这些分数的改善往往会逐渐下降。Elattar 等报道的患者平均满意度为 89%[30]。Hergan 等在其系统评价中综述了 14 项研究，指出：没有不稳定、畸形或者严重软骨损伤的年轻患者，客观和主观结果都有改进。作者认为，对存在适应证的患者进行半月板移植治疗，可减轻膝关节疼痛，改善膝关节功能，提高患者满意度[31]。

半月板移植最重要结果之一是它对预防或延迟骨关节炎进展的影响。目前还不清楚半月板移植是否成功改变了半月板缺失膝关节的自然发展。Gonzlez-

Lucena 等对 33 例患者进行了研究，平均随访 6.5 年。作者观察到术前（平均 3.19 mm）和术后（平均 3.21 mm）没有明显的关节间隙变窄[32]。Hommen 等对 20 例半月板移植的研究发现，15 例同种异体移植物中有 10 例 X 线显示关节间隙明显狭窄，12 例同种异体骨移植后在移植间室出现关节退行性病变。7 例接受 MRI 检查的患者中，所有移植物均有中度半月板皱缩，5 例为 III 级信号[33]。Saltzman 等报告了 6 例平均随访 8.5 年的 X 线片结果，发现 2 例关间隙狭窄无改变，2 例轻微至轻度关节间隙狭窄，2 例患者出现进行性关节间隙变窄，伴有轻度至中度退变。尽管有些人认为 MAT 可以阻止骨关节炎进展，这一效果尚未得到明确证实，因此无法得出最终结论。

很少有研究比较骨栓和单纯缝合固定。Abat 等研究了 33 例单纯缝合移植和 55 例骨栓固定，发现与骨栓法相比，单纯缝合组半月板组织外凸的比例更高（P<0.001）。然而，两组的功能评分没有差异[35]。在 Hommen 等研究了 13 例单纯缝合移植和 6 例骨栓固定，发现术后 Lysholm 评分（P=0.3228）和术后疼痛评分（P=0.7653）相似[33]。对单纯缝合方法和骨栓固定方法相比较的文献很少。现有的数据提示虽然单纯缝合方法存在较高的外凸率，但两者在功能学结果和疼痛评分上没有差异。

并发症

文献对失败的定义各不相同，可能导致存活时间和存活率的差异。Noyes 等报告了 72 例连续的内侧和外侧半月板移植，将失败定义为与移植有关的再次手术、临床检查有半月板撕裂征象、45° 负重前后位 X 线片提示相应胫股关节间隙变窄、MRI 提示 3 级信号强度、挤压程度大于半月板移植宽度的 50%。据估计 2 年存活率为 85%，5 年存活率为 77%，10 年存活率为 45%，15 年存活率为 19%[36]。Verdonk 等对 100 例连续半月板移植进行了研究，失败定义为中度或严重的偶发或持续疼痛或膝关节功能受限。内侧和外侧移植物的平均累积存活时间相同（11.6 年）。内侧半月板移植术后 5 年累积存活率 86.2%，10 年累积存活率 74.2%，14.5 年累积存活率 52.8%。外侧半月板移植术后 5 年、10 年和 14.5 年的累积存活率分别为 90.2%、69.8% 和 69.8%。两组间差异无显著性（P=0.733）[13]。Van Arkel 等报道了 63 例移植失败的结果，将移植失败定义为持续性疼痛、不成功的膝关节评估评分系统（knee assessment scoring system, KASS）结果、较差的

Lysholm 评分或异体移植物分离。外侧同种异体移植物的平均存活时间为 111 个月，而内侧同种异体移植物的平均存活时间为 69 个月。外侧同种异体移植物的累积存活率为 76%，而内侧同种异体移植物的累积存活率为 50%（ *P*=0.004 ）[37]。

Rosso 等在对 55 项研究的系统回顾中发现，在 1666 例移植物中发现 176 例并发症，并发症发生率为 10.6%。最常见的并发症是移植物撕裂 105 例（占所有并发症的 60%），滑膜炎或积液 54 例（31%），浅表感染 11 例（6%），关节活动度下降 5 例（3%），深部感染 1 例[27]。

未来展望

半月板移植尽管在技术上具有挑战性，但对于有症状的半月板缺失的年轻患者来说，仍是一种可行的选择。具备适应证的患者的选择是成功的关键。患者症状应局限于受影响的间室，膝关节没有或有轻微关节炎改变。如果膝关节稳定性受到影响，则应对其进行评估和处理。如果存在适应证，应分阶段或同期进行评估和纠正畸形。因为未经治疗的畸形可增加相应间室的压力，不利于异体移植物的存活。

虽然半月板移植能够改善疼痛和功能，患者总体满意度较高，但是还有很多问题需要解决。研究报道，其并发症发生率高达 10%，早期失败率高达 15%，因而有必要进一步研究如何防止这些不良后果的发生。需要对半月板移植失败进行标准化定义，以便更好地确定并发症和失败率，并使外科手术之间能够进行比较。最后，半月板重建的理想结果是保护软骨和预防骨关节炎。进一步的技术改进对同期手术步骤的探究以及生物制品的应用，都是未来为取得良好效果而需要探索的领域。

（ Frank B. Wydra, Derek P.Axibal, Armando F. Vidal 著
石媛媛 译　王海军 校 ）

参考文献

扫描书末二维码获取。

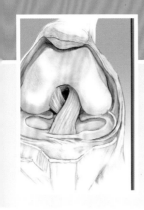

第96章

关节软骨损伤

软骨的愈合能力极差，因此关节软骨损伤一直是骨科手术中的难题。治疗的目的是恢复关节面，使之符合正常透明软骨的生物力学特性，并防止局灶性软骨损伤发展为终末期关节炎。

由于其独特的特性，软骨缺损自愈能力有限。软骨无血管、神经及淋巴管，仅由一种细胞——软骨细胞组成。这就是为什么没有一种手术技术能够完全成功地刺激关节软骨的修复和再生。修复软骨缺损的传统外科方法，如微骨折或钻孔，会导致软骨下骨再生不良和纤维软骨填充，因此与透明软骨相比，软骨的机械性能和组织结构明显降低。骨软骨移植也是一种可行的选择，研究人员一直关注利用生物学方法修复软骨缺损，比如第三代自体软骨细胞移植（autologous chondrocyte implantation, ACI），它可以促进关节软骨再生，减少关节退变，提高临床疗效。

除了软骨修复方法的生物学因素外，软骨修复效果取决于患者和软骨损伤特异性相关因素，如年龄和合并症，以及病变的位置、大小、慢性病程进展的程度和受累膝关节的伴随病变。

本章的目的是回顾关节软骨损伤的临床评估方法，总结目前的治疗方法。随后我们将更加详细地讨论我们推荐的方法。

相关解剖与生物力学

关节软骨是高度特异化的组织，可提供一个具有最低摩擦力的承载面。由于缺乏血管、神经和淋巴成分，关节软骨的自我修复能力有限。人们已经形成共识，不能到达软骨下骨的部分软骨缺损/损伤将不能实现机体的自我修复，到达软骨下骨板后，间充质细胞通过迁移填充缺损，主要生成纤维软骨。但纤维软骨的生物力学特性较差，缺损部位最终会进展为有症状的退行性变。

有症状的膝关节软骨损伤给骨科医生的日常工作带来了越来越大的负担。Curl 等回顾了 31 516 例膝关节镜检查结果发现，在每 100 例膝关节镜检查中至少有 1 例存在关节软骨损伤[1]。另一项大型研究回顾了 25 124 例膝关节镜检查结果，具有相似的发现，60% 的患者存在软骨损伤[2]。在连续的膝关节镜检查中，11%～19% 的患者发现了局灶性软骨或骨软骨缺损。股骨内髁和髌骨关节面是最常见的软骨损伤部位，缺损面平均为 2.1 cm[2-4]。有研究表明，40 岁以下的患者软骨修复手术可能比年龄较大的患者获益更多。年龄在 40 岁以下的局限性严重软骨损伤患者占所有患者的 5%～11%[1-4]。尽管这部分损伤的进展尚未可知，但研究表明，如果不予以治疗，损伤会导致相应膝关节的恶化，并可能进展为症状性关节退变[5-7]。

关节软骨损伤的发生有多种原因，包括慢性机械力超负荷、发育或遗传倾向以及创伤等。

外伤是最常见的引起膝关节损伤的原因之一，膝关节镜检查发现 61% 的患者软骨损伤与外伤有关[4]。多数损伤与半月板和前交叉韧带（ACL）损伤同时出现[8, 9]。另外，当下肢力线不良和髌骨轨迹不良同时存在于一侧膝关节时，会引起或加重关节软骨损伤。因此在进行软骨修复手术之前，无论采用何种软骨损伤修复方法，都必须考虑半月板和韧带是否有损伤、髌骨不稳以及力线不良等情况。

对于任何获得成功的软骨修复手术而言，唯一最重要的因素是恢复正常的生物力学环境[11]。在下肢力线正常时，内侧间室承担 60% 以上的生理负荷，屈曲时增加的应力通过内侧间室传导。此外，下肢内翻畸形会破坏正常的负荷分布，内翻畸形增加 4%～6%，可使内侧间室的负荷增加多达 20%[12]。尸体研究证实，在 0～4° 外翻时，内侧和外侧间室的负荷几乎是均匀分布的[13]。截骨术后外翻增加，内侧间室不负重；但运动员和运动水平高的患者往往不能耐受这种过度的矫正。因此，当与软骨修复手术同时进行时，截骨术应该恢复正常力线，而不是矫枉过正。

如果髌骨或滑车病变伴有髌骨滑动不良或不稳，这些伸膝装置的病变应该在软骨修复手术之前或修复手术时同期进行纠正。原理相似，髌骨对线不良或 Q 角增大时，滑动不良可导致外侧软骨负荷及接触应力增大[14]。胫骨结节截骨术可使伸膝装置力线重新分布并减轻髌股关节的接触应力[15]。联合远端胫骨结节前内移 10 mm 可减少髌骨外侧面软骨压力，而不会增加内侧面软骨压力[16]。近年的一篇系统综述比较了 ACI 合并截骨术与单纯 ACI 的效果，随访至少 2 年，发现两组结果均有改善。但对某个研究进行比较时，发现 ACI 合并截骨术者的临床结果显著优于单纯 ACI 组[17]。

与 ACL 损伤相关的关节软骨损伤的高发病率是众所周知的，软骨损伤是由急性创伤性前交叉韧带损伤引起的[18]。膝关节最初的直接创伤以及继发于 ACL 撕裂造成的膝关节慢性不稳定，可使关节软骨暴露于高剪切力中。如果韧带断裂没有得到适当的治疗，胫骨平台内侧和髌骨软骨退变的风险会增加[18]。此外，一些研究指出，ACL 重建延迟会导致软骨损伤的发生率和严重程度不断增加[19, 20]。无论患者接受何种软骨修复手术，都需要强调韧带稳定的重要性。

膝关节半月板通过增加关节的协调性和接触面积，可防止关节局部应力集中，起到保护关节软骨的作用[21]。半月板完全或部分缺失会对软骨产生有害的影响，导致骨关节炎的进展[22]。因此半月板修复术是半月板损伤患者的首选。但是当半月板不可修复时，半月板切除不可避免。对于有症状的既往接受半月板全切或次全切的患者而言，半月板移植是一种可行的治疗方法。半月板移植的适应证仍在探究中，理想人群是半月板切除术后出现相应疼痛、下肢力线正常且关节稳定的年轻患者。尽管实际上同种异体半月板移植在大多数研究中被用作一种补救措施，但是同种异体半月板移植的早期和中期报道结果令人满意，5 年存活率为 75% ~ 87.8%[23, 24]。此外，当与关节软骨修复方法同时进行时，客观和主观结果的改善与单纯手术相似[25]。然而，关于异体半月板移植的长期结果的文献报道不多。在最近发表的一项前瞻性研究中，由于移植物的重构能力较差，治疗失败率很高，作者认为在术前应就这些发现告知患者将来可能需要多次手术的问题[26]。

分级

我们常规通过关节镜或开放手术对软骨表面进行大体上评估，最常用的软骨损伤分级方法是 Outerbridge 分级和 ICRS（International Cartilage Repair Society）分级系统（表 96.1）[27]。不同于数量较多的影像学分类，这两种分类系统是标准化的并考虑到了外科医生实际触诊的软骨表面和软骨质量。

病史

从局灶性软骨损伤到更广泛的膝关节软骨软化和关节病，多数情况下患者的症状表现差异较大。认真采集患者的病史可以为潜在病变提供导向。无论是症状出现的时间，还是对以前外伤的描述，甚至是以前外科手术情况，所有这些细节都可以提供重要信息。常见症状包括活动相关的膝关节疼痛肿胀、在运动停止后可能出现的局灶性抽动以及疼痛。这一特点在高强度的运动（如体育运动和跑步）中可能更明显，而在强度较小的运动（如步行）中则不明显。带有移位瓣的大型软骨缺损或带有相关游离体的不稳定软骨段，可能会嵌入到关节表面，不仅会引起疼痛，而且还会逐渐损伤尚未累及的软骨。症状可以表现为机械性交锁、打软腿、弹响和尖锐刺痛。

体格检查

正如详细采集病史以明确潜在病因和慢性发病过程一样，仔细进行体格检查以诱发最轻度的阳性结果

表 96.1	软骨损伤分级系统	
损伤程度	Outerbridge 分级	ICRS 分级（及亚分级）
0 级	正常软骨	正常软骨
1 级	软骨变软和肿胀	(a) 软化或纤维化 (b) 表浅裂隙，未达软骨深度的一半
2 级	非全层软骨缺损，表面裂隙未达软骨下骨或直径超过 1.5 cm	到达软骨深度一半
3 级	裂隙达到软骨下骨，直径超过 1.5 cm	超过软骨深度一半 (a) 未达钙化层 (b) 到达钙化层 (c) 到达软骨下骨 (d) 囊泡
4 级	软骨下骨暴露	骨软骨损伤，累及软骨下骨板

ICRS，International Cartilage Repair Society，国际软骨修复学会

也非常重要。多数情况下体格检查可以帮助指导治疗方案，如果需要可以考虑额外的诊断性影像学检查。除非是急性期，否则不太可能出现急性关节积血。典型的表现包括轻度软组织肿胀，伴有不同程度的关节积液。关节间隙有压痛，股骨髁或髌骨面可能有压痛。潜在内翻/外翻假性松弛取决于单髁软骨损伤的程度，站立位内翻或外翻畸形，髌骨"J"征阳性或外侧支持带过紧，可能是由于抑制反应导致股四头肌萎缩。可表现为症状侧的减痛步态。

影像学

基本信息可以通过常规的X线片（前后位、侧位和髌骨轴位片）获得，最重要的信息可以从负重位Rosenberg X线片（45°屈曲前后位片）以及负重双下肢全长X线片中获得。这两种负重位片不仅有助于量化关节间隙变窄的程度和软骨受累的相对程度，包括潜在的软骨下骨硬化或剥脱，也有助于确定患肢的负重轴。计算机断层扫描（CT）也有帮助，但效果有限。CT扫描，包括CT关节造影，可以用于评估软骨下骨和骨损伤，骨软骨移位，软骨修复手术的后遗症，以及因禁忌证无法做磁共振成像（MRI）检查的患者。MRI不仅是临床关节软骨内部评估的主要工具，在研究中也是如此。软骨专用成像序列的改进极大提高了软骨和骨软骨损伤的可视化和量化。从研究角度来看，T1-rho成像是一种非常有用的间接方法，可用于评估关节软骨内水分和糖胺聚糖（GAG）含量，以及其他软骨相关生化标志物[28, 29]。虽然更强的MRI序列已普遍应用，且能提供更好的分辨率，但是对于评估软骨以及其他膝关节结构，如半月板、韧带、肌腱甚至骨来说，T1-rho成像所获得的图像序列仍然是非常重要的。虽然有许多基于影像学的评分系统来评估软骨修复过程中的结构，但迄今为止，这些评分系统还没有一个与这些手术的临床结果相关联[30]。因为涉及以软骨为基础的病变和潜在的滑动轨迹异常，CT和MRI扫描相结合可以为髌股关节病的诊断提供有价值的信息，可以分别测量胫骨结节滑车沟（TTTG）和胫骨结节后交叉韧带（TT-PCL）。更常见的是使用TTTG。TTTG的正常范围小于15 mm，大于20 mm被认为异常。基于CT的测量证明比基于MRI的评估具有更好的可重复性和准确性。后者的测量误差多达4 mm[31]。这些测量可以帮助指导治疗，如特殊髌股关节软骨病变时TTTG增加。

决策原则

软骨修复适应证

如果没有关节活动度（ROM）受限，也没有急性损伤或慢性重复性创伤造成的骨软骨碎片，保守治疗是初期治疗关节软骨损伤和缺损的主要方法。物理治疗，包括活动方式的改变、疼痛控制以及辅助治疗是非常重要的，对适用人群体质的全面了解和体重的减轻也至关重要。注射治疗在文献中显示出了不明确的结果。文献报道中的分子量和处理的异质性以及关节炎分期增加了不确定的结果。最近的一项系统综述报道了关节内注射透明质酸治疗可使早期软骨软化症的年轻患者获益[32]。手术治疗适用于保守治疗无效的Ⅲ级或Ⅳ级全层软骨损伤的患者，这有助于缓解症状。在这一点上，不仅要和患者讨论他们的期望，也应包括外科手术的效果和症状缓解时间的讨论。

禁忌证

除非在手术前或手术过程中得到纠正，否则，关节炎性病变、三间室关节病、冠状位力线不良、半月板缺失、侧副韧带或交叉韧带松弛、吸烟和肥胖（BMI>35 kg/m²），都被认为是软骨修复手术的禁忌证。虽然三间室关节病被认为是严格禁忌证，但年轻患者如存在无法忍受的症状和没有其他可用的治疗方案时，仍然可以考虑软骨修复手术。

处理方法

需综合考虑多种因素，明确何种软骨修复手术是最好的治疗方法，以解决患者特定的症状和不适。尽管如此，在确定治疗策略时，病变的位置和大小是两个主要的考虑因素。通常来说，股骨内侧髁和髌股关节是发生局灶性软骨损伤的主要部位。考虑到胫股间室和髌股间室运动时力的传导方向不同，应采用不同的外科治疗方式。

剥脱性骨软骨炎

剥脱性骨软骨炎（osteochondritis dissecans, OCD）的治疗方式主要基于骨骺是否闭合、病灶大小、稳定性和骨软骨块的移位。因为复发倾向更大，骨骺未闭合的青少年稳定型OCD病变应给予非手术治疗。然而对于开放性或闭合性骨折，如果碎片被移走后，应尽量减少或固定不稳定性骨折块。无头加压螺钉和生物可吸收螺钉固定骨折块可取得较满意的效果[33]。在某些情况下，由于骨软骨块的粉碎程度或软骨下骨不足，骨软骨块不能固定。不稳定的骨软骨块取出术适用于功能要求低或不能遵循术后康复方案的患者。长期的随访研究发现，接受 OCD 切除术而未行软骨修复的患者中，65%～71% 有早期退行性关节病的影像学表现[34, 35]。最近发表的一项随机试验比较了同种异体骨软骨移植（osteochondral allograft transplantation，OAT）和微骨折技术治疗 OCD 损伤在运动活跃的年轻运动员患者的手术效果，平均随访 10 年的时间，与微骨折（37%）相比，OAT 手术能够更好地恢复和维持损伤前水平（75%）[36]。另一项多中心研究显示，尽管骨软骨损伤复杂且严重，但 ACI 术后 85% 的患者功能得到改善，疼痛得到缓解[37]。新鲜 OAT 手术是治疗股骨髁 OCD 损伤的又一选择，70% 的患者得到明显改善[38]。

患者年龄和缺损慢性程度

现在骨髓刺激技术的年龄依赖性结果仍不断被报道。随着时间的推移，细胞数量及其代谢活动下降，可导致老年患者的愈合反应差。因此，40 岁以下患者的微骨折临床成功率最为一致[39, 40]。然而，其他软骨修复方法，如 ACI、OATs 和同种异体骨软骨移植，在老年患者中的失败率与年轻患者相当[41]。损伤深度也与年龄相关。青少年倾向于发生骨软骨损伤，而成年人可能是由于发育成熟的钙化带，更倾向于发生单纯的软骨损伤[42]，症状出现的时间是一个需考虑的重要变量，因为延期治疗往往导致不可预测的结果，而术前症状持续时间少于 12 个月的患者更容易获得临床评分的显著改善[40, 43]。

治疗方案

在规划治疗步骤之前，必须考虑到患者和损伤的特异性因素。患者的身体状况和对长期康复治疗的准备、伴随的膝关节病变及肢体得以矫正都是软骨修复成败的关键[44]。软骨损伤修复方式分为几种。目前在软骨修复方面可尝试的方案包括骨髓刺激技术、自体骨软骨移植、自体软骨细胞移植、颗粒化同种异体软骨移植及 OAT[45]。清除术和灌洗术是最基本的手术方式之一，适用于要求不高、年龄较大、病灶较小的患者[46]。虽然这种手术方式对症状的缓解未必可预测，但是关节镜下清除术可减轻半数以上患者的疼痛；但是这种益处一般在 1 年后减少[47]。此外，导致机械症

状的不稳定性软骨块和游离体可以被取出，且恢复时间非常短，如果必要的话可以重复进行。目前这项技术仅适用于关节镜检查中偶然发现的小病灶或不能调整运动或者术后限制负重的低需求患者。

骨髓刺激术

骨髓刺激术的生物学原理是直接刺激软骨下骨内的间充质干细胞（MSCs）分化成软骨，启动愈合反应。自 1959 年 Pridie 引入软骨下骨钻孔术以来，骨髓刺激术已用于治疗软骨缺损[48]。Johnson 随后描述了硬化病变新鲜化，为血凝块的附着提供了组织床[49]。最后 Steadman 引入了微骨折技术，避免了钻孔引起的热坏死。他的技术与软骨磨损成形术相比，骨板并没有完全破坏[50]。微骨折涉及清理松动和不稳定的软骨块，使其恢复到稳定的边缘，然后用专用的锥子在软骨下骨板上形成多个钻孔或微骨折。软骨下骨的钻孔会产生骨髓成分的内流，并在缺损处形成血凝块。重要的是创造一个承载能力良好的病损部位，因为边缘可使纤维蛋白凝块位于病灶内。需要注意的是要突破钙化软骨层，以更好地进入骨髓基质[51]。钙化层位于关节软骨表面下至少 6 mm 处。因此，在多数膝关节中，常规的锥子很难突破钙化层。为了克服这一障碍获得更深的钻孔，有人建议采用纳米骨折技术[52]。组织学检查结果显示，在动物模型中，钻入深度为 6 mm 的钻孔效果优于钻入深度为 2 mm 的钻孔，且不会对软骨下骨产生有害影响[53, 54]。随着时间的推移，血凝块被逐渐重塑成纤维软骨而不是正常的透明软骨。成熟的纤维软骨主要由 I 型胶原、少量的 II 型胶原组成，结构不耐用，磨损性能差。骨髓刺激术具有微创、技术要求低、成本低等优点。但另一方面，患者需要长时间的限制负重 4～6 周，并持续被动活动（CPM），每天 6～8 小时，连续 6 周[55]。

自体骨软骨移植

自体骨软骨移植技术包括将一个或多个圆柱形的骨软骨移植到软骨缺损中。由于供体组织的数量有限，因此病灶应该是小到中等大小（0.5～4 cm^2）[56, 57]。单个或多个小骨软骨柱可根据病变的直径取得。传统的骨软骨柱取自关节面负重较轻的区域，如滑车和髁间窝的周围。用打孔器修理损伤部位，使之与供体相匹配。采用管状切割工具修理供体和受体，如 OATS（Arthrex，Naples，FL）、Mosaicplasty（Smith and Nephew，Andover，MA）或者 COR（Depuy

Mitek, Raynham, MA），将供体垂直置入关节面，避免倾斜。可以使用多个柱填充较大缺损，但是很难将缺损关节面的轮廓与供体骨柱相匹配[58]。由于高于关节面的移植物会导致接触压力升高，因此建议移植物低于关节面，而不是高于[59]。因此理想的自体骨软骨移植部位是股骨髁凸面，而不是髌股关节。胫骨的关节面差异较大，使得供体柱很难安装[60]。关键是将移植物以压入方式放置于受体部位，以保持稳定性，直到供体和受体之间产生骨整合。与微骨折或软骨细胞植入技术相比，这种方法有多个优点，包括在一期手术完成操作、活性自体透明软骨移植、成本低及康复周期相对较短[61]。此手术的主要缺点包括供区并发症和移植物获取的有限性。移植物间的残余间隙可能影响愈合效果，存在软骨或骨塌陷的内在风险。术后恢复需要短时间的不负重，并使用 CPM 长达 6 周。

自体软骨细胞移植（ACI）

ACI 的基本原理是用体外培养的自体软骨细胞填充软骨缺损。Brittberg 等于 1994 年首先描述了这一技术，是最早用于关节软骨再生的组织工程技术之一[62]。目前，ACI 分为二期手术。首先，从受累关节的非负重区取软骨活检（重量为 200～300 mg），并转移至实验室。采用酶消化法从软骨组织中分离出软骨细胞，并进行单层培养。细胞再植时的最佳密度仍有争议。对于中等大小的软骨缺损，推荐最终浓度为（2～3）×10^7 个 / 毫升。但可用细胞的数量受收集软骨数量的限制[63]。扩增增加了植入细胞的总数，使外科医生能够填充软骨缺损。在手术的第二阶段，把细胞悬液置入缺损处，并用骨膜补片或膜固定。ACI 可用于关节镜清理或微骨折失败的高需求患者。该技术适用于较大（2～10 cm²）并存在症状的损伤，包括股骨髁、滑车和髌骨[64]。ACI 的主要优势是生成透明软骨而不是纤维软骨，从而获得更好的远期疗效和愈合组织的耐久性。临床结果是令人鼓舞的，患者总体也是满意的[65, 66]。然而，这一技术并非没有其局限性。其中包括两次外科手术涉及复杂的技术和成本，软骨细胞在体外扩增和骨膜移植过程中存在去分化、骨膜分层和晚期骨膜肥厚[67-69]。此外，先前骨髓刺激技术对 ACI 患者之后的软骨修复结果会产生不利影响，限制其作为补救手术的应用[70]。第二代 ACI 手术包括使用胶原膜替代骨膜。胶原基质的应用不需要获取移植物，避免了供区并发症，采用无细胞胶原膜

显著减少了不良反应，如移植物肥大和脱层[71]。在第三代 ACI 中，培养的软骨细胞直接种植在生物降解的猪 I／III 型胶原支架上。基质自体软骨细胞植入法（Matrix Autologous Chondrocyte Implantation, MACI）在欧洲临床中已应用多年，现已得到美国 FDA 的批准，可在美国使用[72]。这使软骨细胞三维（3D）培养成为可能，可防止去分化和表型的丢失。通过支架可以阻止软骨细胞在缺损内的不均匀分布以及完整软骨边缘缺失可能导致的细胞渗漏[73]。此外，支架可以作为成纤维细胞侵袭的屏障[74]。该技术取得了良好的临床中期结果，至少相当于使用 ACI 所取得的结果[72, 75]。术后处理与骨髓刺激术大致相似，但时间一般较长。康复治疗应以维持肌肉功能和关节柔韧性为重点，并辅以 CPM，8～12 周内避免完全负重。

颗粒化幼年软骨移植

在过去，同种异体移植仅限于骨软骨移植，因为，一般认为移植物与宿主组织的结合仅限于骨组织[76]。软骨可以移植而不需要其下的骨质成分，这是近年来一个比较创新的方法。颗粒化幼年软骨移植技术 DeNovo NT（Zimmer, Warsaw, IN）使用人体幼年的同种异体关节软骨，将其切成小块。软骨修复成功的关键是机械粉碎软骨成 1～2 mm 的颗粒，这可以使软骨细胞从细胞外基质（ECM）中释放出来，增殖并迁移到周边组织，生成新的透明软骨样组织，与周围宿主组织整合[77-79]。从 0～13 岁的捐献者的股骨髁中获取软骨。因为与成熟软骨细胞相比，幼年软骨细胞能够产生更多的 ECM，同时在体内也不会产生免疫原性反应[80, 81]。DeNovo NT 的平均保存期为 40 天，与新鲜同种异体骨软骨移植物相似。在手术过程中，碎片与纤维蛋白胶混合，形成一个类似于油泥的结构，以填补骨软骨缺损，而不需要缝合补片[79]。每个包装含有 30～200 个颗粒，可以填补多达 2.5 cm² 的缺陷，因此多个包装可用于缺损更大的病变。DeNovo NT 的优势是一期手术可以完成，并可为大型损伤提供可用的移植材料。小缺损术后需限制负重 2 周，较大的缺损需限制负重 6 周[78]。虽然初步临床报告显示了较好的结果，但相关临床数据仍然有限。

同种异体骨软骨移植（OAT）

新鲜 OAT 需要将大小匹配的尸体骨软骨移植到软骨缺损中。自从 1990 年后期建立标准化的移植物

储存方法之后，可以从组织库购买新鲜的同种异体骨软骨移植物，从而加速了移植物的广泛应用 [82]。与其他软骨修复方法相比，此移植方法在治疗巨大骨软骨损伤方面有一定的优势，能够修复所有部位中型到大型的骨软骨缺损。此外，在一期手术中，软骨缺损被关节软骨替代，而不是纤维软骨。在大多数治疗方法中，当之前治疗失败时，OAT 是目前唯一的生物补救方法。它的另一个优点是，手术失败后并不排除其他手术方法，如二次移植手术或关节矫形术 [83]。组织学证实大块同种异体骨软骨移植会导致移植物骨的塌陷，而不是关节软骨本身。软骨下骨和骨髓成分移植可能会引起强烈的免疫反应，导致爬行替代过程缓慢和不完全骨整合 [84]。因此软骨 - 骨复合厚度为 6～8 mm 的 OAT 对浅表病变的治疗效果最佳 [76]。这一技术缺点包括移植物的可获得性及保存期有限、需精准尺寸匹配、技术困难、成本高以及存在潜在疾病传播的风险。然而通过严格的捐献者筛选和现代血清学和微生物学清除试验，疾病传播的风险已经降到最低。术后康复根据手术类型和所用异体移植物的稳定性而定，包括 6～8 周不负重及 CPM 机的使用。

术后处理

无论采用何种类型的软骨修复技术，康复都是获得成功的关键因素。软骨修复后康复的首要目标是为功能恢复和软骨愈合组织的适应提供一个最佳的环境 [85]。然而职业运动员和业余运动员的治疗目标可能不同。考虑到职业生涯的短暂性，运动员希望在较短时间内恢复到以前的高水平运动，而对非运动员来说疼痛得以缓解就足够了。除了修复技术的生物学因素外，在制订康复计划时还应考虑患者和损伤的具体因素。因此应为每位患者进行个性化的康复治疗 [86]。一般而言，目前的康复方案可以分为三个阶段，目的是通过逐渐增加负重和活动度来保护移植物 [87]。第一阶段是增殖期，包括术后的前 6 周。这一阶段的主要目标是移植物保护和限制患者在此期间的负重。为了防止肌肉萎缩和关节僵硬，在患者能耐受的情况下尽快进行低阻等长强化训练。这一阶段，CPM 机每天使用 6～8 小时，以减少粘连。由于关节运动学的差异，髌股关节和胫股关节需要单独的康复方案。一般来说，与股骨髁病变相比，髌股关节损伤在活动度方面进展缓慢，但允许更快进行负重 [85]。负重因手术类型而定。与骨髓刺激术和 ACI 相比，自体或异体骨软骨移植时患者可以早期负重。此外，病变大小、移植物的稳定性以及伴随损伤的治疗，例如韧带重建、半月板修复和截骨，决定了进行早期负重的方式。过渡阶段之后是康复训练，增加承重和渐进性 ROM 练习。结合闭链和温和的强化练习，如果患者能耐受，在这一阶段也要进行本体感觉训练。最后重塑阶段的康复一般手术后 3 个月开始。在这个阶段，患者逐渐恢复正常日常活动，并能进行轻度体育活动。然而仍需要继续进行肌肉、本体感觉和特定运动的康复训练 [88]。与骨软骨移植相比，ACI 和微骨折等细胞治疗后的康复期更保守、时间更长。最近的一项随机研究比较了传统（12 周）及加速（8 周）术后负重训练对 MACI 患者股骨髁的影响。加速组患者 5 年后视觉模拟评分（VAS）明显减少，表明疼痛减轻，两组间无其他显著差异。这项随机试验的结果为安全有效的加速康复方案提供了可比较的临床结果 [89]。总体而言，康复是一个复杂的过程，需要多学科的方法来了解术后出现的症状并及时加以处理。因此个性化方案应该是循序渐进地进行系统康复。这不仅让患者得到最佳的恢复，重返受伤前水平的运动，而且还能继续职业生涯，减少再损伤或关节退变的风险 [86]。

重返运动

恢复到以前的运动水平是接受软骨修复手术运动员的主要目标。在重返运动之前，运动员肢体应该无疼痛、稳定性好、能进行充分 ROM 活动。运动员应充分认识到高强度对抗性运动对修复组织的危害，高强度对抗性和旋转运动应推迟到组织稳定愈合后。重返运动（RTP）一般受几个因素的影响，如运动员的年龄、术前症状持续时间、运动水平、损伤大小、修复组织形态 [90]。年轻运动员和更具竞争力的运动员的重返运动的概率较高 [91]。对 2549 例不同手术方法治疗的患者的综合分析证实，术后 2 年重返运动的概率为 76%，重返运动概率最高的是自体骨软骨移植（93%），其次是 OAT（88%）、ACI（82%）和微骨折（58%）。这项研究还证实，最快重返运动的时间是 5.2 个月（自体骨软骨移植），微骨折为 9.1 个月，OAT 为 9.6 个月，ACI 为 11.8 个月 [92]。年龄≥25 岁、术前症状持续时间≥12 个月对恢复运动能力有不利影响 [93]。

手术效果

骨髓刺激术

骨髓刺激 / 微骨折术的目的是制作一个收集间充质干细胞和血液制品的病灶。这有可能形成纤维黏液样组织层，主要的软骨类型是 I 型软骨或者纤维软骨。缺损小于 4 cm² 的 40 岁以下的运动活跃患者中，70% 得到优良结果 [95]。然而长期随访显示，术后参与运动的人数减少，相关症状缓解减少 [95]。近期文献比较了运动员分别进行骨髓刺激术和 OAT 自体移植的效果，与术前相比，OAT 患者重回及持续进行体育运动的概率更高，成本效益分析表明，与骨髓刺激术相比，OAT 患者的重返运动成本较低 [36, 96]。近期随访时间长达 10 年的荟萃分析结果证实，与微骨折相比，对大于 3 cm² 的缺损，OAT 手术后可达到更高的运动水平，失败风险更低，微骨折的失败风险是 OAT 的 2.4 倍 [97]。此外，研究发现骨髓刺激术与继发性软骨修复有关，

如 ACI，临床结果较差，相关失败率较高 [70, 98]。

最近的研究也强调了微骨折的相关风险；软骨下骨板破坏可导致软骨下囊肿的形成，脆弱的骨组织会加速骨性关节炎的形成 [52, 99]。符合以下条件可获得最佳的结果：年龄小于 40 岁，BMI<30 kg/m²，先前无软骨手术史，症状持续时间小于 12 个月，病灶小于 4 cm²，术前 Tegner 评分大于 4 分，术后 MRI 提示病灶填充率大于 66% [40, 100]。这项技术的缺点是长期随访时症状复发率较高 [101]。根据骨髓刺激后损伤部位生成的软骨类型，目前此治疗方式主要关注长期存活率和持久性。

作者首选技术

关节软骨损伤

以前的诊治流程不仅考虑了患者的活动和需求水平，而且还将缺损大小和在膝关节中的位置考虑在内（图 96.1）[94]。

在下面的章节中，我们将讨论目前临床实践中常用的五种治疗软骨和骨软骨损伤的技术。

骨髓刺激术

骨髓刺激术 / 微骨折术是最流行和常用的关节镜手术。按照常规进行基本的膝关节镜检查，患者体位也按常规摆放。如果预期股骨后髁存在损伤，那么手术时使膝关节最大程度过度屈曲是十分重要的，膝关节体位架也很有用。

入路和缺损准备

在完成关节镜诊断并确认软骨缺损后，重要的是用刨刀或刮匙清除所有松动的软骨瓣，直至缺损周围软骨稳定。这一步的重要性在于制造垂直缺损，但不应清理过度。可以采用不同的刮匙，甚至 11 号刀片或 Beaver 刀片（图 96.2）。随后用刮匙清除钙化的软骨层。

骨髓刺激

在对缺损进行充分准备后，可以使用微骨折锥子或电动克氏针来打孔。重要的是进针要保持垂直于缺损表面，要么通过改变膝关节的屈曲角度、改变入路、使用不同角度的锥子，或者根据需要使用新的入路。不要把孔打得太近，避免软骨下板骨折或形成不稳定的软骨下骨。常规情况下，1 cm² 的面积有 3~4 个孔（图 96.3）。

在缺损边缘部位进行钻孔，可促进纤维软骨向天然软骨转化。关闭关节镜水流，对点状出血或脂肪骨髓内容物的渗出进行严格评估，以确保在此步骤中已达到足够的深度（图 96.4）。本章作者推荐从病变边缘开始钻孔直至中心，这是值得被采用的。

闭合伤口

常规关闭关节镜入路，允许全范围的活动（ROM）。在 CPM 机的帮助下，可进行 50% 的部分承重和即刻 ROM 活动，有助于在前 6 周内保护并塑形纤维软骨帽。

自体骨软骨移植

自体骨软骨移植既可以进行开放手术，也可以进行关节镜手术。很多时候可以根据骨软骨损伤的位置、大小或外科医生的偏好进行选择。基本的膝关节镜检查装置和止血带有助于开放移植物获取和移植的可视化。此外当膝关节病变位于后髁时，膝关节体位架有助于过屈。

手术入路、移植物获取及缺损准备

关节镜下可见软骨 / 骨软骨病变。在使用腰穿针定位后，根据需要制作额外的关节镜入路，以确保缺损准备和移植物置入的入路与病变表面相交。关节镜标尺（图 96.5）、测量棒或探针都可以用来测量缺损大小。病变周缘的损伤和分层软骨瓣可能需要在测量病灶之前进行切除。

移植物潜在供区包括外侧或内侧滑车以及髁间窝。本章作者的首选位置是滑车极外侧，可最多获得 3 个大的骨软骨柱，每个可达 8 mm（图 96.6）。

✎ 作者首选技术

关节软骨损伤（续）

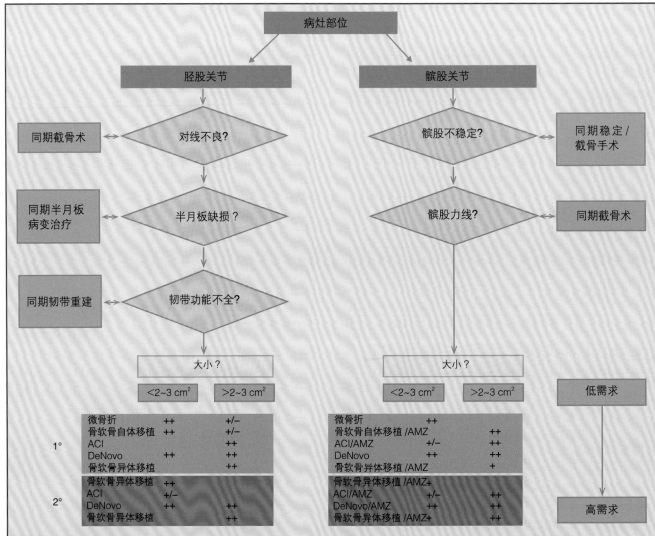

图 96.1　膝关节软骨和骨软骨损伤的诊治流程图，包括位置、大小和治疗方案 (Modified from Alford JW, Cole BJ. Cartilage restoration, part 2: techniques, outcomes, and future directions. *Am J Sports Med*. 2005; 33[3]: 443–460.)

有时可以在关节镜下获取骨软骨柱；但是通过 2～3 cm 的髌旁小切口和关节切开术获取可重复性更高，以便观察供区。有许多专用系统可供使用，我们通常使用的系统是末端带锯齿的取芯铰刀。这利于在移植末端的干净切割，也更容易获取移植物。在保持完全垂直于关节面的同时，每个柱至少 10～12 mm 的深度。准确测量骨软骨柱的大小和深度，移植物仍留在获取器中。

接下来准备受体部位。如果病变位于膝关节的另一侧，可以通过关节镜检查，如果病变位于同侧，可以通过关节切开术检查。已知自体移植柱的大小和深度，考虑到软骨帽的高度，可以线对线的方式将缺损区钻孔至相同深度（图 96.7）。考虑到供体柱的任何轻微的倾斜，钻孔时可以调整钻头使其尽可能与移植区

软骨曲度相匹配。

将带有移植物的获取器以相同角度置入（关节镜或开放），移植物轻轻移动到位，最后用大小合适的锤子进行调整（图 96.8）。

应重点确保移植物是平的，而不是轻微凹陷或凸出表面（图 96.9）。按上述步骤逐步重复进行，包括移植物的获取、受体部位的准备和移植物置入，直到关节病变得到有效治疗。取多个较小的骨软骨柱可以用于马赛克成形术，或者取两个较大的骨软骨柱以"雪人"的形状置以治疗椭圆形缺损。供区可以用人工合成移植物、同种异体移植物填充，也可以不填充。最后获得关节镜图像，对移植物整体进行评估。

作者首选技术

关节软骨损伤（续）

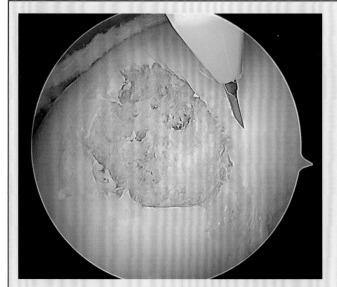

图96.2　用刀片在病灶周围制作垂直切缘

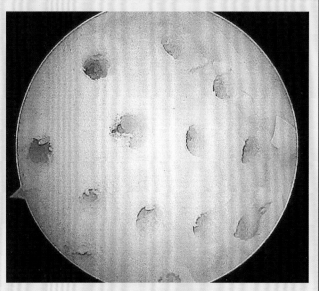

图96.3　微骨折锥用于制造多个点状穿软骨下板的微孔

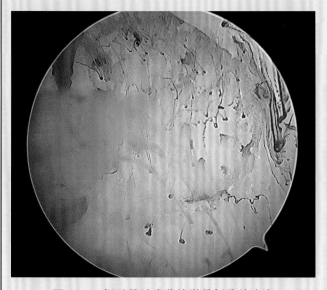

图96.4　提示骨髓成分从微骨折孔处流出

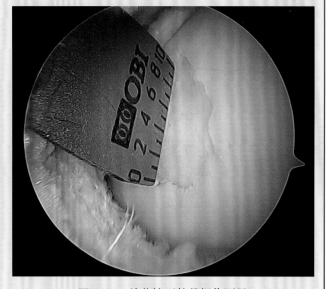

图96.5　关节镜下软骨损伤测量

闭合伤口

常规关闭关节镜入路，髌旁切开的伤口需连续分层关闭。前6周允许50%的部分负重和0°～90°的ROM活动。重要的是要观察术后关节积血，其可以显著限制活动范围或导致股四头肌受抑制。必要时可行数次无菌抽吸。

自体软骨细胞移植

关节镜下软骨活检和培养通常需要6周时间才能完成，将细胞悬液准备好进行移植。可以使用标准的膝关节切开手术体位；膝关节体位架对于股骨后髁软骨损伤是有用的，有助于在术中保持膝关节过度屈曲。如果外科医生希望使用骨膜补片，铺巾时应露出胫骨中段部位或至少露出所选的手术区域。

入路和缺损准备

采用特定间室的旁正中切口行髌旁关节切开可用于孤立的单发病变；内侧髌旁关节切开时采用中线切口可

★ 作者首选技术

关节软骨损伤（续）

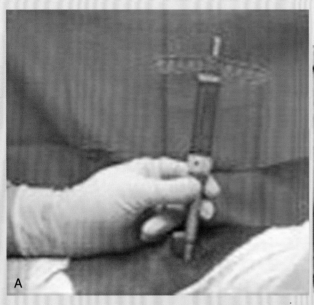
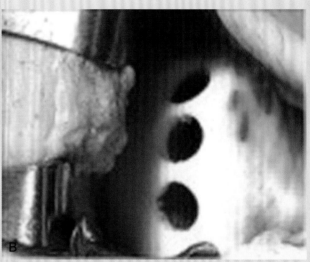

图 96.6 （A）和（B），注意获取器与关节面垂直，而不是与肢体垂直

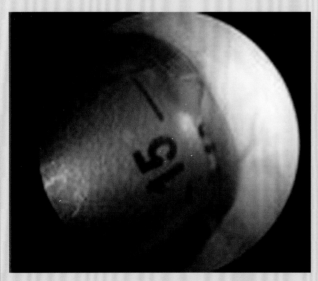

图 96.7 将病变钻到与测量骨软骨柱相同的深度

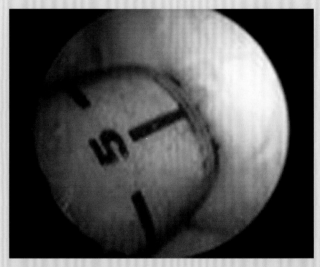

图 96.8 严格确保钻孔缺损的角度（见图 96.6），并观察移植软骨面相对于天然软骨面的深度，以使其平齐或略微凹陷

用于膝关节多发病变的探查。必要时可进行脂肪垫牵开或切除。在髁间窝放置一个弯曲的 Homann 拉钩以牵开髌骨。同其他软骨修复手术一样，创建利于愈合的受体诱导环境是至关重要的。在缺损边缘清理坏死组织，制作垂直边缘。不过本章作者的建议是，如果过度切除，将包含病变的组织转变为不包含病变的组织，那么最好是预留可以用于缝合的轻度退行性变软骨组织边缘，这要比需要其他形式的补片固定来保持植入细胞的稳定要好。保留软骨下板（骨）层是很重要的。如果首次的 OAT

或骨髓刺激手术失败，可以采用尖锐刮匙或毛刷轻柔操作，使其新鲜化和去皮质，不要破坏软骨下骨。如果发生来自缺损底部的出血，可以考虑使用非常微量的凝血酶或纤维蛋白胶。一旦准备好缺损植入，应测量其大小。如果使用骨膜瓣，由于获取后会出现收缩，应该增加 2～3 mm 的长度，才能够实现在关节软骨上放置足够的缝合线，从而减轻修复过程中的张力。然而一些外科医生更喜欢使用人工膜或 I / Ⅲ 型胶原双层补片。目前在美国这是一种标准使用方法，应该在术前与患者讨论。

关节软骨损伤（续）

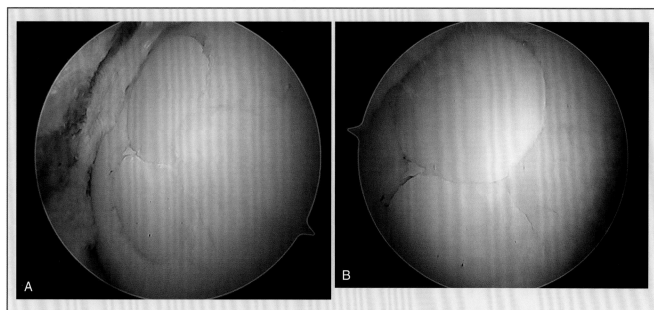

图 96.9 （A）和（B），注意骨软骨柱与天然关节软骨曲率齐平

骨膜获取

如果需要骨膜补片，最容易获得的取材位置是胫骨近端内侧，紧靠鹅足的远端。皮肤切口既可以向远端延伸到缝匠肌附着点，也可以做额外的切口，约在鹅足远端 3 cm，通常以可以触诊到腘绳肌止点作为标志，也可以粗略测量在内侧关节线下 5 cm 处。软组织分离刚好至胫骨骨膜时，可以用 15 号刀片进行标记并切割骨膜。在剔除骨膜时要非常小心，可以用锋利的骨膜获取器进行。一旦获得，立即在潮湿的显影纱布上展开骨膜，避免其干燥和收缩。

补片固定

缺损区准备好后，将补片置于病变上方，形成层向下紧贴缺损，用无齿镊将补片撑开。如果使用胶原蛋白贴片，通常使用手套纸裁剪一个模板，在干燥时修剪，然后水化。胶原补片在浸润时有时会增大，必要时可进行少量切除。在补片周缘仍需保留 1~2 mm 的边缘，以利于缝合。使用浸有矿物油的 6-0 薇乔线或 Biosyn 线（带 P-1 针）穿过补片和关节软骨，尝试从缺损的关节边缘大约 3 mm 处穿出。这将很好地外翻补片，且可为缺损提供一个更好的密封作用。常规缝线放置在 3、6、9 和 12 点的位置，并施加张力，使补片固定在中央。所有这些步骤都限制进一步的修整，限制了缝线的穿通，促使补片与缺损贴合。在补片侧的软骨面下方打结。在周缘补加数针，以密封补片；然而需在适当位置留置一个小的缺损，以便使用留置针进行细胞植

入。在细胞植入前，可以用结核菌素注射器和留置针注射生理盐水来检测密封性。如果有小渗漏，可以通过缝合或放置纤维蛋白胶来修补。一旦明确密闭性好，则使用针头吸出生理盐水，使骨床干燥以备植入。

细胞植入

重新悬浮培养的细胞，用结核菌素注射器的 16 g 针头抽吸悬浮液。然后将针头换为至少 18 g 的血管留置针头，将针尖插入上方的补片缺损处，穿过并直至补片的最下方。在针尖回撤的同时，将悬浮液注入缺损中，并仔细观察补片填充情况。细胞植入后，用缝线或纤维蛋白胶封闭上补片缺损（图 96.10）。

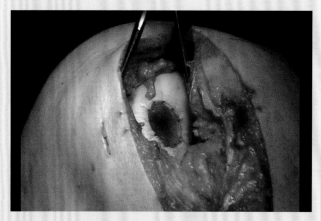

图 96.10 完整的基质自体软骨细胞植入方法（MACI），细胞植入后边缘缝合封闭

作者首选技术

关节软骨损伤（续）

伤口闭合

按常规连续分层闭合切开的伤口。考虑到该手术的性质，引流管可能会损害移植缺损部位，因此不建议使用引流管。最初的 6 周内，受保护的负重运动范围为 0°~90°；但是对于髌股关节病变，由于软骨位置受到更大的剪切力，因此每 2 周增加 30° 的 ROM。

颗粒化幼年软骨移植

关节切开的方法比关节镜方法更为常用，这种方法既可以作为一种独立的方法，也可以与常规的关节镜检查相结合，在关节镜检查中可以更好地观察移植前的损伤。

缺损制备及移植

使用旁正中切口行髌旁关节切开可探查整个膝关节的所有病变。类似于骨髓刺激术和 ACI，用刮匙或刀片刮除所有失活的组织和钙化的软骨层时，最重要的是清理出稳定垂直边缘（图 96.11）。重要的是要切除任何受损或分层的软骨表面，因为其会在移植过程中被"剥离"或提供不稳定的过渡区或界面。在保持病变基底干燥的同时，将其涂上一层薄薄的纤维蛋白胶。接着分层填充缺损。应特别注意防止缺损的过度填充，以避免软骨不规则突出。最后用一层薄薄的纤维蛋白胶覆盖在缺损上以密闭异体软骨移植物。注意不要在一个位置放置太多的移植材料和纤维蛋白胶，避免移植物突出于关节软骨面（图 96.12）。

闭合伤口

在纤维蛋白胶固化后，按照常规程序进行连续分层缝合关闭伤口之后，对膝关节进行温和冲洗。考虑到采用的技术，不建议使用引流管，那可能会破坏移植缺损部位。前 6 周允许 50% 的部分负重和 0°~90° 的活动度；然而对于髌股关节损伤，由于软骨的剪切力更大，每 2 周允许增加 30° 的 ROM。

同种异体骨软骨移植

OAT 适用于大的孤立的软骨和骨软骨损伤患者。患者仰卧于有膝部定位器的手术台上，如果要进行后髁探查，可允许膝关节过度屈曲。在准备和扩孔病变部位时，止血带对于可视化很有用。对于圆柱形和长方形损伤，将采用 mega-OAT 手术。

入路和缺损准备（大块同种异体骨软骨移植）

虽然内侧髌旁关节切开可以使用中线切口，但特定病变部位的关节切开术也可使用旁正中切口。考虑到促进术后康复的可能，一些外科医生倾向于保留股四头肌的下段或中段。高年资外科医生推荐使用内侧旁正中切口或旁外侧切口。用带有曲度的 Homann 拉钩牵拉髌骨，小心地将其放入髁间窝。牵开或切除 Hoffa 脂肪垫有助于其可视化。

明确损伤后，测量异常软骨（图 96.13）。重要的是保证关节面与同种异体移植物的表面一致。采用空心环

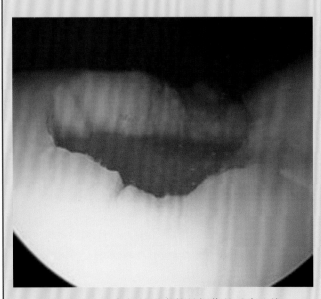

图 96.11　准备好的滑车软骨损伤的垂直边缘

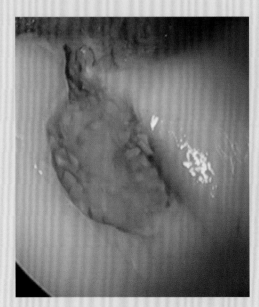

图 96.12　将颗粒状移植材料与浅表放置的纤维蛋白胶层层置入病变缺损

作者首选技术

关节软骨损伤（续）

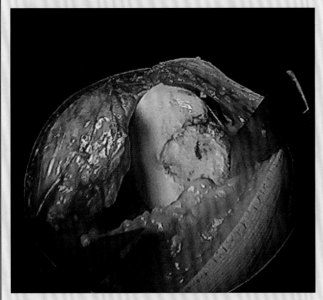

图 96.13　显示股骨外侧髁数量较多的圆柱状病变 (Courtesy Dr. Eric Carson.)

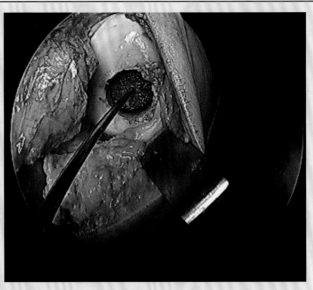

图 96.14　选择适合尺寸的环钻，对图 96.13 中的病变关节进行适当的骨软骨切除 (Courtesy Dr. Eric Carson.)

钻扩孔用来初步修整缺损。有时用单个骨栓就可以完成移植。如果是椭圆形的缺损，则需要将两个骨栓以"雪人"形状来修复缺损，然而近来高年资外科医生一直使用长方形的移植物获取系统来处理不对称的缺损，这将在下面进行描述。从技术角度看，首先常规准备对称的圆柱状缺损，然后获取移植物。而对于不对称的长形损伤，系统要求首先获取移植物，并测量移植物的深度，然后准备损伤部位。

对于圆柱形的损伤，为充分切除病变，用测量器测量损伤大小。在病灶中心放置导丝后，通常用空心扩孔器制作 6 ~ 8 mm 深的受体区（图 96.14 ）。

为了减少热坏死的可能，在准备和扩孔时要非常小心地在病变部位冲水，尤其是在有硬化骨的情况下。在对病灶进行圆柱形扩孔并确定受体深度后，可以在受区深部进行钻孔以促进愈合。如果遇到明显囊肿，高年资医生的建议是回填缺损，囊肿壁新鲜化后，再用自体移植骨填充。

移植物获取和植入

将同种异体半髁固定在工作台上后，选用同尺寸的直线式圆柱形扩孔器。由于必须重建同样的关节弧度，因此要将扩孔器直接放置在需要的相应关节部位。这是通过直接视诊和触诊完成的。从扩孔器中取出圆柱形移植物，将其在工作台上修整至与受区相同的深度。这有助于确保移植物的厚度能够使移植物的表面与天然关节表面平齐。在置入之前，将其标记方向。可根据需要使用校准的扩张器对受体部位进行最终的准备，然后用手压入移植物，活动膝关节，使移植物压入。待移植物稳定且与关节面平齐，该步骤则视为完成（图 96.15 ）。如果需要额外的固定且担心其稳定性，可以使用可吸收的无头螺钉。

对于椭圆形不对称损伤，选择可以覆盖缺损的合适的长圆形修整装置。用相同的修整装置确定供区的同种异体移植物的正确位置。这种方法使获取的移植物与正常关节弧度相匹配。将移植物固定在工作台上，用相应的椭圆形切割器获取移植物，用带夹具的摆锯在正确的深度横向切割移植物。接下来，通过专用工具（包括评分设备、圆柱形铰刀和美工刀）去除残余骨。清除残余物，使用扩张器，用手放置移植物，用锤子进行温和敲击或调整（图 96.16 ）。如果需要进行固定，则可以根据需要再次使用无头生物可吸收螺钉。

闭合伤口

冲洗满意后，分层缝合关闭伤口，根据外科医生的喜好决定引流的使用。在最初的 6 周内，允许保护性负重和 0° ~ 90° 的屈膝角度，促进移植物的整合。

作者首选技术

关节软骨损伤（续）

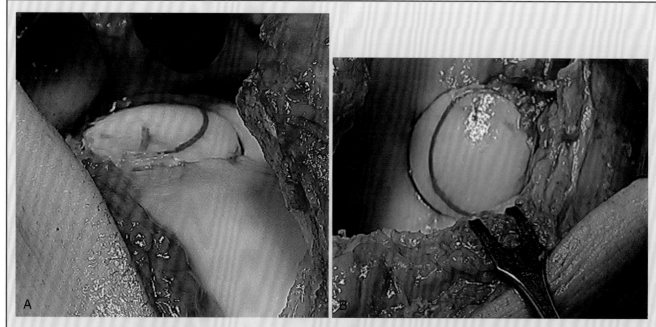

图 96.15 （A）和（B），关节面平整以及同种异体骨软骨移植柱位置满意

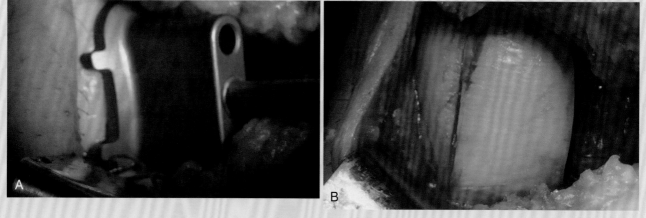

图 96.16 （A）和（B）获取后用测量器测量长圆形缺损面积和最后进行同种异体移植物植入。注意关节面平整性和位置满意

自体骨软骨移植（OAT）

自体骨软骨移植的优点是它利用局部的关节软骨。17 年的临床结果证实，在运动员中，病变面积为 1～4 cm² 时，91% 的髁损伤、86% 的胫骨损伤、74% 的滑车损伤，术后评估结果为优良[56, 57]。在 9.6 年的随访时间内，这部分运动人群的结果略有恶化。10～14 年长期随访结果表明，40% 结果较差，这种

较差结果的定义是需要膝关节置换术或 Lysholm 评分为 64 分或以下。这些不良结果与女性（61%）、患者年龄大于 40 岁（59%）和损伤大于 3 cm²（57%）有关[102]。对年龄小于 40 岁且关节软骨损伤小于 3 cm² 的患者进行亚组分析显示，失败率仅为 12.5%，Lysholm 评分至少 82 分。相反，对于年龄超过 40 岁、软骨病变超过 3 cm² 的女性，失败率为 83%[102]。此外，男性、股骨内侧髁缺损、OCD、深而小的缺

损、最短的手术延迟时间等其他预后危险因素已被报道[103]。在 40 岁以下的年轻运动员中进行的一项前瞻性随机研究也表明，在膝关节软骨缺损的修复中，镶嵌成形术比微骨折术具有明显的优势。平均 6.5 个月后，93% 的 OAT 患者可恢复到伤前水平的体育活动。而仅 52% 的微骨折运动员恢复到伤前水平的体育活动[104]。然而目前的证据表明，对于小于 3 cm² 的软骨损伤，OAT 是一个可行的选择。临床结果确实有可能在大约 10 年的时间点开始下降，术前危险因素如年龄、性别、病变部位、病变大小和慢性病程对远期预后都有影响。

自体软骨细胞移植（ACI）

长期研究表明 ACI 治疗后效果良好。ACI 的有利因素包括：年轻患者、同一膝关节手术史少于 2 次、症状病史少于 2 年、单一缺损以及滑车或股骨外侧髁上的缺损[44]。病变深度被认为是治疗失败的危险因素。对于病变深度大于 8～10 mm 的缺损，一些作者建议在应用 ACI 前行骨移植[105]。长期研究结果提示 ACI 治疗髁损伤可取得良好的结果，10 年移植物存活率为 71%，接近 75% 的患者功能改善[106, 107]。亚组分析证实胫骨高位截骨术具有保护作用，且能增加移植物的存活率[107]。最近一项随访时间为 4 年的研究显示，ACI 治疗髌骨病变在临床评估方面的改善有统计学意义，在最后的随访中，86% 的患者将他们的膝关节评定为优良[108]。先前随机对照试验比较了 ACI 和微骨折术，发现虽然随访 5 年后，两种手术方式在临床改善或影像学关节病变的进展方面没有大的差异，但亚组分析证实，大于 4 cm² 的病灶微骨折术后较差，ACI 结果与病变大小无相关性[109]。如前所述，先期行骨髓刺激术不仅对预后有不利影响，在接受骨髓刺激术的 ACI 患者中，移植物失败率明显较高，为 26%，而单纯行 ACI 的患者移植物失败率为 8%，而且骨髓刺激术后行 ACI 术的患者也出现了较差的临床结果[70, 98]。随访时间为 10 年的前瞻性随机研究比较了 ACI 和 OAT 对有症状的、平均大小 4 cm² 的关节软骨损伤的治疗结果，证实在 ACI 组和 OAT 组，分别有 17% 和 55% 的膝关节移植物失败率。值得注意的是，在接受 ACI 治疗的患者中，移植存活的患者的功能预后明显好于 OAT[110]。最近证据表明，损伤的大小和位置不会影响低或中等强度的运动恢复，甚至不会影响工作状态的恢复。然而，ACI 术后不太可能恢复到高强度的精英水平的运动[111]。

使用骨膜补片术后 7～9 个月出现的一个常见并发症是补片肥大，导致症状性弹响，可能是 ACI 术后再次手术的原因之一，据报道发生率高达 36%[41, 112, 113]。虽然使用 Ⅰ/Ⅲ 型胶原补片已经使这种潜在的肥大风险大大降低到了 5%，但在未经 FDA 批准的情况下，这种补片仍未使用[114]。

虽然在美国还没有批准，国外 15 年的 MACI 随访结果表明，与术前相比，患者主观结果指标得到改善和维持[115]。前瞻性随机试验比较了 MACI 与微骨折术对症状性软骨局灶性缺损≥3 cm² 患者的疗效。与微骨折术相比，MACI 明显改善了患者从基线到 2 年的临床结果[116]。此外，研究证实，基于 5 年内患者疼痛和症状或基于 MRI 的软骨评估结果，术前软骨下水肿与 MACI 预后无相关性[117]。但是最近的文献仍在研究 MACI 术后潜在的移植物肥大问题，其发生率与 ACI 使用骨膜补片时的发生率相似[118]。

颗粒化幼年软骨移植

由于此方法采用人异体软骨移植技术，因此关于幼年型同种异体软骨移植技术的临床数据有限。然而短期的初步临床数据显示出了令人鼓舞的结果[76, 119]。最近 2 年随访结果显示，患者主观预后结果有显著的改善，MRI T₂ 数据显示软骨信号与正常关节软骨接近，组织学评估提示透明软骨和纤维软骨的混合物中 Ⅱ 型胶原含量高于 Ⅰ 型胶原含量，具有良好的过渡区[120]。髌骨损伤程度为 Ⅳ 级的患者，治疗结果也得到改善，MRI 上软骨信号接近正常[121]。未来几年将对其进行深入研究，以获取长期随访数据。

同种异体骨软骨移植（OAT）

短期随访数据显示，平均年龄小于 40 岁、病变面积小于 6.3 cm² 的患者，在随访时间点为 58 个月时总体满意度为 86%[122]。其他研究报道了 OAT 作为既往未经手术治疗患者软骨损伤的治疗结果。多数患者（86%）对治疗非常满意，5 年生存率为 89.5%，10 年生存率为 74.7%[123]。对 50 岁以下单髁病变大于 3 cm² 的患者，进行平均 22 年长期随访结果证实，新鲜 OAT 术后 10、15、20、25 年移植物存活率分别为 91%、84%、69% 和 59%[124]。关于髌股关节 OAT 治疗的研究移植物存活率无可靠数据，平均 8～10 年随访数据提示，这一比率接近 50%～75%[125, 126]。总体而言，OAT 对老年患者、双髁和髌股关节损伤、糖皮质激素诱导性骨坏死的治疗效果较差[127-130]。

并发症

常规的膝关节镜探查和膝关节开放手术都有出血和感染的内在风险，有并发症时潜在风险相对增加。切开手术时感染增加、关节纤维化、髌旁关节切开时隐神经髌下支的损伤，一直是人们关注的问题。在切开手术或关节镜手术时，尽管比较罕见，但仍有可能造成腓神经和腘动脉的损伤。与止血有关的压迫/缺血和外周神经镇痛也有其固有的风险。直接归因于特定操作的并发症已有相应处理，但在一般情况下，软骨下骨板骨折或软骨下囊肿形成伴塌陷与骨髓刺激术有关，伴有移植物不稳定的自体骨软骨移植和同种异体移植物，可能需要额外的固定或碎片化，颗粒化幼年同种异体移植以及ACI有移植物肥大和大量瘢痕组织生成的可能，需要后续进行切除或粘连松解术。

未来展望

从长远来看，软骨修复的方法仍在改进，试图提供组织学上正常的软骨组织，转化为功能良好的软骨。目前美国的相关临床试验也在进行中，将骨髓刺激术和NOVOCART 3D（Aesculap Biologics, Breinigsville, PA）进行比较。这种基于第三代以基质为载体的ACI治疗已经在欧洲实施，并报告了随访数据。将前期手术的自体软骨细胞种植在三维支架中，获取骨软骨柱，最终被植入体内。骨髓水肿与第三代ACI技术相关，可能影响临床结果。最近的一项研究回顾了使用NOVOCART 3D 3年的随访结果，发现在整个过程中总体上有显著的临床改善，骨髓水肿的发生与临床结果无关[131]。另外一项短期随访研究也显示，NOVOCART 3D治疗大的局灶性骨和骨软骨损伤，其临床效果和影像学得到改善[132]。然而和ACI其他手术一样，移植物肥大仍然是一种潜在的并发症，在急性软骨创伤或OCD等更为严重的损伤中，需要重点关注NOVOCART 3D，这些病因有可能导致移植物肥大，2年随访数据证实了这一点。

一种较新的技术是多孔同种异体骨软骨移植材料Cartiform（Osiris, Columbia, MD）。其可进行冷冻保存，具有活性软骨细胞、软骨细胞生长因子、ECM、最小骨厚度和孔隙率，当与骨髓刺激术相结合时，这种可植入材料能让骨髓成分进入内部并形成间充质血凝块。到目前为止，还没有关于这种异体可植入材料的研究，也没有其研究结果的报道。

最后，收集鼻软骨细胞，将自体软骨组织植入膝关节，修复创伤后 $2 \sim 6\ cm^2$ 的股骨软骨缺损，这是解决膝关节内软骨损伤一个新的办法。研究人群为10个患者，将这些鼻软骨细胞植入富含GAG和Ⅱ型胶原的ECM中，冰冻切片提示移植物中至少有70%的软骨细胞存活。组织学检查还发现在可植入移植物周围存在Ⅱ型胶原和Ⅰ型胶原。第二次活检未见典型的关节软骨组织结构，但确实发现至少50%的组织细胞是圆形的，在ECM中被腔隙包绕，Ⅱ型胶原和GAGs染色阳性，Ⅰ型和Ⅹ型胶原染色阴性。在24个月的随访时间中，与术前水平相比，患者的国际膝关节文献委员会（IKDC）评分和膝关节损伤及骨关节炎结果评分（KOOS）均有明显改善。这项研究仍在进行中，如果将来有更多的研究，包括临床对照试验，那将是十分有价值的[134]。

结论

软骨修复方法是强有力的工具和技术，对严格符合指征的患者而言具有潜在的益处。最重要的是要考虑病灶性质、整体肢体对线、半月板和韧带的状态、病灶的大小以及患者的整体需求。在权衡哪种治疗方法最有效时，患者期望值是很重要的。提前告知患者也是至关重要的，这样才能帮助患者调整其整体长期预期结果。

（Michael S. Laidlaw, Kadir Buyukdogan, Mark D. Miller 著　石媛媛 译　王　健 校）

参考文献

扫描书末二维码获取。

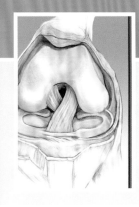

第 97 章

关节软骨损伤治疗新进展

膝关节软骨损伤（图 97.1）是一种常见疾病，并经常导致疼痛和功能障碍。在过去的几十年里，研究工作的重点是更好地了解如何诊断和治疗这些病变。关节软骨主要由 Ⅱ 型胶原组成，相对缺乏血供，依赖于渗透来获得营养和氧，这使关节软骨缺损的自愈极为困难[1, 2]。重要的是，并不是所有的缺损都是有症状的，因为许多缺损只是偶然发现的。如在诊断性影像学检查中发现，或在其他诊断如前交叉韧带（ACL）的诊断性关节镜检查中发现损伤。事实上，在接受膝关节镜检查的患者中，在 60% 以上的患者中都发现了这样的缺损情况[3-5]。因此，首要的挑战之一是确定哪些病变应该治疗，哪些病变可以继续观察。

对于大多数患者，结合全面的病史、有针对性的体格检查、影像学检查，必要时配合关节镜检查来确定软骨损伤是否是有症状，以及是否需要治疗。一旦确诊，就有多种治疗方案可供选择。根据病变部位（股骨髁、胫骨平台、髌骨、滑车）的不同，对软骨

病变的最佳处理也不同。另外还要考虑缺损大小、包容 / 稳定性、慢性损伤和相关的膝关节病变，包括半月板损伤、韧带功能不全和（或）下肢力线异常。对吻性病变（即股骨内侧髁和胫骨内侧平台或髌骨和滑车上的相应病变）特别难以处理。此外，患者特有的因素，包括年龄、活动水平、期望值、体重指数、既往治疗史及患者的康复依从性，可能会影响治疗决策。考虑患者的手术预期尤其重要，因为这些可能会影响决策。例如，一个高水平运动员希望回到相同（或更好）的运动水平，而已经接受过几种治疗方案仍有症状的患者仅仅希望能够减轻疼痛和肿胀。最后，外科医生的技术、经验和治疗设备及能否拿到相应的产品也会影响临床决策。例如，在美国的大部分地区，同种异体组织是很容易获得的，可以被认为是治疗选择的一部分。然而在世界上的许多国家，同种异体移植物是不能用于临床的。因此，对于两个非常相似的患者有着非常相似的软骨缺损的治疗可以仅仅是因为地理位置不同而不同。

关节软骨缺损的治疗包括非手术治疗和手术治疗。非手术疗法包括调整活动量，以股四头肌和核心肌力强化为重点的物理治疗，冷敷，口服非甾体抗炎药，以及各种注射药物，包括皮质类固醇、透明质酸及生物制品。最近出现的生物疗法是一种潜在的治疗各种骨科疾病（包括软骨损伤）的方法，并且可以在门诊和手术室中使用。生物治疗，包括富血小板血浆（PRP）和骨髓间充质干细胞注射如骨髓抽吸物浓缩物（bone marrow aspirate concentrate, BMAC），这些既可以单独治疗，也可以联合应用。关节软骨缺损的外科治疗可分为姑息性治疗（清理术、软骨成形术）、修复性治疗（骨髓刺激包括微骨折）和恢复性治疗（自体软骨细胞移植、自体骨软骨移植 / 异体骨软骨移植）[6-23]。本章将集中介绍关节软骨治疗的新技术。较新的修复技术，包括增强的微骨折术的优点、缺

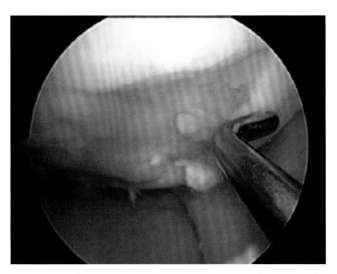

图 97.1 术中股骨内侧髁（右膝）全层局灶性软骨缺损病例

点、结果和并发症，以及新兴的重建技术，包括带基质的自体骨软骨细胞移植、软骨切碎产品和现成的同种异体骨软骨移植产品 [24-49]。应当指出，这些新兴技术和产品中有几项是最近才在美国引进的。除非有临床试验结果，否则很多药物都是无法使用的。大多数这类产品在进入美国市场之前都是在欧洲或亚洲进行了相应的临床试验。为了通过美国食品和药物管理局（FDA）的批准，产品必须满足一些条件，比如被认为符合"最低限度处理的"或申请用于"类似用途"。

外科治疗

对于任何准备接受关节软骨损伤手术治疗的患者，有两点很重要：①与患者讨论治疗的预期，②治疗软骨损伤相关的疾病如力线不良、半月板功能不全或韧带损伤等 [50]。患者必须明白关节软骨损伤自然病史尚不明确，这为关节软骨损伤治疗带来了不可预测性，特别是当考虑高水平运动员能否恢复运动时。

此外，即使使用最先进的关节软骨治疗方法，如果不处理伴随的膝关节病理状态也可能会导致软骨治疗的失败，特别是在对线不良的情况下，因为这可能会导致治疗过的软骨病变区负荷仍然过重。在某些情况下，对于存在对线不良的年轻患者，仅仅做截骨术可能是理想的解决方案，这不在本章的讨论范围内。

姑息性治疗

关节镜清理术、灌洗和软骨成形术仍然是对于许多有症状患者在非手术治疗无效时可行的治疗选择。这种方法被认为是治标不治本的，因为其目标不是"再生"或替换软骨，而是移除任何可能对患者有刺激并引起机械症状的软骨组织，稳定损伤区域的边缘，降低软骨进一步损伤的风险。手术关键是要在不破坏软骨下骨的情况下，将病变清理到软骨下骨的水平，注意保持病灶周围形成一个平滑的边缘，类似于轮胎在边缘均匀光滑的凹坑上滚动。好的软骨成形术能留下光滑的边缘，能很大程度上避免再出现机械性症状。该技术的优点包括其技术简单，能够在关节镜下对几乎任何部位（股骨髁、胫骨、滑车、髌骨）的损伤进行处理，通常伴随其他手术一起进行，如半月板修复术或韧带重建术，总体成本低，术后康复简单 [7]。明显的缺点是，这种手术没有提供可以修复缺损软骨的可能性。因此，患者可能仍然会有症状。软骨成形术历来被认为对于功能需求较低及损伤面积小的患者是一种可接受的一线治疗选择。然而，这种治疗方法可能也适用于那些寻求微创、迅速康复、及早重返运动的高水平运动员。

修复性治疗

对于局灶性软骨缺损，另一种可行的治疗方法是骨髓刺激术。这种方法被认为是一种修复性治疗，因为目标是用真正的软骨来填充软骨缺损，而不是像软骨成形术那样清除缺损，让它"空着"。骨髓刺激术包括钻孔和微骨折（图 97.2）。这些技术被广泛接受为治疗小的、孤立的局部软骨缺损的"金标准"。正如 McCormick 等 [51] 在 2014 年的一项流行病学研究中所报告的那样，在美国，膝关节软骨缺损的外科手术治疗每年大约增加 5%。在所有的治疗方法中，微骨折仍然是最常用的。微骨折的优点与软骨成形术相似，包括技术简单，能够在一次手术中以微创的方式进行关节镜检查，能够进行其他伴随的手术，如半月板手术或韧带重建术等，总体费用低，与软骨成形术不同的是，它能用"软骨""填充"缺损 [52-57]。

从生物学的角度来看，微骨折和其他骨髓刺激技术诱导骨髓基质流入以"填充"软骨缺损。最终形成主要由 I 型胶原组成的纤维软骨块。但是，纤维软骨修复组织缺乏许多正常透明软骨固有的生化和弹性性能，较正常软骨硬，因此不具备与正常透明软骨相同的减震和压力传导能力。与关节清理术相比，微骨折产生的纤维软骨"填补"了缺损，并且可能优于将缺损留空，但由于缺乏透明软骨（II 型胶原），微骨折的长期疗效仍不清楚。

近年来，已有新的方法尝试通过使用基质或支架来稳定骨髓刺激产生的间充质血凝块，达到改良传统的微骨折技术的目的，让骨髓间充质干细胞（MSC）诱导分化为透明软骨，而不是纤维软骨。所谓的"加强型微骨折"[58-59] 技术包括 BioCartilage（Arthrex, Inc., Naples, FL）、自体基质诱导软骨形成术（autologous matrix-induced chondrogenesis, AMIC）、BST-Cargel（Smith and Nephew Inc., Andover, MA）、GelrinC（Regentis Biomaterials Ltd., Or-Akiva,Israel）和 Chondrotissue（BioTissue AG, Zurich, Switzerland）。AMIC 技术包括先进行微骨折，然后应用猪 I / III 型胶原基质（ChondroGide, Geistlich, Pharma AG），用自体或异体纤维蛋白胶固定 [60-64]。BST-Cargel 技术是先行传统的微骨折术，然后应用该产品，它是一种含有液体壳聚糖和自体全血的生物支架 [65-66]。GelrinC 技术包括先进行微骨折术，然后应用由聚乙二醇二丙烯

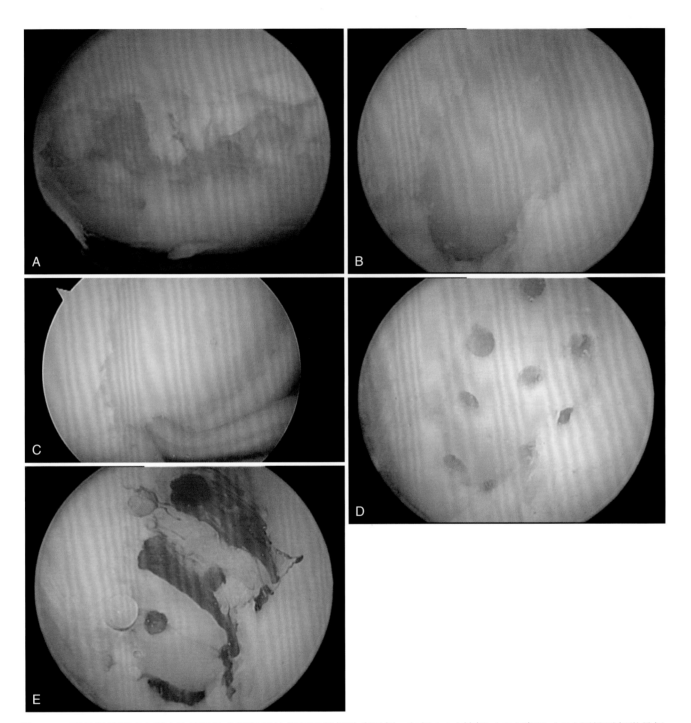

图97.2 股骨外侧髁（右膝）的局灶性全层软骨缺损行微骨折治疗示例，包括（A）缺损，（B）清理，（C）用锥子行微骨折，（D）均匀间隔3~4 mm及3~4 mm深的微骨折孔，（E）流入缺损区域的骨髓

酸酯组成的水凝胶和变性的纤维蛋白原，这种材料暴露在紫外光下时可形成半固体可生物降解的支架[67]。Chondrotissue技术包括先进行微骨折术，然后应用由聚乙醇酸（PGA）和透明质酸（HA）组成的支架，支架用PRP浸泡。与前面提到多种加强型微骨折技术/产品不同的是，截止本章出版时，只有BioCartilage（图

97.3）在美国可常规使用。BioCartilage技术包括先进行微骨折术，然后用1 ml的脱水并微粒化的同种异体关节软骨细胞外基质联合1 ml自体PRP进行注射[48-49]。

这些增强的微骨折技术都具备一些优点，它们与传统微骨折术一同进行，能够以微创的方式一期完成，并且理论上提供了改善缺损部位的稳定性和

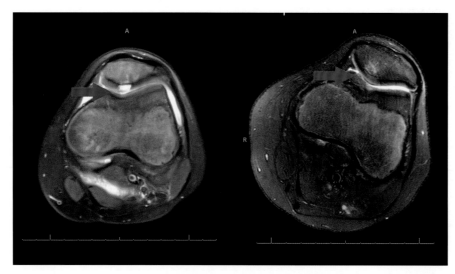

图 97.3　手术前后（术后 4 个月）髌骨 MRI

生物学特性的可能性。这些技术可以在关节镜下进行，也可以通过小切口进行，取决于手术医生对哪种技术更加熟悉。

恢复性治疗

对于较大的病变，比如除软骨损伤外还包括软骨下骨病变的情况，以及翻修手术，可以进行软骨修复手术。目前有多种修复方法，包括自体软骨细胞移植（autologous chondrocyte implantation, ACI）、基质相关的 ACI（matrix-associated ACI, MACI）、软骨切碎移植、干细胞 - 支架技术，自体骨软骨移植（osteochondral autograft transfer, OATS）、同种异体表面软骨移植和同种异体骨软骨移植（osteochondral allograft transplantation, OCA）。这些技术被认为是恢复性的，因为它们的目的是通过将带有透明软骨细胞的关节软骨移植到整个缺损部位来治疗软骨缺损，带或不带软骨下骨的移植。虽然许多恢复性技术可以在一期手术中通过关节镜技术完成，但有些需要分期进行两次手术，有些不能在关节镜下进行，而需要小的切开术。这些手术的优点包括它们能够处理较大范围的病变，可用于翻修手术，能形成透明软骨（相对于纤维软骨），以及它们能处理软骨下骨的病变（骨软骨移植技术；图 97.4）。缺点包括同种异体组织的潜在高成本，移植物愈合所需的相对较长的恢复期，同种异体骨移植潜在的安全问题（同种异体移植手术）以及在某些情况下需要两次手术（ACI 和 MACI 手术）。ACI、MACI、软骨切碎移植技术、OATS 和 OCA 等

已在前面的章节中讨论过。本章下面的部分将集中于新兴的关节软骨修复技术，包括干细胞支架技术、新的切碎移植技术和商用同种异体表面软骨移植等。

三维基质间充质干细胞

最近几个独特的结合骨髓间充质干细胞与三维支架的产品已推出，在处理局部软骨缺损方面，为自体软骨移植（ACI）提供一种可代替的治疗选择，与 ACI 不同的是，它可以在一次手术中完成。与 ACI 相似，这些技术的目的是通过修复表面的透明软骨来修复缺损。这一类产品包括：Hyalofast（Anika Therapeutics, Bedford, MA），它是利用自体的 MSCs；Cartistem（Medipost Co., Ltd., Korea），它则是利用同种异体 MSCs。这些技术的核心理念是，用支架创造一个在生物学上有利于 MSC 分化成透明软骨的微环境。

Hyalofast 目前还没有在美国上市，它是通过一次手术完成的。根据缺损的形状和大小，将透明质酸支架（HYAFF 11 支架）固定在缺损部位，并将支架浸泡在患者的 BMAC 中[68]。BMAC 通常取自患者髂嵴，含有成体间充质干细胞、血小板、细胞因子、骨形态发生蛋白（BMP）2 和 7，以及多种生长因子，包括 PDGF 和 TGFβ。细胞、蛋白质及生长因子等由于具有合成代谢和抗炎作用，被认为可以为软骨修复创造良好的生物环境。虽然临床数据有限，但 Gobbi 等发现，随访 5 年后应用 Hyalofast 支架治疗的患者恢复伤前活动水平的比例明显高于微骨折治疗的患者，但是

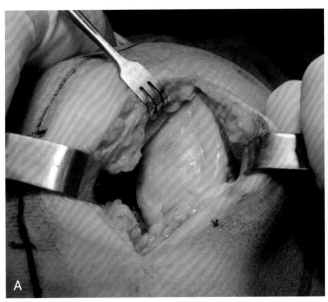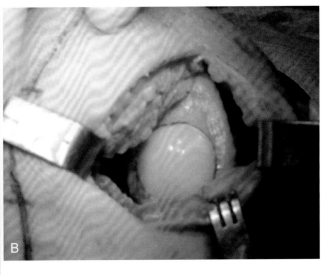

图 97.4　手术中（A）股骨内髁（右膝）全层局灶性软骨缺损进行同种异体骨软骨移植（B）

微骨折治疗患者在治疗 2 年后有更好的表现[68]。

与 Hyalofast 相似，Cartistem 也是一次手术完成，并将 MSCs 与三维支架相结合。不同的是，Cartistem 利用异体干细胞，用人脐带血来源干细胞培养获得骨髓间充质干细胞（hUBC-MSCs），避免了与 BMAC 有相关的供体部位并发症。在该技术中，hUBC-MSCs 与透明质酸钠支架结合并植入到缺损部位。在韩国进行的一项临床试验（包括 7 名接受 Cartistem 治疗的患者）的初步结果令人满意，但仍需要进一步的研究[69]。

其他几个利用干细胞基质治疗局部软骨缺损的试验最近已被报道，目前正处于初步临床试验阶段。特别是多个研究小组报道了将脂肪来源干细胞（ADSCs）与支架材料及生物活性因子联合移植的结果。

软骨切碎移植术

DeNovo Natural Tissue（DeNovo NT, Zimmer Biomet,Warsaw, IN）软骨修复技术已在前一章已讨论过，除此之外至少还有两种新的软骨切碎修复技术被报道。包括自体软骨移植系统（Cartilage Autograft Implantation System, CAIS）和 CartiONE。总而言之，软骨切碎修复技术包括将自体或异体透明软骨植入软骨缺损处，还需要与支架输送系统相结合，并用纤维蛋白胶进行固定。需将软骨切碎成 1 ~ 2 mm[3] 的碎片，理论上讲这样软骨细胞可以脱离细胞外基质，产生透

明软骨细胞，并能与患者正常 / 健康的软骨结合[43-47]。

DeNovo NT（见上一章；图 97.5）与 Biocartilage 相似，因为两种产品都使用切碎的幼年同种异体软骨，但不同之处在于该技术不涉及软骨下骨的破坏（不进行微骨折）。自体软骨移植系统（CAIS；DepuyMitek, Raynham, MA）是另一种一期修复的软骨移植技术，但与 DeNovo NT 不同的是，CAIS 使用自体干细胞，取自患者的髁间窝或滑车边缘。软骨在获取后被切碎成 1 ~ 2 mm³ 的碎片，并与由聚己内酯（35%）和聚乙醇酸（65%）组成的支架和 PDO 网相结合，并用可生物降解的锚钉固定在缺损区域上。虽然应用 CAIS 后的初步试验显示了有希望的结果，但由于费用和患者入组情况不佳，在美国涉及 CAIS 的试验停止了。

CartiONE（Orteq Ltd., London, United Kingdom）是另一种软骨恢复技术，也可以一期完成。在该技术中，自体软骨从患者的滑车边缘（非髌股关节接触部位）或髁间窝获取。切碎后进行细胞分离，与 BMAC 结合，添加到支架上，并植入到缺损部位。早期临床结果，包括组织学结果、影像学结果和临床随访结果目前来看是较有希望的。

商用同种异体表面软骨移植技术

前面章节已详细讨论了自体骨软骨移植物和同种异体骨软骨移植物的应用，自体骨软骨移植和同种异

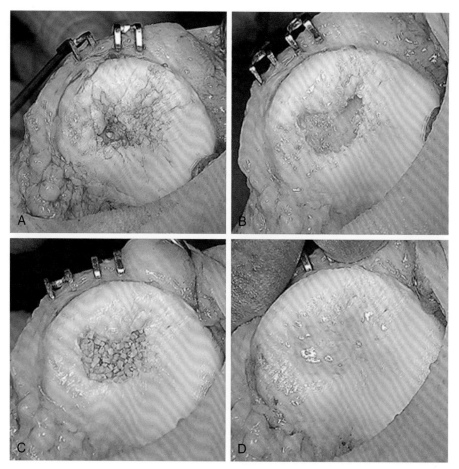

图 97.5　进行 DeNovo NT 移植来治疗髌骨局灶性全层软骨缺损：（A）缺损，（B）处理缺损区域的边缘，（C）移植，（D）用纤维蛋白胶固定

体骨软骨移植都是具有一定优势的。由于它们由透明软骨和骨组织组成，因此是修复关节软骨缺损的理想材料（特别是当伴有有症状的骨髓水肿时），可用于处理大的缺损，并可用于先前处理失败的翻修治疗方案。自体骨软骨移植的主要缺点包括其相关的供区并发症和治疗大面积病变的能力有限。同种异体骨软骨移植的主要缺点包括其高成本，可用性有限（特别是在美国以外），以及传播疾病的风险。

　　为了提供一种既能保持优点又能消除缺点的骨软骨疾病解决方案，已经开发了几种商用同种异体表面骨软骨移植产品。在美国可获得的同种异体移植物包括 Chondrofix（Zimmer Biomet, Warsaw, IN）、Cartiform（Arthrex Inc., Naples, FL）和 ProChondrix（AlloSource, Denver, CO）。

　　在 2012 年，Chondrofix 作为一种商用同种异体骨软骨移植材料问世，用于关节软骨全层缺损的一期治疗。该产品被描述为一种预成形的圆柱形、无菌、

脱细胞的骨 - 软骨结构，支架寿命为 24 个月。移植物预切成 10 mm 长，直径可选择为 7 mm、9 mm、12 mm 或 15 mm。Farr 等在 2016 年报道了 32 例接受 Chondrofix 治疗的患者的初步资料。遗憾的是，一项平均随访 1.29 年（范围为 0.11 ~ 2.8 年）的研究中，72% 的病例（23 例膝关节）出现了失败[41, 42]。试验中平均缺损面积为 2.9 ~ 2.0 cm^2，每例膝关节植入同种异体骨 1 ~ 5 块，中位数 2 块。

　　Cartiform 和 Prochondrix 是最近在美国上市的两种商用同种异体骨软骨移植产品。软骨修复不包含任何活性软骨细胞，但是 Cartiform 和 Prochondrix 都包含活性软骨细胞。Cartiform（图 97.6）被描述为一种可冷冻保存的、有活性的同种异体骨软骨移植物，由全层关节软骨和一薄层软骨下骨组成，具有 24 个月的保存期（在 –80 ℃保存），可提供 4 种尺寸（10 mm 直径、20 mm 直径、12 mm × 19 mm 和 20 mm × 25 mm）。

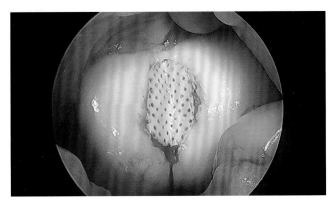

图 97.6　滑车局部全层软骨缺损进行 Cartiform 软骨修复的示例

移植物有透过全层的孔隙，允许在储存期间低温保存液浸泡整个移植物并保存细胞活性。Prochondrix 是一种由活性软骨细胞、基质和生长因子组成的三维新鲜同种异体骨软骨移植物。保存寿命 35 天（以 4℃保存），并且有 5 种尺寸（直径 11 mm、13 mm、15 mm、17 mm 和 20 mm）。移植物的深度可以根据骨软骨缺损的深度选择。由于这两种现成的同种异体骨软骨移植产品都是相对较新的产品，目前还没有研究报道使用这些产品治疗的患者的临床结果。

■ 总结

膝关节的局部软骨损伤，尤其是涉及股骨内髁或外髁的承重面以及涉及髌股关节的承重面时，常常导致疼痛、渗出和机械性症状，并最终导致功能障碍和残疾。对于有适当指征的患者，手术干预有助于减轻疼痛，改善功能，恢复正常的关节力学。本章描述了一些新兴技术包括增强的微骨折、支架和基质相关的结构、软骨切碎移植、MACI 和商用同种异体骨软骨移植等。未来需要更多的研究来比较这些方法和更"传统"的技术（包括标准的软骨成形、传统的微骨折、ACI、OTAS 和 OCA）之间的优劣。

选读文献

文献：Crawford DC, DeBerardino TM, Williams RJ 3rd. NeoCart, an autologous cartilage tissue implant, compared with microfracture for treatment of distal femoral cartilage lesions: an FDA phase-Ⅱ prospective, randomized clinical trial after two years. *J Bone Joint Surg Am*. 2012; 94(11): 979-989.
证据等级：Ⅰ
总结：Ⅱ期 RCT 的结果比较了自体软骨组织植入新技术与传统微骨折手术的安全性。

文献：Farr J, et al. High failure rate of a decellularized osteochondral allograft for the treatment of cartilage lesions. *Am J Sports Med*. 2016; 44(8): 2015-2022.
证据等级：Ⅳ
总结：病例研究显示，在植入预制、圆柱形消毒和脱细胞的骨软骨同种异体骨移植物后，失败率很高。

文献：Frank RM, et al. Do outcomes of osteochondral allograft transplantation differ based on age and sex? A comparative matched group analysis. *Am J Sports Med*. 2018; 46(1): 181-191.
证据等级：Ⅲ
总结：队列研究表明，对于年龄≥40 岁的骨软骨缺损患者，骨软骨移植是一种安全可靠的治疗方法。男性和女性患者结果相似。

文献：Frank RM, et al. The utility of biologics, osteotomy, and cartilage restoration in the knee. *J Am Acad Orthop Surg*. 2018; 26(1): e11-e25.
证据等级：Ⅴ
总结：回顾了关于使用生物制剂、截骨术和软骨修复术的最新证据。

文献：Gille J, et al. Outcome of autologous matrix induced chondrogenesis(AMIC) in cartilage knee surgery: data of the AMIC Registry. *Arch Orthop Trauma Surg*. 2013; 133(1): 87-93.
证据等级：Ⅳ
总结：预后研究表明，对于有症状的膝关节软骨缺损，AMIC 是一种有效和安全的治疗方法，但需要更长的时间来确定移植物区是否会随着时间的推移而保持质量和完整性。

文献：Moran CJ, et al. Restoration of articular cartilage. *J Bone Joint Surg Am*. 2014; 96(4): 336-344.
证据等级：Ⅴ
总结：关于关节软骨修复的最新证据技术综述。

（ Rachel M. Frank, Armando F. Vidal, Eric C. McCarty 著　麦合木提·麦麦提敏 译 王海军 校 ）

参考文献

扫描书末二维码获取。

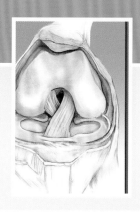

第98章

前交叉韧带损伤

历史

　　有关前交叉韧带（anterior cruciate ligament, ACL）的解剖与损伤在几个世纪前的历史中都有详细的记载，但直到19世纪中期，前交叉韧带损伤的手术治疗研究才开始出现在文献中[1]。虽然有一些早期修复成功的报道，但是外科医生认识到，稳固的重建对于提供膝关节的稳定性是非常必要的。Ernest William Hey Groves是20世纪初最早报道前交叉韧带重建的研究者之一。他通过股骨和胫骨的骨道，采用阔筋膜移植物将其缝合到骨膜上[2]。随着时间的推移，Hey Groves关节内重建前交叉韧带的设想不断在演变，包括MacIntosh描述的早期加强关节外结构，即采用髂胫束包绕在膝关节的前外侧[3]。在前交叉韧带重建的早期阶段，还尝试使用合成移植物，如GORE-TEX或聚丙烯。由于失败率较高，移植物拉长和断裂，导致膝关节积液、疼痛和不稳定，很快被自体肌腱移植和异体肌腱移植所取代[1,4]。

　　20世纪70年代，随着光纤和微型电视摄像机的发展，关节镜辅助前交叉韧带手术逐渐成为主流[5]。开始，通过双切口技术分别钻取股骨和胫骨的骨道，将移植骨块固定于胫骨前侧和股骨外侧。然而，在20世纪90年代初，一种通过胫骨骨道钻取股骨骨道的单切口前交叉韧带重建术开始流行。在某些情况下，这种方法会形成相对垂直的股骨骨道。随着关节镜技术和影像学检查的不断改进，如计算机断层扫描（CT）和磁共振成像（MRI），研究者进行了更多的生物力学研究，对前交叉韧带解剖及其对膝关节运动和稳定性影响的深入研究表明，位于原始股骨足迹中心的股骨骨道可能更有生物力学优势[6-8]。

解剖与生物力学

　　前交叉韧带起源于胫骨关节面，位于内侧髁间棘外侧和前方。近端向后外侧走行，嵌入股骨外侧髁后内侧壁。其有两个功能束，根据它们的胫骨附着点命名为前内束（anteromedial, AM）和后外束（posterolateral, PL）（图98.1）[8,9]。前交叉韧带提供旋转稳定性，抵抗胫骨前移、内翻应力和外翻应力[10]。

　　AM束和PL束的位置随膝关节的屈伸而变化。伸直时，AM束和PL束是平行的，但当膝部弯曲时，两束交叉，PL束向前移动。AM束在屈曲时是紧张的，PL束在伸直时是紧张的[11]。前交叉韧带的胫骨止点呈卵圆形，面积136 mm²。股骨附着点为圆形，平均面积为113 mm²。前交叉韧带纤维不通过前交叉嵴（也称为外侧髁间嵴），该结构在股骨外侧髁上从近端向远端延伸[12,13]。

　　不同研究的间接比较表明，前交叉韧带强度随着年龄的增长而下降[14]。在正常行走时，前交叉韧带承受约400 N的力，而膝关节被动运动时仅产生100 N的力。据估计，剪切、加速和减速等高水平运动产生的力最高可达1700 N，接近韧带的平均最大抗拉强度2160 ± 57 N[15]。尽管安全窗很窄，但是前交叉韧带与膝关节内其他稳定结构协同抵抗横向力和旋转力，通常在很大载荷下才会断裂[16]。前交叉韧带断裂时膝关节许多其他结构会同时出现损伤，包括半月板、侧副韧带、关节软骨和关节囊[17-19]。

　　尽管对受前交叉韧带损伤影响的解剖结构的讨论超出了本章的范围，但前外侧韧带（anterolateral ligament, ALL）和近端胫骨斜坡（proximal tibial slope, PTS）应当被重视，并得到新的关注。虽然不同作者对各部位的具体解剖描述略有不同，一般认为ALL是从股骨外侧髁延伸到前外侧半月板附近的区域[20-22]。人体尸体和生物力学研究表明，ALL有助于膝关节的内旋稳定性[23-29]。随着对膝关节前外侧区域研究的回顾，发现早期关节外前交叉韧带重建的改良是与现代关节内前交叉韧带重建结合进行的，早期结果并不一

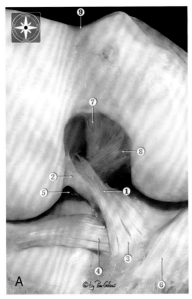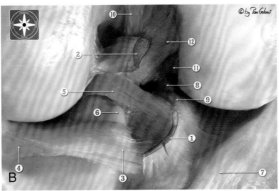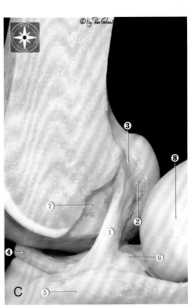

图 98.1　尸体标本示前交叉韧带（ACL）的功能束。（A）膝关节屈曲 90° 时的前视图。1 前交叉韧带前内束；2 前交叉韧带后外束；3 前交叉韧带胫骨止点；4 外侧半月板前角；5 外侧半月板后角；6 内侧半月板前角；7 后交叉韧带股骨止点；8 前半月板股骨韧带（Humphrey 韧带）；9 股骨滑车沟。（B）前交叉韧带中段切除后髁间窝的前视图。1 前交叉韧带胫骨足迹区；2 前交叉韧带股骨残端；3 外侧半月板前角；4 外侧半月板体部；5 外侧半月板后角；6 胫骨外侧棘；7 内侧半月板前角；8 内侧半月板后角；9 胫骨内侧棘；10 后交叉韧带前外束；11 后交叉韧带后内束；12 前半月板股骨韧带（Humphrey 韧带）。（C）髁间窝和前交叉韧带的矢状位。1 前交叉韧带中段；2 前交叉韧带前内束；3 前交叉韧带后外束；4 外侧半月板体部；5 内侧半月板前角；6 胫骨内侧棘；7 股骨外侧髁的内侧壁；8 股骨内髁（Copyright Pau Golanó.）

致 [30-33]。需要进一步的研究以明确此种重建是否适合及何时适合。

　　胫骨近端的骨性形态也可影响前交叉韧带损伤。当膝部受到轴向压力，胫骨近端斜坡压力增加时，剪切力指向前方，使前交叉韧带上的应力增加 [34-36]。前交叉韧带是限制胫骨平台过度前移的主要因素，PTS 增加是引起损伤的解剖学危险因素。目前正在研究胫骨内侧和外侧坡度的影响，有些研究表明内侧斜坡的影响较大 [37]，而有些研究表明外侧斜坡的影响较大 [34,38-40]，有些则提示斜坡和前交叉韧带损伤无关 [41]。因而需要开展更多的研究以更清楚地确定胫骨解剖结构的功能及其对前交叉韧带损伤和前交叉韧带重建的影响。

基础科学

显微结构

　　前交叉韧带由直径 20 ~ 170 μm 的纵向胶原纤维组成，其中既有 I 型胶原，也有 III 型胶原 [42]。它们排列在一起形成一个单位，称为束下单位，周围有一层结缔组织，称为内腱。这些单位结合成束被外膜包绕，称为外腱。束被腱旁组织包裹，形成最大的韧带单位。

在胫骨和股骨的骨性附着点附近的显微结构变为更具纤维软骨特征的外观 [43,44]。

　　前交叉韧带的血供主要来自膝中动脉的分支，其次为膝下动脉、膝内侧动脉和外侧动脉，以及髌下脂肪垫和滑膜。由于膝中动脉在近侧和走行方向上发出韧带分支，远侧沿前交叉韧带背侧走行，因而前交叉韧带的近侧部分有较多的血管分布。最大的韧带分支是胫骨髁间动脉，它在胫骨棘的近端出现，并在胫骨棘的远端分支，以供应胫骨髁 [45,46]。

　　前交叉韧带全区域都存在神经纤维。这些纤维主要以纵向的方式与血管系统平行排列，但也可以随意地嵌入结缔组织内。神经纤维和血管系统相邻有利于血管舒缩的调控。而结缔组织中神经纤维的直径可提示其在疼痛或反射活动中的作用 [46]。关节囊或韧带损伤后的患者在韧带重建后本体感觉只会部分恢复，这一发现支持了神经纤维的这一功能 [47]。

前交叉韧带生物学

　　前交叉韧带是关节内结构，由滑膜形成的薄层软组织包膜包裹。韧带断裂通常导致滑膜内层破裂和整个关节间隙血肿形成，而局部反应较轻。关节外韧带，如内侧副韧带（medial collateral ligament, MCL），包绕在坚韧的软组织膜内。这部分韧带损伤导致局部血肿和纤维蛋白原网状结构形成，导致炎症细胞浸润，进而形成肉芽组织愈合，最终形成排列良好的纤维组织[48]。

流行病学

前交叉韧带损伤占所有膝关节韧带损伤的 40%～50%，主要由体育活动导致[25, 49]。前交叉韧带损伤在年轻运动员中最为常见，而在青少年女性运动员中发生率极高[50]。最容易导致运动员受伤的运动项目是滑雪、足球、篮球和橄榄球[51]。70% 以上的前交叉韧带损伤发生于非接触性损伤[52]。一些研究表明，前交叉韧带的最大应力发生在膝关节接近伸直，胫骨内旋和胫骨前移时施加外翻力的情况下[53]。女性前交叉韧带损伤的风险更高，许多人认为是由于前交叉韧带形态、骨盆倾斜、全身关节松弛、激素影响以及肌肉反应时间的差别所致[54-56]。然而确切原因目前尚不清楚。

近年来前交叉韧带重建的数量不断增加。据估计，目前美国每年有 200 000 例前交叉韧带重建手术，失败率为 5%～15%[57, 58]。失败发生的时间可早可晚，早期失败发生在重建后 6 个月内，晚期失败发生在 6 个月后。失败可能是与反复创伤、胫骨或股骨骨道位于非解剖位置以及移植物整合欠佳有关[59]。

临床病史

详细的病史采集，包括损伤机制和症状，是诊断前交叉韧带断裂的第一步。最初的表现通常包括非接触、低速扭伤病史，伴或不伴有可听到的断裂声，立即出现的膝关节肿胀[60]。虽然许多患者可能不能回忆起确切的损伤机制，一些研究表明，每两个急性关节血肿患者中就有一个前交叉韧带损伤。很大一部分前交叉韧带断裂的患者会立即感到疼痛、肿胀和不稳。多数人无法重返体育运动。

损伤后不久出现严重的膝关节积液是关节内病变的表现。早期的关节镜研究显示，近 75% 的急性膝关节血肿患者在损伤后存在不同程度的前交叉韧带断裂[62, 63]。韧带断裂破坏了血供，导致关节出血。尽管前交叉韧带损伤导致关节积血的发生率很高，但重要的是要考虑到其他关节内病变，如半月板或骨软骨损伤、骨折或后交叉韧带（PCL）断裂。此外，没有大的关节积血也不能排除前交叉韧带损伤的可能。

体格检查

在前交叉韧带损伤的诊断中，体格检查是非常重要的。结合病史，体格检查可为明确诊断提供足够的信息。重点检查健侧和患侧膝关节，以获得基准测量。先检查健侧膝关节，让患者在平静放松状态下进行检查，对检查患膝韧带的稳定性非常重要。

急性损伤膝关节的检查应从视诊开始。渗出液可能是损伤的明显线索。应该检查患者的皮肤是否有割伤或擦伤。患膝通常会保持在屈曲位，因其可以减轻关节内由于出血导致的压力。如果损伤发生几天或几周后，与对侧腿相比，股四头肌可能萎缩[64]。

视诊后，检查者应触诊膝关节的温度，是否有少量积液，是否有摩擦音，以及是否有局部压痛。多数急性损伤的膝关节内侧、外侧或两侧都有触痛。膝关节外侧或内侧的局部肿胀或压痛提示内侧或外侧副带（MCL 或者 LCL）损伤。关节线局部压痛可提示半月板或软骨损伤。骨软骨损伤或游离体的存在可表现为膝关节活动时出现摩擦音[64]。

急性前交叉韧带损伤患者的膝关节活动度常常受限。在抽吸或局部关节内注射后体检可能更能发现问题[64]。虽然不常做抽吸，但关节穿刺也可提供诊断线索，因为关节积血常提示韧带损伤。而脂滴存在提示骨性损伤。主动和被动膝关节活动都应该进行检查，以确定是否有伸膝装置的损伤或是否有半月板撕裂、游离体或前交叉韧带碎片阻碍运动从而造成的机械性阻滞。

韧带松弛度

有多种方法可以帮助诊断前交叉韧带损伤。Lachman 试验是将股骨固定，屈膝 20°～30° 向前移动胫骨，可明确膝关节前向松弛度。前抽屉试验在膝关节屈曲 90° 时进行，但诊断价值不大。最近的一项荟萃分析比较了麻醉下体格检查在前交叉韧带损伤诊断中的作用。麻醉下检查敏感性高于非麻醉下检查。无麻醉情况下，前抽屉试验的敏感性和特异性分别为38% 和 81%，而 Lachman 试验的敏感性和特异性分别为 81% 和 81%[65]。前交叉韧带既提供了前向稳定性，又提供了膝关节的旋转稳定性。轴移试验是在膝关节屈曲时，结合外翻应力、旋转和轴向负荷来进行的。当膝关节运动从完全伸直变为屈曲时，髂胫束使胫骨平台外侧半屈曲复位，产生明显的撞击声，为阳性结果的标志[66]。轴移试验诊断前交叉韧带撕裂的敏感性和特异性分别为28%和81%，麻醉后分别提高到73%和98%[65]。2006年的一项研究表明，综合考虑敏感性和特异性，在任何情况下（有或没有麻醉，急性或慢性），Lachman试验可靠性最强[67]。

测量仪器，如KT-1000和KT-2000，可以作为体格检查（如Lachman试验和前抽屉试验）的辅助操作，但不是诊断前交叉韧带断裂所必需的。敏感性和特异性分别为93%和93%[65]。这些测量仪器最常用于研究之中。

影像学

影像学检查包括标准的膝关节前后位和侧位X线片。可以帮助排除相关损伤，如游离体、年轻患者的胫骨嵴撕脱骨折、胫骨近端或股骨远端的退行性改变和急性骨折。胫骨近端外侧骨折（通常称为Segond骨折）的影像学表现是前交叉韧带损伤的病理特征。最近文献表明，Segond骨折是ALL损伤的表现[20, 22, 68]。

MRI是诊断前交叉韧带损伤的"金标准"，在检查前交叉韧带损伤方面具有高度敏感性和特异性（图98.2）[69]。大多数前交叉韧带撕裂发生在韧带的中间部分，在MRI上表现为信号增强的不连续韧带纤维。关节内积血常见。84%前交叉韧带断裂患者的MRI上可以观察到骨挫伤。胫骨外侧平台和股骨外侧髁的发生率最高，分别为73%和68%。此外，由于LCL

走行是斜行的，通常不能完整地观察到，但能在一张冠状位图像上观察到完整的韧带。MRI也有助于评估半月板损伤和骨软骨缺损。在前交叉韧带断裂的患者中，51%的患者可观察到半月板损伤，其中内侧半月板损伤占13%，外侧半月板损伤占24.9%，同时有双侧半月板损伤占13.1%[70]。23%的前交叉韧带断裂患者中可观察到MCL损伤[71–73]。

决策原则

手术与非手术治疗

在决定对前交叉韧带断裂进行手术或保守治疗时，必须考虑患者的预期活动水平。前交叉韧带缺失患者最常见的主诉是反复出现的不稳、"打软腿"和运动困难[74]。对于前交叉韧带断裂的自然发展病程和进一步的损害及患骨关节炎的风险，目前还没有大规模的前瞻性试验研究。一些较小的研究表明，与前交叉韧带正常对照相比，前交叉韧带撕裂后不进行韧带重建的患者半月板撕裂、关节炎和需要膝关节矫形术的风险更高[75]。与保守治疗相比，前交叉韧带重建术后发生继发性半月板损伤的风险较低[76]。尽管重建可以保护半月板，但并不能完全预防其损伤，也不能预防继发性骨关节炎[77]。

年龄

在考虑前交叉韧带损伤患者的治疗方案时，年龄是一个重要因素。在一项对超过21 000名接受一期前交叉韧带重建患者的队列研究表明，21岁以下患者的5年翻修风险为9%，20~40岁患者的5年翻修风险为8.3%，40岁以上患者的5年翻修风险为1.9%[78]。较高的翻修率可能是由于较年轻患者活动水平较高所致。

随着年轻人变得更加活跃，在骨骺未闭合人群中，前交叉韧带损伤的发生率越来越高。纽约的一项研究表明，在20岁以下的患者中，前交叉韧带重建手术从1990年到2009年增加了3倍[50]。以前前交叉韧带损伤的骨骼发育不成熟的患者常采用保守治疗，然而随着新技术的发展，对保守治疗的风险有了更深刻理解，现在鼓励儿科患者早期手术治疗[79]。

总的来说，20~40岁的患者前交叉韧带重建效果良好。虽然有些人认为应首先尝试保守疗法[80]，但许多人试图将前交叉韧带损伤的患者分为手术治疗和保守治疗，那些不能重返高水平运动或有不稳定症状的人被认为可以选择保守治疗，那些能够重返高水平运

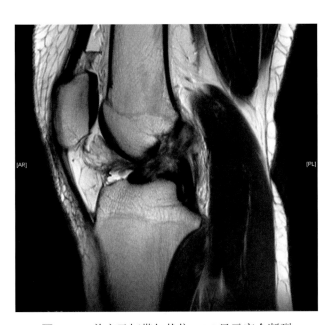

图98.2 前交叉韧带矢状位MRI显示完全断裂

动的人被建议手术治疗。

前交叉韧带重建的成功率与年龄无关。91% 的 40 岁以上患者在 2 年随访时疗效良好。而在 40 岁以下的患者中，这一比例为 89%[82]。40 岁以上非手术治疗的患者，通过运动调整，57% 取得了良好的效果[82]。高龄患者往往有更多的社会和职业责任，可能会阻碍他们进行前交叉韧带重建及完成康复计划，因而突出了按照活动水平对患者进行分层以确定前交叉韧带重建指征的重要性。在老年人群中使用异体移植物而不是自体移植物可以降低受伤率，并且已经证明可以得到相似的结果[83]。最终在决定手术和保守治疗时，生理学年龄和活动水平似乎比实际年龄更重要。

性别

女性运动员前交叉韧带损伤的风险是男性运动员的 2~8 倍[84]。许多研究调查了高中和大学足球、垒球和排球运动员，发现大多数损伤是由非接触损伤导致的，这引发了对性别差异的研究和推测，性别不同可以解释这种显著差异[85, 86]。可能的原因集中在激素和神经肌肉的差异、环境条件和解剖学的差异，如关节力线不齐或关节松弛度[87]。

所评估的解剖差异包括 Q 角、髁间窝的大小和形状、前交叉韧带的大小、前交叉韧带的移植物特性、足旋前、BMI 和全身韧带松弛度等[88]。单独任何一种差异都不会使女性面临更大的前交叉韧带损伤风险。通过对西点军校学员的研究建立一个 Logistic 回归模型，该模型基于解剖学特征如髁间窝狭窄、高 BMI、全身关节松弛等，可以预测 75% 的非接触性前交叉韧带损伤病例[89]。一些研究表明，月经周期中激素的变化影响前交叉韧带的成分和机械特性，可能在特定周期更容易受到伤害[90]。然而这一影响尚不明确，需要进一步探究[91]。

前交叉韧带部分撕裂

前交叉韧带部分撕裂的诊断具有挑战性，需要详细评估病史、体格检查和 MRI 表现。诊断的金标准是关节镜检查[92]。部分撕裂占所有前交叉韧带撕裂的 10%~28%，如果不加以治疗，其中的 42% 将发展为完全断裂。此外，多数伴有部分撕裂的患者不能恢复到伤前的活动水平。关于前交叉韧带部分撕裂的治疗决策应包括评估患者预期活动水平、松弛程度和有症状的不稳。保守治疗包括康复治疗，重点是腘绳肌（hamstring, HS）力量训练、活动调整、运动中佩戴支

具。建议的手术治疗包括加强手术、部分（选择性）前交叉韧带重建或传统的前交叉韧带重建术[94]。需要设计良好的前瞻性临床试验以准确地比较前交叉韧带部分损伤的治疗方案。

相关损伤

前交叉韧带的断裂可能伴随膝关节其他结构的损伤，包括内侧半月板和外侧半月板、内侧副韧带和外侧副韧带、软骨、后外侧角损伤以及股骨远端和（或）胫骨近端骨折[95]。多年前，O'Donoghue 提出了三联症，指的是前交叉韧带断裂、内侧副韧带损伤和内侧半月板撕裂同时发生[17]。随后的研究表明，前交叉韧带断裂时外侧半月板撕裂同样常见[73]。最近的一项综述表明，从损伤到前交叉韧带重建的时间延长增加了关节内损伤的风险，包括滑车、股骨外侧髁、胫骨内侧平台和半月板损伤[96]。因此，在决定进行手术重建以减少相关损伤时，应考虑手术时机。

所有相关半月板损伤都应进行单独评估，以形成整体治疗方案。一些证据表明，稳定的外侧半月板撕裂，或部分厚度的外侧半月板撕裂，可能更适合非手术治疗[97-99]。内侧半月板损伤应积极处理，已有研究表明，修复稳定的外周撕裂可降低术后疼痛的风险以及减少半月板部分切除术的可能[62]。

前交叉韧带断裂时，内侧副韧带损伤常见，约占 23%[73]。前交叉韧带重建和 I、II 级内侧副韧带损伤的保守治疗被广泛接受；然而前交叉韧带损伤时，III 级内侧副韧带损伤的处理存在争议[100]。以前认为高级别的内侧副韧带损伤可能需要在前交叉韧带断裂的情况下进行手术治疗。然而最近的数据表明，前交叉韧带重建术后内侧副韧带损伤的保守治疗可获得相同的临床结果，如胫骨前移、功能、活动度、力量和单腿跳跃测试[101]。然而合并严重韧带损伤的患者，内侧副韧带修复可能是必要的。而对于前交叉韧带与内侧副韧带的手术处理或重建的时机尚无统一意见[102]。

前交叉韧带翻修术

随着前交叉韧带重建数量的增加，失败数量也在增加。失败通常被归类为生物性、技术性或创伤性原因。过去失败的主要原因是技术问题，如移植物放置不当，切口置入不当，移植物固定不充分，移植物张力不当，使用抗拉强度不足的移植物，或未能纠正导致膝关节不稳定的其他原因[103]。然而最近的数据显示，32% 的患者再次发生创伤性损伤，是失败的主要

原因[104]。在过去 10 ~ 20 年中，对前交叉韧带重建的技术方法进行了改进，然而翻修术的效果较一期重建术差[105, 106]。随着前交叉韧带重建的进行，外侧间室和髌股关节软骨损伤的风险增加[107]。既往存在半月板部分切除术的患者，翻修重建时软骨损伤的风险增加[108]。因此必须告知患者翻修手术的局限性和未来失败的可能。

治疗方案

非手术治疗

2016 年 Cochrane 综述分析比较了前交叉韧带损伤的手术和非手术治疗，作者得出结论，仅根据患者报告的结果来推荐前交叉韧带重建并没有足够的证据[109]。有些作者过去曾主张对低需求的患者采用非手术治疗[110]。其他研究者试图采用随机分组方法治疗患者，以指导治疗[74]。非手术治疗可导致运动员反复出现不稳定和半月板损伤[111, 112]。因此，前交叉韧带重建适用于运动活跃、有不稳定症状、保守治疗失败或活动时需要急停或扭转的患者。

40 岁以上的患者可以按照保守治疗方案执行，但应告知患者恢复到以前的活动水平是不太可能的[113]。患者不应该单纯根据年龄来决定是否接受手术治疗。研究表明，40 岁以上的患者和 40 岁以下的患者具有相似的结果[114, 115]。一项对年轻、活跃的成年人进行的随机对照试验评估了早期重建与康复治疗加延迟重建的治疗情况。接受延迟重建的患者与接受早期重建的患者具有相似的结果。进行康复治疗的多数患者继续选择非手术治疗[116]。

手术方案

手术时机

前交叉韧带损伤何时重建过去一直存在争议，许多研究推荐延迟重建，因为一些患者能够通过康复训练治疗损伤[74]。此外，有人认为，如果在第一个月内进行早期重建，会有关节纤维化的风险[117, 118]。如果术后出现僵硬，伸屈功能受限是主要问题，患者满意度受关节僵硬和关节活动度限制的影响较大[119]。伤后 4 周以上存在渗出、肿胀、炎症、僵硬而接受前交叉韧带重建的患者，同样具有关节纤维化的可能性，这表明术中出现的渗出液、僵硬和炎症会增加关节纤维化的风险[120]。一项研究提示，早期治疗增加关节纤维化的风险，手术治疗应该等到运动恢复后的 2 ~ 6 周进行[121]。术前运动功能受限与术后运动功能受限

显著相关。67% 术后膝关节活动受限的患者在重建时膝关节活动受限[117]。

其他研究主张早期重建，他们认为，与康复和择期延迟重建相比，损伤后 10 周内完成的早期重建可节约成本和提高质量调整生命年（QALYs）[122]。此外，对现有文献的荟萃分析发现，在 1 ~ 20 周之间进行重建时，膝关节僵硬程度没有差异[123]。我们认为最好的方法是等待肿胀消退，患者关节活动度恢复良好时再行手术治疗。手术时机因患者不同而有很大差异。

移植物选择

在选择合适的移植物重建前交叉韧带时，移植物必须具有与自体前交叉韧带相似的特性，具备安全固定、穿入骨道、供区并发症低的特点[124, 125]。自体移植物包括骨 - 髌腱 - 骨（bone patellar tendon bone，BPTB）和四肢肌腱，与天然前交叉韧带相比，股四头肌腱（quadriceps tendon，QT）具有更强的抗拉强度和刚度[126, 127]。骨 - 髌腱 - 骨同种异体移植物亦是如此。由于并发症（包括失败和持续性积液）的发生率很高，在美国已不再应用合成材料[128]。肌腱和骨 - 髌腱 - 骨自体移植物很受欢迎，但应与患者讨论移植物的选择问题。事实上，尽管对"最佳"移植物没有明确的定义，但每一种移植物都有其优点和缺点，在很大程度上患者最终依赖于他们的外科医生来指导他们做出移植选择[129]。

决策的第一步是在自体移植物和异体移植物之间进行选择。自体移植物可以更早地与骨整合，成熟更快，避免宿主免疫反应和疾病传播的风险。相反使用异体骨移植的并发症较少，手术时间较短[130, 131]。一项对 BPTB 自体移植物与同种异体移植物的荟萃分析表明，接受自体移植物治疗的患者发生移植物断裂的概率较低，跳跃测试具有更好的效果。然而异体移植有利于恢复到受伤前的活动水平和减轻膝前疼痛[132]。同一项研究报道 BPTB 同种异体移植物的失败率是自体移植物的 3 倍。接受同种异体移植物重建的患者通常最终国际膝关节文献委员会（IKDC）评分为 A（正常膝关节）。然而如果好的结果被定义为 IKDC 评分 A 或 B，两组之间不存在差异[133]。最近的证据表明，在年轻、活跃的患者中，同种异体前交叉韧带移植失败率较高[134]。一项回顾性队列研究发现，25 岁及 25 岁以下接受前交叉韧带重建的患者中，同种异体组织移植失败率为 29.2%，而 BPTB 自体组织移植失败率为 11.8%[135]。一项由美国军事学院成员组成的大型、

年轻、活跃患者的队列研究表明，接受同种异体前交叉韧带重建的患者中临床失败的发生率更高[136]。

消毒和保存方法可以改变移植物的组织结构。经辐射或环氧乙烷灭菌的同种异体移植物强度明显变弱。目前的冷冻保存技术保持了同种异体肌腱移植的生物力学特性[137, 138]。同种异体肌腱移植引起的疾病传播已有报道，但发生率较低，平均每年发生不到1例。严格的操作方法几乎消除了丙型肝炎病毒（HCV）或人类免疫缺陷病毒（HIV）传播的风险，但理论上仍存在传播风险。HIV感染的风险为1/173 000 ~ 1/100 0000，HCV感染的风险约为1/421 000[139]。过去10年中，有少数供者移植物引起细菌感染的报道[140]。一项纳入超过1400名患者的大型回顾性队列研究结果显示，骨-髌腱-骨（BPTB）同种异体移植物和自体移植物之间的感染没有差异，感染风险分别为0.5%和0.6%。对于腘绳肌腱（HS）自体移植物，感染风险为2.5%，高于HS异体移植物[141]。

骨-髌腱-骨和腘绳肌腱组织最常用于前交叉韧带重建。每一种移植物都有其优点和缺点。许多研究对骨-髌腱-骨（BPTB）和腘绳肌腱（HS）自体移植物进行了比较，发现与HS自体移植物相比，BPTB自体移植物对不稳症状有更大的改善，临床膝关节评分[142-145]或失败率[143, 145-147]没有差异。使用髌腱并非没有潜在的并发症。与HS组相比，BPTB组膝前疼痛（17.4%比11.5%）及需要麻醉下粘连松解（6.3%比3.3%）的发生率更高[148]。此外，BPTB自体移植物增加髌腱断裂、髌骨骨折和股四头肌无力的风险。HS自体移植物的并发症包括固定物突出引起的疼痛或HS无力。与BPTB自体移植物相比，HS自体移植物固定物移除率较高（5.5%比3.1%），尽管HS自体移植物无力感增加，但一般在1年内可得以缓解[148, 149]。现有文献的系统回顾发现，没有任何一种移植物明显优于其他移植物。BPTB自体移植可能会出现术后早期膝前疼痛，早期膝关节活动受限，且需要长期随访。与HS自体移植物相比，患者膝关节活动或骨关节炎风险似乎没有差异。与HS自体移植患者相比，BPTB自体移植患者更有可能每周参加体育活动[152]。

股四头肌腱（QT）被认为是自体移植组织的另一来源。最近对QT移植物的关注度增加。通过对骨科医生调查发现，只有1%的骨科医生使用股四头肌腱重建前交叉韧带。生物力学方面证明自体股四头肌腱移植物相当于四股腘绳肌肌腱[154]。与骨-髌腱-骨（BPTB）肌腱相比，股四头肌腱自体移植早期结果显示术后松弛度相当（KT-1000测定），膝前疼痛较少，感觉丧失较少。随访1 ~ 2年时，IKDC评分无差异[155]。一项关于股四头肌腱自体移植物与其他移植物的系统文献综述证实，它们之间具有相似的患者满意度以及Lachman试验、轴移试验、关节松弛和IKDC评分结果，但股四头肌腱自体移植物供区并发症较少[156]。

对于多数患者，由于较低的失败率与轻微的疾病传播风险，我们倾向于使用自体移植物而不是异体移植物。由于BPTB可早期与胫骨和股骨骨道发生整合及较好的临床效果，因此对于膝关节功能要求较高的患者，我们首选BPTB进行自体移植。对膝关节功能需求较低的患者、翻修手术或特定的患者，我们采用同种异体移植物。

移植物获取

每种类型的肌腱的获取都具有特殊的技术挑战。自体髌腱移植需要从髌骨和胫骨结节获取骨组织，这增加了骨折和损伤髌骨关节软骨的风险[124]。许多外科医生倾向于修复副腱膜，以改善滑脱和防止瘢痕形成[157]。腘绳肌肌腱（HS）获取需要抬高缝匠肌以靠近半腱肌和股薄肌，需注意隐神经浅支。获取过程中过早切断肌腱也存在风险。股四头肌肌腱（QT）是自体移植物的另一个选择[124]。股四头肌肌腱（QT）切除后，有髌骨骨折和潜在股四头肌断裂的风险。

移植物张力和固定

移植物张力受到移植物所承受的力的大小以及膝关节屈曲角度和旋转的影响。移植物需要足够的张力来稳定膝关节，但过大张力拉长移植物可导致移植物失效或固定失败。也有人建议在植入前对移植物进行预处理，以防止蠕变。已有体外试验研究了多种预张的效果，发现预张力范围为80 ~ 500 N时都没有显示出优势[158]。以前的尸体研究主张在40 ~ 60 N进行预张[159, 160]。已经证明，医生无法利用单手牵拉再现同样的移植物张力，关节内移植物张力与关节外移植物张力不同。关于预张移植物对前交叉韧带重建术后膝关节松弛度是否有影响仍存在分歧[163, 164]。一些作者建议在完全伸展的情况下提供膝关节的张力。而另一些作者则认为最好使膝关节在20° ~ 30°的屈曲状态下保持张力。因为大多数外科医生采用手动张力以及多种膝关节位置，因而结果评估困难，难以进行相互比较研究。一些外科医生使用移植物紧张器，避免手动提供张力，允许外科医生使用双手进行胫骨固定。需要进一步的试验更全面明确移植物的张力。

移植物固定应足够牢固，能承受至少 12 周的闭链锻炼，直到骨或肌腱与骨道愈合。闭链练习平均产生 200 N 的力，但最多可产生 500 N 的力[166]。固定不良可导致移植物滑脱或固定完全失败[166]。髌骨骨块挤压螺钉固定具有最高的刚度和固定强度，范围为 423 ~ 558 N。最佳位置是使螺钉平行于骨块放置，超过 30° 的倾斜会增加脱出的风险[167]。螺钉直径和长度对固定强度也有影响[168, 169]。使用胫骨扩张器对固定强度没有影响，使用生物可吸收材料代替金属螺钉也没有影响[170, 171]。

许多移植物固定装置都可以在市场上买到。在胫骨端，软组织移植物可以使用挤压螺钉、缝合柱、螺钉和垫圈结构来固定。除了十字针和纽扣外，相似的固定方法可以用于股骨侧[124]。十字针、螺钉和垫圈结构以及纽扣都提供间接固定，这意味着移植物悬浮在骨道内。其他所有器械提供直接固定，将移植物挤压到骨道一侧。值得注意的是，因为大多数生物力学固定拔出研究是在猪或者牛的标本上进行的时间点为零的实验，所以它们的临床意义有限。

移植物愈合

成功的前交叉韧带重建依赖于移植物与周围骨的整合以及移植物韧带化和血管重塑。骨与骨之间的愈合比软组织与骨之间的愈合更强、更快。骨 - 髌腱 - 骨（BPTB）同种异体和自体移植物的愈合过程与骨折愈合相似[124]。对于软组织移植物，肌腱需要 12 周时间与周围骨整合，通过在肌腱 - 骨界面形成细胞和纤维组织层进行重塑。12 周时胶原纤维与骨之间生成一种类似于 Sharpey 纤维的连接附着物[172]。在前交叉韧带重建术后 12 个月，所有韧带和血管重塑的组织学标志物，包括纤维排列、细胞和变性程度，与正常前交叉韧带相似。血管和纤维形态在 6 个月后没有显示出成熟度，这表明肌腱自体移植在 6 个月时可能已经足够成熟，可以进行更积极的康复治疗，并可能恢复运动[173]。

自体髌腱移植物在 6 个月时较同种异体移植物愈合更快，具有更强的力学性能。在 6 个月的时间点，同种异体移植物的炎症反应延长，强度下降，结合和组织重塑的速度减慢[130]。

关节外加强术

长期以来，人们一直在讨论关节外结构对膝关节次级旋转稳定性的贡献。髂胫束在以前被提及过，Segond 在 1897 年讨论了一种"纤维阻抗带"，在重度内旋时处于紧张状态[174]。Claes 提出，胫骨平台近端的典型撕脱实际上是 2014 年发现的前外侧韧带（ALL）骨性止点的撕脱[68]。从此以来，人们逐渐对膝关节前外侧关节囊或提供膝关节次级外旋稳定性的前外侧韧带（ALL）感兴趣。尽管文献有多种解剖学描述，但专家一致认为：① ALL 是位于膝关节前外侧的一条独立韧带，②其股骨附着点位于外上髁的后方和近端，③胫骨附着点位于 Gerdy 结节和腓骨头之间，④与外侧半月板有固定的连接[25]。生物力学和临床研究表明，膝关节的前外侧结构提供了显著的次级旋转稳定性和屈伸稳定性，当断裂时会增加轴移程度[26, 27, 175]。现有多种 ALL 重建的方法[30, 176, 177]。一些作者主张在特定患者中同时进行前外侧韧带和前交叉韧带重建。尽管人们对在前交叉韧带损伤的情况下，前外侧韧带及其在膝关节旋转稳定性中的作用越来越感兴趣，但需要更多确切的证据来明确如何界定能从前外侧韧带和前交叉韧带联合重建获益最大的患者。

胫骨平台后倾角的作用

胫骨平台后倾角在前交叉韧带损伤中的作用得到越来越多的关注[36, 178, 179]，尽管生物力学研究关于增加胫骨平台后倾角对胫骨前移的影响有一些争论。胫骨平台后倾角的增加导致胫骨前移，使前交叉韧带承受更大的压力[34, 36]。临床研究表明，胫骨平台后倾角增加是前交叉韧带断裂和重建后再断裂的危险因素[39, 180]。对于前交叉韧带重建失败的患者，胫骨近端截骨结合前交叉韧带重建是个很好的建议[182, 183]，但需要进一步研究明确手术方式的效果和如何更好地选择患者。

翻修选择

明确失败的原因是前交叉韧带重建成功的关键。医生和患者应该讨论预期的结果和术后预期的活动水平。前交叉韧带翻修重建计划应包括初次重建的所有步骤，包括相关损伤的评估。此外，应考虑第一次手术步骤的错误并进行纠正以及翻修手术的移植物选

作者首选技术

初次前交叉韧带重建术

单束前交叉韧带重建使用强韧的移植物，固定在前交叉韧带胫骨和股骨骨道位置（也称前交叉韧带足印区）。

体位与设置

患者仰卧在手术台上。在给予适当的麻醉后，检查患侧和健侧腿，包括 ROM 和前抽屉试验、Lachman 试验和轴移试验。特别注意的是内翻、外翻和后外侧不稳定，因为关节镜检查无法评估这些结构。通过前外侧入路可以观察膝关节外翻时内侧间室的改变。

移植物获取

如果麻醉下患者体格检查证实前交叉韧带撕裂，我们直接进行移植物的获取。最常用的是骨-髌腱-骨（BPTB）自体移植物。切口在髌骨下极内侧 1 cm，纵向延伸至胫骨结节内侧 1 cm（图 98.3）。切开皮肤，将皮肤和皮下组织进行锐性分离，直至髌骨水平。在中线切开腱围，将腱围与肌腱分离。膝关节稍屈曲，切取髌腱的中央部分（通常是 9～10 mm）。用摆锯锯开胫骨一侧的骨质。目标是使胫骨块保持 20～25 mm 的长度和梯形的形状，通过在内侧做一个垂直于骨表面的切口，在外侧做一个向内侧成 20°角的切口来实现。最后进行远端切口，用 0.5 英寸弧形骨刀手工取出骨块（图 98.4）。

而后将膝关节伸直，暴露髌骨下 2/3 的部分。用摆锯在髌骨内侧和外侧，与骨面成 45°角进行截骨，使髌骨截骨长度为 20～25 mm，呈三角形。切口的深度应为 10～12 mm，两侧切口相交，以便易于获取。

移植物制备

骨块的形状适合于 10 mm 的骨道，多余的骨被削减成小块，用于髌骨缺损植骨（图 98.5）。由于胫骨骨道内更有可能发生固定不良，将髌骨骨块（具有更密集的结

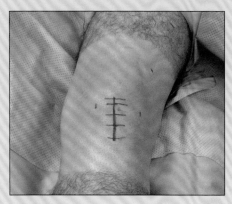

图 98.3 外上侧、前内侧和前外侧入路及髌腱移植物切口

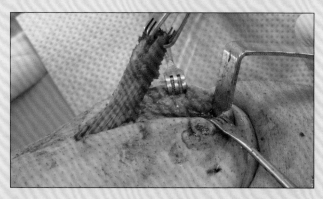

图 98.4 髌腱获取

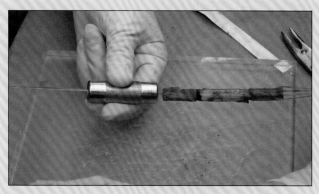

图 98.5 自体髌腱移植物的大小

构）放置在胫骨骨道内，与界面螺钉一起发挥最大作用。在髌骨侧骨块的远端 1/3 处钻两个垂直的 2 mm 孔，并在胫骨骨块上钻制两个孔。Keith 针带不可吸收缝合线穿过各个孔。腱-骨连接处进行无菌标记，以便在移植物通过时可以看到。用无菌尺测量移植物的腱性部分。

入路和诊断性关节镜检查

建立前内侧、前外侧和外上侧入路。对髌上囊、髌股关节、内外侧隐窝、内外侧间室和髁间窝进行关节内全面探查（图 98.6）。红-红区或红-白区的半月板损伤尽可能采用由内向外或全内缝合的方法修复。

骨道准备

股骨和胫骨骨道的精确位置仍然是一个有争议的问题。"解剖重建"的定义并没有一致的描述，因此我们没有使用这种命名。然而为实现这一目标，现有的文献建议：①移植物的方向应倾斜，以抵抗旋转不稳定；②股骨和胫骨骨道应位于前交叉韧带的止点内。通常使用刨刀清理前交叉韧带股骨和胫骨止点。部分止点应保持完整，以便能够识别自体前交叉韧带的起始位置和止点位置。清理股骨止点到髁间窝顶部（图 98.7）。可用磨钻进

作者首选技术（续）

行髁间窝成形，以避免撞击，同时可看到股骨后外髁软骨缘最高点的骨质。

　　然后用锥子或刮匙在股骨止点的中心做标记，通常定位在后壁前方 6~7 mm 处，在 PCL 外缘与股骨外侧髁关节软骨之间的中间位置。胫骨定位器的角度设置为 N+7，其中 N 为移植物腱性部分的长度（mm）[187]。导向杆的方向应使导针从前交叉韧带胫骨止点指向股骨止点。定位器应该定位在胫骨止点的中心，通常位于外侧半月板前角后缘的延长线上（图 98.8）。骨道的长度是从胫骨定位器上测量的，应该比肌腱移植物的软组织部分至少长 2 mm。使用 BPTB 移植物，则应基于 N+2 规则[115]。如钻取的骨道长度太短，可增加定位器的角度予以延长。确定合适的胫骨骨道长度后，钻入导针，用空心钻钻胫骨骨道。在钻孔过程中使用大刮匙控制导针，保护关节软骨。残余骨收集起来，用于髌骨缺损的植骨。用骨锉处理胫骨骨道，用刨刀去除胫骨骨道入口周围的软组织。

　　通过胫骨骨道放置一个 Beath 针，并将其指向股骨足迹中心标记的位置。针穿过股骨，从大腿前外侧穿出。因为股骨骨道是通过胫骨骨道建立的，这一操作被称为经胫骨骨道技术。用空心钻先钻 10 mm 的深度，观察后壁以确定适当的位置和骨道的完整性（图 98.9）。如果骨道位置合适，则将骨道钻至 30 mm 深。

　　在某些情况下，经胫骨骨道无法定位合适的股骨骨道。这时可以通过前内侧入路用直的或弯曲的股骨定位器定位股骨骨道。可弯曲定位器允许在膝关节屈曲 100°~110° 的情况下通过前内侧入口进行钻孔。当使用可弯曲定位器时，将导丝钻入股骨止点并从大腿前外侧钻出，直视下在导丝上放置 10 mm 的铰刀，以避免损伤股骨内髁。另一种钻取股骨骨道合适位置的方法是使用直铰刀。在这种情况下，在股骨骨道钻取过程中，为避免产生短骨道或破坏股骨骨道的后壁，膝关节的极度屈曲则非常重要。最后，可采用外-内或双切口技术进行股骨骨道钻取。在这些情况下，股骨导向器通过股骨前外侧的第二个切口放置，并从外向内钻取。

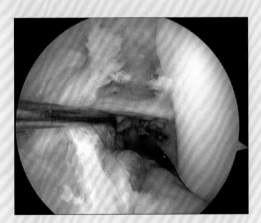

图 98.6　前交叉韧带撕裂的关节镜下表现

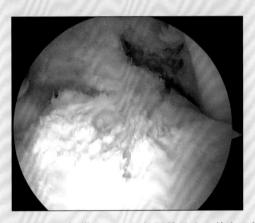

图 98.8　前交叉韧带（ACL）的胫骨足迹。前交叉韧带的胫骨止点是胫骨骨道定位的位置

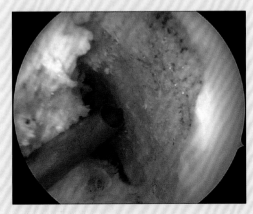

图 98.7　放置在前交叉韧带股骨足迹中心的前内侧导丝

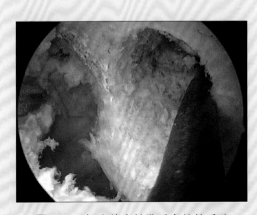

图 98.9　轻度前内扩孔后完整的后壁

🔨 作者首选技术（续）

移植物植入和固定

　　如果股骨骨道是通过胫骨骨道钻取，将移植物的缝线引入骨道，将移植物轻轻拉入股骨和胫骨骨道。如果股骨骨道是通过前内侧入路钻取，缝线穿过导针的小孔，导针穿过股骨骨道，用探针通过胫骨骨道取出缝线。再将胫骨结节骨块上的缝线（用于股骨骨道）穿过线环，将移植物穿过骨道。当使用前内侧入路钻取股骨骨道时，股骨骨块通常缩短到 20 mm，以便于移植物通过胫骨和股骨骨道之间的锐角。然后将骨块植入股骨骨道内，松质骨侧面向前方。骨块稍高出关节面，以便放置界面螺钉导丝。导丝通过前内侧入路引入并置于移植物和骨道之间（图 98.10）。移植物植入后与周围的骨齐平，通过导丝置入一个 7 mm × 20 mm 或 7 mm × 25 mm 的空心金

属界面螺钉（图 98.11）。界面螺钉应与骨块平齐，注意避免螺钉螺纹损伤肌腱。膝关节应在可视范围内移动，以评估移植物对髁间窝的撞击。

　　通过远端骨块中的缝线产生约 10 磅的张力，使膝关节屈伸 10 次。移植物应在每个循环的末端 30° 处收紧（缩短）。在膝关节屈曲 0°～30° 时进行胫骨固定。以接近伸直的长度进行移植物固定将避免伸直时对移植物的过度拉伸。在骨块和骨道壁之间放置导丝。当在导丝上方放置 9 mm × 20 mm 或 9 mm × 25 mm 胫骨界面螺钉时，应手动保持张力。我们在固定过程中不对胫骨近端施加后向推力。进行 Lachman 试验以确保充分的固定和消除前向松弛。

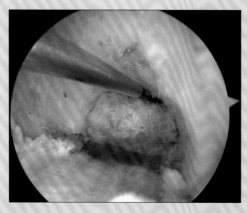

图 98.10　胫骨的骨块进入股骨骨道，置入导丝以用于之后界面螺钉的固定

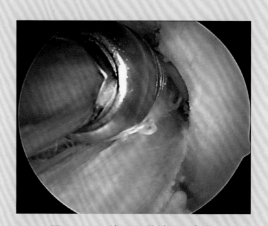

图 98.11　放置股骨端界面螺钉

择。虽然不建议对先前获取的移植物进行再移植，但可选择与第一次重建手术相同的移植物。

　　在最近的一项研究中，只有 54% 的患者在翻修手术后恢复到受伤前的活动水平[184]。关节检查时，自体和异体髌腱移植重建前交叉韧带的临床效果和韧带稳定性相当。总之，前交叉韧带重建在很大程度上应视为一种抢救步骤，患者应意识到他们可能永远不会恢复到受伤前的功能和活动水平。

术后处理

康复治疗

　　手术技术和移植物固定方式的改进使患者能够进行术后早期康复，重点侧重于膝关节的活动度，随后

进展到髌骨的活动和力量强化。患者患肢可立即负重。早期负重和康复不会影响韧带的稳定性。与不负重相比，膝前疼痛的发生率较低[188, 189]。

　　美国运动医学矫形外科学会的一项调查报告显示，63% 的医生建议前交叉韧带重建，术后使用支具[190]。支具的优点是它可以增加患者的信心、通过正常平移旋转和膝外翻减少胫股关节的运动[191]。其潜在的不利之处是如果佩戴不当会导致步态改变，同时肌肉萎缩的风险也会增加。同时，支具也增加了成本[192-194]。2007 年一项对 I 级随机对照试验的系统评价发现，没有证据表明支具增加术后康复的益处[195]。而 2017 年对 I 级和 II 级试验的文献进行的系统回顾以及回顾性比较研究则显示了不同的结果。一些研

表明，支具改善了膝关节的运动学和步态，降低了股四头肌张力和 ROM；而另一部分研究显示有无支具并无差别[196]。没有确切的证据表明术后立即使用功能性支具是否有益。

术后早期康复的目标是能够完全伸直，并且每天增加 10° 的屈曲度。几个系统回顾提供了中等级别的证据，表明持续被动运动（CPM）没有额外的益处[197, 198]。尽管我们并不经常使用 CPM 机，但其可以用来作为早期主动和被动 ROM 训练的补充。

肌肉训练（开链和闭链）

股四头肌的力量与功能稳定性有关，与术后膝关节自我感觉功能相关，因此一直作为许多术后训练项目的重点[199, 200]。然而，股四头肌和腘绳肌（HS）收缩的生物力学研究表明，膝关节屈曲时，腘绳肌收缩通过胫骨近端的后向力减轻前交叉韧带应力[201]。对膝关节屈曲过程中的力学分析表明，在屈曲角为 22° 时，股四头肌和腘绳肌之间的收缩力是平衡的。在屈曲角大于 22° 时，股四头肌、腘绳肌和腓肠肌群共同作用以降低对前交叉韧带的张力[202]。

术后康复治疗方案的争论集中在开链还是闭链练习。在术后早期，闭链练习比开链练习更安全。进行闭链练习时，脚固定在固定的地方，与地面保持持续接触。闭链练习方式有下蹲和压腿，需要激活多个肌肉群进行稳定，并将地面反作用力分散到下肢所有关节（图 98.12 A）。在开链练习中，如腿部伸展，肢体可以自由移动，关节的反作用力集中在膝关节上（图

98.12B）。Kvist 和 Gillquist 的研究发现，在闭链练习（屈膝 10° ~ 40°）时胫骨平移较少，但在膝关节屈曲大于 70° 时更大。研究人员还发现，重心在脚后的深蹲使胫骨的移动最小[203]。一项对进行开链与闭链运动的前交叉韧带重建术后患者的前瞻性随机试验显示：闭链练习取得较好的结果。早期结果显示，开链练习比闭链练习的松弛度增加了 9%[204]。另一项前瞻性随机对照试验表明，与开链锻炼的对照组相比，术后进行闭链锻炼的患者膝关节稳定性更好，髌股关节疼痛更少，总体满意度和重返活动更佳。两组中 95% 的患者都恢复了完全的关节活动度[205]。

其他文献建议应该考虑开链和闭链练习组合，尤其是需要加强股四头肌训练的患者。部分患者在开链和闭链康复后没有表现出松弛、疼痛和功能方面的差异[206]。支持整合开链练习的人认为，可以对练习进行修改，以最大限度地减小前交叉韧带的应力，并降低髌股关节的压力[201]。在术后 2 ~ 6 周参与开链与闭链运动的患者，其结果相似[207]。然而与单纯进行闭链锻炼的患者相比，术后 6 周开始进行开链加闭链训练的患者，其股四头肌增大，恢复运动的时间提前 2 个月[208]。有文献支持闭链和开链康复相结合，但是还不确定术后每次锻炼的时间。

电刺激、生物反馈和本体感觉

在康复治疗策略中使用电刺激是有争议的，因为没有得出一致的结论。然而所有研究都表明它是安全的，当与意志锻炼相结合时，它可以形成更正常的步

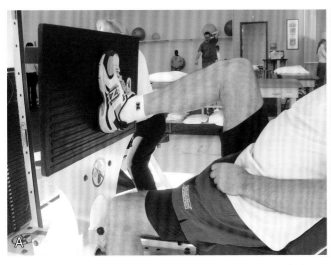
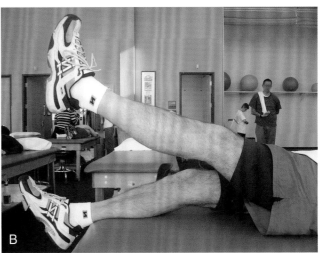

图 98.12 前交叉韧带重建术后的闭链（A）和开链（B）运动练习

态模式和更强的股四头肌肌肉活动[209]。对 8 个随机对照试验的回顾发现，前交叉韧带重建后神经肌肉电刺激可能比单纯运动更能加强股四头肌力量。由于电刺激方案的不一致使整体分析变得复杂，其对功能的影响尚无定论[210]。

肌肉力量取决于神经信号、运动单位的激活和肌肉的收缩。虽然电刺激可以解决肌肉收缩的问题，但它不需要患者开始运动或持续努力来维持肌肉收缩。肌电生物反馈已用于帮助患者在随意收缩时监测肌肉收缩的质量。在重建前交叉韧带后，这种模式比电刺激更能有效地恢复股四头肌的力矩[211]。

本体感觉的重要性已在一些研究中描述，这些研究探究了前交叉韧带的神经解剖学以及感觉神经的破坏如何导致功能稳定性的下降。Johansson 等[212]指出，前交叉韧带有一个感觉系统和机械感受器，可以检测中等负荷下的拉伸，其发出信号来调整膝关节周围的肌肉紧张程度。前交叉韧带重建后 6 ~ 12 个月，膝关节本体感觉受损，本体感觉的改善与术后功能恢复及患者满意度的提高密切相关[213, 214]。这表明仅恢复机械稳定性对于取得好的功能结果是不足的。由于在重建后 1 年内本体感觉都不会恢复，因而患者应在整个康复过程中进行本体感觉训练。

功能训练

康复计划已经进展到将本体感觉和神经肌肉控制纳入其中。重点是踝、膝、髋关节活动度，功能锻炼重建信心，训练方式，姿势和关节动态稳定性、抗阻和感觉运动训练以及神经肌肉训练[215]。除了恢复基本的本体感觉外，当动力稳定装置疲劳时，神经肌肉控制也很重要，特别是运动员，他们在运动结束时需要耐力和肌肉稳定。感觉运动训练是将患者置于不平的表面上，通过身体控制以重获肌肉反应及更多的稳定性。低阻力运动，如爬楼梯、骑自行车、椭圆机及滑板，是安全可重复运动，可以在训练结束时使用，以增加动态稳定[216]。

减轻疼痛和肿胀的方法

冷冻疗法用来降低膝关节和周围组织的温度，可减轻疼痛，缩短前交叉韧带重建术后的恢复时间。疼痛缓解的改善则可以进行更积极的早期康复，并可得到更好的长期结果[217]。然而对所有冷冻疗法研究的荟萃分析表明，冷冻疗法对疼痛控制有效，但不影响长期结果[218]。Martimbianco 比较了冷冻疗法和冰袋疗法、无治疗措施或安慰剂的效果，证实冷冻疗法在术后疼痛控制方面比安慰剂好[219]。

康复方案

患者进行初次和翻修前交叉韧带重建术后，允许患肢采用伸直位固定的膝关节铰链支具承重。物理治疗在术后立即进行，最初治疗是膝关节活动度训练，而后进展到髌骨活动和肌肉力量。术后 1 ~ 2 周停止使用支具。当患者脱离支具时，开始固定自行车运动。在前交叉韧带重建时，相关半月板的损伤修复不会改变康复计划。研究表明，与文献报道的单纯半月板修复相比，前交叉韧带重建术后即刻康复训练的患者其半月板修复失败率无明显差异[220]。

重返运动

目前尚无客观的标准明确前交叉韧带重建术后患者何时准备重返竞技运动或无活动限制。在一项系统回顾中，Harris 等着重于明确重返运动（RTP）的标准，结果显示，40% ~ 65% 纳入的文章没有 RTP 的具体标准[221]。在一项荟萃分析中，Ardern 证实前交叉韧带重建术后，分别有 81% ~ 82%、63% ~ 65% 和 44% ~ 55% 的患者恢复了所有运动、恢复以前的竞技水平和竞技体育类运动[222]。从先前的报道来看，决定何时重返体育运动的一个主要考虑因素是前交叉韧带重建后的时间。为确定重返运动（RTP）标准，更具体的标准和功能测试运动在不断推进。一些建议包括股四头肌的大小、患者主观结果检测、单腿站立和跳跃测试以及运动专项测试[223]。迄今为止，尚未就统一的 RTP 标准达成共识。

对于我们的患者，如果关节活动度、力量和平衡都已恢复，我们允许患者在术后 3 个月开始直线跑，并在术后 8 ~ 9 个月完全恢复运动。

结果

用骨 - 髌腱 - 骨（BPTB）和腘绳肌腱（HS）移植物重建前交叉韧带取得了良好的总体效果。患者满意率大于 90%，长期随访时，95% 的患者膝关节功能正常或接近正常[224]。

移植物类型

当前证据 I 级的随机对照试验证实，骨 - 髌腱 - 骨（BPTB）和腘绳肌腱（HS）四股移植物在术后结果方面总体上没有差异，如术后松弛度、临床结果、运动恢复、单腿跳跃试验、膝关节活动度、膝前感觉障碍、髌股关节摩擦音、骨关节炎或者大腿肌肉萎缩[149]。前交叉韧带重建术后患者的系统评价发现，BPTB组患者膝前疼痛和膝部疼痛加重，但两组患者的主观结果和临床评估相似[149, 225]。

单束与双束对比

目前尚不清楚原始前交叉韧带分束是否独立地发挥作用。因为双束更接近前交叉韧带的正常解剖，一些作者提倡双束重建。然而传统的解剖单束和解剖双束前交叉韧带重建的临床研究显示出不一致的结果。一些研究表明，单束重建术后轴移试验时旋转松弛度增加，但单束组和双束组之间在临床结果、重返运动或功能方面无差异[149]。其他研究表明，在接受双束和单束重建治疗的患者中，前向松弛度或旋转稳定性没有差别[226, 227]。多数研究没有证实临床结果存在差异，如Lysholm评分、IKDC评分或其他结果。因此需要进一步的随机研究来证明双束重建术的优越性。

并发症

前交叉韧带重建术后最严重的并发症是感染和移植物失败。幸运的是，感染很少发生，概率在0.3%和1.7%之间[230]。移植物失败率约为5%，通常是由于骨道位置不佳、反复创伤性断裂或未能发现的膝关节其他结构伴随损伤[231]。膝关节ROM受限是最常见的并发症，通过术前恢复膝关节ROM和术后监督康复可以减少膝关节ROM受限[232]。自体骨-髌腱-骨（BPTB）移植可导致髌骨骨折和髌腱断裂，但很少发生。BPTB重建术后30%～50%的患者出现膝前疼痛[233]。然而疼痛随着时间的推移而改善，通常不会妨碍高水平的体育活动[222]。隐神经损伤与HS获取相关，可导致感觉减退，但长期来看很少发生[234]。许多前交叉韧带断裂的患者会发生骨关节炎，但尚缺乏证据证明前交叉韧带重建可以保护患者免于骨关节炎。

骨道增宽是前交叉韧带重建已知的影像学并发症。两个分别对接受腘绳肌腱（HS）与骨-髌腱-骨（BPTB）前交叉韧带重建的患者进行的研究证实，尽管两组患者的临床结果相似，腘绳肌腱（HS）组患者的胫骨和股骨骨道直径显著增加[235]。

未来展望

相比于骨移植，软组织移植愈合的速度及骨整合

的速度更慢。人们探索了多种促进愈合的方法，包括使用生长因子、间充质干细胞（MSCs）和增强骨膜。血小板源性生长因子和TGF-β1有望增加胶原纤维的密度[236, 237]。骨形态发生蛋白-2已被用于促进移植物周围的骨生长[238]。骨膜用来增加软组织和骨移植物与周围骨道的整合。一项前瞻性临床试验发现，用自体骨膜包裹的腘绳肌腱（HS）自体移植物重建后，股骨骨道增宽的情况有所减少[239]。随着富含血小板血浆（PRP）的普及，其在前交叉韧带愈合和移植物整合中的作用得到越来越多的关注。最近的一项系统评价表明，PRP相关的临床试验，如对临床结果的影响、骨移植物的整合及预防骨道增宽的研究仍然很少[240]。

也有人尝试通过组织工程方法在体外制作韧带。然而需要进一步努力使这一过程成为现实。Vavken等的一项研究表明，在大动物模型中，使用胶原-血小板复合物进行生物前交叉韧带修复与前交叉韧带重建具有相似的生物力学结果[241]。然而这项技术仍在研究中，尚未进入临床实践。

选读文献

文献：Anderson MJ, Browning WM 3rd, Urband CE, et al. A systematic summary of systematic reviews on the topic of the anterior cruciate ligament. *Orthop J Sports Med*. 2016; 4(3): 2325967116634074.
证据等级：Ⅳ，系统评价
总结：关于前交叉韧带的文献综述。作者讨论了前交叉韧带的解剖、前交叉韧带损伤的流行病学、预防策略、相关损伤、诊断、手术与保守治疗、移植物的选择与固定方法、康复进展、手术和保守治疗的结果以及与外科重建相关的并发症。

文献：Beynnon BD, Johnson RJ, Abate JA, et al. Treatment of anterior cruciate ligament injuries, part 1. *Am J Sports Med*. 2005; 33(10): 1579-1602.
证据等级：Ⅲ，回顾性队列研究
总结：本文就前交叉韧带损伤的生物力学、发生率及危险因素、前交叉韧带缺失膝关节的自然进程、相关损伤、治疗指征及处理等方面进行了综述。

文献：Beynnon BD, Johnson RJ, Abate JA, et al. Treatment of anterior cruciate ligament injuries, part 2. *Am J Sports Med*. 2005; 33(11): 1751-1767.
证据等级：Ⅲ，回顾性队列研究
总结：作者就前交叉韧带重建、骨道增宽、移植物愈合、康复以及年龄、性别和活动水平对结果的影响等问题进行了综述。

文献：Maletis GB, Chen J, Inacio MC, et al. Increased risk of revision after anterior cruciate ligament reconstruction with bone-patellar tendon-bone allografts compared with autografts. *Am J Sports Med*. 2017; 363546517690386.

证据等级：Ⅲ，回顾性队列研究

总结：本文作者研究了大量的前交叉韧带重建病例，证实自体和异体 BPTB 移植物重建前交叉韧带后翻修手术的风险。他们发现 BPTB 同种异体移植物的翻修风险比 BPTB 自体移植物高 4.5 倍。

文献：Bottoni CR, Smith EL, Shaha J, et al. Autograft versus allograft anterior cruciate ligament reconstruction: a prospective, randomized clinical study with a minimum 10-year follow-up. *Am J Sports Med*. 2015; 43(10): 2501-2509.

证据等级：随机对照试验

总结：对 99 例现役军人随机进行自体腘绳肌腱或同种异体胫后韧带前交叉韧带（ACL）重建，并随访 10 年时间。自体移植物失败 4 例，异体移植物失败 13 例。作者总结发现，在前交叉韧带重建后至少 10 年时间内，80% 的移植物是完整的，具有良好的稳定性，但同种异体移植物的失败率是自体移植物的 3 倍。

（Edward C. Cheung, David R. McAllister, Frank A. Petrigliano 著　石媛媛 译　王海军 校）

参考文献

扫描书末二维码获取。

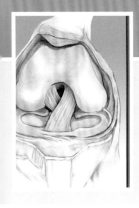

第99章

前交叉韧带损伤翻修

随着初次前交叉韧带（anterior cruciate ligament, ACL）重建手术的数量逐年增加，前交叉韧带翻修手术的数量也在不断增加[1, 2]。在一期重建后，大多数患者需要进行高强度运动，从而导致翻修手术甚至重复翻修的增加[3, 4]。初次 ACL 重建失败之后，再发松弛或移植物失败的发生率为 2.9%~44%，这一现象在较年轻的患者以及使用异体肌腱作为移植物重建的患者中出现率较高[5-15]。之前的研究表明，1.7%~7.7% 的一期 ACL 重建患者需要进行翻修重建手术[1, 16-20]。在美国，每年进行 175 000~200 000 例前交叉韧带初次重建手术。据估计，每年有 3000~13000 名患者需要接受 ACL 翻修重建手术。这一患者群体年轻、有活力，对于运动能力有较高要求[21, 22]。

ACL 翻修重建是一项具有挑战性的手术，其潜在的技术问题包括遗留的固定装置、不正确的骨道位置和骨道扩大，以及有限的移植物选择[3, 23-26]。这项手术要求术者熟练掌握多种技术，并在遇到意外情况时能灵活运用不同手术技术，以便成功地翻修重建 ACL。此外，接受 ACL 翻修重建手术的患者恢复原始运动能力的比例较低，半月板和软骨损伤的发生率较高，与初次重建手术相比临床效果较差[8, 9, 11, 21, 27-29]。尽管在顺利完成 ACL 翻修重建手术后患者可能获得良好的临床结果，患者依然需要接受术前咨询，并对翻修手术结果有一个合理的期待。

流行病学

复发性膝关节不稳是指重建的韧带不能为膝关节提供足够的前向和旋转稳定性。复发性膝关节不稳或移植物失败需要再次重建，最常发生于 20~30 岁的患者[8, 22, 30, 31]。移植物失败的危险因素包括男性、回归涉及旋转或跳跃的运动、接触性运动、同种异体移植物重建、年龄小于 25 岁[14, 21, 29, 32-35]。尽管 20 多岁的患者接受 ACL 翻修重建的绝对数量最多，但年龄在 10~19 岁的患者移植物失败的发生率最高。年龄每减少 10 岁，移植失败的概率就会增加 2.3 倍[14]。这归因于 ACL 损伤的年轻患者具有更高的活动水平，以及这类人群在适当康复之前过早恢复较高强度活动的可能性相对较高[35]。前交叉韧带重建术后 2 年内女性健侧膝关节 ACL 损伤的比率较高，男性患侧膝关节重建的韧带再损伤的可能性较大[21]；55%~70% 需要进行翻修重建手术的是男性[11, 21, 22, 33, 36-39]。虽然男性翻修率较高的原因尚不清楚，但男性恢复高风险的运动的可能性更大，这使重建后的移植物处于危险之中。

约 90% 的翻修重建手术是首次翻修手术[22]。70% 的患者报告非接触性损伤导致韧带再次断裂，40% 的二次断裂发生在急转急停运动的过程中，30% 发生在跳跃活动过程中。3/4 的患者报告在运动中受伤，大多数发生在足球和篮球运动中。约 66% 的患者从首次重建到翻修重建的平均时间大于 2 年，20% 的患者为 1~2 年，15% 的患者在 1 年内发生再次断裂[22]。在所有接受 ACL 翻修重建术的患者中，约 70% 的病例在首次重建时使用了自体移植物，30% 的病例使用了异体移植物[22]。

病史

当出现膝关节矢状面（前后位）或旋转松弛、主观膝关节不稳、前交叉韧带重建术后膝关节疼痛、伸直功能障碍和感染时，应当考虑移植物失败[29]。但膝关节疼痛应与膝关节不稳相区别[28]。对患者进行完整的病史采集，包括损伤机制、症状性质（肿胀，恐惧，交锁，弹响，步态变化）、持续时间、明确前次损伤和手术干预措施（包括韧带、半月板和关节软骨损伤），并且确定原始移植物类型、来源及移植物固定方式[28, 29]。如果主诉膝关节反复不稳的患者不能回忆起创伤事件，这可能提示移植失败是由手术技术或其他生物学因素引起的。应要求患者描述前次重建术后的康复过程，详细说明康复时间节点和重返活动/运动的时间进程。术后不能恢复到相同的活动水平可能提示手术技术错误或康复锻炼不足[29]。术后康复不充分可能会导致膝关节本体感觉差、失调、僵硬和疼痛可能无法通过翻修手术改善[28, 29, 40, 41]。应在术前进行预防性康复锻炼。手术前应回顾以往的手术记录、临床记录、治疗记录、影像学检查和术中关节镜图像。明确是否存在相关的关节内其他结构损伤，包括半月板和软骨损伤。需要把初次重建手术中的发现和诊断与患者重建后效果不佳相联系起来[42]。

体格检查

体格检查需要首先评估患者下肢的力线、步态、肌肉张力，专门评估股内斜肌（vastus medialis obliquus, VMO）的体积，以及之前切口的位置[29]。应测量患者膝关节活动度（ROM）、评估屈肌挛缩或伸肌迟滞。于俯卧位，通过足跟高度检查可发现仰卧位不明显的细微的屈曲挛缩[29]。通过 Lachman 试验来评估前交叉韧带是否松弛，应尝试轴移试验检查以确定旋转不稳，两项检查均须与健侧膝关节相比较[40, 43]。但是，大约 32% 的自体肌腱重建 ACL 后的患者 Lachman 试验依然阳性，22% 的患者轴移试验依然阳性，这提示尽管患者对手术效果主观满意，但重建术后仍有大量患者存在膝关节松弛现象[28]。相反，尽管在 Lachman 试验和轴移试验检查中表现正常，一些患者可能会有膝关节不稳的主观感觉，在旋转和扭转时感到恐惧。在不确定的情况下，KT-1000/2000 关节测量仪（Medmetric, San Diego, CA）可用于提供对膝关节前向松弛的更客观的测量[28, 29, 44]。双侧差值大于 3 mm 与 ACL 断裂相关，多项研究使用这一标准来量化 ACL 重建手术失败[45-51]。还有一些研究将移植物重建失败定义为双侧差值大于 5 mm[24, 52-57]。

除了这些 ACL 特异性检查外，还应进行完整的膝关节检查，包括检查后交叉韧带（PCL）、内侧副韧带（MCL）和外侧副韧带（LCL）、后外侧角和半月板。正如后面我们将会详细描述的，其他韧带和软组织结构的伴随损伤也可能会导致 ACL 重建后不稳[58]。

影像学

如果患者前交叉韧带重建术后出现疼痛或不稳的症状，应获得患者完整的膝关节负重位系列 X 线片，包括伸直前后位片、屈膝后前位（PA）（Rosenberg）片、侧位片以及轴位片（日出位或 Merchant 位）（图99.1）。如果担心患者下肢存在冠状位对线不良或不稳定，还应拍摄全长站立位前后 X 线片。X 线片应用于评估骨道位置、是否存在骨道扩大以及评估相关的骨丢失、骨关节炎（OA）进展情况、是否存在冠状位或矢状位对线不良，以及判断是否存在可能影响翻修手术计划的装置或植入物。垫高踝关节使膝关节充分伸直甚至过伸摄取膝关节侧位片，可以评估胫骨骨道相对于 Blumensaat 线的位置。

X 线骨道定位

不正确的股骨骨道通常是偏前和（或）偏竖直。不正确的胫骨骨道通常是偏前。在侧位 X 线片上，胫

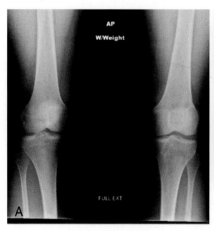
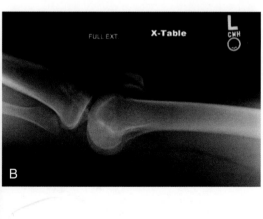

图 99.1　术前 X 线片。（A）在 ACL 翻修重建手术前在站立位前后 X 线片上发现左膝内翻畸形。这样可以在翻修重建的同时进行胫骨高位截骨术（high tibial osteotomy, HTO）。这项操作可以在 ACL 翻修重建之前或期间同时进行。（B）充分伸直甚至过伸摄取膝关节侧位片，可以评估胫骨骨道相对于 Blumensaat 线的位置。在前交叉韧带重建失败的情况下，应注意膝关节过伸

骨平台线和 Blumensaat 线可从前到后四等分，进而可以用来评估骨道位置情况[59]。胫骨骨道应进入胫骨平台线上第二象限后 1/3 处的位置，股骨骨道应进入 Blumensaat 线的最后一个象限的位置[59, 60]。如果把 Blumensaat 线的前端点计为 0%，后端点计为 100%，那么如果股骨骨道在 Blumensaat 线的前 40% 都可被认为是过于靠前[60]。股骨骨道应至少位于 Blumensaat 线的后 60%，胫骨骨道位于胫骨平台线 20% 的后方[61]。

如果这么做会极大改善患者重建手术后临床结果，而股骨或胫骨骨道偏前越多，手术失败率越高，临床效果越差[62]。因股骨骨道位置偏前进行的翻修手术效果比其他原因需要进行的翻修手术的临床预后要好[63]。

股骨骨道在冠状位的位置不良也可能导致移植物失效。在前后（AP）位或后前（PA）位 X 线片上，如果固定物指向前皮质而不是外侧皮质，则提示股骨骨道"垂直"（图 99.2）[64]。一项双盲研究对比了高

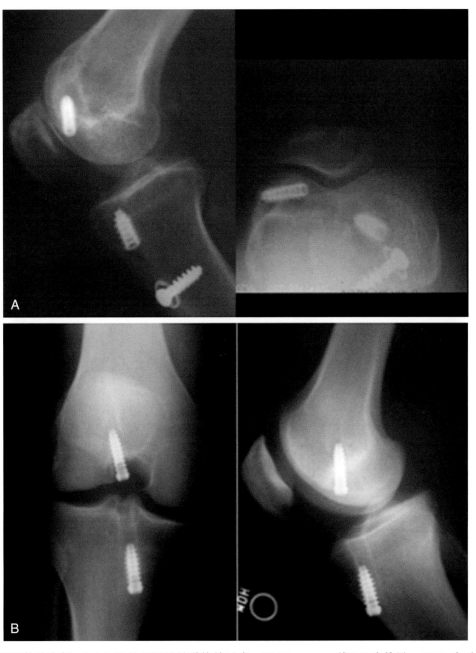

图 99.2　骨道位置不佳的实例。（A）股骨和胫骨骨道偏前过多。以 Blumensaat 线 0% 为前界，100% 为后界，股骨骨道在沿 Blumensaat 线 40% 以前的位置被认为是过于偏前。胫骨骨道应位于进入胫骨平台第二象限的后 1/3 处的位置。股骨骨道应进入 Blumensaat 线的最后一个象限。（B）股骨骨道位置偏"垂直"，在 AP 位或 PA 位 X 线片上显示最佳。在 PA 位 X 线片上，指向前皮质而非外侧皮质的固定物可能提示股骨骨道偏"垂直"。侧位片还显示股骨和胫骨骨道偏前

位骨道和低位骨道的临床预后结果，结果显示低位股骨骨道的患者 IKDC 评分相对高位股骨骨道的患者更高[65]。在 AP 位或 PA 位 X 线片上，胫骨骨道应在平台中点穿过关节面。一项尸体研究利用解剖骨性标志点确定胫骨骨道的位置，显示胫骨骨道平均矢状角为 75°，平均冠状角为 65.7°[66]。如果在冠状位上胫骨骨道角度大于 75° 可能导致膝关节屈曲功能受限，进而可能会引起韧带在矢状位（AP）松弛[74,75]。

移植物撞击

　　过伸侧位 X 线片是评估移植物是否发生前方撞击的最佳方法[67]。前方撞击会导致关节渗出增加、伸直受限和重建后韧带的失效率增加[68-71]。ACL 翻修术多中心研究组（MARS）的一项研究显示，如果胫骨骨道完全位于 Blumensaat 线之前，约 51% 的患者进行翻修重建后没有移植物撞击，47% 有部分撞击，2% 有完全撞击[60]。另一项研究确定了为最大限度地减少前方移植物撞击的风险，胫骨骨道距离胫骨前缘后方的最小距离。如果胫骨骨道在关节面的中心至少在胫骨前缘后 22~28 mm，则不会发生移植物撞击[73]。另一项研究表明，如果胫骨骨道位于自然 ACL 足迹的后内部分，那么就不会发生移植物撞击[67]。

进一步影像学检查

　　CT 可以对现有骨道位置、骨道扩大情况和骨质进行更详细的评估（图 99.3）。股骨骨道位置偏后会导致后壁破裂，这对于那些需要依靠侧方骨皮质固定

移植物的患者是一个限制因素，因为他们可选择的移植物固定方式更少。对于这部分患者可以考虑进行分期手术，先行骨移植，后行翻修重建。对于翻修重建患者笔者术前常规行 MRI 检查，可以评估是否合并半月板、软骨和韧带损伤，还可以评估移植物的完整性以及是否存在骨道扩大。然而，如果在初次重建时使用金属植入物进行固定，那么 MRI 可能会受到金属伪影的影响[77]。

决策原则

前交叉韧带重建失败的原因分析

　　前交叉韧带重建术后不稳可分为早期（术后 6 个月以内）或晚期（术后 6 个月以上）不稳。早期松弛通常是由于技术错误、移植物愈合不良、移植物固定不良、过早恢复活动 / 运动、过度康复，或者是这些因素综合引起的[11, 28, 78-80]。晚期不稳通常由创伤引起，较少由手术技术不当引起[32]。晚期不稳的一个不太常见的原因是在初次重建时未能解决伴随的韧带病变[77, 81]。如果采用适当的手术技术和康复治疗，初次 ACL 手术重建的移植物韧带与对侧未损伤 ACL 相比，并不存在更大的断裂风险[14, 32, 82]。

　　接受翻修重建手术的患者中约 55%~70% 的病例报告系因创伤导致膝关节反复不稳。最常见的是非接触性运动损伤[22]。然而，在翻修手术时，MARS 研究组的医生发现仅有 1/3 的病例是由创伤引起的。大约 1/4 的病例中存在手术技术错误，7% 的病例存在生物学愈合不良（不良的腱骨愈合），31% 的病例

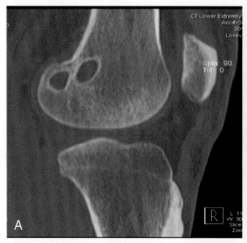
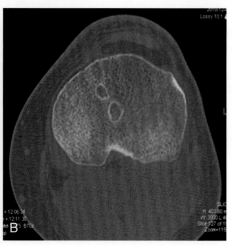

图 99.3　术前可获得 CT 图像以评估骨道位置、大小和骨道壁质量。（A）股骨外侧髁的矢状位图像显示了占据近端外侧髁间窝大部分的两个股骨骨道。（B）所选的轴向扫描图重新显示股骨骨道。在这种情况下，术者进行了二期的翻修手术，在翻修重建之前，首先在股骨骨道内进行植骨。现存的股骨骨道尺寸过大，这些骨道的位置还会阻碍钻取新的、正确的翻修股骨骨道

是由多种因素导致的[22]。53% 接受翻修术的患者有一定程度的手术技术失误进而导致移植物失败[29, 83]，其中股骨骨道位置不良占 80%。由于不正确的股骨骨道位置导致的再次断裂与单纯由创伤引起的再次断裂的概率大致相同[22, 33, 55, 63, 84]。20 年前，由于不正确的骨道位置导致手术失败的可能性是单纯创伤因素引起再撕裂的 2 ~ 3 倍。造成这一差异的原因可能包括：需求较高的患者期望能够恢复到他们以前的活动水平、过度激进的康复方案可能会阻碍移植物的充分愈合以及手术技术的不断完善使初次重建时的骨道位置更加准确[63, 85, 86]。

骨道定位不良

骨道定位不良是前交叉韧带初次和翻修重建术中最常见的技术错误，可导致移植物承受过大的作用力和应变，而且还会进一步导致移植物骨整合不良、移植物松动和非创伤性移植物失败[21, 63, 84, 87, 88]。股骨骨道位置不良的发生率高出胫骨骨道位置不良3 倍，股骨骨道过度偏前是最常见的技术错误[29, 84]。这在一定程度上是由于直视韧带股骨解剖止点存在困难[89, 90]。这一技术失误会导致移植物过短，在屈曲时移植物承受张力过大，术后初期膝关节屈曲受限[13, 84]。在康复和重返运动期间，移植物受反复牵拉会导致松弛和最终的移植物失败[29, 63, 84, 91]。相反，股骨骨道位置如果过于偏后，则会导致在伸膝时移植物过度紧张，在屈曲时松弛[24]。垂直的股骨骨道可提供膝关节在矢状位（前后方向）上的稳定性，但会导致膝关节旋转不稳定[92]。

胫骨骨道过于偏前会导致移植物撞击髁间窝顶部，这会限制膝关节完全伸直[69, 70, 93-95]。胫骨骨道过于偏后会导致移植物与 PCL 撞击且移植物过于竖直，这种情况会影响膝关节终末屈曲动作的完成，如果完全屈曲，最终会导致移植物松弛[84, 96]。错误地将胫骨骨道放置在过于偏内侧或外侧的位置也会导致移植物撞击髁间窝，并可能会导致关节软骨损伤[97]。

未治疗的韧带松弛

在接受 ACL 翻修重建的患者中，3% ~ 31% 的患者可能存在未发现的侧副韧带不稳或对线不良，这些残余结构损伤也会导致移植物失败[6, 24, 29, 33, 49, 51-54, 56, 57, 61, 98-100]。未经处理的膝关节内翻畸形可导致内翻外冲步态进而引起移植物松弛[81]。同样，未治疗的后外侧角或后内侧角损伤可能导致移植物过度受力和早期手

术失败；这些损伤应在 ACL 翻修重建前或重建时处理[25, 81, 100]。在 ACL 和 PCL 合并损伤的情况下，在处理 PCL 不全之前重建 ACL 会导致 ACL 失败[58]。由于内侧半月板是胫骨前移的次要约束结构，内侧半月板缺损会使移植物承受更大的张力，导致早期失败[63, 77]。这部分患者应考虑进行半月板移植[11, 21]。

一期重建移植物的选择

大量的研究和荟萃分析表明，自体腘绳肌腱和髌腱移植重建 ACL 的平均失败率为 3.6%，两种自体移植物的失败率无差异[10, 34, 137-142]。然而，同种异体移植物重建韧带失败的可能性高出自体移植物 3 ~ 5 倍[48, 101-103]。原因在于，使用同种异体肌腱进行 ACL重建术的患者术后疼痛相对较轻而且康复较快，有可能在移植物愈合充分之前就提早恢复到较高的活动水平[34, 104]。同种异体移植物的处理方式也可能增加移植失败的风险，与未辐照的移植物相比，辐照的移植物有更高的失败率[103, 105]。

关节内伴发病变

与初次重建相比，前交叉韧带翻修重建的膝关节软骨损伤和半月板撕裂的发生率更高[24, 28, 52, 106, 107]。在一项研究中，90% 接受翻修重建的膝关节有半月板或软骨损伤，且超过 50% 的膝关节同时存在半月板和软骨损伤[22]。类似地，MARS 研究组报告 73% 接受翻修的患者存在改良 Outbridge 2 级或更高级别的损伤，57% 同时存在半月板和软骨损伤[22]。

半月板损伤

虽然已知内侧半月板在限制 ACL 损伤膝关节胫骨前移中发挥关键作用，但目前尚不清楚是否有一个临界的内侧半月板切除量（切除多少后容易导致重建失败）[21, 108]。既往曾行半月板部分切除术，但没有进行半月板修补术的患者在翻修时有相对较高的关节软骨损伤发生率[21, 106]。MARS 研究组报道在 ACL 翻修重建手术时半月板损伤的发生率为 74%[22]，这一比例与第一次重建时的情况相似。翻修手术时内侧半月板撕裂的发生率为 40% ~ 46%，高于初次重建时的发生率[8, 22, 112]。相反，翻修手术时发现未治疗的外侧半月板撕裂与初次重建相比发生率更低。因此，由于反复的不稳而接受翻修重建手术的患者似乎更容易损伤内侧半月板。

关节软骨损伤

接受 ACL 翻修重建术的患者的术后主观结局评分较初次进行 ACL 重建的患者明显差。这与翻修时软骨损伤的发生率高和严重程度增加有关。虽然这些损伤不大可能影响重建膝关节的稳定性，但即使翻修手术时技术步骤恰当、移植物愈合良好而且术后康复步骤适当，翻修手术时加重的软骨病变可能对临床结果有不利影响 [29]。即使排除了半月板损伤情况（既往切除半月板与未切除半月板），与初次重建相比，翻修时发生外侧和髌股关节软骨病变的风险也明显增加 [11]。前交叉韧带损伤与膝关节退行性变的加速有很强的相关性 [23, 113, 114]。翻修重建时关节软骨的状态可能是临床预后的最重要的预测因素之一 [33]。接受延迟翻修重建的患者（症状不稳出现后 6 个月以上）关节软骨退变的发生率明显高于早期翻修重建的患者（53% 比 24%），晚期退行性改变的发生率在延迟翻修重建组也明显较高 [23]。早期恢复膝关节稳定性可减少继发性关节软骨损伤，并能够恢复到以前的活动水平 [7, 23, 115]。建议在发现移植物失败后的 6 个月内进行翻修重建手术，以减少关节退变的风险，延缓关节炎进展 [23, 53, 116]。

治疗方案

在 ACL 翻修重建的过程中必须考虑几个因素，包括移植物的选择、切口的位置、骨道的位置、骨道的直径和是否需要植骨、既往手术使用的固定物和是否需要取出固定物、翻修固定的方法和术后康复方案。翻修重建 ACL 的手术方案通常必须适应先前使用的操作技术 [91]。进行翻修重建术的医生必须精通各种技术，以解决诸如残留植入物、骨道错位、骨质流失和骨道扩张的问题。膝关节内其他病理情况，包括半月板或其他韧带损伤，可在 ACL 翻修重建或分期翻修时先行处理。虽然大多数的翻修手术都是一期完成，特殊情况下应分两期手术完成，例如患者关节活动度不全需要先行粘连松解术，对线不良需要矫正性截骨，明显的骨道增宽需要先期植骨，以及关节内感染 [91]。

骨道评估

原有骨道的位置可以分为以下三种：①骨道位置准确且不需要重新定位，②原始骨道的位置完全不准确且不影响新骨道，③原有骨道和新钻取的骨道部分重叠 [76]。部分重叠的骨道通常是最具挑战性的情况，因为这需要医生调整其手术技术，此时骨道已经扩大

了。应将关节镜插入每个骨道，以评估骨道的大小和周围骨道壁上骨的质量，从而确定是否需要植骨，并确定最佳的移植物固定方法 [91]。胫骨骨道可以通过先前做的胫骨皮肤切口将内窥镜直接放入骨道中观察，股骨骨道可以通过前内侧入路观察到。

残留固定物

生物可吸收植入物通常很难取出，经常需要留在原位放入导针后钻通。但是，如果与计划的骨道位置发生重叠，则必须拆除金属固定螺钉。在罕见的情况下，如果重新钻取的骨道可以独立于先前的骨道和金属植入物，那么原来的植入物可以留在原位（图 99.4）。如果金属固件被去除，则必须考虑所产生的

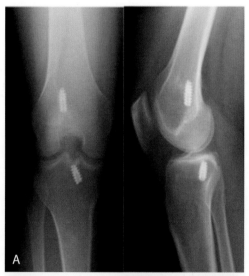
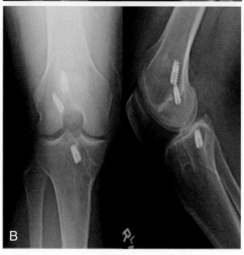

图 99.4　股骨骨道位置不正的矫正。（A）先前 ACL 重建失败的术前 X 线片显示胫骨骨道过于偏后、股骨骨道过于垂直。（B）翻修重建后的 X 线片：在 Blumensaat 线前方的新的胫骨骨道和大约在 10:30 钟位置的较少垂直的新股骨骨道

骨缺损的大小和位置。缺损可能需要骨移植修补，可与翻修同期进行，或行二期手术。或选择使用骨块较大的髌腱自体移植或各种带骨块的异体移植物。

骨道植骨

当扩大的骨道直径超过 15 mm 时，应着重考虑对现有骨道进行植骨。因为 ACL 翻修重建的移植物种类有限，直径过大的骨道会严重影响移植物的固定[76]。骨移植可以在翻修 ACL 重建时同期进行，也可以作为分期手术提前进行。对于较大的缺损，通常进行分期重建手术（图 99.5）。在所有接受 ACL 翻修重建的患者中，约 9% 提前接受胫骨骨道骨移植，8% 提前接受股骨骨道骨移植，然后再进行二期翻修重建手术[22]。相反，只有 3% 的患者同期进行翻修手术和骨移植手术[22]。如果要进行分期手术，在进行第二阶段手术前，应连续拍摄 X 线片以证实植入的骨已经完全愈合。一般在植骨后 6 个月左右进行二期手术[76]。

在植骨之前，必须对先前的移植物和固定材料进行彻底的清理，以促进新植骨与自然骨的愈合。自体移植物可取自 Gerdy 结节、股骨远端，如果缺损较大，可取髂嵴。同种异体松质骨可以单独使用，也可以与自体骨联合使用。其他的自体移植物来源，诸如髂骨嵴或胫骨干骺端内侧单个或多个压入式自体骨软骨移植（OAT）、异体暗榫骨栓（骨栓直径可以更大），以及磷酸钙粉末也可以作为一种添加成分用于植骨[118, 119]，但是至今我们尚缺乏与植骨相关的长期随访数据[120]。扩大的胫骨骨道可以用移植骨填充，移植骨直接通过胫骨皮肤切口，由下向上放置。股骨骨道植骨时，不注水关节镜操作可能有助于防止移植物被冲走。在股骨骨道植骨过程中，可以在内侧辅助入路放置一个小的关节镜管路，与先前的股骨骨道相平行。调整异体移植骨的尺寸大小使之与骨道的大小相适应[121]。

骨道准备

ACL 翻修重建通常采用单束重建技术，在韧带足印区的中心位置打骨道[76]。当需要处理重叠骨道的时候，旧骨道和新骨道将发生重叠，新的股骨或胫骨骨道可以使用"分歧骨道"的概念来创建[87]。尽管旧骨道和新骨道在接近髁间窝时可能会汇合，但当骨道进一步远离关节时，它们就会分开。新骨道应与原骨道充分分离，才能提供足够的骨质以进行充分的移植

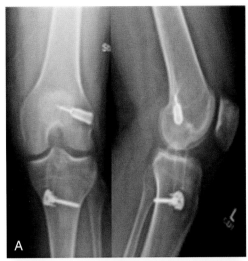
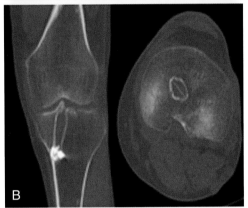
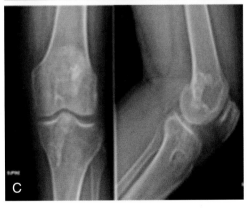

图 99.5 ACL 翻修重建手术中的骨道扩张。（A）ACL 翻修重建手术前的 X 线片显示 ACL 重建失败后的固定方式。原始骨道所处的位置将与计划的修订 ACL 骨道重叠。（B）ACL 重建前的 CT 片显示胫骨骨道扩大，骨道直径约为 17 mm，因此计划进行分期手术。（C）ACL 重建分期进行，ACL 重建前 6 个月用同种异体骨堵塞先前的骨道

物固定[76]。在骨道重叠的时候，也可以通过逐渐扩孔直到形成均匀的圆柱骨道来创建扩大的骨道。在此之后，我们应根据缺损的大小调整自体骨栓或同种异体骨栓的大小，以填补整个骨缺损[83, 122]。

股骨骨道

使用经胫骨的方法制备股骨骨道对股骨骨道的位置选择有一定的限制。使用其他方法能够抵达韧带股骨解剖足迹区——包括外向内入路和附加前内侧入路。这两种技术都可以钻取一个独立的股骨骨道，而不受胫骨骨道的影响。翻修术中的髁间窝成形可能会导致患者术后效果不佳，除非认为有必要，否则不应常规进行[123]。对于由外向内的骨道定位技术，需要在股骨远端的外侧做切口，切开髂胫束以放入钻孔导向器（图99.6）。应注意先前的骨道，制备的骨道方向应当尽可能偏水平。这一手术技术可以建立一个全新的股骨骨道，并为翻修手术提供一个新的固定点。或者，我们也可以在关节镜直视下使用脊椎穿刺针做附加前内侧入路。由于不同的内下入路的定位点，导针抵达股骨足印区的角度也是不同的。膝关节应极度屈曲以优化新建立的股骨骨道的长度和骨道的前后方向。这有助于防止股骨后髁爆裂和避免损伤腓总神经。然后通过该附加内侧入路放置导针，导针直接穿透股骨足印，穿出股骨的外侧皮质。导针应位于髌骨上极水平上方，股骨中线前方。由于膝关节仍处于过度屈曲状态，医生需要注意避免医源性关节软骨损伤，下一步沿着导针扩张以完成新股骨骨道的建立。使用单极或窄扩孔器可降低医源性关节软骨损伤的风险。在建立股骨骨道之后，可以使用电动刨刀来清除碎片。

胫骨骨道

胫骨骨道的处理通常不像股骨骨道那么困难，因为胫骨骨道可以直接通过先前的开口进入。使用可变角导向器导引钻头进行符合解剖止点的胫骨骨道钻孔。新的骨道应与先前的骨道处于不同的位置，以便更好地进行固定。如有必要，可调整新骨道的角度，以形成更长的骨道。胫骨骨道过度偏后对术者是一个挑战，因为新的、更靠前的骨道可能会与旧骨道发生重叠。此时生物可吸收螺钉或同种异体骨可以放置在后方，以填补先前的骨道，这有利于新的移植物放置在更偏前的位置。

移植物固定

在移植物装入和固定之前，必须仔细评估新的骨道直径、骨道壁的质量以及移植物的大小，从而确保移植物和骨道壁能够很好地接触愈合。如果预见骨道

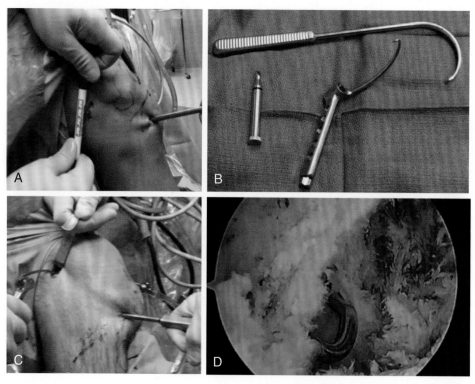

图99.6 由外向内的股骨骨道制备方法。（A）大腿外侧切口，用于由外向内的重建技术。（B）导向器。（C）导向器放置在股骨止点部位。（D）该技术允许在髁间窝内的理想位置放置导针和钻孔骨道，此处股骨骨道位于髁间窝的下方

有可能会扩张，软组织移植物应谨慎使用。如果出现 2~3 mm 的移植物 - 骨道不匹配，可采用层叠螺钉技术[76]。或者，可以选择使用骨 - 髌腱 - 骨（BPTB）作为移植物，这样可以填补空隙。对于较大的移植物 - 骨道不匹配的情况，可以考虑使用带有骨块的同种异体移植物肌腱（跟腱，BPTB），并且应当制备大小合适的骨块。合成材料制备的暗榫和异体骨栓也被用来在骨道内提供附加的固定[83, 122]。在骨道完整性丧失的情况下，如股骨骨道爆裂，或如果骨质量差，除使用螺钉外，还应考虑其他加强固定方法。在这种情况下可以使用皮质外侧的生物可吸收交叉固定钉和关节镜悬吊纽扣，这可以在完整的外侧骨皮质上完成固定，也可以在股骨外侧或胫骨前方打桩，将移植物拴桩固定。最近，MARS 研究组用金属螺钉固定显示了更好的临床结果，虽然这些结果的原因尚不清楚，但值得关注[123]。

双束的翻修重建

尽管双束重建在过去的 10 年中得到了广泛的应用[125-127]，但在初次或翻修 ACL 重建时使用这种手术技术没有绝对的指征[76, 128]。双束重建 ACL 手术如果失败可能会给术者带来更大的挑战，因为先前构建了两个骨道，而且移植物肌腱是软性的，这会影响翻修手术中钻取骨道。虽然有人认为双束重建是可行的，目前没有证据表明双束重建比单束重建能为膝关节提供更好的稳定性或临床结果[130, 131]。此外，从单束到双束重建的转换可能需要分阶段的过程，初次植骨后进行翻修重建，可能会不必要地延迟翻修重建，增加进行性软骨退变的可能性[23]。

如果移植物过于垂直，那么韧带可以为膝关节提供足够的前后稳定性，但无法提供足够的旋转稳定性。可以二次手术重建一根新的韧带作为加强，首次重建的垂直移植物可以保持不变[131]。可以将第二次重建的移植物放置在过于靠后的胫骨骨道前方，股骨骨道应当位于后外侧束的解剖止点的位置。目前没有关于这种手术方法的长期临床预后结果的报告，而且由于目前缺乏可靠的证据，我们不建议在翻修重建手术中使用任何双束重建技术。

移植物选择

影响 ACL 重建中移植物选择的因素很多，包括年龄、性别、既往移植物的选择、ACL 重建的次数、同时进行的其他韧带修复、术者的偏好以及术者对首

次手术失败的看法。虽然移植物的选择可能会影响翻修手术的预后，但是许多其他因素可能会限制移植物的选择。

影响移植物选择的因素

移植物的选择包括半腱肌和股薄肌（自体腘绳肌移植物）、BPTB、股四头肌腱和各种异体移植物[91, 138]。如果选择自体移植物，只有在确定翻修和重建的所有技术步骤都能成功执行之后，才能进行取腱的步骤[91]。2010 年，MARS 研究组调查了 ACL 翻修重建时的移植物选择，发现 45% 的病例采用自体移植物，异体移植物占 54%；64% 的自体移植物和 55% 的异体移植物为 BPTB。腘绳肌移植物占自体移植物的29%，仅占同种异体移植物的 5%[22]。最近，MARS 研究组报告，48% 的翻修重建采用自体移植物，49% 采用异体移植物，有 3% 的人同时使用这两种移植物[132]。医生的选择是决定移植使用种类的最重要因素。影响移植物选择的其他因素是先前移植物类型和患者年龄。如果以前使用过自体移植物，则选用异体移植物的概率增加 3.6 倍。已有研究证实，在年轻、活跃的运动员中，初次重建后的同种异体移植物失败率较高[34]。最近的数据表明，首次手术使用异体肌腱重建韧带的患者需要翻修的手术率较高[133]。医生对手术失败相关因素的看法也影响了翻修时对移植物的选择。如果医生认为异体移植物因生物性较差容易导致手术失败，那么他们使用自体移植物的可能性会相对较高。

移植物选择比较

使用自体腘绳肌腱、BPTB，以及联合使用腘绳肌腱、BPTB 和自体股四头肌腱翻修重建 ACL，在客观松弛度方面取得了与初次重建相似的结果[51, 53, 55, 56, 91]。MARS 研究组报告，与使用异体肌腱进行翻修重建相比，自体移植物翻修重建后患者报告的结局评分和运动功能有明显的改善[134]。此外，在 2 年随访中，使用自体移植物降低了移植失败的风险，与同种异体移植物相比需要进行翻修重建手术的概率降低了 2.78倍。没有研究表明软组织自体肌腱和自体 BPTB 在临床预后方面存在差异。患者的年龄、活动度和移植物的处理方法是导致移植失败的关键因素[34, 135]。同种异体移植物如果接受辐照可能对术后移植物松弛度产生不利影响，导致重建失败[49, 136]。

若重建后移植物失败，如果没有初次手术技术错误的证据，对侧或同侧的髌腱可能是首选的移植物来

🔨 作者首选技术

一般原则

正如前面所提到的，翻修手术的选择可能会受到初次重建过程中所采用手术方法的限制，并且受初次重建失败的原因限制。初次重建的移植物选择可能会限制翻修重建手术中移植物的选择范围。先前骨道的位置和大小可以决定是否需要植骨填补骨道，以及手术是否可以在一期或需要分期完成。除非骨道扩张超过 15 mm，我们建议一期完成翻修重建手术。骨道扩大超过 15 mm 直径的情况下需要植骨，把骨块植入骨道，并且翻修重建以分期方式执行，一般在骨移植和完全植骨融合后约 6 个月才进行韧带重建术。二期翻修的手术方案类似于初次 ACL 重建，但一般恢复相对较慢，见下文所述。

在可能的情况下，我们推荐使用自体肌腱移植，一般使用的是对侧肢体的移植物肌腱。我们推荐使用后入路双切口技术，除非初次手术切口的位置不允许这样做入路。后入路双切口技术允许股骨骨道钻孔独立于胫骨骨道，从而使翻修重建具有更大的灵活性。在手术过程中保证外科医生操作的自由度，同时能够对移植物进行充分的固定，这是选择手术方式的基本原则。下文简要介绍了我们首选的一期单束 ACL 翻修重建手术技术。

关节镜探查

首先要进行关节镜探查，通常使用先前的入路切口。任何合并膝关节内病损都可以在 ACL 重建之前进行处理。确定并评估残留的 ACL 和先前的骨道位置。规划新骨道的位置并与现有骨道进行对比。如果固定物影响翻修手术，则应将其取出。

骨道准备

在计划的胫骨骨道位置做切口，通常使用或延长前一次手术时用于胫骨骨道制备的切口。计划的胫骨骨道的出口应该位于 ACL 的胫骨解剖附着点。如果现有胫骨骨道的出口点合适，那么新设计的胫骨骨道可以设计为在关节面与现有骨道汇合。但是使用这种方法必须小心，应确保两条骨道在远离交点时分开，以防止骨道过度扩张。或者，如果前次手术制备的胫骨骨道没有过度的骨道扩大而且位置合适，所有干扰固定的固定物都可以被移除，那么翻修手术可以使用与第一次手术相同的胫骨骨道。

接下来准备股骨骨道。首先辨认 ACL 股骨解剖附着点，并清除移植物残端，做一个附加前内侧入路，或延长前次手术切口。如果新建的骨道位于先前骨道的后方，则必须注意不要破坏股骨髁后壁。如果先前钻取的骨道在天然止点部位，则应当使用骨道会合法，与之前介绍的胫骨骨道制备方法相同。如果初次手术的骨道处于合适的解剖位置，我们可以使用相同的骨道，方法和之前叙述的胫骨骨道构建方法相同。

移植物引入

在骨道准备后，移植物从胫骨骨道的远端通过，并拉过股骨骨道，类似于初次重建手术。作者通常在初次和翻修手术时都使用界面螺钉固定。

源。如果初次手术采用同侧自体腘绳肌腱移植重建，可考虑选择对侧腘绳肌腱作为移植物。当骨道扩大不能单独使用自体移植物时，应用同种异体骨填充缺损。

二期 ACL 翻修重建术

为了避免 ACL 翻修重建时使用的骨道与已建立的骨道之间重叠，通常采用两步法重建 ACL[24]。等待翻修手术的时间增加，半月板和软骨损伤的发生率也会随之增加[23, 53]。在决定是否需要二期手术或一期手术时，医生必须慎重。二期手术一般需要 6 个月的间隔期，在此期间患者膝关节仍然不稳[24]。在可能的情况下，只要能满足合适的骨道位置和移植物固定，应优先选择一期手术。当骨道发生扩大无法一期手术完成的时候，可以考虑进行二期手术。

术后处理

康复原则

前交叉韧带翻修重建术后的处理原则与初次重建手术相似[143]。然而，尽管初次重建手术后康复的目标和时间安排的具体流程已经在运动医学医生中达成了共识[143-145]，关于翻修手术后康复的研究十分有限，对于最佳康复方案尚不能下定论。ACL 翻修重建手术康复和最终重返运动的速度相对初次 ACL 重建手术更慢[146]。特别是使用同种异体肌腱重建韧带时，因为此时移植物与骨道间的愈合可能需要更长的时间[147, 146]。过度积极的康复方案可能会导致早期移植物失败或膝关节延迟性松弛[29]。如前所述，翻修患者存在膝关节内其他结构合并损伤的可能性更大，这也是其康复过程缓慢的原因之一。具体康复情况取决于患者膝关节内损伤组织结构的种类和程度[84, 148, 149]。

康复方案

阶段1：术后急性期（0~4周）

只要没有其他禁忌证，患者术后即可负重。与ACL初次重建的相关研究类似，最近的数据显示，使用康复支具或膝关节固定器对患者的康复没有帮助（Wright等，2017，未发表数据）。拐杖可以用来提供帮助。患者在术后第1天开始股四头肌激活训练、主动膝关节活动度练习和轻柔的辅助锻炼，目标是膝关节完全伸直，屈曲至少90°。同时应采用抬高患肢、压迫和冰敷的方法以减少渗出[150]。术后急性期的特殊康复训练包括股四头肌等长收缩、直腿抬高和腘绳肌训练（足跟滑动，站立屈膝）。在第一阶段的后期可以开始步态训练[149]以及闭合动力链（CKC）训练，包括提踵和浅蹲。

阶段2：术后亚急性期（2~8周）

随着术后第一个月膝关节积液和疼痛程度的改善，患者无辅助负重的能力大大改善，并且能够进行更大强度的运动。改善运动能力的练习包括仰卧滑壁训练、主动辅助下的脚跟滑动和俯卧/站立姿势下的腘绳肌弯举练习[149]。应避免高强度的被动屈膝。通过第一阶段康复的患者可以开始有限开放动力链（OKC）训练（等长伸膝限制在45°~90°），并且进行额外的ROM更大的CKC练习（带Theraband的终末伸展、分腿式深蹲、髋部主导深蹲、压腿、步起），加强核心力量训练、加强步态训练、平衡练习，并进行低强度的有氧运动，例如固定自行车运动[149, 151-154]。也可以进行水疗。

阶段3：神经肌肉调节（6周至8个月）

术后12周，患者的膝关节活动度应达到能够完全伸展并且能够屈曲120°以上，并且步态正常。应加强一定量的有氧运动。直到术后3个月，CKC练习都应占主导地位，包括自重深蹲、弓步和压腿。

术后3个月，患者还不能进行敏捷性训练。相反，重点放在增加强度的OKC和CKC训练，并且应当不断练习核心力量。术后5~6个月时，应进行符合患者康复需求的复合运动训练。由于这些练习通常会给膝关节施加旋转力，在进行这些训练之前患者必须

在运动强度和ROM方面有足够的进步。心血管功能训练可包括慢跑和速率调整结构式的跑步训练。随着患者运动能力的提高，在康复末期需要引入变向类锻炼[149]。

阶段4：恢复活动（8个月至1年）

在全面恢复运动之前，必须在遵循康复路标系统的前提下对患者的具体运动需求进行严格评估。患者神经肌肉控制能力和耐力方面必须达到一定的要求，以安全地满足他们的运动/活动的具体要求。以下功能测试可以用来进行评估，包括单跳测试、垂直跳跃、敏捷性测试和功能性能测试[149, 155]。还可以测试反应练习[156]。一旦解决了患者的所有功能障碍，并且患者在心理上为恢复到受伤前的活动水平做好了准备，患者就可以回归原来的活动[157, 158]。最近的数据表明，在恢复运动时患者如果使用ACL旋转支具可能会改善其报告的结果评分。因此，需要对评分进行修正（Wright等，未公布数据，2016）。

结果

ACL翻修手术后的重建效果明显较首次重建的临床效果差。虽然膝关节抵抗扭转和前后位松弛的能力可以恢复到与首次韧带重建后一致的水平，但翻修后的ACL再次断裂的发生率是初次重建手术后的3~4倍[9]。而且Cincinnati、Lysholm、Tegner、Marx活动能力评分、多发性膝关节损伤和骨关节炎预后评分（KOOS）与首次韧带重建相比也明显较差，而且患者的活动能力也明显下降[9, 28, 76, 159]。然而这些评分较翻修重建手术前有明显提升[3, 6, 29, 87]。大约40%进行ACL翻修重建手术的患者不能恢复到原来的运动或比赛水平[6, 33, 54, 57, 91, 98, 116, 160]。

与初次重建相比，半月板和软骨损伤的发生率增加是翻修重建手术结果较差的主要原因[6, 53]。多项研究表明，当合并软骨损伤或半月板撕裂时，接受翻修重建手术的患者预后较差[6, 53]。一项研究发现，曾接受半月板切除术或在翻修手术时发现存在较严重软骨损伤的患者，其主客观IKDC评分较低[6]。

多次翻修

多次前交叉韧带翻修重建术可以恢复患者膝关节前后以及旋转稳定性，同时改善患者膝关节运动功能。然而，大多数患者在反复翻修重建手术后不能恢复到受伤前相同的活动水平[3, 21, 117]。首次导致

膝关节不稳的最常见的原因是创伤性非接触性损伤，而多次翻修的患者往往在没有膝关节外伤的情况下反复出现关节不稳定[21]。这表明，对于多次翻修重建手术的患者，ACL 再次断裂有着不同的原因。这些患者在内侧髁间关节和髌股关节可以发现更多的软骨损伤，提示内侧间室变性可能是翻修重建手术失败的重要原因[21]。

关于多次翻修重建的相关报告有限，失败率从 0% 到 13% 不等[3, 117]。反复膝关节不稳而没有可识别的创伤性事件的重复翻修、存在国际软骨修复学会（ICRS）评价体系下的 3 级或 4 级软骨病变和肥胖与多次翻修重建后预后不良相关[3, 117]。在一项研究中，手术操作失误（最常见的是骨道位置不良）在多次翻修组比首次翻修组更常见。此外，在多次翻修的膝关节中，需要分期植骨的概率是 22%，是首次翻修手术时的 2 倍。提示在两次或两次以上 ACL 翻修重建后，患者剩余的胫骨和股骨骨量是有限的。这些数据还表明，股骨骨道位置不正应该在第一次翻修时进行纠正，以降低翻修手术失败的风险。

并发症

前交叉韧带翻修重建术比初次重建术有较高的并发症发生率，但总体数字仍然相对较低[7, 21, 29, 61, 161]。翻修重建术后的并发症类型与初次手术相似，包括感染、膝关节僵硬和静脉血栓栓塞。在接受翻修和重建的患者中，伤口深部感染的发生率为 0.5% ~ 0.8%，静脉血栓栓塞的发生率低于 0.5%[21, 162]。

未来展望

ACL 翻修重建术仍然是一个极具挑战的手术，需要手术医生具有全面的技能，手术操作步骤包括固定装置拆除、植骨、半月板和软骨处理相关技术、手术入路的调整和移植物的选择都需要全面掌握。目前的挑战仍然是让患者恢复到以前的活动状态，并防止再次损伤。通过大型前瞻性队列的持续评估，有望继续阐明导致翻修重建失败和相关不良临床结果的潜在问题。MARS 研究组进行了为期 10 年的随访，现场评估可能会显示之前我们基于问卷的随访没有的新发现。

选读文献

文献： Wright RW, Gill CS, Chen L, et al. Outcome of revision anterior cruciate ligament reconstruction: a systematic review. *J Bone Joint Surg Am*. 2012; 94(6): 531-536.
证据等级： Ⅳ，对Ⅰ ~ Ⅳ级研究的系统综述
总结： 这项系统回顾评估了 21 项符合条件的研究，这些研究报告了至少 2 年随访时 ACL 重建的结果。作者报告，ACL 翻修重建的结果比一期 ACL 重建更差，失败率显著升高，是一期 ACL 重建的 3 ~ 4 倍。

文献： Group MARS , Wright RW , Huston LJ, et al. Descriptive epidemiology of the Multicenter ACL Revision Study (MARS) cohort. *Am J Sports Med*. 2010; 38(10): 1979-1986.
证据等级： Ⅱ，横向研究
总结： 这项研究描述了一项关于 ACL 翻修重建的队列研究，并报道了这组患者的人口统计学和临床特征。这是已知的最大的 ACL 翻修重建的队列研究。

文献： MARS Group. Effect of graft choice on the outcome of revision anterior cruciate ligament reconstruction in the Multicenter ACL Revision Study (MARS) cohort. *Am J Sports Med*. 2014; 42(10): 2301-2310 .
证据等级： Ⅱ，前瞻性队列研究
总结： 这一多中心前瞻性研究表明，1205 例患者的运动功能得到改善，患者报告的结果表明，与异体移植物相比，使用自体移植物翻修重建 ACL 降低了移植物再断裂的风险。

文献： Borchers JR, Kaeding CC, Pedroza AD, et al. Intra-articular fi ndings in primary and revision anterior cruciate ligament reconstruction surgery: a comparison of the MOON and MARS study groups. *Am J Sports Med*. 2011; 39(9): 1889-1893.
证据等级： Ⅱ，前瞻性队列研究
总结： 本研究比较了第一次重建手术和翻修 ACL 重建手术时软骨和半月板的损伤情况，研究对象是两个最大的可利用的前瞻性收集的患者队列。作者报道在翻修手术中外侧和髌股关节软骨病变的发生率明显较高，半月板切除术后关节软骨损伤的发生率也较高。

（ Joseph D. Lamplot, Liljiana Bogunovic, Rick W. Wright 著　赵逢源 译　马　勇 校）

参考文献

扫描书末二维码获取。

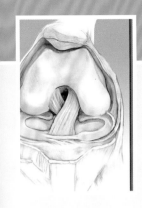

第100章

后交叉韧带损伤

后交叉韧带（posterior cruciate ligament, PCL）损伤的治疗在骨科手术中是一个有争议的话题。前交叉韧带（anterior cruciate ligament, ACL）损伤的治疗有丰富的基础研究和临床研究作为基础，与之相比 PCL 最近才成为一个研究热点。与 ACL 损伤相比，PCL 损伤较少见，我们缺乏对于其临床预后的相关研究，从而很难就其的相关临床决策得出明确的结论。然而，最近的生物力学和临床数据已经强调了 PCL 在维持膝关节稳定和完成其生理学功能方面的重要性。PCL 结构的完整性是限制胫骨后移的主要因素，发生断裂后可导致膝关节不稳定、疼痛、功能减退并最终导致骨关节病。

本章的目的是讨论并评估 PCL 损伤的诊断和临床处理原则，并介绍关于这些主题的相关文献。在简要回顾了病史、体格检查和影像学检查的相关内容后，我们讨论了 PCL 损伤患者临床决策方面需要考虑的内容，以及我们首选的外科操作技术和 PCL 损伤的外科治疗临床预后。在这一患者群体中，临床决策很大程度上取决于 PCL 损伤的分级和是否伴有其他韧带损伤。我们也会比较经胫骨技术和胫骨骨块镶嵌技术的优劣，并且会比较单束与双束重建后交叉韧带后临床预后的差异，并对不同手术方法的临床预后进行评估。

病史

我们对于 PCL 损伤的真实发病率并不清楚，因为有一部分损伤病例始终无法被发现，特别是在磁共振成像（MRI）技术被应用于临床之前更难对 PCL 损伤进行准确诊断[1]。另外，不同人群中 PCL 损伤的发生率也不尽相同。在门诊中患者的发病率低至 3%，在创伤科患者中发病率高达 37%[2,3]。外伤导致的 PCL 损伤和运动相关的 PCL 损伤占绝大多数。对以急性膝关节积血为主要临床表现并诊断为 PCL 损伤的患者的前瞻性分析表明，其中 56.5% 是外伤导致的，32.9%

的患者是运动相关 PCL 损伤[3]。然而，在这个队列研究中，单纯 PCL 损伤并不常见，96.5% 为多发韧带损伤。同样，Schulz 等对 494 例 PCL 功能不全的患者进行了回顾性队列研究[4]。该研究发现交通事故（45%）和运动损伤（40%）是最常见的导致 PCL 损伤的原因。在相关运动项目中，PCL 损伤的发生率在接触性运动中往往更高，如足球和橄榄球。在 Schulz 等进行的回顾性队列研究中，滑雪和足球是 PCL 损伤发生率最高的运动[4]。总体而言，PCL 损伤的发生率在其他各种运动项目的运动员中相对较低[5-8]。

我们可从出现急性膝关节疼痛或创伤的患者的病史中获得这些重要信息。任何由高能量运动损伤引起的膝关节疼痛和肿胀都应被怀疑存在 PCL 损伤，或者还应当考虑存在滑膜韧带损伤，也可能两种损伤都存在。PCL 损伤的患者通常报告不能承重，膝关节不稳定，膝关节活动度（ROM）减少。与 ACL 损伤（通常由非接触性事件引起）相比，PCL 损伤通常是由外部接触性创伤引起。典型的"仪表盘损伤"模式是由于屈膝时胫骨近端受到由前向后的作用力所致。对于遭受到较高能量损伤的患者，即使在受伤后膝关节已经复位，也有可能在受伤时发生过膝关节脱位，只是发生了自行复位而已。

在运动员中，单纯 PCL 损伤的典型机制是胫骨前部遭受直接撞击（图 100.1A），或者是足跖屈的情况下膝关节跪地伤。当足处于背屈位置时跪地，作用力会传递到髌骨和股骨远端，从而降低 PCL 损伤的风险（图 100.2）。非接触机制导致的 PCL 损伤，虽然不太常见，但也有相关报道。这种损伤形式最常发生的情形是膝关节过度屈曲（图 100.1B）。在 Fowler 和 Messieh 报道的一项队列研究中，这种损伤形式常常导致 PCL 部分撕裂，然而此时后内侧束（PM）是完好的。膝关节过度伸直是另外一种损伤机制，这时通常还复合了内翻或外翻的作用力，容易导致多韧带损

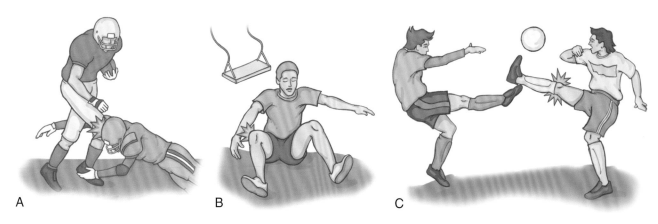

图 100.1　后交叉韧带损伤最常见的原因是屈膝前的暴击

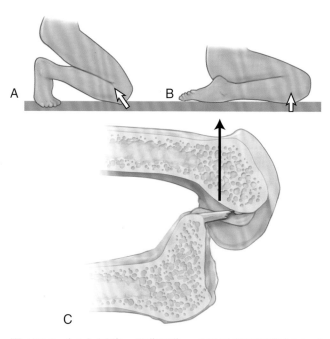

图 100.2　（A）屈膝，足背屈位，此时后交叉韧带（PCL）不易受损伤，力将被传递到髌股关节。（B）以足跖屈位着地损伤 PCL，因为此时向后的定向力会作用于胫骨结节。（C）无直接作用力下膝关节过度屈曲是运动员 PCL 损伤的常见机制

伤（图 100.1C）。单纯 PCL 损伤可能存在更不易察觉的临床表现，患者主诉膝关节僵硬、肿胀，疼痛位于膝关节后部，或在膝关节极度屈曲时伴有疼痛（下蹲和下跪）。与急性前交叉韧带撕裂相反，急性单纯后交叉韧带损伤通常不会闻及"砰"的响声，运动员通常能够继续比赛。但患者赛后会出现膝前疼痛，上楼梯困难，当患者处于单纯 PCL 损伤的慢性期时，不稳定是常见的临床表现[10]。

体格检查

后抽屉试验

　　后抽屉试验最初由 Hughston 等[11] 于 1976 年提出，后来 Clancy 等[12] 进一步对其进行了详细介绍。这种查体方法是公认的评价 PCL 完整性最准确的临床试验方法，其敏感性为 90%，特异性为 99%[13, 14]。这项体格检查的结果可以用来指导临床决策。检查时，患者取仰卧位，膝关节屈曲 90°，在胫骨近端施加向后的力。这种查体方法可以在胫骨中立、外旋或内旋的体位下进行。需要注意的是，在 PCL 损伤后胫骨会发生半脱位。因此，在施加后向力之前，首先施加前向力以减少膝关节后向半脱位是很重要的（图 100.3）。在单纯 PCL 撕裂的病例中，胫骨内旋时，胫骨后移的程度会相应降低[15]。浅层内侧副韧带（MCL）后斜束在内旋时对胫骨起一定的限制作用[16]。平移值是指胫骨内侧平台相对于股骨内侧髁之间距离的相对变化值，查体时需要把对侧膝关节作为参照。因为胫骨内侧平台和股骨内侧髁之间的相互位置关系对于不同的个体是不同的，正常情况下平台平均在髁突前方 1 cm处。了解这种相互位置关系对于避免前抽屉试验假阳性也是至关重要的，检查者还应注意查体的终末点可能不同，其对结果可能也有影响。

　　利用后抽屉试验中观察到的向后位移量可以对PCL 损伤进行分级。在 I 级损伤中，与对侧膝关节相比，后移增加 0 ~ 5 mm，但胫骨平台位置相对于股骨髁的前台阶保持不变。II 级损伤定义为向后方移位6 ~ 10 mm，导致平台与股骨内髁平齐，但此时并不在股骨内髁的后方。在 I 级和 II 级损伤中，PCL 通常为部分撕裂。III 级损伤，进行后抽屉试验时，后侧位移

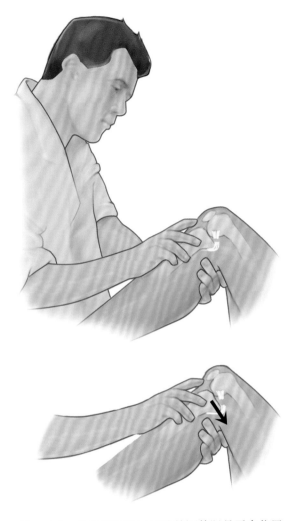

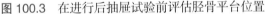

图 100.3　在进行后抽屉试验前评估胫骨平台位置

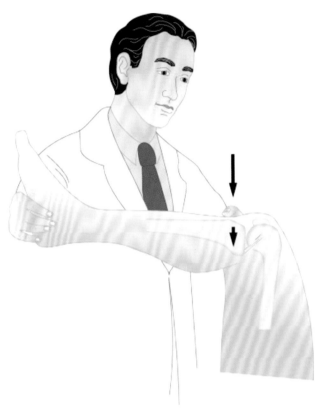

图 100.4　Godfrey 试验阳性（Modified from Miller MD, Harner CD, Koshiwaguchi S. Acute posterior cruciate ligament injuries. In: Fu FH, Harner CD, Vince KG, eds. *Knee Surgery*. Vol. 1. Baltimore: Williams & Wilkins; 1994.）

超过 10 mm，内侧胫骨平台移位至内侧股骨髁后方。这一体征通常代表 PCL 完全撕裂，也可能代表 PCL 和后外侧角（PLC）联合损伤。

胫骨后沉试验（Godfrey 试验）和股四头肌激活试验

PCL 完全撕裂或部分撕裂的患者，胫骨后沉试验（posterior sag test）可呈阳性。患者仰卧，髋关节和膝关节屈曲呈 90°，由检查者握住患肢足部。从侧面观察胫骨近端前方，并与未受伤的对侧膝进行比较。在完全撕裂的情况下，重力使胫骨向股骨后方移位（图 100.4）。股四头肌激活试验有助于完全性撕裂的诊断。检查时，患者仰卧，膝关节呈 90° 屈曲。当检查者稳定足部后，要求患者等长收缩股四头肌。在 PCL 完全断裂（Ⅲ级）的情况下，患者可将向后移位胫骨动态复位。

胫骨外旋（Dial 试验）

进行 Dial 试验以评估 PLC 的伴随损伤，这将影响临床决策和治疗方案，因为这些有伴随结构损伤的患者更有必要接受手术。Dial 试验是在患者俯卧或仰卧的情况下进行的，膝关节先屈曲 30°，然后屈曲 90°，同时向双脚施加一个外旋的力。胫骨外旋的程度是通过比较足的内侧边界和股骨轴的相对位置关系来测量的。测量时必须与对侧进行比较，因为在这些位置上不同个体外旋程度的变化很大 [18, 19]。如果两侧膝关节存在超过 10° 的角度差说明异常。在膝关节屈曲 20° 时，PLC 的腘肌复合体部分开始成为外旋的主要限制因素，其影响在 30° 时表现为最大。在膝关节屈曲 30° 时外旋增加 10° 以上，但在 90° 时外旋不增加，这一现象可以单独诊断存在 PLC 损伤 [21]。如果在膝关节屈曲 30° 和 90° 时外旋都增加，则提示存在 PLC 合并其他韧带损伤。

反向轴移试验

反向轴移试验（reverse pivot-shift test）也用于评估合并伤，该查体在患者仰卧状态下进行。膝关节从屈曲 90°位置被动伸直，进而足部外旋，胫骨受到外翻力。当膝关节屈曲 20°~30°，向后移位的胫骨平台被髂胫束突然复位，表示阳性。阳性结果通常表示 PCL 和其他关节囊韧带结构（通常为 PLC）受到损伤[22]。

侧副韧带评估

内翻和外翻测试用于评估膝关节外侧副韧带（LCL）是否完整。该项查体是在膝关节完全伸直和屈曲 30°位下分别进行的。虽然单纯 PCL 损伤不会显著影响膝关节内翻或外翻稳定性，当膝关节在屈曲 30°时内翻程度增加时往往提示 LCL 损伤，也可能存在腘肌复合体损伤。如果在完全伸直时可查及明显的内翻，则可能存在 PLC、PCL 和（或）ACL 的合并损伤[24, 25]。

步态与下肢力线

对于 PCL 或 PLC 慢性损伤患者，其步态和肢体力线评估尤为重要。在这些 PCL 损伤患者中，可以观察到膝关节内翻导致的力线变化、外旋和内翻力线变化。膝关节外侧的稳定结构受损会导致后外侧过度旋转以及在步态的站立阶段出现内翻（或内冲）。

影像学

X 线

对于急性损伤患者，应进行膝关节 X 线检查，包括双侧前后站立位 X 线片、屈膝 45°负重前后位片、髌骨 Merchant 片和侧位片。这些位置的 X 线片可以评价是否存在胫骨向后半脱位、撕脱骨折、胫骨后斜坡的情况以及是否存在胫骨平台骨折。胫骨平台骨折常提示由高能量损伤引起的多韧带损伤。在 PCL 的附着点和腓骨头、胫骨平台内侧或者胫骨结节可见撕脱骨折（内侧胫骨平台骨折）[26]。对于 PCL 的骨撕脱伤，当在急性期发现时，一期修复较后期修复效果更好，并且应当与胫骨结节骨折鉴别。在这种情况下，无对抗地牵拉腘绳肌会导致胫骨向后半脱位，这种情况可以在急性期通过切开复位得到固定。内侧 segond 骨折是指 PCL 损伤伴随内侧关节囊撕脱伤，同时可能伴随周围内侧半月板撕裂。最后，髋至踝全长 X 线片对于评价翻修病例下肢整体对线，尤其对于是否存在内翻

至关重要。

应力位 X 线片对诊断 PCL 损伤并不是必需的，但有助于区分完全和部分 PCL 撕裂。然而，这种 X 线片最常用于科学研究。在对 21 例 PCL 部分或完全撕裂患者的一项回顾性研究中，Hewett 等[31] 发现应力位片在诊断 PCL 撕裂方面比 KT-1000 更准确。拍摄这种 X 线平片的方法是：膝关节屈曲 70°，使用 89 N 重量悬吊于胫骨结节水平，拍摄侧位 X 线片。在完全撕裂的情况下，内侧胫骨平台的平均位移为 12.2 mm，而关节镜检查可证实有 5.2 mm 的部分撕裂。在拍摄应力位 X 线片时，胫骨后移的大小与合并韧带损伤的程度存在相关性。在 Sekiya 等的一项尸体研究中[32]，作者证实应力位 X 线片显示胫骨后移大于 10 mm 与 PLC 损伤相关，往往提示存在 PCL 完全断裂。值得注意的是，应力位 X 线片的准确性可能会因患者膝关节处于支具保护状态以及股四头肌过于紧张导致的胫骨部分复位而受到影响。此外，这种不经常进行的影像学检查方法的准确性与操作者的操作技术水平密切相关。应力位 X 线片也会受到胫骨旋转的影响。因此，一些作者得出结论，体格检查对于判断是否存在 PCL 损伤与应力位 X 线片的敏感性相同[33]。

磁共振成像

MRI 已成为确定急性 PCL 撕裂和诊断相关损伤的首选影像学方法，敏感度高达 100%[14, 34, 35]。撕裂的位置和撕裂后韧带的物理结构特征也可以通过 MRI 进行评估，并可能对患者预后和治疗方式的决策产生影响[36, 37]。然而 MRI 对慢性撕裂的诊断敏感性较低。正常 PCL 在 T_1 和 T_2 加权序列上呈黑色，外观呈曲线形[38]。然而 PCL 的慢性撕裂愈合后也可以呈现上述曲线外观；因此，MRI 对慢性 PCL 撕裂诊断的敏感性要低得多。即使韧带形态正常也不能表明韧带无损伤[39, 40]。

最后，MRI 还可以提供关于半月板、关节软骨和其他韧带的相关重要信息，因为伴随损伤会影响治疗决策和预后[41]。MRI 显示 83% 的 Ⅱ、Ⅲ 级 PCL 损伤伴随骨挫伤，明显多于 ACL 损伤相关的骨挫伤（$P<0.05$）[42]。既往曾有相关研究对 MRI 在诊断 PLC 相关损伤中的应用进行过评估。该研究利用薄层斜冠状位 T_1 加权成像扫描整个腓骨头，Laprade 等[43] 提出该检查方法能够识别后外侧复合体结构的相关损伤，诊断准确率为 68.8%~94.4%，取决于损伤结构的类型。同样，Theodorou 等[44] 发现经关节镜探

查证实的后外侧结构损伤中，MRI 诊断的准确率为 79%～100%。

骨扫描

虽然骨扫描并不常用，但对于评估和处理慢性 PCL 损伤患者的相关合并损伤是有用的。有 PCL 慢性损伤的患者易患早期内侧间室和髌股关节软骨病 [12, 45, 46]。单纯 PCL 损伤伴随膝内侧间室或髌骨前方疼痛时，即使 X 线片显示正常，也需要进行骨扫描进而评估内侧间室的软骨损伤程度。核素摄取量增加表明需要进行外科手术 [47]，但这一结论并不确定。

决策原则

PCL 损伤的治疗决策依赖于患者的病史。临床决策是依据患者的症状、活动水平、损伤程度和相关合并损伤而制订的。如同骨科相关疾病，只有在手术治疗的效果优于非手术治疗的情况下，术者才应选择手术治疗。关于 PCL 的治疗存在争议，因为后向松弛的程度与其引起的症状或膝关节退变性疾病的程度之间的相关性尚不清楚。然而，Kang 等进行的一项膝关节运动学计算研究表明，PCL 断裂将会导致髌股关节接触力增加并增加 PLC 所承受的张力 [48]。此外，重建手术是否能充分解决关节松弛的问题从而延缓退行性骨关节病尚不清楚。通过重建手术来减少关节松弛可能会改善 PCL 损伤患者的长期临床预后。然而，即便进行了重建手术，依然可能会残留一部分膝关节松弛 [49, 50]。一些研究人员认为，单纯 PCL 断裂未行重建手术在短期内对患者的影响有限 [19, 47, 51]。但是，需要注意的是这种病症在将来的某个时间点可能会对患者造成影响 [52]。但是到目前为止，没有研究表明 PCL 重建可以延缓退行性骨关节病的发展 [53]。

关于非手术与手术治疗的适应证仍然存在争议，因为大部分临床研究纳入的样本量都不够大，不足以得到可靠的临床结论。此外，目前在临床工作中不同医生进行 PCL 重建手术的方法也不尽相同。另外，单纯 PCL 损伤的治疗常与复合性损伤（如合并 PLC 损伤）一起比较并报道，这都会降低研究结果的可比性。目前大多数研究都是回顾性的，并且使用不同的测量方法，因此很难比较。在进行随机前瞻性临床试验之前，我们依然无法对手术和非手术治疗的优劣下定论。接下来我们将回顾 PCL 损伤非手术治疗的临床预后结果，并总结我们关于非手术治疗的临床决策依据。

非手术治疗

许多研究发现，对单纯 PCL 损伤进行保守治疗有良好的临床预后结果。Parolie 和 Bergfeld[1] 评估了 25 例因运动损伤导致 PCL 撕裂并接受非手术治疗的患者的治疗满意度，随访至少 2 年。这项研究发现 68% 的患者通过非手术治疗可以恢复到以前的活动水平，80% 的患者对膝关节功能水平感到满意。他们评估了膝关节松弛度，并发现膝关节的松弛度与退行性骨关节病的发生无明显相关性。最近，Shelbourne 和 Muthukaruppan[54] 前瞻性地评估了 215 例经保守治疗的单纯 PCL 撕裂患者，研究对象为 II 度松弛或更轻的 PCL 损伤患者。研究人员发现，患者的主观评分与 PCL 损伤程度无关，并且患者的平均主观评分不随损伤时间的延长而降低。该研究并没有指出任何确定的风险因素，同时根据该研究也无法预测哪些患者会随着时间的推移而出现膝关节功能下降。Patel 等 [55] 在另一项最近的回顾性研究中纳入了 57 例 A 级或 B 级 PCL 撕裂的患者（使用 McGillivray 等 [56] 提出的分级系统进行评价），该项研究也发现功能评分与 PCL 松弛程度无关。在这项研究中 Lysholm 膝关节评分为优的比率为 40%，评分良好的比率为 52%。Patel 等 [55] 对这些病例进行平均长达 6.8 年的随访后发现存在 7 例膝关节 I 度内侧间室骨关节炎（OA）病例，还有 3 例为 II 度骨关节炎病例，另外 4 例为轻度髌股关节炎病例。据此他们进一步得出结论，大多数急性单纯 PCL 撕裂的患者在中期随访时非手术治疗效果良好。此外，在一项随访时间长达 14.3 年、随访率为 89%（39/44）的研究中，Shelbourne 等发现非手术治疗的 I 度或 II 度 PCL 损伤患者在保守治疗后表现出良好的关节活动度、良好的股四头肌力量和较轻的骨关节炎 [57]。

其他研究人员也发现非手术治疗早期临床预后良好，但在长期随访中情况会发生变化。Boynton 和 Tietjens[52] 观察了 38 例单纯 PCL 损伤患者，平均随访时间为 13.4 年。在这些患者中，其中 8 人后来发生半月板损伤并手术。在剩余 30 名半月板无异常的患者中，24 人（81%）合并有偶发的膝关节疼痛，17 人（56%）偶有膝关节肿胀的症状，随着时间的推移，这些病例在 X 线片上可见关节软骨退变阳性率增加。Fowler 和 Messieh[9] 前瞻性地随访了 13 例经关节镜诊断的急性单纯 PCL 撕裂患者，并根据 Houston 评分标准对患者进行了评分，所有患者都有良好的主观功能评分，但客观评分仅 3 例良好，其余 10 例一般。

虽然非手术治疗取得了较好的临床效果，但值得注意的是，这些人群中的许多患者都是 II 度或以下的膝关节松弛，而且并非所有患者的膝关节都恢复到了正常状态，尤其是 III 度损伤的患者一般无法完全恢复正常状态。非手术治疗预后良好的原因是由于维持膝关节稳定时次要解剖结构相对完整以及不太严重的创伤导致 PCL 结构部分相对完整。胫骨斜坡也可能影响 PCL 损伤后膝关节的稳定性。在一项尸体研究中，增加胫骨后倾角可以减轻 PCL/PLC 损伤后膝关节的静态后方不稳定性。然而如果胫骨后倾角减小则会增加膝关节后方不稳定性，并进一步导致反向轴移试验幅度的增加 [58]。

尽管非手术治疗的临床预后结果尚可接受，但 PCL 断裂会改变膝关节在运动过程中的负荷分配。对于未受伤的膝关节，大量的生物力学研究表明，PCL 在膝关节主动和被动活动中可以维持胫股关节的稳定性，尤其是在胫骨承受向后作用力的情况下。研究表明，当 PCL 功能不全时膝关节中髌股关节和内侧关节间室的接触压力增加 [48, 59, 60]。Logan 等 [59] 用 MRI 评估了 PCL 断裂对蹲跪过程中胫股关节作用力的影响。他们认为 PCL 损伤对于膝关节的影响类似于内侧半月板切除的影响，会导致内侧股骨髁固定在前向半脱位的位置上（而内侧胫骨平台固定在后向半脱位的位置上）。这种半脱位状态改变了膝关节的运动学状态，这解释了在 PCL 断裂的膝关节内侧间室 OA 发生率增加的原因。目前，我们关注更多的是 PCL 损伤同时合并其他附属结构损伤，这些附属结构的损伤通常并发于 PCL 的 III 度撕裂，这种情况会更严重地改变膝关节生物力学，进一步导致膝关节不稳。

尽管已知 PCL 损伤会对膝关节的运动学产生显著改变，然而其不同损伤程度相对应的具体临床预后尚需进一步深入研究。在许多研究中，从受伤到发生膝关节不稳定的时间与最终临床预后结果以及膝关节的影像学改变严重程度没有很好的相关性。对于单纯 I 度 PCL 损伤，我们不推荐手术重建韧带，因为许多单纯 II 级膝关节后向松弛患者在重建后也只能改善为 I 度膝关节松弛。在这方面我们同意其他学者的观点，即与非手术治疗相比，手术干预可能不能改善这类患者的临床预后 [49, 54]。然而对于急性单纯 III 度 PCL 损伤的治疗仍然存在争议。对于这些患者，一些外科医生倾向于采用更积极的 PCL 重建，而另一些医生则推荐非手术治疗。对于膝关节后方异常松弛大于 10

mm 的患者，临床医生应高度怀疑患者存在合并韧带损伤，特别是可能损伤了 PLC。

目前尚无对 PCL 损伤临床决策具有指导性意义的指南。然而，基于前面描述的临床文献中的数据，对于急性和慢性单纯 I 度和 II 度 PCL 损伤我们建议采用非手术治疗（图 100.5 和 100.6）。对于有膝关节疼痛或不稳定症状的慢性单纯 III 度 PCL 损伤，在充分保守治疗的情况下如果效果不好，应考虑进行手术治疗。此外，对于有急性或慢性多发韧带损伤的病例应考虑行手术治疗。对于急性 III 度 PCL 撕裂的治疗仍存在争议，一些外科医生推荐 PCL 重建，另一些医生推荐非手术治疗。最后，对于 PCL 胫骨附着点的急性撕脱骨折，建议采用切开复位内固定手术治疗。

治疗方案

非手术治疗

如上一节所述，对于急性单纯 I 度或 II 度 PCL 撕裂的患者，我们推荐非手术治疗方案。非手术治疗的目的是对抗重力和腘绳肌张力对膝关节的影响（这两种作用力能使胫骨半脱位）。Pierce 等 [62] 最近回顾了关于 PCL 损伤的非手术和手术治疗的康复方案的文献。根据相关研究结果，他们建议采用三阶段康复治疗方案，这与我们医院的康复流程基本一致。

伤后 6 周内（**第一阶段**）康复训练的主要内容包括部分负重、腘绳肌和腓肠肌的拉伸练习，目的是减少胫骨受到的后向作用力。这个阶段还需要加强股四头肌力量训练以及在俯卧位下加强 ROM 练习。在康复锻炼的初始阶段，需要一些前文所述的固定技术，以减少应力对韧带愈合的影响。这些固定技术包括把膝关节固定在 0~60° 的屈曲角度；使用带有后侧支撑的圆柱形腿石膏，以防止胫骨向后移位 [64]；以及使用对膝关节施加持续性前抽屉作用力的支具，从而对胫骨近端后方施加前作用力。伤后 6~12 周为**第二阶段**，治疗的重点是逐步加强功能锻炼，恢复完好的膝关节活动度，并且改善患者本体感觉。在**第三阶段**，即 PCL 损伤发生后的 13~18 周，允许患者开始跑步并进行运动专项练习。如果患者股四头肌的力量与对侧腿的力量相当，那么患者在受伤后 4~6 个月就可以逐步恢复原有运动强度。值得注意的是，对于那些有可能尽早重返赛场的优秀运动员来说，这一康复时间流程可以大大加快。如 6~8 周就可以考虑进行原有运动强度的训练，由于存在潜在的关节松弛，这样做的风险也会大大增加 [61]。

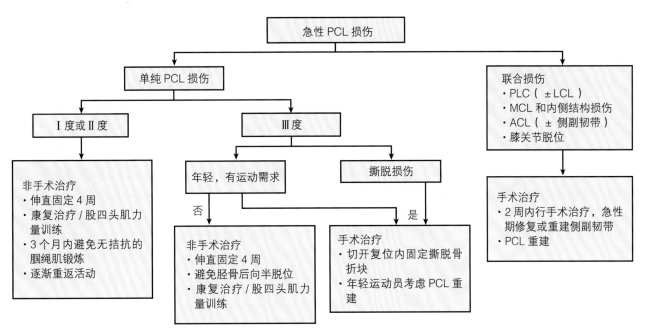

图 100.5　后交叉韧带（PCL）急性损伤的治疗方式选择指南。ACL，前交叉韧带；LCL，外侧副韧带；MCL，内侧副韧带；PLC，后外侧角

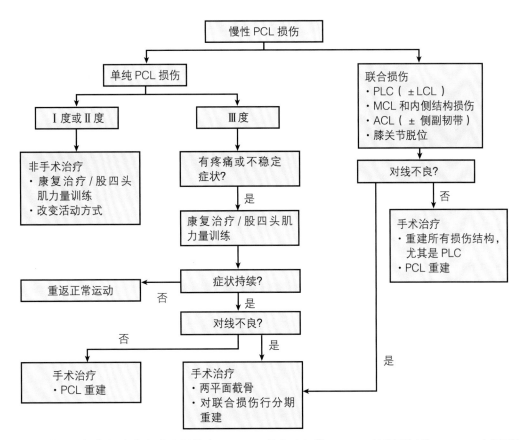

图 100.6　后交叉韧带慢性损伤的治疗方式选择指南。ACL，前交叉韧带；LCL，外侧副韧带；MCL，内侧副韧带；PLC，后外侧角

手术治疗

重建 PCL 的手术方法有多种，主要包括经胫骨手术技术和胫骨骨块嵌入重建技术，这些手术方法还可分为单束或双束 PCL 重建技术，当然也可以根据不同的移植物固定方法进行分类。最近一些学者发表了 PCL 相关的生物力学和解剖学的研究，探讨了这些不同手术方法的各自优点和缺点。然而，学者目前对于 PCL 重建的最佳手术方法尚未达成共识。

经胫骨重建技术与胫骨骨块嵌入技术的对比

经胫骨重建技术是一种常用的 PCL 重建方法。对于这种手术方法，分别钻胫骨和股骨骨道，当移植物通过胫骨骨道进入膝关节腔后，移植物必须通过急转弯才能进入股骨隧道。这一急转弯被认为是引起移植物磨损的主要原因，随着时间推移移植物被磨损逐渐变薄，最终移植物可能会发生断裂或从骨道中脱出[65]。使用这种传统的经胫骨后交叉韧带重建术治疗的患者在术后有可能会出现潜在的膝关节后方不稳，可能与此种急性磨损断裂有关。为了解决此种手术方法引起的残余韧带松弛，Jakob 和 Ruegsegger[67] 以及 Berg[68] 提出并报道了胫骨骨块嵌入技术。在该技术中，将骨块直接固定在 PCL 的胫骨附着点处，从而防止移植物从胫骨到股骨隧道弯折成锐角。

许多相关的尸体生物力学研究比较了经胫骨手术技术和胫骨骨块嵌入技术的优劣。McAllister 等 [69] 发现在即刻接受经胫骨重建技术和胫骨骨块嵌入技术的患者平均膝关节活动度没有显著差异。然而在给予膝关节周期性负荷后，他们发现接受经胫骨手术重建患者的膝关节松弛度有所增加。Bergfeld 等 [20] 使用尸体膝关节作为研究对象，对比了经胫骨重建技术和骨块嵌入技术重建 PCL 后的膝关节前后松弛情况。与经胫骨技术组相比，骨块嵌入组的膝关节标本在膝关节屈曲 30°～90° 时或在屈膝 90° 给予负荷的条件下膝关节前后松弛度更小。而且对移植物测试后的形态评估显示经胫骨重建组的移植物变得更薄，然而骨块嵌入组的移植物没有出现这种现象。在另一个详细的循环载荷分析研究中，Markolf 等 [71] 同样使用尸体膝关节作为研究对象，评估了经胫骨技术和骨块嵌入技术的差异。经胫骨组的 31 个移植物中有 10 个在 2000 个测试周期完成之前在转角处发生撕裂。而使用嵌入技术固定在胫骨上的 31 例移植物在测试过程中均完好无

损。此外，与嵌入固定技术相比，我们发现经胫骨组的标本在骨隧道中的移植物同样明显变薄。

因此，一些学者通过体外实验比较了经胫骨技术和胫骨骨块嵌入技术。尽管最初的膝关节稳定性是基本一致的，但与胫骨骨块嵌入技术相比，经胫骨技术的膝关节后向松弛度随着循环载荷的增加而增加。也有学者试图通过减少胫骨隧道出口的转角角度来减少"killer"角对移植物的影响，但这项手术技术只在动物模型中尝试过。Weimann 等 [72] 在猪后交叉韧带重建动物模型上发现如果减小胫骨隧道转角的大小可以减少移植物的损伤程度。至今为止，回顾性研究 [56, 73] 表明这两种术式对患者的主观关节松弛度的影响无显著差异 [74, 75]。因此，尽管在尸体模型上测试胫骨骨块嵌入技术可能存在一些生物力学上的优势，但这一现象仍然需要在临床实践中加以验证。

单束与双束重建手术的对比

关于 PCL 重建的单束重建技术和双束重建技术优劣也存在争议。在解剖学上 PCL 可分为前外侧（AL）束和后内侧（PM）束（图 100.7）。AL 束在膝关节屈曲时紧张，在伸膝时松弛；相反 PM 束在伸膝时紧张，在屈膝时松弛。AL 束的横截面积较大，对于单束重

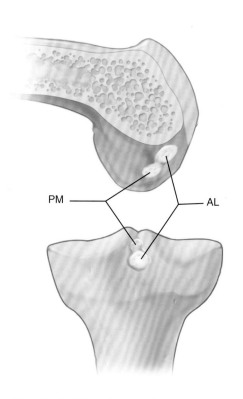

图 100.7　后交叉韧带后内侧（PM）束和前外侧（AL）束的股骨和胫骨止点

建手术重建的就是这一束（图100.8）。有学者指出双束PCL重建能更好地再现完整PCL的解剖和生物力学特性。生物力学研究表明，双束纤维在膝关节弯曲过程中相互绷紧，而且在膝关节屈曲活动过程中两束在限制胫骨后移的过程中都发挥重要的作用，提示这两束对于维持膝关节正常活动都具有重要意义[76,77]。

一些生物力学研究比较了单束与双束PCL重建对于膝关节前后稳定性影响的差异，以此为基础一些研究人员建议用双束重建来改善膝关节的生物力学[78,79]。Milles等[80]使用尸体膝关节作为研究对象比较了单束与双束重建PCL的手术效果，结果显示在5种不同的屈膝角度下双束重建的PCL韧带张力更好，而且关节松弛程度更低。Tsukada等[81]在尸体标本进行手术，进一步比较研究了单束AL重建、单束PM重建和双束重建在不同屈膝角度时对于膝关节前后稳定性影响的差异。结果显示在膝关节屈曲0°和30°时，双束重建的尸体标本对抗胫骨后负荷能力明显优于单束AL重建的尸体标本膝关节。在膝关节屈曲30°、60°和90°时双束重建的膝关节标本抗胫骨后负荷能力优于单束PM重建的标本。据此作者得出结论，双束重建这一手术方法能够减少膝关节在伸直状态下的关节松弛度。

然而其他相关研究同样证明了双束重建的潜在问题，而且还有一些研究证实其相对于单束重建的优势并不明确。Whiddon等[82]在尸体标本上比较了单束和双束胫骨嵌入重建技术，发现双束技术改善了膝关

节旋转稳定性，也提高了膝关节的前后向稳定性（在伴随PLC结构同时存在损伤的情况下）。然而当PLC结构完整时，与单束重建相比，双束重建在后向稳定性方面没有优势。此外，在膝关节屈曲30°时双束重建会限制膝关节旋转。Wiley等[83]也观察到，尽管与单束重建相比，双束重建会导致膝关节后向松弛减少，但在膝关节30°屈曲时双束重建术会引起膝关节过度限制。Markolf等[84]分别在尸体膝关节上进行双束和单束重建，结果显示增加PM束会减少膝关节从0°~30°屈曲的松弛度，但是会增加PCL的整体张力。Bergfeld等[85]在尸体膝关节上使用跟腱移植物分别进行单束和双束胫骨嵌入重建手术，并进行比较研究。结果显示在任何膝关节屈曲角度下，两种手术方法对于关节松弛度的影响没有显著差异。

许多临床研究表明，对于单束和双束重建PCL这两种手术方法，术后患者的主观和客观临床结果没有显著差异[86-88]。Jain等对40例PCL损伤患者进行了回顾性研究，其中18例行PCL双束重建，另外22例行单束重建。研究者在术后24个月对这些患者进行功能和影像学测试[8]。其中KT-1000测量结果显示，双束组的两侧膝关节的位移差值为1.78 mm，单束组的两侧膝关节的位移差值为2.4 mm（P<0.04）。应力位X线片显示单束重建组较双束重建组胫骨后移增加。双束重建组和单束重建组相比Lysholm和IKDC评分均有明显改善，但差异无统计学意义。此外，Hatayama等[88]在一项回顾性临床研究中，比较了关

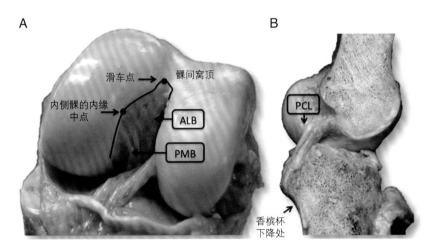

图100.8 （A）左膝尸体标本显示PCL两束：前外侧束（ALB）和后内侧束（PMB）。如图所示滑车点指的是滑车沟最靠前的一点。ALB的最前端可以在滑车点处找到，其下后端可以在内侧髁的内缘中点进行标记。同样，PMB也位于髁间窝内侧壁，并且从内侧髁的内缘中点向远端展开纤维。（B）左膝矢状位剖面图，显示后交叉韧带（PCL）的胫骨附着点和股骨附着点

节镜下单束和双束 PCL 重建术。术后 2 年的二次关节镜检结果显示 10 例行 PCL 双束重建的患者中的 3 例出现了 PM 束断裂[89]。根据目前的文献数据，我们认为常规应用双束重建手术方法尚缺乏证据。然而，尚需更多研究来支持这一结论。

移植物的选择与固定方式

在讨论 PCL 损伤外科手术治疗方案时，移植物的选择和固定技术也是重要的研究内容。自体和异体肌腱均可用于 PCL 重建。骨 - 髌腱 - 骨、胭绳肌和股四头肌腱是常见的自体肌腱种类。跟腱以及胫骨前后肌腱是常用的同种异体移植物肌腱。在自体肌腱中，骨 - 髌腱 - 骨移植物重建 PCL 后可以使骨道内的移植物实现骨 - 骨愈合。这样的愈合力学性质更好。相较而言，股四头肌腱和胭绳肌腱重建的 PCL 在骨道中是肌腱与骨的愈合形式，这种愈合方式的生物力学强度可能较差。股四头肌腱可与 PCL 协同作用以防止胫骨后移，如果使用该肌腱作为移植物肌腱重建 PCL 会削弱股四头肌腱的这种生理作用，同时其移植物肌腱长度也是一个需要考虑的问题[91]。Lin 等[92]对 59 例单纯 PCL 损伤患者进行了回顾性分析，这些患者均行关节镜下经胫骨单束 PCL 重建术。他们比较了使用自体髌腱或自体胭绳肌腱作为移植物重建 PCL 的临床预后差异。这项研究的平均随访周期为 4 年，使用自体骨 - 髌腱 - 骨作为移植物进行单束 PCL 重建的患者出现膝关节疼痛、膝关节前方痛、下蹲痛、后抽屉试验阳性以及骨关节退行性变概率更高。使用同种异体肌腱重建 PCL 能够避免取腱区相关并发症，同时可以减少手术时间。当使用跟腱和胫前肌腱作为移植物肌腱时，因为肌腱组织更多进而能够提供更大的移植物横截面积。但是同种异体移植物存在一定缺陷，包括有传播疾病的风险、成本高和难获取。Dennis 等[93]报道同种异体跟腱是急性（43%）和慢性（50%）PCL 损伤患者重建手术中最常用的移植物肌腱。基于前面的讨论，我们更倾向于使用同种异体跟腱作为移植物重建 PCL。

大量的生物力学研究调查了 PCL 重建中的不同移植物固定方法和装置。最近，Lim 等[94]使用猪作为研究对象并进行同种异体跟腱 PCL 重建，比较研究了带骨块交叉钉固定技术、带骨块界面螺钉固定技

🔨 作者首选技术

后交叉韧带重建

正如前面所讨论的，人们发明了许多用于 PCL 重建的手术技术，我们倾向于采用同种异体跟腱作为移植物的胫骨骨块嵌入重建技术。胫骨骨块嵌入骨道内避免了可能导致移植物磨损断裂的 "killer" 角。同时在重建手术时当移植物通过胫骨骨道关节内出口时，这个锐角会使移植物张力的控制变得更加困难。一些外科医生担心开放 Inlay 技术需要从后方显露胫骨，这个步骤需要患者变为俯卧位，这对手术技术提出了更高的要求。但我们相信，随着术者经验的积累，我们能够最终克服这些挑战，因为这种手术技术可以给患者带来更好的生物力学稳定性。

已有的研究表明 AL 束是天然 PCL 最重要的组成部分。AL 束的横截面积比 PM 束大，强度也比 PM 束大。因此，单束重建的目标是重构原始 AL 束。然而，应该记住的是，原始 PCL 的足迹区面积比用于创建股骨隧道的常用钻头的横截面积大得多。因此外科医生必须确定好需要重建的是 PCL 的具体哪一部分。然而比较单束与双束 PCL 重建的相关临床研究并未发现患者的临床预后评分有任何显著差异。对于手术医生来说移植物肌腱有

多种选择，然而至今尚无确切结论证明哪种移植物肌腱是最合适的。我们在大部分的 PCL 重建手术中使用异体跟腱作为移植物。因为跟腱的横截面积、强度和多功能性，我们更倾向于使用它重建 PCL。基于上述原因，我们首选使用单束胫骨骨块嵌入技术重建 PCL，并使用同种异体跟腱作为移植物。具体操作流程将在下文中详细描述。

移植物制备

同种异体跟腱移植物的软组织部分需要 10 mm 的骨道。将骨栓做成梯形，长度为 25 mm，宽度为 13 mm。骨栓预先钻孔并攻丝以放置 6.5 mm 松质骨螺钉。我们在骨栓上使用直径 4.5 mm 的钻头进行钻孔，从松质骨表面向皮质表面钻 5 mm 以保护软组织，然后用 6.5 mm 的丝攻攻丝。然后将一个长约 35 mm、直径 6.5 mm 的松质骨螺钉和垫片从皮质骨向松质骨方向置入。螺钉放置应使螺钉尖端超过松质骨表面 5 mm，以便于以后的胫骨固定。最后沿移植物肌腱末端约 30 mm 使用 2 号编织涤纶缝合线进行锁边缝合，这用于辅助移植物通过骨隧道。

🔖 作者首选技术

后交叉韧带重建（续）

关节镜/股骨隧道

关节镜手术时，患者仰卧在手术台上。我们建议患者在体位改变时进行气管插管以保护气道。在麻醉诱导后，放置止血带之前，应对患者膝关节进行全面查体。此时对 PCL 及相关的结构损伤的评估是非常重要的。然后，在大腿放置止血带，暂不充气。进行常规膝关节镜探查，处理任何相关的半月板或软骨损伤。此时 ACL 可能因胫骨后向半脱位而出现松弛，应给予前向的力进行固定，最后再检查 PCL 的完整性。通常，PCL 表现为松弛或被拉长，而不是明显撕裂（图 100.9）。一旦确认 PCL 功能不全，用刨刀和篮钳去除残留的 PCL 组织。如果 Humphrey 和 Wrisberg 韧带完整，就应当保留下来。我们应当保留 PCL 原始足迹作为制备股骨隧道的最佳位点。我们重建的目的是恢复 PCL 的 AL 束，应当把骨隧道打在 PCL 解剖足迹的偏远端和前方。做一个内侧小切口，穿过髌骨内侧支持带，这一切口有利于导向器的定位从而做一个稍微朝向后的股骨隧道。内侧关节缘通常作为导向器的标志。采用由外向内的方法在关节镜下定位骨隧道，并置入股骨导针。股骨隧道是用空心钻套在导针上钻出的（图 100.10）。钻头的大小由移植物的直径大小决定，通常为 10 mm。然后将一根 18 号的襻由外向内穿过骨隧道，暂时置于髁间窝后方，以便在之后的步骤中将移植物引入骨道。

胫骨骨块嵌入

然后在保证无菌的条件下将患者的体位转至俯卧位，下一步就是进行胫骨骨块嵌入部分的手术操作。对患肢进行驱血操作后，打上止血带。然后如 Burks[108] 所述，做后内侧切口暴露胫骨。要求把皮肤切口做成一条平缓的曲线，在腘窝内侧皱折处水平，再沿腓肠

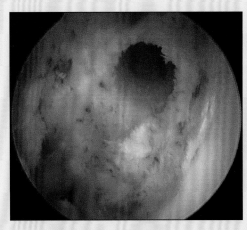

图 100.10　关节镜下所见的股骨隧道，通过导针引导定位的空心钻在 PCL 前外侧束解剖位点的足迹上钻取骨道完成

肌的内侧转为垂直。切口可能会损伤腓肠内侧皮神经，该神经通常从切口水平部远端的筋膜穿出。辨认腓肠肌的内侧缘。打开腓肠肌内侧头与半膜肌肌腱之间的组织间隙，钝性分离直达关节囊，然后用钝头牵开器将腓肠肌内侧头向外侧牵开，该操作的目的是保护它的运动支和相关神经血管结构。此时触摸胫骨近端后部和股骨髁后部，通过后侧关节囊做垂直切口。然后显露髁间窝后方和原始 PCL 的胫骨附着点，准备钻取胫骨骨道。通常在 PCL 胫骨止点的内侧和外侧边缘可触及两个骨性突起。使用咬骨钳对准备钻骨道的止点部位进行清理，为下一步钻骨道做好准备，钻的骨道在几何尺寸上应当与先前准备好的移植物肌腱大小匹配。然后将移植物骨块部分放入该部位，并用 6.5 mm 松质骨螺钉和垫圈加以固定（图 100.11）。把穿过移植物腱性部分的缝线穿过先前放置的金属丝环进而通过股骨隧道。固定后，缝合关节囊。止血带放气，压迫止血，伤口冲洗后逐层缝合各层组织。

移植物张力

缝合伤口后，患者再次回到仰卧位，在无菌条件下，使用关节镜探查膝关节，检查移植物张力，并进入股骨隧道观察移植物的状态（图 100.12）。然后弯曲伸直膝关节多次，据此评估膝关节 ROM，这一步骤同时能够有助于对移植物施加张力。在屈膝为 70°~90° 的情况下对移植物施加张力，并同时在胫骨近端施加前抽屉作用力。然后用一个 9 mm×25 mm 的软组织界面螺钉将移植物固定在股骨隧道内。然后使用门钉把移植物的软组织部分加强固定在股骨内髁上。最后对关节镜的皮肤入路口和股骨隧道的切口进行伤口缝合。

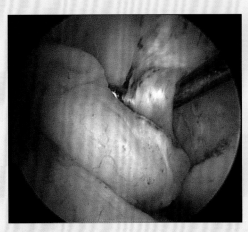

图 100.9　后交叉韧带撕裂的关节镜图像

◆ 作者首选技术

后交叉韧带重建（续）

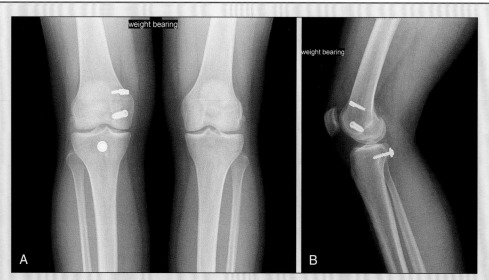

图 100.11　完成单束后交叉韧带重建后的膝关节（A）前后位和（B）侧位 X 线片

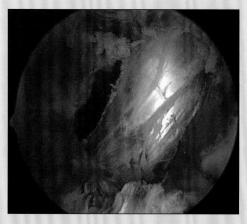

图 100.12　关节镜下观察重建的后交叉韧带

经胫骨 PCL 重建技术与双束重建技术

　　PCL 重建还可以通过关节镜下经胫骨技术进行。患者仰卧位，在麻醉诱导后，对患者进行详细的膝关节查体，然后在关节镜下评估膝关节内结构损伤情况，以确定 PCL 损伤的程度，并在关节镜的协助下进行 PCL 重建手术。使用辅助前内侧入路对胫骨足印区组织进行清理，进行这一操作偶尔需要使用 70° 关节镜。然后从胫骨前内侧建立胫骨骨道，指向 PCL 胫骨解剖止点（图 100.13）。如果行单束重建，需要小心地将单根导针钻至 PCL 胫骨足印的中心，在关节镜下或 X 线引导下钻取骨道。如果

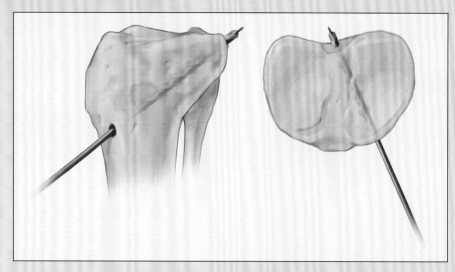

图 100.13　后交叉韧带胫骨导丝放置及钻孔 (Modified from Miller MD, Harner CD, Koshiwaguchi S. Acute posterior cruciate ligament injuries. In: Fu FH, Harner CD, Vince KG, eds. Knee Surgery. Vol. 1. Baltimore: Williams & Wilkins; 1994.)

后交叉韧带重建（续）

进行双束重建，则放置两根导针，也要通过X线片明确骨道方向和位置。AL束骨道的导针多放置于外侧和远端，PM束骨道的导针多放置于内侧和近端。使用电钻将隧道扩孔至后皮质，最后手动钻透皮质，整个操作需要在关节镜的直视下完成。

在胫骨骨道钻取完成后，需要把重点放在股骨骨道的钻取上。确定钻取股骨骨道的位置使其符合解剖学要求，并对骨道位置进行标记。扩大外侧切口，并使膝关节极度屈曲以钻取股骨骨道（图100.14A）。依据单束还是双束重建PCL来决定使用一根移植物还是两根移植物。移植物顺行通过胫骨隧道（图100.15）后逆行进入股骨骨道。将移植物固定在股骨或胫骨侧，然后将张力施加到移植物的另一侧并固定。对AL束施加张力时须将膝关节固定在屈曲90°位上，施加张力于PM束，膝关节30°屈曲位固定。

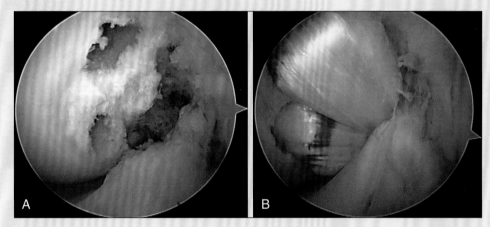

图100.14 双束重建PCL的股骨骨道定位。（A）AL束和PM束的股骨骨道定位。注意，AL束更靠前。（B）使用同种异体胫骨前肌进行双束PCL重建

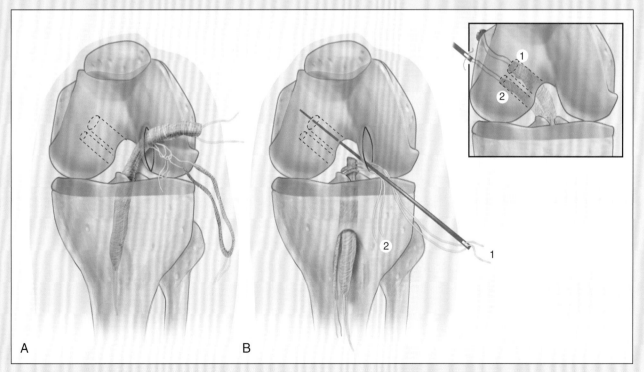

图100.15 移植物放置。（A）重建AL束的移植物（小图1）以及重建PM束的移植物（小图2）顺行通过胫骨隧道。（B）然后将移植物固定在相应的股骨隧道上

术、软组织交叉钉固定技术以及界面螺钉软组织肌腱固定结合辅助固定技术。尽管交叉钉固定技术与辅助固定技术重建的韧带有具有较高的最大载荷和刚度，但与骨块固定方法相比肌腱相对移位增加。Gupta 等将生物可吸收螺钉与金属螺钉进行比较，发现两者在移植物肌腱的最大载荷或线性刚度方面没有差异[95]。Markolf 等[96] 证明了胫骨隧道内骨块放置位置和方向的重要性。他们发现，当骨-髌腱-骨移植物的定位与后隧道开口的位置一致时，移植物骨块在胫骨骨道内会处于向前的位置，而在此位置下重建的韧带有更好的生物力学强度。Margheritini 等[97] 发现胫骨骨道远端和近端联合固定与单纯远端固定相比能够显著减少胫骨向后移位，能更好地重建 PCL 的生物力学结构，特别是在膝关节屈曲 90° 位下。

胫骨高位截骨术治疗慢性 PCL 损伤

慢性单纯 PCL 损伤不仅会导致胫骨后移，还会引起胫骨相对于股骨的外旋。这些解剖相对位置的变化会导致内侧间室和髌股关节间的应力增加，进而可能会引起骨关节炎[98-100]。另外，PCL 和 PLC 的慢性合并损伤可导致慢性后外侧不稳定和膝关节内翻，并伴发骨性畸形、侧方软组织缺损以及膝关节过伸和过度外旋[101]。慢性 PCL 损伤或 PCL/PLC 联合损伤常伴有膝关节内翻畸形、膝关节后侧或后外侧不稳，单纯 PCL 重建可能是不够的。在重建手术之前进行胫骨高位截骨术（high tibial osteotomy, HTO）可以减少外侧结构对膝关节的应力，从而能够改善临床预后。

胫骨内侧高位开放楔形截骨术可以解决膝关节冠状位和矢状位的对线不良从而改善膝关节不稳。除了纠正内翻畸形，内侧开放楔形截骨术还可以使膝关节前内侧间隙大于后内侧间隙，进而可以增加胫骨后段坡度[102]，同时还可以抵抗在休息位胫骨的相对后移。相反，外侧闭合楔形截骨术可以减小胫骨平台后方的坡度，因此会相应增加休息位时胫骨后方的作用力[104]，这种手术操作可能不适合 PCL 损伤的膝关节。另外一些研究已经证实开放楔形截骨手术会引起胫骨后坡斜度增加[105, 106]。具体而言，Noyes 等[102] 通过计算得出前间隙每增加 1 mm，胫骨后坡斜度增加 2°。在冠状位上，如果没有内侧间室 OA，截骨手术应使下肢轴线穿过膝关节中心。如果内侧间室狭窄，一些作者推荐外翻矫形术，使得下肢力线与膝关节中心偏外侧相交[101]。

尽管研究人员在接受 HTO 手术的内侧间室骨关节炎患者中观察到满意的长期结果，有研究[106] 指出 HTO 手术对慢性 PCL 损伤或 PCL/PLC 联合损伤的患者的临床预后影响是有限的，因为其对临床预后的影响在不同人群患者中是不一致的，而且随访时间不同也会显示出不同的结果。在一组 17 例进行 HTO 手术的有症状的过度伸展内翻的 PCL 损伤患者中（其中包括 4 例单纯 PCL 损伤和 7 例联合 PCL 损伤，术后平均随访 56 个月），临床随访结果显示患者主观活动评分有明显改善[105]。同样，Badhe 和 Forster[107] 对 14 例膝关节不稳和内翻患者进行研究，这些患者有的同时进行了韧带重建，有的没有，其中包括 9 例 PCL 损伤合并 PLC 损伤的患者，研究人员对手术预后进行了随访评估，平均随访时间为 8.3 年。尽管辛辛那提膝关节评分从术前平均 53 分提高到术后平均 74 分，然而没有任何患者能够在术后参加竞技运动，超过 30% 的患者在随访时有持续的膝关节疼痛。因此，尽管生物力学研究提示 HTO 手术可能改善合并膝关节内翻畸形不稳的慢性 PCL 断裂患者或 PCL/PLC 联合损伤患者的下肢对线情况和膝关节前后稳定性，但由于临床数据较少，尚无法得出明确结论。

术后处理

尽管 ACL 重建术后的康复已被许多作者所研究，但 PCL 重建术后处理的相关研究较少。由于 PCL 重建在恢复膝关节客观稳定性方面不如 ACL 重建，因此许多外科医生建议采取更保守的术后康复治疗方案。由于没有 I 级临床研究比较不同的康复方案，在最近的文献综述中 Pierce 等[61] 指出目前尚无一套最佳的 PCL 重建后的康复治疗方案。一般来说，康复训练应着重于股四头肌力量的强化训练和 ROM 的恢复，与此同时应避免胫骨后向移位。这些康复训练或多或少都会给移植物带来一定的张力。为了达到这些康复目标通常是通过早期固定、避免给移植物肌腱主动施加张力和有限的 ROM 训练来达到的，并且根据手术后的时间和患者的病情康复情况，逐步增加负重并加强力量训练。

韧带重建和术后康复的目的是帮助患者恢复到以前的膝关节功能水平。大多数康复方案的目标是在术后 9 个月左右完全恢复。术后对患者膝关节功能进行实时评估来明确患者的康复进展。对患者膝关节功能状态的判断是依据患者的主观反馈和客观评分相结合来确定的。这些数据包括关节稳定性、关节活动度、关节积液、本体感觉缺陷、肌肉力量和步态异常情

🔧 作者首选技术

术后康复

术后急性期（早期保护期）

- 支具保护：手术后，使用支具把膝关节固定在伸直0°位
- ROM：被动ROM练习（在伸直位制动2~3周后开始）——辅助患者抬起胫骨进入屈曲位（0°~70°），在此阶段膝关节为被动屈曲
- 锻炼：
  - 股四头肌等长收缩训练，直腿抬高——在近端负重的条件下进行内收、外展练习

B 急性期（最大保护期）

- 目标：
  - 尽量减少外力对膝关节的作用力以保护移植物
  - 预防股四头肌萎缩
  - 控制术后积液
- 负重：在一定的范围内进行膝关节负重，并在支具的保护下进行
- ROM：能接受90°范围内的膝关节活动
- 锻炼：
  - 继续进行等长训练并加强股四头肌力量
  - 加强闭链动作，例如：浅蹲、梭式练习、蹬自行车
  - 开链膝伸展动作（60°~0°）
  - 本体感觉训练
  - 变换重心练习

- 支具：术后4~6周可佩戴功能性支具

C 加强关节活动度练习（加强阶段）

- 负重：此阶段可以在没有支具辅助的情况下，进行负重的练习
- ROM：可耐受125°范围的屈伸
- 锻炼：
  - 继续加强股四头肌力量训练
  - 开始等张股四头肌力量训练
  - 腿举（0°~60°）
  - 台阶练习
  - 核心力量训练
  - 划船动作练习、椭圆机
  - 闭链膝关节伸展动作

D 功能活动期

很少有相关研究对进入功能康复阶段的患者提出最佳康复方法。因此，这一阶段中患者的康复进展情况取决于患者对运动项目的耐受能力以及关节功能水平的恢复情况。对已应用于ACL重建手术后患者力量和耐受力的评估方法，理论上应对其进行时间长度以及强度的再次修订，然后才能用于PCL重建膝关节的术后康复指导。如前所述，重建PCL手术后患者预计需要大约9个月才能恢复先前的活动水平。

况等。在康复期间仔细监测这些因素可以帮助外科医生在术后早期发现和处理潜在的并发症。对于患者来说，严格遵守术后康复方案对于达到良好的临床预后是至关重要的。

一般PCL术后康复方案分为特定的几个阶段，根据患者术后时间和患者的功能康复情况来判断是否进入下一个阶段。不同康复方案的不同阶段的康复训练内容各不相同，但不同方案之间有许多相似之处。第一阶段康复我们通常强调保护移植物免受应力、限制ROM、非负重、防止渗出以及股四头肌的重新激活。之后一个阶段的重点是使膝关节再次获得充分的ROM，增加膝关节的负重，和加强低冲击类别的运动项目。在不同的研究中，膝关节固定的时长和方法也各不相同。ROM练习的开始时间点以及在早期康复阶段允许的运动强度在不同的研究中也是不同的。能

否进入下一个康复阶段取决于患者的膝关节功能恢复情况。影响康复流程的因素包括肌肉力量、关节稳定性、肌肉耐力和敏捷性。当患者恢复受伤前的股四头肌力量并且能够在无痛条件下拥有膝关节正常的活动度时，医生会允许他们重返原来的运动项目，并恢复原有的运动强度。如前所述，到达这个阶段通常是在手术后9个月左右。

为了恢复肌肉力量和本体感觉，大多数方案既加入开链动作也加入闭链动作项目。因此，PCL康复训练计划应包括开链和闭链练习项目。由腘绳肌收缩引起的膝关节开链屈曲会在胫骨上产生明显的后侧作用力，应该避免这种运动项目[109]。在康复的早期阶段开链伸膝动作可通过产生穿过胫骨的向前的定向剪切力来保护移植物肌腱，因而大多数研究人员认为应尽早开展这项练习[61,109]。低弧度的闭链动作也能减少后

方作用力，这种动作也应纳入 PCL 术后康复流程。

手术治疗结果

单纯后交叉韧带损伤

许多研究介绍了单纯 PCL 损伤后韧带重建的临床预后。虽然大多数患者的症状有所改善，尚有一些患者报告持续的膝关节症状，并有残余膝关节松弛，这可能会阻碍患者恢复到受伤前膝关节的活动水平[56, 65, 88, 89, 110-122]。这些研究的主要局限性是样本量较小，原因是需要行重建手术的单纯 PCL 损伤发生率低。而且这部分研究中有很多还是关于手术技术、影像学结果测量和术后治疗结果等不同方面的回顾性病例研究。这使得不同研究间的比较变得困难，这些研究的摘要见表 100.1[112, 120, 121, 123-130]。

Hermans 等[112]在平均 9.1 年的随访中，对 25 例接受等长 AL 单束 PCL 重建的患者进行了临床预后评估。他们对患者使用了关节镜下经胫骨单束重建手术，并使用了不同类型的移植物。最终结果显示患者术后国际膝关节文献委员会（IKDC）评分、Lysholm 评分和功能视觉模拟量表评分明显优于术前。但根据 IKDC 评分，术后只有 41% 的患者有正常或接近正常的膝关节功能表现。主要原因是仍然有很多患者存在残余膝关节松弛。临床随访结果显示 Telos 应力位 X 线片上的两侧膝关节平均侧向差为 4.7 mm。术前膝关节不稳定超过 1 年和手术时发现存在软骨病变与主观预后较差相关。这些发现证实，尽管单纯 PCL 重建常能改善膝关节功能，但许多患者仍有残余的松弛。Lahner 等[121]前瞻性随访 33 例有症状的 PCL 慢性损伤患者，这些病例都接受了单束经胫骨 PCL 重建术。对这些患者进行超过 2 年的临床随访，在此期间，他们的 IKDC 评分从 41.8 提高到 69.5，并且 72.8% 的患者能够恢复正常或接近正常的膝关节功能状态。然而在这项研究中，仍有 9 名患者（27.4%）术后膝关节功能没有改善。Chen 和 Gao[120]对使用缝线悬吊技术的经胫骨双束重建术的患者进行了至少长达 2 年的临床随访。在 19 例患者中，78.9% 的患者恢复了正常的膝关节功能状态，15.8% 的患者恢复了接近正常的膝关节功能。这两部分患者比例明显高于其他研究的报道，可能是由于术前患者本来功能评分就较高。与其他研究相比，本系列研究中的患者术前平均 IKDC 评分为 65.6，膝关节后松弛程度更低。

经胫骨韧带重建技术与胫骨骨块嵌入技术的对比

几项临床系列随访研究比较了使用经胫骨重建技术或使用胫骨骨块嵌入技术重建 PCL 的临床预后结果。结果显示两种技术的临床结果评分没有明显差异，这些研究的详细情况见表 100.2。MacGillivray 等[56]对 20 例行单纯 PCL 损伤重建的 56 例患者进行了评估。平均随访时间长达 5.7 年，其中 13 例行经胫骨韧带重建手术，另外 7 例行胫骨骨块嵌入术，均采用单束移植物重建。研究人员发现，对于嵌入组和经胫组的患者，重建手术使得分别有 57% 和 38% 的患者的后抽屉试验结果得到改善。但对于 Tegner 评分、Lysholm 评分或美国骨科医师学会膝关节评分，两组之间没有显著差异。研究人员的结论是，使用这两种方法进行 PCL 重建都不能理想地恢复原来的膝关节松弛状态，而且膝关节功能评分在这两组之间也没有显著差异。

Seon 和 Song[73]回顾性分析了 21 例经胫骨 PCL 重建手术病例和 22 例胫骨骨块嵌入重建手术病例的临床预后结果。他们发现两组患者的 Lysholm 膝关节评分均有明显改善，但组间无差异，而且两组患者术后的 Tegner 评分均有改善。最终随访结果显示，经胫骨组 19 例和嵌入组 20 例患者后抽屉试验正常或仅有 I 级松弛。两组患者的平均两侧膝关节平均位移差都有所改善，但两组间无显著性差异。作者认为，经胫骨重建术和骨块嵌入术重建 PCL 的患者术后的临床预后主观结果和客观评分均有明显改善，令人满意。对于重建手术方式的选择，Kim 等[115]比较了三种不同的 PCL 重建技术。总共 29 例患者分别接受了单束或双束关节镜下胫骨嵌入重建或经胫骨单束重建。研究人员发现，相对经胫骨单束重建组，双束胫骨嵌入组的患者术后胫骨后移有显著改善，其位移明显更小。尽管在后向膝关节松弛度方面两组有显著差异，但术后两组间 Lysholm 评分或 ROM 没有显著差异。Song 等回顾了 36 例经胫骨重建 PCL 的患者和 30 例使用胫骨嵌入重建术重建 PCL 的患者，平均随访 148 个月。两组在 Lysholm 膝关节评分、Tegner 评分或残余后关节松弛度方面无显著差异。并且膝关节 X 线片显示 OA 的发生率在两组间无显著差异[75]。

表 100.1 单纯后交叉韧带重建的结果

研究	患者人数	年龄（岁）	随访（年）	病程 / 分级	移植物	手术技术
Lahner 等（2012）[114]，前瞻性	33	32.5	2	慢性 Ⅱ度 13 例 Ⅲ度 20 例	自体腘绳肌	经胫骨，单束
Hermans 等（2009）[105]，回顾性	25	30.8	9.1	7 例急性，18 例慢性，Ⅱ度及以上	9 例自体 BPTB 7 例四股自体腘绳肌 8 例双股自体腘绳肌	经胫骨，单束
Chen 和 Gao（2009）[113]	19	39	最少 2 年	未知 平均 14 个月 Ⅱ度 15 例 Ⅲ度 4 例	8 股自体腘绳肌	经胫骨，双束
Chan 等（2006）[116]，前瞻性	20	29	3.3	未知 平均 4 个月 全部Ⅲ度	四股自体腘绳肌	经胫骨
Sekiya 等（2005）[117]，回顾性	21	38	5.9	5 例急性，16 例慢性，全部Ⅲ度	同种异体跟腱	经胫骨
Ahn 等（2005）[118]，回顾性	组Ⅰ：18	30	2.9	全部慢性 Ⅱ度 11 例 Ⅲ度 7 例	自体腘绳肌	经胫骨
	组Ⅱ：18	31	2.3	Ⅱ度 10 例 Ⅲ度 8 例	同种异体跟腱	经胫骨
Jung 等（2004）[119]，回顾性	12	29	4.3	未知 平均 5.4 个月 范围 1~10 个月	自体髌腱	胫骨骨块嵌入
Wang 等（2003）[120]，回顾性	30	32	3.3	13 例急性，17 例慢性，全部Ⅲ度	混合	经胫骨
Deehan 等（2003）[121]，前瞻性	27	27	3.3	全部慢性（16 名患者伤后 4~12 个月，11 名患者 >1 年）Ⅱ度及Ⅲ度损伤	自体腘绳肌	经胫骨
Chen 等（2002）[122]，回顾性	组 A（股四头肌腱）：22	29	2.5	全部Ⅲ度 12 例急性 10 例慢性	自体股四头肌	经胫骨
	组 B（腘绳肌腱）：27	27	2.2	16 例急性 11 例慢性	四股自体腘绳肌	
Mariani 等（1997）[123]，回顾性	24	26	2.2	全部慢性	自体髌腱	经胫骨

A，异常；BPTB：骨 - 髌腱 - 骨；IKDC：国际膝关节文献委员会；IS，界面螺钉；KT，KT-1000 检查；N，正常；NA，无；NN，近似正常；OAK，OrthopädischeArbeitsgruppeKnie；SA，严重异常

（续表）

表 100.1　单纯后交叉韧带重建的结果

固定物	主观结局	松弛度测量	后抽屉试验	其他
胫骨：生物界面螺钉（IS）+纽扣 股骨：FlippTack	IKDC：69，72.8% N/NN Tegner：5.9	Telos 平片：5 mm	Ⅰ度：25 Ⅱ度：8	只有 2 例有 3°~5° 的伸直轻微受限
胫骨：IS 股骨：IS	IKDC：65 Lyshom：75 Tegner：5.7	KT 后抽屉：4.7 mm 双侧差异：2.1 mm	0 度：2 Ⅰ度：15 Ⅱ度：5	11 名患者残留股四头肌激活试验阳性 只有 41% 的 IKDC 为 N/NN 慢性损伤的结果更差
缝线悬吊	Lysholm：92.1 IKDC：92.1，78.9% N，15.8% NN	KT 后抽屉：术前 9.4，术后 1.0 应力位平片：2.0	0 度：17 Ⅰ度：1 Ⅱ度：1	平均术前 IKDC 65.6
胫骨：生物 IS+ 螺钉垫片 股骨：生物 IS+ 垫片	Lysholm：93 Tegner：6.3 IKDC：85% N/NN	术后平均 KT 后抽屉：3.8 mm	Ⅰ度：16 Ⅱ度：3 Ⅲ度：1	18/20 平片未见破坏 3 名患者有僵硬
胫骨：螺钉垫片 股骨：金属 IS	IKDC 膝关节功能：57% N/NN，43% A/SA IKDC 活动水平：62 N/NN，38% A/SA	KT 后抽屉：4.5 mm KT 双侧差异：1.96 mm	IKDC 急性/亚急性：75% N/NN 慢性：40% N/NN	急性/亚急性组的 IKDC 和 KT-1000 比慢性组更好
股骨：IS 和螺钉垫片 胫骨：IS 和螺钉垫片	Lysholm：90 IKDC：16 N/NN，2A	Telos 应力位平片后向移位：2.2 mm	NA	组间结果无差异
	Lysholm：85 IKDC：14 N/NN，3A，1SA	2.0 mm	NA	
股骨：IS 胫骨：螺钉加栓桩	OAK 评分：92.5；7 例优，4 例良 IKDC：11/11 为 N/NN	应力位平片：双侧差异 3.4 mm；KT 双侧差异 1.8 mm	NA	
股骨：IS 胫骨：IS	Lysholm：92（24优良，6中下） Tegner：4.5	NA	Ⅰ度：16 Ⅱ度：12 Ⅲ度：3	慢性损伤与更差的结果存在显著相关
胫骨：缝线栓桩 股骨：金属 IS	Lysholm：94 IKDC：25 N/NN，2 A/SA	KT 双侧差异＜2 mm，17 名患者。3~4 mm，6 名患者	0/Ⅰ度：23 Ⅱ度：1	受伤到手术时间和结果无相关
胫骨：螺钉垫片	Lysholm：90.63 IKDC：18 N/NN，4 A/SA	平均术后 KT 后抽屉：3.72 mm	NA	1 名患者有僵硬，86% 的患者平片正常
股骨：螺钉垫片	Lysholm：91.44 IKDC：22 N/NN，5 A/SA	平均术后 KT 后抽屉：4.11 mm		1 名患者有僵硬，92% 的患者平片正常
胫骨和股骨：金属 IS	Lysholm：94 Tegner：5.4 IKDC：19 N/NN，5 A/SA	KT 双侧差异： 6，0~2 mm 13，3.5 mm 3，6~10 mm 2，＞10 mm	NA	慢性损伤与结果差存在显著相关

表 110.2 单纯后交叉韧带重建：经胫骨技术 vs 骨块嵌入技术

研究	患者人数	年龄（岁）	随访（年）	病程/分级	移植物	手术技术	固定物	主观结局	松弛度测量	后抽屉试验	其他
Kim 等（2009）[108] 回顾性	T组（经胫骨）：8 I1组（嵌入）：11 I2组（嵌入）：10	32.4 31.9 33.6	3.9 I1：3.0 I2：2.5	平均损伤到手术时间9.4个月，全部III度	全部为同种异体跟腱	经胫骨单束 关节镜嵌入单束 关节镜嵌入双束	胫骨：生物IS 股骨：生物IS 胫骨：生物IS 和垫圈 股骨：生物IS 胫骨：生物IS 和垫圈 股骨：生物IS	Lysholm：86.9 Lysholm：79.7 Lysholm：84.3	Telos双侧差异：5.6 mm 4.7 mm 3.6 mm	NA	T组和I2组同向后移位有明显差异 Lysholm评分无显著差异
Seon 和 Song（2006）[71] 回顾性	A组（经胫骨）：21 B组（嵌入）：22	29.1 29.4	2.6 3.0	全部慢性，II度及以上	自体腘绳肌 自体髌腱	经胫骨 胫骨嵌入	胫骨：生物IS 股骨：锚钉螺钉 胫骨：螺钉垫圈 股骨：生物IS	Lysholm：91.3 Tegner：5.6 Lysholm：92.8 Tegner：6.1	Telos双侧差异：3.7 mm Telos双侧差异：3.3 mm	19例正常/I度 2例II度 20例正常/I度 2例II度	组间无显著差异
MacGillivray 等（2006）[55] 回顾性	I组（经胫骨）：13 II组（嵌入）：7	29 31	6.3 4.8	全部慢性 5例II度 8例III度 3例II度 4例III度	混合	经胫骨 胫骨嵌入	胫骨：IS 股骨：IS 胫骨：螺钉/垫片 股骨：IS	Lysholm：81 Tegner：6 Lysholm：76 Tegner：6	KT后抽屉：5.9 mm KT后抽屉：5.5 mm	3例I度 6例II度 4例III度 3例I度 3例II度 1例III度	两种方法都没有恢复膝关节的前后向稳定性
Song 等（2014）[61] 回顾性	I组（经胫骨）：36 II组（嵌入）：30	37 35	1 1.1	未知/II度及以上 未知/II度及以上	混合	经胫骨 胫骨嵌入	胫骨：IS 股骨：韧带锚定螺钉 胫骨：2枚螺钉/垫片 股骨：IS	Lysholm：89.9±9.7 Tegner：5.9 Lysholm：92.1±10.4 Tegner：6	KT后抽屉：83.3%I度 16.7%II度 KT后抽屉：86.7%I度 13.3%II度	IKDC指南 16.7%C级 IKDC指南 10%C级	

AS，关节镜；IKDC，国际膝关节文献委员会；IS，界面螺钉；KT，KT-1000检查；NA，无

单束对比双束

许多临床研究对单束和双束 PCL 重建手术后的临床预后结果进行了比较。Yoon 等[131] 对 53 例单束或双束重建 PCL 的患者进行了前瞻性随访。在该研究中所有重建手术均采用异体跟腱移植物，采用经胫骨技术，术后至少随访了 2 年。在随访过程中，研究人员采集患者负重位 X 线片并记录主观膝关节评分，进而来评估关节活动度和膝关节后向稳定性。研究人员发现两组患者的 ROM、Tegner 活动评分、Lysholm 评分以及 IKDC 评分都没有显著差异，唯一区别是膝关节的后向松弛度。虽然两组术后膝关节稳定性均得到改善，但相比较而言双束组膝关节后向平移较小，差异为 1.4 mm，差异具有统计学意义。虽然它们在客观测试的结果上表现具有差异，但两组患者的主观评分是基本相同的。这一发现后来被 Li 等的另一项研究证实，这项研究前瞻性地随访了 46 例采用同种异体胫前肌腱作为移植物重建 PCL 的病例，患者或者使用单束重建或进行双束 PCL 重建。作者发现，Lysholm 评分或 Tegner 活动评分在两组间均没有显著差异，但双束组与单束组相比，有更低的残余膝关节后方松弛度（2.2 mm 对 4.1 mm）[132]。

总结这些现有研究之后，我们认为单束和双束 PCL 重建的患者的主观或客观结果没有显著差异。Wang 等[127] 前瞻性比较了使用自体腘绳肌腱单束或双束 PCL 重建后患者的临床预后结果，两组患者在功能评分、韧带松弛度以及膝关节的影像学改变方面都没有显著差异。Hatayama 等[88] 也发现接受单束 PCL 重建的患者与接受双束 PCL 重建的患者在胫骨后向松弛度上没有差异。Houe 和 Jorgensen[87] 在另一项研究中发现使用骨 - 髌腱 - 骨作为移植物的单束 PCL 重建的患者与使用腘绳肌腱作为移植物进行双束 PCL 重建的患者在术后关节松弛度、Lysholm 评分以及 Tegner 评分方面均没有显著差异。最后，Deie 等的一项研究表明，使用同种异体腘绳肌腱作为移植物重建 PCL，不论使用单束还是使用双束重建，在平均随访 12.5 年间患者的 Lysholm 评分、应力位 X 线片影像学结果均无显著性差异[133]。

并发症

PCL 重建的并发症包括骨科手术中普遍存在的问题，例如术后感染和关节僵硬。此外，一些并发症是 PCL 手术的独特并发症。PCL 重建术后最常见的问题之一是持续性的膝关节后向松弛。Hermans 等[112] 的一项研究显示，25 例 PCL 重建患者中有 11 例术后股四头肌激活试验阳性。此外，还有 4 名患者因疼痛需要取出内固定物，1 例患者因为术后关节纤维化和关节活动度降低而需要行开放关节囊松解。然而 PCL 重建术后并发症的确切发生率尚不清楚。

PCL 重建过程中血管损伤是罕见的并发症，但是一旦发生，后果严重。Nemani 等[113] 报告 1 例在行重建 PCL 时需要进行腘静脉切开转位术的病例，该病例之前进行过腘动脉搭桥术。患者由于存在持续膝关节脱位，导致血管持续受损。在 PCL 重建过程中，术者发现腘静脉与 PCL 残端靠得很近，在进行后入路的时候很容易损伤这个部位的血管。据此作者建议术者在将来的 PCL 重建手术中应始终保持小心谨慎，因为患者的神经血管结构可能存在变异。虽然此类并发症似乎并不常见，但临床医生依然应在术前与患者进行这方面手术风险的讨论，以让患者了解与手术相关的潜在风险。

未来展望

PCL 损伤后膝关节的最佳治疗方法仍存在争议。将来我们应当进行相关研究确定不同治疗方案的相应适应证，从而超越以往任何研究的局限性。研究人员有必要进行随机和前瞻性研究，需要控制相关变量，使临床医生能够得出明确的结论。本文讨论了 PCL 研究设计中遇到的潜在困难，其中 PCL 损伤发病率低而导致的样本量小可能是最重要的原因之一。将来可能需要进行多中心试验，以获得足够的病例数量。但进行多中心临床试验同样存在困难，因为不同中心采用的手术指征和重建方法都不相同，这些都需要进行控制。今后的努力方向应侧重于克服这些问题，从而为 PCL 损伤这一疾病提供和最佳临床决策相关的数据。

选读文献

文献：Markolf KL, Zemanovic JR, McAllister DR. Cyclic loading of posterior cruciate ligament replacements fixed with tibial tunnel and tibial inlay methods. *J Bone Joint Surg Am*. 2002; 84A (4): 518-524 .
证据等级：生物力学研究
总结：Markolf 等进行了尸体研究，比较经胫骨骨道技术和胫骨骨块嵌入技术重建 PCL 的临床预后。作者发现，骨块嵌入技术能够减少移植物的断裂和移植物磨损的概率。

文献：McAllister DR, Petrigliano FA. Diagnosis and

treatment of posterior cruciate ligament injuries. *Curr Sports Med Rep*. 2007; 6(5): 293-299.

证据等级： 综述

总结： McAllister 和 Petrigliano 回顾了后交叉韧带损伤的诊断和治疗原则。

文献： Yoon KH, Bae DK, Song SJ, et al. A prospective randomized study comparing arthroscopic single-bundle and double-bundle posterior cruciate ligament reconstructions preserving remnant fibers. *Am J Sports Med*. 2011; 39(3): 474-480.

证据等级： Ⅱ

总结： Yoon 等在一项前瞻性随机研究中比较了单束和双束后交叉韧带重建手术。尽管在双束组中观察到膝关节后侧松弛度有一定的改善，但这两组的主观测量结果没有差异。

文献： Song EK, Park HW, Ahn YS, et al. Transtibial versus tibial inlay techniques for posterior cruciate ligament reconstruction. *Am J Sports Med*. 2014; 42(12): 2964-2971.

证据等级： Ⅳ，队列研究

总结： 在平均 148 个月的长期随访中，Song 等比较了经胫骨和胫骨骨块嵌入 PCL 重建技术。两种方法的临床和影像学结果基本相同，但是有相当数量的患者显示膝关节关节炎病情恶化。

文献： Fanelli GC, Edson CJ. Posterior cruciate ligament injuries in trauma patients: part Ⅱ. *Arthroscopy*. 1995; 11(5): 526-529.

证据等级： Ⅳ

总结： Fanelli 和 Edson 提供了关于创伤患者急性膝关节积血时 PCL 损伤发生率的研究。对 200 余例急性膝关节损伤伴关节积血的临床资料进行回顾性分析。PCL 损伤占急性膝关节损伤的 38%；56.5% 为外伤患者，32.9% 与运动有关。

（Frank A. Petrigliano, Evan E. Vellios, Scott R. Montgomery, Jared S. Johnson, David R. McAllister 著 赵逢源 译 王海军 校）

参考文献

扫描书末二维码获取。

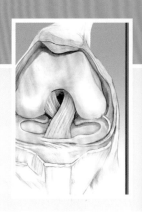

第 101 章

内侧副韧带及后内侧角损伤

膝关节内侧韧带损伤通常被认为仅有内侧副韧带（medial collateral ligament, MCL）损伤。然而，内侧韧带不仅包括内侧副韧带，还包括对膝关节稳定性起重要作用的后内侧结构。Laprade 等[1, 2]的工作表明，后斜韧带（posterior oblique ligament, POL）是重要的膝关节外翻和旋转稳定结构。在过去的 30 年中，MCL 治疗持续发展。大多数单纯 MCL 损伤采用保守治疗，手术干预少见。然而，MCL 损伤合并前交叉韧带（anterior cruciate ligament, ACL）损伤（或任何其他伴发的韧带损伤）的治疗，以及 ACL 重建时机的选择，仍有争议。本章介绍膝关节的内侧解剖（包括越来越重要的后内侧角），对膝关节的评估，内侧韧带损伤的治疗，以及康复的作用。

病史

损伤的病史可能是队医在场边观察到的，也可能是患者在门诊自述的。这些损伤中的大多数在就医时已是慢性疾病状态。对损伤机制的描述应尽可能详细，而确定患者何时受伤以及如何受伤十分重要。通常情况下，损伤是由于大腿或小腿外侧受到冲击。高达 70% 的运动员的 MCL 损伤为接触性损伤[3, 4]。损伤机制也可能为足球运动中的别伤或者变向、旋转或扭转等非接触性损伤。滑雪运动员容易发生膝内侧损伤，60% 的滑雪膝关节损伤累及 MCL[3, 6]。大部分膝内侧损伤发生在比赛中，而不是训练中[4, 7]。此外，要询问患者疼痛、肿胀、行走能力、异响以及是否存在需要复位的畸形，如髌骨脱位或更严重的膝关节脱位。同时应当了解膝关节损伤史或手术史等可能影响急性膝关节损伤检查的情况。

体格检查

理想情况下，应当在肌肉痉挛发作前进行膝关节的检查。然而，大部分损伤的院内检查都是在损伤发生后一段时间进行的。全面的膝关节检查包括观察患者步态，记录神经血管状态，触诊膝关节有无压痛、肿胀、瘀斑并进行稳定性评估。医生应该遵循一些基本原则：①在患者尽可能放松的情况下评估韧带和肌肉；②尽可能轻柔地进行查体；③先检查健侧膝关节，再检查患侧膝关节。

在患者走进房间时或在检查过程中应观察患者的步态。然而，步态可能具有误导性，因为 MCL 完全撕裂的患者走路时几乎观察不到跛行。Hughston 等[8, 9]发现，50% 的Ⅲ度损伤运动员可以在没有人帮助的情况下走进检查室；而且内侧结构完全断裂可以表现为"没有明显的疼痛、积液或者是行走障碍"。虽然如此，伴有 MCL 撕裂的患者可能表现出穹形步态，此时股四头肌被激活，在步态过程中稳定内侧结构。这种步态与伴有前交叉韧带或半月板撕裂的患者不同，这些患者可因疼痛或积液表现为屈膝步态。与其他骨科损伤一样，应该评估肢体的神经血管状态，评估足背动脉搏动及足背、足底和第一足趾感觉。如果可能出现膝关节脱位，应测定踝臂指数评估血管损伤。应进行骨筋膜室检查以排除骨筋膜室综合征。评估踝关节和蹒趾被动和主动背屈和跖屈的能力。

在皮肤检查中，医生应该检查水肿、渗出和瘀斑，以辅助定位受伤部位。重要的是要区分局部水肿和关节内积液。单纯 MCL 损伤通常有局部肿胀。膝关节积血可能提示关节内病变，如前交叉韧带或半月板周围撕裂。伴有 ACL 撕裂的严重内侧结构损伤通常没有肿胀的迹象，因为关节囊破口足够大，能容纳渗液和出血。如果关节积血是新发的，检查者应排除其他损伤，如交叉韧带撕裂、髌骨脱位、骨软骨骨折以及半月板周围撕裂。在评估肿胀的同时，韧带附着点解剖部位触诊可以为诊断提供线索。MCL 的整个检查过程应该从近端到远端触诊。股骨内上髁疼痛提示 MCL 股骨端的损伤。胫骨侧损伤时，患者胫骨近端从鹅足至胫骨结节周围有疼痛。中间体部撕裂疼痛位于关节间隙水平，这种疼痛也可在内侧半月板损伤中出现，造成诊断上的难题。Hughston 等 [8] 的研究表明，78% 的病例中压痛点可以准确定位损伤部位；64% 的病例中，局部水肿可以识别内侧半月板的撕裂。撕裂 MCL 的外翻损伤也可能导致外侧半月板撕裂或者股骨外侧髁或外侧胫骨平台的骨软骨骨折。因此也需要对膝关节外侧进行全面检查。

屈膝 30° 时的外翻应力测试仍然是评估单纯 MCL 损伤的金标准。该测试应该在足处于旋转中立位的情况下进行，因为如果膝关节从内旋到外旋，松弛度将会增加。为了使腘绳肌和股四头肌处于放松状态，需将大腿置于检查床上，并且小腿应超出检查床边缘，保证可自由 30° 屈曲。然后，检查者一手握住受检者踝部，另一手施加外翻的压力，以评估开口的程度与终末点情况，并与健侧对比。MCL 的松弛度可以基于分级系统或开口度来记录。美国医学协会运动损伤命名标准使用以下分级系统 [10]：Ⅰ度，局部有压痛，无松弛；Ⅱ度，压痛，开口但有抵抗，为部分撕裂；Ⅲ度，没有抵抗的松弛，标志着完全撕裂。其他分类系统是基于松弛量的：Ⅰ度，松弛度 0～5 mm；Ⅱ度，松弛度 6～10 mm；Ⅲ度，超过 10 mm 松弛度 [11]。如 Noyes 所述，内侧开口 5～8 mm 者标志着"韧带限制功能不全"的侧副韧带损伤。哪种分级系统最好尚无共识。重要的是要把结果与对侧膝关节进行比较。在评估开口程度后，应在检查者触诊内侧半月板的情况下反复施加外翻应力，以评估半月板在关节内或关节外发生半脱位，进而评估是否存在半月板胫骨韧带损伤。

除了屈膝时的外翻测试外，还应在膝关节完全伸直时评估内侧关节的开口程度。交叉韧带、POL（后斜韧带）、后内关节囊和 MCL（内侧副韧带）都有助于膝关节完全伸直时的稳定性。与对侧相比，伸直时的不对称的关节开口感提示存在 MCL/POL 联合损伤伴交叉韧带撕裂可能。如果与未受累的膝关节相比，在完全伸直时观察到任何松弛的增加，则不太可能为单纯 MCL 损伤；更有可能的是，除了 MCL 损伤外，患者还伴有后内侧关节囊和 POL 损伤。应行 Lachman 试验来评估 ACL。轴移试验难以执行，这是由于保护机制以及内侧不稳定丧失转动轴。此外，还应检查后交叉韧带和外侧韧带结构。交叉韧带损伤如果联合髌骨不稳定和股内侧斜肌撕裂也伴有膝完全伸直时的松弛。Hunter 等 [14] 在应力位 X 线片上发现 40 个内侧

损伤中有 18 个存在髌骨外侧脱位，而合并伸膝装置损伤的发生率为 9%～21%。除 30° 和 0° 外翻试验外，还应进行 Slocum 改良前抽屉试验和外旋前抽屉试验，以评估内侧结构损伤（表 101.1）。最后，应进行内翻应力测试以及 30° 和 90° 的拨号试验（dial test）来评估外侧和后外侧膝关节损伤。然而，值得注意的是，拨号试验在严重内侧膝损伤的患者中可能呈阳性 [15]。在这种情况下，确定胫骨平台相对于股骨髁的旋转不稳定性的方向是很重要的，以区分阳性结果是由于后外侧膝关节损伤还是由于前内侧旋转不稳定。

影像学

X 线片、关节造影、磁共振成像（MRI）和关节镜检查可以提供有关膝关节损伤的信息。双膝均行 X 线正位（AP）、侧位和出口位片。在这些 X 线片上应该评估隐匿性骨折、外侧关节囊征（Segond 骨折）、韧带撕脱、陈旧性 Pellegrini-Stieda 病变（即陈旧性 MCL 损伤）（图 101.1）和游离体。骨骼发育不成熟的患者必须进行应力位 X 线检查以排除骨骺损伤，这些患者有膝关节内侧疼痛但 X 线表现正常。

除了排除骨骼发育不成熟患者的骨骺损伤外，应力位 X 线片可以用来评估膝关节内侧损伤的严重程度，以及伴随韧带损伤。Laprade 等注意到，应力位 X 线片比传统的体格检查更能客观地测量膝关节的不稳定性。然而，这种方法在急性损伤病例中往往受到疼痛的限制，可能更有利于评估慢性损伤。既往研究表明，正常膝关节双侧间的开口差异可能高达 2 mm。尸体研究提供了不同损伤程度下应力位 X 线片上患侧与对侧膝相比较的预期内侧开口度的参考数据：①单纯浅层 MCL 撕裂，完全伸直和屈曲 20° 时开口为 3.2 mm；②浅层 MCL 和 POL 损伤，完全伸直和屈曲 20° 时开口分别为 6.8 mm 和 9.5 mm；③内侧结构完全损伤伴前交叉韧带撕裂，在 0° 和 20° 时开口分别为 8.0 mm 和 13.5 mm；④内侧完全损伤伴后交叉韧带撕裂，在 0° 和 20° 时开口分别为 11.8 mm 和 12.5 mm；⑤膝关节内侧完全损伤和前后交叉韧带撕裂，在 0° 和 20° 时开口分别为 21.6 mm 和 27.6 mm [16]。

MRI 是评估 MCL 撕裂的首选影像学检查，因为它比其他检查的侵入性更小，还可提供撕裂位置、半月板损伤、MCL 浅层、POL、后内侧复合体和半膜肌腱等细节（图 101.2）。MRI 可发现 MCL 远端 Stener 型损伤，即 MCL 远侧断端回缩至鹅足上方或进入关

表 101.1　检查内侧副韧带的方法

检查	方法	（图片）	分级	意义
0° 和 30° 外翻应力试验	在稳定股骨的同时对胫骨施加外翻力；在屈曲 0° 和 30° 时进行，并与对侧腿进行比较	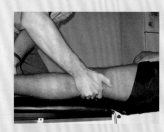	I 级：0 ~ 5 mm 开口，强抵抗 II 级：开口 5 ~ 10 mm，强抵抗 III 级：开口 10 ~ 15 mm，抵抗不明显	在 30° 开口发生于单纯 MCL 损伤；0° 外翻应力位开口与其他韧带撕裂（前交叉韧带、后侧副韧带或后斜韧带）有关
改良 Slocum 前抽屉试验	外旋 15°、屈曲 80° 时外翻	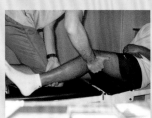	如果内侧髁较另一侧明显突出，则该试验为阳性	深层 MCL 的破坏使半月板可以自由移动，并使内侧胫骨平台向前旋转，导致内侧胫骨髁更加突出
外旋前抽屉试验	胫骨近端外旋屈膝 90° 前抽屉试验	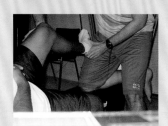	如果内髁的前移位明显增加，则该试验为阳性	单纯 MCL 断裂不应导致前内侧平移增加；增加的前内侧平移表明前内侧旋转不稳定，包括后内侧结构的损伤

MCL: 内侧副韧带

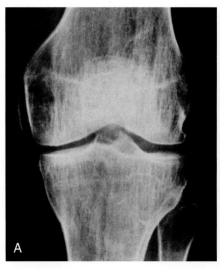
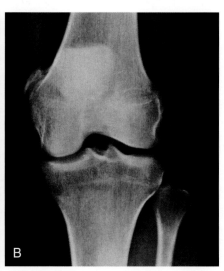

图 101.1　（A）和（B）Pellegrini–Stieda 病变 (From Pavlov H. Radiology for the orthopedic surgeon. *Contemp Orthop*. 1993;6:85.)

节腔。此外，MRI 有助于评估前后交叉韧带和骨软骨结构的损伤。在单纯膝关节内侧损伤中，有 45% 存在胫骨外侧平台和外侧股骨髁骨挫伤[18]。Loredo 等[19]的研究表明，关节内注入对比剂有助于突出和更好地识别后内侧复合体的结构，但仍然认为后内侧复合体的评估有一定困难。他们发现后内侧复合体在冠状位和轴位图像上显示得最好。此外，延伸到 MCL 浅层后缘的增高的 T_2 信号可能提示后内侧角损伤。Indeliato 和 Linton[20]指出，MRI 可在以下 4 种情况下更有价值：①体检不能确定 ACL 损伤情况时；

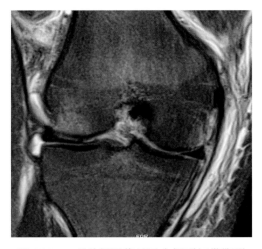

图 101.2 磁共振图像显示内侧副韧带撕裂

②当半月板的情况有疑问时；③当 MCL 需要手术修复时，定位撕裂有助于减少暴露范围；④康复过程中出现无法解释的积液。

然而，MRI 并不总是能提供具体的诊断，因此临床检查成为决定因素。麻醉下检查是医生可以用来评估损伤情况的另一种工具，适用于那些在损伤发生后很久才出现症状的患者，或那些在门诊检查和 MRI 上无法诊断的患者。最终的确认和治疗计划必须在诊断性关节镜检查时进行，在直视下确认损伤范围和开口度。在麻醉下检查后，Norwood 等[21] 发现，18%的患者存在术前未被检出的前外侧旋转不稳。除了 MRI 外，关节造影通过造影剂外渗填入损伤裂隙可用于评估半月板疾病和关节囊撕裂。Kimori 等[22] 发现，在诊断半月板胫骨韧带和半月板股骨韧带撕裂时，关节造影比关节镜更有用。

随着 MRI 应用的增加，关节镜越来越少地被用作诊断工具。ACL 和半月板撕裂可在 MRI 上识别。此外，在单纯 MCL 撕裂中，很少发现内侧半月板实质部撕裂，因为发生了半月板关节囊分离，从而失去了施加在内侧间室并撕裂内侧半月板的力的支点。然而，Ra 等的一系列研究表明，在急性、严重的内侧膝不稳定患者中，内侧半月板后根撕裂的发生率为27%[23]。超过 30% 的损伤未通过 MRI 诊断，而在关节镜检查中发现。

决策原则

在考虑 MCL 损伤的治疗时，必须记住大多数 MCL 损伤在保守治疗下是可愈合的，治疗决策应考虑膝关节的功能需求。还必须确定 MCL 损伤患者是否涉及 POL 损伤。如果内侧损伤横过 MCL，累及 POL 和后囊膜，就会发生旋转松弛。虽然大多数人，以及优秀运动员，可以忍受少量的外翻松弛，但却不能很好地耐受旋转松弛。

关于 MCL/POL 损伤合并前交叉韧带损伤的非手术治疗与手术治疗的争论仍在继续。对于大多数 MCL 损伤，经过一段时间的固定、恢复活动和力量训练，然后进行渐进式运动，临床结果是令人满意的。对于持续疼痛、不稳定或功能受损的一小部分患者，必须考虑手术治疗。慢性症状患者外翻不稳定时需要手术治疗，包括 MCL 嵌顿在关节内、胫骨远端 MCL 撕脱插入到鹅足肌腱中（Stener 损伤）、伴有旋转不稳的Ⅲ度 MCL 撕裂或后斜韧带全层撕裂导致的完全伸直时Ⅲ度外翻松弛[1, 2, 24, 25]。对内侧结构慢性松弛进行手术治疗是相当困难的，因此，当有指征时，最好在急性期对内侧支持结构进行解剖复位。

一篇比较单纯 MCL 完全撕裂的非手术治疗和手术治疗的文献综述中并没有描述损伤的部位。确定受伤部位可在对膝关节有高要求的患者的功能恢复中起作用。在我们治疗Ⅰ级大学生运动员的实践中，几例 MCL/POL 复合体从胫骨止点上完全撕裂的患者，经非手术治疗未能得到可靠的愈合。恢复期后，运动员可能会出现不同程度的膝外翻不稳定，这会妨碍他们重返竞技运动，并导致日常生活功能障碍。大多数 MCL 损伤应行非手术治疗。MCL 浅层和深层从胫骨止点完全撕脱伴半月板冠状韧带断裂，非手术治疗预后较差，急性手术修复可改善膝关节外翻稳定性。

在进行治疗计划之前，了解损伤的程度是很重要的。首先，我们要做详细的病史和体格检查。对于 MCL 损伤，我们评估 MCL 损伤的程度以及任何相关的韧带、半月板、后内侧角或髌腱损伤。我们使用 X 线片作为常规诊断工具，以排除骨折或任何慢性内侧功能不全（Pellegrini-Stieda 病变）和慢性 ACL 缺损（深髁间窝征、胫骨棘尖或杯状病变（cupula lesion）。MRI 的使用根据 MCL 病变的程度和后部的相关损伤而定。单纯Ⅰ度或Ⅱ度损伤可以通过临床检查诊断，不需要 MRI。然而，Ⅰ度或Ⅱ度损伤，交叉韧带检查不明确和有关节积液时，我们需使用 MRI 进行检查。所有Ⅲ度损伤都需要进行 MRI 检查，因为损伤部位——胫骨或股骨——在我们的决策中很重要，特别是 POL 和后内侧关节囊的损伤程度。Ⅲ度松弛，POL 和关节囊完全受累，内侧半月板后根撕脱（图101.3），需要手术干预。此外，大多数Ⅲ度病变伴有

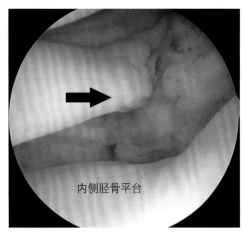

图 101.3   膝关节内侧间室的关节镜图像。箭头指向内侧半月板后角撕脱伤

韧带损伤。我们的处理流程图如图 101.4 所示。

Ⅲ度损伤的处理仍有争议。即使进行了体格检查和先进的影像学检查，仍然很难判断 POL 和后内侧关节囊合并损伤的程度。Ⅲ度 MCL 损伤的治疗有了显著进展。一般的共识是保守治疗单纯Ⅲ度损伤。公认的手术指征包括：胫骨侧 MCL 损伤伴 Stener 病变、MCL 嵌入关节、伴需要修复的内侧半月板撕裂、非手术治疗后持续不稳定、ACL 重建后持续内侧不稳定[26]。我们认为Ⅲ度损伤的治疗不仅取决于 MCL 断裂的具体位置，还取决于体格检查的松弛程度，以及关节镜下"穿通征"（drive-through）的程度。在运动能力强的患者的决策中，内侧损伤是否向后延伸至 POL 和后关节囊是至关重要的。在这种情况下，对这些损伤的非手术处理效果较差，除了外翻松弛外，还可能导致旋转不稳定，这对于涉及旋转运动的运动员来说不能很好地耐受[27, 28]。

治疗方案

MCL 和膝内侧损伤的处理可分为手术和非手术处理。制订治疗计划时需要考虑许多因素，包括损伤时间、严重程度、位置和伴随损伤，如 ACL 撕裂。由于其解剖和生物学特性，MCL 在 4 个主要的膝关节韧带中具有最大的愈合能力[29, 30]。多项生物力学、临床和功能研究的结果表明，大多数 MCL 损伤可保守、非手术治疗。

Ⅰ度和Ⅱ度 MCL 单纯撕裂的非手术治疗效果良好。局部撕裂的常规治疗方法是临时制动，用拐杖保护承重。一旦肿胀消退，开始进行关节活动度（ROM）练习、抗阻练习和渐进式负重。非甾体抗炎药可以用来缓解疼痛和肿胀。研究表明，非甾体类药物对韧带愈合无不良影响[31]。

Ⅲ度损伤的处理仍有很大争议。即使进行了体检和先进的影像学检查，在复合伤中，仍然很难判断 POL 和后内侧关节囊的损伤程度。这些损伤的非手术处理可能导致旋转不稳定，外翻松弛，这对于涉及旋转运动的运动员来说是不能很好地耐受的。Ⅲ度损伤不仅包括内侧副韧带的完全断裂，还常常伴有其他韧带损伤。后内侧角损伤被认为是独立于 MCL 损伤的，可能需要更积极的处理，因为它可能导致旋转松弛和不稳定[1, 2, 24]。

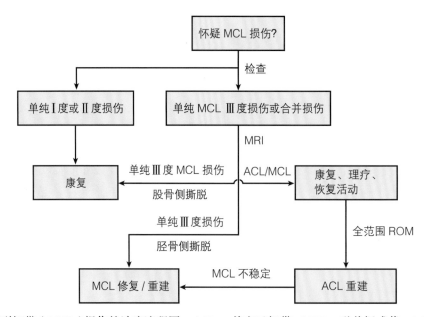

图 101.4   内侧副韧带（MCL）损伤的治疗流程图。ACL：前交叉韧带；MRI：磁共振成像；ROM：关节活动度

⚑ 作者首选技术

内侧副韧带损伤

我们保守治疗Ⅰ度和Ⅱ度单纯MCL损伤。在最初的48小时，我们鼓励休息、冰敷、加压和抬高患肢以帮助减少肿胀。此外，我们为所有的患者使用铰链式膝关节支具，并提供拐杖保护下负重。如果患者有明显的疼痛和外翻松弛，最初我们用支具将患肢固定于伸直位。一旦肿胀消退和疼痛改善，我们鼓励积极的ROM练习和直腿抬高与股四头肌练习。一旦患者恢复了充分的ROM，且步行没有跛行，可以停止拐杖和支具的使用。固定自行车和渐进阻力练习可设置在可耐受的范围。一旦达到完全的ROM和对侧80%的力量，就允许进行闭链运动练习和慢跑。一旦运动员达到75%的最大跑步速度，就允许进行专项运动训练。在患者有与另一侧相等的力量、敏捷性和本体感觉后，才允许重返运动。我们推荐在接触性或高风险运动中使用功能性支具。

Ⅰ度损伤患者一般在10~14天恢复运动；因为制动是暂时的，这些患者很快恢复体力和运动。但是，Ⅱ度损伤后重返运动（RTP）的变数就大得多。对于Ⅱ度损伤，制动时间可长达3周，以使疼痛消失。因此，与Ⅰ度损伤患者相比，患者在增加制动时间的同时会丧失更多的力量和运动能力。当患者两侧膝关节力量相等且施加外翻压力没有疼痛时，可允许重返运动[44]。

在过去的20年中，Ⅲ度MCL损伤的治疗有了显著的进展。一般的共识是保守治疗Ⅲ度单纯MCL损伤。我们认为，Ⅲ度损伤的治疗不仅取决于MCL破裂的具体位置，而且还取决于体格检查中MCL的松弛程度，以及关节镜下"穿通征"的程度。POL和后关节囊损伤的程度和松弛度有助于我们的决策。

首先行关节镜检查评估关节内损伤。在前外侧入路关节镜视野下，当膝关节屈曲30°时对膝关节施加外翻应力。施加外翻应力时胫股关节间隙增宽，使关节镜能够很容易地"穿通"到膝关节的后内侧，被称为"穿通征"。这表示内侧结构损伤。通过这种操作，我们很容易判断MCL损伤是主要基于股骨还是胫骨，以及哪些部位必须进行手术和修复。对于股骨侧MCL损伤，在外翻应力下内侧半月板随着胫骨移动（即内侧半月板上方有一间隙）。相反，胫骨侧的损伤，在外翻应力下内侧半月板随着股骨移动（即内侧半月板与胫骨之间出现间隙，内侧半月板上升脱离了胫骨）。如果内侧半月板脱离胫骨，则连接半月板与胫骨的冠状韧带撕裂，需要修复。延伸至POL和后关节囊的损伤也会将内侧半月板后跟部从其附着处撕脱。这也是识别和修复MCL损伤的关键。

在关节镜检查中，随着膝关节外翻的打开，可以观察到膝关节是否向后开口至内侧半月板，特别是当膝关节随着外翻负荷缓慢伸直时。如果通过该操作可以显露出后方关节囊，则意味着患者的POL和后内侧关节囊有损伤，需要在手术时处理（图101.5）。

如果损伤是急性的，小于14天，则尝试一期MCL修复。在这种情况下，特别是对于年轻运动员，胫骨基底部撕脱的修复通常是成功的。对于慢性损伤，可以对内侧结构进行修复和加强，或者可以初次重建。

对于急性修复，需评估深层和浅层MCL的起点和止点。典型的损伤偏胫骨侧。单纯的股骨侧损伤通常无需手术修复就能可靠地愈合。

手术入路相当简单，因为切口类似于腘绳肌取腱切

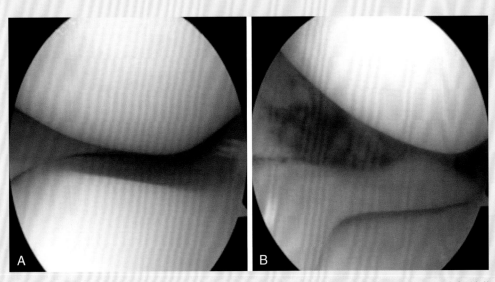

图101.5 （A）显示正常的内侧关节间隙，（B）在外翻应力下显示阳性内侧穿通征以及后内侧关节囊撕裂

作者首选技术

内侧副韧带损伤（续）

口。但切口长度更长，向近端方向延长。手术切口为胫骨结节与膝关节内侧之间的纵切口。从 MCL 浅层下缘开始暴露，如有必要，可一直暴露到股骨附着点的近端。缝匠肌筋膜被切开以暴露 MCL。腘绳肌腱被拉开，分离至 MCL 胫骨止点。

在 MCL 中置入牵引线，从损伤下方开始。用手术刀或骨膜剥离子将其从胫骨上剥下，沿其走行向上、后方向仔细分离。沿着内侧关节线上方的 MCL 结构，暴露深层 MCL 的止点，可进一步分离。

修复深层 MCL 和内侧半月板与胫骨相连的冠状韧带的方法是沿胫骨关节线由后向前放置多个缝合锚钉；通常使用 4 个带双股不可吸收缝线的锚钉。

在剥离起始点通过牵引缝线保持张力，将缝线穿过深浅层 MCL 结构并打结固定于胫骨。膝关节屈曲 30°，施加内翻应力下，将缝线固定在胫骨止点上。浅层 MCL 的胫骨止点以及牵引缝线通常用大的螺钉和带齿垫圈固定在胫骨上，在关节线远端 6 cm。

在修复的 MCL 结构的后方，POL 和关节囊组织用数根缝线从后向前直接折叠缝合，通常为 "8" 字缝合或水平褥式缝合。目的是收紧 POL 内侧的松弛，这有助于加强损伤引起的旋转不稳定。

慢性内侧损伤也由关节镜检查初步评估。如前所述，向膝关节施加外翻应力进行抬离试验。如果内侧半月板在外翻应力的作用下抬离胫骨，我们采用胫骨侧的重建。如果对膝关节施加外翻应力时，内侧半月板保持与胫骨相连，说明这是一个更偏股骨的损伤。手术暴露和手术入路与先前急性修复相同。

对于慢性 MCL 损伤的重建，如果不考虑术后僵硬，或者患者单纯 MCL 损伤，则在同一手术切口中取自体腘绳肌腱。否则，使用同种异体肌腱重建。

如前面描述的急性损伤修复，深层 MCL 结构和关节囊用缝线锚钉修复到股骨和胫骨的解剖起点和止点，缝线锚钉用双股不可吸收缝线。将组织折叠起来以消除损伤组织的松弛。完成后，用自体移植物或异体移植物进行强化。

为了加强修复，自体半腱肌腱用开环取腱器取出。在鹅足处保留胫骨远端完整的附着点。用大骨膜剥离子清除半腱肌腱近端肌肉组织，在肌腱的游离端用锁边缝合方法缝合编织。半腱肌腱远端的所有附腱都需被小心地游离出来。在股骨内上髁处置入克氏针。肌腱套在克氏针上，通过膝关节的屈伸评估肌腱的等距。如果偏移大于 2 mm，则将克氏针移动到等距位置。一旦确定了等距点，应在股骨端暂时置入一螺钉和带齿垫圈，但不将螺钉头完全拧入。在螺杆柄的周围制造一个骨槽。肌腱在螺钉周围成环状。然后，膝关节屈曲 30°，向膝关节施加内翻应力将螺钉头拧入固定。

使用直角止血钳在股骨后方的半膜肌腱直头附着处开窗。半腱肌腱移植物的游离端向后方斜向穿过此窗，重建 POL 的主干。自体移植物用不可吸收缝线与半膜肌腱缝合。

如果使用同种异体肌腱，则对上述技术进行改进，用另一枚大骨块螺钉和带齿垫圈将同种异体移植物的胫骨端固定在浅层 MCL 的胫骨附着点上。

图 101.6 ~ 101.8 示范病例是一名 16 岁的高中橄榄球运动员，MCL 和 ACL 接触性损伤，接受了手术治疗。经过治疗，他在受伤 1 年后可以完全恢复接触性体育运动。虽然大多数的股骨侧撕裂可以用保守的方法成功治

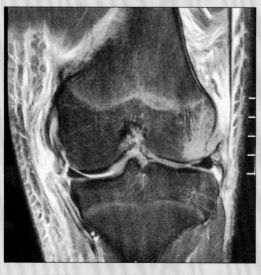

图 101.6　冠状位 MRI 显示内侧副韧带浅、深层完全撕脱，内侧半月板与内侧副韧带分离

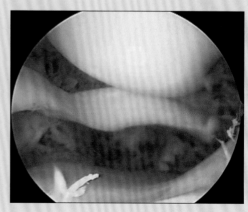

图 101.7　关节镜检查证实内侧间室明显松弛，内侧支撑结构完全断裂，半月板自由漂浮

🎯 作者首选技术

内侧副韧带损伤（续）

疗，但是完全的胫骨侧的深层和浅层 MCL 撕脱，虽然很少见，但自愈后通常残留松弛。对于参加 I 级运动的运动员，我们倾向手术治疗这些 MRI 上显示深层或浅层 MCL 回缩的胫骨侧全层撕裂（图 101.9）。图 101.9 和 101.10 为一个橄榄球 I 级运动员的病例，这是一个单纯 MCL 胫骨侧完全撕脱，严重松弛，并有明显的关节镜下"穿通征"，进行了手术治疗。

对于 III 度病变，我们的康复方案是用长腿铰链膝关节支架锁定于伸直位固定膝关节，并借助拐杖负重 2 周。大约 2 周后在负重时解锁支架。在最初的 4 周，我们的目标是让患者达到几乎完全的关节活动度和正常的步态模式，在铰链式膝关节支撑下承受全部重量，并开始加强股四头肌和腘绳肌肌力练习。

与之相比，接受 MCL 修复的患者遵循不同的治疗方案。术后 3 周内，铰链式膝关节支具以 30°~90° 锁定，然后开始无限制运动。3 周内使用拐杖负重，在 4~6 周时达到完全负重。支具在 6 周后停用，允许进行无冲击练习，3 个月后开始跑步。

非手术治疗后内侧支持结构的慢性松弛难以治疗。我们治疗的一名消防队员，他的 III 度内侧病变非手术处理后出现慢性内侧不稳定，这对他来说是一个重要的安全问题，会影响他的专业职责。图 101.11 显示使用同种异体移植物对 POL 和 MCL 进行解剖重建，作为慢性内侧不稳定的单独治疗方法。

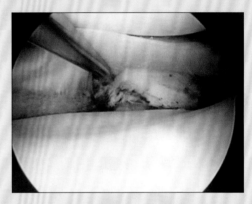

图 101.10 关节镜检查证实内侧半月板从胫骨剥离，穿通征阳性，需要对内侧结构进行开放性修复

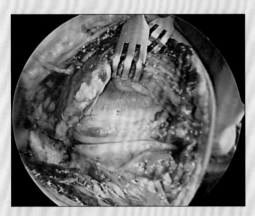

图 101.8 开放手术证实内侧副韧带从胫骨完全撕脱，在股骨内髁和胫骨平台关节软骨之间有一个游离的、未附着的内侧半月板

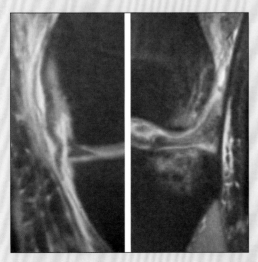

图 101.9 冠状位 MRI 显示内侧副韧带胫骨侧撕脱伴牵拉回缩，外侧对冲性双极骨挫伤，提示高能量损伤模式

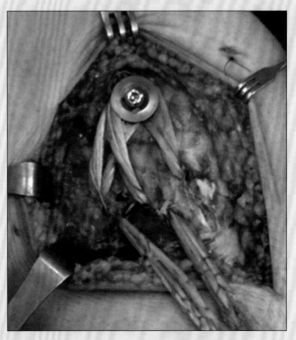

图 101.11 图示用同种异体移植物解剖重建内侧副韧带和后斜韧带

在过去的 5 年里，多种外科技术被用于治疗Ⅲ度损伤。手术选择包括直接修复[32-34]，肌腱重建[35] 或缝线[36] 的加强修复，以及解剖重建[2, 17, 18]。文献中描述最多的重建技术包括：①浅层 MCL 和 POL 的三角重建[37, 3 9, 40]；②利用 2 条移植物和 4 条骨道重建内侧结构[2]。对于需要手术的Ⅲ度损伤，针对 POL 的重建技术提供了更好的临床稳定性、膝关节力学的恢复和更低的失败率[1, 39, 41-43]。

术后处理

MCL 损伤的治疗首先提倡非手术治疗；因此，康复是关键，并且是主要的治疗方式。没有一种完美的康复方案适用于每一位运动员。回顾文献，对于最有效的康复方案没有共识，并且方案通常基于外科医生的偏好和经验。Steadman[45]、Bergfeld[46]、O'Connor[47] 和 Cox[48] 在各自的 MCL 损伤治疗方案上取得了巨大的成功。为了有效地治疗 MCL 损伤，必须确定损伤的等级，因为康复的参数是基于损伤的程度。表 101.2 为 MCL 损伤康复的一般原则。

单纯Ⅰ度损伤前几天通过休息、冰敷、加压和抬高来治疗，以帮助减轻肿胀。如果患者在行走过程中感到疼痛，则允许患者在使用辅助设备的情况下承重。唯一的例外是明显外翻畸形的患者，因为他们会对 MCL 施加更多的压力，影响愈合。在这些患者中，延长部分负重时间数周可能更安全。对于Ⅰ度 MCL 撕裂，很少需要用支具固定，如果考虑患者的依从性，可以使用短腿铰链支具来控制外翻和旋转应力。立即开始关节活动以防止关节纤维化和僵硬。此外，开始加强股四头肌和闭链练习。一旦患者完全恢复关节活动度，同时进行抗阻训练和专项运动训练。

单纯Ⅱ度损伤与Ⅰ度损伤的处理方法类似，分别为休息、冰敷、抬高和加压。由于Ⅱ度损伤的韧带损伤程度更大，外翻不稳定性增加，通常需要长腿铰链支具。患者可在支具的耐受范围内逐步承受体重；然而，如果患者有明显的疼痛，支具可以锁定于伸直位，直到疼痛消失，通常需要 1 周。使用辅助装置，直到患者变为无痛步态，立即开始主动关节活动度练习。在早期，股四头肌肌力练习是非负重方式下通过直腿抬高、股四头肌收缩和放松练习以及电刺激进行的。一旦患者达到充分的关节活动度和功能强度，本体感觉和敏捷性训练就可以开始了。

单纯Ⅲ度损伤通常浅层和深层纤维均断裂。康复过程要更慢，固定时间要更长。

Ⅲ度损伤的治疗可分为不同的阶段。在第一阶段（约 4 周），患者应戴上锁定于伸直位的支具，逐步增加负重，以达到正常的步态模式。此外，患者需要进行关节活动度练习，着重加强股四头肌和腘绳肌。不进行关节活动度练习和长时间的固定会导致韧带蠕变增加和细胞代谢变差[50]。在第二阶段，从第 4～6 周，患者继续全关节活动度练习，解锁支具，强化股四头肌和腘绳肌肌力。6 周后，如果患者呈现无痛步态，且已恢复股四头肌力量，可以停用支具。第三阶段在 6 周后开始，包括蹲起、轻度慢跑和敏捷性训练，并继续加强力量练习直到恢复运动。

在对单纯 MCL 损伤进行手术修复后，将支具锁定在 30°，允许患者进行 3 周的脚点地负重。鼓励患者从 30°～90° 的活动度练习。患者还可以佩戴支具继续进行股四头肌和腘绳肌肌力练习。如果可能，我们更倾向于使用一个加压冷敷治疗设备（如 Game Ready, Concord, Georgia, USA），因为 ACL 研究表明，与单纯冷敷治疗相比，加压冷敷治疗可以改善膝关节关节活动度和功能评分[51]。3 周后，患者一直佩戴支具以继续保护，可允许完全负重。支具可以不锁定，以保证自由的关节活动以及外翻和旋转稳定性。从第 3 周到第 6 周，目标是恢复全关节活动度和继续加强闭链肌力练习。6 周后，患者继续逐步增加抗阻运动和专项运动练习。

与单纯 MCL 撕裂的修复相比，MCL 和 ACL 联合损伤康复需要额外的步骤。回顾 ACL 和 MCL 损伤的文献，如前所述，保守治疗 MCL 损伤，然后手术重建 ACL 是大多数患者的首选治疗方法。最初，治疗方案的重点是 MCL 损伤的严重程度。例如，Ⅰ度 MCL 损伤合并 ACL 损伤将按照前面提出的Ⅰ度损伤

表 101.2　内侧副韧带损伤的康复原则		
相位	目标	进展标准
最大保护相位	早期保护下 ROM	无不稳定增加
	锻炼减少渗出和	无肿胀增加
	疼痛预防股四头肌	最小压痛
	萎缩	被动 ROM 至少 10°～100°
中度保护阶段	全无痛 ROM	无不稳
	恢复力量	无肿胀或压痛
	无拐杖下床行走	全无痛 ROM
最小保护阶段	增加力量	

ROM，关节活动度

处理方案进行处理。患者将很快恢复关节活动度和功能强度，然后医生可以继续重建 ACL。相反，由于Ⅲ度损伤的治疗速度较慢，合并 ACL 损伤的 MCL Ⅲ度损伤患者需要更长的时间来愈合。恢复关节活动度和功能力量训练可能需要 8～10 周，因此，对于Ⅲ度损伤进行 ACL 重建需要更长的时间。MCL 保守治疗患者重建 ACL，术后按照 ACL 重建的康复计划进行康复。在同时行 ACL 重建和内侧结构修复后，膝关节支具固定于完全伸直位，应遵循标准 ACL 康复方案，并保护下负重。在合并 ACL 和 MCL 损伤中，重要的是要记住 ACL 的康复优先于内侧结构修复。有关RTP 指南，请参阅专栏 101.1。

专栏 101.1　重返运动指南

- 全关节活动度（ROM）
- 无不稳定
- 达到健侧肌力的 85%
- 本体感觉能力令人满意
- 内侧副韧带没有压痛
- 没有积液
- 股四头肌力量；扭矩 / 体重比
- 使用护具（如有需要）

结果

许多作者已经证明了非手术治疗对Ⅰ度和Ⅱ度 MCL 撕裂有良好效果 [44, 52-54]。Ellsasser 等 [52] 研究了 74 名职业橄榄球运动员的膝关节，发现采用非手术方案的成功率高达 98%。他们有严格的入选标准，以确保单纯 MCL 损伤纳入其中：①最高Ⅱ度松弛，在屈曲中有强抵抗，②伸直时无外翻应力不稳定，③无明显旋转或前后半脱位，④无明显积液，⑤应力位 X 线检查正常。在这个病例系列中，患者使用拐杖，无支撑，渐进负重治疗。根据他们的经验，Ellsasse 等得出结论，1 周后患者可完全伸直，没有积液，并感觉压痛减轻。3～8 周后回到球场。唯一的失败发生在一个骨软骨骨折的患者，这是在后来的随访中发现的。

Derscheid 和 Garrick [44] 进行了一项前瞻性研究，研究了 51 名Ⅰ、Ⅱ度 MCL 损伤的大学橄榄球运动员。他们最初使用的是一种非手术的膝关节制动康复方案。Ⅰ度损伤的球员平均 10.6 天恢复正常参赛，Ⅱ度损伤的球员平均 19.5 天恢复正常参赛。在长期随访中发现，这些患者的内侧不稳定性略有增加。受

伤的膝关节比对侧的正常膝关节有更高的再损伤发生率，但这一发现没有统计学意义。Bassett 等 [53] 以及Hastings [54] 研究了管型支具在治疗单纯 MCL 断裂中的应用。在这两项研究中，都发现使用管型支具可以使运动员早日重返赛场。非手术治疗从管型支具到功能支具，再到无支具，三种治疗方式效果都很好。

Fetto 和 Marshall [55] 发现伴有Ⅲ度 MCL 撕裂的韧带联合损伤发生率为 80%，其中 95% 为 ACL 撕裂。早期作者建议对Ⅲ度损伤进行一期修复。O'Donoghue [56] 强调了立即修复 MCL 完全撕裂的重要性。Hughston 和 Barrett [57] 支持所有内侧结构的一期修复，包括浅层 MCL 和 POL。他们认为 POL 的修复和愈合是恢复内侧稳定的关键。他们的结果中，77%～94% 的患者治疗效果为优或良。Muller [58] 报告了 65% 的单纯 MCL Ⅲ度损伤修复效果良好，31%的损伤修复效果优秀。他用螺钉和垫圈修复了 MCL浅层撕脱伤，用断端缝合和减张缝合修复实质部撕裂。Hughston 和 Barrett [57]、O'Donoghue [56]、Muller [58]、Collins [59]、Kannus [60]、LaPrade 和 Wijdicks 等 [1, 2] 撰文指出，手术干预对于 MCL 完全撕裂是必要的。

虽然手术修复 MCL 取得了良好的效果，但仍有许多研究关注于Ⅲ度 MCL 损伤的非手术处理。Fetto 和 Marshall [55] 是第一批评估Ⅲ度 MCL 损伤非手术治疗效果的研究者。他们研究了 265 例 MCL 损伤，发现Ⅱ度损伤患者的情况要比Ⅲ度损伤患者好很多（97% 比 73%）。起初，在他们的研究中，所有Ⅲ度损伤的患者都进行了手术干预。然而，一些Ⅲ度损伤的患者由于皮肤损伤和感染而没有进行手术。在随访中，与非手术治疗组相比，单纯 MCL 断裂手术治疗患者的预后没有优势。这一偶然发现为进一步研究非手术治疗在单纯 MCL Ⅲ度损伤患者中的作用开辟了道路。

Indelicato [61] 前瞻性比较了手术和非手术治疗单纯MCL Ⅲ度损伤。所有的患者都在麻醉和关节镜下进行检查，以排除其他病变，如前交叉韧带和半月板撕裂。Indelicato [61] 发现 16 例手术患者中有 15 例膝关节稳定，20 例非手术患者中 17 例膝关节稳定。两组患者均采用严格的康复治疗方案，包括在 30° 屈曲位进行 2 周的管型固定，然后再使用管型支具 4 周，它的铰链允许 30°～90° 的运动。非手术组的主观评分更高，非手术组的主观评分为优秀或良好的有 90%，手术修复组有 88%，说明手术干预无任何益处。Indelicato 也发现，早期活动治疗的患者比固定的患者早 3 周恢复橄榄球

运动。Indelicato 等 [62] 随后的一项研究表明，保守治疗 MCL 完全断裂的方法在大学橄榄球运动员中是成功的。所有的球员都接受了功能性康复治疗，71% 的人得到了很好的结果。

与 Indelicato 相似，Reider 等 [63] 和 Jones 等 [64] 发现，对患有单纯内侧韧带Ⅲ度损伤的运动员进行保守治疗，取得了良好的结果，并一致认为这些损伤的非手术治疗是合理的。Reider 等研究了 35 名运动员，他们接受了早期功能康复治疗，以治疗单纯内侧韧带Ⅲ度撕裂。在这 35 名运动员中，有 19 名在不到 8 周的时间内恢复了完全的不受限的活动。在平均 5.3 年的随访后，主观和客观测量的结果与早期外科修复的结果相当。1986 年，Jones 等报告了 24 名高中橄榄球运动员的结果，他们平均 34 天就返回赛场。治疗包括 1 周的固定，然后逐渐进行活动度和力量练习。每周对膝关节进行外翻应力测试，29 天后将不稳定降低到 0 度或 1 度。第二年春季再损伤发生率未见增加。

尽管 Inindiato[61]、Fetto 和 Marshall[55]、Jones 等 [64] 以及 Reider 等 [63] 发现非手术治疗效果良好，Kannus[60] 研究了 27 例平均随访 9 年的Ⅲ度损伤患者，发现患者的 Lysholm 评分平均为 66 分，结果较差，影像学表现为退行性改变。Kannus 的结论是，早期的外科修复可以防止病情恶化。对患者的仔细检查显示，27 例中有 16 例的 Lachman 评分高于 2+，27 例中有 10 例存在前外侧不稳定。因此，本研究并没有显示非手术治疗有不良的结果，但合并损伤，如 ACL 损伤，需要加以处理，以防止不良的长期结果。

在过去的 10 年中，人们发现解剖修复膝关节内侧结构结果满意。Lind 等 [17] 描述了一种重建 MCL 和 POL 的技术。他们发表的临床结果显示，用这种技术治疗的患者中，98% 在随访 2 年以上时，国际膝关节文献委员会（IKDC）评分正常或接近正常。

LaPrade 等 [2] 报道了重建 MCL 和 POL 的技术和平均 1.5 年的随访，他们的结果显示 IKDC 评分改善，应力位 X 线片中外翻开口减小。

最近进行了几项解剖重建 MCL 的尸体研究。Wijdicks 等 [35] 进行了一项尸体生物力学研究，比较了完全横断的浅层 MCL 的加强修复和重建。采用 LaPrade 方法重建 MCL[2]，与横断时相比，加强修复和重建均能减少内侧间隙。然而，作者注意到这两种方法都不能恢复到原始韧带的稳定性。Gilmer 等 [36] 进行了尸体分析，比较了 MCL 和 POL 的修复与内部支撑修复以及 LaPrade 的同种异体移植物重建技术。

他们发现原始韧带的平均失效时间是最长的。与单独修复相比，内部支撑加固可改善失效时间和失效外翻角，与同种异体重建相似。最后，Omar 等 [65] 对加强修复的固定技术进行了生物力学分析。聚酯缝合线加固的聚醚酮垫圈（PEEK）在循环负荷下抗断裂负荷和延长性最好。

MCL 和 ACL 联合损伤与单纯 MCL 损伤相比是完全不同的。ACL 是前向移位的主要限制因素，是外翻应力的次要稳定因素，尤其是在膝关节完全伸直时。相反，MCL 是在 30° 屈曲时外翻应力的主要限制因素。因此，MCL 和 ACL 的损伤会导致前向和外翻的不稳定，并严重损害膝关节功能。尽管普遍的共识是单纯 MCL 撕裂可行非手术治疗，但对于 ACL 合并 MCL 损伤的最佳治疗仍存在争议。后内侧关节囊和 POL 的累及程度可能有助于指导治疗策略。

ACL 和 MCL 联合损伤的处理一直是文献中有争议的话题。第一个问题是处理这些损伤的手术方法选择。有三种主要的手术方法：① 手术同期重建和修复两个韧带；② ACL 重建及 MCL 非手术处理；③ ACL 非手术治疗以及 MCL 的手术处理。ACL 重建与非手术治疗 MCL 仍然是最受欢迎的选择。关于合并损伤的第二个有争议的问题是，早期或晚期 ACL 重建是否能提供更好的功能和长期结果。

在过去的几年中，作者们建议对同时发生 ACL 和 MCL 断裂的韧带结构进行手术干预 [55, 66, 67]。在接受 ACL 和 MCL 手术治疗的患者中，Fetto 和 Marshall[55] 发现 79% 的结果不令人满意。尽管研究表明，手术修复所有韧带能恢复膝关节的稳定和功能，但研究也发现膝关节僵硬的发生率很高 [68-70]。其他作者认为，单纯手术修复 MCL 和非手术重建 ACL 取得了良好的结果。Hughston 和 Barrett[57] 报告说，94% 合并 ACL 和 MCL 损伤的患者仅接受 MCL 重建后可恢复到损伤前的运动水平。他们指出，获得良好结果的关键是 POL 和后内侧结构的重建。Noyes 和 Barber-Westin[71] 批评了 Hughston 和 Barrett 报告结果的方法，认为结果可能过于乐观。然而，经过 22 年的随访，Hughston[72] 仍然报告了良好的结果。除了 Hughston，Shirakura 等 [73] 也报告了 14 例联合损伤但仅重建 MCL 患者的良好结果；然而，他们没有报告前后不稳定。相反，Frolke 等 [74] 报告了单独 MCL 修复的不良结果。他们在关节镜下修复了 MCL，使 68% 的膝关节功能稳定，但全部 22 个膝关节的临床检查均显示异常或严重异常。最近，Pandey 等 [75] 发现，与只进行内侧结构修复的患者相比，接受 MCL 和 POL 修复以及 ACL 重建的合并损伤患者的 IKDC 评分更高，Lysholm 评分更高，且较少患者诉出现不稳定。

大多数作者认为，非手术治疗 MCL 加重建 ACL 可以提供良好的结果。Shelbourne 和 Porter[76] 在 68 例 ACL 重建和非手术治疗 MCL 撕裂病例中显示出良好的效果。他们还表明，相比于手术重建和修复两个韧带的患者，这些患者获得了更大的关节活动度和更快的力量恢复。同样地，Noyes 和 Barber-Westin[71] 发现在手术治疗 MCL 和 ACL 时活动度问题发生率较高，他们建议对 MCL 进行非手术处理，在关节活动度和肌肉功能恢复后，关节镜下重建 ACL。在一项前瞻性随机研究中，Halinen 等[77] 治疗了 47 例合并 ACL 和 Ⅲ度 MCL 损伤的患者。所有患者在受伤后 3 周内进行了 ACL 重建。MCL 手术治疗 23 例，非手术治疗 24 例。所有患者进行平均 27 个月的随访。MCL 非手术治疗组在主观功能、术后稳定性、关节活动度、肌力、恢复关节活动、Lysholm 评分等方面与手术治疗组相似。Halinen 等的结论是，当 ACL 早期重建时，MCL 断裂不需要手术治疗。

在一项回顾性研究中，Millett 等[78] 报道了 19 例 ACL 完全撕裂和轻微 Ⅱ度 MCL 撕裂的患者，他们接受了早期 ACL 重建和 MCL 的非手术治疗。在术后 2 年随访时，主观评估显示 Lysholm 评分为 94.5 分，Tegner 活动评分为 8.4 分。临床检查显示有良好的活动度和肌力。所有患者均未发生移植物断裂或需要再次手术。

最近，人们对联合损伤的解剖修复或重建越来越感兴趣。Piatkowski 等[32] 对初期修复 Ⅲ度 MCL 损伤、延迟重建 ACL 撕裂进行了研究。IKDC 评分显示，有 63% 的患者获得了良好或非常良好的结果，74% 的患者 Lysholm 评分获得了良好的结果。他们指出，40 岁以上的患者获得良好结果的可能性更小。Blanke 等[35] 研究了一系列病例，在 ACL 重建的同时，对 Ⅱ度 MCL 损伤进行螺钉和缝合修复。对损伤时间没有报道。在 9 个月的随访中，全部 5 例患者 IKDC 内侧不稳定和术后不稳定 A 级。Lysholm 评分的平均分数是 94.6。Zhang 等[79] 也对同时进行 ACL 重建和 MCL 重建进行了研究。这些患者从受伤到手术的平均时间为 7.6 个月。在 40 个月的随访中，他们注意到在应力位 X 线片上外翻松弛明显减少，平均开口为正常到接近正常。前内侧旋转不稳定的发生率从术前的 71% 下降到术后的 0%。患者术后 IKDC 评分平均提高到

87.7 分。1 例患者屈曲受限超过 15°。

Dong 等[39] 进行了一项随机对照试验，比较合并 ACL 撕裂的急性 Ⅲ度 MCL 损伤患者的韧带解剖修复和三角形重建。两组间外翻不稳定、膝关节活动度、恢复运动、功能评分、屈伸功能障碍等方面无显著差异。重建组的前内侧旋转不稳定性显著降低（9.4% vs. 34%）。修复组的膝关节内侧疼痛增加但无统计学意义，4 个 ACL 再次撕裂，2 个患者进行了内侧不稳定的翻修。重建组中有一名患者因固定物失败而行 MCL 翻修重建，另有一名患者因关节纤维化而行手术松解。

Dong 等[80] 也回顾性研究了单纯 Ⅲ度 MCL 损伤患者和非手术治疗 6 个月失败的合并 ACL 损伤患者的三角形韧带重建结果。在两组患者中，内侧不稳定和前内侧旋转不稳定的存在均有显著改善。IKDC 评分 A 级占 58.9%，B 级占 35.7%。然而，合并 MCL 和 ACL 重建的患者在最终随访时更有可能出现伸直受限。

最后，在对 MCL 和后内侧角手术技术的系统回顾中，Delong 等[34] 报告，文献中 76% 的 MCL 修复病例伴有 ACL 重建。在系统回顾中，75% 的病例在最终随访时内侧松弛度低于 Ⅰ度，平均 Lysholm 评分为 91.6 分。

关于 ACL 和 MCL 联合损伤的另一个有争议的问题是，早期或晚期重建 ACL 哪个能提供最佳的功能恢复和长期结果。基于动物研究，MCL 的愈合受到 ACL 功能不全的不利影响[81]，因此有人提出早期 ACL 重建可以改善 MCL 的愈合。Halinen 等[77] 以及 Millett 等[28] 均发现在早期 ACL 重建（3 周内）有良好的主观评分，活动度受限极小。相反，Petersen 和 Laprell[82] 发现在合并损伤中早期 ACL 重建与晚期 ACL 重建相比结果较差。所有患者均接受了 MCL 损伤的非手术治疗，早期 ACL 重建在损伤后 3 周内进行，晚期 ACL 重建至少损伤后 10 周进行。与早期重建组相比，晚期重建组活动度受限发生率更低，Lysholm 评分更高。

文献支持非手术治疗 MCL 撕裂和手术重建 ACL，大多数外科医生目前正在遵循该建议。然而，早期和晚期重建仍然是一个有争议的话题，分别有研究支持这两种观点。其他因素，如术前和术后的康复和支具固定，可能需要进一步分析，以帮助评估早期或晚期重建哪种更有益。

并发症

MCL 断裂的并发症在文献中很少报道。如果未能诊断出伴随的韧带损伤（如 ACL 损伤），可能会导致长期的不稳定和退变 [12, 60]。如果不能识别和修复所有损伤的内侧和后内侧结构，也会导致残留不稳定 [12, 13]。此外，如果遗漏伴随的半月板撕裂和关节软骨缺损，可导致持续的疼痛。在给予积极的康复方案与早期运动和力量锻炼的情况下，肌肉萎缩和关节粘连的并发症罕见 [13]。感染是一种罕见的外科重建并发症。MCL 损伤后可出现持续性疼痛和 Pellegrini-Stieda 病变，通常发生在内上髁区域的股骨止点附近 [83]。治疗包括局部注射或给予抗炎药物，以及可能需要切除病变来缓解。除了疼痛之外，股骨侧损伤的患者更容易活动度受限并伴有僵硬 [13, 83]。

未来展望

与骨科手术中的大多数课题一样，基础科学研究也在不断增加。未来在化学、生物学和生物力学领域的研究方向非常广阔。对细胞过程的理解使我们能够改变损伤的进程或加速健康的恢复。

目前正在研究膝关节韧带的胶原愈合。在韧带损伤和愈合过程中，酶的作用非常丰富。现在正在进行一项研究，研究 MCL 和 ACL 对促胶原生长因子和 TGF-β1 的反应 [84]。此外，另一项研究发现 lysyl 氧化酶类在 MCL 和 ACL 组织中的表达不同会影响其对 TGF-β1 和 TNF-α 的反应。该研究加深了对韧带愈合过程中前胶原反应的研究 [84, 85]。

在过去的 10 年中，对膝关节结构的解剖学和生物力学研究有了很大的发展。目前研究和未来研究的数据将继续影响外科技术。最后，大多数文献是证据水平在Ⅲ级或Ⅲ级以下的研究。未来Ⅱ级和更高级别的研究将有助于为许多关于膝内侧结构损伤的争议提供答案。

选读文献

文献：Wijdicks CA, et al. Structural properties of the primary medial knee ligaments. *Am J Sports Med*. 2010; 38(8): 1638-1646.
证据等级：尸体研究
总结：内侧副韧带（MCL）浅层的两个胫骨止点、后斜韧带的主干和 MCL 深层承受着重要的负荷。膝关节内侧解剖重建可以重塑这些结构独特的稳定性。

文献：Marchant MH Jr, et al. Management of medial-sided knee injuries, part 1: medial collateral ligament. *Am J Sports Med*. 2011; 39(5): 1102-1113.
证据等级：Ⅴ，临床回顾
总结：本文就膝关节内侧结构损伤的解剖学和生物力学进行综述。回顾了内侧副韧带浅层和前交叉韧带联合损伤的研究。

文献：Tibor LM, et al. Management of medial-sided knee injuries, part 2: posteromedial corner. *Am J Sports Med*. 2011; 39(6): 1332-1340.
证据等级：Ⅴ，临床回顾
总结：本文就膝关节内侧损伤的解剖和生物力学进行综述。回顾了后内侧角和后交叉韧带联合损伤。

文献：DeLong JM, Waterman BR. Surgical techniques for the reconstruction of medial collateral ligament and posteromedial corner injuries of the knee: a systematic review. *Arthroscopy*. 2015; 31(11): 2258-2272.e2251.
证据等级：Ⅳ，系统回顾
总结：作者对文献中 MCL 重建的结果进行了综述。其中包括对报告的最常见的重建技术的回顾。

文献：Dale KM, et al. Surgical management and treatment of the anterior cruciate ligament/medial collateral ligament injured knee. *Clin Sports Med*. 2017; 36(1): 87-103.
证据等级：Ⅴ，临床回顾
总结：作者讨论了 ACL/MCL 联合损伤的处理，包括手术和非手术治疗。

文献：LaPrade MD, et al. Anatomy and biomechanics of the medial side of the knee and their surgical implications. *Sports Med Arthrosc Rev*. 2015; 23(2): 63-70.
证据等级：Ⅴ，临床回顾
总结：作者对膝关节内侧关键结构的解剖学和生物力学进行了综述。还综述了膝关节内侧损伤的应力位 X 线研究。

（ M.Christopher Yonz, Brian F. Wilson, Matthew H. Blake, Darren L. Johnson 著

王俊雁 译　王　健 校）

参考文献

扫描书末二维码获取。

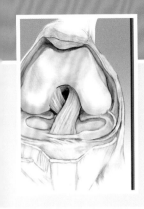

第102章

膝关节外侧及后外侧角损伤

随着人们对后外侧角（posterolateral corner, PLC）认识的加深，其对膝关节整体功能和生物力学的意义也越来越清楚。虽然这是一个相对罕见的损伤，但PLC的损伤可以有严重后果，影响膝关节整体的稳定性和功能。遗漏PLC损伤会影响伴随损伤的手术结果。本章回顾了PLC损伤的流行病学、相关解剖、生物力学、临床表现、体格检查、影像学和治疗，也讨论了康复、潜在的并发症以及这些严重损伤的预后。

单纯PLC损伤相对较少，据报道，在接受评估的患者中，单纯PLC损伤占所有膝关节损伤的1.6%～7%[1-6]。然而，真正的发病率还不完全清楚。因为这些损伤被认为会在评估时漏报。Pacheco等对68例PLC损伤患者进行了回顾性分析，发现72%的患者在医院就诊时没有得到正确诊断，50%的患者在就诊膝关节专家时仍被误诊[7]。这种误诊的部分原因可能是对PLC的了解不足，这直到最近才有所提高。随着研究的进展，医生们对这些损伤的解剖、生物力学和机制有了更好的了解。此外，慢性损伤对步态、活动水平、自然转归以及对其他损伤治疗的影响也越来越清楚。最后，外科手术技术仍在继续发展，治疗这些创伤的最佳方法仍然是有争议的。

解剖学

对PLC的理解源于对该区域相关解剖结构的理解。这一解剖结构是膝关节周围最复杂的解剖结构之一。PLC结构因为动态和静态限制结构、解剖层次不同以及各种结构在文献中有多个名称，很难使用一致的命名。

膝关节外侧的层次

Seebacher等将膝关节外侧结构分三个解剖层次。最浅层，即第一层，由外侧筋膜、髂胫束和股二头肌腱的浅表部分组成。腓总神经位于股二头肌的后方，

第一层的最深处。中间层，即第二层，由股四头肌的支持带和髌股韧带的近端和远端组成。深层，即第三层，包括关节关节囊的外侧部分、外侧副韧带、豆腓韧带、冠状韧带、腘肌腱和弓状韧带。在分层描述时，Seebacher等[8]在解剖标本中也发现了解剖变异。

组成结构

最新的描述更侧重于特定的解剖结构及其与膝关节后外侧的关系，包括髂胫束、外侧副韧带、腘肌腱、股二头肌长短头和几个较小的结构（图102.1）。

髂胫束

髂胫束（或髂胫带）由不同的层组成，在膝部至少有四个独立的附着点[9-12]。主要部分是浅层，它覆盖了膝关节外侧的大部分，有一个很宽的止点附着于Gerdy结节。此外，它还有一个前部附着在髌骨上，称为髂髌韧带，它影响髌骨的轨迹。深层结构位于浅层的内侧，附着于股骨远端的外侧肌间隔。在股骨外上髁远端，深层与浅层融合，附着于Gerdy结节[12]。关节囊骨性层面起于股骨外侧肌间隔，接受腓肠肌外侧头和股二头肌腱的分支，止于Gerdy结节。这一层也附着在髌骨上，影响髌骨的运动轨迹[12]。作为一个整体来看，髂胫束是在PLC重建过程中暴露的第一个结构，可作为膝关节外侧的一个稳定装置。

腓侧副韧带

腓侧副韧带（fibular collateral ligament, FCL；也称为外侧副韧带）附着于腓骨头和股骨远端，是膝内翻应力的主要限制结构。其在股骨上的扇形附着点位于股骨外上髁近端1.3～1.4 mm和后方3.1～4.6 mm处的骨质凹陷处，实际上并不与外上髁相连[13,14]。平均长度为6.3～7.1 cm，向远侧在髂胫束浅层深方穿过，附着于腓骨头[15-18]。韧带向远端走行时变细，最

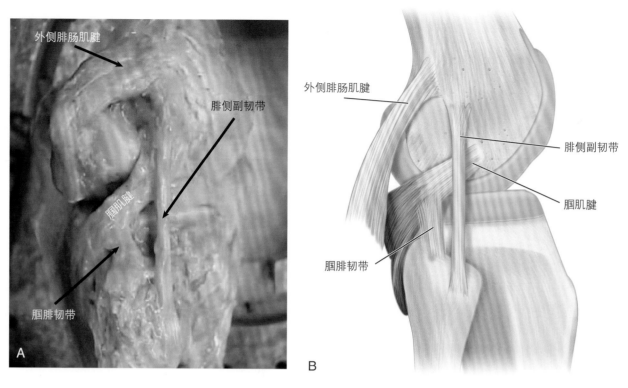

图 102.1　后外侧角的解剖和各结构之间相互关系的实物图（A）和示意图（B）（From LaPrade RF, Ly TV, Wentorf FA, et al. The posterolateral attachments of the knee: a qualitative and quantitative morphologic analysis of the fibular collateral ligament, popliteus tendon, popliteofibular ligament, and lateral gastrocnemius tendon. *Am J Sports Med*. 2003; 31: 854–860. ）

细点位于股骨和腓骨附着点之间，此处在前后（AP）平面上为 3.4 mm，在内侧至外侧平面上为 2.3 mm[16]。之后在腓骨头外侧增宽形成扇形止点，覆盖腓骨头宽度的 38%，位于茎突后 8.4 mm、远端 28.4 mm[13, 15, 16]。了解 FCL 的解剖对于腓骨和股骨隧道的解剖重建是必要的。

腘肌腱复合体

腘肌起始于胫骨后内侧，向近端走行，止于股骨外侧髁上的腘肌切迹。在腘窝水平，肌肉发出腘肌腱，然后止于腘肌切迹。腘腓韧带在腘肌腱腹交界处连接腘肌和腓骨[13]。肌腱位于关节内，并走行于 FCL 的内侧。然后它止于股骨，通常为外上髁远端 9.7 mm 和前方 5.3 mm[14]，提示这两个结构的股骨止点之间 18.5 mm 的距离，这是在计划重建时需要考虑的一个概念[13]。除了在股骨和胫骨上的附着外，腘肌还包含腘肌半月板束，止于外侧半月板以及后关节囊。

腘腓韧带，起于腘肌腱的腱腹交界处。向远端和外侧走行，止于腓骨头[13, 17]。韧带分为前束、后束，在腓骨和腘肌之间提供了强有力的连接[19]。较

小的前束附着于腓骨茎突的前内侧面，距茎突顶端 2.8 mm；较大的后束止于茎突后内侧面，距茎突顶端 1.6 mm[13]。腘腓韧带对膝关节整体稳定性的真正作用一直存在争议。一些研究者认为它是内翻应力、胫骨外旋和胫骨后移的主要稳定结构[20, 21]。然而，其他人发现，它仅仅是作为一个次级稳定结构，在 FCL 被切断的情况下发挥作用。

股二头肌

长头。股二头肌长头起于坐骨粗隆，向远侧走行至膝关节，形成两个腱性部分，即直束和前束，直束附着于腓骨头后外侧，前束从 FCL 的外侧越过并附着于外侧腓骨头[19]。前束由 FCL- 二头肌滑囊与 FCL 分离。这个滑囊大小为 8.4 mm×18 mm，位于两个结构之间，可作为识别 FCL 腓骨头附着点的手术标志[18]。此外，长头有 3 个筋膜止点，即反折束和外侧腱膜及前腱膜。反折束跨过股二头肌短头的表面，并止于髂胫束的后方[10, 19]。

短头。股二头肌的短头起于股骨，以 45° 角向股骨远端走行。止点分成 6 个部分，包括二头肌长头的

附着点、关节囊的后外侧和髂胫束[19]。附着于关节囊（"关节囊束"）形成一个大的筋膜鞘，包括豆腓韧带[17]。此外，在更远端，短头附着在腓骨茎突尖的外侧，一个单独的前束从腓骨茎突的近端和腓侧副韧带的内侧走行，附着在 Gerdy 结节的后面[17]。最后一个组成部分，外侧腱膜扩张部，附着在 FCL 的后内侧[19]。

股二头肌的长头和短头由坐骨神经的不同分支支配。长头由胫神经支配，短头由腓总神经支配。

豆腓韧带

豆腓韧带是股二头肌短头的关节囊束的最远部分[17]。它起源于籽骨或籽骨类似物，向远端走行并附着于腓骨茎突。它被认为是当膝关节接近完全伸直时提供稳定性的结构[17]。

弓状韧带复合体

弓状韧带复合体（也称为弓状胫韧带或弓状复合体）是一个由内侧束和外侧束组成的 Y 形结构，是膝关节中的一个不固定的结构。两束起于腓骨茎突。外侧束沿外侧关节囊向上，止于股骨外侧髁后关节囊处，而内侧束则经过胭肌腱腱腹交界处，与胭斜韧带（Winslow 韧带）交汇，然后止于籽骨（如果存在）或后关节囊[8, 19, 23, 24]。当弓状韧带复合体存在时，我们认为将它描述为几个结构的变异汇合更准确，它包括后斜韧带、胭腓韧带、豆腓韧带和短外侧韧带，最后呈现为一个外观为 Y 形的韧带复合体[25]。已证明它有助于防止内翻不稳[26]。

腓肠肌外侧肌腱

腓肠肌外侧肌腱起于腓肠肌外侧的腱腹交界处，然后向近端移行，先与籽骨或籽骨类似物相连，然后与后关节囊的半月板股骨部分相融合[17]。它最终附着于股骨髁上突处，在腓侧副韧带附着点后方 13.8 mm，距胭肌腱附着点 28.4 mm[13]。

中三分之一外侧关节囊韧带（注：目前称为前外侧韧带）

中三分之一外侧关节囊韧带是膝关节外侧关节囊的增厚部分，起源于在股骨外上髁附近区域，然后向远端移行，通过关节囊止点附着于外侧半月板，最终止于 Gerdy 结节和胭肌裂隙之间的胫骨处[17, 27]。它由半月板胫骨韧带和半月板股骨韧带组成。临床上，半月板胫骨韧带损伤是造成 Segond 骨折，即胫骨外侧平台撕脱骨折的原因[28, 29]。在 X 线片和 MRI 上很容易看到 Segond 骨折，这提示膝关节韧带损伤[27, 29]。

神经与血管的结构

腓神经与 PLC 的结构密切相邻。结果，13% 的PLC 损伤伴有神经损伤[28]。在胭窝，坐骨神经分成胫神经和腓总神经。腓神经向远端和外侧走行，从股二头肌下出现，然后经过腓骨颈后方，最终走行于腓骨长肌深方。神经距关节囊约 15 mm[30, 31]。

膝下外侧动脉是与 PLC 相关的主要动脉。它起源于胭动脉，沿着外侧半月板近端的后关节囊走行。在外侧，走行、经过豆腓韧带的前方和胭腓韧带的后方，然后沿着外侧半月板在关节囊外侧韧带内走行[17]。

生物力学

由于其复杂的解剖结构以及与其他韧带功能的联系，PLC 的生物力学很难确定，也很难理解。其最基本的定义是 PLC 用于抵抗内翻成角、胫骨外旋和胫骨后移。通过尸体切断研究，各个结构的作用变得更加清楚。既往研究发现侧副韧带、胭肌腱、胭腓韧带是影响 PLC 功能和稳定性的关键结构[32-36]。此外，PLC 结构影响交叉韧带的功能和负荷（图 102.2）。

后外侧角结构在内翻运动中的作用

FCL 是抑制内翻应力的主要因素。在不同的膝关节屈曲角度中，切断 FCL 导致内翻运动增加[37]。只要FCL 保持完整，无论其他结构是否被破坏，内翻移位的变化都很小[38]。然而，单独切断胭肌腱显示内翻活动虽小但增加明显，但与 FCL 的切断相比，其程度要小得多[39]。当膝关节屈曲 30° 时，FCL 承受的内翻压力最大，当膝关节屈曲达到 90° 时，压力负载相应减小，最大抗拉负荷为 295～309 N[40-42]。一旦 FCL 撕裂，次要结构承担了主要的限制内翻运动的作用，包括后交叉韧带（PCL）、胭腓韧带、后关节囊、中三分之一外侧关节囊韧带、髂胫束、胭肌腱[22, 39, 43, 44]。在重建过程中，为了重建膝关节内翻稳定的主要因素，FCL 的这一主要功能是必须要考虑的。

后外侧角结构在防止外旋中的作用

胭肌腱和胭腓韧带是外旋的主要限制结构[20-22]。单纯切断胭肌腱导致外旋显著增加，相反，重建胭肌腱后与切断标本相比外旋明显减少[39]。然而，FCL 对

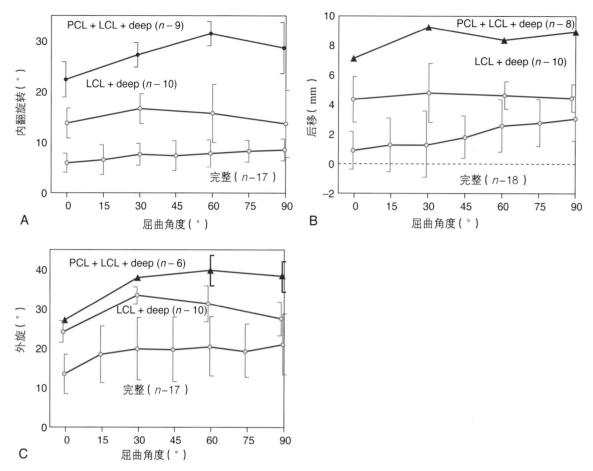

图 102.2　切断研究显示膝关节屈曲角度与后外侧结构和后交叉韧带对内翻旋转（A）、后移（B）和外旋稳定性（C）作用的关系。*LCL*，外侧副韧带；*PCL*，后交叉韧带；deep，腘窝-弓状韧带复合体（ Modified from Gollehon DL, Torzilli PA, Warren RF. The role of the posterolateral and cruciate ligaments in the stability of the human knee: a biomechanical study. *J Bone Joint Surg Am*. 1987; 69: 233-242. ）

外旋稳定性的贡献似乎比之前认为的更大，尤其是在膝关节屈曲 30° 时，FCL 外旋负荷大于腘肌腱和腘腓韧带[40]。因此，当膝关节接近完全伸直时，FCL 在限制外旋时起主要作用，而随着膝关节屈曲度的增加，腘肌腱和腘腓韧带起主要作用。

PCL 也有限制外旋作用。PLC 和 PCL 协同作用以抵抗外旋应力。如果 PLC 完整，PCL 的单纯断裂不影响膝关节的外旋运动[38,43]。如前所述，PLC 在膝关节屈曲 30° 时的外旋力矩最大[38,43]。PCL 直到屈膝 80° ~ 90° 时才承担外旋负荷，此时它成为外旋的次级稳定结构，这解释了为什么在 dial 试验时，与屈膝 30° 相比，屈膝 90° 时外旋减少，提示 PCL 完整，PLC 为单纯损伤[45]。

后外侧角结构在防止胫骨前/后移位中的作用

如果前交叉韧带（ACL）完整，损伤的 PLC 结构对胫骨总的前向移位影响不大[36,38,43]。前交叉韧带正常时，在膝关节前抽屉试验中，外侧副韧带、腘肌腱和腘腓韧带所受的力可以忽略不计[40]。这一发现在体检时很重要。在单纯 PLC 损伤患者中，由于 PLC 对胫骨前移位的影响很小，所以 Lachman 试验和前抽屉试验的结果基本正常。在总移位中可能会发现细微的差异，因为切除腘肌腱可使前移位增加 2.6 mm[39]。然而，该试验应该有一个硬性终点和非常小的临床差异。如果 ACL 存在撕裂时，ACL/PLC 联合损伤导致胫骨前移位显著增加。PLC 和 ACL 的联合切断会导致额外 7 mm 的前向移位[34]，这可能导致体格检查时更明显的 Lachman 试验阳性结果。

单纯 PLC 损伤可导致胫骨后向移位增加，即使在 PCL 正常的情况下也是如此[36, 38, 43]。这种增加幅度虽小但有明显意义，最大的增加发生在膝关节前 45° 屈曲时。在 PCL 断裂的膝关节中，PLC 起着主要的稳定作用，其负荷是 PCL 完整膝关节的 6～8 倍，尤其是在膝关节屈曲角度更大时[46]。当 PCL 和 PLC 均撕裂后，不再能防止胫骨后移位，胫骨总后向移位量显著增加，达到 20～25 mm[38, 47]。在临床上，这一发现表现为较单纯 PCL 撕裂更明显的后抽屉试验结果，至少在合并损伤情况下为 3 级后抽屉试验结果[47]。

最近的生物力学研究主要集中在合并 PLC 损伤的情况下重建交叉韧带，以更好地解释多韧带损伤的膝关节重建交叉韧带后的高失败率。前交叉韧带重建后的移植物断裂率从 1.8% 到 10.4% 不等，在最近的一次综述中报道的平均发生率为 5.8%[48]。越来越清楚的是，遗漏 PLC 损伤可能导致更高的失败率[49-51]。在应对内翻负荷时，ACL 移植物的受力随着 FCL 的切断而增加，而这种受力随着内翻和外旋负荷增加而进一步增加[49]。此外，同时重建 ACL 和 PLC 可以减少胫骨前移位，从而减少不稳定性，而不稳定性是 ACL 重建后残留 PLC 损伤患者主观结果不佳的主要原因[50, 52]。

在 PCL 损伤的情况下，PLC 的伴随损伤是最常见的联合损伤，在所有 PCL 损伤中占 60%[53]。遗漏的 PLC 损伤会影响 PCL 重建的成功[53]。在一个单纯 PCL 损伤中，PCL 移植物受力来自外旋负荷、胫骨后向负荷或后向和外旋联合负荷，与 PCL 本身的受力相似。然而，在残余 PLC 损伤的情况下，所有作用于 PCL 移植物上的力都有所增加，在重建移植物上的受力增加了 150%[54]。增加的载荷可能使 PCL 重建失败。

分类

根据不稳定性的程度和损伤的位置建立了分类系统（表 102.1）。美国医学会（American Medical Association）最初将韧带损伤根据损伤程度和随后的活动度分为 Ⅰ、Ⅱ、Ⅲ 度[55]。Hughston 等[56] 首次对侧方不稳定进行了分类，并根据体格检查结果确定了 6 种侧方不稳定类型：前外旋不稳，后外旋不稳，前外旋和后外旋不稳，前外旋和前内旋不稳，后外、前外和前内旋不稳，以及单纯侧向不稳。根据不同的临床检查，这些类型被分度为 1+（轻），关节隙开口

表 102.1	描述后外侧角损伤的分类系统
分类系统 / 等级	**描述**
AMA	严重程度
Ⅰ	韧带纤维撕裂最小，无异常运动
Ⅱ	韧带部分撕裂，轻微至中度异常运动
Ⅲ	韧带完全撕裂，功能丧失和明显的异常运动
Fanelli	结构损伤
A	腘腓韧带和腘肌腱
B	腘腓韧带、腘肌和腓侧副韧带
C	腘腓韧带、腘肌和腓侧副韧带，外侧囊撕脱和交叉韧带破裂
Hughston	不稳定量
1+	内翻应力开口 0～5 mm
2+	内翻应力开口 5～10 mm
3+	内翻应力开口 ＞10 mm

5 mm 或以下；2+（中），开口 5～10 mm；3+（重），开口 10 mm 及以上。Fanelli 和 Feldmann[11] 根据受伤部位制定了一个分类系统。最后，损伤可以简单地分为稳定性或不稳定性，因为正是不稳定决定了需要手术处理。

病史

大多数 PLC 的损伤发生在运动比赛、机动车事故和摔伤中[6, 57-60]。在一项研究中，65% 的伤害与运动有关，26% 来自机动车事故，9% 来自摔伤[7]。典型的机制是后外侧方向的力作用于前内侧胫骨，产生过伸和内翻应力。其他机制包括膝过伸或部分屈曲的膝关节发生严重胫骨外旋。接触性和非接触性的受伤机制均有报道[61]。肥胖者低能量膝关节脱位是一个发生率不断增加的新机制。Azar 等[62] 报道了 17 例患有"超低速"膝关节脱位的肥胖患者，其中 50% 的患者伴有外侧结构的损伤。仅在美国，35.7% 的成年人是肥胖人群，这不仅是这些超低速膝关节脱位的主要危险因素，而且还会增加脱位过程中危及肢体的神经血管损伤的危险[62, 63]。

合并伤

PLC 损伤很少是单纯性的，在 43%～87% 的患者中伴有联合损伤[2, 3, 26, 35, 60, 64]。这些联合损伤通常包括 ACL 和 PCL 撕裂，以及胫骨平台骨折。Gardner 等[65]

在胫骨平台骨折手术的研究中发现，29% 的骨折伴随完全 FCL 撕裂，68% 的骨折伴有胫腓韧带和（或）胫肌腱损伤。考虑到 PLC 损伤可能发生在膝关节脱位的情况下，如果是多发韧带损伤，应该高度警惕自发引起的膝关节脱位和相应的神经血管损伤。

体格检查

在急性情况下，患者在某种形式的创伤后[6, 57-60]出现疼痛，通常在膝关节后外侧和腓骨头[2, 61]。他们会有不同程度的积液。在一项前瞻性研究中，LaPrade 等[3] 报道 9.1% 的膝关节血肿患者存在 PLC 损伤。首先，根据创伤的程度，应遵循创伤治疗的基本原则。首先，应进行一次彻底的初级调查，包括气道、呼吸和循环。在接下来的检查中，可以完成更详细的肌肉骨骼检查。严重畸形可能提示膝关节脱位。认识到血管损伤是至关重要的，否则可能会导致截肢。在急性情况下，应进行详细的神经血管检查。应该获得踝肱指数评分，任何异常发现都需要额外的检查和咨询。由于与 PLC 撕裂相关的腓神经损伤的发生率很高，因此有必要进行彻底的神经学检查[26]。应特别注意腓神经感觉，以及踝关节背伸、外翻和蹬趾伸展[59]。

在慢性情况下，患者经常主诉存在内侧关节线和/或外侧关节线以及膝关节后外侧的疼痛[26, 59]。然而，随着时间的推移，肿胀和疼痛消退，不稳定成为主要的问题。这种不稳定性在膝关节伸直时最为明显，通常表现为在站立时出现内翻或过伸 - 内翻冲刺步态[66]。患者表现为上楼和下楼困难，可能会看到走路时为了缓解症状而导致膝关节轻微弯曲或踝关节呈马蹄状，并且有扭曲、旋转和剪切运动的困难[35]。还必须注意患者潜在的跨阈步态，提示足下垂是由伴随的腓神经损伤导致的[59]。

对于慢性和急性病例，体格检查应首先评估整个肢体，寻找压痛、淤斑和畸形的区域。如前所述，通过详细的神经血管检查来评估神经血管损伤是必不可少的。应该评估整个肢体的力线，因为识别内翻畸形很重要。这种错位不仅会加剧不稳定性，还会使重建面临更大的失败风险[57, 67-69]。

接下来，应进行膝关节韧带损伤的特异性检查，包括评估 ACL、PCL 和内侧副韧带（MCL）损伤。然后对 PLC 进行彻底的评估。在 DeLee 等[2] 的研究中，所有患者的后外侧关节均有压痛和肿胀。点状压痛常发生在腓骨头。内翻压力检查是一项重要的基本体检[2, 61]。这个测试应该在膝关节完全伸直和 30° 屈曲的情况下进行。完全伸直时内翻不稳提示 PLC 损伤和 PCL 损伤，而 30° 屈曲不稳提示 PLC 损伤[56]。必须确定的是，在 30° 屈曲测试时，单纯施加内翻应力，而没有外旋胫骨，这可能导致假阳性结果[2]。在 DeLee 等[2] 报道的一系列 PLC 膝关节损伤中，最敏感的检查技术是 30° 屈曲时膝关节内翻不稳。蛙腿法是一种新提出的诊断膝关节后外侧不稳定的临床试验方法。患者仰卧，双膝外展并弯曲成 90°，使脚底合拢（蛙腿式），应用内翻应力，用每只手的示指或中指触诊外侧关节线，以评估外侧间隙。与蛙腿试验相结合，常规内翻压力试验的敏感性从 83.3% 提高到 90.0%[70]。

还有其他针对 PLC 损伤的更具体的测试，包括后外抽屉试验、外旋反屈试验、拨号（dial）试验、站立恐惧试验和反向轴移试验。

后外侧抽屉试验：屈髋 45°，膝关节屈曲 80°，胫骨轻度外旋（约 15°）。检验者的拇指放在胫骨结节上时（图 102.3），施加胫骨近端的后向力将导致胫骨平台相对股骨后外旋转[2]。检查者可感觉到后外侧旋转。

拨号试验：患者俯卧或仰卧，膝关节置于检查台边缘。如果患者仰卧，助手必须稳定膝关节，使膝关节髌骨保持在一条直线上[71]。膝关节弯曲 30°，双足向外旋转。膝关节弯曲 90° 时进行同样的检查。与对侧相比，外旋 10°～15° 或更多为阳性结果[72]。30° 屈曲时的外旋增加表明是单纯 PLC 损伤（图 102.4）。在 30° 和 90° 屈曲度的阳性检查结果提示除 PLC 损伤外还可能有 PCL 损伤。胫骨定位在检查中是很重要的，因为在胫骨后半脱位的拨号试验中胫骨外旋减

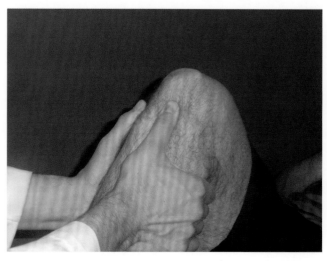

图 102.3　后外侧抽屉试验

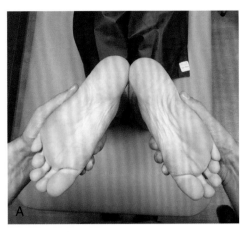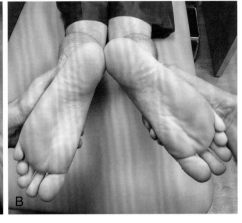

图 102.4　俯卧时的拨号（dial）试验。（A）屈膝 90° 检查显示外旋对称。（B）屈膝 30° 检查显示右侧外旋增加，提示存在后外侧角损伤

少 [73, 74]。因此，在进行拨号试验时，如果怀疑同时有 PCL 损伤，应在胫骨上施加向前应力 [73, 74]。胫骨的完全复位将使拨号试验更准确地估计胫骨的外旋。

　　Hughston 和 Norwood[75] 描述的**外旋反屈试验**是通过将仰卧位的患者的姆趾提起，观察膝反屈的数量（图 102.5）。用量角器或脚后跟到检查台的距离以反映反屈程度 [26]。还应注意内翻力线和胫骨外旋的差别 [71]。外旋反屈试验对 PLC 损伤的敏感性较低，因为有人提出完整的前交叉韧带前内束也提供了一定的稳定性 [2]。因此，本试验可用于确定 PLC 损伤合并 ACL 撕裂 [13, 75]。本试验对合并 ACL/PLC 损伤的识别敏感性为 100%，特异性为 30%[13]。必须注意的是，在 PLC 损伤但 ACL 完整的情况下，该测试有很高的假阴性率。它很少用于检查单独的 PLC 损伤或合并的 PLC/PCL 损伤 [76]。最后，需要着重注意的是后外抽屉试验显示屈曲不稳定，而外旋反屈试验显示伸直不稳定 [75]。

　　站立恐惧试验（图 102.6）是通过让患者以几乎完全伸直的膝关节站立来进行的。在股骨前外侧施加向内的应力 [59]。阳性时患者必须感到不稳定和相对于胫骨的股骨旋转 [6]。这种检查应用于特定的病史和检查中，因为它可能是非特异性的。

　　反向轴移试验是对 PLC 损伤的另一种特异性检查，它针对的是 FCL、中三分之一外侧关节囊韧带和腘肌腱复合体 [26]。操作时，膝关节屈曲 45°，通过外旋的足施加外翻应力 [26]。随着腿的继续伸直，在大约屈曲 25° 时可以感觉到半脱位 [59]。生物力学上，后半脱位的外侧胫骨平台在屈曲 20°～30° 时复位，因为此时髂胫束从膝关节屈肌转变为伸肌 [35, 77]。据报道，该

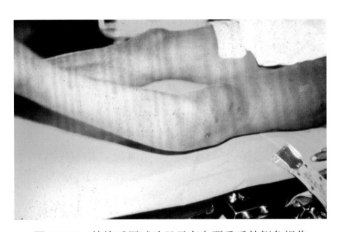

图 102.5　外旋反屈试验显示存在严重后外侧角损伤

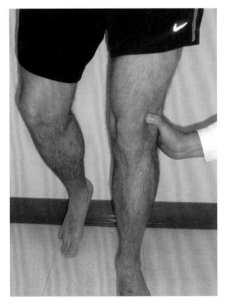

图 102.6　站立恐惧试验。当施加向内的应力时，患者会感到不稳定，检查者可以感觉到股骨在胫骨上旋转

试验假阳性率高达 35%，因此与健侧肢体进行仔细比较是至关重要的。

步态检查在慢性损伤情况下更有用。在行走过程中，患者可能会出现内翻冲刺征，并存在胫骨外侧移位。这些发现可以归因于胫骨在步态周期的站立阶段完全伸直时的外旋。此前有作者将这种步态检查作为站立外旋反屈试验。此外，当在早期站立阶段给下肢增加负荷时，可能会出现过伸冲刺步态[59]。因此，有些患者走路时膝关节屈曲。

体格检查是检测 PLC 损伤的关键。虽然现代成像方法在检测这些结构损伤方面具有很高的准确性，但人们认为它们可能对这些损伤过于敏感。此外，影像学不能代替体格检查来评估损伤引起的临床不稳定性。因此，体检是确定 PLC 损伤是否需要手术干预的重要环节。从本质上说，在做决定的过程中，检查者应该相信体格检查的结果。

影像学

X 线

影像学检查应从 X 线片开始，包括标准的前后位、侧位、髁间窝位和后前屈曲位。X 线片有助于鉴别胫骨平台骨折、Segond 骨折和腓骨头撕脱。此外，它们可显示近端胫腓骨关节脱位、外侧关节间隙变宽以及关节炎。评估内侧室关节炎在慢性情况下特别有用。"弓形征"是指腓骨茎突撕脱的影像学表现，因为腘腓韧带、豆腓韧带和弓状韧带都连接在腓骨茎突上，或者可表示累及腓骨头的更严重的撕脱，这种撕脱是由于股二头肌和 FCL 的牵拉。这些损伤可在 X 线片或 MRI 上看到（图 102.7）[78]。应力位 X 线片已被证明有助于 PLC 损伤的诊断[79,80,81]。具体来说，内翻应力位 X 线片显示外侧关节间隙增大 4.0 mm 提示单纯Ⅲ度 PLC 损伤，增大 6.6 mm 提示 PLC 和 ACL 合并撕裂，增大 7.8 mm 提示 PLC、ACL 和 PCL 损伤[81]。在另一项临床研究中，内翻应力引起的外侧增宽在完全损伤时为 18.6 mm，在部分损伤时平均为 12.8 mm[82]。因此，双侧对比可以提供临床松弛的证据，并为进一步是否需要外科重建提供依据。此外，在慢性情况下，应通过前后位下肢全长 X 线片（髋关节至踝关节）评估内翻畸形。

MRI

MRI 可以显示 PLC 的各个部分，包括髂胫束、FCL、股二头肌腱和腘肌腱（图 102.8）[23,83]。LaPrade

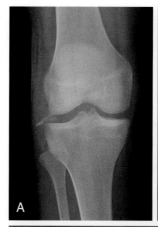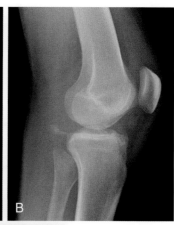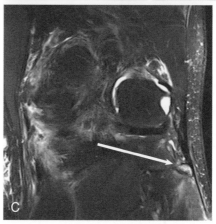

图 102.7　前后位（A）及侧位（B）X 线片，（C）MRI 冠状位上的弓形征（箭头）

等[84] 发现，MRI 识别单个结构撕裂的准确性、从腘腓韧带的 68% 到 FCL 的 95% 不等。其他研究已经报道了在 80%～100% 的病例中可以检测到 PLC 损伤，尤其是在急性期进行 MRI 检查时[8,85,86]。MRI 也能鉴别出伴随的损伤，如交叉韧带撕裂，因为 PLC 的单独撕裂很少见，通常发生在联合韧带损伤的情况下（图 102.9）[3]。此外，与其他韧带损伤相似，PLC 损伤也有特征性的骨挫伤模式，最常见的位置是股骨前内侧髁[87]。虽然 PLC 的复杂解剖结构在 MRI 上显示得更好，但仅凭 MRI 的表现很难确定临床上显著的不稳定性。为了简化诊断，研究表明，MRI 证据至少要有两个结构损伤，特别是腘肌腱、FCL 或后外侧关节囊，这些结构损伤表明后外侧旋转不稳定，需要进行彻底的临床评估[88]。

超声

超声已成为 PLC 损伤评估的一种重要的影像学手段。这种快速、无创、廉价的方法已被证明对 PLC

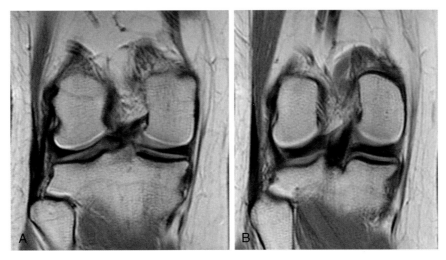

图 102.8 MRI 冠状位显示腓侧副韧带和股二头肌腱止于腓骨（A），以及腘肌腱和股二头肌腱（B）

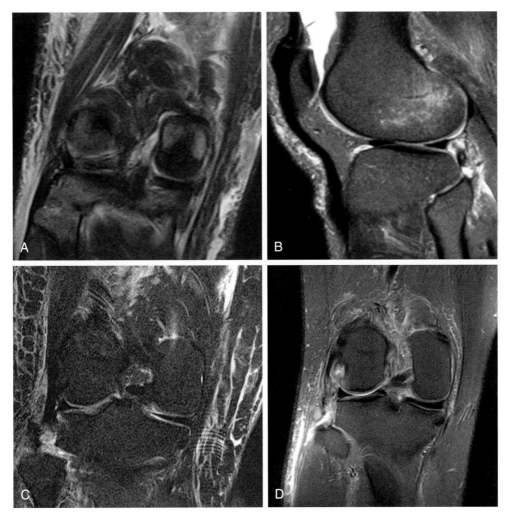

图 102.9 （A）腓侧副韧带在其股骨止点附近撕裂，韧带回缩。（B）腘肌腱撕裂并回缩。（C）股二头肌腱撕裂。（D）腓侧副韧带从其腓骨止点撕裂

的结构识别有帮助[89,90]。静态超声成像的整体灵敏度为 92%，特异性为 75%，而动态超声检测显示大于 10.5 mm 的外侧关节间隙宽度的灵敏度为 83%，特异性为 100%[91]。此外，超声可以显示动态过程和间接结构，这有时在 MRI 上很难看到。

决策原则

如何最终治疗特定的 PLC 损伤取决于许多因素，包括诊断的时间、损伤的程度以及相应的不稳定程度。

诊断时间

PLC 损伤分为急性或慢性。一般来说，急性指的是受伤后 3 周内的治疗，但有些研究人员也认为应包括 6 周内的治疗。研究表明，如果患者和膝关节处于适宜的手术状态，应该努力对 PLC 损伤进行急性处理，因为急性处理的损伤比慢性处理的损伤有更好的结果[6,35,59,64,80,92]。在急性期，损伤更容易观察到，瘢痕不明显，如果要尝试一期修复，组织更容易修复。然而，随着重建技术的不断改进，治疗的时机变得不那么重要了，因为重建可以在急慢性两种情况下都有效地进行。

非手术治疗

非手术治疗 PLC 损伤的决定必须考虑损伤的程度和关节的整体稳定性。

Ⅰ度损伤

单纯 Ⅰ 度损伤是稳定的，非手术治疗可产生良好的结果[6,57,61,64,93,94]。这些伤害的真实结果很难确定，因为很可能许多人对单纯 Ⅰ 度损伤不寻求治疗。这些损伤可对症治疗。针对股四头肌肌力和活动度（ROM）练习的物理治疗几乎可以立刻开始。

Ⅱ度损伤

决定如何治疗 Ⅱ 度损伤是比较困难的。单纯 Ⅱ 度损伤，只有轻微的关节活动异常，对非手术治疗反应良好，但可能导致一定程度的残余不稳[6,57,61,64,93,94]。对于稳定的 Ⅱ 度损伤，处理方法与 Ⅰ 度损伤相似，并按症状进行治疗。可以使用类似的物理治疗方案，但患者应进展更慢。对于更严重的 Ⅱ 度损伤和伴有韧带损伤的 Ⅱ 度损伤，应考虑手术干预，包括联合 ACL 或 PCL 重建的病例，因为在未经处理 PLC 损伤的情况下，这些重建的失败率会增加[49,50,52]。

Ⅲ度损伤

与手术治疗相比，保守治疗的 Ⅲ 度损伤（具有明显不稳定性）的预后普遍较差[93-95]。在这些研究中，保守治疗的 Ⅲ 度损伤被报道有持续的不稳定，结果一般，以及骨关节炎发病率增加。与 Ⅱ 度损伤相似，保守处理的 Ⅲ 度 PLC 损伤伴交叉韧带重建的结果较差[49,50,52]。由于这个原因，对于严重的 Ⅱ 度损伤，建议采用手术治疗，以获得稳定性更好的膝关节。

修复和重建

在历史上，人们认为在急性情况下的一期修复会产生良好的效果，应该是主要的治疗方法[2,6,64,96]。修复包括识别单个结构并将撕脱的结构固定到骨上或进行端 - 端修复。然而，最近的研究开始质疑一期修复的益处。Stannard 等[97] 发现急性修复膝关节的失败率为 37%。Levy 等[98] 发现修复失败率为 40%，而重建失败率为 6%，Geeslin 和 LaPrade[99] 发现联合修复和重建的结果更好。也有研究表明，FCL 和腘肌肌腱的愈合潜力很小，这使得一期修复不太可能成功[95]。因此，一期修复的尝试应该局限于急性的情况，这些结构从骨上撕脱并容易被辨认，没有实质部损伤，并且随着膝关节的完全伸直很容易解剖复位[57,100]，否则，应进行重建。急性重建的支持者还指出，与修复后需要更长时间的固定来促进愈合相比，重建术后能加速治疗和 ROM 练习。

治疗方案

治疗是由诊断的时间、损伤的程度和随后的不稳定程度决定的。

非手术治疗

保守治疗 PLC 损伤的决定基于损伤的程度和是否存在不稳定。不稳定的关节需要手术治疗。麻醉后检查结果为稳定的关节，可行非手术治疗。

手术治疗

手术时机和 PLC 手术损伤的处理一直存在争议。治疗方案包括一期修复和重建，使用"解剖"或"非解剖"重建技术。

诊断性关节镜

诊断性关节镜可以帮助诊断 PLC 损伤，以及任何伴随的膝关节损伤。关节镜检查能成功地识别大部分腘肌、冠状韧带、外侧半月板、中三分之一外侧关节囊韧带、关节软骨和交叉韧带的损伤，但对腘腓韧带损伤的识别能力较差[101, 102]。然而，关节镜检查不能看见所有在切开检查中发现的腘肌损伤[102]。各种诊断 PLC 的损伤的关节镜检查结果已被报道。"外侧沟穿通征"（lateral gutter drive through），指的是将关节镜经过松弛的腘肌腱和股骨外侧髁之间推进到后外侧室的能力，提示腘肌从股骨撕脱[103]。"穿通征"表示外侧室关节开口大于 10 mm（图 102.10），也表明 PLC 受损。诊断性关节镜对撕裂结构的显示，或者有无穿通征或外侧沟穿通征，这些问题要求我们必须仔细检查 PLC，以免遗漏细微损伤。

一期修复

对结构进行一期修复的优点仍有争议。从既往来看，一期修复对损伤后 3 周内出现的急性 PLC 损伤是足够的[64, 92]。在该技术中，撕脱的结构使用缝线锚钉、不可吸收缝线、骨隧道、螺钉和垫圈重建装置，或其他固定装置修复。然而，最近的研究发现修复的效果明显不如重建。在单纯修复中，失败率高达 40%[97, 98]。有专家主张，只有在损伤为真正的单纯撕脱伤，且未发现实质部损伤的情况下，才进行修复[100]。此外，修复撕脱的结构有助于加强重建措施[99]。

修复技术

对于急性腘肌或 FCL 股骨止点撕脱（图 102.11），可采用嵌入方法进行修复[92]。该技术最初由 Hughston 提出，使用在撕脱结构解剖止点处钻取的小骨隧道方法。首先，松解粘连，游离该结构，确定能解剖复位。近端编织缝合后，缝线穿过骨隧道，于股骨内侧打结，可以使用各种技术使缝线穿过骨，包括交叉韧带定位器、Beath 针或徒手钻孔。在内侧做第二个切口，将缝线在股骨内侧皮质的钢板上打结固定。如有联合损伤，应注意避免干扰交叉韧带重建骨道[104]。

类似的技术也可用于腓骨头止点撕脱的结构修复。无论是股二头肌、腘肌还是 FCL，先确认其止点以及能否解剖复位。用骨隧道或缝合锚钉将损伤结构固定到解剖位置。如果腘肌或 FCL 没有损伤，腘腓韧带可一期修复[100]。对于腓骨头骨折，进行解剖复位和固定，同时处理伴随的撕脱伤。

重建技术

股二头肌腱固定术。该技术最初由 Clancy 提出，股二头肌腱固定术试图重建外侧副韧带和腘腓韧带，并加固后外侧关节囊[105, 106]。做 12 cm 的外侧切口，从外上髁近侧 6 cm 处向下经过 Gerdy 结节。触及外上髁，沿上髁纵向切开髂胫束。游离二头肌腱，并切断与腓肠肌外侧头的连接。在远端识别腓神经，并与股二头肌腱游离，以防止因二头肌腱位置变化神经被拴系。将近端多余的肌肉从肌腱上移除，在上髁

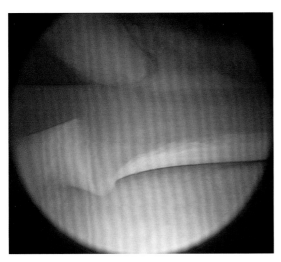

图 102.10 外侧室"穿通征"提示后外侧角损伤。胫骨和股骨之间有一个大于 10 mm 的开口（股骨髁未显示）

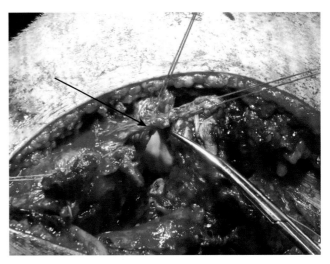

图 102.11 准备将腓侧副韧带（箭头）一期修复至股骨髁（Courtesy Dean Taylor, MD.）

处形成一个 6 cm 长的腱结构。去除外侧上髁的软组织。确认 FCL 的起点。在骨上做一个槽，在外上髁前 1 cm 处选择一个点进行钻孔[10, 51, 106, 107]。制作一个 3.2 mm 的骨孔，并选择一个 6.5 mm 的螺钉和垫圈结构。近端去除肌肉的二头肌腱被置于髂胫束之下，环绕在螺钉周围。将螺钉和垫圈拧紧，使肌腱附着于股骨外侧髁。在多个韧带重建时，合理规划骨隧道是非常重要的[104]。这种非解剖学技术要求远端股二头肌与腓骨的连接保持完整，以达到拉紧的目的。

股二头肌腱腱瓣转移。此技术是 Clancy 技术的改进。股二头肌腱的一部分通过肌腱固定术重新附着到上髁。这项技术需要稳定的胫腓近端关节，股二头肌腱和后外侧关节囊之间有完整的连接，并且如前所述，股二头肌与腓骨头的连接保持完整[108]。从外上髁到腓骨头做一个侧面切口。识别腓神经，游离粘连，并在整个修复过程中保护。在上髁上纵向劈开髂胫束暴露 FCL 和腘肌的起点。游离股二头肌的长头，分离前 2/3 的肌腱。在近端切断这部分肌腱，去除多余的肌肉，进入髂胫束内侧，通过肌腱固定术连接到外上髁前 1 cm 处，使用与前面描述的类似的螺钉和垫圈结构固定。肌腱固定术后残留的肌腱可以固定在腓骨头上以进一步加固。然后将后外侧囊切开并与转位的肌腱连接，以后外侧关节囊移位来加强重建。

后外侧角悬吊术。PLC 的悬吊方法，使用自体或异体移植物，创造一个关节外悬吊结构从胫骨后方延伸到股骨外上髁前上区域[109]。将膝关节屈曲 45°，沿髂胫束从股骨中部到 Gerdy 结节远端切开。识别和保护腓神经。在腓肠肌外侧头和 FCL 间建立一个间隙，腓肠肌向后牵拉。然后识别腘肌和关节囊，将腘肌移动并向后牵拉。牵开器沿胫骨后外侧面放置。在胫骨关节面下方 1~1.5 cm 处，钻取 6~8 mm 的骨道，向内以避免侵犯近端胫腓关节。异体移植物或自体移植物从前向后穿过这条骨道并固定。将移植物移至近端，用骨道、缝合锚钉或螺钉和垫圈结构固定在股骨外上髁前 1 cm 处。另有文章报道了一种全关节镜下腘肌腱重建方法[110]。

近端胫骨截骨术。在膝内翻和慢性 PLC 损伤的情况下，胫骨近端截骨术（图 102.12）已被证明可以改善稳定性，在合适的患者群体中，可作为慢性后外侧不稳定的主要治疗方法[111]。此外，它还可以作为两阶段重建中纠正力线异常的初始步骤。开放和闭合楔形截骨已被报道[111, 112]。截骨的目的是使机械轴恢复到中立或轻度外翻的位置。标准的截骨技术是根据

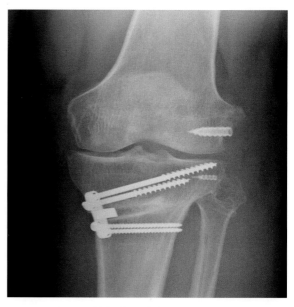

图 102.12　由于后外侧角重建失败，行胫骨近端截骨，无需额外重建

外科医生的喜好和经验来使用的。Arthur 等[111] 发现，内翻畸形的纠正足以使 38% 的总研究人群（PLC 和其他韧带损伤患者）和 67% 的单纯 PLC 损伤患者恢复稳定，因此无需二次手术。

胫骨近端截骨术不仅能纠正冠状位畸形，而且还能影响胫骨后倾（矢状位力线）。应用截骨术改变前交叉韧带缺损和后交叉韧带缺损的冠状位力线，以影响稳定性。然而，改变胫骨后倾治疗 PLC 损伤和不稳定仍然存在争议。据报道，在 PCL- 和 PLC- 缺损膝关节中，增加胫骨后倾能更好地稳定关节，减少 PLC 结构受力[113]。然而，一项生物力学研究表明，在膝关节屈曲 30° 和 90° 时，PCL 和 PLC 联合损伤增加的膝关节胫骨后倾对 dial 试验的稳定性没有影响，也不会改变反向轴移试验[114]。

解剖重建

单独结构重建。重建单个损伤结构（包括 FCL、腘肌腱和腘腓韧带）有多种技术。在每种情况下，都可以使用自体移植物或异体移植物。每个重建过程都依赖于对 PLC 解剖结构的精确理解，从而精确地重建受损的结构。先进行标准的显露，识别和保护腓神经。在腘肌，确认股骨止点并清除软组织。创建一个骨道，使用一个界面螺钉将移植物固定到股骨。移植物远端走行到胫骨后外侧。与前面描述的悬吊技术操作类似，在胫骨上做一个前 - 后骨道，然后将腘肌移植物从后向前通过，并使用界面螺钉固定。确定 FCL

的股骨起点，建立骨道，并用界面螺钉固定移植物。然后在腓骨近端（同时保护腓总神经）建立一条骨道，移植物通过该骨道并拉回移植物的股骨起点进行附加固定。腘腓韧带的重建可使用重建 FCL 的移植物，当它从腓骨骨道引出后再通过与重建腘肌相同的胫骨骨道[115, 116]。当在腓骨隧道中固定移植物时，将膝关节屈曲 30°，并在固定时施加轻微的外翻应力。胫骨隧道内的移植物以膝关节 60° 屈曲和相同的外翻负荷固定。

解剖重建技术

解剖重建技术是由 LaPrade 等[116, 117]推广的。在骨科文献中，"解剖"技术包括胫骨骨道。在做了最初的外侧曲棍球棒切口后，分离髂胫束和股二头肌的长头。确定腓神经，进行神经松解术。在股二头肌的前束处开一个小切口，分离 FCL，识别其腓骨止点并从骨面上清除。利用交叉韧带定位器，在腓骨头制作 7 mm 骨道，同时保护腓神经。胫骨骨道钻取前识别相关标志性结构，包括骨道起点（Gerdy 结节内侧和远端的一个区域）和骨道出口（一个后外侧胫骨平台上的小切迹，在腘肌腱腹交界上）[117]。利用交叉韧带定位器，在保护神经血管结构的同时钻取胫骨骨道。髂胫束在股骨外上髁上分开。分离腘肌腱和 FCL 止点。导针通过每个结构的附着点放置，并钻取 9 mm 骨道。将导针通过骨道穿透到股骨内侧，之前准备好的带骨栓的移植物通过在导针上的牵引线牵拉入骨道，然后用界面螺钉固定。移植物的腱性部分已经编织成管状，准备通过隧道。然后，将一个移植物沿着腘肌腱解剖路径从后向前穿过胫骨隧道。第二个移植物沿着 FCL 的解剖路径，从外侧到内侧穿过股骨

隧道，然后从后往前穿过胫骨骨道。在胫骨和腓骨骨道采用界面螺钉固定。

基于腓骨重建。 腓骨重建技术的重点是重建外侧副韧带和腘腓韧带。这种技术有几个优点，包括只需要一根自体腘绳肌腱，允许保留残留的天然组织并将其结合到重建中，避免在合并损伤的情况下可能威胁到为重建前交叉韧带而建立的股骨隧道。此外，它比较容易执行，并可用于各种 PLC 损伤，包括合并胫腓骨脱位。在这种情况下，下胫腓关节在重建前能被简单地固定。基于腓骨的重建在作者的首选技术部分有描述。

术后处理

采用了四阶段康复方案（表 102.2）。在第 1 阶段，通常在术后 0～8 周，目标是保护重建的结构，减少炎症和肿胀，并小心地进行关节的 ROM 练习。首先，患者只进行脚趾触地负重至少 6 周。肢体用铰链式膝关节支具保护，锁定于伸直位 2 周。2 周后，在症状允许的情况下开始被动活动。可进行股四头肌练习，并进行髌骨活动。避免腘绳肌收缩和拉伸。要避免胫骨外旋和内翻应力练习。8 周后，支具解除锁定，进行可耐受的主动和被动关节活动度练习。

在第 2 阶段，通常在术后 9～12 周，尝试消除炎症和肿胀，获得完全的 ROM，恢复正常步态，提高下肢力量。在此阶段中，进行更积极的 ROM 练习，直到达到完全 ROM，包括使用静止自行车。开始闭链股四头肌力量练习，交叉训练机可用于训练。恢复步态，进行本体感觉练习。

在第 3 阶段，通常在术后 13～24 周，尝试增加力量到对侧肢体的至少 85%，提高有氧耐力，开始超

表 102.2 后外侧角重建术后四阶段康复治疗方案			
第 1 阶段（0～8 周）	第 2 阶段（第 9～12 周）	第 3 阶段（第 13～24 周）	第 4 阶段（24 周以上）
限制活动促进愈合（膝关节锁定伸直 2 周，2 周后被动活动度为 0°～90°，配合治疗）	完全恢复膝关节活动度	提高有氧运动耐力，开始超等长练习	开始专项体育运动的功能性动作练习
足趾触地负重 6 周，然后逐渐增加负重	恢复正常步态，开始本体感觉训练	在地面上开始跑步运动	获得双侧相等的平衡和本体感觉，逐步提高参与体育活动等级
股四头肌肌力练习/髌骨活动度练习	继续加强力量训练，包括闭链练习	至少恢复对侧肢体 85% 的力量	获得相等的双侧下肢力量
避免腘绳肌拉伸和胫骨外旋/内翻应力	消除残留肿胀/炎症	跑步、敏捷性练习、跳跃或力量练习时没有疼痛	通过所有体育相关的测试和活动

🔍 作者首选技术

根据体格检查，如果损伤导致关节不稳定，无论急性和慢性，我们都倾向于基于腓骨的重建技术[118]。患者仰卧在手术台上进行手术。首先，在麻醉后进行检查以确认诊断和识别伴随的韧带损伤。在大腿上部放置止血带。进行诊断关节镜检查并发现关节内的病变，包括关节软骨损伤和半月板撕裂。通常在这个时候进行交叉韧带重建手术。关节镜检查后，下肢驱血，止血带充气。获取半腱肌肌腱并编织成条，并在每一端用 2 号不可吸收缝线，便于移植物通过骨道。

在膝的外侧做纵切口，近端以外上髁为中心，远端在 Gerdy 结节和腓骨头之间（图 102.13）。切到髂胫束，保留较厚的软组织瓣。在股二头肌后面识别腓神经，标记，并在整个手术过程中加以保护。

接下来，通过 Terry 和 Laprade 所[19]描述的 3 个窗口暴露深部结构。急性损伤中，在使用直接缝合骨、缝合锚钉或螺钉和垫圈进行重建之前，可以对单个结构进行初次修复。

显示 FCL 和腘肌腱的股骨附着点。确定这两个结构之间的中点，并将该区域中的软组织从骨上清除（图 102.14）。用 6.5 mm 的螺钉和 18 mm 的垫圈结构来作为锚，并进行适当的钻孔。钻头可以去除更多的软组织，并形成一个出血的骨床以促进愈合。特意选择 18 mm 垫圈，用来帮助维持腘肌腱和 FCL 股骨附着点的解剖关系，因为它们相距 18.5 mm[13]。螺钉通常有 30～35 mm 长，植入时要足够突出，使移植物能够通过。

然后在远端识别腓神经，必要时进行神经松解术。用牵引器保护腓神经，在距腓骨头近端顶部 1～1.5 cm 的远端通过 1～1.5 cm 导针，用 6～7 mm 的空心钻从前向后钻一个骨道（图 102.15）。准备好的半腱肌移植物通过这个骨道。后段在股二头肌腱和髂胫束下穿行至股骨上的螺钉处。前段在髂胫束下穿行至螺钉下。前段不要绕过螺钉，以避免过多的软组织造成螺钉和垫圈更突出。前段与螺钉远端的软组织缝合。后段比前段长。膝关节屈曲 30°，在膝关节上施加外翻和内旋力，拧紧螺钉和垫圈。后段通过腓骨头的隧道返回。牵引缝线互相打结，并将移植物各段缝在一起以提供额外的支持。

这个区域血供丰富。放下止血带止血。闭合外侧关节囊切口和髂胫束。缝合皮肤，并使用绷带。用铰链膝支撑固定在伸直位。

手术要点
- 使用 18 mm 垫圈恢复股骨上腘肌腱和 FCL 的解剖结构。
- 在胫腓关节不稳定的情况下，在固定关节之前钻一条腓骨骨道进行移植，以避免腓骨钻孔时切割固定装置。
- 尽量减少垫圈下的移植物的数量，以避免固定钉过度突出。
- 对于肥胖患者，术后早期应考虑外固定，以增加稳定性。

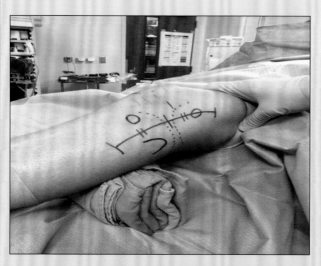

图 102.13　左膝 PCL 重建的计划切口的表面解剖

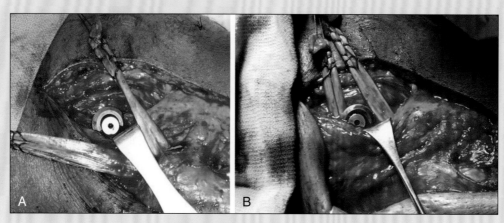

图 102.14　（A）移植物通过腓骨骨道。（B）移植物绕过股骨垫圈

作者首选技术（续）

- 当为股骨螺钉钻孔时，将手向踝关节方向稍移动下，以使螺钉朝向近端，这可减少对 ACL 骨道的干扰。

- 在腓骨隧道预备中必须保护腓神经。

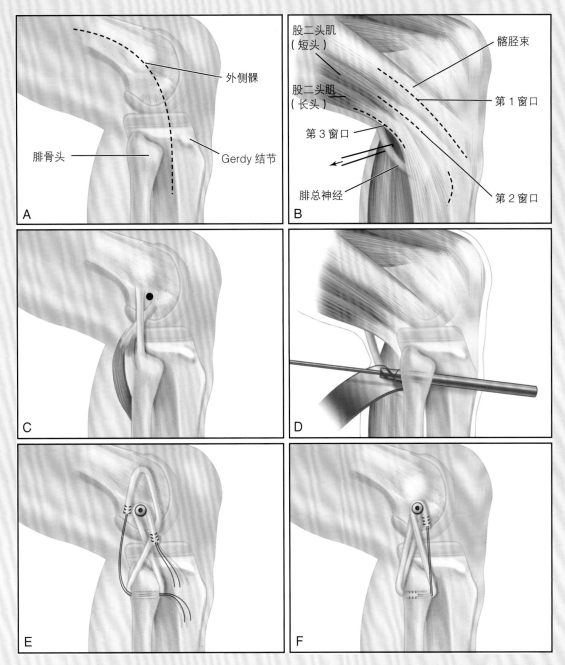

图 102.15　（A）纵行皮肤切口经过外侧髁近端，远端通过 Gerdy 结节和腓骨头中点。（B）膝关节外侧结构通过 3 个窗口暴露出来。（C）股骨钻孔的位置在圆心处，它是外侧副韧带股骨附着点和腘肌腱股骨附着点之间的中点。（D）距腓骨头近端顶点 1~1.5 cm，并在腓神经绕过腓骨颈的上方，在腓骨头钻一条 7 mm 的骨道。（E 和 F）移植物穿过腓骨，绕过垫圈，然后返回穿过隧道（如果长度允许的话）（From Larson MW, Moinfar AR, Moorman CT, III. Posterolateral corner reconstruction: fibular-based technique. *J Knee Surg*. 2005; 28[2]: 163-166.）

📌 **作者首选技术**

胫骨近端截骨术

在慢性内翻畸形情况下，我们采用开放楔形截骨术矫正畸形。与 Arthur 等[111] 的研究结果相似，我们发现单纯的截骨可以恢复稳定性，而 PLC 重建不是必要的（图 102.16）。

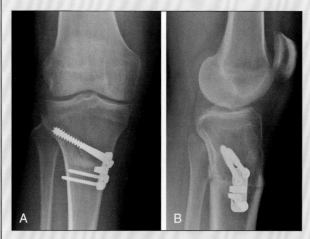

图 102.16   胫骨高位截骨术的最终前后位（A）和侧位（B）X 线片

等长练习，并开始跑步计划。措施包括使用动感单车、Cybex 训练、敏捷性训练和加强的本体感觉练习。继续加强力量训练。跑步训练开始时使用跑步机，然后到室外平地。

第 4 阶段在患肢力量和单腿跳试验的结果大于或等于对侧肢体的 85% 时开始，此时患者在向前跑、敏捷、跳跃和力量训练中没有疼痛，且表现出良好的膝关节控制与单腿动态本体感觉活动。这一阶段目的是使患者恢复到完全的体育活动，创造双侧相等的力量、平衡、本体感觉和爆发力，并达到 100% 的整体功能评级。继续进行在第 3 阶段开始的练习，逐步增加参加体育活动的等级，并且患者可以不受限制地在所有地面上跑步。

恢复运动

一旦运动员恢复到康复方案的第 4 阶段，就可以开始运动专项的康复、体能训练。精英运动员 PLC 损伤的数据很少，因为他们的确诊病例很少[121-123]。Bushnell 等[121] 对美国国家橄榄球联盟（National Football League）的球员进行了回顾性研究，

📌 **作者首选技术**

近端胫腓骨关节不稳定

PLC 损伤时应考虑近端胫腓骨关节不稳定。急性前外侧脱位是最常见的不稳定形式，常与 FCL 和股二头肌腱损伤相关，是前、后关节囊韧带损伤的结果[119, 120]。该诊断可通过临床和放射学诊断，包括各种试验和放射学检查[120]。

近端胫腓关节不稳定不妨碍基于腓骨的重建。关键是识别损伤并稳定关节。各种技术在文献中都有描述。我们使用缝线固定装置技术来稳定关节（图 102.17）。使用为 PLC 重建创建的切口。解剖分离到腓神经。识别并全程保护神经。缝合固定装置穿过腓骨进入胫骨，最后在胫骨内侧展开。将它拉紧到适当的张力，并在腓骨上打结固定。第二个缝合器以类似的方式放置。线结埋在软组织中，以避免刺激腓神经，或使用较新的无结节装置。

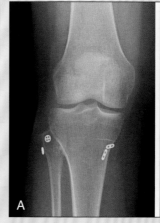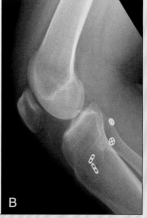

图 102.17   X 线片显示胫腓骨近端关节固定的正位（A）和侧位（B）X 线片

发现在 10 年的时间里，有 9 名球员被诊断出患有单纯Ⅲ度 FCL 撕裂，其中 4 人接受了手术治疗，5 人接受了非手术治疗，所有人都回到了 NFL。一般来说，运动员至少需要 1 年的时间才能恢复到受伤前的水平。患者需要大量的康复训练，并且在返回赛场训练和运动之前必须得到治疗医生的许可。医生的许可基于功能检测、力量测试、膝关节的关节活动度、没有肿胀和无痛的专项活动。术前，重要的是讨论预期的重返运动的时间范围，以便运动员在康复过程中有实际的期望。

结果

各种技术用于治疗 PLC 不稳定性的结果的大量研究已经发表。如果没有标准化的结果度量，就很难真正地比较这些不同的技术。此外，不同研究的随访时间不同，这可能使一种技术看起来优于另一种技术。而且，作者经常对技术使用相似的描述性术语，但是对前面描述的同名技术进行了改良。例如，在文献中，多个作者描述了解剖重建，但在不同的解剖技术之间存在很大的差异。在表 102.3[116, 124-128] 和表 102.4[67, 93, 97, 98, 111, 129-136] 中，提及"基于腓骨"的研究指腓骨和股骨中存在单个骨道，而提及"解剖"的研究还存在额外的胫骨隧道。

并发症

并发症可分为两类：受伤引起的并发症和手术引起的并发症。与其他手术一样，PLC 损伤的重建存在出血、感染、深静脉血栓形成和内固定突出 / 疼痛的风险。由于 PLC 的损伤通常与其他韧带损伤一起发生，它们常在膝关节脱位时出现，因此可能具有许多相同的风险。在严重的软组织损伤或开放性伤口中，感染和软组织愈合可能成为一个问题，多达 43% 的开放性膝关节脱位发生感染[139]。由于腓总神经与外侧关节囊的距离很近，所以腓总神经损伤很常见，13%的 PLC 损伤患者都合并该神经损伤[26, 140]。完全断裂损伤、完全牵拉损伤和部分损伤的神经恢复率分别为 0%、50% 和 100%，总体恢复率为 50%[141]。神经损伤

似乎与股二头肌肌腱远端腓骨头止点断裂有关，导致神经移位至异常位置，从而使其易受损伤[142]。在慢性情况下，医源性腓神经损伤的风险可能会增加，因为存在更多的瘢痕组织，从而导致神经松解术更难进行（图 102.18）。血管损伤需要立即识别和治疗，据报道 12% ~ 64% 的膝关节脱位发生血管损伤[143, 144]。因为有侧支循环，正常远端搏动不能完全排除动脉损伤。踝肱指数（ABI）是诊断膝关节脱位后血管损伤的可靠、无创的筛查工具。大于 0.90 的指数对动脉损伤有 100% 的阴性预测值，在这种情况下，患者可以通过一系列的临床检查进行监测[145]。然而，ABI 小于 0.90 需要进一步的动脉多普勒超声或 CT 血管造影检查。必须进行详细的神经血管检查，不仅要识别危及肢体的紧急情况，而且要考虑到腓神经靠近手术领域，也要在手术干预前识别神经缺损。据报道，术后 4 年随访中 29% 的患者在 PLC 重建后发生创伤后关节间隙狭窄，其中大多数患者在首次手术时有早期软骨退变的证据[146]。关节僵硬或关节粘连也可能发生在这些损伤及其重建之后。为了促进愈合，需要一段时间的固定，这将使膝关节处于关节粘连的危险中。通过在术中确定一个安全的屈曲活动度，以便在术后早期进行练习，并进行髌骨活动度练习，可以减少这种风险[59]。如果导针在钻骨道前没有适当放置，在骨道准备过程中可发生医源性腓骨头骨折。过去使用胫骨螺钉和垫圈结构时，内固定引起的疼痛一直是一个问题，较小型号的内固定可能减少这个问题。

表 102.3 后外侧角重建的生物力学研究				
研究者	年份	膝关节例数	方法	结果
Kang 等[127]	2017	3D 计算机模型	TBR、mFBR、cFBR 对比	交叉韧带力量在 cFBR 模型中最大，在 TBR 和 mFBR 模型之间没有差异，三种手术模型的关节接触应力均大于完整模型的关节接触应力
Plawesk 等[128]	2015	8 例尸体膝关节	mFBR	伸展复位外内翻，90° 屈曲平移胫骨平台，与完整的膝关节相似
Rauh 等[124]	2010	10 例尸体膝关节	基于腓骨对比解剖复位	两种重建技术之间未观察到稳定性的差异
Apsingi 等[125]	2009	10 例尸体膝关节	基于腓骨对比解剖复位	两种重建技术之间未观察到稳定性的差异
Nau 等[126]	2005	10 例尸体膝关节	基于腓骨对比解剖复位	两种重建技术之间未观察到稳定性的差异
LaPrade 等[116]	2005	10 例尸体膝关节	解剖复位	完整膝关节与重建膝关节之间的外旋稳定性没有差异

3D，三维的；cFBR，基于腓骨的常规方法；mFBR，基于腓骨的改良方法；TBR，基于胫骨的方法

表 102.4　各种后外侧角重建技术的结果

研究者	年份	例数	平均随访时间及范围（月）	平均年龄和范围（年）	方法	结果
Kannus[93]	1989	23	99（72～126）	34（14～61）	非手术治疗	Ⅰ级和Ⅱ级：82%恢复到损伤前的活动水平 Ⅲ级：25%恢复到损伤前的活动水平
Levy 等[98]	2010	10	34（24～49）	未报道	修复（急性）	40%失败率
Stannard 等[97]	2005	57	24（24～59）	33（17～57）	修复（急性）	37%失败率
Arthur 等[111]	2007	21	37（19～65）	32（18～49）	高位胫骨截骨术（慢性）	仅38%的患者高位胫骨截骨术后膝关节稳定（无需重建）
Yoon 等[137]	2011	32	35（24～63）	35（20～54）	腓骨悬吊（慢性）	平均术后 Lysholm 和 IKDC 评分分别为86.4 和 75.3；1 例失败：持续性松弛
Zorzi 等[136]	2013	19	38（ ～ ）	29（17～41）	腓骨悬吊（慢性）	平均术后 IKDC 评分 86；11% 的患者出现持续性松弛
Ibrahim 等[156]	2013	20	44（24～52）	26（18～48）	腓骨悬吊（急性）	平均术后 Lysholm 评分 90；6% 的患者出现持续性松弛
Fanelli 等[135]	2014	34	32（24～84）	27（15～53）	悬吊；囊膜重叠（慢性）	平均术后 Lysholm 评分 91.8；1 例患者出现持续性松弛
Kim 等[106]	2003	46	40（24～93）	35（16～62）	股二头肌腱固定术（慢性）	17%的患者在最终随访中丧失稳定性
Yoon 等[129]	2006	21	22（12～41）	34（21～64）	解剖复位（急性和慢性）	19%的患者出现 1+ 以上的松弛
LaPrade 等[130]	2010	64	53（24～86）	32（18～58）	解剖复位（慢性）	平均术后 IKDC 评分 62.6；5% 的患者复发不稳定需要手术修复
Jakobsen 等[131]	2010	27	46（24～86）	28(13–57)	解剖复位（慢性）	5%的患者出现旋转不稳定性，5% 的患者出现内翻不稳定性
Gormeli 等[134]	2015	21	40.9 ± 13.7	31.1 ± 9.2	解剖复位（慢性）	平均术后 Lysholm，IKDC 和 Tegner 评分分别为 80、64 和 4；单纯 PLC 重建与多韧带重建无明显差异
Kim 等[138]	2013	65	34（ ～ ）	37.2（16～64）	解剖复位（慢性）	术后平均 Lysholm 评分为 86.3；内翻应力 X 线片显示失败率为 18%
Camarda 等[67]	2010	10	28（18～40）	27（16～47）	基于腓骨（慢性）	与未受伤的对侧相比，0%出现稳定性丧失，10%出现过度约束
Schechinger 等[132]	2009	16	30（24～75）	30（19～61）	基于腓骨＋囊膜移位（慢性）	术后平均 Lysholm 和 IKDC 评分分别为89.9 和 81.3；无功能不稳定，25%出现 1+ 内翻松弛
Khanduja 等[133]	2006	19	67（24～110）	30（21～47）	基于腓骨（慢性）	26%的患者存在"残余最小后外侧不稳定"，但未进一步定义

IKDC 国际膝关节文献委员会；PLC 后外侧角

未来展望

小儿后外侧角损伤

随着参加体育运动的儿童数量的增加，以及对这些青少年运动员的要求和期望的增加，运动相关的受伤率也随之增加，并可能导致更高的 PLC 受伤发生率。单纯的韧带损伤在儿科人群中并不常见，这是由于韧带比相邻的骺板更强[147, 148]。PLC 损伤似乎特别罕见。在对 39 名接受 ACL 重建的青少年的回顾中，尽管有 67% 的人有联合损伤，但没有人被诊

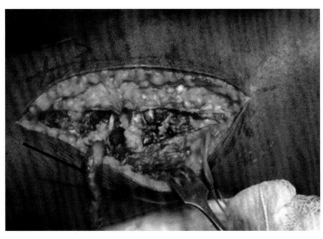

图102.18 后外侧角损伤后腓神经撕脱伤（黑色箭头）
（Courtesy Katherine Coyner, MD.）

断为PLC损伤[149]。有病例系列研究描述了单纯腘肌腱撕裂以及腘肌腱和FCL的联合损伤[150-154]。Von Heideken等[154]在文献中报道了23例单纯小儿PLC损伤，其中大部分为腘肌腱和FCL股骨止点撕脱性骨折。然而，在文献中没有发现关于小儿PLC损伤的广泛报道。

由于其罕见的发生率，单纯小儿PLC损伤的治疗尚不清楚。Kannus和Jarvinen[155]报道了33例Ⅱ度和Ⅲ度韧带损伤的青少年的非手术治疗，包括5例Ⅱ度和2例Ⅲ度FCL损伤。这些发现不局限于LCL损伤，与成人的结果相似，Ⅱ度损伤表现良好，Ⅲ度损伤效果不佳，且持续不稳定。建议对Ⅲ度损伤进行手术治疗。然而，手术治疗这些损伤的最佳方法仍不清楚。此外，对青少年进行外科治疗会增加手术的风险和生长障碍的风险。使情况更加复杂的是，Von Heideken等[154]的病例系列研究中1例接受非手术治疗的患者是唯一出现生长障碍和受伤后肢体成角畸形的患者。我们需要更多的研究来更好地确定治疗这些罕见损伤的最佳方法。

选读文献

文献：Larson MW, Moinfar AR, Moorman CT Ⅲ. Posterolateral corner reconstruction: fibular-based technique. *J Knee Surg*. 2005; 18(2): 163-166.
证据等级：Ⅳ
总结：基于腓骨的急性和慢性后外侧角重建技术是一种成功的方法，可以恢复稳定性，保留天然组织以整合至重建，并在联合重建过程中最小化骨道，而且相对容易

实施。本文对该技术进行了详细的描述。

文献：LaPrade RF, Ly TV, Wentorf FA, et al. The posterolateral attachments of the knee: a qualitative and quantitative morphologic analysis of the fibular collateral ligament, popliteus tendon, popliteofibular ligament, and lateral gastrocnemius tendon. *Am J Sports Med*. 2003; (31): 854-860.
证据等级：尸体解剖
总结：后外侧角主要结构的股骨和胫骨附着点之间具有一致的解剖关系，各结构之间的距离也具有一致性。考虑这些关系，并在重建技术中恢复这种解剖关系是十分重要的。

文献：Levy BA, Dajani KA, Morgan JA, et al. Repair versus reconstruction of the fibular collateral ligament and posterolateral corner in the multiligament-injured knee. *Am J Sports Med*. 2010; 38(4): 804-809.
证据等级：Ⅲ
总结：急性修复组与后外侧角重建组比较显示，急性修复组的失败率更高，为40%，而重建组的失败率为6%。即使在急性损伤也应该考虑重建，因为一期修复组失败率更高。

文献：LaPrade RF, Resig S, Wentorf F, et al. The effects of grade III posterolateral knee complex injuries on anterior cruciate ligament graft forces. *Am J Sports Med*. 1999; 27(4): 469-475.
证据等级：尸体解剖
总结：未治疗的Ⅲ度后外侧角损伤导致前交叉韧带受力显著增加。因此，在合并伤的情况下，由于移植物承受了更高的力，未治疗的Ⅲ度后外侧角损伤会增加ACL移植物失败率。

文献：La Prade RF, Wentorf FA, Fritts H, et al. A prospective magnetic resonance imaging study of the incidence of posterolateral and multiple ligament injuries in acute knee injuries presenting with a hemarthrosis. *Arthroscopy*. 2007; 23: 1341-1347.
证据等级：Ⅱ
总结：在331例以关节积血为主要表现的急性膝关节损伤患者中，9.1%的全组患者和16%的韧带撕裂组患者有后外侧膝关节结构损伤，50%以上的损伤累及一个以上的后外侧角结构。后外侧角损伤可能比以前报道的更常见，它们通常与其他韧带损伤同时出现。

（Ryan P. Coughlin, Dayne T. Mickelson, Claude T. Moorman Ⅲ 著 王俊雁 译 王 健 校）

参考文献

扫描书末二维码获取。

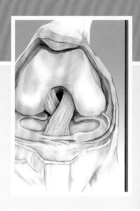

第 103 章

膝关节多发韧带损伤

膝关节的韧带负责提供膝关节的静态稳定性，控制运动过程，并防止可能损伤关节面或半月板的异常旋转或移位。虽然膝关节脱位发病率很低，占骨科损伤的 0.02%～0.2%[1]，但多发韧带损伤的发生率则相对高一些，因为膝关节脱位患者就诊前部分会自发复位[2,3]。急性膝关节脱位没有自发复位的，需要复位治疗。多发韧带损伤的诊断和处理对骨科医生提出了严峻的挑战，并且损伤类型多种，从双韧带损伤，如交叉韧带和侧副韧带断裂，到严重不稳定的膝关节，后者需要持续外固定。处理这类损伤的首要任务是确定神经血管结构的完整性，其他的重点包括准确识别所有受伤的结构，需要修复还是重建，一期或者二期手术，以及术后康复如何安排等。在过去的 30 年里，临床研究以及解剖学和生物力学研究极大地改善了这些复杂损伤的处理流程。

病史

当患者主诉膝关节疼痛或不稳定时，临床医生必须获得全面的病史，包括症状发作情况，损伤机制，既往膝关节损伤史，既往手术和非手术治疗情况等信息以评估患者的病情。与运动相关的多发韧带损伤被认为是低能量的，通常仅有单个肢体受累，而那些与汽车或摩托车事故有关的损伤被认为是高能量损伤[4]，并可能合并其他危及生命的损伤。

急性外伤的患者可能因为肿胀、疼痛和不稳定而不能行走。对于存在持续性脱位的患者可能会合并血管损伤和肢体缺血，因此确定损伤发生的时间至关重要。慢性损伤的患者可能会主诉机械性症状，包括弹响、卡顿或交锁，或者他们可能主诉在不平坦的地面上或日常活动中会伴随不稳，包括错位感。伴有神经功能缺损的患者可能会主诉腓总神经分布区域的感觉异常或足下垂。这些综合信息的获取可以指导临床医生进行体格检查和影像学检查的选择。

体格检查

对怀疑急性多发韧带损伤患者的检查评估必须包括血管状态的评估。如果怀疑动脉损伤，应计算踝肱指数，低于 0.9 分时应进行进一步的动脉成像检查[5]。推荐进行系列神经血管检查和选择性 CT 血管造影；存在明确的缺血征象时需要血管外科急会诊[6]。

必须对下肢神经功能进行评估。腓总神经控制小腿前方（腓深神经）、小腿外侧（腓浅神经）、踇短伸肌和趾短伸肌（腓深神经）等的运动。据报道，在高速机动车事故中膝关节脱位的人群中，神经损伤率为 25%～35%[7]。在一家骨科运动医学诊所中急性单纯或合并膝关节后外侧角（PLC）损伤的 29 例患者中有 4 例伴有腓总神经完全麻痹，7 例为部分运动或感觉功能障碍[8]。Moatshe 等最近的一项研究表明，腓神经损伤与血管损伤存在明显相关性；因此，腓神经的损伤患者应高度怀疑伴随血管损伤[2]。膝关节脱位也可伴发胫神经损伤，但是损伤发生的频率较低。

对膝关节稳定性的物理检查是判断关节内病变的一种可靠方法，但在急性膝关节损伤患者中进行体格检查可能更加困难。对于辨别病理性不稳与生理性松弛，双侧膝关节的对比观察非常重要。多发韧带损伤在检查时并不敏感，然而，仔细查体将有助于临床医生确定特定结构的损伤。前后（AP）稳定性应通过 Lachman 试验、轴移试验和后抽屉试验进行评估。而胫骨后塌和股四头肌主动收缩功能测试则用于评估后交叉韧带（PCL）是否损伤。

膝关节外侧和后外侧损伤通常合并一条或两条交叉韧带损伤[8-10]。在急性损伤中，患者可在触诊腓骨头时有压痛。检查手法应包括在 0° 和 20° 的内翻应力[11]，反向轴移，外旋反屈[12]，和 30° 及 90° 的拨号试验（胫骨外旋试验）。在 30° 内翻应力试验阳性而 0° 内翻应力试验阴性的患者中，应怀疑腓侧副韧带

（FCL）损伤。然而，对于多发韧带损伤，内翻应力试验在 0° 时也是阳性的。30° 和 90° 的拨号试验均为阳性，提示 PCL 和 PLC 联合损伤[13, 14]。后外侧抽屉试验阳性将进一步提示 PLC 损伤，但必须谨慎解释，这将在后面进一步讨论。

对内侧结构评估时应在屈曲 0° 和 20° 位进行外翻应力测试[15]；完全伸直时的不稳定表明合并有交叉韧带损伤。在 20° 外翻应力下，内侧开口感的评估主要用来判断内侧副韧带（MCL）浅层的损伤。相关旋转异常的评估是通过屈曲 90° 时胫骨前内侧旋转和屈曲 30° 和 90° 时的拨号试验来评估的[16]。前内侧旋转增加提示更广泛的膝关节损伤，包括浅层 MCL、后斜韧带（POL）和深层 MCL。检查者在检查过程中必须注意通过触诊和肉眼可见的胫骨旋转来鉴别前内侧和后外侧胫骨旋转（胫骨半脱位患者取仰卧位）[16]。

步态评估是体格检查的一个重要组成部分，但在急性损伤患者中可能因疼痛而受到影响。在亚急性或慢性损伤中，合并外侧结构损伤的患者可出现内翻步态或足下垂。膝关节内侧结构损伤的患者在步态的站姿阶段可能会表现出外翻，但这种表现不太常见，通常发生在膝外翻畸形的患者中。

影像学

对于怀疑多发韧带损伤的患者，X 线检查应包括标准的前后位和侧位片（图 103.1），以及负重屈曲位 X 线片（Rosenberg 位片）[17]。这些 X 线片可以显示胫骨平台、股骨髁或骨软骨的骨折。Segond 骨折[18]

和（或）弓状骨折[19]提示伴有外侧 / 后外侧结构的损伤。MCL 止点附近的钙化（Pellegrini-Stieda 骨化）可在慢性内侧结构损伤的患者中观察到。双下肢站立位 X 线片使临床医生能够评估受伤侧和对侧肢体的机械轴线。这可能会对慢性多发韧带损伤的治疗决策产生重大影响[20, 21]。

术前应力位 X 线片可以提供关于外翻和内翻应力稳定性的客观定量信息，术后也应常规拍摄。生物力学研究客观地量化了膝关节内翻[11]和外翻[15]应力状态下的开口程度；在交叉韧带完好的尸体膝关节上行 X 线摄片并切断不同韧带后进行测量。单独切断 FCL（模拟Ⅲ度损伤）导致了屈膝 20° 时外侧关节间隙增加 2.7 mm（与正常侧相比）。切断 FCL、腘肌腱（PLT）和 PFL（腘腓韧带）（模拟全部后外侧结构Ⅲ度损伤）导致了屈曲 20° 时外侧关节间隙增加 4 mm。切断 MCL 浅层（模拟Ⅲ度损伤）导致了屈膝 20° 时内侧关节间隙增加 3.2 mm。在屈膝 0° 和 20° 时，切断 MCL 浅层、深层和 POL（模拟膝内侧结构完全损伤）分别导致了内侧关节间隙增加 6.5 mm 和 9.8 mm。

几种成像技术的发展，使定量评估 PCL 的完整性成为可能；在慢性 PCL 损伤患者中尤其有用。胫骨后向应力位 X 线片有两种技术，一是跪地姿势下拍摄[22]，另一种是应用 Telos 装置（Telos GmbH, Marburg, Germany）[23]，这两种技术已被报道可以量化胫骨后移，并且优于物理检查和使用 KT-1000 关节测量仪[24]。

磁共振成像（MRI）已经成为评估膝关节不稳定的重要手段。尤其是在急性损伤患者，物理检查可能会因疼痛和肿胀而受到限制（图 103.2）。MRI 具有较高的灵敏度和特异度，可以显示交叉韧带、侧副韧带、后内侧结构和 PLC 及骨髓水肿、半月板损伤和软骨损伤等。股骨髁前内侧骨挫伤提示 PLC 可能损伤。此外，胫骨外移或股骨的骨挫伤也与 MCL 损伤有关[28]。

掌握与膝关节多发韧带损伤相关的常见影像学表现是非常重要的。如果患者仰卧，X 线片在急性情况下可能是阴性的，并且很难获得负重位片。在慢性损伤中，负重位片可显示内翻或外翻状态，关节间隙的增宽或关节间隙的减少，以及退行性变的早期表现。应力位 X 线片对定量评估 PCL、内侧复合体和后外侧复合体的稳定性特别有用。在急性损伤的患者中，MRI 通常可以显示交叉韧带和内侧副韧带的情况。也可显示与 ACL 断裂相关的典型的骨挫伤，以及与 PLC 损伤相关的骨挫伤。

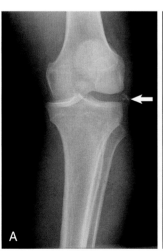
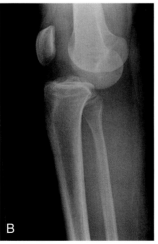

图 103.1　显示急性左膝关节脱位的前后位（A）和侧位（B）X 线片。前后位 X 线片上可见撕脱骨折（箭头）

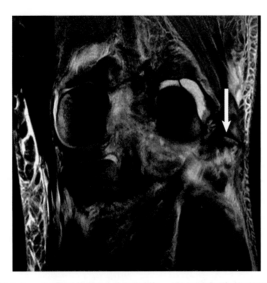

图 103.2　左膝冠状位磁共振图像，该左膝损伤伴有双交叉断裂和完全的后外侧角损伤，包括弓状骨折（箭头）和腓侧副韧带、腘肌腱以及腘腓韧带的Ⅲ度损伤

决策原则

多发韧带损伤的患者是一个异质性的群体，可表现为各种皮肤、骨质、神经血管和韧带损伤。虽然已经有了几种通用的治疗决策模式，还是有必要制定针对患者具体的膝关节损伤及伴随损伤的个体化治疗。半月板损伤最理想地选择是缝合修复，特别是对年轻患者，但多发韧带损伤时往往只能进行半月板部分切除术。本章不讨论血管损伤、开放性损伤、皮肤缺损、骨折治疗和半月板损伤的处理。治疗多发韧带损伤的重要考虑因素包括手术还是非手术治疗，一期还是二期重建交叉韧带，侧副韧带是修复还是重建。

膝关节韧带损伤的分级通常是根据矢状位（AP）和冠状位（内翻/外翻）的稳定性来进行分级的[16, 29]。旋转稳定性没有一个正式的分级标准[30-32]。治疗决策必须根据具体结构的损伤程度和受伤结构的数量而定。膝关节韧带损伤常按美国医学会指南进行主观分级，包括Ⅰ、Ⅱ、Ⅲ度损伤[33]。另外还需要根据韧带损伤的数目和位置进行额外的分级。[34]

非手术治疗与手术治疗

膝关节多发韧带损伤的病例少见，因此针对不同治疗方案的高质量研究也很少。目前发表的文献倾向于采取手术治疗[35-37]，而在早期的报道中，非手术治疗常被推荐用于"不复杂"的病例（即没有血管损伤

或骨折的病例）[38]。最近的一项综述表明，与那些接受保守制动治疗的患者相比，接受手术治疗的患者在多个主观和客观评估量表上表现出了较好的结果。[37]

手术时机

一些研究评估了手术时机的影响。然而对手术治疗的膝关节多发韧带损伤的结果解释是困难的，因为不同的研究中涉及的损伤情况多种多样[36]。难复性膝关节损伤、开放性损伤和腘血管损伤需要紧急手术。如果多发韧带损伤伴有高能量损伤，患者的总体医疗状况和严重的肢体、躯干、头部的损伤可能会延误韧带损伤的治疗。皮肤损伤和相关的胫骨或股骨髁骨折可能迫使韧带损伤的治疗延迟。这些复杂的因素没有进行具体的评价。本文重点讨论的是不伴有合并损伤的膝关节多发韧带损伤。

手术时机通常分为以下三种：急性期（通常定义为 6 周内手术）；慢性期（通常定义为 6 周后手术）；或分期手术（初次手术在伤后 3～6 周内进行，二期手术延迟进行）[36]。Harner 等[40]报告的急性期手术的患者，主观评分结果得到改善，在最终的活动度（ROM）方面没有差异。然而，19 例急性期手术的患者中有 4 例因屈膝受限需要进一步处理。Fanelli 和 Edson[41]报道了 35 例多发韧带损伤患者，急性期和慢性期手术的患者主观评分未发现差异（Tegner, Lysholm, and Hospital for Special Surgery knee ligament rating scales），客观结果也未见差异（根据 KT-1000 的结果）。

最近一项对多发韧带损伤手术治疗的系统综述发现，与慢性期手术相比，急性期治疗的患者前方不稳定有所增加，但后方及内外侧稳定性无差异[36]。另外，急性期手术患者有更多的屈曲受限（>10°），因僵硬需要进行二次手术者更多，但伸直无差异。分期重建的患者比急性重建的患者有更多的"优"或"良"结果。如本章后面所述，这些发现可能很难解释，因为这些患者中有许多接受了急性 PLC 修复手术（修复经常出现失败情况）而不是重建手术。

慢性多发韧带损伤的患者可能会因初次手术失败、保守治疗失败或者因合并损伤而寻求骨科医生的帮助。这些患者可能有内翻畸形，在韧带重建前可能需要进行高位胫骨截骨来纠正下肢力线的偏移。据报道，慢性 PLC 损伤中内翻畸形的纠正不足是 PLC 重建失败的原因之一[42, 43]

交叉韧带重建

目前普遍认为，多发韧带损伤中的交叉韧带损伤需要进行重建。Veltri 等[44]进行的一项生物力学研究证明了在多发韧带损伤中重建交叉韧带的重要性。前交叉韧带（ACL）损伤重建的选择包括经胫骨骨道或经前内侧入路钻取股骨骨道，以及使用自体或异体移植物。没有已知的研究推荐在这些患者中进行双束前交叉韧带重建。关于在多发韧带损伤患者中 PCL 重建技术的争论与关于单纯 PCL 损伤中的争论相似。包括移植物固定技术、单束还是双束技术、经胫骨骨道技术还是带骨块的胫骨 inlay 技术。很少有研究比较过多发韧带损伤患者的不同交叉带重建技术。因此，外科医生必须根据单纯交叉韧带损伤的治疗原则来决定多发韧带损伤中的交叉韧带治疗策略。

侧副韧带的治疗

直到最近，PLC 损伤还被认为可以通过急性期手术成功地修复。但最新的修复和重建治疗的比较给这种看法带来了挑战[45,46]。生物力学研究表明，PLC 的功能不足可导致 ACL[47]和 PCL[48,49]移植物的受力增加；有趣的是，Mook 等[36]报告说，更多的急性多发韧带损伤患者接受了 PLC 修复，而不是 PLC 重建，并提到修复后的 PLC 在康复过程中不足以保护 ACL 移植物。这些发现为交叉韧带与侧副韧带存在次级稳定关系的生物力学原理提供了临床证据，支持了急性期重建而不是修复 PLC[50]。如本章后面所讨论的，目前的趋势是从急性期局部组织修复，过渡到几种不同的自体或异体组织重建技术。

对单纯 MCL Ⅲ 度损伤或者合并 ACL 断裂的患者，一个较成功的治疗策略包括短期的休息和控制水肿，然后进行物理治疗。然而，合并双交叉韧带损伤的 MCL 损伤的治疗策略不是很明确。一些作者主张用支具保护内侧结构并使其愈合后进行延迟的交叉韧带重建。其他作者推荐急性期修复或重建内侧结构，但是关节粘连的风险较高。

移植物选择

在多发韧带损伤重建中，移植物的选择取决于损伤类型、移植物的可用性和外科医生的偏好。外科医生在治疗多发韧带损伤时，往往倾向于使用同种异体移植物，因为可以选择多种移植物大小，缩短了手术时间，又避免了切取髌腱、腘绳肌腱和股四头肌腱的取材部位并发症。由于多发韧带损伤的异质性，目前还没有结论性的研究来推荐一种特定的移植物。

特殊考虑

儿童患者多发韧带损伤需要特别考虑，因为他们的骨骺未闭，传统的韧带重建治疗可能会影响生长。已经有研究描述了 ACL[51]和 PCL[52]重建的骨骺保留技术。最近的一种改进的骨骺保留技术被用于儿科患者的 PLC/FCL 损伤[53]。儿童外侧和内侧结构损伤可以通过加强或凹陷技术[8]，或者使用带线锚钉来修复。

最近 Azar 等描述了一种超低速状态下的膝关节脱位[54]。这些损伤是由于患者过于肥胖，从站立位摔倒或绊倒在物体上导致的。超低速状态下发生的多发韧带损伤的患者有更高的神经血管损伤率和更高的术后并发症发生率[55]。他们的治疗必须根据合并症、患者期望、伤前活动水平及能否接受严格的康复治疗来决定。

对于有合并症的老年多发韧带损伤患者，结合制动的保守治疗可能是唯一适合的治疗方法[56]。此外，骨关节炎是多发韧带损伤重建的相对禁忌证。事实上，大多数研究排除了伴有骨关节炎的患者。

治疗方案

由于缺乏对比研究，这类患者中针对特定韧带损伤的明确治疗建议还十分有限。没有已知的研究评估过特定的交叉韧带重建技术对多发韧带损伤治疗结果的影响。侧副韧带损伤时是修复还是重建一直存在争议，对于不同的重建方法，在临床研究中还没有对比过。

急性期处理

每一个膝关节多发韧带损伤都是独特的，而且存在着广泛的病理变化。大多数的损伤都可以通过膝关节制动装置得到充分的稳定。然而，一些与高能量损伤相关的膝关节在制动装置中仍可能保持半脱位状态，因此需要外固定器以在急性情况下获得稳定。

前交叉韧带

尽管推荐前交叉韧带重建，但在多发韧带损伤的情况下，这一特定技术得到的讨论相对较少。许多作者描述了用同种异体移植或自体移植通过经胫骨骨道钻制股骨骨道的技术进行单束重建。Levy 等[45]喜欢使用同种异体胫前肌移植物，Strobel 等[57]推荐使用自体腘绳肌腱移植物。Engebretsen 等 [1] 最初倾向于同种异体骨移植重建前交叉韧带，但后来将移植物选择改为自体骨 - 髌腱 - 骨移植。Harner 等 [40] 更喜欢同种异体骨 - 髌腱 - 骨，但选择经前内侧入路钻股骨骨道，而不是前几个作者使用的经胫骨技术。

后交叉韧带

尽管最佳的 PCL 重建技术尚未确定，但一般认为在多发韧带损伤患者中应重建 PCL。一项综述回顾了一系列 PCL 重建失败的原因后，指出了骨道定位和处理伴随的侧副韧带损伤的重要性 [21]。然而，研究者们还没有确定单束和双束技术以及经胫骨骨道和胫骨 inlay 技术的优劣。

有研究表明，双束 PCL 重建可恢复原有的生物力学功能 [48, 58]；然而，较少的研究专门描述了双束 PCL 重建的详细技术和相关的结果。Spiridonov 等 [59] 描述了 PCL 双束重建，其中单纯 PCL 断裂 7 例，多发韧带损伤 32 例。他们的技术包括两个股骨骨道和一个胫骨骨道，解剖重建前外侧束（ALB）和后内侧束（PMB）。出于对自体取腱并发症及移植物大小的考虑，作者使用同种异体移植物，用跟腱移植物重建前外侧束，用半腱肌肌腱重建后内侧束。

几位作者描述了多发韧带损伤患者的单束 PCL 重建。Fanelli 和 Edson [41] 推荐单束经胫骨 PCL 重建，使用自体或异体移植物。Engebretsen 等 [1] 报道单束经胫骨骨道重建后交叉韧带；在数据收集期间，研究者将移植物来源从异体移植改为自体腘绳肌腱移植。Chhabra 等 [60] 报道，大约 1/3 的急性多发韧带损伤患者有完整的 PMB 和半月板股骨韧带。他们试图保留这些部分，并通过经胫骨骨道的异体跟腱移植进行 ALB 重建。在 PCL 完全断裂和慢性损伤的患者中，作者推荐用同种异体跟腱移植重建 ALB，同种异体胫前肌腱移植重建 PMB。

最近一项关于经胫骨与胫骨 inlay 技术在 PCL 重建中的应用的系统综述显示，这两种技术的比较结果很少。外科医生的技术偏好可作为一个合理的考虑 [61]。生物力学研究比较了这两种技术，但很难将其结果应用于多发韧带损伤人群。一些研究人员建议胫骨嵌入技术不适用于多发韧带损伤的患者。然而，这是 V 级证据 [12]。Stannard 等 [63] 描述了一种在多发韧带损伤患者中利用胫骨骨块嵌入（inlay）双束重建 PCL 的技术。他们的技术只需要一根同种异体跟腱。同种异体肌腱纵向劈开，重建 ALB 和 PMB。Cooper 和 Stewart [64]

描述了单束胫骨 inlay 技术重建 PCL，使用自体或者异体骨 - 髌腱 - 骨移植重建 ALB。

内侧 / 后内侧结构损伤

在最近的一篇综述中，Laprade 等 [15, 16] 强调了全面评估和治疗膝内侧 / 后内侧的三个主要结构的重要性：MCL 浅层、MCL 深层和 POL。当伴有多发韧带损伤时，大多数作者同意 Ⅲ 度 MCL 损伤需要手术，通常是修复或重建。一项系统综述称，尚缺乏足够的研究来制订在多发韧带损伤人群中基于证据的 MCL 损伤治疗建议 [66]。文献中提到了一种修复和（或）重建膝关节内侧结构损伤的总体趋势，这可能得益于更好地理解了解剖和生物力学证据验证的重建技术的出现。

在早期的报道中，Fanelli 等 [67] 比较了双交叉韧带和内侧结构损伤患者的外翻稳定性。所有患者均行双交叉韧带重建术。2 例急性期的患者接受了 MCL 损伤的一期手术修复，7 例接受了 MCL 损伤的保守治疗，随后重建双交叉韧带。最近，Fanelli 和 Edson [41] 描述了后内关节囊前上移位修复 MCL 损伤的方法，当损伤不能修复时，自体半腱肌或同种异体移植物用于重建 MCL 浅层，并做关节囊的移位。

Lind 等 [68] 描述了一种同侧半腱肌腱转位重建浅层 MCL 和后内侧结构的方法。找到半腱肌肌腱并在近端切断，但其鹅足止点保留。在股骨 MCL 止点钻骨道，骨道不穿透，直径等于肌腱对折后的大小。此外，在胫骨平台下方 10 mm 处、半膜肌腱后外侧钻胫骨骨道，大小等于半腱肌腱的直径。肌腱对折后用界面螺钉固定在股骨骨道内，通过胫骨骨道拉出，并用另一枚界面螺钉固定在胫骨骨道内。

Laprade 等 [65] 描述了一种基于解剖学和生物力学验证 [69] 的膝关节内侧结构重建方法 [70]。他们的技术重建了 POL 和 MCL 浅层的近端和远端。做两个股骨骨道和两个胫骨骨道，并使用界面螺钉将移植物固定在骨道中。

在膝关节脱位患者系列中，Harner 等 [40] 描述了 MCL 损伤的修复或重建。撕脱和实质部的撕裂分别用带线锚钉和不可吸收缝线修复。慢性损伤用自体半腱肌腱或异体跟腱移植重建 MCL。

外侧 / 后外侧结构损伤

与位于关节外的内侧结构相比，Ⅲ 度 PLC 损伤如果不进行手术治疗，仅凭支具固定不会愈合，并可能会导致严重的并发症。最近，相较于修复，重建PLC受到更多重视，因为重建的结果更好。早期研究人员报告了急性期解剖修复治疗PLC损伤有良好的结果。然而，这些患者术后6周内采取了石膏固定，而且未报告主观评分结果[71-73]。

最近，Stannard等[46]和Levy等[45]报道了一期和二期手术治疗多发韧带损伤，发现与修复PLC相比，重建的失败率更低。Stannard等[46]进行了改良的双尾技术重建PLC，采用同种异体胫前肌腱或者胫骨后肌腱。该技术在股骨等长点钻一个骨道，同时在腓骨和胫骨钻一个骨道。Levy等[45]使用了一种基于腓骨的

采用同种异体跟腱移植物的重建，同时做后外侧关节囊前下移位来重建PLC。

最近，Laprade等报道了对单纯和合并其他损伤的PLC损伤的急性期[8]和慢性期[20]治疗。所有PLC及合并的交叉韧带撕裂均采用一期手术治疗。采用带线锚钉修复PLC的急性撕脱；然而，大多数急性PLC损伤不适于修复，采用解剖重建PLC、FCL、PLT和（或）PFL。在慢性PLC损伤研究中，少数患者发现有内翻畸形，软组织重建之前需要在胫骨近端内侧做开放截骨来矫正机械轴线。其余患者均采用一期重建方式治疗PLC损伤以及合并的交叉韧带损伤。

作者首选技术

韧带损伤的处理

针对多发韧带损伤我们首选的治疗的方案是一期解剖重建交叉韧带，同时处理内侧、后内侧结构和外侧、后外侧结构，采用基于解剖学和生物力学试验验证过的技术。多发韧带损伤时的内侧和外侧结构的Ⅲ度损伤需要手术治疗，进行修复或者重建。一些直接从骨附着点撕脱的急性韧带损伤可行修复手术；然而，对于从中部撕裂的或组织质量不佳的急性损伤和慢性损伤，需要进行重建。作者主张对急性损伤的患者在伤后3周内进行手术，以便对损伤组织进行辨认，同时处理半月板损伤和关节外结构的损伤。

术前计划

由于多发韧带损伤手术本身的复杂性，术前的治疗计划是至关重要的。伤病史、体格检查和影像学检查将使外科医生能够计划手术的细节。外科医生必须确定所有必需的设备都是可用的，包括手术器械和任何所需的异体移植材料。标准的交叉韧带重建器械，包括空心钻导向器、可带线的穿针、带线锚钉和空心界面螺钉（金属或生物可吸收）。如果医生计划使用自体移植物，则需要合适的移植物获取器械。还需要一个移植物修整准备的工作台。对于关节内损伤的评估和治疗，需要标准的关节镜设备，包括30°和70°的关节镜。

患者体位

患者仰卧于手术台上，麻醉后进行检查，以确定韧带损伤情况。需要下肢固定装置，以便充分评估内侧和外侧结构的损伤。需要止血带。按照常规的消毒铺单准备拟手术的腿。

关节外损伤的评估与治疗

我们建议在关节镜检查之前进行外侧和（或）内侧结构损伤部位的开放探查，这将允许在关节镜下处理时液体外渗之前识别损伤和评估组织质量。

外侧和后外侧结构的处理

在髂胫束中段后方做一个L形切口，暴露外侧/后外侧结构。在计划取自体髌腱移植物重建前交叉韧带的患者中，切口应更靠后，在两个切口之间保持至少6 cm。切开皮肤后分离皮下组织，到达髂胫束的浅表。在后方，确定股二头肌的长头和短头；在长头的远端约2~3 cm处进行触诊，通常可以辨认出腓总神经。然后进行神经松解术，将神经安全地从手术部位分离出来（图103.3）。

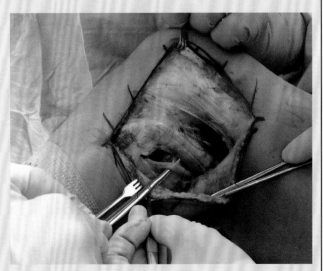

图103.3　左膝后外侧开放探查入路。用Metzenbaum剪分离腓总神经

作者首选技术

韧带损伤的处理（续）

股二头肌腱撕脱伤可用带线锚钉修复，在膝关节完全伸直位缝合固定。弓状撕脱骨折可以用 5 号不可吸收缝线穿过近端肌腱和骨碎片，然后在腓骨头上钻孔固定[8]。

在比目鱼肌和腓肠肌外侧头之间钝性分离并暴露出间隙，通过这个间隙可以触及腓骨头的后内侧。在这个区域，可发现胫腓韧带（PFL）和腘肌腱腱腹交接区。

接下来，在腓骨头近端 1 cm 处做一个通过二头肌长头前支和其下方二头肌滑囊的切口。通过这个切口可以识别 FCL 的远端和附着点，并且通过牵拉，可以识别韧带的近端。FCL 急性撕脱损伤，通常发生在骨骼发育未成熟的患者中，韧带实质一般完好，可使用带线锚钉进行修补；然而大部分的 FCL 损伤是不能修复的，需要重建韧带。用前交叉韧带重建时用的瞄准器协助钻腓骨骨道。解剖性移植物放置的理想位置是从腓骨头外侧的FCL 附着点到后内侧腓骨茎突的斜面。内侧放置牵开器，防止医源性损伤，并置入导针；骨道用 7 mm 直径的钻钻制，出入孔用骨道锉磨平。

接下来，建立胫骨骨道，用于 PFL 和 PLT 重建移植物的固定。前骨道口位于 Gerdy 结节与胫骨结节之间的平坦骨面；后骨道开口位于胫骨近端的后外侧。先前确定的腘肌腱腹连接处，位于腓骨骨道内侧 1 cm 和近端1 cm 处。用交叉韧带重建瞄准器协助钻骨道。后方用拉钩拉开，以防止导针位置错误。用手触摸后方的针尖确认导针的方向正确，同时用钝头探针穿过腓骨骨道作为参照。

然后暴露 FCL 残端，以识别和评估 FCL 股骨附着点[74]。直接暴露股骨上的 FCL 和 PLT 附着点，并为钻骨道做准备，从外上髁切开髂胫束浅层，延伸到 Gerdy 结节。接下来，通过侧方关节囊的垂直切口可以识别 PLT 的股骨附着点。从股骨止点直接撕脱的 PLT，若没有实质部的损伤，可在伸膝位直接短缩缝合[75]。重建 FCL 和 PLT建立股骨骨道需要对解剖学有透彻的了解（图 103.4）[74]。两个带孔的导针从 FCL 和 PLT 的附着点向前内对准内收肌结节，并平行钻孔。骨道定位时需要避免 PLC 骨道与ACL 重建骨道发生交叉。然后将骨道扩孔至 20 mm 深和9 mm 宽（图 103.5 ）。

纵行劈开的同种异体跟腱移植物用于 PLC 的双束重建。移植物用 7～20 mm 空心界面螺钉固定在股骨骨道内（见图 103.6 ）。FCL 移植物穿过腓骨骨道，最后再固定。然后修复其他损伤的后外侧结构。腘肌腱与半月板的连接纤维和冠状韧带的撕裂用缝线修复。外侧关节囊附着部位的撕脱骨折[18]或者不带骨块的止点撕脱[25]用带线锚钉修复[8]。

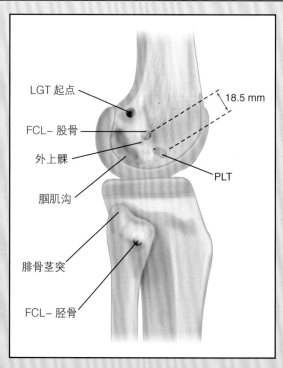

图 103.4　膝关节后外侧主要稳定结构和相关骨性标志的附着点。FCL 腓侧副韧带；LGT 腓肠肌外侧头肌腱；PLT 腘肌腱

膝内侧和后内侧结构的处理

ACL/MCL 联合损伤的治疗已经有了较明确的结论，在此不作特别讨论。本文讨论的重点是严重的Ⅲ度内侧副韧带损伤合并 PCL 或双交叉韧带断裂的治疗方法，也可能合并外侧结构的损伤。膝关节肿胀减轻后才进行手术；内侧结构可以修复，或者可能需要重建。倾向于同时处理交叉韧带损伤，而不是分期处理。

做前内侧切口暴露膝内侧结构，该切口从髌骨内侧和内侧髁区域向远侧延伸到鹅足区域[70]。接着，股薄肌和半腱肌肌腱附着点通过分离缝匠筋膜的前缘来识别。半腱肌肌腱使用标准取腱器切除，切取 16 cm 和 12 cm的移植物，用于重建 MCL 浅层和 POL。用不可吸收缝线编织肌腱，直径为 7 mm。

在鹅足滑囊内，可见 MCL 浅层的胫骨附着部位。接下来，分离 MCL 浅层，并在胫骨近端内侧辨认出胫骨附着点。MCL 浅层有近端和远端的胫骨附着点；远端附着点距关节线约 6 cm[65]。牵开缝匠肌，可以分辨 POL 最大的一个部分，即中央束。可在半膜肌附着点附近找到POL 中央束的胫骨附着点，止点下方有一小骨嵴。

膝关节内侧结构股骨附着点的识别通常较困难，因

作者首选技术

韧带损伤的处理（续）

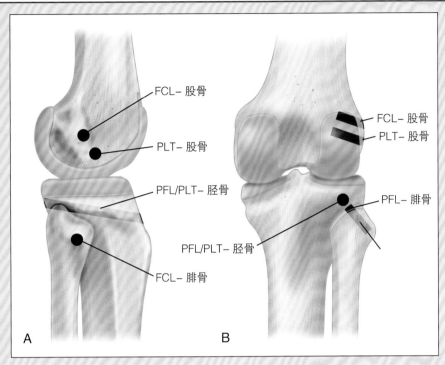

图103.5　膝关节的外侧（A）和后方（B）显示了重建膝关节后外侧角的骨道的位置。FCL 腓侧副韧带；PFL 腘腓韧带；PLT 腘肌腱

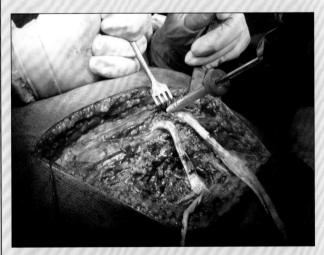

图103.6　术中右膝后外侧角移植物股骨骨道内的固定。从纵行劈开的髂胫束入路中可以见到，将一枚界面螺钉植入腘肌腱股骨骨道内

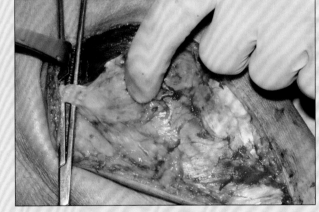

图103.7　左膝内侧开放手术入路。止血钳将内收肌腱抬高，用手指触诊内上髁。股内侧肌也可见

为骨性和软组织标志不够明显。第一步是辨认大收肌肌腱及其与内收肌结节的附着点（图103.7）。作者称大收肌肌腱为膝内侧的灯塔。这一步骤将使外科医生能更准确地确定内上髁、腓肠肌结节以及 MCL 浅层和 POL 的解剖附着点（图103.8）。MCL 浅层股骨止点位于内收肌结节的远端约12 mm，前方约8 mm。POL 股骨附着点位于 MCL 浅层止点后上方约11 mm[65]。在确定了 MCL 浅层和 POL 的股骨和胫骨附着点后，钻入导针并用7 mm 空心钻钻取骨道，深度30 mm。同种异体或自体半腱肌移植物准备（MCL 浅层为16 cm，POL 为12 cm）。并用7 mm 生物可吸收螺钉固定于股骨骨道内。胫骨骨道内的移植物固定最后进行。

韧带损伤的处理（续）

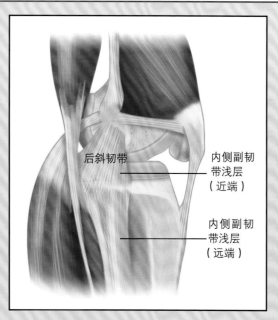

图 103.8　左膝内侧面的解剖（From Coobs BR, Wijdicks CA, Armitage BM, et al. An in vitro analysis of an anatomical medial knee reconstruction. *Am J Sports Med*. 2010; 38[2]: 339-347.）

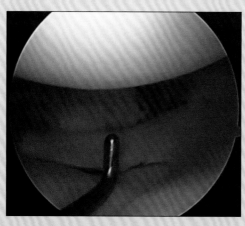

图 103.9　膝关节后外侧角损伤患者的关节镜照片中可见外侧间隙穿通征（drive-through）

关节内结构损伤的诊断与治疗

开放切开处理结束后才开始关节镜探查，这样可以防止关节镜下液体外渗导致侧方结构辨认困难。建立垂直的前内侧和前外侧髌旁入路，并在关节镜下对膝关节进行标准探查。施加内翻和外翻应力，分别观察外侧和内侧间室的间隙（图 103.9）。检查关节软骨表面是否有损伤，并对半月板的根部和体部进行评估。如果可能，可以对半月板撕裂进行修复。交叉韧带损伤将在下面的章节中讨论。

后交叉韧带重建

作者倾向于进行关节镜下的后交叉韧带双束重建。选用异体跟腱重建前外束，异体胫前肌腱重建后内束，用射频辨别股骨止点，作后内侧入路以便清理和辨别胫骨止点。清理胫骨止点周围组织，直至露出腘肌肌肉纤维，用后交叉下止点定位器引导钻胫骨骨道，克氏针从胫骨前内侧，关节线下方约 6 cm 处钻入，从 PCL 残端钻出，位于关节线下方 1 cm 处，该处有一个骨嵴，术中透视确定克氏针位置。

根据前面描述过的方法钻股骨骨道[59]，前外束骨道位于髁间窝顶接近前方关节软骨缘，直径 11 mm，钻深 25 mm。后内束骨道直径 7 mm，钻深 25 mm，两骨道间

最小保留 2 mm。

建立股骨骨道后，再钻制胫骨骨道。用先前放置的胫骨导针作为引导，用直径 12 mm 的空心钻头钻透胫骨骨道至后方，通过后内侧入口放置一个大的刮匙，保护后部组织不受医源性损伤。为了最小化移植物与胫骨骨道内口反复摩擦造成的移植物损伤，放置一个"平滑器"通过胫骨骨道，从前内侧入路穿出，循环拉动几次以平滑胫骨骨道内口。

然后移植物通过前外侧入路拉入各自的股骨骨道。用 7 mm 钛钉将 ALB 移植物固定于股骨骨道内，用 7 mm 生物可吸收螺钉将 PMB 移植物固定于股骨骨道内。ALB 和 PMB 移植物经关节腔拉入远端的胫骨骨道内，拉紧，反复屈膝数次，最后再固定胫骨骨道内移植物。

前交叉韧带重建

在多发韧带损伤患者中，作者倾向于单束解剖重建 ACL。根据患者情况或者外科医生的偏好和可获得性来选择骨 - 髌腱 - 骨自体移植或异体移植物。确定胫骨附着点，用刨刀清除残留组织。接下来，股骨附着点也被类似地识别和清理。在 ACL 股骨附着点的前内侧束与后外侧束止点中间做一个标记。

股骨骨道是通过前内侧关节镜入路建立的。这样可在显著的液体外渗前识别重要的局部解剖标志。如果没有同时进行膝内侧重建或使用了同种异体骨移植，胫骨前内侧需要做一个 2 cm 切口，位于关节线远端约 35 mm 处，MCL 前方 10 mm 处。ACL 下止点定位器放置在关节中，并瞄准 ACL 残端中心；然后钻入克氏针，随后钻制胫骨骨道。拉入 ACL 移植物并固定在股骨骨道中。最后才进行胫骨固定。

📌 作者首选技术

韧带损伤的处理（续）

移植物最后的固定

移植物最后固定的顺序很重要。为了恢复膝关节的旋转中心，一旦所有相关的韧带重建移植物被固定在股骨后，首先进行 PCL 移植物的胫骨固定[59]。然后固定 PLC 移植物，在伴有内侧结构损伤时，注意避免过度拉紧。FCL 移植物穿过腓骨，膝关节屈曲 20°，旋转中立位，外翻复位情况下拉紧固定。接下来，在屈膝 60°、旋转中立位的情况下进行 PLT 和 PFL 移植物的固定，拉紧移植物后固定（图 103.10）。

PLC 移植物被固定才能进行 ACL 移植物胫骨固定，因为生物力学证据表明 ACL 移植物在 PLC 移植物之前固

定会导致膝关节的外旋畸形[77]。在胫骨骨道内使用一枚界面螺钉进行固定。

接着，对于接受膝关节内侧损伤重建的患者，进行移植物在胫骨骨道的固定（图 103.11）。将 MCL 浅层移植物穿过胫骨骨道，并保持张力，同时施加内翻力量，使膝关节屈曲 20°，保持旋转中立位，将 MCL 浅层移植物用界面螺钉进行固定。以类似的方式在膝关节伸直时拉紧 POL 移植物，施加内翻力量，用界面螺钉固定在胫骨骨道内，然后用带线锚钉重建 MCL 浅层在胫骨的近端附着点。

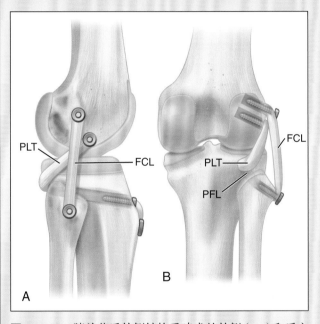

图 103.10 膝关节后外侧结构重建术的外侧（A）和后方（B）观。显示了腓侧副韧带（FCL）、腘肌腱（PLT）和腘腓韧带（PFL）移植物

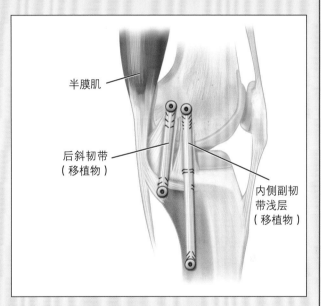

图 103.11 用界面螺钉将重建移植物固定在股骨和胫骨骨道内（From Coobs BR, Wijdicks CA, Armitage BM, et al. An invitro analysis of an anatomical medial knee reconstruction. *Am J SportsMed*. 2010; 38[2]: 339-347.）

术后康复

治疗多发韧带损伤的一个重要考量是术后康复和重返运动。在单一韧带损伤中这些问题已经引起了人们的高度重视。但对于多发韧带损伤的患者来说，有关这些的可获得的信息较少。因此，多发韧带损伤的考量必须基于单一韧带损伤时的原则。多发韧带损伤术后康复的两种常见选择是制动或者早期活动。制动

旨在防止不稳，早期活动旨在尽量减少瘢痕组织和改善关节活动度，这两者之间要设法取得平衡。尽管本章不会讨论各种具体康复方案，但是这里描述了几个作者的基本偏好。

Noyes 和 Barber-Westin 描述了一个术后早期保护下的关节活动方案，试图预防关节纤维化[78]。术后前 4 周，辅助下做 10°～90° 的主动活动，同时活动髌骨，每日 6～8 次。在康复锻炼间隙，患腿用可拆开的柱

状石膏固定，以保护重建的结构。4 周后，将石膏改为铰链式支具，并随着负重的增加逐渐增加活动量。

针对多发韧带损伤重建术后康复治疗的近期综述建议术后膝关节伸直位固定 5 周[79]。在最初的 6 周内，作者允许患者在双腿静态站立的情况下可负全重。但行走时必须使用拐杖，并避免行走时患腿负重。术后 5～10 周，支具调成可活动的，患者可被动屈膝；在此期间严禁单独的腘绳肌收缩练习。

Harner 等[40]也描述了他们对多发韧带损伤患者的首选手术治疗和康复方案。在最初的 4 周内，用支具伸直固定膝关节，除了被动关节活动度练习（屈膝可到 90°）外，支具保持伸直位锁定。手术后 6 周内避免单独的腘绳肌收缩。在最初的 4～6 周内支具完全伸直位时允许部分负重，并在随后的康复中逐渐加大负重。

在最近的一项系统综述中，Mook 等[36]评价了术后康复对多发韧带损伤预后的影响。他们发现，与术后制动相比，急性治疗患者的早期活动导致较少的后方不稳、较少的内翻/外翻松弛性和较少的 ROM 障碍。术后早期活动的这一影响实际上削弱了坚强解剖修复和（或）重建后外侧结构的重要性。

Wilkins[80]根据 Laprade 等的工作提出了详细的康复原则，并描述了早期康复（0～12 周）和后期康复（4～12 个月）方案。与其他作者相似，Wilkins 推荐术后 6 周不负重，在淋浴和穿衣活动中可偶尔用脚趾负重；此后根据方案增加负重。在最初的 2 周内，除被动活动度训练外，支具完全锁定。允许患者在术中确定的"安全角度"内活动膝关节。术后 4 周内 ROM增加到 90°，此后逐渐进展到 ≥125° 的目标。由于胫骨后移会伴随着屈曲度的增加，在最初的 4 个月内避免进行单独的腘绳肌训练。后期康复侧重于高水平的平衡训练、专项运动训练，并且要在术后大约 4 个月，当患者恢复完全的 ROM、正常的步态以及没有肿胀迹象时才开始。

结果

目前还没有关于多发韧带损伤的治疗和手术重建的相关结果的 I 级研究证据。大多数可用的研究是 III级或 IV 级，并且遗憾的是，一些研究结果的评估受到患者异质性的限制。在分析多发韧带损伤时，常常包括单个韧带的损伤。多发伤患者中的高能量损伤可能与运动相关的低能量损伤一起被报道。表 103.1 提供了所选文献的总结。

并发症

并发症可能出现在初始的损伤或者后期的治疗中。血管损伤在多发韧带损伤中并不少见，尽管报道的发生率各不相同，但通常参考数字是 32%。怀疑大血管损伤时，需要紧急血管外科会诊，因为长时间缺血可能会导致截肢。腓总神经损伤也常见，尤其是合并 PLC 损伤时，发生率在 25%～35%[7]。完全损伤者预后不好，而大多数部分损伤导致神经麻痹的患者通常可以恢复。治疗方案包括穿戴足踝矫形器、神经松解、神经修复、神经移植和肌腱转移等。高能量损伤者容易合并感染和皮肤缺损[82]。皮肤缺损的处理会不可避免地导致韧带手术的推迟。

并发症也可能与治疗有关，无论是非手术治疗还是手术治疗都可能发生。这两种情况下，持续性疼痛和不稳均有可能发生。如果最初的治疗是非手术治疗，而且被认为治疗失败了，那可能需要慢性期韧带重建。如果最初的治疗是手术治疗，如果失败了，可能需要翻修手术。

手术治疗时也可能会出现感染和出血。感染病例需切开清创、抗生素治疗及分期重建。暴露困难将导致出血较多，但关闭伤口前必须要充分地止血。如出现医源性损伤大血管，如腘动脉，需要立即请血管外科医生帮助治疗。医源性腓总神经损伤可能发生在神经松解过程中，也可能因为韧带重建前的神经松解不够。然而，如果初始的损伤很严重，充分暴露和小心处理神经后仍然可能出现足下垂。与任何外科手术一样，深静脉血栓也可能发生。所以充分的预防是必要的，特别是在老年和肥胖患者中。

韧带重建失败的一般原因可能包括同种异体移植物的排异反应或塑形不佳，未发现或未治疗的韧带损伤，或由于修复技术或重建骨道位置选取的技术问题。有些患者可能会出现持续的术后积液，并将迫使康复方案推迟。

未来展望

由于多发韧带损伤少见，其严重程度及伴发损伤存在异质性，到目前为止的高水平研究证据很有限。为手术时机、手术技术和康复作出明确建议，需要更多的临床研究。由于这些损伤的复杂性和治疗选择的不同，进行随机化的具有 I 级证据水平的研究有些不切实际。然而，采用标准化方法评估治疗结果，包括有效的主观评分和无偏倚的客观评价措施（评估稳定

表103.1　近期膝关节多发韧带损伤文献总结

研究	年份	膝关节数量	男性(%)	随访年数，平均(范围)(年)	时间：患者数量(受伤至手术时间)	平均年龄(年)	损伤分型	膝关节功能(平均评分)	体格检查(稳定性)
Levy	2010	28	*	修复：2.8 (2~4.1) 重建：2.3 (2.3~2.4)	修复10(5~33天) 重建18 (17~731天)	*	KD I：12 KD III：10 KD IV：44 KD V：1	4/10修复失败 1/18重建失败 IKDC：79(修复)，77(重建) Lysholm：85(修复)，88(重建)	IKDC客观评价末次随访：0例重建患者于30°内翻应力呈1+松弛 2例重建患者在30°内翻呈1+松弛 所有患者在30°和90°检查拨号试验稳定
Engebretsen	2009	85	53	5.3 (2~9.9)	A：50 (<2周) C：35 平均：14个月	35.2	KD II~III：88% KD IV：12%	Lysholm：83 IKDC 2000：64	Lachman：57%正常，33%1+ 轴移试验：90%正常，4%1+ 后抽屉试验：26%正常，57%1+ 拨号试验：86%正常，11%1+ 外翻：60%正常，30%1+ 内翻：67%正常，25%1+
Strobel	2006	17	76	(2~2.5)	C：17 (5~312个月)	30.7	KD III：17	IKDC：71.8	后抽屉试验：88% I或II度，12% III度 Lachman：94% I或II度，6% III度 后外侧不稳：88%正常或接近正常，12%遗留不稳
Stannard	2005	57	63	2.8 (2~4.9)	35例患者符合修复标准的均在3周内接受治疗；22例患者符合慢性或不可修复的急性损伤	33	44例多发韧带损伤；13例单发损伤	平均Lysholm, IKDC客观修复 成功：88.2, 59.8；修复失败, s/p翻修 86.8, 63.6；重建成功：89.6, 56.1；重建失败, s/p翻修：92, 64.4	13/35修复失败；12例翻修成功 2/22重建失败 IKDC客观评价： PLC修复成功：4A, 14B, 2C, 1D PLC修复失败：3A, 4B, 4C, 0D PLC重建成功：7A, 9B, 2C, 2D PLC重建失败：0A, 1B, 1C, 0D
Hamer	2004	31	*	3.7 (2~6)	A：19 (3周内) C：12 (5周~22个月)	28.4	急性：KD I：3 KD II+：16 慢性：KD II：7 KD III-L：2 KD III-M：3	Lysholm：A：91；C：80 KOS ADLA：A：91；C：84 运动活动水平 A：89；C：69 Meyers评分：10优, 13良, 5一般, 3差	Lachman：48%正常，52%1+ 后抽屉试验：71%1+，29%2+ 内翻30°：29%1+，6%2+ 外翻30°：16%1+，13%2+
Fanelli	2002	35	74	(2~10)	A：19 (<8周) C：16 (3~26个月)	*	KD II：1 KD III-L：19 KD III-M：9 KD IV：6	Lysholm：91.2 HSS：86.8	Lachman和轴移试验：94%正常 后抽屉试验：46%正常，54%1+ 后外侧稳定性：24%正常，76%比正常更紧

* 未提供

A, acute 急性；C, chronic 慢性；HSS, Hospital for Special Surgery 特种外科医院；IKDC, International Knee Documentation Committee 膝关节国际通用评分；KD, knee dislocation 膝关节脱位；KOS ADLA, Knee Outcome Survey Activities of Daily Living Scale 膝关节结局调查局日常生活活动量表；PLC, posterolateral corner 后外侧角；s/p, status postoperative 术后状态

性和功能），进行前瞻性多中心研究，将为多发韧带损伤提供有力的证据基础。

在过去的 10 ~ 20 年中，几种韧带重建技术已经逐步完善，并在单个韧带损伤的患者中进行了试验。然而，很少有研究涉及多发韧带损伤和随后的韧带重建的生物力学研究。此外，实验室和临床研究可以评估生物治疗在多发韧带损伤治疗中的作用（如使用干细胞和应用生长因子，富血小板血浆治疗）。

选读文献

文献：Mook WR, Miller MD, Diduch DR, et al. Multiple-ligament knee injuries: a systematic review of the timing of operative intervention and postoperative rehabilitation. *J Bone Joint Surg Am*. 2009; 91A(12): 2946-2957.
证据等级：Ⅲ
总结：Mook 等对膝关节多发韧带损伤的文献进行了系统回顾，以评估手术时机和术后康复的影响。该研究包括 24 项回顾性研究，揭示了关于这两个因素对主观和客观结果影响的一些发现，并与其相关局限性进行了讨论。

文献：Engebretsen L , Risberg MA, Robertson B, et al. Outcome after knee dislocations: a 2-9 years follow-up of 85 consecutive patients. *Knee Surg Sports Traumatol Arthrosc*. 2009; 17(9): 1013-1026.
证据等级：Ⅳ
总结：Engebretsen 等报告了 85 名膝关节脱位患者的手术技术及结局。最终随访时，中位 Lysholm 评分为 83 分。膝关节功能在高能损伤患者中更差。患侧膝关节中 87% 存在 Kellgren-Lawrence 2 级以上的退变，健侧膝关节仅 35%。

文献：Harner CD, Waltrip RL , Bennett CH, et al. Surgical management of knee dislocations. *J Bone Joint Surg Am* . 2004; 86A(2):262-273.
证据等级：Ⅲ
总结：作者描述了他们的手术技术和 33 名多发韧带损伤患者的结局。重要的是，他们发现在急性期手术的患者有更高的主观评分和客观稳定性。

文献：Fanelli GC, Edson CJ. Arthroscopically assisted combined anterior and posterior cruciate ligament reconstruction in the multiple ligament injured knee: 2-to 10-year follow-up. *Arthroscopy*. 2002; 18 (7): 703-714.
证据等级：Ⅲ
总结：报告了 35 名多发韧带损伤患者的手术技术及结局。19 名患者在 8 周内手术，16 名在慢性期手术；两组间的主观或客观评分无显著差异。

文献：Stannard JP, Brown SL, Farris RC, et al. The posterolateral corner of the knee: repair versus reconstruction. *Am J Sports Med*. 2005; 33(6): 881-888.
证据等级：Ⅱ
总结：Stannard 等进行了 PLC 研究，比较了多发韧带损伤中，PLC 修复和重建的差异。PLC 修复的失败率比重建显著上升。

（ Samantha L. Kallenbach, Matthew D. LaPrade, Robert F. LaPrade 著　张家豪 译　王永健 校）

参考文献

扫描书末二维码获取。

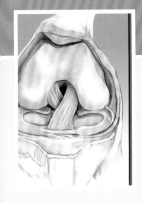

第 104 章

膝骨关节炎

膝骨关节炎（osteoarthritis, OA）是一种极为常见的致残原因。其病因是多因素的，但关节损伤是膝关节 OA 的主要原因[1, 2]。研究表明，半月板损伤需要进行半月板切除术，但会改变膝关节生物力学，导致膝关节病[3]。前交叉韧带（ACL）断裂是一种常见的破坏性损伤，通常与半月板和软骨损伤有关。随着时间的推移，关节的进一步恶化导致了膝关节疾病。这通常会影响到内侧间室，并导致内翻畸形[5-9]。

病史

全面的病史可以排除系统性疼痛的原因，如类风湿或其他炎症性关节炎。以及因退化性椎间盘疾病引起的髋关节疼痛或放射痛。膝骨关节炎患者通常表现为疼痛。其他症状包括卡顿、交锁、肿胀和活动减少[1, 10, 11]。不稳是一种常见的症状，但通常表现为股四头肌无力而不是真正的韧带不稳[12]。ACL 慢性损伤患者，膝关节内侧间室退变伴内翻畸形，可能会出现疼痛和（或）不稳定。然而，在这些患者中，疼痛是最常见的症状，而没有不稳症状，因为随着胫骨平台后内侧的磨损会形成一个"吸盘"样结构[8]。表 104.1 概述了膝骨关节炎患者的关键问题。

体格检查

一个系统的膝关节体格检查方法，包括视诊、触诊、关节活动度（ROM），并结合适当的专科检查。对患肢和非患肢进行比较，检查患膝上下的关节，评估患者远端神经血管的状况，这些都是体格检查的常规组成部分[13, 14]。

检查开始时先评估患者站立和行走时的下肢力线。内翻、外翻或中立的力线值得注意，以及镇步态、摇摆步态或冲刺刀态（如：负重时畸形的动态变化）[13, 15]。如果可能，患者应进行全蹲和鸭式行走（Childress 征）。全蹲或者鸭步行走时，有一种出现膝痛，或者两种情况下都出现膝痛，则均提示半月板撕裂[16]。应注意观察以前的任何手术切口。

当患者坐好，膝关节屈曲到桌子的边缘时，医生可以观察到髌骨的位置是否正常，是否有双侧股四头肌的不对称。由于膝关节损伤和积液引起的股四头肌反射抑制常导致患侧股四头肌萎缩，表现为双侧股四头肌的不对称[17, 18]。

当有膝关节积液时，患膝的膝眼处会凸出，通过 Swipe 试验（积液诱发试验）证实为积液。这个测试是

表 104.1	膝骨关节炎患者的关键问题
问题	患者反应
基本信息	年龄、职业
主诉	疼痛 / 弹响 / 交锁 / 肿胀 / 活动减少 / 不稳定
病史	疼痛病史
	哪里是最疼痛的位置？（用手指）
	什么时候开始的？
	疼痛的性质；有放射痛吗？
	疼痛的程度
	加重因素
	减轻因素
	相关症状 / 相关创伤或损伤 / 损伤的机制 / 受伤日期 / 治疗情况
既往治疗	止痛药、非甾体抗炎药、支具、理疗、注射、手术
功能状态	因膝关节症状的行走耐量（卡顿次数）
	睡眠障碍
	休息时疼痛
	日常生活活动
	运动
期望	恢复体力工作
	恢复运动和活动
	比赛水平
	高对抗与低对抗运动

在患者仰卧位、双腿伸直放松的情况下进行的。检查者从内侧关节线下方开始，握住关节向髌上囊移动，然后在外侧做同样的动作，这时在膝关节内侧可以观察到液波隆起。液波的出现表明波动征阳性，并证实为小到中等程度的膝关节内积液[14]。

浮髌试验阳性可确定为中度至重度积液。当膝关节完全伸直时，检查者将髌骨向滑车方向压，然后将其释放。如果有液体存在，髌骨就会感觉好像在漂浮[14]。

膝关节的触诊要系统进行，并以怀疑诊断为指导。要触摸膝关节的温度，并与对侧膝关节的温度进行比较。皮温升高提示炎症的存在。确定最大压痛点非常重要。一般来说，最敏感的区域是最后触诊的，这样患者在接下来的检查中就不会有保护性动作[14]。

测量 ROM（膝关节活动度）并与对侧膝关节进行比较。髌骨轨迹以及在屈伸过程中的摩擦感（一种可触及的摩擦感）可在 ROM 中触诊，特别注意其具体位置。最后，要求患者进行直腿抬高，以评估股四头肌力量和伸肌功能[14]。

然后进行专科检查，包括评估交叉韧带和侧副韧带的稳定性（见第 90 章）。这些检查对于检测是否存在陈旧性 ACL 断裂尤为重要。

影像学

负重位 X 线片是对任何膝关节情况进行影像学检查的金标准，尤其是 OA。标准的膝关节 X 线检查包括以下视图：双膝站立前后位（AP）、双膝站立屈膝 45°后前位（PA）、患膝的侧位和 Skyline 位。这两个立位片的具体目的是为了了解关节间隙狭窄的程度，并应与健膝对比[19-21]。

在 1988 年，Rosenberg 等首先描述了负重 45°PA 屈曲位 X 线片[21]，通常被称为 Rosenberg 位（图 104.1）。作者注意到，一些患者在站立完全伸展的 AP 图上没有明显的关节间隙狭窄，但关节镜检查时经常发现有区域有明显的软骨磨损。当膝关节在步态阶段屈曲时，股骨胫骨接触区向后移动并减小，从而增加了膝关节单位面积负荷的力。因此，屈曲的膝关节更容易观察到软骨损伤和继发 OA。此外，在 ACL 断裂的患者中，改变的膝关节生物力学导致后内侧磨损增加，尤其是胫骨。由于这些原因，Rosenberg 位 X 线片在诊断关节间隙狭窄和 OA 方面较传统的站立位 X 线片具有更高的敏感性和特异性[20,21]。

如果在标准膝关节序列上观察到关节间隙变窄，

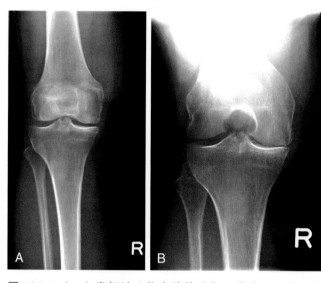

图 104.1 （A）常规站立位右膝前后位 X 线片，无明显关节间隙狭窄。（B）同一膝关节的 Rosenberg 位片则显示关节间隙狭窄和骨关节炎的证据

应拍摄站立位髋部至踝部的 X 线片，以评估下肢力线情况（图 104.2）。这对决策和手术计划至关重要[22-24]。从髋关节中心到踝关节中心的连线定义为冠状位上的机械轴[25]。在中立对齐的肢体，这条线一般通过膝关节的中心。任何偏离膝关节中心的情况都被认为是不正常的。如果线位于膝关节内侧，则下肢处于内翻状态；如果线位于膝关节的外侧，下肢处于外翻状态[26]。

矢状位对线是通过测量胫骨后倾角来确定的。这个角度是侧位片上垂直于胫骨干中段的线和胫骨平台的关节线间的夹角[27]。

X 线片还可确定 OA 的征象及其严重程度（如骨赘、关节间隙变窄、软骨下硬化和软骨下囊肿）、膝关节的哪些区域受影响、肢体对线、胫骨后倾角、髌骨高度、既往骨折、畸形和既往手术以及既往使用的植入物和植入物的位置。

磁共振成像（MRI）是一种诊断有膝关节症状患者的常用检查。然而，膝骨关节炎患者治疗决策所需的大部分信息可以从恰当的病史、体格检查以及前面提到的 X 线片获得[19]。Bhattacharyya 等对 154 名有症状和无症状的膝骨关节炎患者（男性≥45 岁；女性≥50 岁）的 28 张 X 线片和 MRI 图像进行了分析，两组患者年龄相仿。然而，有症状的 OA 组患者的体重指数（BMI）评分明显较高。作者发现半月板撕裂在无症状（76%）和有症状（91%）的膝骨关节炎患者中都很常见。OA 的影像学证据增加与半月板撕裂的发生率增加有关。无论是在视觉模拟量表（VAS）上，

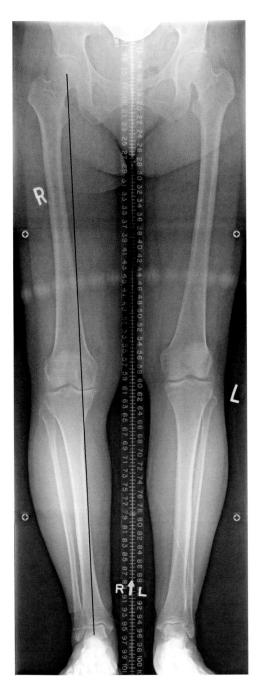

图 104.2 站立位髋部至踝部的 X 线片对决策和手术计划至关重要。从髋关节中心到踝关节中心的连线定义为冠状面上的机械轴。在一个下肢力线完全正常的人，这条轴线通过膝关节的中心。任何偏离膝关节中心都被认为是力线不正常。图中这条线通过膝关节的内侧，提示下肢内翻

还是在 WOMAC 评分上，骨关节炎组中有或无内侧或外侧半月板撕裂的患者之间疼痛和功能方面的评分没有发现明显的差异。因此，膝关节 OA 患者疼痛的病因是多因素的，包括软骨损伤、滑膜炎症、关节周围肌肉拉伤。研究人员的结论是，在评估和治疗膝骨关节炎患者时，没有必要常规进行膝 MRI 检查[28]。

治疗方案

图 104.3 显示了膝骨关节炎从最小侵入性到最大侵入性的治疗方法。

非手术治疗方案

教育和活动的调整

OA 的自然病程是一个逐渐恶化的过程，早期的症状是可控的，后期症状会恶化。患者应该接受自我管理的教育，包括生活方式和活动的改变。鼓励患者为自己的病情负责，可以让他们积极参与到病情管理中来，而且这种方式已经证明可以改善症状[29,30]。

减重

有症状的膝关节 OA 患者，如果 BMI 评分超过 25 kg/m^2，应鼓励患者通过饮食和运动减肥。研究表明，体重有所减轻的患者在 WOMAC 功能评分量表中总体临床功能会有所改善[29]。另有 30 项研究表明，减重可以降低膝关节负荷，减重 1 磅相当于膝关节每步负荷减少 4 磅[31,32]。体重减轻不仅对膝关节骨关节炎的症状有益，而且还提供了全身健康的好处。

低冲击运动

多项研究表明，低冲击的运动——如步行、骑自行车和使用椭圆机——对减轻膝骨关节炎患者的疼痛和残疾有好处[29,30]。美国老年医学学会建议 OA 患者每天至少进行 20～30 分钟、每周 2～5 次的体育锻炼[33]。

镇痛药物

有症状性膝关节骨关节炎患者应鼓励使用对乙酰氨基酚缓解疼痛。比较对乙酰氨基酚（≤4 g/d）和安慰剂的研究表明，使用对乙酰氨基酚在缓解疼痛方面有显著的益处，且没有任何显著的副作用[29,30]。2011年，美国 FDA 建议，由于存在严重肝损伤的风险，对乙酰氨基酚的剂量改为 3 g/d[34]。

此外，酮咯酸（曲马多）已被证明在缓解疼痛、僵硬和改善膝关节 OA 患者的功能方面有一些好处，可以考虑使用[35]。

非甾体抗炎药

对于那些没有胃肠道疾病危险因素的患者，可以使用非甾体抗炎药（NSAIDs）来缓解疼痛。研究表明，使用非甾体抗炎药与对乙酰氨基酚相比，在统计

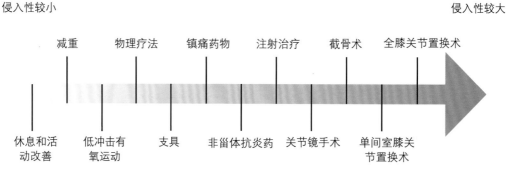

图 104.3 有症状的膝骨关节炎患者从最小侵入性到最大侵入性的治疗选择

学上有显著的临床疗效。建议在服用非选择性非甾体抗炎药或环氧化酶 -2 抑制剂的同时，考虑服用额外的胃保护药物。局部外用非甾体抗炎药已被证明能改善疼痛、僵硬和功能，也应考虑使用[29/30]。

支具

使用一个减荷膝关节支具可能是膝骨关节炎患者一个有益的辅助治疗，是一个帮助减轻症状和增加功能的合理选择。这种支具的作用是帮助将承重力从膝关节的磨损部位转移到未磨损的部位。虽然它可以用于内翻或外翻畸形，但它主要用于内侧间室 OA（medial compartment OA, MCOA）的患者。在 Kirkley 等的一项研究中，与单独使用氯丁橡胶套管或药物治疗相比，内翻减荷支具在减轻疼痛和提升功能方面有明显的优势。作者建议将其用于有可矫正的畸形和有正常大小膝关节的单间室骨关节炎患者中[37]。此外，使用减荷支具可能有助于确定患者是否将从下肢力线矫正手术中获益。支具的另一个优点与本体感觉有关。研究表明，膝骨关节炎患者的本体感觉降低。Kirkley 等[37] 报道，膝关节支具可以使本体感觉改善。支具的缺点是患者依从性差、佩戴不舒适以及成本较高。

物理疗法

股四头肌强化训练已被证明对缓解疼痛症状有显著的益处。ROM 和伸展运动的使用还没有被广泛研究，其临床效果也是未知的。然而，灵活性和运动锻炼似乎没有不良影响，并可以提高身体健康状况[38-40]。

注射治疗

皮质类固醇。关节内注射糖皮质激素可用于短期缓解关节炎"突然发作"引起的急性疼痛。研究表明，注射糖皮质激素的平均作用时间为 1 周[41-43]。

透明质酸。最近的研究表明，有症状的膝骨关节炎患者注射透明质酸没有好处。一项荟萃分析确实证明了注射透明质酸可以缓解 WOMAC 疼痛、僵硬和功能，但这些结果并没有达到临床上重要的改善阈值。此外，荟萃分析在有意义的重要差异（meaningfully important difference, MID）的方面证明，患者从这些注射中获得临床重要益处的可能性很低。基于这些发现，我们建议不要使用透明质酸注射治疗有症状的膝骨关节炎[35]。

富血小板血浆。富血小板血浆（PRP）来源于患者自身血液。通过超高速离心来浓缩血浆中的血小板。PRP 注射至膝关节腔，血小板可分泌刺激组织愈合的生长因子和蛋白质，这有助于减轻膝关节炎的症状。目前缺乏证据支持 PRP 在膝关节 OA 中的应用，应谨慎使用[44]。

干细胞。骨髓间充质干细胞是骨关节炎干细胞注射中最常用的细胞。据认为，这些细胞最有潜力发育成软骨细胞，能够修复受损的软骨，降低软骨退化率，抑制炎症，从而减轻疼痛。与 PRP 注射治疗膝骨关节炎相似，目前很少有证据支持干细胞注射的使用，应谨慎使用[45]。

不推荐的治疗

几种治疗方案，如氨基葡萄糖和（或）软骨素、楔形侧跟鞋，以及针头灌洗，历来被认定为膝关节 OA 症状的非手术治疗选择。然而。大量高质量的研究表明，相比安慰剂，氨基葡萄糖和（或）硫酸软骨素没有临床益处。同样，也没有很好的证据支持楔形侧跟鞋用于膝关节的 MCOA（内侧间室 OA）。最后，推荐使用针管灌洗的研究质量很差，而且这种方法也没有显示出任何持久的益处[48,49]。

手术方案
关节镜

对于以疼痛为主要症状的患者，不推荐关节镜下灌洗、清理和（或）半月板切除术。2002年，Moseley等[50]进行了两项随机对照研究。其中第一项，研究关节镜手术对膝关节疼痛的骨关节炎患者的影响。他们对180例患者进行关节镜手术，包括关节镜灌洗术和假手术的患者进行了比较，术后2年随访发现关节镜灌洗手术的结果并未优于假手术[50]。2008年，Kirkley等进行了另一项随机对照试验，将188名患者的关节镜手术与优化的物理治疗和药物治疗进行了比较。这些研究人员特别指出了Moseley等[50]研究的几个弱点，其中包括使用未经验证的结果评价方法和其结果缺乏可推广性。3组患者术后2年的WOMAC或SF-36评分无明显差异。Dervin等[51]研究了两组外科医生根据临床症状、体征还有平片独立预测临床结果的能力，在内科治疗和关节镜手术失败后的患者共有126例患者获得2年随访。在这些患者中，56例（44%）在WOMAC疼痛分级中报告了具有重要的临床意义的疼痛减轻。此外，研究人员发现，医生正确预测结果能力低于59%[1]。

关节镜手术不推荐用于有膝骨性关节炎的患者。专家意见建议，只有在以机械症状而不是疼痛为主诉的情况下，才应考虑关节镜手术[52]。

截骨术

截骨术是治疗膝单间室关节炎的一种骨骼力线矫正手术。截骨术的生物力学原理是将承重力从磨损的膝关节一侧重新分配到未磨损的膝关节另一侧，以减轻损伤、疼痛，延缓疾病的进展[53-58]。最常见的畸形是MCOA引起的内翻畸形，单独外侧间室OA是单独内侧间室OA的1/8。大多数的截骨术是在胫骨近端进行的，以治疗MCOA。活检和二次关节镜检查及其他开放性手术显示，磨损的关节内侧间室有纤维软骨再生，其中股骨内髁负重部的溃疡磨损区更容易长出新的纤维软骨。专栏104.1列出了截骨术的适应证。

专栏104.1 截骨术的指征

力线不良 + 骨关节病
力线不良 + 不稳定
力线不良 + 骨关节病 + 不稳定
力线不良 + 半月板 / 软骨移植 ± 不稳定

表104.2列出了每种技术的优缺点。

内侧间室骨关节炎。内侧开放楔形胫骨高位截骨术（high tibial osteotomy, HTO）和外侧闭合楔形HTO都能成功地治疗MCOA（图104.4）。

内侧开放胫骨楔形高位截骨术。从历史以及表104.2所示的内容上看，内侧开放楔形HTO的问题是长时间制动和限制负重。两者都对患者术后的生活质量有明显影响。近来植入物技术的改进促进了HTO锁定钢板的发展。这些装置比以前的非锁定植入物要坚固得多，并允许在术后2周内负重，而不会丢失矫正力。截骨术后无延迟愈合或骨不连续[63]。另一个问题是与获取髂嵴骨块以填充缺损相关的并发症。然

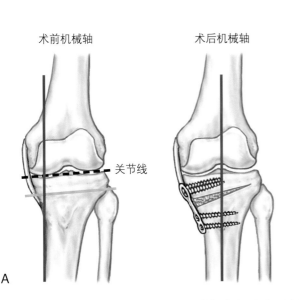
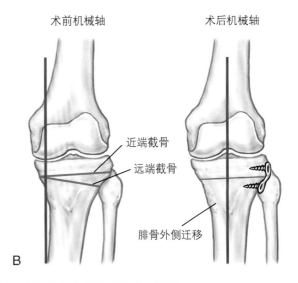

图104.4 开放楔形（A）和闭合楔形（B）胫骨高位截骨术的基本原理

表 104.2　内侧开放楔形胫骨高位截骨术与外侧闭合楔形胫骨高位截骨术的比较

	优势	缺点
内侧开放楔形截骨术	该手术在技术上更容易进行（只需要一次取骨）。 它提供了在冠状面和矢状面实现可预测矫正的能力。 它可以与其他手术结合，如韧带重建。 它保留了骨量。	开放截骨导致骨延迟愈合和不愈合等更多的潜在问题。 胫骨平台后倾角较难控制。
外侧闭合楔形截骨术	闭合截骨导致骨延迟愈合和不愈合的潜在风险更多。 对于治疗陈旧性前交叉韧带断裂，它可以将胫骨平台后倾角调整到理想状态。	对于没有经验的外科医生来说，这种手术在技术上比较困难。 • 腓神经 • 上胫腓关节 减少骨量 使得未来的全膝关节置换术在技术上更具难度。

而，最近的几项研究报道了自体骨、同种异体骨甚至不用移植物对于开口距离≤8 mm 的撑开口的效果，结果显示三者都效果良好，术后 12 周即可愈合 [65, 66]。

外侧闭合楔形胫骨高位截骨术。1965 年 Coventry[67] 首先描述了外侧闭合楔形 HTO 技术。其优点和缺点见表 104.2。目前，我们应用此手术的唯一指征是先前在对侧肢体成功地进行外侧闭合楔形 HTO。

其他技术。较少使用的胫骨截骨技术包括圆顶截骨和外固定。这些技术被推荐用于大于 25° 的畸形以及需要渐进而不是急性矫正的畸形，如骨骼成熟的 Blount 病患者或较年轻的特发性膝内翻患者 [68–71]。

外侧间室骨关节炎。外侧间室 OA 可由膝关节股骨或胫骨侧的病理改变引起，截骨术应在造成畸形的部位进行。

胫骨近端截骨术。胫骨近端内翻截骨术的结果与胫骨近端外翻截骨术的结果并不相同。值得关注的是，胫骨近端截骨术治疗外侧 OA 将导致关节线倾斜大于 10°，导致胫骨外侧半脱位。另一个担忧是如果在 MCL 止点以上截取外侧的楔形骨块，则有发生 MCL 松弛的风险。然而，胫骨近端截骨术在外翻膝治疗中的作用仍然存在。比如在创伤后骨关节病中，畸形位置位于关节线或低于关节线的情况下，如果外翻角小于 12°，应用该截骨方法可以避免过度的关节线倾斜。如果畸形主要在股骨或需要矫形角度大于 12°，应考虑股骨远端截骨 [72, 73]。

股骨远端截骨术。股骨远端内翻截骨术是治疗股骨外翻畸形的合适方法。如股骨外髁发育不全，或所需的矫正度大于 12°。同样，这种手术可以是内侧闭合楔形截骨术，也可以是外侧开放楔形截骨术。每种手术的优点和缺点类似于那些列出的 MCOA 开放和闭合楔形胫骨近端截骨术（见表 104.2）。一个额外的优势是外侧开放楔形股骨远端截骨矫正术可以纠正所需内翻的角度。另一方面，使用 90° 钢板的内侧闭合楔形截骨技术可以将胫股关节角矫正为 0°，而机械轴矫正为 6° 内翻 [72]。采用股骨外侧开放楔形截骨技术是否优于股骨内侧闭合楔形截骨技术，长期的临床结果尚待确定。

膝关节不稳。膝关节不稳定可能是由于骨和软组织的因素，而韧带原因是最常见的。然而，在矢状面由于胫骨骨骺发育停滞所致的单纯胫骨后倾角的改变或合并韧带功能不全也可引起前后向不稳。在这样的病例中，在韧带重建之前，必须纠正这种情况以建立一个稳定的关节。韧带和骨性联合手术可以减少移植失败的风险 [5, 8, 74]。正常情况下胫骨后倾角为 10°±3°[27]。胫骨后倾角大于 13° 导致胫骨前移和关节生物力学改变，以及半月板负荷和软骨磨损增加。同样，胫骨后倾角小于 7°（后倾角过小）也被认为是异常的，会导致胫骨后移，这可能有类似的结果 [75]。当伴有相应症状时，应进行截骨术，以改善骨的稳定性。矢状位畸形的截骨术通常从前方截骨进行，对于胫骨后倾角过大的，采用前方闭合楔形截骨，对于胫骨后倾角过小的，采用前方开放楔形截骨 [76]。

合并不稳定和疼痛。慢性韧带断裂的患者可能会出现疼痛、不稳定、或两者都存在。最常见的情况是陈旧性 ACL 断裂。然而，后交叉韧带和后外侧角功能不全也可能存在。研究表明，在不稳定和力线不良的患者中，软组织韧带重建可能会因为力线不良而失败 [5, 74]。因此，应考虑采用截骨术纠正力线不良，然后同时或分期重建韧带 [8]。

对于主要症状为不稳定伴轻度或中度内侧间室退

变的患者，单纯的截骨术可能不会有益。虽然单独的韧带重建已经被证明是成功的[9,77,78]，但是不能解决力线不良的问题，也不能减轻可以预见的任何疼痛症状，或为受损的内侧间室提供任何软骨保护。在这些患者中，应考虑采用截骨术来解决疼痛问题，同时或分期进行软组织手术来解决韧带缺损问题。

对于陈旧性前交叉韧带断裂的患者，治疗方案包括外侧闭合楔形截骨术或联合 HTO 和前交叉韧带重建术。外侧闭合楔形截骨术可以减小胫骨后倾角，有助于改善 ACL 缺损相关的不稳定。内侧开放楔形截骨术更容易增大胫骨后倾角；因此，应考虑联合手术[53,55,79]。以前的研究将联合 HTO 和 ACL 重建描述为可以同期或者分期进行，通常先做截骨[74,80]。同时行内侧开放楔形 HTO 和前交叉韧带重建可以在一次手术中矫正膝关节畸形与重建韧带，并获得在骨和软组织方面支持的改善，这在理论上可以改善整个膝关节的功能[6,81-83]。

截骨后恢复运动。截骨术的真正好处是在保留膝关节的同时允许不受限制的活动。多项研究表明，HTO 使年轻、活跃的 OA 患者能够重返运动并保持积极的生活方式[84,85]。Van Raaij 等[86]发现，在这组患者中，HTO 推迟初次全膝关节置换术（TKA）的时间平均为 7 年。

胫骨高位截骨术后患者满意度。经过仔细的病例筛选后 HTO 术后的满意度是非常高的。Hui 等的一项队列研究[87]显示，397 例接受外侧闭合楔形 HTO 的患者平均 12 年的随访中，85% 的患者对此感到满意，84% 的患者表示愿意再次接受同样的手术。同样，在术后平均 6.5 年的随访中，Tang 和 Henderson[88]报告的患者满意度为 76%，90% 的患者表示他们会再次选择同样的手术。

膝关节置换术

内侧间室骨关节炎。多年来，单髁人工膝关节置换术（UKA）一直被用于治疗单发 MCOA。与 TKA 相比，UKA 的潜在优点是围术期并发症低，出血量少，保留了正常的膝关节运动学以及更快的术后康复和恢复[89]。关于固定平台和活动平台假体设计的争论仍然存在，但两者都显示了良好的长期成效[90-92]。然而，对于 UKA 在年轻患者中的长久疗效仍存担忧[93]。

三间室骨关节炎。在出现严重三间室骨关节炎的患者中，TKA 是治疗的金标准。这个手术提供了长期

的、可预测的疼痛缓解。但 TKA 在解决疼痛以外的症状，如僵硬、肿胀或不稳定时，其结果不可预测，不推荐使用[94]。

合并不稳定和疼痛。历史上看，ACL 功能不全是 UKA 的禁忌证，因此造成的胫骨前移增加和膝关节生物力学改变将增加外侧间室的骨关节病，植入物后部负荷将引起聚乙烯的磨损，并最终导致假体失败。最近联合使用牛津假体（Biomet, Oxford, UK）的 UKA 和前交叉韧带重建可以解决与 MCOA 相关的不稳定和疼痛问题。然而，关于这个亚组的假体存活率仍然存在争议[95,96]。外侧 UKA 在 ACL 功能不全的患者中是禁忌证，因为外侧的活动度比内侧的活动度大。这导致了更多的异常接触压力和潜在的更高的失败率[97]。

关节置换术后恢复运动。Parratte 等[93]回顾了 31 例平均年龄为 46 岁（41~49 岁）接受 UKA 的患者的资料（共对 35 个膝关节的数据进行了回顾），手术后允许患者不受限制的活动，平均随访 9.7 年（5~16年），75% 的患者恢复到手术前的体力劳动水平，60% 的患者恢复到参加体育运动的水平。30% 的人参加体育活动的水平较低，10% 的人无法重回之前的运动中。作者认为，聚乙烯磨损的翻修仍然是主要关注的问题。在一项生物力学研究中，Kuster[98]表明，跑和跳产生的表面负荷超过了聚乙烯抵抗的极限。关节置换术后恢复运动的一般建议是低冲击的活动，如骑自行车、保龄球、游泳、潜水、高尔夫球、滑冰、越野滑雪、举重、跳舞和散步[99]。

决策原则

膝骨关节炎患者的治疗应个体化。应该考虑生理年龄而不是实际年龄，以及患者的目标和期望。患者教育对成功管理这些患者至关重要。图 104.5 概述了膝骨关节炎患者的治疗法则。治疗总是从非手术治疗开始，从侵入性较小的治疗进展到侵入性较大的治疗（见图 104.3）。

内侧间室骨关节炎

对于保守治疗失败的单发膝关节 MCOA 患者，在决定最佳手术治疗方案时必须考虑几个因素。表 104.3 列出了这些患者中 HTO、UKA 和 TKA 的适应证。

外侧间室骨关节炎

一般来说，外侧间室 OA 比 MCOA 更容易耐受。

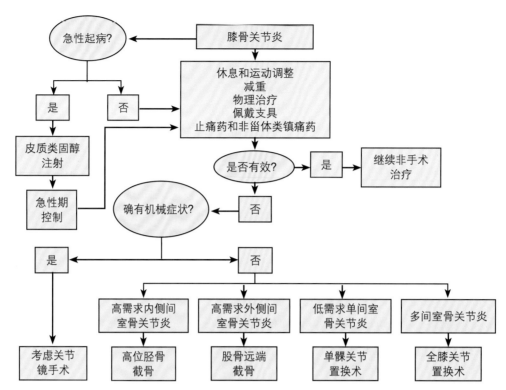

图 104.5　骨关节炎患者治疗流程。NSAIDS，非甾体类镇痛药

表 104.3	膝内侧间室骨关节炎患者的手术指征		
	HTO	UKA	TKR
年龄 [a]	≤65 岁	≥55 岁	≥65 岁
活动水平	高	低	低
体重指数	任意	<30 kg/m²	<30 kg/m²
力线不齐	5º～20º	0º～5º	任意
前后不稳定	任意	无 [b]	任意 [c]
内侧不稳定	≤Ⅱ度	无	任意 [c]
活动度	Arc≥120º	Arc≥90º	任意
MCOA	任意	任意	任意
PFOA	≤Ⅱ度 [d]	≤Ⅱ度 [d]	任意
LCOA	任意	任意	任意

a. 此处应考虑生理年龄。
b. 联合前交叉韧带重建和 UKA 的长期结果尚未报道。
c. 膝关节越不稳定，所使用假体的限制性越高。
d. 对于 MCOA，如果没有髌股关节症状，患者的 PFOA（髌股关节 OA）的程度可以超过Ⅱ度。
HTO，胫骨高位截骨术；LCOA，外侧间室骨关节炎；MCOA，内侧间室骨关节炎；PFOA，髌股关节骨关节炎；TKA，全膝关节置换术；UKA，膝关节单髁置换术。

对于保守治疗失败的有症状的膝关节外侧室 OA 患者的治疗方法如图 104.6 所示。外侧间室 UKA 手术仍然有争议，在缺乏长期的结果报告之前不推荐使用。

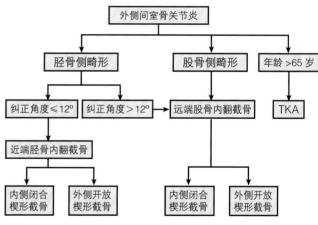

图 104.6　外侧间室骨关节炎患者治疗流程

作者首选技术

内侧间室骨关节炎

对于运动期望高的年轻的内侧间室骨关节炎患者，我们的首选技术为内侧开放楔形胫骨高位截骨术。我们使用了由 Puddu 和 Franco[100] 开发的技术的改良技术。术前计划是截骨手术的关键，首先要确定冠状面和矢状面的肢体力线。

慢性前交叉韧带功能不全

图 104.7 概述了因慢性 ACL 功能不全而出现症状性不稳定和疼痛的患者的治疗原则。对于合并或不合并前交叉韧带重建的慢性前交叉韧带功能不全患者，UKA 的使用存在争议，不推荐使用。

术后处理

术后康复最重要的方面是 ROM（膝关节活动度）。术后早期进行膝关节 ROM 锻炼，可促进关节愈合和关节软骨的营养，改善下肢神经肌肉功能。正常的负重可尽快帮助骨更新和愈合。随着锁定钢板技术的出现，术后 2 周即可开始部分负重；完全负重通常在 6 周内完成。最近的几项研究表明，早期使用锁定钢板

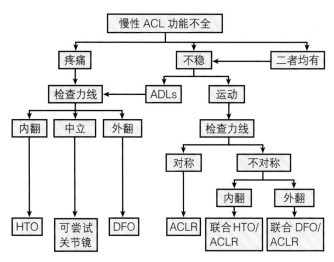

图 104.7　慢性前交叉韧带功能不会合并骨关节炎患者治疗流程。ACLR，前交叉韧带重建术；ADLs，日常活动；DFO，远端股骨截骨；HTO，胫骨高位截骨

🔨 作者首选技术

胫骨内侧开放楔形高位截骨术

术前计划

1. 拍摄下列双侧肢体的 X 线片：完全伸直站立前后位（AP）、站立 30° 前后位、侧位、髌股轴位、双下肢全长位。
   - 评估外侧间室和髌股关节骨关节炎（OA）。
   - 测量髌骨高度。
   - 测量胫骨后倾角。
2. 计划截骨手术。我们通常使用 Dugdale 等描述的技术（图 104.8）[101]。
   - 测量胫骨平台的宽度。
   - 确定平台上距离内侧缘 62.5% 的位置为力线矫正点。此点位于胫骨外侧髁间棘顶端外侧，相当于 3°~5° 的机械性外翻（见图 104.8A）。
   - 从股骨头中心画一条线至 62.5% 位置的矫正点（$\dot{a}$），从踝关节中心画另一条线至此点（$\dot{b}$）（见图 104.8B）。
   - 从胫骨上段干骺端（距内侧胫骨平台顶部约 4 cm）至腓骨头顶部画出预定的截骨线（截骨线为 $\dot{e}$），并测量截骨线的长度（见图 104.8C）。
   - 将预定的截骨线 $\dot{e}$ 移至 $\dot{b}$ 线顶部，标记为 $\ddot{e}$（见图 104.8D）。
   - 经 $\ddot{e}$ 线远端顶点做一垂直于 $\ddot{e}$ 线的垂线，与 $\dot{a}$ 线相交，形成三角形的短边，该短边的长度就是预定楔形截骨的宽度（见图 104.8E）。

诊断性关节镜

1. 检查外侧间室和髌股间室。
   - 如果外侧间室有 Ahlbäck Ⅱ 度或 Ⅲ 度退变，考虑将负重线修正为胫骨平台宽度距离的 50%，而不是 62.5%。
   - 如果外侧间室存在 Ahlbäck Ⅳ 度退变，应放弃截骨术并在以后考虑全膝关节置换术。
   - 如果髌股关节有 Ahlbäck Ⅳ 度退变，考虑同时行胫骨结节截骨术（TTO）。
2. 根据需要进行相应半月板手术或关节清理手术。
3. 在胫骨结节和胫骨后内侧缘之间，内侧关节线远端 1 cm 处开始做一个 5 cm 的纵向切口（图 104.9A）。
4. 暴露缝匠肌筋膜，在鹅足上方打开。向远端牵拉鹅足腱。锐性松解胫骨上的鹅足止点，显露内侧副韧带（MCL）浅层（见图 104.9B）。
5. 辨认胫骨后内侧缘，用电刀沿此缘与 MCL 浅层的纤维平行做 1~1.5 cm 纵向切口。
6. 使用 Cobb 剥离子，将腓肠肌从胫骨的后侧剥离，并确保剥离子紧贴胫骨后缘（见图 104.9C）。
7. 将手指插入此间隙以确保整个胫骨宽度范围内已完全分离干净，并插入钝性牵开器以保护神经血管结构。
8. 接下来，确定髌腱的内侧边界和胫骨与髌腱滑囊之间的间隙。将拉钩放入此间隙。
9. 术中拍摄膝关节 AP 位 X 线图像，沿胫骨平台的 10° 后倾角拍摄（膝关节大约屈曲 10° 拍摄即可）。

📌 **作者首选技术**

胫骨内侧开放楔形高位截骨术（续）

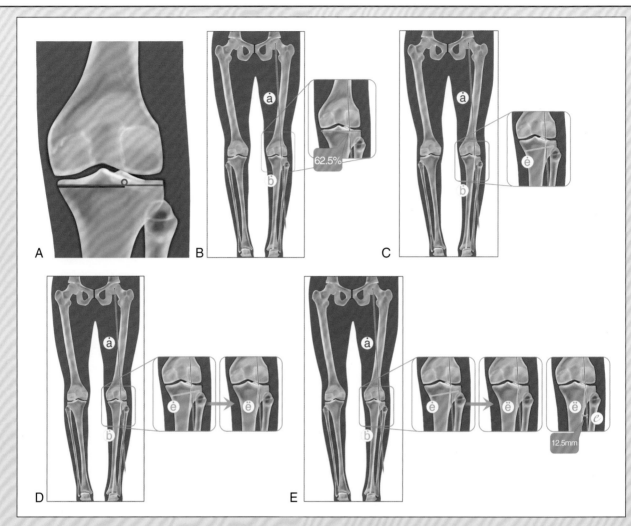

图 104.8　三角法计算胫骨高位开放楔形截骨术的截骨尺寸

10. 在胫骨近端干骺端，MCL 浅层前缘钻入一根导针。在透视下，该针指向腓骨头的顶部，在外侧关节线下方约 1 cm 处（见图 109.4D）。

11. 将一个大的骨刀置于导针下方，并调整使其与膝关节 AP 图像上的胫骨后斜坡相平行。在膝关节透视图像上，膝关节和骨刀与胫骨平台后斜坡在同一平面上，截骨平面与患者胫骨平台后斜坡相匹配。这一步至关重要（见图 104.9E）。

12. 用记号笔标记骨刀的位置，然后再用电刀标记骨刀位置（见图 104.9D）。如果需要做 TTO，在胫骨结节处标记截骨线（详见下文"同时进行的胫骨结节截骨术"部分）。

13. 在胫骨结节和胫骨后内侧缘之间用小型摆锯行胫骨截骨（见图 104.9F）。必须使锯片的角度与胫骨平台后

倾面平行，类似于步骤 11 中的骨刀。截骨术是在导针下方进行的，以避免截骨锯片向关节近端移位。

14. 采用小的、薄而灵巧的骨刀向胫骨外侧骨皮质进一步进行截骨（见图 104.9G）。

15. 将渐进式骨刀锤入截骨间隙，先锤入最宽的骨刀，其宽度大概相当于截骨宽度的 2/3，然后使用一个窄骨刀沿着胫骨后皮质，在透视引导下推进到距胫骨外侧皮质约 1 cm 处。同样，关键是截骨平面要平行胫骨后倾斜坡（见图 104.9H）。

16. 通过在截骨处施加外翻力来检查截骨的活动度。它应该很容易掰开。如果不容易掰开，应重复步骤 15，直到能顺利掰开到所需的楔形的宽度。

17. 将撑开器插入截骨面大约 2/3 深的位置，然后逐渐打开撑开器以达到所需的矫正位置（见图 104.9I）。

⚒ 作者首选技术

胫骨内侧开放楔形高位截骨术（续）

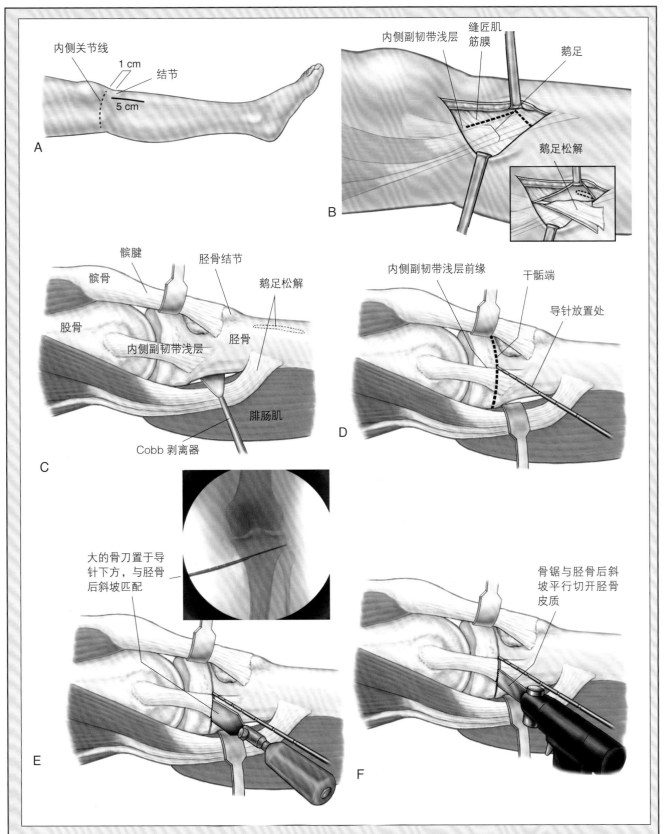

图 104.9　一个大的骨刀被放置在导针的下方，并调整方向以使其与膝关节前后位图像上的胫骨后斜坡成一直线。在膝关节透视图像上，膝关节和骨刀与胫骨后斜坡在同一平面上，保证截骨平面与患者胫骨后斜坡相匹配。这一步至关重要

📌 **作者首选技术**

胫骨内侧开放楔形高位截骨术（续）

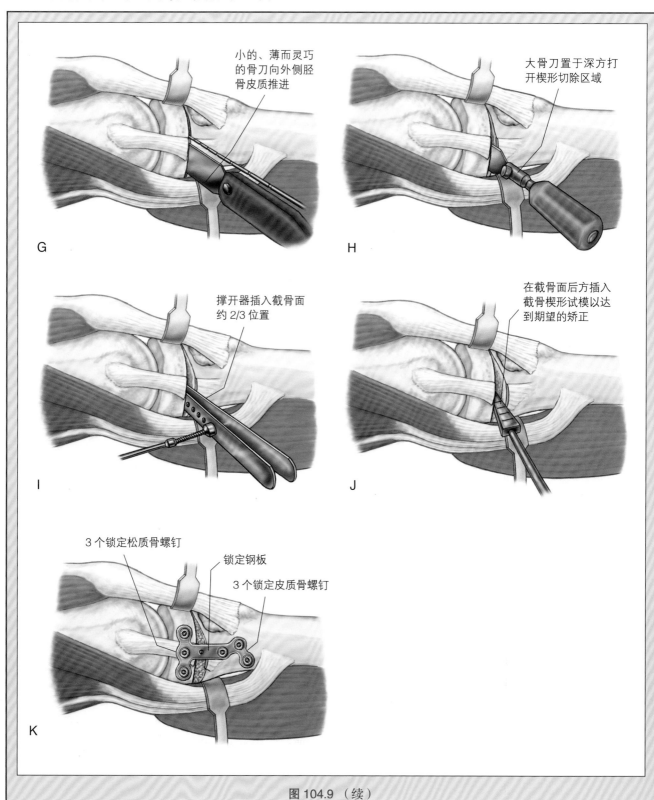

G　小的、薄而灵巧的骨刀向外侧胫骨皮质推进

H　大骨刀置于深方打开楔形切除区域

I　撑开器插入截骨面约 2/3 位置

J　在截骨面后方插入截骨楔形试模以达到期望的矫正

K　3 个锁定松质骨螺钉　　锁定钢板　　3 个锁定皮质骨螺钉

图 104.9（续）

🔨 作者首选技术

胫骨内侧开放楔形高位截骨术（续）

18. 此时，检查截骨的形状是否为梯形（即，由于胫骨是三角形骨，所以截骨处形状应该是前窄后宽）。截骨处呈矩形表明胫骨后斜坡改变。

19. 插入截骨楔形试模，以达到期望的纠正，并确认下肢力线位于轻度外翻位（见图104.9J）。

20. 楔形试模撑开截骨面，插入钢板到截骨部位。根据需要弯曲钢板以适应胫骨的形状。插入钢板后，取出楔形试模。

21. 用上面的3个锁定松质骨螺钉和下面的3个锁定皮质骨螺钉固定钢板。螺钉应远离截骨面（见图104.9K）。

22. 将皮质骨和松质骨混合的同种异体骨与1 g万古霉素粉末混合，植入截骨处，用嵌入器将其夯实。注意，7.5 mm或更小的矫正宽度可以选择不植骨（图104.10）。

23. 修复钢板顶部的鹅足。

24. 插入引流管，从切口以外的皮肤单独引出。

25. 闭合引流管上方的皮肤。

26. 应用卡盘式膝关节支具，并将其完全伸直锁定。

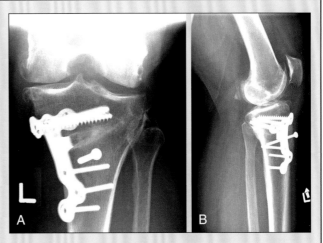

图104.10　前后位（A）和侧位（B）X线片显示完整的胫骨内侧开放楔形高位截骨术和胫骨结节截骨术

同时进行的胫骨结节截骨术

需要同时进行胫骨结节截骨术的适应证为：①大于12.5 mm的矫正量和②严重的髌股关节骨性关节炎。

1. 如果需要TTO，在步骤12中将截骨线在胫骨结节处标记短1 cm。将TTO的厚度靠近近端1 cm，对于避免骨折非常重要。

2. 从这一点开始，用电刀在胫骨前皮质远侧划一条约3 cm的线。对于较大的矫正度，TTO的长度应该延长，以便有足够的空间进行充分的固定，因为结节会随着内侧截骨术的开放而向内移位。

3. 截骨后，用小型摆动锯从内侧到外侧沿先前标记的线平切下来。保证截骨面平坦非常重要，以便在截骨偏离时允许结节适当平移。

4. 继续执行前述的步骤14～22。

5. 在闭合之前（步骤23），从前后方向用1个或2个4.5 mm的皮质螺钉固定TTO。装埋这些螺钉是很重要的，以避免螺钉向前突出。

负重不会对肢体对线、矫正丢失和延迟／不愈合有负面影响[63,64]。

表104.4概述了我们使用锁定钢板进行非复杂的内侧开放楔形截骨术后的康复治疗方案。这个方案的每个阶段都建立在前一阶段的基础上。每位患者都应该根据他所做的手术的类型进行康复。例如，如果同时进行如韧带重建、微骨折或半月板移植等手术，应根据这些手术修改康复方案。如果使用非锁定钢板，则必须相应地调整时间表。

当放射学和临床证据显示骨骼愈合，患者恢复肌肉量和能够控制矫正后的肢体时，允许恢复运动和活动。恢复比赛的时间（RTP）取决于患者个人、手术类型及其运动或活动方式。RTP可在术后6个月内，也可在术后18个月后。大多数患者都能恢复到以前的运动状态。然而，有些患者可能永远无法恢复到原来的水平[84,85]。

结果

HTO对膝关节MCOA的中、长期疗效已经明确，如表104.5所示[87,88,103-108]。较少的、较小的研究报告了股骨远端手术治疗膝关节外侧间室OA的结果（表104.6）。外侧间室OA较内侧间室OA少见；外侧间室OA患者常伴有炎性关节病，因此不适宜做截骨矫形手术。

尽管许多关于闭合楔形胫骨近端和股骨远端截骨的大型长期研究已经完成，但关于开放楔形截骨的研

表 104.4　胫骨内侧开放楔形高位截骨术后康复指南

阶段	大致时间表	指南	限制条件
1（术后立即）	手术当天到 2 周内	处理疼痛和肿胀 开始 ROM 练习（不穿戴支具） 活动四头肌	除训练外全时段穿戴支具（锁定伸展）
2（术后早期）	2～6 周	恢复全部 ROM 练习（特别是伸展） 步态训练，逐渐进展到负重 低阻力固定自行车训练 核心／近端肌肉／股四头肌强化	轻微／接触负重 除训练外全时段穿戴支具（不锁定）
3（肌肉加强和控制）	6 周至 3 个月	正常步态，没有跛行 持续强化 伸展性和柔韧性 低强度运动可增强心血管健康 平衡和本体感觉练习（例如：摆动板） 泳池训练（例如：水中跑步）	无需支具 低强度活动
4（神经肌肉再训练并恢复正常功能）	3～6 个月	开始神经肌肉训练运动 持续强化 逐渐进展至在健身器材上抗阻运动并保持 　心血管适应可以正常骑单车	
5（恢复正常运动）	9～12 个月	神经肌肉训练运动 逐渐进展至更高强度的活动 逐步回到所有活动，包括运动	无限制

表 104.5　治疗内侧间室骨关节炎胫骨高位截骨术的长期结果

研究	年份	患者数量	平均随访（年）（范围）	平均年龄（岁）	技术	结果
Hui et al.[87]	2011	445	12（1～19）	50	LCW	5 年存活率 95% 10 年存活率 79% 15 年存活率 56%
Saragaglia et al.[103]	2011	110（124 膝）	10.4（8～14）	53.3	MOW	5 年存活率 88% 10 年存活率 74%
DeMeo et al.[104]	2010	20	8.3（2～14）	49.4	MOW	8 年存活率 70%
Akizuki et al.[105]	2008	132	16（16～20）	63	LCW	10 年存活率 98% 15 年存活率 90%
Gstöttner et al.[106]	2008	111（132 膝）	12（1～25）	54	LCW	10 年存活率 80% 15 年存活率 66%
Tang and Henderson[88]	2005	67	6.5（1～21）	49	LCW	10 年存活率 75% 15 年存活率 67%
Naudie et al.[107]	2004	85（106 膝）	14（10～22）	55	LCW	5 年存活率 95% 10 年存活率 80% 15 年存活率 65%
Hernigou et al.[108]	1987	184（250 膝）	11.5（10～13）	60.3	MOW	5 年优／良 90% 10 年优／良 45%

LCW：外侧间室截骨；MOW：内侧开放截骨

表 104.6　治疗外侧间室骨关节炎胫骨高位截骨术的长期结果

研究	年份	患者数量	平均随访（年）（范围）	平均年龄（年）	技术	结果
Sternheim et al. [109]	2011	41（45 膝）	13.3（3～25）	46.2	MCW	10 年存活率 90% 15 年存活率 79% 20 年存活率 21.5%
Puddu et al. [110]	2009	30	–（4～12）	52	LOW	82% 优 / 良
Das et al. [111]	2008	12	74 个月 a（51～89）	52	LOW	58% 优 / 良
Backstein et al. [112]	2007	38（40 膝）	10（3~20）	44	MCW	10 年存活率 82% 15 年存活率 45%
Wang and Hsu [113]	2006	30	8（5～14）	53	MCW	10 年存活率 87%
Gross and Hutchison [114]	2000	20（21 膝）	11（5～20）	56	MCW	4 年存活率 83% 10 年存活率 64%
Marti et al. [115]	2000	15	–（1～14）	59	MCW	73% good results
Finkelstein et al. [116]	1996	20（21 膝）	11（8～20）	59	MCW	10 年存活率 64%
Healy et al. [117]	1988	21（23 膝）	4（2～9）	56	MCW	83% 优 / 良
McDermott et al. [118]	1988	24	4（2～11.5）	52	MCW	10 年存活率 87%

a 电话随访功能性 Hospital for Special Surgery and Lysholm 评分
LOW：外侧开放截骨；MOW：内侧间室截骨

究较少。Hernigou 等于 1987 年发表了最大的关于内侧开放 HTO 的研究，平均随访时间为 11.5 年。有关外侧开放楔形股骨远端截骨的结果在短期随访的小病例系列研究已有报道[109, 110]。

并发症

HTO 的并发症可分为术中、术后早期和术后晚期。表 104.7[71, 119-121] 概述了最常见的并发症及其处理原则。股骨远端截骨后的并发症与胫骨近端截骨后的并发症非常相似。

█ 总结

膝骨关节炎是所有医生都会遇到的一种常见疾病。鉴于运动员对身体的高要求，运动员的关节炎可能特别难以治疗。由于开放楔形截骨术已成为外科治疗的首选方法，未来的研究应集中于确定更大数量患者的长期预后。此外，更好地确定早期承重后锁定钢板 HTO 的成功与否将是至关重要的。

保守治疗应是第一线治疗。对于那些已经用尽了保守疗法的患者，可以考虑手术治疗。在单间室骨关节炎而且活动量较大的患者中，推荐进行保留关节的截骨术。对于活动量少的患者或二室骨关节炎患者，全膝关节置换术是一个成功的治疗方法。

选读文献

文献：Bhattacharyya T, Gale D, Dewire P, et al. The clinical importance of meniscal tears demonstrated by magnetic resonance imaging (MRI) in osteoarthritis of the knee. *J Bone Joint Surg Am*. 2003; 85A(1): 4-9.
证据等级：I
总结：半月板撕裂在无症状和临床骨关节炎老年人中非常普遍。因为具有半月板撕裂的骨关节炎膝关节比没有半月板撕裂的膝关节疼痛更严重，并且半月板撕裂不会影响功能状态，MRI 不应作为骨关节炎患者的常规检查。

文献：Coventry M. Osteotomy of the upper portion of the tibia for degenerative arthritis. *J Bone Joint Surg*. 1965; 47: 984-990.
证据等级：IV
总结：在这篇经典文章中，Coventry 描述了他最初的外侧闭合胫骨高位截骨术及其在 32 例膝内翻性骨关节炎患者中取得的令人满意的结果。

文献：Dugdale TW, Noyes FR, Styer D. Preoperative planning for high tibial osteotomy. The effect of lateral tibiofemoral separation and tibiofemoral length. *Clin Orthop Relat Res*. 1992; 274: 248-264 .
证据等级：IV
总结：本研究介绍了在胫骨高位截骨术中如何通过术前规划将负重线（股骨头中心至胫距关节中心）重建至整个胫骨平台宽度的 62.5% 处。

表 104.7   胫骨高位截骨术的并发症

并发症	截骨类型	发生率（%）	处理
术中			
关节内骨折	内侧开放截骨	7～18.2	决定是否需要额外固定 考虑改变术后负重状态
对侧骨皮质骨折	内侧开放截骨 外侧闭合截骨	4.3	无需额外手术（内侧开放截骨） 需要额外固定（外侧闭合截骨）
腓神经损伤	外侧闭合截骨	2～16	最常见的神经性麻痹——如无改善迹象，监控术后 6 周神经传导并 行肌电图检查； 标记神经末端，如患者有直接神经损伤需咨询整形外科医生
血管损伤	所有	0.4	如若可能，控制血管近端和远端 请血管外科医生会诊
术后早期并发症			
矫正不足 / 矫正过度	所有	—	翻修截骨
血肿	所有	10.2	引流装置置入 如需长时间引流，则需冲洗和清理
感染	所有	2.3～81	抗生素治疗 定期对外固定装置的针头进行清理
静脉血栓	所有	1.3～9.8	无需常规预防——鼓励活动 对于高风险患者使用低分子量肝素预防 对于既往有静脉血栓病史患者术后使用华法林 6 周预防
僵直	所有	3	早期锻炼活动度预防 物理治疗 对于截骨愈合的患者考虑麻醉下手动干预 急性患者考虑关节松解术
间室综合征	所有	2～2.6	紧急行间室减压
晚期并发症			
延迟愈合	内侧开放截骨	4.3	排除感染 骨移植部位截骨
不愈合	内侧开放截骨	0.7～4.4	排除感染 骨移植部位截骨
假性关节炎	内侧开放截骨	0.7～4.4	排除感染 骨移植部位截骨
内置物刺激	所有	4.3	内置物移除
矫正丢失	所有	4.4～15.2	翻修截骨术
固定失效	所有	4.4～16.4	翻修截骨术
低位髌骨	所有	7.6～8.8	考虑为内侧开放高位胫骨截骨术 ≥12.5 mm 者行同期胫骨结节截骨术 早期活动锻炼

文献：Felson D, Zhang Y, Anthony J, et al. Weight loss reduces the risk for symptomatic knee osteoarthritis in women: the Framingham study. *Ann Intern Med*. 1992; 116 (7): 535.

证据等级：Ⅳ

总结：这份长期随访的大型病例报告显示减重可以减少女性发生症状性骨关节炎的风险。

文献：Hernigou P, Medevielle D, Debeyre J, et al. Proximal tibial osteotomy for osteoarthritis with varus deformity. A ten-to thirteen-year follow-up study. *J Bone Joint Surg Am*. 1987; 69A(3): 332-354.

证据等级：Ⅰ

总结：本研究包括接受开放性高位胫骨截骨术治疗膝关节内翻性骨关节炎的最长时间的患者随访，平均在术后

11 年获得成功。

文献: Kirkley A, Birmingham TB, Litchfield RB, et al. A randomized trial of arthroscopic surgery for osteoarthritis of the knee. *N Engl J Med*. 2008; 359(11): 1097-1107.

证据等级: I

总结: 本研究报道，膝骨关节炎的关节镜手术相比于优化的物理治疗没有额外的好处。

文献: Moseley JB, O'Malley K, Petersen NJ, et al. A controlled trial of arthroscopic surgery for osteoarthritis of the knee. *N Engl J Med*. 2002; 347(2): 81-88.

证据等级: I

总结: 本研究报道，膝骨关节炎患者的关节镜灌洗或关节镜清理术后的结果并不优于安慰剂后的结果。

文献: Richmond J, Hunter D, Irrgang J , et al. Treatment of osteoarthritis of the knee (nonarthroplasty). *J Am Acad Orthop Surg*. 2009; 17(9): 591-600.

证据等级: I

总结: 本研究提供了美国骨科医师学会批准的基于证据的临床实践指南，用于膝骨关节炎的非手术治疗。

文献: Rosenberg TD, Paulos LE, Parker RD, et al. The forty-five-degree posteroanterior flexion weight-bearing radiograph of the knee. *J Bone Joint Surg Am*. 1988; 70A (10): 1479-1483.

证据等级: IV

总结: 本研究报道，膝关节屈曲 45° 的前后位负重 X 线片比常规的伸直负重前后位 X 线片更准确，更特异，更敏感。

（Catherine Hui, Stephen R. Thompson, J. Robert Giffin 著　张家豪 译　王永健 校）

参考文献

扫描书末二维码获取。

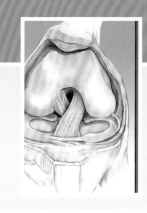

第 105 章

髌骨不稳定

髌骨不稳定是一个较为广泛的课题，其是一种与髌骨异常相关的疾病。为了解决这个复杂的问题，首先必须定义几个术语。在正常的膝关节屈曲周期中，髌骨的轨迹位于股骨滑车的中心。当髌骨在活动度（ROM）内偏离滑车沟的骨性约束时，就会发生运动轨迹不良。**半脱位**是指髌骨部分脱离滑车沟的一种特殊情况。当髌骨完全从滑车沟内移位时，被称为**髌骨脱位**。**复发性髌骨脱位**是指发生两次或以上的脱位。**慢性髌骨脱位**是指在一些罕见的情况下，髌骨仍然脱位数月或数年。骨骼解剖异常的患者，被定义为**排列不齐**，易导致运动轨迹不良和不稳定。类似于轨迹不良，排列不齐意味着偏离正常的生物力学或解剖，但并不总会导致髌骨的不稳定。

髌骨脱位占所有膝关节损伤的 2% ~ 3%，是创伤性膝关节血肿的第二大常见原因[1, 2]。一年中每 10 万人会有 5.8 人发生初次髌骨脱位。虽然大多数初次发生髌骨脱位的人不会有进一步的不稳定，但文献报道其复发率为 15% ~ 60%，且每年中每 10 万人会有 3.8人有复发风险[3-7]。已有研究表明，患者人口统计学（即年轻、开放性骨骺）和形态学（即高位髌骨、滑车发育不良）的风险因素会增加脱位事件后再次不稳定的相对风险。

由于患者症状和潜在的骨性和软组织病理存在较大变异性，因此难以形成一严格的治疗建议或治疗。在评估髌骨不稳定患者时，必须全面考虑患者特殊的髌骨异常、功能障碍的程度及患者期望的活动水平。解剖和生物力学危险因素的识别和纠正是成功个体化非手术或手术治疗的基础。

病史

在对髌骨不稳定患者进行评估时，必须确定损伤的机制。与体育活动有关的占首次脱位的61% ~ 72%[3, 8]。髌骨不稳定可能是直接损伤了膝关节内侧，或者更常见的是间接损伤，如当腿绕着脚旋转时（图 105.1）。在大多数髌骨脱位的病例中，当膝关节伸展时髌骨会自行复位。通常患者会描述其感觉到打软腿及髌骨内外侧的弹响。他们可能认为膝关节的内部出现畸形，而常将突出的股骨内髁误认为是内侧脱位的髌骨。患者可能会说，当他们伸展膝关节或将膝关节推回原位时，髌骨会变小。除非患者的髌骨非常不稳定并且多次起病，否则大多数患者在受伤后会很快出现肿胀。在这些情况下，随后的肿胀和疼痛可能是轻微的甚至没有。脱位和复位可以发生得非常快，以至于患者只能感受到突然的疼痛、肿胀或关节出血，而无法识别到脱位的发生。这对儿童尤其重要，因为他们往往无法回忆起事件的细节。髌骨脱位是儿童关节积血最常见的原因，因此，任何有创伤性髌骨脱位的儿童都应怀疑存在关节积血。

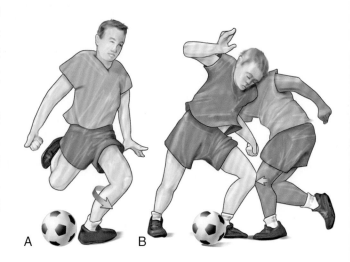

图 105.1 急性髌骨脱位的机制。非接触性脱位是由于小腿相对于身体的外旋造成的（A），而接触性损伤是由于膝关节内侧受到直接打击造成的（B）(Modified from The Cleveland Center for Medical Art & Photography, Copyright 2008.)

区分继发于髌骨不稳定的疼痛和其他髌股关节疾病的疼痛是十分重要的。髌股关节疼痛综合征（patello-femoral pain syndrome，PFPS）是膝关节前部疼痛最常见的原因，可与髌骨不稳定相混淆。此外，髌骨不稳定的患者通常不会存在 PFPS。PFPS 患者通常表现为长时间坐着或下楼梯时膝关节前部疼痛加剧。疼痛可能是双侧的，也可能随着时间的推移从一侧膝关节转移到另一侧膝关节。此外，患者可能会觉得膝关节"不稳定"，但当仔细询问时，他们没有描述导致相同的直接不稳定的损伤机制，或者在他们并未经历过髌骨离开滑车沟的事件。区分这两个临床疾病是必要的，因为很少能通过外科手段成功治愈单发的 PFPS。

软骨损伤在髌骨不稳定患者中非常常见，且可能有临床症状。关节肿胀虽然不是软骨病特有，但相比于单纯的疼痛而言更可能是软骨病的临床症状。在复发性髌骨不稳定的患者中，确定软骨缺损是否为疼痛的唯一来源尤其困难。这些患者在不稳定发作之间可出现渗出，表明软骨损伤至少是症状学的一个组成部分。

体格检查

相关骨性解剖

下肢对线主要由股骨和胫骨之间的关系决定。这些骨性结构的位置和相互关系的异常会导致排列不齐，使患者易于发生髌骨不稳。正常情况下，膝关节的胫股关节解剖角度约为外翻 5°～7°[10, 11]。膝过度外翻，或称膝外翻，会导致股四头肌的机械拉力发生变化，增加髌骨向外侧的力。股骨和胫骨的旋转也会影响髌骨的稳定性。正常情况下，股骨颈前倾 7°～20°，胫骨外旋 15°（图 105.2）[12, 13]。股骨前倾角和胫骨外旋角的增加将进一步增加髌骨上的侧向力。当滑车沟向内旋转，髌腱附着点向外旋转，股骨和胫骨之间的旋转增加也会导致伸膝装置的排列不齐[14]。胫骨和足部的骨性解剖结构也会影响髌骨的稳定性。使胫骨结节进一步向髌骨中心偏侧，导致对髌骨的侧向力增加。此外，后足外翻和过度的足内翻使膝外翻的力量增加，这也增加了髌骨的侧向力[15]。

在正常情况下，髌骨在 10°～20°的屈曲时与滑车"接合"。滑车外侧嵴，通常比滑车内侧嵴更大、更近、更靠前，可抵抗病理性的髌骨外侧偏移，帮助维持髌骨在滑车的中心。滑车发育不良将降低对髌骨外侧偏移的阻力。如果患者的髌腱相对较长，可存在高位髌骨的情况。其骨性稳定性较差，因为在髌骨"接合"

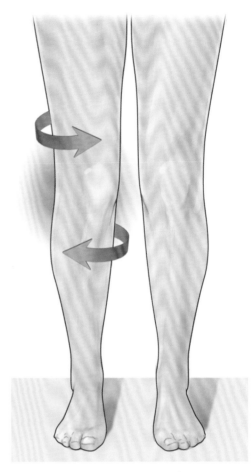

图 105.2　股骨和（或）胫骨的扭转 (Modified from The Cleve-land Center for Medical Art & Photography, Copyright 2008.)

之前需要更多地屈曲膝关节，并由滑车沟的骨性结构维持稳定。此外，与髌骨高度正常的患者相比，高位髌骨患者的髌股接触面积减少[17-19]。

相关软组织解剖

股四头肌复合体，由股直肌、股外侧肌、股中间肌和股内侧肌组成，这是髌骨最重要的动力稳定器（图 105.3）。这 4 块肌肉都集中在大腿远端，并通过股四头肌腱止于髌骨的近端。每一块单独的肌肉都根据其插入角度贡献不同的力向量。股内侧肌和股外侧肌通过与髌骨内、外侧支持带的附着点提供与胫骨的额外连接。股内侧斜肌（VMO）是股内侧肌的一部分，起源于股内侧肌的外侧肌间隙，呈高角度（可高达 65°）止于髌骨内侧边界的近侧 1/3 处。VMO 是重要的内侧髌骨稳定器，能平衡股外侧肌拉力。另外，VMO 可以对内侧髌股韧带（MPFL）施加作用力，增

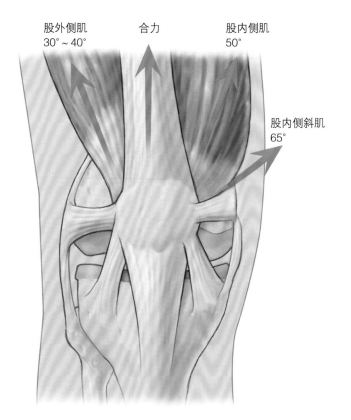

股外侧肌
30°~40°

合力

股内侧肌
50°

股内侧斜肌
65°

图 105.3　股四头肌 (Modified from The Cleveland Center for Medical Art & Photography, Copyright 2008.)

股骨

股四头肌
肌腱

MPML

MPFL

髌骨

MPTL

髌腱

内侧副
韧带

胫骨

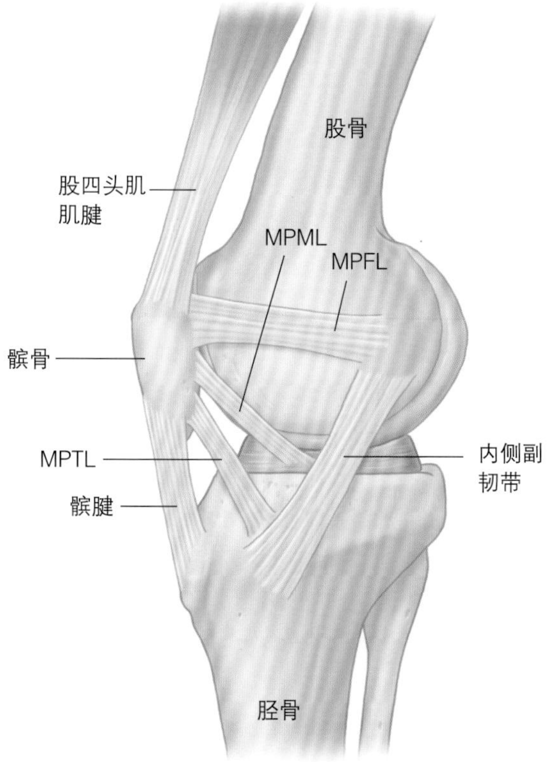

图 105.4　内侧髌股韧带（MPFL），内侧髌胫韧带（MPFL），内侧髌骨半月板韧带（MPML）(Modified from The Cleveland Center for Medical Art & Photography, Copyright 2008.)

加髌骨的内侧稳定性。因此，VMO 的萎缩、发育不全和运动控制受损将导致股外侧肌对侧的活动减少，产生更多的髌骨外侧移位。动力性肌肉稳定器可以在一定程度上弥补解剖上的骨性和软组织缺陷，这些缺陷容易导致髌骨不稳定。反过来，动力稳定器结构的缺陷可能使运动员在运动中容易发生髌骨不稳定，即使他们有"正常的"髌骨稳定性。

髌骨内侧软组织主要的静态稳定器是内侧髌股韧带（MPFL）、内侧髌胫韧带（MPTL）和内侧髌骨半月板韧带（MPML）（图 105.4）。研究表明，MPFL 是髌骨内侧主要的被动限制装置，在伸膝或开始屈膝时，占了抵抗髌骨外侧移位力的 50%~60%[26-29]。而 MPTL 和 MPML 作为一个整体，抗外移能力从伸直时的 26% 增加到屈曲 90° 时的 46%[30]。另外，屈膝 90° 时 MPTL 和 MPML 负责了 72% 的髌骨倾斜和 92% 的髌骨旋转的力。

MPFL 起于股骨的内收肌结节和内上髁间，止于髌骨内侧缘的近 2/3 和股四头肌的远端[31]。其长度平均为 56.9 mm（范围 46~75 mm），宽度平均为 17.8 mm（范围 8~30 mm），髌骨止点平均宽 26 mm（范围 14~52 mm），股骨止点平均宽 12.7 mm（范围 6~28.8 mm）。靠近髌骨端，MPFL 延伸至股四头肌肌腱，形成内侧髌股复合体，其附着点平均长 30.4±5.5 mm。MPTL 止于在胫骨近端，距离胫骨平台约 13~14 mm 处，止于髌骨的远端 1/3。其长度在 36~46 mm，宽度在 7~9 mm。MPML 的止点位于内侧半月板前角和髌骨远端 1/3 处[35]，它的长度在 33~43 mm。

外侧软组织复合体由髂胫束、股外侧肌、髌股外侧韧带和髌胫外侧韧带组成，这些结构之间连接很紧密[36-40]。复合体有浅层纵向纤维（髂胫束的浅层纤维）和深层横向纤维（髂胫束、股外侧肌、外侧髌股韧带和外侧髌胫韧带的深层纤维）[36-40]。

体格检查概况
急性髌骨不稳定

临床评估近期持续发生髌骨不稳定的患者可能是困难的。由于软组织肿胀和关节积液，膝关节

ROM 常常受到限制。由于疼痛和恐惧，患者很难放松下来配合检查。有时抽取关节积液是为了使患者舒适些。应系统检查膝关节的韧带、骨和肌肉结构。沿股四头肌、VMO、内侧支持带和整个 MPFL 的触诊有助于损伤部位的定位。应要求患者从屈曲位伸膝抗阻来确认伸膝装置的功能。伴随的侧副韧带、交叉韧带或半月板损伤可以用标准的韧带和半月板试验来确定。解决急性疼痛和肿胀问题需要一个更全面的检查。

静态站立和步态检查

患者取站立位，检查下肢。可以检查其排列异常，包括膝外翻、扁平足、后足外翻、足内翻。旋转不正的患者可采用趾内旋或趾外旋的姿势，因为此可增加股四头肌的横向拉力。可以应用股四头肌角（Q 角），即髂前上棘、髌骨中心和胫骨结节连线的夹角来评估（图 105.5）。理论上，在股四头肌收缩时，较大的 Q 角可导致髌骨受到较大的外侧力。正常 Q 角值在男性和女性中分别为 8°～16° 和 15°～19°，在仰卧位和站立位分别为 11°～20° 和 15°～23°[41-43]。值得注意的是，持续性髌骨半脱位或脱位可能是由于髌骨位于外侧而导致 Q 角偏低。步态观察可以动态了解影响髌骨轨迹的动态因素。另外还有核心肌肉（脊柱、腹部、臀部和骨盆以及近端下肢肌肉）的力量测试。单腿深蹲测试用来评估核心控制，要求患者单腿站立并慢慢降低身体[44]。控制不良将导致躯干及同侧骨盆下降、膝关节外翻与代偿性躯干活动。

坐位检查：Q 角、J 征的动态变化

Q 角的变化可以在膝关节屈伸过程中进行评估。Q 角通常在膝关节近伸直时最大，部分原因是胫骨伸直时外旋大，屈曲时外旋较小[45-47]。如果 Q 角在屈伸时有很大的变化，应注意是否存在病变。

J 征是指当膝关节从屈曲位伸展时，髌骨轨迹呈现倒 J 形。当患者将膝关节从 90° 屈曲伸展时，髌骨与近端滑车在接近完全伸直位时脱位，髌骨将向外侧移动。在高位髌骨患者中，它发生得更早（即屈膝角度更大）。轻度和平滑的侧方移位可能是正常的，特别是在无症状患者。在髌骨不稳定的患者中，J 征阳性与滑车发育不良、高位髌骨、外侧支持带过紧和（或）内侧支持带不全相关。滑动过程中的摩擦音或突然的变化可能与滑车的病变有关。

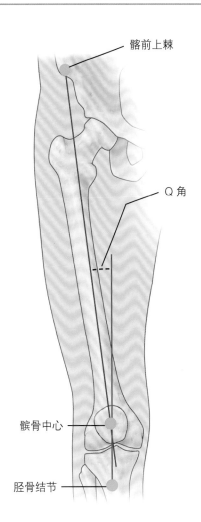

图 105.5 髂前上棘（ASIS）至髌骨中心连线与髌骨中点至胫骨结节中点连线相交形成的股四头肌角（Q 角）(Modified from Livingston LA, Mandigo JL. Bilat- eral Q angle asymmetry and anterior knee pain syndrome. Clin Biomech [Bristol, Avon]. 1999; 14[1]: 7-13.)

仰卧位检查：肌肉平衡和特殊检查

肌肉平衡： 应该评估核心肌肉（脊柱、腹部、臀部和骨盆以及下肢近端肌肉）的张力、力量和紧张程度。

主动伸展型半脱位： 在膝关节完全伸直的情况下，主动收缩股四头肌，使近端髌骨向外侧移动。这表明股四头肌的力量大及内侧软组织力量较弱。

髌骨倾斜试验： 在膝关节完全伸直，股四头肌放松的情况下，检查者抬起髌骨外侧缘，以评估外侧软组织抵抗（图 105.6）。0°（髌骨平行于地面）到 20° 之间的高度是正常的，而小于 0° 表示外侧支持带过紧，大于 20° 表示松弛[48]。

髌骨滑动试验： 膝关节完全伸直，股四头肌放松，髌骨向内侧和外侧移动（图 105.7）。将髌骨的宽度分

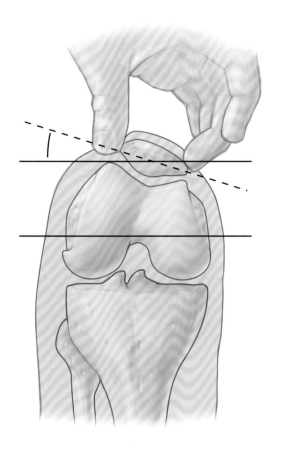

图 105.6　髌 骨 倾 斜 试 验 (Modified from The Cleveland Center for Medical Art & Photography, Copyright 2008.)

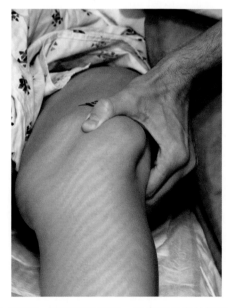

图 105.7　髌骨滑动试验。注意髌骨向外侧移位

为 4 个象限，将髌骨平移的象限数量称为髌骨滑动量。当向外侧施加应力时，髌骨滑动大于 3 可能提示内侧软组织力量不足。一个象限或更小象限的内

侧平移提示外侧紧张。但是，临床医生应将髌骨活动度与无症状的膝关节进行比较，因为双侧髌骨滑动增加更多地表明全身过度松弛。屈曲度较深时，侧向滑动提示高位髌骨，滑车发育不良，或两者兼而有之。

髌骨恐惧试验： 膝关节屈曲 0°~30°，股四头肌放松时，向外侧推移髌骨。如果患者有类似半脱位或脱位发作的感觉，则检查为阳性。重要的是，不仅是疼痛，如果患者存在恐惧即为阳性。虽然外侧髌骨不稳定较为常见，但内侧髌骨也可能发生不稳定，特别是在既往有髌骨手术史的患者中。

俯卧位检查

使用 Craig 试验进行股骨前倾角的测量[50]。患者俯卧，膝关节屈曲成 90°。当触诊大转子时，将腿旋转，直到大转子尽可能向外移，此时股骨头置于髋臼的中心。此时的垂线与胫骨轴之间的角度就是股骨前倾角。

影像学
X 线检查

标准系列的常规 X 线片包括站立前后位（AP）、30° 屈曲侧位和 Merchant 位片。这些视图可以显示骨折、关节炎、髌股关节形态和对线。站立前后位 X 线片有助于检查胫股关节的排列和关节间隙，并可鉴别髌骨二分骨折和髌骨骨折。轴位 X 线片最有助于确定髌骨与滑车沟的相对位置和滑车沟的形态。Merchant 位 X 线片是膝关节屈曲 45° 在桌边，X 射线与其成 30° 时拍摄[51]。

髌骨的高度最好在膝关节屈曲 30° 的侧位 X 线片上进行评估。前文已经描述了评估相对髌骨高度的各种方法（表 105.1）[52–56]，包括 Insall-Salvati 指数[57]、改良 Insall-Salvati 指数[58]、Blackburne-Peel 指数[59]、Caton-Deschamps 指数[60] 和 Labelle-Laurin 指数[61]。

表 105.1　髌骨高度的不同指数

测量方式	正常	高位	低位
Insall-Salvati[86]	1.0	>1.2	<0.8
改良 Insall-Salvati[87]	—	>2.0	—
Blackburne-Peel[88]	0.8	>1.0	<0.5
Caton-Deschamps[89]	<1.2	>1.2	<0.6
Labelle-Laurin[90]	视觉观察	视觉观察	

滑车发育不良最好在侧位片上评估[29, 62-64]。在正常的膝关节中，Blumensaat线继续向前，延续为滑车沟线。它应该位于股骨髁（关节突）投影的后方。然而，当外侧滑车关节突、内侧滑车关节突和滑车沟的连线重合时，这个"交叉征"表明这些标志在同一高度，并且滑车是平的[63]。Dejour等报道的有真性髌骨脱位史的患者中，有交叉征的占96%，而对照组仅占3%。滑车上凸（或"凸块"或"凸台"）定义为股骨前皮质切线至滑车最高点的距离。双轮廓是指发育不全的内髁连线在外侧小关节面连线的后方（延续在交叉征的下方）。Merchant位X线片上，滑车沟角是从股骨滑车的最深处到股骨滑车的最高处的两条线之间的夹角。该角度大于145°提示滑车发育不良[66]。

滑车发育不良的分类可以利用从矢状位和轴位CT或MRI视图（图105.8）确定[67]。A型发育不良：侧位有交叉征；轴位观察滑车较正常浅，但仍对称和凹陷。B型发育不良：矢状位表现为交叉征和滑车上凸；轴位观察，滑车是平的或凸的。C型发育不良：矢状位表现为交叉征和双轮廓征；轴位观察，外侧关节面呈凸形。D型发育不良：矢状位表现为交叉征、滑车上凸和双轮廓征；轴位观察，滑车关节面不对称，其间有一裂隙。

计算机断层扫描（CT）

X线片的一个局限性是不能获得髌股关节从膝关节屈曲20°到完全伸展的轴位图像。

通过CT，可以进行两个重要的附加测量。髌骨倾斜度是指通过髌骨轴的一条线和一条与后髁相切的线之间的角度。角度大于20°被认为是异常的。胫骨结节-滑车沟（tibial tubercle–trochlear groove, TT-TG）可以通过叠加胫骨结节和滑车沟的轴位CT图像来计算距离。TT-TG距离是指胫骨结节中心与滑车沟之间平行于股骨后髁的直线之间的距离（图105.9）。超过15～20 mm的TT-TG距离与髌骨不稳定有关[63, 68-70]。

CT成像还允许三维重建，提供了更好的膝关节解剖影像。此外，动态CT已被用来评估髌骨轨迹，通过相关的活动度来显示髌股关节[71-73]。尽管迄今为止使用动态成像技术对髌骨不稳定的研究还很有限，但这种成像技术在临床应用中已经越来越广泛，并且有可能提高我们对静态和动态特性的理解，以及指导髌股关节发育不良治疗的建议。

磁共振成像（MRI）

MRI提供了常规X线片和CT成像未见的更多细节。MRI可以评估关节软骨、滑车几何结构和软组织结构，包括MPFL[74-76]。髌骨不稳定急性发作后的经典MRI表现包括股骨外侧髁的撞击伤，髌骨内侧的骨软骨损伤，内侧支持带和MPFL的断裂（图105.10）。MRI对MPFL的诊断敏感性为85%，准确性为70%[78]。可以在MRI上进行与X线片和CT相同的测量。然而，其异常的阈值可能并不相同[79-81]。TT-TG的软骨测量可以在滑车软骨的最深点和髌骨中

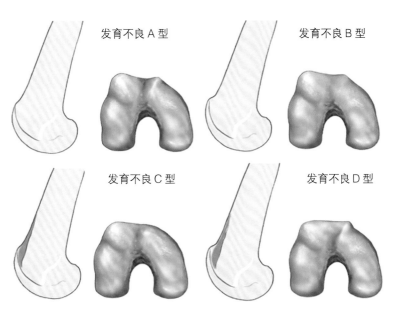

发育不良A型　　发育不良B型

发育不良C型　　发育不良D型

图105.8　滑车发育不良的Dejour分型。A型：交叉征（扁平或滑车上凸）。B型：交叉征和滑车上凸。C型：交叉征和双轮廓征。D型：交叉征，滑车上凸，双轮廓征，滑车突然下移

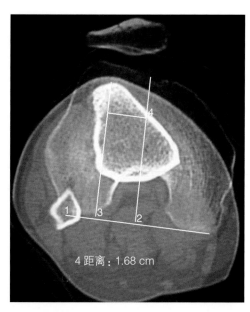

图 105.9　CT 测量胫骨结节 - 滑车沟距离（TT-TG）的技术。使用数字影像软件将滑车沟图像叠加在胫骨结节图像上。平行于股骨后髁画一条线（线 1）。然后取滑车的中心（线 2）和胫骨结节（线 3）分别做与线 1 的垂线。线 2 和线 3 之间的距离（即线 4）为 TT-TG。本图中该值为 1.68 cm

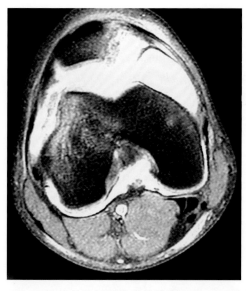

图 105.10　急性髌骨外侧脱位后的轴位 MRI 显示膝关节积液、股骨髁外侧和髌骨内侧关节面的骨挫伤和内侧髌股韧带（MPFL）髌骨附着点的断裂

心之间进行[82–84]。MRI 可以进行一些额外有用的测量，包括外侧滑车倾角[85]、腹侧滑车突出[86]、滑车深度以及胫骨结节到后交叉韧带距离（TT-PCL）。外侧滑车倾角是指股骨后髁与外侧滑车关节面之间的夹角。该角度＜11° 时被认为是异常的。该结果具有较好的

敏感性和特异性。腹侧滑车突出是指股骨前皮质线与穿过最前方软骨点的平行线之间的距离。无滑车发育不良的人群中该值在 0 ~ 10.5 mm 之间；而＞8 mm 被认为是异常的。滑车深度可通过以下参数测量：股骨内髁和外髁的最大前后径距离分别定义为 a 和 b；滑车沟最深点与股骨髁后轮廓线平行线的最小前后径距离定义为 c。滑车深度 =[(a+b)/2]-c。该结果＜3 mm 被认为异常。TT-PCL 是一个独立测量胫骨结节位于胫骨位置的测量方法，定义为髌腱中心点平行于后方胫骨平台的平行线到 PCL 内侧缘的距离。而旋转排列可通过 CT 或 MRI 评估。股骨前倾角是指股骨颈的轴线与远端股骨之间的夹角。股 - 胫关节的膝关节旋转是指远端股骨与近端胫骨所形成的旋转角。胫骨旋转是指近端胫骨相对于远端胫骨所形成的旋转角度。动态 MRI 现已用于评估髌股关节的运动轨迹。但由于较难获得相应的设备，动态 MRI 的临床应用仍较为局限。

决策原则和治疗方案

　　髌骨不稳定的治疗必须根据患者的具体情况而定。目前已提出了许多康复方案和外科手术技术[17, 67, 93–101]。病史、体格检查和影像学研究的重要细节将帮助临床医生确定最适合每个患者的治疗方案。

急性髌骨不稳定发作

　　在髌骨损伤后的急性期，不管是初次还是反复损伤，治疗目的就是减轻症状。相对休息、轻度压迫和抬高是最初的干预措施。大多数患者可通过使用拐杖部分负重。疼痛通常可以通过冰敷和止痛药物得到很好的控制。对于特别不稳定或不舒服的患者，可以短暂地使用膝关节固定器，随后在症状允许的情况下，在最初几天内使用功能更好的铰链式或髌骨支具。抽取膝关节积液有助于缓解膝关节张力较大的患者的疼痛。根据疼痛、软组织肿胀、积液的严重程度，可以在受伤后几天内开始勾脚和股四头肌活动训练。拍摄常规 X 线片和 MRI 以寻找骨折、大的骨软骨或软骨游离体。在几天到几周内可正式转介至物理治疗师治疗，数周到数月可允许从有监督的功能活动进展至回到日常生活的活动。

亚急性、初次髌骨不稳定

　　非手术治疗仍然是大多数初次髌骨不稳定的主要治疗方法[2, 102]。从简单的制动阶段到涉及快速康复的阶段，每种方案各不相同。尽管制动促进撕裂

的 MPFL 愈合，但会导致肌肉萎缩和僵硬，也会增加关节炎的风险。在大多数情况下，患者在恢复股四头肌控制之前，适合使用坚固的制动装置进行行走和避免跌倒。非负重的 ROM 练习可以在肿胀减轻后立即开始。康复治疗方案通常包括股四头肌、臀部和核心肌肉的加强。据报道，非手术治疗后的复发率为 15% ~ 60%[3-7, 97]。

在急性情况下，手术治疗的指征是不可复位的髌骨脱位、大的骨软骨或软骨损伤以及其他需要手术治疗的伴随伤。如果因其他原因需行手术治疗，可以考虑同时进行 MPFL 的修复或重建，尽管目前对这一问题仍有争议。

在没有上述手术指征的首次脱位后，一些研究者主张通过修复或重建 MPFL 进行手术稳定[2, 4, 5, 7, 94, 103-107]。但其获益仍不清楚。到目前为止，很少有研究对初次髌骨脱位患者的非手术治疗和手术治疗进行比较[2, 4, 5, 7, 94, 103-107]。一些研究比较 MPFL 修复和 MPFL 重建，结果表明在术后不稳定发作、活动水平或功能或患者主观测量方面没有发现重大差异。然而，与非手术治疗相比，MPFL 重建在随机对照试验（RCT）中导致更高的 Kujala 结果评分和更低的复发率[94]。需要更多高质量的研究来评估在初次髌骨不稳定发作治疗中应用手术治疗的效果[108]。

亚急性、复发性髌骨不稳定

对于复发性髌骨不稳定患者，推荐手术治疗。

病史、体格检查和影像学检查可指导患者制订具体的手术计划。手术干预的目标是"个性化和标准化"，是针对导致反复不稳定的独特病因而定制的一种解决方案[93]。

MPFL 是髌骨不稳定的重要病因，常需修复或重建。为了软组织平衡或骨结构的排列，可以同时进行一些其他手术。

软组织平衡手术

- **MPFL 重建**：是髌骨不稳定的主要治疗方法。有许多技术，如使用股四头肌腱、髌腱和自体腘绳肌腱移植[94, 109, 110]。也可以利用同种异体移植物。
- **外侧支持带延长术**：应在外侧支持带较紧时进行。指征包括：体格检查，内侧滑动试验减少（髌骨 <1 象限）；倾斜增加且不能复位（髌骨外侧缘抬起不能达到 0°——平行于股骨轴）；在 CT 或 MRI 的轴位图像上，倾斜角度增加（>20°）。除此之外，

在膝关节逐渐屈曲时髌骨倾斜角度不减少（临床或影像学检查）及对侧患膝的类似倾斜也提示外侧支持带紧张。外侧支持带分为来自髂胫束前部的浅层斜行纤维和深层的斜行纤维。这两层纤维需要与关节囊分离出来。浅层在髌骨附近切开，深层在必要及可能的情况下应尽量向后切开。通常这可以使其有 15 ~ 20 mm 的延长[49]。

- **内侧紧缩术**：当内侧软组织质量良好时，可以重新行紧缩术以减少松弛。目标不应该是使内侧过于紧张，而仅是去加强 MPFL。
- **MPTL 重建**：亦有许多研究者同时行 MPTL 与 MPFL 重建。根据解剖学和生物力学的研究，MPTL 和 MPML 在膝关节 ROM 的两个时刻较为重要：伸展的终末期，它能够直接限制股四头肌收缩的拉力[112, 115]；以及极度屈膝，当它收紧时，可抑制髌骨向外侧的平移[30]。它还改善了整个 ROM 运动学的髌骨倾斜和旋转，特别是在极度屈膝时[30]。此项手术的适应证包括[113, 114, 116, 117]：主动伸直型半脱位（定义为膝关节完全伸直及股四头肌主动收缩时髌骨外侧平移）——限制外侧和上外侧平移，特别是限制近端和外侧股四头肌的拉力[115]；屈曲时不稳定（髌骨脱位和屈曲时外侧滑动）——可以抑制屈膝角度增大时的外侧移动，因为 MPTL 会随膝关节屈曲角度增加而紧张[30, 118, 119]；有较多解剖危险因素的儿童（滑车发育不良、股四头肌向量大和高位髌骨）——当有并发症风险时，在屈伸膝关节过程中需增加额外的支持[120-122]；在膝关节过伸伴有关节松弛的人群中——在膝过伸时需对功能性高位髌骨和较大的股四头肌向量提供额外的支持[118, 123]。

骨重新排列手术

- **胫骨结节截骨术**（tibial tuberosity osteotomy, TTO）：可以内移和（或）远移。当滑车沟和胫骨结节之间的排列不佳时，就需要内移。此时胫骨结节相对处于外侧位，导致股四头肌外侧向量增加。体格检查提示 Q 角过大（>15° ~ 20°）[41-43]影像学上 TT-TG 增加（>15 ~ 20 mm）和 TT-PCL 增加（24 mm）[124]是其表现[63, 68-70]。高位髌骨时可行远端移位（表 105.1）。为了治疗不稳定，通常不需要将其前移；然而。在治疗伴发的软骨病变时，前移可使间室减压。
- **滑车成形术**：包含了很多技术，如近端开放滑车

沟成形术[125]、Dejour 的 V 形加深滑车成形术[126]、Bereiter（开放性[127] 或关节镜[128]）的 U 形成形术和 Goutallier 的楔形切除技术[129]。这些手术适用于 Dejour 分级为 B、C、D 型的重度滑车发育不良患者。在这些患者中，滑车成形术连同其他手术包括 MPFL 重建，与单纯 MPFL 重建相比，可降低脱位发生率（ 2.1% *vs* 7% ）[130]。

- 股骨截骨术：另一种不太常见的方法是使用股骨截骨术来解决对线不良[131-135]。可以通过旋转截骨术纠正股骨近端的前倾角，这在儿科人群中应用最多。过度外翻可以通过股骨远端截骨来矫正。内翻和旋转截骨术均可减少股四头肌外侧向量，改变该向量的近端成分。尽管股骨截骨术具有直接纠正股骨排列不齐的优点，但仍需要选择性地推荐（而非全部使用）。

📌 作者首选技术

内侧髌股韧带重建

MPFL 的损伤被认为是复发性髌骨外侧脱位的病理基础[26, 74, 136, 137]。MPFL 重建是治疗无明显骨性对线异常患者的主要方法。或者，在存在骨性对线异常的患者中，它可以与截骨术 / 滑车成形术联用。MPFL 在屈膝早期时对髌骨的外向移动起限制作用，而非向内侧"拉动"髌骨。如果髌骨在屈曲早期时不能以滑车为中心，则需考虑将外侧软组织延长和（或）远端移位。在进行 MPFL 重建之前，应先进行这些伴随手术。人们已开发了使用不同的移植物的多种固定技术[94, 99, 100, 138-143]。虽然总体成功率仍然很高，但最近对手术技术相关并发症的研究[144-146] 使学者的热情被冲淡。

手术技术
体位准备

仰卧位，术侧透视。

侧体位架和挡板可能有用。

整个手术过程中应用止血带，但不需过度加压。非术肢使用压缩袜或套袖。

全身麻醉加内收肌（仅感觉）阻滞。

切皮前静脉注射抗生素。

麻醉下仔细检查，比较手术和非手术肢体，评定内侧和外侧软组织的限制能力（如 MPFL 松弛 / 终末点 / 对称性，外侧髌骨倾斜 / 外侧支持带张力），评估髌骨轨迹，以及在整个 ROM 中维持髌骨以滑车为中心的能力。

诊断性关节镜
- 完成综合评估以排除和治疗伴随的病变（如半月板撕裂）。
- 髌股关节的评估，包括检查髌骨内侧的软组织结构、外侧的结构是否紧张或功能不全、滑车和髌骨的形态、软骨病变（即髌骨、滑车、股骨外侧髁）和（或）游离体的存在和位置。

- 髌骨伸屈运动轨迹的动态评价。
- 软骨疾病的治疗（例如，不稳定软骨损伤的成形，为将来的软骨修复确定病变大小，为将来可能的基质诱导自体软骨细胞移植进行活检等）和滑膜切除术。
- 在关节镜检查后，应根据需要进行相应操作。这些包括 TTO 的内移或远移，外侧支持带的延长，或较少使用的滑车成形术。MPFL 重建是要最后完成的手术步骤。

移植物获取
- 总体而言，对于 MPFL 重建，软组织同种异体移植物是我们的首选，尽管已有很多关于自体腘绳肌 / 股四头肌移植的技术被报道。尽管可以利用其他类似长度和宽度的同种异体肌腱移植，但同种异体股薄肌移植是我们通常的选择。同种异体移植物不可被辐照且其供者与患者的年龄相差应在 10 岁以内。

软组织分离
- 如果同时进行其他手术，可采用胫骨结节至髌骨上方的中线延长入路。对于单独的 MPFL 重建，可在髌骨内缘水平和内收肌结节附近做有限的纵行切口。
- 从髌骨内侧切开内侧支持带层和固有 MPFL 层。仔细解剖，保留内侧关节囊完整。应用 Allis 钳评估固有 MPFL，后者常因组织质量差而松弛。

髌骨准备
- 使用磨钻和平的骨锉将 MPFL 的骨性止点磨锉以建立一出血床（图 105.11）。或者也可以建立一个小的内侧髌骨槽。
- 可应用前后位透视和直接触诊来定位 MPFL 在髌骨上的解剖止点。一般而言，我们应用缝合锚钉固定髌骨 MPFL 移植物，尽管其他方法也可供选择，包括经骨道

作者首选技术

内侧髌股韧带重建（续）

或仅软组织固定（如股四头肌腱）。第一个固定点位于髌骨中线旁，前后位置位于前皮质和关节面的中点。第二个固定点和第一个固定点在同一前后径平面，更靠近近端，位于髌骨近端和第一固定点的中点（图105.12）

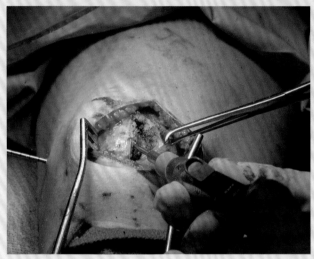

图105.11 在髌骨处内侧髌股韧带的骨性附着点通过使用局部穿刺和平骨锉制备新鲜的骨床

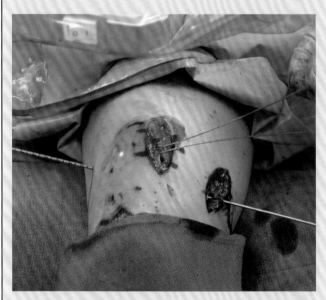

图105.12 前后透视和直接触诊用于定位内侧髌股韧带髌骨的解剖附着点。第一个固定点位于髌骨中线旁，前后位置位于前皮质和关节面的中点。第二个固定点和第一个固定点在同一前后径平面，更靠近近端，位于髌骨近端和第一固定点的中点

- 这些位置需通过透视确定，置入缝合锚钉。一般选用最小的、最短的、具有足够强度的缝合锚钉。注意不要破坏关节面。

股骨准备

- 应通过多种技术的联合识别和确认股骨 MPFL 的解剖止点。并放置导针（图105.13）：
  - 解剖位置，通过触诊（止点位于内上髁和内收肌结节之间）。
  - 透视，在侧位片[147]上（图105.14），其紧贴后皮质延长线的前方、股骨内髁的后缘和 Blumensaat 线的后侧点之间。
  - 等长性，使用股骨导针和缝线从髌骨穿过先前解剖层次到股骨起点以测试其等长性。MPFL 移植物应该大部分是等长的或符合解剖的（伸展时紧，屈曲时松）（专栏105.1）。如果缝线在屈曲时变紧，则应移动导针，通常是向远端和后方移动，直到获得良好的等长性。
- MPFL 移植物的环状末端通过特定的固定方法（如缝合锚、肌腱固定螺钉、悬吊装置等）固定在股骨止点处。
- 移植物经解剖层次返回髌骨附着点并进行最终固定。

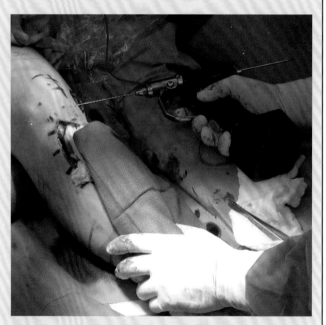

图105.13 内侧髌股韧带股骨附着点的解剖止点应通过多种技术（包括解剖、透视和等长）加以识别和确认，并放置一枚导针

作者首选技术

内侧髌股重建

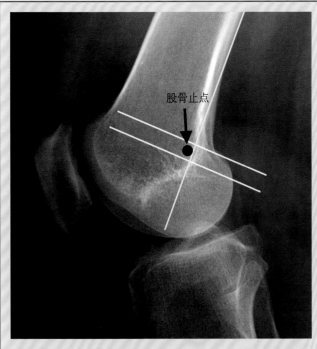

图 105.14　右膝外侧位 X 线片。股骨止点紧贴后皮质延长线的前方、股骨内髁的后缘和 Blumensaat 线的后侧点之间

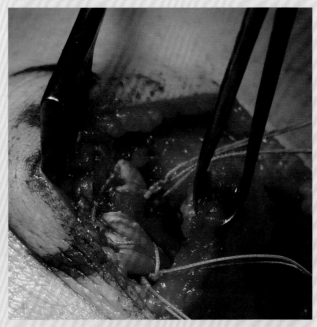

图 105.15　在膝关节屈曲 20°~30°，髌骨位于滑车中心的情况下，将 MPFL 移植物用缝合锚的缝线固定在髌骨上。将移植物固定在先前步骤预先测定的静息长度上。MPFL 不是"有张力的"，而是在 ROM 内可以改变一定长度，起到类似拴绳一样的作用。评估膝关节活动度和髌骨移动度以确保移植物具有合适的特性

最终固定

- 在膝关节屈曲 20°~30°，髌骨位于滑车中心的情况下，将 MPFL 移植物用带缝线锚钉的缝线固定在髌骨上。将移植物固定在先前步骤预先测定的静息长度上。MPFL 不是"有张力的"，而是在 ROM 内可以改变一定长度，起到类似拴绳一样的作用。评估膝关节活动度和髌骨移动度以确保移植物合适（图 105.15 ）。
- 原始内侧支持带和 MPFL 层用可吸收缝线在移植物上进行缝合（图 105.16 ）。
- 最终的透视图像保存到 PACS 系统中。
- 进行标准的伤口缝合。应用经皮神经电刺激（ TENS unit ）、加压冰敷，铰链式膝关节支具固定在伸直位。

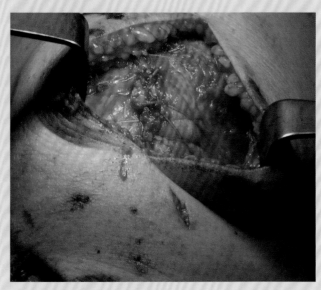

图 105.16　用可吸收缝线在移植物上修复原始浅内侧支持带（第 1 层）和内侧髌股韧带（第 2 层）

术后管理

- 患者出院时需挂拐；当神经阻滞消失，患者可耐受负重，支具应锁定在伸直位上。进行等长股四头肌锻炼、短弧股四头肌锻炼以及踝泵。如可耐受，可在去除支具后进行重力辅助的 ROM 练习。连续被动活动（CPM）可在外科医生许可下进行。
- 正式的物理治疗是在术后第一次访视后开始的。通常是 2～3 次/周，持续几个月。常规计划包括：一旦有足够的股四头肌力量就停止拐杖和铰接支具，换用 J 形支具或弹力绷带（通常在 6 周后），在 6～8 周内恢复完整的 ROM 练习，在最初的几个月内进行低冲击的活动（自行车、椭圆机），慢跑 3 个月，在 4～6 个月后根据标准逐步恢复运动。
- 其他同期进行的手术（如 TTO、软骨修复）将改变康复指导方案和恢复时间。

结果

研究表明，MPFL 重建的成功率为 70%～100%，很少有半脱位或脱位复发的病例 [138, 139, 142, 143, 146, 148-152]。尽管表面上看结果良好，但大多数关于 MPFL 重建的结果数据受限于样本较小和随访时间较短 [138]。此外，单纯 MPFL 重建手术的人口学特征（关于风险因素）和所采用的各种外科技术使得预后难以统计。因此，是否需要联合进行其他手术尚不明确 [153]。

并发症

在一项系统回顾中，共有 629 例膝关节实施了手术治疗，其中发生并发症的有 154 例（26.1%）[164]。

这些不良事件从小到大，包括髌骨骨折、手术失败、术后查体时发现不稳定、膝关节弯曲受限，伤口并发症和疼痛。26 名患者需回到手术室再接受手术。通过减少技术上的错误，如固定位置不正确和移植物张力不足可以减少并发症的发生。股骨或髌骨骨道位置不佳（图 105.17）和移植物张力过大与严重的潜在并发症相关，包括内侧髌股关节超负荷、医源性内侧半脱位和复发性外侧不稳定 [93, 144, 145, 155]。使用透视、解剖定位和等长评估法可以帮助减少定位不佳。此外，在移植物固定前后确认全膝关节 ROM 有助于确保移植物不会过紧（特别是在屈曲时）或过松（专栏 105.1）。

术后处理

- 引流管在 24 小时内拔除。需预防深静脉血栓形成。
- 患者出院回家需挂拐，脚趾触地负重时需将支具锁定在伸直位 4～6 周。在耐受时开始 CPM 和（或）重力辅助的 ROM 练习。需进行等长股四头肌收缩和踝泵练习。
- 患者可以在 6 周时达到完全负重，在股四头肌得到充分控制时解除支具，随后停止使用支具。在此时膝关节应能达到完整的 ROM。
- 在前 3 个月内可以进行低冲击活动。慢跑和专项运动训练可以在 4～6 个月内开始。患者可以使用标

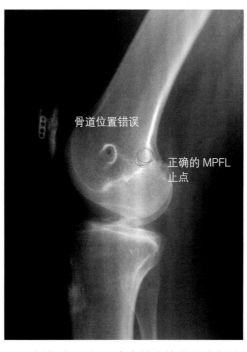

图 105.17　侧位片显示 20 岁女性自体移植内侧髌股韧带（MPFL）重建后的股骨隧道。出现了反复的外侧不稳定

作者首选技术

胫骨结节截骨术

胫骨结节截骨术改变了髌腱远端的止点，这将导致伸膝装置的重新排列，并可以改善髌骨轨迹，改变髌股接触压力和（或）纠正髌骨高度指数 [67]。目前已有各种手术方法用于治疗现有的对位不齐的情形 [156-159]。胫骨结节的单独内移，称为 Elmslie-Trillat 手术，其目的是使髌腱内移。它适用于有反复不稳定病史和结节过度偏外、但关节软骨损伤很小的患者。前内移位术（anteromedialization，AMZ），被称为 Fulkerson 截骨术，适用于反复不稳定、胫骨结节偏外以及髌股关节外侧和（或）远端软骨损伤的患者。外科手术的目的是矫正过大的外侧向力和减少已损坏的关节表面区域的压力。胫骨结节的远端移位可以用来纠正与高位髌骨有关的不稳定 [161, 162]。

手术技术

体位和准备

- 仰卧位，如行 MPFL 手术时需从术侧透视。
- 侧体位架和挡板可能有用。
- 整个手术过程中应用止血带，但不需过度加压。非术肢使用压缩袜或袖套。
- 全身麻醉加内收肌（仅感觉）阻滞。
- 切口前静脉注射抗生素。
- 麻醉下仔细检查，比较手术和非手术肢体，评定内侧和外侧软组织的限制能力（如 MPFL 松弛／终点／对称性，外侧髌骨倾斜／外侧支持带张力），评估髌骨轨迹，以及在整个 ROM 中维持髌骨以滑车为中心的能力。

诊断性关节镜

- 完成综合评估以排除并治疗伴随的病变（如半月板撕裂）。
- 髌股关节的评估，包括检查髌骨内侧的软组织结构、外侧的结构是否紧张或功能不全、滑车和髌骨的形态、软骨病变（即髌骨、滑车、股骨外侧髁）和（或）游离体的存在和位置。
- 髌骨伸屈运动轨迹的动态评价。
- 软骨疾病的治疗（例如，不稳定软骨损伤的成形，为将来的软骨修复确定病变大小，为将来可能的基质诱导自体软骨细胞移植进行活检等）和滑膜切除术。

暴露视野

- 切口位于正中线外侧，延伸至胫骨结节止点远端约 6 cm，紧贴胫骨前嵴外侧。
- 显露髌腱的内、外缘。脂肪垫从近端显露，不需处理。
- 前间室的内容物从胫骨近端的前外侧缘分离，并用轻柔的牵拉保护神经血管结构。
- 通过锐性分离内侧骨膜确定胫骨结节的内侧缘。

骨块的准备

- 放置一个 6 cm 的胫骨结节截骨导向器并用克氏针固定。导向器的远端应更贴近胫骨前皮质。
- 对于内移而言，选择 0°（与地板平行）截骨导向器。
- 对于前内移位术（AMZ），根据术前测定的所需的前内移位的量来选择 45°～60° 的截骨导向器。

截骨术

- 首步截骨需要摆锯以及大量的冲洗。
- 由内侧至外侧进行纵行截骨，并在截骨远端保留一个骨膜铰链。
- 牵拉开髌腱，近端的截骨是在直视下用骨刀从内向外进行横切。
- 用骨刀从横向截骨的远端向近端切断外侧的皮质。
- 轻柔的撬拨可使胫骨结节的蒂部游离而不使远端连接断裂。
- 如果需向远端移动，则需要完全分离远端附着处。根据术前规划，仔细测量胫骨结节的远侧，并用摆锯去除远端的骨组织，以使 Caton-Deschamps 比值恢复正常。如果需要，远端切除的骨块可以重新固定在髌腱止点的近端骨缺损处。

骨块的固定

- 将一个挡板放置在膝关节的近端，这样神经血管结构就不会受到胫骨后皮质的挤压。
- 通过克氏针和（或）巾钳进行预固定。用直尺测量术前测量的畸形是否已纠正。通过整个 ROM 评估髌骨轨迹。
- 在透视引导下使用拉力技术置入 2 个或 3 个双皮质螺钉。仔细评估螺钉的长度和位置。注意确保螺钉头不突出。
- 在内移 /AMZ 或远端移位时通常不需要植骨。当需要弥补内侧过高的骨突起和（或）将内侧高出的骨转移到外侧时可以考虑植骨。可考虑加用骨髓抽吸浓缩物（BMAC）来增强愈合。

同期手术

- 远端重排固定后，将注意转向近端软组织的平衡。外侧支持带过紧时可以通过延长切口显露外侧支持带以进行外侧支持带的延长。MPFL 重建可以通过延长切口，也可以通过单独的近端内侧切口进行。
- 如果要进行软骨修复，则在软骨手术后再固定胫骨结

作者首选技术

胫骨结节截骨术（续）

节蒂部，以方便更好地进入膝关节。软骨修复后，进行截骨的固定和软组织平衡。

闭合

- 胫骨内侧嵴上的骨膜用可吸收的 0 号缝线修复。
- 用可吸收 0 号缝线宽松地缝合前间室筋膜和胫骨前

外侧。

- 引流管深置于筋膜前间隔并放置 24 小时，以防止骨筋膜室综合征。
- 采用标准的伤口缝合技术。
- 应用无菌敷料、冰敷治疗、经皮神经电刺激（TENS unit）、加压包扎。铰链式膝关节支具固定在伸直位。

准化的康复步骤，并在 6~8 个月内恢复比赛。同期进行的手术（如软骨修复）可能会改变康复的时间进程。

结果

研究表明 80%~95% 的患者获得了优秀到良好的治疗结果[160, 163-167]。一项长期研究显示术后再次复发髌骨不稳定率在 8%~15%[167-170]。然而，在一些患者中术后髌股关节疼痛和关节炎的发生率很高[171, 172]。Pidoriano 等[160] 发现，在行胫骨结节前内移位术的患者中，术前软骨损伤的类型与术后临床结果相关。正如人们预期的那样，远端和外侧病变的患者在手术后通常可得到改善，而内侧、近端或弥漫性病变的患者改善较差。据我们所知，目前还没有随机对照研究对 TTO 与其他稳定技术的疗效进行比较。

并发症

TTO 的并发症有伤口愈合延迟、感染、胫骨结节周围的皮肤坏死（仅见于 Maquet 手术）[158, 173, 174]、股骨粗隆间骨折、胫骨近端骨折、截骨延迟愈合、需要后期取出内固定物[164, 175-178]。前移过多可能增加切口破裂的风险。骨筋膜室综合征已有报道，外科医生必须对这种潜在的严重并发症保持警惕[179, 180]。肺栓塞[18] 和深静脉血栓[164] 也有报道。在这些患者中药物预防的作用尚不清楚。关节纤维化，可能需要在麻醉下行关节镜下粘连松解和相关操作[156, 175, 179]。为了预防这种并发症，早期活动是必须的，在一些特定的情况下，被动活动（CPM）机是有帮助的。因为截骨处的应力集中，因此一段时间的限制负重是避免胫骨近端骨折的关键[164, 181]。由于骨块间的加压固定，截骨处骨折不愈合率为 3.7%，比较少见[182, 183]。

未来展望

髌骨不稳定的诊断和治疗仍然是一个复杂的挑战。每一个髌骨不稳定的患者都是特殊的，需要识别其具体异常情况，以便个性化制订治疗计划，从而获得最佳的结果。尽管有大量的研究探究了髌骨不稳定的治疗，但高质量的结果数据目前仍较为有限和缺乏。需要更大样本的随机对照研究和长期随访研究来探究非手术和手术的作用。另外，生物力学研究应提供更好的纠正髌骨不稳定和减小关节面压力的手术方法。最后，手术技术必须标准化，以使研究具有可比性。

选读文献

文献：Ridley TJ, Bremer Hinckel B, Kruckeberg BM, et al. Anatomical patella instability risk factors on MRI show sensitivity without specificity in patients with patellofemoral instability: a systematic review. *J ISAKOS: Jt Disord Orthop Sports Med*. 2016; 1(3): 141-152.

证据等级：Ⅲ

总结：对现有文献的系统检索和荟萃分析揭示了髌股关节不稳定（PFI）的影像学在 PFI 组和对照组间的广泛变异。本系统综述表明，对于 PFI 组，解剖髌骨不稳定影像因素存在适当的异常阈值，提示高敏感性。大多数测量结果差异很大，特别是在对照组中，说明这些测量结果的特异性很差。

文献：Aframian A, Smith TO, Tennent TD, et al. Origin and insertion of the medial patellofemoral ligament: a systematic review of anatomy. *Knee Surg Sports Traumatol Arthrosc*. 2017; 25(12): 3755-3772.

证据等级：Ⅵ

总结：MPFL 是一个沙漏状的结构，位于内收肌结节、股内上髁和腓肠肌结节之间的三角形空间，并插入到髌骨的上内侧。

文献：Buckens CFM, Saris DBF. Reconstruction of

the medial patellofemoral ligament for treatment of patellofemoral instability: a systematic review. *Am J Sports Med*. 2010; 38(1): 181-188.

证据等级：Ⅱ

总结：这篇综述包括 14 篇文献，发现内侧髌股韧带重建的效果一般都很好。然而，由于样本量小、短期随访、各种辅助手术的使用以及重建外科手术缺乏标准化等原因，结论有限制性。

文献：Vavken P, Wimmer MD, Camathias C, et al. Pagenstertg. Treating patella instability in skeletally immature patients. *Arthroscopy*. 2013; 29(8): 1410-1422.

证据等级：Ⅳ

总结：未成熟和青少年急慢性髌骨不稳定患者治疗的系统评价。对于急性髌骨脱位，最好的证据并不支持手术干预优于保守治疗。然而，解剖变异及其对愈合的影响应在决策中应加以考虑。在膝关节解剖正常或恢复的儿童和青少年患者的复发性髌骨不稳中，重建 MPFL 是最有效的治疗选择，可以安全地进行，同时根据需要进行伸膝装置的重排。

文献：Farr J, Covell DJ, Lattermann C. Cartilage lesions in patellofemoral dislocations: incidents/locations/when to treat. *Sports Med* Arthrosc. 2012; 20(3): 181-186.

证据等级：Ⅳ

总结：PF 脱位常伴有软骨损伤。软骨和骨软骨病变常由创伤性（高能量）PF 脱位引起，而有显著 PF 脱位危险因素的非创伤性（低能量）PF 脱位的患者骨软骨损伤的发生率要低得多。本文概述了发病率和何时治疗这些病变。

文献：Sherman SL, Erickson BJ, Cvetanovich GL, et al. Tibial tuberosity osteotomy: indications, techniques, and outcomes. *Am J Sports Med*. 2014; 42(8): 2006-2017.

证据等级：Ⅳ

总结：对于广泛的髌股关节疾病，TTO 是一种很好的治疗选择，包括髌股不稳定、髌骨和滑车的局灶性软骨病变以及髌股关节炎。本文的目的是回顾 TTO 术式的发展，从最初的 Hauser 术式到现在的前内下移位的术式，并且讨论了这个术式的相关解剖和影像学。本文着重介绍了一些较为常见的 TTO 手术的手术技巧，并讨论了各种 TTO 手术的效果。对手术的并发症以及如何避免并发症的临床技巧也进行了介绍。

（Seth L. Sherman, Betina B. Hinckel, Jack Farr 著
吴　桐译　刘　阳校）

参考文献

扫描书末二维码获取。

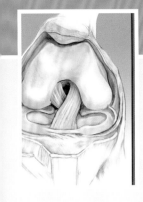

髌股关节痛

髌股关节痛是常见的一种临床疾病，发病率高达50%，这种疼痛通常被称为膝前痛，对患者和临床医生来说都是一个挑战，因为通常很难确定引起疼痛的潜在病因。部分髌骨-股骨痛患者无明确的病理改变，对于这种情况有不同的术语，包括髌股关节疼痛综合征（patellofemoral pain syndrome，PFPS）和特发性膝前痛。重要的是要注意，这些术语在某种程度上是排除其他疾病之后下的诊断，不应被用来错误地描述一个明确的疾病过程。把所有的髌股关节疼痛都归因于"软骨软化症"也是一种错误，因为在许多情况下，并不存在真正的软骨病变。

解剖学

膝关节前方有几个特点容易引起疼痛。髌股关节是一个滑动关节，在6个方向上有活动度。髌骨的活动轨迹包括：平移（内侧/外侧）、滑动（上/下）和倾斜（内/外）。在最初的膝关节屈曲过程中，髌骨向内侧平移约4 mm，在膝关节屈曲约20°时与滑车沟对合。膝关节进一步屈曲，当膝关节达到90°屈曲时，髌骨向外侧平移约7 mm，伴随着大约7°的外倾。滑车沟与髌骨的最大接触发生在膝关节屈曲45°时[126]。

除了上述的骨性解剖结构外，维持髌股关节稳定性的还包括被动和动力性制约因素。被动制约因素包括骨形态、内侧髌股韧带（medial patellofemoral ligament，MPFL）、内侧髌半月板韧带和外侧支持带。动力制约因素包括股内斜肌（vastus medialis oblique，VMO）以及股外侧肌。对这些结构的深入理解可以更好地理解与髌股关节相关的常见临床问题。因为这些结构试图满足髌股关节既机动又稳定的相互矛盾的要求[122-127]。这一复杂结构网的任何一点出现不平衡都会引起疼痛、不稳定或两者兼有。

髌骨通过增加杠杆力臂以及传递来自于股四头肌的牵张力来增加股四头肌的机械杠杆作用。当通过髌

骨施加作用力的时候，传导的力的数值就会发生急剧的增大。特别当膝关节屈曲角度增大的时候，髌股间的作用力也会随之增加（图106.1）。例如，蹲下和跳跃分别产生的力是体重的7.6倍和12倍[3,4]。

膝关节的前部也为机体提供了重要的感觉反馈。在Dye等1998年的一项研究中，SF Dye（该研究的第一作者）在没有麻醉的情况下接受了双侧膝关节镜检查，以确定膝关节的神经感觉特征。作者描述前方滑膜、脂肪垫和关节囊对痛觉最敏感[5]。有趣的是，通常需要手术干预的结构（如半月板、关节软骨和韧

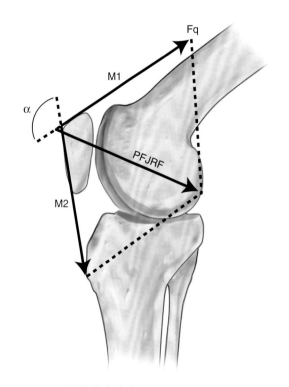

图106.1 髌股关节应力（patellofemoral joint reaction force，PFJRF）随膝关节屈曲角度的增大而增大。完全伸直时，M1和M2方向相反，但在同一平面上，PFJRF几乎为零。随着屈曲度的增加，M1和M2趋于同一方向，向量PFJRF增加

带）对疼痛的敏感性要低得多[5]。Dye 等[5] 也报告了膝关节前方触觉的精确空间定位（图 106.2）。这与以前在髌韧带和视网膜中发现的相对高浓度的Ⅳa 型传入神经纤维有关[6]。

　　下肢力线异常是髌股关节疼痛的一种常见发病机制[10, 11]。下肢力线异常可引起或加重髌股关节紊乱。股四头肌腱和髌腱走行不是一个方向——它们之间的夹角称为股四头肌腱（Q）角（图 106.3）。全长负重 X 线片上 Q 角是由髂前上棘到髌骨中点连线以及髌骨中点到胫骨结节连线构成。男性的正常 Q 角为 13°~ 14°，女性为 17°~ 18°[120]。由于这个角的存在，股四头肌产生的力量既能使膝关节伸直，又会向外侧牵拉髌骨。这个髌骨外侧牵拉力的大小与Q角成正比。胫骨外旋、股骨内旋、膝外翻的增加都会导致 Q 角的增加和髌股关节外侧牵拉力的相应增加。由于上述任何因素引起髌骨轨迹不良都可以导致膝关节疼痛和功能障碍，一些作者因此质疑下肢力线异常和髌股关节疼痛之间的联系[12-14]。患有髌股关节疼痛的患者经常出现休息时的疼痛，这是反对将下肢力线异常作为前膝痛的主要因素的论点[15]。Dye[12] 提出疼痛是由于组织内稳态的失衡引起的。髌骨内部的骨压力升高与继发组织缺血也被认为与膝关节前疼痛相关[16]。其他研究表明，血管流量变化（动脉和静脉）以及相关的退行性改变也与症状的出现相关[17-19]。

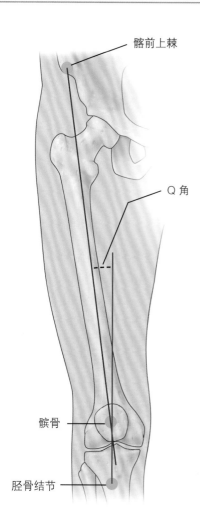

图 106.3　Q 角（Modified from Livingston LA, Mandigo JL. Bilateral Q angle asymmetry and anterior knee pain syndrome. *Clin Biomech [Bristol*, Avon]. 1999; 14[1]: 7-13.）

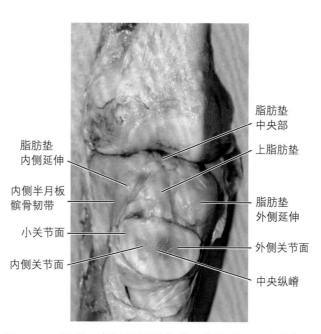

图 106.2　髌骨、邻近增厚关节囊、脂肪垫以及内外侧髌骨半月板韧带（From Noyes FR, ed. *Noyes' Knee Disorders: Surgery, Rehabilitation, Clinical Outcomes*. Philadelphia: Elsevier; 2010.）

患者评估

病史

　　全面的病史采集是评估髌股关节疼痛患者的关键。第一个鉴别要点是确定患者是否出现疼痛或患者是否抱怨髌骨不稳定。虽然在许多情况下，患者都有这两种主诉，但当被问及他们的主诉时，患者通常会仅主诉意外造成不稳定而疼痛缓解，或者会只主诉显著的膝关节疼痛而没有不稳定的症状。许多诊断与急性创伤有关（如伸肌机制断裂、髌骨骨折和髌骨不稳）。这些内容将在其他章节中讨论。慢性与活动相关的膝前疼痛是一种常见的临床症状，常见于多种膝关节疾病（表 106.1）。

　　如果疼痛发生在休息和（或）睡眠期间，应询问能引起患者膝关节前方疼痛的活动类别，以及疼痛是否合并关节肿胀和（或）机械性症状。肿胀常与关

表 106.1 髌股关节痛的鉴别诊断

急性疼痛	慢性疼痛	持续性疼痛
• 伸膝装置断裂	• 特发性髌股关节痛	• 多种原因导致的局部疼痛综合征
• 髌骨不稳（半脱位或脱位）	• 下肢对线不良	• 神经瘤
• 髌骨骨折	• 肌肉力量不平衡或肌肉萎缩	• 恶性肿瘤进展
• 软骨损伤	• 过度使用	
• 骨软骨损伤	• 髌骨软骨软化	
• 游离体	• 滑膜脂肪垫撞击	
• 感染	• 滑膜皱襞综合征	
• 髋关节病变（牵涉性痛）	• 髌骨的骨内压升高	
• 股骨头骨骺脱位（牵涉痛）	• 髌骨外侧挤压综合征	
• 腰椎病变引起的牵涉痛	• 骨关节炎	
	• 膝关节炎症	
	• 髂胫束综合征	
	• 膑腱末端病	
	• 分离性骨软骨炎	
	• 骨软骨病	
	• Osgood-Schlatter 病	
	• Sinding-Larsen-Johansson 病	

内结构损伤相关，如软骨病变。如果没有关节渗液可提示关节外结构引起的疼痛。之前治疗成功和失败的细节，包括运动方式的调整、物理治疗、注射和（或）手术都应该详细记录。对于不是外伤引起的，与活动有关的慢性膝前疼痛，患者一般会主诉上楼或下楼时、深蹲时，或久坐后的膝前痛。此外，这种膝前痛可以是双侧出现的。疼痛也常在活动强度突然增加期间发作，例如新兵集训时 [21]。

体格检查

与全面的病史采集相似，彻底的体格检查在评估髌股关节疼痛患者时是必不可少的。值得注意的是，了解髌股关节在解剖方面的许多变异是非常重要的。这些变异在检查中会变得明显，有时，这些变异是引起髌股关节疼痛的原因；而在其他情况下，这些变异对于患者只是"正常"现象。查体结果是膝关节前方疼痛患者临床检查情况的一部分。

一般检查

出现膝前疼痛的患者应接受标准的双膝体格检查，包括步态和力线、活动度（ROM）、肌肉力量、韧带松弛度、膝关节稳定性和神经血管状态的评估。此外，临床医生应检查同侧髋关节情况，特别是在儿

科和青少年患者，因为很多髋关节疾病往往也可以引起膝关节疼痛。

视诊

有许多膝关节查体的手法，一般会让患者先站着做检查，然后坐下，最后仰卧（如果需要，可以俯卧）。关键是要确保每个患者的所有检查项目都能完成。如果从患者站立开始，临床医生可以评估肢体力线、旋转轮廓和步态。股骨前倾增大、膝外翻和扁平足的患者可能增加髌股关节疼痛的风险。此外，胫骨外旋和足旋前的患者髌股关节疼痛会加重。监测患者的步态以及观察单腿深蹲可以帮助评估髌骨轨迹和核心肌肉力量。

让患者坐好把腿悬垂在检查床的末端，可以进行髌骨轨迹评估和 Q 角测量。测量 Q 角方法很多，患者站立、坐位或仰卧位时都可以进行。此外，还可以在股四头肌收缩或放松静力下进行 Q 角测量（静态 Q 角），以及以动态方式测量（动态 Q 角）。值得注意的是，Q 角值受到股骨近端与屈膝角度关系的影响（图 106.4、106.5），也会受到测量方法的影响。屈膝时 Q 角评估比伸膝时更准确。屈膝时，髌骨位于滑车沟内，而伸膝时，髌骨外移可使 Q 角测量结果"正常"。虽然仍有争议，一些作者认为评估动态 Q 角比评估静态

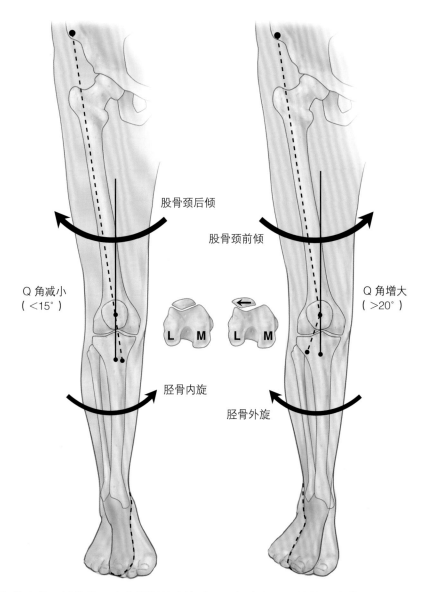

股骨颈后倾

股骨颈前倾

Q 角减小
（＜15°）

Q 角增大
（＞20°）

L M

L M

胫骨内旋

胫骨外旋

图 106.4　股骨颈后倾使股骨远端外旋，当合并胫骨内旋时，Q 角减小，髌骨轨迹改善，髌骨和滑车对位正常。股骨颈前倾使股骨远端内旋，合并胫骨外旋时，Q 角增大，髌骨正常轨迹受损，髌骨外倾（From Tria Jr AJ, Klein KS. *An Illustrated Guide to the Knee*. New York: Churchill Livingstone; 1992.）

Q 角更适用于膝前痛患者。过大的 Q 角使患者易患膝前疼痛，尽管结论尚存在明显的不统一。在坐位时，要求患者主动屈伸膝关节，以评估髌骨轨迹。当髌骨有外偏，膝关节完全伸直时会出现 J 征；对于 J 征阳性的患者，完全伸直时测量的 Q 角欠准确。

　　在检查过程中的任何时候，临床医生都应该评估是否存在肌肉萎缩，尤其是股内侧斜肌（VMO），观察是否存在既往手术切口以及是否有关节积液。

触诊

　　膝关节周围的许多结构，包括髌骨本身，都可以直接进行触诊，包括髌下脂肪垫、股四头肌腱、髌腱髌骨止点、支持带 / 髌股韧带、胫骨结节、髂胫束、关节间隙和股骨髁（以及其他结构）。触诊这些结构有助于确定痛点（如果存在的话）。另外，在膝关节屈伸过程中触诊髌骨可以感受有无摩擦感。在一项研究中，98% 的青少年髌股关节疼痛患者的痛点在 MPFL[23]。值得注意的是，肥胖以及被检查者过于紧张会使检查者的触诊变得困难。

活动度和肌力

　　膝关节 ROM 可以通过坐位、仰卧位或俯卧位来均要求测试时患者收缩股四头肌。如果发生疼痛，检查为阳性，认为髌骨软骨有病理改变。对于髌骨软骨损伤的患者，在屈伸过程中对髌骨施加较轻柔的压力可诱发摩擦音和膝关节疼痛（图106.6）。这个测试可以帮助确定病变发生的位置。因为当髌骨与滑车接触时，髌骨远端的病变在屈膝较小时会疼痛，而近端的损伤在屈膝较大时会感到疼痛（图106.7）。

髌骨不稳定的测试在105章中已有详细讨论。髌骨恐惧试验是在膝关节屈膝20°~30°时对髌骨内侧施

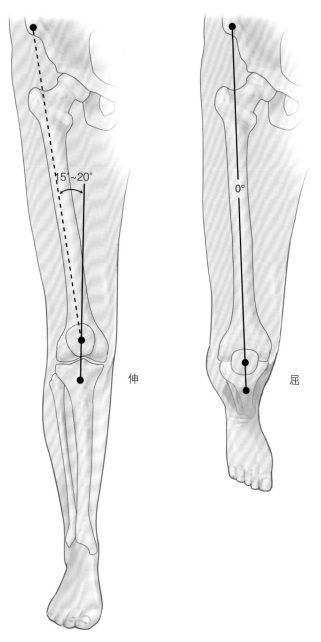

图106.5 屈膝使胫骨内旋，Q角减小（From Tria Jr AJ, Klein KS. *An Illustrated Guide to the Knee*. New York: Churchill Livingstone; 1992. ）

评估。不管使用何种体位，一定要和健侧膝进行比较，并评估是否存在膝关节过伸。在ROM评估过程中，还可以评估伸膝和屈膝肌力并和健侧对比。

诱发试验

检查髌骨的诱发试验通常分为两类：疼痛测试和稳定性测试。有许多试验施加压力于髌骨，包括髌骨研磨试验、压髌试验和Clarke征。这些测试的检查者通过拇指对髌骨上表面施加压力时有一些不同，但

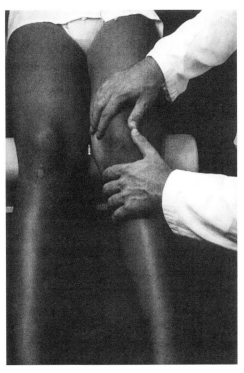

图106.6 压髌试验。轻度屈膝使髌骨与滑车接触，直接按压髌骨（From Scott WN, ed. *Insall & Scott Surgery of the Knee*. 5th ed: Philadelphia: Elsevier; 2012. ）

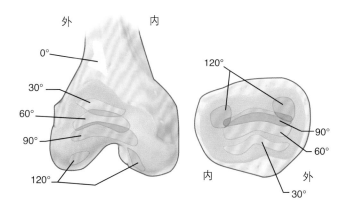

图106.7 不同屈膝角度的髌股关节接触面（From Scott WN, ed. *Insall & Scott Surgery of the Knee*. 5th ed: Philadelphia: Elsevier; 2012. ）

加向外侧的压力来进行，如果患者有恐惧感认为髌骨可向外侧脱位，则该试验为阳性。如果患者没有恐惧感，但髌骨能够半脱位或全脱位，患者可能存在先天韧带松弛，临床医生应检查对侧膝关节是否有类似情况。值得注意的是，髌股关节疼痛患者在做恐惧试验时可能会感到疼痛，疼痛并不代表髌骨不稳定测试阳性。横向推动髌骨可测试支持带张力，如果过紧，髌骨活动度减小（图 106.8）。髌骨倾斜试验也应作为一种评估支持带紧张度的方法，并可用来确定是否需要手术松解。Ober 试验对髂胫束（IT）张力的评估是有价值的，髂胫束过紧可引起膝前外侧疼痛和髌骨轨迹不良。

辅助检查

　　影像学检查，包括 X 线片、CT 和 MRI 有助于髌股关节疼痛患者的评估。X 线片，包括前后位（AP）、侧位片和轴位片，可用于评价髌股关节和胫股关节的骨性形态，也可用于判断有无骨性关节炎。侧位片也许是评价髌股关节最有用的方法。因为它对确定髌骨高度（图 106.9）以及判断滑车发育不良有较大用处。髌骨高度可以通过几种不同的技术测定，包括 Caton-Deschamps 指数、Insall-Salvati 指数、Blackburne-Peel 指数以及在屈膝 30° 时 Blumensaat 线与髌骨下极的关系。高位髌骨患者有膝关节不稳的倾向，而低位髌骨患者髌骨负荷增加进而导致退行性变的发生。根据 Dejour 分类，侧位片有助于发现滑车发育异常。在 Dejour 分类中，滑车发育不良分为 A、B、C 或 D 型（最严重），判断依据包括是否存在交叉征、滑车上凸以及双轮廓征。轴位片（Merchant 位）（图 106.10）[29] 可以帮助确定滑车沟角以及滑车沟的深度。Murray 等 [30] 认为侧位片和轴位片是评估髌骨是否稳定最有价值的图像，而且侧位片对于检查髌骨是否易于脱位具有高

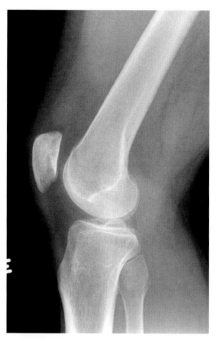

图 106.9　膝关节侧位 X 线片

度敏感性。因此，正常的侧位片可以帮助排除因不稳定引起膝前痛的一部分患者。轴位片有助于评估髌骨倾斜和半脱位。虽然定义了很多不同的参数，但是这些参数的临床效果仍然不确定（图 106.11）。在评估轴位 X 线片时，值得注意的是，滑车沟位于股骨髁中线外侧，并不像以前认为的那样完全居中 [31]。有趣的是，在 MRA 上可显示关节对称，但是 X 线平片上却显示不对称 [32]。

　　进一步检查，如 CT，可用来分析髌股关节的三维关系。通过 CT 可以确定髌骨倾斜和胫骨结节 - 滑车沟（TT-TG）值。值得注意的是，对于没有髌骨不稳定的患者，CT 的临床意义是有限的。髌骨倾斜和 TT-TG 测量是评估髌骨半脱位和脱位患者最有价值的手段（测量细节详见第 105 章）

　　MRI 是评价关节软骨、软骨下骨和软组织结构（如 MPFL）的首选影像学方法（图 106.12）。一项研究显示 MRI 上上外侧脂肪垫水肿与有症状的年轻患者中提示髌骨轨迹不良或撞击的异常解剖参数（例如滑车形态和髌骨对位）相关 33。可以用来评估髌骨不稳定的参数，包括 TT-TG 值（最初在 CT 扫描中描述）以及胫骨结节 - 后交叉韧带（TT-PCL）值，也可以在 MRI 上测量。此外，还可以在 MRI 上测量滑车外侧倾斜角和内侧倾斜角，在鉴别异常滑车形态时，这些方法比滑车沟角法测量更准确。

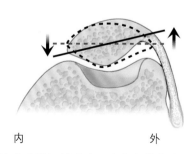

内　　　　　　　外

图 106.8　被动髌骨倾斜试验。在完全伸直时，正常髌骨的横轴可被动倾斜超过水平线。不能进行此操作可提示外侧支持带过紧（From Scott WN, ed. *Insall & Scott Surgery of the Knee*. 5th ed: Philadelphia: Elsevier; 2012.）

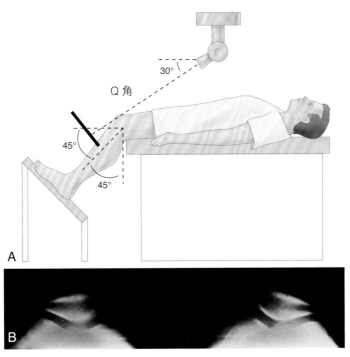

图 106.10 Merchant 位。（A）方法。（B）Merchant 位。髌股关节双侧对位正常，骨性结构和关节面正常（From Scott WN, ed. *Insall & Scott Surgery of the Knee*. 5th ed: Philadelphia: Elsevier; 2012.）

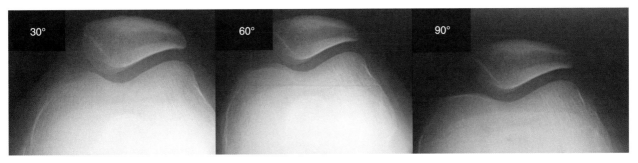

图 106.11 膝关节屈曲 30°、60° 和 90° 时的轴位片。滑车的形状随着屈曲角度的增加而改变，内侧关节突看起来更大。在常见的髌股关节疾病中，不需要常规进行 60° 和 90° 轴位 X 线检查（From Scott WN, ed. *Insall & Scott Surgery of the Knee*. 5th ed: Philadelphia: Elsevier; 2012.）

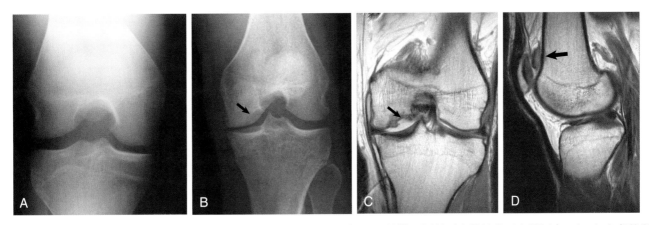

图 106.12 髁间窝位片。（A）正常的髁间窝位片显示股骨髁的后部、胫骨棘、胫骨平台的关节面和髁间窝。（B）患者的髁间窝位片，显示股骨内侧髁内缘的透明卵圆形区域（箭头）；这可以考虑剥脱性骨软骨炎。冠状位（C）和矢状位（D）质子密度磁共振成像显示了巨大的骨软骨缺损（箭头所指）。完全移位的骨软骨碎片位于髌上关节隐窝（箭头）(Case courtesy the Hospital for Special Surgery, New York. From Scott WN, ed. *Insall & Scott Surgery of the Knee*. 5th ed. Philadelphia: Elsevier; 2012.)

特殊情况

特发性膝前痛/髌股关节疼痛综合征

正如在这一章中以及在这本书中的其他章节中提到的，各种因素都会导致膝前疼痛。因此，膝前疼痛的鉴别诊断很多（表106.1）。表106.1中描述的许多具体疾病类型在本书中已详细讨论过。许多患者的髌股关节疼痛并没有明确病因。本章的其余部分将集中讨论这些病变类型。这种情况通常被称为PFPS。PFPS患者在体检或影像学检查中可发现一些潜在的诱发因素，包括下肢对线不良或髌骨对位不佳、肌肉不平衡和（或）萎缩以及过度使用。在一项前瞻性研究中，髌骨活动度过大的患者膝前疼痛的发生率较高。另一项研究检查发现髌骨活动度过大患者髌股关节疼痛的预后更差。然而，这些发现也常见于在没有膝前痛的患者中。总的来说，这是一种排除诊断，缺乏客观诊断标准，因此难以确定最佳治疗方案。

特发性PFPS的治疗主要方式包括运动方式的矫正、物理治疗和肌肉强化、支具/包扎、器械矫形、电疗和药物治疗。对运动疗法治疗髌股关节疼痛的系统回顾表明，运动疗法对疼痛的减轻作用不大[37]。此外，另一项关于使用超声治疗PFPS的综述也未能证明其临床效果[129]。此外，Callaghan等回顾了髌骨粘贴支持带在成人PFPs中的应用，发现与不使用贴带的单纯运动疗法患者相比，贴带可以显著改善成人PFPs临床症状的证据有限。一项研究调查了没有膝前疼痛史的新兵，他们被前瞻性地分为支具组（动态髌骨-股骨支具）和对照组（无支具），在基础训练期间支具组较无支具组膝前疼痛症状减少了近20%（18.5% vs 37%）[131]。另一项研究表明，患者穿着保持足型内旋以及活动幅度较小的足部矫形器进行单腿深蹲时膝关节前部疼痛减轻，坐起时单腿疼痛的次数减少。对治疗膝前疼痛的药物治疗的系统回顾发现，非甾体抗炎药（NSAIDs）用于短期止痛的疗效证据有限[38]。Bizzini等进行了治疗髌股关节疼痛的随机对照试验，结果显示针灸、股四头肌肌力练习、限制支具、运动结合髌骨贴扎以及生物反馈治疗能有效地减轻疼痛，改善膝关节运动功能[133]。总的来说，关于非手术治疗髌股关节疼痛的成功与否，不同学者有不同的观点。

对于经历非手术治疗至少6个月后仍有严重功能受限的患者，可考虑进行关节镜探查来诊治，包括评估软骨损伤（请参阅第96章和第104章关于髌骨软骨

疾病内容）。在进行关节镜检查之前，可尝试用局麻药进行关节内注射（可含或不含皮质类固醇）；如果注射无法暂时缓解疼痛，关节镜的效果很可能不理想。可以通过前外、前内及髌上入路（内或/和外）用射频对髌骨进行去神经化处理[39]，但是这一操作应尽量少用，作者强烈建议临床医生在诊断特发性膝前疼痛或PFPS之前积极寻找其他病因诊断。

滑膜撞击综合征

撞击是髌股关节疼痛的常见原因。涉及结构通常是皱襞或髌下脂肪垫。皱襞是正常解剖结构的胚胎学残余，病变皱襞与正常皱襞难以区分[40]。内侧皱襞是最常见引起症状的结构（图106.13）[41]。一项研究表明，大约80%的人口中存在这种皱襞[42]。滑膜皱襞综合征（synovial plica syndrome, SPS）常用来描述与活动有关的膝关节疼痛，随屈曲而加重，随伸直而减轻。在皱襞肥厚的情况下，体格检查可触及粗大的索条。屈伸试验有助于病变皱襞的诊断，但作用有限[43]。MRI可发现明显的皱襞，但没有研究证实其能够鉴别病变皱襞与正常皱襞。要注意有无股骨髁内侧的软骨病变，可提示异常皱襞可能，这种软骨病变可在MRI上显示[44]。症状性皱襞的治疗首先应通过非手术治疗，包括活动强度的改变和应用非甾体抗炎药，如有必要可以考虑关节内皮质类固醇注射治疗。对于非手

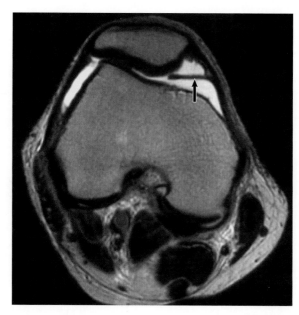

图106.13 轴向磁共振图像，低信号、粗大的髌骨内侧皱襞（箭头）被大量积液凸显出来（From Scott WN, ed. Insall & Scott Surgery of the Knee. 5th ed. Phila-delphia: Elsevier; 2012.）

术治疗无效的患者，关节镜下切除皱襞是一种相对简单的方法，并发症少。在伴有软骨退变的患者中，皱襞切除中期结果有效。如果进行关节镜检查，术者应对合并的膝关节病变进行全面的评估。

Hoffa[47] 于 1904 年发现髌下脂肪垫与膝前疼痛有关。如前所述，该区域有丰富的神经支配，可导致明显的膝前疼痛，伴有浅表肿胀和触痛。Hoffa 检查是在髌腱内侧和外侧分别施加压力的同时伸展膝关节，这可能会引起疼痛或恐惧。虽然诊断标准主要依靠临床表现，MRI 可以作为辅助诊断手段，特别是使用加强 MRI 的时候更有意义[33, 48]。脂肪垫撞击的治疗与症状性皱襞的初始治疗相似，主要包括非手术方法。对于保守治疗无效的患者，手术切除脂肪垫已有相关研究进行了描述[48-50]。作者认为只有当患者用过了所有非手术方法并排除了任何其他因素（例如下肢对线不良或肌力不平衡等）时，才推荐这种治疗。

髌骨内高压

Arnoldi 等描述了膝前疼痛与膝关节股骨和胫骨的骨内压增加有关[51]。骨内静脉造影结果表明，这种现象可能与静脉流出减少有关[52]。髌骨内高压的诊断标准是持续屈膝时骨内压力增加大于 25 mmHg。Schneider 等[53, 54] 报道了一系列保守治疗无效的髌股关节疼痛患者。局部麻醉后进行"诱发试验"（即通过提高骨内压来再现症状），患者接受了骨内钻孔减压术。在 1 年的随访中，88% 的受试者骨内压力下降[53]。随后发表的一份报告显示手术后 3 年患者临床结果评分同样有所改善（视觉疼痛评分从 7.6 降至 2.1）[55]。虽然这一诊断有些争议，几个系列的研究表明髌骨钻孔减压术对非手术治疗无效的患者有好处。目前尚不清楚这种诊断是原发病还是继发于其他疾病过程（包括髌骨外侧挤压综合征）。

髌骨外侧挤压综合征

Ficat[56] 第一个提出髌骨外侧挤压综合征，其潜在的病因是外侧支持带过紧。患者通常报告在上或下楼梯时膝前疼痛（无不稳），并有阳性的剧院征（即久坐后疼痛）。随着病情的进展，可发生软骨磨损，症状包括积液、交锁、弹响、卡感和（或）打软腿。在检查时，压髌试验疼痛，尤其是髌骨外侧面受压时。值得注意的是，由于外侧支持带过紧，患者的髌骨活动范围受限。检查者可能很难将髌骨外侧缘抬高使髌骨横轴超出水平线。这些患者也可能出现 Q 角增大，髂胫束过紧（可见于 Ober 试验阳性者[128]）以及足旋前增大。轴位 X 线片或轴位 CT 扫描可显示髌骨外倾增大和外侧髌股角减小。髌骨外侧挤压综合征的治疗应以非手术方式为主，减少关节内炎症，包括非甾体抗炎药的使用、运动改良和物理治疗。通过仪器治疗松解外侧支持带及髂胫束是有效的辅助方法。对于非手术治疗无效、持续疼痛和功能障碍的患者，可考虑手术治疗。这种情况是单纯外侧支持带松解的适应证之一。当然，不能过度松解，以避免形成医源性髌骨内侧不稳[57]。如果有临床证据表明是髌骨活动度过大引起的症状，可以考虑实行髌骨外侧支持带加强术。

复杂性局部疼痛综合征

1988 年 Merchant[10] 提出反射性交感神经营养不良可以引起某些膝前疼痛。针对膝前痛，核素扫描已被证明有助于诊断交感神经介导的疼痛，交感神经阻滞可能是一种有用的治疗方式[120]。复杂区域疼痛综合征的讨论超出了本章的范围，但在慢性髌股关节疼痛的鉴别诊断中，这是一个重要的考虑因素。

致谢

作者和编辑感谢上版作者 Brett W. Mccoy, Waqas M. Hussain, Michael J. Griesser 和 Richard D. Parker 的贡献。

选读文献

文献：Dye SF. The pathophysiology of patellofemoral pain: a tissue homeostasis perspective. *Clin Orthop Relat Res*. 2005; 436: 100-110.
证据等级：V
总结：在这篇文章中，作者认为组织稳态如骨内高压是髌股关节疼痛的病因，而不是结构异常。

文献：Dye SF, Vaupel GL, Dye CC. Conscious neurosensory mapping of the internal structures of the human knee without intraarticular anesthesia. *Am J Sports Med*. 1998; 26(6): 773-777.
证据等级：V
总结：在这篇文章中，作者报道了一位医生在没有使用麻醉的情况下接受膝关节镜检查，并记录了膝关节内部不同部位感受疼痛的敏感程度。

文献：Kodali P, Islam A, Andrish J. Anterior knee pain in the young athlete: diagnosis and treatment. *Sports Med Arthrosc*. 2011; 19(1): 27-33.
证据等级：V
总结：在这篇综述文章中，讨论了关于膝前痛的各种病因和相关治疗方法。

文献：Pihlajamaki HK, Visuri TI. Long-term outcome after surgical treatment of unresolved Osgood-Schlatter disease in young men: surgical technique. *J Bone Joint Surg Am.* 2010; 92A(suppl 1 Pt 2): 258-264.

证据等级：Ⅳ

总结：在这篇文章中，作者描述了一组病例，随访了保守治疗无效的 Osgood-Schlatter 病患者，随后进行了手术治疗。87% 的受试者日常生活活动能力恢复正常，75% 的受试者恢复到术前运动水平。

文献：Witvrouw E, Lysens R, Bellemans J, et al. Intrinsic risk factors for the development of anterior knee pain in an athletic population. A two-year prospective study. *Am J Sports Med.* 2000; 28(4): 480-489.

证据等级：Ⅱ

总结：在这项前瞻性队列研究中，282 名运动员患者被随访以评估膝前疼痛的危险因素。作者指出，髌股关节疼痛的发生率与股四头肌缩短、股内斜肌反射反应时间改变、爆发力下降和髌骨过度活动等因素存在显著的相关性。

（Meagan McCarthy，Eric C. McCarty, Rachel M. Frank 著　赵逢源 译　龚　熹 校）

参考文献

扫描书末二维码获取。

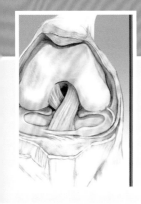

第107章

伸膝装置损伤

髌腱、股四头肌腱与髌骨一起构成了膝关节的伸膝装置。伸膝装置中肌腱的疾病包括腱病和肌腱的完全断裂。腱病对健康运动员的影响通常继发于长期过度运动，但也可并发于某些系统性疾病和内分泌疾病，以及某些药物和激素的联合使用。肌腱的断裂通常在腱病的基础上发生。髌骨容易受到其他类型的损伤，包括骨折、错位和脱位。

影像学的进展有助于评估和治疗伸膝装置疾病。结合临床表现，这些研究不仅能够确定病变情况，而且能够提供预后信息，指导治疗方法，并促进完善手术计划。手术或非手术治疗计划可以根据患者的特点、对运动的需求及影像学检查结果而进行调整。一位合格的医生应充分了解各种治疗计划并根据适应证进行选择取舍。

解剖学

伸膝装置由股四头肌、股四头肌腱、髌骨和髌腱组成。髌腱也称为髌韧带。为了避免混淆，本章中将该结构称为髌腱，因为髌骨是在伸膝装置中的籽骨。疾病可以出现在其中任一结构或与其相邻的解剖结构，如髌股关节。

髌骨有多个静态稳定结构，包括股四头肌腱和髌腱、股骨滑车沟、内侧支持带和外侧支持带，以及多条相关韧带，包括内侧髌股韧带（MPFL）和髌骨半月板韧带[1]。髌骨周围也有动态稳定结构，包括股直肌、股外侧肌、股中间肌和股内侧肌（包括股内侧斜肌）。每一块肌肉都由股神经支配，股神经来自L2-4神经后支。股直肌的直头起于髂前下棘，而股直肌的反折头起于髋臼上方[2, 3]。因此，它跨越髋关节和膝关节，可以屈曲大腿，伸展小腿。股四头肌的其余三块肌肉包括：股外侧肌，起源于粗线的外侧唇和大转子的外侧面；股中间肌，起源于股骨干的前方；股内侧肌，起源于粗线的内侧唇和转子间线的远端。这些肌肉是膝关节的伸肌。

股四头肌腱是上述各层肌肉止点的汇合，它附着于髌骨的上极，当髌骨从近端向远端滑动时，股四头肌腱包裹着髌骨的近端。旋股外侧动脉降支、膝降动脉以及膝上内、外侧动脉为肌腱提供营养[4]。在髌骨的近端有一段相对无血管的肌腱，其大小约1.5 cm×3 cm。髌腱是股四头肌腱在髌骨远端的延伸，并插入胫骨结节[5]。髌腱的血供不如股四头肌腱丰富，它由髌下脂肪垫的血管以及膝下内、外侧动脉构成（图107.1），近端和远端相对缺乏血管，因此更容易受到损伤。

髌骨本身是人体最大的籽骨。它由一个单一的中心骨化，通常出现在2～3岁，有时也可能会推迟到6岁。其很少出现两个相邻的骨化中心。骨化在青春期左右完成，不完全骨化可能导致二分髌骨（bipartite patella）。二分髌骨的发病率在2%～8%，最常出现在髌骨的上外侧；如发现二分髌骨，对侧同时出现二分髌骨的概率在50%左右。

髌骨是一块扁平的三角形骨，上方边缘增厚，是股四头肌腱的附着点。顶点指向远端，并为髌腱提供一个起点。后方的关节面由一个垂直的嵴分开，然后再由两个水平的突起分成三部分，其中外侧关节面大于内侧关节面。下关节面在屈膝早期与滑车沟接触，随着屈膝角度的增加，中关节面和上关节面相继与之接触。在完全屈膝时，髌骨关节面的最内侧，即半月面或奇面，是主要接触部位。髌骨和股骨在约屈膝20°时开始接触，从完全伸膝到完全屈膝，髌骨相对于股骨发生了大约7 cm的偏移。作用于髌股关节的力是巨大的，正常行走时达到总体重的一半，从高处跳下时则达体重的近8倍[6]。髌骨关节面是人体最厚的关节面，厚度超过1 cm，因此可以抵消这些力。

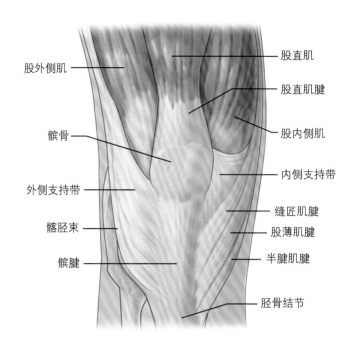

图 107.1　膝关节伸膝装置正常解剖（Modified from Matava MJ. Patellar tendon ruptures. *J Am Acad Orthop Surg*. 1996; 4[6]: 287-296.）

　　髌骨的血供来源于覆盖在股直肌扩张部的疏松结缔组织薄层中的血管吻合环（图 107.2）。吻合环的主要血管包括膝降动脉，膝上内、外侧动脉，膝下内、外侧动脉，以及胫前返动脉。髌骨的滋养血管在这个复杂的网状结构中，以逆行的方式从髌骨的中远 1/3 处进入髌骨的前表面[7]。损伤或手术分离过程中造成的损伤可导致缺血性坏死。髌骨骨折后的患者有 3.5% ~ 24% 被报道出现缺血性坏死[8]。

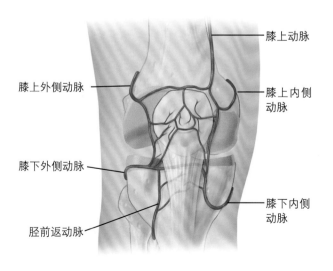

图 107.2　髌骨的动脉血供示意图

生物力学

　　膝关节由三个间室（compartment）组成：内侧胫股间室、外侧胫股间室和髌股间室。髌骨通过在离膝关节旋转轴较远的部位传递纵向收缩力来增加膝关节伸肌的伸肌力矩臂（图 107.3）。通过这种方法，伸膝装置的效率提高了 1.5 倍。随着膝关节屈曲角度的增加，髌股关节从远端向近端移动（图 107.4）。上楼梯可以在髌腱内产生相当于体重 3.2 倍的力，这个结构以及股四头肌腱在膝关节屈曲约 60° 时受力最大[9, 10]。

　　Huberti 等[11] 描述了伸膝装置的力比（force ratio），比较了髌腱和股四头肌腱在不同屈膝角度下的受力情况。当膝关节屈曲角度小于 45° 时，比值大于 1.0（表明髌腱受力较大），且髌骨远端与滑车沟形成关节，从而减少了股四头肌腱的受力，因为近端未形成关节的髌骨增加了长度，从而产生相对更大的力矩臂。相反，当膝关节屈曲角度大于 45° 时，该比值降至 1.0 以下。

髌骨和股四头肌腱结构

　　肌腱是由包埋在蛋白多糖基质中的胶原纤维组成的复杂结构。股四头肌腱和髌腱的细胞外基质主要由水组成。肌腱中最主要的细胞类型是成纤维细胞。这

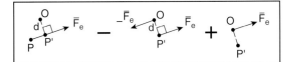

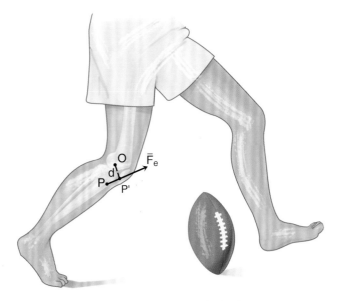

图 107.3 髌骨的生物力学

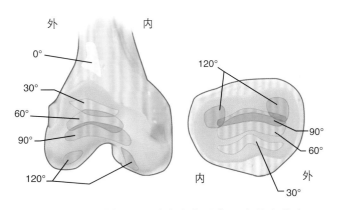

图 107.4 髌骨接触面积随膝关节屈曲程度的变化（From Scott WN, ed. *Insall & Scott Surgery of the Knee*. 5th ed. Philadelphia: Elsevier; 2012.）

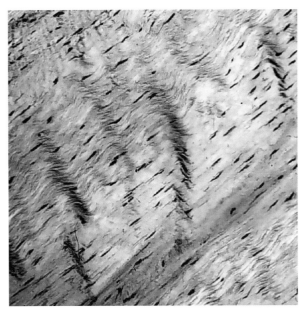

图 107.5 正常髌腱的典型胶原卷曲模式的组织学特点

种细胞存在于平行排列的胶原束之间（图 107.5）[9]。肌腱主要由 I 型胶原组成，含有高浓度的甘氨酸、脯氨酸和羟脯氨酸。二级结构是每条链以左手构型排列，三级结构是指三条胶原链结合成一个胶原分子，四级结构是将胶原分子组织成一个稳定的、低能量的生物单位，其基础是氨基酸与相邻分子的结合。这种相邻胶原分子错开 1/4 排列的结果是带相反电荷的氨基酸排列在一起。分离这些分子需要大量的能量，这就是这种结构总强度的来源（图 107.6）。

肌腱在人体所有软组织中具有最高的抗拉强度，原因有二：首先，它是由胶原蛋白组成的，这是人体内强度最大的纤维蛋白之一。其次，肌腱的胶原纤维平行于拉力方向排列。人体肌腱的弹性模量为 1200 ～ 1800 MPa，极限拉伸强度为 50 ～ 105 MPa，极限应变范围在 9% ～ 35%[9]。

伸膝装置病变

髌腱病和股四头肌腱病

髌腱病是髌腱自身退变的结果，缺少足够的恢复能力。通俗地说，它被称为"跳跃者膝"（jumper's knee），因为它在参加跳跃运动的运动员中很常见。它可以由外部因素导致，如重复机械性负重，也可归因于某些内在因素，如解剖异常以及周围静态或动态稳定结构的不平衡[12]。肌腱变性常见于髌腱的后部和近端，邻近髌骨下极[13]。对这种疾病的诊断和治疗是具有挑战性的，我们对它的认识也在不断发展。有关股四头肌腱病的描述要少得多，尽管它可能与髌腱疾病有许多共同的病理特征。

与肌腱病理相关的命名可能有些混乱，可能是因为对不同疾病过程的描述有差异。Maffulli 等建议用"腱病（tendinopathy）"来统称肌腱的病变[14, 15]。"肌腱炎（Tendinitis）"指组织学检查中可见炎症细胞

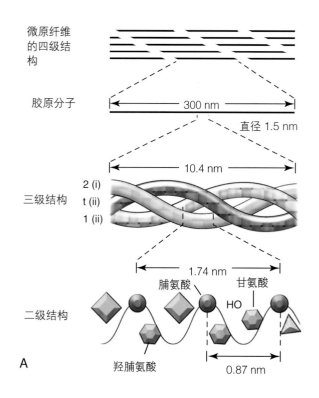

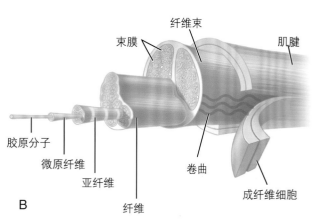

图 107.6　肌腱的结构组织示意图（Modified from Woo SL, An KN, Arnoczky SP, et al. Anatomy, biology, and biomechanics of tendon and ligament. In: Buck- walter JA, Einhorn TA, Simon SR, eds. *Orthopaedic Basic Science: Foundations of Clinical Practice*. Rosemont, IL: American Academy of Orthopaedic Surgeons; 2007. ）

的疾病。对于髌腱病，在重复的微创伤存在的情况下，早期的病理改变包括在肌腱周围出现炎症细胞浸润、组织水肿、纤维蛋白渗出等表现，不累及肌腱本身，这种情况称为"腱旁炎（paratenonitis）"。持续的微创伤可破坏修复能力，导致慢性炎症。肌腱变性（tendinosis）被认为是由慢性腱围炎（peritendinitis）导致的，在组织病理学上表现为黏液样变性、肌腱脂肪瘤病（tendolipomatosis）、钙化性腱病以及新生血管

形成，但是没有炎症细胞的存在[16-18]。

Yuan 等[19] 和 Cook 等[20] 提供的证据表明，在肌腱变性（tendinosis）中最早可识别的形态学改变发生于肌腱细胞，而不是胶原纤维。显微镜下可见退变肌腱缺少炎症细胞，肌腱细胞形态和密度改变，黏多糖积聚，胶原纤维变稀并且排列紊乱，伴或不伴神经血管增生[20-23]。Lian 等[21] 研究了髌腱病变患者的活检标本，发现这些标本与对照组相比，细胞密度增加，并且凋亡细胞数目增多。在分子水平上，环氧合酶 -2、转化生长因子 β1、谷氨酸和前列腺素 E2 的表达在腱病组织中升高，可能提示异常的愈合反应[24-30]。

肌腱的周期性张力负荷是维持正常肌腱健康所必需的，这一过程被称为机械传导（mechano- transduction），并与肌腱的拉伸共同作为细胞的生物学反应。过度的机械拉伸促进合成代谢反应，而正常的刺激促进分解代谢反应。持续的负荷会导致损伤的积累，从而抑制愈合能力，导致过度使用损伤[31]。

髌腱和股四头肌腱断裂

肌腱损伤可分为直接创伤，如裂伤或挫伤，和间接创伤，即在过大的拉力负荷作用下出现的创伤。一般认为，健康的肌腱在生理情况下不会断裂。当过大的拉力负荷作用于健康的伸膝装置时，更常见的结果是髌骨的横向骨折，而不是邻近肌腱的断裂[32]。Zernicke 等[33] 估计，造成健康人肌腱断裂所需的力是体重的 17.5 倍，这项结果支持了健康的肌腱通常不会断裂的观点。对于髌腱和股四头肌腱断裂，目前还没有一个被广泛接受的分类系统。临床上根据肌腱断裂的位置、形态和慢性程度而进行分类。

髌腱的断裂被认为比股四头肌腱的断裂更少见[34]。髌腱断裂通常见于小于 40 岁的患者，通常与健康、活跃并且有潜在腱病的患者相关[35]，而股四头肌腱断裂在大于 40 岁的患者中更常见，通常与潜在的系统性疾病（如糖尿病）相关。这两种情况在男性中更常见。

肌腱断裂通常发生于本身存在肌腱病变的患者中。Kannus 和 Jozsa[16] 研究了 891 例自发性肌腱断裂患者，并将其与年龄和性别相匹配的对照组进行比较。在光学和电子显微镜下，所有断裂的肌腱都有异常发现，大多数显示出退行性改变的迹象。未断裂的肌腱中有 2/3 没有病理改变，而其余的肌腱则与断裂的肌腱相似。肌腱断裂的特征性组织病理学类型包括合并缺氧性退变性腱病、黏液样变性、肌腱脂肪瘤病

和钙化性腱病。

对髌腱的力学测试表明，与位于髌骨的起点和位于胫骨结节的止点相比，其中部的拉伸应变较小。在肌腱断裂前的最大负荷时，其止点区域的应变是中部的 3～4 倍 [9]。因此，健康的肌腱很少在其内部断裂。如果发生这种情况，医生必须考虑其他外部因素，如代谢紊乱等（专栏 107.1）。

专栏 107.1　与隐匿性腱病相关的因素
甲状旁腺功能亢进
焦磷酸钙沉积病
糖尿病
类固醇诱导的腱病
氟喹诺酮类诱导的腱病
骨软化症
慢性肾功能不全
痛风
尿毒症
系统性红斑狼疮
类风湿关节炎

代谢异常会影响肌腱的生理状态和生物力学功能。这些情况可以是先天的、诱发的或医源性的。例如糖尿病，可以损害血液供应并限制修复能力。类风湿关节炎、痛风、肾衰竭、甲状腺功能减退和软骨钙化症也可导致腱病和肌腱断裂 [36-41]。局部和全身皮质类固醇的注射可限制愈合过程的炎症反应阶段 [42]，使用这些药物后可出现肌腱断裂 [43]。氟喹诺酮类抗生素，如左氧氟沙星、环丙沙星，已被证明可以改变肌腱的细胞外基质，并影响损伤后的愈合 [44, 45]。环丙沙星还可诱导白介素 -1β 介导的基质金属蛋白酶 -3 的释放。基质金属蛋白酶是蛋白水解酶家族的一员，它能够降解细胞外基质网络，促进组织重构 [46-48]。氟喹诺酮类药物还可抑制肌腱细胞代谢，抑制细胞增殖及胶原和基质的合成 [44, 49]。另外，研究表明，服用抗炎药物后，髌腱愈合的生物力学特性与服用对乙酰氨基酚组和对照组相比有所下降 [50]。合成代谢类固醇的使用也与肌腱断裂风险的增加有关 [51-53]。编码胶原的基因多态性可能与肌腱断裂有关。Galasso 等 [54] 报道了一例胶原蛋白 Vα-1 型多态性的患者髌腱和股四头肌腱同时自发性断裂。

髌骨骨折

髌骨骨折相对少见，约占所有骨骼系统损伤的

1% [55]。最近的一项流行病学研究发现，其患病年龄呈双峰分布，即青年男性和老年女性更常见 [56]。其损伤机制是直接撞击髌骨，或作用力通过伸膝装置间接传递至髌骨 [57]。骨折类型通常能反映损伤机制和患者特征（如骨密度）。间接暴力通常导致中 1/3 或远端 1/3 的无移位或极少移位的横向骨折，少数情况可出现垂直骨折。髌骨的钝性损伤，不管是直接撞击还是屈膝时跪地摔倒，都会产生粉碎性星状骨折。这些骨折大致可分为移位骨折和非移位骨折。在骨折明显移位的情况下，应考虑伴发支持带损伤。

患者评估
病史
髌腱病和股四头肌腱病

单侧股四头肌腱病在当代文献中没有得到很好的描述，由于潜在的合并症，常在双侧受累的文献中被提及。一些关于钙化性肌腱炎后遗症的报道显示，这些后遗症导致了慢性附着点的病理改变，并且在某些病例中，出现双侧肌腱断裂 [58]。大多数描述伸膝装置腱病的文献都集中于髌腱。髌腱病本质上是一种过度使用后的损伤，常见于参加跳跃运动的运动员，例如排球和篮球 [59]。通常情况下，患者主诉在髌腱近侧至髌骨远端范围有不适感。疼痛开始通常无明确的创伤性病因，但可能与活动增加有关。对于轻症患者，它可能仅在活动后出现，而对于较晚期的患者，它可能进展为持续性症状 [13]。

Zwerver 等 [60] 指出，在非精英运动员中，不同运动中的"跳跃者膝"的患病率在 2.5%～14.4%，男性患病的可能性是女性的 2 倍。他们还在特定的运动负荷条件下发现，较大的体重、较高的身材以及较小的年龄是髌腱病发生的危险因素。Lian 等 [61] 研究了不同运动项目优秀运动员中"跳跃者膝"的患病率。自行车运动员无患病，而男子篮球和排球运动员的患病率分别为 32% 和 44%。运动员通常表现出持续 2 年以上的症状，受影响的运动员有明显的疼痛和功能障碍。Hägglund 等 [62] 对职业男子足球运动员进行了研究，发现所有伤病报告中有 1.5% 是髌腱病，每个赛季有 2.4% 的球员受其影响。研究人员注意到，在人工草场和天然草场上的患病率和发病率没有显著差异。

Ferrettietal 等 [63] 的研究表明，训练量与排球运动员的腱病患病率之间存在线性关系。他们还发现，较硬的场地上训练的运动员腱病的发病率较高。Backman 和 Danielson [64] 的研究显示，在青少年优秀

篮球运动员中，踝关节背屈角度小与髌腱炎患病风险增加之间存在相关性，可能是由于髌腱吸收了更多的代偿性能量。来自 van der Worp 等[65] 的系统综述研究发现，有限的证据表明体重、BMI、腰臀比、腿长差、足弓高度、股四头肌和腘绳肌的柔韧性、股四头肌力量和跳跃能力可能是髌腱病发展的危险因素。这些症状还可能发生在处于身体快速生长阶段的年轻人身上。对于这些患者，与邻近的骨性结构相比，肌腱的长度可能存在相对的差异。当肌腱不能像邻近的骨骼一样快速延长时，就会出现这种情况[59]。

髌腱和股四头肌腱断裂

髌骨和股四头肌腱断裂的损伤机制通常是在强制被动屈膝的情况下伸肌强烈收缩。患者通常主诉为弹响或撕裂感，并立即出现剧烈的疼痛。在伸膝时制动可以减轻疼痛[66]。在一项针对国家橄榄球联盟（NFL）球员髌腱断裂的研究中，近一半髌腱断裂的球员有先兆症状，这表明在断裂之前有潜在腱病存在的可能[67]。

髌骨骨折

髌骨骨折的病因包括两方面，一是在屈膝时伸膝装置强烈收缩导致的间接暴力，二是直接暴力，如跌倒跪地或钝性创伤作用于膝关节前方。髌骨位于皮下，因而面临直接撞击受伤的风险。二分髌骨的创伤性分离同样存在[68]，有这种症状的患者在创伤发生之前可能会先出现钝痛。髌骨骨折患者的膝关节通常表现为疼痛、肿胀，无论是因为直接的外伤或是试图急停而跌倒。负重会产生疼痛，并且患者能否完成直腿抬高动作取决于其内、外侧支持带的强度。

体格检查
髌腱病和股四头肌腱病

患者可有髌腱压痛，以及感染征象，如红、肿、热，以及继发于肌腱周围炎的捻发音（crepitation）。疼痛常集中在髌骨远端和髌腱近端。伸膝时触诊有压痛，屈膝时则没有。患者可能有一种以肌腱本身为中心的"僵直感"（bogginess），也可能在抗阻伸膝和完全被动屈膝时感到疼痛[59]。单腿深蹲试验（decline squat test）指患肢单腿深蹲至30°，其机制是通过增加髌腱的负荷而引出症状[69]。

Blazina 等[70] 建立了髌腱病的分类（表107.1）。在第1阶段，疼痛仅出现于活动后。在第2阶段，疼痛在活动开始时出现，热身后消失，但可能因疲劳而再次出现。在第3阶段，疼痛持续出现，无论是在休息时还是活动后。在第4阶段，髌腱完全断裂。维多利亚协会运动评估问卷（Victorian Institute of Sport

表 107.1　肌腱疾病分类				
新分类	旧分类	定义	组织学结果	临床表现及体征
腱旁炎	腱鞘炎 / 肌腱滑膜炎　腱鞘炎　腱围炎	炎症仅累及腱旁组织，伴或不伴滑膜受累	腱旁组织或肌腱周围蜂窝组织可见炎性细胞	典型的炎症表现：肿、热、痛、捻发音、局部压痛和功能障碍
腱旁炎合并肌腱变性	肌腱炎	腱旁组织炎症合并肌腱内部变性	同上，伴肌腱缺损、胶原纤维排列紊乱以及散在的血管生成，但没有明显的肌腱内部炎症	同上，常伴可触及的肌腱结节、肿胀和炎症表现
肌腱变性	肌腱炎	由于萎缩（例如年龄增加、微创伤或血管损害）引起的肌腱内部变性	肌腱内部胶原蛋白非炎症性变性，伴纤维排列紊乱、细胞增生低下、散在的血管生成，偶尔有局部的坏死或钙化	通常可触及肌腱结节，可能是无症状的，但也可能有某个点压痛；腱鞘肿胀消失
	肌腱拉伤或撕裂	肌腱负荷过重伴血管破裂和炎症反应	三个分期：每期都表现出不同的组织学特征，从单纯的炎症伴出血及撕裂，到炎症合并原先存在的肌腱变性，再到慢性期表现出的钙化和肌腱变性改变；在慢性期可表现为（1）间质的微损伤，（2）肌腱中心坏死，（3）肌腱部分断裂,（4）急性肌腱完全断裂；	症状为炎症表现，与血管破裂、血肿或萎缩相关的细胞坏死成正相关；根据症状持续时间定义了三个分期：A：急性期（<2周），B：亚急性期（4~6周），C：慢性期（>6周）

Assessment Questionnaire, VISA）是一种对患者报告结局（patient-reported outcome）的评估方式，通常用来评估和随访髌腱变性的患者，并经常在研究中使用[71]。

髌腱和股四头肌腱断裂

肌腱断裂患者体格检查可见疼痛三联征（triad of pain）、不能主动伸膝以及可触及的间隙[66, 72]。患者不能主动伸展膝关节，但可以依靠完整的支持带而抵抗重力并维持姿势。对于怀疑髌腱或股四头肌腱断裂的患者，临床医生必须仔细检查其膝关节，尤其是对于那些仍可以表现出一些伸膝装置功能的患者。关节腔内局部麻醉下行膝关节抽吸术可以减轻疼痛，并且能够进行充分的体格检查，以便做出准确的诊断。髌骨附近的空隙或可触及的凹陷是肌腱断裂的病理基础（图 107.7）。尽管其外观特征明显，但仍经常被漏诊。Siwek 和 Rao[35] 对 36 例股四头肌腱断裂和 36 例髌腱断裂的患者进行了回顾性分析，发现 38% 的患者最初被误诊。当损伤伴有关节积血时，诊断可能更加困难，因为关节积血可以掩盖间隙的存在[66]。剧烈的疼痛可能会降低患者配合检查的意愿。据报道，其诊断失败率为 10%~50%，诊断延迟时间从几天至几个月不等[35, 72-74]。

髌骨骨折

其典型表现为局部压痛、软组织肿胀及关节积血。检查膝关节周围的皮肤有无擦伤和裂伤是很重要的。由于髌骨位置表浅，临床医生必须探查并排除开放性骨折或即将发生开放性骨折的迹象[57]。骨折移位时，可触及两块骨片之间的间隙。伸膝装置的完整性同样需要评估。有时患者的疼痛会影响检查的准确性。

与髌腱或股四头肌腱断裂类似，抽吸关节积血后注射关节内局部麻醉药物可实现更准确的检查和治疗，并确定周围支持带的状态。

影像学
髌腱病和股四头肌腱病

影像学检查对于髌腱和股四头肌腱变性来说，并不是初始治疗的常规必要检查。然而，X 线检查通常在社区医院进行临床初步评估时即可进行。检查结果可正常，也可出现髌骨远端的牵引性骨赘、肌腱钙化甚至附着点的骨密度降低。

超声和 MRI 是更加敏感的检查方式，通常用于非手术治疗失败或尚未确诊的患者。超声可在髌腱的纤维内将肌腱变性进行定位，其表现为低回声信号。其他可见病变包括肌腱增厚、腱旁不规则信号、腱内钙化、新生血管和髌骨端磨损[75]。Warden 等[76] 对 30 例临床诊断髌腱病的患者和 33 例与之相匹配的无症状对照组的患者行 MRI、灰阶及彩色多普勒超声检查。这些研究人员的结论是，在确认髌腱病临床诊断方面，超声检查比 MRI 更准确。他们补充说，结合灰阶和彩色多普勒超声是最好的确诊方式，因为灰阶敏感度高，并且有症状的患者彩色多普勒超声呈阳性的可能性大（图 107.8）。

矢状位 MRI 可显示髌腱增厚，尤其针对其后部、中部和内侧（图 107.9）[77, 78]。MRI 还可显示髌腱近端后部的异常信号灶（图 107.10）。影像学检查所发现的严重程度与临床症状的严重程度没有明显的相关

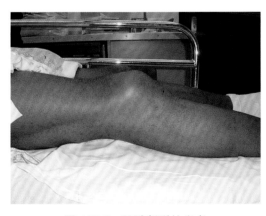

图 107.7 髌腱断裂的患者

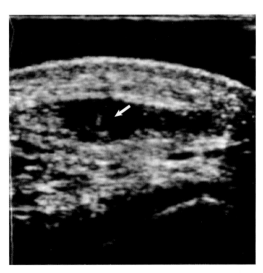

图 107.8 膝关节和髌腱的超声检查。箭头所指为髌腱内的低回声区

性[79]，尽管在无症状运动员身上发现结构性异常可能预示将来出现症状的可能性更大[80]。髌骨下端骨髓或髌下脂肪垫的水肿可能预示膝关节功能较差和术后恢复较慢[81]。

髌腱和股四头肌腱断裂

尽管大多数临床诊断主要基于病史和体格检查，但是各种影像学检查方法对髌腱和股四头肌腱断裂的诊断也有帮助。影像学上可表现为股四头肌或髌腱阴影的消失、髌骨近端或远端的撕脱样钙化密度影，以及由于未损伤肌腱牵拉导致的髌骨高度改变。在髌腱断裂的情况下，除可观察到高位髌骨外，还可见合并髌下脂肪垫密度增加，髌腱锐缘消失并呈波浪状[82]。

Insall-Salvati 比率是测量髌骨高度的常用方法，尽管它在观察者内和观察者间有较大的差异性。这个比例是用髌腱长度除以髌骨的最大对角线距离，通常在 0.8 ~ 1.2（图 107.11）。Blackburne-Peel 法具有较高的观察者间可靠性，且受膝关节位置的影响较小[83, 84]。画一条线垂直于胫骨平台并延伸至髌骨下关节缘。用这条线的长度除以髌骨关节面的长度。男性和女性的正常值分别为 0.805 和 0.806（图 107.12），数值大于 1.0 提示高位髌骨。髌腱断裂导致比值升高（图 107.13），而股四头肌腱断裂导致比值降低，并且在某些情况下，可见髌骨前倾并远离滑车沟（图 107.14）。其他有用的测量髌骨高度的方法包括 Caton-Deeschamps 指数和屈膝 30° 时 Blumensaat 线与髌骨下极的关系。

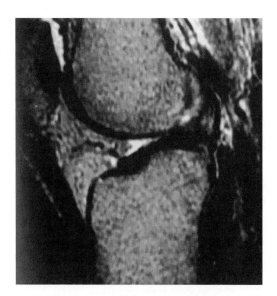

图 107.9　膝关节 MRI 示髌腱增厚

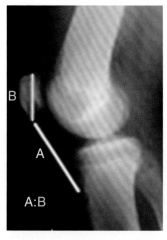

图 107.11　Insall-Salvati 比率

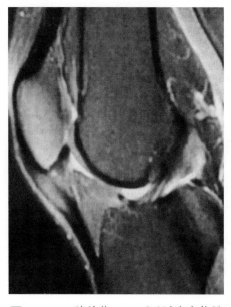

图 107.10　膝关节 MRI 示髌腱内高信号

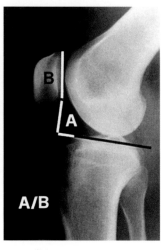

图 107.12　Blackburne-Peel 法测量髌骨高度

高分辨超声检查已被证明是评估髌腱和股四头肌腱急性和慢性损伤的有效手段。MRI是目前评价肌腱损伤最敏感的检查方法[34]。它还能准确提供受伤部位，以及是否存在附加损伤（如合并半月板撕裂）等信息；此外，它还可以辅助制订手术计划（图107.15）。

髌骨骨折

大多数髌骨骨折在X线下即可很容易被诊断（图107.16）。正位片用于评估骨折碎裂情况，但由于股骨远端的重叠，其可视化可能存在困难。侧位片最能显示碎片之间的粉碎或分离程度。一些垂直骨折和骨软骨骨折可能在切线位（tangential view）或Merchant位显示得最清楚。骨软骨损伤、边缘损伤和软骨损伤在MRI上评估更准确。此外，MRI可以诊断在X线片上无法看到的隐匿性、无移位的骨折。骨扫描也被报道有助于评估运动员的髌骨应力性骨折[85]。计算机断层扫描（CT）已被证明有助于发现粉碎性骨折，并

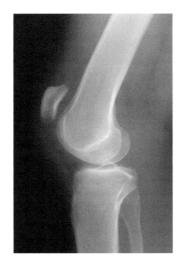

图107.13 髌腱断裂的侧位片

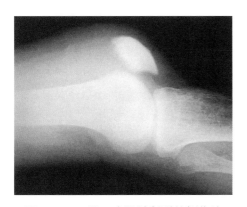

图107.14 股四头肌腱断裂的侧位片

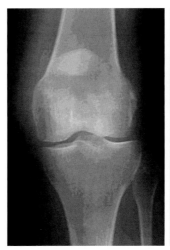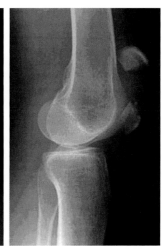

图107.16 有明显移位的髌骨骨折伴伸肌支持带断裂

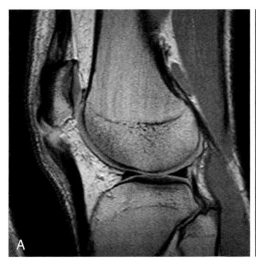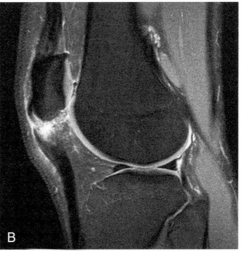

图107.15 髌腱断裂的MRI表现

且根据结果能够及时调整手术计划[86]。

重要的是，二分髌骨可与急性骨折相混淆，当X线显示从髌骨主体分离出一个小碎块时，需考虑二分髌骨的可能。在大多数情况下，这些次级骨化中心位于外上极。分离出的碎块很小，并且边界通常是光滑的。

决策原则

髌腱病和股四头肌腱病

髌腱和股四头肌腱病的初始治疗是非手术治疗，重点在于康复。Bahr 等[87] 对 35 例（40 个膝关节）3 级髌腱病患者进行随机对照试验，比较手术和离心训练治疗效果，结果示手术治疗相比于离心训练并没有优势。作者的结论是，在考虑行肌腱切断术之前，应先行离心训练 12 周观察效果。当患者既往病史和体格检查符合髌腱变性时，应获取膝关节平片并仔细检查是否有合并的病理改变。在症状严重或持续时间长的情况下，MRI 可能有所帮助。MRI 有助于确定预后，从而有助于患者的期望管理。在开始物理治疗后，在 6 周时常规进行临床再评估，以安抚患者并评估治疗方案的依从性。与理疗师沟通有助于提供后续建议。6 周时病情改善是未来成功治疗的一个很好的指标，但如病情无改善则无临床意义。应完整进行如前所述的 3 个月的治疗，以改善症状。

髌腱和股四头肌腱断裂

除非合并基础疾病或存在其他妨碍麻醉的情况，否则髌腱和股四头肌腱的完全断裂需要进行修复以恢复伸膝装置的功能。出于疼痛、功能障碍和技术原因等考虑，通常在受伤后不久以非急诊的方式在住院期间完成手术。局部损伤造成功能障碍的情况较少见。

髌骨骨折

决策原则应基于对骨折类型的正确判断和髌骨的保留。决策的主要因素包括是否有移位或关节台阶状移位（step-off）是否超过 2 mm、支持带和伸膝装置是否完整、患者的骨质情况以及患者的整体生理状态。

治疗方案

腱病的非手术治疗

初始治疗应包括活动调整、物理治疗、抗炎药物的使用以及冷冻治疗的实施。此外，支具、药物注射和冲击波疗法也被报道有不同程度的效果。以核心力量训练和离心力量训练为重点的物理治疗是髌腱病非手术治疗的主要方法。离心运动被认为可以引起病变肌腱的重构[13, 88]，并且其有效性得到了高级别证据的支持[89]。大重量慢速抗阻训练是一种替代治疗方案，并且已有研究表明其有效性[90]。对于那些处于赛季中希望继续比赛的运动员，等长和等张训练可以在不增加疼痛的情况下缓解症状[91]。对于无症状的运动员，进行预防性的离心训练有利于超声检查未见异常的患者，但会增加超声检查可见异常的运动员受伤的风险[92]。佩戴髌骨带（patellar tendon straps）是一种常见的方法，并被认为可以改变来自伸膝装置的张力以及髌股关节的生物力学[93]。这可以短期缓解症状，尽管可能有很大程度的安慰剂效应[94]。

目前已研究出多种药物注射方案来治疗髌腱病和股四头肌腱病。皮质类固醇的注射在短期内是非常有效的，但是长期使用效果差，并且有医源性肌腱断裂的风险。富血小板血浆（platelet-rich plasma）具有促进结构性和生化性愈合的潜力[96]。虽然缺乏高级别的证据，但它在与其他治疗相结合时能够加快恢复，并且没有明显不良反应[97, 98]。注射硬化剂，如聚多卡醇被认为可以抑制新生血管形成，可用于大多数有症状的患者。其短期的效果较好，但长期的效果一般，并且缺乏普适性[25, 99]。超声引导下硬化剂注射也被认为是治疗双侧股四头肌腱病的可研究方向[100]。体外冲击波治疗（ESWT）最初用于治疗肾结石，目前已发现同样适用于肌肉骨骼系统，并应用于治疗各种腱病。总体来说，关于其在治疗髌腱病方面的结果是有争议的。虽然它可以作为一个综合治疗方案的辅助手段[101, 102]，但多项随机对照试验显示，除标准治疗方案外，其他治疗方式均无明显效果[103, 104]。

肌腱断裂的非手术治疗

不完全股四头肌腱和髌腱断裂可进行非手术治疗，前提是支持带保持完整、患者可完成直腿抬高以及不存在髌骨轨迹不良和伸膝延迟。非手术治疗很少有文献报道，因为完全断裂比部分断裂更常见[105]。确诊很重要，建议伸膝位制动 3～6 周[66]。一旦患者能够良好地控制股四头肌，并且能够在没有不适的情况下完成直腿抬高，则建议在制动阶段后逐渐开始屈膝。

髌骨骨折的非手术治疗

如前所述，髌骨骨折的非手术治疗指征包括无移位或极少移位的骨折，同时保持关节完整。患者应无明显的骨折块移位（＜2～3 mm）（图 107.17）和台阶状移位。患者需保有伸膝装置，支持带也应该是完整的，从而有能抵抗重力伸膝而不出现伸膝延迟的能力。患者整体的健康状况也是手术前需要考虑的重要因素。非手术治疗包括伸膝位石膏固定 6 周。可耐受的负重是允许的，并鼓励进行等长股四头肌训练以避免肌肉萎缩。晚期的伸膝受限或持续伸膝受限并不少见。抗阻训练至少应 6 周后开始，但可以提前开始轻微的关节活动度（ROM）训练，以保持运动能力。

腱病的手术治疗

虽然大多数髌腱病患者对非手术治疗有反应，但对症状严重和超声或 MRI 下可见结构性病变的患者，可考虑手术治疗。手术可以通过开放式或关节镜的方式完成，包括切除异常肌腱以及诱导髌骨周围的愈合反应。

开放式手术切除首先需要在髌腱上划开一个纵行切口。腱旁组织沿皮肤切口切开，肌腱沿其纤维走行切开，将变性的、胶状的肌腱通过这个切口暴露出来，并进行清理。然后切开髌骨远端，或者切除部分髌骨，将出血的骨组织暴露在肌腱切除的部位。用可吸收线缝合肌腱。

关节镜手术首先要确定髌骨下极并切除滑膜组织和邻近的脂肪垫。确认并切除变性的肌腱，用刨刀去除髌骨下尖以促进愈合。附加切口和 70° 关节镜有助于观察和测量[106]。

肌腱断裂的手术治疗

符合之前所述标准的股四头肌和髌腱完全断裂需要手术干预。手术的不及时会导致并发症和其他严重的后果。急性断裂的手术干预包括肌腱的缝合修复，可以用不可吸收缝线、胶带、钢索或钢丝的加强环扎。肌腱体部撕裂少见，通常可以通过肌腱边缘的不可吸收线缝合而修复。更常见的断裂发生在髌骨的上极（股四头肌腱断裂）或下极（髌腱断裂）。在这种情况下，缝线用 Krackow 缝合法固定在远端股四头肌或髌骨近端[107]。在邻近暴露的髌骨边缘钻一个小骨槽，以使肌腱固定在出血的骨床上。缝线通过在髌骨上的钻孔而绑在一起进行固定。前交叉韧带的定位器可用于确定骨道的位置。应注意尽可能恢复正常解剖关系，特别是在修复髌腱时要避免低位髌骨（patella baja）。远端髌腱断裂可以用缝合锚钉固定于胫骨结节。

被忽略的（慢性的）和复发的股四头肌腱和髌腱断裂则更难处理。瘢痕组织和肌肉挛缩使其恢复原位和运动变得困难，可能需要进行松解。当剩余的肌腱不适合直接修复时，建议使用阔筋膜、跟腱或腘绳肌腱进行加强（图 107.18、图 107.19）[34]。骨 - 髌腱 - 骨（bone-patellartendon-bone）移植物也被用来重建髌腱[108]。慢性股四头肌腱断裂目前的挑战在于如何获得足够长的肌腱，以修复受损的肌腱。Codivilla 技术包括一个从近端股四头肌腱向下翻转的倒 V 形皮瓣，

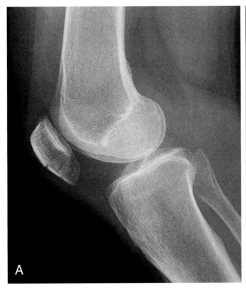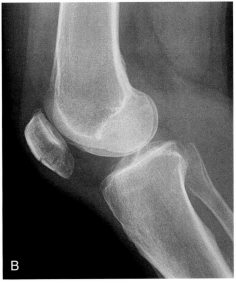

图 107.17　可接受非手术治疗的无移位骨折

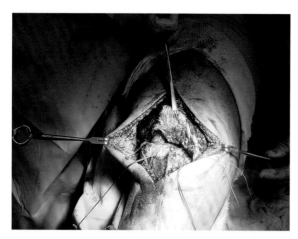

图 107.18　股四头肌腱断裂修复

以满足断端间所需的长度，并且可与人工加固装置结合[109]。

在急性和慢性肌腱修复过程中，人工加固可以利用粗的不可吸收缝线、钢索或钢丝来完成。这样可以通过软组织或通过在髌骨和胫骨结节中的横向骨道来修复肌腱。加强修复的优点包括能够早期开始更积极的康复，同时降低修复部位被破坏的风险[110]。缺点包括需要拆除内固定物、来自皮下内固定物的刺激以及对运动的限制。

最近，一些作者研究了缝合锚钉的使用，而不是骨道固定。生物力学研究表明，对于股四头肌腱[111, 112]和髌腱[112]的修复，使用缝合锚钉后其形成的空隙较小，且最终的极限负荷较高。这种技术除了具有强度高的特点外，还具有手术时间短和切口小的优点，尽管目前还缺乏临床试验。

髌骨骨折的手术治疗

手术治疗的目标是解剖复位和坚固的内固定，同时尽可能允许进行早期活动。粉碎性骨折和骨质差是影响固定的主要因素。治疗方法包括张力带固定、环扎钢丝、外固定和钢板螺钉固定，这些方法互相之间都没有明显的优势[113]。如果有明显的粉碎性骨折，可以考虑部分切除或全切髌骨，但目标是尽可能多地保留髌骨的可活动部分。

在准备髌骨骨折手术时，皮肤完整性是一个重要的考虑因素，应仔细检查擦伤和裂伤。开放性骨折应立即冲洗和清理，然后进行手术内固定。术后肿胀也可能出现，因为髌骨缺乏软组织覆盖。由于肿胀引起的皮肤和皮下坏死可能导致需要皮肤移植或皮瓣覆盖，应采用细致的皮肤处理技术和术后肢体的抬高来帮助预防这些并发症。

横切口和纵切口都可用于暴露和修复髌骨和支持带。中线纵行切口可以很好地暴露病灶，并且不影响之后的手术入路。伴发支持带损伤通常可以在探查时很好地显示关节面，或者可以纵向切开外侧支持带，以便更好地暴露[114]。在复位和固定过程中用手指触诊软骨表面以确保关节面解剖复位。

骨碎块的固定可以通过环扎线、张力带技术或碎块间拉力螺钉固定来完成。环形环扎钢丝可以通过拉紧钢丝增加压力，从而减少骨碎块，这在广泛粉碎性骨折的情况下是有帮助的。骨折内固定协会（AO）研究组提倡张力带钢丝技术，即两根克氏针纵向穿过髌骨。一根粗钢丝在其后面绕成"8"字形，并在骨的前表面被拧紧[116]。生物力学评估发现，这种结构在膝关节屈曲的情况下会对关节面产生压缩效应[117]。

拉力螺钉固定可单独用于较大的骨折碎片，或与张力带技术联合使用。Berg[118]描述了空心螺钉的使用，将钢丝从其中穿过，然后以"8"字形固定。这种技术的优点是通过拉力螺钉和钢丝经张力带技术施

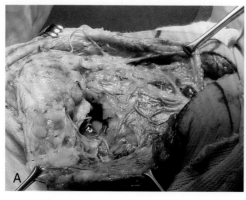
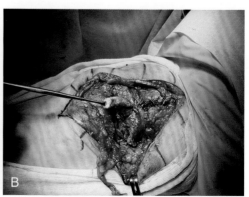

图 107.19　（A）复发性股四头肌腱断裂；（B）Codivilla 法股四头肌腱延长和修复

加压力，同时保持较低的张力。生物力学分析表明，该技术抵抗移位的力更大[119]。作为构成张力带的结构，Hoshino等[120]发现钢丝和空心螺钉相比，两组的内固定物失败发生率较低，但空心螺钉组有失败率增加的趋势（3.5%比7.5%，P=0.065）。在钢丝组，取出内固定物的比例几乎是普通的2倍（23%比37%）。在一项回顾性研究中，Tian等[121]发现，当使用螺钉而不是钢丝时，其骨折复位更好，植入物移位更少，并且内固定物取出的比例更低。

为了避免内固定物植入引起的症状，目前提倡粗线缝合替代传统的钢丝或钢绳。使用粗线的张力带技术表现出与传统钢丝相似的生物力学特性[122, 123]，临床结果令人满意[124]，并大大降低了随后内固定物的取出率[125]。与传统的张力带技术相比，低张力钢绳和钢针已显示出不错的效果[121]。可降解钢丝和螺钉的使用与常规固定相比并不理想。

关于平板，Thelen等[126]也在骨折固定的模型中研究了多轴2.7mm固定角度钢板，其结论是，与传统的张力带钢丝相比，钢板固定和空心螺钉搭配钢丝均具有更好的复位效果。在实验室中，固定的钢板与张力带固定相比，在对抗空隙形成和极限强度方面均有优势[127, 128]。Lorich等[129]研究了多平面低张力网状钢板固定。与张力带技术相比，这种方式可获得更高的患者报告结果评分和更低的膝前疼痛发生率。

髌骨远端骨折可通过骨折块内固定或切除并再附着髌腱来治疗。Veselko和Kastelec[130]比较了用篮状钢板内固定与髌骨远端切除的效果。内固定可以早期活动、负重，总体效果优于髌骨远端切除。低位髌骨与不良预后有关。然而，髌骨远端切除和缝线固定可能导致更少的内固定物相关并发症[131]。

当骨折明显碎裂时，应尽可能保留髌骨。髌骨切除后，伸膝延迟、无力、对线不良和活动受限等是常见的问题。股四头肌的力量降低20%～60%，胫股关节的力量增加了250%，这将导致胫股关节的早期退变[132]。曲面金属网板显示了良好的效果，可能适用于不适合使用传统固定方法的骨折[133]。如果预期结果不佳，应考虑髌骨部分或全部切除，因为早期干预与延迟治疗相比会有更好的结果[134]。如果进行髌骨全切除术，应考虑将股内侧斜肌牵拉并覆盖于闭合性缺损上方以改善预后[135]。

最后，外固定并不常用，但可以有很好的效果。Liang和Wu[115]报道的27例患者中有26例采用经皮穿刺针固定的加压外固定器治疗后，效果显著。无骨

髓炎的发生，并且80%的患者恢复了与健侧相同的膝关节活动度。

术后管理

髌腱病

　　术后管理包括髌腱受累部分切除后的早期活动和完全负重。随着疼痛和肌肉控制情况的改善，逐渐进行加强。通常在至少3个月后才能完全恢复运动，而且患者必须在无疼痛的情况下表现出与对侧肢体相当的功能。对于赛季中的运动员来说，通常要到下个赛季才能重返赛场。

髌腱和股四头肌腱断裂

　　伸肌腱损伤修复后的康复涉及在制动保护和恢复膝关节运动两者之间进行平衡。膝关节通常被限制在完全伸膝位或轻微屈曲位，这个位置在术中被证实不会使修复部位形成空隙。完全伸膝位允许负重，术后可立即开始股四头肌和腘绳肌的等长训练。经过一段时间完全或相对固定后，在6周内逐渐开始运

动，6 周后开始缓慢增强，一般预计需要 4～6 个月才能完全恢复。康复方案应个性化，并应考虑手术过程中膝关节屈曲修复的完整性，以及加固装置的使用。髌腱修复术后使用钢丝环扎术可以使患者在康复早期不必严格地制动，且不会增加并发症的风险[136]。Langenhan 等[137] 发表了一项 66 例有关股四头肌腱修复的研究，比较了着地负重活动与完全负重并逐渐在可承受范围内屈曲但限制活动两者的康复情况。研究人员得出结论，在一期修复后，早期完全负重活动是安全的，并不会导致不良的结果或并发症。此外，作者猜测更加宽松的康复计划在预防血栓性疾病方面是有益的，并为肌腱愈合和关节的生物力学提供了一个良好的环境。

髌骨骨折

对于非移位性骨折，膝关节固定在支具中，并锁定于伸膝位，患者可以拄拐负重 6 周。股四头肌锻炼在此期间继续进行，在此之后可以活动膝关节以恢复其关节活度（ROM）。

手术内固定时，屈曲膝关节以确定不破坏固定装置的安全活动度。采用铰链式支具，允许患者负重。每天两次按照预设的 ROM 活动膝关节。在整个恢复期，股四头肌和腘绳肌都会得到持续的锻炼。

当骨完全愈合，并且与健侧相比，达到合适的 ROM 和大约 90% 的力量时，则允许运动员返回比赛（RTP）。大多数患者能在 6～9 个月内完成 RTP。尽管改进了手术技术和康复方案，运动员通常很难恢复到受伤前的比赛水平[138]。

临床结果

髌腱病和股四头肌腱病

许多研究已经对比了髌腱病的非手术和手术治疗的效果。Panni 等[139] 对 42 例髌腱病患者进行了队列研究。经过 6 个月的抗炎药物治疗，33 名患者（79%）表现出症状的改善，并能够恢复运动。9 例 Blazina 3 期腱病患者行开放性手术治疗。无论何种治疗方法，所有患者均取得了很好的疗效，但 2 期腱病患者与 3 期腱病患者，更适合非手术治疗。

Kon 等[140] 发表了一项对 20 名男性运动员的前瞻性研究，其症状持续时间平均 20.7 个月，在髌腱近端及其周围进行每周 3 次富血小板血浆（PRP）注射，发现没有出现不良反应，并且疼痛和活动水平均有所改善。Gosens 等[141] 发现，如果患者以前没有接受过

其他治疗，如糖皮质激素、硬化剂或手术，PRP 治疗会有更好的疗效。Dragoo 等[97] 比较干针疗法伴或不伴 PRP 注射，结果发现 PRP 组在 12 周时 VISA 评分更好，但在 26 周随访时无差异。在一项比较 PRP 和 ESWT 的 46 例患者的随机试验中，6 个月和 12 个月的随访结果示 PRP 组的 VISA 评分和患者主观结果更好，尽管未使用任何对照[142]。尽管取得了一些积极的结果，但这种治疗的研究方案、递送机制和分离技术之间缺乏标准化和一致性，从而导致了对其有效性的争议[143]。

Hoksrud 和 Bahr[144] 研究了注射硬化剂治疗髌腱病后平均 44 个月的治疗效果。29 名患者中有 12 名接受了随后的膝关节手术，VISA 评分显示，相比于没有接受硬化剂治疗的患者，其疾病状况有显著和持久的改善。在这项研究之后，Hoksrud 等[99] 对 101 名患者进行了另外一项关于硬化剂治疗的前瞻性研究。有明显腱病症状以及在多普勒超声检查中有新生血管证据的受试者，接受最多 5 次超声引导下聚多卡醇（硬化剂）注射，每次间隔 4～6 周。虽然在整个队列中发现髌腱的 VISA 评分有显著改善，但有 36% 的患者疗效不佳，作者指出治疗 2 年后疼痛和功能改善的下降是常见的。

Clarke 等[145] 研究了注射实验室扩增的腱细胞样细胞治疗髌腱病的效果。他们研究了 60 例重症髌腱病患者，并将注射来源于真皮成纤维细胞血浆悬液的胶原生成细胞与单独注射血浆进行对比。两组在 VISA 评分的改善程度和出现症状改善的时间两方面均有统计学上的显著差异，尽管两组之间的绝对差异较小。

Panni 等[139] 对 9 例 Blazina 3 期腱病患者进行开放手术切除病变肌腱的治疗，并完成多个肌腱的纵行切开，以及在髌骨远端钻孔。术后平均 4.8 年，所有患者的临床结果均良好。Shelbourne 等[146] 进行了一项类似的研究，调查了 16 名优秀运动员，包括 22 个非手术治疗无效的髌腱病患者的临床症状和 MRI 记录。这些患者进行了开放性手术切除病变组织，并对肌腱进行纵行切开以刺激愈合。结果显示治疗效果优（excellent）11 例，良（good）3 例，尚可（fair）2 例。在 16 例患者中，14 例（87.5%）以平均 8.1 个月的时间重新回到原来强度水平的运动中。

关节镜下对髌腱、髌骨下极和腱旁组织的清理在最近的文献中被证明是有效的（图 107.20 为治疗流程）[147, 148]。Pascarella 等[149] 指出，虽然开放性手术

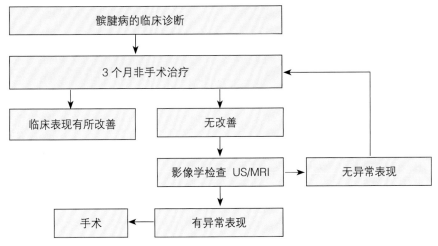

图 107.20 髌腱病的治疗流程（MRI，磁共振成像；US，超声检查）

通常推荐给那些非手术治疗无效的患者，但是关节镜手术同样可能是一种安全有效的选择。他们研究了 64 名患者（包括 27 名职业运动员）的 73 个膝关节，对其行关节镜下 Hoffa 脂肪垫及异常肌腱组织的清理术，以及髌骨远端的切除。国际膝关节文献委员会（IKDC）评分、Lysholm 评分和 VISA-P 评分在 1 年和 3 年随访时均有显著改善。27 名职业运动员中，有 19 人回到了同一水平的比赛中。所有的患者都能在 3 个月内恢复正常运动，尽管近 10% 的患者由于运动时症状复发而被认为手术失败。Maier 对 35 名运动员组的队列行关节镜下髌骨清理术，术后 4 年以上随访显示其症状和功能均有明显改善，有 77% 的患者在平均 4.4 个月内全面恢复了正常体育活动[150]。在 2011 年的一项随机试验中，与硬化剂注射治疗相比，接受关节镜手术的患者表现为更轻的疼痛、更强的满意度以及更快地回归运动[151]。2015 年，Brockmeyer 等[152] 发表了一篇关于手术治疗髌腱病的系统综述。尽管开放性手术和关节镜手术治疗的成功率都很高（分别为 87% 和 91%），但关节镜手术治疗的重返运动更快（分别为 3 个月和 8 ~ 12 个月）。

髌腱和股四头肌腱断裂

大多数患者在受伤后不久就接受了髌腱或股四头肌腱断裂的一期修复。尽管某种程度的无力和活动受限是很常见的，但可以预期得到很好的治疗效果[34, 66]。修复的时机似乎与总体的预后相关，许多人主张 1 周的时间窗是进行修复的最佳时间[35]。

Konrath 等[73] 研究了 39 例患者 51 个股四头肌腱

的术后恢复情况，其中 84% 返回工作，51% 能够从事受伤前的娱乐活动。在最后随访时，只有超过一半的人有持续的股四头肌力量缺陷。O'Shea 研究的 19 例患者中有 18 例恢复到伤前的活动水平，并且没有力量缺陷或运动障碍[153]。急性髌腱修复后，有超过 80% 的患者其术后的力量和 ROM 恢复满意。即使使用环扎术加固，以增加活动度为重点的康复治疗也可以使膝关节功能相对正常[136]。

Temponi 等[154] 报告了 7 例平均受伤时间 16 个月，用对侧的自体髌腱对慢性髌腱断裂进行重建的患者。虽然这些患者术后评估都有显著改善，但所有患者术后 16 个月的 IKDC 评分、Lysholm 评分和 Tegner 评分均低于正常，且股四头肌明显萎缩。未记录到并发症的发生。Karas 等[155] 描述了异体髌腱或跟腱移植在治疗慢性伸膝装置损伤中的应用。尽管预后评分有所改善，但仍低于正常水平，作者的结论是，这是一个有效的补救措施，但是没有明显的优势。Maffulli 等[156] 报告了 19 例髌腱断裂患者中有 14 例在接受同侧腘绳肌重建术后表示非常满意，其平均随访时间为 6 年。

Gilmore 等[157] 对现有文献进行了回顾，其结论是，在急性断裂的情况下，加强的一期修复能够提供最好的结果，而慢性撕裂的最佳处理方法是自体肌腱移植，而不是一期修复。移植物的类型并不影响结果。目前尚未有研究涉及使用现代缝合锚钉后的临床结果。

大多数患者在受伤后不久就接受了髌腱或股四头肌腱断裂的一期修复，并且可以预期得到很好的治疗效果，即使没有进行加强。肌腱断裂的形态、修补方法和临床结果之间似乎不存在任何关系 [34, 66]。修复的时机可能与总体预后相关，大多数作者主张 1 周的时间窗是进行修复的最佳时间。虽然没有文献报告，但力量缺陷和功能障碍也是很可能发生的。

Boublik 等 [67] 研究了美国国家橄榄球联盟球员的髌腱修复情况。研究人员在 10 年的时间里调查了 22 名球员的 24 个肌腱断裂。其中 3 例伴 ACL 断裂，24 名受伤球员中有 19 人至少能参加一场全国橄榄球联赛。在回归赛场的球员中，更多人是在选秀大会上被提前选中的，其总计平均上场次数为 45.4 场，范围在 1 场至 142 场之间。作者的结论是，虽然这种损伤可能会终结球员的一个赛季，但对单独肌腱断裂的修复可能会允许下一个赛季重返赛场。

髌骨骨折

Lebrun 等 [158] 在一组外伤患者中研究了髌骨骨折手术治疗后的功能恢复情况，其平均随访时间为 6.5 年。其结论是，明显的症状主诉和功能缺陷持续存在。除了伸膝装置的损伤外，这些患者同时也出现了髌股关节的关节内骨折。研究者建议外科医生向患者说明长期疼痛和功能缺陷的可能性，并强调目前骨折治疗的局限性。

Lazaro 等 [159] 对 30 例髌骨骨折手术治疗后的患者进行了为期 1 年的前瞻性研究随访。在这些病例中，伤口裂开 1 例，再次骨折 1 例，11 例选择接受内固定物去除，17 例在 X 线片上可见低位髌骨，24 例活动时有膝关节前部疼痛。客观力量测试显示，即使在伤后 1 年，其与对侧膝关节相比仍有明显的缺陷。

Malik 等 [160] 报道了 30 例利用 4.0 mm 空心螺钉进行张力带钢丝固定的患者，平均愈合时间为 10.7 周，最终总活动度接近 130°。没有发现恢复丧失或内固定物失败。尽管一些作者注意到与部分髌骨切除术相比，远端骨折固定的效果更好，但是其他研究表明，这两种治疗方法在功能恢复情况、患者报告的结果以及并发症方面无明显区别 [161]。

伸膝装置损伤的并发症及其治疗

髌腱病

药物注射的并发症包括肌腱断裂，尤其是注射皮质类固醇后。Bowman 等 [162] 报道了 3 例患者注射 PRP 后出现疼痛。临床和影像学表现包括疼痛加重、功能恶化、肌腱增厚以及曾出现过 1 例髌骨远端骨质溶解。与手术相关的并发症并不常见，尽管一些研究

已经注意到可能有临床症状的复发。通过积极的康复治疗可以防止术后僵硬。

髌腱和股四头肌腱断裂

髌腱和股四头肌腱修复重建术后最常见的并发症是股四头肌力量减弱和膝关节屈曲受限。这会导致膝关节功能的丧失。肌腱再次断裂也是一个值得关注的问题，应注重患者对术后康复指导的依从性。异位骨化在修复部位周围并不少见。手术治疗可能遇到的其他并发症与手术本身的风险有关，包括感染、出血、再次断裂、伤口开裂、深静脉血栓形成、心肌梗死和卒中 [163]。有文献报告在手术中通过穿过骨道进行缝合固定可能会出现髌骨的应力性骨折 [164]。

髌骨骨折

内固定物引起的症状可能是髌骨骨折固定后最常见的不良结果，可使高达 60% 的患者受累 [113]。取出引起症状的或失败的植入物是后续手术的常见指征，特别是在使用克氏针时。持续性僵硬也很常见。早期活动是对抗坚固的内固定最好的方式。长时间的制动、髌骨远端的切除以及髌骨远端骨折持续进展可导致低位髌骨。早期活动膝关节能够减少这种情况的发生 [165]。关节纤维化也可通过早期活动而减轻。手术部位感染可见于开放性损伤或因皮肤坏死而导致。清创后用适当的软组织覆盖以及静脉注射抗生素往往能成功地杜绝感染。感染灶中的稳定结构应留在原位，直到出现愈合。局部腓肠肌内侧头皮瓣或游离肌瓣可以处理皮肤坏死和组织缺损。

一项对 40 例髌骨骨折内固定术后患者的研究显示，20% 的患者有大于 5° 的伸膝延迟 [158]。Mehdi 等 [166] 发现随访 6 年过程中髌股关节炎的发生率为 8.5%，Sorenson 发现，在长期随访中，其关节炎的发生率是对侧膝关节的 2 倍多 [167]。一项针对 737 例髌骨骨折切开复位内固定的荟萃分析研究显示，其再手术率为 33.6%，感染率为 3.2%，不愈合率为 1.3% [168]。骨折不愈合最好的治疗方法是翻修固定，因为当其发生时，翻修手术相比观察治疗会有所改善 [169]。

有脑血管意外或糖尿病史的患者手术治疗后出现并发症的风险增加 [170]。对于 12 例骨折移位超过 1cm 的老年髌骨骨折患者，采用非手术治疗后其中 9 例获得满意疗效。然而，在这项研究中有 1/3 的初始队列样本在最后随访前死亡 [171]。

未来展望

针对目前腱病的非手术治疗方法的研究，尤其是药物注射很可能会继续下去。脉冲磁场、直流电、激光治疗、射频消融、细胞因子和生长因子的应用、基因治疗、骨形态发生蛋白 -12（BMP-12）、基因转移以及以间充质干细胞为基础的组织工程是今后可能的研究方向[15]。在肌腱和骨修复方面，未来的研究可能会集中在生物增强或加强方面。即将进行的有关现代缝合锚钉相关的临床研究可能会改变肌腱断裂的标准固定方法，尽管成本问题将是一个重要的考虑因素。对于髌骨骨折，如果更稳定的固定和更好的临床结果能够可靠地实现的话，近期有关传统或网状钢板螺钉的相关研究可能会改变某些骨折类型的临床对策。

选读文献

文献：Dragoo JL, Wasterlain AS, Braun HJ, et al. Platelet-rich plasma as a treatment for patellar tendinopathy: a double-blind, randomized controlled trial. *Am J Sports Med*. 2014; 42(3):610-618.

证据等级：I

总结：23 例有症状及 MRI 表现的髌腱病患者被随机分组，分别接受超声引导下干针疗法和标准化锻炼，并注射或不注射富含白细胞的富血小板血浆（PRP）。在 12 周时，PRP 组有更好的 VISA 评分（*P*=0.02），但在超过 26 周时无明显差异（*P*=0.66）。Lysholm 评分在 12 周时无明显差异（*P*=0.81），而在超过 26 周时倾向于对照组（*P*=0.006）。没有不良反应的报告。

文献：Brockmeyer M, Diehl N, Schmitt C, et al. Results of surgical treatment of chronic patellar tendinosis (jumper's knee): a systematic review of the literature. *Arthroscopy*. 2015; 31(12):2424-9.e3.

证据等级：IV

总结：开放性手术和关节镜手术治疗髌腱变性均有较好的疗效，然而，关节镜治疗可以明显缩短恢复活动的时间。

文献：Garner MR, Gausden E, Berkes MB, et al. Extensor mechanism injuries of the knee: demographic characteristics and comorbidities from a review of 726 patient records. *J Bone Joint Surg Am*. 2015; 97(19):1592-1596.

证据等级：IV

总结：对 726 例伸膝装置损伤患者手术治疗后的临床资料进行分析，发现髌骨骨折（58.8%）比股四头肌腱断裂（28.9%）更常见，而髌腱断裂（12.3%）是最少见的损伤。有肌腱损伤的女性比男性更有可能有潜在的内侧合并症（96% *vs*. 68%，*P*=0.008）。

（ Matthew Bessette, Drew Toftoy, Richard D.Parker, Rachel M. Frank 著 麦合木提·麦麦提敏 译 龚 熹 校）

参考文献

扫描书末二维码获取。

第 108 章

膝关节活动丧失

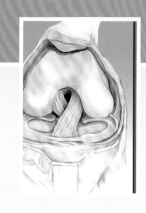

膝关节的全范围活动对于最佳功能至关重要。膝关节活动度的轻微丧失会限制功能并引起疼痛，更严重的丧失会导致严重的损害和残疾。为了获得最佳的功能，膝关节应该有与对侧对称的活动度和力量。当某些原因导致正常的膝关节活动度丧失时，通常会出现一系列的问题。首先是受累的下肢相对失用，疼痛增加，继而出现力量丧失。

膝关节活动度丧失的原因有很多，包括急性膝关节损伤、损伤手术后缺乏适当的康复治疗、关节粘连（通常发生在前交叉韧带重建或下肢骨折后）、因损伤或退行性关节病而相对失用、移位的桶柄状半月板撕裂、前交叉韧带（ACL）或后交叉韧带（PCL）的黏液样变性。临床医生应警惕任何膝关节疼痛或损伤的患者的关节活动度丧失，因为先恢复正常、对称的膝关节活动度，然后再恢复对称的力量后，许多症状可消退或减轻，能避免进一步的手术干预。使用这种积极主动的方法可以帮助患者避免膝关节受伤或手术后的短期问题。一些证据表明，它也可能防止长期的问题，包括膝关节骨性关节炎[1-3]。

关节活动度（range of motion, ROM）丧失的早期干预需要早期发现。为了确定膝关节 ROM 的丧失，必须检查对侧的正常膝关节，以建立比较的基线。其中必须包括对膝关节过伸的评估，但是这一步有时会被忽视。最近的一项研究发现，在那些为自己膝关节问题寻求建议的患者中，只有 37% 的患者在体格检查中检查了对侧的健康膝关节[4]。

本章概述了膝关节 ROM 丧失的诊断和治疗方法。造成膝关节 ROM 丧失的原因很多，治疗方法也很广泛。然而，无论何种原因使膝关节丧失 ROM，关于有效治疗的共同主题仍然是相同的。如果进行适当的康复治疗，大多数膝关节 ROM 丧失的病例可以不用手术而得到有效的治疗。在某些情况下，如关节粘连或移位桶柄状半月板撕裂，手术干预是必要的，以消除膝关节活动度的机械障碍。前交叉韧带重建术后关节粘连的外科治疗在本章中有详细介绍。无论手术干预是否为治疗计划的一部分，膝关节 ROM 丧失的康复原则保持不变。这些康复原则也将在本章进行讨论。

病史

膝关节 ROM 丧失的患者可能有不同的病史。确定 ROM 丧失的时间很重要。这个信息很难问出来，因为患者经常意识不到他们的 ROM 是缺乏的，所以我们通常会问他们感觉膝关节有问题多久了。一般来说，ROM 丧失的时间越长，对治疗的反应就越慢。然而，长期的 ROM 丧失并不总是意味着需要更积极的治疗方式；相反，对临床医生和患者来说，重要的是要了解疾病可能是缓慢进展的。

对于以前做过膝关节手术的患者来说，获得相关的手术细节很重要。当出现活动障碍时，更重要的可能是确定在术前和术后进行了什么康复治疗（如果有的话）。在我们的经验中，许多在膝关节镜检查或其他膝关节手术后持续疼痛的患者在手术干预前可能存在膝关节运动障碍，但却被忽视和不予治疗。

在以前没有做过膝关节手术的患者中，仔细询问主观病史通常可以发现有突然的损伤，这种损伤在当时可能并不明显，但可能会导致他们开始关注自己的膝关节。当患者注意到自己的膝关节时，他们站着的时候，会把重心从受累下肢移开，保持膝关节轻度屈曲。随着时间的推移，这个习惯慢慢地导致越来越多的膝关节伸直功能丧失。如果没有完全的膝关节伸直，站立时将身体的重量移向受累的膝关节会引起不适，因为失去了"锁定"膝关节的能力，因此在站立时不能像对侧正常膝关节那样使股四头肌放松。这种情况会导致失用、增加疼痛和进一步丧失力量的恶性循环。

其他时候，主观病史提示一次明显的损伤，患者可以明确 ROM 丢失的原因。移位的桶柄状半月板撕裂卡压于髁间窝，导致无法完全伸直膝关节。虽然这种情况并不总是由特定的损伤引起，但患者通常可以准确地识别出这种情况发生的时间，并诉受累膝关节被"锁定"。

当患者没有特定损伤史时，ROM 丧失可能与退行性关节疾病有关。另一个可能导致 ROM 丧失的原因是交叉韧带的黏液样变性，最常见的是前交叉韧带。这种病理表现为膝关节屈曲逐渐消失并伴有后外侧膝痛，通常不存在积液。

体格检查

任何膝关节问题的体格检查应包括对双膝 ROM 的仔细评估，包括对膝关节过伸的评估。健侧的膝关节应先进行检查；这项检查对于建立一个有关膝部 ROM 的基线是很重要的。同样重要的是，检查时双膝要完全暴露（到大腿中部的水平）。

膝关节伸直（包括过伸）有两种评估方法。首先，检查者对过伸进行被动评估（图 108.1）。检查者用一只手将大腿固定在检查台上，而另一只手被动地将足跟从桌子上抬起，评估活动幅度和足跟的质量。当 ROM 受限时，应询问患者在进行过伸时，是否在后方或前方感到不适。后部不适提示关节囊和软组织过紧，而前部不适提示关节内机械堵塞。第二，测量膝关节伸直时，患者应仰卧，两侧足跟支撑在 6~8 英寸的垫子上，使膝关节过伸。这个位置能进行膝关节伸直对称性的视觉评估以及膝关节伸直的角度测量。需要注意的是，膝关节过伸是正常的。

DeCarlo 和 Sell[5] 研究了一组健康的年轻运动员，发现 95% 的男性和 96% 的女性都有一定程度的膝关节过伸。男性膝关节过伸平均为 5°，女性为 6°。因此，恢复正常膝关节 ROM 的治疗应包括恢复和对侧膝相等的过伸。

患者平卧或久坐时评估膝关节屈曲。要求患者用双手抓住他的踝前部（或者如果有必要的话用一条毛巾绕着这个部位），并将足跟尽可能往臀部方向拉。一旦达到最大屈曲度，就可以进行角度测量。评估膝关节屈曲的另一种方法是让患者坐在足跟上（图 108.2）。双膝完全屈曲的患者可以舒适地坐在足跟，而不需要倾斜骨盆。膝关节屈曲度丧失会导致骨盆轻微或严重倾斜，使其远离受累肢体。这种评估屈曲的方法对患者自我评估他们的膝关节屈曲功能并相应地调整他们的活动水平也很有帮助。

本章主要集中在检查关节活动度缺失，但完整的膝关节检查也应该进行，包括步态的观察，观察从椅子站起或者习惯性站姿引起的下肢的失用，观察髌骨位置和活动性，触诊摩擦音、关节积液、半月板病变和韧带松弛的特殊检查。

影像学

常规行双侧 X 线片检查，包括负重的前后位、侧位和 Merchant[6] 轴位片。再次强调，即使没有双侧症状，获得双侧 X 线片也是很重要的，以与受累的膝关节进行比较。

当怀疑有骨关节炎时，我们也建议做前后位 X 线片。Rosenberg 等[7] 的一项研究表明，后前位对于检测胫股关节间隙狭窄更为敏感。这种视野更灵敏，因

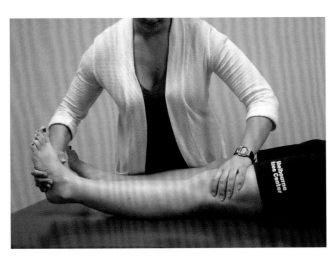

图 108.1　膝关节过伸的被动评估

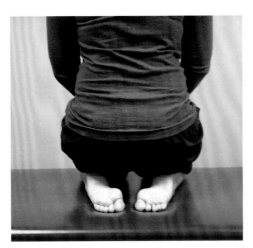

图 108.2　可以通过要求患者坐在其足跟上来评估膝关节的完全屈曲。如果一侧膝关节屈曲度不足，患者表现为骨盆外倾远离受累的膝关节

为它是在膝关节弯曲 45° 的情况下拍摄的，使胫股关节处于更可能发生软骨退变的位置并负重。前后位片对于检测关节间隙狭窄不是很敏感，但是提供了关于当膝关节处于完全伸直位置时关节间隙余量的信息。

在长期 ROM 丧失的情况下，轴位片可以通过膝关节髌骨骨密度提供有用的信息。当患者单膝受累已经有相当长的一段时间，失用引起的骨质减少在轴位片中是明显的（图 108.3）。

对于严重的 ROM 丧失患者，在侧位片上观察低位髌骨是很重要的。同样，与对侧膝关节进行比较，通过髌骨相对 Blumensaat 线的高度和髌腱的表观长度对比来确定髌骨高度是很重要的，髌腱的长度测量是从髌骨下极到胫骨结节的长度测量。虽然每个测量值的正常范围已经确定，但每个患者的正常范围各不相同，应该根据未受累膝关节的测量值确定。

当关节粘连出现时，MRI 是有用的检查。在 1 型或 2 型关节粘连患者中，MRI 可以帮助识别是否存在 cyclops 病变（独眼征），这种病变常见于 ACL 重建后的关节粘连患者。在 3 型或 4 型关节粘连患者中，MRI 为脂肪垫中瘢痕组织形成的程度提供了有价值的信息。

决策原则

尽管有多种病理情况可以导致膝关节 ROM 受限，但绝大多数的情况下，膝关节活动度受限可以通过直接康复计划有效地治疗。一个例外是移位的桶柄状半月板撕裂，需要在关节镜下部分切除、全切或修复。

另一种需要考虑的情况是关节粘连，特别是有过膝关节手术的患者，包括 ACL 重建和膝关节周围骨折。关节粘连是指膝关节内纤维组织的异常增生。纤维组织常出现在粘连脂肪垫前方的滑膜外间隙或髁间窝附近，表现为重建 ACL 基底部的 cyclops 病变（独眼征）。关节粘连可单独导致膝关节伸直功能的丧失，或膝关节伸直和屈曲功能均受到限制。Shelbourne 等[8]制定了关节粘连的分类，以帮助指导治疗（表 108.1）。大多数 1 型关节粘连患者对非手术康复治疗有效果，不需要手术，但大多数 2 型、3 型或 4 型患者需要结合康复和手术治疗才能达到满意的结果。在这些患者中，术前和术后的康复是治疗过程的重要组成部分。在几乎所有不是由以前的手术引起的膝关节 ROM 丧失病例中，在训练有素的膝关节治疗师的监督下完成的定向康复计划可以解决严重的缺陷并提供相应的功能改善。

不同的康复计划设计方式不同，但是对于膝关节活动受限来说，康复计划的基础应该是在三个不同的、连续的阶段进行来使双膝保持对称：①膝关节伸直，②膝关节屈曲，③膝关节力量。我们的经验表明，这些康复阶段不应该重叠；而是应该只专注于伸直 ROM，直到恢复对称性，然后在保持完全伸直的同时再练习屈曲关节活动度。最后，一旦实现和健侧对称的完全 ROM，应该开始单侧力量练习，直到力量对称性恢复。这个康复计划在"作者首选技术"和"术后管理"部分有更详细的描述。

如果 ROM 未达到对侧对称的膝关节伸直状态前

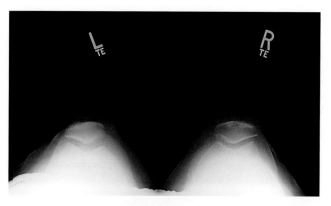

图 108.3　显示右下肢相对长期失用后右侧髌骨的失用性骨量减少的 Merchant 髌骨轴位片

表 108.1　关节粘连分类

类型	膝关节屈曲	膝关节伸直	其他特征
1	正常	缺失 ≤10°*	过度施压下可充分伸直
2	正常	缺失 >10°*	过度施压下不可充分伸直
3	缺失 ≥25°	缺失 >10°*	内侧/外侧髌骨活动度减少
4	缺失 ≥30°	缺失 >10°*	X 线片上明显低位髌骨

* 全关节活动度（ROM）缺失是基于与正常、未受累的膝关节 ROM 的比较。

From Shelbourne KD, Patel DV, Martini DJ. Classification and management of arthrofibrosis of the knee after anterior cruciate ligament reconstruction. *Am J Sports Med*. 1996; 24: 857-862.

康复练习达到平台期，可能需要外科手术来清除对伸直的机械阻挡。当退行性关节疾病存在时，机械阻挡可能是由胫骨前或髁间窝附近的骨赘引起的。

前交叉韧带的黏液样变性是一种罕见的情况，但病史通常很典型：患者通常是中年人，他们常诉膝关节屈曲逐渐消失，并伴有后外侧膝关节疼痛。一些患者存在膝关节伸直受限，但通常是轻微的，很容易通过使用毛巾拉伸或被动膝关节拉伸装置的康复方法解决（Ideal Stretch, Park City, UT）（图 108.4）。MRI 上的表现常被描述为"芹菜茎"（celery stalk）特征，在 T_2 图像上呈条纹状，表明 ACL 纤维之间有液体。近端通常可见增大的球形区（图 108.5）。关于这一主题的文献很少，且大多包括关于前交叉韧带清理或切除的病例报告，但残留的不稳定性一直是这一过程的不良后果[9, 10]。根据本章后面详细描述的原则，我们发现这种情况对口服或注射类固醇和康复治疗有良好的反应。

治疗方案

非手术治疗与精心策划的康复计划是大多数膝关节 ROM 损失患者的一线治疗。正如上一节所讨论的，在某些情况下，手术可能是必要的，以恢复完全的、对称的关节活动度，特别是在 ACL 重建后发生第 2、3 或 4 型关节粘连的情况下，或者当桶柄状半月板撕裂移位并阻塞髁间窝时。

以下是治疗膝关节运动障碍的手术方法：前间隙松解术[11]、髁间窝成形术和（或）去除 cyclops 病变[12]、后关节囊松解术[13, 14]、髌周松解术，以及麻醉下推拿[15]。

前间隙是指髌腱后方至胫骨前、半月板横韧带的空间。髌下脂肪垫的损伤可导致该部位的粘连形成，限制膝关节的伸直和屈曲。这种情形最常见于接受过关节镜前交叉韧带手术的患者，由于反复将器械穿过脂肪垫而导致脂肪垫损伤。尽管关节镜下 ACL 手术对患者创伤较小，但对脂肪垫的创伤会被低估。脂肪垫损伤可导致脂肪垫粘连；最严重的情况是，该区域的粘连可导致髌下挛缩综合征，进一步限制了髌骨的活动和膝关节屈曲[16]。如果术后不立即强调全膝关节屈曲，则可能导致髌骨活动能力下降和永久性屈曲功能障碍。前间隙松解可以在关节镜下进行，使用 30° 的关节镜，入路比常规入路离中线稍远一点，以便更好地观察该区域[11]。异常组织可使用篮钳、半月板刨刀或射频切除。

正常情况下，ACL 与 PCL 完全容纳于髁间窝内，当膝关节处于完全伸直时将占据此空间。前交叉韧带重建后，有时移植物的大小与髁间窝的宽度不匹配，或出现 cyclops 病变[17]，阻挡膝关节的完全伸直。Cyclops 病变是在前交叉韧带上形成的纤维结节（图 108.6）。我们的理论是，通过确保术前和术后立即恢复完整的、对称的膝关节伸直，可以预防 ACL 重建

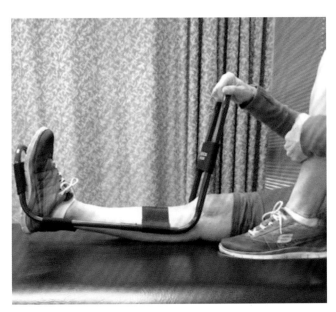

图 108.4 当膝关节伸直受限较轻（5° 中立位）时，可使用被动膝关节拉伸装置

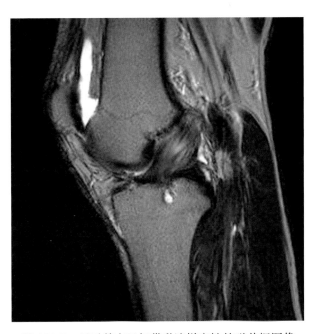

图 108.5 显示前交叉韧带黏液样变性的磁共振图像

后的这项并发症。这种病变可以在关节镜检查时小心切除，直到最终恢复。如果髁间切口宽度不足以容纳 ACL 移植物和 PCL 的大小，也可以进行髁间窝成形术。

当长时间缺乏膝关节伸直时，后方关节囊将变紧。LaPrade 等[13] 和 Mariani[14] 描述了关节镜下后方关节囊的松解。另一种选择是采用一种更积极的康复方法，通过被动的膝关节伸直装置（Elite Seat, AKT

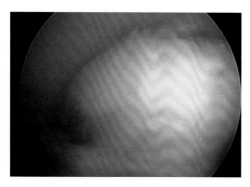

图 108.6　关节镜下观察前交叉韧带移植物前方的 cyclops 病变（cyclops lesion）

Medical, Inc., Noblesville, IN）进行膝关节伸直练习（图 108.7）。每天进行几次、每次 10～15 分钟的长时间拉伸，最终可以改善后方关节囊的活动度，并与对侧的膝关节相比使膝关节恢复完全伸直。

通过松解内侧和（或）外侧支持带和髌上囊来治

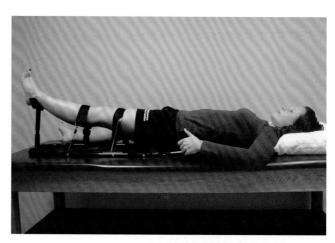

图 108.7　被动膝关节伸直装置用于恢复对称的膝关节伸直角度，包括过伸。患者仰卧，用手持曲柄控制伸直的强度。拉伸每天至少进行 2～3 次、每次 10～15 分钟

作者首选技术

膝关节活动度丧失

需要强调的是，手术治疗只是膝关节 ROM 丧失治疗过程的一部分，并非一定需要手术干预。为了获得最佳的结果，患者必须首先通过有指导的康复计划使他们的膝关节 ROM 最大化。然后，如果需要手术，有重点的术后康复计划可用来进一步最大程度地恢复膝关节的活动度。事实上，我们现在要求所有关节粘连手术的患者在术前和术后每天多次使用被动膝关节伸直装置（见图 108.4），以获得最佳效果。在过去的几年里，在手术台上使用伸直模具，然后在门诊使用一系列的伸直模具，以提供低负荷、长时间的拉伸；然而，这种治疗很难实施，因为术后关节积血的形成和门诊多次就诊需要制造系列模具。与之相对，我们现在让患者每天在被动膝关节伸直装置中做几次伸直运动，并发现这项技术非常有效，而且更节省成本和时间[20]。

当需要手术干预来治疗关节粘连时，作者使用分步的方法来处理已经在膝关节中形成粘连的特定区域。本节讨论关节粘连的外科治疗，特别是 ACL 重建后发生的关节粘连。该方法基于前文表 108.1 所示的关节粘连的分类[8]。

全麻诱导后，在膝关节注射 20 ml 0.25% 的布比卡因和肾上腺素后，进行关节镜检查。一旦达到全身麻醉，评估膝关节活动度和髌骨灵活性，并在整个手术过程中重新评估，以确定是否需要额外的手术步骤来去除膝关节伸直和屈曲的机械障碍。

为了提高膝关节前部的可视性，使用标准的内侧入路和外侧入路，但是这些入路的位置调整为更靠近侧，且分别更靠内侧和外侧。

第一步是检查胫骨近端前方的区域。如果该区域已形成滑膜外瘢痕组织，可用钝性穿刺松解髌腱后面与胫骨前面之间的瘢痕。篮钳和半月板刨刀可以用来切除这个区域的瘢痕组织。应确保从内侧和外侧半月板前角到胫骨上部的整个区域没有滑膜外瘢痕组织。2 型、3 型或 4 型关节粘连患者常在该部位形成瘢痕（图 108.8）。

第二，检查髁间窝是否有撞击的迹象，包括可能形成 cyclops 病变的 ACL 基底部（见图 108.6）。在 1 型关节粘连患者中，这一区域通常是机械性阻挡导致 ROM 丧失的唯一区域；病变位于滑膜内，不属于脂肪垫的一部分（图 108.9）。膝关节必须处于完全伸直位，以确定 ACL 是

作者首选技术

膝关节活动度丧失（续）

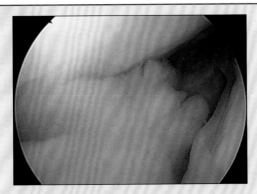

图 108.8　关节镜下可见前瘢痕组织延伸至内侧间室

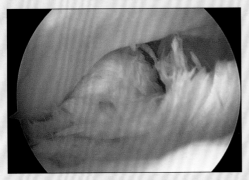

图 108.9　图 108.7 同一膝关节的关节镜下表现，显示膝关节屈曲约 30°时的髁间窝。当膝关节完全伸直时，ACL移植物前面的瘢痕组织受到撞击

否与髁间窝有撞击的迹象（图 108.10）。切除或消融可去除该区域形成的瘢痕组织。如果需要，可以进行髁间窝

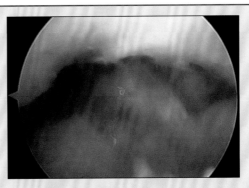

图 108.10　在关节镜下观察切除瘢痕组织（图 108.7、108.8 所示同一膝关节）后的情况，可见前交叉韧带移植物在髁间窝内适配良好

成形术，使 ACL 容纳于髁间窝内；这样手术后继续维持膝关节伸直，可以通过被动膝关节伸直装置来实现。

髌下脂肪垫和（或）关节囊的粘连通常与 3 型或 4 型关节粘连有关。用钝性探针分离髌腱和瘢痕组织后，应将瘢痕组织向远端清除至胫骨上段，向前至半月板前角。当关节囊呈纤维性时，可将纤维关节囊切除，直至股内侧斜肌和股外侧肌，以改善髌骨和髌腱的活动度。

由于髌腱缩短，4 型关节粘连患者不太可能恢复完全的、对称的膝关节屈曲。然而，对于 3 型或 4 型关节粘连患者，可采用手法使膝关节屈曲最大化。我们不推荐强力推拿来改善膝关节伸直，因为大部分的膝关节伸直受限是由机械因素阻挡和（或）后关节囊挛缩造成的，机械因素可行切除，后关节囊挛缩可通过术后康复牵拉改善。

疗髌骨活动度下降[18, 19]。必须注意不能过度松解这些结构，以避免引起髌骨不稳定[18]。

麻醉下推拿能恢复膝关节伸直和（或）屈曲[15]。对膝关节的推拿可以有效地改善膝关节的活动度，但不能直接选择性地解决膝关节的问题，且存在股骨髁上骨折、髌腱断裂、神经或血管损伤的风险。

许多外科医生根据粘连的位置和 ROM 的限制程度，联合使用以上多种技术。

术后处理

术后治疗的主要目的是预防关节积血和达到/维持与对侧膝关节完全对称的伸直。一旦伸直的机械阻

挡已被移除，立即进行全膝关节伸直以拉伸后关节囊，并让患者重新获得完全对称的膝关节伸直。对于膝关节 ROM 的恢复，我们发现最好是先进行膝关节的伸直，直到对称性恢复，然后在下一阶段将康复的重点转移到膝关节屈曲练习上。

患者在手术后要在医院里待上 23 个小时。持续静脉注射酮咯酸用于疼痛控制和预防肿胀。手术后立即使用抗栓塞袜和冰敷装置（Cryo/Cuff, DJO Inc., Vista, CA）来预防关节积血。将膝关节置于 0°~30°的 CPM 机中，但 CPM 的主要目的是将膝关节抬高到高于心脏的水平（图 108.11）。

每天进行 3~4 次膝关节伸直运动，以确保维持

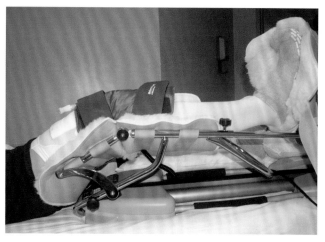

图 108.11 在术后早期使用 CPM，通过保持膝关节高于心脏水平来帮助预防关节积血。冰敷装置也适用于膝关节

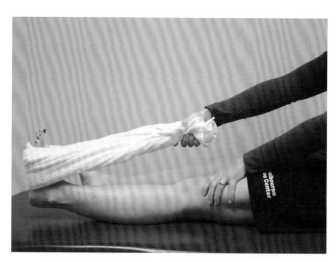

图 108.12 膝关节伸直的毛巾拉伸练习

膝关节的完全伸直。当膝关节完全伸直时，髁间窝被 ACL 和 PCL 完全填满，防止了髁间窝附近粘连组织的形成。膝关节伸直运动包括被动膝关节拉伸装置（见图 108.4）或被动膝关节伸直装置（见图 108.7）、毛巾拉伸练习（见图 108.12）、主动足跟抬高练习（见图 108.13）、足跟支撑伸直和直腿抬高练习。主动足跟抬高和直腿抬高练习用于改善股四头肌的肌肉控制和主动的膝关节伸直，这对长期维持完整的、对称的膝关节伸直很重要。

　　患者出院回家后在术后 5 天内须继续遵循先前的方案。嘱患者在 CPM 机中保持平躺，膝关节抬高，并使用冰敷设备，除了步行来回上卫生间外应时刻保持。该方案的这部分对预防关节积血至关重要。预防关节出血可以很好地控制股四头肌，有助于恢复 / 维持整个膝关节的伸直，从而使膝关节屈曲的问题尽快得以解决。

　　术后第 1 周后，患者继续专注于相同的康复目标，但可能逐渐开始恢复正常的日常活动。鼓励他们使用冰敷设备，每天至少 3 次，每次 30 分钟，如果有必要的话可以更频繁，以控制肿胀。在这一阶段的康复，重要的是要纠正患者的习惯，他们需要一整天正常使用受累膝关节，并鼓励他们在日常活动中充分伸直膝关节，我们称之为伸直习惯（extension habits）。对于坐姿伸直习惯，建议患者坐着时膝关节完全伸直，足跟支撑在另一只脚上，让膝关节完全伸直。站立伸直的习惯包括让患者将其重量转移到受累的下肢，将膝关节伸直。这项运动鼓励在日常生活活动中充分伸直膝关节和正常使用受累下肢。此外，它还保持了后关

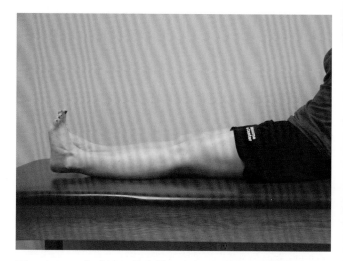

图 108.13 主动足跟抬高练习包括让患者收缩的股四头肌肌群，通过主动将足跟抬离桌子，实现主动完全膝关节伸直

节囊拉伸和股骨、胫骨和 ACL 在完全伸直时的充分接触。

　　每个患者准备进入下一阶段康复的速度不同，主要根据膝关节活动障碍的时间和伸直受限的程度。一旦膝关节伸直呈完全的、对称的恢复，患者可以很容易地执行主动足跟抬高，并开始膝关节屈曲运动。对于更严重的膝关节屈曲功能丧失，建议从墙壁滑动练习开始（图 108.14）。滑动练习是改善膝关节屈曲的主要练习，每次练习坚持 5 秒，重复 10 ~ 15 次。当患者可以坐在他或她的足跟上而不倾斜骨盆时，可以实现膝关节的充分屈曲（见图 108.2）。必须指导患者密切监测膝关节伸直的方法，如果发生任何膝关节伸直功能丧失，应暂停膝关节屈曲运动。

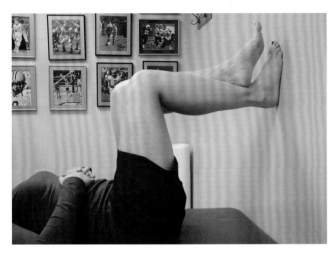

图 108.14　在膝关节屈曲功能丧失较严重的患者中，墙壁滑动练习有助于恢复膝关节屈曲功能

可以慢慢地使用自行车或椭圆机进行低强度运动。我们建议开始时不要有任何阻力，并根据患者的能力逐渐增加 2～3 分钟的锻炼时间。ROM 必须密切监测，如果患者开始活动度减少，应停止低强度运动。

一旦完全、对称的膝关节屈伸得到实现和保持，康复的重点就转移到单侧肌力练习，以恢复力量的对称性。我们发现，在达到完全的伸直和屈曲之前尝试训练膝关节力量是困难的，因为在僵硬的膝关节上加强练习经常引起肿胀和 ROM 缺失，从而违背早期康复的目的。

由于失用，膝关节活动度的丧失常与严重的力量缺陷有关。我们建议对股四头肌群进行等速测试，以量化与非受累膝关节相比的力量损失量。我们认为力量与对侧相比差值在 10% 以内是对称的。我们建议使用高重复次数和低阻力的单腿下压、单膝伸直和下楼梯练习来达到这一目标。与康复计划的其他阶段一样，必须注意确保一旦开始强化训练，就不会出现 ROM 丧失。如果患者出现膝关节运动丧失，应该停止强化训练，直到 ROM 完全恢复，然后再慢慢地进行强化训练。

非手术治疗的膝关节 ROM 丧失患者遵循相同的康复计划和进展，不包括特定的手术用措施，如使用 CPM、抗栓塞袜和一段时间的卧床休息。我们发现，许多来我们这里寻求建议的患者，他们的膝关节 ROM 丧失被忽视了，并且没有得到以前的医生和（或）治疗师的治疗。通过仔细检查双膝并使用前面所述的治疗原则，许多前膝疼痛或全膝疼痛病例无需手术即可得到有效治疗。

恢复运动

在完全恢复 ROM 和对称力量之前，不鼓励参加冲击活动，如跑步和跳跃。一旦达到上述这些目标，相关冲击活动可以每隔一天逐渐引入。我们建议使用功能性运动进展，其中速度和方向的变化在患者的耐受力基础上逐渐增加。在患者适应了个性化的速度和敏捷性训练后，就开始进行个性化的专项训练，接着是针对防守队员的训练，最后是允许参与比赛。必须每天密切监测膝关节的伸直和屈曲，以发现任何早期的活动度损失，并相应地调整活动水平。应指示患者通过评估毛巾拉伸练习和坐在足跟上的感觉来监测自己的 ROM。

结果

由于关节粘连是一种难以治疗的并发症，预防是最好的治疗方法。本文主要作者与他人合作发表了一系列文章，其中 33 名患者接受了之前所述的关节粘连治疗方案[20]。研究小组包括 19 名女性和 14 名男性，平均年龄为 31 岁。所有这些患者都是在其他地方进行膝关节手术后出现关节粘连，其中 27 名患者在 ACL 重建后出现关节粘连。患侧术前平均 ROM 为 0°-8°-117°（过伸 - 伸直 - 屈曲），而健侧的 ROM 为 5°-0°-147°。术后平均 8.6 个月，膝关节 ROM 改善到 3°-0°-134°。国际膝关节文献委员会（IKDC）评分的主观评分平均从 45.3 分改善至 67.1 分（$P<0.01$），根据 IKDC 标准实现正常的关节活动度（与对侧膝关节相比，膝关节伸直在 2° 的范围内和膝关节屈曲在 5° 范围内）的患者主观得分最高。尽管这些患者在治疗后表现出明显的改善，但结果仍然远不如预防了 ROM 问题和没有进展到关节粘连所能达到的效果。

另一项研究观察了没有关节粘连但被诊断为膝关节脱位的患者，患膝与另一侧膝关节相比有至少 5° 的伸直受限[21]。这一组包括 25 名男性和 25 名女性，平均年龄为 53.2 岁。50 例患者中 41 例有骨性关节炎病变，其中 7 例曾接受过关节镜检查而没有进行康复训练。所有患者都接受了上述康复计划治疗。经过 3 个月的康复治疗和有指导的家庭运动计划后，膝关节伸直较对侧差值平均从 10° 改善到 3°（$P<0.01$），膝关节屈曲差值平均从 19° 改善到 9°。与此相对应，IKDC 的主观评分随着 ROM 的改善而提高，初始平均为 34.5 分，12 个月后提高到 70.5 分。本研究表明，非手术患者严重的 ROM 丧失可通过康复治疗得到明显

改善；相应的主观评分和功能也有所提高。如果没有仔细检查每一个膝关节疼痛患者，就可能会忽视掉引起膝关节症状的轻微 ROM 丧失，并因此导致不必要的膝关节手术。

并发症

如前所述，绝大多数膝关节 ROM 丧失的患者可以非手术治疗，尤其是在早期发现 ROM 丧失时。很少有并发症与非手术治疗方法有关。更严重的、需要手术干预的病例中并发症风险增加。与其他外科手术一样，存在感染、伤口愈合问题、深静脉血栓形成、神经损伤、血管损伤、医源性软骨损伤和关节积血的风险。推拿与股骨髁上骨折或神经血管损伤的风险相关。通过谨慎的手术操作、适当的入路、严密的围术期护理和康复，这些并发症的风险可以最小化。

未来展望

我们认为，膝关节 ROM 丧失的有害影响被低估了。在短期内，患者丧失膝关节 ROM 可能感觉很好，但这种情况可能会导致未来出现问题，就像高血压或高胆固醇患者现在可能感觉很好，但是如果没有早期识别和治疗这些医疗问题，众所周知，随着时间的推移会发生更严重的问题。我们相信在任何膝关节外科手术之后，完全的、对称的膝 ROM 恢复是至关重要的。另外，所有膝关节 ROM 的丧失必须尽早发现和启动适当的治疗。作为一个医学群体，我们才刚刚开始了解膝关节 ROM 丧失对长期功能的潜在破坏性后果。

几项研究发现，正常膝关节活动度的丧失与 ACL 重建后的骨关节炎有关 [2, 3, 22, 23]。ACL 重建后骨关节炎的发生常被认为是与 ACL 损伤相关的半月板损伤或关节软骨损伤有关，有证据支持这种相关性 [3, 24-33]。然而，最近的研究表明，失去正常的膝关节活动度与较低的主观评分和增加的 X 线关节炎改变的发生率有关。当 ROM 丧失与半月板或关节软骨损伤合并时则影响更大 [2, 22, 23]。Shelbourne 等报道了 423 例 ACL 重建手术后平均 22 年的结果。他们发现，与骨性关节炎长期发展相关的预测因素包括手术时高龄、内侧半月板切除、任何正常的膝关节伸直功能丧失（包括过伸）。

ROM 丧失过去被忽略的一个原因可能是因为需要至少 5～10 年的长期随访，这一 ROM 受限趋势才在数据中变得明显，而很多骨科文献研究随访时间不够长，因此不能发现这些长期的变化。文献中不常提及的另一个潜在的原因是，膝关节活动度必须精确测量并与对侧正常膝关节对比，以察觉一些细小的差异，这些差异可能会明显影响功能，但很容易在粗略的膝关节活动度检查中被忽略。

除了前交叉韧带重建外，其他几项研究也发现了 ROM 丧失与 X 线片异常表现之间的关系 [34-36]。虽然这些研究的目的不是确定因果关系，但它们将活动度受限解释为骨关节炎程度的指示因素。目前的临床推断似乎是骨关节炎的存在会导致 ROM 的丧失，但有没有可能是膝关节 ROM 的丧失使关节更容易发生关节炎变化？另一个常见的想法是似乎不可能改善患有关节炎的膝关节的 ROM。然而，我们的经验和研究表明，尽管进展可能更缓慢，但骨性关节炎患者的关节活动度可以改善，并常常伴随着疼痛和功能的改善。在这一领域还需要进一步的研究，但是对每一位患者进行仔细的评估，早期识别和治疗膝关节 ROM 丧失可以防止出现对患者的功能有害的长期缺陷。

选读文献

文献：Biggs-Kinzer A, Murphy B, Shelbourne KD, et al. Perioperative rehabilitation using a knee extension device and arthroscopic debridement in the treatment of arthrofibrosis. *Sports Health*. 2010; 2: 417-423.
证据等级：Ⅳ
总结：本文提供了 33 例关节镜检查和关节粘连围术期康复治疗的病例报告。详细描述了术前和术后康复。

文献：Kim DH, Gill TJ, Millett PJ. Arthroscopic treatment of the arthrofibrotic knee. *Arthroscopy*. 2004; 20(suppl 2): 187-194.
证据等级：Ⅴ
总结：本文提供了对膝关节活动度丧失的多种潜在原因的详细描述，以及基于具体病变区域的详细的、系统的关节镜治疗方法。

文献：Lintz F, Pujol N, Boisrenoult P, et al. Anterior cruciate ligament mucoid degeneration: a review of the literature and management guidelines. *Knee Surg Sports Traumatol Arthrosc*. 2011; 19: 1326-1333.
证据等级：Ⅳ
总结：本文系统回顾了目前关于前交叉韧带黏液变性的文献，描述了该病的临床特征、流行病学、影像学研究和关节镜检查的表现以及治疗方法。

文献：Shelbourne KD, Freeman H, Gray T. Osteoarthritis after ACL reconstruction: the importance of regaining and maintaining full range of motion. *Sports Health*. 2012; 4(1): 79-85.
证据等级：Ⅳ

总结：本文综述了前交叉韧带重建术后关节活动度（ROM）丧失与骨性关节炎的关系，并讨论了 ACL 术后早期获得和保持完全对称 ROM 的潜在长期益处。

文献：Shelbourne KD, Wilkens JH, Mollabashy A, et al. Arthrofibrosis in acute anterior cruciate ligament reconstruction: the effect of timing of reconstruction and rehabilitation. *Am J Sports Med*. 1991; 19: 332-336.

证据等级：Ⅳ

总结：本文对 169 例前交叉韧带重建患者的手术时机和康复方案（加速与非加速）的效果进行了回顾性分析。当手术推迟到至少在受伤后 3 周时，关节粘连的发生率较低。

（K. Donald Shelbourne, Heather Freeman, Tinker Gray 著 王俊雁 译 龚 熹 校）

参考文献

扫描书末二维码获取。

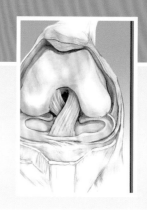

第109章

膝关节血管问题

引起运动员下肢疼痛和功能障碍最常见的病因是肌肉骨骼系统疾病。然而，血管病变也可能出现类似的症状。在血管病变中，因反复关节运动或高冲击碰撞运动产生的症状或损伤发生率最高。

运动员当存在血管问题时可能由于几个原因而难以诊断。第一，大多数运动员都很年轻，健康状况良好，因此在鉴别诊断中不太可能考虑到血管疾病。第二，受伤运动员的体征和症状可能有其他看似合理的肌肉骨骼病因，而其临床表现则可能是相同的。因此，往往需要激发试验和适当的影像学检查对潜在的血管疾病进行诊断。第三，临床医生可能不完全熟悉下肢血管疾病的典型表现、体格检查和诊断及鉴别诊断的标准。

运动员出现下列症状需考虑可能存在血管病变：肢体疼痛、早发性疲劳、肢体肿胀、肢体变色或者皮肤颜色改变[1]。熟悉诱发性体格检查和影像学检查对确诊大多数血管疾病至关重要。此外，在血管检查中模拟运动员特定运动的位置、动作和活动耐量，可以揭示潜在的疾病，减少误诊的风险。

长时间未被发现的血管病变可能会给运动员带来严重后果，包括退役、肢体功能丧失，甚至截肢。因此，对于临床医生来说，熟悉创伤性和非创伤性膝关节血管损伤是非常重要的，可以早期发现、诊断和治疗，为患者提供明确的预后。本章的目的是对运动员常见的膝关节血管损伤进行介绍，为运动医学工作者面临的下肢运动相关血管损伤的表现、评估和临床处理，包括在适当时机回归体育运动的指南提供参考。

膝关节脱位

胫股关节脱位是一种严重的损伤，有可能危及肢体血管。虽然以往认为创伤性膝关节脱位是一种罕见的损伤，但近年来报道较多[2-4]。腘动脉最容易因膝关节脱位而损伤（图109.1）——它穿过腘窝，在关节的上方和下方由内收肌裂孔和比目鱼肌固定。胫股关节脱位是根据胫骨相对股骨的移位来定义的，并且可以分为前、后、外侧和旋转脱位。

膝关节前脱位

膝关节前脱位最常见，占所有膝关节脱位的50%～60%。外力作用下的膝关节过伸是引起前脱位的主要机制。Kennedy[3]在他1963年里程碑式的研究中，通过尸体膝关节标本研究了外力作用下不同角度

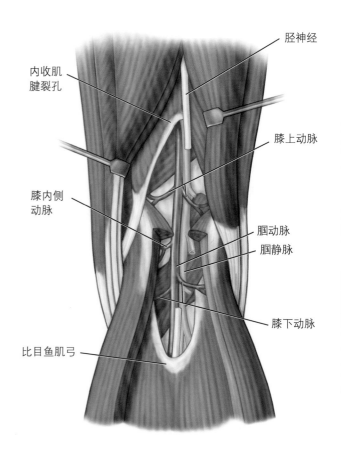

图109.1 腘动脉的解剖。腘动脉穿过腘窝，在内收肌裂孔的上方和比目鱼肌的下方固定

图中标注：胫神经、膝上动脉、膝内侧动脉、腘动脉、腘静脉、膝下动脉、内收肌腱裂孔、比目鱼肌弓

的膝过伸情况，再现了膝关节前脱位时的血管损伤。结果表明腘动脉破裂发生在膝过伸平均50°时。然而，在引发动脉破裂的角度以下时，过度拉伸动脉则可导致内膜损伤、挫伤、撕裂甚至仍可发生腘血管的横断或撕脱。内膜撕裂增加动脉闭塞和血栓形成的可能性[2]。膝关节周围侧支循环不良，以及软组织损伤，将进一步增加急性腘动脉闭塞所致缺血的风险[6, 7]。40%的膝前脱位可发生腘动脉损伤[2, 5, 8]。此外，胫神经在腘窝内的牵拉可能导致小腿感觉异常，而小腿感觉异常在膝关节脱位和腘动脉损伤时也比较常见。

膝关节后脱位

胫骨相对股骨的后脱位约占膝关节脱位的33%，也是潜在的神经血管损伤的原因[8]。Kennedy的研究表明，与膝关节前脱位相比，膝关节后脱位需要更大的外力作用[3]，例如发生经典的"仪表盘车祸伤"时。

侧副韧带与后交叉韧带的损伤将导致后脱位和多向不稳定，增加了腘窝内神经血管结构损伤的可能性。Green和Allen[8]报道44%的后脱位与腘血管损伤有关。胫骨后移直接将力传递到腘动脉和腘静脉，血管横断的可能性很大。

膝关节脱位的血管损伤

当诊断或怀疑膝关节脱位时，临床医生的主要工作之一是确定是否同时合并腘动脉和（或）静脉损伤。膝外伤后不能识别腘动脉损伤和及时治疗是导致下肢截肢的潜在原因。因此，早期识别血管损伤是保留肢体的关键。在膝关节脱位期间，腘血管由于其解剖位置而有损伤的危险（图109.1）。股浅动脉穿过内收肌腱裂孔，并延续为腘动脉。当腘动脉在腘窝内穿过膝关节时，小的侧支血管从腘动脉分支出来，即内、外侧膝上动脉，膝中动脉，内、外侧膝下动脉。腘动脉出腘窝，通过比目鱼肌弓固定在膝关节下方，然后分成胫前动脉和胫后动脉。膝动脉在股骨和胫骨的相邻两端形成一个复杂的侧支血管网。髌骨周围的血管丛分为浅丛和深丛。浅丛位于筋膜和皮肤之间，形成3个界限清楚的弓形。一个在髌骨上缘以上，两个在髌骨以下。深丛形成一个紧密的血管网络，包绕着股骨和胫骨的关节面。膝血管的吻合为腿部提供了丰富的侧支循环，而其血管管径较小；在膝关节脱位过程中，由于软组织的损伤，侧支血管常常与腘动脉一起损伤或断裂。

胫前静脉和胫后静脉在腘肌的下缘汇合形成腘静脉。有时腘静脉有两条并位于腘动脉的内侧和外侧。在腘窝近端，腘静脉穿过内收肌裂孔并延续为股静脉。

临床表现

据报道，腘动脉损伤在膝关节脱位时的发生率约为30%[8-11]。在膝关节脱位时的动脉损伤类型包括内膜损伤、撕脱伤、闭塞、动脉瘤与继发血栓形成、栓塞、撕裂和横断。尽管在膝关节开放性损伤时腘血管的损伤较易被发现，但由于膝关节闭合性脱位或不稳定所致的神经血管损伤则可能被延迟诊断或完全漏诊。膝关节脱位后血管损伤的临床指标分为硬指标或软指标（表109.1）。硬指标要求立即进行血管修复，包括搏动消失、急性肢体缺血、活动性出血和搏动性血肿[12]。急性肢体缺血的典型症状包括疼痛、感觉异常、感觉消失或运动功能丧失、苍白以及患肢远端无动脉搏动。在出现这些硬指标时，应强烈考虑出现血管损伤，治疗应包括立即进行血管修复。另外，膝关节后脱位后腘动脉损伤的软指标需要进一步的评估和监测。这些体征包括小血肿、足底搏动和踝关节压力降低、胫神经或其分支损伤引起的神经功能障碍以及早期出血但已停止。当出现软指标时，需要对腘血管进行成像，以评估血管损伤的程度。

与膝关节脱位相关的血管损伤是由于腘血管过度伸展或被横断所致（图109.2）。膝关节前脱位后常见的血管损伤包括内膜撕裂和内膜瓣（撕裂的内膜）形成。在这类患者中，通过动脉的血流可能不会明显改变，因此，患者可能没有任何血管损伤的硬性迹象。尽管如此，内膜撕裂和内膜瓣的存在增加了血栓形成和栓塞的风险。此外，随着时间的推移，广泛的内

表 109.1	血管体格检查过程中腘血管受损的指标
体征类型	**指标**
硬指标	足动脉脉搏短缩，踝肱指数 <0.5
	远端缺血（疼痛、感觉异常、苍白和其他急性缺血症状）
	活动性出血和搏动性出血
	血肿扩大
	间隔室综合征的证据
软指标	大小不变的小血肿
	出血停止
	踝压力降低，踝肱指数 <0.9 但 >0.5
	胫神经损伤引起的神经障碍

膜损伤会加速血管壁的损伤。而最初没有血管卡压症状的患者可能会开始出现腘动脉血流减少。一些研究者认为，膝关节后脱位更常导致腘动脉的横断，进而导致急性肢体缺血[13]。腘动脉的血流量明显减少（图109.3），使患者立即出现血管损伤的硬性体征，如活动性出血、血肿扩大、远端动脉出现血管杂音，并出现急性缺血症状，如疼痛、感觉异常、温度改变、苍白和无脉。这些迹象表明了严重的血管损害，需要立即手术干预和血管修复。

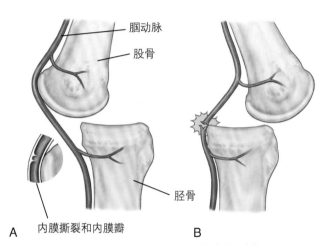

图 109.2　膝关节脱位后腘动脉损伤机制。膝关节后脱位（A）和膝关节前脱位（B）牵拉腘动脉

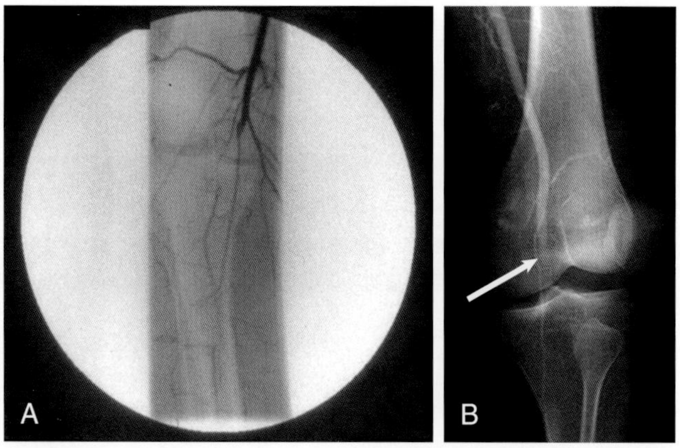

体格检查和相关测试

膝关节脱位合并腘动脉损伤的发生率较高，再加上膝关节脱位导致的血管损伤症状延迟出现的可能性，应对所有怀疑患有膝关节脱位的患者进行血管的评估。膝关节脱位本身的诊断是根据病史、体格检查和X线检查结果。通常患者有可能膝关节已经复位[5]。因为在已经复位的和仍然处于脱位状态的膝关节中动脉损伤的风险是相同的[10]，临床上应高度警惕膝关节脱位的患者存在腘动脉损伤的风险。在膝关节脱位的患者中没有关节积血并不能认为血管损伤的风险降低。

下肢血管完整性的诊断评估是决定治疗方法的关键（图109.4）。上游血管受损可能导致脉搏变弱或消失，所以应对胫后动脉和足背动脉的脉搏质量进行连续测量。研究表明，在膝关节脱位后，通过临床评价周围脉搏评估血管损伤的特异性为91%[14, 15]。虽然脉搏异常的存在足以判断血管病变的存在，但79%的低敏感性意味着在没有外周脉搏缺失的情况下仍可能存在血管损伤[15, 16]。除脉搏计数外，还可以测量踝肱指数（ankle-brachial index，ABI），使临床医生能够定性评估是否存在因血管损伤引起的远端灌注不足。ABI值小于0.9提示存在血管损伤，需要手术干预，其敏感性为95%～100%，特异性为80%～100%[17]。

图 109.3　膝关节脱位导致的动脉损伤。（A）膝关节前脱位导致腘胫动脉交接处闭塞；（B）膝关节后脱位后冠状位下肢血管造影显示腘动脉闭塞（箭头）（[A] From Seroyer ST, Musahl V, Harner CD. Management of the acute knee dislocation: the Pittsburgh experience. *Int J Care Injured*. 2008; 39: 710-718. [B] From Kapur S, Wissman RD, Robertson M, et al. Acute knee dislocation: review of an elusive entity. *Curr Probl Diagn Radiol*. 2009; 38: 237-250.）

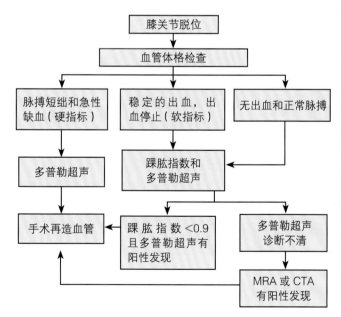

图 109.4　确定与膝关节脱位相关血管病变程度的流程图。ABI，踝肱指数；CTA，计算机断层血管造影；DUS，超声；MRA，磁共振血管造影

影像学

在出现足背动脉搏动异常和相关缺血的患者中，外科干预和血运重建是首要任务。可以进行影像学检查以确定血管损伤的位置和严重程度。影像学有助于确定手术方式，且应在手术室中进行，以最大限度地减少缺血时间。先前的研究发现，当在手术室进行动脉造影时，大约可以节省 3 个小时[18]。对于无缺血情况下出现足背动脉搏动异常的患者，影像学检查是必要的，以确定是否需要干预和血管修复。

从历史上看，动脉造影是诊断膝关节脱位后有症状血管损伤的金标准。该检查可以确定损伤的位置和程度，以及在腘动脉及其分支中是否存在内膜损伤。然而，血管造影为有创操作，近年来的一种趋势是用更少的有创操作和用更安全的影像检查。此外，动脉造影作为一种成像工具并不完全可靠。研究报告了 1%～6% 的假阴性率，这可能会延误患者的治疗；同时有 2.4%～7% 的假阳性率，这可能导致不必要的手术干预[14, 19, 20]。在下肢评估项目研究中，据报道，对于有血管损伤硬指标的患者，术前无需做动脉造影[21]。

近年来，多普勒超声已成为快速评估怀疑腘动脉损伤性疾病的主要方法。超声可以在急诊或手术室中实时分析腘动脉的血流情况（图 109.4）。研究评估了超声扫描作为一种非侵入性影像学方法在下肢创伤中的诊断价值，结果表明其敏感性为 95%，特异性为 99%，诊断准确率为 98%[22]。超声扫描的快速性使其成为显示血管损伤的理想工具，特别是在等待手术干预的血管损伤患者中。

当超声结果不明确时，CT 血管造影（CTA）和磁共振血管造影（MRA）也可用于显示内膜撕裂。最近的一些研究对 CTA 在下肢血管损伤患者中的应用提出了质疑。对于这些患者，硬指标的存在对识别血管损伤有 100% 的预测价值，这就减少了 CTA 评估的必要性。

治疗方案

热缺血时间仍然是决定膝关节脱位导致腘动脉损伤患者功能预后的最重要的因素[21]。及时的诊断评估、包括影像学检查确定血管损伤的程度，以及手术干预以恢复低灌注的患者远端血管的血供是成功治疗和保肢的关键。热缺血时间超过 6 小时可导致不可逆的神经损伤和血流阻塞远端的肌肉坏死。动脉重建延迟超过 8 小时的患者的截肢率为 85%[5, 11]。因此，在肢体缺血的情况下，任何影像学检查和干预的延迟都会增加发病率并恶化患者的预后。

一旦证实存在血管损伤，必须立即手术修复。腘动脉损伤患者的外科干预原则包括：①迅速恢复肢体远端的动脉血流，②清除远端动脉中的血栓，③减轻可能会加剧远端缺血的急性筋膜室综合征。首先进行血管重建手术，还是首先进行骨科重建手术，仍然是一个有争议的问题。根据损伤的时间和缺血的严重程度选择合适的修复顺序。如果患者出现热缺血时间延长或远端灌注严重不足，在骨科治疗前，应及时进行血管重建恢复动脉血流。然而，在这种情况下，二次矫形手术可能会损伤新修复的血管结构。因此，修复的顺序应依据不同的情况进行确定，尤其需要考虑患者缺血的严重程度。

腘动脉重建可通过后入路或内侧入路进行。后入路可以更好地显示腘窝内的结构，更适合治疗中段腘动脉的损伤。内侧入路更容易到达腘窝的远端结构。手术修复的类型取决于血管损伤的程度，可能包括动脉的侧方血管修复、通过静脉移植物端-端动脉修复术、应用静脉补片或大隐静脉移植修复内膜损伤[13]。膝关节脱位引起的大部分腘动脉损伤需要静脉移植进行修复。静脉补片用于治疗内膜撕裂和动脉瓣，而对侧腿的大隐静脉移植用于需要广泛动脉切除时。经后入路行腘动脉端-端修复术对腘动脉及其周围软组织的损伤最小。如果膝关节脱位后腘静脉也受损，则需要进行静脉修复，这可以通过侧方修复或静脉移植来完成[13, 23]。未能修复损伤的静脉可能导致下肢水肿、血栓形成、栓塞和肢体丧失。如果缺血时间超过 2 小时，必须行筋膜切开术以预防筋膜室综合征。筋膜切开术是治疗 50%～80% 腘动脉损伤患者所必需的，并且可显著提高保肢成功率[18, 24]。原发性截肢很少见，只有当远端肢体出现广泛的肌肉坏死时才应用。通常热缺血时间超过 6 小时时最终截肢的发生率会显著增加[21]。

虽然历史上所有因膝关节脱位导致的腘动脉损伤已可通过开放手术进行修复，然而介入血管技术已成为治疗闭合性腘动脉损伤和下肢急性缺血性远端动脉损伤的流行新方法。介入血管修复技术是一种微创的开放手术的替代方法，具有更快的恢复时间和更少的疼痛[61]。闭合性腘动脉损伤介入血管修复术的支持者认为，当腘窝周围结构的软组织广泛损伤时，开放性修复可能会变得困难，而此时应用经皮介入入路则十分有帮助。此外，通过介入血管技术，可以在远端和近端难以控制的位置实现止血[62]。同时，介入血管技术可以直视下确定损伤部位，移除所有相关血栓，防止远端栓塞以及修复内膜损伤。学者们曾报道，在介入血管技术和开放手术治疗创伤性下肢动脉损伤中，早期患者的预后没有显著差异[63]。然而，对创伤患者行血管内修复术的批评主要来自于对技术成功性的质疑。周围血管受伤后和支架植入的血栓并发症发生率约为 0～25%；学者们推测，并发症发生率差异如此之大的原因可能与介入血管修复技术应用在不同的机构有关[61]。

最近，结合了开放血管手术和血管内介入治疗优点的杂交手术方法逐渐普及。最新的估计表明，19%～22% 的血运重建是通过杂交手术方法进行的。杂交手术改善了保肢效果，缩短了住院时间；其第一级和第二级通畅率与开放手术相当[64]。

术后处理

术后随访应包括有重点的体格检查，特别是要注意远端灌注。足踝压力、ABI 测量，行超声扫描以评估重建动脉在腘窝内的血流情况。除非出现移植物闭塞或血流减少的症状，一般不推荐使用其他影像学检查，如 CT/CTA 和 MRA。术后随访应安排在 4～6 周内，第一年内应进行 2 次随访。在随后的几年中，建议每年随访以评估移植物通畅程度。

并发症

腘动脉修补术后主要是要评估是否有延迟性筋膜室综合征、移植物通畅性、无张力愈合的维持和预防术后深静脉血栓（DVT）。抗血小板药物通常用于预防术后移植物血栓形成。移植静脉的通畅性可能会受到移植物静脉 - 动脉交界部位的狭窄的影响。术后随访应包括体格检查和超声检查，以确保移植物通畅和愈合。

腘动脉卡压综合征

腘动脉卡压综合征（popliteal artery entrapment syndrome, PAES）是以腘窝处的肌肉和腱性结构对腘血管的压迫为主要特征。胚胎发育异常和腓肠肌内侧头的移行产生了解剖学变异，使得腘血管和胫神经被卡压[27]。PAES 通常为先天性异常，据报道其发生率在 0.62%～3%[28, 29]。但功能性 PAES 可发生在没有任何胚胎学或解剖学异常的情况下。在功能性 PAES 患者中，腘窝处的血管和神经由于腓肠肌、比目鱼肌、

作者首选技术
膝关节脱位中的腘动脉修复术

Ⅰ. 初始检查
　　A. 完成病史和体格检查。
　　B. 检查患肢和对侧肢的足背动脉搏动。
　　C. 测量双侧踝肱指数。
　　D. 多普勒超声对腘窝进行检查。
Ⅱ. 对于出现血管损伤硬指标的患者，不需要进一步的影像学检查，立即进行手术干预。
Ⅲ. 如果患者出现血管损伤的软指标，或者超声扫描的结果不明确，则需要通过磁共振血管造影和 CT 血管造影进一步成像，以确定治疗方案。
Ⅳ. 开放手术
　　A. 患者取俯卧位，在腘窝区做 S 形切口。
　　　• 后入路优于内侧入路，因为后入路可以便于对腘窝的神经血管结构进行操作，同时最大限度地减少软组织创面和保留大隐静脉。
　　B. 拉开皮瓣，暴露其下的深筋膜，然后纵行切开。
　　　• 应注意避免切断腓肠正中皮神经。
　　C. 首先会遇到胫神经，将其移动并保护。
　　D. 腘静脉位于腘窝筋膜深层，走行于腓肠肌内侧头和外侧头间。
　　E. 腘动脉位于腘窝间隙的更深处，向远侧走行。
Ⅴ. 如果观察到明显的内膜损伤、狭窄、闭塞、血栓形成或撕裂，则需要进行动脉重建。
　　A. 在病变处放置较短的静脉移植物；通常取自同侧小隐静脉或对侧大隐静脉。
　　B. 另一种选择是进行短的静脉旁路移植绕过闭塞的动脉，以避免血栓栓塞。

跖肌或半膜肌的肥大而受到卡压[30, 31]。功能性 PAES 在状态良好的运动员中尤为普遍。

历史

1879 年，爱丁堡医学院学生 Anderson Stuart 首次描述了腘动脉陷压。他描述了一例坏疽截肢患者截肢侧腘动脉走行的异常[32]。近 50 年后，Louis Dubreuil-Chambardel 描述了一位患者因先天腓肠肌有一块额外肌肉而使腘血管分离[33]。虽然腘动脉卡压已有一个多世纪的记录，但直到 20 世纪 60 年代中期，"动脉卡压综合征"一词才首次被 Love 和 Whelan[27] 用于描述和定义其临床表现。1985 年，Riginault 等[30] 在一个

病案报道中第一次报道了一例在训练的运动员中因肥大的腓肠肌造成的功能性卡压综合征。

在这些最初的报告之后,许多文章进一步详细记录了 PAES 的临床进展。研究估计大约 60% 的间歇性跛行的年轻患者患有 PAES[34]。

分类

Insua 等[35] 提出了第一个 PAES 分类系统,该系统以腘动脉与腓肠肌内侧头的走行位置关系变异为标准。由 Delaney 和 Gonzalez[36] 提出的 PAES 简化分类方案由 4 个亚型组成,并由 Rich 等[37] 于 1979 对其进行了修正,并确定了 PAES 的 5 个亚型,其中包括了腘动脉和腘静脉同时卡压(图 109.5)。最后,在 1985

年,由 Rignault 等[30] 记录功能性 PAES 并将其作为第 6 个亚型,以便于在没有任何明显解剖变异或发育异常的情况下对出现 PAES 症状的患者进行分类。目前的 6 亚型分类系统是临床应用最广的系统。

Ⅰ型:Ⅰ型是 PAES 最常见的类型,其特点是腘动脉明显内移,而腓肠肌内侧头位置正常[38]。这种类型的动脉卡压是由于腘动脉在胚胎期腓肠肌内侧头移行前已发育完成。因此,当内侧肌头完成其移位时,它向内侧压迫腘动脉[39]。

Ⅱ型:在Ⅱ型腘动脉卡压中,腘动脉向内侧移位的程度小于Ⅰ型。腓肠肌内侧头的止点存在变异,可能止于股骨内髁外侧、髁间区或股骨下段(高于股骨髁)[38]。当腘动脉远端过早形成并暂时阻止腓肠肌

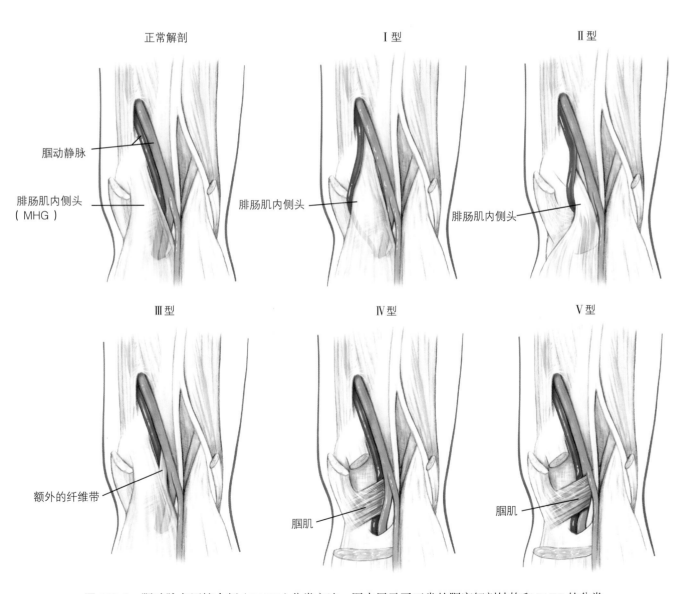

图 109.5 腘动脉卡压综合征(PAES)分类方法。图中展示了正常的腘窝解剖结构和 PAES 的分类

内侧头移行时，则最终可发生 II 型卡压。因此，腘动脉位于位置异常的腓肠肌内侧头的内侧。

III 型：III 型腘动脉卡压是由于成熟肌肉的异常卡压或腓肠肌内侧头出现纤维腱带分支所致。这些结构位于腘动脉和静脉之间，附着于股骨的内侧髁或外侧髁。这些异常的结构为内侧头迁移时的胚胎残余；在成人阶段，它们位于腘动脉后方。结果使腘动脉与腘静脉分离，并被卡压在两层肌肉腱性组织之间。

IV 型：IV 型腘动脉卡压是由于轴动脉（胫动脉的胚胎学前体）持续存在，并形成成熟的远端腘动脉。因此，该动脉仍处于胚胎时期的位置，当其穿过腘肌及其伴行纤维带时受到卡压。

V 型：V 型腘动脉卡压可能是由于上述任何一种机制导致，但其独特之处在于腘动脉和腘静脉均被卡压。据估计，10% ~ 15% 的腘动脉卡压病例中会发生腘动脉和腘静脉的同时卡压[39-41]。

VI 型：功能性腘动脉卡压发生在没有任何解剖或发育异常的患者。尽管此亚型腘动脉卡压的确切机制仍有待阐明，但目前一般认为是肥大的腓肠肌内侧头压迫了腘动脉的后内侧，导致腘动脉在跖屈或背伸时发生生理性闭塞[30, 31, 38]。一些研究人员认为，在正常范围内的腓肠肌内侧头止点偏外可使其更易患有功能性腘动脉卡压，如果通过下肢锻炼使腓肠肌肥大时则更易发生功能性腘动脉卡压[38, 42]。

临床表现

PAES 的特征是发生于年轻、活跃、健康的人，出现小腿和足部间歇性跛行。

大约 60% 有 PAES 症状的患者年龄小于 30 岁，该综合征在男性中好发，大约 80% 发生在男性[1, 14]。超过 1/4 的病例中 PAES 可同时出现在双下肢[38]。参与运动，如篮球、足球、橄榄球、武术，是最常见的引起腘动脉卡压的原因。

小腿或足的间歇性跛行是最常见的症状，发生在 69% ~ 90% 的患者中[34, 43, 44]。在极少数情况下，症状可能会以非典型的方式出现，例如站立或行走后出现跛行，跑步后可改善[45, 46]。

除了跛行外，患者还可能出现下肢发冷、苍白或感觉丧失等症状。因为胫神经通过腘窝接近腘动脉，所有的 PAES 病例都可能存在潜在的神经卡压并导致远端肢体感觉异常。在少于 10% 的 PAES 患者中，可能存在严重肢体缺血（critical limb ischemia, CLI）的症状[39, 47]。CLI 的症状和体征包括感觉异常、脚和脚趾苍白、缺血、静息时疼痛以及组织坏死。重要的是，PAES 是腘动脉受到外在因素压迫，动脉粥样硬化则是动脉管腔内的。因此，患有 PAES 的患者即使出现了 CLI 症状和体征，也不会有外周血管病变终末期患者存在的弥漫性动脉粥样硬化。急性肢体缺血在 PAES 患者中罕见。伴有腘静脉受累的 PAES 患者也可出现小腿和踝关节肿胀。

在大多数情况下，在 PAES 患者中，只要对腘动脉的卡压没有发展到慢性闭塞，通常休息时是可以摸到足背搏动并且搏动是正常的。动脉受压后，通过动脉管腔的血流明显减弱。PAES 患者做增加受压的动作，如主动跖屈或背屈足部并抵抗阻力，可使管腔暂时受压狭窄，导致足部搏动减弱[38]。如果不治疗，持续的压迫刺激可能会破坏腘动脉的结构完整性并导致慢性闭塞。

在大约 12% 的病例中，动脉受压后可能会发生狭窄后扩张[39]。在这些患者中，腘动脉的变性增加了动脉瘤形成的可能性；这些年轻人和健康人的腘动脉瘤可能造成远端栓塞。研究表明，腘动脉瘤合并 PAES 患者中，如果不进行干预，则有 20% ~ 30% 会出现栓塞事件[40, 48]，另一方面，远端的栓子也可能是由于正常管径受压动脉的动脉变性而继发局部血栓形成所致[42]。

体格检查和测试

在大多数诊断病例中，详细的病史和全面的体格检查足以诊断或排除 PAES。如果怀疑腘动脉卡压，应进行激发试验和非侵入性诊断评估，以诊断和确定卡压的严重程度。初步测试包括对双侧股动脉、腘动脉、胫后动脉和足背动脉的动脉搏动进行评估。因为 PAES 的特点是间歇性跛行，在患者执行动态激发动作时，也应定性评估脉搏。传统上，这些动作是在膝关节完全伸直时进行抗阻的动作，如踝关节主动跖屈和背屈并抗阻[47]。在 PAES 的晚期，由于外在性腘动脉闭塞，逐渐形成侧支循环；因此，足部看起来正常，尽管此时搏动已消失。

静息和运动后的踝肱指数（ABI）有助于明确 PAES 的诊断。ABI 值大于 1 被认为是正常的；ABI 值小于 0.9 提示动脉狭窄 / 闭塞。在 PAES 患者中，跛行通常发生在运动或用力后。ABI 可反映这一现象，即在静息状态下可能正常，但也可能小于 0.9，在压力测试时减小超过 0.15。

在检查动脉循环的同时，还应对怀疑患有 PAES

的患者进行彻底的静脉评估。腘静脉阻塞的症状包括肿胀、发绀和下肢远端浅静脉扩张。这些体征的出现支持 PAES 的诊断，特别是 PAES 的 V 型。

影像学

除了体格检查和激发试验外，影像学检查是确诊 PAES 的重要诊断手段。非侵入性和侵入性检查均可用于对 PAES 患者的评估。非侵入性影像学检查包括多普勒超声、CTA 和 MRA。

多普勒超声

多普勒超声扫描可以实时显示腘动脉（图 109.6）。它可以在患者进行动态激发试验时获得，并提供了狭窄程度的定性测量。在主动跖屈时，经腘动脉的收缩期峰值速度降低 50% 被认为是诊断 PAES 的指标[47]。尽管激发动作时阳性结果支持 PAES 的诊断，但手术前仍需要进一步的影像学检查。有研究测量了无 PAES 的正常人群的腘动脉收缩期峰值速度，结果很高的比例被解读为存在压迫（53%~72%）[41,49,50]。如此高的假阳性率提示多普勒检查高估了腘动脉卡压的实际发生率。因此，多普勒超声扫描的阳性发现应引起临床对 PAES 的怀疑，但应使用其他影像学手段进一步检查。

磁共振成像与磁共振血管成像

近年来，血管造影、MRI/MRA 等影像学检查已成为诊断和评价 PAES 的工具，具有高准确性和微侵入性的特点。与 CT/CTA 相似，MRI/MRA 可以显示腘窝内各结构之间的解剖和功能关系。MRI 是非侵入性的，能够区分解剖异常和相似疾病。研究表明，在 PAES 的诊断中，MRI 比超声和基于 CT 的成像技术更具优越性，因其可以直接看见肌肉的解剖结构，因此其更有利于诊断 PAES（图 109.7）。多数研究认为 MRI/MRA 应作为有 PAES 症状的年轻患者的主要诊断工具[51]。与所有其他成像模式一样，PAES 的 MRI/MRA 应在静息状态和主动跖屈对抗阻力状态下进行（见图 109.7）。通过这种方式可以识别在常规成像中可能被忽略的微小的腘动脉卡压。

计算机体层摄影术和计算机断层血管造影术（CT/CTA）

CT/CTA 目前在评估疑似 PAES 患者方面发挥着替代诊断工具的作用。CT 还可以显示腘窝内的许多结构，明确显示腘动脉与周围骨性、腱性和肌性结构之间的解剖关系。除了显示腘窝内结构之间的关系外，CT/CTA 还可用于显示动脉狭窄、闭塞、血栓形成或变性的部位（图 109.8）。与其他成像设备一样，CT/CTA 检查应在患者处于静息状态和主动跖屈对抗阻力时进行。与多普勒超声和血管造影相比，CT/CTA 可以同时检查双侧肢体，从而确定是否存在双侧同时卡压[52-55]。最后，CTA 可用于鉴别具有相似临床表现的慢性血管病变，比如动脉外膜囊性病变和腘动脉瘤。

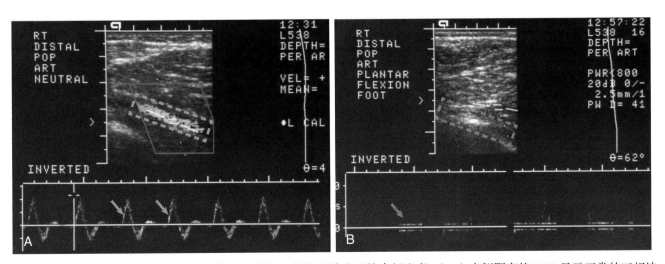

图 109.6 多普勒超声（DUS）检查一例 49 岁男性右侧腘动脉卡压综合征患者。（A）右侧腘窝的 DUS 显示正常的三相波形（箭头），小腿处于中立位置。（B）右足跖屈时获得的 DUS 显示腘动脉受压，血流减少（箭头）

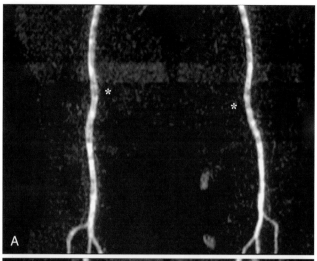

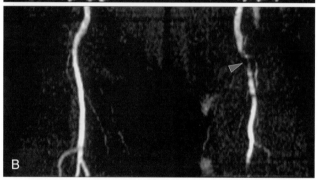

图 109.7 腘动脉卡压综合征患者的影像学表现。（A）中立位腘动脉的飞行时间（time-of-flight）磁共振血管造影（MRA）显示正常的动脉血流。双侧腘动脉走行均出现了内侧偏斜位（星号）。（B）足主动跖屈的腘动脉的飞行时间 MRA 显示左侧腘动脉接近闭塞（箭头），而右腿无变化

血管造影

从历史上看，造影一直是诊断 PAES 的金标准。与非侵入性成像技术一样，在进行血管造影时需要进行激发操作，以显示腘血管卡压。在没有激发试验的情况下，血管造影对诊断 PAES 的敏感性较低，且尽管有潜在的病变，但结果可能显示是正常的。当血管造影存在以下至少两个影像学特征时（图 109.9）[39]，应当诊断为 PAES：①腘动脉近端向内侧移位；②腘动脉中段节段性狭窄；③腘动脉狭窄后方存在扩张。

血管造影也可显示胫动脉，在腘动脉瘤引起的栓塞或由卡压引起的腘动脉栓塞性疾病中很有用。

虽然血管造影是评估疑似 PAES 患者的有效诊断工具[38, 56]，但人们对这种成像方式提出了许多顾虑。血管造影是一项侵入性操作。因此，它增加了动脉导管相关并发症的风险。虽然在健康人造影剂的清除相对容易，但在肾功能不全患者可能会出现造影剂相关疾病。血管造影也不能评估肌肉异常。随着 CTA 和 MRA 成像方法的出现，血管造影不再作为诊断 PAES 的主要手段。而目前这些特异性更高、侵入性更少的成像模式逐渐受到青睐[51]。然而，血管造影可以与治疗结合使用，如在进行远端栓子的溶栓时。

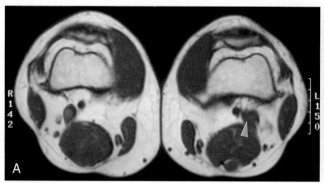
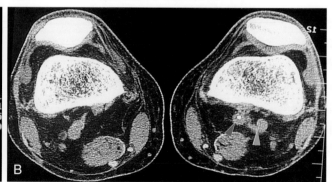

图 109.8 腘动脉卡压综合征患者的轴位磁共振成像（MRI）和计算机断层扫描（CT）。（A）T_1 加权 MRI 显示腘血管间异常的肌肉滑移（橙色箭头）。对侧解剖结构正常。（B）双侧下肢 CT 血管造影显示来源于腓肠肌内侧头的异常肌束（橙色箭头）。右侧腘动脉明显闭塞（蓝色箭头）。健侧肢体解剖结构正常

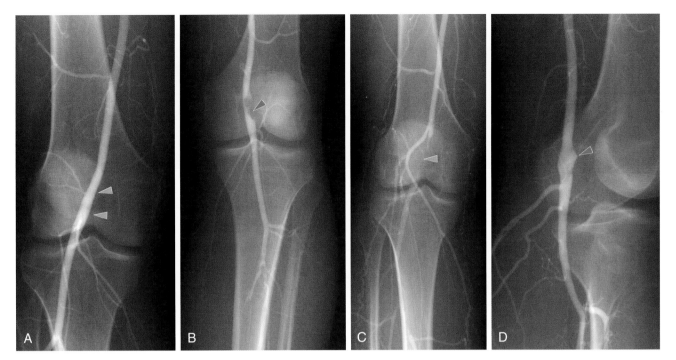

图 109.9 腘动脉卡压综合征（PAES）的血管造影表现。（A）一位 34 岁女性患者的血管造影显示腘动脉内侧偏斜（橙色箭头）。（B）一位 21 岁的 PAES 患者的血管造影显示腘动脉急性非闭塞性血栓（蓝色箭头），且远端的胫动脉存在栓塞。（C）一位 34 岁女性 PAES 患者的血管造影显示腘动脉闭塞（橙色箭头）。（D）一位 37 岁男性 PAES 患者的血管造影显示腘动脉瘤（蓝色箭头）

治疗方案

外科干预是有症状的 PAES 的主要治疗方法，这在几乎所有病例中都是必要的。外科介入治疗 PAES 的基本目标有三个：①解除神经血管结构的压迫；②恢复正常血流和远端灌注；③恢复正常解剖[41]。

手术的复杂程度取决于腘窝的解剖和腘动脉的完整性。在早期临床阶段，腘动脉虽然受压，但在生理上仍然正常。在没有动脉疾病的情况下，手术治疗仅限于肌腱松解术，这足以恢复正常解剖结构和腘血管的血流。肌腱松解术是切断腓肠肌内侧头以及切除任何异常的造成卡压的肌肉滑脱或肌腱纤维束（图 109.10）。在 10 年的随访中，有症状的 PAES 患者如果腘动脉血管正常，并且接受了肌肉切开术的治疗，不需要额外的干预即可以恢复到先前的运动水平，且腘动脉是通畅的[38]。

后正中入路或后内侧手术入路可用于腘动脉的肌肉肌腱松解和减压。后正中入路的应用更为广泛，并为外科医生提供了更大的手术灵活性和更大的可以识别相关解剖异常的视野[57]。手术方法是患者取俯卧位，在腘窝上做一个 S 形或 Z 形切口。一旦识别确定

了腘窝的神经血管结构和异常解剖，即可将腓肠肌内侧头和造成卡压的肌肉和腱性纤维带从其附着点松解开。肌肉切断术后内侧头的复位通常不是必要的，因为术后未观察到可被测量到的肌力下降[58]。

后内侧入路的主要优点是术后恢复快于后正中入路。后内侧入路的支持者强调其在腘动脉长段闭塞中的应用[58]。然而，后内侧入路也有严重的缺点，因此限制了其应用性。特别是经后内侧入路辨认和充分显露腘窝的各种解剖结构比较困难。因此，后内侧入路可能造成较高的漏诊率和复发率[39]。

PAES 的自然史包括进行性腘动脉变性和纤维化，最终形成血栓和闭塞。动脉壁明显增厚，在卡压或狭窄后扩张和动脉瘤形成是慢性血管压迫的征象。存在这种情况时，手术干预除了解除卡压外，还应切除病变血管，并应用大隐静脉移植物进行搭桥。一旦腘动脉闭塞、扩张或血栓形成，应切除并用自体血管替代[39,41]。对于需要重建腘动脉的病例，后正中入路是有效的。

Ⅵ型 PAES，即功能性腘动脉卡压，是由于腓肠肌内侧头肥大产生了慢性压迫而引起动脉变性的结果。对于有症状的功能性 PAES 患者，手术干预是必

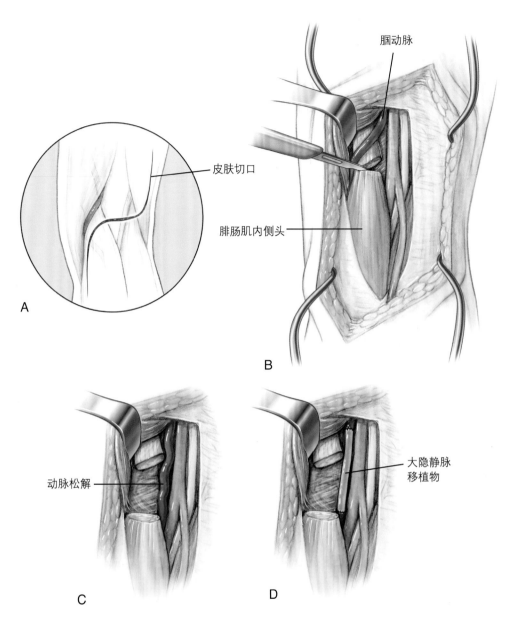

图 109.10   PAES 的手术入路。（A）腘窝后部手术入路的 S 形切口。（B）暴露手术视野后显示 I 型腘动脉卡压，随后对腓肠肌内侧头行锐性分离。（C）成功对未受损的腘动脉进行减压松解（肌肉不需要重新缝合）。（D）肌肉切断术后成功行大隐静脉搭桥（如果影像学和术中探查显示存在相应指征）

要的。手术减压包括通过后路手术切断腓肠肌内侧头的受压部分。由于这些患者缺乏解剖上的异常，通常不需要将整个肌腱从附着处剥离。

血管内治疗 PAES 的价值有限，因为它们不能改变腘窝的外在肌肉在腘窝处的压迫。一些研究报道了最初通过球囊扩张和溶栓进行血管内介入治疗，几周后再进行肌肉切断术[59]。这一术式的优势很大程度是推测而来的。不能解除腘窝压迫的来源可能增加了血管内治疗后再闭塞的风险。因此，开放手术仍然是纠正 PAES 患者解剖异常和恢复动脉血流的金标准。

术后处理

在没有动脉闭塞或血管变性的情况下，肌腱松解术和减压术足以减轻跛行和恢复足够的血流[38]。术后恢复主要基于伤口愈合情况，正如前面所说的，通过后内入路伤口愈合更快。研究结果表明，与不参加物理治疗的患者相比，术后早期接受物理治疗并按照时间节点执行相应的物理治疗具有更好的疗效[60]。患者一旦可以拄拐下床活动即可出院，这通常在术后 1~2 天。

作者首选技术

腘动脉卡压综合征

Ⅰ. 患者评估和暴露腘窝软组织结构在本章前面"膝关节脱位中的腘动脉修复术"已说明。

Ⅱ. 肌肉切断术为腘血管进行减压。

  A. Ⅰ～Ⅴ型：
- 将腓肠肌内侧头从股骨内后髁附着部进行剥离。
- 切除造成腘动脉压迫的任何肌肉或腱性组织。
- 不必重新连接肌肉。

  B. Ⅴ型：
- 切除卡压腘动脉的腓肠肌内侧头部分，同时保留肌腱与股骨髁后方的附着点。

Ⅲ. 如果发现有慢性重度狭窄、闭塞或血栓形成的证据，就需要腘动脉重建。这些方案包括：

  A. 切除变性和形成血栓的动脉。

  B. 放置一段较短的静脉移植物，通常取自同侧的小隐静脉。

  C. 应用一段短的静脉旁路移植物可以绕开闭塞的动脉以避免血栓栓塞。

  D. 如果存在狭窄处的动脉扩张或者动脉瘤，必须切除扩张的动脉或者动脉瘤并进行静脉移植，因为置换掉病变的动脉以避免动脉瘤进一步发展是必要的。

重返赛场的标准

治疗 PAES 后可恢复至正常的运动水平。除了减压外，需要动脉重建的患者比单独减压的患者恢复时间更长。决定恢复速度的因素包括伤口愈合、肢体力量和柔韧性的恢复以及远端的灌注情况。运动员恢复比赛前，应进行体格检查、ABI、静息和激发动作时的多普勒超声检查。CTA、MRA 和血管造影通常是不必要的，除非跛行症状持续存在或复发。恢复通常需要 6～8 周，之后可以开始适当的强化训练。一旦强化方案已经完成，则可以恢复术前的活动和力量训练水平。当能够完全恢复体力活动，第一年应每 4～6 个月进行一次随访，此后每年进行一次随访。

并发症

单独行肌肉切断术后的并发症通常是很少。患者通常会恢复到以前的运动水平，而不需要额外的干预。由于慢性压迫导致的腘动脉闭塞、变性或动脉瘤，除了行肌肉切断术外还需要动脉切除和血管移植。这类患者发生潜在并发症的风险较高。进行血管移植的患者应使用抗血小板药物治疗，如阿司匹林。术后并发症包括移植物失败和移植物急性血栓形成。由于移植静脉在近端和远端吻合处也可能发生狭窄，应密切随访患者，进行体格检查、ABI 检测和多普勒超声检查，以监测移植物的完整性。当移植静脉狭窄有症状时或狭窄程度大于 60% 时，应行球囊扩张术。

选读文献

文献：Perlowski AA, Jaff MR. Vascular disorders in athletes. *Vasc Med*. 2010; 15(6): 469-479.
证据等级：Ⅱ，预后研究
总结：对怀疑血管损伤的运动员的体检和影像学检查应在中立和激发位进行，以充分暴露潜在的病变。正确使用非侵入性诊断研究，如多普勒超声、计算机断层扫描，而磁共振成像能保证及时准确的诊断。应用多方面的方法诊断和治疗运动员的血管疾病，可以更快地恢复和返回到以前的活动水平。

文献：Green NE, Allen BL. Vascular injuries associated with dislocation of the knee. *J Bone Joint Surg Am*. 1977; 59A (2): 236-239.
证据等级：预后 / 治疗研究
总结：对 245 例膝关节脱位患者的回顾性和前瞻性研究表明，膝关节脱位导致腘动脉损伤的发生率较高。血管介入和修复必须在损伤后 6 小时内进行，以防止缺血性损伤，避免截肢。在 95% 患者没有得到及时的治疗的病例中，需要截肢或肢体发生了缺血性改变。

文献：Varnell RM, et al. Arterial injury complicating knee disruption. Third place winner: Conrad Jobst award. *Am Surg*. 1989; 55 (12): 699-704.
证据等级：Ⅰ，诊断研究
总结：对 30 例患者的回顾性研究发现，膝关节脱位和严重的膝关节韧带断裂两组之间主要或次要血管异常的发生率无显著差异。在两组中，多普勒压力测量对主要动脉损伤有很高的预测价值。在膝关节脱位和韧带损伤时都可能发生动脉损伤，在所有可疑血管损伤的病例中都应行多普勒血流测量评估。

文献：Bynoe RP, et al. Noninvasive diagnosis of vascular trauma by duplex ultrasonography. *J Vasc Surg*. 1991; 14(3): 346-352.
证据等级：Ⅰ，预后 / 诊断研究
总结：在对大量颈部和四肢潜在的血管损伤患者进行前瞻性评估时发现，超声在检测血管病变方面具有 90% 以上的敏感性、特异性和总体准确性。超声检查无侵袭风险，是筛查颈部和四肢疑似血管损伤患者的快速且经济有效的方法。

文献：Levien LJ, Veller MG. Popliteal artery entrapment syndrome: more common than previously recognized. *J Vasc Surg*. 1999; 30(4): 587-598.

证据等级：Ⅰ，治疗研究

总结：一项对明确有腘动脉卡压综合征证据的患者的回顾性分析表明，对所有证实的腘窝陷凹病例（Ⅰ、Ⅱ、Ⅲ和Ⅳ型）需要进行外科干预。大约50%的正常人群在肢体运动时会表现出短暂的腘窝压迫。因此，功能性腘动脉卡压综合征的手术减压仅适用于有典型症状的患者。如果患者腘动脉有明显的变性或闭塞，则需要用静脉移植进行完全替代。

文献：di Marzo L, Cavallaro A. Popliteal vascular entrapment. *World J Surg*. 2005; 29(suppl 1): S43-S45.

证据等级：Ⅱ，预后/治疗研究

总结：年轻患者的跛行症状和体征应怀疑是否存在腘动脉卡压。在评估腘动脉血管方面，CT和MRI具有更高的特异性和敏感性，是替代侵袭性更强的数字血管造影的有效方法。目前的研究鼓励早期识别腘动脉卡压综合征患者。影响腘动脉卡压患者长期预后的唯一参数是患者的年龄。

（Peter Lawrence, Kyle Rosen 著
张家豪 译　王永健 校）

参考文献

扫描书末二维码获取。

第八篇

小腿、踝关节和足

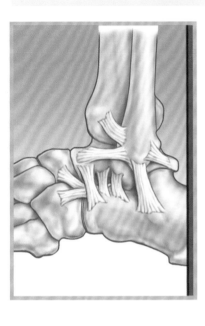

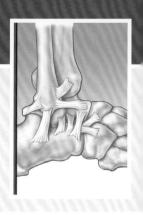

第 110 章

足踝生物力学

　　足、踝和下肢的关节、韧带、肌腱和筋膜之间的关系可以让负重项目的运动员表现出非凡的力量、速度和耐力。在这一章中，我们探索了步态周期中足、踝的各种运动状态（运动学）和下肢所承受的应力（动力学）。对足、踝关节相互作用的生物力学机制给予了特别的关注。还比较了行走和跑步过程的生物力学特征，并在整个章节中进行了临床相关性分析。

步态周期

　　步态由整个躯体一系列周期性的运动组成，包括骨盆的摆动和旋转、髋关节和膝关节的摆动、胫骨的旋转以及踝关节的屈伸。步态循环的单次迭代通常描述为发生在同一只足前一步的初始地面接触和后一步的初始地面接触之间这一过程。一个周期可分为支撑相和摆动相（图 110.1）。走路的站姿阶段还可细分为三个阶段：第一个阶段从最初的地面接触开始（通常是脚跟着地）到整个脚掌接触地面；第二个阶段为脚掌完全接触地面的过程；第三个阶段指足跟从地面上抬起开始，一直到脚趾从地面上抬起的过程。这些阶段也被称为摇摆阶段。

　　图 110.2 列出了跑步过程中的步态周期变化。在行走过程中，支撑相包括双腿支撑和单腿支撑两个阶段，始终有一只足与地面接触。随着步速增快，会出现一个过渡阶段，即双足同时离开地面的漂浮阶段。随着跑步速度的增加，支撑相的持续时间，包括实时的和在步态周期中的占比都会下降，而漂浮阶段的持续时间在步态周期中的占比会增加。

全身运动学

　　运动学描述的是身体各部分的运动。尽管年龄、性别、体重指数、腿长、速度、训练和疲劳等因素可能会对其运动特征造成影响，但是，个体间仍然能够维持其骨盆、髋、膝、踝和后足运动特征的协调性[1-3]。

　　躯体节律性的垂直位移是双足行走运动的必要组成部分。身体的重心以平滑的正弦曲线路径进行移动，振幅约为 4~5 cm，并在通过承重腿后立即达到其峰值[4,5]。在步态过程中最小化身体重心的垂直位移，可以最小化机体的能量消耗，这是全身生物力学的一个重要组成部分。当足踩在地面上时，膝关节屈曲对抗股四头肌离心性收缩的力量，踝关节跖屈对抗胫前肌离心性收缩的力量，然后，后足旋前。接着，当身体越过站立腿时，重心上移。随后，膝关节伸直，踝关节跖屈，足跟离地并旋后，使站立腿功能性延长。

　　侧向和轴向的移动和旋转也是步态过程中全身运动的组成部分。身体在负重腿上横向移动，每一步都产生 4~5 cm 的正弦位移。身体重心的侧向移动程度与足相对于和中轴线的侧向偏移程度有关。从骨盆开始一系列的轴向旋转，然后转移至股骨和胫骨。摆动相胫骨内旋并进入支撑相初期，站立相后期胫骨外旋。这些旋转的程度存在显著的个体差异，在一个步态周期中，平均幅度为 19°，介于 13° 和 25° 之间[6]。

步态运动学

　　踝关节、距下关节、横向的跗骨和跖趾关节在功能上密切关联，以满足行走和跑步时对足的不同要求。在初始地面接触时，一套复杂的能量吸收机制有助于缓冲沿着骨骼向上轴向传导的冲击波。随后在站立期，被动和主动机制改变了足的结构，为身体提供一个稳定的平台，并在功能上延长了站立状态的肢体，能够产生更大的步幅。在行走时，足趾离开地面，而在体育竞技中，足趾有力的蹬离动作有助于加速、减速、变向和跳跃等运动。

　　正常行走与体育运动相比，足踝关节所受的应力，差别很大。应力可以是反复性的，如在长跑运动中；也可以是具有冲击性的，如铅球运动员在推球时足蹬地发力的动作。跑步时，身体承受的纵向应力是

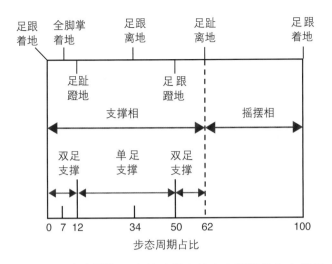

图 110.1 步态周期。步行过程中的步态周期分为支撑相和摆动相两个阶段。支撑相由双下肢支撑和单下肢支撑两个阶段组成（From Haskell A, Mann RA. Biomechanics of the foot and ankle. In: Coughlin MJ, Saltzman CL, Anderson RB, eds. *Mann's Surgery of the Foot and Ankle*. 9th ed. Philadelphia: Elsevier; 2014.）

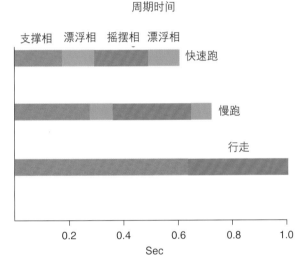

图 110.2 步态周期的变化。支撑相大约占总步态周期的 50%。在向慢跑过渡的过程中，加入了一个漂浮相，在此期间，双足均不与地面接触。随着速度加快，支撑相缩短，漂浮相延长。在图中，步行速度是每英里 16 分钟，慢跑是每英里 9 分钟，跑步是每英里 5 分钟。（From Haskell A, Mann RA. Biomechanics of the foot and ankle. In: Coughlin MJ, Saltzman CL, Anderson RB, eds. *Mann's Surgery of the Foot and Ankle*. 9th ed. Philadelphia: Elsevier; 2014.）

体重的 2~2.5 倍，而行走过程中该应力仅为体重的 1.2 倍[7]，而在足球守门员扑球或篮球运动员进行加速和跳跃等需要极度蹬离动作的高强度运动中，这种垂直应力会变得更大（图 110.3）。在行走过程中踝关节承受的应力大约是体重的 4.5 倍[8]。这个应力的峰值发

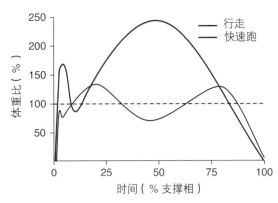

图 110.3 步行（蓝线）和慢跑（红线）时地面垂直反作用力的比较。在支撑相，水平轴按行走（0.6 秒）和跑步（0.24 秒）总时间的百分比缩放。垂直轴显示为体重的百分比

生在支撑相的全足底着地阶段，因为，身体在这个阶段将移到站立的肢体上。如果是跑步，地面反作用的应力是行走时的 2 倍多，我们会看到整个踝关节的承受应力接近体重的 10 倍。跑步技术的训练和改良会影响这些参数[9]。

　　足踝复合体必须有足够的柔韧性，能够吸收冲击应力，并足够坚硬，以传导肌肉力量，否则可能会发生损伤，如扭伤、拉伤、应力性骨折和筋膜撕裂。足踝复合体的功能障碍可能导致步态模式改变、运动能力下降以及膝关节和髋关节的代偿性变化。体育训练有助于减轻这些应力，并降低受伤的风险。踝关节和后足关节作为万向关节发挥其功能，将骨盆、大腿和下肢的旋转运动与后足运动和纵弓稳定性链接到一起，这种功能可使踝关节运动在一定程度上代偿后足的功能障碍，同时，反之亦然。然而，体育竞技需要这些运动系统保持最佳性能，踝关节和足部的力学功能障碍经常导致疼痛、损伤以及功能丧失。

　　足踝应力测量有多种方法。包括诸如 Harris-Beath 垫或固定压敏栅极的静态模型及动态模型，例如力板分析或放置在鞋中的薄膜压力传感器。这些应力的性质取决于活动度，包括垂直应力、纵向剪切力、侧向剪切力和扭矩。应根据所需数据的类型选择测量方法，如静态与动态、整体与离散点、赤脚与穿鞋。

踝关节的运动学和生物力学

　　在步态周期中，踝关节在矢状面以内，以外踝尖的连线为轴，在背伸 20° 到跖屈 50° 的范围内变化，个体间差异显著。距骨滑车关节面也围绕该轴进行旋转，其运动轨迹为一顶点位于内侧的圆锥曲线（图 110.4）[13]，但是，CT 扫描的数据表明圆锥曲线的顶

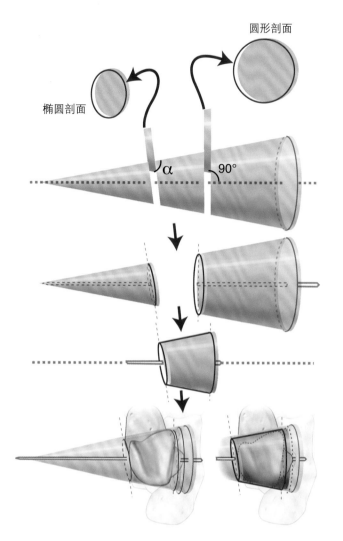

圆形剖面

椭圆剖面

图 110.4 距骨滑车关节面类似一个圆锥的剖面。圆锥的顶端朝向内侧，开口端朝向外侧（From Stiehl JB, ed. *Inman's Joints of the Ankle*. 2nd ed. Baltimore: Williams & Wilkins; 1991. ）

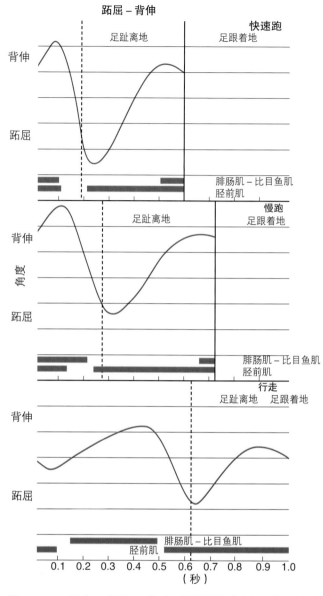

跖屈－背伸

快速跑
足趾离地　足跟着地

背伸

跖屈

腓肠肌－比目鱼肌
胫前肌

慢跑
足趾离地　足跟着地

背伸

角度

跖屈

腓肠肌－比目鱼肌
胫前肌

行走
足趾离地　足跟着地

背伸

跖屈

腓肠肌－比目鱼肌
胫前肌

0.1　0.2　0.3　0.4　0.5　0.6　0.7　0.8　0.9　1.0
（秒）

图 110.5 行走、慢跑和跑步时的踝关节活动度。图底部记录了前间室和后间室的肌肉功能（From Mann RA. Biomechanics of running. In: American Academy of Orthopaedic Surgeons. *Symposium on the Foot and Leg in Running Sports*. St. Louis: CV Mosby; 1982. ）

点可能位于外侧。行走时，在步态周期中出现两个系列的背伸和跖屈运动。脚跟着地时，背伸的踝关节迅速地变成跖屈。当足平放在地面时，这个动作随之结束，随后当身体越过固定的支撑足时，踝关节逐渐背伸。背伸角度在步态周期的 40% 时达到最大值，当足跟离地时，踝关节开始跖屈，一直持续到脚趾离地。进入摆动相时踝关节再次出现背伸（图 110.5）。

　　距骨在踝穴内，有骨和软组织结构维持其稳定性。踝穴的构造关系为踝关节提供了很好的内在的骨性稳定[15, 16]。韧带支撑包括内侧的三角韧带和外侧的三条韧带：距腓前韧带、距腓后韧带和跟腓韧带[17-19]。踝关节跖屈时，距腓前韧带变得紧张；而踝关节背伸时，跟腓韧带变得紧张（图 110.6）[13, 20]。踝关节扭伤时距腓前韧带最容易受伤。部分原因在于踝关节跖

屈时，距腓前韧带处于紧张状态，同时，其内在的骨性稳定性也较差[21]。跟腓韧带损伤常常与距腓前韧带扭伤同时出现。

　　踝关节的肌肉控制可以根据小腿前、后间室的肌肉和步态周期的阶段来划分。外侧间室与后侧间室的肌肉共同起作用。在正常行走时，前间室的肌肉在支撑相晚期和摆动相发挥作用，通过向心性（缩短）收缩引起踝关节的背伸运动（图 110.5）[22]。这一肌肉群在脚跟接触地面后仍然发挥功能，通过离心（延长）收缩控制踝关节跖屈的速度。这种在跖屈时的离心性肌肉

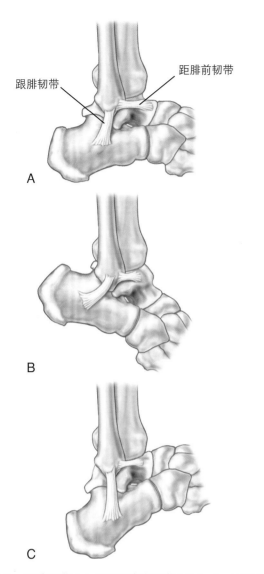

图 110.6　跟腓韧带（A）和距腓前韧带（B）。（a）跖屈时，距腓前韧带与腓骨成一直线，从而为踝关节的外侧提供大部分支撑。（b）当踝关节处于中立位置时，距腓前韧带和跟腓韧带都支撑着关节。斜置的结构刻画出距下关节的轴线。应该注意的是，跟腓骨韧带平行于轴线。（c）当踝关节处于背伸状态时，跟腓韧带与腓骨成一直线，为关节提供外侧支撑（Modifed from Stiehl JB, ed. *Inman's Joints of the Ankle*. 2nd ed. Baltimore: Williams & Wilkins; 1991.）

收缩运动有助于分散初始接触地面时肢体承受的应力。当足平放在地面上时，前间室肌肉将停止收缩运动。

后侧间室的肌肉在足部平放后发挥功能（步态周期的 15% ~ 20%）。在这段时间内，踝关节产生背伸运动，直到运动周期的一半，约周期的 50% ~ 60%，此时踝关节开始出现跖屈运动[23]。这一肌肉群最初发生离心性收缩，减缓了胫骨相对于足部的前向位移。然后在跖屈开始时出现向心性收缩。当对侧肢体开始负重时，小腿后方的腓肠肌群将会停止收缩，直到踝关节处于极度跖屈状态。这说明跖屈的最后部分是一

种被动现象。

随着步态的速度增加到跑步和冲刺状态，双下肢的支撑状态将变成无肢体支撑的状态，这个过程发生了几个变化。最显著的变化是，当跑步时足跟着地，另一只足不着地，随着跑步速度加快，支撑相的持续时间显著缩短。踝关节开始运动的初始阶段，会处于轻微背伸的姿态，足跟着地时，也会保持这种背伸的姿态（图 110.5）。而不是像行走步态中所看到的那样，在足跟着地之后，踝关节会处于跖屈姿态，胫骨前移超过足部，此时，全足底着地，踝关节保持背伸状态。在支撑相，前间室肌肉收缩将持续到支撑相的晚期，并在摆动相持续保持收缩。但在跑步过程中，它仅持续到了支撑相的前 1/3 阶段。小腿后腓肠肌群的活动也会有明显的变化；它们将持续收缩到摆动相的后期，并保持收缩状态，直到踝关节跖屈运动进展过半[24]。小腿后方肌群增强的收缩活动可能在最初的触地阶段，能起到稳定踝关节的作用。

理解跑步的运动学对于最大限度地提高成绩和最大限度地减少受伤风险是十分重要的。当地面反作用力与前向水平方向保持一致时，短跑运动员将达到最快的起跑速度，增加踝关节的背伸角度可以部分达到这一效果[25]。娱乐级和精英级跑步者的运动模式是存在差异的，有关参数包括骨盆倾斜、膝关节屈曲和踝关节外翻角在支撑相后期会逐渐适应以提高其运动机能[26]。大学生越野跑运动员，在一个赛季内的受伤风险与其赛季前的最大膝关节内收力矩（knee adduction moment,KAM）和踝关节最大外翻速度有关。与年轻的跑步者相比，年龄大于 40 岁的跑步者的踝关节、膝关节和骨盆的运动角度减小。这些跑步者速度的增加可以解释为髋关节角度变化的增加，可能会增加腘绳肌群和跟腱的应力。

与足跟着地的跑步模式比较，中足和前足着地的跑步模式，更容易适应赤脚或足跟衬垫较少的鞋子，这将会改变踝关节的运动学和动力学[29,30]。穿足跟衬垫较少的鞋子或赤脚跑步，足能够更好地接触地面，有利于前足或中足初始阶段触地发力，使踝关节做出更大的跖屈动作[31]。中足或前足着地模式可以实现较短的步幅和较高的步频[30,32]。全脚掌着地方式可以降低足跟的压力峰值，但是会显著增加腿在支撑相的僵硬程度[32,33]。这两种运动模式下均存在相似的胫骨内旋运动。后侧间室肌群输出的力量在前足触地时大于后足着地的时候，在赤足跑步模式下后间室肌肉输出力量也会大于穿鞋跑步的模式。虽然赤足跑步时的

跟腱承受的拉力比穿着标准跑鞋跑步时承受的拉力要小[35]。但是，随着跑步速度的加快，与足跟衬垫较多的鞋相比，穿足跟衬垫少的鞋子跑步时，应力将会从膝关节分散到踝关节[36]。

无论是前足或者后足着地的跑步模式，都需要同样的摄氧量和内在的机械做功。但是，穿鞋跑步的代谢需求将会略有增加，每增加 100 g 的鞋重，代谢需求将增加约 1%[32, 35, 37]。尽管内部机械做功没有差异，但前足着地跑步会增加外部机械做功和总机械做功。这可能是由于下肢弹性结构中更高的能量储存和释放所致[32, 38]。另一种看待这一问题的观点是，传统的带衬垫的鞋跟可以降低脚底的冲击力，也会降低下肢弹性能量的储存和释放能力，导致穿鞋跑步的净效率低于赤足跑步的效率[32, 35]。

尽管跑步者们会强烈地捍卫他们跑步的触地模式，实际上这种差异的客观证据仍然是难以解释的。在马拉松比赛中，着地方式和比赛时间之间没有相关性，尽管很多跑步者会从 10 公里处的中足触地模式转换到 32 公里处的后足触地模式，但这可能与疲劳或步速有关。在一项针对 52 名中长跑运动员的研究中，那些后足触地模式的运动员（占 2/3）出现重复性应力劳损的概率大约是习惯性前足触地模式跑步者的 2 倍，虽然也存在一些其他的协变量，包括性别、跑步距离和每周平均英里数；两组人群中，创伤性损伤的发生率无显著性差异[40]。有报告认为前足触地模式可能对患有慢性劳累性骨筋膜室综合征（chronic exertional compartment syndrome）的人群有帮助[41]，但其也可能与跖骨应力性骨折的发生有关[42]。

对生物力学特性的认识有助于深刻理解临床的相关问题。对于止点性跟腱病患者来说，非负重下踝关节背屈角度或等长跖屈力量不会减弱。相反，上楼过程中，踝关节生物力学的变化会产生更严重的症状，并导致其功能减退。与跟腱延长相比，跟腱修复后出现的跟腱僵硬更有可能是导致跖屈功能丧失的原因[44]。讨论到踝关节背屈和跖屈功能时，只有大约一半的运动功能来自于踝关节；其余部分来自距下关节和跗横关节的运动[45]。如果一些原因导致踝关节活动范围减少，如踝关节前撞击、骨关节炎改变或手术融合，距下关节和跗横关节将会代偿这些丧失的运动功能[46]。如果距下或跗横关节发生退行性改变，踝关节的任何运动功能丧失都会被放大。这种邻近关节运动代偿性的增加是非生理性的，随着时间的推移，常常导致疼痛、功能丧失、能量消耗增加和退化性改变[47, 48]。

距下关节的运动学和生物力学

对于旋前和旋后的定义是指连接胫骨、踝关节、距下关节、跗横关节、跖趾关节和足底筋膜的一系列协调运动。正是这一系列相互关联的动作，使运动员能够吸收缓冲冲击力的震荡，同时构建出一个能够蹬地发力的坚固的平台（表 110.1）。

表 110.1	基于足部姿态的足部特征比较	
	足的姿态	
	旋前	**旋后**
关节的姿态	踝关节背伸	踝关节跖屈
	距下关节外翻	距下关节内翻
	跗横关节外展	跗横关节内收
足弓硬度	柔软	僵硬
步态周期	足跟着地	全足掌着地到足趾离地
功能	能量吸收	能量转移到地面

距下关节可以进行内翻和外翻运动。距下关节运动的轴线对于不同运动员来说也是不一样的，但大都与水平面成 42° 角，并从内向外侧约呈 23° 角（图 110.7）[8,49]。尽管距下关节活动度的测量比较困难，但其活动范围为内翻 30° 到外翻 15° 之间。在步态周期中，个体间的运动模式似乎是一致的，但运动的幅度却有很大的不同[50]。

距下关节主要由前、中、后关节面构成关节复合体以及距跟骨间韧带来维持其稳定，与踝关节相比，稳定性差一些[51, 52]。当胫骨长轴向内侧通过斜向走行的距下关节轴线时，距下关节面的形态和距跟骨间韧带将会限制距下关节的外翻运动。当负重线位于距下关节轴线的外侧时，内翻稳定性取决于踝关节外侧韧带和肌肉的主动收缩提供的支撑。

距下关节就如同一个斜向的铰链一样，将踝关节和近端小腿的运动传递到远端的跗横关节上（图 110.8）[53-55]。在行走过程中触地的初始阶段，轻微内翻的距下关节迅速发生外翻运动，并且胫骨内旋，跗横关节变得柔软、足内侧纵弓变平。这些关节的被动运动综合起来，有助于在足跟着地时分散传递到足部的应力。

这种铰链关系对足跟离地和足趾离地过程中的能量转移也是非常重要的，其中涉及被动和主动机制。

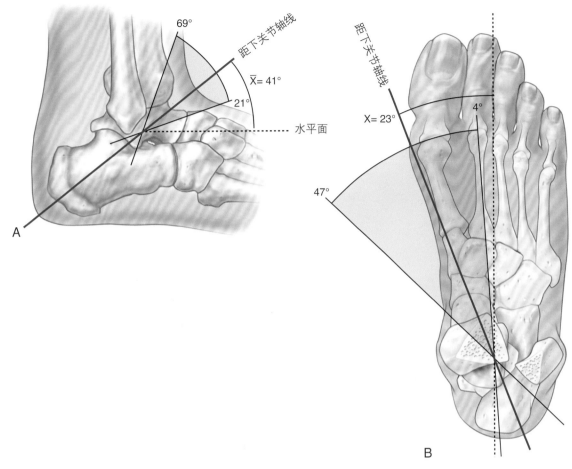

图 110.7　距下关节轴线的变化。在水平面中（A），轴线近似于 45°，（B）中轴线内侧约 23°（[A] and [B], Modifed from Isman RE, Inman VT. Anthropometric studies of the human foot and ankle. *Bull Prosthet Res*. 1969; 10: 97.）

在脚掌着地阶段，距下关节逐渐出现内翻运动，在足趾离地时内翻角度达到最大。这种运动增加了跗横关节和足内侧纵弓的稳定性，使足部变得僵硬，成为下肢坚硬的延伸部分。骨盆旋转产生的外旋力矩，从下肢经踝关节向下传递，经距下关节导致后足出现内翻运动。足底跖筋膜和行跖列将会增强这种内翻运动，这将在后面进一步讨论。

　　为了更好地了解各种肌肉是如何影响距下关节的，我们检查了相对于距下关节轴线的各块肌肉的大小和位置（图 110.9）。一般来说，肌腱经过轴线的内侧将会产生内翻运动，而肌腱经过轴线的外侧则会产生外翻运动，但这些运动功能会受到距下关节初始位置的影响。胫骨后肌和腓肠肌 - 比目鱼肌复合体是主要的内翻肌群，外翻功能主要是腓骨短肌来承担，腓骨长肌也承担着次要作用，其主要功能是跖屈第一跖骨。胫前肌的走行方向靠近距下关节的轴线，对距下关节保持中立位影响不大。但是，它是足跟着地时发挥功能的唯一肌肉，并有助于初始处于内翻状态的距

下关节对抗外翻力量。缺乏胫后肌腱功能的患者不能启动主动踮起脚尖的动作，但可以在完成该动作的情况下维持垫脚尖的姿势。可以得出结论，胫后肌功能是启动内翻运动，而腓肠肌 - 比目鱼肌复合体是保持该姿态的主要肌群。在跑步过程中，小腿后侧肌群在摆动相的后期开始收缩，并在支撑相的大部分时间内保持紧张状态（见图 110.5）。除了提供踝关节的稳定性外，这些肌肉有助于在最初接触地面之前保持距下关节的内翻状态。

　　如果距下关节的运动受到限制，其向近端和远端旋转的转换能力受损，踝关节和跗横关节承受的应力就会增加。例如，距跟骨桥可导致腓骨肌痉挛，或者由于距下关节活动度丧失，导致踝关节变成球窝关节。踝关节背伸和跖屈角度受到影响，踝关节因为异常应力而发生关节炎[56]。

　　在步态周期中，足的形态对后足的运动和应力的缓冲具有重要的作用。例如，扁平足患者在站立时距下关节外翻角度增加（图 110.10）。这种外翻会导致胫

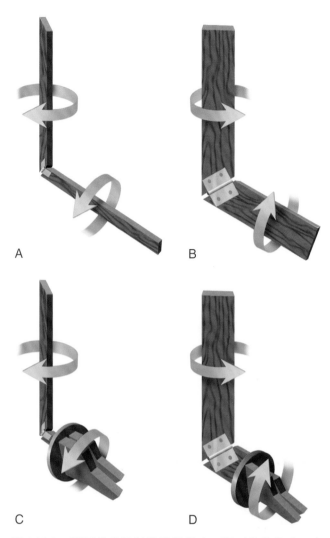

图 110.8　距下关节的斜接铰链效应。距下关节作为一个斜接的铰链，向下链接跟骨和向上链接胫骨（A 和 B）。模型还演示了足纵弓变得扁平和抬高的状态。当足跟触地时，纵弓变得扁平，并伴有跟骨外翻和胫骨内旋（A 和 C）。纵弓的抬高和稳定，与胫骨外旋并导致跟骨内翻和跗横关节锁定有关（B 和 D）（ Modifed from Mann RA, Haskell A. Biomechanics of the foot and ankle. In: Coughlin MJ, Mann RA, Saltzman CL, eds. *Surgery of the Foot and Ankle*. 8th ed. Philadelphia: Elsevier; 2007. ）

骨内旋程度增加，在某些情况下会影响膝关节对线关系、髌股关节轨迹，或者在特定的病例中对髋关节造成影响。许多涉及到足、踝、膝、髋和背部的矫形支具使用的理论依据就在于它们是与下肢相互关联的体系。无论是内置在鞋子还是矫形支具内使用的内侧足跟楔形垫，都会对距下关节的旋转运动造成影响，减小内旋和内收的力矩，进而对踝、膝、髋关节的应力传导产生有益的影响[59]。例如，慢性膝前疼痛的跑步者可以通过限制跟骨外翻，来改善胫骨内旋和髌股轨

迹，达到缓解症状的目的。然而，目前缺乏可靠的数据来支持这一理论，受益可能部分源于心理因素，软质的支具和鞋子柔软的材质仅能在接触地面的初始阶段起到单纯的应力缓冲效果。

通过垫鞋垫，控制后足活动度并缓冲足跟处的冲击也有助于改善其他临床问题。无论行走速度如何，外侧楔形足跟垫可以减少膝关节内翻畸形患者的膝关节内收力矩（KAM）[63]。能缓冲吸收冲击力的材料会有益于从事重复性运动的人群，比如长跑，尤其是那些存在足跟痛、跖痛症或者胫骨应力综合征（shin splints）的运动员。然而，矛盾的是，较软的材料在跳跃落地时可能会给下肢带来更大的垂直应力，因为运动员为了提高平衡性和稳定性会使四肢肌肉紧张让肢体变得僵直[64]。

跗横关节的运动学和生物力学研究

跗横关节由距舟关节和跟骰关节组成，位于距下关节的远端，受距下关节的姿态影响较大。足底筋膜、跖骨横列、小腿和足部肌肉的功能会进一步影响这些关节的运动。跗横关节内收和外展运动的评估，应在跟骨轻度外翻中立位，前足与地面平行时进行测量，正常的活动范围是内收约 20° 到外展约 10°。前足也可通过跗横关节实现旋后（前足内翻）或旋前（前足外翻）运动。正常情况下，前足旋转处于中立位，后足保持在轻度外翻的中立位。但对于长期的扁平足或足跖屈外翻畸形的患者，它可能会固定在一个代偿性的旋转位置。

距下关节的姿态在很大程度上决定了跗横关节的功能稳定性。当跟骨处于外翻位时，跗横关节的轴线与之平行，使其随之运动到对应的位置。在正常行走过程中，当足跟触地时，形成一个柔性中足并随之旋转，可以吸收触地时形成的冲击力。当跟骨处于内翻位时，跗横关节的轴线不再平行，限制了关节的运动，形成了稳定的关节系统（图 110.11）[65]。这种情况发生在足跟抬起和足趾离地的时候，形成一个坚硬的足部，延长了下肢的长度，有助于跑步过程中发挥推进的作用。关于跗横关节稳定性的另外一种观点是，这是一个具有持续顺应性的关节，也是一个坐落在后足基座上，承受轴向应力、功能类似的双相结构[66]。

由于距下关节运动时，距舟关节和跟骰关节一定会出现旋转运动，因此，跗横关节发生损伤会影响到距下关节的运动。如果进行单纯的距舟关节融合术，将会丧失大部分距下关节的活动能力[67]。但是，当关

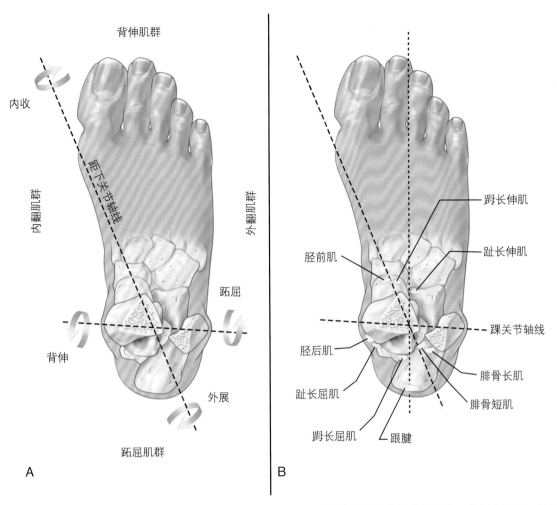

图 110.9 （A）踝关节和距下关节轴线的位置和旋转类型。（B）距下关节和踝关节轴线周围各个肌腱间的相互关系（From Haskell A, Mann RA. Biomechanics of the foot. In: American Academy of Orthopaedic Surgeons. *Atlas of Orthoses and Assistive Devices*. Philadelphia: Elsevier; 2008.）

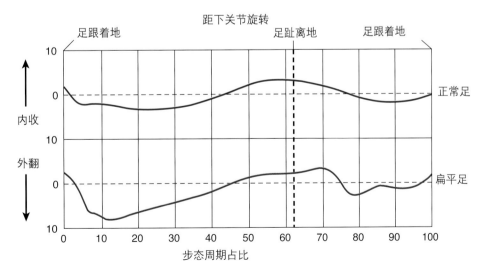

图 110.10 正常足和扁平足距下关节的运动轨迹（Data from Wright DG, Desai ME, Henderson BS. Action of the subtalar and ankle joint complex during the stance phase of walking. *J Bone Joint Surg Am*. 1964; 46A: 361.）

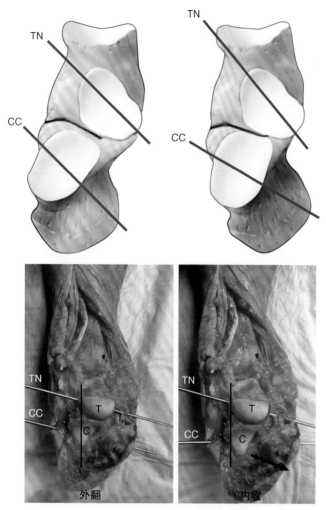

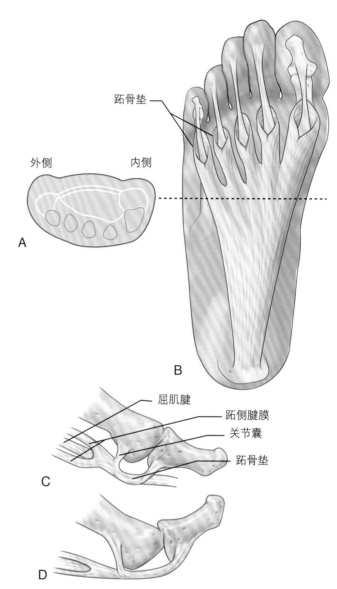

图 110.11　由 Elftman 描述的跗横关节的功能。跟骨外翻时，距舟（TN）和跟骰（CC）关节的轴线平行或一致。当距下关节处于内收位置时，轴线不一致，增加了中足关节的稳定性。C，跟骨关节面的 CC 关节；T，距骨关节面的 TN 关节（Modifed from Haskell A, Mann RA. Biomechanics of the foot and ankle. In: Coughlin MJ, Saltzman CL, Anderson RB, eds. *Mann's Surgery of the Foot and Ankle*. 9th ed. Philadelphia: Elsevier; 2014.）

图 110.12　跖筋膜。（A）横断面。（B）跖筋膜起源于跟骨结节，向前止于近节趾骨基底部。筋膜在远端分叉，有利于趾长屈肌腱从中间通过向远端走行。（C）跖骨垫的组成部分及其在近节趾骨基底的附着部分。（D）足趾背伸运动时，将跖骨垫拉过跖骨头，使跖骨头进入跖屈状态（From Mann RA, Haskell A. Biomechanics of the foot and ankle. In: Coughlin MJ, Mann RA, Saltzman CL, eds. *Surgery of the Foot and Ankle*. 8th ed. Philadelphia: Elsevier; 2007.）

节融合仅限于后足区域，不累及距舟关节时，可以保留足部更多的功能。

绞盘机制、跖骨序列、第一跖趾关节

　　足底筋膜在步态中的作用常可以用绞盘力学特性来进行比较描述。跖筋膜起源于跟骨结节，止于近节趾骨基底部（图 110.12）。足跟抬起后，跖趾关节背伸，足底筋膜绷紧，就像缠绕在绞盘的绳子一样。这一机制可以压低跖骨头，抬高和稳定纵弓，使跟骨进入内翻状态（图 110.13）[68,69]。内翻的跟骨导致跗横关节轴线偏离，有助于足趾离地时稳定中足关节。

　　斜行跖列（oblique metatarsal break）是指由第二至第五跖骨基底关节面形成的向外侧走行的斜面（图 110.14）。这条斜线在足跟抬起，身体的重量转移到了跖骨头上的时候，产生一个类似凸轮的动作，使后足内翻，并进一步增加了下肢的外旋角度。

　　草皮趾损伤（Turf-toe injuries）在运动员中比较常见，由于关节纤维粘连，姆僵症（hallux rigidus）或退

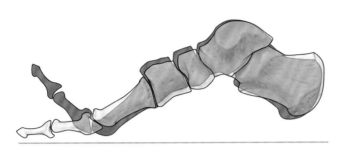

图 110.13 足底筋膜的功能。黑色的轮廓显示了足休息位的内侧柱。图中红色部分显示的是第一跖列背伸状态下的内侧柱。需要注意的是，跖趾关节背伸可使跖筋膜绷紧，减少距骨头的压力，使纵弓抬高，并且行程缩短，跟骨内翻，跟骨倾斜角增大

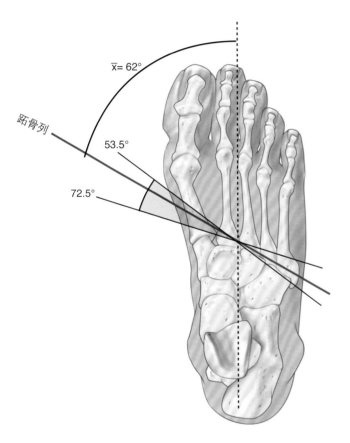

距骨列

x̄= 62°

53.5°

72.5°

图 110.14 跖骨列与足的长轴呈大约 62° 的角度（Modifed from Isman RE, Inman VT. Anthropometric studies of the human foot and ankle. *Bull Prosthet Res*. 1969; 10: 97. ）

行性关节炎导致第一跖趾关节僵硬。第一跖趾关节背伸功能受限将会阻碍绞盘机制和跖列发挥其正常的功能。这种情况导致在步态周期中，为了减少损伤部位的压力，足踝关节会出现过度外旋的代偿性改变。

　　蹞外翻改变第一跖列的生物力学功能，并进一步可能改变整个下肢的运动学和步态参数。蹞外翻患者

第一跖列的功能可通过胶带固定进行纠正[70]。但遗憾的是，即便蹞外翻术后，步态参数和整个肢体的运动学并不能得到很好的改善[71]。

总结

　　一个涉及足、踝和下肢关节的复杂的协调运动和能量转移系统在步行和跑步过程中能够最大限度减少能量的消耗，并减少施加于身体各部分的应力负荷。在步态周期中，行走时的双下肢支撑相会变为跑步时无肢体支撑的漂浮相。踝、后足和前足的力学联合能在最初接触地面时吸收冲击力，并在前足负重时提供稳定性。如果这些系统的生物力学特征发生了改变，会导致躯体运动能力的下降和运动功能的损伤。

选读文献

文献：Dudley RI, Pamukoff DN, Lynn SK, et al. A prospective comparison of lower extremity kinematics and kinetics between injured and non-injured collegiate cross country runners. *Hum Mov Sci*. 2017; 52: 197-202.

证据等级：I

总结：在赛季开始前，在同一支大学代表队的 32 名美国大学体育协会（NCAA）一级越野运动员中使用 9 个摄像头的运动捕捉系统和测力板对跑步过程中的运动学参数进行了测量。记录整个赛季跑步相关损伤（RRI）的发生率。12 名运动员发生了 RRI，在持续 14 周的赛季中发生率为 38.7%。最常见的损伤部位是膝关节 (33.3%) 和腿 (25.0%)。与未受伤的跑步者相比，受伤的跑步者有更大的外侧膝内收力矩 (KAM) 和踝关节最大外翻速度。通过调整训练和鞋子减少踝关节外翻速度的方法可能有助于预防长跑运动员的 RRI。

文献：Almeida MO, Davis IS, Lopes AD. Biomechanical differences of foot-strike patterns during running: a systematic review with meta-analysis. *J Orthop Sports Phys Ther*. 2015; 45(10): 738-755.

证据等级：I

总结：在一项系统综述和荟萃分析中，该综述旨在确定跑步时使用的步法之间的生物力学差异。电子数据库搜索显示，有 16 项研究比较了长跑运动员足部着地模式的生物力学特征。触地初始阶段，与后足着地模式的踝关节背伸和伸膝位置相比，前足着地模式与踝关节的跖屈和屈膝位置有关。与后足着地模式相比，中足着地的踝关节背伸活动范围更大，膝关节屈曲活动范围更小。后足着地比前足着地有更大的垂直应力负荷。了解这些特征可以帮助临床医生和训练者对跑步技巧提供一定建议，来减少和治疗跑步相关损伤。

文献：Squadrone R, Gallozzi C. Biomechanical and physiological comparison of barefoot and two shod conditions in experienced barefoot runners. *J Sports Med Phys Fitness*. 2009; 49: 6-13.

证据等级：I

总结：8 个有裸足经验的跑步者分别穿着跑鞋和不穿跑鞋在跑步机上跑步，进行生物力学和生理学测量。裸足跑步触地时，踝关节跖屈的角度更大，这与减少冲击力、缩短步幅和触地时间以及更大的步频有关。

文献：Hof AL, Elzinga H, Grimmius W, et al. Speed dependence of averaged EMG profles in walking. *Gait Posture*. 2002; 16: 78-86.

证据等级：I

总结：20 名受试者以不同的速度在跑步机上行走，同时从多组肌肉群中收集肌电图（EMG）数据。肌肉或功能肌群的肌电活动可以用一个线性方程来描述，该方程表示一个固定分量和一个随速度变化的分量。这一发现支持了人类运动的中枢模式发生器的概念。

文献：Hreljac A. Determinants of the gait transition speed during human locomotion: kinematic factors. *J Biomech*. 1995; 28: 669-677.

证据等级：I

总结：20 名受试者在跑步机上以不同的速度行走和跑步，同时进行生物力学测量。预定的这些参数是根据预先确定的标准进行测试的，这些标准可能是决定跑步者从步行过渡到跑步的决定因素。踝关节最大角速度最接近标准，其次是踝关节最大加速度。作者假设，从步行到跑步的步态转换是为了保护踝背屈肌，在快走时，踝背屈肌的功能接近最大值。

文献：Nilsson J, Thorstensson A, Halbertsma J. Changes in leg movements and muscle activity with speed of locomotion and mode of progression in humans. *Acta Physiol Scand*. 1985; 123: 457.

证据等级：I

总结：12 名受试者在跑步机上以预设速度行走和跑步，同时进行生物力学测量。随着速度的增加，步行时垂直地面反作用力的峰值幅度从 1.0 倍增加到 1.5 倍体重，跑步时从 2.0 倍增加到 2.9 倍体重。与步行相比，跑步具有更短的支撑相持续时间和更大的垂直峰值力量。

（Andrew Haskell 著　熊士凯 译　皮彦斌 校）

参考文献

扫描书末二维码获取。

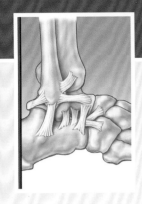

第 111 章

小腿、足踝的诊断与决策

病理综述

通过重要骨骼、肌腱和神经血管结构的体表投影可以评估足踝关节的状况。但是，足踝关节解剖结构比较复杂，在跑步过程中，将承受 4 倍体重的应力，并为正常的行走提供一个稳定的支撑平台，足踝关节易于触诊的优势将会被它的这些特性所抵消。以足跟痛为例，通过对跟骨及其周围结构的触诊可以明确诊断。但是，对于陈旧性跟腱断裂病例来说，进行局部检查可能不会出现压痛体征。只有明确病史，以及与健侧腿相比，踝关节存在被动背伸角度增加和跖屈力量减弱的体征，才能做出诊断。本章的目的是为运动员常见的足、踝关节疼痛诊断提供一个框架性指导。

慢性劳累性骨筋膜室综合征（chronic exertional compartment syndrome）是一种发生在从事重复性劳损 / 负荷运动的人群或运动员身上的疾病。它最常发生于长跑运动员的下肢。疼痛在活动过程中加重，导致运动过早中断，需要休息后才能缓解。疼痛的根本原因尚不清楚。可能的病因是渗透压增高和水肿，筋膜室内压增高，导致微血管闭塞和缺血性疼痛。与急性骨筋膜室综合征不同，这种情况不属于外科急诊的范畴。

运动员会有下肢慢性疼痛的经历，这疼痛可能与周围神经卡压有关。与其他的下肢病变相比，这种疾病十分罕见，是多种类型神经损伤的统称，通常表现为模糊性和弥漫性疼痛。对周围神经卡压的特点了解不足可能导致误诊或漏诊。只有充分了解其解剖走行，可能的致伤原因，明确受累的神经，以及准确定位其压迫的部位，才能对周围神经卡压做出正确的处理。

急性踝关节韧带损伤十分常见；据估计，每天每 10 000 人中有 1 人会发生踝关节扭伤。最常见的损伤部位为外侧副韧带复合体。除了单纯的外踝关节扭

伤外，足踝关节的很多韧带也可能发生损伤。如果不能正确认识和诊断这些损伤，可能会导致严重的并发症。关于踝关节，包括下胫腓联合损伤（高位踝关节扭伤）和内侧（三角）韧带损伤。踝关节和距下关节脱位并不完全是由高能量创伤引起，也可能只是在打棒球时滑行入垒时造成的。"脚扭伤"并不能作为一个指导治疗的诊断，因为有些损伤需要手术干预。后足扭伤可能与前突骨折或 Chopart 关节的稳定性下降有关。这两种损伤的手术治疗效果较差，在踝关节外侧韧带损伤中比较常见。Lisfranc 损伤是指稳定中足关节的韧带的断裂，通常发生在美式橄榄球或足球运动中。任何外伤性的中足关节疼痛和肿胀，都应该考虑跗跖关节复合体的损伤，进行保守治疗之前，应尽可能排除这一诊断。足趾跖侧韧带断裂，又称为草皮趾（turf-toe），可能会造成特别严重的功能障碍，并有可能结束高水平运动员的职业生涯。

通过踝关节的肌腱损伤包括单纯的肌腱炎到严重的肌腱断裂多种类型。沿足踝前部走行的胫前肌腱最常受累。伸蹬肌和趾长伸肌撕裂仅见于创伤性因素。胫前肌腱炎最常见于内侧楔骨肌腱止点处，而肌腱断裂在中段或止点处均可发生。与跟腱损伤不同的是，胫前肌腱断裂通常不会在急性期被发现，这种就诊的延迟会给手术重建造成一定的困难。年轻人和 30 岁以上的患者需要从事爆发性蹬地动作的运动，这也是跟腱断裂类似的一个常见诱发因素。在跑步或跳跃过程中，踝关节反复的高能负荷可能会导致跟腱和胫后肌腱的过度应力。在这种情况下，肌腱浅表的皮下位置非常有利于诊断，因为足踝部局限性肿胀很少是生理性的。胫骨后肌腱腱病多见于扁平足畸形或畸形加重的患者。屈蹬长肌腱（flexor hallucis longus, FHL）正好相反，是位于后踝关节最深层的肌腱，损伤时往往不会出现皮下肿胀。反复的跖屈和 FHL 损伤史能指导检查者在询问病史后进行更多的诱发试验检查，有

利于更准确地做出诊断。

距骨和胫骨关节的骨软骨损伤（osteochondral lesions,OLTs）在运动性人群中尤其难以治疗。为了做出准确的诊断，需要了解 OLTs 对运动功能的影响。这种损伤可能会出现不稳定感或打软腿，而被误认为与慢性踝关节不稳有关。OLTs 患者除了可能发生的踝关节交锁外，通常出现间隙性的疼痛和肿胀。鉴于 X 线片可能不能清楚地显示 OLTs，获得准确的病史和进行全面的体格检查是决定下一步治疗的关键。软骨损伤不仅仅发生于距骨或胫骨关节，也常出现于第二跖骨，又称为 Freiberg 病（Freiberg infraction）。除此之外，局灶性软骨缺损也可能发生在第一和第三跖骨头。如果不能认识并对这些损伤做出诊断，可能会导致运动员因持续疼痛而无法参加运动，同时，还会因关节损伤的加重导致骨关节病。对于无明显影像学改变的关节疼痛和肿胀，就应考虑到这种损伤的诊断。

足跟疼痛是运动员常见的主诉。尽管足跟痛很少需要手术干预，但是可以对运动功能造成严重的影响，如果能够作出正确的诊断，则可以取得良好的治疗效果。许多足底疼痛的患者压痛点位于足底筋膜上，但这一阳性体征本身并不是一个完整的查体结果，也不能以此为依据作出诊断。对于某些病例来说，可能还合并跟骨应力性骨折、跟骨脂肪垫萎缩或足底内侧神经第一分支的卡压，需要对治疗策略做出相应的调整。这种治疗策略上的调整对于足够时间保守治疗无效的患者尤为关键。对于持续疼痛的患者，医生应始终质疑其做出的最初诊断，并尽可能减少因不当治疗带来的风险。

小趾疼痛又被称为跖痛症（metatarsalgia）。然而，跖痛症仅仅是一个针对疼痛部位的描述性术语，并不能提供任何真正的诊断信息。跖痛症可由多种原因造成，从第一跖骨不稳到 Freiberg 骨折、Morton 神经瘤、跖板破裂或马蹄足挛缩畸形。多因素导致的疼痛使得诊断变得更加复杂，必须兼顾每个因素，才能做出正确的诊断并给予有效的治疗。籽骨复合体的疼痛应进行积极的保守治疗，因为在发病早期，应力性骨折很难与籽骨炎相鉴别。这种情况下，由于籽骨位于皮下浅表的位置，籽骨痛的临床症状十分明显；然而，即便采取更进一步的影像检查，也很难确定潜在的更深层次的病因。因此，积极的治疗，虽然过程烦琐，但可以最大限度减少因长期疼痛和不适导致运动功能障碍的风险。

病史

获得一份详尽的病史不仅有助于了解导致症状的病因，也有助于医生进行针对性地体格检查，在有限的就诊时间里尽可能快地提升诊疗效率。病史采集过程中，对主诉症状部位的描述是明确病因的关键。让患者用一个手指指出疼痛或肿胀最显著的部位，将有助于提高诊断的准确率。充分了解足踝关节皮下的解剖结构，有助于查体过程中获取最多的信息。无法明确定位的不适区域也可以提供有价值的诊断信息，即潜在的病因可能是神经性、自身免疫性或者医源性的。例如，整个足部外侧的疼痛更可能与腓肠神经有关，而不是与腓骨肌腱或第五跖骨损伤有关。伴随着疼痛出现的"砰"的弹响或感觉到有东西在移动，可能与 FHL 狭窄性滑膜炎（后部）、腓骨肌腱脱位（外侧）或胫骨后肌腱脱位（内侧）有关。

询问病史时，不应使用固定的问卷进行提问，而应根据患者的反应实时调整问题。例如，当患者报告在运动期间发病时，检查者应考虑疲劳性筋膜室综合征的可能，随后的问题应明确症状是否会随着运动时间的延长而加重，休息后疼痛是否缓解，在日常生活和活动中是否有相关症状，以此来对相关诊断进行印证。制动后仍有疼痛症状常常与炎性病变有关，如肌腱炎、关节炎和足底筋膜炎。对于应力性骨折的患者来说，一方面，制动能够使疼痛症状减轻；另一方面，疼痛会随着时间的推移而加重，不会像疲劳性筋膜室综合征那样休息后缓解。

明确能诱发疼痛的具体活动将有助于病因的诊断。例如，对于许多存在足踝关节疼痛症状的舞蹈演员来说，有必要明确他们是否属于从事垫脚尖运动的芭蕾舞演员（导致 FHL 腱鞘滑膜炎），或者国标舞演员（通常患有籽骨滑囊炎），这些因素将有助于检查者考虑到最有可能的病因。特定的动作不仅对病因的诊断至关重要，它们也决定了最佳的手术时机和手术方式。对于芭蕾舞演员来说，足踝关节的灵活性对他们的事业生涯是至关重要，因此，一般不考虑进行踇外翻手术，应尽量采用如关节镜等微创的技术方式，以降低关节僵硬的风险。相反，对于运动员来说，稳定性比灵活性更重要，应优先考虑采用植入性固定材料治疗下胫腓联合损伤和跗跖关节损伤。

开展新的运动或对现有运动模式进行调整，例如增加运动强度或持续时间，应注意可能会导致肌腱炎和应力性骨折。另外，临时改变穿鞋习惯也与不适症状有关，或者，是导致不适症状的直接原因，特别是简约风格鞋子的流行以及它们与跖骨应力骨折存在一定的相关性。应力性骨折和急性肌腱炎也常见于正在为马拉松进行训练的跑步者，他们往往要增加运动的持续时间以获得更好的耐力。不管从事运动的时间有多长，存在马蹄内翻畸形，或其他生理因素，如骨质疏松或维生素 D 缺乏的患者，仍然会有发生过劳性损伤的可能。在不平整的地面上运动，如草地或砂砾地面，引起的疼痛症状往往和距下关节及跗横关节有关，尤其常见于跗骨窦综合征的患者。对于跟腱疾病的患者来说，疼痛常见于上下楼的过程中，特别是下楼梯时，疼痛更加明显，这是因为下楼梯时，应力需要通过肌腱传导进行离心性收缩运动来稳定身体所致。对于足底筋膜炎或脂肪垫萎缩的患者来说，在塑胶地面上可能比在硬地面如沥青或混凝土上进行运动的感受更好，而对于应力性骨折患者来说，在这两种地面上运动没有明显的差异。

除了疼痛和肿胀，还需要确定是否存在机械症状。不稳定感或明确的打软腿症状可能与多种原因有关。无诱因的阵发性不稳定很可能与 OLT 或游离体有关。踝关节交锁或卡顿与游离体或不稳定的骨软骨损伤相关。合并打软腿的踝关节松弛感更可能与踝关节外侧副韧带松弛有关。腓骨肌腱病也可导致踝关节不稳定，这是因为，这些肌腱作为维持关节稳定性的二级结构受损所致。然而，这些病例中，通常存在踝关节后外侧的疼痛和肿胀的主诉。这些情况可能会同时发生，因此，即便在依据一个阳性体征做出相应的诊断之后，医生也必须进一步询问病史了解有无其他病因。

对于创伤患者，明确损伤的机制有助于病因的诊断。然而，许多患者无法复述受伤的细节。尽管没有一种机制在所有病例中造成同样的损伤，但确实存在一种常见的致伤模式。例如，没有外来应力的跖屈内踝关节扭伤，是引起踝关节外侧副韧带断裂的最常见因素。当足处于跖屈位时，受到另一名球员轴向应力的打击，会增加其跖跗关节（Lisfranc）损伤的风险。背伸、外旋状态下的足踝关节，在外旋和轴向应力的共同作用下，会发生下胫腓联合的断裂。这种损伤机制多见于需要在高速跑动过程中频繁转向的运动，如篮球、美式橄榄球和足球。跟腱断裂多见于爆发性的蹬地运动，例如网球或篮球比赛当中。此外，患者可能自诉，他们当时听到了"砰"的一声或爆裂声，感觉自己的腿后面好像被踢了一下。跟趾的过度背伸伤与草皮趾直接相关。

神经源性的麻木、刺痛或灼热感等体征应引起重视。神经卡压时，可出现从近端到远端传导的放射痛，或偶尔的从远端到近端传导的放射痛（Valleix 现象），一般肌肉骨骼疾病不会发生这种情况。劳损性筋膜室综合征患者可在运动后出现一过性的麻木感和足下垂症状。这种症状的瞬时性以及与活动的直接相关性有助于与静息时仍有症状的神经卡压症相鉴别。既往手术史将指导医生仔细检查切口，以确定是否存在医源性损伤的可能。给予抗炎药物后症状未缓解是神经性疾病的常见表现。

就诊前，患者常常会不自觉地改变穿鞋习惯，以尽量减小不适症状。从患者身上收集这些信息可以帮助医生做出准确的诊断。当出现跟外翻和小趾畸形时，患者常会穿宽鞋头或开趾鞋头的鞋来缓解症状。硬底鞋对关节炎或过度应力性损伤的患者有一定帮助。例如，跟僵症、中足关节炎和跖骨 / 跟骨过度应力性损伤可以通过穿硬底鞋限制其活动度（ROM），并减少足踝关节的应力传导来缓解不适症状。相反，光着脚或穿薄底鞋（如人字拖）行走，会使跟僵症、中足关节炎和跖骨 / 跟骨过度应力性损伤的症状加重。对于跖骨 /跟骨过度应力性损伤或足跟脂肪垫萎缩的患者来说，有缓冲垫的鞋子会有更好的舒适性。跟腱腱病或胫后肌腱病的患者更倾向于穿垫着楔形鞋垫或足跟垫的鞋子。这实质上是在正常行走过程中，减少肌腱在拉伸终末的几毫米时承受的过度应力，来缓解不适症状。靴筒长度在踝关节以上的长筒靴，可以起到支具固定的效果，是后足和（或）踝关节病患者的首选。

完整的病史不仅包括详细的主诉，还应该回顾患者的既往手术史，既往和近期的用药史，血栓病史或家族成员的血栓病史等。显然，自身免疫疾病的患者应对其治疗方案进行相应的调整，来优化手术的条件。近期医学界已达成共识，使用氟喹诺酮类的药物与肌腱炎，尤其是跟腱炎有关联，但是，患者可能并没有认识到这一点。弥漫性肌肉骨骼疼痛或肌肉压痛可能与服用降低胆固醇的他汀类药物有关，尤其是对于那些没有明确病因的患者来说，更应该考虑到这种可能性。与非糖尿病患者相比，糖尿病患者应进行末梢感觉神经病变的相关检查，并且，要相应地延长免负重的时间。既往有血栓病史的患者，因急性损伤需要制动时，抗血栓药物的使用是十分关键的。

体格检查

进行体格检查时，患者首先应处于坐姿，充分暴

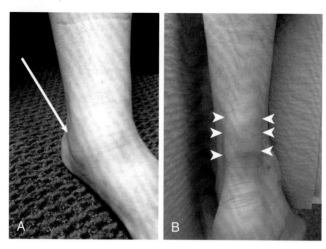

图 111.1 （A）急性胫后肌腱炎患者表现为踝关节后内侧肿胀（箭头）。注意内踝轮廓的消失。（B）足跟（箭头）后部肿胀和增厚，与跟腱病有关

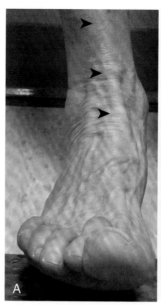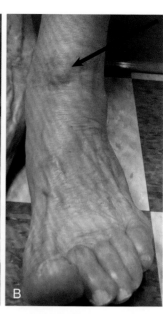

图 111.2 左侧胫前肌腱陈旧性断裂的患者。因左踝关节"肿物"前来就诊（B：箭）。与健侧正常的胫前肌腱相比，明显不对称（A：箭头），因为胫前肌腱断裂，导致踝关节试图处于持续背伸的状态

露双下肢至膝关节远端。观察肿胀部位可迅速发现可疑的病变部位。肿胀部位常常提示病变区域。例如，踝关节后内侧区域的肿胀与胫骨后肌腱有关；正后方的肿胀与跟腱有关；后外侧肿胀与腓骨肌腱有关；中足背内侧肿胀与胫前肌腱有关；前足中部的肿胀与应力性骨折有关（图 111.1）。对于创伤性损伤来说，如果患者在受伤后能很快就诊并进行检查，肿胀的局限区域有助于确定受伤的部位。然而，在损伤超过 24 小时之后才来就诊，肿胀通常是弥漫性的，会对诊断的效率造成影响。受伤或术后，不对称的肿胀导致下肢周径增加，提示存在血栓形成可能，应给予进一步的评估。因为损伤本身通常不会引起整个腿部的弥漫性水肿。应注意是否存在任何异常的骨性或软组织肿物。尽管这种肿物可能是良性或恶性肿瘤所致，在某些情况下，也可能是创伤导致的畸形。比较常见的病例，如：在胫前肌腱断裂的患者中见到的创伤后畸形，患者踝关节前方可发现一个"假瘤"样肿物，实际上，是断裂肌腱近端回缩后的表现（图 111.2）。进一步的运动学查体会明确该诊断，避免其他多余的检查。

瘀斑的出现通常与损伤部位有关。中足底部的瘀斑应高度怀疑 Lisfranc 损伤（图 111.3）。然而，在延迟就诊的病例中，瘀斑的部位很难作为损伤诊断的依据，因为损伤后血液会通过皮下组织进行渗透，这也是踝关节扭伤后为什么常常出现前足远端瘀斑的原因。跟腱断裂的病例中，瘀斑常见于跟骨的后上方，而不是直接出现在断裂部位，这与伤后肢体的体位有关。充分掌握这一现象后，可以指导检查者在发现远端瘀斑后，能够在更近端区域明确损伤的部位，比如

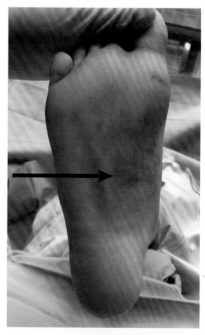

图 111.3 中足部损伤后的足底瘀斑（箭头）应怀疑 Lisfranc 损伤

在这种情况下进行 Thompson 试验，就可以明确跟腱断裂的诊断。对既往的手术瘢痕进行评估有助于明确神经损伤或卡压的可能部位。尽管查体时发现的畸形更加具有诊断价值，但是胼胝形成也可以提示我们该区域承受着过大的应力。第五跖骨基底部和距骨头形成的胼胝一般提示存在高弓内翻足畸形的可能，在治

疗踝关节扭伤、不稳，第五跖骨骨折和腓骨肌腱病时应对这种体征给予足够的重视。前足足底弥漫性的胼胝提示存在马蹄足挛缩畸形的可能，在治疗跖痛症时必须注意到这一点。

尽管对步态和下肢力线的评估很关键，但是，应推迟评估的时机，因为在创伤的急性期进行评估，可能会加重患者的损伤和不适感。在治疗足高弓内翻畸

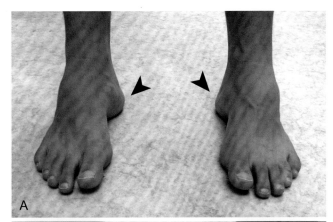

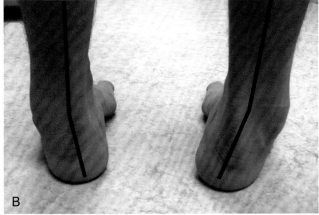

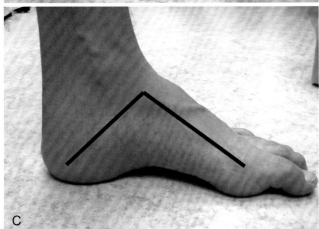

图111.4 （A）足高弓内翻畸形患者的前面观。在这类患者中，足跟后内侧（箭头）清晰可见。可以从后方观察到后足的内翻畸形（B），在严重的病例中，从后方是无法看到小脚趾的。从内侧面（C）可以看到高弓畸形

形的时候，必须对足弓抬高、后足内翻和第一跖列过度跖屈的畸形有充分的认识并做出对应的处理，这样才能降低术后畸形复发的风险（图111.4）。扁平足患者一般都存在足弓塌陷和后足外翻的畸形，这是由于胫后肌腱失用和陈旧性的Lisfranc损伤所致。尤其是对于先天性平足畸形的患者来说，与对侧下肢进行比较有助于发现细微的差异（图111.5）。异常的步态模式有助于我们清晰地了解损伤的病理过程。对于胫前肌断裂或腓总神经损伤的患者，在摆动相出现膝关节和髋关节过度屈曲的跨阈步态（steppage gait），一般提示足下垂畸形，多见于胫前肌腱断裂或腓肠神经麻痹。跟骨步态多见于慢性跟腱断裂后，系因小腿三头肌无力导致的足跟触地时踝关节过度背伸的步态。负重时的疼痛会导致患肢出现支撑相缩短的减痛步态。

为了缓解查体带来的不适感，应将最大压痛点的触诊和激发试验放在整个查体过程的最后阶段。触诊应该首先从血管检查开始，先对足背动脉和胫后动脉的搏动进行评估。尽管这些检查属于常规查体，但是对于严重创伤，如踝或后足关节脱位，以及需要进行手术干预的患者来说，需要给予格外的重视。随后，应对支配足踝关节感觉的5支周围神经进行检查。这些感觉神经包括腓深神经（第一跖间隙）、腓浅神经（足背）、隐神经（踝关节内侧）、腓肠神经（足外侧）和胫后神经（足底；图111.6）。对于急性踝关节扭伤的患者来说，由于过度牵拉造成的腓浅神经感觉减退

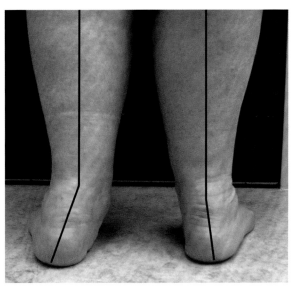

图111.5 患者有双侧扁平足病史，但左下肢疼痛较重。与正常的右下肢相比，左下肢外翻的严重程度明显增加。这一发现与大多数胫骨后肌腱功能失用的表现一致

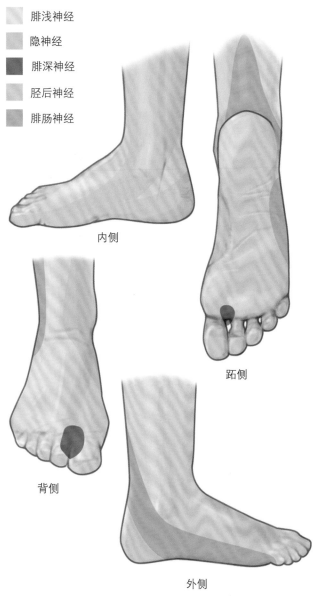

腓浅神经
隐神经
腓深神经
胫后神经
腓肠神经

内侧

跖侧

背侧

外侧

图 111.6　踝关节感觉神经的分布

并不少见。如果考虑神经瘤的可能，应对相关神经进行激发试验。压迫神经可疑损伤的部位可以引出相应的临床症状。为了充分检查神经，应该保持压迫 30 秒。对于术后神经瘤，可通过手术瘢痕确定损伤部位。如果怀疑非创伤因素导致的神经瘤，充分了解常见的压迫部位有助于进行针对性的查体：胫骨前外侧中下 1/3——腓浅神经，踝管——胫神经，后足和中足背侧——腓深神经，第二、三跖骨间隙——趾间神经。评估跟痛症时，应了解跗展肌对足底外侧神经第一分支有无压迫。

运动功能检查涉及单个肌肉功能的评估，应包括肌腱的连续性和神经支配的状况等信息。单个肌肉的肌力减退多见于肌腱断裂（图 111.7）。神经源性的肌无力会涉及更多的肌群，并可能合并有感觉减弱的症状。由于足踝关节的大部分肌腱都附着于踝关节的远端，因此单根肌腱损伤并不会导致踝关节整体主动活动功能的丧失。与对侧肢体进行比较，评估肢体间力量的差别，有助于发现细微的运动功能损伤。在跟腱完全断裂的情况下，抗阻跖屈的力量仍会存在（4～5级），这是由于踝关节后方存在多条肌腱共同承担踝关节跖屈的功能。一只手给予肌腱对抗的阻力，另外一只手对紧张的肌腱进行触诊，可以确定肌腱的连续性，如果在抗阻收缩时，有疼痛主诉，则说明存在肌腱病的可能。由于下肢力量比较强大，通过检查者进行抗阻力检查很难发现细微的病变。这种情况下，可进行疲劳试验进行评估，如单下肢支撑的反复提踵试验有助于对胫后肌腱的功能进行评估（图 111.8）。在检查陈旧跟腱断裂时，也可采用单下肢提踵试

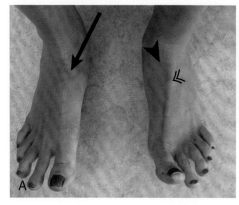

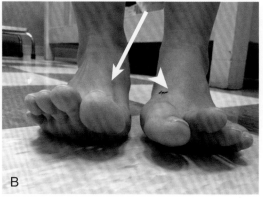

图 111.7　（A）左下肢胫前肌腱陈旧断裂。与健侧右腿绷紧的胫前肌腱（黑色箭头）相比，可见明显的肌腱失能（黑色箭号）。此外，伸踇长肌腱（EHL；黑色双箭头）和趾长伸肌腱表现出的正常功能可以明确除外近端神经病变的可能性。伸肌支持带能够确保患者进行主动的背伸运动。随后的足跟行走运动提示左腿比右腿更容易出现疲劳。（B）导致 EHL 功能丧失的足背部裂伤（白箭头），与健侧足相比（白箭号），差异更加显著

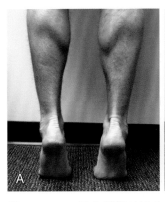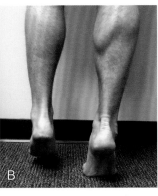

图 111.8 双足支撑提踵试验（A）检测胫后肌腱力量，由于健侧肢体起代偿作用，因此无法对患侧肢体的功能进行评估。为了明确患侧胫后肌腱的功能，患者须抬起健侧肢体，仅用单侧肢体进行检测（B）。只有在跟腱完全正常的情况下，该试验才适用于胫后肌腱功能的检查

验进行评估。轻度的胫前肌腱无力可以用足跟行走来测试。

主、被动关节活动度（ROM）检查应与对侧进行比较。主动 ROM 与动力学检查相结合可以减少检查的重复步骤。足踝关节正常活动度的范围变化较大，没有明确的绝对正常值。肢体间不对称的活动范围或活动时出现的疼痛症状比活动范围的绝对值更加具有临床意义。通常情况下，评估踝关节背伸运动时应考虑到腓肠肌或跟腱挛缩引起的活动受限（图 111.9）。然而，需要注意的是，活动范围增加也同样具有临床诊断价值。这种体征多见于陈旧跟腱断裂，并可作为其诊断的主要依据（图 111.10）。踝关节最大活动度为背伸 10°~23°，跖屈 23°~48°（图 111.11）。距下关节最大内翻活动度为 5°~50°，最大外翻活动度为 5°~26°（图 111.12）。第一跖趾关节（踇趾）最大背伸活动度为 45°~90°，跖屈 10°~40°（图 111.13）。创伤后踝关节的主动 ROM 会显著受限，被动 ROM 可能会有所减少，但仍然存在。在活动度明显减小或关节交锁的情况下，仍有脱位或半脱位的风险时，应给予进一步的影像学评估。被动 ROM 检查时，出现疼痛、研磨感或磨砂音，则提示存在游离体或关节炎引起的软骨退变。在被动拉伸肌腱时如出现弹响，则提示狭窄性腱鞘炎的可能，最常见的部位为足踝处的 FHL。

压痛触诊可以为外伤、肌腱病、关节炎的快速诊断提供有价值的信息。然而，如果在查体开始时就进行压痛触诊，可能会给患者带来明显的疼痛不适，进而影响后续其他检查的进行。尽管单纯的触诊对于许

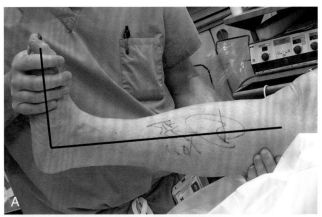

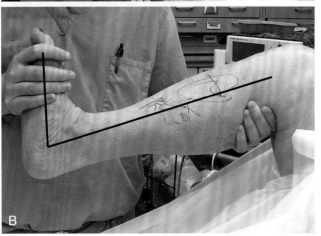

图 111.9 （A）膝关节伸直时，踝关节背伸角度不超过中立位。（B）膝关节屈曲时，消除了腓肠肌的影响因素，使踝关节背伸角度增加，多见于腓肠肌挛缩的病例。如果踝关节背伸角度不增加，说明同时存在腓肠肌和比目鱼肌的挛缩，需通过跟腱延长术进行矫正

多病例来说是简单有效的诊断方法，但是它对于关节不稳定、陈旧肌腱断裂、疲劳性筋膜室综合征和神经系统疾病的诊断并没有太大帮助。充分了解足踝关节皮下解剖的关系对于临床查体来说具有重要的意义。在对存在可疑损伤（如踝关节扭伤）的患者进行评估时，应以逐渐往向心端进行触诊的方式进行，以明确有无合并其他部位的损伤。此外，触诊的动作要轻柔，避免给患者造成不必要的伤害和不适。相反，检查陈旧性损伤时，应采用深触诊的方式来明确关注的区域有无病变。与对侧肢体进行对比也是很关键的，因为正常情况下，人体的许多部位都会有触痛，只有与健侧进行对比，触痛感加重才具备临床价值。跗骨窦是一个特别敏感的区域，因此，应对双侧肢体进行比较检查，否则，跗骨窦压痛阳性并不能作为诊断的依据。

踝关节外侧韧带的稳定性可以通过前抽屉试验和距骨内翻倾斜试验来评估。前抽屉试验是在踝关节

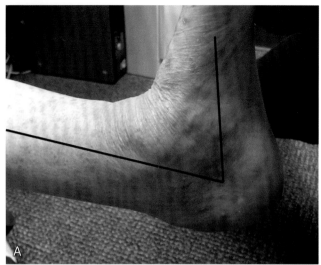

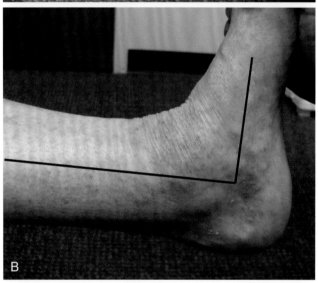

图 111.10　表现为患侧足跟痛和上下楼困难的患者。与健侧踝关节（B）相比，患侧踝关节呈现出背伸角度过大（A）的体征。由于是陈旧性损伤，单纯触诊无法明确诊断。随后，通过患肢肌力检查和单足提踵试验，发现肌力减退，符合跟腱陈旧断裂的诊断

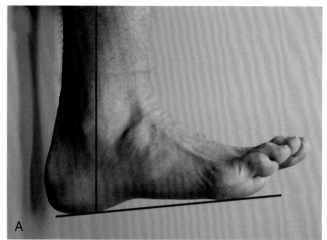

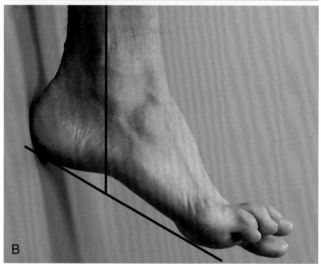

图 111.11　踝关节的背伸角度（A）通常是跖屈角度（B）的25%～50%。这种差异在某种程度上解释了为什么足踝的很多障碍都是由于背伸角度的轻微减少所致。背伸角度减少5° 可能会减少患者 50% 的背伸功能

跖屈时，对后足施加前向压力，用于评估距腓前韧带的功能（图 111.14）。内翻应力试验是在关节背伸状态下，内翻踝关节，用于评估跟腓韧带的功能（图111.15）。还应对韧带的松弛程度进行评估，因为这些体征有助于指导手术治疗（图 111.16）。关节稳定性检查不仅限于踝关节，也包括后足、中足和前足关节。将后足稳定在背伸位，在第一跖骨上施加跖屈应力，评估第一跖跗关节的稳定性。对于前足痛的患者，可以进行"垂直 Lachman 试验"（Vertical Lachman）评估第五跖趾关节的稳定性。由于正常情况下的后足关节的活动度比较大，因此很难对后足关节的稳定性进行

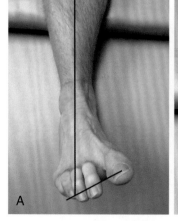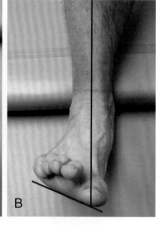

图 111.12　后足的内翻的角度（A）大于外翻角度（B）。这种不对称在某种程度上也解释了为什么扁平足畸形比高弓足畸形更容易耐受，因为高弓足畸形外翻能力有限，无法有效代偿后足的内翻畸形

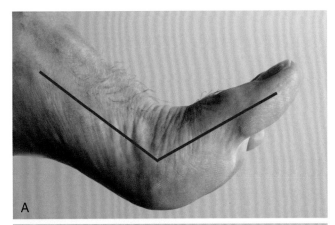

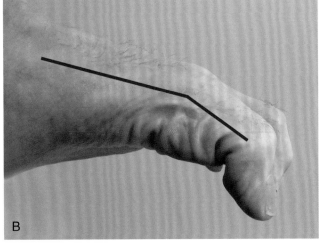

图 111.13　第一跖趾关节背伸幅度（A）比跖屈幅度（B）更大，其功能重要程度也更大

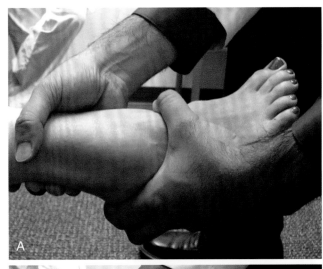

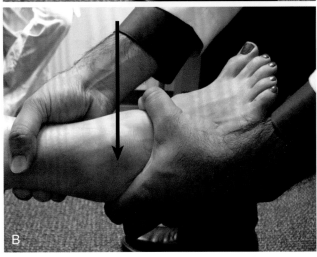

图 111.14　前抽屉试验，一只手稳定胫骨远端的前部，另一只手握在跟骨后部（A）。相对于胫骨，足跟向前平移，应注意是否存在关节半脱位的征象（B）。应注意在不稳定的踝关节前外侧会形成一个凹陷（箭头所示）

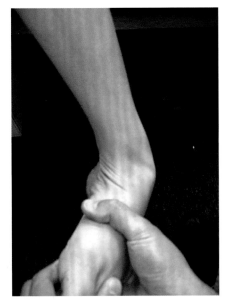

图 111.15　跟腓韧带严重松弛患者的内翻应力试验

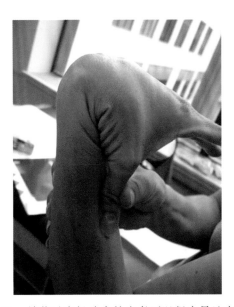

图 111.16　关节过度松弛症的患者可以很容易地弯曲手腕并将拇指放在前臂掌侧

评估。对于可疑的距下关节或 Chopart 关节不稳定病例，可在 X 线透视辅助下进行应力检查，因为 X 线透视可以直接显示出关节半脱位的程度。

在对下肢进行全面细致的查体之后，可进行激发试验（在本节的其他章节中有详细介绍）用于进一步评估可疑的病变。例如，外伤导致的足踝关节肿胀和疼痛的患者，可能需要进行小腿中段的挤压试验和外旋应力试验，来评估是否存在下胫腓联合损伤。这种检查不适用于中足出现肿胀和疼痛的患者。在这种情况下，可以进行中足的应力试验和单侧下肢的支撑试验，以明确有无 Lisfranc 损伤。许多情况下，当患者主诉足踝关节不适时，完整的病史和体格检查足以确定诊断，无须进一步影像学检查。

（ Anish R. Kadakia, Amiethab A. Aiyer 著
侯宗辰 译 皮彦斌 校 ）

参考文献

扫描书末二维码获取。

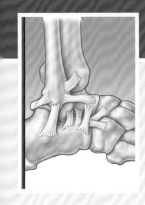

足踝影像学

X 线片

对于有足踝关节问题的患者，X 线片通常是最初的影像学检查方法。X 线片检查适用于疑似关节炎、骨坏死、肿瘤、骨不连或创伤的病例。此外，即使 X 线片没有显示异常病变，足踝关节的力线异常也可能导致患者相应的症状。除非怀疑骨折，应尽可能拍负重位 X 线片以利于对骨性结构和足踝关节的力线进行评估（图 112.1 ~ 112.3）。特别是在疑似 Lisfranc 损伤的情况下，如果最初非负重位 X 线片是阴性结果，则应拍摄负重位的 X 线片进一步评估是否存在跖跗关节分离。

计算机断层扫描（CT）

新一代多排螺旋 CT 扫描能够在所有成像平面上提供高分辨率的影像，尤其适合于踝和后足关节内骨折的定位和病变范围评估。鉴于后足关节完整性评估的难度较大，应采用 CT 扫描对后足关节骨折的类型和关节的完整性进行评估和随访。使用这种方法可以很好地显示出距骨骨软骨囊性病变，并准确计算病变的大小，以指导手术方案的制订。另外，对骨折或关节融合术后患者来说，它也是一种评估骨性愈合程度的良好方法。有大量的数据表明，使用普通 X 线检查会明显低估踝关节和后足关节融合术后新的骨小梁形成的百分比。当患者存在磁共振检查（MRI）禁忌的时候，通过关节内造影后，进行踝关节 CT 检查（CT 关节造影），也是评估关节病变的准确方法。目前，可以进行下肢负重位的 CT 扫描，这种技术可以为外科医生提供更多的关节内生物力学功能的信息。在 X 线片中，因骨性结构的重叠而导致无法获取有效信息的情况下，该技术是非常有意义的。例如，对于中足关节病的患者来说，负重位 CT 扫描能够很好地识别出中足关节的结构，有利于评估负重时的骨和关节间

的对合情况。此外，它还可以更准确、更方便地评估出下胫腓联合的功能状况，以及后足外翻畸形时出现的腓骨下撞击程度。

超声

与 MRI 相比，超声的主要优点是能够动态地评估肌腱的功能结构[1]。超声检查是评估腓骨肌腱半脱位的首选方法。对跟腱断裂断端的对位情况，以及屈踇长肌腱（flexor hallucis longus, FHL）狭窄性腱鞘炎进行动态评估，均显示出了超声检查的优势。与 MRI 检查相比，超声检查还具有节约成本的优势，以及穿刺注射时软组织的定位优势。超声的局限性在于，对于皮下脂肪较多的患者，其精确性可能会下降[2]。此外，临床医生对病变的诊断过于依赖放射科医师的影像学解释和操作人员的技术水平。因此，临床医生和放射科医师之间应建立良好的沟通，才能确保放射科医师了解确切的临床问题，这样能使检查过程更具针对性。

磁共振成像（MRI）

MRI 是首选的能够对足踝关节进行全面评估的非侵入性方法。对于软骨、肌腱、韧带和骨性结构异常的判断，MRI 检查具有很高的准确性。踝关节 MRI 造影检查可以更精确地评估胫距关节软骨损伤的程度[3]。关节内钆造影剂可以在抑脂的 T_1 加权像得到很好的呈现。这些影像可以充分发挥出造影剂的优势。骨髓成像也非常关键，因此，非抑脂的 T_1 加权像也是必不可少的。T_1 加权像通常可以很好地显示解剖结构，包括骨髓、出血、肿物、脂肪以及脂肪浸润的肌肉。质子密度加权或中间像具有较高的分辨率，因此在韧带、肌腱和软骨等细微结构的评估中具有重要的意义[3]。

T_2 加权像是评估液体、水肿、关节积液、肌肉和

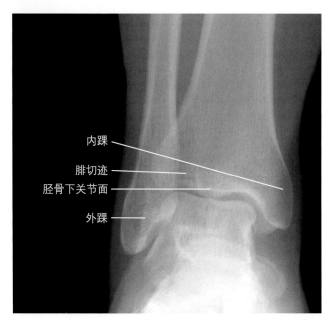

图 112.1　踝负重正位 X 线片 (From Miller M, Hart J, MacKnight J, eds. *Essential Orthopaedics*. Philadelphia: Elsevier; 2008.)

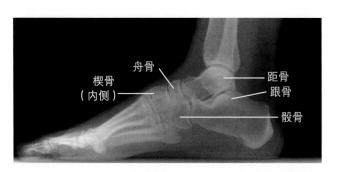

图 112.2　足负重侧位 X 线片（From Miller M, MacKnight J, eds. *Essential Orthopaedics*. Philadelphia: Elsevier; 2008.）

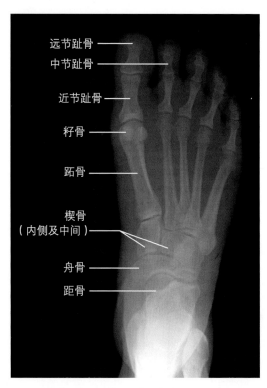

图 112.3　足负重正位 X 线片（From Miller M, Hart J, MacKnight J, eds, *Essential Orthopaedics*.The Philadelphia: Elsevier; 2008.）

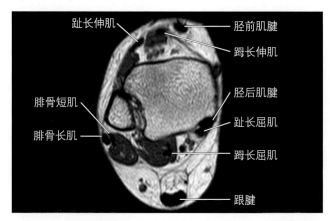

图 112.4　小腿磁共振扫描的轴位 T_1 加权像。在该序列的图像更容易辨别肌腱

软组织损伤的最佳序列。使用抑脂像的序列可以提高液体识别的敏感度[4]。

专用的足踝线圈有助于获得足踝关节高质量的成像效果。应在矢状位、轴位和冠状位多个层面进行图像扫描。在准备行 MRI 检查前，应告知放射科医师需要特别关注的区域。鉴于 MRI 扫描视野越小、图像质量越高的原理，捕获整个足踝关节的 MRI 扫描将会降低图像的质量。另外，前足与后足可能存在各自不同的特定扫描方案，因此应说明病变的特定部位以选择适当的 MRI 扫描方案。

肌腱的成像

鉴于肌腱内缺乏液体，正常肌腱在所有成像序列上都呈低信号（图 112.4）。轴位像对于腱鞘炎和肌腱变性的诊断和损伤程度的评估是最价值的。冠状位像可以作为补充，但提供的信息最少。局部增粗的区域通常提示可能病变的部位。

跟腱

由于跟腱局部的解剖特点，跟腱疾病相对更容易被诊断出来。跟腱变性时，可以发现与肌腱一起移动的局灶性增粗病灶，这可以和跟腱腱围炎相鉴别。MRI 的主要用途是在术前确定跟腱病变的准确位置和大小。随着运动功能康复治疗的进步，跟腱断裂的非

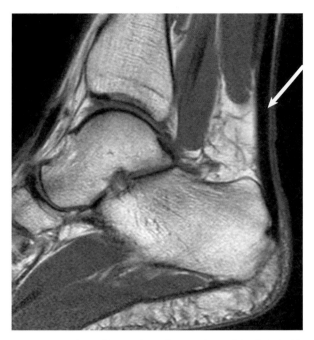

图 112.5 正常跟腱的 T_1 加权像。注意跟腱的直径是均一的，并且呈低信号强度成像（箭头所示）（From Joos D, Tran N, Kadakia AR. Achilles tendon disorders. In: Miller MD, Sanders TG, eds. *Presentation, Imaging and Treatment of Common Musculoskeletal Conditions*. Philadelphia: Elsevier; 2011. ）

手术治疗已经显示出了良好的效果，此时，当佩戴支具后（超声难以透过支具探及跟腱），MRI 可以很好地确定在踝关节跖屈位时，跟腱断端是否能实现良好的对位。

正常外观

跟腱主要是通过协同使用 T_1 和 T_2 加权像的轴位和矢状位 MRI 显像来评估的。肌腱具有近乎均一的直径，当其止于跟骨止点时，远端变得扁平。跟腱的前、后缘应该是绷紧并且平行的（图 112.5）。前缘平坦或凹陷是正常的表现。轴位或矢状位上跟腱正常的前后径为 7 mm。

病变在 MRI 扫描中的直接征象

如果跟腱连续性尚可，而 T_1 或 T_2 加权像上出现中等或高信号强度的改变则提示存在跟腱病。在 T_1 加权像中，矢状位显示跟腱呈梭形增厚也提示存在跟腱病可能（图 112.6）。T_2 加权像上出现接近于水的高信号改变，则提示存在急性病变的过程，或者称为跟腱的"部分撕裂"。在 T_1 加权像的矢状位图像上，可以很好地观察到跟腱止点处的钙化病灶，这种情况可以诊断为止点性跟腱病。在跟腱前方，跟骨平面可以观察到泪滴状的液体信号成像（高信号强度）提示存

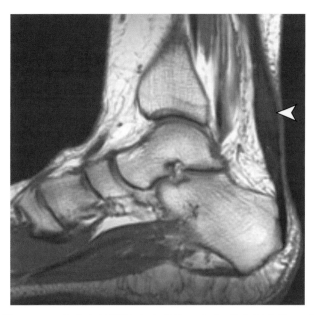

图 112.6 非止点性跟腱炎患者的 T_1 加权磁共振成像。可观察到跟腱呈中等信号强度和梭形增厚的改变（箭头所示）（From Joos D, Tran N, Kadakia AR. Achilles tendon disorders. In: Miller MD, Sanders TG, eds. *Presentation, Imaging and Treatment of Common Musculoskeletal Conditions*. Philadelphia: Elsevier; 2011. ）

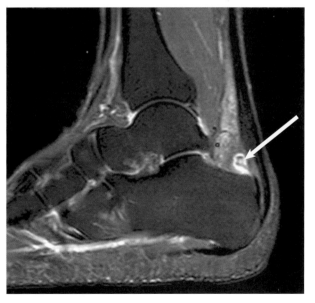

图 112.7 T_2 抑脂加权像显示，在跟腱前方，跟骨平面泪滴状高信号影提示存在跟骨后滑囊炎病变（如箭头所示）（From Joos D, Tran N, Kadakia AR. Achilles tendon disorders. In: Miller MD, Sanders TG, eds. *Presentation, Imaging and Treatment of Common Musculoskeletal Conditions*. Philadelphia: Elsevier; 2011. ）

在跟骨后滑囊炎（图 112.7）。跟腱后方的液体信号（高信号强度）提示为跟腱后滑囊炎。T_1 和 T_2 抑脂加权像上，液体信号（高信号强度）填充在跟腱内，则提示急性跟腱断裂（图 112.8）。

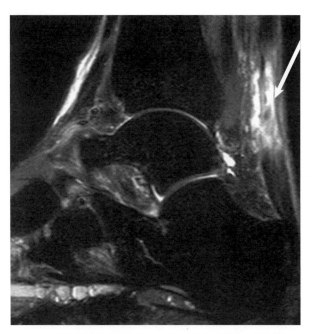

图 112.8　急性跟腱断裂的 T$_2$ 加权像。注意跟腱自身的低信号成像因为出现高信号改变而中断（箭头所示）（ From Joos D, Tran N, Kadakia AR. Achilles tendon disorders. In: Miller MD, Sanders TG, eds. *Presentation, Imaging and Treatment of Common Musculoskeletal Conditions*. Philadelphia: Elsevier; 2011. ）

病变在 MRI 扫描中的间接征象

在 T$_1$ 或 T$_2$ 的抑脂加权像中，Kager 脂肪垫表现为高信号强度的成像，提示存在跟腱腱围炎可能。在 T$_1$ 或 T$_2$ 抑脂加权像中，跟腱呈波浪状或回缩卷曲的表现，则高度提示存在跟腱断裂的可能性。

MRI 显像中的误区

在跟腱止点附近有少量高强度信号，一般是止点区域正常脂肪组织的影像，不应将其与止点性跟腱炎相混淆。在跟腱断裂时，跖肌腱可以是完整的，不应与部分撕裂或完整跟腱相混淆。

胫后肌腱

胫后肌腱病的诊断并不需要特殊的成像技术。鉴于扁平足畸形和胫后肌腱的位置比较浅表，通过体格检查就足以明确诊断。然而，对于可疑的腱鞘滑膜炎、创伤性扁平足或突发扁平足，以及需要进行肌腱清理或保留手术的患者来说，MRI 是一种很好的辅助检查手段。通常仅在肌腱变性不明显的腱鞘炎患者考虑进行单纯的肌腱清理和保留手术。变性明显的肌腱炎中，需要进行肌腱转位手术来保留胫后肌腱，并加强术后肌腱的内翻力量，但存在术后持续性疼痛的风险，应谨慎进行。

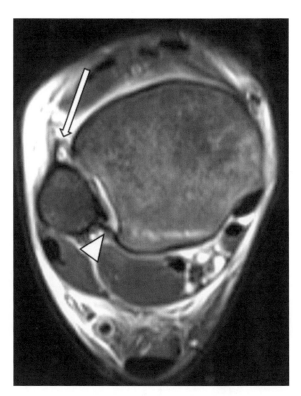

图 112.9　急性下胫腓联合损伤的 T$_2$ 加权像。下胫腓前韧带（箭号所示）可见连续性中断以及周围的高信号影。下胫腓后韧带（箭头所示）是完整的，合并未移位的胫骨远端后踝骨折，这些征象均提示下胫腓联合损伤（ From Joos D, Sabb B, Tran NK, et al. Acute ankle ligament injuries. In: Miller MD, Sanders TG, eds. *Presentation, Imaging and Treatment of Common Musculoskeletal Conditions*. Philadelphia: Elsevier; 2011. ）

磁共振成像

正常表现。评估胫后肌腱时，轴位像最有用。理想情况下，患者应处于俯卧位，踝关节自然跖屈使肌腱处于直线位置减小"魔角"效应。正常情况下，胫后肌腱在其整个走行过程中都应该具有均一的直径（图 112.9）。

病变的 MRI 直接征象。在 T$_2$ 加权像中，胫后肌腱周围的液体信号影（高强度信号）提示存在腱鞘炎的可能（图 112.10）。但这一征象的特异性较差，因为在 22% 的无症状人群中也可以出现。T$_2$ 加权像上，肌腱实质内出现的局灶性高信号影（也被称为点状信号）提示存在小的肌腱内撕裂。在 T$_1$ 加权像中，肌腱实质内局灶性高信号影向腱外延伸，在 T$_2$ 加权像中也呈现对应的高信号改变，提示存在肌腱撕裂病变。在 T$_2$ 加权像中，胫后肌腱完全不显影，或原本的低信号被高信号所取代，说明存在肌腱断裂。肌腱原本的低信号被中间（灰色）信号替代或浸润则提示存在肌

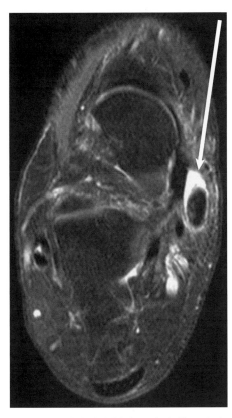

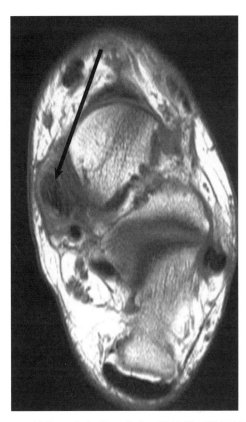

图112.10　胫后肌腱腱鞘炎轴位 T_2 加权像。注意肌腱周围的高信号影（液体）（箭号）（ From Joos D, Kadakia AR. Flexor tendon disorders. In: Miller MD, Sanders TG, eds. *Presentation, Imaging and Treatment of Common Musculoskeletal Conditions*. Philadelphia: Elsevier; 2011.）

图112.11　轴位 T_1 加权像，其中正常的胫后肌腱呈低信号强度影，夹杂中间（灰色）信号影（箭号所示）（ From Joos D, Kadakia AR. Flexor tendon disorders. In: Miller MD, Sanders TG, eds. *Presentation, Imaging and Treatment of Common Musculoskeletal Conditions*. Philadelphia: Elsevier; 2011.）

腱变性（图112.11）。肌腱直径减小（直径小于趾长屈肌），并可在所有轴位像上看到，则提示有萎缩性肌腱炎。

　　病变的 MRI 间接征象。在任何成像序列中，周围软组织水肿和屈肌支持带增厚的信号都提示存在病变。在 T_2 加权像中可以看到与屈肌支持带相邻的软组织水肿。还可以看到非创伤因素导致的内踝信号强度增高的影像。当存在副舟骨时，T_2 加权像上可以看到较高的信号强度。

显像中的误区

　　腱鞘内存在少量液体是正常的；肌腱实质内信号强度的增高对肌腱疾病的判断更具特异性。

屈踇长肌腱

　　屈踇长肌腱病以前被认为是常见于女性芭蕾舞者的一种疾病，踝关节持续处于跖屈状态，在屈肌支持带的入口处引起屈踇长肌腱的反复刺激所致。最近已经认识到屈踇长肌腱炎可导致患者足踝关节的慢性疼痛，这些患者最初通常被诊断为足踝关节的其他疾病。超声可以有效地动态评估纤维骨隧道内屈踇长肌腱的状况。MRI 有助于评估腱鞘滑膜炎、肌腱变性的程度和距后三角骨的水肿，这些疾病均可导致足踝部疼痛。

磁共振成像

　　正常表现。由于肌腱经过载距突走行到了前足，因此，常常在矢状位成像中对屈踇长肌腱进行评估。理想情况下，患者应该处于俯卧位，踝关节跖屈使肌腱呈直线走行并减小"魔角"效应。该肌腱的肌腹位置较低，通常处于踝关节水平。

　　病变在 MRI 中的直接征象。如前所述，肌腱病的 MRI 表现包括：腱内的信号强度增加或肌腱撕裂等，但是这些征象在屈踇长肌腱中很少见。T_2 加权像中显示的液体信号（高强度信号）提示存在屈踇长肌腱腱鞘炎。屈踇长肌腱损伤最常见的位置是在距骨后方的纤维骨隧道内（图112.12）。然而，它也可能出现在中足关节水平的 Henry 结节或第一跖趾关节远端，肌

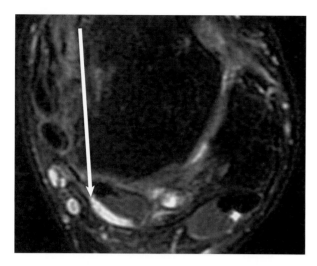

图 112.12 在轴位 T_2 加权图像上，可见于距骨后方，屈蹋长肌腱周围的高强度信号影像（箭号所示）（From Joos D, Kadakia AR. Flexor tendon disorders. In: Miller MD, Sanders TG, eds. *Presentation, Imaging and Treatment of Common Musculoskeletal Conditions*. Philadelphia: Elsevier; 2011.）

腱从籽骨之间通过的位置。应该从踝关节到趾骨附着处，沿着其走行路线对屈蹋长肌腱进行仔细的检查，因为它在踝关节、中足和前足水平都可能发生压迫。踝关节后方纤维骨隧道水平，在肌腱的近端和远端存在液体一般提示狭窄性腱鞘炎 [6]。因为严重压迫会限制液体进入腱鞘内。

病变在 MRI 中的间接征象。如果在 T_2 加权像上，距后三角骨存在高强度信号影像，应该对屈蹋长肌腱进行仔细检查，因为屈蹋长肌腱滑膜炎和距后三角骨综合征都可能出现这种征象。

MRI 显像中的误区

如果没有对肌腱整个走行区域进行检查，可能会忽略屈蹋长肌腱在 Henry 结节 - 籽骨复合体结构中不常见的压迫导致的症状。

腓骨肌腱

腓骨肌腱的病变包括腱鞘滑膜炎、肌腱变性、肌腱撕裂和腓骨肌综合征（os peroneum syndrome）。另外，可能存在有症状的肌腱半脱位或鞘内脱位，导致腓骨肌腱不稳和疼痛。由于腓骨后外侧的纤维软骨脊出现机械性创伤导致陈旧性的腓骨肌腱半脱位，从而增加了肌腱出现退变性撕裂的风险。超声检查是评估腓骨肌腱的有效工具，特别是在鞘内半脱位的情况下，其中，主观感受到的弹响声可能是唯一的临床表现。当考虑是否需要进行手术干预时，MRI 检查有助

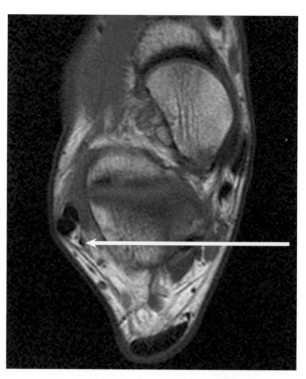

图 112.13 踝关节的轴位 T_1 加权像突出显示第四腓骨肌腱（箭号）的位置。肌腱位于腓骨肌支持带的深方，细小的条索状低信号强度结构。该肌腱的近端有独立的肌腹，并且通常向远端走行止于跟骨（From Joos D, Kadakia AR. Peroneal tendon disorders. In: Miller MD, Sanders TG, eds. *Presentation, Imaging and Treatment of Common Musculoskeletal Conditions*. Philadelphia: Elsevier; 2011.）

于明确腱鞘滑膜炎、肌腱变性、撕裂、腓骨短肌低位肌腹、第四腓骨肌（peroneus quartus）等病变，此外它还有助于评估腓骨沟的凹陷程度。

磁共振成像

正常表现。使用 T_1 和 T_2 加权轴位像的组合是评估腓骨肌腱的主要方法。在 13% ~ 26% 的正常患者中可以遇到变异的第四腓骨肌。它将作为腓骨肌腱鞘内的第三个肌腱出现（图 112.13）。尽管存在多种变异类型，最常见的情况是第四腓骨肌止于跟骨止点。扁平或凸起的腓骨沟被认为与腓骨肌腱疾病有关，但在超过 2/3 的正常人群中可见扁平沟。

病变的 MRI 直接征象。如果在轴位像上进行测量，腓骨肌腱的直径比胫后肌腱更粗，则提示腓骨肌腱的异常增粗。在 3 个连续的 T_1 质子密度加权像中都可以观察到腓骨肌腱内中间信号强度的改变，则对临床相关的腓骨肌腱疾病的检测敏感性为 92%（图 112.14）[7]。T_2 加权像中，腓骨肌腱鞘内积液是一种非特异性的征象，在无症状人群中也比较常见。然而，

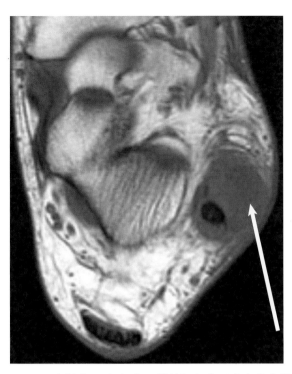

图 112.14　在轴位 T_1 加权像上腓骨短肌腱表现为中等信号强度。如果多个轴位像上都有这种改变，提示存在严重的腓骨肌腱病变（箭号所示）。另外，肌腱也可出现明显的增粗。正常腓骨长肌腱位于病变的腓骨短肌腱后方（From Joos D, Kadakia AR. Peroneal tendon disorders. In: Miller MD, Sanders TG, eds. *Presentation, Imaging and Treatment of Common Musculoskeletal Conditions*. Philadelphia: Elsevier; 2011.）

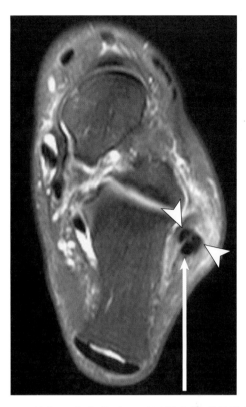

图 112.15　轴位 T_2 加权像中，可见纵向撕裂的腓骨短肌腱（箭头所示）。正常的腓骨长肌腱（箭号所示）位于撕裂的腓骨短肌腱后方（From Joos D, Kadakia AR. Peroneal tendon disorders. In: Miller MD, Sanders TG, eds. *Presentation, Imaging and Treatment of Common Musculoskeletal Conditions*. Philadelphia: Elsevier; 2011.）

腓骨腱鞘内积液的宽度大于 3 mm，则高度提示存在具有临床意义的腓骨肌腱鞘炎。在 T_1 或 T_2 加权像中，存在腓骨短肌腱的分离，则提示可能有肌腱撕裂（图112.15）。如果裂隙没有延伸到肌腱的整个宽度，则提示存在部分撕裂。

　　病变的 MRI 间接征象。在 T_1 或 T_2 加权像中，肌腱呈不规则轮廓也提示腓骨肌腱撕裂。如果腓骨短肌腱呈"C"形，并且肌腱向后延伸至腓骨长肌腱的周围，则提示腓骨短肌腱撕裂。如果发现外侧副韧带增厚或变薄，也需要对腓骨肌腱进行详细的检查，因为这两种情况通常是共同存在的。在正常人群中，大于5 mm 的腓骨结节很少见于正常人群，并且这种改变可能与腓骨长肌腱滑膜炎和破裂有关联。腓骨短肌的"低位"肌腹也与腓骨肌腱疾病有关。虽然在 1/3 的正常人群中，肌腹可以延伸到腓骨尖水平，但它很少超过腓骨尖远端 1 cm。

MRI 显像中的误区

　　当肌腱绕过腓骨远端向下走行的时候，可以观察到肌腱内的液体信号强度增高，这被称为魔角现象 [8]。这是正常的信号改变，不应与病理改变相互混淆。中间信号或液体信号强度也普遍存在于健康的正常人群。尽管单一的 MRI 检查对于腓骨肌腱疾病的诊断具有一定的特异性，但仅应作为临床查体之外的辅助检查手段，以免造成误诊。第四腓骨肌的存在不应该误认为是腓骨肌腱的纵向撕裂。不同的肌腱有各自不同的肌腹附着，腓骨长肌和短肌的肌腱结构都是正常的。正常的肌腱可分为两叉或三叉的腱纤维，这种分叉往往会延伸到肌腹内部，需要与肌腱的纵向劈裂相鉴别。

胫前肌腱

　　MRI 和动态超声评估是用于诊断肌腱断裂最常见的两种影像学检查手段。MRI 可以很好地确定止点性肌腱炎的严重程度。如果能够根据病史和体格检查明确临床诊断，则无须进一步的影像学检查。但是，如果考虑进行手术治疗，这些检查将有助于术前评估和手术方案的制订。

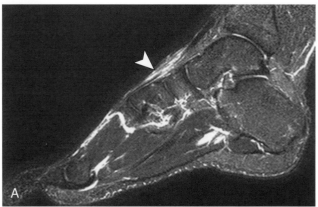

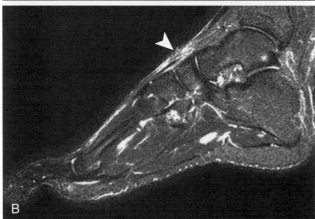

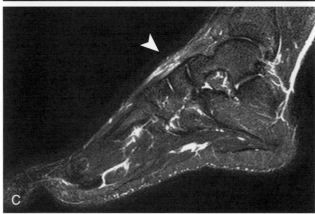

图 112.16　伸踇长肌腱（extensor hallucis longus, EHL）撕裂的患者，连续 3 个 T₂ 加权像矢状位扫描层面。可见 EHL 远侧断端（A，箭头所示）。（B）撕裂部位（箭头所示）；注意断端变得圆钝。（C）水肿（箭头所示）并向近端回缩的肌腱（From Joos D, Kadakia AR. Extensor tendon disorders. In: Miller MD, Sanders TG, eds. *Presentation, Imaging and Treatment of Common Musculoskeletal Conditions*. Philadelphia: Elsevier; 2011. ）

磁共振成像

病变的 MRI 直接征象。肌腱连续性中断提示肌腱完全撕裂（图 112.16）。在 T₁ 加权质子密度成像中出现连续的伸肌腱内的中间信号强度改变以及肌腱直径增粗，提示存在肌腱变性的可能（图 112.17）[9]。胫前

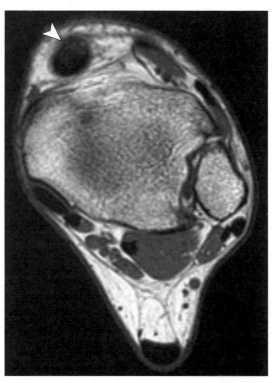

图 112.17　T₁ 加权像轴位像显示胫前肌腱明显变性（箭头所示）。肌腱增粗，可见肌腱内显著的中间信号强度改变（From Joos D, Kadakia AR. Extensor tendon disorders. In: Miller MD, Sanders TG, eds. *Presentation, Imaging and Treatment of Common Musculoskeletal Conditions*. Philadelphia: Elsevier; 2011. ）

肌腱远端 3 cm 区域内，肌腱直径超过 5 mm，诊断肌腱病的敏感性可达 94%。T₁ 和 T₂ 加权像中，信号强度增加而肌腱连续性存在，提示存在肌腱部分撕裂。

病变的 MRI 间接征象。中足或后足背侧的骨赘形成，会导致胫前肌腱的断裂。

MRI 显像中的误区

仅靠 T₁ 加权像进行评估，可能会将腱鞘囊肿误诊为肌腱变性，因为它们都表现为中间信号强度的改变。但在 T₂ 加权像中，很容易通过囊肿内高信号强度的液体成像与肌腱变性区分开来。

韧带的成像

磁共振成像
正常表现

在所有成像序列中，踝关节韧带呈均一的低信号强度。距腓前韧带最容易在质子密度或质子密度抑脂像的轴位片上观察到，呈菲薄的线性结构（图 112.18）。跟腓韧带（calcaneofibular ligament，CFL）在轴位和冠状位上可以很好地观察到。下胫腓联合最容

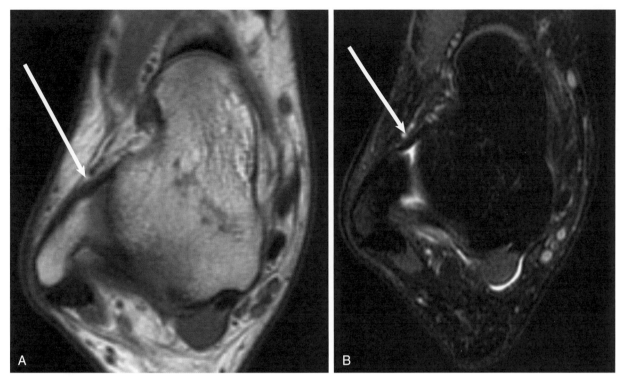

图 112.18 T₁ 加权像（A）和 T₂ 抑脂加权像（B）显示的距腓前韧带（箭号所示）。可见韧带呈现厚度均一的低信号强度，并且韧带处于绷紧状态（From Joos D, Sabb B, Tran NK, et al. Acute ankle ligament injuries. In: Miller MD, Sanders TG, eds. *Presentation, Imaging and Treatment of Common Musculoskeletal Conditions*. Philadelphia: Elsevier; 2011.）

易在轴位上观察到。三角韧带可在冠状位上观察到。

病变的 MRI 直接征象

急性韧带损伤可以通过 MRI 分为 Ⅰ 度、Ⅱ 度或 Ⅲ 度。Ⅰ 度损伤表现为韧带周围的水肿信号（但不是弥散的液体信号）。Ⅱ 度损伤可见韧带内信号强度进一步增强，合并韧带的部分撕裂。韧带周围可观察到液体信号。在 Ⅲ 度损伤时，可见韧带信号缺失或连续性中断，提示韧带完全断裂。同时也可能在韧带止点处看到撕脱性骨折。

远期或陈旧性韧带损伤，扭伤和撕裂在 MRI 上具有特征性的表现。既往受伤的韧带可能表现为韧带信号增高，形态呈波浪状或增厚，韧带信号衰减或消失（见图 112.7 和图 112.8）[10]。通常，远期断裂的韧带周围没有软组织水肿征象，这有助于急性和陈旧性损伤的鉴别。

MRI 不仅可以准确评估踝关节韧带的状态，还可以帮助我们排除或明确是否存在其他病变。距骨骨软骨损伤（Osteochondral lesions of the talus, OLT）和下胫腓联合损伤容易与踝关节扭伤导致的关节不稳相混淆。MRI 检查可以快速鉴别出这些容易混淆的病变。

T₂ 加权像中，急性下胫腓联合损伤可在韧带周围或韧带内出现高强度信号的改变，提示存在韧带断裂的可能。下胫腓后韧带止点处的 T₂ 加权像中出现高强度信号，则提示存在严重损伤的可能。在 T₂ 加权像中，陈旧的韧带损伤可表现为波浪状或弯曲的损伤形态，韧带形态可出现不规则的增厚，但信号强度没有明显增高。

病变的 MRI 间接征象

在 T₂ 加权抑脂像中，出现 1.25～1.5 cm 线性的液体信号可以间接提示存在下胫腓联合损伤。但是，这一征象缺乏特异性，也同样常见于急性的踝关节创伤病例中。踝关节积液，尤其是当关节液从关节囊内渗漏出来时，一般提示存在距腓前韧带撕裂。并且，可以距腓前韧带的腓骨或距骨止点观察到骨髓水肿信号。除此之外，还可能看到内踝和三角韧带的距骨止点的骨髓水肿信号。

MRI 显像中的误区

腓骨肌腱腱鞘内积液可以看做是 CFL 损伤的间接征象；然而，腓骨肌腱腱鞘炎也同样会引起的肌腱周围水肿（肌腱腱围炎），可能会被误诊为 CFL 损伤（假性 CFL 损伤）。虽然在大部分情况下，在 MRI 序列上韧带都表现为低信号强度，但也存在几个重要的例外情况。尤其是三角韧带和距腓后韧带通常在 T_2 抑脂加权像上表现为中间至高强度的信号。这种正常的表现可能会被误诊为急性或陈旧性韧带扭伤。在影像学检查中，（下胫腓前韧带下斜束）新月样损伤（meniscoid lesions）往往容易被忽视。必须慎重而全面地通过磁共振检查对这种损伤做出正确的诊断。如果这种损伤是患者的术前疼痛症状的来源，则应在手术治疗中对其进行清理。

距骨骨软骨损伤

常规的 X 线片可以发现合并软骨下骨骨折或囊变的距骨骨软骨损伤（OLT）。然而，这些征象并非普遍存在，因此，对于有机械症状的踝关节慢性损伤（例如：交锁，打软腿，踝关节不稳定感，以及疼痛、持续肿胀）来说，MRI 是评估关节面和软骨下骨损伤的有效手段。但是，阅片时要审慎，因为 MRI 上的异常征象，未必是导致患者症状的诱因，特别是在内侧距骨穹隆的位置。在进行 OLT 手术干预之前，将病史、体格检查与 MRI 结果相结合进行综合分析，是至关重要的。

磁共振成像

正常表现

距骨在 T_1 加权像上通常是高亮的信号，在 T_2 抑脂加权像上是灰暗的信号。由于距骨软骨较薄，有时难以在常规 MRI 序列上识别出来。当距骨软骨出现损伤时，软骨下骨也可能存在明显的变化。MRI 可以从多个扫描层面对 OLT 损伤进行定位和评估。因此，MRI 检查对 OLT 的诊断具有相当高的敏感性和特异性。

病变的 MRI 直接征象

软骨损伤可能发生于距骨穹隆的任何位置（但是最常见于距骨的外侧或内侧，在前后位的中间区域，图 112.19）。病变通常在 T_1 加权像上显示为灰暗的信号，在 T_2 抑脂加权像上表现为多变的信号特征。不稳定软骨损伤的特征包括病灶下的液体信号改变，软骨下骨囊变，或在 T_2 抑脂加权像上，病灶与下方距骨交接区域出现高信号强度的改变，以及软骨碎片部分或完全脱离正常的位置（图 112.20）[11]。在 T_2 加权像中，软骨下骨囊性病变显示为高亮的，液性的区域。

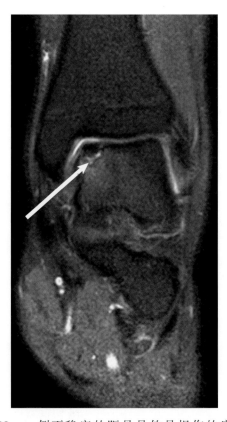

图 112.20　一例不稳定的距骨骨软骨损伤的病例。在液体信号敏感的 T_2 抑脂加权像（箭头）上，可以很好地观察到病灶内的明亮液体。在软骨病灶和距骨间的液体信号提示为不稳定的软骨损伤（From Joos D, Sabb B, Kadakia AR. Osteochondral lesions. In: Miller MD, Sanders TG, eds. *Presentation, Imaging and Treatment of Common Musculoskeletal Conditions*. Philadelphia: Elsevier; 2011.）

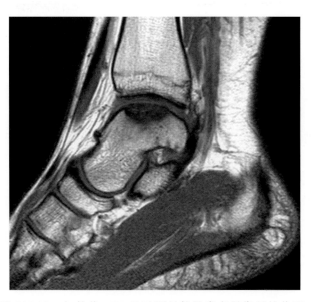

图 112.19　矢状位 MRI 显示距骨软骨病变最常见的位置。病变在 T_1 加权像中呈典型的低信号强度改变（From Joos D, Sabb B, Kadakia AR. Osteochondral lesions. In: Miller MD, Sanders TG, eds. *Presentation, Imaging and Treatment of Common Musculoskeletal Conditions*. Philadelphia: Elsevier; 2011.）

病变的 MRI 间接征象

需要认真评估关节内是否存在游离体，因为这些游离体可能来源于距骨穹隆损伤的软骨。T$_1$加权像信号强度降低是 OLT 最早的征象之一，通常在 T$_2$抑脂加权像还没出现明显的信号增强或软骨缺损时，这种征象就能表现出来[11]。

MRI 显像中的误区

早期 OLT 可能仅表现为 T$_1$加权像上的低信号改变，但是不应与创伤后的骨髓水肿或早期骨关节炎（osteoarthritis, OA）的改变相混淆。OA 也可以导致距骨骨软骨的异常。但是，两者的病变过程和发生机制是不一样的。一个常见的误区之一是将 OA 错误地诊断为 OLT，OA 的骨软骨病变治疗的策略与年轻的非骨关节炎患者的 OLT 治疗策略是不一样的。一种有助于对两种病变进行区分的方法是评估 OA 关节的整体变化，包括骨赘、关节间隙是否变窄和胫骨平台的变化。

神经卡压

足踝部的周围神经卡压或压迫是常见的损伤，也是导致肢体疼痛和失能的经常被忽视的原因。这些神经损伤主要通过适当的临床和神经系统的体格检查进行诊断。一些作者提倡进行超声检查，有助于 Morton 神经瘤的诊断和注射封闭的辅助定位。MRI 检查在治疗神经卡压时的主要作用是排除有无明显的占位性病变，最常见的、需要明确的卡压部位是踝管。评估神经损伤时，不建议常规使用 MRI 检查。

趾间神经的磁共振成像

正常表现

神经应呈圆形，直径小于 3 mm。

病变的 MRI 直接征象

冠状位 T$_1$加权像对 Morton 神经瘤诊断是最有价值的。T$_2$加权像能够明确神经瘤的诊断，并有助于与其他病变进行鉴别。在磁共振成像中，神经瘤表现为跖骨头间的卵圆形或哑铃形跖侧包块（位于跖间韧带下方）（图 112.21）。神经瘤在 T$_1$和 T$_2$加权像中，表现为低至中等信号强度改变。尽管 MRI 有助于神经瘤的诊断，但其敏感性仅为 76%～87%，手术探查确认仍然是诊断的金标准。经过手术探查证实，神经瘤的确诊与其直径大于 5 mm 具有高度相关性。

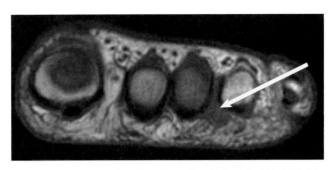

图 112.21　Morton 神经瘤 T$_1$加权像冠状位成像（箭头所示）。注意，神经瘤呈梨形，位于跖间韧带的下方（From Seybold J, Kadakia AR. Nerve entrapment syndromes. In: Miller MD, Sanders TG, eds. *Presentation, Imaging and Treatment of Common Musculoskeletal Conditions*. Philadelphia: Elsevier; 2011.）

病变的 MRI 间接征象

必须在磁共振扫描中直接看到神经瘤才能对其进行诊断。

MRI 显像中的误区

跖间滑囊炎与神经瘤的区别在于其体积较小（＜3 mm），并且在 T$_2$加权像中的信号强度与液体信号一致。

踝管的磁共振成像

正常表现

正常情况下，踝管的磁共振成像中应该仅包含踝管里应有的正常结构，而没有任何其他占位性病变。踝管表面覆盖有一个薄层的屈肌支持带结构。进行磁共振轴位扫描成像可以得到更多的信息（图 112.22）。

病变的 MRI 直接征象

在踝管中最常见的 MRI 表现是占位性病变。这些病变包括神经纤维肉瘤、神经鞘瘤、腱鞘囊肿（见图 112.22A）、血管瘤、静脉曲张或扩张的胫后静脉（图 112.23）、FHL 腱鞘炎导致的腱鞘内积液以及增生肥大的踇短展肌。

病变的 MRI 间接征象

胫神经变得扁平提示踝管综合征的可能，应积极寻找占位性病变的位置。

足底筋膜炎

足底筋膜炎或纤维瘤病并不需要通过 MRI 检查来

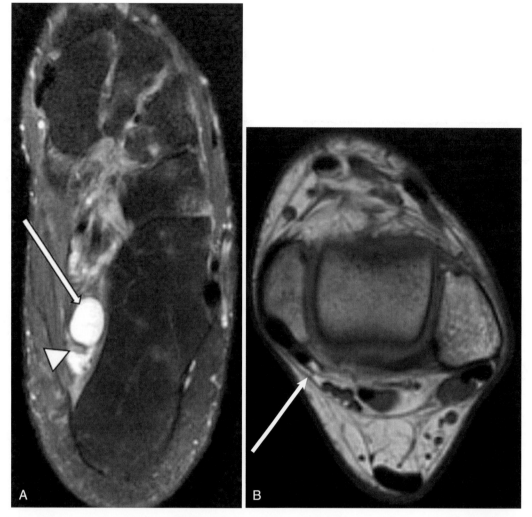

图 112.22 （A）T₂抑脂加权像可见踝管中的腱鞘囊肿（箭号所示）压迫胫神经（箭头所示）。（B）正常踝管的 T₁ 加权轴位像，可见屈肌支持带显示为一个薄层的低回声带（箭号所示）。踝管内的结构清晰可见，没有任何占位性病变（From Seybold J, Kadakia AR. Nerve entrapment syndromes. In: Miller MD, Sanders TG, eds. *Presentation, Imaging and Treatment of Common Musculoskeletal Conditions*. Philadelphia: Elsevier; 2011.）

明确诊断。磁共振检查的主要目的是排除其他病症，如跟骨应力性骨折、足底筋膜撕裂、肿瘤和 Baxter 神经炎（Baxter neuritis）。

磁共振成像

正常表现

矢状位和冠状位磁共振扫描对于足底筋膜具有良好的成像效果。筋膜在所有序列上都应显示为低信号强度，最大厚度不超过 4 mm。

病变的 MRI 直接征象

足底筋膜止点处增厚（7~8 mm）提示存在筋膜炎可能。在 T₂ 加权或短 T 反转成像（short tau inversion recovery, STIR）序列中，可见筋膜止点处信号强度增加（图 112.24）。足底筋膜撕裂时可见足底筋膜近端信号强度增高（液体信号改变），与跟骨止点的连续性完全中断。足底纤维瘤病可通过单个或多个皮下结节来识别，皮下结节的直径通常不大于 3 cm。

病变的 MRI 间接征象

跟骨止点信号强度增加提示足底筋膜炎以及周围皮下水肿。对于足底纤维瘤病，通常不会出现反应性水肿。

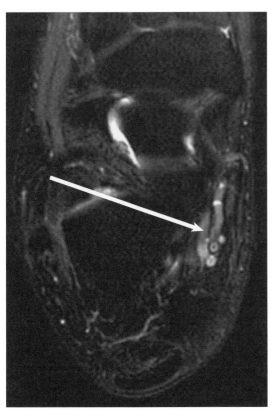

图 112.23　轴位 T_2 抑脂加权像上可见踝管内静脉曲张（箭号）。这些静脉曲张表现为曲折的高信号强度的结构（From Seybold J, Kadakia AR. Nerve entrapment syndromes. In: Miller MD, Sanders TG, eds. *Presentation, Imaging and Treatment of Common Musculoskeletal Conditions*. Philadelphia: Elsevier; 2011.）

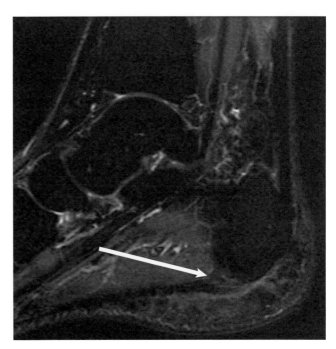

图 112.24　矢状位 T_2 加权像显示足底筋膜炎患者的足底筋膜止点（箭号所示）信号增加（From Seybold J, Kadakia AR. The plantar fascia. In: Miller MD, Sanders TG, eds. *Presentation, Imaging and Treatment of Common Musculoskeletal Conditions*. Philadelphia: Elsevier; 2011.）

选读文献

文献：Recht MP, Donley BG. Magnetic resonance imaging of the foot and ankle. *J Am Acad Orthop Surg*. 2001; 9:187-199.
证据等级：V
总结：作者很好地概述了足踝部正常和病理情况下的磁共振所见。其中包含的优质图片增加了本文的实用性。

文献：Feighan J, Towers J, Conti S. The use of magnetic resonance imaging in posterior tibial tendon dysfunction. *Clin Orthop*. 1999; 365: 23-38.
证据等级：Ⅲ
总结：作者对胫后肌腱功能障碍的治疗方法和磁共振成像做了很好的综述。补充案例分析提供了额外的说明。

文献：Lo LD, Schweitzer ME, Fan JK, et al. MRI imaging findings of entrapment of the flexor hallucis longus tendon. *AJR Am J Roentgenol*. 2001; 176: 1145-1148.
证据等级：Ⅲ
摘要：作者回顾性分析了踇长屈肌腱卡压时的各种影像学结果。作者全面讨论了这种疾病的多种致病原因及其相关的影像学发现。

文献：Kijowski R, De Smet A, Mukharjee R. Magnetic resonance imaging findings in patients with peroneal tendinopathy and peroneal tenosynovitis. *Skeletal Radiol*. 2007; 36:105-114.
证据等级：Ⅲ
总结：在这项优秀的研究中，作者将腓骨疾病患者的磁共振结果与没有任何病理异常者的结果进行了比较。作者得出结论，连续 3 个图像都呈中间信号才可以判断是疾病，并且肌腱周围最大宽度 >3 mm 的液体信号对腓骨肌腱腱鞘炎的诊断敏感。

文献：Mengiardi B, Pfirrmann CW, Vienee P, et al. Anterior tibial tendon abnormalities: MR imaging findings. *Radiology*. 2005; 235: 977-984.
证据等级：Ⅲ
摘要：在这项优秀的研究中，作者使用年龄进行匹配，将患有胫前肌腱疾病的患者的磁共振成像结果和正常人进行比较。作者得出结论，大于或等于 5 mm 的增厚，以及在止点 3 cm 内出现弥散信号强度提示胫前肌腱病变。

（Anish R. Kadakia, Amiethab A. Aiyer 著
代文立 译　皮彦斌 校）

参考文献

扫描书末二维码获取。

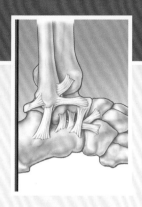

第113章

小腿痛和劳累性骨筋膜室综合征

小腿劳累性疼痛（exertional leg pain, ELP）是业余和专业运动员遇到的常见问题。尽管在一般人群中其发病率尚不明了，但在运动员中，ELP 的发生率可达 12.8% ~ 82.4% [1]。具体到跑步运动员来说，至少 45% 的人有过劳累性疼痛的经历，每周跑步超过 40 英里是其重要的易感因素 [2, 3]。ELP 的定义是膝关节以下到踝关节以上的疼痛，它会导致患者的运动功能丧失，鉴于其特殊的致病原因，即便是对于最敏锐的医生来说，诊断 ELP 依然是一项具有挑战性的工作 [4]。导致这一困难的原因之一是因为存在诸多需要鉴别的其他疾病，详见表 113.1。诊断 ELP 的另一个困难是上述需要鉴别的诊断往往共存于同一个运动员身上。尽管 ELP 的每一个病因都应该给予足够的关注，但本章将重点讨论骨骼肌肉的因素，特别是慢性劳累性骨筋膜室综合征（chronic exertional compartment syndrome, CECS）。

1943 年，Vogt 等首次提出了过度运动引起的小腿骨筋膜室综合征，并将其描述为"行军性坏疽"（march gangrene）[5]。关于这种病症的描述以及将其与军事训练相关联的观点一直持续到了 20 世纪 50 年代 [5-7]。Mavor 等首先发现并阐述了 CECS 和体育运动的关系，他报告了一名职业足球运动员的病例，发现其患有复发性的小腿前方疼痛和肌肉疝 [8]。这名运动员接受了筋膜切开和阔筋膜移植手术的治疗，最后疼痛症状完全缓解，随后，其对侧小腿也接受了相似的手术治疗。最后，该运动员恢复到以前高水平的运动能力，而且没有出现并发症。本篇拟回顾当前关于 CECS 的一些解剖学上的认识、相关的症状特征、最佳的诊断评估手段以及治疗策略。正如 50 年前 Mavor 等描述的那样，最终的治疗目标是让患者重新恢复运动功能。

流行病学

ELP 确实的发病率未尚未明确，各个文献报告的结果差异很大。这种差异可能源于难以做出明确的诊断，以及 ELP 众多病因间症状相互重叠所致。据报道，胫骨内侧应力综合征（medial tibial stress syndrome, MTSS）和 CECS 是大多数运动性小腿疼痛的主要病因。在这些病例中，MTSS 占了 13.6% ~ 42.0% [9, 10]。而 CECS 占 14% ~ 33% [11-13]。

识别出 CECS 的易感人群，可以帮助我们做出正确诊断。这种损伤多见于反复参与劳累性或负荷性运动的运动员和普通人群。据报道，87% 的 CECS 患者参与了体育运动，其中 69% 发生在跑步者身上。另一方面，它也可能发生在各种其他运动项目中，包括篮球、滑冰。然而，非运动人群也会受到这种损伤的影响。例如，在一项研究中，90% 非血管源性的 ELP 患者被认为与 CECS 有关 [17]。发病率男女一致，平均发病年龄 26 ~ 28 岁 [18-20]。Detmer 等对 100 例患者进行了评估，平均诊断时间为 22 个月，结果发现在 82 例患者中，CECS 同时发生于双侧小腿 [18]。值得注意的

表 113.1　运动员劳累性腿痛的鉴别诊断
肌肉骨骼
胫骨内侧应力综合征（MTSS）
胫骨应力损伤（以前也称应力性骨折）
慢性劳累性骨筋膜室综合征
肌肉拉伤
筋膜疝
肌腱病变
血管
腘动脉卡压综合征
动脉内膜纤维化
间歇性跛行
静脉功能障碍
神经
椎管狭窄
周围或中枢神经卡压 / 压迫
近端关节引起的疼痛（例如髋关节、膝关节）
肿瘤
感染

是，尽管 95% 的情况下 CECS 发生于小腿，但其也可以发生于前臂、大腿和足部[21-23]。

解剖学

小腿有 4 个肌肉间室（图 113.1）。此外，后侧深间室还可能包含第五间室，仅容纳胫后肌[24]。应格外关注这种潜在的解剖变异，因为它是诊断延误和（或）外科手术失败的原因[25]。每个间室都由骨骼和相应的筋膜组织所包裹。在 CECS 中，最常累及的是前间室（45% ~ 60%），其次是后侧深间室（32% ~ 60%）。在很大一部分病例中，前间室和后间室都可以同时出现症状。外侧间室（12% ~ 35%）和后侧浅间室（2% ~ 20%）受累及的可能性要小得多[26-29]。

每个间室（除第五间室外）都包含有一个或多个肌肉，以及一个重要的神经血管结构（表 113.2）。

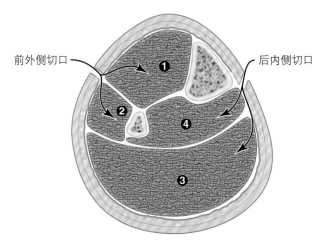

图 113.1　小腿的横截面图，展示了各个间室以及内侧和外侧切口的位置。1，前间室；2，外侧间室；3，后侧浅间室；4，后侧深间室

有一些值得注意的解剖学因素。如前所述，前间室病变通常与 CECS 有关，可能是由于其更容易受伤，以及相对有限的间室顺应性。同时，由于具有薄而柔韧的筋膜，后侧浅间室最不容易发展为 CECS。最后，腓浅神经将从外踝尖近端 11cm 处，邻近肌间隔（intramuscular septum，IMS）的位置，从外侧间室的筋膜浅出，走行至皮下。这种解剖学标志很重要，因为这部位可能发生肌肉疝，从而出现 CECS 和（或）神经卡压的症状。

病理生理

CECS 导致疼痛的病生理机制尚不清楚。在运动过程中，正常肌肉的体积将增加 20%[30, 31]。即使在无症状的个体中，间室内压力也会增加[32]。这种压力的增加最初是由于间室筋膜增厚，随后筋膜的顺应性降低导致的；然而，目前这一理论受到了质疑[33-35]。其他潜在的可用于解释间室内压力增加的理论依据包括：结缔组织僵硬、血管充血、微循环降低以及间室内肌肉容量增加等[17, 33, 36, 37]。此外，间室内压力增加就会导致疼痛症状的原因还尚未阐明。目前的推测包括：神经肌肉缺氧，对筋膜和（或）骨膜感觉神经的直接刺激作用，或局部激肽的释放等[38-41]。甚至有人质疑 CECS 中压力的增加只是一个生理性过程，而不是导致疼痛的原因[42]。

也有人提出了其他与 CECS 病生理机制相关的因素。类固醇激素的合成和离心运动练习会导致肌肉肥大，间室内压力增加，以及筋膜的弹性降低，所有这些因素都有可能会增加 CECS 的风险。肌酸已被证明会增加前间室压力[43-46]。创伤后的软组织炎症、肌

表 113.2 小腿各间室及其包含的成分				
前侧间室	后侧深间室	外侧间室	后侧浅间室	第五间室
胫前肌（M）	屈踇长肌（M）	腓骨长肌（M）	比目鱼肌（M）	胫后肌（M）
趾长伸肌（M）	趾长屈肌（M）	腓骨短肌（M）	腓肠肌（M）	
踇长伸肌（M）	胫后肌（M）	腓浅神经（N）	跖肌（M）	
第三腓骨肌（M）	腘肌（M）		胫动脉（分支）（V）	
胫前动脉（V）	胫后动脉（V）		胫静脉（分支）（V）	
胫前静脉（V）	胫后静脉（V）		腓肠神经（N）	
腓深神经（N）	腓动脉（V）			注释：
	腓静脉（V）			肌肉（M）
	胫神经（N）			血管（V）
				神经（N）

肉筋膜瘢痕和静脉高压也可能会导致 CECS 的病理变化 [47]。此外，已证实交感神经阻滞可减轻 CECS 导致的疼痛症状，这说明在 CECS 的病理变化中，可能存在交感神经刺激导致的血管痉挛因素参与其中 [48]。无论什么原因或机制导致疼痛的症状，一旦间室内压力超过间室容纳的范围，就会导致间室压力出现病理性的变化并继发 CECS。

分类

骨筋膜室综合征可分为急性或慢性两类。骨筋膜室综合征是外科急症，可导致破坏性损伤、功能障碍甚至截肢。大部分病例以男性居多（91%，平均年龄 32 岁），而且通常是因为创伤（36% 涉及胫骨干骨折）或缺血性损伤所致 [49]。但也有报道可能与运动有关（例如未经训练的人进行高强度的训练），增加或改变了训练计划，或出现运动性损伤 [50-52]。如果出现这些问题，直接处理措施就是手术进行广泛的减压，以避免出现严重的远期并发症。

相反，对于慢性劳累性骨筋膜室综合征来说，损伤程度往往不太严重。仅在运动期间会出现症状，并且通常在停止相关运动之后，症状能够逐渐缓解。慢性劳累性骨筋膜室综合征通常不需要急诊手术进行减压。然而，其也有可能会进展或转变为急性的骨筋膜室综合征 [53]。

目前尚无与 CECS 诊断相关的分类方法。通常是对累及间室进行简单的描述。值得注意的是，高达 82% 的病例往往双侧肢体同时受累 [18]。但是，每个肢体受累的间室未必是一样的 [54, 55]。

病史

在 ELP 的诸多病因中，明确诊断出 CECS 的关键在于对临床病史进行详细的询问。患者典型的主诉是在特定的运动量（即持续时间、距离或强度）之后出现小腿的疼痛，并且通常是在训练方式发生改变之后出现 [11, 18]。往往在运动持续时间或强度发生改变之后出现症状 [12, 56, 57]，此外，穿鞋习惯或训练场地发生变化也会导致上述问题 [58]。如果休息时仍有疼痛症状，则提示临床医生应寻找其他病因。对于绝大多数病例来说，往往双侧肢体同时发病，因此，出现单侧小腿受累时，临床医师应考虑其他原因导致的 ELP 和（或）存在其他的生物力学异常因素。

疼痛性质通常被描述为压榨性的、胀满感的、烧灼样的或痉挛性的疼痛。有时患者会注意到剧痛发生于持续活动之后 [11, 18]。如果运动员继续进行相同或更高强度的运动，疼痛症状会恶化。大多数运动员将会因为疼痛症状而无法维持现有的运动水平。如果带着疼痛症状继续锻炼的话，会导致随后的运动功能下降 [59]。

患者也可能出现因间室内神经受压导致的麻木或感觉减退症状。这些症状通常与受累神经感觉运动支配区域一致。这种关键性特征通常可以帮助我们将 CECS 与 MTSS 以及胫骨疲劳性损伤鉴别开来，后者是 ELP 另外两个常见原因。然而，医生还应该注意到这种神经症状可能会伴随有其他导致 ELP 的因素，比如腘动脉卡压综合征 [24]。

CECS 的另外一个重要特征是随着运动强度降低或停止，相关的疼痛症状也会随之缓解。运动员通常可以预测出现症状时的运动持续时间或强度。然而，随着时间的推移，运动功能恢复的时间可能会逐渐延长 [60]。如果逐渐恢复此前的运动强度和持续时间，症状又会再次出现 [12, 56, 57]。在某些极端的情况下，运动员如果忍痛继续坚持运动，则可能会发生急性骨筋膜室综合征以及横纹肌溶解症 [50,61]。

体格检查

与 MTSS 和胫骨疲劳性损伤不同，CECS 在静息时，体格检查完全没有阳性体征 [60]。例如，小腿触诊通常触痛阴性。在这种情况下，必须让运动员进行导致症状加重的运动后再行检查。此时，受累间室/肌群触诊时可有弥漫性压痛。剧烈运动后，受累肌群有被动拉伸痛 [62]。此时查体可以发现局部组织的肿胀或张力增高。肌肉疝也是比较常见的体征，特别好发于皮神经的浅出部位 [63]。最后，患者可能在受累间室的感觉运动神经支配区域内出现神经损伤的表现。

了解神经的支配区域及其功能有助于 CECS 的诊断。例如，当前间室受累时，可能压迫腓深神经，会导致足背部的感觉减退（特别是第一二跖趾关节间）、足下垂或踝关节运动失调 [64]。当外侧间室受到影响时，可能会出现足外翻的力量减弱，或足的前外侧或背部的感觉丧失。如果后侧深间室受累，足部肌力可能会减退，并且足底感觉可能会出现异常。

诊断 / 影像学

如果患者的临床表现和体格检查都不能明确 CECS 的诊断，则应进一步进行影像学检查。常见的检查包括 X 线片、骨扫描和（或）MRI 检查。对于 CECS 来说，这些检查往往表现正常，但是，检查的价值在于识别或除外导致 ELP 的其他可能病因（例如胫骨疲劳性损伤）。此外，血管相关检查也是非常有价值的。例如，进行踝肱指数（ankle-brachial index, ABI）的测量，有助于助诊断或除外腘动脉卡压综合征[65]。CT血管扫描和MRI同样有助于明确诊断。

一些影像学检查或方法被尝试用于对CECS进行诊断。目前认为功能成像法（例如铊闪烁扫描、铊单光子发射CT、^{99m}Tc-替曲磷单光子发射CT、MRI功能成像）可能有助于对CECS的诊断，但是，其临床价值尚未被证实[66]。超声检查初步认为可能有助于CECS的诊断。有研究表明，超声检查能够对明显增厚的前间室进行测量，从而对CECS做出诊断。然而，这种技术的有效性还需要更多的研究加以证实[34]。一些研究也已证实近红外光谱扫描在CECS的诊断上具有很好的前景，它可以检测到CECS中组织的氧合减少和运动后复氧的延迟[38,67]。有研究表明，这种检查方法在诊断CECS的准确性上可达到或接近于筋膜室内测压水平，但尚需要更多的研究加以证实[67-70]。也有报道对激发后的神经传导速度进行测量评估，但还没有用于对CECS的诊断[71,72]。但是，有报道称前间室CECS的患者中，可见趾短伸肌的F波缺失[73]。这种方法在付诸临床实践之前还需要进一步的研究加以论证。

目前，运动后MRI检查在诊断CECS中的作用仍存在争议。在一些研究中已经发现受累间室的T_2信号强度会增加[60,74-78]。据认为，这种增加的信号强度是由于运动时肌纤维的动员、细胞间质含水量增加所致，而不是血管开放所致（图113.2）[76]。然而，目前仅有两篇文献报道了MRI检查在前间室CECS诊断中的应用[76,77]。目前仍需更多的研究加以证实。

决策原则

与急性骨筋膜室综合征一样，CECS只是一个临床诊断。1962年首先采用的间室内压力测量，仍然是对临床可疑的CECS进行明确诊断的主要手段[79]。为了明确这一诊断，已经使用了多种装置、技术和方案[80]。也有研究对休息时、运动中和运动后的间室内压力进行监测[47,80,81]。然而，在运动过程中，对间室内压力进行测量是有难度的，大多数情况下是不切合实际的。应用最广的CECS诊断标准是由Pedowitz等提出来的[19]（表113.3）。只要符合其中一个标准就可

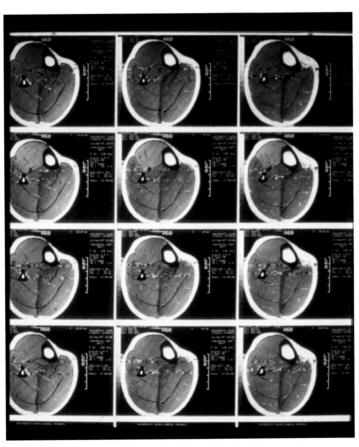

图113.2　慢性劳累性骨筋膜室综合征患者的MRI结果，包括运动前（第一行）、运动后5分钟（第二行）、运动后10分钟（第三行）和运动后15分钟（第四行）的前间室肌肉组织

表 113.3 改良的 Pedowitz 标准，通过测量间室内压力诊断 CECS[a]

运动前压力≥15 mmHg
运动后 1 分钟压力≥30 mmHg
运动后 5 分钟压力≥20 mmHg

[a] 三个标准中只要有一个异常，就提示存在 CECS 的可能

对 CECS 做出诊断。即运动前 >15 mmHg、运动 1 分钟后 >30 mmHg 以及运动 5 分钟后 >20 mmHg 的间室内压力被认为是异常的。

至少有 2 篇综述对间室压力的测量方法和参考标准进行了回顾，并认识到这些研究存在严重的不足[47,81]。这两篇文章都指出，目前的研究缺乏标准的测量方案，缺乏有效对照，而且对照组和试验组间的压力测量结果高度重叠。在一个系统回顾性研究中，Aweid 等指出试验组和对照组间数据没有显著重叠的唯一时间点是运动后 1 分钟。此时，间室内压力 >27.5 mmHg 高度提示 CECS[47]。最近，有人对 Pedowitz 标准做了进一步的修改，可能会有助于提高间室内压力测试对 CECS 进行诊断的敏感性和特异性。据 Roberts 等的报道，将运动前间室内压的阈值降至 14 mmHg，将运动 1 分钟后的阈值设定为 35 mmHg，并将运动 5 分钟后阈值提高至 23 mmHg，有助于提高 CECS 诊断的敏感性和特异性（表 113.4）[82]。

间室内压力测试的一个重要问题是要有特定的运动方案来确保这些测量结果的准确性。目前，对于间室内压力测试尚无明确的运动方案。有人建议患者一直进行运动，直到症状无法忍受为止，然后在此时

表 113.4 改良 Pedowitz 诊断标准的调整方案，进行间室内压力测量诊断 CECS[a]

运动前压力 >14 mmHg
运动后 1 分钟压力 >35 mmHg
运动后 5 分钟压力 >23 mmHg

[a] 3 个指标中只要有一个异常就提示存在 CECS 的可能

接受运动后间室压力的测量[83]。由于通过这种方法对 CECS 进行评估缺乏统一的标准，使得有的学者对 Pedowitz 诊断标准的适用性提出了质疑。具体而言，如果被检测的患者与建立评估标准研究中试验者所采用的运动方式不同，则可能使随后的结果无效[47,81]。目前需要对此问题进行更深入的研究。

间室内压力测试

使用史塞克公司的间室内压力测量仪（Stryker Intra-Compartmental Pressure Monitor, STIC; Stryker Orthopaedics, Mawah, NJ）能够有效测量间室内压力。采用已知压力的体外模型进行评估，已证实了该装置的有效性[84]。STIC 可用于连续的压力监测，但是，更常见的是经皮穿刺进间室内压力的间断性测量。可以使用各种类型的导管或穿刺针（如带芯导管、窄缝导管、侧孔针和直针）。尽管何种类型导管能够取得最佳的测量结果仍然存在争议，但有证据表明，窄缝导管、侧孔针和直针能够获得相同的准确性[85]。实际上，有研究发现侧孔针是最常见的用于间室内压力测量的穿刺针[47,55]。

如何进行间室内压力的测量，尚无公认的标准方案，特别是穿刺针或导管的位置、深度以及角度，尚无统一标准[47]。以下方案仅源于相关的文献报道以及作者的偏好。

进行测量时，患者处于仰卧位（如果是要测量后侧浅间室的压力的话，患者需要处于俯卧位），膝关节屈曲 10°，踝关节处于中立或自然跖位，避免体位因素导致间室内压力升高或降低[86]，进行穿刺测量的部位可用记号笔在对应的体表位置进行标记。为了精确定位穿刺部位，在小腿中上 1/3 的位置画出标记线。应在对应间室位于标记线上下不超过 3 cm 的区域内进行穿刺。其他推荐的最佳穿刺部位、进针深度以及穿刺成功标准的方法，可见表 113.5。

进行间室内测压之前，应该先对局部皮肤进行消毒和表面麻醉。在每次测压读数之前，监测装置应保

表 113.5 间室内压力测量的建议间室入路位置和深度[a]

间室	入路位置	深度	穿刺成功的标准
前间室	胫骨前缘外侧 1 cm	1~3 cm	足跖屈或背伸
后侧深间室	胫骨内侧后缘	2~4 cm	足趾背伸
			踝外翻
外侧间室	腓骨后缘的前方	1~1.5 cm	足/踝旋转
后侧浅间室	腓肠肌垂直中线两侧 3~5 cm	2~4 cm	足背屈

[a] 所有入路都应在小腿的中上 1/3 交界处进行

持水平并归零。目前穿刺角度尚无统一的标准，但是，与皮肤成45°角进针被认为是比较可靠的方法，既能最大限度减少穿刺带来的不适，也能确保穿刺到合适的深度[80]。如前所述，穿刺至适宜的深度之后，就可以开始对间室内压力进行测量（见表113.5）。每次测压时，可注射少量液体并开始读数。注射时，应注意注射器下压的速度不能太快，避免人为造成读数虚假升高。另外，穿刺后，应避免回抽注射器，因为可能会导致软组织卡在穿刺针/导管中。为了进一步确定导针穿刺进入特定的间室内，可以进行某些导致间室内压增高的运动（表113.5）。考虑到双侧小腿都可能患有CECS，应进行双腿的压力测量。

除此之外，有学者也对超声引导技术在间室内测压中的作用和意义进行了分析。Wiley等已证实，对后侧深间室进行测压时，超声引导下穿刺能够更好地确认穿刺针的位置，并认为这是一种可靠的、重复性高的方法[87]。尽管有证据支持上述观点，但是对于小腿后侧浅层和深层间室的压力测量来说，超声引导并不是常规使用的技术。无论测量者的经验如何，对这两个间室进行穿刺测压的准确性都是一样的。

治疗方案

CECS的治疗方法可分为保守和手术治疗。保守治疗方案包括避免进行引起不适或疼痛的活动。可以理解的是，对于某些患者而言，这种治疗方法的效果并不一定令人满意，这种情况下应考虑其他治疗策略。

对一些外在因素进行调整可能会有助于症状的改善。评估训练场地、穿鞋习惯和（或）训练计划本身，并对其进行调整，均能降低出现ELP的风险。此外，一些保守治疗措施，诸如物理治疗、消炎止痛药物、拉伸练习和佩戴支具都适用于疑似CECS患者的早期治疗。注重于拉伸和力量练习的物理治疗，可以纠正潜在的下肢和核心躯干机械因素所导致的症状。

人们还可以通过改变步态来调整施加在受累间室上的机械性应力[89]。对于前足触地的跑步模式来说，调整步态是改善症状的有效方法。Diebal等发现，这种步态调整有助于缓解前间室综合征带来的症状。在这些研究中，患者的症状能够得到缓解，同时，也能降低受累间室内的压力。同样，关键在于这些患者能够免遭手术的创伤，并取得良好的治疗效果[90,91]。

其他保守治疗措施包括对深部组织进行按摩、筋膜松解和超声波治疗。一个比较新的治疗策略是在病变间室肌肉组织中进行肉毒杆菌毒素A的注射。在两个病例报告中，这种治疗方法被证实可以有效地治疗前间室和外侧间室的CECS[92,93]。然而，这种治疗方法有两个需要注意问题。首先，在一项研究中出现了肌力减退的现象，这可能会限制其在某些患者中的应用[93]。其次，由于在治疗后6~9个月内会出现神经再支配现象，因此，可能需要进行反复注射[24]。

如果上述保守措施也无法使运动员恢复到理想的运动水平，则应考虑进行手术治疗。进行保守治疗的时间通常在3~6个月[18,26,56,94]。

手术治疗包括切开或镜下筋膜松解术，需要将筋膜条索完全松解开来，如有必要可切除部分筋膜。目前尚无相关文献对常规切开和内镜下筋膜松解术进行比较[95]。当存在筋膜疝时，即便当前没有相关症状，也必须在手术中将疝完全松解开来，以避免症状复发。进行手术时，所有受累间室都应该进行手术充分松解。以往，对于小腿前方有症状的患者来说，需要进行前间室和外侧间室的松解减压手术。但是，Schepsis等发现，对于有前间室症状的患者来说，仅进行前间室的松解减压与同时进行前间室和外侧间室松解减压相比，其手术效果是一样的[94]。现在普遍认为，应该只针对有症状的间室进行手术松解减压。

目前的趋势是使用小切口微创的技术，以便快速恢复患肢的负重和屈伸活动，及早恢复其运动功能。最初的报道中，手术成功率80%~90%[95-105]。然而，后侧深间室的手术松解成功率仅为30%~65%，可能是由于第五间室的存在或者是该部位的手术相对复杂的缘故。最近的一项针对军人的研究却发现，筋膜切开松解术治疗CECS的效果不甚理想。在这项研究中，44.7%的患者症状复发，27.7%的患者无法完全恢复其运动功能[20]。值得注意的是，在这个研究中，手术并发症的发生率高达16%[18,20]。

术后处理

术后即可负重，通常在术后1周患者能够耐受的情况下脱拐。术后可立刻开始进行早期的主被动全关节活动度（ROM）练习[12,26,56,107]。在术后头2天，患者应遵循PRICE（保护、休息、冰敷、患肢局部加压和抬高）原则进行康复，以及踝关节屈伸活动练习，每天3~6次。根据患肢肿胀的程度，加压包扎持续至术后2~10天。如果去除加压包扎的敷料后，患肢出现肿胀的情况，则应继续给予加压包扎。术后3~10天，应进行前间室和后间室每天3次的拉伸练习，并且在不引起肿胀的情况下尽量增加行走距离。

🔨 作者首选技术

前间室和外侧间室减压

可以使用单切口和双切口技术对小腿前间室和外侧间室进行减压松解[105]。我们更喜欢使用单切口技术，因为它比较简单。可用手指在小腿前外侧用力按压，并在胫骨和腓骨嵴间中段水平横向移动手指触摸并对 IMS 进行定位。应在触摸到的 IMS 位置做纵行切口，如果 IMS 触诊困难，则在胫骨和腓骨嵴间做纵行切口。该切口应该在腓骨头和外踝之间连线的中点，并向近端延伸约 3 cm。然后仔细分离皮下软组织，直到显露深筋膜。一旦充分暴露深筋膜，就能够看到并触及 IMS。在确定 IMS 之后，从皮下组织分别向远/近端两个方向对深筋膜进行钝性分离。可以用钝头的组织剪对筋膜进行分离，将闭合的剪刀头伸到切口内，把筋膜往下压，将剪刀插入筋膜和皮下组织之间，再将剪刀撑开，在切口的远/近端对筋膜进行钝性分离。在 IMS 前方约 5 mm 处的筋膜上做一个小切口，然后，将剪刀的钝头插入筋膜与深方肌肉之间，用同样的方式对其进行分离。操作的时候，应将闭合的剪刀头向前方挑起，紧贴筋膜的深面插入到需要做松解的筋膜处，再将剪刀撑开，使筋膜与肌肉充分分离。一旦筋膜与表面的皮下组织和深方的肌肉向远近端充分分离后，将剪刀尖张开约 2 mm 宽度，从筋膜切口处向近端推移剪开筋膜，一直推到我们期望达到的松解范围，然后将剪刀撤回。用同样的方法向远端将筋膜剪开。然后，在 IMS 后面 5 mm 处将筋膜切开，用前述的方式和步骤对外侧间室的筋膜进行松解。需要特别注意的是，在用剪刀剪开筋膜之前，应将筋膜与浅层的皮下组织和深层的肌肉充分分离，并且，在用剪刀对筋膜进行切开松解的时候，只有将剪刀完全撤出切口才能闭合剪刀。

筋膜切开松解术后，可用手指进行触诊确保筋膜已经完全松解。筋膜切开松解的远端应延伸至伸肌支持带浅层，但不能超出这个范围。外侧间室筋膜的松解减压应避开腓神经（如果可触及的话）或不超过腓骨头远端 4~5 cm 处（如果神经不可触及）。

后侧间室的减压

我们使用单切口技术来对后侧间室浅层和深层进行减压。切口位于胫骨后缘往后 1~2 cm 处。切口以腓肠肌腱腹交接水平为中点，长 3~4 cm（图 113.3A）。隐神经和隐静脉通常位于术野的中心，在软组织分离过程中，可在胫骨的后内缘看到血管神经束，在分离显露筋膜的时候应格外注意并对其进行保护。沿切口的远近端，按照前述方法将筋膜与皮下组织进行分离，在邻近胫骨的位置，做一垂直小切口将筋膜切开。通过胫骨后缘的这个小切口，即可进入后侧间室。如前所述，将筋膜与深层的肌肉分开，然后，按照类似的方法对筋膜进行切开松解。在胫骨近端 1/3 处可以看到比目鱼肌。需要对这一结构进行充分的松解，因为它还是屈蹈长肌（flexor hallucis longus，FHL）和趾长屈肌（flexor digitorum longus，FDL）筋膜的汇合处。完成上述操作即可将胫骨后肌完全松解开来（图 113.3B）。在整个松解过程中，应避开胫骨后方的组织，以确保胫骨后方血管神经束的安全，因为这些血管神经位于胫后肌和 FDL 后方。用手指触摸整个间室，以确保充分松解。可以通过内侧切口进入并看到腓肠肌。可以采用类似的方式对这块肌肉进行松解。松解完成后，松开止血带，充分止血。皮下组织和皮肤以术者偏好的方式进行缝合，并进行加压包扎。

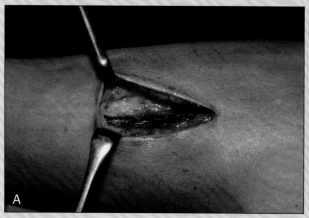
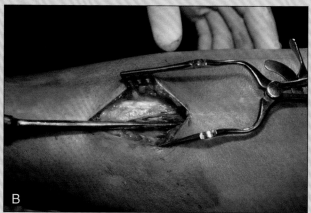

图 113.3 （A 和 B）松解后侧间室的筋膜切口。直接从胫骨后缘切开肌筋膜

一旦脱拐，并且伤口愈合良好的情况下，就可以开始进行一些低强度的活动，如水疗、骑固定自行车和椭圆机进行训练。最开始，可以进行低强度的固定自行车、跑步机或跑道行走练习或者进行水疗[108]。当足踝关节的力量和控制力恢复之后，即可开始功能训练，这通常在术后第3~4周的时候。此时，可以在能够耐受的范围内进行跑步。需要根据肿胀的程度来调整康复训练的进度。如果在没有肿胀的情况下能耐受非冲击性的运动，则可以开始进行冲击性运动的练习。如果出现肿胀，则应继续进行非冲击性运动练习，直至肿胀消退。在能忍受冲击性运动练习后，应开始增加速度和敏捷性的训练[12, 26, 107]。

重返运动

CECS 筋膜松解术后，没有一个客观公认的重返运动（return to play, RTP）的标准。RTP 是指能够令人满意地完成上一赛季中进行的体育运动的能力。总而言之，运动员应该几乎没有疼痛症状，能够进行很好的力量和耐力性运动，并能够在康复治疗过程中对需要进行的动作进行反复的锻炼，而不会出现肿胀或任何神经症状。一般认为，术后6~12周能够完全恢复体育运动。

结果

对于 CECS 手术治疗效果，很多研究结论各不一样。大多数研究中，通过手术治疗能够获得很高的满意度，症状缓解率可达60%~100%，并且能重新恢复不受限的体育运动[95-105, 109-111]。Beck 等对平均年龄为16.4±1.38岁的儿童患者进行了观察，发现运动恢复率为89.5%。二次手术率为18.8%，如果仅松解前间室和外侧间室，则二次手术率为上述的3.4倍[109]。该研究与 Gatenby 等的一项研究结果相反，该研究对20名成人患者（共36条小腿）进行了评估。研究显示，90%的病例重新恢复了体育运动，满意度评分可达8.64，VAS（Visual Analog Scale）评分从8.17减少到1.74，仅2.8%的患者在做了前和（或）外侧间室松解后，需要再次进行4个间室的同时松解[110]。Campano 等对204篇论文进行了荟萃分析，并在其报告中纳入了24项主要研究成果。他们描述了大约2/3的患者能够取得成功的治疗效果和84%的满意率，以及13%的并发症发生率[111]。De Fijter 等报道，经皮筋膜切开术后，平均随访62个月，118名军人中有96%的人能进行不受限的体育运动[99]。Raikin 等对16例患者

双侧小腿同时松解的效果进行了报道；手术后16个月，14名患没有疼痛症状，平均术后10.7周可以恢复体育运动[104]。Moushine 及其同事详细介绍了18名接受双切口筋膜切开手术治疗的运动员，所有这些运动员都进行了长达2年的随访，平均重返体育运动的时间为25天[103]。

Howard 等的报道中，有68%的患者疼痛缓解效果稍差。然而，对受累间室进行分类时，对前间室进行松解的患者，症状缓解了81%，而后间室松解的患者症状缓解了50%[101]。Slimmon 等使用单切口技术进行松解，并没有随访到那么有利的结果。在他们的报告中，接受单次手术的患者中有60%可以取得良好或优异的结果，58%的患者术后运动水平低于症状发生前的水平[95]。Hutchinson 等通过单切口技术证实了松解不完全可能是术后效果欠佳的原因[112]。尽管 Schepsis 等发现只松解病变间室与同时松解前间室和外侧间室获得的手术效果是相同的，但是，同时松解2个间室将会导致运动恢复时间延长至少3周（双间室松解为11.4周，单间室松解为8.1周）[97]。总之，目前使用的小切口、经皮、单切口或双切口技术是常用的主流技术。有证据表明，与双切口技术相比，单切口技术产生的术后效果相对较差。

总体而言，CECS 手术治疗的并发症发生率相对较低，有很高的满意度，并可以很好地恢复体育运动功能。对于已经明确诊断为 CECS，又希望接受手术治疗，不能接受改变运动方式的患者来说，可以建议对受累间室进行筋膜切开手术。在这种情况下，如果正确地执行手术步骤，则可以获得优异的结果。

并发症

有报道的并发症包括血肿或浆液性肿块的形成（9%）、腓浅神经损伤（2%）、前踝疼痛（5%）和症状复发（2%）[99]。血管外科文献中存在以下理论上的观点，即功能正常的肌肉及其间室具有促进肢体血液回流的作用。反过来，筋膜切开后可能会导致静脉回流功能不全。然而，迄今为止尚无任何相关的病例报道[113]。

一些研究报道了 CECS 筋膜切开术后再次复发的情况。Schepsis 等描述了劳累性骨筋膜室综合征的复发以及随后的二次治疗。在这种情况下，仔细解剖、松解卡压的神经以及筋膜松解切除术是必不可少的。二次手术的效果并不像初次手术那样可预测[114]。

总结

对病史进行细致的了解是缩小 ELP 患者鉴别诊断范围的关键。对于 CECS，症状的发作始终与相似的运动量相关联，并可以通过休息后缓解。

间室的压力测量有助于明确诊断，并且存在运动前和运动后的诊断标准。然而，CECS 仍然是一个主要基于临床症状做出的诊断。

在进行手术治疗之前，建议进行 3～6 个月的保守治疗（例如：解除外源性病因，进行物理治疗，改变前足触地的跑步模式和 / 或肉毒杆菌毒素 A 注射）。

如果进行手术，单切口或双切口技术目前都已经被广泛使用。

使用手指或钝头的组织剪直接对皮下组织和筋膜进行分离。

术后鼓励早期 ROM 活动和负重，以避免筋膜切开术后继发性瘢痕形成。根据需要使用拐杖，并且，通常在肿胀消退后脱拐。

不存在针对 CECS 特定的 RTP 指南。建议逐渐加强运动量，直到完全恢复伤前的运动水平，一般术后恢复时间需要 6～12 周。

选读文献

文献：Rajasekaran S, Finnoff JT. Exertional leg pain. *Phys Med Rehabil Clin N Am*. 2016; 27:91-119.

证据等级：V

总结：本文对劳累性腿痛的鉴别诊断做了很好的分析，包括慢性劳累性骨筋膜室综合征（CECS）。具体而言，本文详细介绍了 CECS 的相关解剖学、关键的病史特点和体格检查结果，如何做出诊断，治疗方法，以及术后康复。

文献：Pedowitz RA, Hargens AR, Mubarak SJ, et al. Modified criteria for the objective diagnosis of chronic compartment syndrome of the leg. *Am J Sports Med*. 1990; 18(1):35-40.

证据等级：Ⅲ

总结：作为一项回顾性分析，本研究对 131 名慢性劳累性腿痛的患者进行了回顾。作者能够利用这些患者的检查结果来制定间室内压力的测量标准，以诊断 CECS。标准包括运动前、运动后 1 分钟、运动后 5 分钟的压力测量。

文献：Peck E, Finnoff JT, Smith J, et al. Accuracy of palpation-guided and ultrasound-guided needle tip placement into the deep and superficial posterior leg compartments. *Am J Sports Med*. 2011; 39(9):1968-1974.

证据等级：Ⅲ

总结：本研究的目的是研究超声引导的浅层和深层导针穿刺是否比传统穿刺技术更准确。通过触诊和超声引导注射 20 个成人下肢尸体标本，每种技术由运动医学研究员和主治医师进行。调查显示导针放置的准确率相似，无论是否使用超声波和（或）检查者的经验水平如何。

文献：Waterman BR, Laughlin M, Kilcoyne K, et al. Surgical treatment of chronic exertional compartment syndrome of the leg: failure rates and postoperative disability in an active patient population. *J Bone Joint Surg Am*. 2013; 95(7):592-596.

证据等级：Ⅳ

总结：本研究拥有已知最大的 CECS 队列（共有 611 名患者接受了 754 例选择性筋膜切开术）。作者试图评估选择性筋膜切开术后的结果。结果发现，研究中的大多数军人返回岗位（67%），但 44.7% 的军人有症状复发。在该分析中，21.8% 的患者经历了不成功的手术管理。

文献：Winkes MB, Hoogeveen AR, Scheltinga MR. Is surgery effective for deep posterior compartment syndrome of the leg? A systematic review. *Br J Sports Med*. 2014; 48(22):1592-1598.

证据等级：Ⅲ

总结：在该研究中作者评估了 7 篇Ⅲ级文献，以确定手术干预对后侧深间室 CECS 的疗效。结果发现成功率并不高（30%～65%），并且似乎没有一种外科手术更优越。总的来说，目前证据质量较差，尚需要前瞻性随机对照试验来帮助优化这种手术步骤。

文献：Campano D, Robaina JA, Kusnezov N, et al. Surgical management for chronic exertional compartment syndrome of the leg: a systematic review of the literature. *Arthroscopy*. 2016; 32(7):1478-1486.

证据等级：Ⅳ

总结：该系统评价包括 24 项研究和 1596 名患者，以评估 CECS 手术治疗的结果。根据这些信息，大约 2/3 的年轻运动员的外科手术是成功的，84% 的患者对其结果感到满意。与新的内镜或其他微创技术相比，作者无法确定开放式筋膜切开术是否更有效。

（Christopher Hogrefe, Michael Terry 著
代文立 译 皮彦斌 校）

参考文献

扫描书末二维码获取。

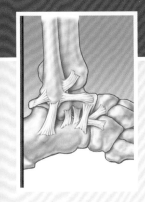

第114章

足踝关节周围神经卡压

概述

运动员下肢慢性疼痛可能是由周围神经卡压引起的。与其他下肢问题相比，这是一种相当罕见的病因，由多源性或混合性的神经病变导致，有时病因和临床表现非常复杂。由于此类病变的许多临床表现和特征是相互重叠的，即便对于临床经验丰富的医生来说，区分不同的病因也是非常困难的。如果不能够充分认识和理解这类疾病，可能会导致误诊或漏诊，影响周围神经卡压症患者的治疗效果。这将会对运动员和医生造成很大的困扰。然而，通过对该类疾病进行系统的学习和理解，有助于我们解决这一问题。只有正确理解神经的解剖走行、卡压的可能原因，准确辨别受累神经，明确卡压部位，才能对周围神经卡压症进行充分而恰当的治疗。只有遵循既定的诊断依据，才能

依据运动员特定的病理特点和需求，制订出最优的治疗方案。本章将会为读者介绍在运动员群体中，最常见的足踝关节周围神经卡压的类型。

腓肠神经卡压

引言

由于可作为神经移植物被广泛应用于修复重建外科手术中，因此，腓肠神经已成为研究较多的周围神经[1-5]。1974年，Pringle等首次对腓肠神经卡压病变及其临床后遗症进行了报道[6]。这种病变不但会对跑步运动员造成影响，也可能会对从事其他运动项目的个体造成影响[4, 7]。腓肠神经是单纯的感觉神经，支配小腿远端三分之一的后外侧、足外侧缘，包括踝关节外侧和第五趾的感觉区域（图114.1）[8, 9]。神经通过主干发出的交通支可使神经的支配范围扩大，延伸

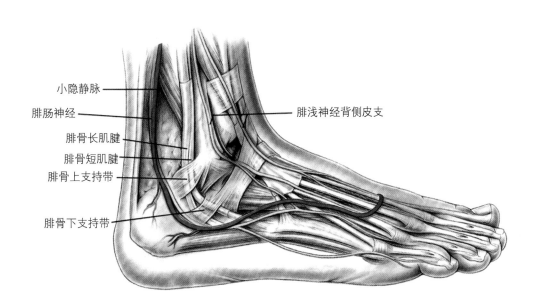

图 114.1　足及踝外侧神经示意图（From Ferkel RD, Weiss RA. Correlative surgical anatomy. In: Ferkel RD, Whipple TL, eds. *Arthroscopic Surgery. The Foot and Ankle*. Philadelphia/New York: Lippincott-Raven; 1996:90, Fig 5.7, with permission.）

小隐静脉
腓肠神经
腓骨长肌腱
腓骨短肌腱
腓骨上支持带
腓骨下支持带
腓浅神经背侧皮支

至第三、四趾的感觉区域。在解剖学上，80% 的腓肠神经由源自胫神经的腓肠内侧皮支和腓总神经的交通支在远端交汇而成。20% 的腓肠神经中，腓总神经的交通支缺失[10, 11]。在这些个体中，腓肠神经可源于腓肠内侧皮神经。腓肠内侧神经走行在腓肠肌内侧头和外侧头之间，并在小腿的中段水平穿出深筋膜。在解剖学上，腓神经与腓肠神经吻合交通，腓肠神经沿着跟腱的外缘向下走行。刚开始，腓肠神经走行于小腿后侧中间位置，在跟骨结节上方约 10 cm 处，它跨过跟腱，走行于跟腱的外侧缘（图 114.2）。然后，走行于腓骨尖后外侧 1.5 cm 的区域，最终，达到第五跖骨外侧缘[8]。

腓肠神经卡压可发生在走行区域中的任何部位，常见部位包括足跟或足的外侧[12]。创伤是导致腓肠神经卡压的重要因素。习惯性踝关节扭伤会导致神经的反复拉伸，从而导致其结构性损伤[4]。创伤后广泛的软组织肿胀可导致神经压迫，损害神经的功能。此外，第五跖骨基底骨折、腓骨肌腱鞘或跟骰关节囊肿也可导致神经损伤[13-15]。小腿后方的手术、跟腱修复（特别是经皮微创修复）、关节镜的后外侧入路（图 114.3）[16, 17]、跟骨截骨、踝关节韧带重建[18]、腓骨肌腱修复[19] 以及距下关节融合术中关节的显露、软组织的牵拉和任何术后切口的瘢痕形成，都有可能是导致腓肠神经损伤或卡压的因素。也有比较罕见的情况，例如，有文献报道，在腓肠肌肌腹出现腓肠神经的卡压[20]。

病史

患者可能会有放射性刺痛的症状。也可能会出现沿腓肠神经走行的慢性灼热、麻木、感觉异常或疼痛，在小腿的后外侧尤为明显，在夜间或进行体育活动（如跑步）时症状可能会加重。

体格检查

一般来说，疼痛最明显的部位即为神经卡压的位置。为此，必须对腓肠神经整个走行区域进行检查。局部的压痛和 Tinel 征阳性有助于诊断和定位。必须检查以前手术可能留下的瘢痕。在可疑部位注射局麻药进行封闭将有助于明确诊断。

需要对腰骶部进行细致的查体，以鉴别 S1-S2 神经根压迫导致疼痛的可能，并且，需要与骨筋膜室综合征、腘动脉卡压、踝关节扭伤和跟腱腱病相鉴别。

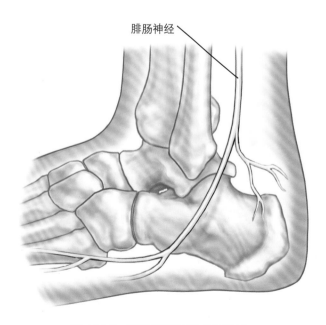

图 114.2　图示腓肠神经走行路线

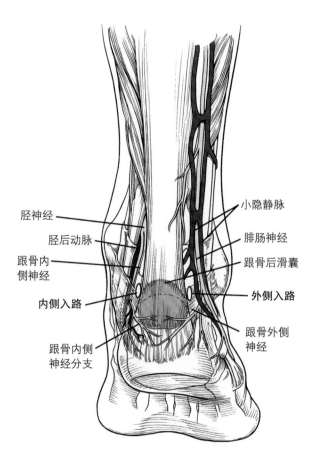

图 114.3　图示后踝的解剖及对应的关节镜入路。当通过后外侧入路操作时，腓肠神经有可能会被损伤（From Ferkel RD, Weiss RA. Correlative surgical anatomy. In: Ferkel RD, Whipple TL, eds. *Arthroscopic Surgery. The Foot and Ankle*. Philadelphia/New York: Lippincott-Raven; 1996: 314, Fig. 16.9A, with permission.）

影像学

X线片可以除外因骨性畸形导致的神经压迫（例如：骨折后骨痂增生）。一些作者推荐在踝关节韧带过度松弛或慢性外侧不稳的病例中，进行应力位的X线检查；然而，在受伤踝关节和正常踝关节间，胫距关节前抽屉试验的数值存在很大的个体差异，这会影响其作为常规检查手段的价值[24]。磁共振成像（MRI）有助于评估神经组织和辨别占位性病变[25]。虽然计算机断层扫描（CT）在软组织成像中能够提供的细节有限，但是，当体格检查提示可能存在对神经及其周围血管束的骨性撞击或压迫时，它将会是一种有价值的辅助检查[26]。

治疗方案

保守治疗

应根据导致损伤的病理机制来制订保守治疗方案。慢性踝关节不稳可通过佩戴护具或矫形支具来改善其症状。在进行这些治疗的时候，关键点在于不要对神经造成外部的压迫。如出现导致外部压迫的因素，例如慢性淋巴水肿，应首先对其进行治疗。

使用维生素B_6、非甾体抗炎止痛药（NSAIDs）、加巴喷丁、三环类抗抑郁药、利多卡因贴片和（或）局部应用止痛膏等治疗腓肠神经损伤引起的疼痛有一定的作用[4]。

📌 作者首选技术

患者侧卧位或俯卧位，两种体位均能充分显露腓肠神经的整个走行路线。在压痛最明显的区域做10 cm的切口（应在手术前非麻醉状态下进行评估）。充分显露并定位腓肠神经后，对压迫区域进行松解或切除。不要切除过多的软组织。避免过度切除腓肠神经周围的脂肪组织，以免术后出现过度的瘢痕增生，从而导致卡压加重或复发。

在考虑神经切断术时，应进一步辨认和解剖神经区域的远近端。然后，将神经剥离或切断（图114.4A～C）。神经断端可以埋入周围软组织如肌肉或骨内，但埋入骨内是很困难的。为方便起见，在骨皮质（如腓骨）上钻出两个相互垂直的单皮质骨道（2.5 mm）。将神经断端插入骨道的一端，而另一端置入吸引器，通过这样的方法，将神经断端通过骨道吸入髓腔内，再将神经外膜缝合吻合到周围的骨膜上。屈伸活动踝关节，观察相关的神经组织，确保没有太大的张力。

由于神经切断术能够收到良好的效果，因此，一般对于腓肠神经卡压来说，不推荐采用静脉包裹术进行处理。

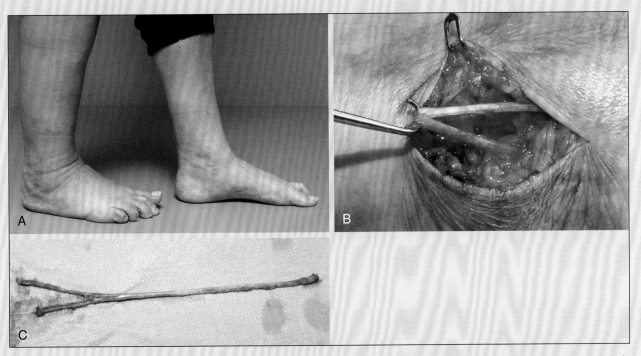

图114.4　（A）图示55岁患者右踝，既往行跟骨截骨术，遗憾的是，术后出现沿腓肠神经走行的疼痛症状。（B）在压痛最显著的位置找到神经，发现该分支已经出现病变。（C）术中拍摄切除的神经

手术治疗

当保守治疗失败时，必要进行手术治疗。手术策略包括腓肠神经松解术或神经切除术。在二次神经手术中，进行神经切断并埋入健康的软组织或骨内，可能比单纯的神经松解更可取。然而，患者必须认识到神经手术存在不能完全达到预期结果的风险。切口的选择取决于先前手术切口的位置、神经瘤定位，以及可能执行的附加操作的类型。

术后处理

下肢中立位石膏固定 1 周，建议挂拐行走 1 周。之后，穿行走靴，依据患者自身耐受情况，逐渐开始恢复负重行走至少 3 周。进行物理治疗，包括全关节活动度（ROM）练习和平衡板训练。术后 4~6 周可恢复全面的运动训练。在涉及关节或复杂截骨手术的情况下，行走靴至少佩戴 4 周，8 周内不能进行康复训练。

结果

对于占位性病变来说，手术切除可获得满意的症状缓解效果。切除囊肿解除对腓肠神经的压迫，并对神经进行松解是治疗本病的有效方法 [7]。创伤导致的腓肠神经卡压可以通过恢复其正常的解剖结构来实现。Gould 和 Trevino 对 3 例第五跖骨底骨折合并骨折块和肌腱向背侧移位的病例进行了报道。在对骨折块进行复位和神经松解术后，所有患者在术后几个月内症状均有改善 [13]。Fabre 等报道了 13 名运动员（18 例下肢）因腓肠神经卡压接受了手术治疗。术后随访时，9 例肢体治疗效果优良，8 例效果良好，1 例效果尚可。10 例患者小腿疼痛症状完全缓解 [7]。然而，因手术瘢痕或损伤导致症状的患者中，神经松解的结果较难预期。尽管没有真正的神经瘤，但最终可能需要进行神经切除和断端包埋。在存在神经瘤的情况下，切除损伤的神经并包埋入健康的组织（肌肉、骨）内可以改善症状。在踝关节不稳定的情况下，仅做外踝韧带的重建，而不进行神经松解，就能充分改善患者的疼痛和不适症状，是一种可靠的手术方式 [27]。

隐神经卡压

隐神经卡压相对比较少见 [4]。隐神经是股神经最长的感觉支，源于 L1~3 的神经根。神经离开股三角与股动、静脉一起进入内收肌管（亨特管，subsartorial canal of Hunter）。管壁由股内侧肌和长收肌，以及内收肌和长收肌间连接的筋膜构成。缝匠肌覆盖在隐神经管的近端，同时也覆盖着隐神经的两个终末支——髌下支和降支。髌下支支配膝关节内侧和前内侧区域的感觉。降支与隐静脉伴行，支配小腿及足内侧的感觉（图 114.5 和图 114.6）[10, 11, 28]。

神经卡压可以发生在股骨髁近端的收肌管筋膜处 [29, 30]。局部的创伤也可以导致神经损伤。需要做隐静脉移植的心脏或血管外科手术可能导致隐神经的损伤 [31]。其他因素包括：折弯、拉伸、压迫和摩擦。

病史

隐神经卡压可表现为多种不同的症状，其临床表现与卡压部位有关。隐神经近端受累（即髌下支）可导致不典型或顽固性膝痛 [29]。屈膝时，症状可能会加重。有些患者由于漏诊或忽视了隐神经卡压的疼痛症

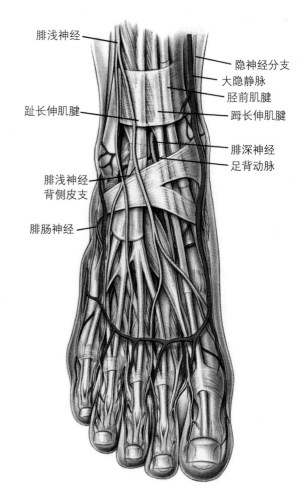

图 114.5　图示足背部解剖（From Ferkel RD, Weiss RA. Correlative surgical anatomy. In: Ferkel RD, Whipple TL, eds. *Arthroscopic Surgery. The Foot and Ankle*. Philadelphia/New York: Lippincott-Raven; 1996:89, Fig 5.6, with permission.）

图中标注：
腓浅神经
隐神经分支
大隐静脉
胫前肌腱
趾长伸肌腱
拇长伸肌腱
腓深神经
足背动脉
腓浅神经背侧皮支
腓肠神经

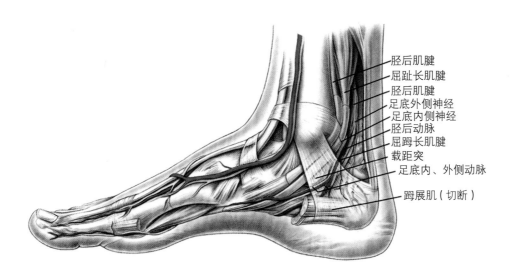

图 114.6 足和踝关节内侧解剖示意图（From Ferkel RD, Weiss RA. Correlative surgical anatomy. In: Ferkel RD, Whipple TL, eds. *Arthroscopic Surgery. The Foot and Ankle*. Philadelphia/New York: Lippincott-Raven; 1996:90, Fig. 5.8, with permission.）

胫后肌腱
屈趾长肌腱
胫后肌腱
足底外侧神经
足底内侧神经
胫后动脉
屈蹬长肌腱
载距突
足底内、外侧动脉
蹬展肌（切断）

状，而错误地采用了限制型支具进行治疗。有些患者可表现为间歇性或与运动相关的小腿内侧或膝部疼痛。在自行车和划船运动员中更为常见。当隐神经远端受累时，患者可感到局限于小腿或足内侧的疼痛、麻木或感觉异常（通常位于第一跖趾关节的近端）

体格检查

应沿神经解剖走行的区域进行触诊，从股骨内髁近端开始，沿小腿和足的内侧向下进行。在该神经走行区域的触诊出现压痛是诊断的指征。也可能会有收肌管筋膜处的压痛。这可能与卡压部位出现的 Tinel 征阳性有关[32]。在可疑部位进行局部麻醉封闭后疼痛缓解，将更加有助于卡压的定位。

可以对隐神经的主干或终末分支进行神经传导速度的功能评估[33]。但是，对于有明显的皮下脂肪堆积或肿胀的患者来说，常规检测可能不会得到有价值的结果[34]。

对于可疑隐神经损伤的患者进行肌电图检查，应包括长收肌和股四头肌的检查，对于隐神经卡压来说，肌电图检查可能是阴性的。如果是神经根卡压的病例，肌电图检查结果可为阳性，将有助于对其进行鉴别诊断[35]。

影像学

常规 X 线片有助于鉴别创伤后和原发性神经卡压，MRI 或 CT 等更加精细的技术不是常规的诊断方法，但可用于更清楚地显示神经走行区域周围的骨性结构（CT），或用于保守治疗无效病例的术前评估和对神经卡压进行更精确的定位。

治疗方案

保守治疗

保守治疗的策略是消除任何可能导致隐神经卡压的外在因素。调整运动方式和物理治疗（力量性练习和本体感觉练习）有助于缓解疼痛症状。推荐使用非甾体消炎止痛药、局部镇痛药和系统性神经调理药物对隐神经卡压综合征进行治疗[32]。添加或不添加类固醇激素的局部麻醉封闭可以减轻疼痛。据报道，30 名患者在不使用类固醇激素的情况下进行了一系列的局部麻醉封闭，成功率可达 80%[30]。然而，如果所有这些措施都不能改善症状，就应该考虑手术治疗。

手术治疗

手术治疗包括神经减压、切除和松解。神经减压术是首选的治疗方案，可以松解亨特管的前方筋膜并将神经纤维与周围的缝匠肌筋膜分离来实现隐神经减压的目的。对于更远端的神经卡压来说，有必要进行局部的神经松解。

对于切断的近侧神经断端，最好的处理方法是将神经埋入并固定在邻近的肌腹内。当神经走行在缝匠肌和股薄肌间靠近肌肉止点的位置时，也会受到压迫。在这个区域可以进行神经松解或者将神经与周围组织分离开来。运动人群中最常见的问题可能是来自于隐神经髌下支的神经瘤。由于膝关节的反复运动摩擦或直接压迫神经瘤都会产生膝关节的疼痛刺激症状。手术治疗相对比较简单。在神经瘤体表直接切开，然后将其切除，同时，对髌下支的近端进行松解分离。在作者的经验中，往往有必要将神经切除并将断端埋入肌肉内。

结果

60%~80% 的患者疼痛症状能够缓解或消失[34]。但是仍有大量患者需要进行神经切断术。神经松解或切断是否能达到最佳治疗效果，目前仍有争论。隐神经分离术的主要问题是由此产生的远端麻木症状，有些患者会有主观上的不适。另外，单纯神经的松解术包括彻底的神经周围的筋膜束带松解，有可能会伴有潜在的瘢痕组织形成。这本身就会导致新的神经卡压。Worth 等统计了 15 例隐神经卡压的患者，其中的 13 例患者在进行神经切断术后，症状完全缓解[36]。作者认为与神经松解术相比，神经切断术可能取得更可靠的结果。神经切断术最好在股内侧肌和大收肌间的筋膜鞘管近端进行[34]。

在 Koppel 和 Thompson 的一项研究中，2 名患者在减压 24 小时后症状缓解。但是，他们没有做更长时间的随访。因此，对这些结果进行解读的价值有限。Dellon 等对 70 名进行神经切断术患者的手术效果进行了报道。其中 62 名患者接受了髌下支神经切断术。84% 的患者疼痛得到了改善（视觉模拟评分，Visual Analogue Scale）。

踝管综合征

引言

踝管综合征（tarsal tunnel syndrome, TCS）是 1962 年由 Keck 和 Lam 首次提出的一种累及胫神经的卡压性神经疾病，在运动员中较少见，易于误诊或漏诊。非运动性患者多为中老年，男女分布均匀，运动员多为青壮年，女性多见[37-39]。

胫神经起源于坐骨神经。踝管位于内踝后方（见图 114.6），其边界由前方的胫骨、外侧的距骨后突和跟骨以及内侧的屈肌支持带构成。

屈肌支持带与胫后肌腱、屈蹰长肌腱和屈趾肌腱的腱鞘融合。屈肌支持带和蹰外展肌都是常见的压迫部位[11]。最近，Singh 等认为在足底存在三个界限清楚的筋膜间隔[40]。除了通常认为的卡压部位之外，其中的两个间隔也可能会导致胫后神经及其分支的卡压。在大多数情况下（93%），胫神经在踝管内分为

三支：足底内侧神经、足底外侧神经和跟骨内侧支。跟骨内侧支有 75%~90% 起源于胫神经，10%~25% 起源于足底外侧神经。而且，39% 的跟骨内侧支起源于踝管的近端，34% 起源于踝管内，16% 在踝管的远端发出。在 21% 的患者中，可发现有多个跟骨分支（图 114.7）[41,42]。

病因

在 60%~80% 的患者可以找到特定的病因[4,34,43]。根据 Cimino[44] 统计，表 114.1 列出了常见的一些病因，包括：静脉曲张[45]、系统性疾病[46]、神经鞘瘤（神经鞘膜良性肿瘤）[47]、色素沉着绒毛结节性滑膜炎[48]、脂肪瘤、滑膜囊肿、神经鞘膜内退变性囊肿、腱鞘囊肿（屈蹰肌腱腱鞘）和附属肌肉等都可能导致胫骨神经卡压[49]。

姿态的畸形或机械异常可能会导致踝管综合征[2,44,50-57]。后足外翻（8%）和内侧三角韧带功能不全会导致胫神经的过度牵拉和压迫，跑步运动员的后足过度旋前也会导致这种情况，通常可以进行动态的步态分析发现这种异常[58]。更常见的是后足内翻（11%）合并前足的过度旋前，常与踝管综合征有关联[59]。Rosson 等发现过度的旋前和跖屈会显著增加内侧和外侧踝管的压力，并足以达到引起慢性神经

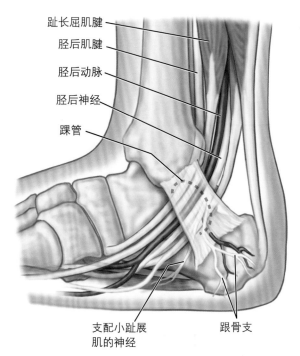

趾长屈肌腱
胫后肌腱
胫后动脉
胫后神经
踝管
支配小趾展肌的神经
跟骨支

图 114.7　胫神经及其分支在下肢远端足踝关节水平的走行示意图

表 114.1 踝管综合征的病因	
病因	病例数
原发性	25
创伤	21
静脉曲张	16
足跟内翻	14
纤维变性	11
腱鞘囊肿	10
糖尿病	3
肥胖	3
踝管紧张	3
姆屈肌增生	3
类风湿关节炎	3
脂肪瘤	2
动脉异常	1
肢端肥大症	1
强直性脊柱炎	1
局限性移行性骨质疏松	1
屈姆长肌副腱	1
合计	122
未报道病因	64
总计	186

Work of Cimino WR, who summarized 24 studies.
From Cimino WR. Tarsal tunnel syndrome: review of the literature.
Foot Ankle. 1990; 11(1): 47-52.

卡压的程度；进行踝管松解和筋膜间室切开，可以显著降低这种压力；患者的踝管压力与尸体标本的压力一致，但是，在这种姿态下，外侧跖管的压力则会明显增高[60]。在存在慢性神经损害的基础上（如糖尿病神经病变的患者），如果合并其他部位的神经卡压时（双重压迫现象），发生踝管综合征的阈值可能会更低。

直接创伤因素可能会导致痛性神经瘤的形成，甚至累及内侧三角韧带的踝关节扭伤，形成的瘢痕也可能会压迫踝管，引起踝管综合征[61-63]。

病史

踝管综合征的症状包括烧灼感、刺痛感、感觉异常、温度觉障碍、轻微的感觉丧失或脚后跟和脚底的刺痛[59]。患踝管综合征的运动员会出现内踝足底的疼痛和不适，往往在短跑、跳跃和某些武术运动中症状加重。这些症状通常在活动时加重，休息后能够得到缓慢改善。这种症状表现不同于足底筋膜炎的症状：最严重的疼痛往往出现在早晨行走第一步的时候以及持续运动后症状可缓解[43]。有些患者有夜间痛的表现。内在肌无力或萎缩通常发生在疾病的晚期[64]。

体格检查

首先，应排除足踝关节姿态的畸形（如后足外翻或内翻），以免对治疗的决策造成影响。必须对整个胫神经及其分支的走行区域进行仔细的触诊，观察是否存在过电感、刺痛以及任何其他的不适。偶尔也出现 Valleix 征（卡压部位的近端和远端有压痛症状）。不能仅对神经的感觉功能进行检查，因为患者通常不会意识到足底的感觉缺失[43]。可以用 Semmes-Weinstean 纤维丝或两点辨别觉对神经的远侧感觉支进行检测，以评估胫神经损伤的程度。运动功能减退是很难评估的，特别是在评估内在肌功能的时候。有时，在慢性踝管综合征病例中，可以发现姆短展肌和小趾展肌的肌肉萎缩，可提示为内在肌的功能减退。踝关节极度背伸或跟骨极度外翻，可使胫神经的张力增加，导致症状加重。

神经电生理检查

神经电生理检查（神经传导速度测量、振幅测量、运动诱发电位、纤颤电位、感觉传导速度）可以用于明确临床可疑的踝管综合征的诊断，并可用于鉴别足踝关节的其他神经病变。在所有的神经电生理检查中，感觉神经传导速度被认为是最准确的检查手段。灵敏度可达 90% 左右[56, 65-69]。对内在肌进行肌电图（EMG）检查存在很高的假阳性率（10% ~ 43%），特别是对于 60 岁以上的患者来说，这个问题尤为突出[35, 70, 71]。需要注意的是在病史和体格检查阳性的情况下，正常的神经电生理检查结果并不能作为踝管综合征诊断的排除依据。

影像学

常规 X 线片（包括踝关节负重正位片、足正位片以及全足侧位片）有助于发现可能导致踝管综合征的骨性异常（例如后足骨折畸形愈合、足关节融合畸形等）。后足力线 X 线片有助于评估畸形的程度，以利于截骨矫形手术方案的制订（例如：踝上截骨或跟骨截骨术）[73, 74]。

如果怀疑有占位性病变，则应考虑进行 MRI 检查。在 Frey 和 Kerr 等的研究中，发现 88% 的可疑踝管综合征患者，可以发现病理性的改变[75]。尽管有时可以发现胫神经功能障碍的影像学直接征象，但大部分时候，胫神经在影像学检查上更有可能表现正常，不会发现有特定的病灶[76]。

超声（US）检查能够显示出更细小的神经分支，并允许以更高的空间分辨率发现神经的异常增粗；但它仍然高度依赖于检查者的技术水平[76, 77]。

治疗原则

在没有明确导致神经卡压的病变时，应首先考虑进行保守治疗。进行充分的保守治疗之后，症状仍没有明显改善，则可能需要进行踝管松解的手术。如果踝管内存在占位性病变，则应首选手术治疗。应对导致胫神经卡压的占位病变进行充分评估后，将其切除。如果有特殊的畸形或存在邻近组织病变时，可能

会导致踝管的症状，这时，应该对其进行相应的处置，重新恢复前后足的力线。

治疗方案

保守治疗

非手术治疗包括应用非甾体抗炎止痛药减少炎症反应、口服维生素 B_6 和三环类抗抑郁药（丙咪嗪、去甲替林、地昔帕明、阿米替林）。此外，选择性 5-羟色胺再摄取抑制剂（舍曲林、帕罗西汀、度洛西汀）或抗癫痫药物（γ-氨基丁酸、托吡酯、普瑞巴林、卡马西平）也有助于改善症状[59]。

非甾体抗炎止痛药对神经源性疼痛的缓解效果较差；但是，它们可以减轻炎症反应（如腱鞘炎），有利于缓解踝管内的软组织占位症状[78]。

三环类抗抑郁药（阿米替林、去甲替林、地西普胺或丙咪嗪）往往只需很少的剂量就可以缓解中等程度疼痛的症状。这类药物效果确定并且价格低廉，但

手术治疗

作者首选技术

患者仰卧位，上止血带，压力 280 mmHg，也可不使用止血带。其优点在于术中易于辨认动、静脉，有助于进行结扎止血。

在内踝尖近端 10 cm、胫骨后缘 2 cm 处做弧形切口，向远侧沿着胫后肌腱走行方向延伸，止于踇展肌的中部（图 114.8A），钝性分离显露屈肌支持带，以免损伤胫神经跟骨支，然后松解屈肌支持带，在踝管远端，支持带将会变得致密和绷紧。因此，在切开支持带的时候，可以插入一把弯钳，保护下面的神经血管结构免受意外损

伤。切开支持带后，钝性分离并探查胫神经的近端，向远端探查胫神经至神经分叉处。足底内侧神经绕过内踝向远端走行于踇展肌腹的下方（图 114.8B）。在这个位置，将会存在一个纤维鞘管或筋膜需要切开，以达到松解神经分支的目的。要注意的是，有大的静脉伴随着神经向远端走行至足部。足底外侧神经位于内踝的稍后方，向远端走行。通常，在可以在踇展肌的边缘辨认出该神经。切开松解踇展肌浅层的浅筋膜。将踇展肌向跖侧拉开，显露深层的深筋膜，并将其切开以松解足底外侧神

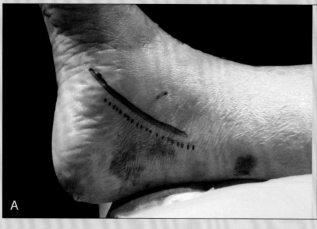
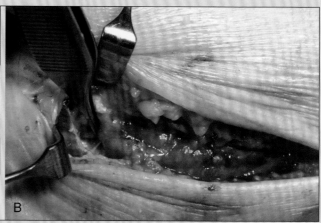

图 114.8　（A）踝管手术入路示意图。取决于神经的病变部位以及累及的分支，可在稍靠前或靠后的位置做手术切口。在这个病例中，我们选择更靠前手术切口来进行胫神经主干的松解。（B）同一患者如（A）所述，踝管已被切开，并对胫骨神经进行减压

作者首选技术（续）

经的第一支。足底外侧神经支配小趾展肌。通常，该神经在足底外侧神经通过蹬展肌的深方向外侧走行之前发出。跟骨内侧支通常起源于胫后神经，但有 10%～21% 起源于足底外侧神经。任何可能导致神经卡压的组织应该被充分松解。如果合并有后足力线不正的问题时，应对其进行纠正（图 114.9A 和 B）。在缝合伤口前，应松开止血带，进行仔细止血以防术区出血形成新的卡压。

对于所谓的粘连性神经痛（疼痛是由神经与周围组织形成的瘢痕粘连所致），应对粘连的神经进行二次松解。

这是一个非常精细的手术，因为神经可能会被紧密的瘢痕组织所包裹，在进行瘢痕组织分离松解时可能会造成神经损伤。切取大隐静脉，并结扎小的血管分支。通常大隐静脉应切取至膝关节。将静脉两端结扎，用布比卡因和生理盐水灌注到静脉内。然后，纵行切开静脉并包绕在神经周围，静脉的内壁应贴附在神经的一侧。包绕的神经用 7-0 Vicryl 缝线进行简单的缝合固定。包绕后，术者必须确保包绕的神经没有形成束带样的卡压。

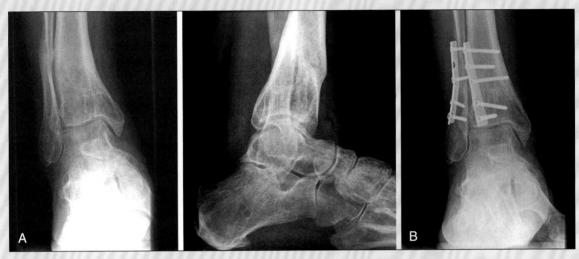

图 114.9 （A）一例 64 岁男性患者，踝关节创伤性关节炎合并踝管综合征。为了代偿明显可见的内翻畸形，患者需要在距下关节上施加更大的外翻应力，随之而来的则是胫神经的过度牵拉。（B）患者术后 X 线片。在进行踝管松解的同时，还进行了踝上截骨。术后 1 年，患者疼痛症状完全缓解，并对术后效果非常满意。通过对后足力线的纠正，可以改善踝关节和距下关节所承受的异常应力

是，它们的副作用也很明显。应从低剂量开始使用（10～25 mg/d，夜间服用，因为嗜睡是可能遇到的副作用之一）。每日药量每周增加 25 mg；直到最后一次加药后，持续用药 2 周，才能明确治疗是否有效。由于存在心律失常和心源性猝死的风险，最大剂量不要超过 100 mg/d（老年人为 75 mg/d）[58]。

有证据表明，抗惊厥药物可推荐作为一线治疗药物，包括加巴喷丁（起始剂量为 3×100 mg/d，可在夜间首次用药，目标剂量为 1200～2400 mg/d，最大剂量为 3600 mg/d）和普瑞巴林 [开始剂量为 1×（25～50）mg/d（夜间），目标剂量为 150～300 mg/d（最大剂量为 2×300 mg/d）] [58,78]。

局部治疗包括：利多卡因贴片（5%）因其良好的安全性和耐受性而被推荐为二线治疗药物 [58,78]。其他替代药物包括辣椒素贴片（8%），也被证实具有良好的效果。然而，长期使用过程中，

应注意可能会出现感觉障碍的问题 [58]。

对于阿片类药物，推荐作为三线药物进行使用。通常，阿片类药物推荐用于有三环类抗抑郁药或抗惊厥药使用禁忌的患者。只有在具有明确的治疗效果时，阿片类药物的应用才能延长至 3 个月以上 [58]。

当患者在使用这些药物时感到不适，应及时去神经科门诊就诊。物理治疗（包括脱敏治疗和神经松动治疗）被认为是比较有效的治疗措施，有助于松解踝管内的瘢痕组织，改善神经的卡压症状。应避免进行拉伸练习，因为它可能会加重胫神经的症状 [79]。

对胫神经进行局部激素封闭，有利于消除鞘管内的神经水肿，马镫式足踝支具、夜用夹板、制式的靴形支具或短腿行走支具都有助于缓解踝管综合征的症状。对于存在任何姿态畸形的情况下，可用矫形支具固定足踝关节在跖屈位，缓解内侧纵弓的压力 [56,59,80]。

术后处理

进行胫神经松解后，应使用免负重的短腿石膏中立位固定 2 周。2 周后拆除石膏，可鼓励患者逐渐恢复日常活动，术后 3 个月恢复体育运动。

结果

如果存在明确的病灶（如脂肪瘤、腱鞘囊肿等），术后临床症状缓解的效果往往比较满意。75% 的患者单纯进行踝管松解就能取得很好的临床效果。但是，25% 的患者临床症状几乎没有或完全没有缓解。然而，在这些踝管综合征的病例中，很多研究发现踝管松解手术存在诸多不可预测的因素，会对手术治疗效果造成影响 [52, 81-83]。Tinel 征阳性对手术松解效果具有预测价值 [84]。

在一项回顾性研究中，总结了包括 122 名患者在内的 24 篇文章，Cimino 等 [44] 认为，在进行踝管综合征松解手术后，91% 的病例可以取得良好的效果，7% 的病例效果不佳，2% 的病例症状复发。Kinoshita 等对 41 名患者进行了至少 24 个月的术后随访，没有发现存在功能缺陷 [51]。同一作者对进行踝管松解运动员的术后效果进行了平均 59 个月的随访，发现 22%（4/18 例）的患者不能恢复到术前的运动水平 [52]。Sammarco 和 Chang 等对 62 例患者的术后结果进行了报道，症状持续时间平均为 31 个月。平均间隔 9 个月后，患者能够恢复到之前的运动水平 [85]。症状发作时间少于 10~12 个月时进行松解可以取得更好的术后结果 [85, 86]。Kim 等在这方面开展了一项最大规模的研究，对 135 个病例进行了平均周期为 33 年的随访 [87]。其中，对神经连续性存在的 94 例胫神经损伤病例，采用了神经松解治疗，81%（76 例）的患者能够取得良好或优良的术后效果。Carrel 等针对 200 例患者进行的序列分析中，也得到了类似的结果 [88]。

总之，对于病变界限清楚、Tinel 征阳性、症状持续时间少于 1 年的患者来说，能够取得更加满意的手术效果 [89]。

足底外侧神经卡压

引言

足底外侧神经（包括跟骨支）卡压的问题在于，其与"非特异性跟痛症"的症状类似，从而可能误导医生的决策。主要是依据临床表现进行诊断。在症状难以缓解的慢性跟痛症患者中，多达 20% 的病例被认为存在足底外侧神经第一分支卡压的因素 [90]。这根神经常被称为"跟骨下支"或"巴克斯特神经（Baxter's nerve）"，可直接起源于胫神经 [64]。在受累群体中，个人运动水平并不是影响发病的主要因素。跑步和慢跑是最常见的致伤运动类型，而且以年轻人和男性为主（80%~90%）[91]。其他致伤运动类型包括足球、舞蹈、棒球、篮球和网球。

在解剖学上，足底外侧神经第一分支在蹈展肌和跖方肌之间的筋膜内斜向走行，然后分成三支支配跟骨结节内侧突的骨膜、趾短屈肌、足底韧带和小趾展肌 [10]，需要注意的是它没有发出感觉皮神经的分支 [64]。

Przylucki 和 Baxter 等均对足底外侧神经第一分支的卡压部位进行了描述：位于蹈展肌筋膜和跖方肌跖内侧边缘之间 [92]。过度的旋前会导致神经分支的牵拉。当神经走行在跟骨和趾短屈肌间的足底筋膜或骨性隧道的深方时，由于反复压迫或慢性压力引起的炎症，导致蹈展肌的水肿，会增加间室内的压力，进而对神经造成损害。其他的因素包括：跖方肌的增生肥大、有副腱、滑囊炎以及静脉炎的存在等（见图 114.7）[90, 93-95]。

病史

首先，应除外近端和远端其他部位的神经卡压可能。患者往往自诉慢性的足跟疼痛，在行走和跑步时加重。患者可能会回忆起，在早起开始行走的第一步时，足跟疼痛症状最明显，这是因为往往会合并足底筋膜炎的症状。然而，典型的症状是在一天内，随着时间的推移疼痛症状逐渐加重。这种表现可能是由于足底外侧神经第一分支周围的静脉充血所致 [96]。疼痛可从足跟内下方向近侧放射到踝关节的内侧，或向外侧和跖侧放射到足部 [34, 59]。与足底筋膜炎患者相比，足底筋膜炎的疼痛更加偏向于跖侧，而这种病变的疼痛表现更加偏向于内侧。

对于跟骨支神经卡压的病例来说，由于其位置、起源和走行的解剖变异，其诊断将会变得更加困难。除此之外，临床医生还应认识到有时跟骨内侧的神经分支也可能来源于足底内侧神经。

体格检查

在足跟内侧，蹈展肌深方的足底外侧神经第一分支走行区域出现压痛症状（可诱发疼痛症状以及在卡压点远近端出现放射痛），应高度怀疑足底外侧神经卡压的可能，患者也可能会有足底筋膜止点的疼痛，但是，这种体征并不能排除同时合并足底外侧神经第一分支卡压的可能。

跟骨内侧支卡压时，可出现足跟内侧感觉丧失的表现；然而，如果神经分支源于屈肌支持带以上时，即使存在严重的神经卡压，局部皮肤的感觉也可能是正常的[64]。

影像学

影像学检查及其表现与常规的踝管综合征表现相同，在急性期可以看到肌肉水肿，或者对于陈旧退变性损伤来说，可以观察到脂肪变性萎缩，可见于小趾展肌，并可延伸至跖方肌和趾短屈肌[97]。但是，需要指出的是，临床查体才是明确诊断的关键。

神经卡压症的鉴别诊断包括：
- 足底跖筋膜炎
- 蹈收肌筋膜炎或肌腱炎
- 骨膜炎
- 跟骨应力性骨折
- 踝管综合征
- 系统性关节炎

治疗原则

足底外侧神经卡压面临的问题在于经常被误诊或漏诊。许多患者往往被当做足底筋膜炎而不是神经损伤来进行治疗。因此，在接受正确的治疗措施之前，可能会延迟很长时间（长达 2 年）。对于临床表现高度可疑或保守治疗超过 6 ~ 12 个月的患者，应考虑手术治疗。

治疗方案

保守治疗

与踝管综合征的治疗策略相似，运动员足底外侧神经卡压的保守治疗措施包括：休息、非甾体抗炎止痛药、冷热交替浴、冰敷、物理治疗、激素局部封闭。减震跟骨垫可有助于抗炎和减压。矫形支具可以纠正过度的内旋畸形。保守治疗应持续 12 ~ 18 个月，因为超过半数以上的患者需要持续 6 个月以上的保守治疗才能达到最佳的效果[4]。

术后处理

术后患足中立位石膏固定 2 周，避免负重。术后 2 周拆除缝线，患者可耐受范围内负重行走，术后

手术治疗

🔖 作者首选技术

患者仰卧位，上止血带。沿足底外侧神经（在足跟内侧，蹈展肌上方）的走行做一个 5 cm 的切口。分离皮下组织后，劈开蹈展肌的浅层筋膜。用一个小的牵开器将蹈展肌向跖侧牵开，以便于充分显露深层筋膜并对其进行松解。然后，将肌肉向上牵开，显露深筋膜的其余部分（神经容易卡压的部位）并将其松解开来。有时必须将足底筋膜的内侧切开一部分，才能辨别清楚蹈展肌深筋膜和足底筋膜之间的筋膜层面。

如果存在跟骨支卡压时，需要向远端深入足跟部对足底外侧神经进行探查。跟骨支位于蹈展肌的浅层，较大的神经分支主要支配足跟内侧和足底皮肤的感觉。由于副腱的肌腹可能会导致压迫，因此需要对其进行切除。

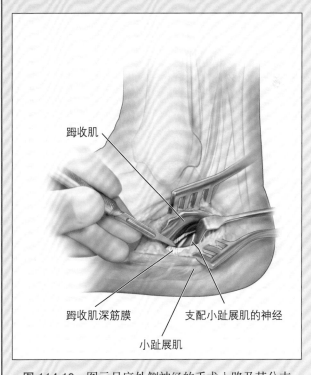

图 114.10　图示足底外侧神经的手术入路及其分支

10 ~ 12 周可恢复运动。

结果

Baxter 等报道优良率可达 89%，完全治愈率为 83%[98]。Watson 等的研究中，也得出了相似的结果（88% 的结果为良好到优秀），但是，这部分患者也同时进行了足底筋膜部分切开术。在他们的研究中，7% 的病例术后效果一般，其余患者效果欠佳[99]。运动员

重新恢复运动功能的平均时间为 3 个月[4]。

跟骨支卡压的手术治疗，目前文献报道较少。但是，据 Schon 和 Gould 等的报道，术后效果的优良率可达 75%[43,100]。

并发症

文献报道了一些值得注意的并发症。跟骨内侧神经被切断，会导致足跟内侧和足底的麻木，最坏的情况下，可能会导致痛性神经瘤的发生。尽管可能会出现潜在的神经损伤，但是，总体发生率很低。在 Watson 等的研究中，报道了各有一例伤口裂开（1%）和深静脉血栓（1%）的并发症[99]。

足底内侧神经卡压

引言

足底内侧神经卡压的发生率或流行病学趋势尚不明确。在运动员中，多见于慢跑运动员。因此，这种神经损伤也常常被称为慢跑足。舞蹈演员和体操运动员也可能出现足底内侧神经卡压。

从解剖学上来说，足底内侧神经在屈肌支持带下方，然后深入到𝑚展肌中，在该部位的肌肉筋膜止点深方可能会出现神经的卡压[40]。多数情况下，神经沿着内侧间室的内侧缘（足底筋膜内侧缘向背侧的延伸）向远端走行[40]。然而，它也可能会从间室的下方穿过，从而受到压迫。然后，它走行在趾长屈肌的跖侧，并横向穿越 Henry 结节。沿趾长屈肌腱走行的时候，它可以发出其神经分支[11]。

Henry 结节是比较典型的容易出现压迫和卡压的部位。在行走或跑步时，足踝关节的过度旋前或外翻都加大 Henry 结节区域的压力。此外，内侧足弓支撑导致的外部压迫也会出现足底内侧神经的卡压[34,41]。

病史

患者常诉有沿内侧纵弓的尖锐疼痛，有时放射至内侧 3 个足趾，并可放射至近端的踝关节，常在跑步时加重。有时会有感觉功能受损的表现，尤以运动后为甚。

体格检查

通过体格检查，可以对足踝关节的姿态异常进行评估，如跟骨外翻等。沿足底内侧神经走行区域进行触诊可能会诱发内侧足弓的疼痛，并伴有内侧 3 个足趾和第四趾内侧半区域的过电感、感觉减退和（或）

感觉异常症状。有时可能很难区分神经源性和肌腱炎导致的疼痛。提踵或跟骨外翻可以使𝑚收肌变得紧张并导致症状加重。

影像学

影像学方面可以参考踝管综合征的内容。磁共振检查可以显示由于去神经病变导致的𝑚展肌或𝑚短屈肌的脂肪浸润变性[101]。

决策原则

根据目前该领域专家的主流观点，一旦确诊为足底内侧神经卡压，应积极进行手术治疗而不是保守治疗。

治疗方案

保守治疗

保守治疗措施包括去除干扰或导致压迫的矫形支具，调整运动员的训练方式。

手术治疗

患者仰卧位，沿踝关节跖侧，平行于足底向距舟关节做一长 6～10 cm 的切口，分离𝑚展肌浅筋膜，向跖侧牵开，然后松解深筋膜，显露 Henry 结节，再松解跟舟韧带。

术后处理

术后，踝关节中立位石膏固定 2 周，期间避免负重。2 周后拆除缝线，患者在可耐受范围内负重行走。术后 10～12 周可恢复正常运动。

腓浅神经卡压

引言

腓浅神经卡压是一种罕见的疾病，由 Henry 于 1945 年首次发现[102,108]。腓浅神经卡压多见于平均年龄小于 30 岁的跑步运动员。发病没有明显的男女性别差异。腓浅神经卡压也可能发生在需要进行反复停走运动的人群。大约 25% 的患者在症状出现前有创伤病史（通常是踝关节扭伤）[103]。

腓浅神经是腓总神经的分支。它沿着小腿前外侧间室走行过程中，支配腓骨长肌和腓骨短肌的运动功能。在腓骨尖近端约 10 cm 处，神经穿出筋膜浅出，走行在皮下。然后，分为两个分支（中间内侧和背内侧皮神经），支配足背部的感觉功能（包括从𝑚趾远端内侧到第五趾的内侧远端）（见图 114.1 和图 114.5 ）[104]。

腓浅神经从筋膜浅出的部位，是比较常见的卡压部位（图 114.11 ）[105]。此外，慢性踝关节扭伤可反复牵拉腓浅神经，导致局部的神经损伤[106]。位于神经走行区域的外生软骨瘤或骨软骨瘤，也会导致神经的局部压迫。其他原因还包括：既往前间室筋膜切开术后的瘢痕组织卡压、钝性创伤导致的直接打击、囊肿形成、腓骨骨折（包括手术导致的医源性神经损伤）、骨筋膜室综合征、筋膜缺损[102]、下胫腓关节扭伤、下肢水肿、肿瘤形成和特发性病因等[4]。姿态畸形，例如后足内翻畸形，会导致踝关节扭伤或慢性踝关节不稳定的风险增加。

病史

患者常常自诉长期疼痛的病史，无法缓解的、类似于踝关节扭伤的症状。疼痛部位位于小腿前外侧边缘（中下 1/3 区域），可能会向下放射到脚背，也可能只有单纯的放射到足背的症状，而没有小腿前外侧的疼痛症状。大约 1/3 的患者自诉存在沿腓浅神经走行区域的麻木和感觉异常症状。疼痛常因体育活动的

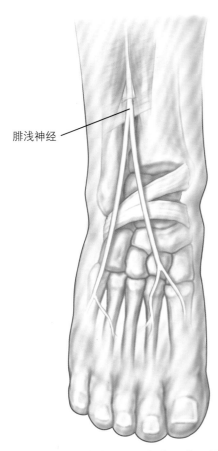

腓浅神经

图 114.11 腓浅神经从筋膜浅出的部位是常见的腓浅神经卡压部位

增加而加重，如慢跑、行走、短跑、跪姿和下蹲动作。25% 的患者既往有踝关节扭伤或慢性踝关节不稳的病史[107]。

体格检查

在对下肢进行评估之前，应对腰椎进行检查，以排除任何可能因脊柱疾病导致的腿部疼痛症状（如腰椎间盘脱出等）。应检查小腿是否存在内翻畸形或任何可能导致神经卡压的瘢痕组织。通过对腓骨小头下方进行触诊，可除外腓总神经近端可能存在的卡压。需明确腓浅神经在筋膜出口处是否存在卡压，检查者应对小腿前外侧、腓骨尖近端约 10 cm 的区域进行触诊。进行局部按压，出现感觉异常和麻木提示存在神经卡压的可能。此外，有三种测试方法，有助于对浅表神经的卡压进行鉴别评估[108]：①在踝关节进行主动的抗阻背伸和外翻运动时，对神经卡压的区域进行触诊；②踝关节进行抗阻跖屈内翻运动，同时不对神经进行按压；③踝关节进行抗阻跖屈内翻运动，同时沿神经走行区域进行按压[105, 109-111]。

在压痛最明显的区域进行麻醉药物的局部封闭注射，既可作为一种诊断的策略，又具有治疗效果。

对腓浅神经进行神经传导的检测是目前比较常规的检查手段。近 98% 的患者可检测出阳性结果。因此，神经传导检测可对诊断不明确病例进行鉴别诊断。但是，有研究表明，腓浅神经卡压的神经传导速度变化缺乏可重复性和一致性。其他研究表明，会出现神经潜伏期的延长和动作电位的衰减。应注意的是，即便神经传导检查结果正常也不能完全排除腓浅神经受累的可能，只能将其视为一种辅助诊断的手段。

影像学

标准的影像学检查应进行包括整个小腿的正位和侧位 X 线片以评估继发于损伤或骨折的骨性撞击。如果 X 线片提示存在骨性撞击的可能，进行 CT 扫描可以提供更详细的信息。MRI 可用于确定软组织受累程度，并可用于评估神经穿出小腿筋膜的走行路线或导致神经卡压的软组织病变。超声检查有助于鉴别导致神经卡压的囊性占位病变。由于腓浅神经没有伴行的血管结构，如果不能很好地认识神经走行的解剖路线，MRI 或 US 就很难进行定位。

决策依据

腓浅神经卡压对保守治疗的效果不如腓深神经。

作者首选技术

患者侧卧位或仰卧位。如果神经卡压部位偏向于远端和前方，那患者更适于采用仰卧位。在疼痛最显著的区域（应该在术前没有麻醉时进行评估）做一个长约10 cm的手术切口。辨认清楚神经后，对其进行松解，并切除导致卡压的组织结构（图114.12A和B）。作者一般会将筋膜切开，因为这是一个常见的卡压部位，有利于减压并缓解神经卡压的症状。

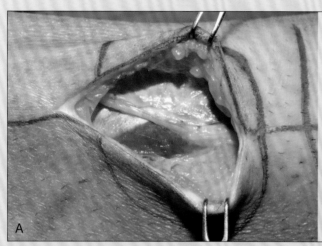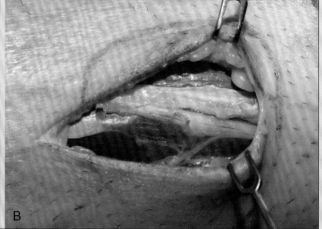

图114.12　（A）图示由于既往手术（内镜下间室松解术）瘢痕导致的腓浅神经筋膜卡压部位。（B）术中所示，切除了瘢痕组织，将筋膜切开，并进行了仔细的神经松动术

然而，一旦诊断为腓浅神经卡压，在手术治疗前，应首先尝试进行保守治疗。应进行多长时间的保守治疗尚无明确的建议。作者的经验是至少要等6个月后才能决定是否需要手术。

治疗方案

保守治疗

非手术治疗应注重加强腓骨肌肌力练习和关节活动度的练习。为了防止踝关节出现内翻畸形，可使用踝关节支撑性的支具或者在足跟和鞋底垫楔形鞋垫，以缓解踝关节内翻的趋势。偶尔也可以使用夜间夹板固定踝关节于背伸位。局部注射可的松，可单独使用或与局麻药物配合使用，都有助于减轻症状。然而，后者绝不能被看作是病因治疗的手段[3, 4, 103, 107, 108]。

手术治疗

如果保守治疗无效，可考虑进行手术治疗。这种情况下，可以进行腓浅神经松解手术。由于神经松解取决于卡压部位。因此，没有一个明确而具体的手术类型。但是，作者介绍了自己首选神经减压技术。

术后处理

患肢用弹力绷带或夹板固定2周后拆线。术后3~4天，患者可在耐受范围内活动。术后3周可恢复正常活动。术后8~12周可恢复体育运动。

结果

虽然75%的患者进行腓浅神经松解后症状能够得到改善，但对运动员来说，术后效果仍然不是特别明确。Styf等的研究发现，19例患者中，只有9例患者术后症状完全缓解。神经可能会出现慢性的不可逆损伤。如果松解后症状持续存在，应考虑进行二次探查松解，将神经切断并把断端包埋入肌肉中[108]。

腓深神经卡压

引言

在历史上，Kopell和Thompson于1960年首次对腓深神经卡压进行了描述[112]。Marinacci将这种病变称为"前踝管综合征"，运动和感觉神经均会累及[113]。典型的受累人群是跑步者[3, 114, 115]。

腓深神经的走行路线是非常复杂的，值得特别关注。作为腓总神经的一个分支，它在小腿近端1/3

处，位于胫前肌和趾长伸肌的肌腹之间。胫前动脉与神经伴行向远端走行。当走行至小腿远端 1/3 处时，神经走行于蹈伸肌和趾长伸肌之间（关节线上 5 cm 处），然后，斜跨过蹈长伸肌腱向内侧走行。腓深神经支配胫前肌、趾总伸肌和蹈长伸肌（EHL）的运动功能。在踝关节水平，该神经发出一个分支到趾短伸肌。同时，另有感觉支由此发出支配第一跖骨间区域的感觉（见图 114.5）[10, 11, 16]。

最常见的是，腓深神经的感觉支在伸肌下支持带的深方出现卡压（图 114.13）。这就是所谓的前踝管综合征的卡压部位。卡压也可能发生在伸肌下支持带的上缘和 EHL 肌腱与神经交叉的位置。距舟关节骨赘、高弓内翻足、不合脚的鞋（过紧的滑雪靴）和外伤（反复的踝关节扭伤）都可能会导致腓深神经卡压[117-125]。

病史

一般情况下，患者会自诉有足背疼痛和第一跖骨间感觉障碍的症状。典型的前踝管综合征的表现为足背部疼痛或烧灼感，可出现蹈长伸肌肌肉萎缩和无力。患者可能会自诉第一跖骨间感觉异常的症状，虽然这是较少见的。症状可能会因活动量的增加而加重，特别是当足踝关节处于跖屈状态时，这个体位会牵拉神经，并增加距舟骨背侧前踝管内容物的压力。患者可注意到，通过休息以及夜间疼痛症状会缓解[119]。但是，这些症状也可见于劳累性骨筋膜室综合征的患者，因为这种情况也是导致神经卡压的潜在因素，并且会随着活动量的增加而加剧[126]。疼痛也可能与特定的鞋或特定的活动有关。

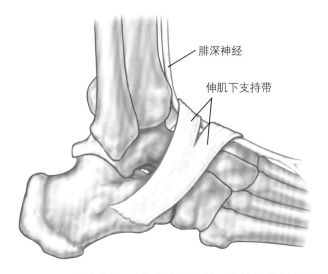

图 114.13 腓深神经可能会在在伸肌下支持带的深方出现卡压

（图中标注：腓深神经、伸肌下支持带）

体格检查

沿腓深神经走行路线进行触诊可以发现神经症状最显著的区域，并识别出可能存在的任何感觉异常。此外，还应评估是否存在骨赘和其他足踝部的异常[34]。还应检查腓骨颈附近神经近端的走行路线，通过叩击常可引发卡压部位以及神经向远端走行区域的疼痛症状（Tinel 征）。用力跖屈和内翻踝关节可使神经处于拉伸状态，并减少了前踝管内的有效空间，可将神经挤压到前踝管的底部。这个动作可能会引发足背部的症状[121, 127]。如前所述，仔细的运动功能检查也是很重要的。由于趾短伸肌的神经支配减弱或丧失，导致细微的肌力减弱通常很难发现。在主动背伸足趾时，通过对趾短伸肌进行触诊，可以发现该肌肉对伸趾功能的贡献减少。

电生理检查有助于腓深神经卡压的诊断并且可以明确趾短伸肌是否受累（提示损伤位于伸肌下支持带的近端）[128]。电生理检查可发现趾短伸肌动作电位的潜伏期延长以及运动单元募集的减少。然而，对这些发现的解读还需要持审慎的态度；在 Rosselle 等开展的一项研究中，发现约 76% 的无症状个体存在异常信号，38% 的无症状个体可发现趾短伸肌运动单元的募集减少。对于那些怀疑患有劳累性骨筋膜室综合征的患者来说，无论是否进行骨筋膜室压力的测量，都应该进行电生理运动试验。

影像学

X 线片可以显示足背部的骨赘（足 X 线侧位片）。特别是在距舟关节处，这可能会导致神经的卡压或前踝管间隙的闭塞。传统的 X 线片也有助于发现骨折、骨片或神经走行区域中的软组织肿胀。MRI 检查的诊断价值有限。但是，如果怀疑存在周围占位性病变，并导致神经卡压的时候，MRI 检查还是具有重要意义的[25, 76, 139]。

治疗方案

保守治疗

保守治疗的主要目的是减少压力或消除可能会导致腓深神经损伤的足部背侧压迫因素。通常保守治疗包括对鞋进行适当的调整（选择合脚的鞋，避免任何可能导致神经压迫的外部因素）。非甾体类抗炎止痛药、维生素 B_6、三环类抗抑郁药、加巴喷丁、利多卡因贴片或止痛膏（辣椒素）可以缓解神经性疼痛。据报道，注射皮质类固醇激素可减少神经刺激症状。有时，可采用矫形支具纠正可复性的扁平足畸形[103, 130]。

手术治疗

> ### 🏷 作者首选技术
>
> 　　患者仰卧位。术前应评估压痛最显著的部位，并用笔画出神经减压的正确位置。做一个长 5 ~ 10 cm 的手术切口。对于"典型的前踝管综合征"来说，应进行支持带的松解，重点松解受压部位。广泛的松解可能导致胫前肌腱或其他伸肌腱弓弦样绷起。可将支持带 Z 形切开，之后进行延长和无张力的缝合。任何外生骨疣都必须切除。如果存在后足畸形，应对其进行纠正。此外，如果存在踝关节不稳，应考虑进行踝关节韧带重建以及跟骨外移截骨。如果是前间室综合征，应进行筋膜切开术。如果导致神经卡压的原因是趾短伸肌，则需要分段切除肌腹。同时松解中足的深筋膜。

术后处理

　　下肢中立位石膏固定 1 周，并建议拄拐行走 1 周。1 周后，在可耐受程度内逐渐恢复负重行走。术后 4 ~ 6 周可恢复训练。对于进行大手术操作的病例，术后 4 周内给予足踝靴固定，8 周后恢复训练。

结果

　　手术减压的优良率可达 80%，但仍有 20% 的患者症状无明显改善[131]。然而，结构性神经损伤可能与不良的预后有关，单纯的神经减压并不足以缓解症状。对于后一种情况来说，神经切断术可能是一种比较适宜的选择。对于 80% 以上的患者来说，切除神经并将其包埋入前外侧间室内可获得良好的结果。间断切除鉧短伸肌，并将其转移到 EHL，术后 6 个月，即可获得良好的疼痛缓解效果。Liu 等对 10 例腓深神经及其分支卡压患者的治疗效果进行了回顾性分析，并对 25 例成人足部前踝管隧道的解剖进行了研究。对 9 例进行手术松解的病例进行了长达 1.5 年和 4 年的术后随访，有 8 例患者取得了良好的术后效果[125]。

趾间神经痛（Morton 神经瘤）
引言

　　Civinni 等于 1835 年首先对趾间神经瘤的临床症状进行了描述，之后 Durlacher 等也对该病进行了报道[132]。Morton 以其姓氏对该病进行了命名，他曾错误地将该病归因于第四趾趾关节的损伤，并发现切除第四跖骨头后，症状能够得到缓解。"神经瘤"一词是不恰当的说法，根据作者的观点，这种病理改变更应该被称为趾间神经痛。这种病变是神经由于神经束膜结构纤维化导致的。趾间神经痛是骨科诊疗过程中常见的一种病理改变，有可能会使患者变得非常虚弱，并对其生活质量造成影响。据统计，每 10 万就诊患者中，男性发病 50.2 例，女性 87 例[5]。趾间神经瘤单侧好发，15% 为双侧。只有 3% 的患者在同一只足上同时出现两个相邻的趾间神经瘤。第三趾间神经瘤是第二趾间神经瘤的 2 倍，第四趾间神经瘤比较少见。

　　尽管有很多研究支持跖横韧带深层神经卡压的假说，但是，其他因素也可能导致原发性趾间神经瘤的形成，其病因尚不明确。因此，必须考虑多种致病因素的可能性。解剖、创伤和其他外部因素都可能导致趾间神经瘤的形成[133, 134]。此外，也有其他疾病可能出现类似趾间神经瘤的症状。因此，在进行任何治疗之前，明确趾间神经瘤的确切病因是非常重要的。这点对于复发性趾间神经瘤来说更为重要和复杂。

病理机制和病因

　　目前认为，这种病变是由内源性的神经病变所致，而不再局限于单纯的跖骨间韧带卡压，这一病理假说已得到广泛的认可[135]。从超微结构来看，受累神经发生以下的病理变化：神经束膜增厚，并且，由管状结构组成的淀粉样嗜酸物质沉积。神经纤维出现脱髓鞘改变和变性，但是，没有沃勒变性（Wallerian degeneration）的改变，无髓鞘的神经开始出现局部的增生，然后变性。之后，神经束膜内出现纤维化和透明样变性硬化，间质内弹性纤维增多。这些病理变化是由解剖、创伤或外部因素导致的，以下将会对其进行详细的讨论[136, 137]。

　　解剖因素包括第三跖骨间的跖外侧皮神经和跖内侧皮神经之间存在有交通支连接的解剖变异，这将导致趾总神经增粗。然而，出现这种交通支的概率只有 28% 左右[138, 139]。因此，单纯这种变异不能完全解释趾间神经瘤的发生。此外，内侧三列跖骨与外侧两列跖骨间的相对运动也会导致趾间神经瘤的形成。类似于手的运动机制，与固定在楔骨上的内侧三列跖骨相比，外侧两列跖骨的活动范围要大得多。第三、四列跖骨间更大范围的相对运动，会导致神经和跖骨间韧带的深方出现更大的应力和压力。然而，这种理论也会被一些反证所否定，例如：趾间神经痛也可发生于第二跖骨间[140]。过度背伸足趾可导致跖骨头跖侧的压力增大。在跖骨间韧带深方的神经将会被拉紧并受到挤压。对于跖趾关节过度背伸的患者来说，趾间神经瘤的发生率将增高 8~10 倍。其他的因素还包括创伤性的因素，这可能发生在跑步运动员、舞蹈演员和其他体育项目的运动员。这些运动员发病率增加的原因可能与施加在跖骨区域的反复应力有关[141]。除了这种急性外伤外，碾压伤或者前足被尖锐物体直接穿刺伤也应包括在鉴别诊断中。

除了解剖和创伤因素外，还应讨论外源性的因素。韧带下方或上方的肿物可导致趾总神经的异常压迫。这样的肿块可包括炎性滑囊、腱鞘囊肿或来源于跖趾关节的滑膜囊肿以及足底的脂肪瘤[135]。MTP 关节的退变也可导致局部炎症反应。此外，第三趾的近节趾骨向内侧偏斜，会导致关节囊的挛缩。由此造成的第三跖骨头向外侧偏斜挤压第四跖骨头，会挤压滑囊并破坏第三跖骨间隙。MTP 关节不稳定本身也会对关节囊及周围的神经产生牵拉，有 10%~15% 的患者会出现疼痛症状[142]。最终，会导致跖骨间韧带的增厚。

运动员的跖骨头和（或）跖骨颈骨折后出现的畸形愈合和前足压力分布的改变，也可能会诱发趾间神经痛。

病史

一般来说，全面的病史评估有利于进行适当的临床检查，并获得正确的诊断。大多数患者抱怨行走时足底疼痛加重（92%），但休息或脱鞋后疼痛症状缓解（89%）。疼痛通常表现为灼烧感、刺痛或向受累足趾放射的过电感（62%）。麻木感比较少见（40%）[140]。

体格检查

用双手握住足部，从跖骨头的近端开始，逐渐向远端，对跖骨间隙的跖侧进行触诊。触诊时，诱发疼痛和感觉异常，应高度怀疑趾间神经瘤的可能。Mulder 征是指用拇指和示指在受累的跖骨头间对病变的神经团块或滑囊组织进行触诊，同时，横向挤压跖骨头[143]。"Mini-Lachmann"试验用于对 MTP 关节可能存在的不稳定进行评估[144]。

在受累跖骨间隙内注射 1~2 ml 的局麻药可使疼痛症状得到缓解。但是，对这一征象的解读应持审慎态度，因为，即便结果阳性也不能明确证实趾间神经

瘤的存在。其他异常情况，如炎症反应、MTP 关节不稳定或者跖板和（或）关节囊的退变也可表现为趾间神经痛类似的症状。因此，局部注射的结果必须始终与临床体征和影像学检查结果相结合才具有临床意义。

只有怀疑有周围神经病变或神经根病时，才需要进行电生理检查。

影像学

传统的 X 线摄影（站立和负重足正位和侧位片）通常表现为正常形态，但有助于发现可能存在的骨性异常、MTP 关节的半脱位或脱位、MTP 关节的退变或关节炎改变，以及异物（骨折碎片等）[145]。

至于是否应使用超声或磁共振检查来诊断趾间神经痛，目前仍有争议[146]。超声检查是一种对操作者要求比较高的技术，如果操作者缺乏经验，可能会导致敏感性和特异性降低。对于经验丰富的操作者来说，超声检查可以获得很高的敏感性（91%~100%）和特异性（83%~100%）[147]。最近，Symeonidis 等的研究证实，超声检查可能会导致过度诊断，有很高的概率检测出无症状人群的趾间神经增粗。作者认为，超声检查不是一个可靠的检查手段，只适用于临床检查模棱两可的病例。临床检查本身仍然是评估趾间神经痛的金标准[148]。

MRI 是评估趾间神经痛的主要诊断工具，常用于鉴别或排除前足可能存在的其他病变。最近，Lee 等开展的回顾性分析，将超声和 MRI 检查对原发性趾间神经瘤的诊断准确性进行了比较研究[149]。他们将这些数据与术中探查和病理检查结果进行了相关性分析，结果显示，超声检查对原发性神经瘤的检出率为 79%，而 MRI 的检出率为 76%。然而，即使是MRI 也会对临床结果产生误判。Zanetti 等证实，在无症状人群中，趾间神经瘤的发病率也高达 30%。他们将这一结果与有症状的人群进行了比较后认为，大于 5 mm 的肿块（指趾间神经瘤）可被视为真正的趾间神经瘤。因此，即便有高度复杂的成像技术辅助的情况下，只有结合临床症状和阳性的影像学检查结果，才能对该疾病做出正确的诊断[150-152]。

决策原则

一般来说，只有有症状的运动员才需要接受治疗。作者推荐的治疗方法是从保守治疗（即非手术治疗）开始，至少持续 6 个月。如果保守治疗失败，应考虑手术切除。一般来说，较小的病灶更适合保守治

疗，而较大的病灶可能需要手术治疗。

治疗方案

正如前面提到的，保守和手术治疗的策略是解决疼痛的症状。通常，非手术治疗应至少持续 6 个月后，才考虑进行手术治疗。虽然许多患者通过保守治疗获得成功，但是，随着时间的推移，仍有约 70% 的患者选择手术治疗，因为这些症状会影响他们的生活质量。当选择手术治疗时，患者必须有充分的思想准备，因为大多数报告认为手术治疗的成功率很少超过 90%。

保守治疗

非手术治疗的目的是缓解跖骨头下方的压力（即对受累跖骨间隙进行适当的减压）。实现这一目标的最佳策略就是调整穿鞋习惯，包括穿宽头、柔软的系带鞋。软鞋跟的鞋是首选。跖骨条或跖骨垫可以抬高跖骨头和缓解前足的压力。调整穿鞋习惯后，还可以进行利多卡因和皮质类固醇激素的局部封闭注射。而且，局部封闭联合调整穿鞋习惯的效果要优于单独调整穿鞋习惯的效果。但是，需要对皮质类固醇激素注

射的副作用有所警惕，这些副作用包括皮下组织萎缩和皮肤变色、伤口不愈合，MTP 关节不稳的患者还存在关节囊破裂的风险。对于考虑手术治疗的患者来说，局部注射激素后 4 周内，不宜进行手术。

射频消融和乙醇注射被认为是创伤较小的治疗策略，但是，在相关文献中仍无定论。无水乙醇注射应用于趾间神经痛的治疗，目前尚无明确定论。最近的研究表明，超过 90% 的患者在超声引导下进行乙醇注射（70% 盐酸甲哌卡因 - 肾上腺素 +30% 乙醇）后症状得到部分或全部缓解[153-155]。另一项研究则显示，在没有超声引导情况下，局部乙醇注射的失败率很高。作者得出结论，非引导酒精注射是无效的，并已放弃其在临床上的使用[132]。

手术治疗

神经切除。趾间神经瘤可以通过跖侧或背侧入路切除。最近的一项研究发现，跖侧和背侧入路在预后和并发症方面，在统计学上没有显著差异。然而，支持背侧入路的学者们认为，这个入路因为瘢痕形成导致的问题比较少[56, 157]。由跖侧切口瘢痕导致的症状，

🔖 作者首选技术

作者常用背侧入路。于足背跖骨间隙处，在受累的趾总神经体表投影区域，做手术切口。切口长度各不一致，多为 3 cm。分离皮下组织时，应避开背侧趾神经。探查深筋膜并将其切开，将撑开器置入到跖骨头间，将手术切口撑开（图 114.14A）。如果撑开时跖横韧带过紧，可将其纵向劈开，将撑开器置于跖骨头的下方。显露神

经的近侧部分，并沿着神经向近端探查，直到神经进入足内在肌处。在跖骨头水平切断趾总神经，并向远端分离直到神经分叉处后，将其切除（图 114.14B）。同时，神经主干周围的附属分支也需要进行切除。切除后的神经样本需送病理检查。

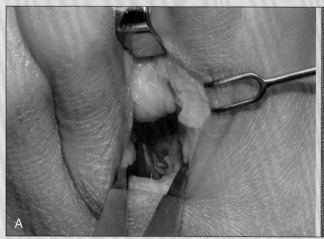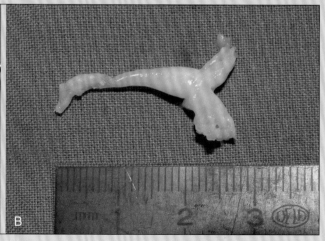

图 114.14 （A）图示跖骨间隙背侧入路。做一长约 3 cm 的切口，切开深筋膜和横韧带后，显露膨大的趾间神经。可用撑开器将手术切口撑开以利于神经的充分显露。（B）术中切除的神经。左侧可见趾总神经断端，右侧可见神经分叉

可能会变得非常难以治疗。作者主张采用背侧入路治疗原发性趾间神经痛。在翻修手术中，有时需要做跖侧入路，因为这种手术入路有利于向近端延长并充分显露神经。翻修手术时，通过跖侧入路充分显露并切除神经的优势足以抵消手术瘢痕带来的疼痛风险。

术后处理

术后穿硬底鞋行走2周，2周后拆除缝线，3~5周后可开始主、被动关节屈伸活动，6周后可恢复体育运动。

结果

Mann和Reynolds报道了他们进行的神经切断手术的治疗效果，71%的患者术后症状基本缓解，9%的患者症状明显改善，6%的患者轻度改善，14%的患者症状无改善[140]。Coughlin和Pinsonneault的研究中，报告的平均术后满意度为85%，65%的患者完全没有疼痛症状，并且没有任何轻微或严重的鞋类限制[158]。Akermark、Giannini和Benedetti等均报告了类似的术后结果[156, 159]。Akermark等则认为，跖侧入路和背侧入路没有明显的差异。

并发症

如果患者在术前多次进行类固醇激素注射的话，软组织并发症可能会很严重，伤口不愈合和感染的风险将会明显增加。切除跖骨间神经瘤的过程中，有可能会导致局部血管受损或丧失，从而增加冬季冻伤的风险。如果在手术中切除过多的软组织，造成血管损伤，理论上会导致受累足趾的缺血坏死，甚至需要截肢。少数患者在神经瘤切除后可出现2型复杂性局部疼痛综合征（complex regional pain syndrome type 2）。

采用跖侧入路时，必须严格确保切口位于跖骨间，错误的切口位置是不可饶恕的失误。分离皮下组织，显露趾总神经，向下追溯至分叉处，切断神经分支并将神经标本送病理检查。

除了神经切断术之外，还可采取神经松解手术。可以通过内镜或常规切开进行松解。Okafor认为，72%的患者术后疼痛可以得到完全缓解。如果合并前足畸形，术后效果可能会受到影响。目前仍需要进一步的研究，来评估神经松解术的真正价值。然而，鉴于文献报道的复发率高达77%，作者目前并不推荐进行神经松解术。

选读文献

文献：Akermark C, Crone H, Saartok T, et al. Plantar versus dorsal incision in the treatment of primary intermetatarsal Morton's neuroma. *Foot Ankle Int.* 2008; 29(2): 136-141.
证据等级：Ⅲ，回顾性比较研究
总结：无论选择背侧或跖侧入路切除趾间神经瘤，两者的临床效果和患者满意度没有显著差异。但是，依据作者的经验，跖侧入路虽然可能会导致感觉减退等一系列并发症，仍能取得更好的手术效果。

文献：Espinosa N, Seybold JD, Jankauskas L, et al. Alcohol sclerosing therapy is not an effective treatment for interdigital neuroma. *Foot Ankle Int.* 2011; 32(6): 576-580.
证据等级：Ⅳ，回顾性病例系列研究
总结：在没有超声引导定位的情况下，对跖骨间神经瘤进行乙醇注射封闭并不能取得良好的效果。

文献：Kim DH, Ryu S, Tiel RL, et al. Surgical management and results of 135 tibial nerve lesions at the Louisiana State University Health Sciences Center. *Neurosurgery.* 2003; 53(5): 1114-1124.
证据等级：Ⅳ，回顾性病例系列研究
总结：基于33年的胫神经损伤临床手术治疗的经验，作者认为进行手术探查和修复可以取得良好的临床效果。尤其是对还能检测到神经电位的患者来说，进行广泛的神经外膜松解可以取得最佳的手术效果。对于那些踝管综合征导致的连续的较大的神经损伤或二次手术病例来说，手术效果相对会差一些。

文献：Sammarco GJ, Chang L. Outcome of surgical treatment of tarsal tunnel syndrome. *Foot Ankle Int.* 2003; 24(2): 125-131.
证据等级：Ⅳ，回顾性病例系列研究
总结：对需要进行手术的108例踝管综合征病例进行了平均5年的随访。发现，术前病程少于1年的患者术后效果要优于病程更长的患者。

文献：Zanetti M, Ledermann T, Zollinger H, et al. Efficacy of MR imaging in patients suspected of having Morton's neuroma. *AJR American J Roentgenol.* 1997; 168(2): 529-532.
证据等级：Ⅱ，前瞻性诊断研究
总结：对32例患者进行了入组研究。对其中的16例病例术中进行了跖骨间隙的测量。作者认为磁共振检查可以对趾间神经瘤进行精确的诊断及定位。

（Norman Espinosa Jr., Georg Klammer 著
王安鸿 译　皮彦斌 校）

参考文献

扫描书末二维码获取。

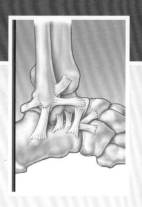

第 115 章

踝关节镜

历史上，人们曾经认为踝关节腔内间隙狭窄，不适合进行关节镜检查[1]。Tagaki[2] 和稍后的 Watanabe[3] 率先在踝关节检查中运用了关节镜技术，并进行了介绍。与切开手术相比，关节镜手术具有康复时间短和手术并发症少的优势。如今，足踝关节镜已从简单的诊断工具演变为适用于各种疾病的通用治疗方式。

进行踝关节镜检查时应尽可能避免损伤周围的结构，了解踝关节区域的表面和浅表解剖结构非常重要。重要体表标志包括胫前肌腱、第三腓骨肌腱、关节线、腓浅神经及其分支以及大隐静脉。了解腓深神经和足背动脉穿过前踝关节时的位置也很重要。腓浅神经分支的损伤在关节镜手术过程中最常见[4]。可以在手术之前通过跖屈和背伸足踝来识别和标记这些神经分支。

前内侧、前外侧和后外侧入路是踝关节镜手术最常使用的入路。前方入路包括前内侧入路、前外侧入路、前正中入路以及辅助前内侧入路和前外侧入路。前内侧入路位于胫前肌腱的内侧缘，关节间隙水平。建议在创建入路之前，使用 18 号针头确认入路的位置，并往关节内注入约 10 ml 的生理盐水。在做关节

镜入路时，用手术刀仅在皮肤上做一个小切口，然后钝性（例如蚊式止血钳）分离软组织直至关节囊。一旦安全分离了软组织，就可以用钝头械（例如钝的套管头）刺入关节囊，防止损伤关节软骨。此技术有助于最大程度地降低损伤表面组织结构的风险。还可以在内踝前方 1 cm、下方 0.5～1 cm 处创建一个前内侧辅助入路。

前内侧入路完成后，即可在关节镜直视下创建前外侧入路。在第三腓骨腱外侧缘、关节水平处或稍上方再次使用注射器针头来确认。这有助于避免损伤腓浅神经的中间背侧支。在皮肤切开之前，可以使用针头来确认通过该入路是否能够有效地进入治疗区域。可以在外踝尖水平，其前方 1 cm 处建立前外侧辅助入路。

前正中入路神经血管受损的风险较大，因此不常用[5]。它位于趾伸肌腱之间，腓深神经和足背动脉正好位于该入路的内侧，在伸踇肌腱和趾总伸肌腱之间走行。

后侧入路包括后外侧、经跟腱和后内侧入路（图 115.1）。后外侧入路位于跟腱的外侧缘、腓骨尖近端

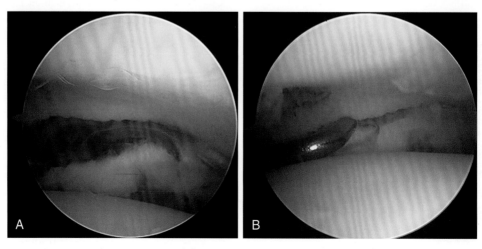

图 115.1　关节镜辅助内固定的踝关节骨折张开复位。（A）复位前内踝骨折视图。（B）复位后内踝骨折视图

1~1.5 cm 水平。如果正在进行前关节镜检查，则可以在直接视野下建立该入路。如果要进行后足关节镜检查，则应首先建立该入路，然后是后内侧入路。经跟腱入路可以在关节水平或稍下方经跟腱中部建立，但由于跟腱损伤发病率高且器械操作难度大，因此该入路不常用。后内侧入路有可能损伤胫后动脉和胫神经，以及跟骨神经及其分支。在建立后外侧入路后，在关节间隙水平，跟腱内侧缘建立后内侧入路。先做皮肤小切口，将钝头器械（例如蚊式止血钳）对准关节镜，保持与关节镜的接触，并"向下"直到触及骨骼。关节镜的镜头指向外侧以保护镜头，直到蚊式钳触及骨骼。此时可以向内旋转镜头，在直视下通过新建立的入路引入器械（通常是电动刨刀）。

适于关节镜治疗的软组织疾病

据估计，踝关节扭伤中，有3%会导致前外侧撞击[6]。Wolin 等[7] 首先描述了这种病。他们在外侧间隙中发现了源于距腓前韧带的大团肥大的纤维软骨瘢痕组织。因为其外观类似于膝半月板，他们创造了术语"半月板样病变"。Bassett[8] 等描述了内翻扭伤后发生撞击的另一种原因。当下胫腓前联合韧带因损伤而增厚或是瘢痕化时，其远侧束可与距骨发生撞击（图115.2）。

引起前内侧撞击的原因包括三角韧带和关节囊的损伤[9]，反复的关节囊牵拉导致"牵张性骨刺"[10]，以及踝关节的反复背伸，导致滑膜的瘢痕形成和肥大。

在胫腓联合韧带损伤时，下胫腓前韧带可能会瘢痕化和肥大。胫腓关节处发生慢性滑膜炎，导致距骨的软组织撞击。

膝关节皱襞综合征已有详细描述。踝关节中这些病变的原因尚不清楚，但理论上应包括先天性和创伤性原因。与膝关节一样，典型的情况下会发现横贯踝关节前方的纤维索条，这些纤维与踝关节疼痛、弹响和偶尔交锁有关。如果踝关节出现疼痛和功能障碍，而增厚的皱襞是唯一能导致这种症状的发现，我们称之为皱襞综合征。通常会在关节镜检查过程中切除增厚的皱襞。

过劳伤或外伤可能导致后踝撞击。过劳伤人群包括芭蕾舞演员和需要在运动中极度跖屈足踝的运动员。反复的跖屈会导致后踝关节囊、滑膜和后方韧带结构的肿胀，部分破裂和纤维化。突出的距骨后突或三角骨可产生该综合征。经常踮脚尖跳舞的舞者或运动员可能出现屈踇长肌（FHL）肌腹肥大，从而进一步加重这些组织的撞击。

对于炎性关节病如类风湿关节炎患者，关节镜的治疗作用有限。对保守治疗无效的疼痛性滑膜炎患者，其滑膜层通常会增生并肥厚，在关节镜下进行全滑膜切除可以取得良好的效果。

色素沉着绒毛结节性滑膜炎（PVNS）是一种滑膜良性增生性疾病。它最常见于膝关节，也可见于踝和后足[11, 2]。它有两种形式：弥漫性和局限性滑膜炎。关节镜治疗局限性滑膜炎效果良好，但弥散性滑膜炎容易复发。

踝关节感染性关节炎适合用关节镜灌洗和清理术治疗；只有两个病例系列关节镜治疗踝关节化脓性关节炎的治疗报道，并且在这两个研究中都包括了多个关节部位的治疗。尽管关于踝关节镜治疗化脓性关节炎的文献很少，但是这种做法已被广泛接受。

滑膜软骨瘤病是一种良性疾病，关节、滑囊或腱鞘的滑膜出现化生并最终形成软骨性游离体。Milgram[14] 描述了该疾病的三个阶段。第一阶段是活动性滑膜炎期，没有形成软骨性游离体；第二阶段是过渡期，伴有活动性滑膜炎和软骨性游离体；第三阶段为稳定期，仅有残留的游离体，没有进一步的活动性滑膜炎。

踝关节外侧韧带损伤是竞技体育和娱乐性运动中最常见的损伤（有关此病的详细信息，请参阅第117章）。近来有许多关节镜和关节镜辅助下重建外侧韧带复合体的文献报道，包括自体移植物重建[15]、锚钉固定技术[16-18] 和热皱缩技术[19-21]。

关节镜可治疗踝关节炎引起的疼痛和功能障碍。对于没有明显软骨缺损的轻度损伤患者，以及活动量

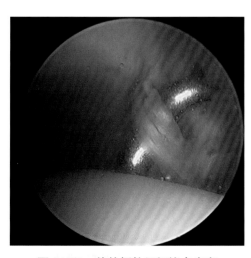

图 115.2　前外侧软组织撞击病变

大、不适宜融合或置换的患者来说，关节镜清理术是一种低风险的选择。对于终末期关节炎，在保守治疗失败时，关节融合可以减轻胫距关节的疼痛。自1983年报道首例关节镜下踝关节融合术以来，这种手术方法广受欢迎。禁忌证包括严重的骨质缺失、感染活动期、神经性关节炎和踝关节融合不愈合。

急性踝关节骨折，使用关节镜检查有助于骨折的解剖复位，诊断下胫腓联合不稳，并有助于治疗合并的软骨和骨软骨损伤。可以在直视下确认关节面的连续性，并可以识别术前X线片上看不到的骨折线/碎片（见图115.1A、B）。对于陈旧性骨折，关节镜检查可以帮助诊断和处理骨折后病变。陈旧性踝关节骨折（>3个月）关节镜探查的适应证是持续性关节疼痛，保守治疗效果不佳。

病史

踝关节前外侧撞击患者典型的主诉是踝内翻扭伤后未能完全恢复，在负重活动时疼痛。患者会有关节不稳感，这种不稳不一定是真正的机械性不稳，间歇性的疼痛会引起关节打软腿，类似关节不稳的症状。在做踝背伸动作的运动时，前内侧撞击患者会有踝关节前内侧疼痛的症状，例如跑步、踢脚或爬楼梯。下胫腓联合撞击的临床表现与前外侧撞击相似，在负重活动时会感到疼痛，有不同程度的肿胀，并且在活动踝关节时有弹响或是交锁感。

滑膜软骨瘤病的患者临床表现比较多样，包括踝关节疼痛、肿胀、活动受限、关节间隙可触及结节。

踝关节后方撞击患者常见的表现是距骨后侧疼痛，踝关节跖屈时疼痛明显。

体格检查

前外侧撞击是基于体格检查的临床诊断。Molloy等[22]报道，踝关节撞击的特殊体格检查的敏感性为94.8%，特异性为88%。患者触诊时沿踝关节前外侧角，下胫腓前联合有明显的压痛。有时，由于局部瘢痕组织，前外侧角会出现不对称饱满感。无论是否负重，被动背伸踝关节会诱发疼痛。跗骨窦区可能会出现压痛，但轻于前踝处。局部注射麻醉药物如果能有效止痛，可以进一步明确软组织撞击的诊断。

前内侧撞击的患者，无论是否负重，在踝背伸时检查可以发现前内侧关节间隙压痛和疼痛。

与前外侧或前内侧撞击患者相比，下胫腓联合撞击患者的检查变化更大；下胫腓前联合韧带远侧束可能会有明显压痛，也可能完全无压痛。在慢性病例中，检查韧带断裂的试验（挤压试验和外旋试验）可能不会诱发疼痛。

PVNS患者表现缺乏特异性，例如肿胀、皮温高、与活动相关的弥漫性踝关节疼痛。在检查过程中，关节穿刺会抽出暗红色血性积液。

检查后外侧撞击患者时，在腓骨肌腱与跟腱之间从后外侧按压距骨后突将诱发疼痛。在做被动跖屈试验时，患者坐位，膝关节屈曲90°，快速反复被动极度跖屈踝关节。van Dijk描述了在最大跖屈位旋转运动试验的应用，并指出试验阴性可以排除后方撞击[6]。麻醉药局部注射后，跖屈疼痛缓解，则有助于明确诊断。

影像学

踝关节前外侧撞击的X线平片通常是正常的，但可以显示胫骨前方和距骨颈骨刺。标准的前后位和侧位X线片可能无法发现所有的骨赘，尤其是胫骨和距骨内侧的骨赘。van Dijk等[23]介绍了采用斜前内侧撞击位X线片（小腿30°外旋，足踝跖屈，与冠状面成45°角投射）来解决这一问题。前内侧撞击位X线片能发现距骨和胫骨前内侧骨赘[24]。X线片能发现联合韧带撞击时沿联合韧带发生的骨化。在可疑下胫腓关节不稳定的情况下，必须进行外翻应力位透视来明确是否有不稳。在Ⅰ期和Ⅱ期早期时，滑膜软骨瘤病患者的X线片无特殊发现，踝关节前方和后方多发钙化结节影则可清楚地明确诊断。

后方撞击患者的X线片上可以发现距后三角骨或者Stieda后突。

磁共振成像（MRI）是评估软组织病变最有价值的方法。据报道MRI扫描诊断前外侧撞击的敏感性为39%～100%，特异性为50%～100%[25, 26]。

使用稀释钆溶液作为造影剂的MR造影可提高诊断踝关节撞击的敏感性[27]。虽然MRI检查对于诊断撞击不是必需的，但它有助于排除其他踝关节病变，例如骨软骨缺损。在评估后撞击患者时，MRI还可以鉴别软组织水肿、三角骨/Stieda突的骨水肿、FHL腱鞘炎和游离体。对于PVNS患者，MRI扫描通常会发现滑膜组织肿胀和含铁血黄素沉积。计算机断层扫描（CT）和MRI已成为诊断滑膜软骨病的有用工具。根据钙化和滑膜增生的程度，表现可能会有不同表现。

决策原则

常规的前踝关节镜可以用于多种疾病的治疗。没有明确术前诊断的情况下，进行诊断性踝关节镜检查的价值有限[28]。踝关节镜的相对禁忌证包括中度退行性关节炎和关节间隙明显狭窄的疾病、血管疾病和严重水肿。绝对禁忌证包括不适合进行关节镜下关节融合的严重退行性关节疾病和局部软组织感染。

关节镜可以有效地治疗化脓性关节炎，但涉及踝周围软组织的包裹性感染，最好进行切开的清理治疗。在滑膜软骨瘤病的早期阶段，有活动性滑膜炎，需要进行全滑膜切除术并取出游离体。对于Ⅲ期的患者，只需要取出游离体。

在考虑是否进行关节镜下踝关节融合术时，外科医生应了解该技术是一种原位融合术，并且在任何平面上的明显畸形均被视为禁忌证。冠状面畸形大于15°的患者不适用关节镜下融合的方法。此外，在骨质疏松症或距骨骨量丢失的情况下，应考虑采用钢板固定以确保充分固定。

关于后踝关节镜，有学者发表了系统评价，支持将其用于某些疾病。文章得出结论，后踝撞击综合征、距下关节炎和跟骨后滑囊炎强烈推荐此种治疗方法。

非手术疗法

基本治疗包括休息、调整运动方式、口服抗炎药、冰敷、皮质类固醇激素注射、矫形器、足跟垫高和物理疗法。保守治疗3~6个月效果不佳的慢性症状患者建议手术治疗。如果患者有机械性症状（例如交锁等），则应视为更迫切的手术指征，这表示可能有游离体或软骨瓣状撕裂。

一般外科技术：踝关节镜

关节镜仪器

关节镜有多种尺寸可供选择，其中直径2.7 mm关节镜是踝关节中用途最广泛的一种，可以用于观察内侧和外侧关节间隙。小尺寸的关节镜专为较小的关节而设计，它的杠杆臂较短，利于在较小的关节内更好地控制，并且在手术过程中避免损伤关节软骨。对于大多数踝关节镜手术，建议使用30°关节镜，因为它可以增加视野（与0°镜相比），而没有中央盲点（如70°镜）的缺点。有时会需要使用70°关节镜，特别是在有必要在拐角处（例如后踝）进行观察时，但这种操作技巧需要学习。在进行后足关节镜检查时，通常

使用4.0 mm关节镜，因为其没有前踝那样的尺寸和解剖结构的限制。

与关节镜本身一样，还开发了一系列小型关节器械。这些器械直径较小，杠杆臂较短。探钩、抓物钳、篮钳、刮匙等器械的实用性很强。现在可以使用的其他器械包括关节镜踝关节融合术用骨刀、微骨折用锥子、小关节导向定位装置以及小射频探头。一次性电动刨刀头和磨钻头也有多种选择，其范围从2.0 mm、2.9 mm到3.5 mm。通常建议使用3.5 mm的刨刀头。较小的刨刀头会降低效率，但在某些关节间隙较窄的情况下，它们可能非常有用。

入水和出水

可以使用两通道或三通道（通常使用后外侧入路进行入水）进行操作，可以用重力或泵系统提供入水的动力。两通道最常用于前踝关节镜检查和后足关节镜检查，通常使用入水泵来增加入水，改善视野。如果计划进行软组织手术（如侧副韧带重建），则不应使用入水泵，以减少软组织中的液体渗出。

体位

前踝关节镜手术，患者仰卧在手术台上。可以使用一个垫子，使其患侧髋关节稍微抬高，如果使用牵引，在大腿下方垫上垫子以将患者固定。在使用牵引时应把这个区域垫起，以固定体位，也可以使用带衬垫的腿托或大腿支撑架替代。非无菌止血带可以放置在大腿上，并根据需要或根据外科医生的习惯进行充气。患肢应靠近手术台末端，以便外科医生操作，同时留出足够的空间让牵引装置有效地施加牵引力。

在进行后足关节镜手术时，患者应俯卧。在手术腿下方放置支撑垫抬高足踝，使足踝关节可以正常活动。同样要使用大腿止血带。

牵引

最初，人们在跟骨及胫骨钉入牵引钉进行牵引[30]。尽管该技术可提供出色的牵引效果，但有骨折、钉道部位感染和神经血管损伤的风险。因此，无创牵引已成为更受欢迎的选择。无创牵引是通过绕过足背及足跟的一次性牵引带来进行。该皮带固定在无菌牵引器上，该牵引器连接到工作台导轨上（图115.3）。为了最大程度地降低两种牵引方法损伤神经血管的风险，建议牵引时间最多为90分钟。

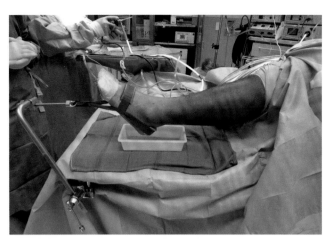

图 115.3　无创牵引。足固定到一次性牵引带上，牵引带连接在手术台一侧的牵引器上

麻醉

使用胭神经阻滞可以有效地控制术后疼痛并最大程度地减少对全身麻醉的需求。可使用神经刺激器或超声引导进行胭神经阻滞。我们建议在全身麻醉的同时使用胭神经阻滞，以便于使用牵引和止血带。

止血带

在患者摆好体位之前，就应该绑好可充气的大腿止血带。根据外科医生的习惯和预期的出血情况，来决定是否使用止血带。通常情况下，无须止血带即可进行手术，但如果出血成为问题，则可以将其充气。前踝关节镜手术是否使用止血带的随机对照试验表明，两组之间的手术时间、视野和功能评分没有差异。但是，应注意的是，在统计学上非止血带组术后早期疼痛较轻[31]。

关节镜检

踝关节可分为前、中和后三部分。Ferke[4] 提出了 21 点检查法，包括前部 8 点、中部 6 点和后部 7 点。前间室检查包括三角韧带、内侧沟、内侧距骨、距骨中央、外侧距骨、距腓关节、外侧沟和前隐窝。中央间室侧重于胫距关节，检查该关节的内侧、中部和外侧面，以及稍微向后看胫腓后下韧带和横韧带以

📌 **作者首选技术**

前方关节镜下清理术

患者仰卧位，于大腿放置止血带（可选择性充气）。患者的腿固定在大腿支架上。在准备该区域之前，可通过踝关节跖屈背伸运动识别腓浅神经。用手术标记笔标记神经的走行。使用非侵入性牵引技术，在足踝处放置牵引带并进行牵引。重要的是避免过度牵引。如果手术时间较长（超过 90 分钟），则应考虑放松牵引张力。触诊定位关节线、胫前肌腱和第三腓骨肌腱。如前所述，标记前内侧和前外侧入路。在标记的前内侧入路处，通过 22 号针头注入无菌生理盐水。然后使用 11 号刀片在皮肤上做一个小的垂直切口，切口仅仅切开皮肤层。通过蚊式钳钝性分离皮下组织。将带关节镜套管（4.0 mm 或 2.7 mm 镜）的钝套管芯小心地穿过踝关节囊插入关节腔。将套管芯换成关节镜（通常为 30°），打开入水开关以注入生理盐水。在多数情况下，重力下的流入量就足够，或者将压力泵设置为小关节档位。在关节镜监视下，将 22 号针头经前外侧入路插入踝关节。该入路的位置可以根据踝部病变的位置进行调整。按照与前内侧入路相同的技术，建立前外侧入路。如前所述对踝关节进行顺序检查。必要时可以建立后外侧入路做为入水或观察入路。对于前方撞击病变较重的病例，在牵引和踝背伸程度很小的情况下，尽可能获得最大的前方视野。诊断性检查完成后，就可以使用各种关节镜工具和电动刨刀进行清理。清理的内容包括切除炎症的滑膜、增厚的粘连带和韧带组织、骨赘、游离体。通常，骨折和关节炎的情况下，会有踝关节挛缩畸形的可能，导致关节镜及手术器械进入关节腔会存在困难。应避免对已经受损伤的关节表面造成医源性伤害。首先把骨赘表面的软组织、关节囊或粘连带清理掉。在通过两个前方入路置入关节镜和磨钻、咬骨钳和小骨凿，完全去除骨刺。清理充分的目标是胫骨前缘和距骨颈的切线形成 60° 的夹角。用电动刨刀将软骨碎片清理掉。对于距骨全层软骨损伤的病例，清理至暴露软骨下骨，使用微骨折或磨削成形器械进行处理。

对于前外侧病变，病变组织可能会延伸至联合韧带上方。对于内侧病变，将关节镜放置在前外侧入路内，前内侧入路作为器械操作入路。注意保护三角韧带深层。对于联合韧带撞击的患者，在肢体准备之前，在麻醉下行应力位 X 线检查评估其稳定性。

急性踝关节骨折的患者应使用重力作用进行灌注，以避免过多的液体渗入软组织。清理血肿、纤维蛋白碎片和软骨 / 骨软骨碎片。用关节镜探钩或复位钳进行骨折复位，根据损伤的类型进行固定，并使用关节镜确认解剖复位。使用尼龙缝线垂直褥式缝合关闭入路。

🔨 作者首选技术

后方撞击

患者俯卧，并放置大腿止血带。踝中立位，后外侧入路位于外踝尖水平，跟腱外侧缘（图115.4）。使用11号刀片进行垂直切口，仅切开皮肤。蚊式钳分离皮下层组织，并朝着第一趾和第二趾之间的方向向前方分离。接触到骨面后，将其更换为2.7 mm或4.0 mm 30°关节镜。镜头指向外侧。在同一水平位置做内侧入路。切开皮肤后，将蚊式钳对准关节镜杆。当蚊式钳碰到关节镜杆时，蚊式钳向前朝着踝关节分离，整个过程紧邻关节镜。

将关节镜稍微向后退，在视野中找到钳子尖端。撤出钳子，换成电动刨刀，清除后踝和距下关节上方的脂肪组织和滑膜。确认胫腓后韧带和距腓韧带。分离鉴别距骨后突、三角骨和FHL。注意要将手术器械保持在FHL的外侧，以防止损伤其内侧神经血管束。切除距后三角骨或是增生的距骨后突需要剥离部分的距腓后韧带、屈肌支持带和距跟后韧带（图115.5）。手术后，用尼龙缝线以垂直褥式封闭皮肤入口。

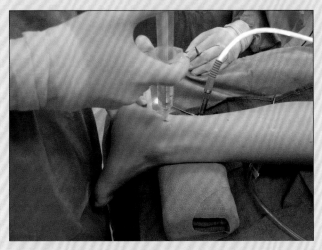

图 115.4 后踝关节镜手术示意图。穿刺针从后外侧入路进入，指向第一、二跖骨间，并平行于足的负重轴

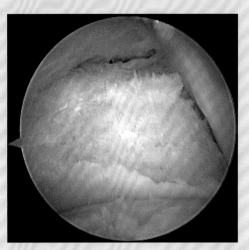

图 115.5 切除距后三角骨的后踝关节/距下关节

🔨 作者首选技术

踝关节外侧韧带重建术

在之前标准的前方关节镜手术的部分介绍了体位、设备、牵引、入路位置。在对踝关节进行彻底的诊断性关节镜检查并治疗伴随的病变之后，可以通过直视下距骨内翻和前抽屉试验确认踝关节外侧不稳。清除外侧间隙所有瘢痕组织，分离腓骨前侧（紧靠下胫腓前韧带远端）骨膜。使用缝合锚固技术时，通过前外侧入路将带线锚钉放置在准备好的腓骨表面。在腓骨尖前方1~2 cm处做辅助前外侧入路。使用锚钉所带缝线缝合外侧副韧带复合体，通过辅助前外侧入路将缝线拉出。于踝关节外翻位，轻度后抽屉状态下，拉紧缝合线，并打结固定。使用热皱缩术，将踝关节置于外翻位，通过前外侧入路放入热电极，并依次扫过距腓前韧带（和跟腓韧带）区域。

及FHL肌腱。以后外侧入路作为观察入路，进行后间室检查，包括三角韧带、内侧沟、距骨和胫骨平台后内侧、中央和外侧距骨、胫腓后关节、外侧沟和后方隐窝。

术后管理

术后我们推荐使用有良好衬垫的短腿支具。该支具可保护患肢，减轻疼痛，并有助于控制肿胀。手术后10~14天除去支具，并拆除缝线。在大多数情况下，穿戴可调节关节活动度的足踝固定靴进行早期运动康复锻炼。允许患者根据疼痛和肿胀情况，逐渐增加负重。正规的物理治疗也有助于患者的康复。患者通常在无限制的情况下进行治疗性康复锻炼。但对于外侧韧带重建的患者，为促进韧带早期愈合，术后4~6周内应限制内翻运动。4~6周后，去除足踝固定靴，继续在系带式踝关节护具保护下进行运动。

作者首选技术

关节镜下踝关节融合术

如前所述，使用 2 个或 3 个入路进行关节镜检查。无创或是有创牵引均有助于术野暴露。

去除踝关节前方的瘢痕组织和骨赘是获得良好的视野所必需的操作。胫骨远端和距骨颈通常会有较大的骨赘，要将这些部位的骨赘清理掉，以获得更好的视野并和使上下关节面相互匹配。使用关节镜刨刀、直形和弯形刮匙以及骨凿去除剩余的关节软骨。距骨后部和后踝关节面最好从后外侧入路进行探查。去除所有残留的软骨后，用电动磨钻打磨软骨下骨，去除 1～2 mm 的骨质，至骨面新鲜，可渗血（图 115.6）。清理后，撤除牵引并调整足踝关节的位置。踝理想的体位是外翻 0°～5°、背屈中立位以及与对侧踝关节对应的外旋位（通常为 0°～5°）。用 6.5 mm 或 7.0 mm 空心半螺纹螺钉进行内固定。双螺钉固定包括一个从内踝向距骨外侧突放置的螺钉，以及另一个从外侧横穿腓骨和距骨的螺钉。如采用三螺钉固定的话，最后还要在腓骨前方或外侧放置一枚螺钉。最后进行踝关节透视，以确认螺钉的长度和位置，以及关节的复位和加压的情况。

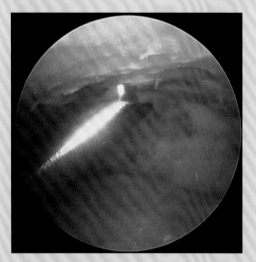

图 115.6　关节镜下处理胫距关节面，使用电动磨钻打磨软骨下骨

关节镜下踝关节融合术的术后管理又有所不同。患者术后通常使用短腿石膏固定，并在 6～8 周内限制负重，随后在 4～6 周内使用靴型支具保护，逐渐由部分负重过渡为完全负重。临床和影像学愈合得到确认后，去除靴型支具固定。

游离体取出、滑膜切除和前方或后撞击清理的患者恢复运动的情况有差异，但在大多数情况下，手术后 10～12 周是允许恢复运动的。这个时间范围有利于疼痛和水肿的缓解，促进患者的康复和调理。康复的后期阶段集中在恢复跑步、变向跑和横向运动、跳跃、敏捷性训练和专项运动训练。踝关节融合的患者，恢复剧烈运动的可能性不大，许多患者能够参加轻微的运动活动，但不能参加需要大量跑步的运动。

结局

大多数关于脚踝撞击的研究均为 Level Ⅳ 级研究，报道的优良率超过 80%[13]。Scranton 和 McDermott[32] 在一项回顾性研究（Ⅲ级）中比较了骨赘的切开切除和关节镜切除的差异。关节镜组的住院时间和恢复时间较短。在几项前瞻性研究（Ⅱ级）中，关节镜清理术的成功率据报道在 73%～96%[33-35]。一项前瞻性、随机（Ⅰ级）研究比较了关节镜下治疗伴有或不伴有内侧不稳的慢性下胫腓联合韧带损伤患者[36]。作者发现两组之间效果没有明显的差异，并且总体满意度为 90%。目前尚缺乏评估踝关节镜治疗前方撞击的长期效果的研究。Parma 等发表了一项平均随访时间为 104.6 个月的研究，他们得出的结论是，与术前评估相比，术后最终 AOFAS 评分显著改善，其中软骨损伤、高龄和既往创伤史是负面的预测因素[37]。

大多数后踝关节镜的研究都是 Ⅳ 级研究[38-41]。Morag 等[38] 和 Ogut 等[39] 报道了几种疾病关节镜治疗的结果，包括 Haglund 畸形、腓骨肌腱炎和跟腱病变。另一研究回顾了 55 例后足关节镜治疗后踝撞击的效果[40]。其中 65% 由外伤、35% 由过度劳损引起。手术后 AOFAS 评分得到改善，过度劳损组比创伤后组满意率更高。Willits 等[41] 报道 23 例后踝关节撞击的治疗结果。所有患者在所有结果指标上均表现出令人满意的评分，并且重返运动的比例很高。Smyth 等发表了一项系统回顾，评估关节镜治疗后踝撞击的效果。作者指出，该手术的总并发症发生率为 6.2%，最常见并发症是腓肠神经感觉异常[42]。

关节镜治疗踝关节撞击的另一指征是在全踝关节置换术（TAR）后出现症状。在一项评估 TAR 后效果的研究中，作者发现有 12 名患者出现了前方、前内以及内、外侧沟或后方撞击。在进行踝关节镜清理后，有 8 例患者疼痛缓解良好，而其余患者的疼痛症状改善很轻微[43]。随着每年进行 TAR 手术的人数增加[44]，踝关节镜在治疗术后并发症中的作用可能会加强。

在撰写本章节之时，关于关节镜治疗踝关节不稳的研究，仅可查到关于热皱缩和锚钉固定技术的Ⅳ级研究[15-21]。尽管热皱缩对韧带组织的作用存在争议，现有研究已表明该技术有良好的效果。Nery等[18]的研究回顾了38例经关节镜下Broström-Gould手术治疗的患者，其平均随访时间为9.8年，94.7%的患者术后AOFAS评分为优秀和良好。踝关节不稳小组发表了系统评价，评估了关节镜手术治疗踝关节不稳的证据。他们指出，对关节镜下修复和重建的最佳建议是C级（质量较差的证据）[45]。需要进行前瞻性、随机对照试验，以将这种方法与标准开放手术进行比较。

关节镜治疗踝关节退行性病变的效果与关节镜治疗其他关节的结果相似。特定的退行性病变，例如撞击骨赘、游离体和有限的软骨损伤，更易于取得较好的效果[46]。Gilvie-Harris和Sekyi-Out[47]报道了27例踝关节关节镜清理术，其中2/3的患者症状缓解（Ⅳ级）。Amendola等[48]在一项Ⅳ级研究中发现，在11例踝关节的关节镜清理术中，结果均差。已证实胫距关节前方骨赘和游离体的患者在关节镜清理术后预后更好[49]。文献的共识是，对于退行性关节疾病，关节镜清理术仅适用于某些经过选择的病例，而且是处于疾病早期阶段的患者。

和切开手术相比，关节镜下踝关节融合术愈合速度更快、并发症减少、术后疼痛更轻以及住院时间的更短[50-54]。Myerson和Quil[50]对切开和关节镜下的关节融合术的患者进行了比较（Ⅲ级）。两组的融合率相似，关节镜组的融合时间更短。O'Brien等[53]在另一项回顾性研究（Ⅲ级）中指出，切开组和关节镜组的融合率相似；但是，关节镜组的手术室时间、止血带时间和住院时间都较短。在随访时间最长的研究中，Glick等[51]对34例关节镜下踝关节融合的患者进行了平均7.7年的随访。据报道融合成功率达97%，临床结果优良率达86%[51]。在大型数据库研究中比较了切开与关节镜下踝关节融合术，发现两种技术在翻修率上没有差异。此外，关节镜下关节融合似乎变得更加流行，过去的12年中关节镜下关节融合的文献报道显著增加[55]。

两项Ⅰ级研究比较了有关节镜和无关节镜辅助的踝关节骨折切开复位内固定（ORIF）治疗的差异[56,57]。在较小样本的研究中有19例患者，Thordarson等[56]在随访21个月后发现结果相似。Takao等[57]比较了72例患者，发现关节镜组的AOFAS评分在统计学上较高。

van Dijk等[28]比较了关节镜清理骨折后撞击症状和踝关节内广泛病变（Ⅱ级）的术后效果。在2年的随访中，撞击组疼痛缓解更明显，满意率为86%，相比之下，Ⅱ度骨关节炎患者的满意率只有70%[28]。Utsugi等[58]在一个前瞻性病例系列研究中（Ⅳ级），在拆除骨折固定物时对33个踝关节进行了关节镜清理术，发现关节纤维化与关节功能之间存在负相关。他们指出，关节镜清理术改善了89%的患者的功能[58]。

并发症

文献报道踝关节镜手术的并发症发生率在3.5%~10.3%[59-61]。神经损伤是最常见的并发症，几乎占所有并发症的一半。神经血管损伤的原因可能是错误的入路位置、长时间或不适当的牵引或使用止血带。前外侧入路可能导致腓浅神经中间支的损伤，引起感觉敏感或感觉异常。在无创牵引时，踝牵引带可能会导致中足感觉异常[60]。前方过度的清理可能会导致血肿或者腓深神经损伤，尽管这些并发症很少见。非神经系统并发症包括伤口并发症、深静脉血栓形成、止血带并发症、关节软骨损伤、骨筋膜室综合征和复杂局部疼痛综合征[59]。

未来展望

鉴于可用的循证研究较少，因此很难确定关节镜下复位内固定或关节镜辅助ORIF在踝部骨折治疗中的作用。与这些骨折相关的软骨损伤的发生率在20%~88%，未来的研究可能会支持常规的关节镜检查[62-65]。

距骨下关节镜

1986年，随着关节镜技术的进步和踝关节镜检查经验的积累，Paralien[66]报道了距下关节的关节镜技术。以前只能通过关节切开手术才能处理的关节内疾病，现在可以通过距下关节镜进行诊断和治疗[66,67]。早期报道关注的重点是可进行距下关节探查的入路，同时，也意识到跗骨窦和跗骨管的内容物阻止了对距下前、中关节面进行直接的观察[66,67]。这些文献介绍了使用小关节镜通过前外侧和后外侧入路对距下关节进行观察。一项解剖学研究调查了这些入路与附近神经血管结构的关系，发现相对来说是安全的，腓肠神经及其分支距这些入路约4~8 mm的距离[68]。通过这些入路可以探查超过90%的后关节面[68]。

病史

距下关节的病变会导致后足内侧或外侧疼痛、肿胀和僵硬。患者尤其会在不平的地面上行走困难。症状通常与个人的活动水平成正比。

体格检查

细致的体格检查可以发现压痛在跗骨窦和距下关节而不是踝关节。要检查关节的内外翻活动和是否有捻发音。检查附近的结构也可能有助于排除其他潜在的疼痛根源，包括腓骨肌腱。诊断性注射局麻药会有所帮助，但药物内要混合X线显影剂，以便放射确认药物注射在距下关节内而未渗入踝关节或腓骨腱鞘，否则可能会混淆测试结果[69]。

影像学

应查足和踝的标准负重位X线片，以确定是否存在距下关节炎，并评估足部的整体排列。可以通过

CT和MRI来识别隐匿性疾病，例如局灶性软骨异常或骨软骨缺损、软组织炎症和关节炎的早期表现[70]。但是，这些方式可能无法对关节进行完全评估，因此关节镜检查是"金标准"[70]。

决策原则

不论病因如何，初始治疗均首选非手术治疗。使用抗炎药可以缓解疼痛和肿胀。定制的矫正鞋垫可以帮助改善后足的力线并减轻对关节的撞击，而系带式踝关节支具可通过限制内翻和外翻动作缓解疼痛症状。物理治疗对于距下病变治疗的优势尚不清楚，但可以短期内尝试。距下关节注射皮质类固醇以缓解炎症和疼痛，但大多数情况下可能是暂时性的。保守治疗4~6个月后，症状改善如不明显，通常建议进行手术治疗。

术后管理

患者用衬垫良好的短腿夹板固定10~14天，然

📌 作者首选技术

关节镜距下关节清理术

标准距下关节镜手术时，患者手术台上侧卧位[70,71]或半侧卧位[72,73]。无创牵引有助于增加关节的视野，但有时这种操作可能会使关节内翻[71]。距下关节镜检查的标准入路包括前外侧、前或中间附加入路以及后外侧入路（图115.7）[67,68]。前外侧入路在Gissan角触诊的软点处，位于外踝尖下方1 cm，远端2 cm处[67,68,70-73]。定位入路时，可以在半冠状平面中以40°并略微朝头端插入一根针头，并向关节内注入生理盐水。前附加入路位于在外踝尖的正前方，在水平位向内插入[67,68,71-73]，并通过关节镜经前外侧入路在关节内直视确认。后外侧入路位于外踝尖端上方1 cm，并紧贴跟腱外侧缘[67,68,71-73]。在切开后外侧入路皮肤前，在前外侧入路关节镜直视下，经后外侧入路放置一根腰穿针以再次确认位置。手术刀仅切开皮肤，以避免对附近的神经造成伤害，然后用止血钳分离皮下组织，并用钝头套管进入关节。

距下关节镜检查必须使用小关节镜和器械。通常使用2.5 mm或2.7 mm 30°关节镜[67,68,70-72]和2.5 mm或3.5 mm刨刀。在某些情况下2.7 mm 70°关节镜可能有助于增加视野。专用的小型篮钳、探针和抓物钳有利于手术操作。软组织病变，例如滑膜炎、纤维化瘢痕和软骨损伤，可用篮钳以及精细和强力的电动刨刀处理；骨病

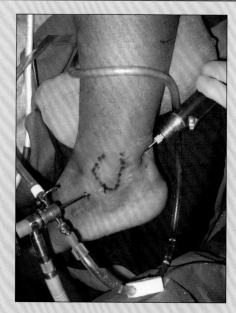

图115.7　距下关节镜入路。关节镜位于前外侧入路，电动刨刀位于后外侧入路

变用小关节镜下骨凿和电动磨钻清理。

在不同的入路调整关节镜的位置，可以观察到关节

关节镜距下关节清理术（续）

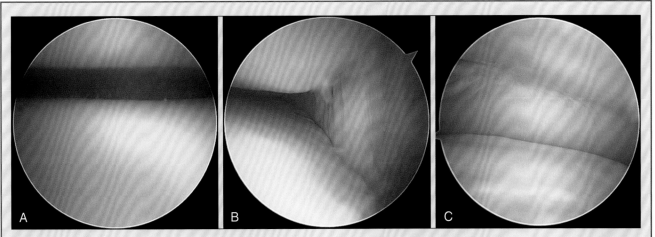

图 115.8　距下关节镜的视图。（A）从前外侧入路观察距下后关节表面。（B）外踝下方的外侧隐窝。（C）从后外侧入路观察后关节面的视图

的各个部分，此时通过其他入路操作手术器械。距下关节检查的内容包括跟距骨间韧带，在外踝下方的外侧隐窝，跟骨和距骨的软骨表面以及后关节间隙（图 115.8）[66]。

　　最初距下关节镜用于清理软组织损伤或撞击（图 115.9）。适应证包括去除游离体[70,71,73]以及关节滑膜炎的治疗[70,71,73]、跗骨窦综合征[71,72]、软骨瓣状撕裂[70,71,73]和距骨下粘连[71,73]。适应证范围目前有所扩大，包括骨赘切除[73]和关节炎的治疗[71,73]。

　　距下关节镜也已用于治疗跟骨骨折的后遗症。患者在跟骨关节内骨折后常有距下粘连、挛缩和关节僵硬，表现为疼痛、僵硬和在不平坦地面上行走困难[74,75]。距下关节镜已用于跗骨窦内、关节内粘连以及外侧隐窝和后关节间隙的炎症和纤维化瘢痕的清理[74,75]。

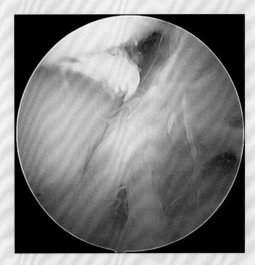

图 115.9　撕裂的跟距骨间韧带

关节镜距下关节融合术

　　关节镜距下关节融合术与开放性关节融合术的适应证相同，即末期创伤性关节炎、骨关节炎、炎性关节炎、后足畸形或跗骨融合[76-78]。与开放性手术相比，关节镜距下关节融合术可减少疼痛和并发症[76,77]；较早的研究也提示术后住院时间较短，尽管在当代实践中，距下关节融合通常是通过门诊手术进行的。关节镜下融合还可以减少对骨血运的破坏，从而可以促进骨愈合[77,79]。关节镜距下关节融合的禁忌证包括后足畸形，内翻大于5°

或外翻大于15°[77,79]，这可能会妨碍有效的关节镜检查和处理骨面。严重的骨质丢失、塌陷或坏死也可能是禁忌证[79]。

　　早期的关节镜距下关节融合术采用仰卧位，在同侧髋关节下方垫高[76,77]。在外踝尖远端1 cm、前方2 cm处做前外侧入路，紧贴外踝尖前方做前方附加入路[76,77]。后外侧入路定位于紧贴跟腱，距下后关节面水平，可以通过透视确认后关节面[76,77]。最近，文献讨论了俯卧定

作者首选技术

关节镜下距下关节融合术（续）

位的优点，可以更好地显示后关节面，损伤神经血管束风险小[78,79]。最初，俯卧位技术是通过三个入路进行的，但是最新的报道显示，两个入路的暴露效果很好[78,79]。后外侧入路定位如前所述。后内侧入路紧贴跟腱内侧，插入钝头套管向外直至接触到关节镜[78,79]。然后将器械小心地对准后关节，保持在 FHL 腱外侧，以避免血管神经结构的医源性损伤[78,79]。可以使用类似于踝关节镜的软组织带和夹具系统来进行关节的牵引[77]。也可通过前外侧附加入路将钝头套管插入关节内，以撑开并显露关节面[79]。

从前方或后方入路，使用电动刨刀清理跗骨窦软组织和骨间韧带[76]。可以用刮匙对前和中关节进行清理，但许多作者认为此过程不是必需的[78,79]。然后通过各个入口使用刮匙、电动刨刀和电动磨钻去掉后关节面的残余软骨[78,79]。当患者俯卧时，固定简单便捷。使用 1 枚或 2 枚 6.5 mm、7.0 mm 或 7.3 mm 螺钉的方法都有报道[78-79]。作者更喜欢使用 2 枚 6.5 mm 空心加压螺钉，分别从跟骨结节穿过融合关节面到距骨穹隆和颈部。为了增强融合的生物愈合，根据外科医生的选择和患者的危险因素，可以考虑使用脱钙骨基质[76]、自体胫骨或髂骨移植物[77]、同种异体松质骨[79]、合成骨替代物[79]。术后用夹板固定肢体 2 周，然后用短腿石膏固定 4 周，患肢避免负重[76,78,79]。6 周后，患者可使用行走支具或可调节的足踝固定靴进行部分负重，如果术后 X 线片提示骨性愈合，通常能在 10 ~ 12 周恢复穿鞋行走[76,78,79]。

作者首选技术

关节镜辅助治疗跟骨骨折

用 ORIF 治疗粉碎性跟骨关节内骨折具有很高的软组织并发症的发生率，包括伤口坏死、裂开和感染[80,81]。广泛的软组织分离还会引起明显的软组织挛缩和僵硬，影响临床预后。最近，出现了一种趋势，在骨折类型允许的情况下，采用最小限度的切口或经皮固定技术，以最大程度地减少此类并发症。几位作者建议同时使用距下关节镜检查以协助清除关节碎片并在术中确认骨折复位的准确性[80,81]。该技术适用于两部分跟骨骨折（Sanders 分型 II 型），尤其是舌形骨折；但是，更严重的粉碎性骨折类型（III 型和 IV 型）是其使用禁忌[80-82]。患者在手术台上侧卧位，大腿上使用止血带[80-82]。前外侧、中间外侧附加入路、后外侧入路联合使用[80-82]。使用 2.0 mm 或 2.7 mm 关节镜和小型关节器械[80-82]。将半螺纹的 Schanz 螺钉置入移位的舌状骨折碎片或结节内，以便操作和复位关节面[80-82]。还可以经皮钉入克氏针，作为杠杠撬拨复位骨折碎片。可以根据关节表面的完整性对复位进行微调，经常出现透视检查时关节表面复位良好，但在关节镜检查中仍然复位不佳的情况。先用克氏针暂时固定，然后使用经皮拉力钉或空心螺钉固定[80-82]。

后去除敷料，拆除缝线。对于清理手术的患者，目标是早期开始进行关节活动度练习和在足踝固定器保护下逐渐负重行走。当疼痛和肿胀消退后，患者可随着耐受性的提高而去掉支具。正规的物理治疗可以帮助个体向功能恢复过渡。

在跟骨骨折治疗的患者中，8 ~ 10 周不能负重，这取决于外科医生对固定质量和患者骨量的信心。早期活动练习、肌肉刺激和力量练习是预防这些类型骨折后僵硬和萎缩的关键。随着影像学骨性愈合逐渐明显，在靴型支具保护下逐渐增加负重，然后恢复穿鞋状态。

距下关节融合术的患者术后短腿石膏固定 6 ~ 8 周，避免负重，这同样取决于固定强度、骨质量和影像学显示的愈合情况。这段时间之后，在可调节的靴形矫形器保护下逐渐负重，直到影像学融合被证实。患者通常在 12 ~ 14 周恢复穿舒适的鞋子行走。

结果

关节镜下进行的清理术在许多 IV 级研究中都有描述。1 个包括 12 位接受距下关节镜治疗病例的报道显示距下关节镜在提供准确诊断方面通常比 X 线片或 MRI 更有效[70]。这些作者指出，游离体或软骨损伤的患者治疗效果更好，滑膜炎或关节炎患者的结果差一些[70]。第二个报道中 45 名患者接受距下关节镜治疗，结果优良率为 94%，尽管其中有 54% 的患者有工伤赔偿要求[71]。作者认为并发症发生率较低，其中 3 例神经衰弱，1 例感染，还有 1 个入路瘘。他们在关节镜下也发现了许多所谓的跗骨窦综合征的病理改变，包括跟距骨间韧带撕裂、关节纤维化和距下关节炎；作者建议放弃这一术语，使用关节镜检查中发现的更准确诊断[71]。另一个包括 33 例患者的报道中，作者同样认为术语"跗窦综合征"有模糊性和诊断不足的缺点[72]。这些患者的关节镜检查中发现有跟距骨间韧带撕裂（88%）、滑膜炎（55%）、项韧带撕裂（33%）、纤维化瘢痕（24%）和软组织撞击损伤（21%）。在清理后，患者的疼痛视觉模拟量表评分由 7.3 提高了至 2.7，优良率 88%[72]。一项综合性研究对 115 名患者进行了距下关节镜治疗，包括软组织损伤、距下关节炎、跟骨或距骨骨折，以及跟距骨桥。使用 AOFAS 踝 - 后足评分量表进行评估，其中 59% 为优秀、38% 为良好和 3% 为差[73]。术前诊断为"跗骨窦综合征"的患者中，作者发现有跟距骨间韧带撕裂、关节炎、游离体、骨软骨损伤和跗骨联合导致的纤维化[73]。

一项Ⅳ级研究报道 17 例创伤后关节僵硬患者的疼痛缓解率为 82%，其余患者最终需要进行距下关节融合术[75]。作者指出，骨折后 1 年内，并伴有较低级别的软骨损伤或关节炎的患者，关节镜治疗的结果较好[75]。也有报道关节镜下成功治疗了跟骨骨折造成的腓骨下撞击[83-85]。在药物和局部封闭治疗等非手术治疗无效后，才进行关节镜治疗[83]。作者们还认为，相比切开手术，关节镜治疗可以直视评估关节软骨[83]。这些报道中使用前外侧、后外侧和中间附加入路对骨折造成的跟骨外生骨疣进行清理[83-85]。首先使用电动刨刀切除纤维组织，然后用磨钻去除跟骨突起，进行腓骨下间隙的减压[83-85]。在数量有限患者的回顾性研究中，大约 80% 的患者疼痛缓解，其余的需要行距下关节融合。这项技术值得进一步研究，但对于创伤后病变，它可提供一种创伤较小的治疗策略。

关节镜距下关节融合术的效果普遍较好。Scranton[76] 对 12 例接受开放性融合的患者和 5 例接受关节镜融合的患者进行了回顾性比较。他指出关节镜组手术时间稍长，但有 100% 的愈合率，相比之下开放组的愈合率为 92%。在一个前瞻性的研究中，37 名患者进行了 41 例关节镜融合，平均随访 55 个月[77]。平均手术时间为 75 分钟。作者指出前 3 例延迟愈合，

但其余的术后石膏固定 11 周后，愈合率为 100%。Amendola 等[79] 报道对 10 名患者的 11 个踝关节，在俯卧位下，进行了关节镜下距下关节融合术。其中的 9 个踝关节术后效果非常满意，1 个踝关节比较满意，还有 1 个踝关节因骨不连而不满意。10 周时融合率为 91%。未发生感染或神经损伤；1 名患者要求取出内固定。另一组报道中 16 例患者采用俯卧位关节镜距下关节融合术，随访 72 个月[78]。手术时间平均为 72 分钟。11 周时融合率为 94%，1 例未融合；81% 优秀，13% 尚可，6% 差。并发症包括 1 例感染，但没有神经损伤或深静脉血栓。Rungprai 等在一篇样本量最大的研究中，比较了开放和关节镜距下关节融合术的效果。作者得出的结论是，虽然融合率和并发症发生率没有显著差异，但关节镜组的融合时间较短。此外，关节镜组可更快地恢复工作和运动功能[86]。关节镜下距下关节融合术具有良好的临床效果，并发症少，愈合率高。不管距下关节的病因如何，这一结论都是成立的。文献中有证据表明，关节镜下距下关节融合术治疗外伤性关节炎或成人获得性扁平足畸形与开放手术的疗效相当[87]。然而，由于技术上的难度，大多数作者同意该手术应该由有经验的关节镜医师进行，以减少并发症和获得优良结果。

关节镜辅助下复位固定跟骨骨折的研究已有所报道。Ⅳ级研究中报道了少数的患者使用该技术的临床结果。早期报道了距骨下关节镜在跟骨骨折中三种方式的应用[81]。一组研究中有 28 名先前接受 ORIF 的患者，然后二次手术取出内固定。在手术过程中，他们接受距下关节镜检查，以评估关节内复位情况。作者发现其中有 23% 的人有大于 2 mm 的台阶或是 Outerbridge 三级的软骨损伤，而另外 23% 的人有大于 1 mm 的台阶或二级软骨损伤。只有 53% 的人完全复位[81]。第二组 55 例患者接受 ORIF，并用关节镜检查关节复位质量；22% 的患者尽管术中透视评估显示复位良好，但仍有残留的台阶[81]。最后一组 18 名患者是Ⅱ型跟骨骨折，在关节镜引导下接受了经皮骨折撬拨复位和固定治疗。15 例患者随访 15 个月，80% 患者无疼痛。患者术后平均 11 周恢复工作[81]。另一项研究也采用关节镜辅助下经皮复位治疗Ⅱ型跟骨骨折[82]。作者对 22 例患者进行了 33 个月的随访。他们发现术后 Bohler 角畸形得到了矫正，并且随着时间的推移而能够保持不变。此外，通过疼痛视觉模拟量表、AOFAS 踝 - 后足评分和 SF 36 系统评估，患者在临床上均表现出显著改善；并且这些结果在术后 2 年内

继续改善[82]。在对 33 名患者进行的另一个类似研究中，发现 AOFAS 评分有改善，残余疼痛率低，并且 Bohler 角得到了有效的矫正，这印证了先前报告的结果[80]。虽然这项技术适用于一小部分跟骨骨折患者，而且循证研究证据有限，但这项技术似乎很有前途，并且在进一步研究中可能证明是有用的。

并发症

距下关节镜手术后的并发症并不常见。尽管该类研究大多是回顾性研究，并发症的报告率可能会较低，但大多数研究报道的并发症发生率确实较低。距下关节镜的感染率据报道在 0 ~ 1.1%[71, 73, 79, 88]。在 0 ~ 2% 的患者发生罕见的慢性窦道或瘘管[71, 78]。神经损伤是最常见的并发症，发生率为 0 ~ 6%，包括暂时性麻木或神经麻痹[71-73, 78, 79]。在一个包括 186 例后踝、距下和后足关节镜的研究中，作者发现，总体并发症发生率为 8.5%[88]。他们没有发现并发症与外科医生的经验，或是否使用牵引以及牵引的类型之间存在关联。神经系统并发症最常见，发生率为 3.7%，包括暂时性胫神经麻痹、腓肠神经损伤和复杂局部疼痛综合征[88]。可以口服加巴喷丁治疗这些并发症，必要时进行神经松解治疗；加巴喷丁、物理疗法和麻醉剂注射可治疗复杂局部疼痛综合征。作者建议通过细致的外科手术技术预防这类并发症，包括仔细地建立入路、皮肤切口、分离皮下组织以及最大程度地减少通过入路撤回和重新插入器械的频率，以避免神经损伤[88]。在距下关节后侧和后踝关节镜手术时，强调所有操作需要保持在 FHL 外侧，以避免造成内侧神经血管结构的医源性损伤[88]。

内镜下 Haglund 畸形切除术 / 跟骨成形术

跟骨后上方疼痛可能与几个因素有关，这些因素可以孤立存在，更常见的是多因素同时存在。跟骨后滑囊炎、跟骨结节后上突过度增生（Haglund 畸形）、跟腱止点的腱病、跟腱与后部皮肤之间的滑囊炎都可以引起该区域疼痛。尽管跟腱腱病和伴随 Haglund 畸形的跟骨后滑囊炎预后有所不同，但两者通常并存。

解剖上，跟腱止于跟骨结节，其止点呈新月形，距跟骨结节上端平均 10 ~ 13 mm，从结节的最后侧向前内 3.5 mm，向外侧 1.0 mm[89,90]。跟骨后滑囊位于跟腱和跟骨结节之间。它是盘状的滑囊，覆盖跟骨的后上角[91]。机械刺激会导致滑囊炎以及组织肥大。

腓肠神经走行于跟腱外侧，跖肌腱走行于其内侧。跟骨后部的血液供应来自胫骨后动脉和腓动脉的内侧和外侧支。

病史

患者主诉足跟疼痛，步行和爬楼梯时疼痛会加剧。在卧床或久坐后起身时会出现僵硬和疼痛。一些患者还会有足跟后侧的肿胀或增大隆起。这些症状可能会随着时间反复，但通常会恶化。

体格检查

检查时会发现足跟后方肿胀，或是跟骨后方增生变大。跟腱触诊有压痛和结节感，这可能意味着出现跟腱腱病的可能性。跟骨后滑囊位于肌腱正前方，发炎时可有触痛及增厚变软。跟骨止点触诊会有压痛，并可触及痛性骨刺。

影像学

侧位平片可能会显示跟腱钙化。跟腱广泛钙化（>50%）是内镜下切除的禁忌证，在这种情况下应建议切开手术。通常建议进行 MRI 扫描以评估跟腱本身病变的程度，并确认是否存在跟骨后滑囊炎。MRI 扫描发现广泛的跟腱腱病、分层或撕裂可能是内镜清理术的禁忌证，因为必须进行开放性跟腱清理和修复才能充分解决问题。

决策原则

非手术治疗对大多数患者来说是有效的，包括休息、调整活动量（结合低强度运动的混合训练）、使用抗炎药和冰敷，以及跟骨后滑囊封闭注射。考虑到跟腱变性和断裂的风险，诊断性注射利多卡因要优于可的松和利多卡因联合注射。垫高足跟、穿露背鞋和跟腱垫也可能会有所帮助。对于症状非常重的患者，有时可能会使用跟腱靴或短腿石膏。非手术治疗超过 6 个月并且无效时，可以考虑手术干预。但关节镜和切开手术的应用都非常广泛，且都被证明是有效的，但关节镜清理术的合并症发病率较低[92, 93]。

术后管理

最初患者应避免承重，使用有衬垫的短腿支具加压固定，以减少软组织水肿，避免组织张力过大，影响伤口愈合。7 ~ 10 天后，去除夹板，拆除缝合线。然后，患者改为使用可调节关节角度的足踝固定器，

作者首选技术

内镜下 Haglund 畸形切除术

体位

患者可以仰卧或俯卧，足踝关节位于手术台的尾侧，确保踝关节活动自如。这种体位可以让外科医生用胸部操作调节踝关节背伸和跖屈动作，从而腾出双手来操作器械。在仰卧位置，应使用支腿架，以留出足够的工作空间。我们更倾向于使用俯卧位，这时把脚踝放在手术台的边缘。可以在局部或全身麻醉下进行手术。应该使用一个衬垫良好的大腿止血带，因为骨切除会导致出血影响术野。

入路位置

通常使用两个入路（一个内侧和一个外侧），也有使用单个内侧入路的[92]。这些入路位于跟骨上缘水平，紧贴跟腱的内侧和外侧。通常先做外侧入路，垂直切开皮肤，然后钝性分离皮下组织，以最大程度地降低腓肠神经损伤的风险。然后插入钝头套管，引入 4.0 mm 30° 关节镜（对于体型较小的患者，也可以使用 2.7 mm 关节镜）。然后使用针头来定位内侧入路，向外侧插入，直至镜下可看见为止。垂直切开皮肤，然后用止血钳进行钝器分离。然后插入一个 3.5 mm 或 4 mm 电动刨刀，切除有炎症的滑囊和软组织，以获得足够的视野。

跟骨后滑囊切除术

一旦建立了入路，就可切除跟骨后滑囊，以便充分显露跟骨后侧面和跟腱前表面。可用 4 mm 电动刨刀切除炎症病变的滑囊组织。使用电灼设备也有助于去除跟骨上的软组织和骨膜。

切除 Haglund 畸形

Haglund 畸形手术的目的是切除足够的骨组织，以消除对肌腱和滑囊组织的机械刺激。Haglund 畸形切除的范围一直到跟腱止点的内外侧，可以在术中进行透视来确认骨切除足够与否。手术过程中根据情况使用电动刨刀、磨钻和骨锉刀（图 115.10）。在切除骨组织时，应避免将器械的刀刃正对跟腱，以免损伤跟腱。然后可以使用刮匙和骨锉对边缘进行平滑处理。

清理跟腱

然后观察跟腱并检查有无病变组织。用电动刨刀切除病变的跟腱。解剖学研究表明，在必要时，最多可以切除 50% 的跟腱组织，还能保留足够的跟腱功能[94]。然而，如果跟腱部分断裂，镜下很难准确修复，切开手术可能更适宜。

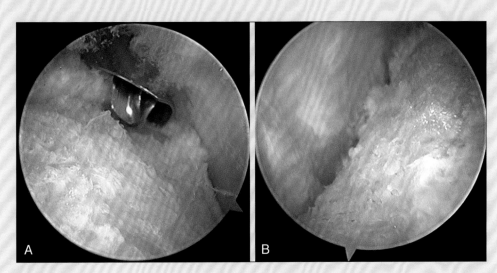

图 115.10 （A）内镜下使用电动磨钻切除 Haglund 畸形。（B）跟骨后上角清理后的图像

并可以开始负重行走。理疗有助于恢复 ROM 和脚踝力量以及本体感觉功能。通常在手术后 3 个月恢复跑步和其他运动。

结果

内镜下治疗 Haglund 畸形和跟骨后滑囊炎已被证明是安全有效的 [93, 95, 96]。van Dijk 等 [95] 报告了 20 例关节镜清理治疗的患者，其中有 19 例获得了优异或良好的结果。一项对 81 例患者的回顾性研究表明，优良率达到 93%（75 例）[93]。作者确实注意到了一条学习曲线，具备更丰富的手术经验后可以缩短手术时间 [93]。在另一个回顾性报道中，经过 35 个月的随访，30 例患者中有 29 例的结果为优异或良好 [96]。一名患者的跟腱完全断裂，需要进行开放性修复 [96]。一项前瞻性研究分别比较了 17 例开放式手术和 33 例关节镜治疗的患者，结果显示两组间的 AOFAS 评分、恢复时间相似，但关节镜组的手术时间更短 [92]。与开放组相比，关节镜组的并发症更少，包括伤口感染、神经损伤和疼痛性瘢痕 [92]。

并发症

潜在的并发症包括伤口感染、入路伤口延迟愈合、切口疼痛、腓肠神经损伤、足跟麻木、疼痛缓解不完全和跟腱断裂。如前所述，可以通过仔细的手术操作来预防大多数并发症。症状的不完全缓解可能是由于患者选择不当，例如跟腱止点钙化或是广泛跟腱变性的患者，这些患者在开放手术中可能会有更好的结果。

选读文献

文献：Beimers L, Frey C, van Dijk CN. Arthroscopy of the posterior subtalar joint. *Foot Ankle Clin*. 2006; 11: 369-390.
证据等级：V
总结：作者很好地总结了该技术的诊断和治疗指征，也很详细地说明了相关的解剖和手术技巧。

文献：van Dijk CN. Hindfoot endoscopy. *Foot Ankle Clin*. 2006; 11: 391-414.
证据等级：V
总结：本文就后足内镜检查及其在胫后腱滑膜切除术、腓骨短肌断裂的诊断、腓骨肌腱粘连松解、踇长屈肌松解、距后三角切除、跟骨后滑囊炎的内镜治疗以及跟腱腱病（周围炎）、踝关节或距下关节病变的内镜治疗等方面的应用做了综述。

文献：van Dijk CN. Anterior and posterior ankle impingement. *Foot Ankle Clin*. 2006; 11: 663-683.
证据等级：V
总结：本文就踝关节撞击的病因及临床特点做了综述，详细描述了手术技术和效果。

文献：van Dijk CN, Scholten PE, Krips R. A 2-portal endoscopic approach for diagnosis and treatment of posterior ankle pathology. *Arthroscopy*. 2000; 16: 871-876.
证据等级：IV
总结：作者介绍了俯卧位后足双入路内镜技术。介绍了专业芭蕾舞演员中出现的距后三角骨导致的慢性屈踇长肌肌腱炎和后踝撞击的病例。

（Niall A. Smyth, Jonathan R. Kaplan, Amiethab A. Aiyer, John T. Campbell, Rachel Triche, Rebecca A. Cerrato 著 邓 恩 杜明泽 译 陈临新 校）

参考文献

扫描书末二维码获取。

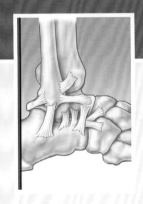

第116章

运动鞋与矫形器

运动矫形器

　　足部支具（也称为矫形器、足弓支撑垫和可嵌入组件）用于治疗病理性骨骼肌肉疾病已有一个多世纪的历史[1]。足部形矫器（foot orthosis）一词是指应用于踝关节远端的任何矫形器。假肢矫形教育委员会（Committee on Prosthetic-Orthotic Education）于1970年代初正式引入了这一名称[2]。

　　足部矫形器包括的范围很广，简单的如药店柜台上可以买到的预制足弓支撑垫，复杂的则需要定制，由多个部分组合而成。不论哪种类型，足部矫形器的功能都取决于其相对于承重足的相对形状、硬度和弹性。

　　尽管有研究表明足部矫形器对病理性骨骼肌疾病具有一定的治疗效果，但是，其可靠性和有效性存在很大差异[3]。随着临床方法学的发展，有研究提出了标准化治疗的方案以提高临床结果的可预测性[4]。但这些研究获得的结果往往不尽一致，并且这些医师的个体差异，似乎在矫形器的生物力学效果中起着重要作用[5-6]。关于足部矫形器如何取得良好治疗效果的客观证据很少[7]。尽管如此，越来越多的客观证据仍表明，足部矫形器通常会产生积极的临床效果[8-17]。无创且经济的优点使得足部矫形器得以广泛使用，并且推动了相关研究的进展。进一步明确足部矫形器的作用机制，将有助于推进它的临床应用。

研究

　　矫形支具对下肢生物力学作用的影响一直是研究的重点。许多学者试图通过对神经系统疾病患者或者尸体标本进行研究，来单独分析肢体的被动反应[18-20]。

　　有的研究设计尝试对感兴趣的变量单独分析，测量矫形支撑单元（例如基底层、界面层的材质和趾骨/舟骨垫）的具体力学影响。生物力学研究表明，足部矫形器能够改变足底的压力分布、足踝动力学/运动学和膝关节动力学特性[14, 21-28]。

　　Brodtkorb等发现在缓冲跖骨头压力的过程中，跖骨垫的厚度比其位置影响更为显著，并且最大的负载缓冲效应发生在跖骨垫的远端[23]。

　　Kogler等单独研究了足弓支撑垫以及全足和前足楔块对足底筋膜牵张力的机械效应。这些尸体研究证明了足弓支撑器对足底筋膜的负荷分担作用[18,29,30]。足的内侧柱应与足弓支撑垫的边界平齐（图116.1）。

　　Tsung等研究了足弓支撑垫对感觉神经病变患者足底压力分布的影响。在这项研究中，石膏塑造定型的足弓支撑垫会对患者的足底压力分布造成显著的影响。在他们的研究中，分别在非负重、半负重和完全负重的情况下收集了受试者足的形状。作者发现，半负重时，即受试者站立位两足承担均等的体重负荷，塑形的足弓垫具有最佳的足底压力缓冲作用。通过调整生理负荷的大小来控制矫形器的形状，可以获得可预测的足底压力分布效果[28]。

　　Guldemond等研究了跖骨垫、足弓支撑垫和全足楔块对神经病变患者足底压力分布的影响。将矫形配

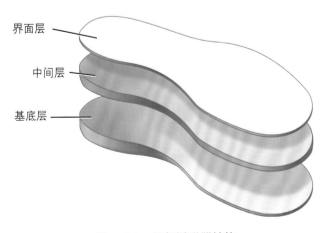

界面层

中间层

基底层

图 116.1　足部矫形器结构

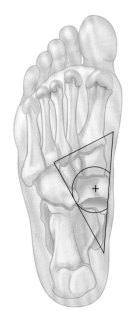

图 116.2　右足跖侧骨性结构示意图，显示了足部矫形器对主要支撑区域纵弓支撑的作用机制。局部圆圈表示矫形器支撑的顶点的位置（From Kogler GF, Solomonidis SE, Paul JP. Biomechanics of longitudinal arch support mechanisms in foot orthoses and their effect on plantar aponeurosis strain. *Clin Biomech [Bristol, Avon]*. 1996; 11[5]: 243-252.）

件装配到基本鞋垫上以改变其在内侧纵弓和横弓处的形状[20]。这项研究表明，通过添加各个部位的负荷分散配件可实现足底压力的可预测调整（图 116.2）。

最近的研究表明，足部矫形器除了具有直接的机械影响外，还可能激发神经运动反应，而后者在其功能中起到了显著的作用[31,32]。有证据表明，在某些条件下，触觉刺激可能会影响足踝姿势的调整[25,26]。也有学者研究了舒适度和表面质地对足矫形器生物力学效能的影响[31,33,34]。

Ritchie 等发现足底感觉反馈会影响中足的旋前功能。在内侧足弓添加柔软的、非机械支撑性的跖侧衬垫，可激发测试个体在行走时主动抬高足弓[35]。

Mundermann 等发现足踝的运动学与矫形器的舒适度有关[31]。在他的研究中，矫形器也能显著改变肌肉的运动功能[31,36]。

有证据表明，随矫形器刺激所产生的神经运动反应可能在矫形器的生物力学功能影响中起重要作用[32,33,37]。一些制造商甚至以此为依据开始将触觉配件加入产品中。截至撰写本文时，研究表明，矫形器对足的感觉运动矫正作用似乎是一种包括直接机械作用和神经运动刺激相结合的复合作用机制[6,31,33,35]。

通过对矫形器的机械触觉反应和功能配件的机械支撑作用机制进行深入的探索，将有助于我们加深对足部矫形器结构设计复杂性的理解。对这些功能配件的进一步理解最终可能还会增强临床和基础研究的合作与交流。

临床应用

下肢损伤在跑步者中极为常见[38]，且大多数跑步损伤与过度劳损有关[39]。尽管跑步距离和既往受伤史是主要的诱因，但是，另一个重要的影响因素是下肢的生物力学异常[14,38]。在撰写本文时，有证据表明，足部矫形器可有效治疗跖痛症、足底筋膜炎、肌腱腱病、应力性骨折、骨筋膜室综合征以及胫骨痛（shin splints）[12-14,21,22,39-43]。足部矫形器也可有效治疗胫后综合征（posterior tibial syndrome）和继发于高弓足与扁平足的足部疼痛[9,10,44,45]。

足部矫形器对足部疾病治疗作用的复杂性，源于足踝关节生物力学以及对矫形器的神经运动反应的复杂性。最初，临床医生在设计矫形支具时，主要考虑其力学因素。矫形支具的设计通常从明确患者肢体的生物力学异常和严重性开始。选择矫形支撑配件的依据在于从机械性能上弥补患肢的生物力学缺陷。

矫形支具护理是基于主观和客观临床指标，对矫形支具设计进行优化的交互过程。患者舒适度是大多数临床医生在矫形器安装过程中需要考虑的一个重要临床指标。从某种意义上说，舒适度不仅意味着矫形器的触觉感受，还意味着对病理状态进行矫正时，相关生物力学变量向有益的方向变化[31]。矫形器对特定足的支撑效果缺乏可预测性，这可能是由于使用相似的矫形器治疗同种疾病时，不同患者间满意度存在差异所导致的。因此，即便获得适当的矫形器治疗处方，许多患者仍需要进行多次调整才能缓解疼痛症状，而这种调整对于确保患者的满意度至关重要。表 116.1 列出了一些基本指南，可以作为矫形器治疗运动相关损伤的基本依据。请注意，这些指南仅做为基本原则进行使用。

应用足部矫形器对骨骼肌肉疾病进行治疗时，应该考虑单独的矫形支撑配件在局部造成的影响。例如，有证据表明，将单纯的平足鞋垫垫到鞋内，可能会对鞋的舒适度、压力分布、摩擦力或抗菌性造成影响[24,46-49]。聚氨酯和人造橡胶，例如 Poron 和 Spenco 等弹力鞋垫，都有助于增强鞋的舒适性。尽管缓冲鞋垫会影响压力的分布，但应注意的是，有证据表明它们总体上的减震效果并不确切[50]。皮革、乙烯基和银

表 116.1　运动相关病变矫形治疗指南

病理改变	足部矫形器矫形支撑元件
无其他姿势异常的籽骨关节炎	• 舞蹈垫（dancer pad）——有利于减少籽骨压力 • P-cell 泡沫鞋垫，减轻第一跖骨头压力 • 增加一个反莫顿跖骨垫（Morton extension）有助于缓解症状。同时，为前足提供坚硬的支撑，最大限度地减少了对籽骨的压力
跖痛症	• 在缓解跖骨头压力方面，垫子的高度比垫子放置的位置更为重要 • 将垫子直接放在跖骨头跖侧可能会加重疼痛症状 • 垫莫顿跖骨垫（可以缓解垫普通跖骨垫（metatarsal pad extension）而引起的疼痛症状
Morton 神经瘤，不合并其他姿势异常	• 将跖骨垫垫在普通鞋垫上，跖骨垫顶端将神经瘤顶起 • 在预制矫形器上添加跖骨垫，垫顶端将神经瘤顶起
跖筋膜炎合并轻度扁平足	• 需要考虑足弓垫矫形器相对于承重足的高度 • 在完全支撑的情况下，软质的界面层应该可以最有效地减少足底筋膜的张力 • 对于足跟痛患者来说，使用足跟缓冲垫减少足跟压力，有助于缓解其疼痛症状
轻度扁平足	• 3/4 长或是全长的带有足弓支撑的预制矫形垫
中到重度扁平足	• 带有后足内翻和内侧足弓支撑的全长矫形器 • 在选择前、中、后足的均衡支撑时，需要考虑到平面优势和姿势异常的因素
高弓足	• 软质的定制矫形器可以通过减少足底筋膜张力来缓解症状 • 在某些僵硬性高弓足，提供全足弓支撑可能是有益的
糖尿病	• 用 Plastozote 泡沫板制造的全长的适应性矫正器

浸渍织物，例如 X-Static® 等，是增加摩擦力并有抑菌效果的界面材料。

在原鞋垫上添加的单独衬垫可以增加鞋的支撑力或舒适度。跖骨垫／条、足弓垫、增高垫和楔形垫等支撑配件，可用各种材料进行制备，包括毛毡、人造橡胶和聚氨酯。毛毡具有支撑作用，而人造橡胶和聚氨酯则更具弹性和舒适性。表 116.2 列出了一系列的矫形材料、衬垫及其应用的范围。

是否采用预制或定制的足部矫形器，取决于负重状态下足的姿态。还应考虑在矫形器的设计过程中是否包括了纠正生物力学缺陷的支撑配件。舒适感是由支撑配件和解剖轮廓间的相互匹配协调来决定的，因此，定制矫形器具有更加优良的舒适性。

预制矫形器最常见的应用是增强内侧纵弓的支撑。这些矫形器的形状设计为适合普通的脚；因此，它们的应用通常仅限于具有正常足弓高度的脚。

定制足部矫形器分为适应性和矫正性矫形器两类。定制足部矫形器的矫形设计的基础是解剖模型，该模型是通过铸造、泡沫压入、接触或光学扫描患者的足部而产生的。

足部矫形器的形状取决于患者负重状态下足的形状。通常，矫形器设计的关键是实现足底局部压力的重新分配或使足底平均压力最小化。最好使用适应性矫形器来矫正足部僵硬性畸形，例如创伤后的扁平足和 Lisfranc 损伤引起的关节病，因为任何对足踝关节的重排调整，都会增加局部压力，并导致疼痛症状。糖尿病足矫形器是应用适应性足部矫形器的另一范例[51]。

矫正性足部矫形器的形状也是根据足的解剖学特点来制定的，但也有与足部的外形不匹配的特殊轮廓的矫正支具。这种矫形器包括有增强或降低内侧纵弓的足弓垫、跖骨垫、内侧或外侧足跟楔形垫，以及前足的内侧或外侧楔形垫。这些矫正的目的是将支持配件无缝整合到解剖轮廓中，通常通过重新分配足底压力，对足踝的动力学和运动学产生影响，进而达到矫正的效果。功能性足部矫形器和加利福尼亚大学生物力学实验室（University of California Biomechanics Laboratory, UCBL）矫形器就属于此种类型。

材料选择是足部矫形器设计的重要方面。大多数足部矫形器由多层结构组成，包括基底层、中间层和

表 116.2　常见的足部矫形器、矫形垫和材料

配件	示例	用途	文献
泡沫缓冲鞋垫	聚氨酯，[a]Poron EVA，[a]P-cell 聚乙烯，[a]Plastozote	• 减小冲击 • 增强舒适性 • 降低局部足底压力	Mills et al.[46] Paton et al.[49] Chiu and Shiang[24]
防滑鞋垫	皮革界面层	• 减小剪切力 • 减少胼胝形成（糖尿病应用）	Yavuz et al.[77] Lu[48]
抗菌鞋垫	浸银织物，[a]X-Static[R]	• 抑制细菌／真菌生长	Sedov et al.[47]
跖骨垫		• 减轻跖骨头跖侧压力	Perhamre et al.[25]
足跟缓冲杯		• 减轻跖侧足跟压力	Perhamre et al.[25]
内／外侧跟骨楔形垫		• 影响足跟压力中心 • 影响足跟内翻／外翻力矩 • 影响足跟内翻／外翻的变化速率 • 影响膝关节内翻／外翻力矩	Huerta et al.[26, 27] Leitch et al.[78] Bonanno et al.[79]
全足底内侧／外侧楔形垫	软木、EVA 或聚氨酯预制楔形材料 	• 影响跖筋膜张力 • 影响膝关节内翻／外翻力矩	Shelburne et al.[80] Kogler et al.[30]
足弓垫 （足舟骨垫）		• 影响足底筋膜张力 • 影响足底压力分布 • 影响负重关节角度	Kogler et al.[18, 29] Tsung et al.[28] Kitaoka et al.[19]

EVA，乙烯 - 醋酸乙烯酯
[a]AcorOrthopaedics, Inc. Cleveland, OH; www.acore.com

界面层。多层设计使得产品兼具其各层属性的综合优势（图 116.3）。由乙烯 - 醋酸乙烯酯（EVA）构成的坚固基材，兼具鞋底的可压缩性，通常用于软质足部矫形器的基底层。诸如聚丙烯、共聚物和玻璃或碳层压结构纤维材料，可用于刚性基底层的构建。层压结构的足部矫正器，可以在不占用鞋内过多空间的情况下，提供很高的刚度。

柔软、有弹性和可整合的中间层材料包括聚氨酯泡沫、聚乙烯泡沫和人造橡胶。中间层有助于分散足底压力并提高舒适度。

足部矫正器的界面层通常是皮革、乙烯材料或泡沫；它可以增强矫形器的耐用性和卫生性，或改变足与矫形器之间的摩擦力。聚乙烯泡沫（例如 Plastozote）可以增强界面层的吸水性、摩擦或压力分

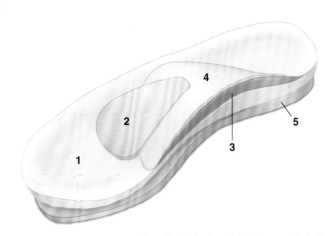

图 116.3 基本鞋垫及其组件的右角正视图。1，基本鞋垫；2，跖骨穹隆；3，"正常"足弓支撑；4，"额外"足弓支撑；5，楔形（内侧）（ From Guldemond NA, Leffers P, Schaper NC, et al. The effects of insole configurations on forefoot plantar pressure and walking convenience in diabetic patients with neuropathic feet. *Clin Biomech [Bristol, Avon]*. 2007; 22[1]: 81-87. ）

布。编织物可以增强矫形器的舒适度、吸水性或除臭效果。

通过铸造或扫描成型的支撑配件，可以依据要求调整解剖形状，选择不同的材料进行制造，并将一种或多种支持配件整合到矫形支具中，以达到预期的要求。可在安装过程中对该矫形器的功能进行评估，并针对患者的舒适度进行优化调整。

运动鞋

由于狩猎是早期人类的主要运动方式，因此可以假定最早的鞋类是用于奔跑的。随着文明的进步和社会发展，鞋也起着象征性的作用[52]。在埃及法老王的墓地中，可见用于宗教仪式的纸莎草凉鞋和用于时尚聚会的镶有珠宝的凉鞋[53]。尽管它们与运动鞋几乎没有关系，但它们预示着运动鞋向专业化和时尚化发展的趋势。直到19世纪后半叶，才产生专门用于运动的鞋类。首次被称为"运动鞋"（sneaker）的槌球凉鞋由编织物鞋面、橡胶鞋底和鞋带构成[52,54,55]。在19世纪后期，对耐用但轻便鞋的需求，进一步推动了运动鞋的发展。随着这些发展，数十亿美元的运动鞋产业在运动专用鞋的爆炸式发展中演变而来。当今的娱乐和竞技运动员可以选择多种鞋类，这些鞋可专门用于短跑、慢跑、交叉训练、排球、篮球、远足、舞蹈和保龄球以及其他活动。

过去的半个世纪里，在造型设计、材料、制造工艺等方面已经取得显著的进步。拥有各种新颖鞋型的制造商涌入市场。这些鞋子充满了创造性，从网眼鞋面到有定向纹路的鞋底。然而，这些鞋型往往很快过时，这表明消费者选择运动鞋进行体育活动时，可能更多的是基于形式而不是功能。事实上，现代运动鞋的设计和性能都有了显著的提高。生产商和研发人员对鞋的生物力学特性进行了研究。虽然有证据表明，这些设计会对生物力学特性造成不同的影响，但其在预防运动损伤或提高运动成绩方面的功效还不太清楚。尽管仍然难以确定哪些设计会减少特定运动员的运动损伤，但合脚和舒适性似乎在预防损伤中起着重要作用[56,57]。

可以理解，临床医生不愿向患者推荐特定款式的鞋子。存在这种顾虑的原因是鞋款数量巨大，产品更新速度过快，以及鞋子的适合度和舒适性存在高度个体差异所致。有足够广泛的类型可供选择是消费者的幸事。为了帮助临床医生指导患者选择适合的鞋型，下一节，我们将对现代运动鞋中设计的一些功能及其预期功能进行介绍。

运动鞋的解剖结构

简而言之，鞋子可以分为鞋底和鞋面。鞋底用来保护足部，与地面接触，包括外底、鞋跟、鞋底夹层和鞋垫。鞋面包裹脚面，支撑脚踝，包括脚趾盒、鞋舌、鞋闭锁装置、鞋领和鞋跟支撑（图116.4）。每一个部件都对鞋子的形状、功能和合脚性起到一定的作用。材质对鞋的性能、支撑力和耐用性起着重要作用。

外底

随着技术的进步，目前可以对运动鞋的鞋底材料构建出独特的物理性能。鞋外底的主要功能是加强运动鞋的抓地能力和耐磨性。鞋外底可由与汽车轮胎材料一样的碳纤维橡胶制成。碳纤维橡胶非常耐用，具有优异的耐磨性。硬度越大，耐磨性越强，可以更有效地分散从外底传导到鞋底夹层的接触应力。但是，太硬的外底可能会导致运动鞋出现过于"僵硬的感觉"。相反，太软的外底可能会降低鞋的稳定性[58]。充气橡胶是另一种外底材料，可用于运动鞋的前掌部分。这种材料比碳橡胶更柔软，重量更轻，但耐久性较差。

鞋外底的摩擦系数（coeffcient of friction, COF）可能在0.1 ~ 0.34的范围或更高水平，在很大程度上取决于接触面的情况，并且受水分的影响很大[59,60]。研究表明，鞋底摩擦力与时间和温度有关；即便是在坚硬而平坦的表面，摩擦力也取决于表面纹路的

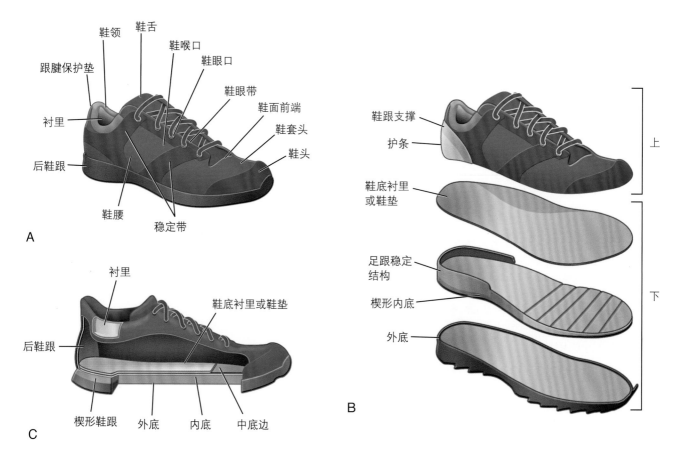

图 116.4   运动鞋插图。（A）外观视图。（B）运动鞋分解组件示图。（C）鞋内断面示图

设计[60]。鞋厂采用具有良好摩擦特性的外底材料，这些材料适用于特定的运动种类，比如，无损伤(nonmarring)鞋底可用于排球鞋，而高摩擦力的外鞋底则可用于登山鞋。

夹层鞋底

如前所述，外底的功能之一是将压力负荷分配到中间夹层。夹层鞋底的设计已受到鞋制造商的广泛关注。因为这是鞋底的主要动力元素，所以鞋类设计师向中底添加了更多更具创意的功能，以提高稳定性，减轻冲击力，甚至增强运动功能。

中间夹层最通常由 EVA、聚氨酯或热塑形弹性材料（TPE）的复合材料制成[61]。现已开发出先进的方法来改变鞋中底材料在制造过程中的性能。例如，现有技术可以沿鞋底轮廓选择性修改夹层鞋底的密度，创建具有不同机械特性的区域[62]。研究表明，即便在正常使用情况下，夹层鞋底材料的机械特性也会显著恶化[61]。较厚的材料可能比较薄的材料更容易损坏[61]。有经验的做法是，即便正常使用的条件下，也应每 4 ~ 6 个月更换一次运动鞋。

夹层鞋底的几何形状也受到鞋类设计师的关注。现代运动鞋的夹层鞋底经常采用稀疏结构、开放悬臂结构或蜂窝状的结构，旨在既能改变其机械特性，又能减轻重量[63]。这些几何特征旨在调控夹层鞋底的可压缩性、能量回收和柔韧性。夹层鞋底的几何结构也可能包含各种形状的波纹、凹槽和其他特征，以利于在鞋底中形成定向弯曲特性[64,65]。最近，一些制造商开始在楔形鞋底或夹层中添加复合材料结构，以增强后跟、中足和前足的中外侧稳定性。New Balance 公司的 Rollbar 技术就是很好的例子。

如果不涉及后足和前足的曲度，是无法对运动鞋鞋底的功能做出全面认识的。大量证据支持这些功能对下肢的运动学和动力学有着巨大的影响。最近的一项研究发现，使用船形鞋底（rocker soles）跑步时可以降低跟腱的机械负荷，但是增加了膝关节的负担[66]。

鞋垫

鞋垫连接着夹层鞋底与足底，这层是用弹性材料如聚氨酯制成的。鞋垫的几何结构也可以用来支撑内侧纵弓。鞋垫的足弓支撑效果可因制造商和鞋的用途而异。例如，交叉训练者通常比跑鞋的足弓支撑要少。许多运动鞋设计有可拆卸的鞋垫，以利于清洁和使用定制的足矫形器。然而，需要注意的是，在鞋垫深层的界面层在定制足弓垫的整体支撑效果中起着重要作用。事实上，柔性的定制矫形器的适应性和功能通常会在与鞋底的摩擦过程中进行调整的。这种适应方式通常会改变矫形器配件相对于鞋的轮廓，从而影响足的支撑姿态。

鞋面

现代运动鞋鞋面是通过编织、缝合、成型和胶合操作制成的。鞋子被组装在"鞋楦"上，鞋楦是定义鞋子内部形状的脚形模型。针对鞋楦的形状已经有了制定的标准。最近，一些作者建议扩展这些标准，以更好地适应更加广泛的脚型[67]。制造商定制鞋楦以满足其产品的设计规范，有时在制造不同型号的鞋子时，也会使用相同的鞋楦。

鞋头盒、鞋帮和鞋跟可以保护足部，为足踝的姿态提供支撑。例如，高帮鞋面可以减少急停运动中踝关节的内翻应力，在维持中外侧足的稳定性上，高鞋帮可能比鞋跟硬度具有更重要的意义[69]。最近开发出的触觉配件可能会整合入鞋底和鞋帮，目的是通过神经运动反应来激发足弓的主动抬高反应。

高帮鞋面通常用于篮球鞋，其设计的要点是鞋帮环绕在踝关节周围，但它们在后方较低，以允许踝关节进行自由的跖屈运动。

运动鞋的选配

一些作者最近提出了两条新的跑步鞋选择原则，包括"首选运动路径"（preferred movement path）和"舒适过滤器"（comfort filter）。作者的研究也发现，鞋和鞋垫对损伤概率具有显著的影响，这就对先前公认的损伤预测因子提出了质疑，如旋前和冲击力等因素。先前的数据表明，鞋子和（或）鞋垫会影响骨关节的活动度，研究提出，"好的跑鞋"将更加符合跑步者的"首选运动路径"。此外，研究认为，鞋的舒适性可以降低运动相关损伤的概率，并降低运动时的耗氧量。最后，他们建议跑步者自主选择符合他或她的"首选运动路径"的鞋子，也就是最舒适的鞋子[57]。

基于这种理论，临床医生在使用矫形器进行治疗时，要考虑到客观和主观的临床指标。临床医生应熟悉患者的矫形器治疗史，依据个体偏好，以及个人对

表 116.3　运动鞋选择指南	
病理改变	鞋子特征
无其他姿态异常的籽骨关节炎	• 缓冲鞋垫
	• 前足硬质鞋底
	• 远端船形鞋底
跖痛症	• 缓冲鞋垫
	• 前足硬质鞋底
	• 远端船形鞋底
Morton 神经瘤，不合并其他姿势异常	• 缓冲鞋垫
	• 前足硬质鞋底
	• 远端船形鞋底
跖筋膜炎合并轻度扁平足	• 足跟缓冲垫
	• 足弓支撑
	• 前足硬质鞋底
	• 远端船形鞋底
轻度扁平足	• 足弓支撑
	• 前足硬质鞋底
	• 远端船形鞋底
中到重度扁平足	• 足弓支撑
	• 前足硬质鞋底
	• 远端船形鞋底
高弓足	• 足弓支撑
	• 前足硬质鞋底
	• 远端船形鞋底
	• 手术切开
糖尿病	• 加高
	• 宽楦
	• 缓冲鞋垫
	• 前足硬质鞋底
	• 远端船形鞋底

鞋型和矫形设计的认识情况，帮助他或她找到最合适的运动鞋。

也许最熟悉运动鞋鞋型及其特点的人是那些运动鞋商店的销售人员。这些人员擅长帮助客户认识不同的运动鞋品牌和型号之间的细微差别。应鼓励运动员去这些专卖店进行咨询，了解其相应的特点和功能，但要注意的是，几乎没有客观证据表明运动鞋的功能与伤害预防有关联。

在试穿运动鞋时，首选应采用 Brannock 量脚器对足的长度进行测量，以确定鞋子尺寸[72]。该设备由

Charles Brannock 于 1927 年发明，是世界鞋类行业的测量标准。大多数鞋店都提供 Brannock 装置。需要注意的是，虽然鞋的尺寸是通过对最长的足上最长足趾的长度进行测量来确定的，但是，有一个更有效的方法就是对足弓长度进行测量。测量时，将患者最长的一只脚放在 Brannock 量脚器上，要求患者足跟紧靠足跟杯站立。从最长的足趾上读出足的长度，然后将足弓长度的刻度指针对准第一跖骨头来测量足弓的长度。要使用两个测量值中较大的一个值来确定鞋码，并且，应选择在测量确定的鞋码基础上更大一号的鞋码。需要注意的是，对鞋码的选择只是运动鞋选择的起始阶段。

美国足踝矫形学会（AOFAS）为运动鞋的选择提供了一些建议[71]。建议在一天结束时或训练后，当足肿胀最明显时，去专业鞋店选购合适的运动鞋。他们建议，在选择鞋的尺码时，同时穿上同类型的袜子和鞋，足趾要有足够的空间，足跟不能有滑动，最后，当第一次试穿鞋时，进行行走和跑步运动，以及在最接近体育运动的模拟活动中，应感到很舒适[71]。

如果运动员每周的运动频次达到或超过 3 次时，AOFAS 建议购买专业的运动鞋。但是，需要注意的是，不同的制造商可能会在同一类型的专业运动鞋中，构建相互矛盾的功能；因此，应谨慎选择这些功能。

如果存在特定的病理性骨骼肌肉疾病，临床医生和运动员可能会发现表 116.3 是帮助选择最佳矫形器类型的指南。

选读文献

文　献：Guldemond NA, Leffers P, Schaper NC, et al. The effects of insole configurations on forefoot plantar pressure and walking convenience in diabetic patients with neuropathic feet. *Clinical Biomechanics*. 2007; 22(1): 81-87.
证据等级：Ⅱ
总结：研究了内侧纵弓垫、跖骨垫和全足底楔形垫对神经病变患者足底压力分布的影响。内侧纵足垫和跖骨垫可以降低前脚中央和内侧的压力，而对前脚外侧的压力减轻较少。

文献：Kogler GF, Solomonidis SE, Paul JP. Biomechanics of longitudinal arch support mechanisms in foot orthoses and their effect on plantar aponeurosis strain. *Clin Biomech (Bristol, Avon)*. 1996; 11: 243-252.
证据等级：Ⅱ
总结：在尸体标本上研究了内侧纵弓支撑对足底筋膜应变的影响。足部矫形器是利用内侧纵弓抬高的模具制作的；与预制的功能性足弓矫形器相比，这些足部矫形器更有利于降低足底筋膜的张力。

文献：Mundermann A, Nigg BM, Humble RN, et al. Orthotic comfort isrelated to kinematics, kinetics, and EMG in recreational runners. *Med Sci Sports Exerc*. 2003; 35(10): 1710-1719.
证据等级：Ⅱ
总结：研究了足部矫形器的安装和塑型对休闲跑步者下肢的运动学、动力学、肌电图和主观舒适感的影响。足部矫形器的舒适度与测量的生物力学变量之间似乎存在显著的相关性。

文献：Mills K, Blanch P, Chapman AR, et al. Foot orthoses and gait: asystematic review and meta-analysis of literature pertaining to potential mechanisms. *Br J Sports Med*. 2010; 44(14): 1035-1046.
证据等级：Ⅱ
总结：足部矫形器的安装和塑型对正常人下肢的动力学和运动学影响的系统综述。足部矫形器的安装可以减少后足外翻和胫骨内旋的峰值，塑型可以减弱冲击力。足部矫形器对神经运动的影响尚不清楚。

（Nicholas LeCursi 著　侯宗辰 译
陈临新 校）

参考文献

扫描书末二维码获取。

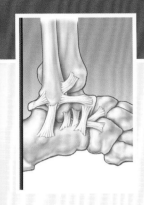

第 117 章

足踝韧带损伤

踝关节是一个高度特异化的关节，使我们能够以有效的方式完成各种活动。踝关节榫眼样的结构有助于在行走时传递 1.5 倍的体重，在跑步时可传递近 4 倍的体重[1]。坚强而又灵活的踝关节可以为诸如站立和行走以及各种运动功能提供稳定的关节平台，在足踝关节向前推进的时候，适应不平坦的路面和不同的速度和方向的变化。本章将介绍足踝部韧带损伤的病理、病史、体格检查、影像学、治疗和康复原则。

外踝扭伤

踝关节韧带扭伤是影响所有运动员运动水平最常见的软组织损伤之一，占运动损伤的近 40%[1-8]。从事诸如篮球、足球、跑步和排球等运动的运动员，踝关节韧带损伤的发生率更高[8-13]。

踝关节的外侧韧带复合体是最容易受伤的韧带，包括距腓前韧带（anterior talofibular ligament, ATFL）、距腓后韧带（posterior talofibular ligament, PTFL）和跟腓韧带（calcaneofibular ligament, CFL）。韧带损伤是由于踝关节的内翻、跖屈的同时后足内旋和小腿外旋所致[2, 3, 9, 14, 15]。踝关节内侧副韧带很少损伤[16]，这些损伤会导致慢性的踝关节不稳，进而影响普通人群的身心健康，也会对专业运动员重返运动的时间造成重大影响。据报道，急性韧带损伤后出现的慢性踝关节不稳的发生率在 5% ~ 70%[4, 17-20]。

踝关节外侧副韧带扭伤占所有踝关节扭伤的 85%[13]。最常损伤的结构是距腓前韧带（图 117.1），距腓前韧带的扭伤会增加踝关节从背屈到跖屈的活动度。与距腓后韧带、跟腓韧带和下胫腓前韧带相比[21, 22]，距腓前韧带能承受的最大负荷与屈服强度较小[23]。跟腓韧带是次常见损伤的韧带，最不易损伤的韧带是距腓后韧带[24]。距腓前韧带损伤会增加后足的内旋和其他韧带的应力负荷。

外侧副韧带的损伤因素包括既往扭伤史、过大的身高和体重、优势侧肢体、平足、足的尺寸过大、不合适的鞋子、先天性关节松弛、踝关节屈曲力量的不对称性、慢性离心性内翻力量减弱、快速向心性跖屈力量增加、髋关节伸展力量减弱以及由于神经肌肉控制的肌肉反应时间减慢[2-4, 25-34]。

病史和体格检查

急性损伤的患者会发生由内翻的损伤机制所导致的持续性创伤，伴随有肿胀、血肿和负重困难。有些症状可同时出现在急性和慢性损伤的患者中。然而，慢性损伤的患者通常会有反复的踝关节不稳的病史，常常出现反复的较轻的扭伤。医师需仔细询问患者是否对他 / 她的生活方式进行调整以减少外伤发生，如终止常规的体育活动、避免在不平的地面上行走和不穿高跟鞋。慢性踝关节不稳的患者，损伤严重性较轻，因此患者较少发生肿胀和淤血，在每次损伤后对身体完全负重的影响较小。

触诊应包括特定的韧带结构，即距腓前韧带、跟腓韧带和距腓后韧带的体表走行位置有无触痛，以帮助诊断。骨性标志如腓骨远端、跟骨前突、距骨外侧突、第五跖骨基底部应进行重点触诊以评估可能的骨性损伤。检查者也应注意压痛点是否沿着腓骨肌走行方向分布，从干骺端稍上方至第五跖骨基底部的肌腱附着位点。踝关节本身触诊疼痛可能提示存在滑膜炎、隐匿骨折或骨软骨损伤。后足脱位尽管少见，也可能发生，被动活动受限应考虑这种损伤。

应用前抽屉试验和距骨倾斜试验以检查是否存在韧带损伤。前抽屉试验可检查距腓前韧带的完整性和连续性，而距骨倾斜试验用于评估跟腓韧带的稳定性。尽管急性损伤检查时，有时难以明确区分损伤的韧带，而且应力试验并非十分准确[3, 35]。

前抽屉试验检查时，患者坐位，检查者一只手固定胫骨远端，另一只手握住足跟部，将足向前拉动。

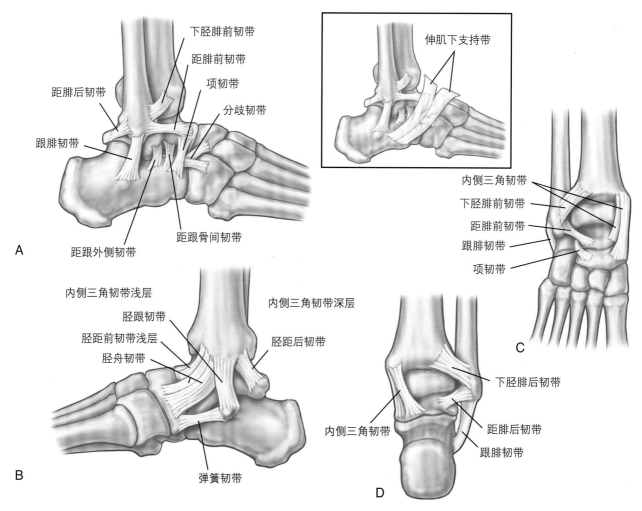

图 117.1　足踝韧带概要。（A）足、踝外侧视图；（B）足、踝内侧视图；（C）踝关节前视图和后足前视图；（D）踝关节及后足后视图

检查时，踝关节应处于跖屈位。与对侧相比，足向前半脱位为阳性。在距腓前韧带完全断裂的患者中，会表现距骨前脱位和前外侧关节的凹陷（"凹陷征"）（图 117.2）[36]。

在单纯外侧副韧带损伤时，内侧的稳定结构可能阻止前抽屉试验时距骨的前向位移。因此，有人对前抽屉试验进行了改良，称为前外侧抽屉试验。与前抽屉试验相似，检查者一只手固定胫骨远端，另一只手提供前外侧的推拉力。但是，在进行这项检查时，检查者不能限制距骨的旋转，也可将大拇指置于距骨和腓骨远端之间的前外侧关节线，从而直接对距骨的活动度进行触诊。这让检查者可直接评估距骨的前移和旋转 [37,38]。

在急性病例中，若因患者疼痛而无法检查时，可在局部浸润麻醉后再行检查，可得到更为准确的前抽屉试验结果 [39]。然而，据我们的经验，伤后几天再行检查可避免该有创操作。

在做距骨倾斜试验时，患者坐位，检查者一手握住患者的小腿，另一手抓住患者足跟，施以内翻的力以促使距骨倾斜（图 117.3）。与对侧相比以评估距骨倾斜的程度有无差异。跟腓韧带在中立位评估，而距腓前韧带在跖屈位检查。但此项检查再次进行可能比较困难，因为距下关节的活动会造成假阳性的结果 [40,41]。

体格检查应包括本体感觉和 Beighton 关节松弛度评分检查（4 分及以上提示关节松弛；表 117.1）。

影像学

用于评估韧带损伤的 X 线检查包括标准的负重前后位、外侧位和 mortise（踝穴）位以及可通过手法

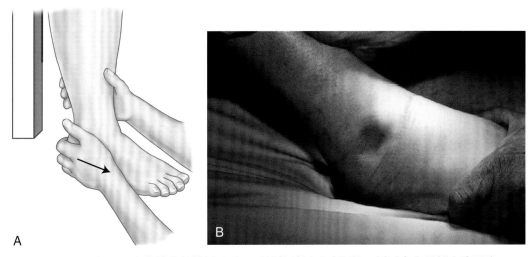

图 117.2 （A、B）踝关节前抽屉试验。可见前抽屉试验阳性，同时存在局部皮肤凹陷

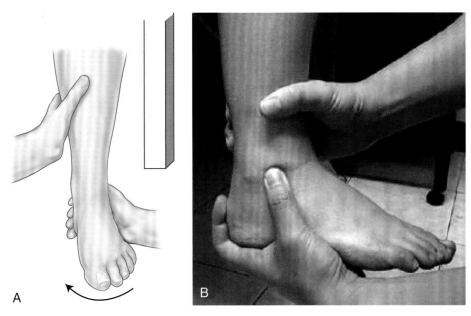

图 117.3 （A、B）踝关节距骨倾斜（内翻应力）试验

和仪器辅助施加应力的前抽屉位和距骨倾斜位。前抽屉位距骨前移应小于 10 mm 或与对侧相比差异小于 3~5 mm。距骨倾斜角正常值在 5°~23°，尽管有文献建议距骨倾斜角超过 10° 或与对侧相比大于 5° 有诊断意义[3, 41-43]。距骨倾斜角可通过测量胫骨远端关节面和距骨穹顶之间的夹角获得（图 117.4）。

　　MRI 是最准确的无创性检查，即便是无症状性的患者，MRI 也能发现距腓前韧带（ATFL）撕裂的征象[44]。一般来说，踝关节扭伤通常不需要行该检查，只有在怀疑合并有下胫腓联合损伤、骨软骨缺损或小腿肌腱损伤时，或是保守治疗失败后，才考虑进行 MRI 检查。

表 117.1　　Beighton 评分系统	
试验	分值
小指可过伸至 90°	每例肢体算 1 分（最多 2 分）
拇指可折弯并触到前臂掌侧	每例肢体算 1 分（最多 2 分）
肘关节过伸超过 10°	每例肢体算 1 分（最多 2 分）
膝关节过伸超过 10°	每例肢体算 1 分（最多 2 分）
伸膝弯腰手掌可触到地面	1 分

分值≥4分提示关节过度松弛

目前有许多的踝关节韧带扭伤的分级和分类，然而没有一个统一的标准。Maffulli 将韧带扭伤分为Ⅰ～Ⅲ度，但是对于运动性损伤，Malliaropoulus 结合前抽屉应力位 X 线结果进一步进行了细分[11,45]。此分级见表117.2。这个分级是在踝关节急性损伤经过休息（rest）、冰敷（ice）、加压（compression）和抬高患肢（elevation）等治疗和一些早期轻微的关节活动度锻炼后48小时后进行评估的。

医师应该注意在急性踝关节韧带扭伤中的其他相关的损伤。包括但不限于外踝、距骨外侧突、距后三角骨、骰骨和第五跖骨骨折，以及小腿肌腱撕裂或松弛、关节内胫骨或距骨骨软骨损伤、内踝扭伤和下胫腓联合损伤[46]。应对患者的病史／体格检查和影像学检查进行仔细分析，以明确这些在踝关节外侧副韧带扭伤中合并损伤的诊断。

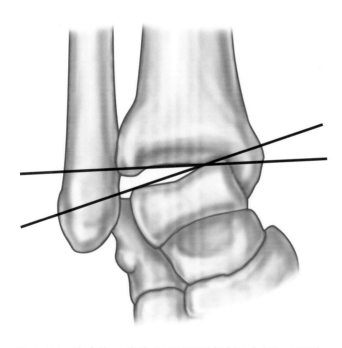

图 117.4 应力位 X 线检查可见距骨倾斜（内翻）。距骨倾斜角是指画在胫骨平台和距骨穹窿上的两条线之间的夹角

表 117.2　踝关节扭伤的分类			
分度	Ⅰ	Ⅱ	Ⅲ
损伤的结构	部分撕裂	ATFL	ATFL 和 CFL
活动度减少	<5°	5°～10°	>10°
水肿	≤0.5 cm	0.5～2 cm	>2 cm
应力位 X 线片	正常	正常	松弛度 >3 mm

ATFL, 距腓前韧带；CFL, 跟腓韧带

决策原则

预防优于治疗，但有证据表明本体感觉训练预防第一次扭伤作用有限，也没有证据支持应用支具可预防首次扭伤[11,47]。踝关节扭伤的自然病史表明，伤后大约2周，大多数患者的疼痛都会快速缓解，而在之后的2周，疼痛减轻的速度会变慢。再次扭伤的发生率大概在3%～54%；取决于损伤的严重性，运动员再伤的发生率可高达29%[18,48]。

伤后1年，大多数患者会残余疼痛和关节不稳的症状。长达3年的随访表明，34%的患者会再发踝关节扭伤，而36%～85%的人会完全恢复。因此，扭伤后得到适当的治疗对于促进早期康复和避免再次扭伤是至关重要的。

治疗
保守治疗

任何急性扭伤的早期治疗都应遵循 RICE 原则，早期的关节活动度训练，逐渐负重和物理治疗。治疗方法包括非手术治疗和手术治疗。过去治疗的方法包括石膏、支具固定和早期的功能锻炼。治疗的方式取决于损伤的严重性和患者的选择。然而，许多研究表明急性损伤时，非手术治疗和手术治疗效果相同。目前，没有证据表明哪一种方法更优[3,49-51]。

研究表明石膏固定可减轻早期疼痛，且和空气衬垫支具（DJO 公司，Vista, CA）的效果是一样的，但优于单独使用 Tubigrip（一种弹力绷带）的效果[52]。通常石膏固定3周，随后12周进行本体感觉锻炼。一些诸如深静脉血栓的并发症曾被报道；大多数研究表明，功能锻炼是非手术治疗的最佳选择，而且不常规应用石膏[9,53,54]。

功能管理被定义为支具保护下进行早期运动项目和早期功能锻炼。与制动等保守治疗相比，许多研究推荐这种功能管理。许多文章和综述的作者也得出了同样的结论[4,9,17,53,55-57]。功能锻炼的目的在于提高因踝关节扭伤导致的肌肉力量减退、关节活动度受限和感觉运动控制能力。

在大多数研究中，功能治疗包括48小时内的 RICE 治疗，紧接着是物理治疗师指导下的早期活动和逐渐的完全负重。可基于患者忍耐程度调整功能锻炼的强度，1周内进行早期等长收缩训练，1周后进行等速收缩训练。进而，本体感觉可开始同步锻炼。当疼痛减轻时，应逐渐进展到进行肌肉力量和耐力训练治疗。一些方法包括辅助疗法，如冷冻疗法，尽管没有明确的证据表明它们的有效性，亦可应用。在功能性治疗中，推荐应用支具或辅助器具以支撑保护踝关节，能够减少再伤的发生率[3, 47, 50, 53, 55, 58–60]。可应用多种踝关节支具进行有效的固定，我们推荐应用系带式踝关节护具，能将踝关节"锁住"以避免出现内翻运动，这种机制可促进损伤的外侧韧带愈合。功能治疗应至少持续6周。

手术治疗

手术治疗适用于保守治疗无效、主诉为慢性踝关节不稳的患者。手术治疗不是典型的急性不稳损伤的适应证。单独的踝关节疼痛，没有持续不稳者应进行进一步的检查。明确患者所接受的功能锻炼的质量是很重要的。若功能锻炼的强度不够或患者的依从性较差，应建议他/她进行更严格、更专业的物理康复治疗。该项目在于增强小腿肌肉激发的力量和速度以及本体感觉。我们也发现，推荐患者接受专业的、从事足踝损伤治疗的物理治疗师的指导是有帮助的。

患者残留功能不稳的发生率在5%~70%[4, 17–20]。对于进行了充分的功能锻炼后，但仍有持续踝关节不稳或踝关节疼痛症状的患者来说，应进行进一步的影像学检查（如MRI）。

可选择的手术方式有两种：解剖重建术和非解剖重建术。在最初的手术方式中，解剖修复术更常见。这些修复术中，由Broström发明了具有开创性意义的术式[61]。他描述了一种断端 - 断端的修复术或是将撕裂的ATFL断端缝合于腓骨远端（图117.5）。术后随访2.9年，72%的患者都无残余症状，而82%患者的韧带松弛度检查是正常的。

Gould等[62]改良了这种技术，切除部分瘢痕化的ATFL，对韧带进行了修复，用韧带翻瓣转位和下伸肌支持带进行加强缝合（图117.6）也取得了良好的效果。Karlsson等[63]描述了进一步改进的技术，将ATFL和CFL都固定于腓骨的骨槽内，同时用腓骨骨膜瓣进行加强。

也有报道应用人工韧带进行Broström加强修复术的[62–64]。在尸体模型上，直接缝合或单独应用铆钉进行缝合也显示比正常韧带更优的机械强度[65]。应用人工韧带技术（Fibertape; Arthrex Inc., Munich, Germany）增强修复可使重建的韧带达到正常的ATFL强度[63, 64]，也可缩短恢复时间。

一些作者提倡同时进行关节镜探查，既可对踝关

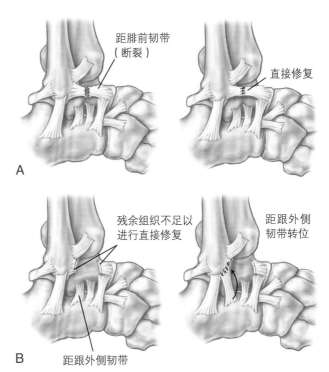

图 117.5　Broström 所述的慢性外侧副韧带撕裂修复术。（A）慢性距腓前韧带断裂和直接修复。（B）慢性距腓前韧带断裂，组织不足，不能简单直接修复和重建，提前将距跟外侧韧带的组织瓣植入腓骨（Modified from Broström L. Sprained ankles. VI. Surgical treatment of "chronic" ligament ruptures. *Acta Chir Scand*. 1966; 132: 551-565.）

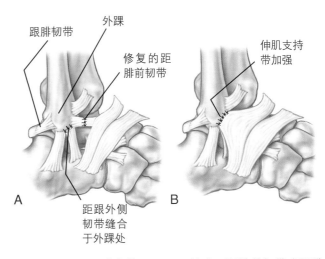

图 117.6　Gould 改良的 Broström 技术。距腓前韧带或跟腓前韧带修复后，用距跟外侧韧带（A）和伸肌支持带（B）加强

节做充分的评估，也可治疗发现的病变，如游离体、软组织或骨性损伤和距骨软骨缺损[64, 65]。尽管常规关节镜检查的患者有很大一部分已明确存在关节内的病变，并没有证据表明常规行关节镜检查可获得更好的

临床疗效。关节镜检查最好的指征是排除因踝关节不稳导致的关节疼痛因素或是 X 线下发现的踝关节病变。

近来，许多作者也开始提倡行关节镜下的韧带修复术[66,67]。提倡者认为关节镜下修复可缩短康复时间、减少并发症，并且可同时处理关节内的病变[68]。一篇最近的系统性评价表明，基于患者满意度和美国足踝评分（American Orthopedic Foot and Ankle, AOFAS），开放手术和关节镜下的修复术都可取得良好的效果[69]，尽管与开放手术组 8% 的手术并发症相比，关节镜组有高达 15% 的手术并发症。最常见的并发症是关节镜组中的腓神经损伤，但这并不会影响患者的满意度评分[69]。而同年的其他系统性回顾认为，没有足够的证据强烈推荐慢性的踝关节不稳需要进行微创手术治疗[70]。

非解剖修复术包括 Evans 法和 Watson-Jones 法，在这些手术方式中，进行腓骨短肌腱转位作为侧方拉紧的稳定结构以防止踝关节的内翻和不稳。Chrisman 和 Snook[71] 描述了应用纵向劈开的腓骨肌进行更符合解剖的转位以重建 ATFL 和 CFL 的方法。尽管取得了良好的效果，但即使是经过长达 10 年的时间，患者

📌 作者首选技术

外踝扭伤

1. 患者取仰卧位，患肢置于踝关节牵开器中。关节镜检查使用标准的前内侧和前外侧入路。任何可见的病变都需行关节镜治疗。
2. 然后患者侧卧位。在腓骨远端软组织上做纵向切口。分离皮下组织直达外侧韧带复合体。应仔细检查腓浅神经的分支。注意保护伸肌下支持带，以备进行随后的 Gould 改良修复术。
3. 在腓骨远端 0.5 cm 的外侧韧带复合体处做 U 形切口。切口从距腓前韧带（ATFL）的上方延伸到跟腓韧带（CFL）的后方。
4. 从腓骨处将骨膜瓣掀起约 1.5 cm。用咬骨钳去除外侧和远端骨皮质（图 117.7）。在 ATFL 和 CFL 止点处置入铆钉。
5. 然后用铆钉缝线将远端的外侧副韧带复合体拉紧缝合到腓骨远端止点处，打结固定。将韧带切断的边缘缝

合到腓骨远端基底部的骨膜上。将掀起的骨膜瓣复位后，远端缝合于外侧韧带复合体，作为双排加强固定结构（图 117.8）。
6. 另一种术式是利用铆钉进行"叠瓦"式缝合修复。在腓骨远端 1 mm 处切断 ATFL 和 CFL。用咬骨钳去除腓骨远端皮质，新鲜化骨质，直到松质骨渗血为止。在这种情况下，不需要制作骨膜瓣。外侧韧带的组织筋膜瓣"叠瓦"式缝合固定于腓骨远端止点周围的软组织上，注意进行适当的重叠以避免松弛；一般情况下，需要缝合 2~3 针。缝合时，从远端的韧带组织筋膜瓣进针，在腓骨止点远端打结，避免将线结打在皮下，完成重叠缝合后，用 8 号可吸收缝线进行加固。
7. 然后找到伸肌支持带，加强缝合到重建的韧带和腓骨骨膜上。缝合时，后足和踝关节应保持中立背伸位。
8. 逐层缝合伤口。短腿石膏固定踝关节于背伸外翻位。

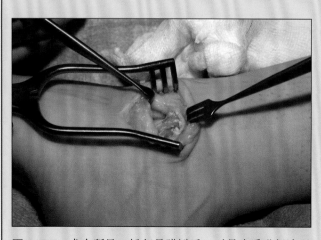

图 117.7　术中所见，掀起骨膜瓣后，对骨皮质进行清理

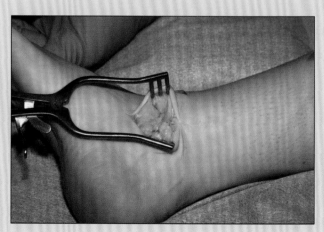

图 117.8　术中所见，对外侧副韧带复合体进行重叠褶式解剖修复

的距下关节活动仍然有轻度受限[72]。考虑到生理性运动的限制，建议韧带重建仅用于翻修的病例，也不应该推荐做为标准手术操作进行使用。许多作者描述了应用阔筋膜、半腱肌和股薄肌游离肌腱移植，但由于早期修复取得了良好效果，这些移植物更多用于翻修和韧带松弛的患者[73-76]。

术后管理

术后免负重夹板固定2周。之后拆除缝线，患者可用锁定关节活动度的行走支具逐渐开始负重行走。4周时，开放关节活动角度，继续在行走支具保护下负重行走，并开始进行物理治疗。接下来2周的治疗，应包括踝关节屈伸角度练习和对关节肿胀的管理。6周时，患者开始在半硬质护具保护下行走。可增加物理治疗的强度，包括更强的 ROM 训练（除了强制内翻运动）、早期的心肺功能训练、踝关节力量训练和本体感觉训练。通常在第9周时，去掉支具，开始更专业的专项训练运动，逐渐恢复运动。若患者合并其他的踝关节病变（如距骨软骨损伤），并在关节镜下进行处理，则相应的康复方案也要随之改变。

结果

单纯的外踝韧带扭伤而无关节不稳症状的，绝大部分运动员可在很短的时间内恢复受伤前的运动水平。Roos 等发现在所有超过5年期的 NCAA 运动中，约有2500例踝关节扭伤。其中，44%的人可在24小时内重返体育运动，只有3.6%的人需要超过3周的恢复时间[8]。Maffulli 等报道了42名慢性踝关节外侧不稳运动员在行 Broström 修复术后的长期随访结果，58%的患者在进行训练后仍可保持受伤前的运动水平，16%的人运动水平稍减低，但仍能保持活跃的运动能力，26%的人不再从事体育运动，但仍能进行活跃活动[77]。White 等报道了42位专业运动员进行了改良 Broström 修复术。手术的指征是通过踝关节 MRI 确认有急性的Ⅲ度踝关节韧带损伤和体格检查时发现有明显的踝关节不稳体征。在外伤中，单独损伤 ATFL 和 CFL 分别需要63天和77天的康复时间，以重返体育训练和运动。伴随有其他损伤的患者则分别需要86天和105天以重返训练和体育运动。随访2年，没有患者再发生踝关节不稳，并且所有患者都恢复了伤前的专业运动水平[78]。

并发症

患者可能有持续的疼痛和再发踝关节不稳，长期持续而显著的踝关节不稳无疑会增加伤后骨性关节炎的风险。大多数研究表明，从长期来看，有很小的机会再发关节不稳。在处理长期不稳的案例时，我们更推荐使用非解剖韧带重建术（如 Chrisman Snook 术式）。

内踝扭伤

内踝扭伤通常累及内侧三角韧带。这种损伤相对少见，占所有足踝扭伤的4%~5%[79-82]。

内侧三角韧带由浅层和深层构成。浅层起源于内踝前部边缘的表面，附着于距骨、舟骨和支持带的背侧。三角韧带深层由两部分组成：胫距前、后韧带的深层，它们起源于胫骨后丘边缘的深层，附着在距骨内侧，与踝内侧关节囊相融合[83-85]。除限制距骨外翻成角外，三角韧带深层还能限制距骨向后移位。三角韧带复合体的表面结构可以抵抗距骨相对于胫骨的外旋和外翻应力。屈肌支持带和胫后肌腱鞘也有助于增加内侧韧带复合体的稳定性。

内踝三角韧带扭伤分级：Ⅰ度为韧带拉伤，Ⅱ度为部分撕裂，Ⅲ度为完全断裂。Hintermann 根据损伤位于近端（Ⅰ度）、中段（Ⅱ度）还是远端（Ⅲ度）撕裂进行了解剖学分类[86]。

病史和体格检查

内侧三角韧带损伤发生于后足外翻位，前足外展运动时。主要危险因素为男性运动员，也可能与平足畸形有关[79, 86]。由于韧带的相对强度高和表面积大，以及踝关节内侧较高的骨性稳定性，这些损伤往往是由相对高强度暴力作用导致的，而不是简单的"打软腿"。急性损伤患者表现为内侧疼痛和肿胀伴淤斑。患者可能主诉在疼痛发作前在踝关节内侧听到"砰"的一声，通常会出现负重困难。反复打软腿在慢性损伤中并不常见。慢性损伤的患者往往会有残留的疼痛症状，同时对踝关节的稳定性和功能缺乏信心，或者有"踝关节不适感"。

在进行适当的体格检查后，应要求患者蹲下，双脚平放在地板上。在典型的内侧三角韧带功能不全的病例中（通常是慢性病例），患侧内踝与对侧踝关节相比明显突出（内踝突出征阳性）。还应注意是否有外翻性扁平足畸形。

对三角韧带浅层进行检查时，患者坐位，踝关节轻度跖屈。检查者一手稳定胫骨，另一只手握住足跟，向前提拉。在三角韧带浅层功能不全的情况下，距骨的外旋较对侧严重。在急性三角韧带浅层损伤中，内踝前部触诊时通常有疼痛感，但在慢性不稳定的运动员中这种体征可能不存在[83]。

三角韧带深层是通过检查距骨相对于胫骨的后移来评估，最好是在患者俯卧时将小腿悬于检查床上时检查。后移的程度与对侧进行比较。

应评估肌肉功能，主要检查的肌肉是胫后肌。让患者进行双侧提踵试验评估胫后肌的功能。提踵时，足跟应该平稳地从外翻位过渡到内翻10°左右。患者也应该行单足站立试验（急性损伤不进行该项检查）。患者应该能够以相同的频次和相同的抬腿高度完成测试。

单足站立时，若外翻、旋前畸形可得到纠正，表明该患者是一个单纯的韧带损伤（三角韧带和弹簧韧带）病例，胫后肌功能往往正常[80]。

影像学

评估韧带损伤的 X 线片包括标准负重前后位、侧位和踝穴（mortise）位 X 线片。后足前后力线位 X 线片（Salzmann 或 Cobey 位）也有意义。可通过 X 线片评估偏移畸形的程度（图 117.9、117.10）。应力位 X 线片具有一定的价值，特别是双侧外翻应力下前后正

位 X 线检查。外翻超过 2°～3° 为阳性。受累踝关节后前位 / 踝穴位 X 线片显示内侧间隙增大 6 mm，提示存在内侧韧带损伤的可能[83,87]。

MRI 有助于对三角韧带进行详细的评价[88]。然而，足踝的体位可能会影响相关解剖结构的显示，因为在踝跖屈位时最容易看到胫舟和胫距前韧带，而在背伸位时最容易看到胫跟和胫距后韧带[89]。

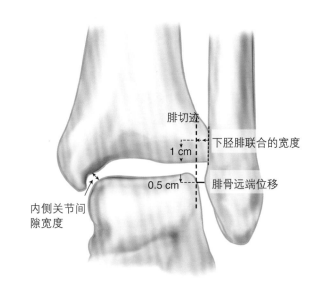

图 117.9　对外踝（Mortise 位）向外侧移位的程度、下胫腓间隙的宽度（Mortise 位）以及内踝间隙的宽度（后前位）进行测量的方法

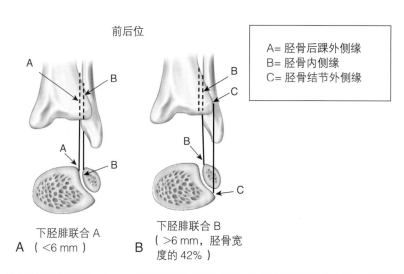

图 117.10　下胫腓联合的 X 线诊断标准。（A）前后位和冠状位所描绘的下胫腓联合间隙。胫腓骨间隙是指胫骨后踝外侧缘（A 点）与腓骨内侧缘（B 点）在前后位 X 线片上的距离。这个空间通常小于 6 mm。（B）胫腓骨重叠是指前后位图上腓骨内侧缘（B 点）与胫骨结节外侧缘（C 点）之间的距离。这个空间通常大于 6 mm，或腓骨宽度的 42%（Modified from Stiehl JB. Complex ankle fracture dislocations with syndesmosis diastasis. *Orthop Rev*. 1990; 14: 499-507.）

决策原则

治疗主要的决定因素是韧带的连续性是否存在，因为这个因素对可能采取的治疗方式影响最大。必须保证下胫腓韧带、弹簧韧带和胫后肌是完整的。虽然对临床疾病的敏感性是决策的关键，当怀疑有部分或完全三角韧带撕裂时，进一步的影像学检查是必不可少的。通常情况下，手术治疗仅在保守治疗失败时才会采用，除非需要同时处理其他病变。

治疗

Ⅰ度（扭伤）

扭伤可以使用不限制踝关节跖屈和背伸活动的半刚性支具来固定，但应避免出现内翻和外翻活动。在第1周，可抬高患肢和冰敷治疗。系统性的康复计划是有意义的，应首先集中于本体感觉和关节活动度练习上。通常在3周内，根据症状缓解程度，渐进性地进行恢复性运动，并使用系带式踝关节支具再固定3周。

Ⅱ度（部分撕裂）和Ⅲ度（完全断裂）

应进行MRI检查，以确定是否有三角韧带止点撕脱或体部完全撕裂，以及任何其他关节病变的征象。若怀疑三角韧带完全断裂，应在麻醉下进行检查评估。对于显著不稳定的病例，应考虑进行手术修复。

如需保守治疗，可采用先制动固定后物理治疗的方法促进韧带的解剖愈合。我们首选的是先用锁定关节角度的ROM支具和足踝固定靴来维持内侧纵弓。在可耐受的情况下负重，但除卫生清洁目的外，必须一直佩戴足踝固定靴。在4~6周，可解锁支具，从背伸5°到跖屈30°的范围内进行关节活动度练习。在6周时，足踝固定靴的关节活动角度可完全解锁，并在物理治疗时去除支具，开始进行进行ROM练习、本体感觉、踝关节内翻力量练习。逐渐脱离足踝固定靴的保护，在功能性踝关节支具的保护下，逐步恢复专业的运动训练，在后续的6周内，在支具保护下，进行RTP训练。

手术治疗适用于显著不稳定或保守治疗失败的患者。这涉及三角韧带修复或重建，如果有部分的三角韧带组织残留，撕脱碎片或异位骨化可在踝关节内侧沟产生局限性的骨性撞击。它们还能造成内踝局部突起，穿鞋时出现摩擦。术前应行MRI检查了解是否有内侧骨软骨缺损，这些损伤的症状可被撕脱骨块的症

作者首选技术

内踝扭伤

> 如果在麻醉下检查时明确存在踝关节不稳定，可以进行手术探查。
> 1. 从内踝干骺端向下直到距骨关节水平做内侧纵向切口。仔细分离皮下筋膜结缔组织，直到充分显露三角韧带，分离过程中，应注意保护皮缘的隐神经分支。
> 2. 如果存在韧带止点的撕脱，可将韧带的断端进行充分的游离。用咬骨钳去除止点骨皮质。然后使用1~3个缝合锚钉（取决于缝线和撕裂的大小）来修复韧带的止点。或者，钻骨道固定韧带的断端。
> 3. 如果韧带体部断裂，应将骨膜瓣充分游离后，用缝合锚钉对韧带残端进行修复固定。
> 4. 逐层缝合伤口。用夹板对踝关节进行背伸内翻位固定。术后的治疗方案与保守治疗相似，术后2周，用关节角度可调节的行走支具进行固定。

状所掩盖。可以切开三角韧带来去除这些撕脱骨块，或者，对于较大的骨化病灶，可部分切断三角韧带，完整剔除病灶后，用缝合锚钉重新进行韧带的固定。

急性三角韧带损伤手术修复或重建并不常见；目前它可能更常规地应用于有严重的踝关节骨折并合并韧带损伤的情况下。在高水平运动员中，MRI表现为完全的浅层和深层三角韧带损伤，可以考虑手术治疗。考虑到这种损伤的文献很少，在这些患者群体中，治疗方案的决策是基于外科医生和运动员之间的讨论结果来定，权衡快速RTP的好处与伤口并发症和潜在的关节僵硬风险间的平衡关系。

三角韧带修复与重建术的结果很难比较，因为患者的情况通常很不一样。慢性不稳定的患者通常可以见到足够数量的三角韧带残留，当可用于修复的残余组织很少时，通常会造成终末期平足畸形[90]，因此，重建术不属于本文的研究范围。

结果

在对52名陈旧内侧三角韧带功能不全的病例进行随访中发现，所有病例中，踝关节内侧沟都有疼痛症状（100%），14例患者有踝关节沿胫后肌腱走行区域的疼痛（27%），13例患者存在踝关节前外侧疼痛症状（25%）。52例患者均进行了三角韧带的修复，

其中弹簧韧带修复 13 例（24%），外侧韧带修复 40 例（77%），跟骨延长截骨术 14 例（27%）。平均随访 4.4 年（2.0~6.6 年），AOFAS 后足评分从术前的 42.9 分提高到 91.6 分。临床结果 46 例（90%）为良至优，4 例（8%）为中至良，1 例（2%）为差[91]。

并发症

单纯的三角韧带损伤可能导致两种并发症。不愈合的撕脱骨片或异位骨化病灶可在内侧沟产生局限性的骨性撞击。它们还可以造成内踝局部突出，与鞋产生摩擦。术前进行 MRI 扫描可以明确有无距骨内侧骨软骨缺损，这些症状可被撕脱骨折片或异位骨化病灶导致的症状所掩盖。这些碎片可以通过切开三角韧带来显露并切除，对于较大的骨化病灶，可以通过部分切断三角韧带来进行切除，并用带缝线的锚钉或骨隧道将韧带断端重新进行缝合固定（图 117.11 和图 117.12）。

慢性不稳定是第二种并发症，最常见的原因是三角韧带浅层功能不全。Hintermann 等[92]描述了这种不稳定的三种类型。Ⅰ型是内踝韧带陈旧性的止点撕脱；Ⅱ型是一种陈旧性的韧带体部断裂。它们的治疗方法如急性损伤一节所述。Ⅲ型病变来自三角韧带远端附着点的断裂。这些损伤可以用不可吸收缝线将韧带断端缝合到弹簧韧带上进行修复，如果同时存在三角韧带浅层胫舟韧带部分的功能不全，也可以用缝合

锚钉将韧带固定到舟骨结节的上缘。使用这种处理方法，作者在 4 年的时间里取得了 90% 的优良率。

累及三角韧带深层的慢性不稳定是一个极具挑战性的状况。人们尝试了许多不同的移植物和固定方法，但结果并不理想。

下胫腓联合扭伤

踝关节下胫腓韧带损伤或高位踝关节扭伤的发生率在普通人群中约为 15/10 万，在运动人群中要高得多。这些损伤占所有踝关节损伤的 1%~11%[93, 94]。

下胫腓联合韧带远端由前下、后下胫腓韧带（AITFL、PITFL）和骨间膜及其附属韧带组成。在一项尸体研究中，后下胫腓韧带进一步分为浅层和深层两部分，仅有 70% 的样本存在深层结构（也被称为横韧带）[95]。

胫腓骨间韧带是胫骨与腓骨之间连接最紧密的韧带，从胫骨外侧远端延伸至腓骨远端内侧。近端与骨间膜相连[96]。

AITFL 可抵抗 35% 的胫腓韧带断裂的应力，而 PITFL 抵抗了 40%~45% 的应力，其余的来自于骨间韧带的贡献[97]。胫腓联合的所有组成成分也有助于维持踝关节的旋转稳定性。Clanton 等进行了一项生物力学研究，在尸体中对胫腓联合的组成成分进行了顺序切除。他们发现，切除前下胫腓韧带，抵抗外旋转的阻力降低了 24%，而单独切除后下胫腓韧带的浅层和

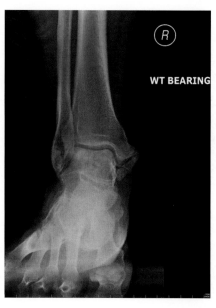

图 117.11　三角韧带撕脱伤后慢性异位骨化的 X 线片

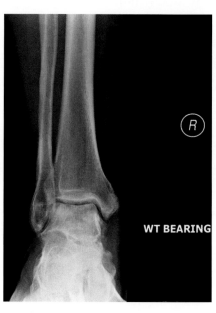

图 117.12　三角韧带异位骨化清理术后 6 周的术后 X 线片

深层，抵抗外旋转的阻力降低了17%[98]。

在联合韧带扭伤中，AITFL是第一个、也是最常受伤的韧带，而PITFL是最后一个受伤的韧带。

联合韧带，连同三角韧带，可以防止关节的分离并维持正常的关节功能。非负重跖屈时，距骨内旋后腓骨远端向前、向下、向内旋转；而背伸时腓骨远端向后下方向滑动，相对于距骨向外侧旋转，这解释了韧带损伤的机制[99]。

病史和体格检查

损伤的机制通常是由于踝外旋、背屈和轴向负荷应力所致[100, 101]，这会对韧带产生过度的应力。正如上面所提到的，首先是AITFL受损，此时PITFL试图稳定联合韧带。随着持续的外旋和（或）外展，整个下胫腓联合系统失效并导致关节分离。

通常，在大多数完全性损伤中，会发现相关的损伤，如Weber B型或C型骨折、Maisonneuve骨折以及三角韧带损伤和内踝骨折，这取决于损伤的类型。没有骨折的下胫腓分离有可能发生但极为罕见。

典型的下胫腓联合损伤的临床特征是前、后胫腓骨韧带区域压痛。通常患者可以指出这个区域的疼痛症状最为严重。随着损伤严重程度的增加，压痛向腓骨近端与骨间膜相连的前内侧部移动，压痛的最近端到腓骨远端的距离称为"压痛长度"，并与RTP时间的延长相关[102]。

除了触诊下胫腓联合外，许多激发试验可用于诊断胫腓联合韧带的扭伤。这些试验包括挤压试验、背伸挤压试验、外旋试验、手法稳定试验、交叉腿试验和足跟撞击试验。挤压试验和外旋试验是最常用的试验。

挤压试验在患者检查桌边进行，膝关节屈曲90°。在小腿中点以上的腓骨和胫骨之间施加压力。在胫腓联合韧带前方引起疼痛即为阳性体征[103]。

外旋转试验是在患者坐位，髋关节和膝关节屈曲，足和踝关节处于中立位的情况下进行的。膝关节朝前，施加一个轻柔的外旋应力作用于足部。如果疼痛在下胫腓联合前方区域出现，则为阳性体征。

最近发表的一份研究发现，最敏感的测试是胫腓联合处的压痛（92%）；最具特异性的是挤压试验（88%）；诊断准确率最高的是外旋试验（66.7%）。他们认为，临床医生不应该仅仅依靠一种测试来做出诊断[104]。

单纯的下胫腓联合韧带损伤的多种分类系统目前尚未达成共识。几乎所有的分类体系都包括了Ⅰ度和Ⅲ度损伤。Ⅰ度是轻度损伤，仅需要保守治疗，Ⅲ度是严重损伤，一般需要手术干预。分歧在于对Ⅱ度损伤的处置上，一些人认为这是稳定的损伤，而另一些人认为这种损伤是不稳定的[103]。我们更喜欢使用West Point Ankle足踝分类系统，这是最常用的分类系统之一[105]。

Ⅰ度损伤的特征是稳定的下胫腓联合韧带损伤，胫腓远端的间隙有轻度压痛。这种损伤包括三角韧带前部和骨间韧带远端，但下胫腓联合韧带近端或三角韧带深层没有撕裂。Ⅰ度损伤是稳定的，因为X线片上未见关节分离。

Ⅱ度损伤定义为部分的胫腓联合韧带撕裂，影像学表现正常，检查时外旋和挤压试验阳性。

Ⅲ度损伤包括胫腓韧带的完全断裂。在平片上，内侧间隙和（或）联合韧带会有明显增宽。所有的临床试验都为阳性[103]。

为了简化分类以利于临床决策，欧洲运动创伤协会、膝关节手术和关节镜学会（ESSKA）的踝关节和足部协会在2016年发表了一份共识声明。他们推荐将胫腓联合韧带损伤分为急性（<6周）、亚急性（6周到6个月）和慢性（>6个月）。将急性胫腓联合韧带扭伤分为稳定型和不稳定型。不稳定损伤定义为平片上的明显关节分离或隐性关节分离，需要通过应力位片、MRI或关节镜进行进一步评估。他们建议对稳定的损伤进行保守治疗，不稳定损伤采用手术治疗[106]。

影像学

X线片应包括前后位、踝穴位和侧位片，如果怀疑有胫腓联合韧带损伤，应进行包括整个胫骨和腓骨的检查，排除高位腓骨骨折或Maisonneuve损伤的可能。理想情况下，首选负重位X线检查，但是，急性损伤时，不太可能进行这样的检查。三种骨性测量指标：胫腓骨间隙、内侧间隙和胫腓骨重叠度，将有助于诊断下胫腓联合的损伤。

最近的数据表明，根据以前报道的放射学标准治疗联合运动损伤有可能导致不必要的手术治疗或治疗失败[107]。胫腓骨的平均重叠程度在前后位X线片上是8.3 mm，在踝穴位片上是3.5 mm；平均关节间隙宽度在前后位X线片上是4.6 mm，在踝穴位上是4.3 mm。在前后位X线片上，胫腓骨重叠程度最小为1.8 mm。从踝穴位片上看，部分患者可以完全没有重叠（<0 mm），或者最大间隙可达 1.9 mm。在前后位 X 线片上最大的关节间隙是 8 mm，在踝穴位上是 7.6 mm。依赖绝对值进行评估的问题在于，患者间存在显著的个体差异，可能导致误诊；因此，与对侧下肢进行比较是一种更可靠的"正常"测量方法。踝穴位 X 线片上的关节间隙已被证明与踝关节的旋转体位无关，95% 的患者左右腿间的差异小于 2 mm[108]。如果最初的 X 线检查无法明确诊断，外旋应力位 X 线检查可能有助于对关节分离进行进一步的评估（图 117.13）。

如果诊断仍有疑问，需要进一步的检查，包括双侧负重位 CT、MRI 和诊断性关节镜检查。虽然 CT 已被证实可以显示出 1 mm 范围内以及更小的关节分离，但由于 MRI 的高敏感性和特异性，以及它有助于显示受伤韧带的解剖结构和可能有助于手术方案的制订，目前来说，这是更受欢迎的检查手段（图 117.14）。

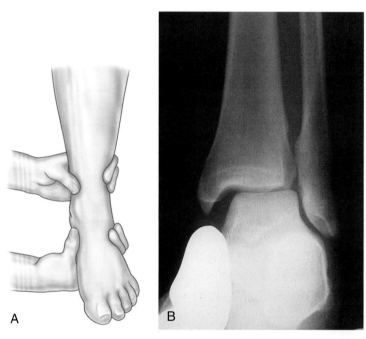

图 117.13 （A）患者坐位和放松状态下完成外翻动作。检查者轻轻地固定患者的腿和足，给予一个直接的外翻或外展力作用于踝关节。与对侧踝关节相比，位移增加为阳性。（B）正应力片显示位移增加（[A], Modified from Stiehl JB. Complex ankle fracture dislocations with syndesmotic diastasis. *Orthop Rev*.1990; 19: 499-507.）

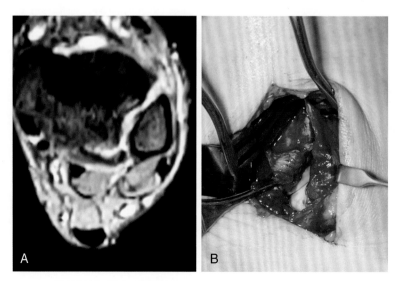

图 117.14 （A）MRI 显示下胫腓前韧带完全撕裂，下胫腓后韧带部分撕裂。（B）切开手术治疗下胫腓联合断裂

决策原则

慢性、不稳定、未经治疗的下胫腓联合损伤可能导致患者发生进一步的损伤、退行性改变、慢性疼痛和骨软骨损伤[109]。因此，治疗下胫腓联合损伤的关键原则是保持对这种损伤的高度警惕性。任何表明下胫腓联合韧带损伤、关节间隙增宽或骨折的证据，都是进行手术干预的指征。

治疗

Ⅰ度损伤是稳定的，可以选择保守治疗。应用RICE原则进行治疗，同时应避免早期负重，用足踝固定器进行保护和早期正规指导下的康复锻炼。伤后定期进行X线检查系列随访有助于确定损伤有没有恶化。治疗方法根据运动员的恢复情况而定。一旦肿胀和疼痛得到改善，就可以开始早期活动（3~6周）。在这个时候，患者可能仍然需要一些外固定支具进行保护，这样他们就可以开始他们的康复练习计划，从ROM练习开始，在可耐受的情况下，增加练习的强度。

Ⅱ度和Ⅲ度不稳定损伤，需要手术治疗。从历史上看，最常见的下胫腓联合韧带损伤的固定方法是使用跨胫腓关节的螺钉进行固定。这种方法使用一个或两个3.5 mm或4.5 mm螺钉，从外侧到内侧通过腓骨皮质，然后通过一层或两层胫骨皮质。根据一项全国性的调查，大多数研究者将螺钉置入胫骨关节面近端2.1~4 cm处[110]。生物力学研究对最理想的螺钉放置位置持有不同的观点，有人主张在胫骨关节面近端2 cm处进行固定[111]，另有人建议应在关节面上3~4 cm处进行固定[112]。对于螺钉的大小或需要穿透的骨皮质数目都没有一致的意见[105]。虽然大多数外科医生例行性地会在后期取出跨下胫腓联合的内固定螺钉，但在这个问题上仍没有共识[105]。

最近，Endobutton带袢钛板的应用日趋广泛——最常见的材料是Tightlope系统（Arthrex; Naples, FL）。柔性固定的理念是在不破坏生理运动的情况下稳定下胫腓联合韧带。而且，由于它的强度低，所以后期不需要常规取出[113]。许多最近发表的研究表明，采用这些方法进行固定的临床结果、下胫腓间隙复位效果以及恢复关节旋转稳定性等方面没有差异[114-118]。仍需要更长期的临床随访和更标准的统一化评价体系进行评估[119]。同时，人们还对它恢复矢状面稳定性的能力存在疑虑[105]。目前对于应该使用多少个Endobutton进行内固定还没有共识。事实上，一些外科医生会使用一根Tightlope和一枚下胫腓联合固定螺

🔨 作者首选技术

下胫腓联合扭伤

1. 在腓骨远端做纵向切口。分离皮下组织时，注意辨别并保护好腓浅神经的分支。

2. 仔细检查下胫腓前韧带（AITFL）。如果有撕脱骨折碎片，则需考虑是否能够进行解剖复位固定。如果韧带质量较好也可以在术中进行直接修复。

3. 切除多余的纤维瘢痕组织和骨化病灶。用大复位钳复位或双手挤压复位腓骨。大复位钳经常被用于腓骨骨折的复位；然而，如果它没有被放置在下胫腓联合的解剖轴线上，将会导致腓骨的旋转和水平移位，出现复位不良。使用双手进行手法复位也会面临类似的问题。如果踝关节内侧隐窝有软组织卡压，会导致下胫腓联合不能复位或复位困难。这时，可以做一个单独的内侧切口，对内侧隐窝卡压的软组织进行清理。应避免在复位过程中用复位钳进行过度的挤压，这可能会导致下胫腓联合

过度复位，从而引起相关的并发症。

4. 可用穿过1/3管型钢板的两枚3.5 mm三皮质螺钉对下胫腓联合进行固定。在术中透视下，这些螺钉应与胫腓骨关节面呈90°角进行固定。如需要同时进行腓骨骨折的解剖复位内固定，可以考虑使用带袢钛板进行固定下胫腓间隙，正如前面讨论的，这种固定方式，无论是影像学结果还是临床效果都是非常优良的。如果存在腓骨的不稳定骨折，如Maisonneuve骨折，则不建议单纯使用带袢钛板进行固定，因为这种固定方式无法有效维持腓骨的长度从而导致骨折畸形愈合。

5. 然后通过临床体征和术中透视，对内侧三角韧带的完整性进行评估。如果存在内侧三角韧带的损伤或功能不全，则需要按照前述的内侧三角韧带修复原则进行处理。如果条件允许，也应尽量对AITFL进行修复。

钉进行固定，以防止螺钉取出后下胫腓联合变宽[113]。

无论采用何种技术，下胫腓联合韧带的解剖复位是最关键的，而复位不良与不良预后相关[120]。术中可通过透视、术中CT扫描或直接观察来评估复位情况。然而，标准的透视检查往往是不可靠的，而在大多数医院，术中CT扫描并不容易获得[113]。通过前外侧切口直接观察下胫腓关节是否复位是有效方法[120]。

术后管理

患者在免负重石膏或可拆卸踝关节行走支具保护下固定6周。然后，患者使用活动度可调节的行走支具或半硬质踝关节护具再固定6周。如果计划取出螺钉，患者在取出螺钉后，为降低螺钉取出后骨折的风险，只能进行低强度的活动。之后，采取与下胫腓联合损伤保守治疗策略一样的康复计划进行康复治疗。

手术后取出螺钉的时间不应早于3个月。在受伤后4~5个月取出可以提高软组织愈合的效果，但增加了断钉的风险。对于陈旧损伤患者或严重损伤病例，应考虑延长取出内固定的时间。患者应该被告知，至少需要6个月的时间症状才会消失，一些患者甚至会出现永久性的功能下降。

结果

与踝关节扭伤的患者相比，下胫腓联合韧带损伤的患者需要更长时间才能恢复运动。Nussbaum等报道了一个系列60名临床诊断为下胫腓联合韧带损伤的大学运动员患者，但在X线片上没有发现关节分离。保守治疗组的平均RTP时间为13.4天[121]。类似地，Miller等分别观察了临床诊断为稳定的下胫腓联合韧带损伤的20名大学橄榄球运动员，在20例临床下胫腓联合韧带损伤病例中，10例超声检查发现骨间膜撕裂。他们报道的平均RTP时间为15.5天[122]。Calder等观察了在MRI上有完全的AITFL损伤的职业运动员，并将他们分为稳定组和不稳定组。稳定组保守治疗，平均RTP时间为45天。不稳定组采用Tightlope固定，平均RTP时间为64天[123]。

陈旧或持续性症状在下胫腓联合韧带损伤的患者中很常见。Taylor等[124]发现，在47个月时，23%的受试者有慢性踝关节疼痛，36%有踝关节僵硬，18%有持续肿胀。

并发症

患者应该被告知，相当一部分（高达20%）患者

将会有某种程度的永久性症状。最常见的并发症是关节僵硬。几乎可以肯定，损伤程度越重的患者，患创伤后骨关节炎的概率越高。受伤时年龄越大，患慢性疼痛和对手术效果不满意的风险也越大[125]。

患者应在术后及螺钉取出后的几个月内定期进行负重位X线片检查，因为有复发性关节分离的风险。在发生这些并发症的情况下，可考虑进行手术治疗。采用自体或异体肌腱进行下胫腓韧带重建，以及下胫腓联合融合术。

跟骨前突分歧韧带损伤 / 骨折

分歧韧带是一种Y形韧带，起源于跟骨前突并由分别附着于舟骨和骰骨的跟舟韧带和跟骰韧带组成。它位于腓骨前下缘的远端，第五跖骨的近侧上方。分歧韧带的损伤机制常见于足部被动暴力内翻和跖屈动作，可导致分歧韧带撕裂或跟骨前突骨折[126, 127]。

跟骨前突骨折可由牵张应力、挤压应力或剪切应力导致。张力性损伤会导致撕脱性骨折，如足跖屈内翻。剪切应力骨折是由前足处于外展位，足跟固定在地面上，出现被动的背伸运动造成的。压缩性骨折是由背伸外翻应力导致，易引起关节内骨折。

Degan将这些骨折分为三种类型。Ⅰ型为无移位骨折，Ⅱ型为不累及关节面的移位性骨折，Ⅲ型为累及跟骰关节的移位性骨折[128, 129]。

病史和体格检查

其病史多变，但跖屈内翻的损伤机制应促使检查者考虑这种损伤的可能性。然而，这种损伤通常不是孤立性的，因为踝关节扭伤，尤其是外侧韧带损伤，可能与分歧韧带损伤同时出现[130]。患者可能会突然感到疼痛，接着是淤斑和肿胀。

体格检查可发现后足和中足外侧弥漫性肿胀。疼痛可能局限在韧带走行方向上，并且通常与ATFL的体表投影是有区别的，ATFL是另一个经常被这种损伤机制损伤的韧带。内翻和跖屈动作可诱发疼痛。Broström认为，区分ATFL和分歧韧带损伤导致疼痛的方法是握住足跟稳定后足，给予中足内旋应力，前足的被动运动会牵拉分歧韧带，导致外侧疼痛症状[128]。

影像学

应包括常规的前后位、侧位和斜位的足踝关节X线检查。在分歧韧带损伤的患者中，X线检查可能是

作者首选技术

分歧韧带扭伤

1. 从腓骨远端向第四跖骨基底部做外侧切口。注意不要损伤切口边缘的腓浅神经分支。
2. 沿趾短伸肌从跟骨外侧缘切开并掀起，留下部分残端用于后期的修复。
3. 明确跗骨窦的位置，其远端即为跟骰关节的上缘。用咬骨钳清除炎症和纤维化的瘢痕组织。如果跟骨前突有小的畸形或不愈合的骨折块，则予以切除。如果急性期手术，需要进行大的骨折固定，则应对骨折断端进行清理，克氏针复位后，用无头挤压螺钉固定。
4. 然后拍摄后足和踝关节应力位 X 线片，以确定是否存在残余的不稳定，这将有助于术后康复方案的制订。
5. 逐层缝合伤口，患肢夹板固定。

正常的，也可能显示有跟骨前突骨折。常规 X 线片可能并不能很好地显示骨折，这时，往往需要进行斜位 X 线检查，即与中心投照点呈 10° ~ 15° 倾斜向中足后上方投照拍摄，通过这种方法可以越过距骨，更好地显示骨折的形态[131]。CT 是评价骨折的首选方法，但对分歧韧带扭伤并不适用，MRI 在这方面有优势[126]。

决策原则

分歧韧带损伤首先考虑进行保守治疗。如果存在大块的或移位的跟骨前突骨折，可能需要手术治疗。如果在 X 线片上怀疑有骨折，则应进行 CT 扫描，以确定骨折片的大小，是否累及跟骰关节面，是否为多块骨折片，这将决定是否需要进行一期手术治疗。

治疗

急性扭伤最初可采用 RICE 原则进行急性期的处理，随后，进行关节活动度（ROM）练习和保护下的负重行走锻炼。患者可穿戴可拆卸的足踝固定器、行走支具或功能支具进行患肢的保护。物理疗法应注重距下关节的灵活性、运动功能和协调性的练习[131]。康复计划从简单的 ROM 练习和等长收缩练习开始。随着急性期的消退，可以采用更积极的治疗方法，从闭链活动开始，逐步过渡到专项运动练习，然后逐步重返运动。Søndergaard 等[132] 报道认为其临床结果优秀，重返体育活动时间平均为 21 天。

慢性扭伤的治疗方法与急性扭伤相似，但也可以在透视下进行病灶内或关节内类固醇激素的注射。如果症状没有减轻，应考虑手术治疗，可以采取开放或关节镜手术。然而大多数情况下很少需要手术治疗。

术后管理

夹板固定 2 周后。改用半硬质踝关节支具固定，允许患者负重行走。然后，如保守治疗一节所述，采用相同的康复方案进行术后康复。

如果在手术时存在任何残留的关节不稳，在可调节关节角度的行走支具保护下逐渐负重行走 4~6 周，逐渐增加踝关节活动度。然后，按照标准的术后方案进行康复治疗。值得注意的是，这可能会导致术后症状持续存在。

结果

目前还没有同行评审的文章对这种损伤的预后效果进行评估。

并发症

主要的并发症是伴或不伴有关节不稳的持续性疼痛。类固醇激素注射与进一步的康复往往可以缓解症状。在极少数情况下，疼痛可持续存在，可能需要进行关节融合。可进行单独的跟骰关节融合，但是存在融合失败的风险。三关节复合体的关节融合会有较高的愈合率，但会造成后足运动功能的明显丧失。

Lisfranc 损伤

Lisfranc 损伤或中足关节损伤发生在 Lisfranc 关节，这是运动员足部第二常见的受伤部位，仅次于跖趾关节[133, 134]。中足的这个部位是以法国外科医生 Jacques Lisfranc 的名字命名的。

中足损伤的发生率约为 4%。Lisfranc 损伤是由于低强度应力引起的中足关节损伤，而 Lisfranc 骨折脱位是由于高强度暴力导致的[135]。

Lisfranc 关节是由 3 块楔形骨和 5 块跖骨构成的关节。跖骨基底关节面的形状提供了基本的骨性稳定，第二跖骨关节起着基石的作用，并起到稳定纵弓和横弓的作用。

这些关节可按照解剖区域进行分类。内侧柱由第一跖列和内侧楔骨组成；中间柱由第二跖列和第三跖列以及中间和外侧楔骨构成；外侧柱由第四跖列和第五跖列以及骰骨组成。内侧柱、中间柱的刚性程度对足的功能起着重要的作用，Lisfranc 韧带为两柱之间提供了坚强的连接[136]。

其他韧带为 Lisfranc 关节提供了次要的稳定性。包括背侧和跖侧韧带，而且跖侧韧带比背侧韧带更强大[137]。最重要的结构是 Lisfranc 韧带，它是起自于内侧楔骨、止于第二跖骨基底的跖侧韧带[138]。

病史和体格检查

从损伤机制来说，可以是直接暴力，也可以是间接暴力导致的损伤[139]。如 Myerson 等所述，直接暴力损伤包括作用于足背的轴向应力，引起足跖侧的牵张力，导致关节的损伤[140]。多见于工业环境中的损伤，这些损伤通常是高能量损伤。由于损伤机制的原因，开放性骨折和筋膜室综合征在这种情况下比间接损伤更常见。

较多见的间接暴力损伤通常是低能量损伤，发生在足负重时，极度的跖屈和旋转或弯曲应力施加于足部或当蹬行的足固定在地板上（例如，在足球运动中重踩时）而身体进行旋转运动时，会导致足部的损伤。这些损伤的严重程度取决于损伤的能量和机制。

2002 年，Nunley 和 Vertullo[141] 根据放射学和临床表现以及骨扫描结果将 Lisfranc 损伤分为三个阶段。Ⅰ期为非移位性损伤，患者可以负重，但不能进行运动。第Ⅱ和第Ⅲ期出现移位，需要手术干预。这种分类在低能量性损伤中更有相关性，如中足扭伤。

Myerson 等[140] 根据 Hardcastle 的分类对 Lisfranc 损伤进行了分类[142]。遗憾的是，这种分类系统不能为治疗方案的制订和预后评估提供指导。对可能累及的关节损伤、骨折进行描述性分析比任何特定的分类系统都更为有效。合并的损伤包括第二跖骨基底的应力性骨折，多见于女性舞者的低能量损伤；而骰骨的胡桃夹压缩骨折和筋膜室综合征等，则常见于高能量损伤。

对整个足部和踝关节进行临床检查，以评估可能合并的损伤。患者通常会出现疼痛和肿胀，根据受伤的严重程度，可能出现无法负重的表现。任何出现在足底中央的淤斑都是 Lisfranc 损伤的重要标志。

如果可能，应在矢状面进行关节稳定性的测试。检查者一只手固定住中足，另一只手握住第一跖骨，施加一个背屈力，与另一边的正常足相比，会出现异常程度的平移和疼痛。在冠状面，测试稳定性与外展和内收的力量。Myerson 等描述了内旋-外展试验，

如果引起疼痛并诱发患者的症状，则为阳性表现[143]。单足负重的疼痛也提示 Lisfranc 损伤，但是应在影像学检查除外骨折后进行该项检查。

影像学

最有利于进行诊断的 X 线片包括：双侧负重前后位 X 线片、侧位片、斜位片，然而，根据损伤的严重程度，患者可能无法耐受负重位 X 线检查。非负重位 X 线检查会导致高达 50% 的 Lisfranc 损伤漏诊率[135]。应对 X 线片中所有正常的足部解剖结构和关节的完整性进行评估，并找到异常的征象，如骨折和关节分离。特别要注意的是要在第二跖骨内侧基底部寻找"斑点征"，它提示有 Lisfranc 韧带止点的撕脱骨折（图 117.15）。

当临床上高度怀疑，而非负重 X 线检查正常时，我们建议进行更进一步的影像学检查或先给予保守治疗，直到患者能够耐受完全负重的 X 线检查为止。患侧单腿负重位 X 线片更有利于发现轻微的关节不稳，因为进行双下肢负重位 X 线检查时，患者往往会将体重转移到正常的肢体，从而导致漏诊。必须检查患者是否存在 Lisfranc 变异，是否伴有楔骨间不稳定或合并舟骨压缩骨折的舟楔关节分离。应力位 X 线片不是常规检查，因为这种检查会引起极度的疼痛，而且患者的自我保护意识限制了它们的应用。可

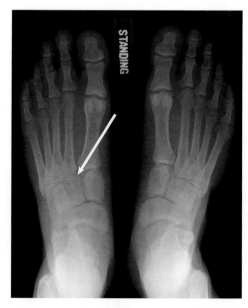

图 117.15　Lisfranc 损伤患者，可见"斑点征"（箭头）。该病例韧带本身保持完整，损伤发生于韧带在第二跖骨基底附着区域的撕裂。韧带功能受损，需要手术干预

在麻醉状态下进行中足关节稳定性的手法应力位检查，分别给予内旋、外展和内收的应力，并通过影像学检查对关节稳定性进行评估[135, 144]。

骨扫描的作用非常有限。CT扫描是有帮助的，特别是在显示骨折类型和隐匿性骨折的时候。CT扫描在评估高能量损伤时特别有用。MRI检查有助于在扭伤和低能量损伤时对软组织状况进行评估；当诊断不明确时，可以行MRI检查对韧带的解剖形态进行评估和判断是否有韧带断裂[144]。

决策原则

对于中足损伤后疼痛的病例，应考虑有无Lisfranc损伤的可能。对于表现正常的负重位X线片和Lisfranc韧带形态完整的MRI检查结果，应考虑保守治疗。建议前6周内，每2周复查一次负重位X线片，第3个月再次复查X线片，以确保没有移位。如出现任何移位或骨折的征象都需要考虑进行手术复位和内固定治疗。

治疗

I度扭伤可以用免负重石膏固定6周。对于在这个阶段没有症状的运动员来说，可以在半硬质踝关节护具保护下进行活动。如果患者仍有症状，可能需要用足踝固定器再固定[134, 138, 141]。

通常可以在8周左右开始进行ROM练习，但是，应该在受伤后3个月开始完全负重。运动员可在足跟垫的支持下逐渐恢复训练。必须定期进行影像学检查，以确保损伤的关节没有移位。任何关节分离或对线不良都应考虑手术纠正治疗。

II期和III期的患者应接受手术治疗。手术的目的是恢复关节的正常解剖结构，并始终保持这种复位状态直到韧带愈合。因此，不应使用克氏针进行固定，因为关节脱位的复发率很高。通常应在术前明确要进行固定的关节部位，但进行细致的术中应力位透视检查可以确保没有残余的不稳定存在。

可以用螺钉或钢板进行固定。固定前要对关节进行解剖复位。使用桥接钢板可避免螺钉贯穿受累关节的关节面，从而进一步减少关节损伤的概率，也可降低内固定物折断的风险。但是，需要一个大的切口来取出内固定。在一项前瞻性随机研究中，Ly和Coetzee[145]发现，进行一期关节融合的患者中，术后运动水平可达伤前的92%，而接受切开复位内固定（ORIF）的患者术后运动水平仅为65%。他们指出，

这些Lisfranc损伤病例中，除了那些轻微或无移位的损伤外，进行一期关节融合而不是固定的患者，可以获得更好的结果。然而，Henning等在一项类似的前瞻性随机试验中发现，在术后SF-36和肌骨功能评分或患者满意度评分方面，两组病例没有任何差异[146]。最近的一项荟萃分析将一期关节融合与ORIF进行了比较，结果显示两组患者的预后无显著差异，但ORIF组的内固定取出率更高[147]。尽管他们指出，目前仍缺乏高质量的研究，也没有足够的数据支持在治疗Lisfranc损伤时，一期关节融合的效果要优于ORIF治疗。考虑到创伤后关节病变的可能性更高，对于关节粉碎性骨折的病例，应首选关节融合术。一些外科医生使用带襻钢板固定系统进行固定；然而，由于缺乏这种技术的相关数据，目前应对其采取审慎的态度。

术后管理

患者应在6周内避免负重。如果存在严重的粉碎性骨折，应延长免负重的时间。然后，患者在可调节关节活动度、有足弓支撑的足踝固定器保护下负重行走。虽然在内固定取出的时间上没有明确的共识，但多数观点认为，应在术后3个月内取出。肥胖患者和重体力劳动者应延迟取出内固定，以降低手术失败率，但这会增加内固定折断的风险。在4~5个月取出内固定可以很好地解决韧带愈合和内固定折断之间的问题。在接下来的3个月里，继续穿戴足踝固定器为踝关节提供支撑保护。随着桥接钢板的出现，由于中间柱活动度较差，往往可以保留该部位的内固定材料，不用二次手术取出。在重体力劳动者或运动员中，应考虑到关节稳定性比灵活性更加重要。由于没有关节内的贯穿固定，也就不存在关节面医源性损伤的风险。在去除内固定之前，物理治疗主要集中在踝关节和后足关节的运动功能，以及低强度的心肺功能恢复上（例如，使用健身自行车）。内固定取出后，逐步开始进行更高强度的康复训练。

结果

Lisfranc运动损伤常见于非专业运动员的低能量损伤。因此，应该在正确看待这种损伤的治疗结果。Chilvers等对精英级女子体操运动员的Lisfranc损伤进行了报道[155]。关于运动员的稳定型和不稳定型Lisfranc损伤的结果，还没有大量的文献报道。尽管现有的结果显示，稳定型Lisfranc损伤的保守治疗通常能够取得良好的效果，一般在11~20周内可完全恢复

作者首选技术

Lisfranc 损伤

1. 对于骨质好、关节移位不明显的患者，可以尝试进行经皮复位内固定治疗。在第二跖骨基底外侧和内侧楔骨内侧做切口。用一个大的复位钳进行复位，进行术中透视明确复位满意，从第二跖骨基底置入一枚 4.0 mm 空心螺钉到内侧楔骨。术中进行关节应力位下透视检查，以了解其他关节是否存在需要进行固定的不稳。如果是，则以类似的方式进行处理。在使用这种技术进行固定前，应确保实现关节的解剖复位。如果对复位的效果存在疑义，应果断进行切开复位内固定。

2. 如果经皮复位不确切或不成功，则应改行切开手术。可选择不同的入路充分显露手术视野。传统的方法是，在第一和第二跖骨之间做纵向切口，近端延伸至舟楔关节。小心保护神经血管结构。这种入路能够显露第一和第二 TMT 关节；然而，它需要对神经血管束进行分离显露，有损伤第一骨间背侧动脉的风险。另一种入路是通过内侧入路显露第一 TMT，而第二 TMT 则通过紧靠第三 TMT 关节内侧的中央背侧入路进行显露。虽然需要两个切口，但手术视野显露会更加方便，并且能够减少神经血管束损伤的风险。任何嵌顿在关节内的软组织或骨折碎片都应取出。应按照从近端到远端、从内侧到外侧的顺序进行复位。因此，应首先恢复楔骨间的稳定性，接着是第一跖骨，从而创造一个稳定的三角结构，再对第二跖骨进行复位。如果存在舟楔关节异常的情况，楔骨间的解剖复位将有助于内侧舟骨压缩骨折的复位。然后，根据骨质和是否存在合并相关的骨折，来选择使用空心螺钉或桥接锁定钢板进行固定。如果累及第三跖跗关节，可以通过第二个手术切口对其进行处理（如果使用第 1、2 TMT 切口），这个入路也有助于骰骨的显露（图 117.16）。

3. 术后管理。正常情况下，第四和第五跖骨处于复位稳定的状态。否则，应使用克氏针对这一关节至少固定 6 周，因为保持这两个关节的高度柔韧性是很重要的。

4. 对于最严重的损伤，可考虑进行一期关节融合。这种手术的处理方式与原发性骨关节炎相似。由于缺乏足够的骨量，这种损伤的处理更加复杂，往往需要进行植骨处理。

5. 逐层缝合伤口。患足用石膏夹板固定保护。

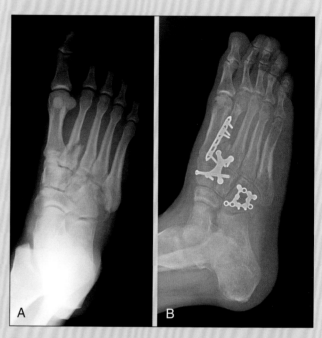

图 117.16 （A、B）对高能量的 Lisfranc 损伤切开复位并采用钢板螺钉进行固定。对于那些无法采用单纯螺钉固定的跖骨基底骨折来说，钢板螺钉固定是非常有效的方法。对于这一病例中的骰骨骨折，也采用了钢板螺钉固定

运动功能[148-150]。Deol 等分享了他们对 17 例职业足球和橄榄球运动员的不稳定型 Lisfranc 损伤手术治疗的随访结果。只有 1 名运动员退役了，其余的运动员都回归了伤前的训练和比赛，平均重返运动时间分别为 20.1 周和 24.1 周[151]。在一篇类似的论文中，研究了 28 名 Lisfranc 损伤的 NFL 球员，发现 90% 的球员都能 RTP，而他们的体育竞技水平没有明显的下降[152]。

这些结果与非运动性 Lisfranc 损伤的结果形成了鲜明的对比。在切开复位内固定的中期随访中，他们

的 AOFAS 评分约为 70 分[153, 154]。获得最佳术后效果的最重要因素是复位的准确性。

并发症

最严重的并发症是关节僵硬、残留的疼痛和创伤后关节炎。关节融合术是一种能够有效缓解疼痛的手术，尽管它可能不会改善患者的整体运动功能。如果进行一期关节融合术，往往会有骨折畸形愈合、骨不连和应力性骨折等风险。复杂区域疼痛综合征也是被

广泛报道的并发症。因此，在手术治疗过程中，应尽可能轻柔地进行软组织处理。

选读文献

文献：Gould N, Seligson D, Gassman J. Early and late repair of lateral ligament of the ankle. *Foot Ankle*. 1980; 1: 84-89.
证据等级：Ⅲ
总结：在这篇关于手术治疗慢性踝关节不稳的经典的文献中，作者着重描述了改良的 Broström 韧带修复术。

文献：Hintermann B, Knupp M, Geert IP. Deltoid ligament injuries: diagnosis and management. *Foot Ankle Clin*. 2006; 11: 625-637.
证据等级：Ⅳ
总结：作者对内侧韧带损伤做了概述，并介绍了一种分型和基于这个分型的处理流程 / 模式，以及治疗的结果。

文献：Rammelt S, Zwipp H, Grass R. Injuries to the distal tibiofibular syndesmosis: an evidence-based approach to acute and chronic lesions. *Foot Ankle Clin*. 2008; 13(4): 611-633.
证据等级：Ⅳ
总结：这篇文章回顾了急慢性韧带损伤，并且详尽描述了作者治疗慢性损伤的结果。

文献：Degan TJ, Morrey BF, Braun DP. Fractures of the anterior process of the calcaneus. *J Bone Joint Surg Am*. 1982; 64A: 519-524.
证据等级：Ⅲ
总结：作者对跟骨前突骨折做了分型，并介绍了相应的治疗及结果。

文献：Myerson MS, Fisher RT, Burgess AR, et al. Fracture dislocations of the tarsometatarsal joints: end results correlated with pathology and treatment. *Foot Ankle*. 1986; 6: 225-242.
证据等级：Ⅲ
总结：在这篇经典文献中，作者概述了 Lisfranc 损伤的病因、分型、治疗流程和结果。

（Paul Rothenberg, Eric Swanton, Andrew Molloy, Amiethab A. Aiyer, Jonathan R. Kaplan 著
王安鸿 译 陈临新 校）

参考文献

扫描书末二维码获取。

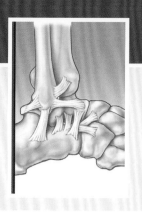

第 118 章

足踝肌腱损伤

胫前肌腱损伤

急性胫前肌腱损伤比较罕见，多发生于开放性创伤或撕裂伤[1]。陈旧损伤相对比较常见，多见于反复微小创伤或隐匿发作的老年患者。

病史

踝关节前方的开放创伤或撕裂伤需高度警惕胫前肌腱的急性断裂，是否同时合并其他结构的损伤，包括伸踇肌腱、伸趾肌腱、腓浅神经、胫前的血管神经束[2]。由于穿着冰球靴容易导致胫骨前撕裂伤，因此，冰球运动员是胫前肌腱损伤的高危人群[3]。

反复跖屈踝关节造成的微小创伤导致的陈旧性胫前肌腱损伤常常被人忽视。但是，有时可出现突发的剧烈疼痛或由于肌腱损伤导致的"弹响感"。当最初断裂所致的肿胀和症状消失后，患者常常会发现由于肌腱断端回缩导致的胫骨前无痛性的肿物。早期诊断并不是特别明确，但是，患者及其家属会发现行走或上楼时，尤其是做高抬脚的动作时存在困难，同时，踝关节背伸力量减弱。尽管陈旧性胫前肌腱损伤不是典型的运动伤病，但是，可见于一些特定的体育运动项目中，例如越野滑雪和击剑[4,5]。该损伤需和腓总神经损伤或腰 5 神经根压迫导致的足下垂畸形相鉴别。

体格检查

在陈旧损伤的病例中，踝关节前方肿胀比较多见。由于断裂肌腱回缩，在踝上区域可触及肿块（假瘤）。抗阻背伸踝关节力量减弱，但胫骨前感觉无异常，可以此与腰 5 神经根压迫或腓总神经损伤相鉴别。患者常常出现高抬腿合并伸趾肌腱过度用力的步态（图 18.1）。陈旧性损伤病例中，常常由于伸趾肌腱张力过大出现继发性的爪形趾畸形。行走时足跟负重也是受累踝关节背伸无力的表现。

影像学

磁共振扫描和动态 B 超检查是评估胫前肌腱损伤的常用方法。如果基于相关病史和体格检查就能明确诊断，影像学检查并不是必要手段。但是，这些影像学检查对于手术方案的制订具有重要的意义。矢状位的磁共振扫描可以很好地对肌腱回缩的程度和损伤部位缺损的范围进行评估。

决策原则

对于急性的胫前肌腱开放损伤，应首选手术治疗。对于陈旧损伤病例，选择手术治疗或保守治疗，应从患者个体的运动水平和生活习惯等方面进行考虑。对于平时运动量较小或存在内科基础疾病风险的

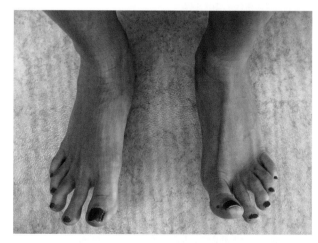

图 118.1　胫前肌腱止点撕脱病例。踝关节试图进行背伸动作时，可见伸踇长肌腱、伸趾肌腱的极度收缩以代偿胫前肌腱断裂导致的踝关节背伸无力（From Joos D, Kadakia AR. Extensor tendon disorders. In: Miller MD, Sanders TG, eds. *Presentation, Imaging and Treatment of Common Musculoskeletal Conditions: MRI-Arthroscopy Correlation*. Philadelphia: Elsevier; 2012.）

患者群体，存在较大的手术风险，应更倾向于选择保守治疗。对于这些患者来说，佩戴踝关节护具也能够实现无痛的踝关节屈伸活动要求。

治疗策略

急性损伤的肌腱可以采取端-端吻合的方式进行修复。如果是因为软组织撕裂导致的肌腱损伤，对伤口进行探查是至关重要的，需要评估是否合并存在其他肌腱或血管神经损伤的可能。肌腱的损伤时间、部位、残留肌腱的质地也是治疗决策的重要权衡依据。亚急性损伤（<6~8周），适合进行一期修复，但仍需准备自体或异体肌腱移植的可能。对于陈旧损伤，往往需要通过自体肌腱转位或肌腱移植进行胫前肌腱的二期重建。自体肌腱转位一般采用跖肌腱、伸踇肌腱、伸趾肌腱、第三腓骨肌腱或跟腱[6]。常用的肌腱移植包括伸踇肌腱或伸趾肌腱移植固定于内侧楔骨[7-8]。肌腱松解滑动移植或取1/2厚肌腱翻转移位可用于胫前肌腱的延长[9-10]。如果断裂发生于胫前肌腱在内侧楔骨附着的止点处，且肌腱质地良好的情况下，可以采用锚钉或挤压螺钉对断端进行修复，如果肌腱质地较差，则需进行肌腱转位或移植进行肌腱重建修复。

术后康复

术后需要对踝关节进行夹板或石膏固定，术后2~4周内禁止负重。对于更加复杂的肌腱重建术后患者，应在术后6~12周内禁止负重。术后6周可拆除石膏，更换可拆卸行走支具，并开始逐渐负重行走，同时，可以开始轻柔的关节屈伸活动，但是术后12周内，被动跖屈角度应控制在0°以内。术后12周，可去除行走支具，并开始力量练习。6个月内避免进行竞技性体育运动和高强度的活动。

结果

有研究表明手术治疗和非手术治疗的效果差别不大。但是存在年龄上的差异，老年患者多采用保守治疗，而年轻患者更倾向于手术治疗。对于年轻患者来

📌 作者首选技术

胫前肌腱损伤

以胫前肌腱走行方向为中点做手术切口，可以通过术前MRI或超声检查辅助定位肌腱近侧断端，以指导手术入路的定位。手术切口应向远近端延伸充分显露肌腱的远近侧断端。可以做一长切口显露断裂肌腱，也可以在远近端分别做两个小切口进行显露，以降低术后并发症的风险以及有利于保留伸肌支持带的完整性，切口的选择主要取决于肌腱损伤以及断端显露的程度[11]。对于止点撕脱病例来说，手术切口还需要显露内侧楔骨。术中应尽可能保留伸肌上支持带以减少术后粘连的风险。进行肌腱修复前，需对变性肌腱组织进行清理，肌腱变性在高龄患者中比较多见。如果变性肌腱清理较多，无法进行端-端吻合时，需考虑进行取腱重建或肌腱转位重建手术。

腱内损伤

对于急性的腱内肌腱损伤，肌腱的远、近侧断端一般采用0号不可吸收缝线进行锁定缝合固定。在踝关节中立位水平，将远近侧断端对合，拉紧打结固定。对于就诊比较晚的病例，近侧断端可能会回缩，导致无法直接对合时，可将近侧断端持续牵拉10~15分钟，当肌肉充分放松后，使远、近端能够对合上，进而减少了肌腱

移植重建的必要性。同时，在吻合口处另用缝线进行8字缝合加固，进一步缩小断端间的距离。缝合后，在踝关节跖屈活动时，断端不应该出现分离。

对于陈旧性的腱内撕裂或肌腱清理后存在缺损，无法直接端-端吻合的病例，肌腱重建是否能够成功的关键在于近端胫前肌肌腹是否健康并保持良好活性。手术操作的要点在于充分显露胫前肌肌腹，对瘢痕组织进行松解以确保肌肉保持良好的弹性。如果肌肉纤维化或者缺乏活性，应如后续章节介绍的那样，进行肌腱转位手术。可以采用胫前肌腱、腘绳肌腱同种异体或自体移植，桥接修复肌腱缺损[12]。可采用双股或四股腘绳肌腱移植，以确保移植肌腱能够达到正常胫前肌腱的直径。肌腱侧方吻合或采用Pulvertaft编织缝合法，将移植肌腱穿过远近侧断端的软组织通道进行编织缝合。先固定近侧断端，远侧断端可采用肌腱侧-侧吻合的策略，如果远侧断端肌腱质地较差，可在内侧楔骨上钻骨道，将肌腱穿出骨道后进行固定。在导丝辅助下进行术中透视有利于骨道定位。固定时，踝关节应保持中立位，拉紧近端肌腱，保持张力最大，远侧断端可采用不可吸收缝线进行固定（0号线），如果在内侧楔骨钻骨道，可将肌腱穿出骨道后采用适合直径的挤压螺钉进行固定，或者将肌腱断端翻折

胫前肌腱损伤（续）

后与近端缝合加固。在骨道跖侧采用带袢钛板或纽扣进行固定。肌腱固定之后，需对腱鞘进行修复，避免重建术后出现肌腱弓弦样绷起。

另外一种治疗方法是进行伸踇肌腱转位重建胫前肌腱功能。在第一跖趾关节水平做切口，显露伸踇肌腱和伸踇短肌。将伸踇肌腱远端与伸踇短肌缝合进行肌腱固定。

将踇间关节维持在背伸 20° 的位置。伸踇肌腱在肌腱固定的近端切断，将肌腱近侧断端于内侧楔骨骨道内拉出，用挤压螺钉进行固定，或将肌腱断端翻折后与近端缝合加固。固定时，踝关节应处于中立位，将肌腱拉紧使其张力达到最大。在近端，胫前肌与伸踇肌腱近端进行侧 - 侧吻合固定。由于伸踇肌腱的力量弱于跖侧的跟腱，因此，伸踇肌腱更适合于进行肌腱转位，与胫前肌腱近端进行肌腱吻合固定，以增强踝关节的背伸力量。

对于那些胫前肌肌腹完全失活的病例，单纯的伸踇肌腱转位并不能完全改善踝关节的背伸功能。对于这种情况，腓骨短肌或胫后肌腱转位可以提供更强的踝关节背伸力量。

止点撕裂

相对于腱内断裂来说，止点撕裂需要采用完全不同的治疗策略。由于远侧断端缺乏足够的软组织实现腱性吻合，因此，比较稳妥的方法是采用锚钉将断端固定在内侧楔骨上。为了加强肌腱断端的抗拉强度，常常采用 2 枚锚钉，锚钉钉头朝向近端，与肌腱受力方向呈 45° 角，置入内侧楔骨内进行固定。为了增加肌腱与止点处的接触面积，第一个锚钉将置入内侧楔骨中，第二个锚钉将依据肌腱的解剖形态，置入足舟骨或第一跖骨基底处，锚钉从跖内侧向背外侧置入。对于陈旧性损伤来说，可以按照前述方法进行肌腱移植或伸踇肌腱转位进行胫前肌腱重建手术（图 118.2）。

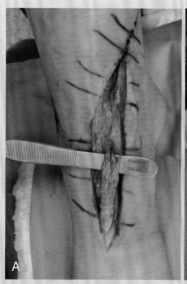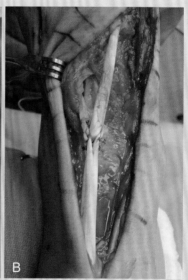

图 118.2 （A）陈旧性胫前肌腱止点撕脱术中所见，清理前。（B）腘绳肌腱移植，在止点处穿过内侧楔骨和外侧楔骨后，近端翻折环绕加固

说，为了追求高质量的运动功能，笔者还是首选推荐手术重建治疗策略[13]。最近开展的 4 个研究中，对急慢性肌腱断裂的手术修复或重建的效果进行了评估[6-8]。在这 4 个研究中，一共统计了 56 例胫前肌腱断裂病例，17 例病例进行了一期修复手术，39 例病例进行了二期重建手术，包括 12 例伸踇肌腱转位，3 例伸趾肌腱转位，24 例自体肌腱桥接移植。这 4 个研究均表明，术后效果和患者满意度得到了显著的提高。但是，踝关节背伸力量手术侧明显低于非手术侧，一期修复与二期重建相比，踝关节背伸力量没有明显差异。为了减少肌腱移植和肌腱转位供区的相关并发症，取同种异体肌腱游离移植逐渐成为一种趋势，尤

其适合于缺损程度大于 4 cm 的肌腱损伤。一个研究表明对于合并部分肌腱变性的胫前肌腱损伤采用同种异体肌腱游离移植进行一期修复是一种可靠的治疗策略，可以有效恢复踝关节的背伸力量，取得良好的术后临床效果，并且没有发现任何与异体肌腱移植相关的并发症[12]。同时，在采用同种异体肌腱游离移植的时候，胫前肌肌肉的活力以及脂肪浸润程度对手术效果的影响并没有我们预想得那么大。

并发症

保守治疗的并发症主要包括：平足、前足旋前畸形、踝关节屈伸活动功能减弱、跟腱挛缩等[13]。手术治疗的并发症很少，主要包括：伤口不愈合、肌腱与伸肌支持带间发生粘连、腓浅神经卡压、手术修复失败需进行二次手术翻修、取自体肌腱移植或肌腱转位进行二期重建等[6,12]。

胫后肌腱

急性胫后肌腱损伤相对比较罕见。最常见的急性损伤是踝关节屈肌支持带损伤后导致的闭合性肌腱前脱位，多数为运动创伤所致。以往文献报道均为个案报道，但是，系统回顾研究发现这种脱位的发生率远高于预期[14,15]。急性胫后肌腱断裂比较少见，其发病主要与踝关节骨折有关[16,17]。胫后肌腱炎，无论是足弓正常或合并平足的运动员中均为常见。当这种炎症转为慢性时，即为胫后肌腱失用（Posterior Tibal Tendon Dysfunction, PTTD），这种疾病最终将导致足弓完全塌陷。Johnson 和 Strom 等[18]对 PTTD 进行的分型得到广泛应用（又称为成人获得性平足畸形），Myerson 等[19]在此基础上增加了第四型。Ⅰ型是胫后肌腱炎症不合并任何畸形。Ⅱ型是胫骨肌腱失用导致可复性平足。Ⅲ型是僵硬性平足。Ⅳ型是在第Ⅲ型的基础上合并踝关节外翻畸形。在运动员中，Ⅰ型和Ⅱ型是最常见的损伤类型，并将在后续章节进行讨论。

病史

急性的胫后肌腱脱位多发生于胫后肌腱极度收缩时，踝关节处于被动背伸和内翻应力下导致的损伤。早期常常漏诊，患者常自诉踝关节内侧疼痛和弹响感。合并肌腱炎的患者也常自诉踝关节内侧的疼痛和肿胀，运动时上述症状可加重。对于运动员来说，疼痛会减弱其运动能力，无法维持正常的跑步步态，也无法从事任何需要做蹬地动作的体育活动[20]。当进行踮脚尖动作时，上述疼痛症状将会加重。对于陈旧性损伤，比如前文提到的胫后肌腱失用，患者将会出现足弓逐渐塌陷，同时合并足跟外翻畸形的病史。

体格检查

任何胫后肌腱相关疾病均有踝关节内侧沿肌腱走行方向的疼痛，部分病例还合并有踝关节内侧肿胀的体征。压痛部位在踝关节的后方，肌腱位于足舟骨的止点位置，以及肌腱的走行体表投影区域。对于急性或陈旧性胫后肌腱脱位的病例，在内踝后内侧缘的前方可以触及弓弦样的条索结构，即为脱位的肌腱，但是这种体征并不常见。抗阻背伸或跖屈踝关节可以诱发胫后肌腱的不稳以及脱位，这种体征也并不常见。由于急、慢性胫后肌腱脱位的体征和表现多变，为了提高诊断的准确性，我们需在临床上保持高度的警惕性和敏感性。足踝关节跖屈位下进行抗阻内翻动作是必要的检查之一。同时，进行单足提踵检查有利于我们对胫后肌腱功能和足跟内翻功能进行鉴别（图118.3）。单足提踵诱发踝关节内侧疼痛或根本无法进行单足提踵动作的患者，应高度怀疑胫后肌腱的病变。如有无症状的平足和后足外翻，则提示存在慢性的胫后肌腱失用（PTTD）。同时，应检查后足的内翻、

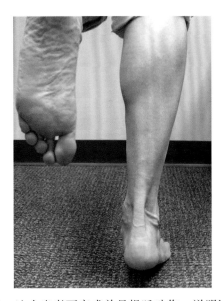

图 118.3 这个患者可完成单足提踵动作，说明胫后肌腱的功能尚可。如果是Ⅰ型胫后肌腱失用的患者，可完成单足提踵动作，但是常常合并剧烈的疼痛症状（From Joos D, Kadakia AR. Flexor tendon disorders. In: Miller MD, Sanders TG, eds. *Presentation, Imaging and Treatment of Common Musculo-skeletal Conditions: MRI-Arthroscopy Correlation.* Philadelphia: Elsevier; 2012.）

外翻以及中足的内收、外展角度，评估是否为可复性的畸形。

影像学

常用的影像学检查方法包括：X 线片、磁共振扫描和超声检查等，用来诊断胫后肌腱的损伤并评估肌腱的病变程度。对于胫后肌腱脱位来说，标准的踝关节正侧位 X 线片有利于发现内踝的撕脱骨折，一般提示存在有屈肌支持带的撕裂。轴位磁共振扫描可见脱位的胫后肌腱位于屈肌支持带的前方，并有助于评估后踝沟的深度。如果肌腱已经复位，内踝后内侧的骨髓水肿也间接提示了屈肌支持带的损伤以及胫后肌腱的不稳（图 118.4）。在这种情况下动态超声检查将有助于发现胫后肌腱脱位或半脱位时，越过内踝后内侧脊的过程。同时，磁共振和超声检查也可以观察到合并的肌腱断裂以及腱鞘内的积液征象。对于陈旧性损伤来说，标准的踝关节正侧位 X 线片有利于对平足畸形进行评估，评估指标包括：跖顶侧位距骨 - 第一跖骨角（apex plantar lateral talo-first metatarsal angle）、舟楔或第一跖跗关节间的跖侧间隙（plantar gapping at the naviculocuneiform or first tarsometatarsal joint）、前后位 X 线片下距舟关节面的覆盖程度（increased talonavicular uncoverage），如果存在足跟外翻畸形，后足力线位 X 线片可以评估后足外翻的角度[21]。但是，磁共振和超声检查是否更加有利于陈旧性胫后肌腱病变程度的评估仍存在一定的争议[22,23]。

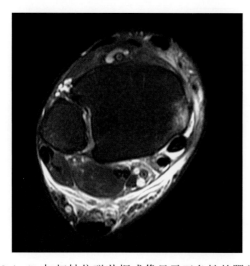

图 118.4 T₂加权轴位磁共振成像显示亚急性的踝关节损伤。可见胫骨后内侧骨髓水肿，胫后肌腱腱鞘内积液，前方可见一个胫后肌腱脱位形成的假性滑囊结构

决策原则

胫后肌腱脱位的早期诊断是比较困难的，因此，常常迁延为慢性损伤。如果临床上高度怀疑并且能够在早期做出诊断，可以采取踝关节制动保守治疗，以确保肌腱能够维持在后踝沟内，不再脱出。但是大部分病例无法做出早期诊断，往往迁延为慢性损伤，如果症状持续存在的话，手术治疗将是最佳的选择。

急性的胫后肌腱断裂常常合并于踝关节骨折[16,17]。在骨折复位固定时如果明确胫后肌腱急性断裂，应在术中进行一期修复。

对于大部分患者，尤其是比较年轻的患者或运动员来说，胫后肌腱炎应首选保守治疗。对于理疗效果欠佳的患者，可以选择佩戴行走支具或踝关节制动，以及手术治疗等措施[24]。

胫后肌腱失用（PTTD）是一个富有争议的疾病。早期，如 I 型胫后肌腱失用的患者可进行保守治疗。大部分病例症状可以缓解或改善，少部分保守治疗无效的患者，无论足弓塌陷与否，手术治疗可以取得良好的效果。如果胫后肌腱出现进行性的退变或失用，踝关节韧带将会受累，进而出现可复性平足畸形，即为 II 型胫后肌腱失用。由于弹簧韧带（跟舟跖侧韧带）损伤变弱，导致距舟关节塌陷，进而距下关节的跟距骨间韧带受累，导致后足外翻畸形[25]。早期的 II 型胫后肌腱失用进行保守治疗后，很多患者的主观症状和功能均能得到改善[26]。但是，如果症状改善不明显，应在僵硬性平足畸形之前，及早手术治疗。这个过程往往持续多年，与保留关节功能的可复性平足重建手术相比，僵硬性平足重建手术（一般是进行三关节融合）往往存在更多的并发症。

治疗策略

如果临床症状持续存在，可选择手术对陈旧性胫后肌腱脱位进行治疗。手术的要点在于支持带修复（如果存在损伤并且有必要进行修复）或重建的选择上。如果影像学检查提示后踝沟过浅，则需要进行后踝沟成形术以加深沟的深度[14,15,17,27]。同时，需评估是否合并其他损伤，例如：内侧三角韧带断裂、屈趾肌腱断裂，或踝关节内的病变，如果存在上述损伤应同时进行处理。

保守治疗胫后肌腱炎首选踝关节支具固定和理疗。如果存在平足畸形，带有足弓和足跟内侧支撑的矫形鞋垫也可以起到良好的效果。如果，即便是有限的活动也会导致中度到重度的疼痛症状，可选择足踝行走支具进行制动固定以缓解有关的症状。如果保守治疗效果欠佳，可选择手术治疗，手术方法包括：腱鞘切开松解，肌腱镜下清理，或屈趾肌腱转位重建胫后肌腱功能。腱鞘切开松解手术需对瘢痕组织进行清理，部分切除腱鞘，对腱内变性组织进行清理（图 118.5）[28]。腱镜技术是近年来逐渐推广起来的相对微创的技术，既可用于诊断也可用于腱鞘的部分切除、粘连松解以及肌腱部分断裂的清理[29-31]。如果肌腱存在广泛的变性、功能不全时，屈趾肌腱转位重建胫后肌腱功能是最常用的方法之一[32]。在所有的手术病例中，应对腓肠肌挛缩状态进行评估，如果存在腓肠肌挛缩，则需同时进行腓肠肌的松解延长术。另外，即便没有临床上的后足畸形，也可在屈趾肌腱转位的同时，进行跟骨的内移截骨以避免后期症状和畸形的复发。

对于 II 型胫后肌腱失用病例，首先，手术的选择

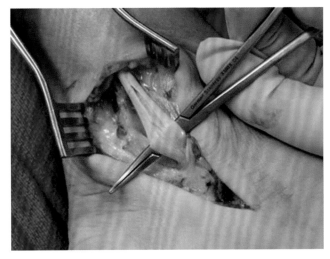

图 118.5 胫后肌腱的纵向劈裂可见于 I 型病变。这种病变应进行肌腱的清理和管状缝合。如果存在后足外翻畸形，除了进行肌腱清理和肌腱转位重建之外，还需进行跟骨的内移截骨（From Joos D, Kadakia AR. Flexor tendon disorders. In: Miller MD, Sanders TG, eds. *Presentation, Imaging and Treatment of Common Musculoskeletal Conditions: MRI-Arthroscopy Correlation*. Philadelphia: Elsevier; 2012.）

作者首选技术

胫后肌腱损伤

屈肌支持带重建手术

于内踝后方沿胫后肌腱走行方向做内侧弧形切口。探查胫后肌腱、腱鞘以及前方可能存在的假性滑囊结构。沿支持带和内踝骨膜 U 形切开，做一个支持带-骨膜瓣，瓣的前方切断，保留后方与支持带的连接部分。在后踝沟前脊处用小骨刀做骨槽，用骨锉将骨槽锉深，髓腔用骨蜡封闭。支持带-骨膜瓣穿过骨槽，用不可吸收缝合线穿骨质缝合固定，线结打在支持带的后方，减少局部软组织摩擦。缝合加固支持带后，屈伸踝关节，肌腱应稳定地保持在后踝沟内，不再脱出。

胫后肌腱腱镜

患者仰卧位，不垫髂枕，明确体表解剖标志并做标记：舟骨结节、内踝尖以及胫后肌腱。在内踝尖远端 2 cm 处沿胫后肌腱走行方向建立第一个手术入路，置入直径 2.7 mm、倾斜 30°、带生理盐水灌注的关节镜。第二个入路建立在内踝近端 2~4 cm 处。第三个入路在内踝近端 7 cm 处建立，主要用于观察胫后肌腱的腱腹交界区域。第二个入路一般是用探钩或刨刀进行手术操作的入路。可以进行诊断性评估，腱鞘切除，粘连松解，以及变性肌腱的清理等操作（图 118.6）[29-31]。

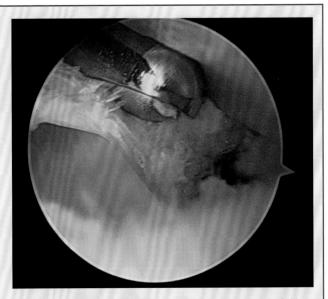

图 118.6 胫后肌腱腱镜所见，腱鞘滑膜及纤维条索镜下清理

胫后肌腱鞘切除和清理术

手术入路同前所述。将腱鞘切开后，探查胫后肌腱。对病变滑膜进行清理，必要时适当延伸手术切口以确保清理充分。辨认增粗和淀粉样变性的肌腱组织（光滑而缺

🔖 作者首选技术

胫后肌腱损伤（续）

乏纤维的纹理），将病变或失活的肌腱纵向切除，切除后，用 3-0 Prolene 缝线封闭缝合缺损部位。清理时，应避免将肌腱组织完全切断。缝合腱鞘结构避免肌腱脱位。如果清理后肌腱缺损直径超过 50%，则需进行屈趾肌腱转位加强重建胫后肌腱功能。

屈趾肌腱转位术

手术入路同前所述。将手术切口向远端延伸达足的内侧缘。如果肌腱变性程度较为严重，应将变性肌腱切除，在舟骨结节处保留长约 1 cm 的肌腱残端用于后期的缝合固定。将屈趾肌腱与远侧断端缝合加固，利用胫后肌腱远侧止点附着处的连接结构，可以有效维持中足跖侧的稳定性。仅在舟骨止点处做肌腱重建手术，并不能很好地恢复胫后肌腱止点的特殊结构和功能。在内踝下方，胫后肌腱腱鞘的深方可以探查到屈趾肌腱腱鞘并将其切开，将切口向远端延伸到舟骨结节远端 2 ~ 3 cm。在 Henry 结节的位置，将屈趾肌腱从屈踇肌腱的附着处切断。将远侧肌腱断端与周围软组织进行缝合固定，以恢复部分屈趾功能。但是，这种肌腱固定手术有可能会导致术后步态异常，因此，按术者的经验来说，这不是必需的或常规的手术步骤。在 Henry 结节近端切断屈趾肌腱的话，可以保留屈趾肌腱和屈踇肌腱在该部位的侧腱连接，但是，会缩短获取的转位肌腱长度。用 4.5 mm 钻头在舟骨结节内侧从背侧向跖侧钻骨道，可在术中透视导引下进行骨道定位，将患足维持在内翻 20°、跖屈 20° 的位置，将屈趾肌腱从跖侧向背侧穿出骨道，挤压螺钉从背侧向跖侧拧入骨道进行固定。多余的肌腱组织用 0

号不可吸收缝线与周围软组织和胫后肌腱止点残端进行缝合加固。这一过程中，肌腱的张力调节至关重要，肌腱止点固定后，患足应能够外翻过中立位。如果转位肌腱长度不够，可将屈趾肌腱断端直接与胫后肌腱的止点残端进行缝合或用双线锚钉固定在舟骨结节处。目前来说，固定方式没有优劣之分。

跟骨内移截骨术

做跟骨内移截骨时，在跟骨的外侧，沿腓骨肌腱的后下方，与足底跖侧呈 45° 角切开。分离皮下筋膜组织时，应注意避免损伤腓肠神经。沿切口锐性分离骨膜，沿切口向背侧和跖侧分离骨膜 2 ~ 3 mm。插入克氏针或窄锯片，在术中透视下进行跟骨侧位和轴位透视，评估截骨的位置和角度，并进行调整。更换宽锯片，依据调整的位置和角度进行跟骨截骨，截骨时需注意，摆锯应刚好透过对侧骨皮质，或用骨刀凿开对侧骨皮质，避免损伤踝关节内侧的血管神经结构。用宽骨刀或骨撬撬拨跟骨结节，撬拨时需注意保持松质骨的完整性。将跟骨结节向内侧移位 8 ~ 10 mm。用 1 枚 6.5 mm 的半螺纹空心钉进行固定，从跟骨侧位和轴位分别进行术中透视，确认空心钉的位置和角度满意。由于跟骨结节内移，因此，空心钉的置入位置应相对偏向于跟骨结节的外侧，这样才能确保空心钉置入到跟骨结节的远端。也有采用钢板螺钉进行截骨后固定的，但是，由于空心钉相对钢板螺钉来说花费低，固定成功率高，因此，钢板螺钉不是作者首选的常规固定方式。近年来，开始推广的一些微创技术也逐渐得到广泛的应用 [37]。

取决于患者功能失用的程度，以及合并畸形的种类。很多胫后肌腱失用的患者常常合并腓肠肌挛缩症状，需要进行腓肠肌的松解延长手术。其次，需要对胫后肌腱的功能进行评估，并进行屈趾肌腱的转位重建胫后肌腱的动力功能。胫后肌腱病变的程度可以从轻微的肌腱增粗到严重的变性、纵行劈裂或完全断裂。在中度到重度肌腱变性的病例中，应切除病变肌腱，在舟骨止点处保留远侧断端。对于轻度的肌腱变性病例来说，部分术者倾向于保留胫后肌腱，另外的选择则是，无论肌腱变性的程度如何，均将肌腱切除。无论采用哪种方法，均需进行屈趾肌腱转位重建胫后肌腱

的功能。最后，Ⅱ型胫后肌腱失用往往会导致后足外翻畸形，可进行跟骨内移截骨转移足跟的负重点，对下肢力线偏移进行纠正 [33,34]。这三种方法是治疗Ⅱ型胫后肌腱失用的常用手术方法。对于病变程度更加严重的可复性平足畸形来说，需对弹簧韧带进行评估，如韧带断裂或功能失用，应进行韧带修复或重建手术。如果存在明显的前足外展畸形（前后位 X 线片显示距舟关节覆盖度差），应进行外侧柱延长手术 [35]。外侧柱延长术的方法包括跟骨前突的截骨延长和跟骰关节融合延长术，但是，更多的术者倾向于采用跟骨前突截骨延长的方法。如果合并包括第一跖跗关节或

舟楔关节的中足关节塌陷，对受累关节进行融合将有利于内侧柱的稳定。这种手术可以对内侧楔骨进行跖屈截骨，以纠正残留的前足内翻畸形[36]。

术后处理

对于屈肌支持带重建的患者，术后应采用夹板固定，并避免负重。术后2周，可更换为短腿石膏或行走支具并开始逐渐负重。术后6周，采用系带式护踝进行固定，在后续的6周内逐渐进行踝关节的屈伸活动练习。在踝关节屈伸活动和力量练习的时候可以进行物理治疗。

对于胫后肌腱镜探查清理的患者来说，早期活动是非常关键的。术后7~10天内，可以穿戴短腿支具或可负重的行走支具。早期的关节屈伸练习应包括主动的踝关节内翻和外翻练习，训练强度和开始时间取决于术中探查所见肌腱损伤的程度。术后4~6周，可更换为系带式护踝，并开始进行物理治疗。

对于胫后肌腱炎腱鞘切除的患者来说，术后早期先采用夹板固定2周，之后更换为可拆卸的行走支具固定4周。对于需尽快重返赛场的运动员来说，应及早进行踝关节屈伸活动练习和物理治疗。术后6周，佩戴系带式护踝，6~8周正常活动。对于上述的康复流程来说，完全恢复体育运动功能的时间不尽一致，一般来说，多在术后3~4个月内。术后应采用全足底支撑的足弓垫以减少术后复发的概率。

平足畸形重建术后需要更加漫长的康复时间。患者术后2周内需佩戴夹板，维持足跟关节在内翻、跖屈的位置。之后，用非负重型短腿石膏或限制角度的踝关节支具再固定4周后，再佩戴可负重的长筒行走支具4~6周。物理治疗可以在术后8~10周后开始进行，主要是加强足踝内翻力量的练习，同时，佩戴全足底支撑的足弓垫3个月。术后6~9个月，在佩戴支具减轻重建肌腱张力的情况下，才能进行体育运动。

结果

Lohrer和Nauck等[14]对胫后肌腱脱位的文献做了系统性的回顾，发现其发病率比预想的要高。近60%的损伤都是在体育运动中发生的。在报道的61例病例中，保守治疗仅有10例。手术治疗包括：各种支持带重建技术，直接缝合修复，以及后踝窝加深成形和支持带重建或修复技术。术后结果优秀率为80%，良好率为13%，中等率为7%。目前尚无手术治疗和保守治疗间差异的比较[14]。

大部分研究认为胫后肌腱镜可以取得良好的术后效果，术后并发症率也低，但是，随访的病例数相对较少[29-31,38]。一项研究表明，手术切除类风湿关节炎相关的病变结节和滑膜时，可以取得良好的手术效果，但是粘连松解的效果相对较差[38]。最近的研究认为，腱镜治疗可以显著提高术后的功能评分，并且，其诊断的准确性也显著高于磁共振检查的结果[31]。尽管还需要更多的研究去进一步验证，但是腱镜技术已被认为是一种极具发展前景的技术，与常规切开手术相比，伤口不愈合的概率更低，具有更少的术后并发症，也有利于术后早期活动，以及更短的术后康复时间等。

腱鞘切除术治疗胫后肌腱炎可以取得良好的效果。McCormack等[24]对青年运动员腱鞘切除术的病例进行了报道。术后22个月，8名患者中的7例可以完全没有任何障碍地从事体育运动。Teasdall和Johnson等[39]，报道了19例 I 型胫后肌腱失用症患者，均进行腱鞘切除和清理手术。74%的患者术后症状得到了完全改善，16%的患者还遗留有轻度疼痛症状，5%的患者术后存在中度疼痛症状，还有5%的患者术后存在重度疼痛症状。仅有10%的病例由于进行性的畸形和疼痛症状，后期二次手术进行了距下关节融合术。

随着胫后肌腱失用治疗的进展，越来越多的治疗效果见诸报道。Alvarez等[26]报道了一个针对 I 型和 II 型胫后肌腱失用进行的系统性保守治疗方案，包括短铰链足踝支具和渐进性的家庭物理治疗方案的应用[26]。经过这些治疗，这些患者主观功能评分的有效率可达83%，保守治疗无效，后期需要进行手术干预的患者仅占11%。而且，对于保守治疗无效的患者，手术干预可以取得良好的效果。屈趾肌腱转位联合跟骨内移截骨可以恢复跟骨的内翻功能，很好地缓解疼痛症状，提高患者满意率，同时，无论从影像学角度还是从患者主观感受来说，足弓畸形都能够得到不同程度的纠正[33,34]。

并发症

胫后肌腱脱位的最常见并发症是由于受伤当时漏诊，转变为陈旧性的损伤，在系统回顾性研究中，急性伤漏诊率约为53%[14]。胫后肌腱镜手术的并发症相对比较低，最常见的是持续性的后方疼痛，因此，其手术指征仍需进一步评估[30]。腱鞘切除术治疗胫后肌腱炎的术后并发症比较少见，但是，如果肌腱失用的时间比较久远，进行性的畸形有可能需要二次手术进行纠正。胫后肌腱失用矫正手术的并发症包括：纠正程度不够导致疼痛症状持续存在，过度纠正导致后足内翻畸形；其他相对少见的并发症包括：在跟骨截骨部位和屈趾肌腱供区出现的神经血管损伤[34]。

未来展望

对于胫后肌腱损伤和失用的治疗方法将会取得持续性的进展。如果能够把握好使用指征，随着技术和器械的进步，肌腱镜将会成为一个极具发展前景的技术。在急性胫后肌腱损伤和慢性胫后肌腱失用症中，已经显现出了弹簧韧带的重要性[25,40]。但是，什么样的患者需要进行弹簧韧带的修复或重建，以及在整个治疗过程中，弹簧韧带修复或重建的意义何在，将是我们后期需要进一步研究的内容。新的康复规程和早期诊断措施将会显著提高术后的治疗效果，并有助于进一步改良相关的手术流程。

屈𧿹长肌腱（FHL）损伤

尽管 FHL 断裂有所报道，但是最常见的 FHL 损伤的原因是由肌腱腱鞘炎导致的[41,42]。FHL 起自腓骨和骨间膜的后方，向远端延伸通过踝关节后方的纤维 - 骨隧道，在中足的 Henry 结节水平，跨过屈趾肌腱的深方，从前足的籽骨之间通过，止于𧿹趾的远节趾骨基底部。症状有可能出现在肌腱走行方向的任何位置，但是最常见的主诉是踝关节后方的疼痛。无论是运动员还是非运动员均有可能存在持续性的 FHL 腱鞘炎的症状，但是，常见于经典芭蕾舞演员[42-44]。狭窄性腱鞘炎将会作为一个相关的临床疾病进行讨论。踝关节后撞击一般是由巨大的距后三角骨造成的，但是，也常常与 FHL 腱鞘炎相关联，因此，可以对两者同时进行处理[45]。

病史

FHL 损伤最常见的症状是踝关节后方的疼痛，随着运动而加剧。慢性的反复屈伸运动，例如，芭蕾舞中垫脚尖的动作会使上述症状加重。对于合并狭窄性腱鞘炎的患者来说，有可能存在𧿹趾扳机趾的表现[46,47]。扳机趾出现的机制是由于 FHL 局部膨大增厚，当踝关节跖屈或背伸运动时，FHL 滑动，局部膨大的肌腱通过纤维 - 骨隧道时出现的卡顿症状。同时，由于肌腱在纤维 - 骨隧道近端出现卡顿，患者会出现踝关节背伸受限的症状。另外，其他相对少见的症状包括：中足部位、跖肌腱内侧或内侧深方的疼痛，以及第一跖趾关节跖侧的疼痛。

体格检查

踝关节极度跖屈时诱发疼痛症状是后踝关节病变的主要表现。这种症状常常提示存在踝关节后方撞击的可能，因此，需要进一步检查以便于明确是否为 FHL 病变导致的。𧿹趾抗阻跖屈痛阳性是 FHL 腱鞘炎的标志性体征。背伸踝关节，使腱腹交界滑动到纤维 - 骨隧道内，会使疼痛症状加重。踝关节后内侧会有肿胀症状，屈伸𧿹趾时，在屈𧿹肌腱走行区域有可能存在压痛和捻发感。Tomassen 征阳性是指踝关节处于中立位时，𧿹趾被动背伸角度下降[48]。FHL 主动用力收缩时，可在踝关节的后内侧扪及弹响后，患者不能主动伸直𧿹趾跖趾关节或趾间关节。如果被动背伸趾间关节，可在踝关节后内侧再次出现无痛性弹响，之后𧿹趾屈伸活动自如。

Henry 结节是另外一个 FHL 容易出现症状的区域。在屈伸𧿹趾时，在跖筋膜内侧深方进行挤压可诱发疼痛症状。在第一跖骨跖侧、籽骨之间，屈伸𧿹趾时也会有压痛，一般提示 FHL 远端有卡顿。

影像学

踝关节标准位 X 线片一般正常，部分侧位片可以看到距后三角骨或者突出的距骨后突。如果高度怀疑踝关节后撞击或 FHL 腱鞘炎，并需要对其确诊的话，可以进行踝关节的磁共振检查。有研究表明，82% 的疑似 FHL 腱鞘炎患者，磁共振检查可以发现踝关节后方的 FHL 腱鞘积液（图 118.7）[44]。超声检查逐渐开始广泛应用于 FHL 损伤的诊断上，可以对肌腱进行动态观察，有助于明确狭窄性腱鞘炎的诊断，也可对腱鞘的穿刺注射进行引导[49]。

决策原则

FHL 腱鞘炎和狭窄性腱鞘炎最初首选保守治疗。如果保守治疗无效，症状持续存在超过 3 个月不缓解，或者患者是高水平的运动员或演员，因为上述症状无法进行特定动作的，可以考虑进行手术治疗。明确是否存在踝关节后撞击、FHL 腱鞘炎或两者兼有，是非常关键的，将有助于手术策略的制定和手术方式的选择。部分学者认为，存在𧿹趾扳机趾是早期手术治疗的指征[50,51]。有趣的是，Hamilton 等[42] 对舞蹈演员手术治疗的并发症进行了报道，既有医疗的因素，也

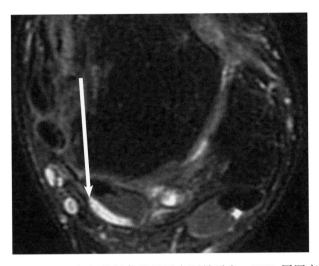

图 118.7　T₂ 加权像轴位片显示在距骨后方，FHL 周围高信号（白色箭头）（ From Joos D, Kadakia AR. Flexor tendon disorders. In: Miller MD, Sanders TG, eds. *Presentation, Imaging and Treatment of Common Musculoskeletal Conditions: MRI-Arthroscopy Correlation*. Philadelphia: Elsevier; 2012. ）

有职业的因素。由于激烈的竞争环境和对于伤病的耻辱感，职业舞蹈演员往往选择不进行手术治疗，这也是业余演员不能成为职业演员的原因。因此，对这类人群的治疗方案进行探讨的时候，应考虑到其所处的社会环境。

治疗策略

　　FHL 腱鞘炎早期应给予正规的物理治疗，包括 FHL 的拉伸练习，口服消炎止痛药物。如果疼痛剧烈，可以采用夹板或支具进行固定。应在指导下进行主动活动练习，但是应避免进行反复的跖屈 - 背伸动作，例如跳舞时做垫脚尖的动作。

　　如果保守治疗无效，应选择手术治疗。大部分需要进行手术的患者，症状主要位于后踝，也有少部分患者需要在 Henry 结节或籽骨间进行肌腱松解手术[44]。

📌 作者首选技术

后踝关节镜技术

　　患者俯卧位，踝关节下方垫高，略超出床沿。手术器械包括：4.0 mm 的 30° 关节镜、4.0 ~ 5.5 mm 的刨刀、镜下刮匙、骨膜剥离子和骨刀。20 ml 的生理盐水通过注射器从跟腱的外侧缘注射到后踝关节内。紧贴跟腱外侧缘，略高于腓骨尖，做外侧入路。用血管钳向前方钝性分离皮下组织。通过外侧入路朝向前方或第二足趾方向插入 4.0 mm 关节镜。在同等高度，跟腱内侧缘做内侧入路，靠外侧向关节镜头的方向进行钝性分离。插入 5.5 mm 的刨刀对软组织进行清理。操作中关键的要点是始终在外侧进行操作直到液体充分充盈视野清楚为止，

以避免内侧血管神经医源性的损伤。当 FHL 充分显露后，可对内侧进行清理（图 118.8）。操作时应注意保护血管神经束，始终在 FHL 的外侧进行操作。如果增生的距后三角骨或距骨后突是导致临床症状的潜在诱因，则需采用刨刀、刮匙、骨膜剥离子、抓钳或者骨刀对其进行切除。屈伸跗趾对 FHL 的行程进行评估。关节镜可以深入到纤维 - 骨隧道的深方对肌腱进行探查。如果要进行更远端的清理或对 FHL 进行修复，或者关节镜下无法对肌腱腱鞘进行充分的清理和松解，则需改为常规的后内侧入路切开手术进行处理。

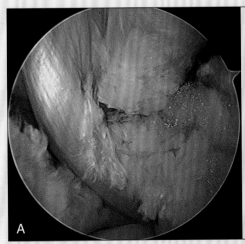
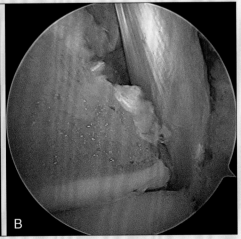

图 118.8　（A）后踝关节镜探查屈跗长肌腱（FHL），可见肌腱不全纵行劈裂以及周围滑膜炎。（B）FHL 周围滑膜清理和距骨后突撞击切除术后（可见跟骨新鲜骨质）

手术方法包括单纯的 FHL 腱鞘清理，或同时处理后踝撞击的因素 [42, 45, 52]。慢性的 FHL 腱鞘炎可以手术进行腱鞘的松解。对于狭窄性腱鞘炎或扳机趾，需要对肌腱的完整性进行评估，如果存在肌腱断裂或结节样增生，应在手术中对肌腱进行修复或清理。常规的手术入路是内侧切口，包括后内侧入路和后外侧入路，切开后，将血管神经束拉开 [42, 44]。如果存在踝关节后撞击，需要一并处理，做一个后外侧入路，对撞击部位进行清理，如有距后三角骨需一并切除。显露 FHL 纤维 - 骨隧道比较困难，如果紧贴跟腱外侧切开，并向跟腱前方分离，将更有利于纤维 - 骨隧道的显露。也有在跟腱的内侧做切口，既有利于显露病变部位，也能减少对胫神经的操作和显露。

另外一个方法，是后踝关节镜技术，近年来的应用日趋广泛 [53-57]。多数情况下，这种技术主要应用于对后踝撞击的处理，无论有无腱鞘炎的临床症状，FHL 的病变都可以通过这种技术来进行处理 [55, 57]。如果要对 FHL 进行广泛的清理或修复，还是需要进行常规的切开手术探查。

术后处理

后踝关节镜术后 2 周内，患者需佩戴高筒的限制踝关节活动的行走支具由部分负重逐渐过渡到完全负重。鼓励早期进行踝关节、距下关节以及足趾屈伸活动练习 [53, 56]。术后 2~4 周，更换为系带式护踝穿鞋正常行走。对于切开手术治疗患者，踝关节需要制动 2 周以确保伤口愈合，短腿行走支具固定 2~4 周。伤口愈合后即可开始进行早期的屈伸活动练习。

平均术后 3~6 个月可以恢复体育运动。术后 2 周开始进行规范化的物理治疗，以缩短恢复体育运动的时间 [58]。对于舞蹈演员来说，垫脚尖的动作是非常重要的，什么时候能开始进行这种动作，需要根据术前损伤的程度来定。尽管还存在一定的争议，但是，越来越多的研究发现，与常规切开手术相比，关节镜技术能够缩短恢复体育运动的时间 [52-54, 56]。

结果

依据以往研究的结果，单纯保守治疗的成功率为 64% [44]。最常用的治疗方法是 FHL 的拉伸练习，尤其是对踝关节后内侧卡压导致踇趾背伸受限的患者，尤为有效。

在最近的文献报道中，手术治疗的效果比较明确。Hamilton 等 [42] 做的病例随访中，34 名切开手术的专业舞蹈演员中，28 例患者的术后效果优秀或良好。对于 6 名业余舞蹈演员来说，仅有 2 例患者能够取得同样优良的术后效果。Kolettis 等 [50] 对 13 名芭蕾舞演员进行了术后随访，11 例患者在 FHL 内侧切开松解术后 5 个月能够完全不受限制地恢复受伤前的运动水平。

Marotta 和 Micheli 等 [45] 报道了 12 例芭蕾舞演员（15 个踝关节），经外侧入路做了踝关节后撞击距后三角骨切除术。术后随访发现，术后 2 年仍有 8 例（67%）患者有不适症状，但是，所有的 12 例患者均不受限制地恢复了舞蹈运动 [45]。在 Michelson 和 Dunn 等的回顾性研究中 [44]，81 例 FHL 腱鞘炎患者中，仅有 23 例需要手术治疗，并且所有患者术后均取得了满意的效果。在术后第 6 周，患者的客观指标评分得到了显著的改善 [44]。后踝关节镜手术也能取得类似良好的术后效果。Scholten 等 [53] 在术后 3 年的随访中发现，美国足踝关节后足评分［American Orthopaedic Foot and Ankle（AOFAS）hindfoot score］从 75 分提高到了 90 分，尽管他们发现与创伤性损伤的病例相比，过劳性损伤的病例术后能够取得更加令人满意的结果。Willits 等 [54] 报道了 15 例患者（16 个踝关节），术后 AOFAS 评分可达 91 分。在平均随访时间为 5.8 个月的 15 例患者中，有 14 例患者能够恢复到受伤前的竞技水平，而且，恢复运动的时间平均为 1 个月。Smyth 等的研究也取得了类似的结果，术后功能评分得到了显著的改善，在所有的 19 例从事竞技性体育运动的患者中，平均术后 12 个月，均能够恢复到受伤前的竞技水平 [56]。有趣的是，在 Willits 的报道中，15 例患者中仅有 5 例做了 FHL 的松解，而 Smyth 等人的研究中，22 例患者均有 FHL 腱鞘炎的表现，并做了关节镜下的腱鞘切除手术 [54, 56]。

并发症

常见的术后并发症包括伤口不愈合、浅表性感染等，尽管发生率很低，但时有报道。对于切开的 FHL 腱鞘切除术来说，会有瘢痕感觉异常等并发症，包括一过性的神经麻痹 [42, 45]。针对后踝关节镜手术的大样本回顾性研究中发现术后并发症的发生率可达 8.5%，包括 2% 的距侧麻木感，1.6% 的腓肠神经感觉异常，以及 2% 的跟腱过紧等 [59]。

未来展望

在非舞蹈人群中，保持高度的临床警惕性，可以提高我们对这种损伤的认知程度，并有利于做出早期的诊断，在一个针对关节镜下 FHL 松解和腱鞘切除的研究中，发现 27 例患者都不是专业的运动员或芭蕾舞演员，18 例是工伤赔偿案例，而且所有的症状均与踝关节扭伤有关联 [55]。开发出更加完善的治疗方案和进一步的临床效果研究，将会减少手术干预的需要。关节镜技术治疗 FHL 病变将是一个非常明确的发展趋势，并将随着手术器械和技术的进步而进步。需要进行进一步的研究来探讨是否可以缩短恢复工作 / 运动的时间以及康复的时间。

腓骨肌腱损伤

腓骨肌腱损伤是比较常见、并逐渐为人所知的疾病，尤其多见于运动人群。踝关节扭伤后，持续性的踝关节外侧疼痛应高度怀疑腓骨肌腱的损伤。尽管大多数患者存在慢性疼痛，腓骨短肌腱的急性断裂也时有发生，相对来说，腓骨长肌腱损伤比较少见。腓骨肌腱急、慢性半脱位或完全脱位是另外一个常见的损伤，常常合并腓骨肌腱的断裂。踝关节背伸位下，腓骨肌腱剧烈收缩会导致腓骨肌上支持带（superior peroneal retinaculum, SPR）的损伤，这种损伤将会引起腓骨肌腱的慢性不稳定。肌腱的慢性不稳定会导致腓骨短肌腱在腓骨后外侧脊上反复摩擦，进而造成腓骨肌腱的断裂 [60]。最后，腓骨肌腱在没有明显脱位或半脱位的情况下出现弹响，提示存在腓骨肌腱的腱鞘内脱位可能 [61]。

病史

急性腓骨肌腱断裂的患者会在踝关节的外侧感到尖锐的疼痛和突发的"弹响声"，但是，大部分患者往往会在急性创伤后几周或几个月后才来就诊，并且陈述踝关节外侧疼痛或不适感，运动后症状加重。这种疼痛将会沿着小腿外侧向近端放射，并且有弹响或弹拨感。反复的踝关节不稳应高度怀疑腓骨肌腱损伤的可能。踝关节被动背伸，比如滑雪运动员有突然减速或急停的动作，应警惕腓骨肌腱半脱位的可能 [62,63]。详细的病史有助于明确腓骨肌腱损伤的根源。

体格检查

沿着腓骨肌腱走行方向，踝关节后外侧以及腓骨尖的远端、前方的肿胀，常见于腓骨肌腱病变的患者。沿着腓骨长肌走行方向，从腓骨肌滑车向远端到达骰骨沟的区域有压痛，一般提示腓骨肌腱断裂。应在腓骨肌腱收缩和拉长的状态下，评估踝关节内翻或外旋的力量。腓骨肌腱完全断裂相对比较少见，大部分断裂的类型都是纵向的劈裂。因此，腓骨肌的力量往往不受累及，但是腓骨长肌和短肌抗阻收缩会诱发疼痛症状。抗阻外翻足部诱发疼痛症状一般提示腓骨短肌或腓骨长肌受累，抗阻跖屈第一跖列诱发疼痛症状（在第一跖骨头跖侧给予对抗力量）提示腓骨长肌受累。抗阻背伸和外翻踝关节可以用来评估腓骨肌腱的稳定性，检查时，对腓骨后外侧脊进行轻柔的触诊并感受肌腱有无脱位（图 118.9）[64]。反复地环绕旋转

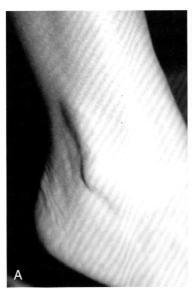
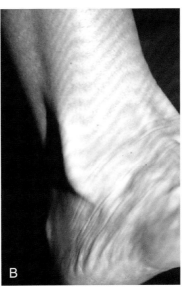

图 118.9 （A）腓骨肌腱的在腓骨肌滑车内的正常形态。（B）腓骨肌腱在背伸外翻位时发生脱位

踝关节也可用来评估腓骨肌腱的稳定性。如果在旋转踝关节时可以扪及肌腱弹响，但是没有明确的腓骨肌腱脱位一般提示存在腱鞘内脱位的可能。

最后，还需要在患者站立的情况下，评估前足和后足的力线。高弓内翻畸形有可能会增加腓骨肌腱炎和腓骨肌腱不稳定的风险。还需要进行 Cloeman 方块试验，评估后足内翻畸形是第一跖列跖屈导致的，还是足跟的僵硬性内翻畸形造成的[65]。

影像学

足踝关节标准 X 线片应为首选检查。腓肌结节增生是腓骨肌腱损伤的病因之一。腓骨籽骨是在骰骨外侧的一个副骨结构，可见于足斜位 X 线片，发生率为 10%～20%，可被腓骨长肌完全包裹[66]。腓骨籽骨延长或骨折一般提示急性或慢性的腓骨长肌损伤。外踝外侧的骨折片（chip fracture）一般来源于腓骨肌上支持带（SPR）的撕脱骨折，可见于腓骨肌腱的半脱位或脱位[67]。

进一步的影像学检查包括超声检查和磁共振检查。超声检查是一种无创而价格低廉的方法，而且可以在踝关节屈伸活动或脱位诱发试验时，对腓骨肌腱进行动态评估。超声检查对于诊断腓骨肌腱断裂的敏感性、特异性和准确性分别为 100%、85% 和 90%[68]。而且可以同健侧进行对比。

磁共振扫描是腓骨肌腱病变最常用的检查手段。轴位片可以对腓骨尖近端的腓骨肌腱进行评估[69]。断裂的肌腱可以表现为肌腱增粗、结节状增生或腱内信号增高，以及腱鞘内积液提示存在腓骨肌腱腱病可能（图 118.10）。磁共振检查诊断腓骨短肌、长肌断裂或同时断裂的特异性分别为 80%、100% 和 60%[70]。另有研究表明，经肌腱腱镜验证的磁共振检查诊断腓骨肌腱病变的敏感性、特异性以及阳性预测值分别为 90%、72% 以及 76%[71]。但是，另有研究报道，腓骨肌腱病变假阳性和假阴性的结果在无症状人群中比例高达 35%[72,73]。病变的诊断和治疗决策应主要取决于病史和体格检查，影像学检查仅用于进一步的明确诊断或对不明确的病例进行评估。

决策原则

由于急性的腓骨肌腱断裂（或者对其诊断认识不足）相对比较少见，除非是高水平的运动员，没有必要进行肌腱的一期修复。可以优先选择保守治疗，如果效果欠佳再考虑手术治疗。一般来说，对于腓骨肌

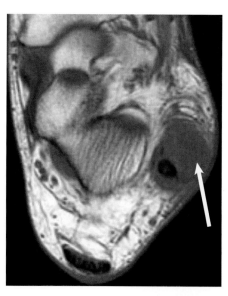

图 118.10 （A）T$_1$ 加权相轴位磁共振检查可见腓骨短肌腱呈中等信号强度（箭头）。可以在多个层面的轴位片中观察到腓骨短肌呈现严重的肌腱炎表现。也可以看到肌腱显著增粗。病变的腓骨短肌腱后方可见正常的腓骨长肌腱（From Joos D, Kadakia AR. Peroneal tendon disorders. In: Miller MD, Sanders TG, eds. *Presentation, Imaging and Treatment of Common Musculoskeletal Conditions: MRI-Arthroscopy Correlation*. Philadelphia: Elsevier; 2012.）

腱炎，保守治疗可以取得良好的效果。即便是轻度退变性断裂的腓骨肌腱，保守治疗也可取得一定的治疗效果。对后足力线的评估很关键，也决定了治疗过程中是否需要采用支具进行固定。

对于保守治疗效果欠佳的腓骨肌腱撕裂，可以采取手术治疗。对于如何选择手术方式来说，断裂的程度和部位是重要的考虑因素。Krause 和 Brodsky[60] 认为手术方式的选择取决于受累肌腱横截面积的大小。如果损伤肌腱进行清理后，保留肌腱横截面积超过 50%（Ⅰ度断裂），即可做肌腱修复。如果剩余肌腱横截面积少于 50%（Ⅱ度断裂），则将腓骨短肌腱远、近侧断端与腓骨长肌腱进行肌腱吻合[60]。这种分类方法为肌腱损伤的治疗提供了一个很好的指导方针，但是，也常常遇到多发的纵向劈裂的病例，因此，治疗方案的制订应遵从个性化原则。腓骨短肌腱断裂多发于腓骨肌滑车内。如果合并腓骨肌上支持带（SPR）的断裂，应同时对腓骨肌上支持带进行重建或修复。腓骨短肌腱远端的断裂比较少见。如果保守治疗效果欠佳，应对肌腱进行手术清理和断端在第五跖骨基底的止点重建[74]。

与腓骨短肌腱断裂相比，腓骨长肌腱断裂比较罕

见，多发于腓骨尖的远端，腓肌结节或骰骨切迹处。有研究表明，82%的腓骨长肌腱断裂是由高弓后足内翻畸形导致的[75]。可采用前述类似的方法对腓骨长肌腱进行清理和修复，断裂部位多发生于在腓骨籽骨或其远、近端。如果直接缝合困难，可进行肌腱转位，固定在骰骨位置[74]。

　　腓骨长、短肌腱同时断裂比较少见，一旦发生，在治疗上将是一个巨大的挑战[72]。急、慢性的腓骨肌腱脱位，特别是对于运动员来说，是需要进行手术治疗的。无论是急性还是陈旧的腓骨肌腱脱位，总的来说，保守治疗的效果欠佳[76-79]。腓骨肌滑车的深度，作为腓骨肌腱不稳定的潜在因素，逐渐为人所知，在腓骨肌滑车过于平坦或凸出的腓骨肌腱脱位病例中，腓骨肌滑车成形术成为一个常规的术式[80-82]。但是，最近的研究表明，在腓骨肌腱脱位和不脱位的患者中，腓骨肌滑车在磁共振显像的形态上没有明显的统计学差异[83]。对于合并陈旧踝关节不稳的病例来说，应同时进行踝关节外侧副韧带重建手术[84]。如果合并跟骨内翻或高弓内翻畸形，应同时考虑进行高弓内翻重建手术[65]。另外，对于肌腹比较低的腓骨短肌或有第四腓骨肌存在的病例，应对肌腹进行适当的清理[85,86]。

治疗策略

　　保守治疗包括：非甾体类抗炎药，以全范围关节活动练习为主的物理治疗，腓骨肌肌力练习，本体感觉练习，系带式踝关节护具保护，如果是急性期或症状严重可采用踝关节行走支具进行保护制动[74]。在存在跟骨内翻或高弓内翻畸形的患者中，简单的跟骨外侧楔形鞋垫或使足跟外翻并向背侧挤压第一跖列的个体化定制鞋垫也是有效的。

　　腓骨肌腱断裂的手术治疗往往需要对肌腱进行切开探查，评估肌腱撕裂的程度。如果存在腱鞘炎，应对其进行清理。正如之前提到的一样，可以对肌腱断裂部位进行单纯清理，清理加修复，对于严重病例，可与周围正常的肌腱一起做肌腱固定术（图118.11）。在严重损伤的病例，作者遵从"至少恢复一个功能健全的肌腱"（restoring at least one functioning tendon）的原则，将损伤肌腱固定在任何一个有活性的肌腱上。对于运动员来说，应尽量修复一切可能修复的肌腱[74]。

　　腓骨肌腱镜是一个受到欢迎的治疗手段，但是需要较高的技术水平和关节镜设备[71, 87]。一般选取腓骨肌腱病变的部位作为腱镜入路，在腓骨尖远、近端做2～3个入路进行手术操作。尽管单纯的诊断性腱镜探

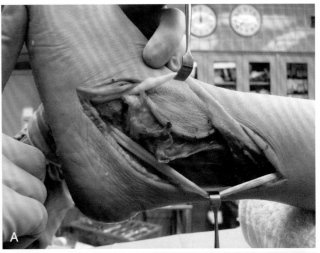
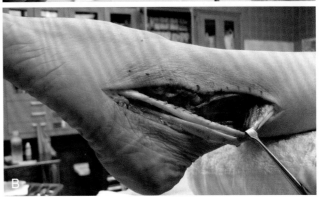

图118.11　术中拍照显示腓骨短肌腱撕裂合并腱鞘滑膜炎。（A）切除腱鞘后所见肌腱形态。（B）用可吸收缝线对腓骨短肌进行管状成形缝合（From Joos D, Kadakia AR. Peroneal tendon disorders. In: Miller MD, Sanders TG, eds. *Presentation, Imaging and Treatment of Common Musculoskeletal Conditions: MRI-Arthroscopy Correlation*. Philadelphia: Elsevier; 2012. ）

查和腱鞘清理术相对比较简单，但是一些复杂的手术操作，例如腱镜下滑车沟成形、肌腱修复以及腓骨肌上支持带修复术等也见诸报道[87-89]。

　　腓骨肌腱脱位应进行腓骨肌上支持带重建手术。Eckert和Davis[67]对腓骨肌上支持带的损伤进行了分型。Ⅰ型损伤中，支持带和骨膜从外踝处掀起，肌腱滑脱到骨膜和骨面之间。Ⅱ型损伤（约占统计病例的33%），远端1～2 cm的纤维软骨缘与支持带一起掀起，而Ⅲ型损伤中（约占16%），一个细小的骨皮质与支持带、纤维软骨缘和骨膜一起撕脱。Oden等[63]对100例病例进行了统计，并阐述了一种更加简单的分类方法，Ⅱ型损伤为支持带从腓骨侧掀起，并增加了第Ⅳ型损伤——从腓骨后缘而不是前缘撕脱的骨折。很多术式用于治疗腓骨肌上支持带功能不

作者首选技术

腓骨肌腱损伤

腓骨肌腱修复

腓骨肌腱体表投影区域做踝关节外侧弧形切口，如果支持带完好的话，应在术中切开过程中，保护好腓骨侧纤维软骨缘处的支持带结构，以利于后期缝合。在腓骨远端，应对腓骨长肌腱和腓骨短肌腱的腱鞘结构进行辨认和松解，这两个腱鞘被附着于腓肌结节的纤维隔分离。如果腓肌结节过度增生或者引起患者不适症状，应果断将其切除。所有的腱鞘滑膜炎均应进行清理。应仔细评估肌腱撕裂的范围并切除变性的肌腱组织。如果能保留超过50%的有活性的肌腱，则用3-0或4-0不可吸收缝线进行连续缝合修复。如果肌腱为不可修复的损伤（常规认为保留的有活性肌腱组织少于50%，但也不一定），损伤肌腱（腓骨长肌或腓骨短肌的近端和远端）应采用肌腱固定术进行处理，用3-0或2-0不可吸收缝线，与正常肌腱进行缝合固定。应确保在腓骨滑车沟的近端或远端进行肌腱固定，避免固定的肌腱卡顿在滑车内[97]。对于所有病例来说，与腓骨长肌腱相比，保留腓骨短肌腱的功能要更加重要。

陈旧腓骨肌腱脱位

在腓骨肌腱脱位或半脱位的病例中，应对肌腱进行探查和腱鞘滑膜切除，同时，对撕裂肌腱也应用前述方法进行修复。可采用骨皮质开窗或之前描述的一些其他技术对腓骨肌滑车沟进行加深成形，笔者推荐直接开窗的方法，用骨凿切除腓骨后方的骨质使滑车沟加深。加深成形的范围应从腓骨干骺端到腓骨尖，包括腓骨的内侧缘，但是，应保留腓骨外侧缘的完整性。用骨锉将表面打磨光滑，并用骨蜡封闭髓腔。这种术式可以消除在常规滑车沟成形术中，皮质骨"弹回"到原先位置的问题。

轻柔地屈伸踝关节，腓骨肌腱应很好地维持在滑车沟内，不再脱位。支持带重建术可在腓骨的后外缘钻孔，将支持带重叠缝合到腓骨上（图118.12）。纤维软骨缘也可以作为支持带固定的部位替代腓骨远端钻孔的方法。采用0号不可吸收缝线采取水平褥式的方法将支持带重叠缝合在纤维软骨缘的部位，将结打在支持带的后方，避免线结留置于皮下，引起术后症状。

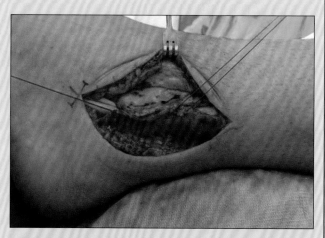

图118.12　腓骨肌上支持带（SPR）修复：腓骨上钻孔，将SPR重叠缝合在腓骨后缘的深方。手术的关键在于确保SPR置于腓骨后外侧脊的下方（From Joos D, Kadakia AR. Peroneal tendon disorders. In: Miller MD, Sanders TG, eds. *Presentation, Imaging and Treatment of Common Musculoskeletal Conditions: MRI-Arthroscopy Correlation.* Philadelphia: Elsevier; 2012.）

全，包括：支持带直接修复、采用局部转移或游离移植物进行支持带重建、跟腓韧带改道术以及骨阻挡手术[67, 78,90-92]。当腓骨肌腱脱位到腓骨前方的时候，往往会形成一个假性滑囊，在重建过程中，需要对其进行封闭。报道了很多术式用于滑车沟成形。直接的滑车沟成形是将骨骨膜瓣掀起，凿去下边的骨质后，将骨骨膜瓣复位平整[93]。间接滑车沟成形是用空心钻在腓骨后侧髓腔内钻孔，敲打后方骨面使其塌陷，进而使滑车沟加深[81,82]。最后，也有在关节镜下进行滑车沟成形的报道[89]。

如果合并其他病变，也应同时进行处理。对于陈旧性踝关节外侧不稳应同时进行改良的Broström-Gould韧带重建术进行处理，尽管存在腓骨短肌腱断裂的情况，改良的Broström-Gould韧带重建术也是一个有效的方法[94]。这种术式会把前1/2到1/3的腓骨短肌转移到腓骨远端加强标准Broström术的效果。如果存在跟骨内翻，应做一个标准的外侧楔形或Z形的跟骨外移截骨[95,96]。如果有腓肌结节增生，应将其切除[66]。对于腓骨肌腱腱鞘内半脱位来说，滑车沟成形是一种行之有效的方法[61]。

术后处理

术后患者需采用短腿非负重型夹板固定。术后 2 周，改用长的可拆卸行走支具固定。对于大多数术式，早期全范围关节屈伸活动练习可以避免肌腱粘连。患者可以在家进行康复练习或去康复中心进行正规的物理治疗。术后 10 周内，应避免踝关节内翻超过 10º，以确保损伤肌腱愈合。如果做了截骨纠正高弓内翻畸形，术后 6 周内应避免负重。术后第 6 周，可改为系带型踝关节护具固定，并逐渐开始踝关节活动练习。术后 4~6 个月可逐渐恢复体育运动。一般来说，术后 3 个月可以进行前向奔跑，术后 4 个月可进行急转急停运动，但是这个原则应根据实际情况进行调整。

结果

一些回顾性的综述或病例分析对腓骨肌腱修复的效果进行了总结。Bassett 和 Sper 等 [98] 对 8 名高校运动员进行了随访，包括 5 名腓骨长肌腱和 3 名腓骨短肌腱修复病例，所有 8 名运动员均恢复到了受伤前的运动水平，但是，并没有对其恢复运动的时间进行讨论。在腓骨肌腱损伤修复的中期随访中，AOFAS 评分从 82 分提高到了 85 分，患者的主观评价均达到了良好到优秀的程度，90% 的患者腓骨肌肌力恢复到了正常到中等水平，但是，恢复到最佳功能状态的时间均有延长 [72,99]。最近的研究中，在腓骨肌腱脱位的运动员群体中，腓骨肌腱修复和支持带重建术后，恢复运动功能的平均时间为 3.2 个月 [100]。然而，Steel 和 DeOrio 等 [70] 报道在 30 名腓骨肌腱断裂手术患者中，仅有 46% 的患者可能重新恢复体育运动功能。肌腱腱镜手术一般来说预后较好，但是，很多手术操作仅限于腱鞘滑膜或小的部分撕裂的清理 [71,88]。大的肌腱撕裂常常需要中转切开或小切口手术操作。

腓骨肌上支持带重建的手术效果依术式不同而异。Eckert 和 Davis 等 [67] 报道，支持带止点重建术后再次脱位的概率仅为 4%，但是这个研究仅随访了 6 个月。Maffulli 等 [101] 对 14 例陈旧性复发性腓骨肌腱半脱位患者的支持带进行了解剖修复。随访 38 个月，没有出现再次脱位的情况，所有患者都恢复了正常的运动功能 [101]。Poll 和 Duijfjes 等 [92] 报道了 10 例跟腓韧带转位手术病例，将韧带止点和附着骨块从跟骨侧卸下之后，跨过腓骨肌腱表面再次复位并用松质骨螺钉进行固定。他们随访所有 10 例患者都取

得了良好的术后效果，并认为这是一种值得推荐的方法，因为可以减少腓骨肌腱与周围组织间的术后瘢痕和粘连 [92]。滑车沟成形术也取得了类似良好的效果。Zoellner 和 Clancy 等 [93] 报道了采用他们的方法治疗了 10 例患者，在平均随访 2 年的时间里，取得了优良的效果。Porter 等 [102] 对上述方法进行了改良，并加快了康复流程，在随访的 3 年时间里，没有发现再次脱位的病例，几乎没有症状，平均恢复体育运动的时间仅为 3 个月。Ogawa 等 [81] 报道了 15 例采用间接滑车沟成形术进行治疗的病例，术后评分结果均为优良并且没有出现再次脱位的病例。不足为奇的是，合并腓骨肌腱断裂的病例术后效果要逊于单纯腓骨肌腱不稳的病例。最后，Vega 等报道了 7 例单纯关节镜下滑车沟成形术治疗慢性腓骨肌腱半脱位的病例，这些患者没有进行常规的支持带重建手术。所有这些患者都没有出现复发的半脱位，而且 AOFAS 评分也从术前的平均 75 分提高到了术后随访的 93 分 [89]。

并发症

对腓骨肌腱撕裂或半脱位出现漏诊是最常见的并发症。由于腱鞘滑膜炎清理不彻底，或者没有发现并切除肌腱过低的肌腹、第四腓骨肌以及增生的腓肌结节，有可能会导致反复疼痛。肌腱粘连和活动度降低则是另一个导致疼痛和功能受限的原因，尤其多见于肌腱固定术后病例 [74]。持续性的慢性踝关节外侧不稳和因此造成的修复后支持带再次拉伤，以及对隐匿性高弓内翻畸形的漏诊，是肌腱不稳定复发的原因。腓骨肌腱镜最常见的并发症包括在建立手术入路时导致的腓骨肌腱损伤以及腓肠神经及其分支的损伤 [88]。

未来展望

需要进行前瞻性的研究才能明确最佳和最恰当的支持带重建方法。如果受区局部组织强度或质地较差的话，可采用人工材料或特殊处理之后的同种异体组织对其进行加强。需要更高等级的研究才能明确滑车沟成形的真实价值。影像学技术的进展有助于我们能够更好地诊断出腓骨肌撕裂和隐匿的腓骨肌腱不稳，并采用滑车沟成形术进行处理。肌腱腱镜技术可以发挥内镜独特的优势，包括：更小的手术瘢痕，疼痛更加轻微，以及更好的患者满意度。但是，仍需对手术器械进行改进，并开展更多的研究，以扩展腓骨肌腱病镜下探查的手术指征。

跟腱损伤

跟腱损伤是骨科常见的伤病，尤其多见于运动员群体。在精英级运动员，"周末战士（weekend warriors，特指平时不锻炼，但是周末进行高强度健身的人群）"和高龄患者中，急性的跟腱断裂是非常常见的运动损伤。对于急性跟腱断裂的治疗，选择手术或保守治疗，一直循环交替存有争议。陈旧性跟腱病变的表述方式很多，包括：肌腱炎（tendinitis），肌腱变性（tendinosis），肌腱腱围炎（paratenonitis），肌腱周围炎（peritendinitis）等。由于这些命名方式可能会产生某些误导，因此，Maffulli 等[103] 将其命名为跟腱腱病（Achilles tendinopathy）。大部分情况下，会进一步细分为止点性跟腱腱病和非止点性跟腱腱病。跟骨后滑囊炎和 Haglund 畸形［又称为后足跟撞击（pump bump）］是另外一些与跟腱止点病变有关的概念。

病史

急性跟腱断裂一般表现为以踝关节后方棒击感为主要主诉的急性创伤，并导致伤后行走无力和困难。多见于从事爆发性运动的运动员，例如：篮球运动中，抢断篮板球时的跳跃动作，如果既往已存在腱内撕裂，发生断裂时，其症状和体征有可能不会非常明显。尽管大部分患者都会在受伤当时立即前往医院就诊，但是，如果症状和体征不是特别明显，患者也常常会在急性期对其忽视，而在后期以步态改变、肿胀、足跟行走等原因去医院寻求诊治。

跟腱腱病常常导致踝关节后方和后足跟疼痛，运动后症状加重。非止点性跟腱腱病高发于跑步运动员，常常表现为跟腱止点上方的酸痛感，有时可合并肿胀[104]。在早期阶段，疼痛常常出现在长跑之后，但是病情会逐渐加重，最终休息时也会出现疼痛症状。止点性跟腱腱病多见于运动员，但它与患者的年龄、跟腱的变性关联更加密切。患者疼痛部位多见于跟腱止点正中，有时也可见于跟腱的外侧和内侧。运动、爬楼梯以及在硬质地面上跑步也会使症状加重。早期阶段，症状仅见于剧烈运动之后，随着病程的进展，在休息时也会有症状[105]。

体格检查

患者俯卧位下，检查双侧下肢可以为急性跟腱断裂的诊断提供充分的信息。在患者充分放松的情况下，屈曲膝关节，对双侧踝关节进行对比。正常情况

下，踝关节处于一个跖屈 20° 的位置。如果跖屈角度降低或角度不对称，提示跟腱延长。在断裂部位可以扪及明显的间隔以及压痛。如果是亚急性期的损伤，上述症状往往不明显。最常见的断裂部位在跟骨止点上 2~6 cm 的地方，这一区域是跟腱相对缺血的区域[106,107]。腓肠肌腱的全长都应该进行触诊，因为断裂的区域可能发生于从腱腹交界到跟骨止点间的任何位置。Thompson 试验是诊断跟腱断裂的比较经典的和最敏感的方法：让膝关节屈曲，挤压小腿三头肌并观察踝关节的屈伸活动[108]。如果踝关节有跖屈运动，就说明跟腱完好；如果踝关节跖屈活动消失，则说明跟腱连续性中断（图 118.13）。

非止点性跟腱腱病一般在跟腱止点近端扪及压痛及肿胀。与跟腱断裂一样，发病部位多见于跟骨止点上 2~6 cm 的位置（图 118.14）。常常可以扪及肌腱的局部增粗和压痛。对双下肢力线进行评估是非常关键的，包括双下肢等长性，有无高弓足或平足畸形等。

止点性跟腱腱病症状是局限于跟骨后方跟腱止点处的压痛。尽管没有明确的特异性，但是止点正中处的压痛一般与止点性跟腱病有关，而跟腱止点内外侧，尤其是内侧的压痛常常与跟骨后滑囊炎有关。跟骨后止点或止点外侧常常可以看到跟骨后突异常突起。当跟骨后上方出现这种骨性的异常突起时，一般

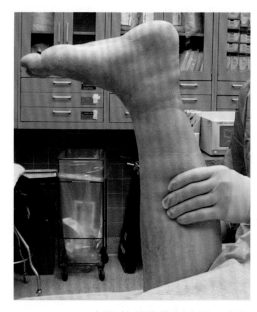

图 118.13 Thompson 征阳性是指挤压小腿三头肌时，踝关节被动的跖屈活动消失（From Joos D, Tran N, Kadakia AR. Achilles tendon disor-ders. In: Miller MD, Sanders TG, eds. *Presentation, Imaging and Treat-ment of Common Musculoskeletal Conditions: MRI-Arthroscopy Correlation*. Philadelphia: Elsevier; 2012.）

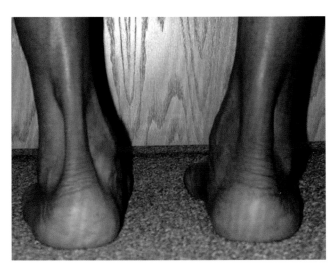

图 118.14 右侧跟腱变性。与健侧腿相比，受累的右侧踝关节处可见跟腱增粗（From Joos D, Tran N, Kadakia AR. Achilles tendon disorders. In: Miller MD, Sanders TG, eds. *Presentation, Imaging and Treatment of Common Musculoskeletal Conditions: MRI-Arthroscopy Correlation.* Philadelphia: Elsevier; 2012.）

被称为 Haglund 畸形［或后足跟撞击（pump bump）］。对于可能存在跟腱腱病的患者，还应进行 Silfverskiöld 试验对腓肠肌的张力进行评估。

影像学

应对大部分跟腱断裂和所有的跟腱腱病患者进行标准的踝关节 X 线检查。对于跟腱断裂的病例，评估是否存在跟腱止点撕脱是非常关键的，尽管这种损伤非常罕见，而且在体格检查时会有所提示。

局部软组织增粗或钙化可见于非止点性跟腱腱病患者，但是在止点性病变中，往往能够在止点处看到巨大的骨刺和 Haglund 畸形或者腱内的钙化灶。软组织增宽影一般提示肌腱退变。

超声和磁共振检查对跟腱疾病的诊断是非常有价值的工具，尽管对于大部分病例来说并不是必需的。对于急性跟腱断裂来说，超声检查可以用来探查跟腱断裂的近端[109]。可以分别在踝关节中立位和跖屈 20°位对断裂跟腱的缺损部位进行动态观察，为后期治疗方案的制订提供参考依据。对于诊断不明确的跟腱断裂或陈旧性跟腱断裂病例来说，MRI 检查是非常具有临床价值的，但是，最近的研究表明，体格检查对急性跟腱断裂诊断的敏感性要高于 MRI 检查[110]。

对于跟腱腱病来说，超声检查可以用来观察肌腱内新生的血管，以评估肌腱退变的程度[111]。磁共

振检查可以对跟腱变性的程度进行分级，并且能够将腱内病变与肌腱周围病变鉴别开来（图 118.15 和图 118.16）。磁共振检查也可以用来预测止点性跟腱腱病保守治疗的效果[112]。这两种检查手段都有助于治疗的选择和手术方案的制订。

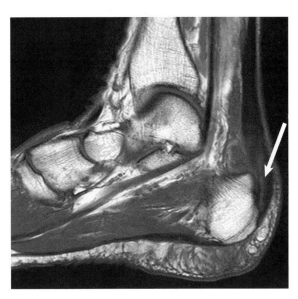

图 118.15 止点性跟腱腱病的 T_1 加权磁共振成像。可以看到跟腱止点处肌腱呈中等信号和增粗改变（箭头）（From Joos D, Tran N, Kadakia AR. Achilles tendon disorders. In: Miller MD, Sanders TG, eds. *Presentation, Imaging and Treatment of Common Musculoskeletal Conditions: MRI-Arthroscopy Correlation.* Philadelphia: Elsevier; 2012.）

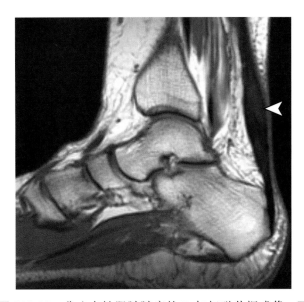

图 118.16 非止点性跟腱腱病的 T_1 加权磁共振成像。可以看到肌腱中等信号改变和纺锤样增粗（箭头）（From Joos D, Tran N, Kadakia AR. Achilles tendon disorders. In: Miller MD, Sanders TG, eds. *Presentation, Imaging and Treatment of Common Musculoskeletal Conditions: MRI-Arthroscopy Correlation.* Philadelphia: Elsevier; 2012.）

决策原则

随着手术治疗技术和康复技术的提高，对于急性跟腱断裂来说，手术和非手术治疗一直存在争议[113]。已有多项研究对保守治疗和手术治疗的效果进行了对比[114-120]。而且，无论是保守治疗还是手术治疗，均采用了允许早期活动和保护下负重行走的康复方案，显著促进了患者的功能恢复[121-127]。尽管采用了新的康复流程，而且差异并不显著，这两种治疗方案的优缺点均保持不变。保守治疗的优势在于避免了手术治疗的风险（或劣势）：伤口愈合问题、瘢痕以及费用。而保守治疗的缺点也一直保持不变，例如：更高的再断率，以及与手术治疗相比存在力量和耐受性降低的缺点。近年来，多个研究对采用现代康复流程的保守治疗和手术治疗进行了再评估。Willits 等[124]认为两者具有相同的再断率，并且手术治疗与保守治疗相比，临床上没有显著差异，而且手术治疗存在较高的并发症（18% 比 8%）。但是，对踝关节极度跖屈的力量进行评估（240°/s）发现，手术治疗的跖屈速率（患侧腿 / 健侧腿比较）要显著高于保守治疗的速率。但是，研究中并没有对这个指标的临床相关性进行阐述。Nilsson-Helander 等[125]对术后 12 个月的病例进行了随访，认为手术治疗和保守治疗在功能效果评分上没有差异，手术治疗的再断率为 4%，而保守治疗的再断率为 12%（两者在统计学上差异没有显著性）。尽管在随访病例中，深静脉血栓的发病率高达 34%，但是，其他的并发症均存在于手术病例中，大部分病例是与手术瘢痕有关。最近的两个随机对照研究也表明，在跟腱特异性的功能评分方面，手术治疗与保守治疗间的差异没有显著性。然而，在两个研究的手术治疗组中，均存在手术切口感染的问题。保守治疗的再断率分别为 10% 和 14%，而手术治疗组中，再断率分别为 0% 和 3%[126, 127]。在 Lantto 等的研究中，发现手术后 18 个月，小腿三头肌的力量得到了明显的改善[127]。一个随机对照的系统回顾性研究发现，再断率明显下降（手术组的 3.6% 与非手术组的 8.8% 相比），但是，手术并发症明显升高；两个组的肌肉力量恢复差异则没有明确的结论[128]。尽管如此，最近的荟萃分析认为，进行康复训练之后，手术治疗和保守治疗的再断率是一样的，而且，除了再断率之外，手术治疗的其他并发症发生率高达 15.8%[129]。尽管很多文献对于普通人群的保守治疗效果持支持态度，但是大多数手术医生仍旧认为，对于运动员群体来说，手术是最可靠的治疗措施，最有利于恢复伤者的肌肉力量和高水平运动的能力。

在每个患者选择治疗方案之前，应对其优缺点进行一个简明的阐述。

保守治疗一直是跟腱腱病的第一选择。如果经过最初的保守治疗，例如休息、调整运动方式、调整穿鞋习惯以及离心运动治疗等效果欠佳，应针对患者的个体差异采取侵入性或非侵入性的治疗措施。无创性治疗措施包括：超声、低强度激光治疗、冲击波治疗以及硝酸甘油贴片[104]。侵入性治疗包括：血小板富集因子注射、增生疗法（prolotherapy）和抑肽酶注射（aprotinin injection）。针对止点性跟腱腱病类似的治疗方法包括冲击波治疗和硬化剂注射治疗[105]。因其分解代谢功能和后期断裂的风险[130]，不推荐激素注射治疗。由于缺乏足够的文献支持，因此，并没有充分的证据推荐使用这些治疗措施，但是，非侵入性治疗相对来说是安全的，也将有益于某些患者。

无论是止点性还是非止点性跟腱腱病，当保守治疗无效的时候，应考虑手术治疗。手术的种类比较多，因此难点在于如何选择正确的手术方案。对于非止点性跟腱腱病来说，可以采用微创的手术方式，比如：对于轻度或中度的局限病变来说，可采用经皮纵向肌腱劈开，或肌腱清除术。对于中度或重度的肌腱腱病，可采用切开手术治疗，主要包括肌腱清理、腱鞘滑膜切除或者屈踇肌腱转位术[131-134]。止点性跟腱腱病手术治疗策略的制订取决于跟腱变性累及的范围和程度。切开跟骨后滑囊减压和跟腱清理，以及 Haglund 畸形切除术可适用于持续性疼痛但是没有或仅有轻微跟腱变性的患者，对于病变累及范围更加广泛的患者来说，应进行更加广泛的跟腱末端清理、跟腱止点重建或者屈踇肌腱转位手术[135-139]。最后，单纯的腓肠肌延长术也适用于止点性或非止点性的跟腱腱病以及跟腱过紧的患者[140]。

治疗策略

对于保守治疗的急性跟腱断裂应采用现代的康复流程进行治疗。这个康复流程是由 Willits[124]和 Tan[141]等提出来的。这个方案包括开始 2 周跖屈位固定，4～6 周时，垫高足跟的情况下逐渐负重，限制踝关节背伸角度的关节屈伸活动练习。物理治疗方案包括穿垫有足跟垫的鞋，以离心力量练习为主的开链康复运动，在第 10 周的时候开始进行持续性抗阻练习（表 118.1）。

表 118.1	急性跟腱断裂保守治疗原则
时间	治疗方案
受伤时评估	B 超或 MRI 检查显示，踝关节极度跖屈时跟腱断端距离小于 5 mm，踝关节中立位时断端距离小于 10 mm，在踝关节跖屈 20° 时，75% 的肌腱组织可以复位
受伤时的治疗方案	石膏固定踝关节于极度跖屈位，限制背伸活动，避免负重
2 周后评估	更换为可拆卸石膏或跟腱靴，踝关节跖屈 20° 位固定，足跟处垫 2 个高度为 1cm 的足跟垫，只要能够耐受即可负重行走，跟腱靴需 24 小时佩戴
4 周后评估	临床检查：进行触诊，了解跟腱连续性是否恢复，建议复查 B 超或 MRI 检查明确跟腱断端靠拢，没有间隙；如果跟腱断端没有靠拢，则建议手术治疗；间断脱掉跟腱靴，踝关节主动背伸到 0°，被动跖屈活动练习，练习频次：5 分钟 / 小时。
6 周后评估	临床检查：评估跟腱连续性，去掉一个 1 cm 高的足跟垫，继续主动背伸到 0°，被动跖屈康复练习，开始进行物理治疗，包括本体感觉练习，以及脱掉跟腱靴进行非负重的肌肉力量练习
8 周后评估	临床检查：进一步确认跟腱连续性恢复，进行 B 超或 MRI 检查确认跟腱断端完全靠拢，如果患者的跟腱愈合不良或连续性没有恢复，则考虑手术治疗，如果跟腱连续性恢复，则建议仅在白天佩戴不垫足跟垫的跟腱靴，并进行正规的物理治疗
10 周后评估	不再佩戴跟腱靴，但是 1 cm 高的足跟垫需继续垫 3 个月，可以骑健身自行车，继续进行物理治疗，穿带鞋跟的鞋负重行走，不能进行快速奔跑，直到可以去除足跟垫为止

手术治疗包括传统的切开修复和微创或小切口技术修复。常规切开手术入路一般位于跟腱的内侧，也有做中央切口和外侧切口的。可选择 Krackow、Bunnell 和 Kessler 等方式进行缝合。但是，Krackow 缝合法缝合强度最大[142]。可采用双线或 4 线缝合，4 线缝合的生物力学特性优于前者[143]。自从 1977 年 Ma 和 Griffith 等[144] 对经皮和小切口技术修复跟腱断裂的效果进行报道之后，该技术逐渐得到广泛的认可和推广。很多研究均对这一技术的效果进行了报道，并采用特殊设计的一些设备和技术以降低腓肠神经损伤的风险并确保缝线位于在腱围之内[145-148]。这两种

方法之间，没有一个比另一个更加值得推荐，但是，对于精英级运动员来说，大部分术者更推荐常规的切开手术治疗。

跟腱腱病的保守和手术治疗的选择可以参见前述"决策原则"部分。关节镜下跟骨后滑囊减压术已用于止点性跟腱腱病的治疗，并取得了良好的临床效果，但是，这种技术对于变性跟腱清理和钙化灶摘除方面还存在不足之处[149-151]。

术后处理

急性跟腱断裂修复术后康复遵从前述保守治疗中提到的快速康复方案（详见治疗策略部分）。术后 2 周开始早期活动和负重，术后 4 个月开始进行剧烈运动。术后 9 个月可恢复伤前体育运动。

对于进行跟腱清理和修复的非止点性跟腱病变来说，也可以采取类似的术后康复流程。对于止点性跟腱腱病手术来说，术后康复流程取决于手术涉及的范围。对于运动员来说，应尽可能保留跟腱的止点。对于屈踇肌腱转位的患者，负重时间应推迟到术后 4 周。如果做了跟腱止点重建，术后 3 个月内，应用跟腱靴进行固定以确保腱骨止点愈合。至少术后 12 个月后，才能完全恢复运动功能。

结果

最近有研究对急性跟腱断裂保守治疗和手术治疗的结果进行了对比，详见"决策原则"章节。在 1998 年，Speck 和 Klaue 等[153] 开展了一项前瞻性的研究，对 20 例跟腱断裂切开手术修复的病例进行了随访，所有患者术后 6 周内均佩戴可拆卸的足踝支具完全负重行走。所有患者均恢复到了伤前的运动水平，踝关节屈伸活动和等张肌肉力量与对侧相比没有显著差异。并且，没有出现二次断裂。在一项更大样本的前瞻性研究中，Mortensen 等[123] 随机选取了 71 例急性跟腱断裂修复病例，分别采用传统的术后康复治疗措施（例如：石膏固定 8 周）和踝关节短腿支具固定，术后 6 周内踝关节进行早期的有限活动。他们发现，与传统的石膏固定相比，进行早期活动的病例踝关节屈伸活动受限程度更小，而且患者能够更快地恢复工作和运动能力。在这两个组中，均未发现二次断裂病例。在 2007 年，Twaddle 和 Poon 等[122] 发现保守治疗和手术治疗的共同要点就是早期活动。在可拆卸支具保护下进行早期活动的前提下，手术治疗和非手术治疗的临床效果没有差别。这些研究表明，早期活动

📌 作者首选技术

跟腱断裂

对于急性跟腱断裂来说,切开手术有利于跟腱断端对合,并恢复跟腱的张力(图118.17)。患者俯卧位,手术切口位于跟腱的内侧。或者患者仰卧位,患肢极度外旋,做内侧切口并显露跟腱组织。这种体位常常适用于合并呼吸功能障碍的肥胖患者或气道有病变的患者。应锐性分离切开皮肤、皮下组织和腱周组织,避免皮缘血运受损。找到跟腱断端,进行血肿清理,应保留磨损的跟腱断端。采用2号PDS缝线在断端的远近端进行Krachow锁边缝合。也可采用更粗的5号不可吸收性缝线或缝合强度与传统5号缝线类似的新型2号缝线进行缝合。从内侧到外侧进行4~5股缝合可以达到足够的强度。笔者多采用4股缝线进行缝合修复,将后边的两股缝线交叉垂直穿过前边两股(例如:第一股冠状面进行缝合,第二股矢状面进行缝合)。踝关节处于跖屈20°~30°位时,将肌腱断端对合后缝线拉紧打结。缝合修复的目的在于尽量接近最大的张力范围,以确保断端能够承受康复过程中的牵拉张力。可采用3-0的PDS缝线连续缝合腱围。仔细缝合腱周组织和皮肤后,石膏固定踝关节于跖屈20°位置,并确保后方皮肤保持充分的血液灌注。

非止点性跟腱腱病:肌腱清理和纵向修复

进行肌腱清理和纵向劈裂修复时,患者多采取俯卧位,做跟腱旁内侧切口,切开腱周组织后显露跟腱。将变性增粗的肌腱纵向劈开,锐性分离并清理外观异常的变性肌腱组织,基本上肌腱变性内部纤维都要剔除,但是应仔细避免将肌腱切断(图11.18)。纵向缝合清理后的肌腱组织,进行管状成形处理,如有可能尽量缝合跟腱腱围和腱周组织。

止点性跟腱腱病:跟腱清理,Haglund切除,屈踇肌腱转位(年龄大于55岁),或者肌腱止点重建

做后正中切口,分离腱周组织,形成腱周软组织瓣以利于后期闭合伤口。纵向切开跟腱,将跟腱止点中央75%从跟骨止点处卸下来。注意保留跟腱止点内侧和外侧缘的附着部分。锐性切除清理变性跟腱组织,用骨刀从后方远侧向前方近侧切除跟骨结节后上部突出部分(Haglund畸形)。可以进行术中透视确保切除足够量的骨质以避免后期再发撞击症状。过度切除跟骨结节是没有必要的,而且会因为骨量丢失过多导致跟腱固定困难。在转位的屈踇肌腱远端,内、外侧分别置入2枚带线锚钉进行跟腱止点重建。也可采用4枚免打结锚钉对跟腱止点进行固定,增加跟腱组织与切除的跟骨骨面间的接触面积,并减少线结对伤口皮肤的影响。纵行劈开的肌腱可用0号或1号不可吸收性缝线进行缝合。仔细缝合腱周组织、皮下以及皮肤,石膏夹板固定踝关节于跖屈20°位。

屈踇肌腱转位(必要时采用)

分离深筋膜并辨认屈踇肌腱腱腹。将屈踇肌腱从纤

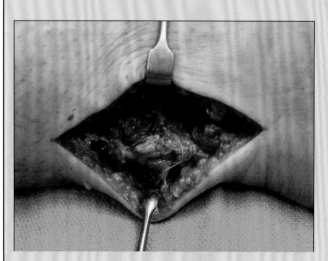

图118.17　跟腱修复术中所见。跟腱断端应完全对合,没有间隙(From Joos D, Tran N, Kadakia AR. Achilles tendon disorders. In: Miller MD, Sanders TG, eds. *Presentation, Imaging and Treatment of Common Musculoskeletal Conditions: MRI-Arthroscopy Correlation.* Philadelphia: Elsevier; 2012.)

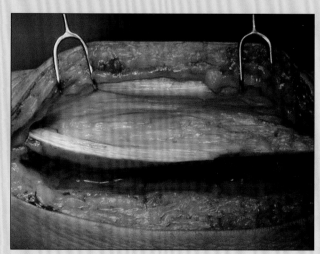

图118.18　跟腱腱病中间部分切除术中所见(From Joos D, Tran N, Kadakia AR. Achilles tendon disorders. In: Miller MD, Sanders TG, eds. *Presentation, Imaging and Treatment of Common Musculo-skeletal Conditions: MRI-Arthroscopy Correlation.* Philadelphia: Elsevier; 2012.)

📌 作者首选技术

跟腱断裂（续）

维 - 骨隧道内松解开来，并尽可能从肌腱的最远端切断。用 0 号不可吸收性缝线对肌腱进行标记。注意胫神经紧贴肌腱的内侧，避免造成损伤。测量肌腱的直径，克氏针从切除的跟骨骨面中央进针，从跖侧穿出，也可在术中透视引导下进行。用对应直径的钻头在跟骨上打骨道，骨道的直径应稍大于肌腱直径。将屈蹬肌腱从骨道内穿出，踝关节跖屈 5°，拉紧肌腱调整张力适中后，用界面螺钉固定。

或快速的功能康复流程，包括早期负重，有利于促进手术治疗和保守治疗患者的功能恢复。保守治疗和手术治疗的主要争议在于力量的差别和再次断裂的概率。尽管大多数研究都认为高水平运动员还是应该采取手术治疗。但是如何对"高水平"这个概念进行界定还存在争议。

小切口技术显示出良好的临床效果。最近的研究对辅助小切口技术的一些器械和设备进行了评估。Davies 等对 143 例术后患者进行了平均 25 个月的随访，发现这些患者取得了优异的跟腱断裂评分（Achilles Tendon Rupture Scores，ATRS）并且没有出现再次断裂，但是，有 2 例患者出现了腓肠神经卡压的症状[148]。Vadala 等报道了 36 名专业运动员中的 33 名在术后 10 个月恢复到了伤前的运动水平，并且没有出现再次断裂或腓肠神经损伤的情况[154]。但是，他们也提到，在随访 28 个月时，运动员的耐力降低了 6.78%。Hsu 等开展了一个大样本的单中心研究，对传统切开和小切口技术修复跟腱断裂进行了对比。所有 270 例手术病例（包括 101 例小切口技术修复病例，169 例常规切开修复病例）中，总的并发症发生率为 8.5%，但是没有出现再次断裂病例。关键的是，小切口手术和传统切开手术治疗病例之间，并发症的发生率差异没有显著性，而且，在接受小切口手术治疗组中，更多的病例能够在第 5 个月的时候恢复基本运动功能（98% 比 82%）[155]。

与其他治疗方式相比，离心锻炼可以明显提高非止点性跟腱腱病的保守治疗效果，主要原因在于能够改善其疼痛症状[156-158]。近年来，血小板富集血浆注射治疗的口碑不佳，而且，没有明确的对比性研究证实，这项技术对非止点性跟腱腱病治疗有效[159,160]。纵向的肌腱切除对于跑步运动员来说具有与良好的治疗效果[131]。在切开手术进行肌腱腱鞘滑膜切除和肌腱清理的病例中，治疗的成功率可高达 80%[133,161]。单纯的腓肠肌腱延长可以取得显著而持续的疼痛缓解效果，但是与对照组相比，其力量和耐力均会降低[140]。对采用屈蹬肌腱转位治疗严重慢性跟腱腱病的病例来说，其疼痛症状、功能结果以及患者满意度均能得到改善[134,162]。

对止点性跟腱腱病进行手术治疗可以取得类似的患者满意度和良好的功能结果。Yodlowski 等[136] 的研究中，跟骨后滑囊切开减压术后，90% 患者的症状完全消失或显著改善。

关节镜下跟骨跟突成形术后随访 5 年，AOFAS 评分从 52.6 分提高到 98.6 分[151]。Maffulli[163] 和 McGrarver[164] 等认为内侧入路和中间切口劈开跟腱入路也能够取得良好的临床效果。但是，也有一些因素会对术后效果造成负面的影响，包括腱内钙化灶、年龄超过 55 岁等[135,164]。Den Hartog 等[138] 认为屈蹬肌腱转位术后 AOFAS 评分可以得到显著提高，而且患者满意度超过 88%。Elias 等[139] 对这种术式开展了研究，也得到了类似的结果，患者满意度高达 95%，而且踝关节跖屈肌力和力量没有明显减退。Hunt 等在一个前瞻性的随机对照研究中，对采用和不采用屈蹬肌腱进行跟腱止点重建的病例进行了对比。他们发现无论是术后效果评分还是患者满意度，两个组间都没有明显差异，但是术后 6 个月到 1 年，屈蹬肌腱重建患者的踝关节跖屈力量可以得到显著改善[165]。

并发症

跟腱断裂保守治疗有可能会导致踝关节跖屈无力以及再断率增高，但是，对于保守治疗和手术治疗的跟腱再断率，现有文献尚无明确定论[128,129]。但是，保守治疗可以避免手术相关的一系列并发症，除了再断裂之外，这些手术并发症可高达 15.8%[129]。在一个统合分析中，报道了深部感染的发生率可达 2.36%，不包括美观因素的手术瘢痕导致的并发症可达 13.1%。在小切口修复跟腱手术中，最显著的并发症是腓肠神经损伤，在一个早期的研究中，发病率可达 13%[166]。采用改良的器械以确保在腱周组织内进行缝合，可以显著降低腓肠神经损伤的发生率[145,147,148,154,155]。跟腱断裂中深静脉血栓的发生率可高达 34%，在最近的大样本回顾性研究中，对医疗管理数据库进行了分析，发现深静脉血栓和肺栓塞的发生率分别为 0.43% 和 0.34%[125,167]。

一个大样本的回顾性研究对陈旧跟腱损伤术后患者进行了随访，发现术后并发症发生率高达 11%[168]。这些并发症包括皮缘坏死、感染、腓肠神经炎、深静脉血栓、瘢痕增生或痛觉敏感。跟腱断裂病例也有报道，但是相对少见[135, 169, 170]。在屈蹈肌腱转位病例中，锤状趾畸形和足底内侧神经被切断的并发症也有报道[171,172]。

未来展望

对于急性跟腱断裂，手术或者保守治疗的争论一直存在，但是对于高水平运动员来说，由于存在再断率和力量减退的风险，应首选手术治疗。应进行更多的前瞻性研究来明确小切口手术治疗急性跟腱断裂的效果，这一点对于运动员来说尤为关键。对技术和器械的改进能实现更加坚强的修复，并且有助于降低伤口愈合中的并发症。随着有创的非手术治疗跟腱腱病技术的进展，骨生物制剂或自体来源产品，例如血小板富集血浆，有可能会取得良好的治疗效果，并降低并发症发生率。

选读资料

文献：Huh J, Boyette DM, Parekh SG, et al. Allograft reconstruction of chronic tibialis anterior tendon ruptures. *Foot Ankle Int*. 2015; 36(10): 1180-1189.
证据等级：Ⅳ，治疗
总结：11 例进行异体肌腱游离移植包夹重建治疗的陈旧胫前肌腱断裂病例，取得了良好的术后效果，平均踝关节背伸力量可恢复至正常的 4.8/5，没有明确的异体肌腱或肌腱移植相关并发症。

文献：Lohrer H, Nauck T. Posterior tibial tendon dislocation: a systematic review of the literature and presentation of a case. *Br J Sports Med*. 2010; 44: 398-406.
证据等级：Ⅲ，治疗
总结：作者开展了一项系统回顾性研究，对 61 例胫后肌腱脱位病例进行了评估，包括临床症状、治疗方法、治疗预后。超过一半的病例在损伤当时诊断出现漏诊，83% 的病例进行了手术修复，其中的 80% 取得了优良的临床治疗效果。

文献：Michelson J, Dunn L. Tenosynovitis of the flexor hallucis longus: a clinical study of the spectrum of presentation and treatment. *Foot Ankle Int*. 2005; 26: 291-303.
证据等级：Ⅳ，治疗
总结：对 81 例有症状的屈蹈长肌腱鞘炎的临床症状和治疗效果进行了回顾性评估。64% 的病例保守治疗有效，23 例患者进行了手术治疗并取得了良好的效果（主要是进行了后踝关节的屈蹈长肌腱松解减压和滑膜切除）。

文献：Scholten PE, Sierevelt IN, van Dijk CN. Hindfoot endoscopy for posterior ankle impingement. *J Bone Joint Surg Am*. 2008; 90(12): 2665-2672.
证据等级：Ⅳ，治疗
总结：作者对 55 例创伤和慢性劳损性后踝关节撞击综合征进行后踝关节镜手术治疗的效果开展了一项回顾性综述。术后效果评分得到了显著的提高，并且平均重返运动时间为 8 周，病因为慢性劳损的病例术后效果要略好于创伤因素的病例。

文献：Krause JO, Brodsky JW. Peroneus brevis tendon tears: pathophysiology, surgical reconstruction, and clinical results. *Foot Ankle Int*. 1998; 19: 271-279.
证据等级：Ⅳ，治疗
总结：对 20 例腓骨短肌腱断裂病例进行了评估并建立了新的分级体系，将撕裂程度划分为大于或小于肌腱横截面积的 50%。对于 Ⅰ 度撕裂，可给予清理和修复，对于 Ⅱ 度撕裂，需要与腓骨长肌腱进行肌腱融合固定，大部分患者可以获得良好到优秀的临床效果，但是需要较长的时间才能恢复最大的功能。

文献：Eckert WR, Davis EA Jr. Acute rupture of the peroneal retinaculum. *J Bone Joint Surg Am*. 1976; 58: 670-672.
证据等级：Ⅳ，治疗
总结：对 73 例腓骨肌腱脱位的滑雪运动员进行了评估，并依据伸肌上支持带在腓骨后外侧撕裂的位置分为三级。手术治疗可以取得良好的效果，仅有 3 例出现再次脱位。

文献：Willits K, Amendola A, Bryant D, et al. Operative versus nonoperative treatment of acute Achilles tendon ruptures: a multicenter randomized trial using accelerated functional rehabilitation. *J Bone Joint Surg Am*. 2010; 92A: 2767-2775.
证据等级：Ⅰ，治疗
总结：作者对 144 例分别进行手术治疗和保守治疗的急性跟腱断裂病例进行了随机对照研究，这些病例均采用现代快速功能康复方案进行了康复治疗。在保守治疗和手术治疗组间，临床评分和临床表现在统计学上均无显著差异，再断裂率一致，但是手术治疗的并发症率略高。

文献：Hsu AR, Jones CP, Cohen BE, et al. Clinical outcomes and complications of percutaneous Achilles repair system versus open technique for acute Achilles tendon ruptures.

Foot Ankle Int. 2015; 36(11): 1279-1286.

证据等级：Ⅲ，治疗

总结：: 对270名进行手术治疗的急性跟腱断裂患者进行了随访，169例常规切开手术病例与经皮（或小切口）技术缝合的101例病例进行了对比。总的术后并发症发生率为8.5%，两个手术组间没有显著差异，也没有出现再次断裂病例。在术后5个月，经皮缝合手术组中，有更多的病例能够恢复伤前的运动水平（98% vs. 82%）。

（Todd A. Irwin　著　皮彦斌　译　陈临新　校）

参考文献

扫描书末二维码获取。

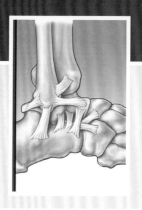

第119章

足踝关节软骨损伤

足踝关节骨软骨损伤

　　足踝关节骨软骨病变可发生在距骨、胫骨、跗骨、舟骨、楔形骨和跟骨等多个部位。骨软骨病变的病因复杂多样，创伤、体质、特发性和遗传性等因素均已被报道。目前大多数学者认为，这些变化由多因素引起。例如，运动可能会刺激骨软骨的变化，生长的骨骼更易受到体质因素的影响。一旦这一过程开始发生，反复的创伤或应力可能会延长康复时间或者导致畸形。骨软骨损伤缺损处通常被纤维软骨填充，但可能需要进行治疗以减轻疼痛症状或防止畸形出现。任何足踝骨软骨损伤的治疗必须遵循个体化原则，以迅速有效地恢复运动功能，尽可能避免出现畸形为目标。

距骨骨软骨损伤

病史

　　在新兵征募中，距骨骨软骨损伤（osteochondral lesions of the talus, OLT）的发病率以至少每年10万人中27例的速度上升[1]。大部分病变为单侧，但约10%的患者为双侧病变[2]。急性损伤的患者常出现踝关节或足部肿胀疼痛，缺乏特异性体征。慢性损伤的患者通常出现如交锁、打软脚、踝关节不稳定、持续疼痛肿胀等症状。有些患者只有剧烈运动才会引起踝关节疼痛。所有存在"反复踝关节扭伤"病史的患者都应考虑OLT。

　　骨软骨损伤常继发于慢性踝关节不稳定和骨折。25%~95%的慢性踝关节不稳定中发现骨软骨损伤[3-6]。Taga等[5]发现89%急性踝关节外侧副韧带损伤和95%慢性踝关节外侧副韧带损伤中合并骨软骨损伤，损伤时间越长，骨软骨损伤越严重。骨软骨损伤程度与外侧副韧带损伤程度无相关性。在一项前瞻性研究中，Stufkens等对288例踝关节骨折患者进行踝关节镜检查，发现距骨骨软骨损伤占65%，胫骨骨软骨损伤占50%，腓骨骨软骨损伤占39%[7]。根据美国足踝外科学会（American Orthopaedic Foot and Ankle Society, AOFAS）踝-后足评分，距骨前方和外侧的骨软骨损伤厚度超过1/2会显著增加预后不良的风险[7]。

体格检查

　　首先应对足踝关节的外观进行评估，以确定肿胀和淤斑的区域，这在急性损伤期是至关重要的。患者站立时应从前后两个方向对下肢的力线进行评估，以确定其是否存在需要纠正的胫骨远端内翻或外翻、后足内翻或外翻畸形，以提高远期疗效。应对足踝关节进行触诊以确定压痛的位置；触诊距骨穹窿的内侧角和外侧角时，应尽量使踝关节跖屈。对神经血管进行细致的检查是必要的。受累足踝关节的活动度应与对侧进行对比。通过踝关节跖屈和背伸位的前抽屉试验、距骨倾斜试验、踝关节内翻和外翻应力试验来对踝关节的稳定性进行评估。应排除其他软组织或骨性因素导致的损伤。

影像学

　　进行踝关节负重正侧位X线检查是必要的。除了正侧位X线片，还可以进行避免胫骨重叠的斜位和跖屈位X线片检查，有助于对病变进行更加清晰的显露。如果体格检查和X线片不能确诊OLT，计算机断层扫描（CT）或磁共振成像（MRI）等三维（3D）成像技术能提供更准确的信息。在一项MRI与CT对比研究中，MRI的敏感性为96%，特异性为96%，而CT的敏感性为81%，特异性为99%，但两者无统计学差异[8]。轴状位和矢状位可以确定病变的位置（前、中、后）及其深度和大小（图119.1）。MRI还可以显示足踝周围的软组织病变，尤其是可能同时存在的踝关节外侧副韧带、内侧副韧带和腓骨肌腱损伤。此外，在MRI上能够显示骨髓水肿，而在CT上不能显示[8]。

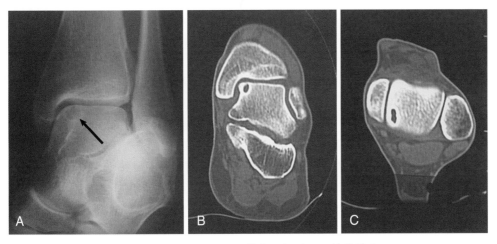

图 119.1 （A）距骨后内侧骨软骨损伤（箭头）。（B）CT 冠状位。（C）CT 轴状位（From In: Azar FM, Beaty JH, Canale ST, eds. *Campbell's Operative Orthopaedics*. 13th ed. Philadelphia: Elsevier; 2017.）

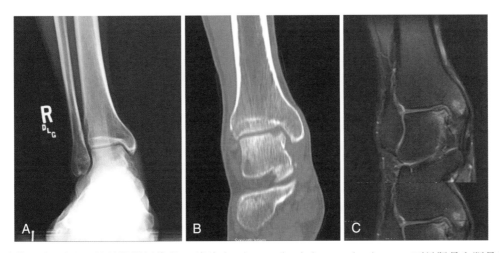

图 119.2 移位型（4 度）距骨骨软骨损伤的 X 线片（A）、CT（B）和 MRI（C）。MRI 可见胫骨和距骨的骨髓水肿

MRI 对术前评估和术后随访均有帮助，已成为无创诊断的金标准。Anderson 等[9]发现 T_1 加权像中的低信号是 1 度软骨损伤的早期和敏感表现。骨软骨碎片和距骨床之间的高信号被认为是不稳定骨软骨碎片的标志，软骨和软骨下骨间有关节液或纤维肉芽组织形成一般提示存在移位的骨软骨碎片。Anderson 等[9]认为 MRI 测量的损伤面积显著大于 X 线测量的结果，并且会影响到手术方案的规划。我们认为 MRI 能有效评估损伤的程度，发现移位的骨软骨碎片有助于手术方案的决策（图 119.2）。因此，MRI 能够比 X 线片或 CT 检查更准确地反映损伤的严重程度，也更加有助于术前的规划[8]。T_2 加权像中，OLT 边缘周围出现高信号显像一般提示为不稳定的软骨损伤[8]。在一项 22 例踝关节 OLT 研究中，Higashiyama 等[10]发现，100% 的病例中术前的低信号显像术后均消失，70% 的病例中术前的高信号显像术后均消失。异常信号范围的缩小或消失与临床结果密切相关，异常信号范围无变化的患者一般提示预后不良[10]。CT、MRI 和诊断性关节镜检查已被证实对 OLT 进行筛查的效果要显著优于病史、体格检查和 X 线检查[8]。单光子发射 CT（Single-photon emission CT, SPECT-CT）可以明确 OLT 是偶发性的还是有症状的[11]。SPECT-CT 可以鉴别成骨细胞的活力，从而将生物信息和解剖信息结合起来。基于 SPECT-CT 的成像结果，3 位骨科医生对 25 例病例进行了独立、双盲的评估，并对其中 52% 的病例的治疗方案进行了调整[11]。由于能够对软骨下骨和病灶的深度提供更多的信息，SPECT-CT 具备了更高的诊断价值[12]。Verhagen 等[8]对诊断性关节镜检查的诊断价值进行了评估，其敏感性和特异性分别为 100% 和 97%。在他们的研究中，关节镜检查将 2 例因关节退变导致

的软骨软化病例误诊为 OLT（假阳性）[8]。由于关节镜检查的有创性，以及术前能够对病灶进行三维立体的影像学评估，因此，关节镜检查不能作为 OLT 的首选检查方式。

治疗原则

对手术或保守治疗的选择主要取决于患者的症状、年龄、身体状况、运动功能水平和 OLT 病变大小。无症状或偶发性骨软骨损伤不应考虑手术治疗。Klammer 等[13]认为，对于希望保守治疗的无症状或有轻微症状的 OLT 患者，采用保守治疗并不会导致其在临床或影像学上病情恶化。在他们的研究中，对41 名患者的43 个踝关节进行了平均50 个月的随访[13]。诊断性踝关节注射有助于鉴别真正的导致踝关节疼痛的原因。机械性症状，如交锁、弹响、卡顿或功能性不稳，通常需要手术干预。OLT 合并慢性踝关节不稳定应同时进行手术治疗，并且这一策略已被证实疗效良好[14]。手术治疗不应仅限于年轻患者或运动员。Choi 等[15]回顾173 例关节镜治疗 OLT 的效果，发现不同年龄组之间没有差异。患者被分为6 组（<20 岁、20～29 岁、30～39 岁、40～49 岁、50～59 岁、>60 岁）[15]，平均随访时间为70.3 个月，所有年龄组术后临床结果均有显著改善[15]。虽然手术治疗对所有年龄段的人都有效，但一些研究表明，年龄的增长与较差的预后相关[16-18]。在 Cuttica 等[16]的一项研究中，33 岁以前，年龄和疗效有关；33 岁以后，年龄与不良预后无相关性。

手术方式的选择取决于 OLT 病灶的大小、位置以及最初保守治疗的效果。更大的 OLT 通常预后不佳。穿透侧壁的病变和面积大于 1.5 cm^2 的病变预后不佳，往往需要采用比关节镜清理和骨髓刺激（bone marrow stimulation, BMS）技术更加激进的术式进行处理[16]。虽然一些研究将面积大于 1.5 cm^2 的病变定义为"大面积"的 OLT，但最近的证据表明，对于面积大于 1 cm^2 或直径大于 1cm 的病变，采用骨髓刺激技术进行治疗，往往预后较差。在 2017 年的一项系统回顾性综述中认为，面积大于 107.4 mm^2 或直径大于 10.2 mm 与较差的临床预后相关，骨髓刺激技术只适用于更小的 OLT 病变[19]。

OLT 的病灶位置也决定了手术治疗方式的选择。大多数 OLT 发生在距骨的中内侧（4 区，24%[1]～53%[20]）和中外侧（6 区，26%[20]～49%[1]）（图 119.3）。探查并明确有无后方 OLT 是很重要的，因为

可能需要经踝关节镜入路、后踝关节镜或踝关节切开截骨才能对后方 OLT 进行探查和诊断（图 119.4）。仔细的病史采集和手术记录的回顾有助于明确患者的手术史和既往手术的经过。对于初次关节镜下 BMS 治疗失败的 OLT 患者，自体骨软骨移植（osteochondral autologous transplantation, OATS）比二次关节镜下 BMS 治疗更有效[21]。平均随访48 个月，OATS 在24 个月和12 个月时的术后视觉模拟评分（visual analog scale, VAS）和 AOFAS 踝-后足评分都优于 BMS 组[21]。

治疗选择
保守治疗

尽管据报道只有约 50% 的成功率，但是对于急性非移位性病变和囊性病变（根据 CT 确定），无论是否与踝关节相通，都应首先考虑进行保守治疗[22-26]。对于骨骼发育不成熟的患者，也可以尝试对陈旧的非移位的表浅病变进行保守治疗。对于存在陈旧性有症状的非移位病变，或有移位病变的成年患者，均不建议进行保守治疗[24]。

急性期、非移位性 OLT 的保守治疗一般包括早期的免负重石膏固定，然后开始逐渐负重，12～16 周后完全负重。决定进行手术治疗前，建议保守治疗的时间各不相同，一些作者建议6 个月[23]，另一些作者

前方

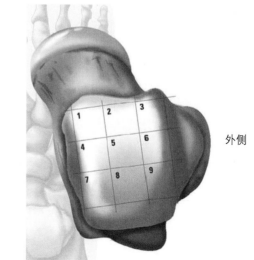

内侧　　　　　　　　　　　　外侧

后方

图 119.3　距骨骨软骨损伤的九宫格划分法（From Raikin SM, Elias I, Zoga AC, et al. Osteochondral lesions of the talus: localization and morphologic data from 424 patients using a novel anatomical grid scheme. *Foot Ankle Int*. 2007; 28:154-161.）

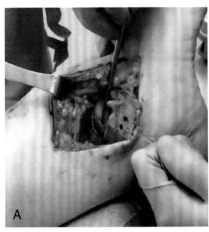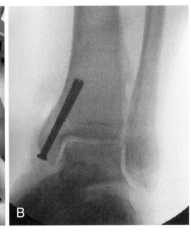

图119.4　治疗后方的距骨骨软骨损伤（OLT）或大面积OLT（采用骨软骨自体移植或大块同种异体移植）通常需要进行内踝或外踝截骨显露手术区域。作者首选的内踝截骨策略是人字形截骨术（A），用两个4.0 mm半螺纹空心螺钉固定（B）

建议12个月[22]。对于非移位的急性或创伤性OLT，磁共振检查1型或2型的患者，我们建议持续免负重石膏固定6~10周。对于囊性或非移位性OLT患者，我们建议经过3~6个月的保守治疗后，再考虑手术治疗。无论是成人或儿童，急性、移位的OLT均为保守治疗的主要禁忌证[27]。

　　根据35例陈旧性骨囊肿型OLT的保守治疗结果，Shearer等[24]认为：①保守治疗是一种可行的骨囊肿型OLT治疗策略，不会显著增加骨关节炎发生的风险；②大部分病变在影像学中是稳定的；③尽管对于部分患者来说，小的病变往往预后较好，而大的病变预后较差，但是病变大小的变化与临床结果没有明确的相关性；④轻度的骨关节炎影像学改变与临床预后无相关性；⑤陈旧性骨囊肿型OLT的病程多为良性，半数以上的患者经保守治疗症状会有改善；⑥外侧病变比内侧病变预后更好；⑦成年发病的患者往往比青少年发病的患者预后要好。然而，与之前的报道相反，最近的研究表明，患者的年龄并不是手术治疗临床效果的独立影响因素[15]。Alexande和Lichtman[28]认为，延迟治疗不会影响预后，但最近的研究对这一说法提出了质疑[17, 29, 30]。伤后病史超过1年或开始出现症状的病变往往预后较差[29]。

手术治疗

　　切开或关节镜下OLT手术治疗的选择通常基于以下原则之一：①无论有没有取出游离体，均应通过关节镜对病灶清理、钻孔或微骨折处理；②骨髓刺激技术能够诱导透明软骨或类透明软骨的再生；③自体或同种异体骨软骨移植；④将新鲜移位的OLT碎片进行距骨穹窿的复位固定，使其原位愈合（专栏119.1）。切开或关节镜手术的选择取决于术

专栏 119.1　距骨骨软骨病变的外科治疗方式

入路
- 关节镜
  - 前内侧和前外侧入路
  - 后侧入路处理后方病变
  - 经踝关节钻孔技术
- 切开
  - 前侧（前侧、前外侧、前内侧）关节切开
  - 内踝或外踝截骨处理后方病变

手术治疗
- 清理，取出游离体
- 骨髓刺激
  - 软骨成形术
  - 顺行或逆行钻孔
  - 微骨折
- 内固定
  - 无头螺钉、生物可吸收器材或克氏针
- 自体骨软骨移植（包括自体骨软骨移植系统）
  - 单柱
  - 双柱或多柱（马赛克技术）
- 同种异体骨软骨移植物（同种异体成块移植）
- 自体软骨细胞移植（传统ACI、CACI或MACI）
- 幼年关节软骨颗粒移植

辅助治疗
- 透明质酸加骨髓刺激
- 富血小板血浆加骨髓刺激
- 其他骨科生物学和辅助治疗技术（见正文）

ACI，自体软骨细胞移植；CACI，胶原覆盖的ACI；MACI，基质或膜诱导的ACI

者的经验、病变的程度和位置。更准确地说，手术技术包括切除、清理、刮除、钻孔和微骨折处理；新鲜骨软骨碎片的复位内固定以及植骨术；自体或同种异体骨移植术；自体软骨细胞移植术（autologous chondrocyte implantation, ACI）；以及逆行钻孔术。骨科生物技术和人工合成材料的进步提升了 OLT 治疗的效果。但目前大多数研究的证据等级较低（Ⅳ级和Ⅴ级）。

灌洗、清理、切除和骨髓刺激（刮除、钻孔和微骨折处理）。对于大多数微小、陈旧性、有症状的病变，一线治疗策略包括关节镜下灌洗、清理和骨髓刺激技术。关节镜灌洗和清理能够消除分解代谢因子和关节内游离体，从而改善相关的临床症状。然而，这种技术不推荐单独使用，应与骨髓刺激技术相结合（病灶刮除、钻孔、微骨折）才能取得更好的治疗效果 [25, 31]。

骨髓诱导修复技术，如刨削、钻孔和微骨折，旨在刺激骨髓中潜在的软骨干细胞再生。对软骨下骨进行钻孔可以释放这些细胞到软骨缺损区域。这些干细胞在软骨缺损处形成纤维蛋白凝块，并产生由成软骨细胞、软骨细胞、纤维细胞和保护表面免受过度负荷的不定型基质组成的纤维软骨组织团块。这些修复技术的缺点是由Ⅰ型胶原构成纤维软骨基质，其力学性能较弱，缺乏以Ⅱ型胶原为主的透明软骨所具备的正常生物力学和黏弹性特征 [32]。

一般级别的证据（B 级）支持骨髓刺激技术作为软骨和骨软骨损伤的一线治疗策略或作为关节镜治疗失败后的二次手术治疗策略 [27, 33]。最近研究表明初次关节镜手术失败后，骨软骨移植术比微骨折术疗效更好 [21]。大多数作者将直径小于 1.5 cm 作为小面积 OLT 的诊断标准 [27]。然而，这个标准从 0.8 cm 到 2.0 cm 不等 [32]。也有其他作者使用大于 1.5 cm^2 的面积来定义大面积 OLT。关节镜检查的结果似乎优于切开手术 [27]。2017 年的一项系统回顾报告显示，在 10 项研究（1053 名患者）中，BMS 治疗的成功率为 82.1% [19]；这与 2010 年一项包括 18 项研究（388 例患者）的系统评价一致，其报告成功率为 85%（范围为 46% ~ 100%）[26]。不进行植骨处理，微骨折技术治疗合并囊肿的 OLT 优良率为 74% [35]。作者还发现，囊性和非囊性的小面积 OLT 之间，术后 AOFAS 评分没有显著差异 [35]。如果覆盖的软骨是完整的，顺行或逆行钻孔也可以有效地起到骨髓刺激的效果。具有一致阳性结果的证据（Ⅳ级）可作为 B 级推荐标准，推荐在覆盖完整软骨的情况下进行顺行或逆行 OLT 钻孔 [27]。尽管顺行（经胫骨）和逆行（经距骨）钻孔很容易操作，但都会导致软骨损伤和骨坏死。一些作者主张在软骨和软骨下骨完整的情况下对有症状的 OLT 进行逆行钻孔 [36, 37]。

内固定。固定装置包括不可吸收或生物可吸收的固定针、钉或无头螺钉（图 119.5）。新鲜 OLT 的固

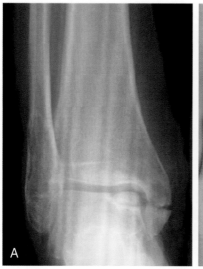
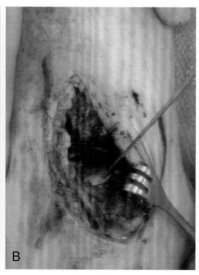
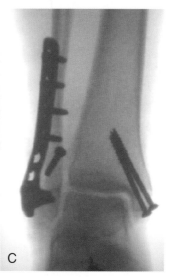

图 119.5　（A）急性的合并距骨骨软骨损伤的踝关节骨折。（B）用克氏针钻孔放置可吸收棒进行固定。（C）完成固定（From Richardson DR. Sports injuries of the ankle. In: Azar FM, Beaty JH, Canale ST, eds. *Campbell's Operative Orthopaedics*. 13th ed. Philadelphia: Elsevier; 2017.）

定效果明显优于陈旧 OLT 的治疗效果。只有病变大于 8 mm 才能放置内固定进行有效的固定。

透明软骨修复。对于大于 1.5 cm² 的缺损，通常推荐采用软骨修复技术 [16, 38]。这些技术包括自体和异体骨软骨移植、ACI（包括传统 ACI、胶原覆盖 ACI 和基质诱导 ACI），关节镜下异体或自体移植，以及新鲜来源的骨软骨移植。富血小板血浆（platelet-rich plasma, PRP）、干细胞诱导的植入物或支架，也可以实现透明软骨或透明样软骨的修复。这些技术将在本章的后续部分详细描述。这些手术的禁忌证包括同时累及胫骨和距骨的双极（对吻）损伤，以及终末期广泛的关节炎患者 [39, 40]。

自体和同种异体骨软骨移植。骨软骨移植技术包括自体骨软骨移植术（OATS）或马赛克移植技术（多个自体骨软骨柱移植），需要从供区（如股骨髁外上嵴或髁间窝）获取移植物后，插入到 OLT 损伤区域。这些术式通常用于中大面积的 3 型或 4 型病变。由于存在供区并发症的风险，促使我们从股骨髁以外的区域进行取材（如距骨穹窿前部），或采用同种异体移植物进行软骨修复。

新鲜冷冻的同种异体移植物（大块距骨骨软骨移植）也可用于大面积的 OLT 治疗，尤其是距骨肩部损伤，以及那些形状特异的、难以用距骨以外的移植物进行匹配的病变 [41]。这种技术的另一个好处是避免了供区的并发症。Gross 等 [42] 将直径≥1 cm、深度≥5 mm 且不能进行内固定的病灶列为这种技术的手术指征。Hahn 等 [43] 列出了新鲜冷冻同种异体移植手术的适应证：①病变的直径在 MRI 上测量大于 1 cm，②距上次手术治疗超过 6 个月，③轻度或无踝关节的退行性病变，④关节活动度正常，⑤骨骼发育成熟的患者。Hahn 等移植的新鲜冷冻同种异体骨平均大小为 1.9 cm × 1.4 cm（2.7 cm²）；在另一项研究中，平均尺寸为 3.6 cm² [44]。软骨细胞的生存能力是首要关注的问题，在供体死亡后 24 小时内获取移植物并保存在 4℃ 是非常重要的。一项研究发现，在无血清改良培养基中保存 14 天后，细胞活力轻度下降，但在 28 天后，存活率明显下降 [45]。因为大多数组织库需要 21 天的筛选过程，以最大限度地降低疾病传播的风险，在筛查完成后 3 天内，移植物不会被发放，因此，最快的移植时间为 24 天。考虑其他因素，如日程安排等，也可能延迟植入的时间。幸运的是，这些同种异体骨的生物力学特性即使在移植后 28 天也不会变得更差。最近的研究表明，与目前的方案相比，在更高的温度

（25℃ 和 37℃）下保存同种异体骨软骨移植物，可将最佳组织植入的时间窗从疾病检测完成后的 14 天增加到 42 天 [46, 47]。

其他较少见的自体移植手术（骨膜骨移植和游离血管化的自体移植物）。大面积的 OLT 传统上可采用自体骨软骨移植或新鲜冷冻同种异体骨软骨移植。然而，一些作者描述了使用胫骨远端内侧的骨膜骨移植治疗较大面积的 OLT 以及取自胫骨内髁的带血管骨游离移植治疗大面积的肩部 OLT [48, 49]。这些自体移植技术报道较少，并且并不能实现 OLT 的透明软骨修复。

自体软骨细胞传统移植或基质诱导下移植。ACI 主要适于大面积的、边界完整的 3 型或 4 型软骨损伤、合并广泛软骨下囊变的大面积软骨损伤以及既往手术失败的病例。根据 Ferkel 和 Hommen 的研究 [40]，ACI 适用年龄在 15 ～ 55 岁之间、没有关节力线不正或退行性病变或关节不稳的患者。第一代技术，传统的 ACI 从股骨远端获取 200 ～ 300 mg 的自体软骨细胞。体外培养 2 ～ 5 周后，将细胞植入缺损区。收集自体骨膜瓣，缝合在植入的细胞上，并用纤维蛋白胶密封 [50]。第一代 ACI（传统 ACI、骨膜型 ACI）在技术上具有一定难度，需要获取骨膜，并伴有骨膜增生、分层和移植失败等并发症 [51, 52]。第二代技术，胶原覆盖的 ACI（collagen-covered ACI, CACI）涉及使用生物降解胶原膜 [52]。与传统的 ACI 一样，CACI 也需要进行切开手术。第三代技术，基质或膜诱导 ACI（membrane-induced ACI, MACI）收集、接种、增殖软骨细胞后，接种于Ⅰ型/Ⅲ型胶原膜上，并植入损伤区域。其他类型的基质已用于 MACI 技术，包括混合凝血酶和纤维蛋白凝胶基质 [53]。

由于考虑到从股骨远端取材后供区的并发症，也有选择其他供区取材的 [54, 55]。Giannini 等 [41] 和 Kreulen 等 [56] 使用剥脱的距骨骨软骨和软骨碎片做为软骨细胞来源，而 Lee 等 [53] 使用跟骰关节的骰骨关节面作为软骨细胞的来源。

新的骨生物技术或人工合成材料治疗技术。新的骨生物治疗和人工合成材料治疗技术包括同种异体幼年关节软骨颗粒移植（particulated juvenile allograft cartilage, PJAC）；同种异体软骨细胞外基质（ECM）；自体软骨形成诱导基质（autologous matrix induced chondrogencsis, AMIC）；BMS 联合使用透明质酸（HA）、PRP、血小板源性生长因子（platelet-derived growth factor, PDGF）、骨髓抽提物（bone marrow aspirate, BMA）或细胞及间充质干细胞（mesenchymal stem cell, MSC）；以及人工合成的骨移植替代物。

　　PJAC（DeNovo NT Natural Tissue Graft，Zimmer，Warsaw，IN）是一种一次性完成的手术技术，适于年纪轻（<50 岁）、缺损面积大（>1 cm²）病灶以及既往微骨折治疗失败的 OLT 患者。PJAC 的技术包括软骨缺损区域的清理和干燥（图 119.6a），植入纤维蛋白胶（图 119.6b），放置软骨颗粒（见图 119.6c），再用纤维蛋白胶进行密封（见图 119.6d 和 e）。

　　同种异体软骨 ECM（BioCartilage，Arthrex，Naples，FL）由软骨的组织成分构成，含有 II 型胶原、蛋白聚糖和生长因子。同种异体软骨 ECM 修复小面积 OLT 的手术，是一种一次性完成的关节镜微创手术，对 OLT 进行微骨折处理后，将同种异体软骨 ECM 填充到软骨缺损区域进行修复[58]。

　　用于 OLT 治疗的 AMIC 技术过程包括：微骨折处理软骨病灶、软骨缺损区域植入猪来源 I / III 型胶原基质（chondro-Gide，Geistlich Surgery），并用纤维蛋白胶（Tisseel，Baxter，Deerfield，IL）进行固定[59,60]。

　　由于 HA 具有高黏度和关节保护作用，在 BMS 中添加 HA 可以改善临床疗效和 MRI 结果[61-64]。添加 PRP 的 BMS 在 OLT 的治疗上，理论上具有诱导细胞有丝分裂、生物趋化、血管新生和血小板分化的

功能[62,63]。将 BMA 添加到组织工程支架中，有助于将自体的、髂骨来源的骨髓干细胞植入 OLT 缺损区域，具有一次性关节镜手术的优点[65-67]。在 BMS 联合 MSCs 移植治疗，通过添加外源性的 MSCs 并诱导其分化为成软骨细胞和成骨细胞，可以提高 OLT 的愈合效果[68,69]。在 BMS 处理后，将重组人来源血小板衍生生长因子（PDGF）与 β - 磷酸三钙载体（rhPDGF/ β -TCP）填充在 OLT 缺损区域，并用纤维蛋白胶进行封闭，理论上可以诱导细胞的有丝分裂、生物趋化、成骨细胞和成软骨细胞活性，提高 OLT 的治疗效果[70]。目前关于 rhPDGF/ β -TCP 治疗 OLT 的研究相对较少[70]。

　　目前尚无足够的证据支持 Tru-Fit（Smith & Nephew，Andover，MA）等人工骨替代物或骨栓填充物的临床应用效果，Tru-Fit 是由三磷酸钙人工骨替代物与聚 DL- 丙交酯 - 聚乙交酯软骨基质复合构建而成的[71]。

　　尽管这些骨生物技术和人工合成材料治疗技术的面世为 OLT 的治疗提供了新的思路，但在目前的文献中很少有更高质量的研究成果支持这些技术的临床效果。

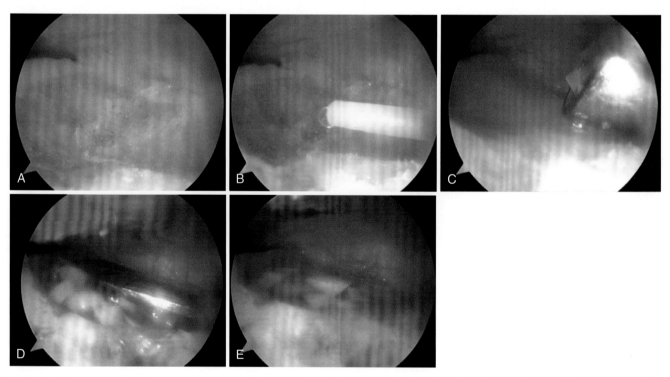

图 119.6　关节镜下幼年关节软骨颗粒移植手术。（A）骨软骨病变区域的骨床清理和刨削，与往常关节镜下清除术一样。清除关节内灌洗液，使新鲜化的骨床干燥。（B）在损伤区域基底部铺上纤维蛋白凝胶。（C）将幼年关节软骨颗粒通过套管输送到损伤部位。（D）用适当的工具将置入的软骨颗粒展平并铺开。（E）用另一层纤维蛋白胶密封移植的软骨颗粒，使其凝固

结果

大部分关于 OLT 临床治疗的文献主要是病例序列研究（证据级别Ⅳ级）和回顾性队列研究（证据级别Ⅲ级），很少有前瞻性队列研究或随机对照研究（证据级别Ⅰ级和Ⅱ级）。对于某些技术来说，这些病例的样本量太少，随访时间太短，因此，无法提出明确的推荐建议。对 OLT 的大小进行测量的技术也存在差异，CT 和 MRI 检查对 OLT 大小的测量结果也不尽一致。在查阅和阐述这些关于 OLT 治疗的研究时，应该考虑到这一点。

对软骨损伤修复（如微骨折、OATS 或 ACI）的效果进行无创性随访是比较常见的。为了避免使用含糊不清的术语，文献中使用磁共振检查软骨组织修复（MOCART）评分体系对术后的软骨修复效果进行评估[72]。这个评分系统对透明软骨和纤维软骨的不同结构、软骨缺损的填充程度、损伤边界的整合情况以及软骨下骨的特征进行了描述（表 119.2）。

保守治疗

Shearer 等[24] 回顾了 35 例 OLT 的保守治疗结果，认为保守治疗也适用于陈旧性合并囊性变的 OLT（5型），并且，很少或几乎不会进展为骨关节炎。54%的患者临床效果为良好或优秀，17% 临床表现尚可，29% 的患者临床表现较差[24]。Shelton 和 Pedowitz[73] 的报道中，对Ⅱ和Ⅲ型软骨损伤进行保守治疗，仅有25% 的患者获得了满意的结果。Klammer 等[13] 报道了 43 例经保守治疗的，小面积或无症状的 OLT，最

专栏 119.2　磁共振检查软骨修复组织评分的变量

- 缺损修复和填充的程度（完全、肥大、不全）
- 整合到边缘区（完全、不全）
- 修复组织的表面（完整、受损）
- 修复组织的结构（均匀、不均匀）
- 信号强度
- 软骨下层（完整、不完整）
- 软骨下骨（完整、不完整）
- 粘连（无、有）
- 积液（无、有）

See original article cited for full description.
From Marlovits S, Singer P, Zeller P, et al. Magnetic resonance observation of cartilage repair tissue (MOCART) for the evaluation of autologous chondrocyte transplantation: determination of interobserver variability and correlation to clinical outcome after 2 years. *Eur J Radiol*. 2006; 57: 16-23.

小直径为 4 mm。初始 MRI 病灶平均大小为 9.6 mm（宽）× 15.6 mm（长）× 8.6 mm（深）[24]。他们认为这些 OLT 的病灶不会扩大且踝关节不会进展为骨关节炎[24]。对 14 项研究中的共 201 例患者进行了系统回顾性研究，发现Ⅰ型、Ⅱ型和Ⅲ型 OLT 保守治疗的成功率仅为 45%，而陈旧性损伤保守治疗的成功率为 56%[25]。

手术治疗

灌洗、清理、切除和骨髓刺激（刨削、钻孔和微骨折处理）。Verhagen 等[25] 对多篇文献进行系统回顾后认为，手术成功率最高的方法是切除、刨削和钻孔的联合治疗，其次是切除和刨削联合治疗，最后是单纯刨削治疗。单纯切除的总体成功率为 38%，个别研究中的成功率在 30%~100%。切除和刨削联合的成功率为 76%（53%~100%）。联合切除、刨削、钻孔或 BMS 处理的成功率为 85%（33%~100%）。关节镜手术成功率（84%）高于切开手术（63%）。有28%~93% 的患者在进行 BMS 处理后，可以获得较好的临床效果。Ferkel 和 Hommen[40] 报道的 64 例病例中，术后优良率为 72%；Taranow 等[37] 报道，平均随访 24 个月，16 例逆行钻孔的成功率为 81%。Becher 和 Thermann[74] 报道，平均随访 2 年，30 例患者微骨折术后的优良率为 83%，满意率为 17%。2017 年的一项系统综述中，评估了 25 项研究中的共 1868 例采用 BMS 治疗的踝关节 OLT 病例，认为 BMS 能够显著改善 OLT 的术后评分[19]。14 项研究显示 AOFAS 踝-后足评分从术前的 62.4 提高到 83.9；10 项研究报道平均随访 56 个月后，手术成功率为 82.1%[19]。

Polat 等[75] 报道了 82 例平均损伤面积为 1.7~0.7 cm^2 的 OLT 病例，进行关节镜清理和微骨折处理后的长期随访结果（平均随访 121.3 个月，61~217个月）。患者术后的 AOFAS 踝-后足评分（85.5）和 VAS 评分（1.8）得到了持续改善，没有出现 4 度骨关节炎的病例，仅有 32.9% 的患者进展为 1 度骨关节炎。

为了明确软骨下骨囊肿的存在是否会影响关节镜下微骨折或关节打磨成形的治疗结果，Han 等[35] 比较了 20 例有囊肿的和 18 例无囊肿的 OLT 患者术后疗效，未发现显著差异。他们认为，小的囊变可以通过关节镜微骨折或关节打磨成形术来治疗。Lee 等[76] 比较了 102 例进行关节镜清理和 BMS 处理的囊性和非囊性 OLT（<2.0 cm^2）病例，平均随访 48 个月，

囊性和非囊性 OLT 的平均面积分别为 100.9 mm^2 和 99.3 mm^2。所有 OLT 均未给予植骨治疗。两组病例在术后功能或影像学评分上均未发现显著的差异。

病灶大小可能在微骨折的预后中具有重要作用。Choi 等[77] 报道，MRI 测量面积大于 150 mm^2 的病灶会显著增加手术失败风险（有 80% 的失败率，相对来说，面积小于 150 mm^2 的病灶，失败率仅为 10.5%）。Cuttica 等[16] 报道，OLT 面积大于 1.5 cm^2 的患者预后更差（OR 值 1.4）。2017 年的一项系统综述中报道，病灶面积大于 107.4 mm^2 或直径大于 10.2 mm 是预后不良的指标，因此，BMS 更适于面积或直径小于此标准的 OLT 病例[19]。

Savva 等[78] 报道，在 215 名接受关节镜治疗 OLT 的患者中，有 12 名患者在关节镜下反复清理，但没有进行钻孔或微骨折处理。在平均 6 年的随访中，所有 12 名患者的结果良好，8 名患者恢复到伤前的运动水平。

自体松质骨移植。Saxena 和 Eakin[79] 分别对 26 例微骨折技术治疗 2~4 期 OLT 的病例和内踝来源的自体松质骨移植治疗 20 例 5 期 OLT 的病例进行了对比。96% 的患者有优秀或良好的结果，两组恢复运动和术后足踝运动功能恢复的百分比无显著差异。在参加高水平运动的患者中，5 期 OLT 植骨治疗比 2~4 期 OLT 微骨折治疗需要更长的重返运动时间。前外侧病变的患者恢复运动功能的时间更短，AOFAS 评分更高。Draper 和 Fallat[80] 回顾性比较了 14 例植骨手术治疗大面积 OLT 病例和 17 例刨削、钻孔治疗小面积 OLT 病例的术后疗效。在近 5 年的随访中，植骨的患者有更好的关节活动度和更轻微的疼痛症状。Saxena 和 Eakin[79] 以及 Draper 和 Fallat[80] 的研究都是回顾性的，研究对象中植骨术组和单纯 BMS 组 OLT 程度（分期或大小）不同，因此结论值得怀疑。并不是所有的作者都报道植骨效果良好。Kolker 等[81] 报道，在 13 例患者中有 6 例在切开的顺行自体骨移植术后需要进行二次手术治疗，对于有症状的 OLT 和（或）表面缺乏软骨覆盖的患者，不应单独使用松质骨骨移植作为主要治疗手段。

很少有关于逆行钻孔治疗 OLT 的研究。在骨性定位技术上差异很大，从术中 X 线透视到计算机辅助引导系统等技术各不一样。Anders 等[82] 对 41 例逆行钻孔治疗 OLT 的病例进行了平均时间为 29 个月的随访，所有病例 AOFAS 评分得到了改善，同时，VAS 评分也显著降低。然而，表面软骨缺损往往会导致较差的

临床结果。GRAS 等[83] 报道，使用非 X 线透视的导航技术可以将手术时间减少 86%。

自体骨软骨移植（自体骨软骨移植系统、马赛克成形术）。Scranton 等[84] 对 50 例接受单次关节镜下股骨远端取材，骨软骨移植治疗 5 期 OLT 的患者，进行了平均时长为 3 年的随访，术后临床效果优良率可达到 90%。在这 50 名患者中，32 人（64%）至少既往有过一次手术治疗但是症状没有得到缓解的经历。Hanggody 等[85] 描述了 36 例患者中的 34 例在进行马赛克植骨术后 2~7 年内获得了良好的疗效。Kreuz 等[86] 报道用马赛克植骨术治疗了 35 例关节镜下切除、刨削和钻孔失败的 OLT 病例。骨软骨移植物取材自同侧距骨关节面，采用踝或胫骨楔形截骨来显露距骨中央或后方的病灶。虽然没有骨不连发生，但是，可以不通过额外截骨显露病灶的小面积骨软骨损伤的患者可以取得最好的疗效。Haleem 等[87] 报道在平均 85 个月的随访中，14 名接受双柱骨软骨移植治疗的患者与 28 名接受单柱骨软骨移植治疗的患者相比，在功能结果和 MOCART 评分方面没有显著的差异。在研究中，双柱骨软骨移植治疗的 OLT 面积较大（平均 208 ± 54 mm^2）。Liu 等[88] 用骨软骨移植术和踝关节骨折内固定术治疗了 16 例急性的合并 3 期和 4 期骨软骨损伤的踝关节骨折病例。在平均 3 年随访中，他们报道术后 AOFAS 评分为 95.4，未发现有创伤性骨关节炎病例，MRI 显示的骨整合率为 93.7%。Liu 等[88] 推荐骨软骨移植术可用于合并急性、粉碎性、不稳定 OLT 的踝关节骨折复位内固定病例。MRI 上显示移植物完全愈合或仅有轻微缺损表现一般预示着良好的术后临床效果[89]。

同种异体骨软骨移植。尽管既往文献报道，同种异体骨软骨移植治疗膝关节骨软骨损伤可以取得良好临床效果，但是，同种异体骨软骨移植治疗踝关节软骨损伤的文献很少，且多为回顾性研究。Gross 等[42] 报道，9 例进行同种异体骨软骨移植术后，有 6 例移植物能够与受区整合，平均存活时间为 11 年；另有 3 名患者因移植物吸收和碎裂而需要进行踝关节融合术治疗。Hahn 等[43] 报道了 13 例较大面积的 OLT（直径大于 1.0 cm）病例，接受了新鲜的同种异体骨软骨移植治疗，平均随访 4 年的结果，OLT 的平均大小为 1.9 cm（前后径）×1.4 cm（内外径）。其中有 5 例为再次手术治疗病例，然而关节功能得到了显著的改善；所有患者在术后 1 年均恢复了运动功能；所有患者后期均接受了二次手术；13 名患者中有 11 名恢复

了高强度运动。Grtz 等 [44] 报道，在 3 年的随访中，12 例异体骨软骨移植病例中有 10 例（平均 3.6 cm²；范围 1.7～6.0 cm²）的移植骨生长良好，1 例患者最终需要进行关节融合术，但是，总体功能评分结果得到了改善。

距骨肩部病变由于该部位软骨的特殊解剖形状和关节支撑面的缺失，往往难以取得良好的治疗效果。在其他传统治疗方法难以奏效的情况下，可以考虑进行同种异体骨软骨移植治疗 [90-92]。Adams 等 [90] 报道，在 48 个月的随访中，有 8 名患者在接受同种异体骨软骨移植后疼痛症状减轻，关节功能得以改善。其中有一半的患者需要进行额外的手术治疗，尽管 5 例患者在影像学上移植物与受区周边仍有清晰的边界，但是所有患者均不需要进行踝关节融合或关节置换手术。Raikin [91] 报道平均随访 54 个月、15 例用同种异体骨移植治疗合并巨大骨囊肿（平均 6059 mm³）的 OLT，有 11 例取得了良好到优秀的临床效果。Van Tienderen 等 [92] 系统综述了 5 项研究，包括 91 例患者（90 个踝关节），用大块新鲜冷冻同种异体骨软骨移植治疗的巨大 OLT（平均 3751 mm³）。该项回顾性研究强调了治疗巨大 OLT 的挑战性；25.3% 的患者需要接受再次手术治疗，13.2% 的病例被认为治疗失败（最终需要进行关节融合术或关节置换手术）。

自体软骨细胞移植。Koulalis 等 [93] 报道，在 17 个月的随访中，8 名接受传统的第一代 ACI 治疗的患者疗效良好。Whittaker 等 [94] 报道，10 例接受传统 ACI 患者中 9 人对 4 年随访结果表示"满意"或"非常满意"；然而，术后 1 年，仅有 3 例患者 Lysholm 膝关节功能评分能够恢复到术前水平，其他 7 例患者均存在供区并发症。Baums 等 [39] 报道，12 例接受传统 ACI 手术的 OLT 患者（平均缺损面积为 2.3 cm²），随访 63 个月，疗效为优 7 例，良 4 例，中等 1 例。平均 AOFAS 评分由术前的 43.5 分提高到术后的 85.5 分。6 名专业运动员均能恢复到正常运动水平。然而，最近一项大样本回顾性研究表明，患者可能通过减少参与高强度运动的方式来提高重返运动的比例 [95]。

第二代 CACI 还没有像传统 ACI 和 MACI 那样应用广泛。Lee 等 [53] 报道了 38 例接受 ACI 治疗的患者，软骨取自跟骨的跟骰关节面，并与纤维蛋白基质凝胶混合后进行移植，这是一种第二代自体软骨细胞移植技术。他们报道，在 12 个月和 24 个月的随访中，术后 VAS 和功能结果（AOFAS 评分和 HSS 评分）有明显改善，但二次关节镜探查和内踝截骨相关并发症（9/31 软骨损伤，2 例延迟愈合，1 例不愈合）的结果参差不齐。AOFAS 踝 - 后足评分结果与二次关节镜探查的国际软骨修复系统（ICRS）评分结果无关。

另有几项研究对比了第三代基质诱导 ACI（MACI）的术前和术后临床效果标志物的结果得到了显著的改善，但是这些研究的样本量过少。Kreulen 等 [96] 报道，随访 7 年，9 名接受 MACI 治疗的 OLT 患者的 AOFAS 评分、SF-36 评分和疼痛评分得到了显著改善。Dixon 等 [97] 报道了 27 名患者中的 28 例移植治疗结果，平均随访 3.7 年，年轻患者往往可获得更好的疗效。具体地说，在 MACI 手术后，年轻患者在 AOFAS 踝 - 后足功能评估量表上的每日中度疼痛的发生率更少，娱乐活动的损害程度更低（36%≤40 岁 vs. 78%>40 岁），恢复跑步功能的比率更高（82%≤40 岁 vs. 23%>40 岁），并且 MOCART（magnetic resonance observation of cartilage repair tissue）的评分指标得到了显著的改善。作者报道了 3 例经 MRI 证实的移植物失败（移植物脱落）、1 例内侧踝骨截骨术、1 例反射性交感神经营养不良（reflex sympathetic dystrophy，RSD）、3 例因移植物过度增生需要二次关节镜清理、1 例伤口感染、2 例移植物移位、2 例 AOFAS 评分极低（其中 1 例为 RSD 患者）的病例。Anders 等 [98] 描述了平均随访 63.5 个月，22 例全层软骨病变进行 MCI 治疗的患者，术后 AOFAS、VAS、Tegener 和 MOCART 评分得到了持续的改善（2 年内 MOCART 评分持续改善，然后趋于平稳），并且没有出现严重的并发症。Apprich 等 [99] 对 10 例微骨折治疗和 10 例 MACI 治疗的患者进行了分别比较，这些患者具有相似的基线指标和术前 AOFAS 评分。使用 3.0 T MRI 对术后 MOCART 评分进行了评估，MACI 修复的软骨组织比微骨折修复的软骨组织更接近健康的关节软骨。

2012 年的一个系统综述包含了 16 项关于 ACI 治疗 OLT 的研究，也包括了 PACI 和 MACI 的治疗结果，最终结果认为治疗的临床效果并不确定 [100]。而且，所有的研究均为Ⅳ级病例研究，与微骨折或其他手术技术相比，未发现 ACI 具有任何优势或劣势。

更新的骨科生物治疗技术、辅助制剂和展望

一项前瞻性、随机、Ⅰ级临床研究对 57 名患者

作者首选技术

距骨骨软骨损伤

关节镜、清理和骨髓刺激技术

　　对于 1 期或 2 期 OLT，根据病变的大小，首先应尝试使用免负重石膏或足踝固定器制动 6～10 周。如果保守治疗无法缓解症状，则考虑行关节镜下病灶切除、刨削和 BMS（微骨折或钻孔）处理：

- 通过前内侧入路观察前外侧病变，通过前外侧入路插入钻孔、切除或固定器械，根据需要改变入路以获得最佳的观察和固定入路。
- 后内侧病变可能更加难以进行观察和治疗。可使用无创牵引（图 119.7A）和在前外侧入路使用直径 2.7 mm 的关节镜进行操作（图 119.7c），大多数后内侧部病变可以通过前内侧入路和后外侧入路进行治疗（图 119.7B）。
- 其他比较有用的工具包括：弯头、中空的刮匙（图 119.7C 和 D），一个小的 2.7 mm 全弯切割器和一个小的 2.7 mm 磨头。

- 可以使用小的弯头刮匙清理 OLT 病灶并用弯头的微骨折器械在软骨下骨上钻孔。
- 如有必要，可在胫骨前内侧做一个小的骨槽，以改善进入后部病变的入路。
- 如果仍无法对病变进行探查操作，可在定位器辅助导引下，用克氏针经过内踝对病变区域进行钻孔处理（经踝入路）（图 119.8）。
- 对于较大的病变，则需要进行内踝截骨切开治疗。
- 对于表面软骨完整的病变，可使用逆行钻孔技术进行处理。这种技术可用于距骨和胫骨平台病变的处理。
- 通过关节镜和术中透视检查对病灶进行定位。
- 通过一个单独的入路，插入一个与 ACL 重建中使用的类似的定位器，但其更小，专为踝关节镜手术而设计，并将其直接指向病变。通过这一操作，可以将导针精确定位到病变区域表面完整的软骨上，但不会刺穿表面的软骨。术中透视监测下，用钻头沿着导丝对

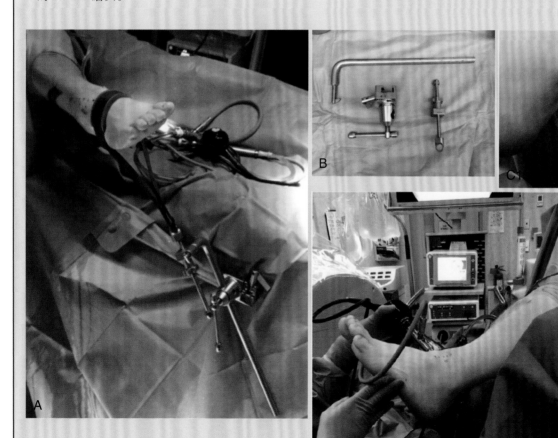

图 119.7　（A）和（B）无创牵引装置。（C）后外侧入路定位于踝关节水平，跟腱外侧缘。关节镜和 X 线透视检查有助于手术入路的定位

作者首选技术

距骨骨软骨损伤（续）

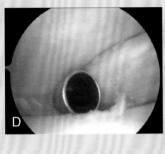
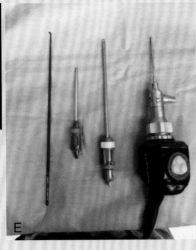
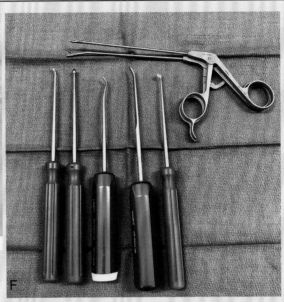

图 119.7 续 （D）后外侧入路的前方关节镜视野。用于踝关节镜检查的小关节器械包括（E）探钩、3 mm 刨刀、3 mm 磨钻和 2.9 mm、30° 小关节镜以及（F）弯的刮匙和骨凿

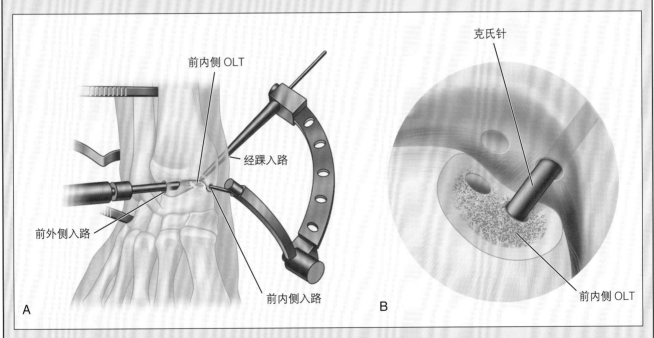

图 119.8 （A）使用定位器导引下经踝关节在距骨骨软骨病变（OLT）区域钻孔。从前外侧入路进镜观察，从后外侧入路入水。（B）经内踝在距骨骨软骨损伤区域钻孔，直至骨床渗血为止（From Ferkel RD. Arthroscopy of the ankle and foot. In: Mann RA, Coughlin MJ, eds. *Surgery of the Foot and Ankle*. 8th ed. Philadelphia: Elsevier; 2006.）

病灶进行钻孔，当钻入骨道的"阻力损失"，则说明钻头突破了硬化区域的骨质。注意不要穿透软骨表面。

- 使用无创性踝关节牵引带将有助于显露距骨后方的病变。
- 如果是合并大面积囊肿的软骨病变，则应进行植骨填充

囊肿缺损空洞（图 119.9）。一些专家建议对大于 6 mm 的囊肿进行植骨处理[105]，但 Lee 等[76] 报道，对于合并和不合并小囊肿的 OLT 进行 BMS 处理，两者在临床效果上没有显著差异。

作者首选技术

距骨骨软骨损伤（续）

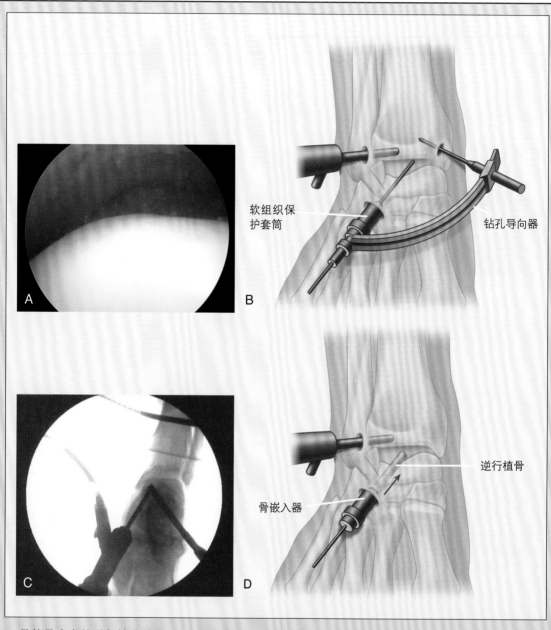

图 119.9 骨软骨病变的逆行钻孔处理。（A）关节镜下探查，明确表面关节软骨完整。（B）在改良的定位器引导下，经跗骨窦置入导针。（C）在软骨病变的深层逆行钻孔处理。（D）将移植物放入骨道内，并用嵌入器轻轻地敲入（[B] and [D], From Richardson DR. Sports injuries of the ankle. In: Canale ST, Beaty JH, eds. *Campbell's Operative Orthopaedics*. 12th ed. Philadelphia: Elsevier; 2013.）

骨软骨自体移植和马赛克植骨术

- 对于骨骺成熟的 3 期或 4 期 OLT 患者，首选进行关节镜下微骨折或钻孔处理，约 90% 的患者可获得了良好的临床效果（图 119.10）。如果这种方法不能有效缓解症状，则考虑使用 OATS（对于 <1.5 cm² 的病变；见表 119.1）或同种异体骨软骨移植（对于 >1.5 cm² 的病

变）进行治疗，如下所示[43, 91, 106, 107]：

- 进行全身麻醉后，对患肢从踝关节到膝关节水平进行消毒。用关节镜对踝关节进行检查进一步明确软骨病变。
- OATS 技术适用于直径 5 ~ 11 mm 的病变（如有必要也可修复更大尺寸的病变），但是，更大的病变可采用马赛克植骨术进行修复。
- 进行 OATS 修复手术的入路选择取决于病变的大小和

距骨骨软骨损伤（续）

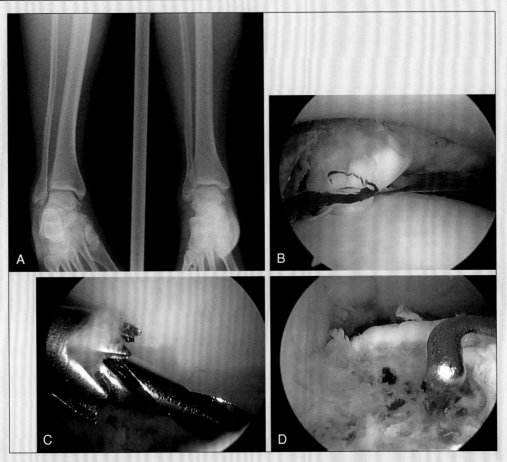

图119.10 （A）4期距骨骨软骨病变。（B）关节镜下探查，可见移位的骨软骨碎片。（C）关节镜下对病灶进行切除和钻孔。（D）注意在缺损区域钻孔，直到孔道内有渗血

位置。距骨前1/3的病变可以通过标准的踝关节前入路，并进行胫骨平台成形和踝关节的极度跖屈来暴露软骨病灶。踝关节前入路可以避免进行内踝或腓骨截骨带来的创伤；然而，距骨中央和后方的病变则需要进行踝关节截骨才能更直接地进行显露[106]。

* 可通过前外侧入路显示距骨外侧的病变，进行内踝截

骨来显露距骨内侧的病变。少数情况下，可通过外踝截骨显露距骨后外侧病变。

* 可使用商品化的取骨植骨环钻对受区病灶进行钻孔，并用供区取材的骨软骨柱进行填塞移植。环钻钻孔的深度为10 mm（图119.11A、B）。对于距骨穹窿顶部的病变，应将环钻放置于与骨面垂直的位置进行取材，对于距

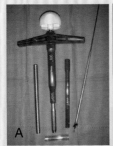 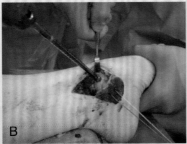 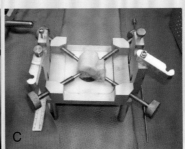

图119.11 自体和同种异体骨软骨移植。（A）用于自体骨软骨移植的取骨植骨器械，包括（从左起）：取骨环钻和带有空心钻头的导针。（B）从供区钻取深度为10～12 mm的骨软骨柱。（C）在取骨环钻中的移植物

作者首选技术

距骨骨软骨损伤（续）

骨肩部病变，环钻应与骨面倾斜 45° 进行取材。

- 在受区 OLT 骨道内钻多个孔，新鲜化骨床。
- 在同侧膝关节做小切口，关节镜下从股骨内髁或外髁处获取骨软骨移植物。对于距骨肩部病变，可从滑车沟外侧区域取材。
- 使用专门设计的取骨植骨器械钻取直径 5~11 mm、深度 10~12 mm（略深于受区骨道深度）的骨软骨柱（图 119.11C、D）。
- 使用设计好的推入器或导入器将环钻内的骨软骨柱填塞进损伤区域的骨道内（图 119.11E、F）。
- 在骨软骨柱没有完全填入骨道前，不要取出 OATS 环钻，也不要让环钻与插入角度偏斜；任何一种操作都可能导致供体骨软骨柱断裂。
- 使用适当大小的嵌入器轻轻夯实骨软骨柱，使其与周围的软骨齐平。这一过程很重要，有助于使骨软骨移植区域恢复接近正常的关节接触压力。移植物过于突出将显著增加移植物表面的接触压力，而移植物过度凹陷则会将多余的压力从移植物转移到正常软骨边缘[107]。
- 在马赛克植骨术中，应重复进行这些步骤，直到 OLT 区域被完全填充（图 119.11G）。

- 进行踝关节的被动屈伸活动 M，以确保移植物固定良好。
- 踝关节截骨处可用两枚半螺纹松质骨螺钉进行固定（截骨前预先钻孔）（图 119.11H、I）。
- 关闭切口，并按常规踝关节截骨术后处理原则进行固定。在膝关节取材区域放置一个引流管，踝关节处用敷料进行加压包扎。用石膏或夹板后托进行固定。

同种异体骨软骨移植术

- 大体积的骨软骨缺损（大于 3 cm³），可取同种异体的同侧距骨骨软骨块进行移植（图 119.7J）。
- 直接显露损伤区域后，切除病灶，测量缺损部位的大小，以此为模板从同种异体距骨移植物中切下相匹配的植入物。
- 在同种异体骨移植前用松质骨片填充所有清理囊性病变后遗留的空腔。
- 将同种异体移植物嵌入切除病灶的区域以恢复其自然的解剖形态。
- 大块同种异体骨软骨移植需要用无头螺钉[91]或生物可吸收钉[43]进行固定。

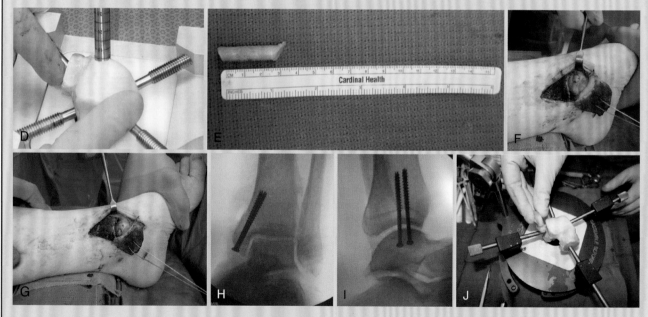

图 119.11 续 （D）获取直径 5~11 mm、深度 10~12 mm 的骨软骨移植物（比受区骨道略深）。（E、F）将移植物植入受区骨道中。注意蓝色标记，以确保将移植物放置在正确的方向上。（G）在马赛克植骨术中，可重复这些步骤，直到距骨的骨软骨缺损完全填满为止。（H、I）用两枚半螺纹松质骨螺钉固定踝关节截骨部位（截骨前预先钻孔）。（J）同种异体骨软骨移植

📌 作者首选技术

距骨骨软骨损伤（续）

表 119.1　作者推荐的骨软骨损伤治疗策略			
MRI 分期 (Hepple et al., 1999)	保守治疗	一期手术修复	一期修复失败 处理策略
1　仅累及软骨损伤	• 踝关节支具固定 3 个月	• 关节镜清理，微骨折 / 钻孔	• 损伤表面且面积 <1.5 cm²：同种异体骨软骨移植 • 损伤表面且面积 >1.5 cm²：大块同种异体骨软骨移植
2　软骨损伤及软骨下骨骨折合并或不合并骨骨髓水肿	• 免负重足踝固定器固定 6～8 周	• 软骨表面完整：关节镜下经距骨钻孔 +/- 植骨，如有必要则进行内固定 • 软骨表面不完整：微骨折 / 钻孔	• 同上
3　没有移位的骨软骨骨折	• 急性伤（<10 周）或骨骺未闭：免负重足踝固定器固定 6～10 周； • 骨骺闭合或陈旧伤：建议手术治疗	• 表面磨损轻微：关节镜下经距骨钻孔，必要时内固定 • 表面磨损严重：微骨折 / 钻孔	• 同上
4　移位的骨软骨骨折	• 不建议保守治疗	• 表面磨损轻微： 　• <1 cm²：病灶切除，微骨折 / 钻孔 　• >1 cm² 以及急性伤（<10 周）：内固定 • 表面磨损：微骨折 / 钻孔	• 同上
5　合并软骨下骨囊肿	• 足踝固定器保护下在可耐受范围内行走 6～10 周 • 踝关节支具保护 6 个月	• 囊肿 <1.5 cm：同上 + 植骨 + 必要时同种异体软骨颗粒移植 • 囊肿 >1.5 cm：大块同种异体骨软骨移植	• 同上

MRI, 磁共振成像

MRI stage from Hepple S, Winson IG, Glew D. Osteochondral lesions of the talus: a revised classification. *Foot Ankle Int.* 1999; 20(12): 789-793.

进行了随访，认为微骨折处理结合术后 HA 注射治疗，术后的疼痛和功能评分可获得显著的改善[61]。Shang 等[64]的另一项研究则认为微骨折联合辅助性的 HA 治疗，与单独的微骨折处理后的 35 例患者相比较，AOFAS 评分（87.6 *vs*. 80.8）、VAS 评分（2.1 *vs*. 3.1）和定量 MRI 检查结果均得到了显著的改善。

尽管骨科生物学技术在持续发展中，但是仍缺乏足够的证据支持这些技术能够显著提升治疗的临床效果。PRP 已被用于多种骨科临床疾病的治疗，包括对 OLT 的治疗。在一项涉及 30 例 OLT 的 Ⅱ 级证据等级的研究中，Mei-Dan 等[63]报道，在 OLT 的非手术治疗中，与 HA 相比，注射 PRP 后的 AOFAS 评分更好、短期疼痛缓解效果更佳（6 个月）、关节僵硬的发生率更低。但是，PRP 使用的确切适应证，以及它的许多不同成分的浓度和配置，还没有完全明确。在一项包括 35 名患者的非双盲研究中，Guney 等[101]报道，术后平均 16 个月，与单独微骨折相比，采用微骨折和 PRP 治疗的 OLT 患者的 AOFAS 评分、足踝关节功能测量（Foot and Ankle Ability Measure, FAAM）和 VAS 的评分结果更好。有多位作者对一次性关节镜手术操作下，骨髓干细胞移植修复骨软骨损伤的研究进行了报道[66, 67, 102]。在关于 49 名随访 4 年患者的最新研究中，AOFAS 评分在术后 24 个月时达到峰值，然后在 36 个月和 48 个月时略有下降；术后 MOCART 评分得到改善，但与临床结果无关[67]。

Kim 等[68, 69]比较了 MSCs 与 BMS 联合使用与单独使用 BMS 间的效果，发现 MSCs 辅助治疗组的术后 AOFAS 评分、VAS 评分、Roles 和 Maudsley 评分、Tegner 评分和 MOCART 评分结果更好。Kim 等[68]进行的一项研究只观察了年龄较大（>50 岁）的人群。有趣的是，Kim 等[69]的另一项研究发现 MOCART 评分和功能结果之间存在相关性。

Coetzee 等[103]报告了 23 名接受 PJAC 治疗的患者（24 例踝）平均 16.2 个月的随访结果，78% 的 AOFAS 评分大于 80 分（良好或优秀），平均 VAS 评分为 24 分。有 1 例移植物剥脱和 6 例需要二次手术进行植入物取出治疗踝关节撞击和关节镜下病灶清除。在一项系统回顾（33 个踝）和采用 PJAC 对 6 名患者进行治疗的病例报道中，Saltzman 等[104]认为短期的术后疼痛和功能能够得到有效改善。

Ahmad 和 Maltenfort[58]描述了 30 例接受同种异体软骨细胞外基质移植的小面积（≤1.5 cm²）OLT 治疗结果。同种异体移植软骨 ECM 含有软骨成分，包括 Ⅱ 型胶原，蛋白多糖和生长因子。关节镜下进行微骨折处理和同种异体骨 ECM 移植手术，平均随访 20.2 个月，术后 VAS 和 FAAM 评分有改善。这项研究没有将微骨折和同种异体软骨 ECM 联合使用与单独的微骨折进行比较。

Usuelli 等[59]和 D'Ambrosi 等[60]的两项研究报告了 AMIC 的短期治疗效果（24 个月随访）。这两项研究都描述了关节镜下微骨折联合猪来源 Ⅰ 型 / Ⅲ 型胶原基质填充并用纤维蛋白胶进行固定来治疗 OLT 的方法。Usuelli 等[59]用 MRI 评估了 37 名患者，平均 OLT 面积为 153.5 mm²，而 D'Ambrosi 等[60]用 MRI 对 11 名年轻患者（平均 17.9 岁）进行了评估，平均 OLT 面积为 132.2 mm²。两项研究均显示术后 VAS 评分、AOFAS 评分、SF-12 评分和横断面成像结果均得到了改善。这两项研究都没有将 AMIC 与另一种治疗方法进行比较。

据我们所知，PDGF 在 OLT 中的作用还有待证实。一项研究讨论了如何证明 PDGF 在治疗 OLT 中的有效性的概念[70]。其他新的外科技术尚未普及，包括骨膜骨柱自体移植[48]、带血管骨移植[49]和计算机辅助的逆行钻孔技术[36, 83]。

术后康复及重返运动功能

- 在关节镜下切除、刨削和 BMS 处理后，术后 4 周免负重，然后在物理治疗期间，在足踝固定器保护下开始逐渐负重行走。术后 12 天开始主动关节活动练习。

- 在 OATS 或同种异体骨软骨移植后，应采用免负重石膏固定 8 周，然后，在接下来的 4 周内，进行物理治疗，并在足踝固定器的保护下负重行走。

- 然后，佩戴踝关节支具，在症状耐受的范围内，逐渐恢复运动功能。

- 运动员在以下情况下可以 RTP：①症状轻微或无症状，肿胀轻微；②不在足踝固定器保护下进行物理治疗。

- 对于踝关节内固定、OATS 或软骨移植，术后 6 个月内必须在支具的保护下参加体育活动。

胫骨远端骨软骨损伤

胫骨远端骨软骨损伤（osteochondral lesions of the distal tibial plafond, OLTP）远比距骨软骨损伤少见，在文献中也较少被报道。OLTP 的发病率为每 14 ~ 20 个 OLT 中有 1 个 OLTP[108]。症状可能包括疼痛、关节僵直、肿胀、交锁和关节不稳。Mologne 和 Ferkel[109] 报道，17 名患者中有 11 人既往有踝关节的损伤病史。距骨和胫骨远端的"镜像"或"对吻"损伤也有报道 [110, 111]。X 线片的诊断价值有限，MRI 和 CT 可以对病变进行确诊（图 119.12）。Ross 等[112] 报道，基于九宫格分区，OLTP 最常见的位置是中央内侧（23%）和前内侧（19%）区域。相比之下，另一项研究报道的九宫格分区中，没有任何一个区域发病率高于其他区域[113]。治疗方法与 OLT 相似，包括：病灶的清理和刮除，软骨下骨缺损的刨削和 BMS（钻孔或微骨折）处理（图 119.13）。Ross 等[112] 报道了 31 例关节镜下微骨折、顺行经踝关节钻孔（2 个踝关节）、OATS（1 个踝关节）或合并外侧副韧带修复（4 个踝

关节）的 OLTP 的术后功能和 MRI 结果。平均随访 44 个月，足踝关节功能评分（FAOS）、SF-12 评分得到显著改善。术后 MOCART 显示，23 个 OLTP 中有 7 个例病例软骨缺损填充或软骨下骨外露修复的比例低于 50%[112]。患者平均需要 6.3 个月才能恢复运动功能 [112]。Mologne 和 Ferkel[109] 报道接受清理、刮除、钻孔或微骨折处理的 17 例患者中有 14 例术后疗效优良。Cuttica 等[108] 报道 13 例 OLTP 患者接受 BMS 处理（如果软骨表面完整，则为微骨折或顺行钻孔）和同种异体骨移植（合并囊肿），术后 AOFAS 评分得到了改善。然而，4 名患者（30.8%）的疗效不佳[108]。作者认为与 OLT 相比，OLTP 的治疗疗效不佳[108]。如果顺行入路无法完成手术操作，可以考虑行逆行自

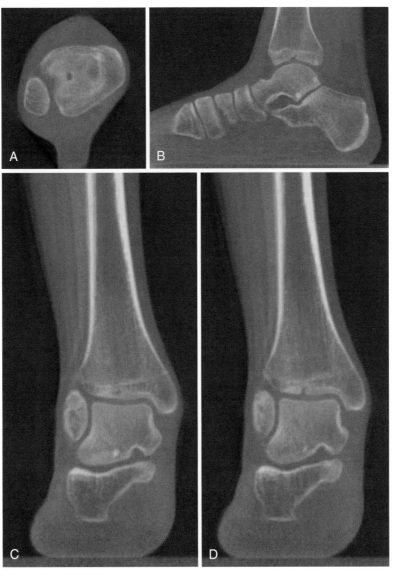

图 119.12　一位合并胫骨远端骨软骨损伤的 16 岁男性，存在有持续的踝关节疼痛症状。（A）轴位、（B）矢状位、（C）和（D）冠状位 CT 显示中央病变和小的软骨下囊肿

体骨软骨移植或同种异体骨软骨移植[114, 115]。器械的发展使这一过程变得更加容易。

第一跖骨骨软骨损伤

因为损伤的机制不同，第一跖骨的骨软骨缺损（OCL）、骨软骨损伤或剥离性骨软骨炎，因其独立特异的病变特征，应与踇僵症相鉴别。第一跖骨的 OCL 被认为是由创伤引起的。第一跖骨 OCL 可与踇僵症同时发生，或最终导致踇僵症和退行性改变[116]。第一跖骨 OCL 可以通过切开或关节镜手术进行治疗。BMS（钻孔或微骨折）（图 119.14）和 OATS 技术已被用于第一跖骨 OCL 的手术治疗。Kim 等[116] 报道了样本量最大的第一跖骨 OCL 的研究，患者平均年龄 38 岁，将 14 名接受了软骨下骨钻孔治疗的患者与 10 名接受 OATS 治疗的患者进行了比较，平均随访时间为 25.1 个月。根据作者的记录，两组患者的 VAS 评分得到了显著改善，在随访的最终阶段，两组间结果没有显著差异。然而，接受 OATS 治疗的患者在随访的最终阶段中，AOFAS 评分（81.5 vs. 73.2）和 Roles and Maudsley 评分（9/10 vs. 5/14）的结果表现更佳。此外，钻孔组中的大面积缺损（>50 mm²）病例，往往 VAS 和 AOFAS 评分较差；因此，作者得出结论，较大面积的第一跖骨 OCL 用 OATS 治疗效果更好。

并发症

足踝关节骨软骨病变保守治疗的后遗症包括持续的症状和退行性关节炎的进展。在一项系统回顾研究中，非手术治疗在 1、2、3 期 OLT 中成功率仅为 45%[25]。在 35 名患者中，13 名（37%）进行非手术治疗的 5 期（囊变）OLT 患者在确诊后至少 2 年内出现了退行性关节炎的证据[24]。

目前 OLT 的手术治疗方式包括 BMS（刮除、钻孔和微骨折）、自体骨软骨移植（OATS 和马赛克技术）、同种异体骨软骨移植、ACI 和其他更新的骨生物治疗和人工合成材料技术。但是，随着 OLT 症状的迁延和关节炎的进展，这些外科治疗策略所面临的并发症问题也会变得更加复杂。在一项研究中，1/3（32.9%）接受 BMS（微骨折）治疗的 OLT 患者出现了一级的骨关节炎表现[75]。自体骨软骨移植会导致供区并发症的出现，特别是膝关节或股骨远端的供区。OATS 术后第二次关节镜检查报告的并发症包括：纤维粘连，关节前方撞击，滑膜炎，移植物表面不完整，以及移植物与正常软骨间出现裂隙[117]。OLT 大块同种异体骨软骨移植的并发症包括移植物不愈合、移植

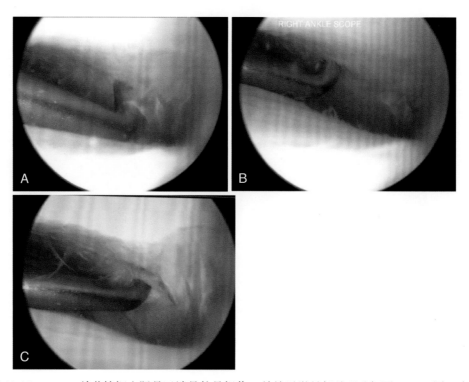

图 119.13　A～C. 关节镜探查胫骨远端骨软骨损伤，并给予微骨折处理（与图 119.12 同一病变）

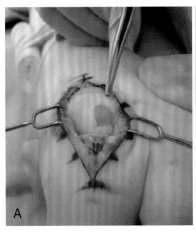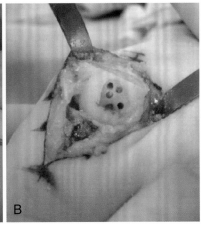

图 119.14　A、B.第一跖骨骨软骨损伤，给予切开清理和软骨下骨钻孔骨髓刺激治疗。这位患者在治疗骨软骨病变的同时进行了背侧骨赘切除术

物吸收，持续的症状最终需要进行踝关节融合或关节置换手术[92]。ACI 特异性并发症包括 ACI 移植物脱离[96]、ACI 移植物增生肥大[51,52,97]和骨膜供区相关症状（第一代 ACI）[52]，从理论上讲，膝关节软骨细胞采集相关的供区也会出现并发症。

OLT 手术治疗的并发症也可能与手术入路有关，包括关节镜、切开或内踝截骨术导致的并发症。踝关节镜检查的并发症包括神经血管损伤、感染、神经瘤、反射性交感神经营养不良以及和踝关节过度牵拉相关的并发症[118]。踝关节镜检查最常见的神经损伤是腓浅神经损伤[118]。如果进行内踝截骨术，并发症包括内踝骨折不愈合[53,97]，延迟愈合[53]，内踝软骨损伤[53]，以及内固定材料的异物反应[97]。

OLTP 手术治疗的并发症一般与 OLT 相似。对 OLTP 手术治疗研究中报告的并发症，包括持续疼痛[108]、软骨下囊肿[108]、腓浅神经损伤[112]、深静脉血栓形成[112]和止血带相关的感觉神经麻痹[109]。

非手术和手术治疗的第一跖骨头软骨病变的并发症包括持续性疼痛和退行性关节病或踇僵症。第一跖趾关节（MTP）进行手术治疗的一般风险包括感染、神经血管损伤和关节僵硬。只有一项研究比较了微骨折与 OATS 治疗第一跖骨头骨软骨病变的疗效和退行性关节炎的进展，但该研究没有报告并发症[116]。也有小样本研究和个案报道关节镜下第一跖骨头骨软骨病变微骨折治疗的研究[119,120]。关节镜治疗首例 MTP 关节的作者报道关节镜与切开手术相比，纤维化瘢痕[120]和关节僵直的发生率更低。

选读文献

文献：Kraeutler MJ, Chahla J, Dean CS, et al. Current concepts review update: osteochondral lesions of the talus. *Foot Ankle Int.* 2017; 38: 331-342.
证据等级：Ⅴ
总结：作者对距骨骨软骨损伤的病因、诊断和治疗进行了全面的综述，并强调了手术治疗效果。

文献：Zengerink M, Struijs PA, Tol JL, et al. Treatment of osteochondral lesions of the talus: a systematic review. *Knee Surg Sports Traumatol Arthrosc.* 2010; 18: 238-246.
证据等级：Ⅳ，系统综述
总结：这是一篇关于距骨骨软骨损伤（OLT）的治疗方法的系统综述，该文章搜索了 1966 年至 2006 年的所有数据库资料。所评估的治疗方法包括石膏固定、碎片切除术、病灶刮除术、骨髓刺激（BMS）术、松质骨移植术、OLT 碎片固定术、顺行钻孔术、逆行钻孔术、自体骨软骨移植术和自体软骨细胞移植术。经过筛选，作者最终采用了 53 篇文章，总结出了所有可行的 OLT 主流治疗方法。

文献：Chao J, Pao A. Restorative tissue transplantation options for osteochondral lesions of the talus: a review. *Orthop Clin North Am.* 2017; 48: 371-383.
证据等级：Ⅴ
总结：该综述总结了用于治疗距骨骨软骨损伤的修复性组织移植技术，包括自体骨软骨移植、同种异体骨软骨移植、自体软骨细胞植入、同种异体关节软骨微粒移植和自体-异体联合移植。作者介绍了这些治疗方法的描述和最新证据。

文献：Giannini S, Buda R, Faldini C, et al. Surgical treatment of osteochondral lesions of the talus in young active patients.

J Bone Joint Surg Am. 2005; 87(suppl 2): 28-41.

证据等级：Ⅳ

总结：作者对 1996 年至 2001 年间，80 例患有距骨软骨损伤（OLT）的年轻患者的治疗效果进行了随访。所有患者均于术后 12 个月和 4 年分别进行了复查和随访。在这个研究中，作者基于急、慢性损伤，软骨条件以及 OLT 的面积等因素，提出了一种有效的，治疗软骨损伤的策略，并用文字和图示对该方法进行了详细的描述。

文献：Cuttica DJ, Smith WB, Hyer CF, et al. Osteochondral lesions of the talus: predictors of clinical outcome. *Foot Ankle Int*. 2011; 32(11): 1045-1051.

证据等级：Ⅳ

总结：本文回顾性介绍了 130 例用骨髓刺激技术治疗的距骨骨软骨损伤（OLT）患者。通过 Logistic 回归分析，作者得出结论，≥1.5 cm² 的较大病灶，预后较差。这与 Choi 等（2009）的研究结论一致，该研究也表明，大于 1.5 cm² 的 OLT 提示预后不良。

文献：Berndt AL, Harty M. Transchondral fracture of the talus. *J Bone Joint Surg Am*. 1959; 41: 988-1029.

证据等级：Ⅳ

总结：Berndt 和 Harty 撰写的这篇经典文章具有历史意义，并且在当下具有重要的价值，因为这是第一篇主要以软骨骨折（骨软骨炎）的形式来描述创伤性距骨骨软骨损伤的文章。作者回顾了 214 例骨折病例并描述了一项尸体实验，最终提出了内侧和外侧软骨骨折的分类系统和损伤模型。Berndt 和 Harty 在一项当时最前沿的研究中描述了临床转归、解剖学研究、影像学发现和组织学评估。

文献：D'Ambrosi R, Maccario C, Ursino C, et al. Combining microfractures, autologous bone graft, and autologous matrix-induced chondrogenesis for the treatment of juvenile osteochondral talar lesions. *Foot Ankle Int*. 2017; 38: 485 -495.

证据等级：Ⅳ

总结：本研究描述了用自体基质诱导软骨形成治疗年轻患者 OLT 的方法。由于本章没有详细讨论儿童或青少年人群中的 OLT，我们推荐 D'Ambrosi 等（2017）的这篇论文作为补充，该论文以表格形式总结了他们对年轻人群中 OLT 的发现。

（David R. Richardson, Jane C. Yeoh 著
邓 恩译 谢 兴校）

参考文献

扫描书末二维码获取。

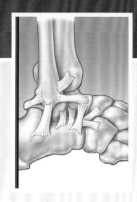

第 120 章

足跟痛和跖筋膜炎：后足疾病

足跟痛

跟骨后上方疼痛可能是多因素的，包括跟骨后滑囊炎、跟骨后上突隆起增生、跟腱末端病、跟腱和皮肤之间跟腱表面滑囊炎症（图 120.1）[1-6]。这些病变中的每一个因素都可能作为一种疾病单独出现，或仅为复合疾病的一部分。需要对患者的主诉和客观检查进行仔细的分析，以得出正确的诊断结果。跟腱的疾病在第 118 章中介绍，这里不再详细讨论。

跟骨后滑囊炎可以作为一种疾病单独存在，但更多的是并发于跟骨后上突的过度增生或 Haglund 畸形。当同时合并跟腱腱病时，疼痛部位常位于跟腱止点或是止点的正上方。跟骨后疼痛综合征通常与高弓足和足跟内翻畸形有关[1]。这些因素综合在一起往往会导致足背伸受限，同时后足跟异常隆起，导致跟腱和鞋后帮过度受压。

病史

通常的表现是跟骨后方缓慢发作的隐痛，进行运动和（或）穿某些类型的鞋会使疼痛症状加重。后鞋帮较窄的鞋通常与这种症状的发作有关。在久坐或晨起站立行走时，疼痛往往出现。有时，患者可有与外伤有关的急性发作史。如果出现这类病史，应考虑是否存在跟腱断裂或钙化性跟腱炎的撕脱。

体格检查

体格检查会发现跟腱和跟骨之间的跟骨后滑囊区域肿胀[3,4]。通常在跟骨后上突出现隆起。跟骨后滑囊的肿胀往往可以定位于跟腱的前方。提踵状态下，对跟腱内、外侧进行触诊，有时可以感受到滑囊内的液体波动（图 120.2）。通过仔细的分别触诊，通常可以区分出跟腱的肿胀，或是跟骨后滑囊的肿胀。跟骨后滑囊炎导致的跟腱肿胀通常位于跟腱止点及其近

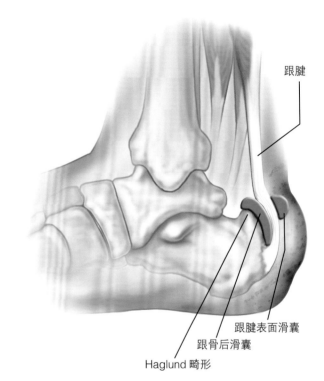

图 120.1　Haglund 畸形，跟腱与跟骨后上突之间有跟骨后滑囊，跟腱与皮肤之间有跟腱表面滑囊

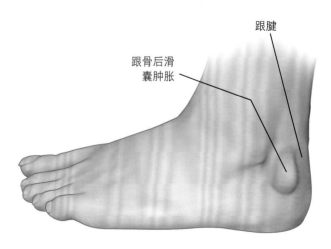

图 120.2　肿胀区域：跟骨后滑囊炎，可见跟腱前方的肿胀

端。足背伸动作通常会加剧该部位的疼痛症状。如查体时发现显著的肿胀和炎症，则提示跟骨后滑囊和跟腱均受累。跟腱和皮肤之间可能会出现红肿和肿胀，通常是由于后鞋帮过度压迫跟腱产生的跟腱表面滑囊炎所致。由于后鞋帮的压迫，可能会出现跟骨骨膜炎，从而导致跟骨结节后外侧的压痛。还需要进行"挤压试验"，用两只手掌对跟骨结节施加适度的压力，以除外跟骨结节应力骨折的可能。在此项检查中如果患者疼痛，则应高度怀疑跟骨应力性骨折。

影像学

拍摄足负重侧位 X 线片，有助于对足的生物力学及跟骨结节的形态特征进行评估。跟骨结节的形态特征包括跟骨结节后关节面的后缘，跟骨结节后上缘，跟骨结节的跟腱止点，内侧结节和前结节[7]。需要对跟骨结节后上突的形状和外观进行测量来评估跟骨后突隆起的程度。可以使用 Fowler 和 Philip 等所描述的方法在足侧位 X 线片上对跟骨后突的角度进行测量（图 120.3）[8]。基于 Fowler 和 Philip 等的观点，如果角度大于 75°，可认为跟骨后上突过度隆起。一些作者得出结论，认为 Fowler 角和跟骨倾斜角相结合进行测量比单独进行 Fowler 和 Philip 角的测量结果更有意义，能够有效地将影像学表现与临床症状关联到一起。有症状的 Haglund 畸形患者中，这个组合的角度往往大于 90°[9, 10]。

Heneghan 和 Pavlov[3] 使用了跟骨后缘平行线（parallel pitch line）来评估跟骨后上突的隆起程度（图 120.4）。以连接内侧结节和前结节的直线作为基线，经距下关节面后缘画一条平行线。如果跟骨后上突隆起超出了这条线，则被认为是异常的。

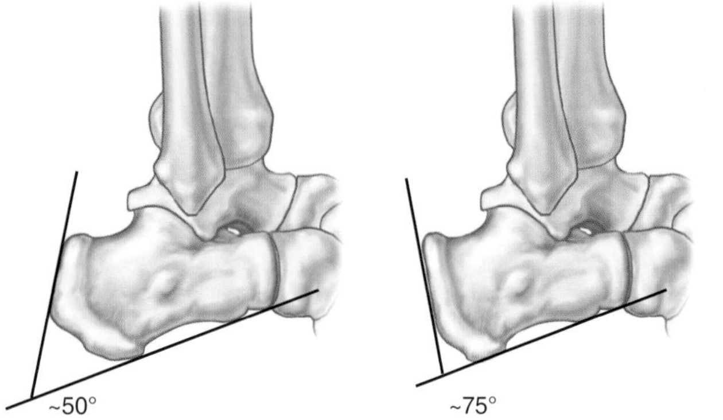

MRI 可以更清晰地发现与足跟痛相关的解剖异常[11-14]。MRI 可以显示跟骨后上突的解剖异常，也能直接显示跟腱和跟骨后滑囊的形态。对于怀疑有跟骨应力性骨折的患者，可以进行 MRI 扫描以尽快明确诊断，以便开始最佳的治疗方案。对于保守治疗无效的患者来说，术前 MRI 将进一步明确手术操作需要涉及的解剖异常结构（图 120.5）。磁共振检查也能很好地对跟腱变性的程度进行评估，并且有助于与单纯的跟骨后滑囊炎相鉴别。

决策原则

大多数情况下，非手术治疗能够有效缓解各种原因导致的后足跟疼痛症状。对于跟腱表面滑囊炎，通常使用小的 U 形垫将后鞋帮垫软，以减轻鞋对炎症区域的压迫；同时，使用抗炎药物消除炎症。单纯的跟腱表面滑囊炎是没有手术指征的，并且有伤口愈合不良的风险，应尽可能地避免手术。

跟骨后滑囊炎和 Haglund 畸形通常选择保守治疗，包括抗炎药物的使用，减少运动量，局部垫软防止患处过度压迫，使用矫形支具或垫高足跟，以及进行力量练习和拉伸练习。如果保守治疗效果不佳，则可以考虑手术干预。手术治疗通常包括切除跟骨后上突和跟骨后滑囊，以及跟腱表面滑囊（如果有必要），并在必要的时候，通过肌腱转位矫正跟腱疾病。尽管大多数文献报道手术后的效果良好，但对于运动员来说，即使进行手术治疗，也会对运动功能造成很大的影响。

图 120.3　Fowler 和 Philip 角的测量。左侧显示的是正常角度，右侧显示异常角度。正常角度的上限是 69°。右图表示异常角度为 75°

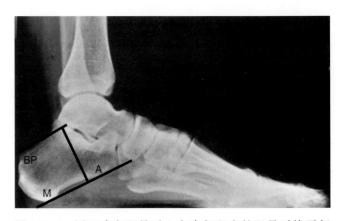

图 120.4　用于确定跟骨后上突隆起程度的跟骨后缘平行线。沿着内侧结节（M）和前结节（A）画一条线。经距下关节的后缘做平行线。如果跟骨后上突隆起（BP）高于上方的平行线，则认为隆起异常 (From Pavlov H, Heneghan MA, Hersh A, et al. The Haglund syndrome: initial and differential diagnosis. *Radiology* 144[1]: 83-88, 1982.)

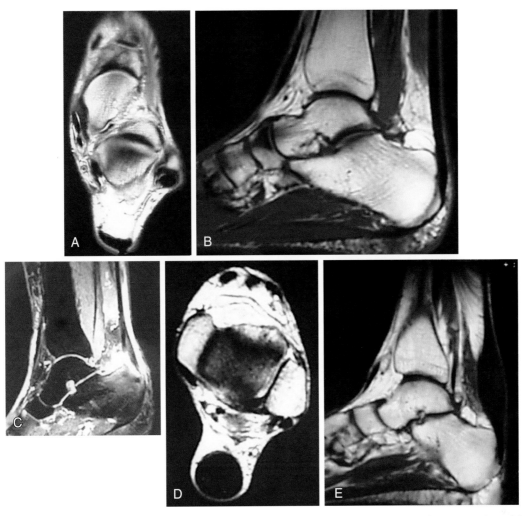

图 120.5 （A）正常跟腱的轴位 MRI，显示了跟腱的正常形状。（B）正常跟腱的矢状位 MRI 显示跟腱的正常形状。（C）矢状位 MRI 扫描图像，跟腱止点信号增高，与跟腱腱病信号一致。液体增多，表明 Haglund 畸形周围出现的跟骨后滑囊炎。（D、E），轴位和矢状位 MRI 扫描图像，显示跟腱的慢性腱病伴跟腱的梭形肿胀

治疗方案

非手术治疗

跟骨后滑囊炎治疗的目标是控制疼痛并使患者恢复正常功能和活动。休息，尤其在发病后立即休息，会有助于缓解症状。休息的时间随症状持续时间的长短而相应变化[15,16]。使用椭圆机、游泳或骑自行车等低强度运动项目，进行交叉强度训练可以防止运动员的运动功能下降。对于不愿意进行交叉强度训练的运动员，建议进行运动项目的调整[16-18]。对于疼痛剧烈的患者，使用限制踝关节活动（controlled ankle motion，CAM）的足踝固定器或短腿行走支具进行固定可能会有所帮助[17-19]。在运动员中应谨慎使用制动策略，因为可能会导致肌肉萎缩，肌腱退变，并影响血液供应[18,20]。

口服非甾体类抗炎药物或以贴片形式局部给药可减轻局部炎症[20-22]。冷冻疗法和冰敷可以缓解疼痛、肿胀和炎症反应[20-22]。皮质类固醇激素通常可以口服或局部注射或是局部外用[23]。必须谨慎使用皮质类固醇激素注射，因为它们可能存在较高的肌腱断裂和腱病的概率[24,25]。动物模型研究表明，腱内注射皮质固醇激素会导致肌腱局部坏死和机械强度降低。如果使用类固醇激素注射，必须将其注射在肌腱前方的跟骨后滑囊内[20,21]。患者应使用 CAM 行走支具进行固定 3～4 周，以最大程度地减少肌腱断裂的风险。

矫形支具可以使足跟垫高，纠正过度内旋或双侧下肢的不等长，从而有助于患者症状的缓解[20,21]。对后足的内旋畸形进行纠正时，应格外小心，因为过度矫正会导致后足的灵活性降低，导致后足应力缓冲的能力下降[21]。足跟垫可以减少跟腱的张力，并增加明显隆起的跟骨后上突与跟腱间的距离。高跟鞋、木底鞋、露背鞋、凝胶支具和马蹄垫也能缓解患者

症状[19,26]。

对于跟腱质地正常的跟骨后滑囊炎，应考虑保守治疗维持患者无症状状态4~6周。然后，患者可以逐渐恢复运动，从有限制的活动开始，逐渐增加运动量。如果恢复到完全的力量和活动能力而且没有疼痛症状，则可以在4~12周内达到全负荷的运动量。如果是合并跟腱退变的跟骨后滑囊炎，应持续保守治疗

直到症状完全缓解。然后在6~12周的时间内逐渐增加运动量。

手术治疗

如果保守治疗无效，则可以考虑手术干预。手术治疗通常包括切除隆起的骨突和跟骨后滑囊，以及跟腱表面滑囊（如果存在），并在必要时通过肌腱转位修

📌 作者首选技术

后足跟痛

通常对于跟骨后上突隆起明显的跟骨后滑囊炎可考虑进行外科手术。切除跟骨后滑囊和跟骨后上突。如果合并跟腱表面滑囊炎，则将其切除。在切除跟腱表面滑囊时，外科医生必须谨慎操作，以免损伤局部的滋养血管或表面覆盖的皮肤组织，因为这个部位的皮肤损伤可能会导致患者出现严重并发症。

根据跟腱骨突的位置和宽度，在跟腱前方1.5 cm处，做跟腱旁内侧或外侧切口，或联合切口（图120.6）。也可以使用经跟腱的后正中切口。通过这些切口入路，患者需处于俯卧位进行操作。也可以在仰卧位情况下，通过内侧切口进行手术操作，以最大程度地减少腓肠神经

受损的风险，但跟骨后上突的隆起常位于外侧，这种体位和切口可能让手术变得更加困难。但是，考虑到减少了腓肠神经损伤的可能，并有利于简化患者体位摆放，作者首选这种体位和入路进行手术操作。如果患者伴有跟腱腱病，则使用经跟腱后方正中入路进行操作。

在跟腱后正中切开皮肤后，直接切到腱围组织层面，并在这个层面进行分离，以维持皮肤和皮下组织全层的软组织瓣，避免损伤表面皮肤的血运。应注意避免损伤外侧的腓肠神经跟骨支和内侧的跟骨内侧皮神经。对跟腱进行详细检查，明确是否存在跟腱腱病及其病变的程度。不管采用何种手术入路，都要切除跟骨后滑囊。增生骨突的切除范围应从跟腱止点区域一直到跟骨结节后侧上部（图120.7）。切除足够的骨组织，并用骨锉将边缘打磨平整。如果合并跟腱止点损伤，超过50%以上横截面积的病变建议使用带线锚钉进行缝合固定，以免跟腱断裂。在伴有腱病的情况下，如果按第118章所述的方法对大部分（>50%）跟腱进行清理后，则需要进行踇长屈肌腱的移位加强重建。用0号可吸收缝线缝合跟腱。术后缝合皮下组织和皮肤，加压包扎，踝关节跖屈15°固定，尽可能保证踝关节后方皮肤的血运不受影响。

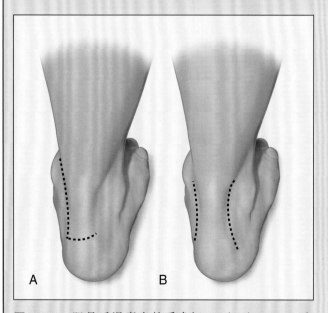

图120.6　跟骨后滑囊炎的手术切口。（A）Schepsis和Leach等推荐采用内侧J形切口。（B）Jones和James等推荐采用跟腱旁内侧、外侧入路（[A] From Schepsis AA, Leach RE. Surgical management of Achilles tendinitis. *Am J Sports Med*. 1987;15[4]:308–315 and [B] from Jones DC, James SL. Partial calcaneal osteotomy for retrocalcaneal bursitis. *Am J Sports Med*. 1984; 12[1]: 72-73.)

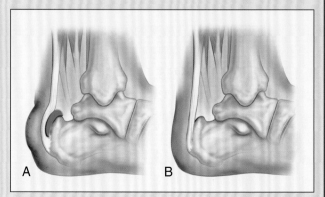

图120.7　（A）Haglund畸形，伴有跟骨后上突异常隆起。（B）有症状的Haglund畸形，在术中进行跟骨后上突的切除

复跟腱病变。尽管在大多数文献报道中，手术的效果良好，但对于运动员来说，即使进行手术治疗，也会对运动能力产生较大的影响。

术后管理

如果无跟腱病变，患者在术后 2 周时复查拆线，使用可拆卸的 CAM 足踝行走支具，继续将足踝关节保持中立位固定 4 周，然后开始负重行走。初次复查，即可开始进行非负重的力量和关节活动度（ROM）练习。术后 6 周，拆除足踝行走支具，并将足跟垫高，开始负重走，持续 4~6 周。逐步加强负重练习。然后，患者可以恢复正常穿鞋，并继续在家使用 Theraband 弹力带进行力量训练。术后 3 个月内应避免进行体育运动。

如果在切除跟骨后滑囊和跟骨后上突的时候，同时对跟腱进行了手术，则需固定 8 周，但是，可在术后 3 周时，开始进行踝关节主动运动练习。从 6~9 周开始力量和拉伸练习。在 12 周时，可以根据患者耐受情况，逐渐增加运动量，如果局部症状已缓解，则可以在 4~6 个月时恢复剧烈运动。

结果

Ippolito 和 Ricciardi-Pollini[27] 报道了 3 例侵袭性跟骨后滑囊炎，他们的滑囊较大并且伴有跟骨浸润。病理检查显示为淋巴浆细胞浸润，其中浆细胞比例高于淋巴细胞。切除滑囊后临床症状缓解，并且在以后的几年中没有再出现系统性的风湿免疫疾病。

Keck 和 Kelly[5] 的报道包括 13 名患者的 20 例跟痛症病例，这些患者均接受了手术治疗。其中 17 例患足进行了跟骨后滑囊切除，3 例患足进行了背侧的闭合楔形截骨术。其中 15 例患足效果良好。大部分患者的初始结果均良好，但有 2 名患者除外，术后疼痛再次复发，并被证实为类风湿关节炎。截骨术可减少跟骨骨突的过度隆起，2 例患足效果较优，1 例尚可，2 例较差。作者认为，本研究中进行的截骨术病例过少，不足以对该方法的治疗效果进行评估。截骨术的一个缺点是需要更长的恢复时间[5]。

Ruch[9] 的报道包括了 65 例 Haglund 病患者，17 例患者通过内、外侧入路对跟骨结节的后上突进行了切除，应使先前可触及的隆起完全消失以确保切除足够的骨量[9]。对患者进行了 6 个月至 5 年的随访。15 例结果为优良，症状消失。其中 3 名患者需要进行二次手术治疗。

Schepsis 和 Leach[28] 的研究中，大多数患有急性或慢性后足跟疼痛的运动员，尤其是跑步运动员，可以通过以下非手术方法成功地进行治疗：①减少或停止每周训练的里程数；②暂停爬坡训练；③改在较软的地面上训练，④将鞋垫高 0.25~0.5 英寸；⑤进行腓肠肌 - 比目鱼肌复合体的拉伸练习和力量训练[28]。同时口服抗炎药物，必要时向跟骨后滑囊内注射皮质类固醇激素。用矫形支具纠正异常姿态。作者回顾性研究了 45 例慢性后足跟痛的病例，其中 37 例进行了手术治疗。除 2 名患者外，所有患者均为长跑项目竞技运动员，症状发作前平均每周奔跑 40~120 英里。他们的年龄从 19 岁到 56 岁不等。

Schepsis 和 Leach[28] 所采用的手术方法是在跟腱内侧 1cm 处做一个纵行切口，必要时横向延长切口形成 J 形切口。术后使用石膏固定 2~3 周，并在 1 周后允许负重行走。当存在腱内病变需要进行跟腱的部分清理修复时，固定时间需要延长 1~2 周。要加强关节活动度（ROM）的练习。他们制订了进行游泳和骑固定自行车训练的分级方案，并配合小腿肌肉的等距、等张和等速力量练习。8~12 周后才允许进行慢跑，通常需要 5~6 个月完全恢复正常的竞技水平。

患者被分为三组：跟腱腱鞘炎 - 腱病，跟骨后滑囊炎，以及两者均有。在 14 例跟骨后滑囊炎患者中，有 7 例（50%）效果为优秀，3 例（21%）为良好，而 4 例（29%）效果尚可。在这两种情况都存在的病例中，有 5 例（71%）效果为优秀，2 例（29%）良好。值得注意的是，6 例效果不满意的病例中，有 4 例来自在跟骨后滑囊炎病例组。

并发症

在所有报道的并发症中，超过一半并发症与手术伤口有关。皮肤边缘坏死、浅表或深层感染以及血肿形成是最常见的并发症。术后使用夹板将踝关节跖屈位 20° 固定可显著降低这些并发症发生的风险。其他合并症，包括腓肠神经炎、跟腱断裂或修复后再次断裂以及深静脉血栓形成等。据报道，多达 29% 的跟骨后滑囊炎患者术后临床症状无法完全缓解。考虑到运动人群的要求较高，在进行手术之前，对手术治疗的效果进行充分的交流和沟通是至关重要的。

未来展望

关节镜下清理跟骨后滑囊和跟骨后上突切除的技术已经见诸报道。Ortmann 和 McBryde[29] 的研究包括了 28 名患者，使用关节镜技术对 30 例足跟痛进行了治疗。其中 86.67% 的患者获得了优秀的效果，出现一例严重的并发症是跟腱断裂[29]。使用此技术对跟腱内侧部分进行清理时，存在腓肠神经和跖肌腱损伤的风险[30]。尽管存在这些风险，较低的并发症发生率和更短的恢复时间使该手术成为关节镜操作熟练的外科医生的最佳选择。

跖筋膜炎（Plantar Fasciitis, PF）

回顾文献，关于跟骨下疼痛的原因存在多种不同的理论，也由此提出了许多不同的治疗策略[31-43]。尽管几乎所有的骨科医师对这种疾病都不陌生，但似乎又都不能充分了解[36]。

Snook 和 Chrisman 等[44] 指出了关于该疾病的两个突出问题，以及文献上存在的矛盾。该病病因尚无共识，也缺乏普遍认可的治疗方法。研究者认为，根本原因可能在于跟骨下脂肪垫以某种未知的方式失去了弹性，可能的发病机制是由于局部脂肪层变薄或纤维组织间隔破裂所致。Ali[45] 认为："足跟痛是由于纤维化引起的，类似于足底纤维瘤病，而不是骨刺，是足底筋膜反复拉伤退变的最终结果。"Tanz[46] 认为："足跟痛通常是由于跟骨内侧皮神经的一个分支受到压迫刺激所致。"和他的观点类似，Baxter、Thigpen[31] 和 Przylucki、Jones[47] 提出，足跟痛是由于足底外侧神经至小趾展肌的分支卡压引起的。他们发现，该分支比大多数解剖学研究中所显示的更靠近近端，并且位于足跟骨刺区域[31,48]。

无论有无足跟骨刺的存在，也无论是否将其看作是足跟痛的主要病因，但必须结合整个病症的背景来综合考虑这个问题。大多数跟骨痛综合征患者的实验室检查是正常的。当存在跟骨痛综合征时，尤其是症状持续和加重时，必须考虑有无系统性疾病的可能性，如血清阴性的风湿性关节炎。据报道，在跟骨痛综合征患者中，随后发生的系统性关节疾病的概率可能高达 16%[36]。

病史

典型的病史通常是足跟内侧疼痛，病程缓慢并逐渐加重[35-37]。有时疼痛可能与足扭伤有关，引起疼痛急性发作[48]。然而，不管发病情况如何，临床过程大体相似。通常疼痛的位置为足跟底部的内侧。晨起时疼痛剧烈，然后，随着活动的增加而缓解。但是，随着活动进一步增加，疼痛可能又会加重。休息一段时

间再次开始活动时，疼痛也会加重。一般不伴有麻木感。当出现剧烈疼痛时，患者不能用足跟负重，只能用前足负重行走。

体格检查

足部的检查可发现，沿着跟骨结节内侧，跖侧有尖锐的压痛。压痛点可能位于跖筋膜中央束的起点位置，也可能在更深层的地方，这时可能存在深部的炎症，也可能是支配小趾展肌的神经受累所致。应对跖筋膜进行触诊，以明确在其起点或全长区域有无压痛。同时，应检查跖筋膜是否有结节，如果有则提示可能存在结节性纤维瘤病。分别在足趾背伸和跖屈的时候进行触诊，足趾跖屈时，跖筋膜变软，脚趾背伸时，跖筋膜张力增加。仔细检查足踝关节活动度，对于明确有无合并腓肠肌或比目鱼肌挛缩是至关重要的。

足跟痛需要与多种情况相鉴别。跗管综合征可能导致足底外侧神经的跟骨分支和第一分支支配区域的疼痛，但是，疼痛的定位通常位于后足的足底内侧而不是直接在足底正中。跖筋膜炎（PF）通常不会引起感觉和运动功能的异常变化。脂肪垫萎缩导致的疼痛位置通常在跖筋膜止点更加靠后的区域。对于跟骨应力性骨折的患者来说，挤压跟骨结节可诱发疼痛症状。

影像学

需要进行足跟（包括足踝）的负重前后位和侧位 X 线片检查。以这种方式拍摄的 X 线片将提供足部，尤其是跟骨详细的骨性解剖结构信息。这样的 X 线检查可以将足形态分为正常、扁平足或高弓足。还能显示跟骨结节内侧的骨刺或钙化灶（图 120.8）。非负重跟骨轴位片可以从另一个维度提供跟骨解剖结构的信息。

尽管关于跟骨跖侧骨刺与跟骨痛相关性的争论很多，但是并没有得出一个明确的结论。Tanz[46] 指出，跟骨骨刺位于趾短屈肌的起点，而不是足底筋膜。他认为，正常的无症状成年人中，约 15% 存在跟骨跖侧骨刺，而存在跟骨痛的成年人中，约有 50% 存在

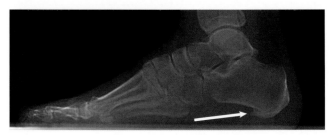

图 120.8　在跖筋膜炎患者中常见的跟骨跖侧骨刺（箭头）

跟骨骨刺。尽管许多足跟痛患者并没有骨刺，但 Tanz 仍认为跟骨骨刺是导致跟骨痛的原因之一。Snook 和 Chrisman[44] 对这一假设表示认同。在他们的报道中，27 例跟骨疼痛患者中，有 13 例存在跟骨骨刺，而 11 例没有跟骨骨刺。Mann[49] 认为"在很长一段时间内，跖筋膜起点处的骨质增生性改变可能导致骨刺的形成。"

Shmokler 等[50] 随机对 1000 例患者的足部 X 线片进行了回顾。他们发现足跟处骨刺的发生率为 13.2%。在有足跟骨刺的人群中，仅有 39%的人（占总样本的 5.2%）有跟骨痛病史。Shmokler 等[50] 认为，这些统计数据倾向于支持这样的假设，即足跟骨刺的存在并不意味着会导致足跟痛症状。

Intenzo 等[51] 对 15 例慢性足跟痛患者进行了随访，这些患者接受了三相 99Tcm- 亚甲基二磷酸盐骨扫描（ three-phase technetium-99m methylene diphosphonate bone scintigraphy ）。10 名患者表现出与 PF 一致的异常扫描结果，仅在早期的软组织相存在摄取增强，并且常规治疗对他们有效。2 名患者为跟骨应力性骨折，1 名患者发现跟骨骨刺，但不需要进行相关的治疗。其余 2 名患者扫描正常，也没有 PF 临床表现。这些研究人员发现，三相骨扫描可用于 PF 的诊断，并且可与足跟疼痛综合征的其他原因进行鉴别。

Grasel 等[52] 评估了 PF 的各种 MRI 表现，以确定有慢性临床症状，但保守治疗效果欠佳的典型和非典型患者之间，是否存在差异。这些研究者发现的 MRI 征象包括隐匿性骨髓水肿和跖筋膜撕裂。但是，具备这些征象的患者对治疗的反应似乎与 MRI 显像为良性的患者相似。MRI 检查的价值，并不在于对 PF 或纤维瘤病进行诊断，主要作用是排除其他情况，例如跟骨应力性骨折、跖筋膜断裂、肿瘤和 Baxter 神经炎。

决策原则

PF 的手术治疗仅适用于保守治疗至少 6 个月（或更保守地说是 12 个月）无效的中度至重度症状的患者。目前，尚无前瞻性、随机对照研究支持任何针对 PF 进行手术干预的效果。常规的跖筋膜切开松解术，可以完整地观察到筋膜整体形态结构，允许以可控的方式对跖筋膜进行切开。另外，可以对足底外侧神经的第一分支进行切开减压松解。反对者则指出，切开手术的伤口并发症、感染和术后疼痛的发生率更高，并且恢复工作所需的时间更长。内镜下跖筋膜松解治疗 PF，可减少相关的并发症，并且有利于工作和运

动功能的早期恢复。但是关节镜技术存在手术视野受限，并可能导致足底筋膜切开不充分的缺点。另外，这种技术无法充分显露足底外侧动脉和足底外侧神经的第一分支，并且可能导致血管神经的损伤。

对于腓肠肌挛缩且 Silfver-skiöld 试验阳性的患者，进行腓肠肌松解，可缓解足底筋膜的张力，缓解疼痛症状。最近的研究表明，腓肠肌松解可以有效缓解足底疼痛的症状。但是需要进一步的研究，以验证这些结论。

治疗方案
非手术疗法

跟骨下疼痛的治疗应首选保守治疗。尽管对特定保守治疗方案的疗效如何尚未达成共识，但是普遍的观点认为，保守治疗对 90%的患者有效。由于 PF 的自然病程尚未明确，其症状的缓解效果与各种常用保守治疗方法的实际相关性也尚未明了。根据患者的症状和耐受性来对其活动水平做出限制和调整。

治疗的主要方法是跟腱和跖筋膜的拉伸练习。对于患者而言，简单的跖筋膜伸展运动无疑是最实惠、最简单的治疗方式。与单纯进行跟腱拉伸练习相比，跖筋膜拉伸练习的效果更明确（图 120.9）。

多项随机研究证实，夜间夹板固定踝关节于背伸位具有一定的效果，对于缓解晨起疼痛特别有用。据报道，最早在使用 12 周后，症状完全缓解，使用 1 个月后，症状开始出现明显改善。

足踝矫形器被证实具有与夜间夹板相似的治疗效

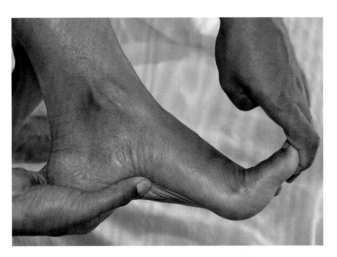

图 120.9　患肢 4 字翘腿，进行足底筋膜拉伸练习。用对侧手背伸位牵拉踇趾和踝关节，用同侧手触诊足底筋膜以确保其保持绷紧状态

果，并且患者的依从性相对来说更好。没有确凿证据证实，预制的与定制的足踝矫形器间的治疗效果存在差异。对于没有合并畸形的患者来说，使用硅胶足跟垫是一种简单且经济有效的方法。

口服非甾体类抗炎药可以改善患者疼痛和功能，但与其他保守治疗方法一起使用时，与安慰剂相比，在统计学上无显著差异。

无论是通过注射或离子导入，局部应用皮质类固醇激素都显示出可靠的短期缓解效果，但长期效果与对照组相比没有显著差异。必须对注射皮质类固醇激素所获取的短期效果和因此而导致的跖筋膜断裂或脂肪垫萎缩等并发症进行充分的权衡，并尽量避免进行重复注射。离子电渗疗法可能是一个更安全的选择，但所需时间会更长，并不适于实际的临床应用。

交叉训练练习很重要。患者应避免重复进行高强度的运动，例如跑步或使用跑步机跑步，而应使用固定自行车或椭圆机进行交叉训练。这些选项有助于保持运动状态并增加关节的柔韧性，同时避免反复高负荷刺激。

一旦患者症状消失，持续 4～6 周局部无压痛，就可以逐渐增加活动量。如患者没有明确的足踝关节生物力学异常（如扁平足或高弓足畸形），矫形支具持续使用几个月后，即可停止使用。如果患者患有扁平足，则应继续使用矫形支具，纠正生物力学异常，支撑足弓，避免沿跖筋膜和足跟内侧出现的异常生物力学牵拉应力。如果患者患有高弓足畸形，则可以根据患者的症状，长期使用软的矫形支具，减少足弓的冲击力并增加负重面积。当患者因足踝关节的畸形而出现严重的跟骨下疼痛需要治疗时，可以考虑终身使用矫形支具。尽管最初可以使用足跟垫来缓解症状，但对于存在真正的生物力学异常的患者来说，应使用定制的矫形支具。

术后管理

患者术后 2 周避免负重，然后在短腿石膏保护下负重 2 周；从第 12 周开始逐渐增加运动量。手术仅限于顽固性疼痛的患者，可能使患者（但不一定）能够恢复到受伤前的状态。

结果

1986 年，Lutter[43] 概述了运动员跟骨下疼痛治疗的决策过程。他总结了 182 例与运动损伤有关的足跟

📌 作者首选技术

跖筋膜炎

对运动员来说，需要进行手术的比例很低，但是，大多数人都能够取得良好的临床效果。对希望继续进行体育活动的顽固性跟骨下疼痛综合征的运动员来说，应使用长效麻醉药（如盐酸布比卡因）进行局部封闭，来仔细评估和鉴别病变的确切部位。该试验可以对病变的确切区域进行更精确的定位。如果有明确的证据表明，疼痛症状是单纯的腓肠肌牵缩导致，而且没有踝管综合征或 Baxter 神经炎的证据，则仅需进行腓肠肌松解手术即可。

对于可能存在踝管综合征的患者来说，手术前应进行神经传导速度和肌电图检查。还要通过实验室检查排除系统免疫性的风湿性关节炎或脊椎炎的可能。如果怀疑疲劳性骨折，或者疼痛位置没有确切定位，可以考虑进行 99Tcm 骨扫描检查。

进行跖筋膜部分松解手术时，患者可处于仰卧位，在对侧髋关节处放置髂枕，以增加患肢的外旋角度。使用止血带减少出血，以利于识别神经血管的正确结构。任何情况下，都应在关闭切口前松开止血带并充分止血，以减少术后血肿和神经刺激的风险，避免影响最终的手术效果。可以按照 Schon 描述的方法（图 120.10），沿着足跟内侧做一个斜形切口[53]。将切口牵开，充分暴露、探查和保护好跟骨内侧神经的感觉分支。如果跟骨内侧神经在穿过筋膜时发生卡压，则应对卡压部位进行探查松解。仔细解剖并牵开皮下脂肪组织，暴露踇展肌的浅筋膜，然后将其切开。向下牵开踇展肌，充分松解其深筋膜，对足底外侧神经的第一分支进行松解减压。然后将踇展肌向上拉开，暴露跖筋膜。直视下松解跖筋膜内侧的 1/3，并切除 1 cm² 大小的腱膜组织。

如果在手术切口深方发现增生的跟骨骨刺，应将其仔细切除并将骨面打磨平整，与基底平齐。但是，并不是所有的骨刺都需要去除，因为这样可能会增加跖筋膜断裂和足底外侧神经损伤的风险。对于切除的骨刺，没有具体的标准；只有"大"的骨刺应该被切除。

对伤口进行反复冲洗和充分止血后，用缝线缝合伤口，短腿石膏固定患肢，术后 4～7 天内避免负重。然后，后续的 14 天内，在石膏或非定制支具的保护下开始负重。3 周后，允许穿鞋负重行走。在 6～12 周开始跑步，然后根据耐受情况进行体育运动。如果患者存在足部的生物力学异常，则在手术后应使用矫形支具进行矫正。

作者首选技术

跖筋膜炎

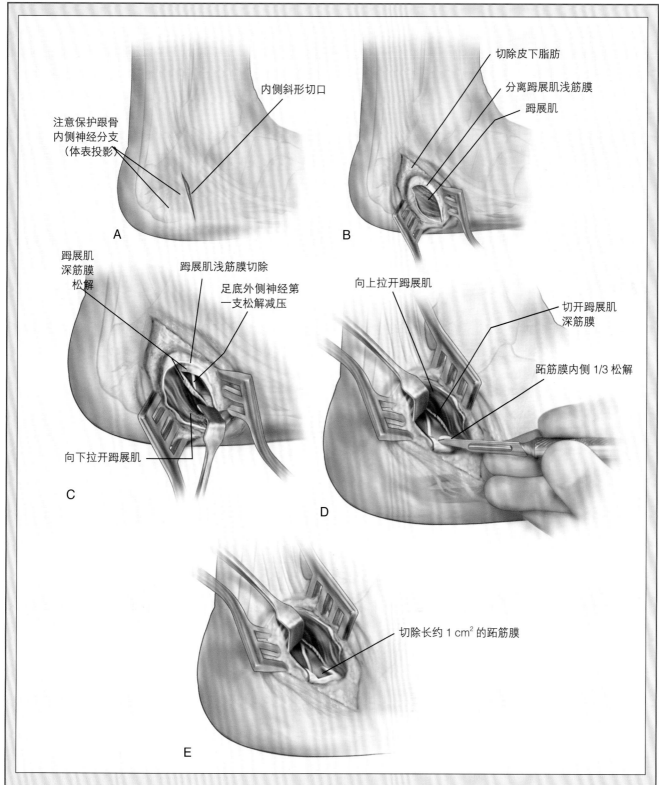

图 120.10 跖筋膜和神经松解。（A）手术切口。（B）松解姆展肌。（C）向下拉开姆展肌。（D）向上拉开姆展肌。（E）切除一部分内侧跖筋膜组织

不适患者；大多数患者为跑步运动员（76%）。将近20%的患者需要3~4个月的保守治疗才能恢复运动。5%的患者表现为慢性足跟痛症状，并且9~12个月内症状没有恢复。对于这些患者则考虑进行手术治疗。根据术前诊断的不同，手术方式也不尽相同，从神经松解到筋膜松解，对胫骨后神经及其分支进行充分的探查松解，并对跖筋膜进行松解。术后2周开始骑自行车或游泳练习。术后大约6周，允许进行轻柔的步行-短跑交替训练，并逐渐升级为跑步。要求在患者疼痛和压痛没有完全缓解之前，尽量避免行走。如果随着活动的增加而出现疼痛症状，则将活动量减少50%，直到患者可以耐受活动而不出现疼痛症状。

冲击波疗法已用于治疗跑步运动员的慢性PF。Rompe等[54]证实，每周进行3次冲击波治疗，持续6个月后，治疗组的疼痛缓解程度比对照组更为明显。

Baxter和Thigpen[31]对26例顽固性足跟痛患者进行了34例手术。手术内容包括松解支配小趾展肌的神经，该神经在姆展肌下方通过，松解姆长展肌深方的筋膜时可对该神经进行探查松解；如果有跟骨骨刺撞击或是卡压神经，则需去除跟骨骨刺[31]。在手术的34例足跟中，32例效果好，2例效果差。

Clancy[39]使用内侧楔形足跟垫、柔软的皮革支撑物和足跟系带进行拉伸治疗，期间休息6~12周后，佩戴矫形支具和内侧楔形足跟垫10周，同时，患者逐渐恢复跑步练习。对于这种治疗无效的患者，建议进行手术治疗，包括跖筋膜和姆长展肌筋膜的松解。15例进行手术治疗的患者在术后8~10周内恢复了跑步。

Henricson和Westlin[55]对10名患有慢性足跟痛的运动员（11个脚跟）进行了研究，保守疗法无法缓解其症状。他们认为疼痛是由于胫神经跟骨支受压所致。当神经在紧而硬的姆展肌深筋膜边缘和跟骨内侧缘之间通过时，发生了跟骨分支的卡压。手术包括分离和松解胫神经和两个跟骨分支，并松解姆展肌深筋膜。术后随访58个月，11例足跟中有10例无症状。平均5周后，患者恢复了运动。

Leach等[56]的研究包括了15名竞技体育项目运动员，共进行了16次手术。手术采用跟骨内侧切口，在跟骨止点处将跖筋膜沿着足跟内侧切开松解。其中一例，跟骨内侧神经出现了炎症反应。一名患者在术后第6周恢复了跑步练习；多数患者在术后9周能够恢复跑步。大多数患者在手术后长达6个月内症状都能得到持续的改善。在15例手术中，有14例完全恢复，运动员恢复了以前的运动水平。一位马拉松运动

员术后症状尽管得到了改善，但是无法达到自己期望的训练水平，认为手术并没有完全成功。该研究中没有出现并发症。

1984年，McBryde[57]报道，在他的诊所中，PF占了跑步相关损伤的9%。McBryde及其小组的保守（非手术）方法包括：①每天4~6次冰敷按摩，每次2分钟，包括跑步前后的治疗；②每天足跟带拉伸3~4次，每次3~5分钟；③胫后肌和腓骨长短肌的力量练习；④垫软并稳定足跟；⑤使用抗炎药。该方案通常可以成功治疗发病8周内的PF患者。对于症状持续超过6周的跑步者，通常需要使用石膏固定，绝对休息一段时间。也可以使用矫形器。该研究中有5%的患者接受了手术，通过足弓内侧的1英寸的纵向短切口对跖筋膜进行松解。术后6~12周，所有患者均成功地恢复了跑步训练。总体而言，在100例PF患者中，有82例通过保守治疗得到康复，其中11例停止了跑步运动，5例接受了手术（所有患者均恢复跑步运动），2例拒绝手术并持续出现症状。

Snider等[58]对9名患有慢性跖筋膜炎的长跑者进行了11例跖筋膜松解手术，这些跑步者的症状平均持续了20个月，并且保守治疗无效。有10例足的手术效果为优秀，1例为良好，平均随访时间为25个月。9名患者中有8名完全恢复了理想的训练水平，平均恢复时间是4.5个月。

Rask[59]报道了内侧足底神经麻痹，他称其为"慢跑足"。他报道了3个案例，足底内侧神经可能在舟骨结节后方，由姆展肌形成的纤维肌隧道发生卡压；诱发因素可能是足外翻。通过保守治疗，包括纠正跑步时足部姿势、使用抗炎药和更换适当的鞋，3名患者症状均缓解。

在2004年，Saxena[60]对16名顽固性足跟痛运动员进行了研究，他们的保守治疗均宣告失败。他们多是跑步运动员。这些患者接受了单入路关节镜下跖筋膜切开手术治疗。Saxena发现，他们在手术后平均2.6个月就可以恢复运动。体重指数大于27 kg/m² 的患者中有5例效果不佳。

并发症

跖筋膜手术后的急性并发症很少见。目前的研究尚无确定可靠的并发症发生率，最常见的并发症包括伤口裂开或感染。PF手术治疗后报道的最常见并发症还包括跖筋膜进一步撕裂或损伤，内侧纵弓塌陷，外侧足底神经第一分支的医源性损伤或神经瘤形成，复

杂的局部疼痛综合征以及持续的疼痛。跖筋膜完全切除后，可能会出现外侧柱综合征，表现为负重时足外侧缘沿跟骰关节、第4/第5跖跗关节出现的疼痛症状。另外，在多项研究中，跖筋膜次全切除术后的复发率约为10%。

未来展望

人们越来越关注腓肠肌复合体过紧的作用机制及其对足部功能的影响，这已经开始改变了对PF的外科治疗方法。随着对腓肠肌松解的生物力学和临床效果的深入研究，对跖筋膜进行直接松解的指征可能会减少。但是，对患有外柱综合征或足底外侧神经损伤的患者来说，这两种手术策略都不是理想的治疗方式。尽管有可能存在腓肠神经损伤的风险，但是通过松解或部分切断腓肠肌复合体，仍能获得较好的治疗效果，并且不会对其运动功能造成太大的影响。

选读文献

文献：Yu J, Park D, Lee G. Effect of eccentric strengthening on pain, musclestrength, endurance, and functional fitness factors in malepatients with achilles tendinopathy. *Am J Phys Med Rehabil*. 2013; 92(1): 68-76
证据等级：Ⅱ
总结：作者将32例跟腱腱病患者分为两组，进行前瞻性对比研究。一组进行向心性力量训练，另一组进行离心性力量训练，为期8周。作者证实了离心性训练组患者在疼痛、平衡、灵活性和耐力方面有显著改善。这篇文章强调了在治疗这种疾病时离心性训练的作用。

文献：Kearney R, Costa ML. Insertional achilles tendinopathy management:a systematic review. *Foot Ankle Int*. 2010; 31(8): 689-694.
证据等级：Ⅲ
总结：作者对手术和非手术治疗跟腱止点末端病的文献进行了系统的综述。大量证据支持保守治疗，包括离心性力量训练和冲击波治疗。由于缺乏有关手术干预的高质量文献，对手术疗效没有定论。

文献：Digiovanni BF, Nawoczenski DA, Malay DP, et al. Plantar fascia-specific stretching exercise improves outcomes in patients with chronic plantar fasciitis. A prospective clinical trial with two-year follow-up. *J Bone Joint Surg Am*. 2006; 88(8): 1775-1781.
证据等级：Ⅱ
总结：这篇文章非常有意义，作者明确地指出，跖筋膜特异性拉伸训练是跖筋膜炎非手术治疗的关键组成部分。在开始治疗2年后，满意率为92%。

（Anish R. Kadakia, Amiethab A. Aiyer 著
侯宗辰 译　谢　兴 校）

参考文献

扫描书末二维码获取。

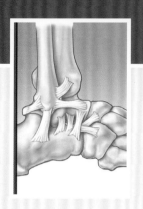

第121章

体育运动中的前足问题

我们在处理前足问题时必须非常谨慎，特别是在运动员中。对运动员来说，尽管转归与非运动员相同，但即使是性能的小幅下降也至关重要。因此，除了某些特殊情况外，前足的手术只有在非手术治疗失败并且因疼痛或功能障碍不能正常训练时才应考虑。

草皮趾

跖趾（metatarsophalangeal, MTP）关节损伤通常是过度背伸导致的。这种情况越来越普遍，其特点是体育活动恢复时间的显著延长[1-4]。草皮趾（turf-toe）在第三代人造草坪上更容易发生，比赛期间发生的概率是训练期间的13倍还多。国家大学体育协会（NCAA）损伤检测系统对大学生足球运动员草皮趾的分析发现，总发病率为0.062/1000名运动员[5]。

在20个男性足部的尸检中，第一跖趾关节有不同程度的背伸损伤，随后的解剖研究则确定了籽骨复合体损伤的客观证据，包括软组织撕裂或撕脱性骨折（视为与临床相关）。使用二项式回归计算，背屈角度为78°的踇趾，首次发生跖趾关节扭伤的风险为50%[6]。

病史

运动员可自诉伴随着关节活动和走动而出现的局部疼痛、肿胀的症状，还可能伴有关节周围肿胀和瘀斑。在跑步过程中，蹬地动作会受到影响。由于跖趾（MTP）关节背伸时出现疼痛症状，往往会导致蹲起动作存在困难[7, 8]。有些患者，特别是精英足球运动员，可能不会有明确的急性外伤病史和显著的症状，但是一旦出现草皮趾，应该尽早进行影像学检查。

体格检查

临床评估应包括踇趾力线是否正常，第一跖趾关节是否有脱位，或者是否存在爪形趾畸形（intrinsic-minus posture）（即MTP关节背伸和趾间关节屈曲），

这种畸形提示存在屈踇短肌腱（FHB）的断裂。触诊跖侧（包括单个籽骨）、内侧、外侧和背侧结构，以评估是否有局部的压痛。评估在给予关节背伸和内翻/外翻应力时，是否存在关节不稳定表现。踇趾跖屈力量的下降可能提示跖板或屈肌腱的完整性丧失。第一跖趾关节关节的跖侧压痛随着足趾的被动背伸角度的增加而加重的话，说明存在损伤的可能性。

影像学

双侧负重前后位（AP）X线片可以识别籽骨是否向近端移位。背伸应力侧位片有助于诊断籽骨是否向远端移位，是否存在二分籽骨或籽骨分离性骨折的情况。优势足的二分或多分籽骨的正常间隙平均为0.79 mm；有人提出，足部AP位X线片上的籽骨间隔超过2 mm则为异常表现，在性别、年龄、籽骨偏重侧或优势足之间，这个间隔无统计学差异[11]。双脚的负重位和应力位X线片有助于评估患足籽骨是否向近端相对迁移[10]。MRI在对"草皮趾"损伤进行早期的准确诊断中起着至关重要的作用[12]。MRI可用于对双侧的跖籽骨（metatarsosesamoid, MT-S）韧带、籽骨-趾骨（sesamoid-phalangeal, SP）韧带、籽骨间（intersesamoid, IS）韧带、内侧和外侧副韧带以及籽骨与侧副韧带间的附属韧带、肌腱止点和跖侧关节囊结构，以及籽骨、软骨的完整性和关节对位情况进行详细的系统评估[13]。重要的是，在评估草皮趾时，应将MR成像线圈聚焦在第一跖趾关节上，使关节处于中心点，而不是对整个脚或前足进行扫描成像[13]。

MRI可用于对跖板和关节囊的破裂及其程度[14]，以及有无骨或关节的损伤进行评估[15]。Rodeo等[16]提出了第一跖趾关节损伤的分类，如专栏121.1所示。

决策原则

急性1级和2级损伤很少需要手术干预[8]。通常

专栏 121.1 第一跖趾关节损伤的分类

1 级：第一跖趾关节跖侧关节囊的急性扭伤
局部压痛、肿胀和背屈痛
X 线片正常
非手术治疗

2 级：第一跖趾关节的急性扭伤伴有显著的跖侧关节囊撕裂
瘀斑、背屈痛、关节运动功能丧失
X 线片上可见籽骨分离或关节不稳
没有第一跖趾关节退行性改变
非手术或手术治疗

3 级：因既往第一跖趾关节损伤导致的慢性症状
关节运动功能丧失
X 线片显示第一跖趾关节退行性改变、跗僵症或关节对线异常
通常考虑手术治疗

以非手术治疗为主，因为手术可能导致关节活动度（ROM）受限。然而，即便经过 6 个月的康复治疗，仍有高达 25% ~ 50% 的患者会遗留有疼痛和关节背屈活动受限的症状[17]；因此，一些作者建议对于 3 级损伤应采用手术治疗[18]。平均而言，草皮趾损伤导致运动失能的时间为 9.1 天，而籽骨骨折则可致运动失能的时间为 42 天[5]。有些患者将会在近 6 个月内，无法参加精英级别的体育竞技运动。

治疗方案

非手术治疗

2016 年，Hong 等提出了一种最新的草皮趾治疗方案。1 级损伤，可以将足趾用绷带轻度跖屈位固定 3 周，然后，用碳纤维矫形支具器保护 6 ~ 8 周。2 级损伤可佩戴足踝行走支具，并挂拐行走 2 ~ 4 周，然后再用碳纤维草皮趾矫形器固定 6 ~ 8 周。3 级损伤建议手术修复。手术也适用于骨裂、骨折、外伤性跗外翻、第一跖趾关节不稳、关节松弛或非手术治疗失败的病例[19]。可以使用冰敷、局部加压包扎和非甾体类抗炎药进行治疗[1,7,20,21]。但是，对于伤势严重并且伴有严重症状的运动员来说，应限制患肢的活动。如果疼痛症状明显缓解，则可以逐渐开始进行体育运动。一个坚硬的前足支撑垫[1,7,20]，有利于增加鞋子的硬度，并对足趾关节起到加压固定和限制背屈运动的效果，这都有助于缓解疼痛症状。对于 3 级损伤来说，通常需要长达 8 周的固定和避免负重。

恢复运动的时机取决于受伤的严重程度、症状消退的情况以及运动员的运动项目或所处位置。理想情况下，在尝试进行跑步或爆发性剧烈运动前，应确保第一 MTP 关节无痛性背伸角度达到 60°。后续检查很重要，因为随着运动量的增加，可能会导致畸形加重[21]。

手术治疗

不到 2% 的病例需要手术治疗[5]。手术治疗适用于更加严重的损伤类型，如关节不稳定、籽骨向近端缩回、二分籽骨显著分离或籽骨骨折、外伤性跗外翻、游离体或软骨损伤。关节镜检查有助于评估损伤的程度，但是切开手术治疗（如有需要，可以从足底内侧延伸到第一跖趾关节）才是最有效的方法；手术时必须注意保护足底内侧神经。可以采用带线锚钉将籽骨远端的跖板固定到近节趾骨的基底部来进行修复。必须注意避免缝合过紧。尽管切开修复能直接观察到外侧的籽骨，但还是建议进行术中透视，来协助调整跖板缝合固定的张力[9]。类似的技术也可适用于对二分籽骨分离的修复。术后可采用石膏、足踝固定靴或夹板固定 4 ~ 6 周，然后逐渐开始进行抗阻 ROM 练习，在 18 周后开始跑步训练[10]。完全能够参加足球联赛可能需要 6 个月的时间[10]。

术后管理

术后管理必须兼顾软组织愈合与第一跖趾关节的早期活动间的关系[18]。用可拆卸夹板进行固定（一个人字形夹板固定于跖屈 5° ~ 10°、轻微内翻位），并限制负重至少 4 周[21]。术后 7 天，即可开始进行被动的关节活动度练习。在 4 周时，在足踝行走支具的保护下，开始负重行走和主动关节活动度练习。在 8 周时，允许穿着改良的鞋子（即，将草皮趾板垫在鞋底）负重行走，并在 3 ~ 4 个月时恢复正常的体育运动。

结果

与普遍看法相反，有证据表明，如果治疗得当，会有很好的临床效果。大多数 1 级和 2 级损伤的运动员（Clanton 等[1]统计的 56 例病例中的 53 例）通过谨慎的非手术治疗，3 周内能够重返赛场。Anderson 等认为，即便是 3 级损伤，9 名球员中的 7 名也能成功重返赛场，另外 2 人，则由于疼痛和关节退变，未能恢复正常的运动功能[18]。

作者首选技术

草皮趾

患者仰卧位，足跟位于手术台的末端。建议使用双切口修复 3 级草皮趾损伤（图 121.1）。以第一跖趾关节为中心做内侧纵切口，显露内侧籽骨。

进行细致的解剖分离，切开关节囊时应保留足够的边缘，以利于关闭伤口时对关节囊进行缝合修复。足底内侧神经位于籽骨附近，应予以保护。跖侧纵切口通常用于外侧籽骨的显露。这种手术入路有潜在的足底内侧神经损伤的风险，因此，必须要对神经进行辨别和保护，以防止形成神经瘤。

然后，使用不可吸收或缓慢吸收的缝线将跖板从外侧向内侧进行修复。必须注意避免损伤踇长屈肌腱。由于近节趾骨处缺乏可缝合的组织结构，可采用前述方法，利用锚钉来固定跖板。双侧籽骨的骨折应该进行籽骨环扎治疗，以恢复踇短屈肌腱的连续性，避免出现足趾仰趾畸形。如果两个籽骨中的一个出现严重的关节软骨损伤，则可考虑对其进行切除。但是，在任何情况下，都不应同时切除两个籽骨。最后，应按照标准流程关闭手术切口。

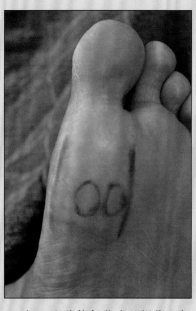

图 121.1 双切口入路修复草皮趾损伤。每个单独的切口也可用于单独的籽骨切除。在解剖过程中，必须小心保护足底神经（From Kadakia AR. Disorders of the hallucal sesamoids. In: Miller MD, Sanders TG, eds. *Presentation, Imaging and Treatment of Common Musculoskeletal Conditions*. Philadelphia: Elsevier; 2011）

并发症

在草皮趾损伤后，运动员可能会在足趾蹬地时出现持续性疼痛和第一跖趾关节僵硬的症状（表 121.1）。如果损伤不能完全愈合的话，则可能会发生关节不稳、畸形和退变。

籽骨功能障碍

第一跖趾关节的籽骨复合体在踇趾的功能发挥中起着重要作用（专栏 121.2）。籽骨功能障碍比较罕见；然而，它可能会继发于关节炎[22-26]、创伤[22, 24, 27-36]、骨软骨炎[29, 37-39]、感染[40-44]或籽骨炎[23, 38, 39, 45]。由于第一跖趾关节在体育运动过程中承受着巨大的压力，在职业运动员中的籽骨功能异常和病症比在普通人群中更为常见[46, 47]。

专栏 121.2 籽骨的功能
保护屈踇长肌腱
吸收前足内侧的大部分负重压力
增加踇趾内在肌的力学效能
抬高第一跖骨头

内侧籽骨比外侧籽骨更易于受伤，因为它在正常步态时承受了更大的压力[48]。跖外侧和内侧神经紧靠外侧和内侧籽骨。这些神经中的任何一支出现卡压都可能是籽骨区域疼痛的来源。已有关于籽骨关节炎的报道[22, 23, 25, 37, 49]，既可能与踇外翻、踇僵症和类风湿关节炎相关，也可孤立发生。如果合并高弓足或平足时，第一跖列跖侧可能会有胼胝形成。当合并籽骨损伤时，通常会出现更加局限或集中的疼痛位点。

病史

最常见的主诉是在前足蹬地时，籽骨的部位出现疼痛和不适症状。

体格检查

高弓足或腓肠肌挛缩会增加前足的负荷，因此，应对其进行专门的评估。胫侧或腓侧籽骨下面的胼胝有时可能伴有籽骨的症状。支持籽骨炎诊断的另一依据是被动轴向挤压试验[50]。该试验在患者仰卧时进行。踇趾在第一跖趾关节水平做最大程度的背伸运动，这将导致籽骨向远端迁移。检查者的示指在籽骨

表 121.1 草皮趾的解剖分类		
Anderson 分类体系[127,128]		
损伤类型	分级	描述
过伸伤（草皮趾）	I	跖侧关节囊、韧带复合体的过度牵拉 局部压痛，轻度肿胀、瘀斑
	II	跖侧关节囊和韧带复合体的部分撕裂 广泛的压痛，中度肿胀，瘀斑 因疼痛导致运动受限
	III	跖侧关节囊和韧带复合体完全撕裂 严重的压痛，明显的肿胀和瘀斑 剧烈疼痛导致运动受限，垂直 Lachman 试验（+） 可能合并的损伤： 内侧/外侧损伤 籽骨骨折/二分籽骨分离 关节软骨/软骨下骨挫伤
过屈伤（沙滩趾）		姆趾第一跖趾关节或趾间关节过度屈曲损伤 也可能涉及对较小的第一跖趾关节的伤害
脱位	I	姆趾和籽骨脱位 籽骨间韧带没有损伤 往往无法进行手法复位
	II A	合并籽骨间韧带的损伤 通常可以复位
	II B	单侧或两侧籽骨横形骨折 通常可以复位
	II C	籽骨间韧带完全撕裂，合并单侧的籽骨骨折 通常可以复位

近端施加压力。患者的疼痛症状将会在 MTP 关节的被动跖屈运动过程中重现，因为籽骨关节面会被挤压在跖骨头和趾骨上。

影像学

通常最有用的 X 线检查是籽骨轴位片（图 121.2）。骨软骨炎患者的轴位 X 线片上可以看到籽骨碎片。尽管有主观症状（籽骨炎），但是 X 线片往往显示正常。MRI 是诊断籽骨疾病的最佳方法。通常在普通 X 线检查发现异常之前，MRI 就可以很早地发现异常病变。它也可用于显示籽骨周围的软组织异常[51,52]。

治疗原则

非手术治疗适用于运动员中的大多数籽骨问题，往往无须进行手术治疗。如果非手术治疗无效，可根据病变的程度选择手术方式。当考虑进行外科手术治疗时，必须解决合并的畸形，例如腓肠肌挛缩或平足等。

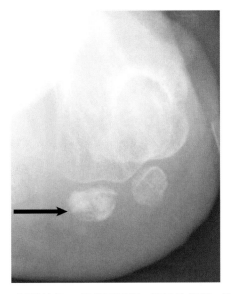

图 121.2 籽骨轴位 X 线片可见跖-籽骨关节面。这种投照体位能清楚地显示出籽骨硬化（箭头）、塌陷变平、关节炎和骨折（From Kadakia AR. Disorders of the hallucal sesamoids. In: Miller MD, Sanders TG, eds. *Presentation, Imaging and Treatment of Common Musculoskeletal Conditions*. Philadelphia: Elsevier; 2011）

📌 作者首选技术

籽骨功能障碍

采用前述的手术入路对受累籽骨进行切除适用于顽固性跖侧胼胝病例。但是，必须注意避免损伤踇短屈肌腱和踇长屈肌腱。并且必须对软组织缺损进行修复，以避免出现医源性畸形。

治疗方案

非手术治疗

调整运动方式和穿鞋习惯，使用鞋垫以及修整足底胼胝，都有助于症状的缓解。在患有籽骨疼痛的患者中，坚硬的鞋垫或船形鞋底可减少前足跖趾关节的运动，缓解行走过程中产生的疼痛症状。使用舞蹈鞋垫，其具有为与籽骨相匹配的凹槽，是非常有效的，并适用于几乎所有的病例。

手术治疗

手术治疗包括胫侧或腓侧籽骨切除以及籽骨刨削术。只要进行谨慎细致的操作，单个籽骨的切除通常不会导致畸形[52]。但是，很少需要进行胫侧和腓侧籽骨的切除，因为它可能会引起踇趾的仰趾畸形和爪形趾畸形。籽骨切除后进行第一跖趾关节融合可改善关节炎症状，并为第一跖列提供稳定的内侧支撑，但会严重影响运动员的关节功能。尽管顽固性跖侧胼胝（intractable plantar keratosis, IPK）病例偶尔也需要进行籽骨切除，对受累籽骨进行刨削，既能够保留运动员的关节运动功能，又有利于快速康复（图121.3）[51,52]。对于合并第一跖列过度跖屈的病例，如果仅做籽骨刨削或切除，往往会有很高的胼胝复发率[53,54]。

术后管理

籽骨切除术后，使用柔软的敷料加压包扎，允许患者穿上鞋活动。建议足跟承重行走，以尽量减少前足的软组织损伤，促进切口愈合。籽骨功能障碍的手术患者通常在术后2~4个月内重返赛场。如果做了胫侧籽骨刨削手术，运动员可在手术后约6周恢复跑步。

结果

籽骨切除术不应作为急性骨折或非粉碎性籽骨骨折不愈合的治疗方法。然而，可以用于籽骨炎的治疗。

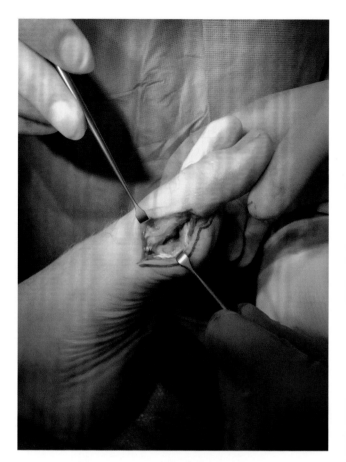

图 121.3　跖内侧切口显露胫侧籽骨

Saxena 和 Krisdakumtorn 报道了 26 名患者，平均术后 7.5~12 周恢复正常活动[55]。11 名专业/校队运动员平均重返运动时间为 7.5 周，而 13 名"活跃"运动员重返体育运动的时间是 12 周。

并发症

Saxena 和 Krisdakumtorn 报告了 2 例踇外翻，1 例踇内翻和 2 例术后出现瘢痕性神经瘤症状的病例，后者占并发症的 19%[55]。患者也可能发生转移性跖骨痛症状。

跖痛症

跖痛症定义为第二、第三和第四跖骨头跖侧的疼痛[56,57]。这是一个包含许多病因来源的诊断。评估跖痛症的一个关键步骤是研究其所涉及的生物力学因素[58]。跖痛症可以细分为原发性、继发性以及病理步态导致的功能性因素[57,59]。原发性跖痛症是由于跖骨长度的解剖异常、腓肠肌挛缩或后足异常导致前足负荷过大所致[58]。第一跖列承受前足重量分布的 40%，其他的部分共同承担剩余的 60%[60]。第四和第五跖趾关节与更坚硬的第二和第三跖趾关节相比，前者则拥有相当大的灵活性[61]，任何减少第一跖骨地面力的因素都可能增加其余较小跖骨头的压力。跖骨长度差异可能同样导致一个或多个跖骨头过载。最常见的病理情况是第二跖骨过长[62]。静态跖痛症往往是由于跖骨倾斜，而进行性跖痛症与跖骨长度异常有关[58]。行走时，在支撑相的第60和90百分位之间，膝关节伸直而踝关节处于中立背屈时，压力中心将转移到跖骨头的下方。在这个关键阶段，膝关节伸直，腓肠肌紧张可能会使前足过载，导致跖痛症[63]。行走时第5跖趾关节过度背伸，足趾背伸，跖骨头被动跖移，将会导致跖骨头动态地向跖侧突出[57]。

顽固性跖侧胼胝（IPK）是在足部跖侧出现的局部胼胝状结构[64]。由于压力增加，运动员的前足部易形成广泛性的角化组织，而适量的角化组织则是正常的；相反，IPK是局限性的角化病变。DiGiovanni等研究了一组患有前足疼痛的患者，发现腓肠肌挛缩的发生率为65%（34例患者中）[65]。许多作者强调了腓肠肌紧张对产生前足症状的重要性，并且当这种肌肉紧张被克服时，将会对步态模式产生积极影响[66, 67]。

病史

Barouk强调了站立和进行性跖痛症之间的区别，并建议对这些病症采取不同的治疗方法[59]。因此，对疼痛加重和缓解因素进行详细询问，来辨别这两种情况，是相当重要的。运动员经常报告，进行特定活动或穿某种鞋的时候症状会加重。对于顽固性跖侧胼胝（IPK）患者，疼痛通常直接发生在角化组织之下。

体格检查

体检首先需要仔细评估站立时两脚的对齐情况。应注意后足、足弓的位置和大脚趾、小脚趾的畸形情况。当怀疑有扁平足畸形时，可以做Coleman阻滞试验以确定是否存在第一跖骨僵硬性跖屈畸形[68]。应仔细评估足的跖侧，因为角化组织的位置可提示潜在的问题。站立期跖痛症会产生近端局限性角化组织或疼痛，而行走性跖痛症会产生远端疼痛和线性胼胝[9]。修剪胼胝通常会发现边界清楚的角化病灶。孤立性角化病变有时难以与疣进行区分；然而，角化病变一般直接出现在骨突下方，与疣不同，它们是无血管的。

在跖骨头的侧面可以看到由突出的跖骨头外侧髁引起的分散的IPK，通常在第四跖骨下。识别这种IPK非常重要，因为可以通过简单的手术进行矫正，

并加快康复和恢复速度，是比进行跖骨截骨术效果更好的手术。

对于疑似站立性跖痛症，应对小趾跖骨的异常跖屈进行评估。第一跖骨抬高将两个跖骨的整个负荷推到第二跖骨上，导致第二跖骨头下方出现孤立性角化病灶[57]。然而，当下肢的外旋产生剪切力时，在步态周期的第三跖骨中会发生推进性角化病。这会产生外观更加圆润的胼胝结构，向远端延伸到足趾[57]。第一跖列的活动度应与中足活动度一起进行评估，因为不稳定的第一跖列会使小趾的跖骨头压力过大[69]。

应对每个MTP关节进行触诊，以评估其位置、滑膜炎和关节稳定性的状况，因为小趾MTP关节不稳定是常见的，但是往往容易被忽略的跖痛症的原因[70]。小趾的跖屈能力可通过以下方式评估：夹纸试验，患者可以尝试对抗从小趾下面将纸条拉出的力量。无法抵抗从下方拉出纸条的力量则为阳性，提示小趾跖板撕裂[70]。跖板激发试验可用于区分跖板撕裂与莫顿神经瘤的区别。在该测试中，患者坐位，足自然下垂，被检查者背伸足趾，在近节趾骨上施加一个跖向的力量挤压跖板。如果引起疼痛，则表明症状与MRI上显示的跖板损伤有关[71]。如果疼痛位于第二跖骨头，抽屉试验阳性和肿胀等体征具有很高的敏感性，而既往第一跖列手术史或存在交叉趾畸形也具有高度的特异性[72]。

应对每个跖骨间隙进行触诊以评估有无趾间神经导致的压痛。进行Silfverskiöld试验以评估腓肠肌和腓肠肌-比目鱼肌复合体是否挛缩；检查时，应将足保持倒立位，以避免在中足关节出现过度背伸运动[57, 73, 74]。

影像学

影像学评估包括足部负重正、侧位X线片。如果疼痛位于籽骨区域，还需要拍摄籽骨位X线片。需要对每个跖骨（MT）的长度进行评估。Maestro等提出了"调和抛物线"（harmonic parabola）的概念，在步态分析研究中，他们将第一MTP关节的外侧籽骨作为抛物线的中枢轴[62]。他们还将穿过外侧籽骨中心，并将MT2纵轴垂直等分的线称为Maestro线[59]。该线必须穿过MT4头中心点以保持跖骨间运动的协调。另一种评估MT1和MT2相对长度的方法由Hardy和Clapham提出，沿着MT2的轴线绘制一条线，这条线将平分沿着骰骨后关节面画出的跗横关节连线。测量这两条线与跗横关节连线的交叉点与MT1和MT2

关节面间的距离，两条线的差异在毫米水平。采用这种方法对无症状足进行测量时，MT1 会比 MT2 的测量结果长出 2~4 mm（平均 2 mm）[75]。Moton 等认为，MT1 过短会导致足部运动学的异常，进而增加 MT2 头部的压力，使其过度增生肥大[76]。在侧位 X 线片上，可以评估出每个 MT 的斜率，以及 MT1 和 MT2 干骺端间倾斜度的差异。进行斜位 X 线片的评估，将有助于明确跖骨过短是真正的短还是因为跖列向跖侧过度倾斜而显得相对的短[77]。影像学检查也有助于对跖趾关节半脱位或脱位进行诊断。要留意可能导致压力增加的骨性异常。如果 IPK 很大，那么需要进行超声检查，因为曾有跖侧皮样囊肿的病例报道[78]。

趾骨处于过伸位的籽骨位 X 线片，可以充分暴露跖骨头的解剖形态，有助于发现跖骨头外侧髁隆起和横弓的形态异常。

治疗原则

如果角化病变持续导致足部症状并且明显影响运动功能，则应考虑进行手术干预。由于术后恢复时间较长以及可能导致 MTP 活动受限、复发或出现转移性疼痛病灶，应在术前进行严格、充分的胼胝修剪、疼痛局部垫软和矫形支具固定等保守治疗。对运动员的腓肠肌挛缩进行手术松解必须持非常审慎的态度，因为腓肠肌的过度延长可能导致小腿蹬地力量的减弱。最近，对腓肠肌内侧头近端进行松解延长的方法得到了广泛的关注。Abbassian 等已经证实，可以在局部麻醉下安全地进行腓肠肌内侧头的松解，然后立即恢复体育训练，最重要的是，这种方法运动功能的损失最小[79]。

如果治疗跖痛症的所有保守治疗措施均告失败，那么就有必要考虑手术治疗。手术的目标是使前足压力沿前足均匀地分布，从而减少局部区域的压力过高。因此，如果需要实施这种手术，必须接受细致的临床检查，包括足底压力分布和 X 线评估，以仔细规划跖骨截骨的策略。术前应该进行认真的规划，去纠正跖骨过长的问题，使跖骨头符合"调和抛物线"的分布规律，抬高突出的跖骨头，减轻局部承受的负荷。

治疗方案
非手术治疗

各种病因导致的 IPK 的初始治疗策略包括：对病变胼胝进行修剪以减少角化层的过度堆积。修剪角化组织也有助于将胼胝和疣区分开来。

修剪角化组织时，在角化病灶的近端放置软的跖骨垫以更均匀地重新分配前足跖侧的压力。使用柔软的鞋垫可以减轻运动员足底的冲击力[80]。应该穿宽头、软底的运动鞋，以减少跑步时足底承受的冲击力。可以使用泡沫板矫形鞋垫（Plastazote）分散 IPK 下方的压力并矫正足部的姿势畸形。小腿三头肌过紧的患者，无论是腓肠肌还是腓肠肌 - 比目鱼肌复合体，都应进行小腿三头肌的拉伸练习，以延长过紧的肌肉，减轻前足的负荷。船形底鞋（Rockerbottom）也可能有助于减轻跖痛症的症状。

手术治疗

如果患者在经过严格的保守治疗后仍有持续的疼痛症状，则应通过手术松解来纠正腓肠肌挛缩的问题（图 121.4）。在针对 73 名患者的序列研究中，对年龄小至 18 岁的患者（平均年龄 50 岁），单纯采用 Strayer 术对腓肠肌进行松解延长处理。所有患者术前的 Silfverskiöld 试验均为阳性，38%（n=28）的患者术前存在跖痛症症状。其中只有一半病例获得了优秀或良好的临床效果，平均随访 45 个月，视觉模拟疼痛评分从术前的平均 5.6 分降至术后的 2.3 分[81]。有效证据（B 级）支持，可使用腓肠肌松解术治疗成人的中 - 前足过度高压综合征所导致的孤立性跖痛症[82]。Mann 和 DuVries 提出，一个局限性、孤立的 IPK 是由腓侧跖骨髁过度隆起引起的[83]。DuVries 描述了通过跖侧跖骨髁切除术来纠正这种畸形[84]。Mann 和 Mann 建议通过背侧切口对跖骨头 20%~30% 的

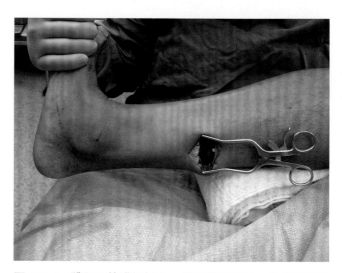

图 121.4　腓肠肌筋膜松解后，膝关节伸直时，踝关节背伸活动度有所改善

骨质进行切除[64]。后来，Mann 和 DuVries 对这个术式进行了改进，进行了 MTP 关节成形术，在进行跖侧跖骨髁切除的同时，切除了约 2 mm 的跖骨头关节面。在 MTP 关节成形术后，MTP 关节的活动度减少了 25% ~ 50%。虽然这并不会对久坐的人群造成影响，但是运动员往往需要更大的关节活动度，如此说来，运动员是不宜进行 MTP 关节成形术的。

使用垂直 Chevron 截骨术可以实现跖骨头的抬高[83, 85, 86]。远端的斜形截骨术[87-92]、冠状斜形（Weil）截骨术[57, 59, 93, 94]和三步（Maceira）截骨术[57, 95]都可用于跖骨头的短缩和抬高矫正（图 121.5）。这些方法适用于行走性跖痛症的病例。目前认为，要充分降低有症状的跖骨头下方的压力，需要将跖骨头至少抬高约 3 mm[96]。Hansen 等描述了一种中段截骨的策略，其中在跖骨中段做两个平行切口，随后用四孔板固定[97]。Galluch 等采用这种截骨术对 95 例患者进行治疗，均取得了良好的效果。截骨愈合率为 99.2%，5 名患者出现了转移性疼痛症状[98]。

术后管理

术后使用敷料加压包扎，应避免穿鞋负重行走。跖骨截骨术后，应给予足够的时间使截骨处骨性愈合。过早的活动可能会导致固定失败、截骨错位或骨不愈合。一般来说，近端跖骨截骨术的骨性愈合需要 6 ~ 12 周。使用薄锯片进行垂直 Chevron 截骨后，约

6 周后出现骨性愈合。在 MTP 关节成形和跖骨髁切除术后，需要大约 6 周才能完全愈合。

作者首选技术

跖痛症

当需要恢复竞技运动员的关节活动功能时，远端跖骨头截骨术通常被认为是首选的手术方案。尽管远端截骨术通常用于治疗行走性跖痛症，但是许多截骨术都可适用于站立性和行走性跖痛症的治疗。

如果需要对两个跖骨头进行截骨，则在跖骨间做切口以利于同时显露两个跖骨头。对侧副韧带进行松解，以便对锤状趾畸形的病例进行跖侧组织的松解；如果存在跖趾关节的半脱位 / 脱位畸形，可能需要对撕裂的跖板进行修复。如果存在跖趾关节冠状面的畸形时，需要对侧副韧带进行重叠紧缩缝合。在进行远端跖骨截骨时，截骨线与足部的负重轴平行是至关重要的，以确保截骨缩短后不会导致跖骨头的过度跖屈。接下来，根据所需的跖骨头缩短 / 抬高程度，平行截除多余的跖骨骨质。该截骨术可用螺钉进行固定，并进行术中透视对跖骨抛物线进行评估（图 121.6）

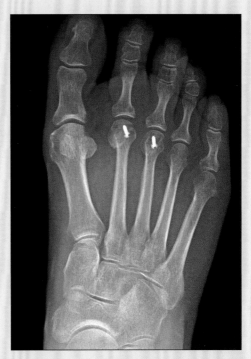

图 121.6 第二、三跖骨头 Weil 截骨术后前后位 X 线片。足部跖骨头的正常梯度得到了恢复，第三足趾略短于第二足趾。保持这种足趾间的梯度对于预防医源性跖痛症至关重要（From Seybold J, Kadakia AR. Claw and hammer toes. In: Miller MD, Sanders TG, eds. *Presentation, Imaging and Treatment of Common Musculoskeletal Conditions*. Philadelphia: Elsevier; 2011.）

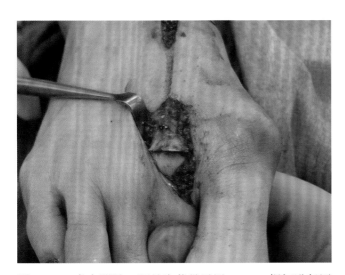

图 121.5 术中所见，跖骨头截骨后用 2.4 mm 螺钉进行固定。注意必须移除背侧突出的骨质以利于关节的活动（From Seybold J, Kadakia AR. Claw and hammer toes. In: Miller MD, Sanders TG, eds. *Presentation, Imaging and Treatment of Common Musculoskeletal Conditions*. Philadelphia: Elsevier; 2011.）

愈合后（通常在 4 ~ 6 周内），开始进行轻柔、缓慢的 ROM 练习以减少术后关节僵硬的发生率。当 X 线片显示骨性愈合时，开始积极的负重行走活动。采用前足带或柔软的跖骨垫固定，有助于在手术恢复期间，缓解运动时出现的症状。负重行走后大约 4 周开始慢跑，然后在疼痛耐受的情况下，进行跑步活动。

在 MTP 关节置换术以及远端跖骨截骨术后，ROM 降低是一个严重的并发症。在术后随访中，应密切关注任何可能发生的关节畸形或僵硬；早期，在局部神经阻滞或麻醉剂的作用下，开始进行被动的关节拉伸练习将有助于预防关节僵硬。在运动员中，跖屈功能非常重要。应在完全骨性愈合时，完全恢复运动功能。通常在术后 6 ~ 12 周内，开始积极的负重行走。在疼痛和肿胀耐受的情况下，在术后 4 周，由负重行走逐渐转为慢跑练习。然后运动员可增加跑步活动的耐受性，在术后 3 ~ 6 个月逐渐恢复运动功能。

结果

在治疗 IPK 时，Winson 等发现 53% 的患者出现了明显的术后并发症，包括 32% 的转移性疼痛、13% 的骨不愈合，以及 50% 的复发率[92]。在 124 只足中，有 66 只出现了术后症状。作者强调，高弓足或僵硬性畸形足的病例，应视为远端斜形滑动截骨术的禁忌。

在行走性跖痛症的治疗中，Weil 截骨术或三步截骨术是比较常用的方法。接受 Weil 截骨术治疗的患者中，70% ~ 100% 的病例可获得良好至极好的长期临床结果[99-101]。采用三步截骨术可减少因 Weil 截骨所致的术后并发症。Espinosa 等报道，这种类型的截骨术很少导致术后关节僵硬和浮趾畸形[57]。Pérez-Muñoz 等报道了 82 例接受 Weil 截骨术或三步截骨术治疗的患者；他们发现跖痛症复发率为 4.3%，中度关节僵硬的发生率为 60.2%，浮趾畸形的发生率为 4.3%，骨延迟愈合的概率为 7.5%。所有的延迟愈合均发生在三步截骨术组，并被认为是截骨后稳定性降低而造成的后果[102]。

Mann 和 DuVries 评估了 100 例散发 IPK 的患者，并指出进行 MTP 关节成形术后，复发率为 17.6%。在这些复发患者中，有 5% 的病例出现在术前有症状的跖骨头下方。13% 的病例出现转移性 IPK 病变。尽管出现这些不良的后果，但 93% 的患者对其预后表示满意[83]。

并发症

Weil 截骨术报告的并发症包括关节僵硬、浮趾畸形和转移性跖骨痛。术后 MTP 关节的形态变化、纤维粘连、对内固定物异物反应或内在肌肉组织的生物力学改变都可能会导致关节僵硬[57, 99, 103]。Beech 等指出，大多数情况下术后关节活动度（ROM）均会减少[94]。据报道，多达 30% 的患者出现浮趾畸形[104]。

趾骨头切除术和 MTP 关节成形术治疗散发性 IPK 的术后并发症发生率为 5%，其中包括跖骨骨折、缺血性坏死、相关足趾浮趾畸形，以及相关足趾的仰趾畸形[83]。

未来展望

随着关于腓肠肌挛缩对前足疼痛发生率影响的深入研究，对骨病变进行修正的理念可能会被逐渐边缘化，这种转变会产生一个良好的治疗效果。如上所述，对于运动员来说，前足手术的术后并发症是一个重要的不利因素，如果单纯进行软组织矫正，则不会导致运动功能的严重丧失，这将是一个值得期待的结果。

跗僵症

病史

跗趾僵硬的典型症状是由关节软骨退变导致的 MTP 关节疼痛，也可能与背侧骨赘增生引起的穿鞋时机械性摩擦疼痛有关。随着时间的推移，疼痛会随着活动而加剧，并且可通过休息和改变穿鞋习惯等方式得到改善。运动员会出现下蹲或蹬地运动时的运动功能减退。一旦出现夜间或静息痛，大多数情况下，意味着出现了关节内的退变。跖侧痛提示 MTP 下关节面或趾 - 籽关节面出现退变，这是背侧骨赘切除术的相对禁忌证[105, 106]。

体格检查

由于第一 MTP 关节的退变，跗趾僵硬将限制关节的活动。MTP 关节可能表现为过度跖屈，背侧出现隆起（图 121.7）。压痛点通常位于关节间隙的背外侧，并且在做剧烈运动时加重。随着严重程度的增加，进行 "研磨试验" 时，会诱发患者的疼痛症状。研磨试验是指以跖骨头为中心，跖趾关节进行全范围的关节活动。阳性检查结果与终末期关节炎一致，表明单纯的骨赘切除效果欠佳。在评估关节活动度时，压缩第一 MTP 关节，可以帮助临床医生决定关节面是否自

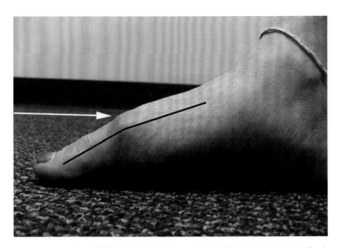

图121.7　患有踇僵症的患者，表现为踇趾的固定屈曲畸形。背侧骨赘突出明显（箭头）（ From Seybold J, Sabb B, Kadakia AR. Arthritides of the foot and ankle. In: Miller MD, Sanders TG, eds. *Presentation, Imaging and Treatment of Common Musculoskeletal Conditions*. Philadelphia: Elsevier; 2011. ）

由滑动，软骨是否完整[106]。

　　临床上应考虑踇僵症是功能性的还是结构性的，并且应在非负重状态和负重状态下对第一MTP关节活动度进行分别检查，来评估腓肠肌过紧造成的影响。在非负重状态下，关节的被动背伸功能良好，而在负重状态下，关节活动度却减少，则认为其为功能性踇僵症。在这些患者中，截骨术能够纠正功能性的关节活动受限，从而使症状得到改善。患者仰卧，在第一跖骨头上施加一个背伸的压力，以模拟负重的情况，并将踝关节置于中立位，来评估是否有功能性踇僵症。第一MTP关节在此位置应至少有60°的背伸角度。在该位置，进行踇趾关节背伸运动时，应以第一个踇趾关节的活动为主。如果需要踝关节处于跖屈位，第一踇趾关节才能实现全关节范围的活动度，则认为这是功能性踇僵症[107]。如果患者在非负重和负重状态下（即结构性踇僵症）关节活动度均受限，则首选进行关节融合术或关节置换术[108]。

影像学

　　已有的放射学分类系统并不能与临床特征很好地契合[109]。关节间隙变窄、跖骨和趾骨背侧的骨赘增生以及骨质疏松是最常见的影像学表现。

治疗原则

　　根据临床症状和影像学的严重程度，踇僵症可按照Coughlin和Shurnas等的方法进行分类，从临床上的关节僵直但是X线片正常，到第一MTP关节僵硬

和疼痛，同时合并关节间隙狭窄超过50%以及严重的背侧骨赘，但是，必须牢记踇趾僵硬的自然病史是不一致的[109, 110]。所有运动员应首先尝试进行保守治疗；因此，真正的决策在于关节保留与否的选择上。显然，我们必须考虑运动要求，而一些关键的临床特征将有助于进行这种临床决策。例如，夜间痛或静息痛，被动关节活动时有磨砂感或研磨试验阳性，说明存在广泛的关节退变，不适合保留关节功能，应进行关节融合或牺牲关节功能的姑息性手术措施。只要患者充分认识到临床效果存在很大的不确定性，即便影像学上存在明显的关节退变征象，也可考虑进行背侧骨赘切除术，因为这种手术不会导致显著的骨量丢失[106]。

　　同样，背侧骨赘切除也不能缓解籽骨疼痛的症状。另外，如果关节运动弧很平滑（可能活动范围会降低），但是在关节活动的终末阶段有疼痛症状，表明背侧骨赘切除是可行的。

　　在背侧骨赘切除治疗失败或者骨赘切除和关节融合术之间选择不明确的情况下，问题会变得困难起来；在这些情况下，影像学检查结果和关节的可视化评估（关节镜检查优于MRI）将有助于确定关节功能是否能够得到保留。

　　在有症状的功能性踇僵症患者中，远端跖骨截骨术如Watermann-Green截骨术，Youngswick截骨术和远端斜形跖骨截骨术是有效的方法。所有这些方法都会导致第一跖骨MT1长度的缩短，最好在第一跖列过长的情况下采用这些方法，因为对于这些病例来说，进行跖骨缩短也是必要的处理策略。Watermann-Green截骨术具有多种功能，可以使远端跖骨头旋转，将跖侧相对完整的关节面旋转到背侧位置。但是有人认为，如果这种手术处理不当，局部接触压力会增加，会导致MT-S跖籽关节出现疼痛症状。Youngswick截骨术与此相似，但是跖侧截骨线与背侧截骨线成60°角而不是135°角，这种方法的可行性更高，可以有效达到跖骨头缩短和减压的效果。两种截骨术本质上都是稳定的。另一种方法是远端斜形截骨术，截骨面与矢状面成30°可以实现跖骨头的缩短和减压效果，但是不能对关节面的对线情况进行调整。因此，如果没有关节面的对线不良，可以采用该方法。在实践中，所有这些手术都与背侧骨赘切除联合使用[108]。对于存在第一跖列抬高的、没有关节炎的功能性踇僵症患者来说，建议采用近端跖屈截骨术[108]。由于研究参与者较少，因此，很难就哪种截骨术效果更好的问题得出明确的结论[111]。

治疗方案

非手术治疗

对于无症状的功能性姆僵症患者来说，不建议进行手术治疗[107]。然而，对于舞蹈或短跑等需要进行大角度的跖趾关节背伸活动的运动项目来说，除了进行关节内皮质类固醇激素注射和非甾体类抗炎药治疗外，非手术治疗效果往往欠佳。在最近针对皮质类固醇激素注射治疗的姆僵症患者的问卷调查中，尽管22名患者中有20名（91%）临床效果报告有效，但只有3名（14%）患者的临床效果能够维持超过3个月。由此可知，皮质类固醇激素在姆僵症治疗方面的作用有限[112]。而且，激素注射可能会加速关节内的软骨磨损，因此，必须慎重使用。

非手术治疗的主要策略是稳定第一跖趾关节。胶带和矫形器在疼痛症状的控制方面非常有用，但这些措施也会减少关节的活动度[109]。一项针对姆趾活动受限的患者的双盲临床试验，比较了提升第一跖趾关节高度的定制鞋内矫形器与未提升关节高度的同一矫形器之间的差异，发现提升组的最大背伸角度显著增加，为22.2°，而对照组只增加了5.65°。然而，该研究不包括MTP关节疼痛或X线片上骨关节炎的病例。

手术治疗

应该尽可能为运动员进行保留关节的手术。如果这些手术不合适，应考虑破坏关节但保留关节活动度的手术（例如截骨术或软组织填塞的关节成形术）。然而，金属或硅胶关节置换并不适用于运动员。最终，进行关节融合手术将一种长久的、一劳永逸的解决方案，可以允许进行相对高强度的运动。

骨赘切除术

骨赘切除术是首选的手术方式。除了创伤性病变外，骨性撞击总是从背侧开始，然后向下蔓延，而创伤性病变则从关节的中心开始；因此，骨赘切除术不适用于创伤因素导致的骨赘增生。去除背侧25%的关节和骨赘可以有效地消除穿鞋时的摩擦刺激和关节活动末端阶段的撞击性疼痛。它通常不会改善关节的活动度，也不会延缓病变的进展，但是，可以延长运动员的职业生涯（图121.8）。在最近一项对179名接受切开骨赘切除术患者的研究中，58例患者平均随访7.14年（33.5%的随访率）。疼痛评分的平均改善百分比为87.71%，88%恢复正常功能，包括体育运动。总体而言，95%的患者表示他们愿意再次接受手术治

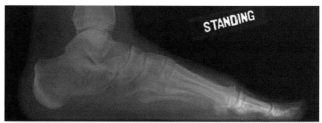
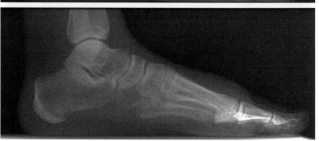

图121.8 接受了切除术的Ⅱ级姆趾僵症患者的术前和术后X线片。术后X线片显示从跖骨和趾骨上切除背侧骨赘。跖骨的最终外观显示出共线性，跖骨轴显示足够的骨切除（From Seybold J, Sabb B, Kadakia AR. Arthritides of the foot and ankle. In: Miller MD, Sanders TG, eds. *Presentation, Imaging and Treatment of Common Musculoskeletal Conditions*. Philadelphia: Elsevier; 2011.）

疗，而88%的患者报告无疼痛或偶有疼痛症状[114]。大约3%的患者需要进行第一跖趾关节融合术[114]。

关节镜治疗姆僵症。当需要对关节面进行直视下检查时，首选采用关节镜进行骨赘切除，如影像学检查结果与临床症状的严重程度不相符时[106]。关节镜也可进行关节融合[115]，并且如果关节退变严重，手术同意书里应包括术中是否决定改为融合术。对于关节镜下的骨赘切除术，可以在X线透视下，用克氏针穿透关节面，对骨赘进行标记；也有作者不使用克氏针标记，采用关节镜对骨赘进行切除，直到关节活动度能够达到50°~70°的被动背屈程度为止[106]。

姆僵症的小切口治疗。小切口第一跖趾关节融合术，可在X线透视定位下，用高速磨钻完成手术，使患者术后能够很快恢复完全负重运动功能，90%的病例在随访6周时达到临床愈合，85%的病例在术后1年时具有影像学上的骨性愈合证据[116]。微创切除术可在最少1年的随访过程中，显著缓解疼痛症状[105]。

截骨术

Moberg截骨术适用于中度至重度姆僵症（Hattrup和Johnson Ⅱ级和Ⅲ级）的运动活跃的年轻患者，应对非手术治疗失败的骨赘进行扩大切除[117]。Moberg截骨术通过增加近节趾骨的背伸角度，从而增加了MTP关节出现背侧撞击前的运动行程，因此，能够功

能性增加跖趾关节背伸运动的角度，也可以降低关节的压力[118]。背侧闭合楔形截骨与背侧骨赘切除相结合；截骨面非常稳定并且能够迅速愈合。如果关节的跖屈角度较差，足趾可能会过度抬高，导致穿鞋时出现症状。康复程序与骨赘切除术相类似。进行 Moberg 手术的一个重要的前期考虑是，要确定患者术前是否有足够的第一 MTP 关节跖屈角度，因为手术后对关节的跖屈功能会造成一定的影响。如果发现有严重的关节炎表现，应该与患者进行细致的讨论和讲解，并做好术中变更术式进行关节融合的准备[117]。

对于晚期重度退变的运动员来说，可以考虑进行两次跖骨截骨术。在过长或过度抬高的跖骨中，可以进行缩短／跖屈截骨（人字形截骨是最稳定的）。如果跖骨长度正常，则可以进行远端斜形背侧旋转截骨术。

对晚期退变的关节进行保留关节运动功能的手术

跖骨头切除或软组织填塞的关节成形术，尽管不能保留跖骨关节，但是可以在保持关节运动能力的同时极好地缓解疼痛症状，尤其是那些对跖趾关节背伸功能要求高的运动员（例如舞者或跑步者）来说，手术效果要优于关节融合术。由于足趾过短并且上仰，导致术后缺乏美观，但关节活动度能够得到很好的保留。最近发现，使用聚乙烯醇（PVA）水凝胶进行第一 MTP 关节的人工软骨半关节置换手术可取得与第一 MTP 关节融合术相当的功和疼痛缓解效果，并且还能保持良好的关节运动功能。然而，对于运动员来说，它的长期预后和临床效果目前尚不清楚[119-121]。不建议对运动活跃的年轻人群采用跖骨头切除或 Keller 关节成形术，而 Valenti 手术——切除跖骨头和趾骨基底背

侧，可以很好地保持关节长度和足底负荷——可以避免出现上述问题[122]。

跖趾关节融合术

MTP 关节融合术仍然是缓解疼痛和保持功能状态的金标准[123]。虽然它是以牺牲关节活动度为代价的，但对于晚期退变的人来说，不手术也无法进行运动。但是，对那些需要进行跖趾关节背屈运动或足趾过短的运动员来说，应谨慎使用。对于趾间关节活动度过大，趾骨头包裹性差，头部压力过大的人群，MTP 关节的活动度丧失将增加趾骨头的负荷，并且这种情况会非常难以进行后续的治疗。

相对于足的承重姿态，关节应在 10°~15° 的背伸状态下进行融合，以使力线恢复正常而不会使足趾过度抬高，否则可能会与鞋头发生摩擦（图 121.9）。应采用足负重位 X 线片对这个模拟的负重姿态进行评估，并确保姆趾趾腹距离底板约 1 cm 的距离。也可以通过在姆趾跖侧施加压力来模拟这种承重的位置。这方法相当于第一 MTP 关节与地面存在 1°~10° 的伸展角，并且在临床上可以获得良好的效果[124]。小于这个融合角术后可能会导致趾间关节出现退变的风险。术后，在前足免负重鞋的保护下，足跟负重行走 6 周后，可以恢复正常的穿鞋行走。通常可以在手术后 3~4 个月恢复正常的体育运动。手术存在骨不愈合，需要进一步手术的风险，但目前来看，二次手术的比例非常低。

结果

在适当的情况下，截骨术具有很好的预后，康复速度很快。大约 70% 的患者可以有优良的手术效果，

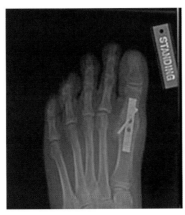
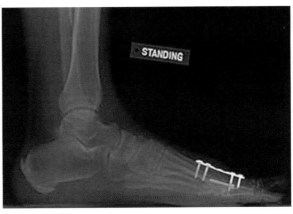

图 121.9 使用背侧钛板和拉力螺钉进行第一跖趾关节的融合固定术 (From Seybold J, Sabb B, Kadakia AR. Arthritides of the foot and ankle. In: Miller MD, Sanders TG, eds. *Presentation, Imaging and Treatment of Common Musculoskeletal Conditions*. Philadelphia: Elsevier; 2011.)

作者首选技术

姆僵症

> 背侧骨赘切除是运动员姆僵症的主要治疗方法。从背部进入关节，并且进行侧方软组织的松解，充分显露关节面；对籽骨和跖板进行松解是很重要的，因为它们经常粘在关节跖侧并且限制关节的活动。在切除背侧 25% 的跖骨头以后，应将其重新修整圆润、光滑。应该尝试达到至少 80° 的背伸角度；如果没有达到这个角度，可以考虑行趾骨近端的背伸截骨（Moberg 截骨术）。术后，患者即可开始在耐受范围内，进行负重和轻柔的主动关节活动练习，并且伤口一旦愈合后，就可以开始进行全面的康复锻炼。
>
> MTP 融合在疼痛症状缓解和延长运动功能方面仍然是金标准，但是，如果关节运动功能很重要，我们首选软组织填塞的关节成术以保留关节的运动功能[125]。将周围的骨膜、附着的脂肪和肌腱组织剥离下来形成的软组织垫缝合到跖侧关节囊上。或者，用再生组织基质作为填塞材料。软组织填塞的关节成形术不适用于运动需求高的人群。

10% 获得中等程度的症状缓解，20% 的患者症状不能得到缓解[126]。在截骨水平以下或孤立的中央区域病变，进行微骨折处理临床效果不确定。

经皮微创和关节镜技术似乎可以提高康复的速度，但是尚无明确的数据支持，也还没有相关研究对切开手术和关节镜手术治疗姆僵症的治疗效果进行对比[115]。关节镜检查可以对关节面进行可视化评估，因此，应优先选择进行关节镜操作。尽管术后可以早期开始进行骑自行车和游泳等运动，但是通常至少 8 周后才能进行跑步等体育运动。需要 3~4 个月才能达到最佳恢复效果。

并发症

即使影像学检查诊断为晚期病变的患者，背侧骨赘切除也能取得良好的效果。然而，很多患者会有持续的疼痛和僵直症状，这可能会限制术后关节的运动，少数患者可能会出现严重的关节纤维粘连，导致运动功能无法恢复。虽然关节内类固醇激素注射治疗会有一定程度的改善，但是这些病例的最佳补救措施就是进行关节融合术治疗。

使用现代固定技术进行关节融合可以取得明确的临床预后。姆趾的过度短缩会导致第二足趾的过度摩擦，但是这个问题相对来说比较容易解决。更困难的问题是在近节趾骨基底压力过大导致的疼痛症状，这

往往需要对融合的关节进行软组织填塞的关节成形翻修术。

选读文献

文献：Anderson RB. Turf toe injuries of the hallux metatarsophalangeal joint. *Tech Foot Ankle Surg*. 2002; 1(2): 102-111.
证据等级：Ⅲ
总结：作者提供了一个关于草皮趾损伤的优秀综述以及外科医生丰富治疗经验的总结。

文献：Hong CC, Pearce CJ, Ballal MS, et al. Management of sports injuries of the foot and ankle: an update. *Bone Joint J*. 2016; 98-B(10): 1299-1311.
证据等级：Ⅲ
总结：作者提供了一个关于草皮趾受伤的优秀评论。

文献：Kadakia AR, Molloy A. Current concepts review: traumatic disorders of the first metatarsophalangeal joint and sesamoid complex. *Foot Ankle Int*. 2011; 32(8): 834-839.
证据等级：Ⅱ
总结：作者提供了关于跖趾关节和籽骨损伤的诊断和治疗的全面综述。该评价涵盖了目前的证据等级和治疗第一 MTP 关节囊和韧带结构损伤及籽骨病变治疗的推荐等级。

文献：Cychosz CC, Phisitkul P, Belatti DA, et al. Gastrocnemius recession for foot and ankle conditions in adults: evidence-based recommendations. *Foot Ankle Surg*. 2015; 21(2): 77-85. http://doi.org/10.1016/j.fas.2015.02.001.
证据等级：Ⅳ
总结：在这篇专题评论中，作者提供了腓肠肌延长证据的最新总结。

文献：Mann RA, Mann JA. Keratotic disorders of the plantar skin. *J Bone Joint Surg Am*. 2003; 85(5): 938-955.
证据等级：Ⅲ
总结：这篇优秀评价的作者涵盖了足底胼胝增生可能的病因，并讨论了如何相应地解决特定的病理状况。

文献：Seibert NR, Kadakia AR. Surgical management of hallux rigidus: cheilectomy and osteotomy(phalanx and metatarsal). *Foot Ankle Clin*. 2009; 14(1): 9-22.
证据等级：Ⅲ
总结：作者提供了关于姆僵症的全面综述，重点是关节保留技术。并讨论了多种操作技术和结果。

（Ben Hickey, Lyndon Mason, Anthony Perera 著
熊士凯 译 谢 兴 校）

参考文献

扫描书末二维码获取。

第九篇

脊柱与头部

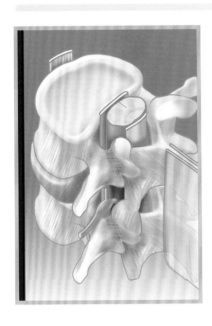

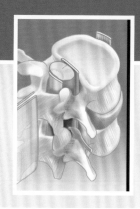

第122章

头部、脊柱解剖与生物力学

引言

中枢神经系统（central nervous system, CNS）以及提供保护的骨骼和软组织的复杂性使治疗受伤运动员成为一种挑战。全面了解脑和脊柱的正常解剖学和生物力学很有必要，有助于识别病理状态或不稳定损伤并予以正确治疗。以下章节将对头部和脊柱解剖以及正常和损伤状态下的生物力学进行回顾。尽管这个主题很复杂，但还是可以找到通用的模式，从而提高对头部和脊柱解剖的理解，并且为诊断和治疗发生这些损伤的运动员奠定坚实的基础。

解剖

包裹并保护脑（颅骨）、脊髓和神经根（颈椎、胸椎、腰椎和骶尾椎）的坚硬骨性结构与处于中间、提供动态稳定的软组织之间的关系概述如下。运动损伤可因突发高能量创伤，例如直接打击，或通过在生理范围内的反复负荷但仍会导致疼痛或功能障碍的挥鞭型损伤来破坏这些结构。各种运动中的运动员非常害怕脊柱和脑损伤的发生，因为它们具有潜在灾难性。例如创伤性脑损伤（traumatic brain injury, TBI）和脊髓损伤（spinal cord injury, SCI），这可能会改变他们的生活，并且往往是不可逆的。以下是有关解剖的概述，旨在为理解头部和脊柱的生物力学以及可能导致这些潜在破坏性损伤的病理状态提供基础。

颅骨（头盖骨）

要想更好地理解脑震荡和其他脑损伤是如何发生的，充分理解和领会所涉及的解剖结构是很重要的。本章所涵盖的解剖是一个简要的概述，从最外部开始讲解，然后到内部。颅骨是头部的骨架，是由功能部件组合成的单一骨骼联合体。基本的功能组成是容纳和保护脑。颅骨由22块骨组成，其中8块骨保护大脑——4块独立的骨沿着中线居中排列（额骨、筛骨、蝶骨和枕骨），2组骨在双侧成对出现（颞骨和顶骨），其余14块骨组成人的面部结构[1]（图122.1A）。它们实质上是固定关节，沿着多条骨缝连接。颞下颌关节是颅骨唯一可以独立运动的关节。

脑

脑膜直接覆盖于颅骨内部以及脑表面（图122.1B），功能是保护脑，提供血液供应，并为脑脊液的流动提供空间。脑膜由三层组成：硬脑膜、蛛网膜和软脑膜[2]。每一层在保护CNS方面都有特定的作用。硬脑膜是脑膜最外层，厚而坚韧，附着于颅骨的内表面，它另外可分为三层，分别是骨膜、脑膜和静脉窦。骨膜层位于颅骨表面，脑膜层位于骨膜层之上，除外被静脉窦分隔开的部位。静脉窦组成脑的主要静脉引流途径，主要流向颈内静脉。硬脑膜本身具有广泛血液供应，并通过不同动脉的多个分支为颅骨提供重要的血液供应。因受三叉神经分支支配，硬脑膜对疼痛敏感[1, 3]。蛛网膜没有血管，不附着于硬脑膜，靠脑脊液（cerebrospinal fluid, CSF）张力固定。蛛网膜位于蛛网状结构、容纳CSF的蛛网膜下腔之上。软脑膜是脑膜最内层。它是高度血管化的结构，位于蛛网膜下腔之下，并随着脑的轮廓附着于脑。

脑由大脑、小脑和脑干组成（图122.1D）。当移除了颅骨和硬脑膜，通过蛛网膜和软脑膜可见大脑回、大脑沟和大脑裂。大脑是脑的主要结构，分为两个主要部分：左右大脑半球，两个大脑半球被大脑纵裂分开，并可细分为额叶、顶叶、颞叶和枕叶。大脑的每个脑叶与同名颅骨的位置大致相关。大脑的两个半球由胼胝体连接起来，使得两个半球可以不断地向另一个半球传递信息。小脑位于脑桥和延髓的后方。

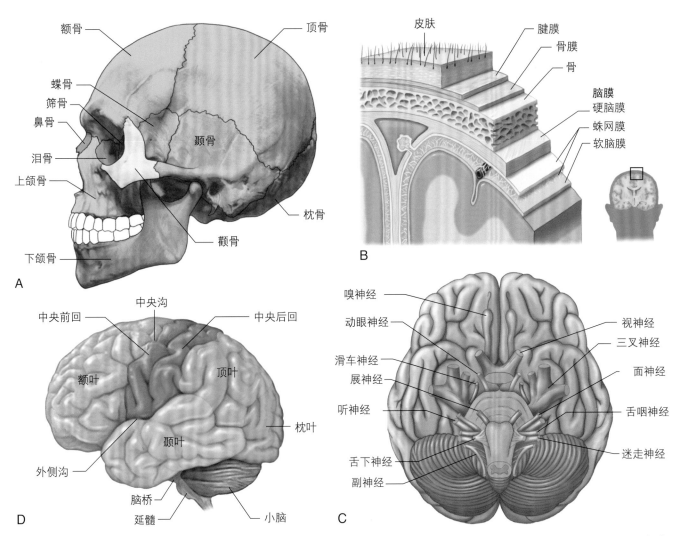

图 122.1 （A）颅骨的矢状位观（https://en.wikipedia.org/wiki/Meninges#/media/File:Meninges-en.svg）。（B）颅骨和脑膜各层的冠状位断层观（https://en.wikipedia.org/wiki/File:Human_skull_side_simplify(Bone).svg）。（C）脑和脑干（https : / en.wikipedia.org/wiki/Lobes_of_the_brain#/media/File:Blausen_0101_brain_LateralView.png）。（D）脑神经的大脑下表面观（https://en.wikipedia.org/wiki/Cranial_nerves#/ media/File:Brain_human_normal_inferior_view_with_labels_en-2.svg）

小脑从大脑皮质以及肌肉、肌腱和关节接收有关随意运动的传入信息[1]。脑干由延髓、脑桥和中脑组成。这个区域对于脑神经（cranial nerve, CN）的功能至关重要，但不包括那些与嗅觉和视觉相关的区域以及交感和副交感自主神经的功能。脑干也是传出和传入通路在大脑和小脑之间交叉的部位。

脑神经（CN）是支配肌肉或腺体的运动或感觉纤维。颅骨损伤、脑的过度运动或肿瘤可使 CN 发生损伤。有 12 对 CN 起源于脑并穿过硬脑膜。它们负责各种功能，并且容易受损；详细的介绍不在此赘述（见图 122.1C）。

头部损伤

头部损伤是头皮、颅骨或脑的任何损伤，可以从轻微的擦伤到严重的 TBI。头部损伤可分为颅骨保持完好的闭合性损伤，或头皮裂伤和（或）颅骨骨折的开放性损伤。常见的头部损伤包括头皮损伤、颅骨骨折、脑震荡、脑挫伤和脑出血。

颅骨由外板和内板组成，中间有板障静脉通过。颅骨骨折是一种直接的头部损伤，可累及颅顶或颅底。颅顶骨折可以是开放性或闭合性，也可以是线性（图 122.2A）或凹陷性的（图 122.2B）。颅底骨折通常是线性的，可能与 CN 损伤、硬脑膜撕裂和 CSF 从鼻

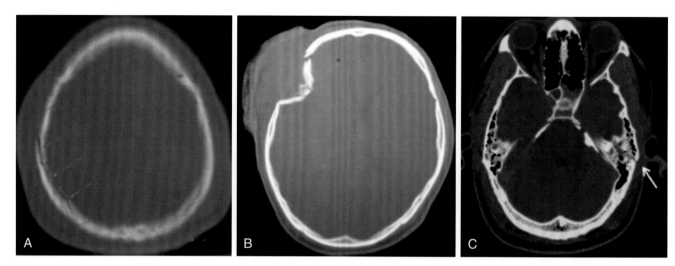

图 122.2 （A）箭头所指为 CT 轴位像显示的顶骨的线性颅顶骨折，（B）额骨的凹陷性颅顶骨折，（C）通过颞骨岩部的线性颅底骨折（指向左侧颞骨的箭头所指为骨折线）

（鼻漏）或耳渗漏（耳漏）有关（图 122.2C）。

　　当颅内的血管受损时就会发生创伤性颅内出血。颅内出血可发生在硬膜外、硬膜下、蛛网膜下腔或脑实质内。硬膜下血肿是创伤性脑损伤后最常见的颅内出血，这种颅内出血会积存在硬脑膜和蛛网膜之间。这是典型的头部受打击后的结果，导致脑在颅骨内来回推挤；最常见于撕裂了进入上矢状窦时的大脑上静脉，也可能是由硬膜下动脉破裂引起。这类颅内出血会因大脑轮廓而呈现出凹形（图 122.3A）。硬膜外血肿通常也是头部受打击的结果。与硬膜下血肿的不同之处在于，它最见于动脉，当脑膜中动脉分支破裂出血聚集在颅骨和硬脑膜之间时就会发生。这可导致脑组织受压，需要手术引流。硬膜外血肿常可出现清醒期，表现为 TBI 后患者病情出现暂时改善。当持续出血导致血肿扩大超过脑的代偿能力时，患者从当初的脑震荡恢复状态又进入昏迷状态。出血沿硬膜外间隙扩张，但不通过颅缝，形成凸形（图 122.3B）。脑挫伤是脑外伤后可能发生的另一种脑出血，是脑组织的挫伤。它与来自破裂静脉或动脉的多发性弥漫性或局限性微出血相关。它通常表现为冲击伤，即在冲击部位正下方的脑发生挫伤；和（或）对冲伤，即在冲击部位对面的脑损伤。额叶和颞叶下方颅骨内部锐利突起附近的脑很容易发生挫伤，使额叶和颞叶成为脑挫伤最常见的部位（图 122.3D）。蛛网膜下腔出血是一种进入蛛网膜下腔的动脉性出血，最常见于头部损伤，或者是脑动脉瘤破裂或动静脉畸形引起的自发性

出血（图 122.3C）。

脑震荡

　　脑震荡是头部损伤后脑功能暂时丧失。它也被称为轻微头部损伤或轻度创伤性脑损伤。它是 TBI 最常见的类型。患者可能伴或不伴暂时的意识丧失，可能伴或不伴颅内出血或颅骨骨折。因此，脑震荡通常是一种排除诊断，被认为是一种复杂的神经行为综合征，在临床上有多方面问题有待解决。脑震荡是因直接或间接打击头部，导致脑在颅内突然加速或减速引起的。可以以线性或旋转的方式发生；然后导致颅内不平衡和代谢变化的发生[4]。根据疾病控制和预防中心的报告，急诊科就诊、体育休闲相关创伤性脑损伤（sports recreation-related traumatic brain injury, SRR-TBI）接受治疗的数量在 2001—2012 年间有所增加。在此期间，大约 342 万次 0 ~ 19 岁的 SRR-TBI 儿童到急诊科就诊[5]。与 SRR-TBI 相关的活动因年龄和性别而异。在个体如何缓冲来自可能的脑震荡冲击有许多因素发挥作用。个体肌肉骨骼的强弱——尤其是核心肌群和颈部肌群、个体的 CSF 水平，以及对直接或间接冲击的自我意识——都被认为是个体对可能的震荡冲击进行缓冲的因素。例如，颅内的 CSF 可能在减少脑震荡中发挥作用。又如施加的力不超过使大脑冲击颅骨内部所需的阈值，则可能不会发生损伤[6]。线性加速 / 减速动作可以多种不同形式发生。例如，头顶部冲击或前后型损伤可导致冲击伤或冲击 - 对冲型损

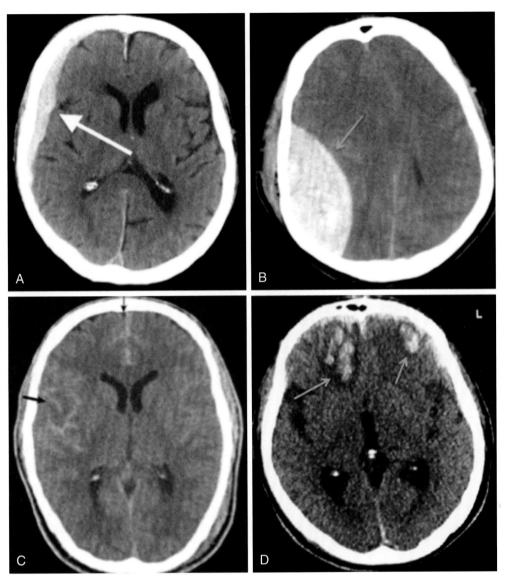

图 122.3　CT 轴位像显示颅内出血。（A）沿脑轮廓分布的急性右侧硬膜下血肿（箭头所指）。注意其表现为凹形。（B）急性右侧硬膜外血肿（箭头所指），局限于冠状缝和人字缝之间。注意其表现为凸形。（C）急性创伤性右侧额部和颞部蛛网膜下腔出血（箭头所指）。（D）双侧额叶基底挫伤（箭头所指），该部位是脑组织与前颅窝粗糙基底相接触的地方

伤。由于脑在颅内的反弹，在冲击的一侧以及相反的一侧都会发生一种冲击 - 对冲型损伤，而冲击伤仅发生在冲击的部位。相比线性 / 平移加速型冲击，旋转加速型冲击被认为更有可能是脑震荡中意识丧失的原因。这可能跟损伤的部位有关。旋转加速型冲击会引起脑干附近大脑的剪切和拉伸应变。由于脑干的功能之一是意识，可以假设，假如脑干受到影响，意识也会受到影响。

脑震荡和脑损伤的机械性病因，以及它们的神经功能受损后果比较复杂，需要进一步研究。脑震荡在临床上为运动医学医生带来麻烦。了解相关解剖、生物力学和各种症状对于进一步理解和改进它们的治疗至关重要。

脊柱

成人脊柱由 33 块椎骨组成，可以保护脊髓和神经根，以及支撑颅骨。一般由 7 个颈椎、12 个胸椎、5 个腰椎和 3~5 个融合的骶椎和尾椎构成（图 122.4A），但在正常的解剖中，高达 10% 的人存在变异[7]。从第 2 颈椎（C2）到第 1 骶椎（S1）每块椎骨前方都由椎间盘连接，后方由成对的可动关节（关节突关节）和支持韧带结构连接（图 122.4B）。从头端

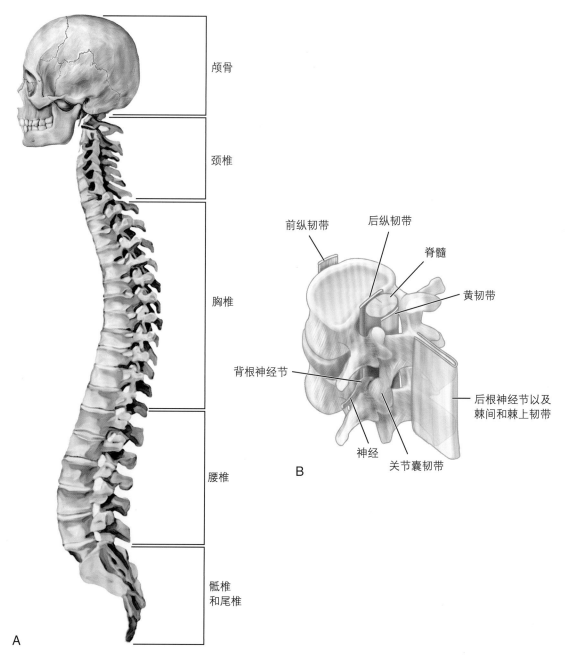

颅骨

颈椎

胸椎

腰椎

骶椎
和尾椎

A

前纵韧带　　后纵韧带

脊髓

黄韧带

背根神经节

后根神经节以及
棘间和棘上韧带

神经　　关节囊韧带

B

图 122.4 （A）颅骨和脊柱的侧视图。（B）由两块椎骨和椎间盘、韧带和神经组织组成的一个脊柱运动节段的详细视图

到尾端的节段，关节突关节的大小和排列方式存在差异，越往远端越大，胸椎的关节突关节倾向于冠状位排列，而腰椎倾向于矢状位排列 [8]。Denis 描述的脊柱稳定性三柱概念在描述所有机制的脊髓损伤包括运动损伤时仍然很重要 [9]。根据 Denis 的观点，前柱由椎体、椎间盘的前 2/3 和前纵韧带组成；中柱由椎体、椎间盘的后 1/3 和后纵韧带组成；后柱由关节突关节、关节囊、黄韧带、棘间和棘上韧带组成。当三柱中至少有两柱被破坏时，会导致潜在的脊柱不稳定，可能

需要手术固定。

　　颈椎和腰椎呈生理前凸，而胸椎和骶椎呈生理后凸（图 122.4A）。正常胸椎后凸是 10°～40°，正常腰椎前凸是 40°～60°，胸椎后凸和腰椎前凸之间大约 30° 的差异可使大多数患者达到良好的矢状面平衡 [10]。

　　颈椎由 7 块椎骨组成，包括 C1（寰椎）、C2（枢椎）和 5 个下颈椎（C2 以下）椎骨，特征相似。寰椎没有椎体，而是由上下关节突之间包含侧块的环状结构组成，与枕骨和 C2（枢椎）分别形成关节。枕

骨 -C1 关节属于滑膜髁关节，而 C2-C3 椎骨和所有的下颈椎椎骨是由前方的椎间盘和成对的可动关节（关节突关节）以及支持韧带连接起来的。椎间盘主要抵抗轴向负荷，起到脊柱"减震器"的作用，而后方的结构，包括关节突关节，提供旋转稳定性和抵抗伸展应力[11]。第 2 颈椎有一个的齿状突起（齿突），与 C1 前弓形成关节，约占颈椎旋转活动的 50%，而枕骨 -C1 交界处约占屈伸活动的 50%[12]。颅颈和寰枢交界区韧带间存在复杂的相互作用，维持颈椎生理活动。前纵韧带位于椎体前方；后纵韧带与覆膜相连；寰齿和寰枢椎的运动节段分别由齿突尖韧带和横韧带保持稳定（图 122.5A）。颈椎的一个独有特征是存在 Luschka 钩椎关节，即每个椎间盘侧缘的骨性关节。每个运动节段后外侧成对的关节突关节有韧带性关节囊，关节囊包裹的关节软骨之间有滑液，关节突关节可以提供稳定的扭转和屈曲负荷[13]。大多数情况下，椎动脉起源于锁骨下动脉，从 C6 横突孔进入脊柱，通过基底动脉为大脑后循环供血。它从 C6 横突孔到 C1 孔（第 2段）走行，然后通过 C1 后弓后上方（第 3 段）直到距离中线约 1 cm 进入硬脑膜（第 4 段），由于其走行空间狭窄，因而在颈椎创伤中很容易损伤[14]。颈椎在颈胸交界区与胸椎和胸廓相接，其中第 7 颈椎侧块与第 1 胸椎和第 1 肋骨的上关节突形成关节。颈椎是最容易在运动中发生灾难性损伤的节段，因为它不像胸椎有肋骨的天然保护，而且还包含着对上下肢运动、感

觉功能以及肠道和膀胱控制至关重要的颈髓。

后凸的胸椎椎体比颈椎椎体更小，且关节突呈冠状面排列。胸椎的横突较长，与相邻的肋骨头形成多个关节。不像颈椎那样侧块包含了上下关节突，胸椎和腰椎有一个狭窄、由椎板的外侧延伸而成的狭部，在上下关节突之间起桥梁作用。由于局部解剖结构的变异，狭部在 C2 和 L5 节段尤易损伤（C2 处较长，L5 处较窄）[15]。腰椎椎体更大，有利于在腰椎处支撑躯干和承受更大应力，并且腰椎的关节突关节呈矢状位排列，更易进行屈伸运动。如前所述，大约 10%的脊柱存在解剖变异。通常包括节段变异（L5 骶化、L1 存在退化肋骨）、隐性脊柱裂（部分或全部椎板缺失）和狭部裂。

椎间盘

椎间盘是一种纤维软骨结构，在 C2-S1 相邻节段的前、中柱之间形成可动关节。成人椎间盘无血管，通过软骨终板渗透供应营养。它同时具有黏弹性和蠕变特性，并含有一个柔软的内核（髓核）和更坚硬的、内含同心环的外环（纤维环）[16, 17]。纤维环是包含 I 型胶原的环，排列成与脊柱轴成约 65° 的同心圆，而髓核是由 II 型胶原和蛋白多糖组成的无定形凝胶，在年轻、健康的人体中几乎 90% 由水组成的[18, 19]。纤维环的外层由感觉神经支配，内层纤维环和髓核缺乏神经支配。这点很重要，因为当病理或反复的生理应

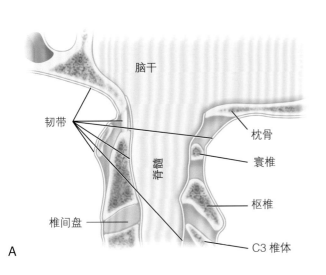

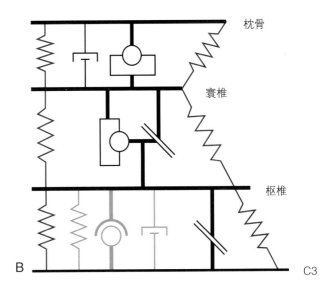

图 122.5 （A）上颈椎的主要解剖组织和（B）与之相匹配的使用受力图的生物力学模型。一根韧带可以由一个弹簧来模拟；一个椎间盘可以由一个弹簧和缓冲器来模拟

力影响纤维环的完整性时，突出的椎间盘会导致疼痛[20]。髓核可以分布和传递压缩负荷到周围附着的纤维环，当这种正常的生理过程失效时，会导致关节突关节和后方结构负荷增加[20-23]。椎间盘发生退变时，表现为含水量的减少和纤维环破裂；临床上最常见的部位是 L4-L5 和 L5-S1 节段以及下颈椎[24-26]。

韧带

如前所述，脊柱的中柱和后柱包含多种韧带，这些韧带将相邻两个椎体连接。尽管上颈椎排列不同且更复杂，但下颈椎、胸椎和腰椎具有相同的韧带结构，包括前纵韧带、后纵韧带、黄韧带、棘间韧带、棘上韧带和双侧小关节囊及相关韧带（图 122.4B）。上颈椎包含枕骨、寰椎（C1）和枢椎（C2）之间的韧带附着，包括横韧带、尖韧带、翼状韧带、副韧带、前纵韧带、后纵韧带、项韧带（从枕骨隆凸延伸到 C7 棘突，是与棘上韧带相延续的一条致密纤维带）。整个脊柱的韧带都有丰富的神经支配，可以提供头、颈位置的本体感觉反馈，并协助稳定颈椎[27, 28]。脊柱运动损伤常会累及韧带，因为它们在提供稳定性方面起重要作用，并且神经支配的丧失又会使受伤运动员的康复增加难度。一般来说，脊柱韧带损伤比骨性损伤愈合更慢，假如未能在早期发现，会导致后期不稳定。对韧带损伤和劳损的全面综述不在此赘述，更多信息可见本书的其他相关章节。

肌肉

脊柱前柱承受身体大部分重量，因此，强壮的肌群对于稳定脊柱和允许生理性活动且不破坏结构的完整性是必要的。脊柱的肌肉分为基本的三组：浅层（外在肌）、中层（外在肌）和深层（内在肌）。浅层外在肌包括斜方肌、背阔肌、肩胛提肌和菱形肌，主要是连接上肢和躯干[1]。中层外在肌由后锯肌组成，起辅助呼吸的作用。深层（内在）肌本身又包括浅层、中层和深层，并且在向脊柱提供伸肌力矩以及旋转和侧弯中起作用，由来自脊神经背侧初级分支的神经支配。腰椎屈曲主要是由腹内、外斜肌以及腹横肌的"核心"腹肌来完成的。脊柱肌肉损伤会导致疼痛和功能障碍，并且不及时处理的话，会因为重要的稳定功能丧失，导致脊柱、韧带和椎间盘的进一步损伤。

神经组织

脊髓和成对的神经根须由骨、韧带、椎间盘和肌肉保护。脊髓起自枕骨大孔处，与脑干相接，在多数成人中止于 L1 或 L1-2 椎间盘水平。儿童的脊髓末端延伸更远，假如发生脊髓拴系或脊柱隐性裂可导致神经解剖异常。脊髓包含中央 H 形的灰质（由中间神经元和运动神经元的细胞体组成）以及周围的白质（由上行和下行的有髓神经束组成）（图 122.6）。脊髓的血供来自于一条腹侧正中的脊髓前动脉和两条较小的脊髓背外侧动脉[29]。神经根从枕寰关节至骶骨的每一个节段离开椎管，并且脊髓远端（脊髓圆锥）在 L1 的远端形成马尾神经，终止于 S5 节段。脊髓被脊膜包被，包括硬脊膜、蛛网膜和软脊膜（由浅入深，类似于包围脑的脑膜）。神经根前根和后根在每一节段都从脊髓延伸出来，当脊神经前、后支从椎弓根上方的椎间孔、椎间盘前方、小关节囊后方之间穿出时形成脊神经（见图 122.4B）。椎管在前方与椎体后部和椎间盘相邻，在侧方与椎弓根相邻，在后方与椎板相邻。背根神经节位于椎间孔中，负责传递重要的躯体感觉信息。该结构对外界压力非常敏感，位于背根和前根的远端、脊神经的近端（图 122.6）[30]。通常，传入（感觉）纤维在脊髓内部更多沿背侧走行，而运动单位则更多沿腹侧走行，导致不同类型的脊髓损伤取决于脊髓的哪个解剖部位受损（例如，导致运动功能障碍的脊髓前索综合征，包括脊髓前动脉损伤等腹侧的病

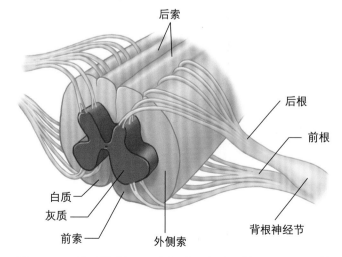

图 122.6　脊髓横断面显示灰质、白质、神经根、后根神经节之间的关系

变）。背侧初级支的内侧支支配关节突关节，有时与关节突关节源性疼痛综合征相关。而椎间盘则由后方的窦椎神经支配，这一点在前面部分已经讨论过了。

生物力学

如前所述，脊柱是一个复杂的力学结构，包含多个关节。这些关节可以在多个平面上进行大量运动，既可以是单个脊柱功能单位进行运动，也可以是更多部位基础上进行运动。脊柱的生物力学性能取决于几个因素，包括所涉及组织的材料和结构属性、施加负荷的大小和方向、施加负荷的速率和持续时间以及施加时头部/脊柱的位置[31]。脊柱生物力学的研究已经利用在体和尸体模型以及计算分析来了解正常和受伤的情况。

正常/生理生物力学

颅颈交界区（枕-寰-枢椎）的独特解剖导致与颈椎其余部分不同的生物力学（图122.5A）。枕-枢复合体可以在屈曲-伸展中旋转50°，在轴向扭转中旋转90°，这代表了整个颈椎在这些方向上大约50%的运动。然而，上颈椎的解剖仅允许有限的侧弯（+/-10°）。因此，整个颈椎侧屈范围（20°~45°）主要由下颈椎提供[32, 33]。以节段为基础，下颈椎各节段在矢状面上的运动相似，ROM为4°~23°[34, 35]。由于椎体的解剖形态复杂，脊柱功能单位沿一个（初级）轴的运动伴随着沿耦合（次级）轴的运动。这种耦合运动常见于下颈椎，由于关节突关节的方向，颈椎侧屈总要伴随同向的旋转耦合运动[36]。胸廓的稳定作用限制了胸椎的运动。沿冠状面排列的关节突进一步限制了屈曲-伸展运动。上胸椎在侧屈和轴向旋转中表现出耦合运动，而下胸椎的耦合运动较不明显[37]。腰椎沿矢状面排列的关节突允许比胸椎更大的屈曲-伸展运动，L1-L2平均12°，L5-S1可达17°。

尽管存在部位差异，下颈椎（C2-C7）、胸椎和腰椎的生物力学反应大体上是相似的。椎间盘、韧带和两侧关节突关节限制和引导相邻椎体的相对运动，导致高度非线性的负荷-位移关系（图122.7）[8]。这些关系的特点是曲线具有两个主要区域：中位区域和张力性区域。这两个区域共同构成一个椎体节段的ROM（图122.7）[38]。在中性区域中，椎体运动节段是高度灵活的，允许在非常小的施加负荷下进行较大的运动。在弹性区域，脊柱组织开始单独接合并承受负荷，随着负荷的增加，刚度增加。这种硬化的过

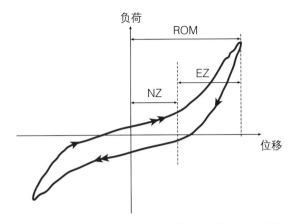

图122.7 运动节段的典型负荷-位移曲线，显示了运动节段位移（平移或旋转）与产生的负荷（力或力矩）之间的非线性关系。负荷（双箭头）和非负荷（单箭头）之间的差异代表滞后现象。张力性区（elastic zone, EZ）和中位区（neutral zone, NZ）共同组成了总的活动度（ROM）

程是由椎间盘和韧带的黏弹性特性所造成的，因为它们随着施加负荷进行不均匀和非线性地变形。椎间盘吸收和分配压缩负荷，并且在机械上可和与黏滞阻尼器并联的弹簧相媲美（见图122.5B）。韧带类似于电缆，只能抵抗拉伸负荷；因此，脊柱后韧带在脊柱屈曲时收紧，前韧带在伸展时收紧。这些组织在机械上类似于弹簧（见图122.5B）。颈椎的椎弓和关节突关节也能转移和支撑3%~25%的压缩负荷，并限制相邻椎体间的运动，尤其是在伸展和前向平移极限的情况下[39-41]。尽管颈椎关节突关节在相对于冠状面和矢状面的方向上更倾向于向尾端排列，下颈椎的ROM在各个节段上都是相似的，在志愿者在体和尸体研究中发现，矢状面屈曲范围为4°~23°[32, 34, 35]。

脊柱作为头部和躯干的主要轴向稳定结构，在日常活动中承受着较大负荷。颈椎、胸椎和腰椎的椎体分别可以承受高达1700 N、4000 N和8000 N的压缩力[33]。毫无意外，需要承受更多身体重量的腰椎，可以支撑更大的轴向负荷。由于施加负荷的方式不同以及椎体结构的不同，脊柱韧带断裂强度的范围也很广，上颈椎为76~436 N，其中交叉韧带、翼状韧带和前纵韧带表现最强。在下颈椎，关节囊韧带和黄韧带表现最强，其断裂强度为47~264 N。腰椎的前、后纵韧带表现最强，据报道断裂强度为100~510 N。同样，椎间盘能够承受的最大压缩负荷也从颈椎到腰椎有所增加：颈椎、胸椎和腰椎分别为74 N、1800 N和5300 N。椎间盘承受剪切负荷的能力较弱，颈椎只

能承受 20 N 的剪切负荷，胸椎只能承受 150 N 的剪切负荷。假如没有关节突关节的保护，椎间盘只能分别抵抗颈椎和腰椎 1.8 Nm 和 31 Nm 的扭转力[33]。尽管在大多数尸体生物力学研究中没有说明，但肌肉激活不仅可以稳定脊柱并有助于避免脊柱过度运动，还可使单个韧带承受超过其损伤阈值的负荷[42,43]。

　　当机械负荷超出生理范围时，脊柱的解剖结构可能会受损。损伤性负荷可由多种情况产生：不同负荷的组合、在脊柱特殊部位施加生理负荷，以及来自正常范围内的重复负荷（疲劳）[44-47]。随之而来的椎体、椎间盘和（或）韧带结构的损伤取决于负荷的大小、方向和负荷施加速率。例如，中立位的颈椎是前凸的，施加的能量可以通过椎间盘和椎旁肌在一定程度上抵消。大量的生物力学研究表明，在屈曲约 30° 的情况下，伸直的颈椎表现出分节柱状结构的物理特征。轴向作用力直接传递到脊柱结构。当达到垂直压缩的阈值时，颈椎受损并保持在屈曲姿势，同时前柱受损并可能发生关节突关节半脱位或脱位[48-50]。

　　这种现象的其他例子是四分卫或英式橄榄球运动员被人从后方擒杀时所受的损伤。在高能量负荷下，椎体相对于下位邻近椎体的瞬时旋转轴（instantaneous axis of rotation, IAR）从生理运动过程中位于椎间盘下方的位置，上移至上位椎体。因此，上方椎体的下关节突关节对下方椎体的上关节突关节有影响，而不是相对向后滑动[51,52]。这种极端的压缩会导致关节突关节出血、软骨撕裂，甚至关节突关节骨折[53,54]。考虑到间盘韧带结构的互补稳定作用，孤立损伤可能导致不同程度的不稳定。例如，在一项尸体研究中，在 C5-C6 节段横断脊柱韧带（后纵韧带除外）后，ROM 和中性区的屈曲明显增加 50% ~ 60%[55]。相反，C5-C6 椎间盘的环形切割在关节突关节囊横断以前不会破坏节段的稳定[55]。同样，单侧交锁的 C5-C6 关节突关节在除同侧旋转外所有方向上的节段性 ROM 减少达 3.6°[56]。脊柱的骨和韧带组织发生严重损伤和破坏可导致严重的神经损伤[57,58]。因为在这种情况下脊髓和神经结构不再受到保护，它们可能受到周围组织的损伤性负荷（例如压缩和剪切）。然而，也可能会发生微小的、影像学阴性的组织结构破坏，并可能导致急性和慢性神经病变。轻微的组织损伤可导致脊柱不稳定，并导致特定部位神经组织的非生理性负荷。例如，在实验动物体内研究中发现，颈椎关节囊韧带的亚破坏拉伸会导致微结构胶原纤维重新排列和松弛，从而导致中枢敏化[59,60]。另外，神经和血管

组织可以在非生理条件下承受负荷，即使脊柱软组织仅发生轻微损伤。例如，在高负荷情况下，椎体运动学的改变导致椎管直径的瞬间减小，并可能导致脊髓挫伤[51]。尽管椎间盘的独特结构使其能够作为脊柱的主要稳定结构，但退行性改变可能对这一功能产生严重影响。在一项尸体研究中，随着椎间盘退变程度的增加，腰椎运动节段的 IAR 有不规则的偏移，旋转中心垂直平移，以及椎间盘间隙的异常分布，核区的压力较低，纤维环区达到压力峰值[61]。这最终导致一个不稳定的脊柱功能单位以及在日常活动或体育活动中腰背部疼痛突然发作的潜在风险增加。

结合生物力学考虑治疗

　　脊柱生物力学在运动损伤领域的应用仍存在争议，尽管在这一领域已进行了大量的研究。虽然一些广泛的损伤机制，如轴向负荷、扭转、屈曲和伸展，可以出现在所有的脊柱运动损伤中，但这些损伤在不同运动中发生的方式有很大差异。再加上运动员的年龄和任何既往存在的退变性改变；周围肌肉组织支撑或承受非生理性力量的能力不同；以及个别运动员既往受过的伤，使情况进一步复杂化。

　　正如前面所说，人类脊柱的功能是支撑身体重量、保护神经、保持姿势和抵抗外力。尽管脊柱在各种负荷状态下都能很好地发挥作用，但假如以特定的方式施加足够的外力，体育活动可能通过重复的生理负荷机制或超负荷造成损伤，如橄榄球比赛中擒抱拦截导致的灾难性颈椎 SCI。

　　脊柱最易受伤的部位通常包括颈胸和胸腰交界区（活动的颈腰椎与固定的胸椎及胸廓之间的过渡区），尽管当超过该部位的支撑能力时，任何脊柱节段都可能发生损伤。运动方面的脊柱损伤模式在很大程度上还是运动所特有的，这在本书的其他部分有更详细的叙述。

▌总结

　　脊柱由骨、椎间盘、韧带和周围的肌肉组成，起到保护神经和保持姿势，以及对各种外部负荷进行抵抗和响应的作用。TBI 和脊髓损伤是所有运动损伤中最严重的，因为可能导致灾难性和永久性后果。对脊柱生物力学更好的了解有助于改良各种运动的比赛规则（例如，在美式橄榄球比赛中禁止飞冲肩拦截），以及改进防护装备的设计。尽管使用了防护设备，颈椎仍然是最易受伤的部位，并且这些损伤往往最具灾

难性。

一旦发生损伤，CNS 的恢复能力有限；因此，预防是减少运动中脑和脊柱损伤最好的方法。由于运动中脊柱和脑损伤的病理机制仍不完全清楚，需要进一步研究，以尽量减少其影响，特别是在 SCI 方面。在极少数情况下，尽管没有明显的骨或韧带损伤，也可出现神经损伤，并且通过观察头部和躯干姿势来确定损伤的机制并不总是能提供有用的信息。所有现场人员都应该接受处理脑和脊柱损伤的良好训练，并且在救助或运送运动员离开赛场时要考虑到最坏的情况（脊柱不稳定）。

选读文献

文献： Denis F. The three-column spine and its significance in the classification of acute thoracolumbar spinal injuries. *Spine*. 1983; 8(8): 817-831.

证据等级： Ⅳ

总结： 412 例胸腰椎损伤的回顾性研究，定义了前、中、后柱骨韧带复合体损伤的概念，提出了适用于四种基本损伤模式的力学描述，为现代脊髓损伤分类系统打下基础。

文献： Panjabi MM. The stabilizing system of the spine. Part Ⅱ. Neutral zone and instability hypothesis. *J Spinal Disord*. 1992; 5(4): 390-397.

证据等级： Ⅴ，综述

总结： 为脊柱稳定性概念提出了一个很好的假设，如包含了主被动稳定器、脊柱运动节段的正常（生理）功能，以及导致功能障碍或疼痛的异常脊柱运动。同时探讨了神经和肌肉的适应机制。

文献： Jaumard NV, Welch WC, Winkelstein BA. Spinal facet joint biomechanics and mechanotransduction in normal, injury and degenerative conditions. *J Biomech Eng*. 2011; 133(7): 071010.

证据等级： Ⅴ，综述

总结： 对关节突关节（小关节）的解剖和生物力学进行了全面的综述，重点讨论了正常、损伤和退变状态之间的差异。作者还对关节囊应变的生物力学数据、对负荷和机械传导的反应以及有限元模型的应用进行了综述。

（Colin B. Harris, Rachid Assina, Brandee Gentile, Michael J. Vives 著 罗智超 译 吴炳轩 校）

参考文献

扫描书末二维码获取。

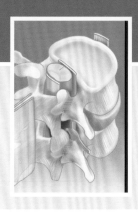

第123章

头部、脊柱的诊断与决策

头部

解剖与生物力学

　　头部损伤有多种机制，其中包括脑撞击颅骨内部造成的损伤（图 123.1）。当脑在物体撞击的同一侧撞击颅骨内部时，就会发生冲击伤，通常发生在移动物体撞击患者静止头部的情况下。当脑在物体撞击的另一侧撞击颅骨内部时，就会发生对冲伤，这通常发生在患者移动的头部撞击静止物体的时候。脑悬浮在脑脊液（cerebrospinal fluid，CSF）中，这是一种比脑本身密度更大的液体。在对冲伤的情况下，密度较大的 CSF 移向撞击部位，迫使脑移动至相反的位置[4]。冲击伤和对冲伤背后的机制只有在不存在颅骨骨折时才有意义，因为颅骨的任何移位都会导致颅骨在受到撞击时直接损伤脑组织。

　　头部损伤对脑的损伤可能由三种类型的外力造成：压缩力、牵拉力和剪切力。压缩力涉及对脑组织的挤压，牵拉力与压缩力相反，涉及对脑组织的牵拉。当旋转的应力施加于脑时，剪应力产生于脑旋转运动受阻的区域，例如脑和颅骨之间粗糙、不规则的接触处。在严重的创伤性脑损伤中，脑组织会经历压缩力、牵拉力和剪切力。头部能相对较好地处理压缩力和牵拉力，因为 CSF 能够吸收局部冲击并将其转化为更广泛分布在整个头部的应力。然而，脑对剪切力的耐受能力较差，最脆弱的部分是脑干和胼胝体，因为它们的轴突各向异性程度高[7]。

病理生理学

　　头部损伤可见于各种各样的运动中。脑震荡是运动员最常见的头部损伤。然而，脑震荡的定义还不明确，并且治疗方式差异很大，取决于多种因素。颅内出血是运动员头部损伤死亡的主要原因，有四种类型的出血——硬膜外、硬膜下、脑内，以及蛛网膜下腔出血。颅内出血是一种由颅内血管破裂引起的局灶性脑损伤，有导致颅内压增高的危险。其他严重的、尽管不太常见的损伤包括颅骨骨折、轻微和严重的创伤性脑损伤、脑脊液漏、颅面损伤以及脑神经损伤。

　　如前所述，脑震荡是运动员最常见的头部损伤。它们以前被定义为低速损伤导致的"脑部震荡"，随后出现的临床症状可能不一定与最初的病理性损伤有关[8]。最近（2012）的运动脑震荡会议将脑震荡与轻度创伤性脑损伤（minor traumatic brain injury，mTBI）区分开来，并将脑震荡视为 TBI 的一种[8]。脑震荡

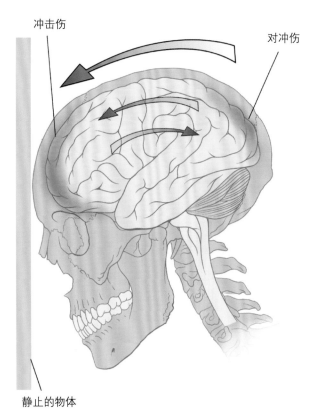

图 123.1　冲击伤和对冲伤（By Patrick J. Lynch, medical illustrator [CC-BY-SA-3.0（http://creativecommons.org/licenses/by-sa/3.0/）], via Wikimedia Commons.）

可能因头部、脸部、颈部或者身体中任何部位的低速冲击将"冲击力"传递到头部所致。对于成年人来说，最常见的是在机动车碰撞和跌倒中，但对于儿童来说，最常见的原因是骑自行车时和运动意外[9]。与运动意外引起的脑震荡相比，机动车碰撞引起的脑震荡可能要严重得多，可能包括意识丧失（loss of consciousness, LOC）。尽管脑震荡通常发生在运动员身上，但人们认为对脑震荡的报告严重不足[10, 11]。发生这种情况的原因有很多：运动员可能认为脑震荡的报告会影响他的职业生涯；一个团队或组织可能不想报告这种受伤情况，以免损害其公共关系。然而，重要的是，运动员、团队和家庭要充分理解脑震荡的后果，并且已被证明的是，对脑震荡症状认识的增加与脑震荡报告的增加有关[12, 13]。

在受伤时可能会发生神经功能损伤，尽管这对诊断来说不是必需的，并且损伤可以出现在最初受伤的数小时后。脑震荡的症状通常会自行消失。然而，恢复的过程不是一成不变的，一些脑震荡患者会在急性损伤后的几周到几个月内出现症状。脑震荡可能会也可能不会导致LOC。另外，假如发生了LOC，它对脑震荡的严重程度和恢复时间没有影响。在某些病例中，脑震荡会导致患者无法记住新的事件（顺行性遗忘）或脑震荡前的事件（逆行性遗忘）。逆行性遗忘通常会自行消失，但脑震荡引起的顺行性遗忘可能是永久性的[14]。因为脑震荡的急性临床症状反映的是功能失调而不是结构损伤，脑震荡不能通过CT或MRI来诊断[8, 15]。然而，影像学检查是用来排除更严重的损伤，主要是出血。

病史

详细的病史采集对于遭受头部损伤的患者来说是必不可少的。医生首先应该明确是否需要进一步的急诊神经系统影像学检查来排除更严重的脑损伤。另外，重要的是评估患者的精神状态和自受伤以来的任何变化。在许多病例中，可能需要从父母、朋友、队友和教练那里采集病史。尤其是脑震荡患者，最初的表现可能包括严重程度不同的各种症状。躯体症状包括头痛、恶心、呕吐、平衡问题、畏光、麻木和刺痛感、头晕和耳鸣。认知症状可能包括抑郁、疲劳、易怒、难过、紧张、记忆问题和注意力难以集中[8, 10]。另外，重要的是要注意患者是否曾遭受过头部损伤或脑震荡，因为既往发生过脑震荡是以后发生脑震荡的重要风险因素[16]。尽管超过90%的儿童运动相关脑

震荡与LOC无关，但询问是否发生了LOC以排除其他损伤非常重要[17, 18]。受伤后前4周的症状被认为是最初脑震荡的症状，而4周后的症状被认为是脑震荡后综合征（postconcussion syndrome, PCS）的症状，它们可以持续几周到几个月。因此，重要的是从最初的损伤和随访中获得相关的病史，以确定是否存在任何新的或不同的症状，以及它们是否是正常恢复的一部分。绝大多数（80%~90%）的脑震荡在7~10天内缓解；然而，完全恢复的时间可能会有所不同，尤其是在儿童和青少年中[8]。

体格检查

在场有资质的医务人员一开始应确保运动员的医疗状况稳定，并完成气道开放、保证呼吸和循环（open airway, adequate breathing, and circulation, ABCs）。然后，医务人员必须确定将球员从场上撤离的合适方法，并解决任何急诊问题，如活动性出血。在此之后，应该立即观察受伤球员的临床症状和体征，比如LOC、头痛、头晕、嗜睡、昏迷和癫痫。假如可以的话，医生也应该评估步态、平衡、脑神经功能和协调性，作为全面神经系统检查的一部分。假如运动员表现出精神状态改变或LOC，他/她应该立即被转运到有神经外科医疗服务的医院。

要评估潜在的脑震荡损伤，可以使用场边评估工具，例如运动脑震荡评估工具（第3版）（Sport Concussion Assessment Tool, SCAT 3）[19]。SCAT 3是用于评估受伤运动员脑震荡的标准化检查表，包括格拉斯哥昏迷评分、Maddocks评分、躯体症状分级评分、认知评估、颈部检查、平衡检查和协调检查。在初步评估之后，应该对运动员进行监测，以确定最初症状的严重程度或新症状的出现。那些被诊断为脑震荡的人不应被允许在受伤当天重返运动（return to play, RTP）[8]。

影像学

如前所述，脑震荡不会导致脑的结构性损伤，因此无法用CT或MRI进行鉴别。然而，假如怀疑因运动损伤导致颅内出血，则应进行CT检查。现场的医务人员和工作人员必须了解血肿四种基本类型的一般特征：硬膜外血肿、硬膜下血肿、蛛网膜下腔血肿和脑血肿。

硬膜外血肿通常但不总是以短暂的LOC为特征。患者可能会经历一段中间清醒期，也就是在精神状态

迅速变差之前有一阵明显的改善。运动员可能会在随后的恶化和头痛之前恢复意识。这是因为来自脑膜动脉的血液在硬脑膜和颅骨之间聚积。因此在影像学检查中能发现血液聚积形成凸形。出血通常发生在受伤侧，发生硬膜外血肿的运动员应被抬出赛场并被护送到有神经外科医疗服务的医院，在那里清除血肿。假如治疗及时，预计能完全恢复[20]。

硬膜下血肿是最常见的、致命的运动头部损伤。受伤的球员会经历 LOC，通常不会恢复意识。他们应被立即送去神经外科评估。血液从硬膜下间隙中撕裂的桥静脉中逸出，并在硬脑膜和蛛网膜之间聚积，最终导致血液聚积形成凹形，扩大越过颅缝[21]。尽管较小的硬膜下血肿是自限性的，并且只需要钻孔用导管引流即可排空，但较大的硬膜下血肿需要开颅手术。并发症的风险取决于硬膜下血肿的大小和变化速度，但由于会对脑造成直接损伤，预后较差[22]。

蛛网膜下腔是脑表面容纳 CSF 的区域，蛛网膜下腔出血（subarachnoid hemorrhage, SAH）是出血流入蛛网膜下腔。遭受了由头部创伤引起的 SAH 的运动员可能表现为发作迅速的严重头痛（"从未经历过的最严重的头痛"），向头部后方搏动。一些患者会出现颈部僵硬、呕吐、癫痫发作，以及意识减弱或 LOC。运动员应被送去医院行 CT 扫描进行神经外科评估，并在那里接受治疗，以减少出血，防止血管痉挛[23]。假如没有发生血管破裂并且出血初步得到控制，则可能不需要手术[24]。

脑内出血是脑组织本身的出血。在最初的创伤性头部损伤后，发生脑出血的运动员通常会出现严重的头痛和呕吐。这种损伤通常会与 SAH 混淆。运动员应到神经外科就诊。死亡率为 35%～52%，当脑干受累时，死亡率甚至更高；预计只有 20% 的幸存者在 6个月时完全康复[25]。

决策原则

与所有头部损伤一样，应初步评估运动员的气道、呼吸和循环，并使其颈椎稳定。当怀疑运动员发生了脑震荡时，应将运动员从运动场中抬离。脑震荡的诊断应采用多学科方法，包括临床症状、体征、认知障碍、神经行为特征和睡眠障碍[8]。假如运动员不能提供足够的受伤细节，可能需要从家人、教练和队友那里收集信息。另外，可以使用临床评估工具，如脑震荡标准化评估（Standardized Assessment of

Concussion, SAC）、平衡误差评分系统（Balance Error Scoring System, BESS）和 SCAT 3[19]，但不应取代临床医生在评估运动员脑震荡时的判断。由于脑震荡是大脑功能性损伤而非结构性损伤的结果，因此神经系统影像学检查对诊断贡献不大，仅用于排除颅内出血。因此，临床医生应避免预约头部 CT 或头部 MRI 检查，除非有颅骨骨折、进行性神经系统症状或局灶性神经系统表现[26]。

治疗方案

唯一被证实可用于脑震荡的治疗方法是认知和身体的休息。认知休息应该避免需要注意力的活动，如学校作业、电子游戏，甚至是休闲阅读。被诊断为脑震荡的运动员不应该在受伤的同一天 RTP；然而，对于回归运动的适当指导方针没有广泛的共识。普遍认同的是，运动员在症状消失之前不应 RTP[8, 16, 27]，在此恢复期间，运动员不应服用止痛药或镇静药物来掩盖脑震荡后的症状[28]。最新（2016）的苏黎世国际体育脑震荡共识声明[8] 和美国运动医学学会[16] 都支持对于既往患有脑震荡、随后停药后无症状的运动员逐步推进体能提高的活动。苏黎世声明按以下顺序进行：限制症状的活动、轻度有氧运动、特定的运动、非接触训练、对抗性训练，最后是 RTP。每一步都必须被至少 24 小时的无症状活动间隔开，然后运动员才能在短暂的休息（24～48 小时）后进入下一步。最后，一般建议对患有脑震荡的儿童采用比成人更保守的治疗方案[8, 27]。遭受脑震荡的运动员应该在休息和恢复期监测症状。遭受过脑震荡的患者以后发生脑震荡的风险增加[29-31]。

⚖ 作者首选技术

怀疑发生了脑震荡的运动员应立即退出运动，并由有资质的专业医疗人员对受伤运动员的临床症状和体征进行评估。假如运动员表现出颅内出血的特征，他/她应迅速被送到有神经外科医疗服务的医院，必要时在那里进行恰当的神经系统影像学检查和手术。只有脑震荡的患者应花时间进行身体和认知方面的休息，直至症状缓解，然后恢复轻度有氧运动。然后，假如他们在停药时能保持无症状，他们可以逐步回归到对抗性比赛中。

结果

如前所述，绝大多数（80%～90%）脑震荡将在7～10天内自行缓解。那些症状持续超过10天的患者应通过常规神经系统影像学检查和神经心理学测试评估合并疾病。尽管脑震荡本身没有有效的药物治疗，但持续存在的脑震荡和PCS症状可以通过抗抑郁药物和止痛药以及认知功能、前庭功能、物理和心理疗法来治疗[32]。

并发症

脑震荡后综合征

PCS是一组在脑震荡发生后持续超过4周的症状。常见症状包括头痛、头晕、失眠、疲劳、易怒、注意力不集中、记忆力差、抑郁和畏光。症状的严重程度与神经功能障碍的严重程度之间存在相关性[33]。PCS的诊断比较困难，因为在慢性疼痛（chronic pain，CP）等条件下可能会出现重叠的症状[34]。PCS通常在1个月内缓解，但这个综合征可能持续数月至数年，并可能导致永久性的损伤或功能障碍[35]。持续性脑震荡综合征（persistent postconcussive syndrome，PPCS）是指受伤后持续3个月或更长时间的一组症状。尽管PCS没有治疗方法，但PCS的症状可以用抗抑郁药物或非甾体类止痛药来控制。另外，约40%的PCS患者需要接受心理咨询[32]。另外，专业的早期治疗与脑震荡后症状的严重程度降低相关[36]。然而，当PCS持续存在时，没有可靠的方法可以治疗它。

未来展望

尽管脑震荡的发病率很高，但对其治疗的研究却很有限。需要进一步调查研究，以了解有助于恢复的休息的最佳时间和类型。另外，尽管人们认为一些低水平的训练可能有利于那些从脑震荡中恢复得较慢的运动员，但运动的最佳时间和强度尚未明确[8]。还需要研究来调查症状持续10天以上的脑震荡的药物治疗。最后，需要对脑震荡作为慢性神经行为损伤的预测因素来进行进一步的研究[37]。

脊柱

引言

人的脊柱由33个椎骨组成。每个椎体由骨和透明软骨组成，包括椎体以及由椎板和椎弓根组成的椎弓。脊柱的功能是为身体提供支持以及保护椎管内的脊髓。脊神经通过椎间孔进出脊柱，使得脊柱成为中枢神经系统和周围神经系统之间的桥梁。

在美国，大约9%的脊髓损伤（spinal cord injuries，SCIs）是由运动意外引起的，使其成为SCI的第四大原因，仅次于机动车事故、跌倒和暴力[38-40]。常见的脊柱损伤包括肌肉痉挛、撕脱骨折、压缩性骨折、椎间盘突出和拉伤。更严重、但不常见的是灾难性颈椎损伤（catastrophic cervical spine injuries，CCSI），它被定义为对颈椎造成结构性损伤并与脊髓实际或潜在损伤相关的损伤。CCSI包括不稳定骨折或脱位、椎间盘突出和颈髓神经功能障碍（cervical cord neuropraxia，CCN）。本章将重点介绍最常见的轻度运动性脊柱损伤、肌肉拉伤和韧带扭伤，以及最常见的CCSI、不稳定骨折和脱位[41]。

颈椎不稳定骨折脱位

不稳定骨折和（或）脱位被定义为，当置于生理负荷下时，脊柱不能维持受伤前同样的运动，以避免严重畸形、严重疼痛，或对脊髓和神经根的损伤[42]。既往对不稳定骨折和脱位的X线片诊断标准为11°的角位移或相邻椎体之间水平位移3.5 mm[43]。颈椎的不稳定骨折和脱位通常会导致永久性的神经系统损伤。这些损伤通常发生在下颈椎，因为这些节段的脊髓占椎管横截面积近75%[44]。在曲棍球和橄榄球这些对抗性运动中，与颈椎损伤相关最常见的是挤压伤。在中立位时，颈椎形成保护性的前凸曲度，使得对颈椎的能量冲击可以通过椎间盘和椎旁肌分散。然而，当头部向前倾斜并且颈椎屈曲时头顶受到冲击，在一个被称为轴向负荷的过程中，应力被传递到颈椎力线上，假如超过了最大负荷，颈椎就会发生损伤，导致骨折、脱位或半脱位。

病史

全面的病史采集对于诊断颈背部疼痛来说很重要。首先，弄清与疼痛相关的事件；碰撞或跌倒等高冲击损伤可导致骨折或韧带断裂，而过度使用则意味着肌肉拉伤或痉挛。医生应该鉴别疼痛的部位，疼痛的严重程度，症状的发作和频率、缓解因素以及是否有放射痛。另外，有必要进行全面的神经系统检查，包括检查头痛、视力受损、精细运动控制受损、平衡感受损、步态不稳以及四肢麻木。

体格检查

在处理颈椎损伤的运动员时，有资质的医务人员在实施 ABC 的同时通过"手法"牵引或颈椎支具固定颈椎尤为重要。颈椎固定后，应极其谨慎地将受伤的运动员放在脊柱板上。建议保持运动员的肩垫和头盔在原位，直至运动员被转移至医疗机构，以尽量减少颈椎的移动[45, 46]。当头盔没有正确穿戴导致头部和头盔存在相互运动，或者头部的装备无法使颈椎保持中立位时例外[46]。另外，在橄榄球和冰球运动中，头盔和肩垫不应被单独移除，因为这会破坏脊柱的力线。然而，建议移除运动员的面罩，因为与移除头盔相比，移除面罩的损伤要小得多。在气道阻塞的情况下，可以抬起下颌或使头部倾斜。假如运动员的头盔阻碍了开放气道的操作，那么头盔和肩垫都应移除，同时保持颈椎中立位[47]。怀疑遭受了颈椎损伤的运动员应立即被转移至可以提供脊柱创伤医疗服务的机构。

影像学

对受到颈椎钝性创伤的病例进行高级影像学检查的指征可以参考国家急诊 X 射线使用研究（National Emergency X-Ray Utilization Study, NEXUS）临床标准：无颈椎中线压痛、无局灶性神经功能障碍、认知正常、无醉酒表现，以及无疼痛的牵拉伤。假如满足五项标准，几乎可以肯定患者没有发生颈椎损伤，无须进一步的影像学检查[48, 49]。假如不满足任何一项，首先应从侧位 X 线片开始，以便可以观察 7 个颈椎和 C7-T1 交界处。进一步影像学检查包括患者手臂伸展到头部的侧位 X 线片（游泳者动作），可以用来观察 C7-T1 交界处。假如侧位像没有发现明显的骨折，医生应该行正位和齿突的张口位 X 线片。假如没有发现骨折，当怀疑有不稳定时，也可以行侧方屈曲位和伸展位 X 线片。假如在 X 线片中发现骨折或患者出现神经功能受损，建议采用 CT 和 MRI 检查。矢状位、冠状位或轴位的 CT 扫描可以提供更详细的信息来识别脊柱骨折或脱位（图 123.2）。MRI 可用于识别脊髓、椎间盘或后方韧带复合体的损伤。

决策原则

大多数颈椎损伤包括韧带扭伤和（或）肌肉拉伤，而没有骨或神经损伤。运动员将出现局限于颈椎的疼痛、活动度（ROM）减少以及压痛。在这些病例

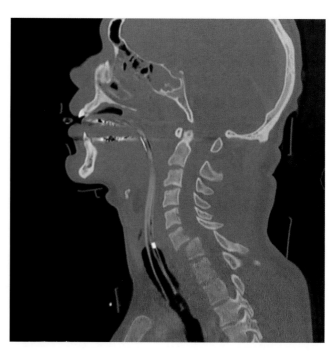

图 123.2　CT 矢状位显示 C6-C7 节段的颈椎骨折和脱位 (By Frank Gaillard [CC BY-SA 3.0（ https://creativecommons.org/licenses/by-sa/3.0)], via Wikimedia Commons.)

中，受伤通常是自限性的，假如他 / 她能恢复充分的 ROM、充分的颈部肌力、在轴向负荷下颈部无疼痛的话，运动员可以 RTP[50]。然而，韧带损伤可导致颈椎不稳。年轻运动员的颈椎韧带严重不稳定常常被其韧带松弛以及颈部肌肉痉挛所掩盖[50]。因此，只要在影像学检查中发现颈椎半脱位，该运动员应该在复查影像学检查前佩戴颈托 2 ~ 4 周。只有在恢复功能、没有疼痛以及没有进展迹象的情况下，运动员才被允许 RTP。

对于神志清醒、反应灵敏、非醉酒状态、怀疑发生了不稳定颈椎骨折脱位的患者，应尽早复位，并用 halo 环固定。MRI 或增强 CT 扫描可以用来排除存在向后方突出的椎间盘，这与接受颈椎复位的患者出现神经功能恶化有关。遭受不稳定下颈椎骨折或脱位的运动员会表现出一系列神经功能障碍的症状，最严重的是完全性四肢瘫，然而，上颈椎骨折或脱位造成的脊髓损伤很少见，这是因为上颈椎与下颈椎相比椎管内的空间相对更大。另外，不稳定颈椎骨折 / 脱位并不总是会导致上运动神经元损伤。在某些情况下，只会出现下运动神经元功能障碍。

治疗方案

肌肉韧带扭伤和拉伤通常是自限性的并且可以通过休息缓解，尽管冰敷和非甾体抗炎药（NSAIDs）有助于减轻疼痛[51]。颈椎损伤的治疗取决于不稳定和（或）神经损伤的程度。不稳定骨折需要通过手术治疗，比如前路减压融合或后路脊柱融合手术[52]。然而，近一半颈椎旋转不稳定的患者在接受后路颈椎固定融合后结果不理想，这是由椎间盘塌陷或后路手术不能控制旋转不稳引起的后期后凸导致的。然而，前路融合手术多能纠正局部畸形，即使是不完全性脊髓损伤和神经根病患者，他们的脊髓功能也会有改善[52]。

发生颈椎骨折的运动员至少应该推迟比赛，直到骨折愈合。假如是稳定性骨折，应该不需要手术解决，并且运动员应该能在下个赛季重返赛场。那些患有不稳定骨折的运动员，需要采用头环背心（Halo vest）或手术固定，可能无法安全地回到对抗性运动中。另外，那些既往患有颈椎骨折的患者由于其棘突生物力学发生了改变而导致再次骨折的风险增加。尽管对抗性运动中颈椎损伤的发生率较高，关于恢复到受伤前活动水平的标准指南没有达成普遍的共识[53, 54]。尽管在具体措施上缺乏共识，但人们一致认为，在重返运动之前，运动员应该没有症状、没有疼痛、神经系统功能完好、力量和ROM恢复良好[50, 54]。

术后处理

对于只有肌肉韧带疼痛和（或）拉伤的运动员，应该监测他们在结构和神经功能方面的恶化情况，并且在症状消失前不应从事体育活动。对于那些患有不稳定的颈椎骨折和（或）脱位需要进行前路手术融合的运动员，应该监测他们邻近融合节段的椎间盘退变情况[55]。另外，可能需要采用颈围领或halo架装置来固定颈椎，直至颈部恢复支撑功能。

结果

最终，大多数颈部或腰背部疼痛的运动员所经历的都是一种自限性的肌肉韧带损伤，这种损伤可以通过休息以及NSAIDs和冰敷来缓解。遭受不稳定颈椎骨折和（或）脱位的运动员可能会导致各种结果，这取决于其受伤的严重程度和部位。损伤可以表现为一过性的神经根病，也可以是永久性、完全性的脊髓损伤。最常见的表现是明显上肢无力，下肢无力相对不明显，这种现象称为脊髓中央管综合征[38]。

并发症

椎间盘退变

一些临床研究指出，颈椎前路融合节段的邻近椎间盘发生退行性改变的概率增加[55-57]。这是由于负荷从融合的脊柱节段转移到邻近节段，导致椎间盘出现早期退行性改变。另外，在正常活动度内，融合椎间盘邻近节段的椎间盘内压力和节段运动显著增加[55]。

未来展望

不稳定颈椎骨折尽管少见，但在对抗性运动中是最易致残的损伤之一。需要进一步研究开发更好的保护设备，以及教育运动员、教练和体育管理人员防止运动员颈椎损伤的策略。最后，应该对不稳定颈椎骨折的各种手术治疗进行更多科学的探讨，尤其是比较前路手术和后路手术固定和融合的效果。

选读文献

文献：McCrory P, et al. Consensus statement on concussion in sport: the 4th International Conference on Concussion in Sport held in Zurich, 2012. *Br J Sports Med. 2013*; 47(5):250-258.

证据等级：Ⅳ

总结：本文对前三届运动脑震荡研讨会所形成的共识进行了修正和更新，用于医疗保健专业人员处理患有运动相关脑震荡的患者。该文涉及的问题包括脑震荡的定义、脑震荡的治疗、重返运动的方案，以及伤害的预防。最后，它被纳入了SCAT 3评估工具。

文献：Harmon KG, et al. American Medical Society for Sports Medicine position statement: concussion in sport. *Br J Sports Med*. 2013; 47(1):15-26.

证据等级：Ⅳ

总结：本文可作为医生评估和治疗运动相关脑震荡的工

🔨 作者首选技术

发生肌肉韧带扭伤和（或）拉伤的运动员应退出运动，保守治疗可采用休息、冰敷和NSAIDs，直到无症状为止。必须进行全面的体格检查和病史采集，以排除更严重的骨或神经损伤。大多数扭伤和拉伤都是自限性的，假如运动员在轴向负荷时没有颈部疼痛、活动度恢复充分，以及颈部力量恢复正常，他们应该能够重返运动。

具。它包括在美国对脑震荡的定义、病理生理学、发病率、诊断、教育、预防和立法的讨论。

文献：Cantu RC, et al. Return to play after cervical spine injury in sports. *Curr Sports Med Rep*. 2013; 12(1):14-17.

证据等级：Ⅲ

总结：本文作者对体育运动中的各种颈椎损伤进行了详细的描述。包括针对烧灼感或刺痛、飞冲肩拦截者的脊柱损伤、肌肉扭伤和韧带拉伤、颈椎骨折、椎管狭窄以及一过性四肢瘫的讨论和治疗方案。

（Rabia Qureshi, Jason A. Horowitz, Kieran Bhattacharya, Hamid Hassanzadeh 著　罗智超 译　吴炳轩 校）

参考文献

扫描书末二维码获取。

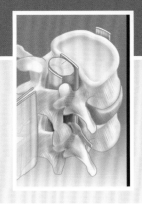

第124章

脊柱影像学

除了全面的病史采集和体格检查外，影像学检查对于评估疑似或已知脊柱病变的患者至关重要。它有助于患者的术前评估、鉴别诊断、确定诊断、术后评估以及疾病进展监测。与放射科医师不同的是，大多数骨科医师在系统评估和解读影像学资料方面几乎没有接受过正规的培训。但在另一方面，骨科医师可以获得影像科医师所不能获得的信息，例如可能会影响诊断和手术决策的病史和体格检查。经验可以帮助临床医师决定哪种影像学检查最适合患者，有效地评估影像学资料，明确最可能的诊断，并结合临床所见使用影像学资料来指导手术决策。我们建议，与放射科医师的团队协作将有助于外科医生系统地评估每项影像学检查，将检查结果与临床信息更准确地关联起来，减少不必要的影像学检查，并增加做出正确的、与临床相关的诊断和治疗决策的可能性。

本章的目的是在技术发展、图像质量、速度、成本、普及性和安全性方面回顾目前用于评估脊柱的影像学检查，侧重于脊柱退行性疾病的评估。

成像方式

X线片

X线片使用电离辐射和辐射探测器。可基于辐射探测器的介质来详细分类讨论 X 线片。在传统 X 线片（conventional radiography, CR）中，胶片被当做辐射探测器。在最终图像显影在胶片上之前，胶片在辐射曝光后经历化学处理，并且可以在明亮的光线照射下观察目标解剖结构。在数字 X 线片（digital radiography, DR）中，数字探测器暴露于透过患者的辐射。成像板和图像处理器将辐射能量转换为光能，并最终转换为数字图像，可以在计算机上存储和查看。根据所使用的探测器类型，DR 被进一步细分为不同的形式。计算机 X 线片是 20 世纪 90 年代早期开发的 DR 初期类型，采用光敏荧光板，而在 20 世纪 90 年代末到 21 世纪初开发的直接 X 线片，采用的是基于半导体的传感器，如硒，或硒和铯的碘化物[1]。通过 DR 创建的图像可以直接传输到图像存档和交流系统（picture archiving and communication system, PACS）。PACS 具有广泛的功能，包括图像采集、数字显示窗口、图像存储和生成印刷副本。

直到 20 世纪 90 年代，传统的胶片暗盒仍然是获取骨骼放射影像的主要方法，但在几乎所有的机构中，数字图像采集已经取代了胶片暗盒的方法。DR 的优势包括优化的图像质量、速度、可及性、更少的辐射暴露、可行图像后期处理和质量优化、更低的成本以及图像存储和获取的简易性。

X 线片（传统或数字化）是一种广泛使用且经济的脊柱初步评估检查方法；它对于创伤评估、明确冠状位和矢状位畸形、脊柱退变和腰椎滑脱（及其进展）的识别以及溶骨性和成骨性病变（提示恶性肿瘤）的检测均有显著价值。初步评估通常从目标部位的正位（anteroposterior, AP）和侧位片开始（图 124.1）。是否需要额外的检查，例如斜位、屈曲位或过伸位图像，取决于临床情况；例如，可以通过应力位 X 线片来评估失稳，这可能在韧带损伤的患者中可以看到，或者在评估脊柱侧凸时推荐使用张力位 X 线片。X 线片可在术前和术中确定异常节段，并在术中和术后为内植物放置和畸形矫正提供快速评估。

尽管 X 线片对骨性结构及其力线提供了相对有效的评估，但其在显示软组织、脊髓、枕颈和颈胸交界处以及骨髓受累方面有局限性。另外，只有在骨密度降低 30% ~ 50% 的情况下，骨量的减少才会在 X 线片上明显显示[2,3]。因此，X 线片不是评价骨病（如骨质疏松症）最敏感的技术，因为骨质疏松症是由于骨密度降低引起的。

EOS 2D/3D X 线影像学检查系统

EOS 是由 EOS 图像组成的双平面 X 线成像系统。它采用缝隙扫描技术（slot scanning），其中辐射源和探测器在图像采集过程中在不同的平面上移动。窄缝扫描技术可以使全长 175 cm 的身体成像，从而不需要手动拼接图像。图像质量在本质上类似于 CR[4]。它可以同时拍摄正位（PA）和侧位图像，并构建三维（3D）模型，使得它可以分析椎体旋转、屈曲、滑移或脊柱侧凸的轴向旋转。目前的软件对所有年龄的患者都有效，但不能对小于 6 岁的儿童进行三维重建[5]。使用 EOS 的适应证是在应力下发生改变的疾病，如脊柱侧凸、脊柱前凸或脊柱后凸。EOS 在脊柱、骨盆、下肢和步态分析成像中的应用愈发广泛，它被认为是评估脊柱矢状位整体平衡及其与骨盆和下肢关系的良好技术（图 124.2）[6]。

EOS 可以在生成高质量图像的同时产生比 CR 更少的辐射。有研究将 EOS 与传统 X 线片进行比

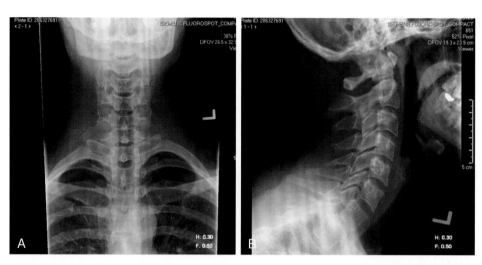

图 124.1　颈椎前后位（A）和侧位中立位（B）X 线片显示正常的前凸

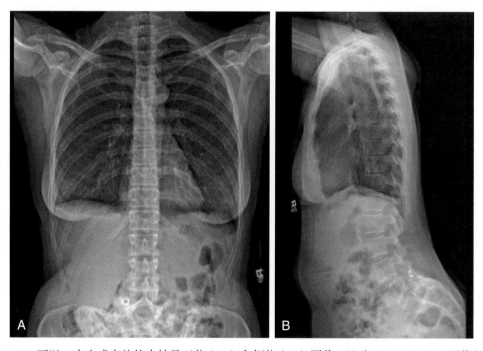

图 124.2　EOS 2D/3D 可以一次生成完整的中轴骨正位（A）和侧位（B）图像。注意，EOS 2D/3D 图像与图 124.1 中的 X 线片的图像质量非常相似

较，发现 EOS 的图像质量与常规 X 线片相当或略好。EOS 图像在图像质量和结构可见性方面优于或相当于数字 X 线，分别占图像的 97.2% 和 94.3%[7]。另外，与 X 线片相比，EOS 的辐射剂量显著降低。在一项研究中，脊柱正位像的 EOS 表面剂量平均为 0.23 毫戈瑞（mGy），而 X 线片为 1.2 mGy。在侧位像中，平均剂量为 0.37 mGy，而 X 线片为 2.3 mGy[8]。最近，EOS 成像系统推出了一种微量方案，将患者接受的剂量减少了 5.5 倍[5]。尽管绝对辐射剂量减少了，但 EOS 辐射剂量减少对生命健康的益处较小。EOS 系统成本高昂，其经济效益受限于特定时间段内使用患者的数量。到目前为止，EOS 尚未显示出相对于 X 线片的成本效益优势[5,9]。

与 CR 类似，EOS 系统是仅用于骨骼影像学的工具。EOS 图像可在 10～30 秒内获得，并且可在患者直立时完成。3D 图像可在 15 分钟内构建完成。EOS 软件以阅读器定义的解剖标志和已定义好的临床参数为基础辅助进行脊柱的 3D 建模。亮度和对比度可以在软件上进行调整，有助于识别解剖标志[10]。尽管可以用 EOS 构建 3D 图像，但所获得的图像质量无法与 CT 上获得的 3D 图像相比，因为它不提供关于软组织（例如肌肉、脊髓、神经和内脏）的信息。因此，对于脊柱退行性改变，EOS 不是一种良好的成像技术。在一项研究中，接受 EOS 检查的病例中分别有 22% 和 64% 的椎间盘前缘和后缘可见，而在 MRI 中则分别为 84% 和 97%[11]。

计算机断层扫描（CT）

与 CR 类似，CT 也使用电离辐射，并且相对于 X 线片而言，辐射剂量往往非常高。与 X 线片不同，这种影像学检查可以获得轴位的图像，生成横断位图像，并可以通过图像采集后处理进行矢状位和冠状位的 3D 重建。多排螺旋 CT 可以在单次屏气或 15 秒内获得胸部和腹部影像的所有必要数据。CT 是评估脊柱骨性结构的首选检查，但对软组织的评估通常有限，且需要使用对比剂进行增强。CT 通常是创伤和肿瘤分期方案的一部分，因为它获取图像相对较快，并且通常不受患者身体状况限制。创伤诊疗方案通常需要对整个脊柱进行影像学检查，包括颅骨。CT 是评估肿瘤的首选影像学检查方法。在肿瘤诊疗方案中，通常将胸椎、腰椎和骶椎作为胸部、腹部和骨盆 CT 的一部分进行成像[12]。

对于 CT 成像，患者通常采用仰卧位，以限制与呼吸相关的脊柱活动。CT 对运动干扰敏感，并且金属内植物会导致图像失真。因此，这两个因素可能是限制成像的因素。由于脊柱中的金属内植物通常由钛制成，常规的 CT 方案通常足以在内植物存在的情况下获得高质量的图像。CT 对感染时骨的反应性改变敏感。然而，由于 CT 产生的辐射剂量高，在可行时，应使用 MRI 以更好地评估软组织异常[12]。胸部、腹部和骨盆 CT 的辐射剂量约为 20 mSv，而脊柱正位 X 线片约为 1.5 mSv。目前尚不清楚会增加癌症风险的辐射剂量，但一般在 200 mSv 以上[13]。

CT 最重要的优点——高对比度分辨率和多平面重建，允许其对脊柱进行出色的评估，以准确描述病变的骨性细节、骨破坏程度和脊柱力线情况（图 124.3）。3D 重建有助于骨折的仔细评估、术前计划，以及对复杂畸形的检查[14,15]。尽管 CT 对于退行性骨

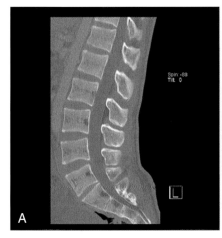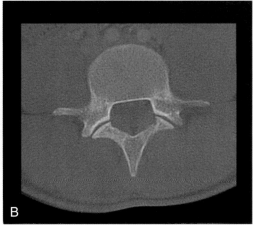

图 124.3　通过腰椎进行矢状位重建（A）和腰椎轴位（B）CT 图像。软组织分化差，但骨性结构显示得特别清晰

性改变是有效的，但它并不是退行性椎间盘疾病的最佳影像学选择。静脉注射对比剂可提供更好的软组织轮廓，提高对椎间盘突出症的诊断能力。最后，CT在脊髓造影中起着重要的作用，因为可以显示神经根和马尾神经的轮廓（见下文）。CT引导下的治疗，如各种病变的活组织检查、神经根、小关节阻滞、硬膜外注射，甚至脊柱手术中的螺钉植入，是这项技术的重要应用范畴之一。

磁共振成像

　　MRI生成的多平面图像具有出色的解剖和空间分辨率，并且与CR和CT不同的是，它不产生电离辐射。MRI依赖于细胞内液和细胞外液中氢原子核对机器产生的磁场的反应。MRI首先产生一个人工磁场，将原子核指向一个方向。然后用射频脉冲来改变原子核指向的方向。当脉冲移除后，原子核会回到它们的稳态位置。来自不同细胞液的细胞核以不同的速率回复到稳定状态，从几十毫秒到几秒不等。释放出的能量的转换在图像上产生具有不同信号强度或亮度的离散区域。弛豫时间的差异使得系统能区分不同的组织。信号的强度取决于不同组织内的质子数量，即这些组织的含水量。这些组织以不同的速率释放吸收的能量，并在T_1像或T_2像上进行鉴别[16]。T_1像反映了射频脉冲停止后细胞核与主磁场重新对齐所需的时间。T_2像反映了正在旋转的原子核失去激发所需的时间。

　　MRI序列是射频脉冲、各种预定参数和磁场梯度的组合可产生具有每种组织类型的特定强度的图像。对于骨科医生来说，T_1加权、T_2加权和质子密度（proton density, PD）加权图像是最关键的MRI序列。

T_1加权图像，也称为T_1WI（T_1-weighted image），被认为是最具解剖学意义的图像；这些图像在宏观上最接近于组织的颜色梯度。在T_1WI中，脂肪是明亮的，而脑脊液（CSF）、皮质、肌腱和韧带呈深色。这对于观察解剖细节很有帮助，因为深色的脑脊液、肌腱、韧带和皮质被明亮的脂肪包围。这对于出血、骨髓占位团块，或是辨识脂肪瘤病变最有帮助。T_1WI对水肿和液体显示能力有限[16]。T_2WI最适合对与软组织、骨、韧带、肌腱、关节、滑囊、滑膜和肌肉相关的病变进行分析。在T_2WI中，脑脊液、水肿、滑液、滑液囊和新鲜血液显得明亮。另一方面，陈旧的血液、骨骼、肌肉、肌腱、白质呈深灰色[17]。最后，PD加权图像是第三种对于骨科医生来说必不可少的MRI序列。PD是同时有T_1的某些特性和T_2的另一些特性的中间序列。PD是评估关节的理想序列，因为它可以区分液体、透明软骨和纤维软骨。液体（脑脊液、关节液）和脂肪呈白色，而肌肉、软骨呈灰深色。PD在检测颈髓病变方面优于T_2WI[18]。

　　MRI的根本优势在于其能够提供骨和软组织结构的高分辨率显示。在脊柱方面，MRI能够很好地观察椎体、椎间盘、椎管、后方结构、韧带、椎旁肌、神经根和脊髓（图124.4）。通过多平面成像和使用多种脉冲序列，MRI有助于表征异常病变，并且已被证明对于各种疾病发展过程的检测具有高灵敏度和特异性（例如，对于椎体骨髓炎分别为93%和94%[19]）。在脊柱肿瘤评估方面MRI也被证明是非常有价值的，其准确性比CT更高[20]。对于脊柱退行性改变，MRI可以很好地评估中央椎管和椎间孔狭窄的程度，以及其他退行性改变的程度，如关节突关节病变和退行性

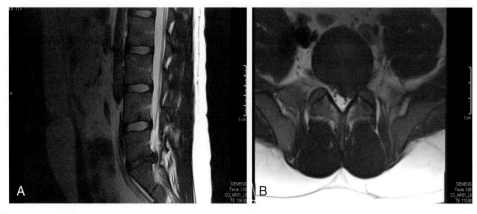

图124.4　矢状位（A）和轴位（B）T_2 MRI显示腰椎的软组织结构。注意，椎间盘突出可见于L5-S1节段。轴位图像显示椎间盘更多的是向右侧而不是向左侧突出

椎间盘疾病。

MRI 的不足包括不能用于有心脏起搏器或有其他铁磁材料内植物的患者[21]。然而，新技术正在研发中，以生产出能兼容 MRI 的内植物和起搏器[22]。由于金属伪影的原因，对于有内植物的患者，MRI 的图像质量有限，即使是铁磁性较少的金属（如钛）也会产生相对较少的伪影[23]。另外，幽闭恐惧症患者进行检查时经常会遇到问题，并且与 CT 相比，MRI 在评估骨性结构或钙化结构的细节方面能力较差。MRI 的相对禁忌证包括妊娠的前 3 个月。

脊髓造影

脊髓造影是通过腰椎或颈椎穿刺将非离子型造影剂注入蛛网膜下腔后的脊柱放射影像学检查。它的主要适应证包括 MRI 禁忌的患者（由于幽闭恐惧症、存在起搏器等）、在脊柱内固定物存在的情况下图像质量下降，或脊柱后凸导致 MRI 检查和阅片困难的情况。尽管 MRI 有上述缺点，除非在金属伪影是影响因素的情况下，MRI 在评估脊柱异常方面仍优于脊髓造影，并且已被证明在检测椎间盘突出方面的准确性明显更高，假阳性率更低[24-26]。在 20 世纪 80 年代，脊髓造影是首选的诊断性检查，随着时间推移，它被 MRI 所取代。在 1999—2009 年间，其应用减少了近一半，主要是由于 MRI 检查的可及性、可用性和所得影像的全面性[27]。研究表明，脊髓造影在评估某些疾病如神经根压迫方面具有优越性。在一项患者经手术证实为神经根压迫的病例系列报告中，MRI 低估了约 30% 的压迫，而脊髓造影只有 5% ~ 7%[28]。同样地，在确定腰椎减压手术的节段时，脊髓造影更加可靠，而 MRI 会低估椎管和椎间孔的宽度[29]。

在脊髓造影中，水溶性非离子造影剂，如碘海醇（Omnipaque）和碘帕醇（IsoVue），通常在实时 CR 下于 L2/L3 节段处注射，这也被称为 X 线透视。通过透视可以识别和纠正意外注射到硬膜外间隙的情况，并检查造影剂是否受阻。然后通过透视获得造影图像。或者，在大多数情况下，获得 CT 图像。这些图像可用于评估是否存在脑脊液通路受压、椎间盘突出或压迫、骨赘形成、椎管狭窄、髓内肿瘤、神经根受压或脑膜炎[27, 30]。脊髓造影结合 CT，可以为椎间孔狭窄和脊柱内固定物如椎弓根螺钉的邻近节段狭窄提供很好的评估。

在腰椎和颈椎退行性疾病中，重要的是仔细查看每个神经根管的走行，以评估椎间孔狭窄，并仔细查看 CT 轴位图像，以评估中央椎管狭窄。与 MRI 相比，脊髓造影的使用并不常见。因此，经验较少的临床医师可能不熟悉这些影像学检查的评估方法。然而，所有临床医师都应该尝试评估脊髓造影后的检查结果，然后结合影像学报告修正其临床印象。对于拟行脊柱手术的患者，临床医师也可咨询对这项技术有丰富经验的影像科医师。

脊髓造影的缺点包括对造影剂有潜在过敏反应、有电离辐射、癫痫发作阈值较低、出血、感染风险、头痛、恶心、与检查相关的创伤和疼痛、进行检查需要时间和专业知识、有神经损伤的风险，以及无法确定造影剂梗阻下游的压迫区域[31-34]。脊髓造影的主要禁忌证是对非离子造影剂过敏。相对禁忌证包括癫痫、出血性疾病、正在使用抗凝剂、注射部位感染或有皮肤病以及妊娠状态。

核素显像

核素显像是一种快速、相对便宜、广泛普及且敏感的检查，用于评估骨骼肌肉病变。与前面提到的影像学检查方法不同，核素显像（也称为放射性核素骨扫描）通过将放射性药物的化合物（通常是锝 -99m 标记的二膦酸盐）注射入患者的静脉系统中来提供解剖学和生理学信息。放射性核素优先沉积在骨重塑或活动增加的区域。注射后 2 ~ 6 个小时，50% 的剂量将沉积在骨骼系统中[35]。放射性核素沉积后，可以通过闪烁照相机探测和定位注射药物发射的 γ 辐射，以区分骨转换增加或减少的区域。放射性示踪剂的摄取取决于血流量和新骨形成的速率。应根据骨扫描的使用目的，选用不同的成像方案。

常用的"三相"放射性核素骨扫描在注射后的不同时间点获得图像。在第 1 相（血流相），在注射后的第一分钟内获得 2 ~ 5 秒的图像。这说明了某一区域的灌注特征和血流的质量。对于第 2 相（血池相或软组织相），在注射后 5 ~ 10 分钟获得图像，目的在于了解血液的汇集情况，因为炎症可以增加感染区域的血液汇集。在第 3 相（延迟相或静止相），放射性示踪剂通常沉积在骨矿物质中，通常在注射后 2 ~ 3 小时拍摄图像。摄取的程度取决于血流和新骨形成的速率。在某些情况下，在 24 小时后拍摄第 4 相静态图像以评估放射性示踪剂的总休分布（图 124.5）。例如，在骨髓炎中会出现局灶性高灌注、局灶性充血和局灶性骨摄取增加。当在所有三相都观察到摄取增加时，核素显像检测骨髓炎的敏感性在 70% ~ 100%[36-39]。

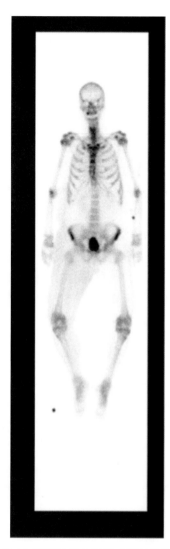

图 124.5　一名 52 岁男性的 DEXA 扫描显示，在放射性核素摄取较高的区域，尤其是骨盆缘、股骨远端的骺板、桡骨近端和肩部区域，信号强度增加。放射性核素通过肾代谢，因此膀胱的摄取增加

这种检查尤其适用于评价代谢性骨病、应力性骨折、原发性和转移性肿瘤、感染和退行性疾病[39-43]。核素显像的其他主要优点是，它可以在一次检查中评估全身的骨骼，并且由于它的高灵敏度，可以早期发现骨性病变。这些特征使核素显像成为筛查骨转移瘤的理想方法，这也是这种检查最常见的指征之一。在检测由转移性疾病导致的骨骼异常方面，骨扫描非常敏感，比 CR 更敏感。在 75% 的恶性骨肿瘤和骨痛患者中，骨扫描结果通常有异常所见[35]。核素显像也可以替代 MRI 用来确定脊柱压缩性骨折的病程。

核素显像有若干缺点。首先，它是相对非特异性的，任何导致骨转换增加的疾病都会出现类似的表现。其次，没有时间进行重塑的侵袭性病变，或代谢率低的成骨性病变，可能导致假阴性结果[41]。完成检查需要相当长的时间，并且其空间分辨率较差。然而，单光子发射计算机断层扫描（single-photon emission computed tomography, SPECT）可以提高核素显像的空间分辨率，因为它有助于在更复杂的解剖区域中检测骨性病变，如脊柱和骨盆。SPECT（见下文）提高了检测椎体转移性肿瘤和定位椎体不同区域病变的能力，包括怀疑或已知有峡部裂腰椎滑脱患者的峡部和关节内病变[44,45]。

功能代谢显像

功能代谢显像是一种成像技术，旨在通过测量血流、化学成分、葡萄糖摄取或代谢变化来评估骨骼或软组织的生理活动。与之前讨论的成像技术不同，功能显像侧重于探索组织的生理活动，而不是阐明结构的解剖细节。正电子发射断层扫描（positron emission tomography, PET）是另一种形式的核医学影像学检查，是一种功能代谢显像，用于评估各种组织的生理活动变化。在其最常见的形式中，用 18- 氟标记的 2- 氟 -2- 脱氧葡萄糖（FDG）被用作正电子发射放射性核素示踪剂，其发射的 γ 射线水平与细胞内葡萄糖代谢水平成正比[46]。FDG 的浓度与组织的代谢活动水平成正比。FDG 系统地分布至身体各种组织中通常需要大约 30 分钟到 1 小时[47]。因此，通常在注射后 30 分钟进行扫描。PET 与 CT 越来越多地在同一台机器上进行结合，患者在一次检查中获得 PET 和 CT 图像。CT 可以通过重建 3D 图像系列提供解剖细节，而 PET 则收集代谢信息的数据。因此，同一个图像系列可以用来评估患者的解剖和代谢信息[48-50]。

这种检查的主要适应证是检测原发性和转移性肿瘤以及评估肿瘤对治疗的反应。由于肿瘤通常比周围正常组织具有更高的代谢活性，PET 扫描可以识别具有更高代谢活性的组织。PET 扫描在骨骼肌肉疾病方面的应用逐渐增加：鉴别骨质疏松性椎体骨折和病理性椎体骨折，区分膝关节和髋关节置换术后的无菌性松动和感染，以及区分脊柱良性肿瘤和转移性肿瘤[51,52]。PET 扫描的主要缺点是其可及性受限制以及成本高昂。

单光子发射计算机断层扫描

SPECT/CT 是另一种依靠放射性核素对脊柱进行影像学检查的功能代谢显像方式。SPECT 使用 γ 射线照相机探测器来捕获注射的放射性核素材料释放的 γ 射线。PET 和 SPECT 有一些不同之处，这使得 SPECT 更适合于许多不同的影像学需求[53]。SPECT 比 PET 便宜，一部分原因是它可以采用寿命更长和容易获得的放射性核素。SPECT 使用锝 -99m、碘 -123 或碘 -131 放射性核素，而不是 PET 中使用的氟 -18 核素。相对于 PET，SPECT 具有较低的对比度和空间分辨率（最大分辨率约 1 cm）。与 PET 类似，SPECT 可以与 CT 结合（SPECT/CT），以提供来自 SPECT 的功能信息和来自 CT 的解剖信息。结合 CT 是有帮助的，因为它还可以改善光子发射数据的衰减和质量[54,55]。这样，通过单一影像学技术即可获取高质量的功能和解剖信息。

SPECT/CT 在评估骨科病变方面有许多用途，例如脊柱骨折、椎体压缩性骨折、恶性肿瘤的评估以及感染、骨创伤和退行性改变的识别。例如，SPECT/CT 可以将腰椎峡部骨折与代谢活动增加的区域（如小关节炎）区分开来[56]。对于骨肿瘤的检测与单独使用 SPECT 或核素显像检相比，SPECT/CT 具有更高的敏感度。在一项研究中，SPECT/CT 对脊柱癌性病变的检测敏感性为 100%，而核素显像为 64%，单独使用 SPECT 为 86%[57,58]。

介入放射学技术

介入放射学（interventional radiology，IR）是放射影像学的一个分支，采用 X 线透视、CT 或 MRI 引导全身范围多种经皮穿刺治疗，包括骨骼肌肉系统。在影像学的引导下，可以获得组织样本以作出诊断，进而可指导或直接协助介入治疗，例如影像学引导的针吸活组织检查、射频消融（radiofrequency ablation，RFA）、椎体成形术、后凸成形术和血管造影。

IR 在以往需要接受手术治疗的疾病中发挥着越来越重要的作用。影像引导的 RFA 可用于治疗良性和转移性骨性病变。与手术相比，RFA 的优点包括手术时间短、可以门诊治疗、较低的并发症发生率和成本降低。在椎体成形术和后凸成形术中，X 线透视或 CT 引导有助于建立准确的经椎弓根入路，并指导骨水泥置入治疗脊柱疼痛性病变。血管造影通常用于评估血管肿瘤，可以在手术治疗前进行栓塞。血管造影和栓塞对于富血管肿瘤尤其有用，如动脉瘤样骨囊肿、骨巨细胞瘤和血管肉瘤。术前动脉栓塞可改善术中视野，并使手术更安全、更快速[60]。在某些情况下，IR 比手术治疗更安全、更有效。以往骨样骨瘤需要广泛

切除以切除瘤巢。手术可带来更高的骨折风险和更长的卧床制动时间。在过去的 10 年中，CT 引导下的经皮消融因其成功率高和并发症发生率低而日益流行。CT 引导下的消融可用于骨骼系统的许多部位，除非骨瘤靠近神经血管结构[61]。

脊柱退变的影像学检查

患者寻求脊柱疾病专家诊治的主要原因是腰痛、颈痛、腿部麻木和刺痛以及脊柱活动受限等情况。脊柱退行性疾病是这类患者最常见的诊断之一。这类患者通常表现为颈部疼痛（单独出现或合并上肢根性疼痛）、腰部疼痛（单独出现或合并下肢根性疼痛）、脊髓病的体征和症状或神经源性跛行的体征和症状。

对于良性颈痛或腰痛的患者，70% ~ 90% 的患者在最初出现症状后的 1 个月内症状会有所改善[62,63]。因此，在没有"警示征象"（例如发热、寒战、创伤、夜间或静息痛、体重减轻、恶性肿瘤病史或神经功能障碍）的情况下，常规 X 线片检查通常在最初症状出现后延迟 6 周进行。然而，由于患者最初经常到他们的初级保健医生或急诊科就诊，因此当脊柱专家对他们进行评估时，通常病程已超过 6 周。因此，许多专家在首诊时即进行传统 X 线片检查。

对于颈椎或腰椎退行性改变的患者，应仔细检查初次 X 线片是否存在退行性改变。脊柱退变的证据可以在大多数老年患者的脊柱中发现[64-66]。在对传统 X 线片进行评估后，患者通常会根据需要接受非手术治疗，包括抗炎药物、物理治疗和介入疼痛治疗。MRI 检查通常不是初始的检查之一，但假如症状持续存在，则可以考虑。如上所述，选择 MRI 作为脊柱退变的影像学检查，是因为它提供了出色的多平面（轴位、矢状位和冠状位）评估，并有助于仔细评估脊柱力线以及椎体和椎间盘的形态。最重要的是，对于脊柱退变，这种成像方式有助于评估是否存在椎管狭窄。

脊柱的 MRI 检查最好通过系统的方法进行评估。下面介绍这样一种方法[67]：

1. 确定哪些脉冲序列和专门的 MRI 影像结果可供评估。这包括识别它是 T_1WI、常规 T_2WI 还是 PD。通常，脊柱的 MRI 包括矢状位和轴位图像。
2. 评估 T_2WI（通常是矢状位）以识别非生理性或非预期的 T_2 加权高信号区域。椎间盘突出可以通过脑脊液的明亮高信号来识别。
3. 评估 T_1WI 来进一步检测解剖细节，以及 T_1WI 上

局部和区域解剖异常与 T_2WI 上高信号区域的相关性。

4. 评估针对特定区域或疾病过程的特定 MRI 脉冲序列，例如 PD 或抑脂 T_2WI。应根据病变选择脉冲序列。

5. 将上述影像学类型对应的信息与患者的病史、体格检查和实验室检查结果相关联，以确定最可能的诊断与鉴别诊断注意事项。

对于退行性椎间盘疾病，椎管狭窄的程度应通过 MRI 检查进行评估。尽管有若干椎管狭窄的客观测量方法标准，但大多数临床医师倾向于根据自己的标准使用"轻度""中度"和"重度"这三个词。更客观的狭窄测量包括定义为腰椎管的横截面面积小于 $100 \ mm^{2[68]}$。在 CR 上，颈椎的相对狭窄定义为椎管前后径小于 13 mm，绝对狭窄定义为椎管前后径小于 10 mm[69]。尽管经验较少的临床医师倾向于仅在矢状位图像上评估狭窄，但我们建议加用轴位 T_2WI 来帮助评估中央椎管、侧隐窝和神经根管的狭窄。

脊柱椎间盘的退行性改变很常见，高达 70%～80% 的人群在 50 岁时表现出椎间盘退变的证据。老年人脊柱退行性改变的发生率尤其高，尽管许多伴有这种退行性改变的患者可能没有症状[70-72]。例如，Boden 等发现 67 名无症状患者中 28% 有异常 MRI 表现，提示髓核突出或腰椎管狭窄。另外，那些 60 岁以上人群的退行性病变发生率较高。在 60～80 岁年龄组中，93% 的人有椎间盘退变的 MRI 证据：79% 为椎间盘膨出，36% 为椎间盘突出[70]。在一项关于颈椎的类似研究中，Boden 等发现在年龄超过 40 岁的 63 名无症状患者中，28% 的患者有异常的 MRI 表现（椎间盘突出、椎间盘膨出和椎间孔狭窄）。当评估椎间隙变窄或退行性改变征象时，63 名 40 岁以上无症状患者中有近 60% 的患者有阳性发现[71]。

影像学检查的解读

与所有的诊断性资料一样，在脊柱影像学检查方面有几个需要考虑的局限性。这些限制因素可分为以下几大类：①影像学检查结果与患者的病史和体格检查缺乏相关性；②一种影像学检查结果与其他影像学检查结果缺乏相关性；③对正常解剖变异的理解不足；④在无症状患者中常见的异常解剖和生理性表现。

其他潜在的限制与临床医师对影像学资料的解读的方式相关。值得注意的是，在评估各种影像学资料

时，专科医师倾向于关注他们感兴趣的领域。例如，骨科医师评估腰椎的正侧位 X 线片时可能聚焦于脊柱上，这可能导致遗漏其他发现，如肠梗阻、肾结石、胆结石或回肠的溶解性病变。假如临床医生单独负责评估影像学资料，那么他／她必须完全评估所有图像和图像的所有方面，以做出骨骼肌肉和非骨骼肌肉相关的诊断。在这种情况下，临床医师必须使用系统的阅片方法仔细地和批判性地评估所有的影像学资料。例如，临床医生必须评估所有的脉冲序列和每张图像，以排除其他发现，而不是从文件袋中挑选一些 X 线片或从工作站上选择一部分图像来做出 L4-L5 节段 1 度腰椎滑脱及中度椎管狭窄的诊断。详细阅读此类片子需要临床医生付出额外的时间，但将训练有素的影像科医生的专业知识与临床医生提供的患者临床信息相结合的团队协作方法有助于确保诊断的准确性并指导治疗。

结论

在诊断和治疗已知或怀疑有脊柱疾病的患者时，传统的和进阶的影像学检查，以及全面的病史采集和体格检查是必不可少的。外科医生应该熟悉各种可用的影像学检查技术，其中包括传统 X 线片、EOS 2D/3D、CT、MRI、脊髓造影、核素显像、PET/CT 以及 SPECT/CT。随着这些技术不断发展、新的影像学检查方法的引入，对于外科医生来说，重要的是要掌握每种技术不断变化的功能和局限性。由于影像学检查设备的日益复杂，对临床医生来说，积极地与他们的影像科同事合作以理解特定技术的所有细节和细微差别至关重要。必要时，向影像科的同事咨询对影像学检查资料的解读是至关重要的。这种交流探讨和团队协作的方法有助于确保从影像学检查资料中获得准确和完整的信息，且这些信息可与患者的个体化临床资料相关联。

未来展望

脊柱外科发展的主要领域之一是术中影像学检查的应用，尤其是与微创手术结合，或应用于重度畸形患者。

目前，在手术室可以获得数种影像学资料。现有的成像方法是 X 线透视，能实时采集图像。但是，它会产生大量的辐射，并且无法提供轴位的图像。有多种成像系统已可提供 CT 图像的采集，提供轴位、重建的矢状位和冠状位图像以及 3D 立体图像。在美国

一些医院中还有术中 MRI 和兼容 MRI 的手术室套间。尽管在手术室中使用先进的影像学检查可能会改善预后和患者安全性，但就融入手术室工作流程的简易性和效率以及图像的整体质量、分辨率和准确性而言，目前的成像系统仍有可优化的空间。

与任何技术一样，影像学系统将继续发展和改进。其他可能影响未来脊柱影像学检查的进展包括伴随着系统的更新迭代 CT 和 MRI 的速度提高、多路访问成像、成本降低和图像分辨率提高（尤其是引入3.0-T 系统的 MRI）。临床医生将继续与这些新技术保持共同进步，批判性地评估影像学的临床疗效和成本效益，并将这些方法安全地引入临床实践中。

选读文献

文献： Hartley KG, Damon BM, Patterson GT, et al. MRI techniques: a review and update for the orthopaedic surgeon. *J Am Acad Orthop Surg*. 2012; 20(12):775-787.
证据等级： Ⅲa
总结： MRI 是骨科医生所使用的最重要的影像学技术之一。本文对 MRI 中使用的各种序列以及这些序列的应用进行了很好的总结。作者讨论了用 MRI 评估病变和分析 MRI 图像所需的相应技能。

文献： Melhem E, Assi A, El Rachkidi R, et al. EOS((R)) biplanar x-ray imaging: concept, developments, benefits, and limitations. *J Child Orthop*. 2016; 10(1):1-14.
证据等级： Ⅲa
总结： 与传统 X 线片相比，EOS 是一种评价脊柱疾病的新工具。在本文中，Melhem 等讨论了 EOS 在各种骨骼肌肉疾病中的潜在应用，并在不同参数（辐射剂量、成本、可及性、图像质量）方面与传统 X 线片进行比较。

文献： Saha S, Burke C, Desai A, et al. SPECT-CT: applications in musculoskeletal radiology. *Br J Radiol*. 2013; 86(1031): 20120519.
证据等级： Ⅱa

总结： SPECT/CT 是一项极具潜力的技术。Saha 等的文章回顾了 SPECT/CT 的技术、基本原理和应用。作者提供了对不同部位骨骼的 SPECT/CT 结果进行分析的指导，并提供了病例系列和案例来阐明他们的观点。

文献： Bastiaannet E, Groen H, Jager PL, et al. The value of FDG-PET in the detection, grading and response to therapy of soft tissue and bone sarcomas: a systematic review and meta-analysis. *Cancer Treat Rev*. 2004; 30(1): 83-101.
证据等级： Ⅱa
总结： PET/CT 常用于评估恶性肿瘤的代谢活性。这篇系统综述评估了软组织和骨肉瘤的 FDG 摄取证据。这项研究强调了在评估 PET/CT 检查结果时需要评价的参数，具有重要意义。

文献： Love C, Din AS, Tomas MB, et al. Radionuclide bone imaging: an illustrative review. *Radiographics*. 2003; 23(2): 341-358.
证据等级： Ⅱc
总结： 核素骨扫描在评估骨密度和各种病变中继续发挥着重要作用。Love 等对骨扫描的评估进行了全面回顾，重点介绍了与多关节相关的病变。在本文中，他们纳入了诸多通过核素骨扫描检查获得的正常和病变的精美图像。

文献： Ozdoba C, Gralla J, Rieke A, et al. Myelography in the age of MRI: why we do it, and how we do it. *Radiol Res Pract*. 2011; 329017.
证据等级： Ⅴ
总结： 作者对目前脊髓造影的使用进行了全面概述。重点关注获得最佳的造影图像的技术细节，并且讨论了在更先进的影像学检查技术时代脊髓造影的应用。本文提供了脊髓造影图像分析的指南。

（ Adil Samad, M. Farooq Usmani, A. Jay Khanna 著
罗智超 译　吴炳轩 校 ）

参考文献

扫描书末二维码获取。

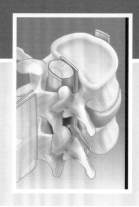

第125章

脊柱损伤运动员的急救与现场处置

运动意外中的脊柱损伤并不常见，仅占创伤中心脊柱损伤总数的 9%[1]。脊柱损伤对于参赛者来说是潜在的灾难性事件；这些损伤可能导致相关并发症，发生严重伤残，并可能永久地改变参赛者的一生。尽管胸腰椎损伤在田径运动中时有发生，但绝大多数都病情较轻，致伤机制通常涉及反复和过度使用。本章将重点介绍颈椎损伤的急症处理，这种损伤需要立即进行熟练的治疗并在每一步都进行恰当的护理，以防止病情加重。

流行病学

运动性脊柱损伤仅占创伤中心中所有脊柱损伤的一小部分，而颈椎损伤也仅占所有与运动相关的损伤的一小部分。尽管发病率相对较低，这些损伤可能导致永久性残疾或完全性功能丧失，需要对这些损伤提高防范意识。在过去几年中，研究者们开发了一些数据库和评分系统，以便更好地对损伤的数量和类型以及由此产生的结果进行量化和分类。

在美国，美式橄榄球运动员发生严重颈椎损伤的风险最高，平均每年发生约 8 例严重颈椎损伤。这些颈椎损伤可能导致不完全恢复，这 8 例颈椎损伤中约有 6 例会导致四肢瘫[2, 3]。其他高风险运动包括冰球、体操、英式橄榄球、跳水等[4-6]。所谓的极限运动和竞速运动导致脊柱损伤的风险与车祸伤相仿，而与其他运动的风险相异；不同之处包括更高的急性胸椎和腰椎损伤的风险。滑雪和单板滑雪也是高风险的运动，有可能增加胸椎或腰椎骨折的风险[7, 8]。

现场处置

赛前计划

对任何可能会发生脊柱损伤的运动员的管理应始于赛前，包括赛前会议和制订现场急救行动计划（emergency action plan, EAP）。大型锦标赛的团队医师或赛事医师应参与计划的所有阶段。这些计划必须包括体育训练人员、急诊医疗服务（emergency medical services, EMS）、运动教练、赛事协调员，以及其他关键参与者。该计划应包括设备管理和脊柱制动的具体任务描述（见后文），并为转运评估提供明确的决策通路和管理系统。当地官员应指定该地区有能力处理急性脊髓损伤的医院。这些能力包括但不限于高级影像学检查、骨科和（或）神经外科治疗，以及为全年龄段参赛者提供创伤治疗的能力。假如有必要，任何可能损伤较严重的运动员都应优先被转运到这些预先确定的急诊科（emergency departments, ED），并由赛事医生提前通知。

赛前计划还包括为运动员配备适当的防护装备。防护装备因运动种类而异，可能包括头盔、护肩垫、护目镜和护齿。医疗队的所有成员都应该熟悉他们可能遇到的防护设备，并且应该熟知如何在紧急的情况下拆除这些设备。

另外，赛前计划还包括损伤预防策略。这些策略包括：教导运动员如何在美式橄榄球中运用正确的拦截技术，在冰球和长曲棍球中运用正确的阻挡技术，在英式足球中运用正确的头球技术，以及教导运动员如何将体操等运动中跌倒造成严重损伤的风险降至最低。1976 年，美国国家大学生体育协会（National Collegiate Athletic Association, NCAA）的一项规则禁止了橄榄球中的飞冲肩拦截，这是一种由于轻度屈曲的体位（一种重要的轴向负荷）而增加拦截者颈椎损伤风险的动作，代表了为球员安全所做的重大改变。自从这个动作被禁止以来，所谓的"抬头"拦截导致的颈椎损伤的数量显著减少[9-11]。最后，应该指导运动员和教练员，在损伤切实发生时应该怎么做，包括不要移动可能发生脊柱损伤的运动员，以及如何在紧急情况下从医疗队寻求帮助。

如前所述，极限运动和竞速运动中的脊柱损伤类似于车祸伤,而不同于其他运动损伤。因此,在竞速比赛中提供医疗服务的医师和其他医务人员应该为这种类型的损伤做好准备。这些损伤最好根据基本和高级创伤生命支持(basic and advanced trauma life support, BTLS/ATLS)指南进行治疗,并结合当地创伤中心的诊疗方案[12,13]。

在为潜在脊柱损伤制订赛前计划时,应提前分配任务;应建立指挥和决策系统,以便在损伤发生时进行高效和确切的处置[14]。具体任务内涵将在下文概述,但可能需要根据现场情况和救援者数量的差异进行调整。大学和专业运动队可能有一辆配备齐全的救护车、几名运动教练和几名队医可供调配,而乡村高中运动员在损伤发生时现场可能没有这些资源。EAP需要根据团队、地点和资源的可用性来调整。

除了EAP之外,还应准备一个急救包,并在训练和比赛期间随时可用。急救包根据运动种类和地点的不同而有所不同,但应包括必要的设备,以便在不妨碍脊柱制动的情况下快速移除保护性运动设备(如面罩),并实施紧急气道开放或心肺复苏术(cardiopulmonary resuscitation, CPR)。这些设备将在后文进行更详细的描述,但重要的是医疗专业人士应该拥有不止一个可用的设备,并且熟悉他们的团队/联盟使用的防护装备,以便医务人员有立即可用的合适的移除设备。此外,还应备有用于限制脊柱运动的夹板和器材,包括颈托、真空夹板和(或)长脊柱固定板。若训练和比赛的场边没有上述设备,医务人员、教练等应知晓急救箱、自动体外除颤器和其他急救设备的位置。最重要的是,所有工作人员都应该了解启动EMS的程序,并且必须能够正确地向调度员提供包括训练或比赛地点在内的信息;这需要工作人员立即拨打急救电话或使用其他适用于当地的EMS资源。

场上受伤运动员的处置

赛场紧急情况可分为几类,通常最好以流程图的形式进行思考(图125.1)。首先考虑对生命有直接威胁的情况,并评估运动员的生命体征,遵循气道、呼吸、循环和功能障碍(airway, breathing, circulation, and disabilities, ABCDs)的原则进行评估。这种评估

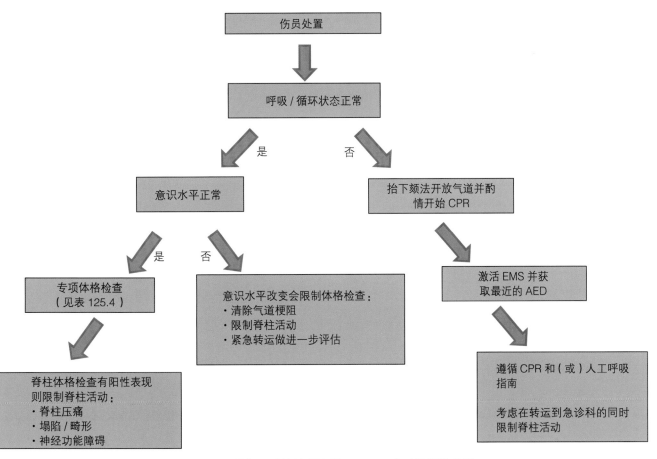

图125.1 受伤运动员处理流程。AED,自动体外除颤器

可以通过快速评估意识水平来完成——清醒、警觉且可正确对答的运动员，符合所有上述标准，这样场边医师可继续进行下一阶段的检查。Glasgow 昏迷量表（Glasgow Coma Scale, GCS；图 125.2）常用于创伤评估，得分越低表明损伤越严重[15]。更简单的系统，如 AVPU 量表，在紧急情况下可能更有用。在这个系统中，患者的精神状态可以根据他们对刺激的反应归为如下四类：A（alert）——警觉；V（verbal）——言语，对语言刺激有反应；P（pain）——疼痛，对痛刺激有反应；U（unresponsive or unconscious）——无反应或无意识[16]。AVPU 量表在紧急情况下更易于使用，同时还能提供关于患者精神状态和身体状况的重要信息。

对于意识丧失的运动员，应该检查脉搏，并评估呼吸是否通畅。假如发现脉搏或呼吸减弱，立即卸下所有口内装备（如护齿）。但是，在没有进一步临床检查的情况下，临床医师在例行拆除其他防护设备时应谨慎操作。应使用抬下颏法打开气道；抬下颏法和口咽通气道的放置对于颈椎序列的影响小于将颈椎置于过伸位的仰头法[17, 18]。根据需要，可以采用储氧袋面罩保持适当的通气。如有指征，还应立即启动其他开放气道的操作和（或）CPR。可以通过切断腋下或胸骨上方的系带或弹性绳来去除胸部防护装备，以暴露胸部。通过切割操作可打开保护垫，使得施救者可对胸部直接进行按压和（或）使用心脏除颤器的电极板。

如何选择紧急开放气道的最佳技术是临床上的难点，许多临床医师认为，在存在已知或潜在颈椎损伤的情况下，经口气管插管是危险的[19]。然而，一些研究表明，开放气道技术的选择应考虑操作者的技能水平和方便程度。数位学者认为，在实施了颈椎原位固定的情况下，经口气管插管是安全有效的[17, 20-23]。Gerling 等[24]通过尸体模型研究发现，在手功颈椎原位固定后，经口气管插管过程中没有发现明显的椎体位移。随着视频辅助喉镜（video-assisted laryngoscopy, VAL）的出现，许多人质疑这种技术是否比直接喉镜更安全。目前已有共识表明，VAL 确实能更好地显露声门。Turkstra 等[25]还发现当使用 VAL 时，颈椎在 C2-C5 节段上的运动减少了 50%。这些发现遭到 Robitaille 等[26]的反对，他们认为直接喉镜和 VAL 之间在任何颈椎节段上的运动没有发现明显差异。也可考虑使用声门上气道装置，因为放置这些装置时颈椎运动幅度较小，并可以让经验较少的医务人员实施气道开放。声门上装置不是最终的气道保护装置[27]。目前的 ATLS 指南[13]规定，对于呼吸暂停的患者，经口气管插管和原位的手法颈椎制动是最终的气道保护操作。最后，当患者不能通过口腔或鼻腔插管时，医生必须准备好对有潜在颈椎损伤的创伤患者进行气管切开术。

当运动员穿着带有面罩的防护设备时，需要在进行有创气道操作之前摘除面罩。实际上，在现场进行初步评估时无论是否需要进行气道操作，都应该摘除面罩。这是为了能持续监测气道，使得能在通气情况恶化时立即进行干预。与使用防护装备（冰球、曲棍球、袋棍球、橄榄球、赛车运动等）的运动员进行合作的教练和医生应熟悉运动员佩戴装备的品牌 / 类型，并应备有必要的工具，以便在紧急情况下协助拆除装备。面罩通常由几个固定夹连接。这些夹子通常由软塑料制成，并通过螺丝或弹簧固件固定在头盔上。在后者情况下，需要用由制造商提供的特殊装置按压夹子的中心，激活弹簧并使夹子脱落，释放面罩的保护条。在用螺丝连接夹子的面罩中，可以使用手动或电动螺丝刀拆卸螺丝。在研究中，已经证明电动螺丝刀比设计用来剪断塑料夹子的设备更快、更容易使用。在拆卸头盔的过程中，电动改锥向头部施加的应力和

眼	言语	活动
4- 自主睁眼	5- 说话有条理	6- 遵嘱活动
3- 呼唤睁眼	4- 答非所问	5- 疼痛刺激，肢体能定位
2- 疼痛刺激睁眼	3- 只可说单字	4- 疼痛刺激，肢体回缩
1- 无反应	2- 只能发声	3- 疼痛刺激，肢体屈曲
	1- 无反应	2- 疼痛刺激，肢体伸直
		1- 无反应

图 125.2　Glasgow 昏迷量表

位移最小[28, 29]。手动螺丝刀可当作"备用"的方法。剪断塑料夹子的工具会产生更多的应力和运动，但如电动和手动拆卸的方法都失败的话，这也是去除面罩的另一种方法（图125.3）。

若ABCs无异常，患者清醒，且可正确对答，那么临床医师可以继续进行专科体格检查（图125.4）。体格检查应包括对疼痛和（或）压痛的评估，以及肌

力、感觉和反射。提示脊柱损伤的查体结果可能包括：中线区域的颈部疼痛、塌陷、可触及的畸形、压痛、肢体无力、或持续性和（或）双侧麻木及刺痛感。当这些体征/症状出现时，应注意尽量减少脊柱运动，同时为运动员的转运做好准备，以便接受最终治疗（图125.5）。在没有颈痛的情况下，应对颈部主动和被动活动度（range of motion, ROM）进行评估。连续

- 在许多情况下，面罩是用塑料夹子和标准螺丝固定在头盔上的
  - 用无线或电池驱动的螺丝刀可以拆下螺丝，打开夹子，并在拆下面罩的同时对颈椎施加最小的应力
  - 也可以使用手动螺丝刀，但有增加头部/颈部移动的可能，并且需要额外的时间

- 可以用特殊的剪刀来剪断塑料夹子
  - 应对面罩两侧的每个夹子进行2次剪切
  - 剪下来的一小块塑料夹子可以丢掉，从而移除面罩
  - 这种方法应谨慎使用，因为这种方法可能需要额外的应力，可能会传递到脊柱

- 一些头盔有弹簧加压的夹子，将面罩连接到头盔上，打开夹子需要特殊的设备

- 在许多情况下，面罩可能不需要完全移除，而只需要移除底部的夹子，从而使面罩像在前额的铰链上一样向上摆动。这使得可以在不移除所有固定装置的情况下开放气道

- 当主要的设备/方法发生故障时，应该准备一个以上的备用移除设备

图 125.3　去除面罩的恰当步骤

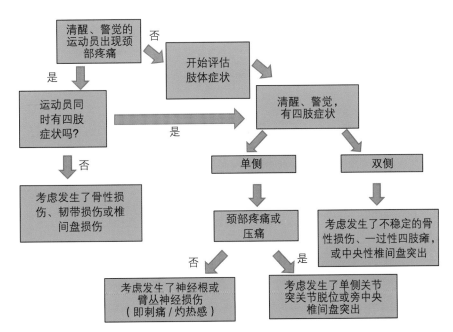

图 125.4　专科体格检查（Modified from Zahir U, Ludwig SC. Sports-related cervical spine injuries: on-field assessment and management. *Sems Spine Surg*. 2010; 22[4]: 173-180.）

使用颈托和坚强脊柱固定板限制脊柱运动的指征

- 合并意识水平改变的钝性创伤
- 脊柱疼痛或压痛
- 脊柱解剖畸形
- 神经系统症状或体征（无力、麻木或感觉异常）
- 合并以下情况的高能量损伤：
  - 醉酒
  - 丧失交流能力
  - 扰乱注意力的严重损伤

图 125.5　限制脊柱运动（spinal motion restriction, SMR）的标准（Modified from NATA consensus statement [6/2015] and ACEP policy statement [1/2015]. ）

体格检查对于评估症状的进展或缓解很重要。

转运准备

当准备转运运动员时，临床医师需高度关注运动员在比赛结束时所处的初始体位，并以此为参考进行

评估。运动员多以俯卧位、仰卧位或侧卧位着地。图 125.6 描述了处理每种体位运动员的关键步骤。根据运动种类的不同，在尝试解救运动员时，还必须考虑天气、路面（冰球或滑雪场）、路障或墙壁（冰球、室内橄榄球）和其他危险因素（摩托车越野赛）。

当临床医师（通常是第一个到达受伤运动员身边的临床医师）单人实施颈椎手法原位固定，并且如前所述的那样开放了气道（必要时）后，应将注意力转向装备的处理。在一项发表于 2001 年的声明中，救治脊柱损伤运动员的跨协会协作组[30]提出了建议，指出在送往医院的途中橄榄球头盔和护肩垫应保持留在原位（在摘下面罩的情况下）。这些指南建议采用坚强制动装置限制脊柱的运动，并建议可以在医院中拆除防护装备。然而，应该注意的是，其他运动如冰球、曲棍球和竞速运动中的装备可能无法使脊柱保持在中立位，可能需要予以移除或填塞软垫，以便在转运过程中使脊柱保持中立位。另外，在编写本文时，来自跨协会协作组的指南正在修订中，可能会允许在场的临床医师自行判断是否在转运前拆除装备。运动教练

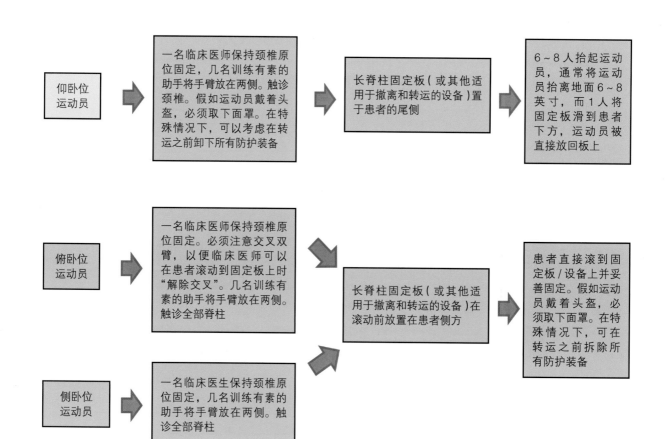

图 125.6　控制脊柱运动和转运准备步骤

和团队医生更熟悉运动装备和相应的装备拆除程序，这些程序需要一些受过培训的医务人员和若干需要严格遵守的具体步骤（图 125.7）。

一旦决定转运，无论设备是否到位，团队医务人员和 EMS 之间需要协调响应。术语"脊柱制动"有点用词不当，因为在转运过程中不可能完全限制所有脊柱节段的活动。在评估和转运过程中尽可能地限制所有脊柱运动仍然是合理和恰当的。清醒、警觉、伴有疼痛，但没有明显运动功能障碍的运动员可试行"自行夹板固定"，使其可在担架上以半卧位转运。对于有神经功能障碍的运动员，应予以更大程度的保护。尽管它们在减少运动和进一步损伤方面的价值尚未得到证实，但在转运过程中，尤其是在精神状态发生改变的运动员中，使用硬质颈托可能有助于减少颈椎活动。然而，颈托可能不适用于穿着某些防护装备的运动员。在这种情况下，泡沫枕头块和胶带或类似的设备可用于减少转运过程中的头部活动。抄网式担架、全身真空夹板或硬质脊柱固定板均可作为控制脊柱活动的设备。这些设备应用于将运动员从赛场中撤离，并且根据当地流程和转运时间，可以在转运到 ED 的期间继续使用。

急诊科评估

在血流动力学不稳定的患者中，ED 评估应根据相应的创伤指南来进行。ED 专家必须首先优先处理紧急的生命威胁状况，同时保护脊柱 [13]。一些研究表明，防护装备会干扰影像学检查，应该在进行影像学检查之前将其移除 [31, 32]。在血流动力学稳定的患者中，可以使用前面概述的流程移除防护装备。除了图 125.7 中描述的方法之外，Horodyski 等提出了一种在尸体模型中通过在移除护肩垫之前将躯干抬高大约 30° 来移除装备同时减少颈椎运动的方法 [33]。但这种

移除防护装备的步骤

- 由最有经验的医务人员负责保护颈椎，保持原位固定。
- 假如发现患者是俯卧位或侧卧位的，则应将其轴线翻身（手臂在一侧）为仰卧位。
  - 假如要使用长脊柱固定板进行固定，则应在患者"轴线翻身"的过程中将其放置在患者下方，以将搬动患者的次数降至最低。
- 若需要立即气道开放，应使用针对特定头盔的适当方法移除面罩。
- 同时，另一位医务人员可以协助暴露胸部，通过丝带、绳索、弹性或软塑料将衬垫固定在适当位置，从胸骨处割开球衣。
  - 任何额外的装备（颈椎卷枕、肋骨垫等）也应用丝带或绳索固定于中线上，并可用类似的方式切割。
  - 如需要直接接触胸部，如放置 AED 电极板，也可以裁剪衬衫或紧身衣。
- 假如需要移除头盔，拆除下颌固定带，并将气囊（假如存在的话）放气并拆除面颊衬垫。
  - 拆除面颊衬垫时应谨慎，因为需要用力松开将其固定在适当位置的搭扣。这种应力可能会传递到颈椎引起位移，并且负责维持颈椎稳定的医务人员应对此做好准备。
- 另一位医务人员应该从尾侧维持颈椎稳定，把双手放在枕后及双侧下颌。医务人员的前臂应该靠在患者的胸部上，以进一步稳定双手。
- 患者两侧各有 3~4 名医务人员跪姿就位，双手 / 前臂置于患者下方。可合作将患者抬起，离地面 3~4 英寸，以允许一个长脊柱固定板从患者的脚部向头端滑动。
- 在头端的医务人员可以利用耳孔将头盔外壳向外拉动，稍向前旋转头盔以轻柔地移除头盔。固定头部的医务人员应该做好准备，因为一旦摘掉头盔，头部就有下落的趋势，导致颈椎后伸。在这一关键步骤中，医务人员保持对颈椎的原位固定是至关重要的。
- 双侧护肩垫可以被撕开，并且衬垫可以通过向头侧滑动，从而经头顶而被移除。可以合作将患者放置在固定设备上。
- 假如枕骨和脊柱板之间有剩余空间，可以放置折叠的毛巾或泡沫垫，以便在接下来的固定过程中尽量减少颈椎后伸。
- 应使用硬质颈托，并且位于头部的医务人员应维持颈椎的稳定性。

图 125.7　移除防护装备的步骤（Modified from Kleiner DM, Almquist JL, Bailes J, et al. *Prehospital Care of the Spine-Injured Athlete: A Document from the Inter-Association Task Force for Appropriate Care of the Spine-Injured Athlete*. Dallas: National Athletic Trainers' Association; 2001.）

方法需要一名额外的医务人员，并且若存在胸椎和腰椎损伤的话，可能使损伤加重[34]。

国家急诊 X 射线使用研究（National Emergency X-Radiography Utilization Study, NEXUS）标准和加拿大颈椎规则（Canadian C-spine rules）（图 125.8）为循证影像学需要提供了临床决策支持工具[35, 36]。已经达到需要 EMS 和转运到 ED 标准的运动员通常会符合这些标准。标准诊断影像学检查历来包括 X 线片，包括后前位、侧位和齿突位。应尤其注意齿突 -C1 和 C7-T1 交界处。然而，许多医院转而将 CT 作为脊柱创伤影像学检查的主要方式，因为与 X 线片相比，CT 更高效，并具有更高的敏感性和特异性[37-39]。在考虑脊柱（或其他重大）损伤的可能性时医务人员应进行谨慎的临床判断；临床决策工具有助于决策，但不能替临床医生做出决策。

CT 和 X 线平片是评价骨性损伤最佳的影像学检查。当评估软组织损伤时，采用 MRI 会更优越，MRI 也是唯一直接评估脊髓的影像学检查。MRI 可用于评估韧带和椎间盘病变，以及评估骨性结构内骨髓水肿的情况。对于某些病例，例如持续性神经功能障碍或怀疑血管或神经根损伤时，选择性使用 MRI 是合适的[37]。然而，MRI 耗时较长、普及度有限、需占用大量资源，而且花费高。考虑到这些，MRI 检查对于许多运动员和创伤患者来说是难以实行的。

颈椎影像学检查的临床决策规则

- NEXUS 标准
  - 创伤患者需要拍摄颈椎 X 线片，除非他们符合以下所有标准：
    - 无脊柱后方、中线处压痛
    - 无醉酒
    - 意识正常
    - 无神经功能障碍
    - 无影响注意力的痛性损伤

- 加拿大颈椎规则
  - 对于清醒（GCS=15）、病情稳定的创伤患者，若有颈椎损伤可能，则必须满足以下所有条件，否则应接受 X 线片检查
    - 无高风险因素（以下任何一项都需要影像学检查）
      - 年龄≥65 岁
      - 受伤的机制较危险（从≥3 英尺跌落、轴向负荷传递至头部 / 颈部的高速机动车事故、弹出或翻滚、娱乐机动车事故、自行车碰撞）
    - 在低风险患者可以评估颈椎活动度（当不符合以下所有情况时需要影像学检查）
      - 简单的机动车追尾事故
      - 在急诊室可以坐起
      - 自创伤事件发生以来一直保留步行能力
      - 迟发性颈部疼痛
      - 颈椎无压痛
    - 患者必须能够左右主动旋转颈椎 45°，假如做不到的话，应接受 X 线检查

图 125.8 颈椎影像学检查的临床决策规则（ Modified from Hoffman JR, Mower WR, Wolfwon AB, et al. Validity of a set of clinical criteria to rule out injury to the cervical spine in patients with blunt trauma. *N Engl J Med*. 2000; 343[2]: 94-99; and Stiell IG, Wells GA, Vandemheen KL, et al. The Canadian C-spine rule for radiography in alter and stable trauma patients. *JAMA*. 2001; 286[15]: 1841-1848.)

一种名为无影像学异常的脊髓损伤（spinal cord injury without radiography abnormality, SCIWORA）的临床情况，在早期文献中被用来描述在 X 线片或 CT 扫描中未发现骨性和韧带损伤的持续性神经功能障碍病例[40, 41]。由于 MRI 的使用越来越多，SCIWORA 的发生率已经降低，因为现在可以为症状找到更多软组织病因的证据。目前术语 SCIWORA 仍用于描述当一名患者怀疑发生了脊髓损伤，但 X 线片和 CT 扫描不能确定病因的一种神经损伤模式。MRI 是评估和治疗此类损伤的合理的进阶步骤[42]。

常见的急性脊柱损伤

急性脊柱损伤分为几大类，包括骨性损伤、椎间盘突出、刺痛/灼热感和一过性四肢瘫；骨性损伤和椎间盘突出可合并或不合并神经功能受累。

与急性骨折和脱位相关的骨性损伤是运动员脊髓损伤中最常见的以及潜在的灾难性损伤，可伴随软组织损伤[43]。上颈椎的损伤在运动中很少见，但可能在高能量或跳水损伤中出现。在下颈椎中，C5 是最常受伤的椎体，脊柱半脱位最常见的部位是在 C5 与 C6之间。下颈椎的椎管直径减少可能会导致这些节段的神经损伤发生率增加[44]。图 125.9 所示为运动员的常见颈椎骨性损伤。

一过性四肢瘫，又称为脊髓神经失用症或颈髓神经失用症，是一个描述一类损伤的术语。一过性四肢瘫包括从简单的无力到短暂、自限性的麻痹，同时在常规影像学检查（包括 MRI）上未见异常发现[45]。这种损伤最常发生在颈椎轻微屈曲与轴向负荷相结合的机制中。患有一过性神经失用症的运动员通常表现为运动无力和感觉改变，但无颈部疼痛或压痛。这类运

损伤	描述	特征
屈曲损伤：		
• 楔形骨折	• 椎体的压缩性骨折	• 通常是稳定的并且没有神经系统后遗症
• 泪滴样骨折	• 椎体前下方的小三角形碎片	• 通常与椎间盘损伤和严重的韧带损伤相伴发；不稳定骨折常伴有神经损伤，通过复位和手术固定治疗
• 单侧小关节脱位	• 屈曲和旋转结合导致移位的关节突关节呈楔形挤入椎间孔	• 通常是稳定的损伤；可能出现神经根损伤相关的体征/症状。治疗方法是闭合复位和 halo 架制动
• 双侧小关节脱位	• 涉及 50% 椎体的前移	• 极不稳定的损伤；常伴有严重的脊髓损伤和椎动脉损伤或闭塞；需要复位和手术固定
伸展损伤 • Hangman 骨折	• 双侧枢椎峡部裂（C2）；在体育运动中很少见，但可能发生于跳水意外中	• 非常不稳定的损伤，尽管大多数采用非手术治疗
压缩/轴向负荷损伤 • Jefferson 骨折	• C1 后方结构的爆裂性骨折	• 不稳定，但合并神经损伤很少见；高达 40% 合并 C2 骨折
爆裂骨折	• 椎体的粉碎性骨折可能会将骨折碎片挤入椎管内，导致脊髓损伤	• 极不稳定，通常需要手术固定
其他机制 • 铲土者（Clay shoveler）骨折	• 源于对棘突的直接打击，例如当举重运动员的杠铃棒从头顶坠落到他们的颈部时	• 稳定且通常不合并神经功能障碍
• 齿突骨折	• 可能与跌倒或高能量创伤一起发生。按齿突骨折的部位分为：Ⅰ型-齿突尖；Ⅱ型-齿突腰部；Ⅲ型-齿突基底部并涉及 C2 椎弓	• 齿突骨折的治疗因骨折类型而异

图 125.9　运动员的颈椎骨性损伤（Modified from Kanwar, R, Delasobera, BE, Hudson, KB, Frohna, W. Emergency department evaluation and treatment of cervical spine injuries. *Emerg Med Clin North Am*. 2015; 33[2]: 241-282. ）

动员在体格检查时 ROM 无受限。鉴于神经功能障碍和危险的致伤机制，应予完善影像学检查以排除更严重的损伤。

刺痛 / 灼热感是身体接触和对抗性运动项目中常见的受伤类型。每年约有半数 NCAA 大学生橄榄球运动员会经历这种类型的受伤[45]。刺痛 / 灼热感是神经孔受压，并且对侧臂丛和（或）神经根受到牵拉的结果。损伤的机制涉及颈椎被动用力侧屈以及轻度后伸[46]。这些应力导致一过性的患肢单侧浅感觉减退和麻木，也可能合并一定程度的运动无力。这些运动员通常 ROM 正常，且没有颈部疼痛浅脊柱压痛。这种损伤通常是自限性的，症状在 24 ~ 48 小时内缓解，不需要影像学检查。若症状持续超过 48 小时，则需行进一步的诊断性检查[47]。

急性创伤性椎间盘突出也可能发生在体育运动中。这些损伤可能导致一系列症状，包括疼痛、感觉异常和（或）按皮节分布的肌无力。运动 / 感觉皮节有助于指导对神经孔狭窄的节段进行影像学检查。在急诊情况下，神经功能障碍表明需要紧急影像学检查，MRI 显然是首选的方式[34]。

结论

对于运动员脊柱损伤，恰当的诊疗应始于赛前。所有相关人员都应参与 EAP 的建立和定期审查。医师和运动教练需要了解最常见的损伤机制，并能够识别常见的损伤模式。当发生脊柱损伤时，医务人员间的团队协作是必不可少的。须注意保护运动员避免进一步受伤，尽量减少活动，并在转运到合适的医疗机构以进行进一步评估和治疗期间恰当地处理防护设备。

选读文献

文献：Swartz EE, Boden BP, Courson RW, et al. National Athletic Trainers' Association position statement: acute management of the cervical spine injured athlete. *J Athl Train*. 2009; 44(3):306-331.
证据等级：Ⅴ
总结：关于对颈椎损伤运动员现场处置的共识声明。

文献：Stiell IG, Wells GA, Vandemheen KL, et al. The Canadian C-Spine Rule for radiography in alert and stable trauma patients. *JAMA*. 2001; 286(15):1841-1848.
证据等级：Ⅱ
总结：加拿大颈椎规则是一种具有高度敏感性的决策规则，用于指导清醒和病情稳定的创伤患者颈椎 X 线片检查的应用，由来自 10 个大型社区医院和大学医院的学者共同阐释，其对临床表现明显的颈椎损伤诊断的敏感度为 100%，且在 3 年的研究期间，影像学检查申请量总体减少了一半。

文献：Kanwar R, Delasobera BE, Hudson KB, et al. Emergency department evaluation and treatment of cervical spine injuries. Emerg *Med Clin North Am*. 2015; 33(2):241-282.
证据等级：Ⅴ
总结：本章回顾了当前对颈椎损伤的急诊科评估和影像学方案的理念和趋势。

文献：National Spinal Cord Statistical Center. Spinal cord injury facts and figures at a glance: 2016. https://www.nscisc.uab.edu/Public/Facts%202016.pdf. Accessed April 23, 2017.
证据等级：Ⅱ
总结：一项来自 NSCSC 的数据分析，描述了美国脊髓损伤患者的发病率、现患率、种族、年龄、预期寿命和医疗服务使用的情况。

（Korin Hudson, Michael Antonis, William Brady 著

罗智超 译 吴炳轩 校）

参考文献

扫描书末二维码获取。

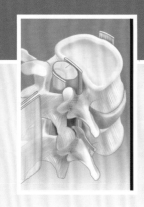

第 126 章

脑震荡和脑损伤

在运动场上发生的各种损伤中，创伤性脑损伤（traumatic brain injury, TBI）是近年来日益引起公众关注的一种健康问题。这种关注度的提高很大程度上是得益于媒体的频繁曝光，以及杰出职业运动员在存在认知和行为功能障碍的情况下退役，这意味着他们存在持续的脑损伤后遗症。球员安全问题已经成为职业联盟特别关注的一个领域，例如国家橄榄球联盟（NFL）、国家曲棍球联盟（NHL）以及国际奥林匹克委员会和国家大学运动员协会（NCAA）等组织，从而对大学、高中和休闲运动产生影响。

讨论运动性脑损伤的关键是理解适用于该主题的术语。TBI 是一个概括性的术语，它包括一系列严重程度不同的临床定义。轻度创伤性脑损伤（mild traumatic brain injury, mTBI）涉及头部的撞击或加速/减速，导致不超过20分钟的一过性意识改变或意识丧失（loss of consciousness, LOC），Glasgow 昏迷评分为13~15分，并且在神经影像学检查上没有阳性发现[1]。mTBI 也被称为轻度头部损伤、轻微头部损伤和脑震荡。运动员遭受的绝大多数脑损伤都是轻度事件，被认为是脑震荡[2]；中度、重度和穿透性创伤性脑损伤较少见。出于实用目的，在本章中，mTBI、轻度头部损伤和脑震荡被认为是同义词，并且脑震荡这个术语将贯穿本章。

本章的目的是为临床医生提供关于运动脑震荡诊断和治疗的资料。简要介绍了运动脑震荡问题的历史背景、相关定义和流行病学；还回顾了受到脑震荡打击后可能出现的临床表现，并给出了明确的脑震荡治疗方案和重返运动（RTP）的决策过程。

背景

脑震荡不是一种现代才有的现象。通过希波克拉底和荷马等人物，可以在古代医学报告和神话文学中找到大量关于颅脑损伤的参考资料。早在公元一世纪，阿拉伯内科医生 Rhazes 就将脑震荡与更严重的头部损伤区分开，他将脑震荡描述为一种非正常的生理状态，没有严重的创伤性脑损伤。然而，现代文献主要关注中、重度脑损伤，而对轻度脑损伤的关注相对较少，无论其是否与运动相关。

脑震荡的话题在20世纪80年代开始引起医学科学的重视，当时临床和流行病学研究因在《华尔街日报》刊登的一篇文章"沉默的流行病：通常难以诊断的头部损伤，得到越来越多的关注"而受到了媒体的关注。对于轻度头部损伤实际上并非无害的共识建立起来是以发现患者在创伤发生后持续3个月的时间内在解决问题、注意力和记忆方面都存在神经心理功能障碍为基础的[3]。另外，灵长类动物研究记录了实验诱导的加速-减速轻度头部损伤有轴突发生剪切和应变的组织学证据[4,5]。

由于脑震荡的研究并不适合进行随机对照试验，当 Barth 等[3,6]转向大学体育竞技场以解决在脑震荡研究中找到足够的对照和考虑疾病前功能的影响等问题时取得了重大进展。运动场提供了大量可能经历轻度加速-减速头部创伤的潜在被试。来自10所大学的数据显示，遭受脑震荡的运动员在脑震荡后24小时和5天出现神经认知功能障碍，但在第10天时恢复，这一恢复曲线已被其他研究复制出来[7,8]。这项开创性的研究为基线和系列神经心理测试设定了方法学标准，作为明确脑震荡影响的最佳方式，这种将个别运动员作为自己的对照并作为一般理解脑损伤模型的方法被称为"运动作为实验室评估模型（Sports as a Laboratory Assessment Model, SLAM）"[9]。SLAM 方法有助于将脑震荡确立为运动医学问题，并对其他领域的 mTBI 具有更广泛的影响（例如，机动车事故）。

脑震荡的定义

正如本章开头所指出的，运动相关脑震荡（sport

related concussion, SRC）的研究存在一组差异很大的术语和定义，这种缺乏清晰性和一致性的情况在很大程度上阻碍了对脑震荡的研究。运动脑震荡研究中使用的两个最常见的定义来自美国神经病学学会（American Academy of Neurology, AAN）临床定义和运动脑震荡小组（Practice Parameters and the Concussion in Sports Group, CISG；通常称为维也纳、布拉格、苏黎世和柏林大会）。1997 年，AAN 将脑震荡定义为一种精神状态的改变，可能包括或不包括 LOC[10]。4 年后，CISG 小组提出，脑震荡是一种"由创伤性生物力学应力导致的影响大脑的复杂病理生理过程"，并结合了脑震荡在临床、病理和生物力学结构方面的共同特征补充了脑震荡的定义[11]。该定义在 2017 年更新为"运动相关脑震荡是由生物力学应力引起的创伤性脑损伤"，其共同特征包括：① SRC 可能是由直接打击头部、面部、颈部或身体上的其他部位造成的，通过其'冲击力'传递到头部；② SRC 通常导致迅速发作的神经功能短期损害，可自行缓解。然而，在某些病例中，体征和症状可在几分钟到几小时内演变；③ SRC 可能导致神经病理学改变，但急性临床症状和体征在很大程度上反映了功能障碍，而不是结构性损伤，因此，在标准的结构性神经影像学研究中未发现异常；④ SRC 导致一系列可能不涉及意识丧失的临床症状和体征。临床和认知情况的好转通常是循序渐进的。然而，在某些病例中，症状的持续时间可能会延长[12]。

这一定义在很大程度上重申了之前在苏黎世召开的共识大会所确立的定义[11, 13]，并反映了当前强调生物力学应力、症状的时间进程和损伤的功能性质的趋势，而不是在更严重的 TBI 中强调结构性损伤。

流行病学

疾病控制和预防中心估计，在美国，每年报告有 160 万 ~300 万例高中生发生运动相关的脑震荡，并且在过去 10 年中，儿童和青少年因运动脑震荡到急诊科就诊的数量增加了 60%[14-16]。这样的估计可能低估了实际发生的情况，因为许多运动联盟缺乏医疗监督来识别脑震荡[17]。最近的研究表明，所有高中生运动损伤中有 8.9% 为脑震荡[18]，大学生估计为 5%~18%，2009—2013 年间，有超过 52 000 例的脑震荡报告[19, 20]。预计运动脑震荡的发生率将继续上升，一方面是因为男女运动员在大学和高中所参加的体育活动有所增加，另一方面也因为对受伤的了解、检测和报告有所加强，包括采用了运动损伤监测系统[21]。

病理生理学

对脑震荡深入的病理生理学讨论超出了本章的范围。感兴趣的读者可以参考 Giza 和 Hovda 的工作以全面了解这个话题[22, 23]。简而言之，脑震荡的发生源自于大脑发生线性和旋转性的加速和减速，并且被认为是引起生理变化的多因素的神经代谢级联反应。这一过程始于细胞体将钠和钾排出细胞外的同时，出现钙内流、轻度水肿以及在初始高糖酵解的状态下脑血流量的减少。随着葡萄糖的消耗和血流量受限，低糖酵解随之而来，使得神经化学物质恢复到稳态的速度减慢。除了轴突损伤、神经传递受损和蛋白酶激活导致细胞死亡外，这种自我调节障碍解释了在没有检测到明显的物理损伤的情况下如何出现脑功能障碍的临床症状[23]。这一级联反应在受伤后几分钟内开始，并可持续数周[23]。

临床表现

要问为什么运动脑震荡是一个必须明确的重要问题，答案在于目前已知运动员发生脑震荡的后果包括急性、灾难性的后果和挥之不去的长期的后遗症。

尽管有争议并且罕见，有时会出现一种由脑震荡导致的潜在灾难性后果称为"二次冲击综合征"（second impact syndrome, SIS）。这种由脑震荡引起的最严重后果是当初推动规范的脑震荡治疗和 RTP 标准的部分原因。这种综合征首次在 1984 年被提出[24]，被认为是在第一次脑震荡的症状完全消失之前，发生的第二次脑震荡。第二次冲击可能看起来很小，可能不会在同一天发生。运动员最初可能不会有受伤的表现，但在比赛结束后不久可能会出现猝倒并失去意识，随后可能会出现呼吸衰竭、昏迷、甚至死亡。SIS 现象的背后原因可能是，大脑似乎对后续受到的各种程度的脑震荡的耐受阈值有所下降[25]。SIS 背后的病理生理学机制尚未完全阐明，但已有研究表明，亚临床水肿和第一次脑震荡冲击引起的颅内压升高，导致自身调节失调和随后的血管充血，使大脑对第二次冲击的耐受能力下降。这种情况表现为恶性脑水肿，并通过海马旁回疝出或通过枕骨大孔出现小脑扁桃体下疝，导致脑干功能衰竭[24]。然而，最近关于这种综合征的系统综述发现，由于缺乏高质量的文献，尚不清楚实际的死亡率（尽管几乎所有的研究都说死亡率"高"），以及与之相关的体征和症状"严重缺乏明确性"，导致作者得出结论"SIS 不是一个可信的、文献支持的诊断"[26, 27]。

持续的症状（也被称为脑震荡后综合征或 PCS）可能在运动脑震荡发生后仍然存在，这反映了没有实现临床上的恢复正常[12]。大多数脑震荡运动员表现出逐渐、自发的恢复，一般在受伤后 2 ~ 10 天内恢复[6, 7, 11, 28]，与实验室动物研究显示的脑震荡短期影响[22, 23]，以及荟萃分析研究显示没有超过 3 个月的损伤证据一致[29, 30]。然而，在很长一段时间里也发现了一些人经历了持续性后遗症的事实。例如，在 3 个月的随访中，34% 的 mTBI 临床（非运动）病例尚未恢复工作，24% 表现出可测量的神经认知功能障碍[3]。第四届国际体育脑震荡大会将延迟恢复定义为成年人受伤后症状持续超过 10 ~ 14 天，儿童超过 4 周；然而，文献中使用的定义从 10 天到 2 个月以上不等[13, 31, 32]。持续症状可能包括神经系统症状，如头痛、头晕和恶心；认知功能障碍，如注意力受损、心理过程减慢和记忆障碍；以及情绪或心理障碍，包括抑郁或易怒。重要的是，运动员在发生脑震荡后出现一个或多个此类症状并不能诊断为延迟恢复，因为这样的症状在许多其他疾病中非常常见。例如，在没有脑震荡病史的慢性疼痛病例中，81% 的被试表现出 PCS 类似的症状[33]。因此，临床医生可能会发现难以识别持续的症状。一个困难是运动员可能会出现模糊的、主观的、非特异性的症状。在某些病例中，主观因素和二次受伤也可能导致诊断困难。另外，鉴别诊断通常包括情绪和焦虑障碍，以及睡眠中断，这可能导致或类似 PCS 的症状。神经心理评估在这种情况下是非常有用的，因为客观的评估有助于分析出导致运动员非典型表现的因素。结构性影像学检查（MRI 和 CT）对于评估这些患者的价值有限，更高级检查如 fMRI、扩散张量成像、磁共振波谱和定量脑电图的临床意义尚不明确[31, 34]。

除了 SIS 和 PCS 的临床表现外，第三种潜在的临床表现称为慢性创伤性脑病（chronic traumatic encephalopathy, CTE），可在多次脑震荡后发生。这种结果似乎是反复脑震荡和亚脑震荡打击的长期反应，并在退役的橄榄球、足球和拳击运动员组中得以验证[36 39]。反复运动性头部受伤相关的损伤以及年龄相关的神经元丢失的结合[40] 可能是导致 CTE 临床症状发展的原因，通常出现在运动员职业生涯结束后的几年[41]。尽管 CTE 的诊断是基于死后收集的神经病

理学证据，但其临床过程的特征可能是执行功能、处理速度、语言学习和视觉记忆方面的长期功能障碍；运动障碍，包括协调性受损、痉挛和帕金森病；以及行为问题，如情绪调节失调和去抑制[37, 42, 43]。CTE 在早期文献中被称为"拳击手痴呆"[44]，其晚期阶段在临床上与其他晚期痴呆难以区分。在神经病理学上，CTE 是一种进行性神经病，伴有胶质细胞增生和神经原纤维缠结，以及脑重量减轻、脑室扩大、胼胝体和透明隔腔体积减少以及小脑扁桃体瘢痕形成和神经元丢失等常见因素[45]。CTE 的病理改变在职业运动员的大脑中出现得最为频繁[46]，并且由于反复头部创伤导致的非局灶性损伤，可以在整个大脑中广泛存在。同样，与非运动员对照组相比，受伤和非受伤接触性运动员的血浆中检测到 tau 蛋白水平升高，tau 蛋白水平升高对应重返运动延迟[43, 47]。尽管在单次脑震荡打击后，可以表现为持续的症状和长期功能障碍，但一般认为，假如损伤得到安全的治疗，脑震荡运动员可以出现良好的预后。通过恰当的脑震荡识别、检查和治疗，可以显著降低 SIS、持续症状和 CTE 等结局的风险。

体格检查

运动脑震荡体格检查的目标是识别脑震荡、评估损伤、确定其影响，并设计合适的治疗方案。这项任务的传统方法包括简单地测量脑震荡的症状和体征以及随着时间推移的缓解情况。已有许多不同的脑震荡分类方案，并且定义和标准仍在发展。在历史上，两个使用最广泛的对脑震荡进行分级的系统是由 AAN 在 1997 年提出的以及由 Cantu 在 2001 年提出的。这些系统根据运动员的临床表现使用三个等级来定义轻度、中度和重度脑震荡，并相当重视 LOC（AAN）或创伤后遗忘（PTA；Cantu）作为严重程度的指标。尽管早期的 TBI 文献显示昏迷持续时间是预后的重要预测因子[48]，但更多近期的研究发现，在 mTBI 和运动脑震荡中，LOC 与损伤结局之间的关系不太确定[49]。脑震荡分级系统现在被认为已过时，并且鼓励采用个体化的诊断和治疗方法，这与 CISG 指南一致。

尽管监测主观症状是脑震荡治疗的一个重要方面，但它不能是衡量疗效和恢复的唯一手段。现在已认识到，只有不到一半的脑震荡运动员主动报告了他们的症状[50]，怀疑伤势是否严重、不想离开比赛、或者普遍缺乏对脑震荡的认识都是不报告的原因。由于

这些原因以及其他原因，CISG 大会提出的现代脑震荡检查模式强调结合神经认知评估的个性化方法。几种计算机管理的措施（稍后概述）被验证可以用于评估脑震荡后遗症。标准的做法已经演变为在赛季前和受伤后评估中都纳入了这样的标准化工具。目前的指南推荐运动员在脑震荡症状缓解之前不要逐步恢复活动。因此，神经认知测试已成为识别细微认知症状及确认其解决方案的有效工具。

基线（赛季前）评估

一些学者已经提倡进行基线神经心理评估，并随着 1990 年代计算机化测试的发展而日益流行。赛季前测试的提倡者指出，任何评估的结果都会根据实际受伤以外的许多因素而有所不同，包括智力和文化背景、学习障碍以及既往的脑震荡病史[51]。这种情况也适用于神经系统有异常发现时；例如，高达 20% 的运动员常在比赛中感到头痛[52]，而大约 3% 的健康人群表现出瞳孔不对称[53]。在没有认识到这些基线特征的情况下，可能会得出关于运动员认知和神经状态的错误结论。然而，其他学者已经表明，这些测试可能具有较差的可重复性，不同的测试小组或个人或不同测试形式都可导致结果差异，存在测量误差，并且如果只进行受伤后测试无法提供改进措施（与标准数据相比，而不是个体化的赛季前基线数据）[54-56]。柏林大会或美国医学会运动医学指南都不推荐常规进行强制性的赛季前基线神经认知测试[12, 57]。

可以通过计算机化的方法与经培训的检查员一起以个体或团体的形式获得运动员的神经认知基线。有几种工具可用于特定评估脑震荡严重程度和缓解情况。这些工具包括自动化神经心理评估指标[58]；即时脑震荡后评估和认知测试（ImPACT Applications Inc., Pittsburgh, PA）[8, 59]；脑震荡缓解指数（HeadMinder Inc., New York, NY）[60]；以及计算机化认知评估工具（Axon Sports [formerly CogSport], Wausau, WI）[61]。自动化神经心理评估指标可以测量处理速度、抗干扰能力和工作记忆。即时脑震荡后评估和认知测试工具是专门为运动员开发的，评估反应时间和一系列注意力和记忆技能，并附有脑震荡后自评表。脑震荡缓解指数是一组基于网络的认知任务，测量简单和复杂反应时间、注意力、记忆和认知处理速度。Axon 也是一个基于互联网的系统，包括八项任务，旨在对一系列认知功能进行采样。

场边评估

评估脑震荡的第一步是认识到可能发生了脑震荡。重要的是要记住，在急性期，症状和体征可能会延迟或迅速变化，受伤的运动员可能没有提示他们遭受了脑震荡的明显迹象。因此，对于头部受到重大打击的任何运动员，或者在低程度的接触中出现精神恍惚的运动员，都有必要进行场边评估[62]。这种评估包括在场上或更常见地在场边以及在更衣室等可控环境中对运动员进行的评估，并且通常由医务人员或具有脑震荡评估和治疗专业知识的、有资质的运动教练进行。

场边评估的一个明显目标是明确运动员是否存在严重的颅脑损伤或脊髓损伤的迹象，以及是否有转运到医疗机构的需要[63]。一旦做出这个决定，任何受伤运动员都应该从现场中撤离，以便进行进一步的评估。典型的症状例如 LOC、逆行性遗忘或明显的神经功能障碍可能有所帮助，但少数受伤运动员不会出现上述症状[64]。

一般来说，除了非正式的脑神经、运动、感觉和反射检查[65]以及重要的认知筛查外，场边评估还应评估是否存在意识模糊、失去平衡、头痛、头晕和反应迟钝的迹象。对于没有明显急性症状的运动员，俯卧撑或开合跳等身体动作有助于明确脑震荡的体征或症状是否会随着运动和由此导致的颅内压升高而加重[63]。场边评估也应该包括精神状态检查，包括定向力、注意力和记忆力。值得注意的是，在运动损伤之后，与记忆评估相比，标准的定向力问题（时间、地点、人物）已被证明是不可靠的[12, 66]。可以通过诸如向前和向后重复 3~5 位数字串、数字的循序减法或重复众所周知的语言序列（例如从一年中的几个月或一周中的几天向后叙述）之类的任务来评估专注力。记忆可以通过在受伤后以不同的时间间隔回忆 3 项物品或回忆一些指定的、以前的比赛来进行非正式和定性的评估[49, 65]。

尽管这些非正式的场边评估方法是有帮助的，但标准化的方法更可取[67]。已经开发了一些用于明确脑震荡严重程度和初始症状的标准化方法，可用于运动员的场边评估。脑震荡识别工具 5（Concussion Recognition Tool 5, CRT 5）由 CISG 开发，作为没有经过医疗培训的人员用来识别 SRC 的口袋指南，以及指导是否需要从比赛中撤离的决策[68]。标准脑震荡评估（Standardized Assessment of Concussion, SAC）是由受过培训的医生或运动教练进行 5 分钟的评估，包括 5 个定向力方面的问题、5 个单词的学习检查、倒背数字、颠倒背诵一年中的月份，以及单词的延迟回忆[69]。SAC 提供了一个 30 分的综合评分来评估神经认知功能，还包括标准的神经系统筛查、运动动作，以及评估 LOC 和 PTA 的手段。还提供了用于比较的标准数据[70]。SAC 可提供纸质版和口袋卡片版，并能在智能手机上应用。平衡误差评分系统是在场边使用的客观评估姿势稳定性的工具。5 分钟的流程要求受伤运动员保持三种站姿（双腿、单腿和前后）20 秒，闭上眼睛，双手置于臀部。评分是基于六个测试中的六种误差类型。标准化脑震荡评估工具（Standardized Concussion Assessment Tool, SCAT 5）是另一种标准化工具，它结合了上述 SAC 的要素以及常见的躯体和认知体征和症状的分级评分[72]。最近修订到第 5 版，成套测试需要操作 10 分钟，是广泛使用的 SCAT 3 的更新。该测试还被开发出儿童版本（Child SCAT 5），用于 5 ~ 12 岁的儿童[73]。柏林大会建议使用 SCAT 5 和 Child SCAT 5 进行场边脑震荡评估[12]。该工具可以很轻易地在网上找到，并且可以为个人、团队、小组和组织提供免费副本。

在场边评估后，任何被认为发生了脑震荡的运动员都应该从运动场上撤离，并接受包括更详细的神经心理学评估在内的多模式医学评估。脑震荡的球员不应该被允许在受伤当天重返比赛（RTP）。应在受伤后的前几个小时内进行一系列的检查，以监测恶化的迹象。最后，运动员应进行损伤后神经认知评估，为检测脑震荡的影响提供客观依据。假如运动员没有症状，简单的重复评估可在疑似脑震荡后 24 ~ 48 小时内进行。在躯体症状有限或缓解时进行评估可提高识别脑震荡引起的认知损害的灵敏度[14]。然而，相比离场边评估时间相对较接近的常规评估，在损伤后 7 天进行简单的重复评估能提供更多关于损伤的独特信息[75]。

综合评价

在单个不复杂的脑震荡或亚脑震荡事件的情况下，一般预计运动员将在 2 ~ 14 天的自然恢复曲线内实现症状的完全缓解。在有非典型表现的情况下，可能需要进行更全面的评估。有既往疾病或合并症的运动员（例如：学习或注意力障碍、抑郁症或药物滥用），那些报告或表现出比预期恢复慢的运动员，或那些之前遭受过多次脑震荡的运动员，应考虑扩大评估范围。在这些情况下，建议进行全面的门诊神经心理评估，包括临床访谈、病例回顾以及对能力和认知功能的客观测试，并为运动员和相关医务人员提供个性化的建议。另外，对于不典型的脑震荡病例，可能需要进一步的医学评估（例如：神经眼科学）。

影像学

脑震荡的急诊评估需包括至少一种形式的脑部影像学检查。CT 是排除颅内出血和颅骨骨折的合适选择，也是大多数急诊科评估脑震荡的首选影像学检查。假如怀疑颈动脉夹层或卒中，可以进行含血管造影的 MRI，并且 MRI 检查也可以识别弥漫性损伤，如轴索剪切伤。

重要的是，要强调大多数脑震荡在采用这些传统的影像学技术进行测试时不太可能出现可观察到的迹象。先进的诊断性检查，如功能 MRI、弥散张量成像、磁共振波谱、流体生物标记物和基因检测，目前仅在研究中被广泛采用，并且对临床的作用不确定[12]。尽管结构性神经系统影像学检查继续被用于排除轻度脑震荡损伤以外的严重病变，但脑部影像学检查与典型的脑震荡治疗的相关性较小。

治疗

脑震荡急诊治疗的基础是躯体和认知的休息。理论上认为，休息可能通过减少脑震荡后的即时症状和减少大脑代谢需求来帮助恢复[12]。然而，在受伤后的急性期（1 ~ 2 天）之后继续进行严格的休息可能没有好处，大多数运动员应该开始逐渐恢复可耐受的活动，随后是 RTP 的分级方案[76-78]。

一名经历过一次脑震荡事件的运动员在同一赛季遭受另一次脑震荡的可能性增加 2 倍，通常发生在第一次受伤后的 10 天内[79]。如前所述，运动员处于反复发生脑震荡导致严重后遗症的高风险中，尤其是在大脑更容易受到随后冲击的急性期。已证明，多次受到脑震荡的运动员的恢复期延长[88]，会导致持续的认知和步态稳定方面的功能障碍[25, 80]。遭受过脑震荡的球员更有可能在下一次受伤时发生 LOC[25, 81]。另外，脑震荡损伤的应力阈值可能远低于第二次冲击[79]；因此，在讨论脑震荡的结果和治疗时，必须将亚脑震荡事件视为可能的危险因素。亚脑震荡打击是一种明显的大脑损伤，应力不足以引起脑震荡的标志性症状[82]。可以想象，这些更细微的事件在竞技比赛和练习期间的发生率很高。一项使用头部撞击遥测系统记录头部撞击的频率、幅度和部位的调查发现，一组大学橄榄球运动员在一个赛季中平均遭受1000次亚脑震荡撞击[83]。以往曾有人提出，反复的打击可能会造成等同于（假如不是更大的损伤）单次轻度脑震荡造成的损伤[84]。

与脑震荡的严重程度相比，遭受脑震荡的次数可能在长期结果中的作用更重要。动物实验表明，两次或两次以上的脑震荡打击产生的功能障碍预测比单次打击更严重，并且反复打击可以加速 β - 淀粉样蛋白的沉积[85]。人类研究中也能找到反复脑震荡损伤高风险的证据[79, 86]。有多次脑震荡病史的接触性运动运动员在未来的生活中发生抑郁和认知功能障碍的风险增加（但值得注意的是，大多数前运动员认为他们的功能状态正常）[87]。未知的是"多少才是太多"，这个数字将因运动员个人而异。

某些群体和个体比其他人更容易受到影响，并且他们症状和功能障碍的性质可能有所不同。例如，年轻运动员似乎更易有不好的临床结局，对SIS的易感性更高，恢复期的时间更长[88]。与大学的对照组相比，高中生运动员可能更容易受到脑震荡的影响，需要更漫长的恢复期，并且认知功能障碍持续的时间更久[8, 89]。然而，目前的文献不足以区分儿童、青少年和成人之间的临床表现、治疗和预后的差异。性别差异也可能存在，一些证据表明，与男性相比，女性运动员症状持续存在的发生率更高，尽管这一报道是模棱两可的[90, 91]。

考虑到运动员重返赛场所涉及的风险，延迟出现症状的可能性；症状的多样性；恢复的非线性、个体差异；以及如CTE等已知的长期风险，脑震荡治疗的公认标准是，脑震荡运动员被禁止参加比赛，直到他们在休息和活动期间均完全没有症状（包括体力或认知活动）。当遵循前面所述的体格检查流程，临床医生便能获得合适的数据来明确RTP的决策。

重返比赛（RTP）

脑震荡治疗的主要焦点是围绕RTP指南的合理实施。以往有许多不同的分类系统被用来指导RTP决策。AAN在1990—2005年间发布了多个脑震荡治疗指南和分类系统，都基于临床经验和专家意见。脑震荡分级的Cantu系统也进行了修订，以指导RTP的决策，科罗拉多州医学会提供了一个经常参考的RTP模型[92, 93]。这些模型为运动脑震荡领域增益不少，但由于缺乏经验基础和标准化以及过于受限而受到批评。

更新的方法已经取代了急性症状分级系统的使用，更加强调个体化的症状解决途径，而不是预先设定的时间表。这一过程以CISG的建议为指导，产生了一系列共识文件，从2001年的第一份简要声明（维也纳大会），到2004年的第二份声明（布拉格大会）、2009年[11]和2013年[13]苏黎世大会之后的第三次和第四次修订，以及2016年[12]的柏林大会。

共识建立了一个渐进式恢复和康复战略的模型。目前的柏林方案（表126.1），像它的前身一样，要求在疑似脑震荡后立即从训练场或比赛中撤离、进行标准化的场边评估，并且在受伤当天禁止RTP。然后，该方案遵循一个循序渐进的过程，通过6个渐进的步

表126.1 从运动脑震荡中渐进式重返比赛的方案		
康复阶段	每个康复阶段的功能训练	每个阶段的目标
1. 不引起症状的活动	不会诱发症状的日常活动	逐步重新进入工作 / 学校活动
2. 轻有氧运动	步行、游泳或以慢至中等速度骑动感单车 无阻力训练	增加心率
3. 专业运动训练	跑步或滑冰训练；无头部撞击的训练	增加活动
4. 非接触训练	难度更高的训练（例如，传球训练） 可以开始渐进的阻力训练	训练、协作并多一些思考
5. 全接触训练	体检合格后，参加正常的训练活动	通过教练员恢复信心和评估功能技能
6. 重返比赛	参加常规比赛	

From McCrory P, Meeuwisse W, Dvorak J, et al. Consensus statement on concussion in sport—the 5th International Conference on Concussion in Sport held in Berlin, October 2016. *Br J Sports Med*. 2017; bjsports-2017-097699. doi:10.1136/bjsports-2017-097699.

骤，每个步骤需要 24 小时。假如在一个步骤中出现任何脑震荡后症状，运动员将返回到先前的无症状分级，再持续 24 小时，再重新进入下一级。应该注意的是，认知休息和认知活动的限制（例如：作业、视频游戏和发短信）与康复过程中的身体休息和身体活动的限制同等重要。参与运动员治疗的临床医生应精通该指南，并应采用动态的 RTP 方法，将个人病史考虑在内，重点关注年龄、既往脑震荡的次数、脑震荡的严重程度以及其他健康问题、情绪或精神病史和药物使用等合并症。柏林共识声明建议，儿童和青少年在成功返回学校之前不要重返体育运动，并告诉他们应尽早开始不引起症状的活动[112]。2013 年 AAN 指南建议对儿童采用 RTP 的保守方法，并进一步建议所有脑震荡运动员在接受过脑震荡治疗培训的、有资质的医务人员评估之前禁止 RTP[94]。

运动员退役

运动脑震荡治疗最具挑战性的方面之一是运动员何时退役的问题。对于该问题的实证经验有限，并且个体运动员在承受单次或多次脑震荡后表现出的即时症状和长期效果具有极大变异性，没有明确的方法来指导临床医生或团队[95]。在大学和专业层面，经济、社会和法律方面也会影响到这些决定。然而，必须明确考虑几个重要的因素才能做出合理的决定，包括年龄、性别、病史和脑震荡史、运动类型、队中位置和比赛水平，以及脑震荡的特定症状和检查结果[96]。当运动员开始表现出从症状中恢复时间延长，导致脑震荡症状的暴力越来越轻微，或者没有恢复到基线神经认知功能时，那么运动员可能是时候停止比赛了[97]。另外，应该考虑运动员在多种情境中的作用；例如，在学校或家庭出现问题或出现行为问题时，可能表明需要考虑退役了。对于儿童，建议采用特别保守的方法，因为决定必须完全取决于患者未来的健康状况[96]。

干预措施

运动脑震荡干预的目标有三个主要领域。最关键的干预手段是教育。必须共同努力，提高运动员、他们的家长、教练、运动训练员，以及学校和联盟管理人员对脑震荡的意识。对于什么是脑震荡、要注意的征象、将运动员从进一步的脑震荡风险中撤离的重要性，以及获得恰当检查的必要性的基本理解，将对改善结果有很大的帮助。通过以 Zackery Lystedt 命名

的"Lystedt 法"等行动凸显了教育的必要性，Zackery Lystedt 在经历脑震荡后回到中学参加橄榄球比赛时遭受了 TBI。2009 年通过的这项立法旨在保护运动员，强制要求运动员、家长和教练每年接受脑震荡危险的教育，怀疑有脑震荡的运动员应从赛场上撤离，并由有资质的医务人员决定运动员是否允许 RTP[98]。现正在全国范围内颁布"Lystedt 法"，强调了对教育的要求以及在怀疑脑震荡时需要由有资质的医务人员来进行明确。

第二个干预的领域当然是预防。关于头部护具和头盔等防护设备是否真的能减少脑震荡发生率方面的数据各不相同。有人认为，这种设备几乎无法防止脑震荡，因为头盔不能防止脑的减速和旋转力[99]。最有力的预防手段可能是改变体育运动中的规则，已有组织层面做出改变的先例。例如，NFL 将用自己的头部或头盔撞击另一名球员（"飞冲肩"）的拦截方法定为非法技术，以努力遏制严重的伤害。同样，禁止 13 岁以下儿童在冰球比赛中使用身体拦截也使这些球员的脑震荡发生率显著降低[100, 101]。应同时关注比赛时和练习时的活动情况，因为每个阶段脑震荡的发生率大致相同[20]。通过制定处罚或其他后果来限制头盔与头盔的接触等规则将对保护运动员和脑健康带来有益的影响。另外，应该在体育组织中强调公平竞技以及抢攻和暴力之间的区别。

结论

运动脑震荡的神经科学和临床研究仍然是一个发展中的领域，鉴于脑震荡可以在短期和长期对运动员产生重要影响的认识，该领域逐渐成为非专业人员和研究人员的焦点。考虑到影响脑震荡症状和恢复时间的变量数量，在定义明确的脑震荡评估过程的指导下对脑震荡运动员进行个性化的多模式临床治疗是至关重要的。未来的挑战是研究容易导致个人发生脑震荡的因素，影响预后的变量，寻找防止灾难性、迁延不愈和长期的后果的方法，以及提高运动员及其家庭、体育运动组织、医务人员和公众对运动脑震荡的认识。

选读文献

文献：Belanger HG, Vanderploeg RD. The neuropsychological impact of sports-related concussion: a meta-analysis. *J Int Neuropsychol Soc*. 2005; 11(4):345-357.
证据等级：Ⅱ
总结：这篇荟萃分析对涉及 790 例脑震荡病例和 2014 例

对照病例的 21 项研究进行了分析，以明确运动相关脑震荡在 6 个认知领域的影响。结果提供了令人信服的证据，表明运动相关脑震荡在受伤后 7～10 天内大体上对运动员的神经心理功能没有明显影响，尽管长期参与涉及头部接触的运动可能会导致小的不良后遗症。

文献：Echemendia RJ, Cantu RC, et al. Return to play following brain injury. In: Lovell M, Echemendia R, Collins M, eds. *Traumatic Brain Injury in Sports: an International Neuropsychological Perspective*. Lisse, The Netherlands: Swets and Zeitlinger; 2004.
证据等级：V
总结：作者提出了一个重返赛场的决策模型，该模型考虑了多种因素和变量的复杂性。提出的决策涉及对来自许多不同来源的数据的考虑。

文献：Giza CC, Hovda DA. The neurometabolic cascade of concussion. *J Athl Train*. 2001; 36(3): 228-235.
证据等级：Ⅱ
总结：作者纳入了来自基础科学和临床文献的 100 多篇文章来回顾脑震荡损伤的潜在病理生理过程，并将这些神经代谢变化与临床运动相关的问题联系起来，如发育中的大脑损伤、过度使用损伤和反复脑震荡。

文献：Gysland SM, Mihalik JP, Register-Mihalik JK, et al. The relationship between subconcussive impacts and concussion history on clinical measures of neurologic function in collegiate football players. *Ann Biomed Eng*. 2011; 40(1): 14-22.
证据等级：Ⅱ
总结：这项研究首次研究了重复亚震荡性头部撞击与神经损伤的临床测量之间的关系，并监测了整个大学橄榄球赛季发生撞击的情况。提出的方法有助于建立未来纵向研究的基础，旨在研究反复发生的亚临床撞击与未来抑郁症、早发性痴呆和慢性创伤性脑病的可能关系。

文献：McCrory P, Meeuwisse W, Dvorak J, et al. Consensus statement on concussion in sport—the 5th International Conference on Concussion in Sport held in Berlin, October 2016. *Br J Sports Med*. 2017; bjsports-2017-097699. doi: 10.1136/bjsports-2017-097699.
证据等级：V
总结：这些指南改进了先前维也纳、布拉格和苏黎世大会提出的指南，组成了我们目前在运动脑震荡的理解和治疗方面采用最广泛的方案。

（David P. Trofa, Jon-Michael E. Caldwell, Xudong Joshua Li 著　罗智超 译　吴炳轩 校）

参考文献

扫描书末二维码获取。

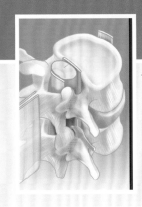

第127章

刺 痛

引言

"刺痛"（stinger）和"灼热感"（burner）是同义词，共同代表了一系列臂丛神经病变。最初由 Chrisman 等[1] 提出的刺痛总是用来描述创伤导致的单侧可逆性上肢损伤。尽管刺痛最常用来指颈椎的损伤，但它仅仅是周围神经的病理改变。最常见的是，创伤后的牵拉会导致沿 C5–C6 运动和感觉分布区域的灼热感和感觉异常，造成一过性无力和麻木[2-4]。大多数病例在几分钟内就能缓解。然而，在极少数情况下，症状可持续数周至数月，导致生活质量显著下降[4]。

对抗性运动，尤其是美式橄榄球和英式橄榄球，最容易导致刺痛。事实上，超过一半的对抗性运动运动员在他们的职业生涯中都会发生刺痛。之前的研究发现，高达 65% 的橄榄球运动员至少发生过一次刺痛，最近的研究表明，发病率约为 20% ~ 30%[5, 6]。防守端锋 / 中后卫和进攻线卫似乎是最危险的。在英式橄榄球运动员和摔跤运动员中也有类似的估计[5-7]。然而，一些人对这些数字的准确性提出了质疑，因为刺痛历来被低估。刺痛十分容易复发，近 1/5 的刺痛患者出现复发[6]。反复损伤会增加永久性神经损伤的风险，这就强调了正确的运动员教育和预防损伤的重要性。本章的目的是回顾刺痛的病史、体格检查、影像学检查、决策、治疗方案。作者也将讨论他们推荐的治疗方法、重返运动（RTP）情况，以及未来展望。

病史

刺痛最常发生在运动员比赛过程中。当运动员的颈部在被击打过程中向对侧旋转，就会出现挤压性创伤或牵拉。这样的创伤也可能挤压同侧的肩部，增加臂丛神经的张力。根据受伤的程度，病人可能会本能地"抖开"患肢，用未受影响的对侧肢体支撑，或主

诉锁骨上窝区域的疼痛[8]。因此，挤压、牵拉和过伸损伤是刺痛的三种主要机制，将在下一节中进行更详细的讨论。

刺痛引起的疼痛，顾名思义，常被描述为灼热性感觉异常，伴有患肢麻木和沉重感。尽管 C5–C6 分布区域最常受累，但向患肢周围而不是按皮节放射的疼痛并不少见。感觉运动功能障碍通常在数分钟内恢复。然而，不到 1/10 的患者可能有持续数周的残余症状[3]。

体格检查

对任何可能发生臂丛神经损伤的运动员都应进行体格检查。因为它可以为进一步的治疗提供关键的细节。评估首先从颈椎开始检查，然后是肌肉骨骼或神经系统异常。采用特定的临床检查技术来确定病变的位置。

在颈部明显创伤、意识丧失或严重畸形的情况下，患者的颈椎应常规固定起来，直到进一步影像检查评估。另外，无论任何创伤，甚至在没有明显创伤的情况下，假如出现颈椎压痛，都需要用硬质颈托固定。在排除颈椎不稳后，应对颈部和肢体的活动度（ROM）和感觉进行基本评估。要注意，刺痛很少双侧受累，而且不会影响下肢。这些迹象都指向了颈椎存在更严重的病变。

可以在现场快速有效地筛查感觉运动异常。三角肌无力和伸腕功能减退分别提示 C5 和 C6 运动功能障碍[9]。这些发现，以及上肢外侧和前臂感觉减弱，是最常见的刺痛症状。肱三头肌无力和屈腕功能减退提示 C7 的病变。而屈指无力或前臂内侧感觉减弱提示 C8 受累。T_1 损伤尽管罕见，但表现为臂内侧感觉丧失或减弱，手内在肌无力（图 127.1 和表 127.1）。

对患者解剖的评估也可以提供临床信息。臂丛神经上干位于锁骨上方约 2 cm 处的 C6 椎体水平。Erb 点为 C5 和 C6 神经根汇聚的部位。直接触诊 Erb 点可

引出 Tinel 征——沿 C5–C6 分布区远端的肢体麻木和刺痛的再现[9, 10]。Tinel 征的敏感度（45%~75%）和特异度（55%~75%）不一[10, 11]。

Spurling 试验通常用于评估颈椎神经根病，在发生了刺痛时也可能为阳性。当患者颈部后仰并转向患侧时，检查者用手掌从对侧向患者额头加压，患肢感觉异常重现即为 Spurling 试验阳性。Spurling 试验中对神经的牵拉会重现刺痛的机制，因此会重现和刺痛相同的症状。文献报道 Spurling 试验的敏感度为30%~100%，特异度为75%~99%[10]。尽管存在敏感度和特异度不一的问题，这些检查可以为复杂的临床表现提供有用的证据。

冈上肌和冈下肌以及肱二头肌和三角肌是刺痛最常累及的肌群。由于需要鉴别 C5 或 C6 神经根病变和上干病变，临床医生可能需要检测有无胸长神经或肩

胛背神经麻痹。累及任一神经可导致翼状肩胛，胸长神经麻痹会导致推墙试验时肩胛骨内侧隆起，肩胛背神经病变表现为肩胛骨外侧隆起和菱形肌无力[11]。

影像学

Torg 等于 1986 年首先提出了 Torg 比值，这是目前用于描述颈椎管狭窄的一个指标[19]。最初，它被用来在影像学上预测健康运动员患慢性刺痛综合征的风险。在侧位片上，可以通过测量椎管直径（椎体后缘上、下终板间中点到棘突椎板线上对应点的距离）来计算 Torg 比值。这个长度除以正位片上椎体的直径即为 Torg 比值（图 127.2）。最初，一些研究表明，Torg 比值低于 0.7~0.8 提示椎管明显狭窄，在对抗性运动中发生刺痛的风险增加，数值越低，风险越高。自从 Torg 比值首次被报道以来，许多后续的研究发现它

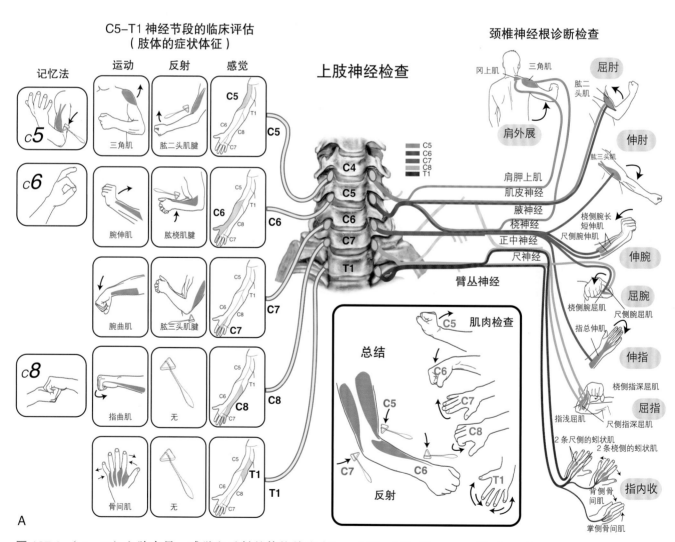

图 127.1 （A、B）上肢力量、感觉和反射的体格检查（From Miller MD, Thompson SR, Hart JA. *Review of Orthopaedics*. Philadelphia: Elsevier; 2012. ）

下肢神经检查

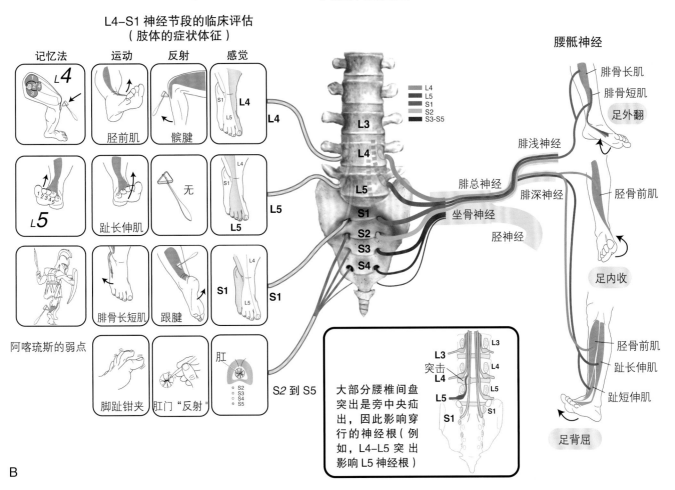

图 127.1 （续）

表 127.1 灼热感及其他臂丛神经损伤的运动功能检查		
肌肉	神经支配	临床检查
三角肌	腋神经 (C5,C6)	肩外展
冈上肌	肩胛上神经 (C5,C6)	肩外展
冈下肌	肩胛上神经 (C5,C6)	内旋
肱二头肌	肌皮神经 (C5,C6)	屈肘
旋前圆肌	正中神经 (C6,C7)	前臂旋前
肱三头肌	桡神经 (C7,C8)	伸肘
小指展肌	尺神经 (C8,T1)	第5指外展

From Kuhlman G, McKeag D. The "burner": a common nerve injury in contact sports. *Am Fam Physician*. 1999; 60(7): 2.

具有高灵敏度，但有相对较差的预测价值和较高的使用者依赖性[20,21]。尽管 Torg 比值不再用于刺痛评估，但它仍然是椎管狭窄分类的一个重要指标。

最近的文献已经探索出一种新的方法来预测运动员未来发生刺痛的风险。下颈椎平均脊髓有效间隙（mean subaxial cervical space available for the cord, MSCSAC）指数是通过测量 C3-C6 节段脊髓矢状径和椎管矢状径之间的平均差值得到的，似乎可以预测刺痛的发生风险。从理论上讲，任何会减少 MSCSAC 的损伤机制（如过伸）都对脊髓造成过度挤压，从而导致反复发生的刺痛。2009 年，Presciutti 等对 103 名 NFL 运动员和 43 名年龄匹配的非运动员对照组进行了比较。在获得颈椎 MRI 和 X 线片后，计算每个被试的 Torg 比值和 MSCSAC 指数。他们发现患有慢性刺痛的运动员和没有慢性刺痛的运动员之间 MSCSAC 指数有显著差异，运动员和非运动员对照组之间 MSCSAC 指数亦有显著差异。另外，MSCSAC 指数小于 4.3 提示慢性刺痛的发生风险增加 13 倍，敏

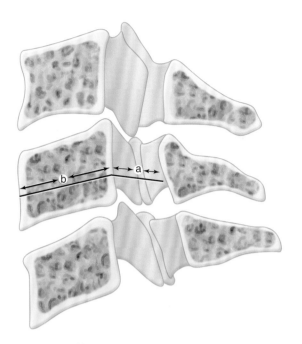

图 127.2 Torg 等通过颈椎侧位片定义的比值法预测运动员患刺痛的风险。Torg 比值定义为椎管直径（a）除以椎体直径（b）。(Modified from Torg J, Pavlov H, Genuario S, et al. Neurapraxia of the cervical spinal cord with transient quadriplegia. *J Bone Joint Surg*. 1986; 68: 1354-1370.)

感度为 80%，特异性为 96%[20]。最近的一项案例研究描述了一名患有慢性刺痛综合征的大学一队橄榄球运动员，与 Presciutti 等[20] 的研究结果一致。尽管 MSCSAC 指数有望成为一种有效的预测工具，这种方法在广泛使用之前必须进行进一步严格的前瞻性研究和临床试验。

尽管在怀疑运动员发生了刺痛时并不一定需要进行影像学检查，但对于排除严重的颈椎病变，尤其是在那些症状存在时间长、双侧受累或症状严重的患者中，影像学检查可能是至关重要的。在过去，颈椎前屈和后伸的侧位 X 线片常被用来评估颈椎。然而，最近有越来越多的文献支持用 CT 来代替 X 线片。在2009 年一项前瞻性研究中，1505 名患者被送到一级创伤中心，与 CT（100%）相比，传统的 X 线片对颈部病变的敏感度较差（36%）[12]。根据损伤机制将患者按低、中、高危分层，这种敏感度差异在低危患者中更为明显[13-15]。另外，包括大型随机对照试验在内的大量研究发现，与 X 线片相比，CT 具有更高的敏感度、特异性、观察者内部和外部的可靠性。另外，目前的研究表明，CT 成像的新技术，如自适应统计迭代重建（adaptive statistical iterative reconstruction, ASiR），可减少高达 36% 的辐射量，从而进一步提

高 CT 的优势[16]。在成人和儿童中，MRI 均可以代替 CT 来评估刺痛[17, 18]。一般来说，根据症状的紧急程度和严重程度决定是否进行 MRI 检查，这应该根据每个患者的全部临床表现来决定。

肌电图（Electromyography, EMG）在评估刺痛损伤中有一定的实用性。除了鉴别神经节前病变和神经节后病变外，EMG 还可以帮助明确病变的严重程度[22]。尽管 Wallerian 变性的过程在受伤后 24～36小时就开始了，但病变远端的神经节段可能会继续传播正常的信号模式长达 2～3 周。因此，EMG 仅适用于症状持续至少 2 周的患者。EMG 检查结果可能是不确定的，但通常包括插入电活动正常或增加、纤颤和静息时的正锐波，以及不完整的干涉模式[22, 23]。根据神经损伤的严重程度，神经节后损伤似乎不会妨碍自我恢复，而神经节前损伤或神经根撕脱假如不接受手术治疗，恢复的可能性很小。

分类与决策原则

制订刺痛的临床决策必然取决于损伤机制。目前已有文献探讨了三种损伤机制，包括直接挤压 Erb 点、臂丛神经的侧方牵拉和颈椎过伸（图 127.3），每一种机制可以单独发生，也可以同时发生。

橄榄球运动员的 Erb 点受挤压是一种经常被提到的刺痛的发生机制。在直接拦截时，肩胛骨的上内侧缘会被推向球员的护肩垫，反之亦然。由此产生的压力传递到臂丛神经上干影响了这之中的结构[24, 25]。挤压伤也可能发生在任何强行减少颈椎间孔直径的动作，例如快速旋转头部，或者存在颈椎管狭窄。

臂丛神经牵拉是橄榄球运动员受伤的常见机制，摔跤运动员、英式橄榄球运动员、自行车运动员和滑雪运动员也会因此受伤。当运动员头部向患侧的对侧用力屈曲，同时同侧肩部受压，就会发生这种损伤。这可能发生在接触性运动中的直接拦截，或者在运动员（自行车选手、滑雪运动员等）高速摔倒、头盔的一侧着地时[24]。

过伸性损伤可能发生在运动员受到头部正面打击时，通常应力的方向是向后的。此时，快速的颈部后伸短暂地使颈椎间孔塌陷导致颈神经根受压，从而造成运动和（或）感觉障碍。患有颈椎退行性疾病的运动员，如颈椎管狭窄或椎间盘疾病，在过伸损伤发生后更容易发生神经根受压[25]。

除了上述三种主要机制外，在年轻运动员中，刺痛可能与头部的高加速度运动有关。在一项研究中，

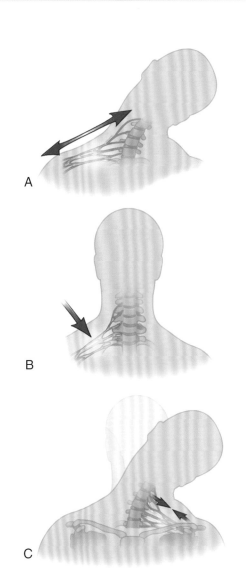

图 127.3 刺痛的机制。（A）同侧肩部下压和颈部向对侧屈曲导致臂丛神经受到牵拉。（B）直接打击锁骨上窝的 Erb 点。（C）同侧屈曲和过伸导致颈神经根或臂丛神经受挤压（From Kuhlman G, McKeag D. The "burner": a common nerve injury in contact sports. Am Fam Physician. 1999; 60[7]: 2035-2040.）

Campolettano 等分析了 34 名青少年橄榄球运动员的 6813 次撞击，他们发现 6% 的撞击符合头部加速度超过 40 g 的"高"（high magnitude）的定义。总的来说，

作者发现在年轻橄榄球运动员中，高达 50% 的高加速度撞击是在训练时的拦截训练中造成的，而不是在比赛中受伤。另外，特定的拦截训练，如"山丘之王"（King of the hill）的训练，与头部加速度超过 60 g 高度相关 [26]。

Herbert Seddon 爵士于 1942 年最早描述了周围神经系统的损伤。直至今天，他的分类方法仍然广泛地用于描述臂丛神经损伤的严重程度。刺痛被分为 I 级、II 级和 III 级，每个级别描述了不同的严重程度（表 127.2）。I 级损伤表现为神经麻痹，尽管神经传导中断，但轴突连续性是完整的。尽管神经麻痹的严重程度各不相同，但其关键特征是不侵犯受累神经的神经外膜、神经束膜和神经内膜，不会发生 Wallerian 变性，因此预计在几天到几周内损伤可以完全恢复。在 EMG 上，患者可能表现为传导阻滞、正锐波和缺乏纤颤电位 [2, 9, 27]。

轴突断裂被描述为发生轴突中段的周围神经损伤，是刺痛的 II 级表现。II 级刺痛比 I 级更严重，但幸运的是不太常见。由于保留了神经外膜和神经束膜，II 级刺痛发生后无需外科手术轴突也可能再生。受伤后神经连接暂时停止，导致患者明显的感觉运动功能障碍。Wallerian 变性随之而来。伤后 3 周，EMG 可显示神经传导有一定恢复，并存在纤颤电位和正锐波 [2, 9]。症状可能持续数周至数月，但完全恢复可能需要 1 年以上。

III 级刺痛表现为神经断裂，因此是最严重的。神经断裂包括完全或部分神经断裂，包括神经内膜、神经束膜、神经外膜以及损伤附近的任何髓鞘细胞。神经传导检查不确定，但假如受累神经只是部分损毁，可能表现与 II 级损伤类似。III 级损伤伴有 Wallerian 变性、严重感觉运动和 / 或自主神经功能障碍，需要及时的手术治疗 [27]。

治疗方案

刺痛的初步治疗主要是将患者固定并从赛场上搬离。如本章前几节所述，应彻底地采集病史并进行全

表 127.2	根据神经损伤、肌电图表现和预后对刺痛进行分类		
级别	神经损伤	肌电图表现	预后
I	神经麻痹	正常	大多数在数分钟内缓解
II	轴突断裂	正波、纤颤	在 12～18 个月康复
III	神经断裂	去神经	不确定；神经可能完全失去功能

面体格检查。在评估任何受伤的运动员时，都应高度怀疑刺痛，因为患者可能不会立即提醒运动防护师，尤其是症状持续时间短暂时[24]。

假如运动员的症状仅持续几秒钟便完全消失，体格检查结果良好，可能仅为 I 级轻度神经麻痹。此类患者可根据症状进行处理，并可由运动员和教练决定是否立即 RTP。任何出现症状超过几秒钟的运动员可能出现 I 级中度神经麻痹，应在接下来的比赛中退出。应对受伤时、比赛结束时和伤后 24 小时的患者进行体格检查。患者还应接受颈部 X 线检查，尤其是在肌力、ROM 以及感觉还没有恢复到基线的情况下。I 级重度神经麻痹患者的治疗应该包括上述所有步骤，并且还包括在伤后 2 周内对患者进行再次体检[24, 28]。根据患者具体情况，考虑是否进行进一步影像学检查，如 MRI 或 CT。

对于 II 级刺痛的患者，还需要进行一系列的检查和颈椎影像学检查。这些患者在受伤后 2 周内应密切随访，具体类似于严重神经麻痹的患者。颈椎影像学检查包括标准的颈椎正位片、侧位片和斜位片，以及 MRI；假如患者出现了颈椎骨折的可疑症状，也可以进行 CT 检查[24, 28]。

III 级损伤的患者会表现出严重的无力和感觉运动功能障碍，持续时间超过 2~3 周。对于这些患者，神经传导检查，如 EMG，对于确定神经功能和监测

作者首选技术

由于刺痛普遍存在，有潜在改变生活的并发症以及同时发生的损伤，以及文献中漏报率过高，作者主张对所有在比赛中受伤且出现神经症状的运动员进行评估。所有在场边评估中症状持续存在的患者都应从比赛中撤离，并在比赛后和受伤 24 小时后进行再次评估。不稳定颈椎损伤应按当地的方案处理；通常有骨折迹象的患者，如颈椎局部压痛，应行颈椎 CT 检查。我们发现，最初的 CT 检查为颈椎损伤提供了明确的信息，一般适用于大多数我们所遇到的损伤。假如无法进行 CT 检测，可以进行

X 线检查。假如症状持续超过 3 天，应行 MRI 检查。伤后 2~3 周内应进行一系列的体格检查和影像学检查，直到症状改善。假如此时症状仍未缓解，应进行 EMG 检查。我们通常不使用可的松注射、激素或肌松药口服，但鼓励休息、冰敷、NSAIDs 和物理治疗。当患者出现下列情况可以 RTP：①疼痛、麻木和刺痛感完全缓解，②肌力和 ROM 恢复到基线水平，③主观感觉可以 RTP 了（图 127.4）。应告知患者损伤复发是十分常见的，并建议在之后的运动中佩戴防护装备。

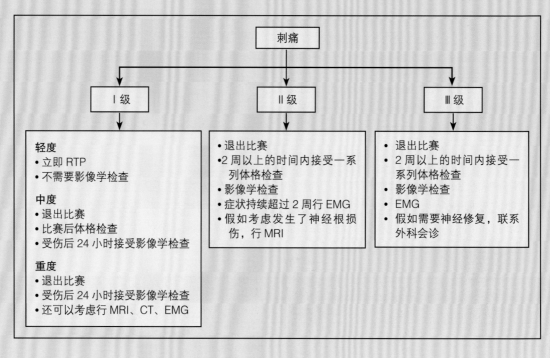

图 127.4 基于损伤分级的刺痛治疗方法

康复情况是有价值的。MRI 和神经传导检查的结果应该指导临床决策，对于严重不可修复的神经损伤需要外科会诊[24, 28, 29]。

无论损伤程度如何，所有患者均可对神经损伤相关疼痛进行对症治疗。一线治疗包括应用冰敷和使用非甾体类抗炎药（NSAIDs），以解决局部炎症问题。物理治疗对于颈椎和患肢活动受限的患者是有价值的。在这种情况下，重点应放在恢复颈部主动和被动 ROM，并提高损伤部位周围肌群的肌力。尽管大剂量激素仍是周围神经损伤患者的禁忌证，但对于症状严重的患者，短期低剂量口服激素是大多数医生普遍接受的治疗方法[28, 29]。同样的，神经损伤邻近部位注射可的松也可能减轻症状，但目前还没有具体的指南指导用药。肌松剂可有选择性地用于因损伤导致周围肌肉痉挛而引起疼痛的患者[30]。

重返运动

对于遭受过刺痛的运动员 RTP 的确切标准仍有争议。尽管如此，绝大多数医生同意当症状完全消失、肌力和 ROM 恢复到受伤之前水平，以及影像学上排除了其他严重病变，都是 RTP 的先决条件[27, 31]。一般来说，在受伤后的几分钟内满足这些标准，且既往无刺痛发生史的患者，可以立即 RTP。过去，Weinstein 曾建议 EMG 上表现为中度的纤颤电位，并且受伤后 2 周仍有功能障碍的运动员不能 RTP，尽管 EMG 结果和康复间的关系尚未清楚[32]。Cantu 建议有 3 次及以上刺痛发生史是 RTP 的相对禁忌证。Kepler 认为刺痛复发的患者，尤其是在同一赛季内，每次发生后都应进行影像学检查。发生两次及以上刺痛的患者，专家建议，患者应在 RTP 前接受咨询，以选择合适的阻挡和拦截技术，以尽量减少未来受伤的风险[28]。另外，临床医生应该在患者 RTP 前与患者就未来复发的风险进行沟通，并鼓励使用防护装备，如高护肩垫或颈圈[29]。

后遗症

刺痛很少出现严重的并发症。超过 90% 的患者在受伤后 24 小时内症状改善。在那些症状持续时间较长的患者中，最可能持续终生的并发症是永久性神经功能障碍，最常见于 III 级损伤和神经完全断裂的患者。假如没有手术治疗和随后的康复治疗，这些患者很少能康复。刺痛一个更常见的并发症是复发。事实上，50%～60% 既往有刺痛发生史的患者会再次或多次复发[33]。Levitz 等最早报道了慢性刺痛综合征，并提出颈椎椎间孔狭窄和退行性椎间盘疾病可能与未来复发的风险增加有关[13]。如本文前几节所述，Torg 比值在历史上是被用作预测慢性刺痛综合征发生风险的定量指标[19]。最近，提出了 MSCSAC 指数用来预测慢性刺痛综合征的发生风险，并且支持其预测价值的证据很有前景[20, 21]。

未来展望

预防初次损伤和损伤复发仍然是未来研究的目标。最近的文献表明，使用"克尔围领"（Kerr Collar）优于"牛仔围领"（Cowboy Collar）和"公牛围领"（Bullock Collar），能最大限度地减少头部加速度和应力传导。上述三种颈围领都具有重要的保护价值（图 127.5）[34]。然而，Concannon 等提出这些防护装备会过度限制头部后伸，理论上可能会增加其他颈椎损伤的风险[35]。这仍然是一个积极研究的领域，并且未来的生物力学研究可能最好地阐明最佳的头部与颈部体位，从而预防刺痛。MSCSAC 指数是最近设计的一种

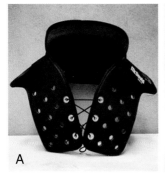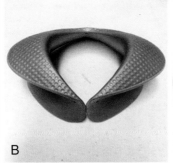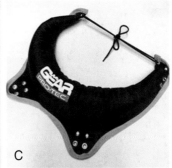

图 127.5 防护和预防装备的示例。（A）牛仔围领的正面图，通常穿在运动员的护肩垫内。（B）克尔围领，一种减少轴向负荷和防止颈椎过伸的保护围领。（C）颈圈在防护垫下佩戴，亦可防止颈部过度活动

有助于预测未来刺痛复发的指标。尽管它展现出巨大的前景，但还没有在年轻运动员和大学生运动员中进行广泛的研究。另外，未来的研究必须致力于在专业、半专业和业余水平建立基线 MSCSAC 值[20,36,37]。

选读文献

文献：Presciutti SM, Deluca P, Marchetto P, et al. Mean subaxial space available for the cord index as a novel method of measuring cervical spine geometry to predict the chronic stinger syndrome in American football players. *J Neurosurg Spine*. 2009; 11(3): 264-271.

证据等级：II

总结：Presciutti 等提出并评估了用下颈椎平均脊髓有效间隙（MSCSAC）指数作为替代 Torg 比值的定量参数来预测复发的风险。作者回顾性分析了 103 名 NFL 男性运动员和 43 名年龄匹配对照组的颈椎 MRI。计算 Torg 比值和 MSCSAC 指数，获取各组的受试者工作曲线。MSCSAC 指数为 5.0 mm 预测慢性刺痛的敏感度为 80%，阴性似然比为 0.23。作者认为，MSCSAC 指数可能是预测高危患者的一种合适的筛查方法。

文献：Huang P, Anissipour A, Mcgee W, et al. Return-to-play recommendations after cervical, thoracic, and lumbar spine injuries. *Sports Health*. 2016; 8(1): 19-25.

证据等级：IV

总结：Huang 等对多种颈椎损伤进行了一个全面的回顾，并讨论了重返比赛的指南。他们的工作为刺痛和其他创伤相关损伤的运动员的治疗提供了有用的参考和专家意见。他们的结论是，至少，颈椎损伤的患者在症状完全缓解、力量和活动度恢复到基线水平后可以重返比赛。最后，他们的文章涵盖了受伤运动员治疗中的具体细节。

文献：Green J, Zuckerman SL, Dalton SL, et al. A 6-year surveillance studyof "Stingers" in NCAA American Football. *Res Sports Med*. 2016; 25(1): 26-36.

证据等级：II

总结：在这篇前瞻性数据的回顾性综述中，Green 等报告了 57 支 NCAA 球队在 6 年的时间里发生刺痛的频率。他们发现受伤率为 2.04/10000 名暴露的运动员。刺痛主要发生在赛季前（80.3%），18.8% 的损伤是复发性的。受伤风险最高的位置是防守端锋 / 中后卫（25.8%）和进攻线卫（23.6%）。作者得出结论，在大学生橄榄球运动员中，刺痛可能不像以往文献中报道的那么常见。

（Sandip P. Tarpada, Woojin Cho 著

向泓雨 译 罗智超 校）

参考文献

扫描书末二维码获取。

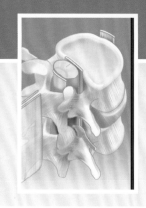

第 128 章

运动员颈椎损伤

本章提供了运动员头部和颈部损伤的病史和体格检查、初步固定和分诊、诊断和影像学检查、治疗以及预后的循证方法。颈椎损伤的范畴包括神经麻痹、椎间盘突出及完全性脊髓损伤。后者虽罕见，但为灾难性损伤，值得高度警惕，并且疑诊时应熟悉脊柱固定的方法。在过去 30 年中，在赛场上发生的灾难性神经损伤有所减少[1]；尽管如此，医务人员必须保持高度警惕，尤其是在高速轴向载荷的情况下，这是最常见的损伤机制[2]。这些信息对团队的医生和教练都很重要。

病史

美式橄榄球、跳水、英式橄榄球[3,4]和其他运动构成了灾难性颈椎损伤（每年 10 000 例）的第二大常见原因（10%），仅次于机动车碰撞（motor vehicle collision, MVC）[5,6]。橄榄球是这些运动中研究最多的，自 1976 年禁止飞冲肩拦截以来，70 年的橄榄球损伤研究年度调查（Annual Survey of Football Injury Research, ASFIR）数据显示，创伤性四肢瘫的发生率从每 100 000 名橄榄球运动员中的 10 例降至 1 例[7]。

首先赶到受伤现场的医务人员应进行初次和二次检查，固定头部，同时排除脊柱损伤，并评估气道、呼吸和循环。然后进行心脏除颤、神经系统查体、去除防护装备和转运[8,9]。神经系统查体应评估意识、感觉和肌力等级。

使用颈托和硬质的脊柱固定板进行固定是一直以来沿用的转运方法[10]。新的指导强调减少脊柱搬动[11]。建议对有可触及的塌陷、脊柱压痛、局部神经功能障碍、意识改变或牵扯精力的痛性损伤的伤员使用脊柱固定板进行制动[12]。应询问患者的用药清单、过敏史和最近一次进食的时间。

体格检查 / 现场评估

现场响应需要准备、规划、设备和有组织的指挥系统。首要任务包括评估现场安全和气道通畅。在评估气道、呼吸、循环（airway, breathing, circulation, ABCs）的同时，维持颈椎原位固定。注意有无气道阻塞、气管偏移和皮下气肿。检查脉搏，并对活动性出血处行加压止血，同时测量心率和血压。记录评估意识水平（警觉、对言语刺激或疼痛刺激有无反应）或使用 Glasgow 昏迷量表。去除衣物以观察体表解剖结构，注意有无畸形、捻发音、擦伤、穿透伤、烧伤、压痛、裂伤和肿胀。

在转运之前，应决定是否使用脊柱固定板制动以及防护装备是否需要拆除[13]。一些研究认为可将装备留在原位，直到转运结束[14,15]。因为即使完美的转运也会有二次损伤的风险[16]。如需去除头盔或护肩垫，两者均应取下，以避免颈椎屈曲 / 后伸。开放气道的恰当动作是抬下颏法而不是仰头法[17]。轴线翻身法仍然是适用于俯卧位运动员的技术，可将脊柱固定板置于其下方，但文献报道了新技术可以减少医源性神经损伤病例[18]。

假如要拆除装备，需要医疗组长站在头端，稳定颈椎，另一名医护人员跨于患者上方，剪开球衣 / 护肩垫和腋下绑带[19]。这也有利于除颤仪电极片的放置[20]。然后，角色互换，从下方固定颈椎，同时两名急救人员拆除头盔。假如没有 3 名受过训练的医务人员在场，可以选择仅去除面罩[21]。假如没有内置快速去除装置，则可以使用充电式螺丝刀或重型剪来切割两边或卸下固定面罩的塑料夹中的两个螺钉[22]。去除下颏带和面颊垫有利于拆除头盔，应将毛巾临时放置在头部下方，以防止颈椎过伸[23]。然后，护肩垫可以从头端滑出，从而使患者可以佩戴硬质颈托。

运动医疗团队可通过紧急医疗转运升级医疗服务，并在现场治疗期间沟通受伤机制、病情进展以及干预措施。应通过一系列神经系统体格检查监测颅内压[13]。在选择转运目的地时，应考虑到便捷性和资源的可利用性。配备有 CT、MRI 以及脊柱外科医生的医院是目的地的决定性因素，提前口头通知接收医院有助于转诊。

影像学

颈椎 X 线片很重要，除非患者在全部颈椎活动范围内无疼痛，无触痛，意识清醒且定向清晰，无牵扯精力的痛性损伤或者中毒，并且无神经功能损伤[24]。国家急诊 X 射线应用研究（NEXUS）纳入了 30 000 名患者，应用此标准的结果是阴性预测值为 99.8%，敏感性为 99%，从而减少了不必要的辐射。对于高龄患者或高能机制损伤，需要拍摄包括颈椎正位、侧位和齿突位 X 线片，假如 C7 至 T1 未充分显示，则增加游泳者位（swimmers view）。X 线片和临床体格检查后无阳性发现，可行过曲 / 过伸位 X 线片以排除颈椎的动态失稳。

损伤后定期对神经性无力或颅内高压征象进行重新评估，以便及时进行高级影像学检查[25]。这有助于除外颅骨骨折、硬膜下或硬膜外血肿、出血或水肿。然而，脑震荡在影像学上没有结构性改变[26]。

假如临床体格检查或 X 线片存在异常，则需行矢状位、轴位和冠状位 CT 薄层扫描及三维（3D）重建。即便在不去除装备的情况下 CT 也能快速识别损伤[27]，其敏感度和特异度分别可达到 90% ~ 100%[28]。速度、功率、精细程度和可同时查看颈胸段脊柱使得 CT 取代 X 线片成为一线影像学检查。在转移过程中必须保持脊柱保护措施。颈托应保持在原位，直到可除外颈椎损伤为止。

MRI[29] 适用于观察神经功能损伤患者的后方韧带复合体（posterior ligamentous complex, PLC）、髓核突出（herniated nucleus pulposus, HNP）和脊髓损伤的软组织征象，或在怀疑存在无影像学异常的脊髓损伤（spinal cord injury without radiographic abnormality, SCIWORA）时应用。当出现神经功能损伤或影像学上发现损伤征象则需完善脊柱外科会诊。

如出现颅骨开放性、凹陷性或基底骨折、持续性头痛或呕吐、高能损伤机制、顺行性遗忘或锁骨上损伤的证据，则应进行头部 CT 检查[30]。延迟肌电图可提供有关神经节前和神经节后臂丛神经损伤的基线检查和预后信息，分别表现为单纯运动电位消失（预后较差）以及运动和感觉电位均消失（预后较好）[31]。

诊疗决策原则

颈椎扭伤 / 拉伤是一种排除性诊断，其特征是轻度的颈部压痛和僵硬，无感觉异常或神经功能缺陷的情况下，X 线片无明显异常。可以对其进行密切观察、休息治疗，行 CT 检查的指征可以放宽。刺痛或灼热感及一过性上肢无力（通常为 C5 或 C6 神经根），常伴有感觉异常，影像学上无阳性表现，终生复发率约为 50%[32]。它们是由于神经根[33] 或臂丛神经[34] 受到牵拉损伤导致的。另一种神经麻痹，又称为灼热手综合征（burning hands syndrome），是一种非永久性缺陷的脊髓中央索变性，特征是双手无力和 / 或感觉异常，以及无影像学阳性表现的脊髓丘脑束 / 皮质脊髓束损伤[35]。这也是自限性的。一过性四肢瘫（又称为脊髓震荡）是一种急性、创伤性、自限性的完全麻痹，持续数分钟至数小时，每 10 000 名橄榄球运动员中有 7 例发生。它可能是由钳夹机制[36] 导致的，但没有神经系统症状复发倾向[37]。

颈椎间盘突出或 HNP 有时可能是在中央椎管和 / 或椎间孔狭窄的基础上发生的急性创伤，表现为轴性 / 肩胛周围颈痛、上肢皮节分布性脊髓神经根病、感觉异常、无力、步态不稳或双手精细运动受限，以及直肠 / 膀胱功能不全伴四肢瘫。神经功能损伤是急诊 MRI 和手术减压的适应证[2]。手术包括颈椎前路椎间盘切除椎间融合术（anterior cervical discectomy and fusion, ACDF）用于中央椎管压迫，或后路椎间孔切开术用于椎间孔区域 HNP。

椎体高度丢失少于 20% 的棘突和横突以及椎体骨折通常是稳定的损伤，不需要手术治疗，在过屈 / 过伸位 X 线片上显示移位或成角不稳定性分别小于 3.5 mm 或 11°[38]。寰枢椎失稳通常是翼状韧带（transverse alar ligament, TAL）损伤的结果，表现为在矢状位 CT 上，寰齿前间隙（atlantodens interval, ADI）增宽超过 3 mm[39]。当在齿突位或冠状位 CT 上 C1 两侧超过 C2 双侧侧块总和大于 7 mm 时，C1 Jefferson 骨折[40] 的 TAL 损伤为不稳定损伤。寰枢椎失稳需要采用 C1/2 融合治疗。

Anderson 和 D'Alonzo 将 C2 齿突骨折[41] 分为翼

状韧带尖撕脱（1型），采用颈托治疗；经齿突体部的分水岭骨折（2型），在有不愈合风险的病例中采用融合/接骨术治疗；经枢椎椎体松质骨的齿突基底骨折（3型），采用颈托固定有不愈合的风险，须采用融合/接骨术治疗。

Levine 和 Edwards[42] 将创伤性 C2 椎体滑脱（Hangman 骨折）分为最小移位（1型），采用硬质矫形器治疗；成角（2A型），采用 Halo 架治疗；成角移位（2B型），采用牵引和 Halo 架治疗；以及双侧峡部骨折伴枢椎下关节突关节脱位（3型），采用后路颈椎融合术治疗。

下颈椎单柱压缩性骨折[43]可采用颈托治疗。不稳定[38]的双柱爆裂伤可以采用前路或后路颈椎融合术或采用椎体切除术治疗。椎体前下缘泪滴状骨折需要 CT 评估冠状位和次全矢状位损伤程度，并需要手术固定，因为四肢瘫的发生率高[44]。

过屈损伤可导致 X 线片或 CT 上可见的去叠瓦效应，即单侧或双侧关节突关节脱位（节段间半脱位分别为 25% 或 50%），在清醒且有定向力的患者中，应使用钳式颈椎牵引弓来进行牵引复位[45]。任何神经功能状态的改变或复位失败都需要在急诊切开复位前用 MRI 排除 HNP。双侧关节突关节脱位与单侧关节突关节脱位相比，四肢瘫的发生率显著增高。

颈椎管狭窄的定义是，在侧位 X 线片上椎管前后径小于 14 mm 或 Torg 比值（椎管前后径与椎体前后径之比）小于 0.8[46]，是脊髓损伤的易感因素。完全性脊髓损伤在高中生运动员和大学生运动员中每年共发生 11 000 例，产生花费 97 亿美元。这是毁灭性且不可逆转的损伤，最常见于职业橄榄球运动员做出防御性拦截动作时[47]。这是急诊减压与固定的适应证。

脊髓管中央综合征是一种不完全性过伸损伤，好发生于老年合并先天性椎管狭窄的患者中，导致上肢重于下肢、远端重于近端的肌力下降的脊髓损伤。这是最常见、破坏性最小的不完全性损伤[48]。Brown-Séquard 综合征是一种穿透性损伤所致的脊髓半切综合征，其特征为同侧皮质脊髓束运动麻痹和运动抑制，以及对侧疼痛和温度觉障碍。其预后也是良好的。前索综合征是最具破坏性的不完全性损伤，是脊髓前 2/3 的缺血性或挤压性损伤。可能由脊髓前动脉卒中或 HNP/过度屈曲导致除背侧柱以外的全部脊髓损伤所致。后索综合征的发生率很小，可见于单纯的背侧柱后动脉卒中，导致单纯本体感觉和振动觉消失。

扭伤和拉伤可以通过活动调节和谨慎参赛、忍受疼痛来处理，直到疼痛、僵硬和压痛缓解。神经麻痹可以通过退出比赛和休息来治疗，直到感觉异常、无力和 ROM 内的疼痛缓解[49]。复发性神经麻痹需要改装装备和物理治疗，以加强肩关节周围肌肉力量。此后，可以重返比赛。没有无力或神经功能缺陷的症状性 HNP 可以采用非手术治疗。单节段 ACDF 术后运动员可重返竞技性运动，并且可以在有脊柱融合影像学证据后逐步开始重返比赛（RTP）。应由脊柱外科医生评估颈椎骨折和不稳定损伤，以确定治疗方案。

重返比赛

应保持脊柱保护装备，直到神经系统检查完全正常为止。受伤后 1~2 周，可通过过屈/过伸位 X 线片重新评估颈托的必要性。RTP 要求躯体/心理充分的休息，直到无症状才能回到学校[50]，并在确诊康复前进行神经系统和骨骼肌肉检查以及脑震荡再次评估[51]。建议在全量对抗性训练之前进行以 24 个小时为周期的轻度有氧运动、轻度提高心率、专业训练运动和非对抗性训练，并获得医生许可[52]。

在颈椎扭伤后，运动员可以在全 ROM 内完全无痛且触诊无压痛的情况下重返比赛。在发生神经麻痹性损伤后，颈椎和四肢的肌力和无痛 ROM 以及感觉异常、麻木、刺痛的完全消退，在重返比赛之前是必要的。刺痛完全恢复、一过性四肢瘫持续不足 24 小时、没有任何神经残余功能损伤的运动员，在没有禁忌证的情况下也可以 RTP，前提是患者首次发生这种情况。发作 3 次刺痛、症状持续，或一过性四肢瘫持续超过 24 小时，被认为是重返竞技性对抗运动的相对禁忌证。绝对禁忌证包括多次发作的一过性四肢瘫、有脊髓型颈椎病的临床或 MRI 证据，以及颈痛或神经功能缺陷。

在运动员发生神经麻痹后，假如符合上述的标准，并且 Torg 比值（定义为椎管前后径与椎体前后径之比）大于 0.8，他/她可以 RTP。Torg 比值小于 0.8 符合先天性颈椎管狭窄的诊断（图 128.1），这增加了运动员发生神经损伤的风险。在这种情况下，MRI 上有椎间盘突出、退行性改变或脊髓变形的影像学证据被认为是 RTP 的相对禁忌证。假如在先前发生神经麻痹的情况下存在脊髓损伤、缺损、水肿或变性的 MRI 证据，则是运动员重返竞技性对抗运动的绝对禁忌证。同样，有韧带失稳的证据、症状持续超过 36 小

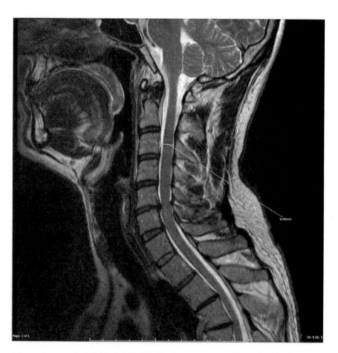

图 128.1　先天性颈椎管狭窄。Torg 比值：椎管前后径（AP）除以相应椎体前后径：大于 0.8 为正常，小于 0.8 为先天性狭窄，神经损伤风险增加

时或多次神经麻痹发作也属于绝对禁忌证。诸多报道表明，在单节段 ACDF 手术后，许多专业级别的对抗性和力量性运动精英运动员可以安全地重返相同级别比赛。因此，有证据表明，颈椎短节段固定并不是竞技性运动的禁忌证。在此类患者中，对病变严重程度和手术复杂性的个体化评估将决定最终竞技潜力和 RTP 的时间表。

由擒抱拦截造成的脊柱损伤是竞技运动的另一个绝对禁忌，会使脆弱的颈椎承担轴向载荷的风险。一部分橄榄球运动员出现这种情况，包括发现先天性颈椎管狭窄、生理性颈椎前凸丢失（图 128.2）、颈椎影像学的创伤后变化和/或有比赛中使用飞冲肩拦截。有这些特征性表现的球员应被禁止参加橄榄球比赛或其他对抗性运动。指导正确的拦截技术（图 128.3）对于避免在使用飞冲肩拦截过程中因颈椎轴向负荷导致的灾难性神经系统损伤至关重要。

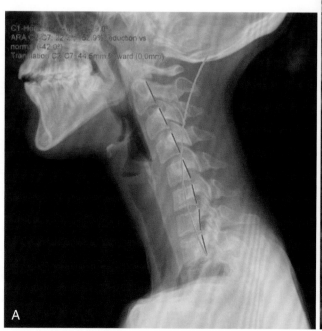

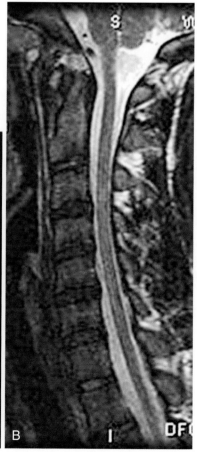

图 128.2　飞冲肩者的脊柱。（A）颈椎失去生理性前凸（站立中立位 X 线片）；（B）先天性颈椎管狭窄（卧位矢状位 MRI），创伤后改变类似于多节段椎间盘膨出和韧带肥厚的颈椎病

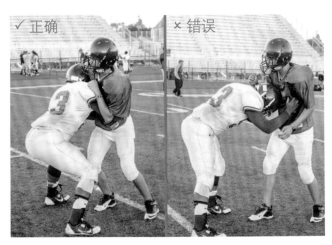

图 128.3 正确的擒抱拦截技术包括放低重心，将肩部指向持球者的腰部。重要的是，拦截者始终保持他的头抬起，并抱住持球者，这样他就会倒向自己的一侧，两人一起倒地

结论

医师、教练、急诊医疗服务（emergency medical services, EMS）和其他人员是基于团队的运动医学的一部分[53]。应在每次训练 / 比赛之前均进行团队准备。教练与老师之间的沟通对于个体化的学生运动员管理至关重要[54]，这对于重返比赛后的监测也很重要。

（Adam L. Shimer, Bayan Aghdasi 著
曹宸喜 译 罗智超 校）

参考文献

扫描书末二维码获取。

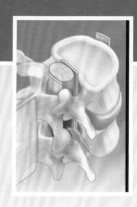

第129章

运动员胸腰椎损伤

运动员的胸腰椎创伤很常见，从轻微的扭伤到严重的脊柱骨折各有不同。严重和潜在不稳定的脊柱损伤在与运动相关的创伤中并不常见，但在参加对抗性运动的运动员或高速意外中可能会见到。除了对抗和冲撞性运动之外，参加某些非对抗性运动（如体操、跳水和举重）的运动员也有遭受腰背部创伤的风险。损伤的治疗和其后的恢复也根据病情而有很大差异。

不论潜在的病因如何，急性腰痛是与运动员腰部创伤相关的最常见症状。据报道，运动员腰痛的发生率高达 30%，无论位置或运动强度如何，它都可能影响所有运动员[1]。椎间盘内部损伤是年轻运动员腰痛最常见的原因。腰椎间盘损伤会引起多种症状，包括腰痛到下肢的根性疼痛[2-7]。某些特定的脊柱损伤在某些特定的运动中更为常见（表 129.1）。腰椎峡部裂在青少年运动员中更常见，而椎间盘内部损伤在 18 ~ 50 岁之间更常见，关节突关节和骶髂关节（SI）则在 50 岁之后更容易引起腰痛[8]。本章涵盖了诊断胸腰椎创伤的危险因素、病史、体格检查和影像学检查，并回顾对这些运动员的决策过程和重返比赛的考虑。

危险因素

在生长高峰，骨骼的生长速度超过了肌肉和韧带的生长速度，导致肌肉不平衡和缺乏弹性[9]。在此期间，过度使用损伤更为常见[10]。重复的屈曲练习可导致作为次级骨化中心的骺环发生撕脱。椎间盘也可以通过骺环突出。脊柱裂或后方结构发育不良是峡部裂的危险因素[11]。与体型较大的运动员进行对抗性运动时，骨骼发育较差的儿童的脊柱损伤风险增加[12]。

由于髋关节的屈肌或腘绳肌紧张、膝反屈、股骨前倾增加、腹肌无力或胸椎后凸增加引起的腰椎过度前凸也可对脊柱后部结构施加额外的应力[10]。其他危险因素包括下肢和骨盆力线不良、下腹肌肉无力以及骨盆和骶骨形态异常[13, 14]。骨盆入射角的增加会增加 L5 峡部的剪切应力。骨盆入射角的减小也会通过胡桃夹（nutcracker）机制损伤 L5 峡部。两种情况都可能导致峡部裂并发展为腰椎滑脱。表 129.2 总结了性别特异的脊柱损伤和病变。

表 129.1 特定运动中的特定脊柱损伤	
运动员类型	脊柱损伤 / 病变
赛艇运动员、男子橄榄球运动员，进攻内锋和防守前锋	椎间盘突出
棒球运动员、游泳运动员、体操运动员、举重运动员	腰椎间盘退行性改变
锋线队员、体操运动员、举重运动员、田径运动员和足球运动员、舞蹈、花样滑冰	峡部裂、腰椎滑脱
体操、摔跤、排球、举重	椎体骨骺撕脱性骨折
慢跑	椎板应力性骨折
芭蕾舞演员	椎弓根骨折
芭蕾舞女演员	小关节应力性骨折
古典芭蕾、艺术体操、游泳、投掷以及发球、单臂投掷运动	轻微脊柱弯曲、脊柱侧凸

表 129.2	男性和女性脊柱损伤危险因素比较
男性	女性
休门氏脊柱后凸	芭蕾舞、花样滑冰和体操中的峡部裂
	腰椎滑脱（欧洲血统的儿童比非洲血统的儿童多见）
	脊柱侧凸
	长跑运动员的骶骨应力性骨折

病史

导致腰背痛发作的完整受伤史、损伤机制、疼痛的定位和放射痛、加剧或减轻的方式、运动员参与的运动类型、训练方案、近期训练量或强度的增加、位置、饮食、月经史以及既往受伤情况和治疗方法都应采集[10]。"警示征象"包括全身症状、感染史或肿瘤史、体重减轻、盗汗、发热，慢性咳嗽、免疫功能低下、通过静脉吸毒、近期感染以及夜间非机械性的腰痛加重。大小便失禁应引起对脊髓病或马尾综合征的关注。马尾综合征还可能包括下肢无力 / 麻木、鞍区感觉减退和性功能障碍。脊柱骨折、硬膜外血肿和向后突出（retropulsion），以及颈椎或胸椎节段的椎间盘突出均可引起脊髓病。症状包括共济失调、肌力下降，当颈髓受到撞击时，患者的手部协调会出现问题[15]。可以改善症状的激素可能会损害免疫系统并增加感染的可能性。坐轮椅的运动员也可能由于褥疮或反复发作的尿路感染而导致脊柱感染[16]。

体格检查

体格检查应从视诊腰背部和四肢、触诊脊柱以及评估步态和脊柱的活动度开始。神经系统查体包括测试肌力、感觉和反射。神经根撞击会引起神经根疼痛、可能的感觉丧失、无力或反射减弱[17]。查看肩关节和骨盆的水平以及 Adam 前屈试验有助于识别脊柱侧凸。诸如血管瘤、牛奶咖啡斑、皮肤凹痕或皮毛窦等皮肤异常可能与潜在的脊柱异常有关[12]。直腿抬高试验阳性是在患者仰卧位或坐位时，髋关节屈曲 30°～60° 后出现的放射痛[18]。

脊柱屈曲疼痛可能提示脊柱前方结构损伤，包括椎体骨折或肌肉拉伤及椎间盘损伤。脊柱前屈受限可能是由于腘绳肌紧张导致。后伸疼痛可能表明脊柱后方结构或骶髂关节损伤[11]。

影像学

在没有"警示征象"的情况下，经过详细的病史采集和体格检查后，可以开始治疗运动员而无需获得脊柱影像学结果，尤其是在非特异性急性腰痛的情况下[19-22]。避免对年轻运动员造成不必要的辐射是非常重要的[23]。假如有外伤史、脊柱畸形或峡部裂病史，或在 6 周或以上的非手术治疗后腰痛不缓解，则更适合进行脊柱影像学检查[24]。"警示征象"的出现、神经系统查体阳性、感染或肿瘤转移病史、非手术治疗难以控制症状以及计划介入手术是行 MRI 的指征[19,23]。

决策原则

胸腰椎骨折

胸腰椎交界处是最常见的胸腰椎损伤部位。造成脊柱骨折的最常见应力及方向包括轴向挤压、侧向挤压、屈曲、后伸、牵拉、剪切和旋转。这些应力或它们的组合可以解释大多数常见的脊柱损伤。

脊柱稳定性

脊柱稳定性是发生脊柱创伤时最重要的治疗决定因素之一，根据脊柱机械稳定性和神经系统稳定性来进行描述。脊柱机械稳定性决定了脊柱结构的完整性及其抵抗形变应力的能力。三柱理论的 Dennis 分类系统[24]通常用于评估脊柱机械稳定性。前柱由前纵韧带（ALL）、椎体前部和纤维环前部组成。中柱由椎体后部、纤维环后部和后纵韧带（PLL）组成，而黄韧带、椎弓、关节突关节 / 关节囊和后方韧带复合体构成后柱。两个或多个柱的受累被认为是机械不稳定，可能需要固定。神经功能障碍的存在与否决定了脊柱的神经系统稳定性。

胸腰椎损伤分类和严重程度评分（thoracolumbar Injury classification and Severity Score, TLICS）[25]是一种常用的分类系统，其中整合了机械稳定性和神经系统稳定性的概念，以帮助指导脊柱骨折的手术和保守治疗。其对三种损伤特征进行了分析和评分，包括①通过影像学检查确定损伤的形态、②后方韧带复合体的完整性以及③患者的神经功能状况。总分为 5 分或更高被认为是通过手术固定脊柱的指征（表 129.3）。

压缩性骨折

压缩性骨折一般在老年人群中常见，在年轻运动

表 129.3   胸腰椎损伤分类和严重程度评分

类型	限定词	分数
损伤形态		
压缩		1
爆裂		2
滑移 / 旋转		3
分离		4
后方韧带复合体完整性		
完整		0
不确定		2
损伤		3
神经功能状态		
完整		0
神经根		2
脊髓 / 圆锥	完全	2
	不完全	3
马尾神经		3

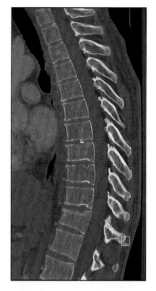

图 129.1   压缩性骨折

员中相对少见。此类骨折是由轴向压缩应力导致的前柱塌陷。可累及上 / 下或两侧终板或前方皮质膨隆（图 129.1）。这些骨折通常是力学稳定的，神经系统很少受累。X 线平片 /CT 检查通常就足够了，而 MRI 仅在怀疑后方复合体 / 神经系统受累时才有指征。预后通常良好，可予观察或支具治疗。只有在严重的椎体高度丢失（超过 50%）和明显的后凸（超过 30°）时，提示潜在的后方韧带复合体受累和可能的脊柱不稳，才考虑手术固定[26]。

爆裂骨折

爆裂骨折是一种与高能轴向负荷所致脊柱创伤相关的压缩性骨折，导致椎体后缘皮质断裂，并向后突入椎管（图 129.2）。在 X 线片上很难区分压缩性骨折和爆裂骨折，CT 检查可以提供帮助。MRI 可以提供有关后方韧带复合体受累的确切信息。

这些骨折可能是稳定的或不稳定的，可能有不同程度的神经系统受累[27]。有神经系统症状和力学失稳时可考虑手术治疗。神经系统受累可能需要手术减压和固定。根据脊柱的稳定性，这类骨折可以选择接受支具或手术固定。

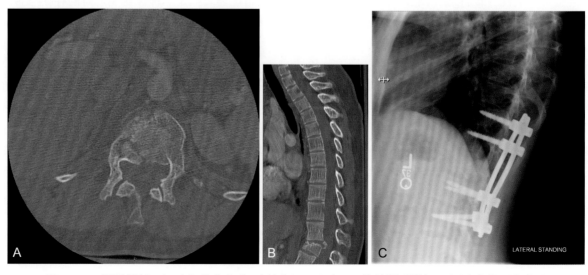

图 129.2   爆裂骨折。（A）矢状位和（B）轴位 CT 显示 T12 椎体爆裂骨折。（C）脊柱固定术后

Chance 骨折

Chance 骨折是由屈曲-分离应力引起的，包括前柱轴向压缩、中柱/后柱横断/分离损伤（图 129.3）。后柱受累可以是骨性或韧带性。韧带损伤可通过 X 线片/CT 上的小关节/棘突间间隙增宽而证实。通常有行 MRI 检查的指征，以识别韧带受累。这些损伤常见于被汽车安全带约束（安全带骨折），常合并腹部损伤。骨性 Chance 骨折可考虑使用支具，而后柱韧带受累通常需要手术固定。

骨折 – 脱位

这是一种高度不稳定的损伤，由高能创伤中常见的各种应力组合引起。三柱受累导致脊柱失稳（图 129.4）。关节突关节损伤（骨折/脱位）与椎体滑移有关。脊髓/圆锥合并神经损伤占这些损伤的 50% ~ 60%。这类损伤通常在神经系统和力学方面均不稳定，需要手术治疗。

后伸/后伸 – 分离损伤

这类损伤相对少见，通常见于强直性脊柱炎（ankylosing spondylitis, AS）或弥漫性特发性骨肥厚病（diffuse idiopathic skeletal hyperostosis, DISH）相关的脊柱强直。

应力性骨折

除了创伤性急性骨折外，未经适应而突然增加的训练量也会引起应力性骨折。脊柱应力性骨折占所有应力性骨折的 0.4% ~ 0.6%。运动员应力性骨折的危险因素包括低体重指数、耐力跑、训练强度增加以及骨密度低[16]。椎弓根应力性骨折或称"椎弓根离断"可与对侧峡部裂同时发生[28-30]。有报道称关节突应力性骨折与反复过伸运动有关，包括体操和芭蕾舞，通常可行非手术治疗，包括休息和支具。

椎体骨骺撕脱骨折

骺环骨折或椎体边缘骨折仅见于骨骼尚未发育成熟的青少年。骺环在 4 ~ 6 岁时骨化，18 岁时融合到椎体上。它牢固地附着在纤维环上，强度大于骨软骨连接。在压缩或牵拉应力作用下，骺环可撕脱并后突入椎管。90% 以上的骺环骨折病例发生在 L4-L5 节段[32, 33]。反复的屈伸运动可能会损伤骺环。通常没有神经功能障碍，但会出现脊柱屈伸活动受限、脊旁肌痉挛的表现。与 MRI 相比，CT 能更好地显示向后突出的骨块。初始治疗通常为休息和应用抗炎药物。在严重神经功能障碍的情况下，需要手术取出骨块[12]。

拉伤、扭伤和挫伤

拉伤、扭伤和挫伤是排除性诊断。扭伤是由于韧带拉伸超过其弹性极限而发生的，而拉伤则是由于同轴或偏心载荷造成的肌肉撕裂。软组织的钝性撞击可引起挫伤，并可导致血肿形成和疼痛。这会引起肌肉痉挛和局部压痛。血肿或水肿在 MRI 上可以发现。治疗应从应用 NSAIDs、运动调整和冰敷开始，然后逐步进行康复。

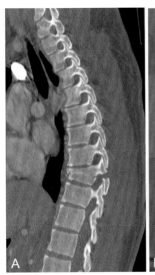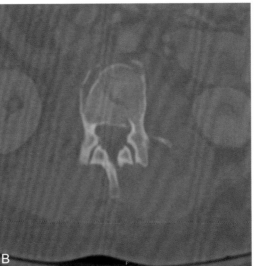

图 129.3　Chance 骨折。（A）和矢状位和（B）轴位像显示三柱屈曲分离骨折

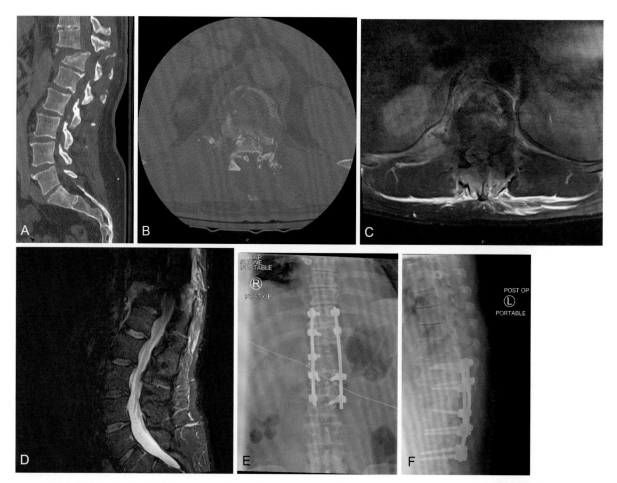

图 129.4 骨折 - 脱位。(A)矢状位和(B)轴位像显示骨折 - 脱位伴严重椎管狭窄。(C、D)MRI 显示严重脊髓挫伤。(E、F)脊柱减压和固定术后

腰椎间盘突出症

腰椎间盘突出症及其导致的侧隐窝或椎间孔处神经根压迫可引起腰痛和不同程度的根性疼痛。有症状的腰椎间盘突出症 90% 位于 L4-L5 和 L5-S1[34, 35]。Valsalva 动作和咳嗽可加剧疼痛。直腿抬高试验有助于诊断。如前所述,MRI 在根性症状急性期和体格检查稳定且无神经功能缺陷时是不必要的。假如症状是进行性或顽固性的,则需要进行 MRI 检查。治疗的第一步包括物理治疗和基于后伸的固定方案、非甾体抗炎药,以及偶尔采用硬膜外激素注射。进行性神经功能障碍、顽固性疼痛和马尾综合征的病例需要手术治疗(图 129.5)。在恢复完全无痛的腰椎 ROM、下肢肌力完全恢复以及完成专项运动康复治疗之后,运动员可以恢复他们以前的运动量[12]。

峡部裂

峡部裂(图 129.6)是椎弓峡部的一种缺损,可能由脊柱的反复扭转和后伸以及较少见的急性创伤引起。多达 47% 的患有腰痛的年轻运动员患有峡部裂,更常出现在 L5 左侧[8, 36]。男孩和女孩峡部裂的患病率相同,然而,从历史上看,在男孩中更常见[14, 37]。由于腰椎的反复过度后伸,它在体操运动员和橄榄球中后卫运动员中更常见[16]。

最常见的症状包括慢性顽固性腰痛,尤其是在重复运动和脊柱后伸时。在不伴有腰椎滑脱的情况下包括神经根病在内的神经系统症状并不常见。在完全无症状的运动员中偶然发现影像学上的峡部裂也不罕见。

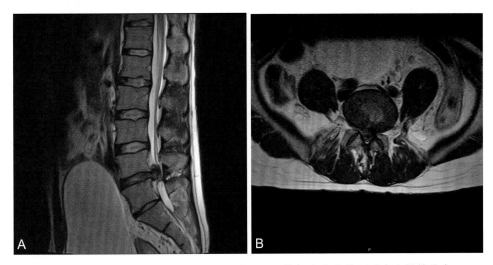

图 129.5　腰椎间盘突出症。（A、B）L5-S1 椎间盘突出伴严重中央椎管狭窄

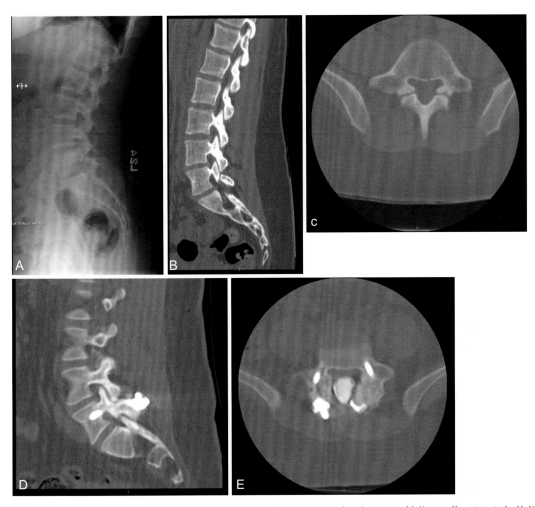

图 129.6　腰椎峡部裂。（A）侧位 X 线片和（B）矢状位 CT 像显示 L5 峡部裂。（C）轴位 CT 像。（D）矢状位和（E）轴位 CT 像显示峡部裂愈合

腰椎滑脱

腰椎滑脱是头侧椎体在尾侧椎体上的向前滑移（图 129.7）。腰椎滑脱可分为：发育不良型（Ⅰ）、峡部裂型（Ⅱ）、退变型（Ⅲ）、创伤型（Ⅳ）和病理型（Ⅴ）。发育不良型尽管较少见，但进展的概率高达32%，而峡部裂型仅为 4%[38]。

症状包括与后伸相关的腰痛以及冲击时的疼痛，例如在跳跃过程中。腘绳肌的柔韧性也有所下降[10]。若腰椎滑脱导致神经根孔狭窄，运动员也可能主诉神经根症状和体征。体格检查可能发现腰椎过度前凸、肌肉痉挛、腘绳肌紧张、脊柱后伸疼痛和单腿过伸试验阳性（当患者用峡部裂的同侧下肢站立时，诱发疼痛）[10]。

腰椎正位片可见发育缺陷，如脊柱裂。侧位片可见峡部的溶骨性病变（见图 129.6）或腰椎滑脱。"苏格兰狗项"（neck of the Scottie dog）病变是峡部的应力反应见于斜位片中。由于辐射剂量很高，许多机构不鼓励常规使用斜位像。在 X 线平片上仅能看到 1/3 的应力性骨折[2]。单光子发射计算机断层（single-photon emission computed tomography，SPECT）骨扫描，活动性骨性病变显示为摄取增加的区域。CT 可以明确峡部应力性骨折的存在，也可用于监测愈合过程[9]。

后方结构过度使用综合征

脊柱的反复后伸和旋转可引起后方结构过度使用综合征，累及肌肉肌腱连接、韧带和关节突关节。它也被称为过度前凸性腰痛。这是青少年峡部裂腰痛最

常见的原因[2]。症状包括脊柱后伸疼痛、椎旁肌压痛。治疗包括应用抗炎药物和冰敷。康复治疗应从无痛运动开始，康复方案应包括防止过伸、加强腹部力量、反屈运动、胸腰椎和腘绳肌拉伸[10]。

骶髂关节

骶髂（SI）关节疼痛可引起运动员腰痛，并可向下肢放射，表现形式多样。它更常见于越野滑雪运动员和赛艇运动员，以及进行单腿站立运动的运动员，如体操、滑冰还有保龄球。它可以由轴向载荷和旋转、剪切应力穿过关节的直接创伤、肌腱附着点病以及韧带损伤、脊柱侧凸和下肢不等长导致。SI 关节疼痛可由感染、炎症（如血清阴性脊柱关节病或克罗恩病）引起。骶骨应力性骨折也可引起 SI 关节疼痛[10]。没有明确的可以加重或减轻 SI 关节疼痛的动作。患者通常主诉腰部中线疼痛[2]。体格检查发现，疼痛局限于臀部或腰部，并随着脊柱的后伸而加重。若怀疑有炎症或感染，可检测 ESR、C 反应蛋白、类风湿因子、抗核抗体以及 HLA-B27。

治疗方案

脊柱疾病、损伤以及手术选择的种类繁多，因此应根据每种具体损伤及其各自的治疗方式来评估脊柱损伤。应限制活动，直到完成任何严重的潜在损伤的评估。在没有"警示征象"、脊柱失稳或重大创伤的情况下，大多数运动员对保守治疗反应良好。急性腰痛的自然史通常是良好的，应鼓励运动员保持活动。与卧床相比，这将增加快速恢复的可能性[24]。大多数腰

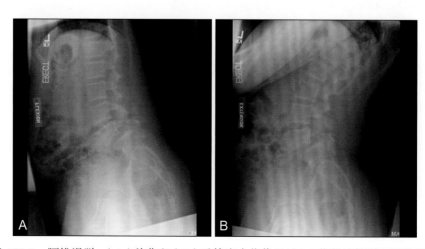

图 129.7　腰椎滑脱。（A）前曲和（B）后伸应力位像显示 L5 节段峡部裂和腰椎滑脱

痛发作在 2 ~ 4 周内缓解。生物力学研究表明，有效控制多裂肌和腹横肌可增加脊柱的节段稳定性。核心肌群的强化可以预防腰痛的复发[40]。这已被证明比患者宣教和医疗处置更有效[39-41]。已有研究报道硬膜外激素注射治疗椎间盘源性腰痛的短期疗效[42,43]。

文献中不支持使用束腰、支具和牵引作为治疗腰痛的选择[3,44]。若患者在 6 周的非手术治疗后没有改善，建议进行进一步影像学检查和可能的侵入性操作，如硬膜外注射。延迟手术并不会导致更糟糕的神经系统预后[45]。据报道，在总体人群中，腰痛的复发率为 50% ~ 84%[46-48]。

骶髂关节

治疗从休息、应用抗炎药、物理治疗以及手法治疗开始。康复治疗应针对核心肌群和腰骶部、骨盆以及臀部肌力的加强[2]。对于骶骨应力性骨折，建议保护性负重，直到疼痛消失[10]。假如症状改善达到平台期，SI 关节注射既可以治疗，也可以用来诊断[2]。

峡部裂和腰椎滑脱

一线治疗包括 3 ~ 6 个月的运动调整、物理治疗或支具治疗。物理治疗的目的是减少腰椎前凸，同时加强核心肌群和拉伸腘绳肌腱。应避免引起疼痛的运动，尤其是后伸运动。建议加强屈髋肌、腘绳肌和腹肌锻炼。腰部支具可以减少脊柱前凸，降低对峡部的应力。这方面的一个例子是波士顿支具，它是在 0° ~ 15° 弯曲成形的。

非手术治疗后，当患者实现无痛腰椎 ROM 时，允许 RTP。当患者恢复运动，运动量需要逐渐增加。假如使用了支具，则应持续使用，直到运动员完全恢复无痛活动。到那时，就可以逐渐摘除支具了。非手术治疗已被证明是成功的，在 78% 的患者中有良好的临床结果，高达 89% 的患者重返运动[16,49-53]。据报道，单侧病变和半数双侧病变愈合较好；然而，慢性病变和发育不良性腰椎滑脱难以愈合。在大多数患者中，纤维连接可以提供可接受的稳定性[32,54,55]。

当患者摘除支具后恢复完全的无痛活动时，可以认为峡部裂 / 腰椎滑脱临床愈合。运动员应每 4 ~ 6 个月随访一次，拍摄站立位侧位片，直到骨骼成熟，以监测滑脱进展的程度。当滑脱超过 50%，出现神经系统症状或持续疼痛时，可考虑手术固定[9]。手术方法包括椎弓根钉和椎板钩技术、使用经椎板螺钉的 Buck 技术以及棘突或横突钛缆固定技术。

骨折

运动员稳定或不稳定脊柱骨折的治疗指南与非运动员相同。一般来说，任何脊柱骨折的治疗方案都需要个体化。治疗的即刻目标包括在骨折愈合时固定脊柱（观察 / 支具与手术固定）。脊柱骨折的手术指征包括腰椎间盘突出症、血肿或骨折碎片引起的神经功能缺陷，或力学失稳，包括骨折脱位[32]。对于大多数稳定骨折，在疼痛缓解、影像学愈合和一段时间的康复治疗后，运动员可以重返运动[56]。对于不完全脊髓损伤，与延迟手术相比，在最初 24 ~ 72 小时内进行手术治疗可获得更好的神经功能预后[57,58]。

压缩性骨折、棘突骨折和横突骨折通常可以通过支具 / 观察治疗，在症状完全消失后，运动员可以恢复全量运动[59]。

术后管理和重返赛场

尽管缺乏共识和具体建议，但普遍认为脊柱损伤的运动员在重返赛场前应该完全没有疼痛、神经系统功能完好、肌力和 ROM 完全恢复[59,60]。推荐逐渐恢复运动量及延长训练调整周期。允许运动员重返对抗性运动是一个更加困难的决定。

稳定骨折的运动员在痊愈后通常可以恢复全量运动。跨过胸腰段过渡区的脊柱融合是参加对抗性运动的绝对禁忌证[60,61]。类似地，融合终止于过渡区也是 RTP 的禁忌证。然而，假如融合没有跨过过渡区，且满足普遍标准，则运动员可以 RTP[60,61]。对于腰椎间盘突出症成功的保守或手术治疗通常可以使患者完全恢复对抗性运动。据报道，腰椎间盘突出症的运动员 RTP 率非常高（高达 81%）[62]。经皮和显微镜下椎间盘切除术后 2 ~ 6 个月后可 RTP 并进行对抗性运动，4 ~ 8 周后可进行轻度运动，例如高尔夫球[60]。

手术治疗峡部裂后的 RTP 存在争议，尚无正式的标准。指南不建议在峡部裂和滑脱融合手术后重返对抗性运动[60]。

选读文献

文献：Huang P, Anissipour A, McGee W, et al. Return-to-play recommendations after cervical, thoracic, and lumbar spine injuries: a comprehensive review. *Sports Health*. 2016; 8(1): 19-25.

证据等级：Ⅳ
总结：尽管缺乏共识和具体建议，但普遍认为运动员在重返赛场前应该完全没有疼痛、神经系统功能完好、肌力和活动度完全恢复。

文献：Haus BM, Micheli LJ. Back pain in the pediatric and adolescent athlete. *Clin Sports Med*. 2012; 31(3): 423-440. doi:10.1016/j.csm.2012.03.011.

证据等级：Ⅳ

总结：急性创伤或慢性过劳都会导致运动员的疼痛。急性疼痛的鉴别诊断包括胸腰椎骨折、急性椎间盘突出症、肌肉扭伤和骨骺环损伤。过劳性损伤包括腰椎滑脱和峡部裂、前凸过大和椎间盘退行性疾病。

文献：Mautner KR, Huggins MJ. The young adult spine in sports. *Clin Sports Med*. 2012; 31(3): 453-472. doi: 10.1016/j.csm.2012.03.007.

证据等级：Ⅳ

总结：椎间盘内部损伤是年轻运动员腰痛的最常见原因。运动员急性腰痛的自然病程是良好的。康复治疗的重点应放在核心肌群的稳定和髋关节周围肌力的加强。若非

手术治疗对运动员无效，可以考虑硬膜外激素注射和更具侵入性的手术治疗。

文献：Lawrence JP, Greene HS, Grauer JN. Back pain in athletes. *J Am Acad Orthop Surg*. 2006; 14(13): 726-735.

证据等级：Ⅳ

总结：运动员的自限性症状，与持续性或复发性症状不同，应加以鉴别。不同种类的运动对脊柱施加不同的载荷，导致特定的脊柱病变。保证良好的身体状态有助于避免业余运动员的脊柱损伤。

（Nourbakhsh Ali, Anuj Singla 著
曹宸喜 译　罗智超 校）

参考文献

扫描书末二维码获取。

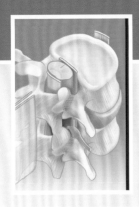

第130章

颈椎和胸腰椎退行性疾病

颈椎、胸椎和腰椎的退行性疾病在所有级别的医疗转诊中都会遇到。包括初级保健医务人员和脊柱专家都应该对这些疾病的流行病学、病理生理学、诊断和治疗原则有基本了解。本章的目的是为初级保健医生和专科医生最常遇到的情况提供概述。了解这些情况后，利于医务人员做出更为恰当的诊断、治疗和专科转诊决定。

退行性颈椎疾病

颈椎轴性疼痛

病因与流行病学

颈椎轴性疼痛影响着相当一部分的美国人。其发病率随着年龄的增长而增加，多项研究表明，其患病率在20~60岁之间呈线性增长。到了65岁，多达95%的美国成年人患有某种形式的颈部疼痛。多达10%的患者患有严重颈部疼痛[1,2]。

许多生物力学和生化因素促成了导致颈椎轴性疼痛感复杂的相互作用。例如，累积创伤、反复应力和反复损伤。退行性颈椎疾病的影像学证据可能与颈部疼痛有关，但在影像学上出现这种退行性病变的患者并不一定会出现颈部疼痛症状[3]。

颈椎运动节段

颈椎运动节段是颈椎的基本功能单位，它由两个相邻的颈椎椎体和其间的椎间盘组成。脊柱前纵韧带（anterior longitudinal ligament, ALL）、后纵韧带（posterior longitudinal ligament, PLL）、棘突间韧带、黄韧带和位于椎管后外侧的一对关节突关节的滑膜囊等软组织结构可增加颈椎运动节段的稳定性[4]。

ALL是一条强劲的韧带组织条带，沿着椎体和椎间盘的前方从颅底向骶骨延伸。它主要起到稳定脊柱的作用[5]。PLL从C2椎体延伸到骶骨的后表面。棘间韧带纤维向前与黄韧带汇合，向后与棘上韧带汇合。多个颈椎运动节段协同工作以实现复杂的运动[5]。

椎间盘

椎间盘对脊柱单位的正常功能至关重要。它们由柔软的中央髓核、坚韧的纤维环以及在近端和远端的两个相邻终板组成。因此，椎间盘在两个椎骨之间起缓冲作用并促进椎骨间的运动。颈椎间盘有6个，胸椎间盘有12个，腰椎间盘有5个。髓核由随机指向的胶原纤维及其结合的蛋白多糖组成，这些分子主要由水构成，具有亲水性。结构上的变形应力可以使其向外分散到不同的方向[6]。纤维环是一种坚韧的、纤维的环状结构，它由交替排列的胶原纤维组成，可以缓冲脊柱复杂的多向运动。当施加压缩应力时，环状结构防止终板之间的髓核被挤压。当防止机制失效时，这种挤压会导致椎间盘突出的临床状况。终板由透明软骨组成，在脊柱的椎间盘和椎体之间形成物理缓冲。椎间盘的各个组成部分一起构成一系列复杂的运动，包括轴向压缩、分离、轴向旋转和侧屈[6,7]。

关节突关节

脊柱小关节又称为关节突关节，由下位椎体的上关节面与上位椎体的下关节面之间的关节连接组成，被坚固的滑膜囊所包围。每个脊柱运动节段包含两个小关节，位于每个相应椎骨的椎弓根和椎板之间[8]。小关节及其相应的椎间盘在脊柱的后部和旋转稳定中起着至关重要的作用。根据脊柱稳定的三柱模型，脊柱由三个相互联系的柱组成，它们构成了脊柱的整体结构。前柱由ALL和椎间盘的前2/3组成。中柱由PLL和椎间盘的后1/3组成。后柱由PLL后方的所有结构组成。小关节的朝向在腰椎逐渐从冠状面向矢状面转向。颈椎小关节与冠状面成45°，允许屈曲、后伸、侧屈和旋转。胸椎小关节与冠状面成 60°，仅允许侧屈和旋转。腰椎小关节与冠状面垂直，因此仅允许屈曲和后伸[8]。

钩椎关节

钩椎关节，或称 Luscka 关节，位于 C3 和 C7 椎体之间的颈椎。这些关节的形成是正常退变的结果。钩突是椎体外侧向上的突起[9]。随着年龄增长，椎间关节间隙变窄，近端椎体的下外侧逐渐与其相应的钩突接触，形成关节。这些关节被认为具有多种功能[9]。由于它们相对于椎体处于后外侧，它们在这区域提供缓冲，并保护椎间盘。通过类似的作用，它们可以防止近端椎体相对于远端椎体的后移，并防止随之而来的相关神经损伤[9]。由于钩椎关节突出形成的骨赘压迫颈神经根和椎动脉会产生相应的临床症状[9]。

颈椎病

流行病学

颈椎的椎间盘退行性改变被称为颈椎病，它是老龄人群中颈部疼痛的普遍原因，它最终导致退变进程，可能损害椎管和椎间孔的空间，年龄是退变进展的主要危险因素。在 50 岁以上的男性和 60 岁以上的女性中，约 90% 的影像学检查显示有颈椎退行性改变的证据（图 130.1 和 130.2）[10]。50 岁以下人群，颈椎 C3 至 C7 水平之间的退行性改变的年发病率增加。60 岁以下人群，骨质增生和椎管狭窄的发病率也在增加。在这些年龄段之后，每年的发病率似乎都会下降。年轻人群中的颈椎病通常是由于既往的颈椎损伤导致的[10]。

病理解剖学

颈椎病的发展呈阶梯性。它产生于一个特征性的退行性循环，开始于椎间盘退化。这通常会导致关节退行性改变，从而引起韧带的改变。这会导致畸形和后凸，其次是椎间盘高度丢失，从而将负荷转移到小关节和钩椎关节，加速了钩突骨赘和小关节骨关节病的发生，上述病变的累积效应是压迫脊髓和神经根。

椎间盘源性疼痛

椎间盘源性疼痛是多因素的。窦椎神经是腹侧支的一个分支，支配脊膜、椎间盘和 PLL，另一个疼痛来源于小关节病变刺激脊神经背支的直接分支[12]。颈

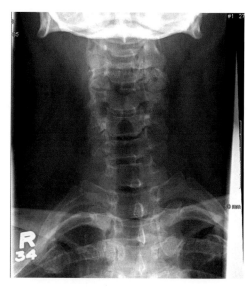

图 130.1 颈椎间盘退行性病变的正位 X 线片

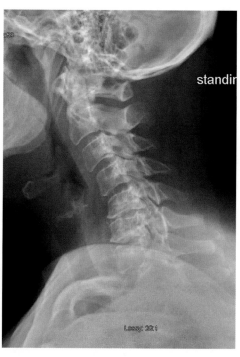

图 130.2 颈椎间盘退行性病变的侧位 X 线片

椎病的疼痛类似于所报道的感染或肿瘤的疼痛，但缺乏并发的全身症状，如发热、出汗、体重减轻和发冷。与感染或肿瘤相关的疼痛也有随时间而加剧的趋势，但没有患者自述的特定加重或缓解因素[13]。退行性椎间盘疾病会引起疼痛，劳累后加重，休息后缓解。症状反复，时好时坏。可出现剧烈持续疼痛、四肢无力或行走不便、无法进行日常生活活动等症状，应注意与感染或肿瘤疾病相鉴别[13]。

颈椎间盘突出症、椎间孔狭窄和神经根型颈椎病

颈椎间盘突出症有三种类型。在第一种类型中，髓核膨出，纤维环保持完整，突出的髓核仅在压迫纤维环时形成膨出。在椎间盘突出型，髓核通过纤维环突出，但完好的 PLL 可以防止进一步的突出。在游离型，髓质通过纤维环和髓核突出，在椎管中游离。突出的髓核（herniated nucleus pulposus, HNP）根据位置分为中央型、后外侧型和外侧型椎间盘突出。椎间盘突出可压迫脊神经根，以及导致椎间孔狭窄，从而导致神经根型颈椎病[18]。

颈椎椎间孔发生狭窄，会产生一种称为神经根病的复杂症状。神经根性疼痛通常被定义为因脊神经根受压导致的沿受累上肢或下肢放射性刺痛。当出现在颈椎时，常被描述为起自颈部并沿着上肢向下走行的刺痛。神经根性疼痛的病史采集、确定疼痛相对于受累脊神经根的分布是至关重要的，因为疼痛和无力通常遵循皮节分布[19]。

X 线片和 MRI 等影像学检查可用于脊柱和脊髓退行性椎间盘疾病或神经根受压情况的评估[13]。尽管对软组织的成像能力有限，但 X 线片应该始终作为一线的影像学检查手段。然后进行 MRI 检查以更好地显示与脊髓和神经根相关的软组织结构。在计划对退行性颈椎疾病进行手术治疗时，上述检查通常就足够了。当检查者认为患者不一定需要考虑手术治疗时，X 线片是最初评估急性症状时进行的主要影像学检查。除非有外伤、肿瘤或感染史，否则在第一次疼痛发作时不一定需要预约进一步检查。X 线片提供颈椎病的特征或与其相关的基本信息，以及有关骨赘形成、颈椎的骨质和是否存在骨赘的指征[13]。

与 MRI 相比，颈椎 CT 扫描可以提供更多关于骨性结构的信息，并能更好地分辨骨性结构和解剖标志。然而，对于神经根病非手术治疗失败的患者，通常不需要将其作为常用影像学检查的一部分[20]。（译者注：此处引用了一篇 1984 年的文献，与现有临床实际不符）

电生理学研究主要用于区分根性颈部疼痛与上肢其他神经病变。周围神经病变独立存在，也可以与神经根病同时存在，使用这些影像学检查可以最好地进行区分。在合并颈部痛的情况下，腕管综合征、臂丛神经炎和尺神经病等病症也可能因椎间孔狭窄而出现根性疼痛。电生理诊断还可以帮助诊断患有非特异性上肢不适的患者，这些患者与其他影像学检查或预期的临床综合征所诊断的结果不完全吻合[13]。

中央型狭窄与脊髓型颈椎病

中央型颈椎管狭窄可导致脊髓型颈椎病的临床表现[14]。中央型颈椎管狭窄可以由于前方的椎间盘，以及占位性突出、椎间盘钙化侵占椎管容积或骨赘形成（图 130.3）。也可以由于后方压迫引起，如后纵韧带肥厚或双侧小关节增生。这些现象的结合，也经常导致椎管的环状狭窄[14]。

中央型椎管狭窄，如果严重，会导致脊髓型颈椎病。最常见的脊髓型颈椎病症状包括颈部疼痛、枕部痛、四肢无力、感觉异常和（或）行走不便。步态和排尿障碍是晚期表现，不太可靠[15]。在影像学上，脊髓型颈椎病患者通常表现为椎间盘和椎体终板骨赘、颈椎后凸畸形、椎间盘高度丢失以及继发于前方骨赘的压迫[15]。这些改变不仅会导致椎管变窄，还会导致脊柱功能单位的机械性损害。假如该单位受损到一定严重程度，由此产生的机械性改变可能会导致局部缺血并进一步损害脊髓功能（图 130.4）[15]。

影像学检查对脊髓型颈椎病的诊断至关重要。在临床症状提示脊髓病的情况下，影像学检查通常显示椎管狭窄、受压。椎管矢状径小于 10～13 mm，脊髓压缩比小于 0.40，Torg 比值小于 0.75 均预示脊髓型颈

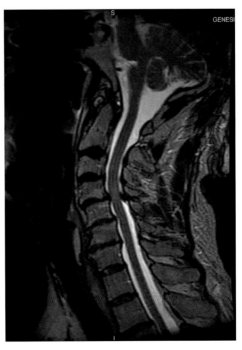

图 130.3　颈椎管狭窄症的 MR 图像

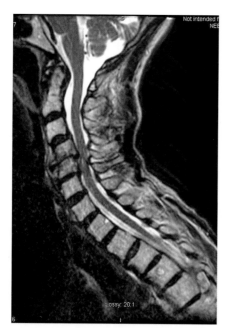

图 130.4　颈椎管狭窄症的侧位 MR 图像

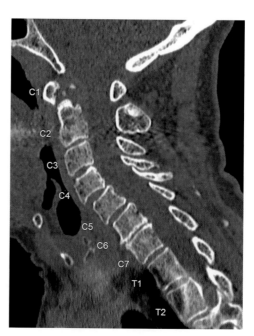

图 130.5　颈椎的 CT 像

椎病存在或发展的风险增加[16,17]。

类风湿性颈椎关节炎

绝大多数类风湿关节炎（rheumatoid arthritis，RA）患者都会患有类风湿性颈椎关节炎。包括三种类型的不稳定：寰枢椎半脱位、颅底凹陷症和枢椎下半脱位。类风湿性颈椎关节炎的症状和体征与脊髓型颈椎病相似，包括颈部疼痛和僵硬、枕部疼痛以及逐渐出现四肢无力和感觉丧失[21]。类风湿性颈椎关节炎患者的体格检查显示存在反射亢进、上下肢无力、共济失调[21]。X 线片是诊断类风湿性颈椎关节炎的主要影像学检查方法。假如考虑手术治疗，可行 CT 检查以更好地了解骨性解剖结构。MRI 用于评估脊髓受压的程度和识别脊髓损伤[21]。类风湿性颈椎关节炎首选非手术药物治疗。在 RA 药物治疗方面的新进展导致类风湿性颈椎关节炎患者对手术治疗的需求减少，但在非手术治疗失败而必须进行手术治疗的情况下，脊柱减压和固定术被用于防止神经功能进一步缺陷。手术前应告知患者，手术治疗可能无法逆转减压手术前已存在的神经功能缺陷[21]。

50%～80% 的 RA 患者存在寰枢椎半脱位，最常见的是 C1 相对 C2 的向前移位（图 130.5）。当齿突和 C1 环之间形成血管翳时，横韧带和齿突遭到破坏，导致半脱位。假如在侧屈-后伸 X 线片上测量的寰齿前间隙大于 10 mm，寰齿后间隙（脊髓有效间隙）小

于 14 mm，那意味着有进行性的脊髓病。当寰枢椎半脱位合并颅底凹陷症时，应考虑枕颈融合手术。假如寰枢椎半脱位不能复位，则可能需要切除寰椎后弓[21]。

颅底凹陷症，又称齿突上移，简称 SMO（superior migration of the odontoid）。当齿突的尖端通过枕骨大孔向上方移位时，由于枕骨和 C1/C2 之间的凹陷和骨丢失，导致颅底凹陷症。它存在于 40% 的 RA 患者中，通常与固定型寰枢椎半脱位同时出现。假如颈椎移位进展大于 5 mm，神经功能缺损，或者 MRI 上的延髓颈髓角小于 135°，有 C2 到枕部的融合手术指征[21]。

40% 的 RA 患者存在下颈椎半脱位，与寰枢椎半脱位和颅底凹陷症不同，它通常发生在颈椎的多个节段。枢椎下半脱位是由于小关节和钩椎关节的血管翳形成和软组织不稳定引起的。大于 4 mm 或 20% 的半脱位常合并脊髓受压。在持续性疼痛和进行性神经功能缺陷的情况下，下颈椎半脱位大于 4 mm 或超过 20%，有后路融合和钢丝固定手术指征[21]。

后纵韧带骨化症

引起后纵韧带骨化症（ossified posterior longitudinal ligament，OPLL）的病因是多因素的。它通常发生于东南亚血统的患者中，男性患者多于女性，最常见于颈椎 C4 和 C6 之间。导致这种疾病的因素包括糖尿病、肥胖、高盐饮食、钙吸收不良以及施加在 PLL

上的机械应力。OPLL 常无症状，严重时可出现脊髓病的症状。颈椎侧位 X 线片可以显示 OPLL，MRI 可以显示软组织解剖结构和脊髓损伤，CT 可以显示颈椎的骨性解剖（图 130.6）。非手术观察仅适用于症状较轻或病情不稳定不能手术的患者。在表现为机械不稳定脊髓病的患者中，建议采用不减压的椎间融合术。对于颈椎后凸不能进行后路减压的患者，可行颈椎前路椎体次全切除和 OPLL 切除术。在脊柱前凸的患者中，脊髓可向后"漂移"，后方椎板成形术或椎板切除植骨融合术可用于治疗该病[22]。

退行性胸腰椎病变

退行性胸椎病变

胸椎的解剖特征与颈椎明显不同。椎体大小从 T1 到 T12 逐渐增大。椎管的直径在该区域变化很大，在 T2 和 T10 处最狭窄。胸椎的关节突关节与冠状面大约成 60°，允许一定程度的旋转和最小的屈伸以保护肋骨[18]。胸椎椎弓根壁的内侧厚度是外侧的 2 倍；它们的长度从 T1 到 T4 逐渐减少，而后逐渐增加。最短的椎弓根位于 T4，平均长度仅为 14 mm[18, 23]。胸椎的脊神经通过椎间孔从脊柱外侧穿出，支配胸壁和腹壁的感觉和运动；该区域的退行性改变通常无临床意义[23]。

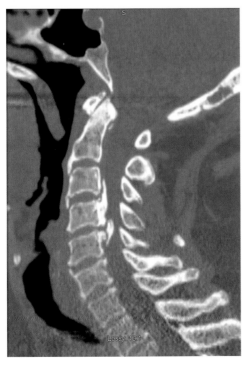

图 130.6　后纵韧带骨化症的侧位 CT 像

颈椎中包括椎间盘源性疼痛、椎间盘突出、椎间孔狭窄、神经根病、椎管狭窄和脊髓病在内的病变类型都可以出现在胸椎。然而，由于胸壁的存在以及胸椎与肋骨的连接，胸椎具有先天稳定性，这些病变中的大多数只在极少数的情况下出现症状。在以上所列的疾病中，只有胸椎间盘突出症具有足够的临床价值，值得在本章中讨论。尽管这是胸椎最常见的退行性疾病，但胸椎间盘突出症不常见，仅占所有 HNP 事件的 1%。它最常出现在 40~60 岁之间，这是因为退变的椎间盘随着含水量减少变得不太容易通过周围纤维环突出。椎间盘突出通常累及胸椎中下节段，75% 的胸椎间盘突出症发生在 T8 和 T12 之间[18]。

胸椎退行性椎间盘突出症的临床表现多种多样。尽管患者最常自述有轴性背部或胸部疼痛史，以及沿着受累的肋间神经走行的、成带状分布的胸部或腹部根性疼痛。在 T2 和 T5 椎骨之间节段的突出，上肢疼痛是一个主要症状。15%~20% 的胸椎间盘突出症患者存在肠道或膀胱症状。麻木、感觉异常、感觉改变、脊髓病和性功能障碍的症状也有报道。对胸椎间盘突出症患者进行体格检查，可以发现中线和椎旁有局限性压痛、感觉异常以及沿受累皮节分布的感觉障碍。由此产生的脊髓压迫可导致脊髓病的症状，如无力、反射亢进、阵挛和 Babinski 征阳性[18]。

病变累及区域的影像学检查必不可少。胸椎侧位 X 线片对椎间盘间隙变窄以及骨赘形成可能有意义。但 MRI 能更清楚地观察软组织解剖结构，因此是退行性胸椎间盘突出更有价值的影像学检查。但 MRI 扫描的缺点也在于其图像的高分辨率，这会导致潜在的高假阳性率。当对大多数无症状患者进行 MRI 检查时，可以发现胸椎间盘异常，包括微小的椎间盘突出和脊髓压迫。尽管这些发现在结构上肯定是准确的，在缺乏上述的明确症状的情况下，影像学表现与临床无关联[24, 25]。

与所有椎间盘突出症的病例一样，无论在哪个脊柱节段，首选非手术治疗，如调整运动和物理治疗，以及制动、短期休息、镇痛剂和胸椎管内注射；在大多数情况下这些都成功缓解症状。椎间盘切除术，包括半椎体切除术或融合术，适用于急性椎间盘突出症和严重的病例，其狭窄程度严重到可以出现脊髓病的临床表现和有体格检查阳性表现。与颈脊髓病不同的是，胸椎病变引起的脊髓病体征仅出现于下肢。假如有明显的进行性神经功能恶化，手术的必要性就变得更加紧迫[18]。

退行性腰椎病变

腰痛概述

腰痛是一种极为常见的病症，文献中报道终生患病率在 50%～80%。正因为如此，发达国家的经济和社会负担是巨大的。然而，尽管其发病率很高，但导致腰痛，尤其是机械性腰痛的真正病因和致病因素仍未阐明。腰痛最常见的原因是肌肉拉伤[26]。其他常见原因包括过度活动导致肌肉和韧带纤维的牵拉和微损伤，或椎间盘的急性损伤。腰痛的风险因素很多，而且变数很大，包括肥胖和吸烟，生活方式因素例如长时间提起重物或久坐，或者在病史中存在着对工作的不满情绪[26, 27]。明智的临床医生不应该错过"红旗"信号，因为这是导致病情加重的原因。有发热和寒战且有静脉注射药物史考虑是感染性病因[27]。既往患有身体其他部位的肿瘤可提示脊柱转移性疾病。如机动车事故或从高处坠落等外伤史，应引起临床医生对急性骨折的怀疑，并及时进行恰当的诊断性检查。最后，肠道和膀胱症状伴有鞍区麻木和刺痛感的病史应该以恰当的影像学检查进行迅速的评估，并在疾病诊断后进行减压手术。尽管存在这些导致腰痛的严重原因，但绝大多数病例是由不危及生命的机械性因素导致的，在未得到正式治疗的情况下可在 1 年内自行缓解。

腰椎解剖

腰椎的解剖结构不同于颈椎和胸椎。正常有约 60° 的腰椎生理前凸，范围为 20°～80°。椎间盘间隙占脊柱前凸的大部分，L3 椎体是腰椎前凸顶点[28, 29]。腰椎椎体在脊柱中最大，向后连于椎弓；椎弓由椎弓根和椎板、棘突、横突和峡部组成。峡部是上、下关节的连接部分，也是峡部裂发生的部位。腰椎椎体的血液供应来自节段动脉，其背侧分支也向硬膜和后部结构提供血供[28, 29]。

与颈椎不同，腰椎神经根与相应的椎骨相匹配。颈椎不匹配（C6 神经根在 C5 椎弓根下方走行），而腰椎中相应的神经根匹配并在其各自的椎弓根（L5 神经根在 L5 椎弓根下方）下方走行。当椎间盘突出压迫神经根时，神经根的走行还会影响临床表现[30]。颈神经根走行呈水平方向，导致与椎间盘旁中央突出和经椎间孔突出有相同的表现，而腰椎神经根则成垂直方向，故因椎间盘突出位置不同而有不同的临床表现。脊髓终止于终丝，大约在 T12 节段，因此在这个

节段以下没有真正的脊髓。相反，神经冲动通过马尾神经传递，马尾神经始于 L1，穿过椎管的剩余长度，这些神经根受压，称为马尾神经综合征，可能造成严重后果，一旦发现则需要紧急手术减压和固定。马尾神经综合征的主要症状包括双下肢疼痛、鞍部麻木、下肢感觉运动功能改变和肠道 / 膀胱功能障碍[30]。

椎间盘源性腰痛

腰椎间盘突出是人类椎间盘源性脊柱疼痛的主要原因。椎间盘源性腰痛是存在争议的疾病，直到最近才开始被广泛关注，成为特发性轴性腰痛的病因。人们认为这是由于纤维环的损伤和由此引起的修复所导致的。对椎间盘源性腰痛患者的椎间盘进行病理检查结果显示，纤维环内有裂痕，这些裂痕内的大量肉芽组织有广泛的神经支配[26]。与其他组织相反，由于它们的血管特性，椎间盘的愈合从外向内进行。除其后部区域外，正常椎间盘较少有神经支配[26]。椎间盘后部既接受窦椎神经的支配，又接受交通支或腹侧支的直接分支的支配。灰质交通支的分支支配椎间盘外侧区，前区由交感神经丛发出的椎间盘前神经支配，交感神经丛支配 ALL。交感传入纤维传递疼痛冲动[26, 27]。当通常对椎间盘伤害性感受器影响很小的机械刺激在某些情况下可以产生被放大的疼痛反应时，就会发生一种称为外周敏感化的现象。正因为如此，一些受损的椎间盘在临床上会引起疼痛，而另一些则不会。

椎间盘源性腰痛的诊断基于临床病史和影像学检查，包括 X 线片、MRI 和刺激性椎间盘造影术。只有大约 20% 的腰痛患者有明确的病理或解剖病因可以明确。腰椎 X 线片通常是一线诊断性影像检查；它们可能显示出与椎间盘退变和椎间盘间隙变窄相一致的结果。MRI 可更详细地显示这些结果，存在椎间盘退变，但没有狭窄或突出[31]。研究表明，虽然刺激性椎间盘造影术有助于诊断，但随着时间的推移，会导致椎间盘突出、椎体终板改变和椎间盘高度丢失的可能性增加，这可能导致椎间盘退变加速[32]。

非手术治疗方案是椎间盘源性腰痛的一线治疗方案。常用包括镇痛剂、非甾体抗炎药（NSAIDs）和肌松剂等药物治疗，但缺乏有效的证据。尽管有限的证据表明麻醉剂可以使疼痛和功能得到小幅度的改善，但仍应避免将麻醉剂用于长期治疗[26]。通过 McKenzie 方法进行的运动治疗在物理治疗师中很流行，并且已被证明比手法治疗更有效，并且与力量

训练同样有效。假如药物治疗、生活方式调整和运动不能改善症状，则通常进行硬膜外激素注射。尽管关于这些注射剂的有效性及其使用适应证仍存在大量争议，但最近的系统综述显示，接受注射剂的患者确实疼痛得到缓解，症状得到改善[26]。尽管尚未完全理解其起效机制，但认为它是继发于中断伤害性输入的神经阻滞、传入纤维的反射机制以及疼痛产生神经元自我维持的中心模式。激素还通过抑制多种炎性介质的释放来减轻炎症，从而产生局部麻醉作用。尽管一些作者主张将腰椎融合术作为难治性椎间盘源性腰痛的可能选择，但因为研究中报道的结果差异很大，且术后并发症的发生率不可忽视，应谨慎进行这种手术[26]。

腰椎间盘突出症与神经根病

　　腰椎间盘突出症及其导致的神经根病的主题内容广泛，大到足以用一整章甚至一本书来探讨。本节的目的并非提供对该主题的详尽回顾，而是概述病理生理学、流行病学、诊断和治疗适应证。与颈椎和胸腰椎区域一样，当椎间盘的中心髓核通过纤维环向外突出，会刺激和压迫硬膜囊或腰神经根导致腰神经根病的临床症状，这也是脊柱手术最常见的原因。另外，由于更高级影像学技术的普及和手术安全性的提高，选择手术治疗的比例有所增加。腰椎间盘突出症可发生在所有年龄段，但最常见报告是在 40 岁和 50 岁年龄组。目前还没有明确腰神经根病发生的危险因素，尽管吸烟和反复负重以及振动负荷都会增加这种疾病的发病率，但它们之间的差异很小[33]。

　　腰椎神经根性坐骨神经痛是多因素的，但可能与腰椎间盘突出症压迫腰神经根最密切相关，腰椎间盘突出是继发于受累结构内的退行性改变，从而影响神经根并使其容易出现功能障碍。由此产生的局部缺血使神经根及其覆盖其上的硬膜对疼痛敏感，并产生坐骨神经痛的症状[34]。突出的腰椎间盘，其中的髓核穿透纤维环，导致炎症细胞浸润。这些炎症细胞被认为来源于外周血管系统，对坐骨神经疼痛的产生很重要。由于这一现象在非突出型（包含型）腰椎间盘突出症中不太明显，因此包含型椎间盘突出症的主要发病机制是简单的机械压迫，而突出型椎间盘突出症的主要发病机制是炎性细胞浸润[34,35]。

　　与大多数腰椎疾病一样，腰椎间盘突出症的临床表现多样。典型的症状始于腰背部疼痛，约 1 周后发展为下肢症状，甚至会持续进展到仅有下肢症状。由

于腰椎神经根病通常继发于椎间盘突出的局部区域，因此症状通常是单侧的。由于腰椎神经离开椎管的过程较为复杂，因此腰椎间盘突出症的部位与所观察到的症状复杂程度有关。中央型（中线后方）突出通常仅与腰痛有关；然而，它可能与马尾综合征的症状有关，并需要紧急手术治疗[36]。当脊神经根下降到通过椎间孔离开时，旁中央（后外侧）突出会引起远端神经根分布的症状。例如，在此位置的 L4/L5 椎间盘突出症会导致符合 L5 分布的症状。相反，极外侧（椎间孔）突出会压迫出口根，引起符合近端神经根分布的症状。在这种情况下，L4/L5 椎间盘突出会导致出现符合 L4 分布的症状。体格检查必须包括对所有腰椎神经根的分布进行全面检查，以检查是否有无力和反射异常[36]。

　　由于腰椎 X 线检查的价格并不昂贵，因此在需要对该疾病进行评估的所有情况下均应进行 X 线检查（图 130.7 和 130.8）。尽管 X 线检查不能用于评估腰椎神经根病相关的软组织情况，但可用于排除其他相关疾病。腰椎间盘突出症病情评估的主要检查是 MRI，借此进行详细的软组织评估是诊断条件中必不

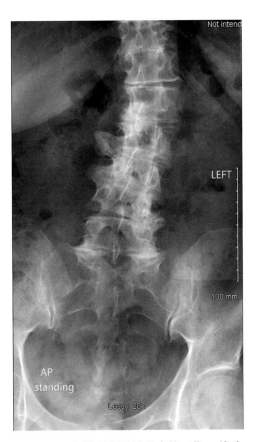

图 130.7　腰椎退行性关节病的正位 X 线片

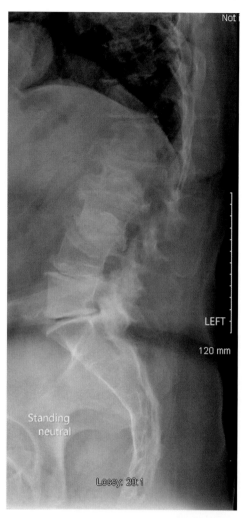

图 130.8　腰椎退行性关节病的侧位 X 线片

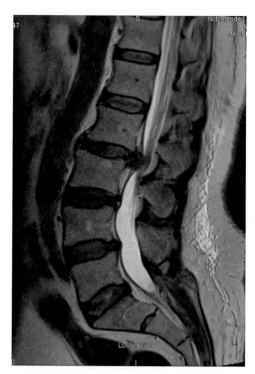

图 130.9　腰椎间盘突出症，矢状位 T_2 像

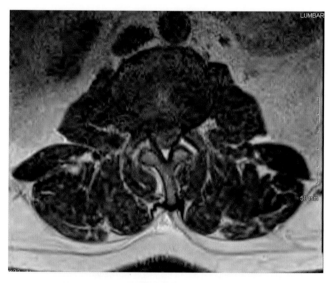

图 130.10　腰椎间盘突出症，轴位 T_2 像

可少的一部分（图 130.9 和 130.10）。腰椎间盘突出症可以根据 MRI 上的表现进行分类。假如椎间盘突出的根部宽于其距离椎间盘边缘的高度，则称为膨出，它可以是局灶性的，也可以是宽的和同心圆性的。底部比高度窄的膨出称为突出。髓核与椎间盘失去连续则称为游离[37]。

由于腰椎间盘突出症常在 4~6 周内自行缓解，且 90% 的患者症状可在 3 个月内得到缓解，因此初期选择保守治疗方案。保守治疗着重于减轻疼痛、提高身体活动水平和避免久卧。NSAIDs 因其抗炎活性而成为保守治疗主要选择的药物。假如患者主诉持续性疼痛，可使用镇痛剂联合 NSAIDs 治疗[38]。其次，经椎间孔注射麻醉剂和激素药物已被证明是口服药物安全有效的替代方法。除止痛和抗炎药物外，包括温和的运动和伸展运动在内的物理治疗对于保守治疗也是必不可少的[39]。

尽管大多数腰椎间盘突出症伴神经根受累的病例仅通过保守治疗即可自行缓解，但对该病进行手术治疗的绝对和相对适应证确实存在。与许多影响脊髓的疾病一样，紧急手术治疗的绝对适应证包括马尾综合征或瘫痪的症状[36]；手术治疗的相对适应证包括坐骨神经痛，对至少 6 周的保守治疗无反应或体格检查显示运动功能障碍大于 3 级。近年来，支持早期手术治疗的学者指出，尽管腰椎神经根病的手术治疗效果相当，但早期手术治疗功能恢复的速度更快，并且因其恢复工作更快，手术治疗具有经济优势。腰椎神经根病的手术治疗通常涉及某种形式的椎间盘切除术。尽管一些外科医生仍在使用传统的椎间盘切除术，但近几年显微椎间盘切除术和微创手术已受到青睐。由于显微椎间盘切除术疗效显著，无论是在当前还是从长期来看，它都是首选的手术技术。过度切除腰椎间盘组织可能会导致腰痛并加速腰椎退变。由于黄韧带在神经根、硬膜和硬膜外脂肪之间提供了屏障，因此认为在手术中对其进行保护可以带来良好的预后并在术后形成有效的硬膜外纤维化[40]。腰椎融合术或间盘置换术在腰椎间盘突出症的经典手术治疗中作用尚不明确[36]。

滑膜小关节囊肿

滑膜小关节囊肿以及由后外侧滑膜关节囊内的滑膜内衬形成的囊肿的病因尚不清楚，但脊柱不稳定、小关节病和退行性腰椎滑脱（degenerative spondylolisthesis, DS）等因素与脊柱囊肿的形成有关。滑膜小关节囊肿主要发生在腰椎。腰椎滑膜小关节囊肿的患者通常在60多岁时发病，但也有文献报道在28～94岁的患者中都发现了这种囊肿。据文献报道，女性：男性患者比在1：1到4：1之间[41]。尽管椎管内滑膜囊肿的硬膜外生长和由此导致的神经结构受压会导致与滑膜小关节囊肿相关的临床症状，但它们也可能是偶然发现的无症状疾病。滑膜小关节囊肿的临床表现取决于其大小以及与周围神经结构的关系。在出现临床症状的患者中，腰痛是最常见的症状，其次是神经根性疼痛，感觉、运动功能障碍和反射异常[42]。少数患者会表现为马尾、侧隐窝或椎管狭窄综合征。滑膜囊肿内衬有立方或假复层柱状上皮细胞，其内充满透明或稻草色液体，少数情况下，可因出血或因渗血进入周围软组织导致占位效应和脊髓压迫[43]。

有症状的滑膜小关节囊肿的诊断取决于临床表现和影像学检查，X线片对滑膜小关节囊肿的诊断无明显帮助，但在排除如DS和转移性脊柱疾病等其他疾病时是很重要的。CT和MRI常规用来明确滑膜小关节囊肿并为手术治疗计划提供帮助。在MRI上，滑膜囊肿表现为光滑、边界清楚的硬膜外囊性肿块，位于小关节附近。由于MRI对腰椎软组织结构有极好的分辨率，因此MRI是诊断滑膜小关节囊肿的首选影像学检查方法。滑膜囊肿的CT表现取决于囊肿成分，包括钙化、出血、活动性炎症和骨性结构受累等因素均可影响该类型囊肿的外观[44]。

由于活动较多，L4/L5节段是滑膜小关节囊肿最常好发部位，L5-S1是第二常见的好发部位，其次是L3-L4和L2-L3。滑膜囊肿的发生与哪一侧无关，在腰椎两侧小关节均可发现囊肿[42]。许多因素与这种囊肿的发生有关，包括退行性脊柱关节炎、脊柱不稳、脊柱创伤、小关节病和小关节过度活动。DS似乎与其有很强的相关性[42]。

针对滑膜小关节囊肿的治疗首先考虑保守治疗。文献中报道的方法包括密切观察病情变化、口服镇痛剂、物理治疗和支具。在保守治疗失败后，可能会采用CT引导下穿刺抽液、囊肿穿刺和关节内激素注射。尽管经椎板CT直接穿刺囊肿可以有效地暂时缓解病情，但多数囊肿会在6～12个月内复发[45]。1985年首次报道了激素注射治疗，除了少数病例显示可观的长期结果，激素治疗仅使症状短期改善或根本无改善[46]，顽固性疼痛或残留神经功能缺陷的患者需要手术治疗。手术治疗的具体方式主要取决于病变周围结构的相对位置、大小和受累情况。手术治疗包括切除病变囊肿，假如由此或既往存在脊柱不稳、滑脱或脊柱关节炎，则进一步行脊柱融合术[47]。对于顽固性症状，滑膜小关节囊肿手术治疗的效果通常是肯定的，并且手术治疗必须根据临床表现和影像学结果为每个患者个体化[47]。

退行性腰椎管狭窄症

退行性腰椎管狭窄症（lumbar spinal stenosis, LSS）是由于腰椎退行性改变的累积效应导致的继发性或获得性狭窄。与此相关的椎管狭窄可能是由于轴位上多个维度的狭窄所致，包括前后径、横径或二者均窄[48]。结构的病变可能导致退行性LSS，包括椎间盘、小关节和黄韧带。黄韧带肥厚继发于累积机械应力，尤其是沿结构背侧的机械应力。椎间盘高度降低和小关节增生也有可能促进该病程，这些过程的累积效应导致中央椎管变窄[48]。除了这些退行性改变的缓慢进展外，腰椎姿势的急剧改变还会导致其中的神经结构的有效空间发生改变。随着轴向负荷和矢状面的后伸，腰椎管内的空间减小（图130.11）。相反，轴向牵张和屈曲时，矢状面上椎管内空间增大。在LSS的评估中这些急性体位改变的影响具有重要的临床意义，应该在评估期间向患者询问上述相关问题[48]。

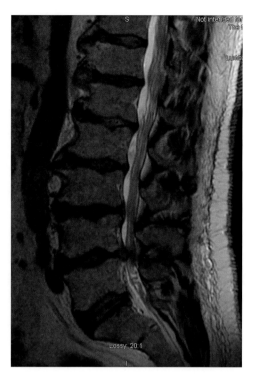

图 130.11　腰椎管狭窄症的 MR 像

对疑似 LSS 患者的评估始于病史采集和体格检查。神经源性跛行症状最常见，它会引起从腰部放射到臀部、大腿后方和小腿后方的刺痛，症状还可以表现为累及腹股沟区和大腿前方的感觉异常，包括疲劳、沉重感和无力[49]，症状常表现为双侧，较少出现单侧，下肢疼痛通常是最困扰患者的症状[49]。

在神经源性跛行中，屈曲可以增加椎管内的有效空间并减轻症状，而后伸则会减少空间并加重症状。患者通常自述平卧时症状加重，侧卧或上楼梯时脊柱弯曲可减轻症状。他们以典型的"类人猿姿势"行走，包括轻微的膝关节和髋关节屈曲，使椎管轻微屈曲。在血管源性跛行中，脊柱姿势对症状无影响，且患者在出现症状前的行走距离较短。患者下楼梯不会引起疼痛，脉搏检查也存在异常[50]。

影像学检查有助于退行性 LSS 的诊断，但重要的是影像学检查结果应与临床病史相结合。尽管没有公认的关于中央椎管、侧隐窝和椎间孔狭窄的定义，最常被引用的定义是直径 10～12 mm 为相对狭窄，直径小于 10 mm 为绝对狭窄[51]。但这种标准未考虑椎管的三叶草形以及退行性椎管狭窄中黄韧带和椎间盘组织的压迫[52]。由 Schonstrom 等提出的另一种建议是，横断面狭窄使得椎管面积小于 70～80 mm^2，不太可能引起与马尾神经综合征一致的临床症状。然而，任何

程度的狭窄都可能导致神经根受压的非紧急症状[53]。

退行性 LSS 的治疗从保守治疗开始，治疗方式包括药物、物理治疗、锻炼、支具以及硬膜外注射。尽管保守治疗几乎总是被用作该病的一线治疗，但在文献中几乎没有证据指导它们的使用。常用的药物包括镇痛剂、NSAIDs、肌松剂和阿片类药物，每一种都有其特定的副作用[48]。综合康复物理治疗包括手法治疗、拉伸、强化腰背肌及髋部肌肉力量，加强耐力训练。尽管涉及这些方法的治疗方案在退行性 LSS 的早期治疗过程中非常普遍，但很少有前瞻性随机试验评估它们的治疗有效性。当药物治疗、物理治疗和耐力训练不能缓解症状时，常考虑硬膜外激素注射治疗。尽管硬膜外激素注射中有 30% 用于 LSS 治疗，但几乎没有数据支持其有效性。

当保守治疗不能缓解与退行性 LSS 相关的疼痛和功能障碍时，手术可作为一种治疗选择。LSS 的手术治疗通常包括椎板减压，同时可能进行植骨融合，以解决一些外科医生认为在后路椎板切除和椎管减压过程中产生的不稳定问题[54]。根据文献研究结果，椎板切除减压术的长期成功率总体上是可观的，为 45%～72%；最近的两项主要研究发现，与非手术治疗相比，手术治疗的疼痛和疼痛及功能均得到了改善[54]。通过比较单侧椎板开窗、双侧椎板开窗和椎板切除术，Thomé 等发现双侧椎板开窗能有效缓解休息和行走时的腰腿痛。然而，三组患者的无症状步行距离均有改善[55]。尽管退行性 LSS 手术治疗很少出现严重并发症和死亡，但仍有可能发生。因此，与任何手术一样，术前必须与患者进行充分的沟通。由于很少有大型研究涉及手术治疗相关并发症的发生率，因此该手术并发症的实际发生率仍然是未知的。医患共同决策是术前计划的重要组成部分，患者必须积极参与决策过程。总的来说，手术治疗退行性 LSS 的效果非常好，其生活质量的改善程度与接受全膝关节置换术的患者的预后相似[54]。

退行性腰椎滑脱（DS）

DS 是一种导致近端椎体相对于其远端椎体向前或向后滑移的腰椎退行性疾病[56]。DS 通常发生于年龄超过 40 岁的患者身上，并且这种疾病会导致不同的临床表现。在一项研究中，报告的平均滑移率为 14%，强调了 DS 导致近端椎体相对于远端前移的轻微程度[57]。然而，由于椎弓保持完好，即使是很小程度的滑移也可以产生足够大的剪切力，足以导致马

尾神经综合征。尽管 DS 的确切病因尚不清楚，但最密切相关的因素可能包括：①小关节关节炎，导致正常的结构支撑丧失；②稳定韧带功能失常，最有可能继发于关节过度松弛症。③肌肉控制不佳，导致缺乏有效的次级稳定作用。这些因素共同导致矢状面不稳定和 DS[56]。随着滑移的进展，小关节囊肥大、黄韧带膨隆、椎间盘突出，进一步导致滑移。DS 的危险因素包括年龄大于 50 岁、多胎、小关节矢状排列、非裔美国人种族、脊柱过度前凸以及过大的骨盆入射角。由于腰骶韧带的强韧，将 L5 牢牢固定而未固定 L4[56]，导致 DS 在 L4/L5 处的发生率是其他节段的 6～9 倍。

和许多影响腰椎的疾病一样，DS 患者的主诉是背痛[58]。患者通常将疼痛描述为持续多年的间歇发作和反复发作的症状。疼痛通常会随着身体活动或腰椎位置的改变而加重，并且通常会随站立或劳累时间延长而加重。下肢的症状也经常发生，并且通常是患者寻求正式医疗评估的原因。典型的下肢疼痛表现为下肢广泛疼痛，累及 L5 和 / 或 L4 神经根的分布区域。双下肢交替疼痛是一种常见的主诉，强烈提示 DS[58]。当神经根病表现为单侧时，通常是由于 L5 在侧隐窝水平受压。DS 可导致严重的椎管狭窄；一旦发生，

会导致马尾综合征的症状。与腰椎间盘突出症引起的急性甚至是严重的二便功能障碍相比，DS 的症状往往隐匿且缓慢出现。与所有腰椎狭窄的疾病一样，屈曲体位可以增加椎管前后径，从而减轻症状[58]。

影像学检查可以证实 DS 的诊断。尽管 X 线片通常足以诊断 DS（图 130.12），但术前计划需要更高级的影像学检查结果。侧位 X 线片上的主要发现是 L4 在 L5 上向前移位，或者是相对少见的 L5 相对 S1 移位或 L3 相对 L4 移位，并且后方椎弓结构完整[59]。由于峡部完整，棘突与其相应椎体共同向前移位。在腰椎正位 X 线片上，L5 的半骶化是比较明显的，包括椎间盘间隙变窄、椎体终板硬化、椎间盘边缘周围骨赘、小关节肥大硬化等在内的退行性腰椎疾病的一般表现也能发现[59]。MRI 进一步显示了 DS 的骨性特征，也显示了神经和硬膜软组织受影响的程度（图 130.13 和 130.14）。除了 X 线片已能明确诊断外，所有病例均应进行 MRI 以明确诊断，并且在考虑 DS 手术治疗时应先进行 MRI 检查[59]。

有两种方法可以对腰椎滑脱进行分级。第一种方法由 Meyerding 提出，根据上位椎体后方皮质在侧位

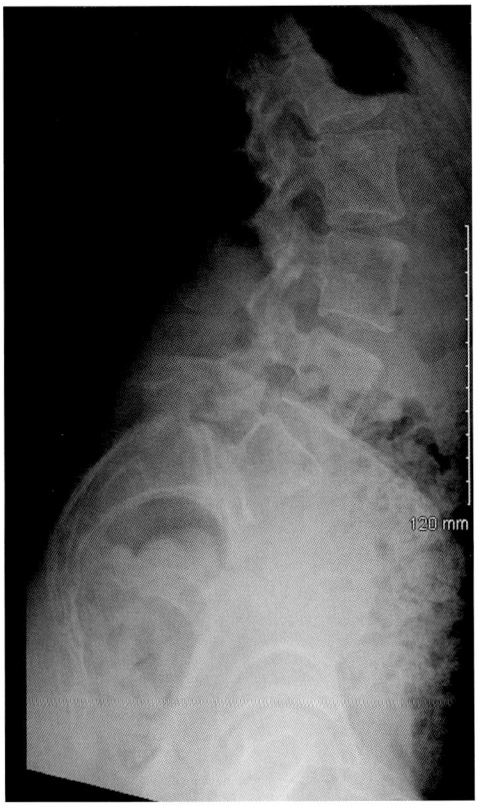

图 130.12 腰椎滑脱症

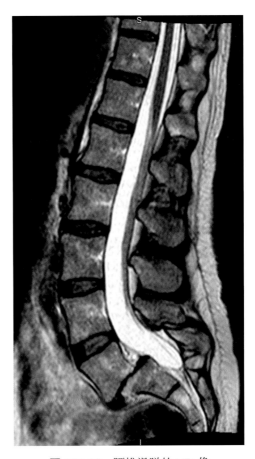

图 130.13 腰椎滑脱的 MR 像

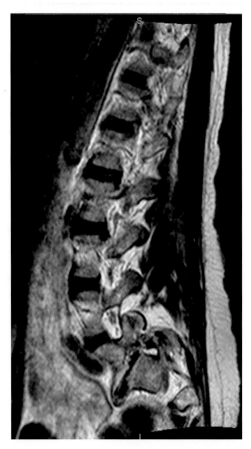

图 130.14 MRI 显示腰椎滑脱的椎间孔狭窄

或矢状位影像上的位置，将下位椎体上终板分为四等份，为 Ⅰ ~ Ⅳ 级滑脱。第二种方法是由 Taillard 提出，与之类似，表示为上位椎体在下位椎体上的滑移距离与总前后径的百分比[60]。Taillard 法因其可重复性高而被更广泛接受[59]。

DS 的治疗原则与影响腰椎的大多数退行性疾病相似。保守治疗通常用于疾病早期。大约 3/4 的患者在病变早期神经系统功能完好，不随时间而进一步恶化，这种情况下保守治疗是合适的[61]。假如患者有神经源性跛行史或病程早期有二便功能障碍，非手术治疗的预后较差，应避免保守治疗，优先选择一期手术治疗。腰痛和 DS 患者即使存在非跛行性神经功能症状，也应采用非手术治疗[61]。尽管提出了许多方案，但没有明确的最佳方案，大多数方案遵循相同的基本原则。Vibert 等提出了一个经典的治疗方案：休息 1 ~ 2 天，随后短期服用抗炎药物，假如症状持续超过 1 ~ 2 周，则推荐物理治疗[62]。

对 DS 治疗的全面讨论超出了本章的范围。然而，一般而言，DS 手术治疗的指征包括：①持续性 / 复发性腰痛、腿痛或神经源性跛行，导致生活质量明显下降，且经过至少 3 个月的非手术治疗后症状仍持续存在；②神经功能障碍进展；③二便功能障碍[63]。当出现上述任何一种情况时，就需要进行手术治疗，并应尽快进行。DS 的手术治疗一般包括后路减压和后外侧融合[64]。滑脱复位通常延后，以利于椎板切除、广泛减压和椎间孔切开[64]。

（ Gregory Grabowski, Todd M. Gilbert, Evan P. Larson, Chris A. Cornett 著　曹宸喜 译　罗智超 校）

参考文献

扫描书末二维码获取。

第十篇

小儿运动医学

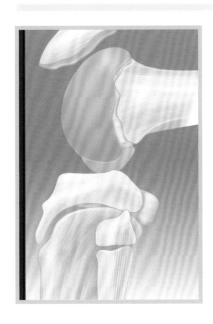

第131章

儿童和青少年运动员

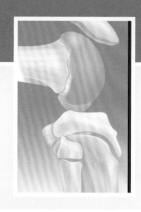

由于各种因素，儿童运动员参加高强度运动和比赛越来越多，大众对于该年龄段运动损伤的认识越来越深，关节镜和磁共振成像（MRI）技术越来越好，儿童和青少年运动员的运动损伤也变得越来越频繁。儿童运动员在生理、发育、心理和技巧上与成人运动员不同。受伤模式因运动员的年龄和所从事的运动而异。了解儿童运动员的特殊情况和这一人群中常见的损伤模式对于正确处理运动损伤是必要的。

流行病学

儿童参与体育运动

在过去30年中，参加体力活动和团队运动的儿童和青少年人数显著增加。其中女性青少年的增幅最大[1]。总体趋势已从20世纪初无组织无监督的"自由活动"，发展到了有组织、成系统的青少年体育活动[2]。据估计，目前在美国参加有组织的体育运动的儿童和青少年多达3000万人。1995年，有报告指出，美国有1500万名5~14岁的青少年打棒球[3]。

青年风险行为调查（Youth Risk Behavior Survey, YRBS）是一项贯穿整个20世纪90年代的大型人群研究，该研究能够对青少年体育参与情况的新兴趋势进行准确评估。1997年的调查结果表明，62%的美国高中生参加了一个及以上运动队，其中大多数既参加了校队又参加了校外队伍[4]。

YRBS研究在对年龄、性别和种族进行比较时，发现了一些显著的人口统计学差异。根据1997年YRBS的研究，虽然参加运动队的女生人数在过去30年里增加了5倍，但男女之间仍然存在差异[1]。尽管近70%的高中男生参加体育运动，只有53%的同龄女高中生表现出同样的运动兴趣[1,4]。这种性别差异在少数民族中更为明显，西班牙裔美籍和非裔美籍女孩只有40%参与运动，而同族裔男生的参与率分别为62%和71%[4]。

此外，进入青春期还与男孩和女孩参与剧烈体育活动减少相关[1,4]。在男孩中，参加剧烈运动的比例（剧烈运动定义为导致呼吸急促，每次持续至少20分钟、每周进行3次的活动）从9年级的81%降低到12年级的67%[1]。正如预期的那样，在女孩中这一趋势更明显，9年级61%的女孩参加剧烈运动，而到12年级只有41%[1]。

学校和社区青少年体育项目的增加和日益普及已成为美国青少年文化不可或缺的一部分，而且能够增强参加这些项目的儿童和青少年的长期身体和心理社会健康[4]。

儿童运动损伤

青少年参加体育运动的人数越来越多，确定体育项目（和位置）的年龄越来越小，导致创伤性和过度使用性运动相关损伤的发生越来越频繁[2]。据估计，美国每年运动损伤的发生数约为300万，其中多达70%是青少年体育活动造成的[3]。高中体育运动每年造成200多万例损伤，包括50万次就医行为和3万次住院治疗[5]。每年有350万14岁以下的儿童因运动损伤接受治疗[5]。1996年处理这些损伤的花费远远超过10亿美元[3]。

儿童运动损伤在病理表现和处理过程中遇到的挑战往往是特殊的。许多患者在一个赛季中参加多支球队，赛季之间的休息时间很短，甚至不存在休息时间，家长、学校和体育组织对体育成功的追求正在增加[6]。

儿童运动损伤可以根据运动员的年龄、损伤类型和损伤发生时进行的运动/活动项目进行分类[7]。从流行病学的角度来看，这些分类有助于确定损伤的潜在危险因素，并实施适合患者年龄和运动项目的预防策略和康复计划。

几项研究已经确定了运动相关损伤风险增加与儿童运动员年龄增加之间存在相关性[7]。对这些调查结果提出了若干解释，包括青少年运动员的比赛时间更长，训练强度更大也更频繁，致使青少年运动员受伤的概率更大[7]。在许多高中和大学比赛中提供医疗援助也增加了受伤的报告数量[7]。解剖因素的作用似乎不明显，例如运动员的体格增长以及由此带来的冲击力和碰撞速度的增加不影响运动损伤的发生，原因是接触性运动和非接触性运动中损伤的变化趋势相同[7]。

根据损伤的病理生理特点，运动损伤大致可分为急性创伤性损伤和过度使用性损伤[7]。虽然许多急性创伤是随机事件的结果，但是过度使用损伤通常是训练错误的必然结果，因此更容易预防[7]。困难在于识别这些过度使用性损伤，因为与扭伤后马上倒地不起相比，过度使用性损伤最初只会造成轻微的影响。

从损伤发生时的运动情景来看待损伤也很重要，因为对一项运动来说可能导致功能残疾的损伤，对另一项运动来说可能没有相关性[7]。此外，医生认识到，运动员、他们的家人和教练通常更关心参加运动所损失的时间，而不是损伤本身的性质。这些对损伤严重程度的认识差异不可避免地会影响损伤管理计划。

在学校运动员中，橄榄球的损伤率最高，摔跤紧随其后[3]。高中和大学男女学生的受伤率相当，但膝伤除外，大学女生中膝关节损伤的发生率略高[8]。幸运的是，致命性运动损伤很少发生[9]。Mueller 和 Cantu 报道了 1983 年至 1993 年美国高中和大学运动员中 160 例非创伤性死亡，主要原因与心脏有关，只有一小部分的受伤与高温有关。这些研究人员还报告了 1982 年至 1992 年中的 53 例橄榄球运动员创伤性死亡，主要由于头部和颈部创伤[9]。

过度使用损伤和运动专项化

在过去几年中，越来越多的人开始关注青少年运动员中体育专项化的作用以及儿童过度使用性损伤的增加。青少年和前青春期特有的一些过度使用损伤，如骨突炎、骨突撕脱伤和骨骺应力性损伤的报告数量增加[74-75]。针对这样的趋势，美国运动医学学会（AMSSM）在 2014 年发表的一份立场声明中，阐述了过度使用损伤的现代定义，对影响年轻运动员肌肉骨骼健康的趋势进行了基于证据的综述，明确了儿童运动损伤和"倦怠"现象的危险因素[76]。重要的是，"运动专项化"被定义为全年进行单一体育项目的高强度训练，而不参与其他运动项目。尽管 2016 年的一篇对青少年体育专项化相关文献进行的系统回顾表明这种现象缺乏历史证据，但是研究正在迅速阐明其不利

影响[77]。Bell 和 McGuine 在一系列针对高中运动员的研究中，证明了体育专项化与青少年受伤风险的增加之间有着明显的联系[78-80]。此外，尽管日后成为大学生一级运动员的高中生运动员中专项化的比例更高，但早期的专项化并非是取得更高水平的运动成功的必要条件[81]。Myer 等将年轻运动员受伤的风险因素描述为全年单项运动训练、参加更多比赛、参加相应年龄段比赛减少，以及从事需要早期进行技巧训练的个人运动[82]。

青少年运动损伤预防

随着最近的证据更加确立了运动损伤与专项化之间的关系，许多作者的重点已转向寻找能够降低损伤率的因素。例如，医生、教练和家长的激励作用很大，他们可以鼓励年轻运动员多进行交叉训练，在一年中从事多项运动，并且在特定运动结束后休息更长的时间。这些因素不仅可以让组织受到重复性活动刺激后能够更好地愈合，而且还有助于发展更多的运动技能。强调交替进行力量和调整训练（代替主动拼搏）和神经肌肉训练计划，是预防发育过程中肌肉骨骼系统损伤的重要原则。例如，许多简明神经肌肉训练计划［如国际专家小组在国际足球联合会（FIFA）支持下制定的 FIFA-11 计划和其他前交叉韧带损伤预防计划］证明，损伤预防计划可以降低下肢损伤率并提高运动能力[84-85]。继续研究各种可能降低青少年损伤风险的因素，例如改进设备、精心设计训练方法，对于保障年轻运动员的运动而非伤停至关重要。STOP 运动损伤计划是一项由美国骨科运动医学学会（AOSSM）赞助的公共宣传活动，旨在促进青少年运动损伤的预防，这标志着从过度使用相关疾病发生之后才进行治疗到提前避免疾病发生的转变[86]。

运动生理学

耐力训练

耐力运动（如儿童和青少年游泳、跑步、划船和自行车运动）的日益普及，提高了人们对有氧运动可以最大化运动表现的认识[10, 11]。如今，成人有氧运动的益处已得到公认，文献中报道的最大摄氧量（VO_{2max}）增加可达 15% ~ 20%[11]。但是通过耐力训练来提高儿童和青少年有氧运动的能力仍存在争议，引起争议的原因是，迄今为止的许多研究在方法上存在缺陷，而且在很大程度上忽略了青少年人群[10-14]。

尽管一些生理参数可用于测量有氧能力，但最

大摄氧量（VO_{2max}）是成人耐力相关研究中最常用的指标[10, 11]。这一参数在儿童中的实用性受到了质疑，因为大多数儿童无法达到与最大摄氧量一致的平台期[10, 11]。因此，在儿童耐力相关研究中，最大摄氧量被峰值摄氧量取代，不再测量力竭前的最高摄氧量水平[10, 11]。

尽管传统观点认为青春期前的儿童无法通过耐力训练提高他们的有氧能力，但现在文献中出现了相反的证据[1, 11]。Baquet 等[10]对 22 项研究的综述表明，儿童和青少年通过适当的有氧训练可以使 VO_2 峰值增加 5% ~ 6%。实现这些增长的能力受到几个因素的影响，包括基线 VO_2 峰值、训练计划设计、成熟度和遗传[10, 11]。

因为缺乏高质量的纵向研究数据，青春期状态对儿童通过耐力训练增强有氧能力的作用尚不清楚。早期研究表明，在相同的相对训练强度下，相对于青春期前受试者，青春期受试者的 VO_2 峰值增加更大。有两种理论可以用来解释这一发现：第一，存在一个所谓的成熟阈值，在这个阈值以下，有氧健身训练诱导的适应在生理上是受限的；第二，儿童日常活动水平相对更高，使得 VO_2 一直维持在接近最大能力，使峰值 VO_2 的额外增加更加难以实现[10, 11]。尽管数据有限，但随着人们对遗传因素、环境和内分泌的影响有了更多的了解，反驳这些理论的证据正在慢慢出现[10, 11, 14]。必须进行高质量的纵向研究，不仅要记录实际年龄，而且应记录运动员的成熟状态[11]。

设计一个训练时长、频率和强度均适合的训练方案是十分重要的，可以实现理想的有氧能力的增加[10, 11, 14]。Baquet 等[10]在他们的文献综述中发现每周 3 ~ 4 次、每次 30 ~ 60 分钟的训练计划是最理想的。有趣的是，没有发现整个训练计划的长度与 VO_2 峰值改善之间的明确关系[10]。训练强度一般以最大心率的百分比来定义[10, 11]。已有几项研究证实，心率超过最大值的 80% 才能显著提高 VO_2 的峰值[10]。

对于连续训练与间歇训练对青春期前儿童 VO_2 峰值的影响的研究有限[10, 14]。Baquet 等[10]回顾的 16 项研究中，有 9 项研究表明在连续训练后，峰值 VO_2 显著增加。然而，16 项研究中只有 3 项显示当心率≤最大值的 80% 时，可以改善峰值 VO_2[10]。在儿童中实施连续训练很难保证运动员遵守要求并态度积极[14]。间歇训练不仅更容易实施，而且效果更稳定。连续训练和间歇训练相结合的方案使得结果解释变得困难[10]。

体育运动的竞争日益激烈，导致运动员不愿在训练和比赛之余进行充分的休息[15]。长期耐力训练对骨骼肌和其功能的损害作用在文献中已有充分的记载。只要有足够的恢复时间，人体的骨骼肌具有巨大的修复和适应能力[15]。Grobler 等[15]的研究显示尽管轻微的运动引起的肌肉损伤是适应的前兆，然而骨骼肌的修复能力是有限的，反复的创伤和损伤的累积可能会导致骨骼肌表现下降，尤其是对于长跑运动员而言。关于慢性损伤后骨骼肌再生能力的极限仍有待进一步研究[15]。

柔韧性

儿童运动员关节和韧带非常松弛，会导致急性创伤性和过度使用性运动损伤的风险增加，从而对儿童运动员产生重要影响，此外，还会产生一些退行性骨科疾病，其中许多会对运动参与和表现有长期影响[16, 17]。

儿童期的柔韧性会随年龄逐渐下降，其中，最明显的下降发生在青春期，这是由生长导致的肌肉 - 肌腱不平衡引起的[18]。这种柔韧性的丧失在女性中不太明显[18]。人们认为，在这一身体快速生长的时期中，肌肉的过度紧绷在急性和过度使用性损伤中起着重要作用，尤其在腰部、骨盆和膝关节的损伤中的影响尤为显著[17]。男性和女性在青春期发育后直到成年早期，柔韧性有轻微的改善。此后，柔韧性会趋于平稳，然后再次开始下降[18]。

虽然只有 4% ~ 7% 的普通人群符合全身韧带松弛的所有标准，对年轻运动员进行柔韧性的评估仍然是临床评估的重要组成部分，因为它能够帮助发现处于高风险的运动员，并且能够帮助提供预防损伤和康复计划[17, 19]。Marshall 等在 1980 年进行的研究表明，柔韧性的增加与运动相关的损伤风险增加有关，特别是在需要快速改变方向或加速的运动中[17]。

尽管有几种仪器测试可用来测试单个关节的柔韧性，但在临床中更普遍使用简单的筛选测试（例如 1978 年设计的改良的 Marshall 试验）用于年轻运动员的常规评估[17]。通过测量拇指到前臂的位置，改良的 Marshall 试验可以快速确定运动员柔韧性的极限，从而发现是否有必要对运动员感兴趣的运动项目进行进一步、更深入的调查和评估[17]。

力量训练

传统上认为儿童进行力量训练存在生长障碍和其他损伤的风险，因此在儿童中不鼓励进行力量训练[16]。

然而，过去 20 年的研究表明，力量训练不仅可以成为任何全面健身的安全和有效的组成部分，还可明确地对儿童运动员的健康产生益处[20-23]。这些益处包括通过增加运动员的协调性、肌肉强度和力量而提高其运动表现，此外，还可通过心肺功能的增强、受伤风险的降低以及骨密度和血脂谱的改善而改善运动员长期健康[21, 22, 24]。

研究表明，针对儿童和青少年量身定制的力量训练计划与肌肉力量增加和成绩进步（如足球和举重）相关[24]。据报道，在 2～3 个月的训练期间，青春期前的运动员的力量比基线增加了 50%～65%[25]。然而，在发育前的儿童中，这种力量的增加是在没有肌肉肥大的情况下发生的，神经源性适应的作用是其可能的原因。神经源性适应是指每次肌肉收缩募集的运动神经元增加[24]。此外，中断方案 6 周后，这一促进作用出现减少，这一发现为这一假设提供了进一步的证据[22]。相反，在青春期和青春期后，男性和女性运动员都会出现激素诱发的肌肉生长的增加，这可以进一步增强力量训练的作用[24]。

尽管与力量训练相关的受伤风险确实存在，但研究表明，只要有成人监督以确保使用适当的技术并实施安全预防措施，这种风险就不会比任何其他运动大[22, 24]。1991 年至 1996 年间，美国国家电子损伤监视系统收集的数据表明，21 岁以下的运动员每年因力量训练发生的损伤超过 20 000 例[26]。但是，因缺乏竞技运动损伤和娱乐运动损伤之间的对比，缺少关于所用设备的质量、是否存在成人监督的数据，这些结果的实用性受到了限制[24]。值得注意的是，40%～70% 的损伤是由于肌肉劳损导致的，主要发生在腰部[24]。病例报告表明，参加力量训练的儿童和青少年可能有特定的腰椎损伤风险，包括椎间盘突出、棘突旁肌扭伤、腰椎滑脱和关节间应力性骨折[22]。

体温调节与热损伤

尽管热相关疾病是可以预防的，中暑仍然是美国高中运动员运动相关死亡的第三大常见原因，仅次于头部受伤和心脏病[28]。

儿童人群特有的几个生理特征导致了他们在极端气候条件下面临的体温调节不利因素增加，包括体表面积与体重的比值大，出汗量少，单位质量代谢产热多，以及对炎热环境的适应速度较慢[27, 29]。体表面积与体重的比值大在轻度至中度气候条件下是有利的，因为更大的体表面积可以提供更多的对流表面[28]。然

而，在炎热潮湿的天气中，这一比例的增大为热量流入提供了更大的面积，从而导致核心温度升高，并增加了热诱发疾病的风险[28]。相反，在寒冷的气候条件下，新陈代谢产生的热量和皮肤血管收缩往往不足以补充其巨大皮肤表面积所失去的热量，特别是在冷水中[30]。

汗腺在儿童运动员的体温调节能力中起着核心作用。到 3 岁时，一个人拥有的汗腺数量就固定了[28]。尽管单位皮肤面积的汗腺密度比成年人大，儿童的排汗能力仍有限，因为他们的出汗率较低，而出汗阈值较高[31]。上述这些导致的结果是，儿童通过蒸发散发体内热量的能力较差，直到青春期后期才过渡到成人的发汗模式[27, 29]。

儿童在进行长时间锻炼时不愿喝水，这进一步加剧了体温调节的不利[32]。美国儿科学会建议，除了在长时间锻炼过程中强制定期饮水外，还应进行提前补水[27, 33]。虽然白水很容易获得，但调味饮料往往更容易让儿童接受[27]。此外，由于患有某些疾病或处于某些状态的儿童脱水的风险更大，如囊性纤维化、糖尿病和厌食症，运动时积极的液体摄入是必不可少的[27]。

运动参与的社会心理学

社会心理的发育

参加体育活动会对健康带来很大益处，包括身体和社会心理学两方面。与运动参与相关的社交互动有助于孩子的心理发育，包括性格发展、自律、情绪控制、合作、同理心和领导技巧[31]。掌握新技能有助于树立信心和自尊心，还可以使儿童在低风险的环境中尝试成功和失败[34]。

本章前面提到的 YRBS 研究是疾病控制和预防中心在 1990 年代进行的代表性的全国研究。该研究评估了体育参与的新趋势，特别关注了健康行为[4]。研究表明，在白人男性和女性中，参与运动和几种积极的健康行为之间有很强的相关趋势，其中包括健康的饮食习惯——食用水果和蔬菜，吸烟量或非法药物使用量减少，以及自杀风险降低[4]。然而，在少数族裔，如西班牙裔和非裔美国人中并未发现这种趋势；实际上，在这些人群中，随着体育锻炼的增加，负面健康行为的风险反而会增加[4]。

运动前准备

在为儿童设计既有回报又有益处的体育活动时，了解儿童认知和运动发育的重要阶段以及促进儿童和

青少年参与体育运动的因素至关重要[31,34]。运动发育和其他发育阶段一样，是一个连续的过程，不同儿童的发展速度不同[35]。参与大多数运动都需要基本的运动技能，如踢、投、跑、跳和接球[35]。大多数儿童习得这些技能是通过非正式的"玩耍"获得的，但掌握技能往往需要更正式的指导和重复练习[35]。虽然这种获得和掌握技能的过程可能通过强化指导和练习而加快，但研究表明，强化指导和训练很少能加快儿童运动能力的发展或提高运动成绩[35]。

幼儿参加体育活动的主要动机是乐趣和娱乐[31]。为了使一项活动变得令人愉快，它必须包含一定程度的兴奋性，但最终要伴随着对特定技能的提高或掌握而产生的个人成就感[31]。我们必须承认，尽管几乎所有儿童都有能力掌握新的运动技能，但儿童之间的学习难度和掌握程度可能有所不同[34]。研究表明，从长远来看，某项特定运动所需技能较弱的孩子不太可能继续参与这项运动[34]。因此，重要的是让幼儿广泛接触各种挑战性的运动，并使他们掌握各种基本的运动技能[34]。

进入青春期，不仅会发生青春期发育突增引起的许多身体变化，影响体育参与的动机因素也会发生变化[31,34]。认知和运动能力的发展使得青春期运动员有能力在例如足球或篮球等某些运动中采用策略[35]。尽管掌握运动技巧依然重要，但对乐趣和兴奋的需求逐渐被诸如与朋友进行社交的需求之类的社会因素取代[31,35]。青春期的进展速度不同会导致性别内部和性别之间的不平等[35]。发育高峰较早的人可能会暂时比同龄人更高、更重和更强壮，这常常导致不切实际的期望，因为他们会错误地认为他们注定要比不那么成熟的同龄人成为更好的运动员[35]。

成年人参与

随着有组织的青年体育运动的发展，成年人的参与程度也显著提高。虽然传统的"监督者"角色依然存在，但成年人参与青少年运动的性质也发生了演变。随着专业教练、运动心理学家、营养学家和私人教练的出现，运动的复杂性不断提高，所有这些无疑都会影响年轻运动员的心理发展。

成年人的参与对于保证规则的执行和创造一个安全、可控的环境至关重要，在这种环境中，成年人传授其知识并协助儿童和青少年掌握新技能并发展其对于运动的适当态度[27,28]。但是，成年人参与体育活动也可能表现出负面和不喜欢运动的行为，负面强化以及强制执行超出孩子能力的要求和期望，从而对儿童的社会心理发展产生不利影响[31,34,87]。

在幼儿期，父母的影响会帮助孩子形成终身的核心价值观和态度[31]。到12岁时，孩子对取胜的态度已经很成熟，通常直接反映出父母的价值观[31]。这些价值观和态度通常是通过观察父母的行为而获得的，尽管很少有父母会出现极端行为，但他们经常会使用否定性评论或强化[31]。在这一点上，不同运动项目的情况不同，在足球和橄榄球中，父母极端行为的发生率最高[31]。放松并给予支持的父母会增强孩子的运动表现，他们不仅更加自信，而且更有可能成为成功的运动员[31,34]。

随着孩子进入青春期，父母的作用开始减弱，而教练的作用则增强[31]。通过提供反馈和强化，教练对年轻运动员的信心和自我认知会产生很大影响[31]。

体育的竞争性质日益加剧，导致运动目标越来越以成年人为中心，并且变得不惜一切代价赢得比赛[3]。竞争行为在3~4岁时开始出现，通过参与体育运动，存在着增强或利用这一特性的潜力[31]。当父母或教练对年轻运动员的要求和期望超过他们的能力时，就会出现危险[31]。这种现象会导致不良竞争行为的发展，产生严重的反社会的人际关系，甚至产生例如过度劳累和长期压力这类问题[31,36]。

营养

与成年运动员相比，儿童运动员的营养问题复杂而独特，因为正常生长发育和提高运动表现之间存在相互作用[37,38]。

在20世纪80年代，人们错误地认为，瘦削与运动成绩提高相关，因为研究表明，跑步成绩与体脂百分比呈正相关[39]。目前缺乏科学证据证明仅靠减肥就能提高运动成绩，反而在儿童和青少年中故意限制热量摄入可能会产生有害的影响，不仅会影响他们的运动成绩，甚至会影响他们的生长发育以及整体健康[39]。遗憾的是，这些错误的观念现在经常被那些很少或通常没有接受过运动员营养训练的教练所坚持[39]。学校教练的聘用往往取决于其球队的成功与否，而控制运动员的体重往往是教练试图确保运动员成功的最简单参数[39]。事实上，通过减少饮食中的脂肪，也可以保障运动员从饮食中获取足够的蛋白质、矿物质和维生素（如钙、镁、铁）以及锌、维生素 B_{12} 和其他对生长至关重要的脂溶性维生素[38]。

在每一个全面的训练计划中，饮食都发挥着不可或缺的作用，应特别注意能量需求，包括蛋白质、碳水化合物、脂肪、维生素和矿物质的适当组合[38]。这些需求在不同的运动项目中不同，且在特定的运动项目中，往往也会因个体的不同而有很大差异[38]。

20世纪90年代的YRBS研究的结果证实，参与定期体育活动的儿童和青少年不仅可以保持健康的饮食习惯，例如摄入更多的水果和蔬菜，而且他们还更少关注卡路里的摄入和能量平衡[4]。对于年轻运动员，能量需求必须足以确保正常的成长和发育，还必须提供体育锻炼所需的额外热量[38]。食物和营养委员会（Food and Nutrition Board）给出的估计青少年运动员能量需求的建议是基于年龄、身高、体重和运动分类[38]。

蛋白质是年轻运动员饮食中必不可少的组成部分，因为不仅需要它来提供苗条的身材和健康的骨骼生长发育所需的氨基酸，而且还可以替代碳水化合物作为能量来源[38]。对于年轻运动员的建议每日蛋白质摄入量尚缺乏研究[38]。成年人饮食能量的12%～15%应来自蛋白质。然而，儿童的能量需求更大，尤其是当他们在快速成长时期参与竞争性的强化训练时[38]。

研究表明，13～15岁以下的儿童和青少年糖酵解能力有限，这让人质疑高碳水化合物饮食对年幼儿童的作用[38]。无论如何，营养学家建议，年轻运动员的饮食中至少要有50%是碳水化合物，因为这一能量来源在高强度训练中非常重要[39]。关于儿童运动员最佳的营养配比，仍需要进行大量研究。

提高成绩的补充剂

由于媒体曝光、所谓的天然补充剂进入市场、学校缺乏正式的药物检测以及青少年体育运动日益激烈的竞争性质，儿童和青少年中使用提高成绩的制剂的情况正在增加[40]。儿童运动员由于处于复杂的身心发育阶段而容易受到社会压力的影响，因此是服用这些制剂的高风险人群。

Ergogenic 一词源于希腊语"to make work"，指的是许多物质所具有的提高运动能力和耐力的功能[40]。在许多情况下，某种物质提高运动表现的作用实际上是其次要用途，并非其主要用途[40]。因此，与运动员，特别是高水平运动员打交道的医生，必须对可能具有促进作用的物质有一定的了解，因为不适当的处方/意见可能会导致运动员被取消比赛资格[41]。

促合成雄性类固醇激素

虽然在美国有很多提高成绩的药物，但促合

成雄激素类药物是目前宣传最多、研究最深入的。促合成雄激素类药物是一种人工合成的雄性激素——睾酮的类似物，其在青少年运动员中用于提高运动成绩和增强体质的实践在医学文献中已有20多年的记载[40]。雄性类固醇激素的使用非常普遍，尽管几乎所有主要的运动管理机构都禁止使用促合成雄激素类药物，但估计在1990年代，男性青少年中有4%～12%、女性青少年中有0.5%～2%在使用它[41,88]。

顾名思义，促合成雄激素类药物具有雄性化和促进组织生长的作用。因此，当它们与足够的力量训练和适当的饮食结合使用时，可以增加运动员肌肉的大小和力量，使他们能够进行高强度训练，甚至可能减少训练后的恢复时间[40]。因此，被这种物质吸引的往往是那些从事力量运动（如举重运动员、投掷运动员和足球运动员）或频繁的高强度训练（如游泳和跑步）的运动员[40]。

1999年由Kindlundh等[90]进行的研究表明，青少年使用合成雄激素类药物与滥用其他常见药物（如酒精、烟草、大麻和阿片类药物）之间存在显著相关性。

尽管药物提高运动表现的益处似乎很明显，但使用促合成雄激素类药物的副作用很多，而且往往是不可逆的[40]。除了与使用类固醇有关的性格变化和心理问题外，骨骺板过早闭合及继发的线性生长停滞、不可逆性脱发、男性乳房发育、痤疮和女性第二性征不可逆转的男性化只是少数几个更引人注目的副作用，而促合成雄激素类药物破坏性的副作用往往是心理上的问题[40,42]。

对兴奋剂的监管

药检既费时又费钱，因此几乎不可能对年轻运动员进行广泛的药检[32]。不过，许多学校和青年组织实施了自愿药检，这有两个好处，一是发现和帮助有滥用药物问题的运动员，二是减少药物使用的同伴压力[30]。

随着1994年《膳食补充剂健康和教育法》的出台，食品和药品管理局在监管"天然补充剂"方面的作用被取消了[15]。自此，"天然物质"如肌酸酐、雄烯二酮和脱氢表雄酮（DHEA）已可以通过保健商店和互联网进行购买[15]。这种可获得性造成了一种错误的看法，认为这些药物是"安全的"，即便这些药物缺乏监管，也没有法律要求它们的制造商申报所有的有效成分和潜在的相互作用，并对其产品的短期和长期作用进行全面的测试[30]。

在任何年龄的运动员中使用提高成绩的药物都是不道德的、不健康的，并可能危及他们的生命[32]。作为医生，我们有责任学习相关知识，并向正在考虑使用这些药物的年轻运动员传授这些知识。尽管强调使用兴奋剂的负面影响的恐吓战术的有效性受到了质疑，但提供有力健康的替代方案，如力量训练和调节、营养调节以及通过教练和训练营获得技能的方法是有效的[32]。

儿童关节镜手术

在过去的十年中，随着青少年越来越多地参加体育运动以及随之而来的运动相关损伤的增加，青少年人群接受关节镜手术的数目也大大增加[6]。在过去的十年中，随着更小、更复杂的关节镜器械的出现，在儿童中应用关节镜的主要障碍已被克服[6]。实际上，Gross[43]结合大量经验指出，尽管关节大小有所不同，但关节镜的基本技术在儿童和成人中基本相同。目前，在儿童的肩部、肘部、腕部、髋部、膝关节和脚踝受伤的处理中，建议使用关节镜检查[6]。关节镜检查在该人群中的优势包括降低术后发病率，减小切口，恢复活动更快，降低炎症反应以及提高关节结构的可视化[6]。

儿童运动员的肩部损伤包括急性骨折、过度使用性损伤（如小联盟肩）（图 131.1）和肩关节不稳定（图

131.2）。大多数需要关节镜检查的肩关节损伤都伴随关节不稳定，可以分为两组：创伤性前向不稳定和多向不稳定[4, 6, 38-41, 43-51]。

随着青少年体育运动的日益普及，肘部损伤的发生率持续增加。许多肘部损伤为重复性过度使用性损伤，如剥脱性骨软骨炎（OCD），这在参加棒球、球拍运动和体操的运动员中很普遍[52]。事实上，"小联盟肘"现在是一个被接受的术语，指的是年轻投掷类项目运动员中常见的过度使用性损伤，病因包括内上髁碎裂（图 131.3）、剥脱性骨软骨炎（图 131.4 和 131.5）、尺骨肥大和肱骨内上髁炎[49, 52-54]。

腕关节镜检查不是小儿和青少年患者的常用治疗方式，因为许多损伤无法通过手术获得成功的治愈，并且儿童的关节间隙过小，限制手术的进行[54]。Kocher 等[55]指出，重复使用型损伤（例如三角纤维软骨损伤）的发生率不断上升（图 131.6），他们认为关节镜检查适用于对非手术治疗无效的患者进行清理术或确定韧带损伤的程度[55,56]。

尽管髋关节镜是成人髋关节疾病的常用诊断和治疗方法，它在儿童中的应用刚刚开始起步。儿科患者的适应证包括单纯盂唇撕裂（图 131.7）、游离体、软

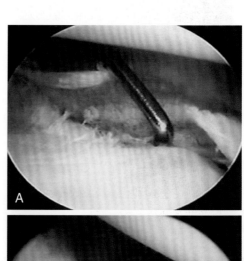
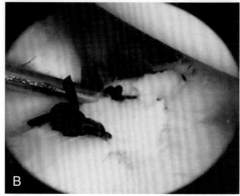

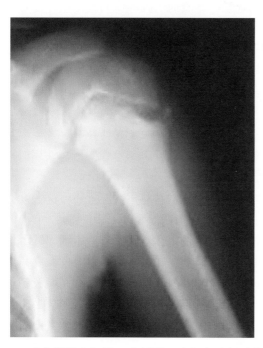

图 131.1　"小联盟肩"的一个例子，这与由重复过度使用导致的肱骨近端生理性变宽有关

图 131.2　创伤性肩关节前向不稳定。(A)Bankart 病变；(B) 修复后的 Bankart 病变

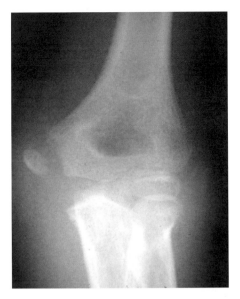

图 131.3　与"小联盟肘"相关的内上髁增宽

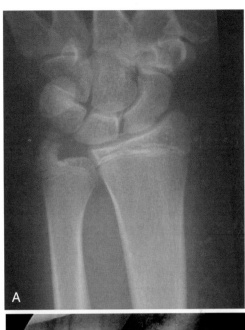

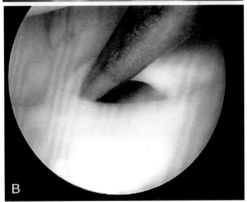

图 131.6　尺骨茎突骨折（A）伴有三角形纤维软骨撕裂（B）

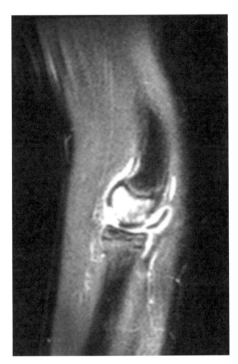

图 131.4　肘关节矢状位 MRI，显示与剥脱性骨软骨炎相关的肱骨小头软骨缺损

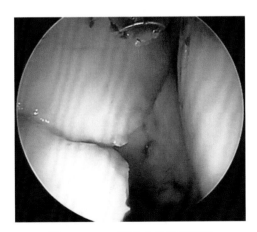

图 131.7　一例髋关节桡侧唇裂

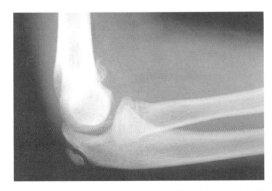

图 131.5　肘部侧位片，显示肘部前侧有游离体

骨损伤以及与 Perthes 病和骨骺发育不良相关的关节内病变 [57-60]。并发症的风险虽然很小，但确实存在，包括阴部神经刺激和复发性损伤 [6]。

目前，关节镜在儿科和青少年人群中的最大应用是治疗膝关节疾病，而且与青少年体育运动增加直接相关 [43]。膝关节镜的主要适应证包括 OCD（图 131.8 和 131.9）、盘状半月板、胫骨髁间棘骨折（图 131.10 和 131.11）以及部分或完全性前交叉韧带撕裂 [61-69]。

随着越来越多的儿童和青少行膝关节镜手术，有研究对这此类手术的安全性进行了进一步的调查。例如，静脉血栓栓塞事件（VTEs），如深静脉血栓（DVT）和肺栓塞（PE），这类事件以前被认为是极其罕见的，最近在少数研究中出现报道。一项来自一家大型儿科医院的研究描述了 7 名青少年患者出现了有

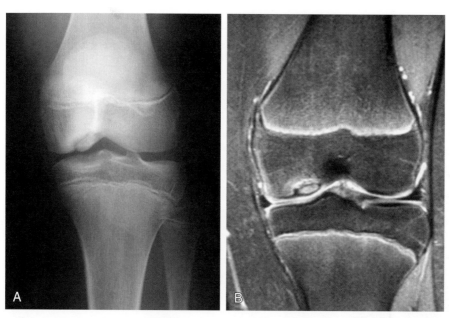

图 131.8　膝关节剥脱性骨软骨炎。（A）前后位 X 线片。（B）相应的冠状位 MRI

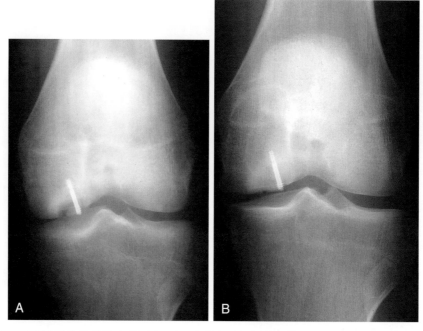

图 131.9　膝关节不稳定剥脱性骨软骨炎病变的固定。（A）手术后即刻前后位 X 线片。（B）手术后 3 个月 X 线片，显示病变已愈合

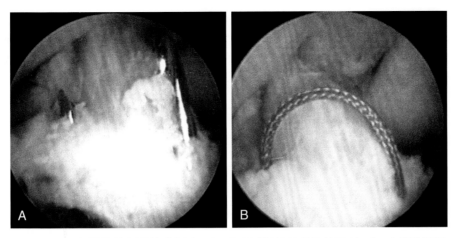

图131.10　胫骨棘骨折的缝合固定。（A）穿过胫骨棘骨片的导丝。（B）缝线固定

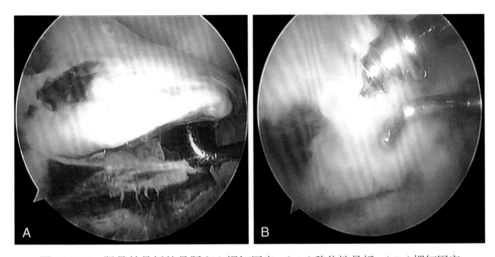

图131.11　胫骨棘骨折的骨骺空心螺钉固定。（A）移位性骨折。（B）螺钉固定

症状的静脉血栓栓塞[89]。有趣的是，所有患者都有一个或多个危险因素，如口服避孕药、吸烟、肥胖或在关节镜手术的同时进行了开放手术，这表明，也许应该对某些青少年在围术期进行某种形式的DVT预防。鉴于儿科运动医学手术量的增加，这仍然是未来研究的一个重要领域，以帮助获得更明确的指导方针或建议。

目前，踝关节镜在儿科的应用仅限于少数情况，包括OCD、游离体取出和三平面骨折的修复，技术上的挑战来自于关节的大小和神经血管损伤的风险[43,70-73]。

结论

儿科运动损伤的发生频率越来越高。儿童不是

"小成年人"，儿童运动员也不是"小成年运动员"。了解儿童运动员在流行病学因素、耐力、柔韧性、力量、体温调节、心理学和营养学方面的特征是重要的背景知识。识别肩、肘、腕、髋、膝和踝关节的常见损伤模式对有效管理至关重要。

（Benton E. Heyworth, Mininder S. Kocher　著

曹宸喜　译　陈拿云　校）

参考文献

扫描书末二维码获取。

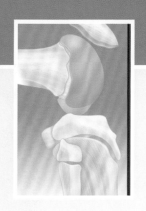

第132章

儿童和青少年运动员的影像学要点

骨骼发育未成熟的年轻损伤患者数量越来越多。可能的原因有青少年自由活动逐渐减少，但参加有组织的竞技运动不断增加，运动专项化，以及青少年运动普遍缺乏准备活动[1]。在这一人群中存在一类与开放的生长板相关的特殊损伤，生长板往往是肌腱和骨骼之间的"薄弱环节"。损伤可能与单次急性创伤事件或过度使用有关。在儿童运动医学中，大约50%的损伤被归因于过度使用[1]。

单次急性创伤事件主要包括骨折、脱位伴韧带损伤、撕脱骨折或多种情况同时出现。过度使用性损伤主要与生长板的慢性应力、疲劳型应力性骨折和较少见的肌腱病有关。

对幼儿和青少年运动损伤的评估发现，5~12岁的儿童中，上肢最常发生急性创伤性骨损伤，而过度使用造成的骨损伤，如骨突炎和剥脱性骨软骨炎，主要发生在下肢[1]。13~17岁的患者更常发生软组织损伤，而不是骨损伤，如前交叉韧带损伤和半月板撕裂[1]。

本章的重点是骨骼发育未成熟运动员在影像学检查中常见的情况。首先简要回顾了这些患者许多常见损伤共同的病理生理学基础，然后按部位对该人群的特殊情况进行了回顾。

骨骼发育未成熟运动员损伤的病理生理学基础

发育中的骨骼最薄弱的部分是骨骺和骨突生长板上的软骨。韧带结构的强度是开放生长板的2~5倍[2,3]。对成人而言，急性张力最常导致肌腱连接处损伤，而骨骼发育未成熟人群的损伤最常发生在骨软骨交界处或其附近[4]。由于骨突处生长板的软骨相对薄弱，所以在骨骼发育未成熟患者中撕脱骨折更为常见。当拉力超过生长板软骨的强度时，就会发生急性撕脱骨折。

另外，慢性重复应力可导致生长板异常增宽，临床上可表现为疼痛或发育受阻。其机制因施加的应力是压力还是拉力而不同。

在病理生理学上，干骺端生长板附近新形成的骨骼相对脆弱，对体育活动中反复出现的压力负荷的抵抗能力很差[5]。这种重复性微损伤会干扰干骺端的血液供应，从而影响必需营养物质的输送，如钙、维生素D和磷酸盐，这些成分是软骨内成骨过程中所需的物质[5]。最终，大量肥大的软骨细胞从骺板延伸到干骺端[5]。这些未矿化的软骨的延伸导致了某些损伤中（如体操腕）生长板的特征性增宽。在牵引力的作用下，对骨突部位肌腱的慢性重复性牵拉超过了机体修复损伤的能力，导致软骨细胞增生或肥大、微骨折和炎症细胞浸润，形成骨突炎[6]。在MRI上表现为明显的骨骺增宽，邻近的骨髓和肌肉水肿。

当重复应力作用于骨时，会导致皮质吸收增加和哈弗斯系统重建，最终导致骨皮质变薄[3]。当破骨细胞活性超过成骨细胞活性，持续的应力作用于变薄的骨质，就可能发生骨折[3]。

肩

发育

肱骨近端生长板14岁左右开始闭合，闭合从中央开始，通常在17岁左右后外侧骺板最后闭合[7]。肩胛骨有多个生长板，与次级骨化中心有关。这些生长板十分重要，因为这些部位相对薄弱，可能发生骨折，而且本身可能与骨折混淆。喙突下次级骨化中心形成于肩胛盂上部，生长板有两极，前至喙突基底部，后至肩胛骨。这个骨化中心形成肩胛盂关节面的上1/3，在8~10岁时开始骨化，16~17岁完成骨化[7]。下关节盂的次级骨化中心由多个中心形成，这些骨化中心生长、融合，最终在关节盂下2/3形成了马蹄型骨骺。该骨化中心一般在14~15岁出现，17~18岁

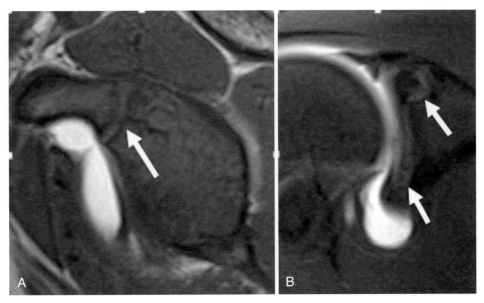

图 132.1 （A）矢状位 T_1 像可以在喙突基底部看到正常生长板（箭头）；（B）冠状位 T_1 压脂像可以看到喙突下次级骨化中心的生长板（上方箭头）和下关节盂次级骨化中心（下方箭头）。不应与创伤后骨折混淆

时完全闭合（图 132.1）[7]。

　　锁骨内侧的软骨骨骺 18 岁开始骨化，22～25 岁闭合[2]。锁骨外侧端也有次级骨化中心，但亦可缺如。外侧端骨化中心在 19～20 岁开始骨化，并在几个月内迅速闭合[8]。然而，最近一项 MRI 研究证实，在 11～15 岁的患者中也发现了这一次级骨化中心。由于这一现象很少见，因此有可能被误诊为骨折。

　　肩峰由多个骨化中心形成，传统认为在 18～25 岁完全闭合。然而，同一项 MRI 研究还发现，肩峰内的次级骨化中心早在 10 岁就可以开始骨化，常在 16 岁时闭合[8]。这一发现具有临床意义，因为这意味着青少年患者中也可能出现有症状的肩峰小骨，而不仅仅是出现在成年人中。

急性损伤

　　急性损伤通常发生在接触性运动中，如橄榄球、曲棍球和摔跤，其他高速运动，如滑雪和滑水运动，在摔倒时发生直接撞击也会导致骨折。

　　锁骨中段骨折可以发生在所有年龄组中，但是，骨发育未成熟的 13 岁以下患儿存在一种特殊的骨折，即骨膜袖完整的远端锁骨骨折[2]。由于锁骨移位，该骨折可类似肩锁关节损伤，但肩锁韧带和喙锁韧带是完整的。若骨折发生在锁骨远端骨骺，此时 X 线片上可能难以发现；若发生在干骺端，此时 X 线片上可以显示。无论哪种情况，都会发生骨膜袖剥脱，导致

锁骨抬高以及喙锁韧带形似断裂，但实际上喙锁韧带没有受伤并且仍附着在骨膜上（图 132.2）。与肩锁关节 3 级损伤不同，这些损伤通常采用保守治疗，最终可见骨化沿着剥离的骨膜袖延伸。同样，在骨发育未成熟的患者中，锁骨内侧损伤常见 Salter 1 型或 2 型骨折，而非真性脱位，这可能会对治疗产生影响（图 132.3）。

　　骨发育未成熟运动员的另一种特殊骨折是喙突基底部骨折，累及喙突基底部的生长板（图 132.4）。Salter-Harris 2 型骨折和大结节撕脱骨折偶尔也会发生（图 132.5）。

　　急性损伤也会累及肩部的限制性软组织结构。盂肱关节由于关节活动度很大，很容易发生软组织损伤。盂肱关节骨性结构提供的稳定性很小，几乎完全依靠软组织提供稳定性。因此，从事接触性运动的年轻运动员肩关节脱位较为常见。除了盂唇和关节囊损伤外，肩关节脱位还可导致关节盂和肱骨骨折，分别称为 Bankart 损伤和 Hill-Sachs 损伤。注意不要把年轻患者正常的下关节盂骨化中心错认为骨折（见图 132.1）。也偶有年轻运动员在单次创伤事件之后发生肩袖撕裂，通常合并盂唇损伤[9]。虽然这些损伤可见于骨发育未成熟的患者，但并不典型。

过度使用损伤

　　骨发育未成熟运动员肩关节典型的过度使用损伤

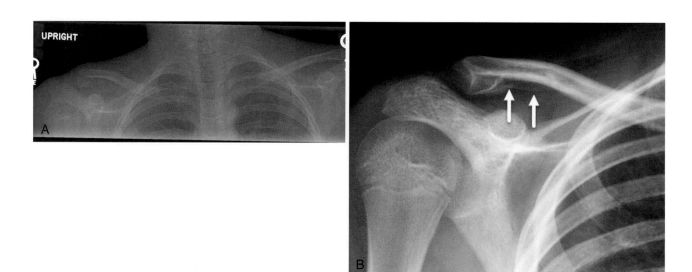

图 132.2 （A）双侧锁骨正位片示右侧锁骨远端骨折，喙锁间隙增宽。（B）随访 X 线片示剥离的骨膜管生成的骨膜新生骨（箭头），导致了锁骨上移。喙锁韧带是完整的

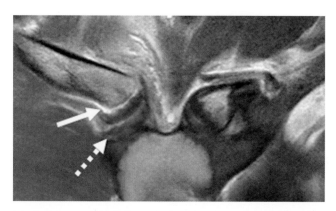

图 132.3　15 岁男孩踢足球时受伤后的 MRI。非压脂流体敏感序列示锁骨近端生长板骨折导致骨骺与干骺端分离，符合 Salter 1 型骨折（箭头）。胸锁关节内的纤维软骨盘（虚线箭头）和关节囊是完整的

被称为"小联盟肩"，这不是 Salter 1 型骨折，而是生长板的慢性应力损伤，如前文所述，可以破坏正常的软骨内骨化，导致 X 线片上生长板的增宽和不规则（图 132.6）。肱骨近端的后外侧生长板最后闭合，注意不应将其与慢性应力损伤相混淆。如果表现不明确，可以做对侧肩关节肱骨外旋位的对比检查。为了对比而进行全序列 X 线检查是不必要的，这会使患者暴露于不必要的辐射中。在 MRI 上，生长板增宽可以在压脂流体敏感序列上看到，通常在关节造影时进行。但生长板增宽在非压脂序列中表现得尤为明显。

　　另一个过度使用损伤是伴有症状的肩峰小骨。肩峰小骨过去一直被认为是 25 岁以后肩峰骨化中心融合失败的产物。如前所述，最近的文献发现，肩峰小

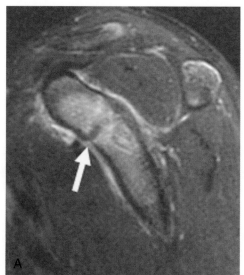

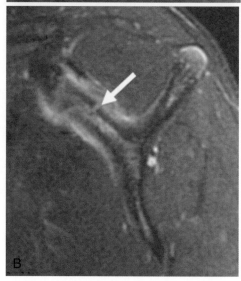

图 132.4　（A）压脂流体敏感 T$_2$ 增强序列矢状位片示锁骨近端生长板骨折及其周围骨髓和软组织异常水肿（箭头）。（B）同一序列的其他图像示骨折向肩胛体延伸（箭头）

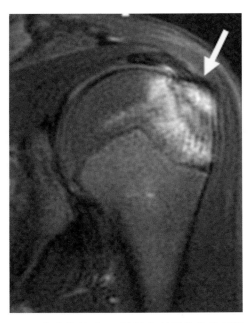

图 132.5 压脂流体敏感 T_2 增强序列冠状位片示该年轻患者存在大结节撕脱骨折（箭头）。骨髓内高信号与骨折部位出血和水肿相关

骨在 11～15 岁的儿童之中也可见到 [8]。正常肩峰的骨化中心与肩峰小骨的区别在于肩峰骨板和骨化中心之间交界面的形态。正常肩峰的骨化中心交界面的形态是弓形，而肩峰小骨交界面的形态是垂直于肩峰长轴的横线形（图 132.7）[10]。在 MRI 上评估时，流体敏感序列可以看到肩峰小骨交界面的液体和周围的骨髓水肿，提示小骨不稳定（图 132.8）[10]。

盂肱关节不稳定（包括前、后和多方向不稳定）可能与棒球、橄榄球、网球、游泳或排球运动中的过度使用有关 [11]。过度使用相关的影像学表现与单次创伤事件导致的损伤相比更难发现。尽管有时可以看到盂唇的病变，但 MRI 检查，包括磁共振关节造影，可能表现为正常或仅表现为冗余的关节囊。关节不稳定也可导致病理性关节内撞击，从而导致盂唇或肩袖病变。这些损伤通常在 MRI 检查中很容易发现，尽管这些损伤并不是该人群所特有的，但要谨记，一个还有开放生长板的年轻患者也有可能出现成人的病理

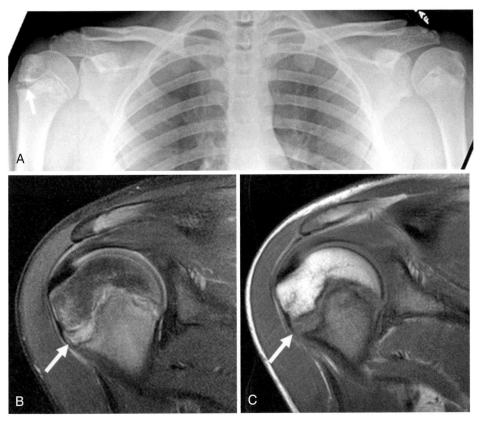

图 132.6 （A）双侧肩关节正位片示右侧肱骨近端生长板增宽，是"小联盟肩"的特征。（B）增宽的生长板（箭头）在压脂流体敏感序列中和（C）非压脂 T_1 增强序列中的表现

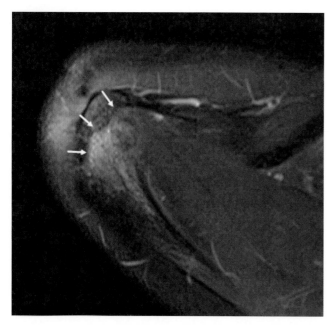

图 132.7　一个 13 岁患者的流体敏感的 T_2 增强序列轴位片示肩峰远端骨化中心正常的弓形（箭头）。注意干骺端正常的增强信号与红骨髓有关

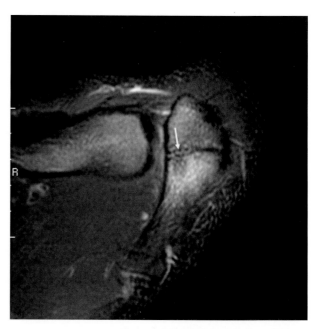

图 132.8　一个 16 岁患者的流体敏感的 T_2 增强序列轴位片示肩峰小骨的形态是垂直于肩峰长轴的横线形。交界面的液体信号（箭头）提示小骨不稳定，肩峰小骨有症状

改变。对骨发育未成熟的患者进行阅片时，应具备完善的成年人病理知识（图 132.9）。

肘

发育

　　CRITOE [Capitellum, Radial head, Internal (medial) epicondyle, Trochlea, Olecranon, External (lateral) epicondyle] 是一种常用来记忆肘关节远端骨化中心正常发育模式的记忆法。C 代表肱骨小头，R 代表桡骨头，I 代表内上髁，T 代表滑车，O 代表鹰嘴，E 代表外上髁。这些骨化中心通常分别在 1、5、7、10 和 11 岁时出现，女性的骨化中心通常比男性早 6 ~ 12 个月出现 [2]。在应该已经可以看到骨化中心的年龄没有看到相应骨化中心，需警惕移位的撕脱骨折。如果不确定观察到的结果是病理性还是生理性，可以与对侧肘关节进行对比。

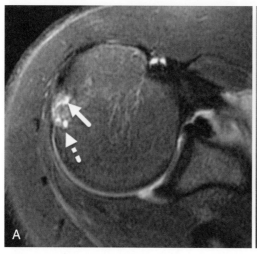
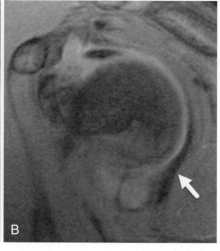

图 132.9　病理学上的内在撞击综合征。（A）一个 14 岁男孩的流体敏感的 T_2 增强序列轴位片可以看到冈下肌腱关节头一个小的插入性撕裂（箭头）和靠近裸区的肱骨后外侧的一个小囊性变（虚线箭头）。（B）质子密度加权压脂序列的矢状位片示盂肱下韧带后束异常增厚（箭头），这与肩胛盂内旋受限有关

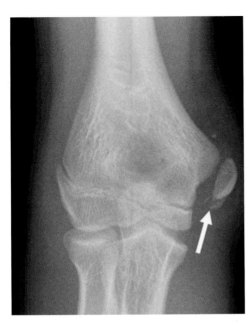

图 132.10　一名 13 岁男孩的肱关节前后位 X 线片。他在投掷棒球时感到"砰"的一声。X 线片显示内上髁撕脱骨折。注意骨化中心下方的不规则骨化（箭头），可能与反复作用于尺侧副韧带上的外翻应力导致的生发中心慢性重复性微损伤有关

急性损伤

　　肘关节的急性骨折常见于活跃的年轻儿童。两种最常见的骨折是髁上骨折和外侧髁骨折。肱骨髁上骨折通常发生于摔倒时肘关节过伸手撑地时。而外侧髁骨折通常发生在肘关节伸直，前臂旋后时遭到内翻应力[2]。年龄较大的儿童运动员中一种常见的骨折是急性内上髁撕脱骨折，通常发生在 9～14 岁。这一骨折约占所有儿童肘部骨折的 20%，与过顶投掷动作产生的外翻应力有关，也可能与摔倒时伸出手撑地有关（图 132.10）[2]。这种骨折通常伴有肘关节脱位，这种脱位可见于年轻运动员，特别是体操运动员。在肘关节脱位的情况下，建议仔细检查骨化中心，以免漏掉移位到肱尺关节内的肱骨内上髁[2]。

过度使用损伤

　　"小联盟肘"是一组骨发育未成熟运动员肘关节受到反复外翻应力刺激引起的临床表现的总称。典型代表是年轻棒球运动员，同时该损伤也可能累及其他过顶运动如网球运动员或标枪运动员。损伤是由施加在肘关节内侧的内上髁、总屈肌腱和尺侧副韧带的拉力或施加于肘关节桡侧的压力引起的。后内侧剪切力也

可影响到后关节面[2]。年龄较小、生长板较宽的儿童的骨 - 软骨交界更容易受伤，而青少年则更容易损伤软组织结构，如尺侧副韧带。

小联盟肘

　　骨骼发育未成熟的年轻运动员肘关节内侧反复受到牵拉可导致内上髁骨突生长板的慢性重复性牵拉伤，又称牵拉性骨突炎。这些患者中，85% 的 X 线片可能是正常的[2]。X 线片的异常表现包括生长板增宽和不规则、不规则骨化、骺破碎或硬化。MRI 表现包括生长板增宽，周围骨髓水肿，有时周围软组织也会水肿（图 132.11 和 132.12）。严重的骨髓水肿可能取代 T_1 加权像上正常的白色骨髓高信号。如果 X 线片无法确定生长板是否增宽，可以行对侧肘关节 X 线片进行比较。

　　体操和投掷类运动员以及橄榄球和曲棍球运动员的鹰嘴都会受到肘后部的慢性压力。其结果与先前描述的内上髁牵拉性骨突炎相同，但受累部位是鹰嘴（图 132.13）。在年龄较大的患者中，投掷产生的后内侧剪切力可导致伸直外翻过度负荷的表现，包括软骨丢失和骨赘。青少年运动员也可发生尺侧副韧带损伤。

　　肘关节外侧的压力性损伤可导致累及肱骨小头的 Panner 病和剥脱性骨软骨炎，与生长板的损伤相似，这些病变被认为与肱骨小头的血供中断有关。

　　Panner 病的发病年龄较小，通常小于 12 岁，且预后较好，通常无后遗症。在影像学上，Panner 病倾向于累及整个肱骨小头[2]。X 线片可显示病程早期的细微脱矿和透亮区，继续发展为硬化和破碎[2]。MRI T_1 加权像上骨髓内脂肪的正常白色高信号可能消失，而 T_2 加权像上的表现多种多样，从弥漫性高信号到硬化时的不均匀低信号都可能出现。关节软骨完整，关节内无游离体。

　　剥脱性骨软骨炎（OCD）是一种更严重的肘关节外侧受压的表现，通常发生在 11 岁以后[2]。剥脱性骨软骨炎倾向于累及前侧和外侧骨骺，X 线片上表现可以是隐匿性的。早期 X 线片上表现为软骨下的细微透亮影，后期表现为硬化、破碎和塌陷（图 132.14）。

　　MRI 可以通过评估表面软骨的完整性对病变的严重程度进行分组，还可以发现移位的关节内游离体，这可能对治疗产生影响。

　　小联盟肘是年轻运动员肘关节内侧疼痛的常见原因之一，其他原因，如尺神经不稳定和尺神经病变，也可以通过 MRI 和超声检查等影像学方法来诊断。这

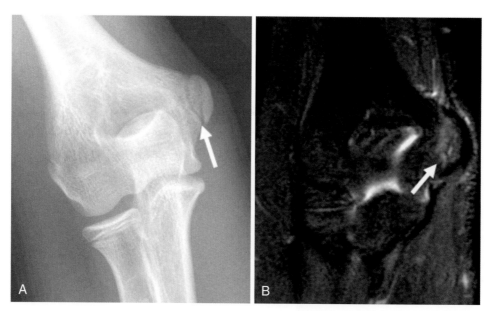

图 132.11　一名 13 岁的男孩有 2 年的扔棒球时出现疼痛的病史。（A）X 线正位片显示正常的生长板（箭头）。（B）T$_2$ 加权流体敏感序列冠状位片显示生长板周围异常骨髓水肿（箭头），生长板内亦存在小的液体信号，提示牵拉性骨突炎

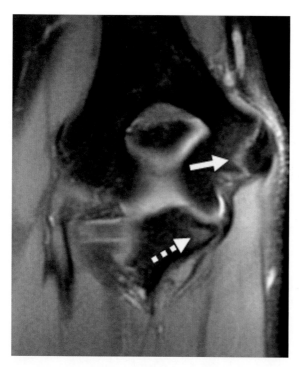

图 132.12　一名患有肘内侧疼痛的 14 岁棒球运动员。质子密度加权压脂序列冠状位片表现为内上髁骨化中心的生长板增宽和不规则（箭头）。在尺骨内靠近尺侧副韧带处也有一个小的骨髓水肿信号（虚线箭头），与尺侧副韧带的重复应力和自适应增厚有关

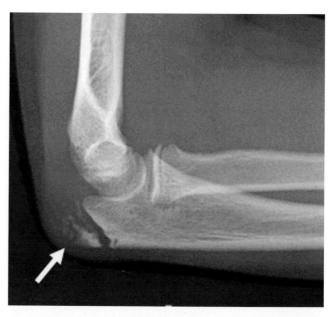

图 132.13　一名 10 岁的体操运动员主诉肘后部疼痛。X 线侧位片示鹰嘴骨化中心不规则（箭头），与慢性重复牵拉性损伤有关

些情况并不是骨骼发育未成熟的运动员所独有的，但它们也可能是引起肘关节内侧疼痛的原因。简单地说，尺神经不稳定引起的反复刺激或肘管狭窄反复受压可能会导致尺神经病变。尺神经不稳定包括单纯的尺神经脱位，或者合并三头肌内侧头脱位。这些疾病可以通过超声很容易地鉴别出来，鉴别病因很重要，因为手术方式存在不同[12]。需要注意的是，16% 的年轻运动员可能有无症状的尺神经脱位，若只发现尺神经脱位并不一定意味着它是症状的罪魁祸首[12]。

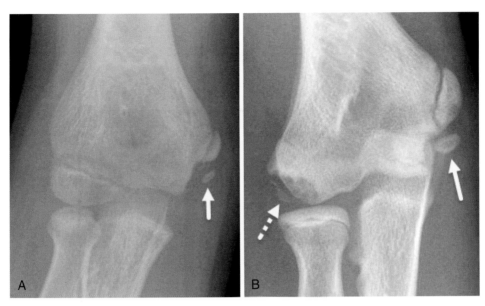

图132.14 （A）一名患有肘内侧疼痛的14岁棒球运动员的X线正位片示慢性重复牵拉导致内上髁骨突破碎（箭头）。（B）牵拉性骨突炎的后遗症是该患者肘内侧持续存在小骨块（箭头所指）。肱骨小头离断性骨软骨炎使肱骨小头破碎和透明化（虚线箭头）进一步进展

腕

急性损伤

桡骨远端骨折通常与运动损伤有关，足球是最常发生此种骨折的运动[2]。骨折好发于骨干致密的板层骨向干骺端的松质骨过渡的部位[2]。这一过渡区在年长些的患儿中更靠近远端；因此，年长的患儿的骨折发生在更靠近生长板的部位，通常为Salter 2型骨折[2]。Salter 2型骨折的患者必须随访一段时间，以确定在生长板处是否有病理性骨桥形成，如未能及时发现，可能导致尺骨阳性变异和尺骨撞击（图132.15）。桡骨远端骨折通常也与尺骨茎突骨折和三角纤维软骨复合体损伤有关。三角纤维软骨复合体损伤也可能单独发生，其影像学特征与成人相同。

舟骨骨折在13~15岁的年轻运动员中常见，偶见于10岁以下的儿童[13]。桡骨远端骨折可能合并舟骨骨折。因此，在X线片上发现一处异常后，应继续寻找有无其他骨折，以免漏掉另一处重要发现，这就是所谓的"检索满意"（satisfaction of search）。怀疑舟骨骨折时，建议行标准正位X线片及尺偏正位X线片。MRI可用于诊断X线片难以发现的骨折。保守治疗后复查X线片可以帮助确定隐匿性骨折是否愈合。青少年患者通常需要长达7周才能在X线片上观察到愈合的变化[13]。

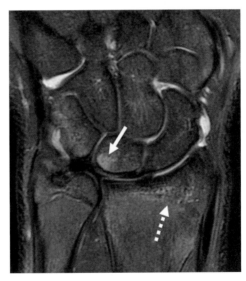

图132.15 MRI T$_2$加权压脂流体敏感序列冠状位片示桡骨远端生长板提前闭合（虚线箭头）合并尺骨阳性变异。月骨尺侧骨髓水肿，伴尺骨桥形成（箭头）

舟月韧带损伤也可发生在骨骼发育未成熟的患者中，由于存在未骨化的软骨，很难通过X线片进行诊断。12岁后X线片上的舟骨月骨距离才能达到正常成人的2 mm[13]。MRI或磁共振关节造影可能有助于诊断。更严重的损伤可导致腕骨脱位，包括月骨周围脱位或月骨脱位，这可能与腕骨骨折和桡骨茎突骨折同时发生。

过度使用损伤

腕关节过度使用损伤在体操运动员中很常见，特别是女性体操运动员，她们在许多活动中手腕会经历反复的过伸和轴向负荷。这种压力会影响桡骨远端，导致生长板的异常增宽和不规则，被称为"体操腕"（图 132.16）。治疗方法主要是休息；如果这些患者继续从事体操运动，桡骨远端生长板水平的生长程度可能受损，导致尺骨相对过度生长和尺骨阳性变异。后者可导致尺骨撞击，这是一种病理过程，是由于尺骨反复撞击近排腕骨尺侧和三角纤维软骨复合体所致。这在 MRI 上表现为月骨尺侧的软骨退变和骨髓水肿，以及月三角韧带和三角纤维软骨复合体的病理改变，特别是三角纤维软骨复合体关节盘的损伤（图 132.17）。严重的体操腕可导致干骺端背侧骨肥大，这种肥大的骨骼会反复刺激其上走行的肌腱，从而导致肌腱病、撕裂和腱鞘炎（图132.18）。

年轻体操运动员身上还可以看到其他异常，如腕背侧撞击，这是一种过度使用损伤，可以导致腕部背侧疼痛，与腕关节的反复过伸有关（图 132.19）。腕背侧撞击也可以发生在经常做俯卧撑或卧推的年轻运动员中，是由桡腕背侧滑膜炎继续发展出现撞击所致[13]。

髋

急性损伤

运动员可能会发生股骨骨折和髋关节脱位，特别

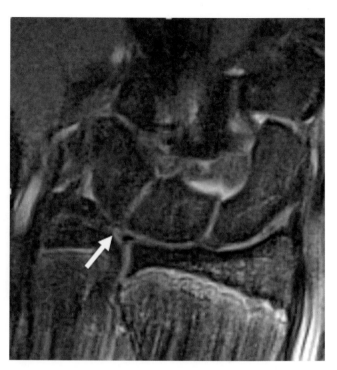

图 132.17　有桡骨远端生长板慢性受压病史的骨骼发育未成熟的患者有尺骨阳性变异，伴三角纤维软骨复合体关节盘撕裂（箭头）

是橄榄球等有冲撞的运动中，但这些损伤并不是骨骼发育未成熟运动员所独有的，且发生频率不如上肢骨折高。

骨突撕脱骨折是骨骼发育未成熟患者下肢常见的急性损伤。由于许多强壮的肌肉附着在骨盆的骨突上，所以骨盆最容易发生骨突骨折[14]。大多数骨骺撕脱骨折在 X 线片上很容易诊断。典型的表现为

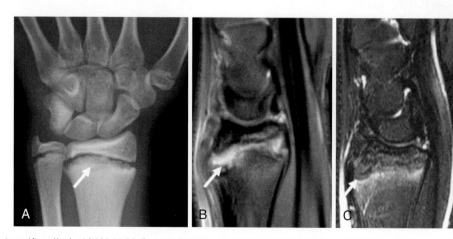

图 132.16　（A）X 线正位片示慢性骨骺受压导致的桡骨远端生长板异常增宽和不规则（箭头），又称为体操腕。（B）MRI T$_2$ 压脂流体敏感序列矢状位片示生长板异常增宽和高信号（箭头）。（C）休息 8 个月后该患者同一序列 MRI 示生长板异常信号消失（箭头）。干骺端遗留的高信号与红骨髓有关

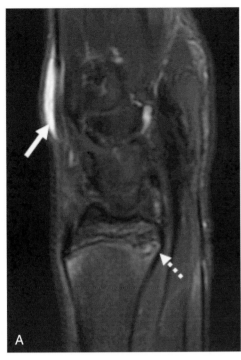

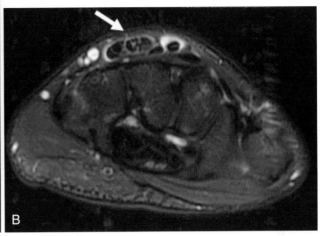

图 132.18　一名 14 岁的女性体操运动员，手腕背侧有可触及的肿块，手腕伸展和负重时伴有疼痛。（A）MRI T_2 压脂流体敏感序列矢状位片示桡骨远端生长板不规则（虚线箭头），同时背侧伸肌腱鞘内有异常液体信号（箭头），提示腱鞘炎。（B）T_2 压脂序列轴位片示伸肌肌腱病、纵向撕裂和第四间室内腱鞘炎（箭头），这些病理改变是由于慢性骨骺受压导致骨肥大，并在手腕背侧狭窄的纤维骨管内对肌腱反复刺激导致

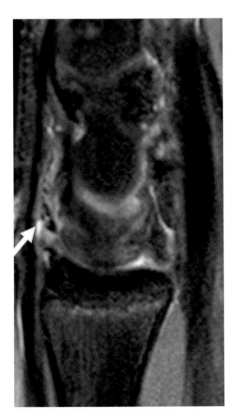

图 132.19　一个手腕背侧疼痛的 14 岁体操运动员的矢状位 T_2WI 示背外侧韧带周围异常高信号，与滑膜炎有关，最终需行外科清理术

弯曲的薄骨片从原始位置分离，且与对侧不对称，通常无需其他影像学检查进一步确诊。MRI 检查可以清晰地显示骨突的移位，骨突与生长板之间呈线状液体信号，周围软组织呈水肿样信号。有时慢性撕脱骨折可能与类似肿瘤的成骨作用有关，MRI 或 CT 有助于区分[14]。

最常见的撕脱部位是坐骨结节；跑步运动员肌肉极度主动收缩，拉拉队员或舞蹈演员肌肉被过度拉长都可以导致撕脱。第二常见的受累部位是髂前上棘，这是缝匠肌和阔筋膜张肌的起点；这些骨折与跑步过程中用力伸髋有关（图 132.20）[15]。髂前下棘撕脱骨折可能很难发现，发生部位在股直肌起点，和髂前上棘撕脱骨折相比不太常见[15]。此种骨折被认为与快速有力的伸膝和伸髋运动有关，比如踢足球[16]。骨折畸形愈合与骨突骨折片下移有关，可导致骨性突出，又被称为"骨盆指"或者"髂肋"。

·小部分患者可能伴有屈曲范围受限和疼痛，称为棘下撞击（图 132.21）[16]。其他较少见的撕脱骨折可发生在髂嵴粗隆、耻骨体和耻骨联合，以及小转子和大转子。

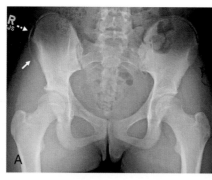
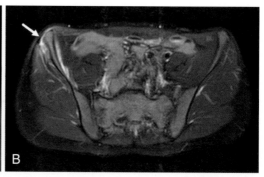

图 132.20　一名 16 岁的男性跑步运动员主诉右髋关节疼痛。（A）一块弧形骨片从髂前上棘（箭头）延伸至髂嵴前突（虚线箭头）。（B）轴位 T_2WI 示一个轻度移位的骨突撕脱碎片（箭头）。在碎片与髂骨之间的生长板水平上有液体信号，且周围软组织呈水肿信号，与骨折导致的水肿和出血相关

虽然大多数骨盆周围的撕脱骨折可以通过 X 线片诊断，但在更年幼的患者中，骨突撕脱骨折在 X 线片上可能是隐匿性的。这种情况可能出现在坐骨骨突，也可能发生在其他部位[17]。坐骨骨突在 13～15 岁开始骨化，16～25 岁闭合。在骨化之前发生的撕脱骨折在 X 线片上是看不到的，需要 MRI 来诊断[18]。

过度使用损伤

骨突慢性重复性微损伤（也称为骨突慢性重复性应力性损伤、牵拉性骨突炎或者简称为骨突炎）也经常发生在骨盆，并且累及到相同的骨突部位。在 X 线片上，表现为骨突不规则或碎裂，伴生长板增宽。在 MRI 上，除了骨髓及软组织水肿外，也常可见生长板

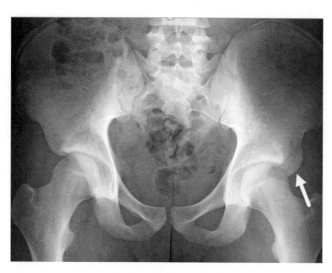

图 132.21　骨盆正位 X 线片显示左侧髂前下棘一个骨性隆起（箭头），与先前撕脱骨折的慢性愈合有关。这个结果可能与棘下撞击有关

增宽。骨突与移位的骨突交界处的线状液体信号提示急性撕脱骨折。它可以在慢性损伤的基础上发生，也可以是新发的急性损伤。要注意的是，骨突慢性重复性微损伤可能是偶然发现的，并不一定是疼痛的真正原因（图 132.22）。

盂唇撕裂可以发生于单次急性损伤，但多数与股骨髋臼撞击或青少年髋关节发育不良有关。股骨髋臼撞击并不是骨骼未发育成熟的运动员所独有的，其影像学表现与成年人相似。髋臼撞击作为髋部疼痛的一个潜在病因，已经成为髋关节影像学研究中的一个热门话题。然而，青少年髋关节发育不全很容易被忽视，但它可能引起髋关节疼痛，并可能导致软骨和盂唇损伤以及继发的早发性骨关节炎的发生，因此同样重要[19]。如果对该疾病不熟悉，在 MRI 甚至 X 线片上很难发现细微的表现。所有髋关节疼痛的 MRI 检查都应与对应的 X 线片结合评估。青少年髋关节疼痛的标准 X 线检查应至少包括位置正确的骨盆正位片（用来评估髋臼覆盖的程度）和蛙式位侧位片（评估生长板开放的患者的股骨头骨骺滑脱）。强烈建议关注照射技术，因为如果检查方法不当可能导致错误的结果。

拍摄骨盆正位片时患者应仰卧，双下肢内旋 15°（使股骨颈长度最大），X 线管与检查床垂直，十字瞄准器对准耻骨联合上缘与双侧髂前上棘连线的中点[20]。如果考虑髋关节发育不良，还应行髋关节假斜位片，可以评估髋臼的前覆盖度。照射时患者取站立位，患侧髋贴紧底片，足平行于底片，骨盆相对于底片旋转 65°，十字瞄准器对准股骨头[20]。

骨盆正位片可以用来测量 Tönnis 角以评估髋臼倾斜的程度。在两侧股骨头中心，股骨泪点下缘或坐骨结节之间绘制一条参考线。这条线与髋臼顶（髋臼的

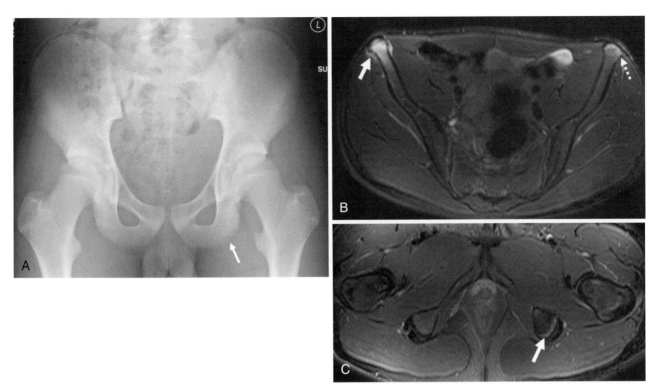

图 132.22 右髋部疼痛。（A）骨盆正位 X 线片示左侧坐骨粗隆处生长板不规则且增宽（箭头）。（B）T$_2$WI 流体敏感序列轴位片示右侧髂前上棘骨髓与软组织水肿（箭头），与对侧不对称，提示反复性微损伤。注意，骨突没有移位。左侧也可见生长板增宽、不规则，但无症状。（C）同样，左侧坐骨粗隆也可见不对称的生长板增宽和不规则（箭头），与 X 线片结果一致，但没有临床症状

负重硬化区）外侧缘和下缘之间连线形成的夹角即为 Tönnis 角。Tönnis 角正常值为 0° ~ 10°[20]。大于 10° 提示发育不良，患者有结构不稳的风险，而小于 0° 的患者有钳夹型股骨髋臼撞击的风险[20]。Wiberg 侧 CE 角可以评估髋臼对股骨头上外侧的覆盖情况。从股骨头中心画一条垂直于骨盆横轴的线（使用前面讨论的参考线绘制），另一条线从股骨头中心发出到髋臼外侧缘，两条线的夹角即为 CE 角[20]。在髋关节假斜位片上有个相似的 Lequesne 前 CE 角。前 CE 角是股骨头中心发出的一条垂线和股骨头中心到髋臼前缘连线的夹角（图 132.23）[20]。外侧 CE 角小于 25° 可能表明股骨头覆盖不足，而前 CE 角小于 20° 则提示结构不稳定[20]。

坐骨股骨撞击、内/外弹响髋和股骨颈应力性骨折也可能是青少年运动员髋部疼痛的原因，尽管它们并非骨骼未成熟的运动员所独有。坐骨股骨撞击和应力性骨折在 MRI 上很容易诊断，而内/外弹响髋最好的诊断方法是动态超声。

膝

急性损伤

股骨远端骨折累及骨骺并不常见，仅占所有骨骺骨折的 1%。然而，一旦出现就是严重的损伤，因为它可能导致显著的生长受限从而出现腿长不齐。青少年患者创伤后膝关节疼痛需要对此损伤高度警惕，因为此骨折在 X 线片上可能是隐匿的。有时，影像学上唯一的表现是内侧软组织肿胀，这可能与出血或骨膜下血肿有关。MRI 表现有可能十分轻微，仅表现为骨骺水平有细微的液体信号，股骨远端骨骺内有骨膜嵌入，或骨膜下血肿。有时骨折处的骨膜嵌入卡压可能是骨折的唯一征象。

青少年由于肌肉力量较大而骨软骨交界区相对薄弱，比年幼的儿童更容易发生撕脱骨折。膝关节撕脱骨折可累及交叉韧带、外侧韧带和支持肌腱、伸膝装置或支持带。

伸膝装置的撕脱骨折是骨骼未发育成熟患者所特

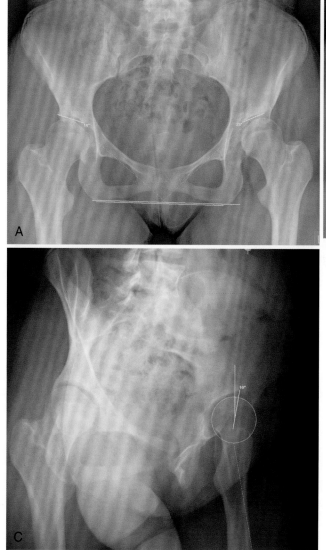

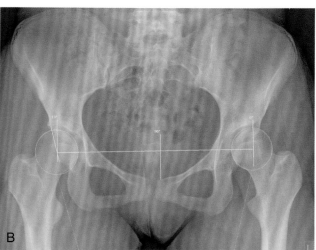

图 132.23　一位 17 岁女孩患有髋关节发育不良，左侧重于右侧。（A）Tönnis 角。（B）侧 CE 角。（C）前 CE 角

有的，包括胫骨结节撕脱骨折和髌骨袖状骨折。胫骨结节撕脱骨折通常发生在 13～17 岁的男性，此时正在骨化的胫骨结节骨突深方的胫骨近端骨骺中正常纤维软骨被较弱的透明软骨取代[4]。这种骨折通常与跳跃（如股四头肌收缩伸膝）或落地（如对抗股四头肌快速屈膝）有关[4]。骨折可仅累及生长板或延伸至干骺端（Salter 2 型）、骨骺（Salter 3 型）或两者兼有（Salter 4 型）[4]。邻近组织可能嵌入卡压，这可能会妨碍闭合复位操作（图 132.24）[4]。

在骨骼未发育成熟的患者中，伸膝装置的撕脱骨折也可累及未骨化的髌骨袖状软骨，其内通常有小的骨化，这种情况被称为髌骨袖状骨折[4]。最常见累及髌骨下极的髌腱，但也可累及髌骨上极的股四头肌腱。损伤的机制与股四头肌对抗阻力用力伸直有关[4]。

X 线片常显示髌骨近端或远端周围移位的碎骨块；如髌骨移位较大，则分别称为低位髌骨或高位髌骨。如果关节软骨受累明显，则会出现关节积液。MRI 通常用于评价髌骨关节软骨的完整性，从而确定是否需要手术固定[4]。

既往有胫骨结节骨软骨病（Osgood-Schlatter 病）或髌骨骨软骨病（Sinding-Larsen-Johansson 病）的患者可能易患胫骨结节或髌骨撕脱骨折。在无明显移位的情况下，无移位的急性撕脱骨折叠加慢性重复性微损伤改变的鉴别主要依据急性创伤病史。MRI 可显示骨软骨交界积液和软组织或骨髓水肿。

前交叉韧带损伤常见于接近骨骼成熟或骨骼已发育成熟的年轻运动员，但也可发生在骨骼未发育成熟的患者中，前交叉韧带撕裂的影像学表现及相关病

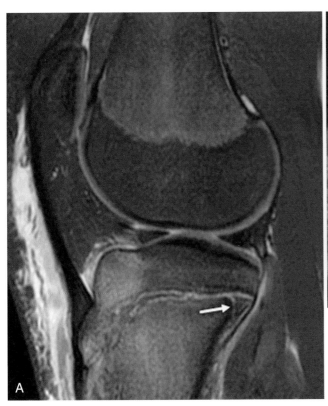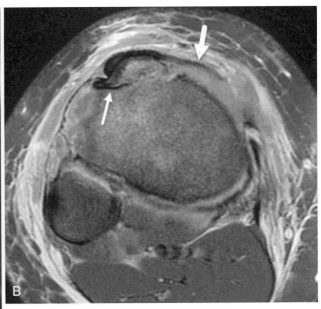

图132.24 一位14岁男孩患Salter 2型胫骨结节撕脱骨折。(A) T_2WI 压脂流体敏感序列矢状位片示前方软组织水肿和出血，胫骨近端内广泛的骨髓水肿伴骨骺高信号，以及干骺端后侧一条微小的骨折线（箭头）。骨折无移位使其在平片上显示不清。(B) T_2WI 压脂像轴位片示外侧骨折部位骨膜内陷（细箭头）和内侧骨膜抬高（粗箭头）

理改变与成人相似。然而，在儿童（4～14岁）中，MRI对前交叉韧带撕裂诊断的准确性较低，而且不同年龄段儿童前交叉韧带的表现存在差异[21]。具体来说，前交叉韧带在矢状面和冠状面上的走行都更水平，分束往往不清楚。在液体敏感序列上有中等信号，不应被误认为是撕裂[22]。在急性情况下，前交叉韧带损伤的继发性表现，如轴移骨挫伤，有助于支持前交叉韧带损伤的诊断。但在亚急性或慢性损伤中，诊断可能更为复杂。了解幼儿前交叉韧带外观的差异，在所有三个影像平面评估前交叉韧带，使用三维各向同性序列薄层成像都有助于获得正确的诊断。

前交叉韧带损伤后，通常需要确定骨骼的成熟度，以决定治疗方法。因为开放的生长板会干扰传统的前交叉韧带重建技术。骨龄测定系统有很多，最常用的评估方法是用左手的正位X线片，并与Greulich和Pyle编写的不同年龄段男性和女性标准相对照[23]。不同年龄段和性别的骨龄是根据多个变量的评估来确定的。在确定患者的骨龄时，传统上更多地依赖指骨的生长中心，而不是腕骨的生长中心。第一掌指关节

（MCP）的籽骨可以用来确定骨龄。然而，已经开发出了一种更简单、更有效的骨龄速记方法，每个年龄段只使用一个单一标准；它已被证明和传统方法的准确性相当[24]。

除单纯前交叉韧带损伤外，相同的损伤机制也可导致骨骼未发育成熟儿童发生胫骨髁间棘撕脱骨折，此处的骺软骨尚未骨化完全，因此较薄弱[4,14]。此类骨折通常累及8～14岁的男孩[4]。Meyers 和 McKeever 分类常用于这些骨折，1型为无移位骨折，2型为前方向上移位而后方以铰链连接的骨折，3型为有移位的骨折，4型为粉碎性骨折[4]。软组织卡压可导致无法通过非手术闭合复位，因此可能需要手术复位，这在2型和3型骨折中更常见[4,25]。卡压的组织包括半月板横韧带或半月板前角（图132.25）。

髌骨脱位-复位损伤时可能出现髌骨内侧撕脱骨折，这是青少年运动员常见的一种损伤，影像学表现与成人相似。简单地说，髌骨在脱位过程中受到的拉力和剪切力以及在复位时髌骨和股骨外侧髁之间的压力和剪切力可导致骨软骨损伤[26]。典型的X线片表

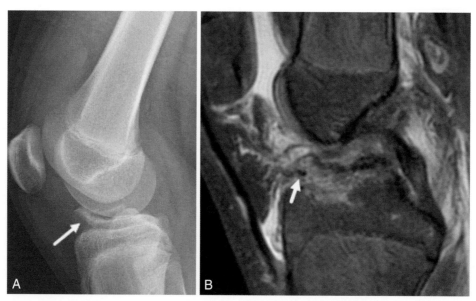

图 132.25　一个 13 岁男孩胫骨髁间嵴骨折。（A）X 线侧位片示胫骨髁间嵴骨折（箭头）。（B）T₂WI 压脂流体敏感序列矢状位片示半月板横韧带（箭头）卡压在移位的骨折块中，可导致无法进行非手术闭合复位

现是大量的关节积液，有时在日出位和 Merchant 位可见髌骨内侧的撕脱骨折，或者可见移位的新月形骨软骨碎片。MRI 通常用于评估可能需要手术治疗的巨大骨软骨骨折和移位的关节内小体，MRI 也可以评估内侧支持带（包括内侧髌股韧带）的完整性，检查是否存在滑车发育不良，并评估影响治疗的胫骨结节 - 滑车沟距离[26]。注意血凝块可能会将全层软骨损伤的部位填平，特别是髌骨内侧软骨，这可能会掩盖明显移位的骨软骨碎片的供区位置。

过度使用损伤

膝关节的慢性重复性微损伤或骨突炎可以发生于髌骨远端和胫骨结节，分别称为髌骨骨软骨病（Sinding-Larsen-Johansson 病）和胫骨结节骨软骨病（Osgood-Schlatter 病）。胫骨结节骨软骨病在青少年中很常见，尤其见于跳跃运动。它发生在骨化的早期，先于胫骨结节撕脱骨折，且胫骨结节骨软骨病可能会增加撕脱骨折的易感性。该病通常是双侧的（占20%～30% 的病例），一般根据临床表现进行诊断[14]。特征性的 X 线表现为胫骨结节碎裂，髌腱远端增厚，髌前软组织和髌下深层脂肪垫密度增高。在 MRI 上，除了平片上相似的表现外，还可见骨突和邻近的胫骨骨骺的骨髓水肿；肌腱增厚呈中等信号提示存在肌腱病，髌下囊深层的异常液体信号提示滑囊炎。尽管超声检查非常敏感，但它并不常用（图 132.26）。值得

注意的是，胫骨结节碎裂本身并不能诊断胫骨结节骨软骨病，因为它也可见于无症状的患者中。慢性胫骨结节骨软骨病的 MRI 通常没有腱鞘病变、髌下滑囊炎和骨髓水肿等征象。

髌骨骨软骨病也通常根据临床表现进行诊断，X 线表现为髌骨下极碎裂和髌骨近端肌腱增厚，MRI 可见髌骨下极骨髓水肿和邻近软组织水肿。

在骨骼成熟的年轻运动员中也存在一种近端髌腱病变，被称为"跳跃膝"。这可能导致慢性肌肉萎缩，保守治疗往往难以恢复。与骨骼发育未成熟的患者出现的髌骨下极碎裂不同，这些患者的生长板已经闭合，近端肌腱异常增厚，伴或不伴邻近的髌下脂肪垫水肿和骨止点不规则。在 MRI 流体敏感序列上，可见近端肌腱深部中心部位的组织增厚和异常的中等信号。在超声下可以看到肌腱变厚，回声减弱，正常的肌腱纤维排列模式消失，彩色多普勒上可见血流信号增加，提示异常肌腱组织内的新生血管。越来越多的证据表明，保守治疗无效的髌骨近端肌腱病患者可从微创治疗中获益，如肌腱开窗术（也称为干针），同时可以注射富含血小板的血浆。这一操作在超声引导下进行，以便在不损伤正常组织的同时将治疗特异性地引导到异常组织[27,28]。

剥脱性骨软骨炎是年轻运动员慢性疼痛的另一个可能原因，在生长板仍开放的年轻运动员中称为青少年型剥脱性骨软骨炎，在生长板闭合的运动员中称为

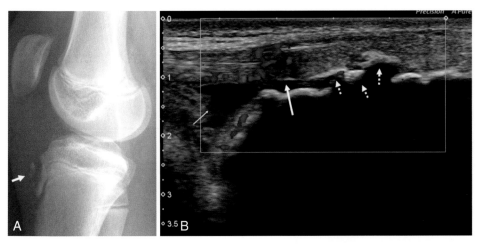

图132.26　胫骨结节骨软骨病。（A）X线正位片示胫骨结节碎裂（箭头），髌腱增厚，软组织肿胀。（B）长轴超声图像和彩色多普勒示胫骨结节碎片的白色回声样的骨声学标志（虚线箭头）、与腱内新血管形成相关的色流增加（箭头）和髌下深部滑囊炎（细箭头）

成人型剥脱性骨软骨炎。膝关节剥脱性骨软骨炎研究组（Research in Osteochondritis Dissecans of the Knee, ROCK）将剥脱性骨软骨炎定义为：局灶的、特发性软骨下骨改变，伴周围关节软骨不稳定和断裂风险，可能导致早发的骨关节炎[29]。70%以上的病例位于股骨内侧髁的外侧，X线片的典型表现为边界清楚或不清楚的软骨下骨内透明影，偶伴有周围硬化或在受累的软骨下骨床内有清晰的碎骨片[14]。用于诊断剥脱性骨软骨炎的膝关节X线片包括正位片、隧道位片、侧位片和日出位片或Merchant位片。有些剥脱性骨软骨炎只能在隧道位看到，隧道位能更好地显示股骨髁的后侧。日出位能显示较少见的髌骨或滑车剥脱性骨软骨炎。

对年轻运动员的X线片进行阅片时，一个可能遇到的难题是区分骨化变异和剥脱性骨软骨炎。与剥脱性骨软骨炎不同的是，患有所谓"骨化变异"的患者没有临床症状，不会进展为不稳定的剥脱性骨软骨炎，并可以自行消退。骨化变异不会发生在10岁以上的女孩或13岁以上的男孩身上；其好发于股骨髁后1/3，边缘有毛刺或呈团块状，向软骨下骨深处延伸，病变角度小于105°，且MRI上没有邻近骨髓水肿的表现。剥脱性骨软骨炎倾向于集中在股骨髁的中部三分之一，病变的角度大于105°。在T$_2$WI上，剥脱性骨软骨炎病变在软骨下骨内有骨髓水肿信号，在软骨下骨内或软骨-骨界面处有高信号条带，或在软骨下骨内有囊性病灶。

目前MRI在剥脱性骨软骨炎方面的主要作用是确诊并评估其稳定性，以协助指导治疗。目前正在进行的多中心研究希望在大量影像学资料和临床分析的基础上提供一种更可靠的治疗模式。青少年型剥脱性骨软骨炎比成人型治愈的可能性更大，并且有不同的影像学特征提示不稳定[30, 31]。在成人中，DeSmet改良的T$_2$WI上膝关节和踝关节不稳定的判定标准被广泛应用于临床，包括：①股骨-骨块交界上可见的清晰或模糊的与关节液相等的高信号线状影，长度≥5 mm；②剥脱性骨软骨炎病变深方不与之延续的圆形高信号病灶且≥5 mm；③宽度大于5 mm的关节软骨局灶性缺损；④穿过关节软骨和软骨下骨板进入病灶的与关节液相等的高信号[32]。然而，最近同一研究组进行的研究发现了确定青少年型膝关节剥脱性骨软骨炎不稳定性的其他标准，包括：①与关节液信号强度相同的环状高信号且病变深方可见低信号的线状边缘，同时伴有软骨下骨板多个部位不连续；②多个囊状病灶或单个囊状病灶≥5 mm（图132.27）[30]。在稳定性的青少年型剥脱性骨软骨炎病灶中也可见到软骨下骨内界限不清的高信号汇合带和直径小于5 mm的单个小囊状病灶（图132.28）。

局灶性周围水肿区（focal periphyseal edema, FOPE）偶尔在MRI检查中可以发现，当不伴随其他异常时，可能是青少年膝关节疼痛的　个潜在的病因。这一发现被认为与正常生理性的骨骺闭合有关[33]。除了可能成为年轻运动员的疼痛原因外，重要的是不要将这一表现与其他疾病相混淆，如骨髓炎或肿瘤。值

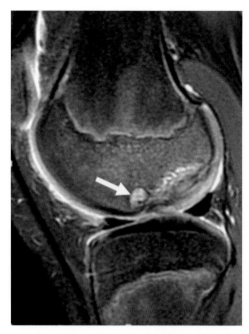

图 132.27 不稳定性的青少年型剥脱性骨软骨炎。T$_2$WI 压脂液体敏感序列矢状位片示剥脱性骨软骨炎前侧直径 6 mm 的囊状单个病灶（箭头），软骨下骨板多处不连续，以及关节表面轮廓不规则

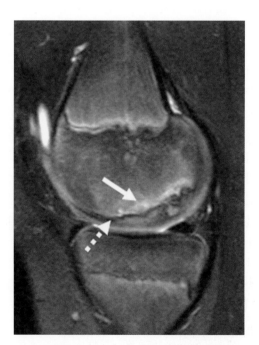

图 132.28 稳定性的青少年型剥脱性骨软骨炎。T$_2$WI 压脂液体敏感序列矢状位片示软骨下骨内汇合的高信号带（箭头），剥脱性骨软骨炎病灶前侧一个微小的囊状病变，以及连续的软骨下骨板（虚线箭头）

得注意的是，这一发现应该在生理性生长板闭合前后出现，通常是 11～14 岁的女孩和 13～14 岁的男孩。X 线片应显示与早期生长板闭合相一致的生长板变窄。

在 MRI 上会有特征性的骨髓水肿，以股骨远端或胫骨近端的生长板为中心，两侧的骨骺和干骺端偶见"蝴蝶结"形水肿，这一发现在腓骨、肱骨近端和股骨也存在（图 132.29）。更年幼的患者在没有生理性生长板闭合证据却出现以生长板为中心的骨髓水肿时应考虑为其他原因。

年轻运动员滑膜撞击综合征的影像学表现较为常见。特别是涉及髌下脂肪垫外上方的脂肪垫撞击，又称髌腱 - 股骨外侧髁摩擦综合征，可引起运动员膝关节前部疼痛，在有症状和无症状的患者中都可能存在；它与髌骨轨迹不良有关。滑膜皱襞也可能是年轻运动员疼痛的原因之一，通常与髌骨内侧皱襞有关，与内侧半月板撕裂的表现类似。有症状的滑膜皱襞的 MRI 表现包括皱襞增厚，关节软骨内高信号提示邻近髌骨内侧关节面软化，或在液体敏感序列上围绕皱襞的局限性中等信号，提示增厚的滑膜组织或滑膜炎。超声在髌骨内侧滑膜皱襞综合征的诊断中也很有用，有三个诊断标准：①股骨内侧髁前方的连续带状回声代表滑膜皱襞；②向内侧推挤髌骨约 1 cm 时出现髌骨下皱襞移动；③检查时膝内侧出现疼痛或不适[34]。

小腿 / 踝 / 足

急性损伤

由于 Tillaux 骨折和 Triplane 骨折通常发生在 14～16 岁生长板关闭时，因此被称为"过渡性骨

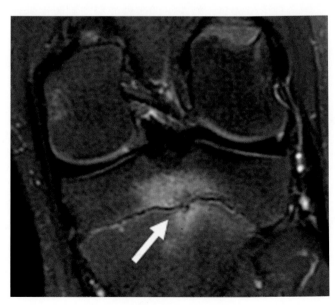

图 132.29 T$_2$WI 压脂液体敏感序列冠状位片示一个典型的以生长板为中心的骨骺局灶水肿（箭头）

折"[14]。胫骨生长板的外侧容易骨折，因为它是最后闭合的区域[14]。胫骨骨骺前外侧分离的骨折称为青少年型 Tillaux 骨折；而与 Tillaux 骨折类似，但额外有一条延伸到干骺端的冠状骨折，被称为 Triplane 骨折。通常，在 X 线片确诊该骨折后应行 CT 检查，因为研究表明 CT 检查胫骨远端关节面骨折会对治疗决策和手术计划产生很大影响[14]。关节面的间隙和关节面滑脱程度是指导治疗的重要指标。由于这些骨折发生在接近骨骼成熟时，未来生长潜力并不大，因此一般不会导致生长障碍，而当复位不当时可能导致早发性骨关节病。然而，更年轻的运动员胫骨远端发生 Salter 2 型骨折时应密切随访 X 线片，以确定生长板上有无病理性骨桥形成，这会导致生长障碍。

踝关节扭伤也是骨骼发育未成熟运动员的常见损伤，其影像学表现与成人相似。X 线片常显示外侧软组织肿胀和踝关节积液。踝关节扭伤时经常出现无移位的 Salter Harris 1 型或 2 型骨折，累及腓骨远端生长板，急性期 X 线片上可能是隐匿的。若 X 线片上显示的肿胀似乎集中在生长板周围而非踝关节远端时，应怀疑是隐匿性骨折。保守治疗 10 ~ 14 天后复查 X 线片有助于评价隐匿性骨折骨膜成骨的愈合情况。在非常年幼的患者中，未骨化的骺软骨可能发生撕脱骨折，在 X 线片上表现隐匿，或可累及一小块新月形骨块。内踝常见正常变异的副骨，有时也称为腓下骨，通常与既往外伤有关。慢性不愈合的撕脱骨折可导致有症状的腓下骨[35]。骨不连部位周围的骨髓水肿和相应疼痛可以证实该诊断（图 132.30）。

与成年人相似，年轻运动员也可发生踝关节撞击综合征，可能与既往踝关节扭伤有关，也可能与先天性变异有关，如距后三角骨或过度增生的距骨后外侧

结节（也称为 Stieda 突）。影像学表现和成人类似。

过度使用损伤

在儿童和青少年中，应力性骨折最常发生在下肢，其中胫骨占 50%，腓骨占 20%，距骨或跗骨约占 7%（图 132.31）[14]。如果怀疑应力性骨折，影像学检查应首选 X 线片，尽管 90% 的病例中 X 线检查都是阴性的[14]。10 天后复查 X 线片可以看到骨膜反应，是骨折愈合的证据[14]。传统上骨扫描被用来评估应力性骨折，MRI 因其特异性高和无电离辐射而成为目前首选的检查方法。在 MRI 上，可以根据严重程度对胫骨应力损伤进行分级：1 级仅包括骨膜水肿；2 级在液体敏感序列上表现为骨髓水肿，但在 T_1WI 上表现为正常信号；3 级在 T_1WI 上表现为低信号，在液体敏感序列上表现为骨髓水肿；4 级应力损伤将出现不连续的骨折线[14]。

慢性重复性应力损伤也可见于足部骨突。跟骨骨突受累又称 Sever 病，而累及第五跖骨基底部的骨突则为 Iselin 病。Sever 病是 5 ~ 11 岁运动员脚跟疼痛最常见的原因[11]。此诊断通常是在 X 线片上排除了其他病因（如应力性骨折）后通过临床症状诊断的。身体其他部位慢性重复性应力损伤导致的骨质破碎和硬化，在跟骨骨突中通常是正常的，而非 Sever 病所特有。MRI 上骨突内的骨髓水肿，有时伴有邻近软组织水肿，常提示该病。如前所述，Iselin 病在 MRI 上的表现与于身体其他部位慢性重复性压力损伤类似。

踝关节也可能出现剥脱性骨软骨炎，通常累及距骨顶面。因为踝关节的许多骨软骨异常与既往创伤有直接关系，经常用骨软骨病变通用术语描述。在 X 线、关节镜、CT 和 MRI 层面对该病有很多分期系统，但

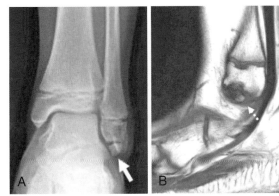
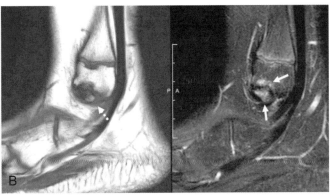

图 132.30 （A）X 线正位片显示腓骨头端有骨化的碎片（箭头）。（B）T_1WI 压脂像液体敏感序列矢状位片示骨块（虚线箭头），T_2WI 示骨块及周围腓骨的骨髓水肿信号（箭头），提示有症状的腓下骨

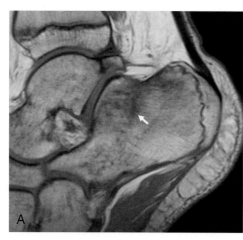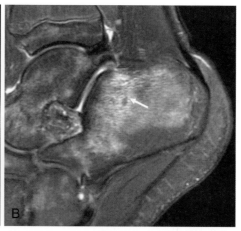

图 132.31 （A）矢状位 T_1WI 示跗骨内信号减低的线性带（箭头），方向与骨小梁垂直，是应力性骨折的特征。注意骨折周围骨髓模糊的信号减低。（B）矢状位 T_2 加权脂肪抑制流体敏感序列亦可见信号减低的线状影（箭头），周围骨髓水肿呈现高信号

对分期系统的讨论超出了本章的范围[36]。在 CT 上，软骨下囊样病灶、碎片分离、碎裂和移位的碎片提示不稳定[36]。前文讨论的 DeSmet 改良的 MRI 标准也被证明适用于踝关节，并经常被用来评估不稳定。但在实践中，建议对所有影像学表现进行全面描述，以便在需要时套用所选的分期系统。

跗骨联合受到重复性应力会导致年轻运动员出现疼痛。跗骨联合也会导致经常性的踝关节扭伤。跗骨联合是由于胚胎发育过程中两个骨化中心的分割失败所致，可以是纯骨性或纤维软骨性的。跟舟关节或距舟关节是最常见的受累关节，50% 的患者双侧发病[14]。跟舟骨桥可以从足部 X 线片诊断，侧位 X 线片可见一个过长的前突，即所谓的"食蚁兽鼻征"，或在足斜位 X 线片上直接显示为关节处不规则及硬化为完全或近乎完全的骨性联合。距舟骨桥在 X 线片上很难判断，在侧位 X 线片上可表现为跟骨载距突和距骨之间的"连续 C 字征"。CT 常被用来评估跗骨联合。MRI 也可以很容易地诊断该病，同时评估相关的应力反应或韧带病变。

有症状的副舟骨是年轻运动员中另一种常见情况，由舟骨结节处的副舟骨与舟骨之间不稳定所导致。副舟骨可根据其外观进行分类。1 型小而圆，边缘光滑，它出现在胫后肌腱内，通常无症状。2 型较大，小骨和舟骨之间有边缘不规则的纤维软骨桥，通常有症状。3 型也被称为角状舟骨，该变异型小骨与舟骨之间完全骨性融合，较少出现症状。在 X 线片上出现 2 型舟骨伴这个区域的症状提示有症状的副舟骨，

也称副舟骨综合征。MRI 液体敏感序列上副舟骨和邻近舟骨的骨髓水肿以及周围软组织反应性水肿也可证实该诊断。

腓骨肌腱鞘内半脱位可能导致踝关节疼痛和弹响，可能与腓骨肌腱脱位和腓骨上支持带损伤相混淆。这种情况本身不太可能是症状，如果有反复的刺激，可能会发生炎症，从而导致疼痛[37]。如果临床病史和体格检查不能诊断，可以通过动态超声检查确诊，MRI 无法诊断。

脊椎

下腰痛是比较常见的症状，在成年之前发生于 40% 的儿童和青少年中。但是，只有 12%～26% 的病例发现了结构性原因[38]。椎弓峡部裂是该人群下腰痛最常见的结构性病因，不过在使用单光子发射计算机断层扫描（SPECT）评估下腰痛的研究中，发现其他异常所占比例可达阳性病例的 40%[38]。其他异常包括棘间滑囊炎、终板 - 关节突损伤、关节突肥大、移行椎骨（也称为 Bertolotti 综合征）、骶骨应力性骨折和骶髂关节综合征。一项对优秀女子体操运动员进行的 MRI 研究显示，前环骨骺损伤和椎间盘退变性疾病是仅次于椎弓峡部裂最常见的疾病[39]。

棘间滑囊炎可以由脊柱反复屈伸引起，尤其见于体操运动员中。这会导致棘间韧带紧张，从而导致相邻的棘突相互接触，随后可形成滑囊炎导致下腰痛[40]。棘间滑囊炎的这种发病机制可能相当于青少年的 Baastrup 病，也称为吻合椎综合征，发生于年

龄较大的人群中，与棘突异常接触有关，但是是由于慢性退行性改变所致。棘突骨膜炎也有过报道，临床上与椎弓峡部裂表现相似。一定要注意区分这两种疾病，因为治疗的时间和远期的预后是不同的[41]。棘突骨关节炎的发病机制与棘间滑囊炎相似，两者可能相关或并存。

　　对下腰痛的影像学检查选择主要依据病史和体格检查。有神经症状的患者通常需要急诊行 MRI 检查。而其他没有"危险信号"的患者通常会进行 X 线、CT、MRI 或 SPECT 检查[38]。X 线片是首选影像检查。尽管传统上青少年下腰痛的检查会拍摄斜位片，但最近的研究表明，两个体位与四个体位 X 线片之间的敏感性和特异性没有显著差异。由于辐射负荷大大增加，应避免使用四体位片[42, 43]。X 线、CT 和 MRI 可显示椎弓峡部的缺损，SPECT 和 MRI 可以显示应力反应或无移位的应力性骨折。在椎弓峡部应力反应或非移位性应力骨折中，SPECT 可以显示局限于椎弓峡部的对称或不对称的放射性示踪剂摄取增加，在 CT 上表现或不表现为硬化[38]。MRI 可显示骨髓水肿，伴或不伴有与 CT 上的硬化相对应的 T_1 和 T_2 像上低信号条带（图 132.32A）。棘间滑囊炎在液体敏感序列上表现为下腰部棘间韧带水平高信号，也可与后下方棘突不规则同时出现，与年轻运动员的反复牵拉损伤/骨突炎有关（图 132.32B）。

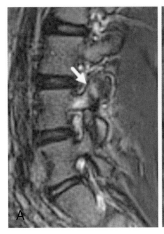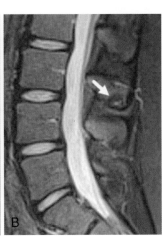

图 132.32　一个 14 岁患者，慢性腰痛超过 2 个月。（A）STIR 序列矢状位片示 L4 后柱围绕 T_2 低信号带（箭头）的骨髓水肿，提示椎弓峡部无位移的应力性骨折。（B）STIR 序列矢状位片示棘突下端不规则（箭头），棘间韧带水平高信号，提示同时合并牵拉性骨突炎和棘间滑囊炎

其他

　　虽然在运动医学医生看来，大部分出现疼痛或活动受限的患者都是因为急性或过度使用损伤导致的，但必须记住，有时其他因素，如肿瘤、幼年特发性关节炎或感染也可能导致这些症状。然而，关于这些话题的讨论超出了本章的范围。

（Andrew M. Zbojniewicz 著

向泓雨 译　陈拿云 校）

参考文献

扫描书末二维码获取。

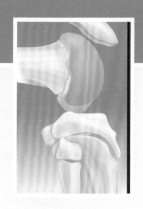

第 133 章

儿童和青少年运动员肩关节损伤

解剖学

未发育成熟的骨包含生长板（或骺），是骨纵向生长的主要部位。这一快速生长的软骨区域通过软骨内成骨转变为骨。由于这一快速发育的特性，相较于周围的骨骺和干骺端，未成熟骨骼抗拉强度要小得多，因此其对压缩和剪切力等外力损伤的抵抗力更差。生长板损伤以快速愈合和重塑为特征，但也有可能发生生长停滞或紊乱[7]。

锁骨

在妊娠第 5 周，胎儿骨干两个不同的骨化中心通过膜内成骨形成锁骨。锁骨内侧骺端最重要，提供了 80% 的纵向生长。内侧骺端是身体最后骨化的部位之一，开始于 12～19 岁，22～25 岁时与锁骨骨干融合。锁骨外侧端骨骺很少在 X 线片上显示，大约在 19 岁时经过几个月完成骨化和融合（图 133.1）[7,8]。

肩胛骨

肩胛骨的四个主要解剖结构有体部、关节盂、肩峰和喙突。肩胛骨体部与人体冠状面成 30°～45° 角。锁骨干由多个骨化中心通过膜内成骨形成，这些骨化中心在数量和位置上存在差异。肩胛盂相对于肩胛骨长轴平均向上倾斜 5°，后倾 3°～9°[9,10]。在 10 岁左右，喙突基底部和上肩胛盂由一个骺端发育形成。青春期喙突的顶端可出现多个骨化中心，有时会被误认为是撕脱骨折。肩峰由青春期出现的几个骨化中心骨化形成，并在 22 岁时融合。若肩峰骨骺融合失败可导致未融合的肩峰骨，这可能给将来造成临床影响（图133.2）[11,12]。

肱骨近端

出生时肱骨的整个骨干和干骺端已完全骨化。出

前面观

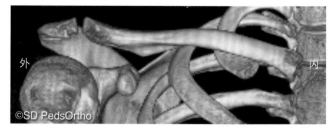

上面观

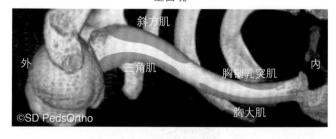

下面观

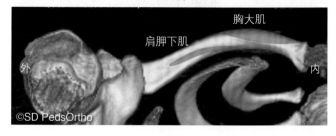

图 133.1　肌肉附着于锁骨上

生后 6 个月肱骨头出现次级骨化中心，大结节的次级骨化中心在 3 岁时出现，2 年后小结节的次级骨化中心开始出现。5～7 岁时，肱骨近端的三个骨化中心，即肱骨头、大结节和小结节融合成一个近端骨化中心。肱骨近端骨骺通常在 18～22 岁闭合，提供了肱骨 80% 的纵向生长[8]。肱骨头斜向上与肱骨干形成一 130°～140° 的夹角，并相对于肱骨髁平面向后倾 25°～30°（图 133.3）[13]。

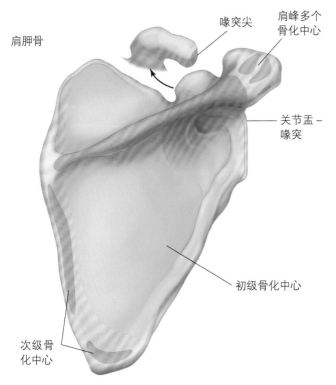

图 133.2　肩胛骨骨化中心

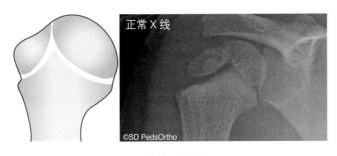

图 133.3　肱骨近端的骨化中心

锁骨骨折

锁骨骨折占儿童所有骨骼损伤的 8%～15%。尽管这些损伤极为常见，但在文献中鲜有人注意到这一问题。这主要是因为 Rang 等相信"如果锁骨骨折的骨折端在同一个空间里，它们就会完好地愈合和重塑"[15]。锁骨骨折可分为外侧骨折、中段骨折或内侧骨折，其中以锁骨干中段骨折最常见。

锁骨中段骨折

在过去的 10 年里，人们重新燃起了对锁骨的兴趣，因为几个临床试验发现手术固定对成年人锁骨骨折有益[16]。因此，许多人已开始将这些原则应用于青少年甚至儿童。最近的两项研究表明，在过去 10 年中，儿童锁骨骨折的手术固定量增加了一倍多[17, 18]。这一趋势可能是由于几个因素造成的，包括儿童患者群体的文献相对缺乏、担心处理不当导致功能恢复不满意、父母及运动员本人想尽快恢复运动的压力，还有保守治疗和手术治疗存在不同的偿付方式等。

病史

大多数锁骨骨折是由摔倒时手臂在身体侧边，肩膀与地面直接撞击造成的，直接击打或跌倒时手臂前伸也是造成锁骨骨折的少见原因。喜欢参与运动的人，特别是接触性运动，如足球、橄榄球、摔跤和曲棍球等，在青春期发生骨折的比例最大。然而，随着人们对极限运动兴趣的增加，如自行车越野（BMX）、摩托车比赛和综合格斗（MMA），这些更高能量骨折出现的频率更高。

体格检查

由于儿童或青少年的锁骨表浅，因此锁骨骨折的查体相对简单直接。患者就诊时典型的表现是手臂内收夹紧身体，另一只手托住伤侧上肢。应注意检查皮肤是否有开放性骨折或明显的膨隆突起，后者一般是严重成角畸形骨折所致，有极小的概率会磨穿皮肤。虽然极其罕见，但危及生命或肢体的情况有可能出现，需要立即识别，它们包括血管损伤（锁骨下血管）、神经损伤（臂丛神经）、纵隔结构（食管、气管、胸膜、肺）等被成角的碎片或移位的碎片损伤。

影像学

几乎所有的锁骨中段骨折用一张前后位（AP）像就可以充分辨认。摄取第二个角度的平片，如前凸位片或头侧倾斜 30° 位，可以为骨折移位、缩短或粉碎提供更为详细的信息（图 133.4）。

治疗方案

非手术治疗

几乎所有轻度移位的锁骨骨折都可以使用吊带或 8 字形绷带治疗。8 字形绷带理论上的优点是它可以将肩部向后拉，最大限度地减少骨折块重叠。更实际的优点是，它不需要固定肢体，使得日常活动（如使用计算机）更轻松。相比之下，吊带的优势包括使用方法简单、适应证广泛、性价比高。有两项临床试验未发现吊带和 8 字形绷带之间存在疗效的显著差

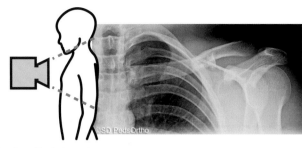

标准正位片（AP）
能良好地显示锁骨干向上/向下移位骨折

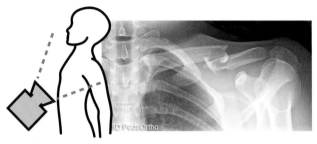

前凸位片
放射球管 40°～45°——患者弯曲/背靠位更好地显示骨折
断端向前/向后方移位以及锁骨内侧，避免了同胸骨影重叠

图 133.4　锁骨的正位片（AP）和心尖前凸切面

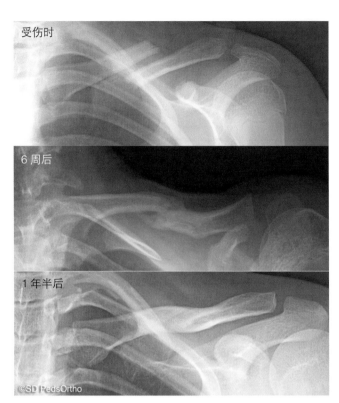

图 133.5　一锁骨干中段骨折伴短缩的青少年患者，显示了这类骨折的重建潜能

异[19, 20]。因此，大多数外科医生更倾向于使用吊带。当采用非手术方案时，骨折处需保护 4～6 周，然后再避免接触性运动 6 周。与大多数损伤一样，治疗方案的一半是对父母进行的骨折自然进程的教育宣讲：骨折愈合时会出现一个碍眼的肿块（骨痂）并可能在骨折重塑过程中持续存在 1 年（图 133.5）。

　　手术治疗

　　需要手术治疗的锁骨中段骨折较少见，可以用预成形钢板或髓内装置进行固定。虽然目前还没有研究比较过这两种植入物在儿科患者中的效果，但也有病例系列报告两种方法均有良好的结果（图 133.6）[21]。理论上钢板固定的优点是它可以用于所有骨折类型（甚至是严重粉碎性锁骨骨折），可以创造一个刚性结构让患者能够早期活动和尽早恢复运动。髓内装置的主要优点是可以减少瘢痕长度，尽量减轻锁骨下麻木症状，同时不会向外突出引起症状。当选择钢板固定时，使用预成形的钢板可以减少取出内固定的需要[22]。术后 1～2 周内使用吊带以保持舒适，并可以进行早期的手、肘、肩活动锻炼。术后大约 6 周，在 X 线片上可以看到缝隙愈合后，开始肌力训练。对于非接触性运动，如果患者没有疼痛，活动度（ROM）正常且肌肉力量正常，术后 6 周左右就可以让患者返回运动

场。对于较高风险的运动和活动，3 个月以上或更长时间的休息是必要的，从而尽量减少再骨折的风险。我们发现，有骨折移位的患者在接受手术固定后可以更快地恢复运动，当然，我们并不主张将此作为进行手术干预的正当理由[23]。一般而言，植入物可以常规留在体内，但 40% 的患者可能需要取出内固定[24]。

结果

　　既往有关儿童和青少年锁骨中段骨折的数据表明，这类骨折愈合可靠，残留症状较少[25, 26]。但这些研究没有考虑到骨折短缩或移位的数量，也没有研究患者报告的结果或正式的力量测试结果。目前有两项研究对锁骨中段骨折伴移位的患者进行了功能结局和力量测试。结果表明，非手术治疗效果良好，无严重功能缺陷[26, 27]。然而 Vander Have 等的另一项研究表明，青少年患者可能发生伴有症状的畸形愈合，发生率可达 20%[23]。目前，该人群的最佳手术指征尚未明确。但凡是接受了外科干预，几乎均获得了良好的结果[27-30]。

并发症

　　并发症不常见，但手术和非手术治疗都有可能发生。非手术治疗最常见的并发症包括症状性畸形愈

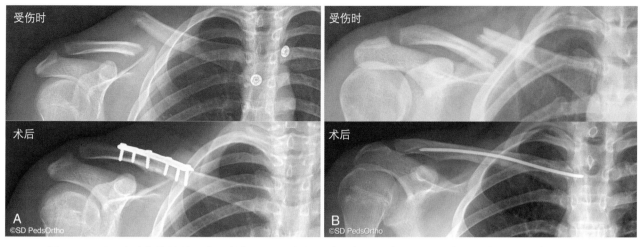

图 133.6　（A）移位的锁骨干中段骨折，经上方的预成形钢板固定。（B）相似的骨折，经髓内装置固定

合、再骨折（特别是伴有残余成角的骨折）以及罕见的不愈合（至今文献报道过的不愈合病例未超过 15例）（图 133.7）。手术治疗最常见的并发症与植入物相关（10%～40%），但骨折不愈合、再骨折、感染和神经血管损伤的病例也有报道[23-31]。

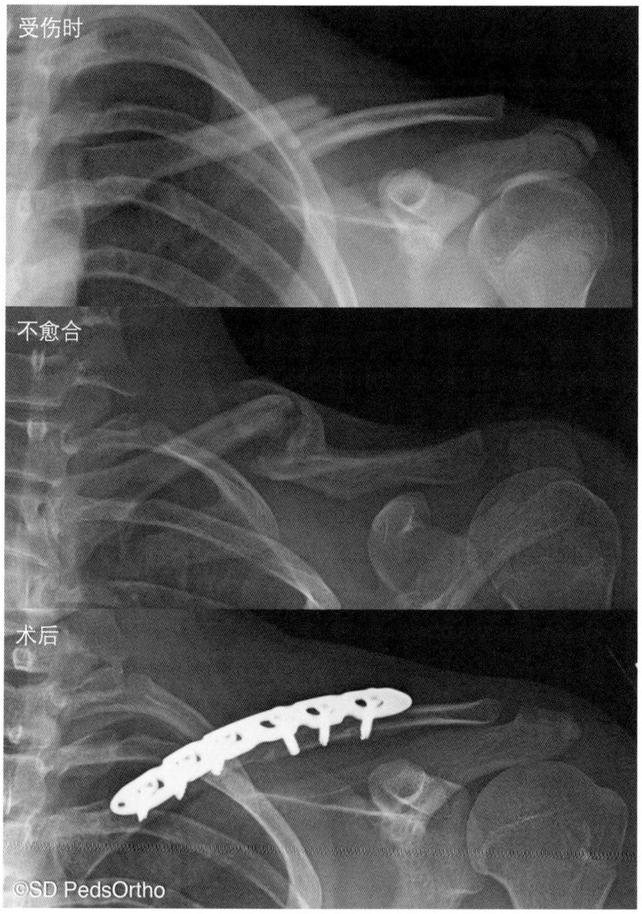

锁骨外侧骺端骨折

虽然儿童锁骨远端损伤在许多方面与成人肩锁关节损伤相似，但两者间明显的区别反映了锁骨远端解剖学发育的特点。锁骨远端被一厚骨膜袖套包绕，其与外侧的肩锁关节囊相连续，在下方与喙锁韧带相接。锁骨远端的骨骺位于肩锁关节囊附着点内侧的骨膜袖套内。骨骺与肩锁关节紧密相连，在 X 线平片上很少显示。因此，骨骼发育不成熟的运动员的骨折通常通过骨骺，与成年人中的肩锁关节脱位截然相反。锁骨远端损伤的分类是根据骨膜套的断裂程度以及骨折移位的方向及程度而定的（图 133.8）[32]。

病史

锁骨外侧骨折的典型病史是运动员诉肩关节外端摔伤。朝向肩胛骨顶部的冲击可导致骺端的骨膜袖破裂并发生骨折。患者伤后立即感到疼痛伴不稳定感，偶尔会出现短暂的麻木或感觉异常症状，类似于臂丛神经激惹或烧灼感[33, 34]。该损伤也可能以间接的机制发生，例如摔倒时手臂前伸内收，迫使肱骨头撞入肩峰[33, 34]。

体格检查

视诊所见畸形程度与损伤程度有关。轻度Ⅰ型和Ⅱ型损伤可能仅表现为局部肿胀。Ⅲ型和Ⅴ型损伤的临床特征是锁骨远端骨干移位导致明显的畸形。Ⅱ型和Ⅲ型损伤从前方观察可能无异常，但从上方观察，可通过锁骨向后移位进入斜方肌导致畸形以进行识

图 133.7　虽然锁骨骨折不愈合很少见，但也能发生于青少年

锁骨外侧骨折分型
（骨骺与骨膜通常保持原位，而骨干发生移位）

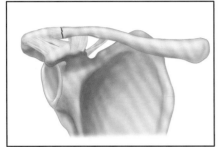

1）无明显移位

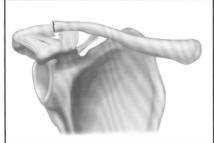

2）轻度移位（<25%）

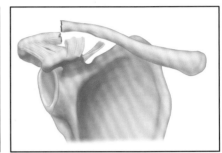

3）向上移位（25%～100%）

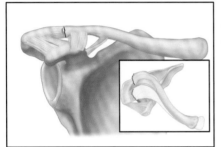

4）向后移位

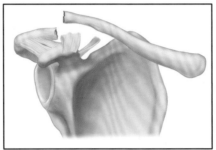

5）向上移位（>100%）

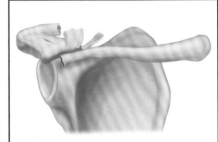

6）向下移位

图 133.8 Dameron 和 Rockwood 分型：儿童锁骨远端（外侧）骨折

别。运动员经常用另一只手支撑患臂，拒绝肩关节活动。患者锁骨远端触诊有压痛。急性期因疼痛无法进行肌力测试。应进行神经学检查以排除臂丛神经受累。在不严重的病例中，横臂内收（cross-arm adduction）试验通常是阳性的。进行该试验时，先将肩关节置于90°屈曲位，然后将手臂横过胸部使其内收。肩锁关节区疼痛提示该试验阳性[33-35]。

影像学

在锁骨远端骺损伤的病例中，常规的正位片可能存在射线过度透射，此时可能需要特殊的 Zanca 位片辅助诊断（图 133.9）[36]。该照射方式是通过将射线向头部倾斜 10°～15°，并仅使用标准肩部前后位片剂量的 50% 投射。锁骨远端骨骺在平片上很少显示，因为它在大约 19 岁的时候出现并在短时间融合。因此，根据骨干相对于肩峰和喙突的移位程度，可以推断出远端骺损伤。对侧肩关节的图像通常有对比作用，特别是确定正常的喙锁关节距离。腋窝侧位片对于鉴别Ⅳ型损伤是很重要的，因为其可以显示骨干碎片在后方与肩峰的解剖关系。在评估锁骨远端骨骺损伤时，肩部的应力位片不是必要的[33]。

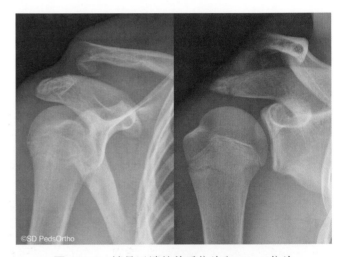

图 133.9 锁骨远端的前后位片和 Zanca 位片

治疗方案

非手术治疗

锁骨远端骺损伤若为 Salter-Harris Ⅰ 型损伤，几乎均可正常愈合。骨膜袖与肩锁关节囊和喙锁韧带保持连续，当骨膜套被愈合的新骨填充即能达到稳定。即使在有较大移位的病例中，这种损伤的重塑潜力也是显著的，很少残留畸形愈合。因此，非手术治疗在大多数Ⅰ、Ⅱ、Ⅲ型锁骨远端骨折中是可以接受的[33, 34, 37-40]。在具有较大程度重塑能力的年轻患者中，即使是Ⅴ型损伤也应考虑非手术治疗。非手术治疗包括短期制动、冰敷和止痛等支持治疗，然后逐步康复并进行重返运动训练。Ⅰ型或Ⅱ型损伤最早可在1~2周后恢复运动，但一般需要4~6周，而Ⅲ型和Ⅴ型损伤的非手术治疗通常需要6周或更长的时间。

手术治疗

手术治疗锁骨远端骨骺骨折适用于Ⅳ型损伤、Ⅵ型损伤和重塑能力较差的Ⅴ型损伤。手术流程包括复位移位的骨干碎片并修复骨膜袖或者使用钢板和螺钉、克氏针或喙锁固定装置固定骨折（图133.10）[33, 34, 39, 41-43]。术后使用吊带2周，允许早期的手和肘关节运动和肩摆动运动。在2~6周时，肩关节可有轻微的活动但是不允许上抬。然后开始在可以忍受的程度下逐步加强功能活动。在手术治疗后10~12周，达到影像学和功能愈合后，可以重返运动。

结果

由于这个年龄组的骨折愈合和重塑的潜力很大，锁骨远端骺损伤的治疗结果几乎都很好。一些文献中关于手术和非手术治疗的报告均显示了良好的结果[39, 40, 43, 44]。

并发症

虽然大多数锁骨远端骨折通过非手术治疗可以顺利愈合，但偶尔也会出现骨折不愈合，特别是年龄较大的，且伴随斜方肌嵌入的Ⅳ型或Ⅴ型骨折的青少年患者。手术治疗的主要并发症与植入物有关，要么是因为锁骨远端表面的特性而出现的症状，要么是未充分固定导致复位不佳，由于外侧骨折块较小，这种情况并不少见。

锁骨内侧骺端骨折

在骨骼发育未成熟的患者中，锁骨内侧损伤占所有锁骨损伤的1%~6%[45-50]。锁骨内侧骨折根据骨干骨折片相对于骨骺和胸骨的解剖位置进行分类。一旦穿透连接在内侧骨骺和关节囊上的骨膜袖，锁骨干可以向前或向后移位。虽然前向移位是最常见的损伤类型，但更应该重视后向移位的骨折，因为后向移位存在潜在的对纵隔结构的损伤。这类骺端骨折大多数属于Salter-Harris Ⅰ型和Ⅱ型损伤（图133.11）[51]。

标准板

克氏针

钩板

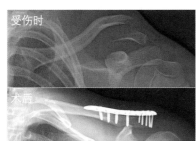

板 + 喙突固定装置

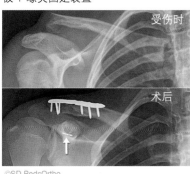

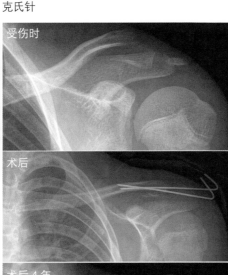

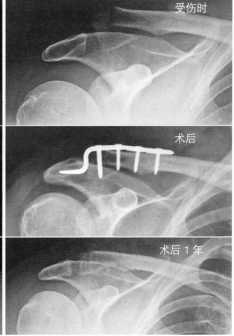

©SD PedsOrtho

图133.10　锁骨外侧骨折的术式选择

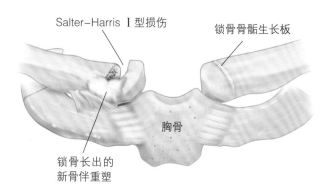

图 133.11　有前向移位的 Salter-Harris I 型锁骨内侧骨折

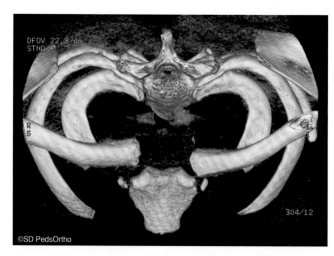

图 133.12　锁骨内侧后向移位骨折的 CT 三维重建图

病史

锁骨内侧的损伤可由直接或间接的暴力引起，其中以间接机制最为常见。典型的病史是运动员摔倒时对侧肩部着地，其他几名球员一起堆叠到他的肩关节顶部，对锁骨内侧施加巨大的压力。较少见的直接机制可能发生在接触性运动时直接向锁骨的前内侧施加暴力从而导致骨骺骨折。如果发生移位，骨干碎片将向后穿透骨膜袖并有可能到达胸骨后损伤纵隔内结构。大多数运动员锁骨内侧骨折后会立即出现与外伤史相关的疼痛。如果怀疑有后向移位，必须排除所有累及纵隔结构的相应症状，例如呼吸急促、窒息、吞咽困难或任何神经或血管症状。

体格检查

在无移位的内侧骺损伤中，关节韧带和骨膜袖是完整的。患者自诉上肢活动时疼痛，骨折处常伴肿胀和压痛，但通常不伴不稳定及捻发感。若发生更严重的骨骺损伤伴骨干移位，则常见局部肿胀，上肢稍微活动即感剧痛。患者常用未受伤的手托住伤侧上肢，由于周围肌肉的痉挛，头部可能会向关节脱位的一侧偏斜。手臂的严重肿胀可能会掩盖移位的骨干端的位置。有必要仔细地触诊骨干与骨骺和胸骨的关系以区分前向和后向移位。在可疑后向移位的患者中，上肢查体应特别注意神经查体、脉搏是否有力以及任何可能存在的静脉淤血。应当注意是否存在呼吸困难、声音改变或窒息症状。如果患者表现出纵隔损伤的部分或全部症状和体征，应立即进行紧急治疗。

影像学

锁骨内侧的 X 线平片，包括正位片和侧位片，由于胸骨、肋骨和脊柱等结构的重叠而难以判读。一种特殊的斜位片，即 serendipity 位，已被证明是最有价值的技术。患者仰卧在 X 线床的中心，放射管偏离垂直线 40° 直接朝向胸骨照射。该斜位片可以并排显示锁骨内侧和胸锁关节并进行比较，从而评估潜在的移位或骨折 [52]。怀疑有后向移位的患者行 CT 检查扫描可能是必要的，便于确定骨折和脱位以及移位的程度和位置（图 133.12）。

治疗方案

就像所有累及骺端的骨折一样，锁骨内侧骨折快速愈合以及良好重建是治疗原则。因此，这些骨折的治疗一般要比胸锁关节脱位更保守。诊断、治疗以及特殊结局的结论性数据仅限于病例报告和小样本研究，但不管用什么方法，这种损伤的治疗结果一般是良好的 [45-49, 53]。根据骨干骨折端的移位程度和方向决定治疗方法，特别注意骨干向后移位可能导致纵隔结构损伤 [54-58]。对有轻、中度向前或向后移位的骨骺骨折，应加强观察和支持治疗。如果发现内侧骨骺损伤有明显的前向移位，可以考虑闭合复位。如果尝试进行闭合复位，应在全身麻醉下进行，患者取仰卧位，两肩之间垫高，在对手臂施加侧向牵引的同时，直接按压前移的锁骨，同时将肩关节向后推。复位后，患者佩戴 8 字形绷带 2～4 周保持骨折对位。如果锁骨骨折不稳定，有一定畸形是可以接受的，因为骨折愈合和重塑通常会纠正残余畸形。一些医生认为，对于所有前向移位的骨折来说，仅随访观察都能够最终愈合 [59]。

在内侧骺端骨折伴后向移位的运动员中，闭合复位应在全身麻醉下进行（图133.13）。值得注意的是，许多外科医生更愿意让普通外科医生或心胸外科医生参与手术。患者取仰卧位，两肩之间垫高，牵引外展的手臂，然后慢慢地伸直。可能需要手法或使用巾钳经皮对锁骨内侧施加向外和向前的牵引以完成复位。通过8字形绷带或绑带向后牵拉肩部可以使复位的骨折保持稳定。如果骺端损伤伴后向移位不易闭合复位，且患者无纵隔结构损伤症状，那么可以随访观察。愈合和重塑作用一般能够最终稳定锁骨且不会遗留长期后遗症[60]。锁骨内侧骺端损伤的切开复位适用于有症状和体征的不可复性后向移位且伴有纵隔结构压迫的病例。通过切开入路进行的复位通常比较容易完成。通过修复厚实的骨膜管维持骨折复位，术后使用8字绷带维持闭合复位。既往报道年轻运动员锁骨内侧骺端骨折伴后向移位接受切开复位术的结果是成功的[61-63]。

并发症

锁骨内侧骺端骨折的急性并发症主要是纵隔结构的损伤。在骨骼发育未成熟的患者中，与畸形愈合相关的长期症状并不常见，主要因为骨骺骨折有很大的重塑能力。随着时间的推移，许多与之前使用金属植入物固定该部位骨折和脱位方面相关的并发症被报道了出来。针棒断裂和移位等并发症令大多数文献的作者不建议在锁骨内侧和胸锁关节使用金属植入物[52, 64-67]。

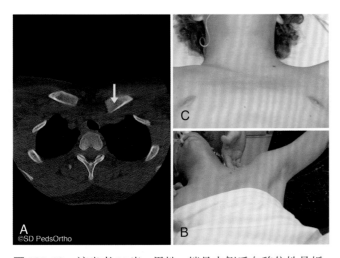

图133.13　该患者14岁，男性，锁骨内侧后向移位性骨折。（A）CT扫描确认向后移位（箭头处）。（B）对体型偏瘦的患者，其锁骨有时能通过牵引患臂手法复位。（C）该患者闭合复位成功，随后使用了8字形绷带

肱骨近端骨折

虽然上肢骨折是年轻运动员最常见的损伤，但据报道肱骨近端骺损伤的发生率在2%~7%[68-70]。尽管发生率相对较低，但其能够使运动员无法正常参与竞技运动，因此是严重的一类损伤[71]。肱骨近端骺骨折通常出现于"高能量"运动中，如橄榄球、足球、曲棍球、滑雪、滑板和自行车越野。肱骨近端骨骺骨折可以通过位置和移位程度进行分类（图133.14）。此外，选择治疗方案时骨折的稳定性很重要，它取决于初始移位的程度和初始创伤的程度。当骺端受累时，也可以用图133.15所示的Salter-Harris分型对骨折进行分类。

病史

肱骨近端骺骨折通常发生在青少年男性，因为他们接近骨骺成熟[72]。Salter-Harris Ⅰ型骨折不常见，且好发于12岁以下的运动员；而在12岁以上的青少年运动员中，大多数骨折是Salter-Harris Ⅱ型骨折[73]。这些骨折的出现往往是直接或间接损伤的结果[74]。直接损伤机制包括摔倒时肩膀着地或钝力直接打击，而间接损伤往往是由于摔倒时手臂外展外旋落地造成的[75]。

体格检查

非移位性骨折的运动员通常仅表现为肱骨近端轻微的肿胀和压痛。由于疼痛，运动和抗阻旋转受限。当出现较大程度的骨骺移位时，大量出血进入软组织可产生明显的肿胀。运动员自诉活动伴疼痛，并常将手臂内收到胸部，并用另一只手支撑手肘和前臂。查体时必须评估上肢的神经和血管状况以排除任何周围神经、臂丛神经或者血管结构损伤[76]。

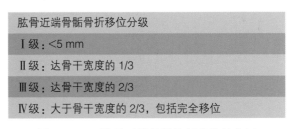

肱骨近端骨骺骨折移位分级
Ⅰ级：<5 mm
Ⅱ级：达骨干宽度的1/3
Ⅲ级：达骨干宽度的2/3
Ⅳ级：大于骨干宽度的2/3，包括完全移位

图133.14　肱骨近端骨骺骨折移位的分级

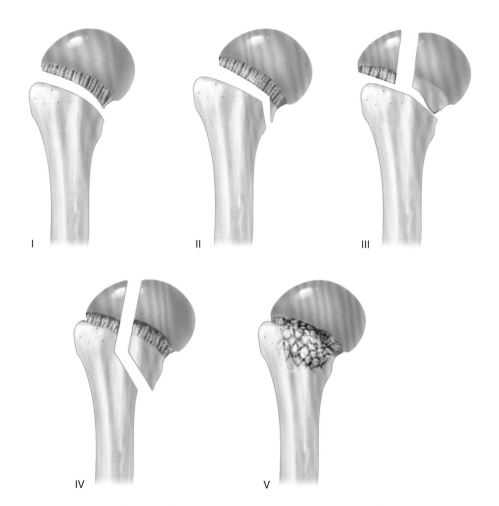

图 133.15 肱骨近端骨折的 Salter-Harris 分型。Ⅰ型：骨折仅贯穿骨骺。Ⅱ型：骨折累及骨骺，伴干骺端骨折。Ⅲ型：骨折累及骨骺并向关节内延伸。Ⅳ型：骨骺骨折并向关节内和干骺端延伸。Ⅴ型：骨骺短缩骨折

影像学

如条件允许，应拍摄常规的肩部 X 线片，包括正位片和腋侧位片。这些患者照射腋侧位具有难度，

因为患者因疼痛无法抬起患肢。在这种情况下，穿胸侧位、肩胛骨 Y 位或改良前后位（clear view）可以有助于正确并安全地评估肩部情况（图 133.16）。CT 扫描有时也是必要的，主要是为了更好地评估关节内

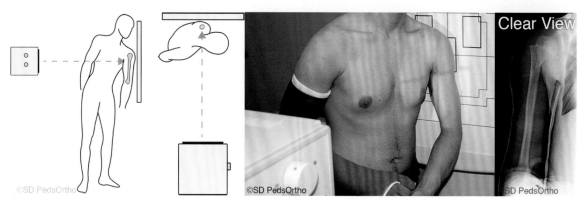

图 133.16 "改良前后位"（clear view）拍摄时可与前后位片方向垂直。它提供了与经胸侧位相比更少的放射剂量和更精确的显影

骨折，以识别小结节骨折或更好地确定移位或粉碎的程度。由于存在单房性和动脉瘤样骨囊肿（分别为UBCs和ABCs），所以所有的X线片都应仔细检查是否为病理性骨折。这种情况在这种类型的患者中并不少见（图133.17）。

治疗方案

肱骨近端骨骺了提供肱骨纵向生长的约80%，从而骨折后具有较大的重塑潜力。运动员年龄越小，重塑能力越大，对解剖对线的需求就越不重要。然而，在青少年运动员中，肱骨剩余的生长能力较少，因此重塑畸形的时间不足。临床医生的难题在于合适选择更积极的治疗手段。虽然文献中没有绝对的标准来确定多大程度的移位或成角可以闭合复位，多大程度的移位或成角需要手术治疗，但一些作者提出了建议。有些人推荐对于成角超过40°或移位超过50%的骨折应该考虑手术治疗，而并不用考虑年龄[80, 81]。另外，还有人建议在做决定时应考虑到患者的年龄，小于7岁允许成角达75°，8~11岁为60°，12岁以上的患者可接受45°的成角[82]。

非手术治疗

无移位骨折或轻度移位或成角骨折，通常不需要尝试复位即可愈合（图133.18）。初期用吊带或肩关

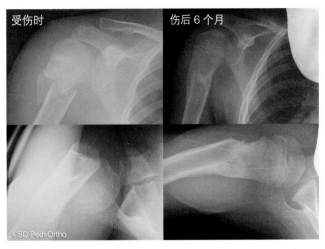

图133.18　如图，显著的重塑过程可出现在骨骼未成熟患者的肱骨近端骨折处，在伤后6个月X线片中可见

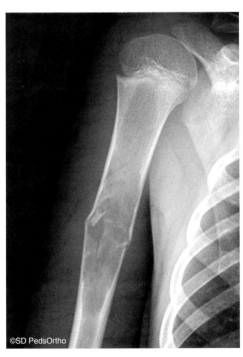

图133.17　肱骨单房性骨囊肿（UBC）伴病理性骨折。UBC的病变特征为"落叶征"

节固定器进行保护，然后进行康复治疗，通常能够取得良好治疗效果。大多数作者认为移位骨折时应暂不尝试闭合复位[83]。争论点在于，如果对位不齐持续存在，复位能够减少短缩和内翻畸形的程度。人们提出了多种闭合手法可以将骨折片重新对线到一个更好的解剖位置。闭合复位可在麻醉下进行，方法是使远端骨干骨折块屈曲，同时稍外展外旋，与屈曲、外展、外旋的近端骺端骨折块对齐[77]。闭合复位后，不需要内固定而保持骨折稳定的方法包括吊带、支具、石膏管型或鹰嘴钉骨牵引，但该方法较老旧。

手术治疗

手术治疗的指征包括闭合复位不满意或闭合复位后无法维持解剖位置。大多数作者倾向于尽可能采用闭合复位，然后在荧光摄影下经皮穿针固定。该技术已被证明可以有效维持不稳定性复位[79, 84-88]。一般操作是使用2~3根光滑的或尖端带螺纹的针从干骺端逆行穿过骨折处进入肱骨头（图133.19）。该技术的优点是仅用吊带或支具支撑，就可以在手臂中立位上维持骨折的对线。由于骨骺骨折愈合快，可在2~4周内取出固定针。使用弹性针进行逆行穿针固定已得到普及，特别是在涉及干骺端的骨折中[89-91]。在闭合复位不能获得满意的复位，或为开放性骨折或伴有血管损伤的情况下，切开复位是必要的。一般而言，Salter-Harris Ⅲ型和Ⅳ型损伤更常出现闭合复位失败，Salter-Harris Ⅰ型和Ⅱ型骨折中偶见因骨膜或肱二头肌腱嵌入骨折部位导致无法闭合复位。切开复位固定可使用光滑或尖端带螺纹的针、螺钉、逆行钉或成形钢

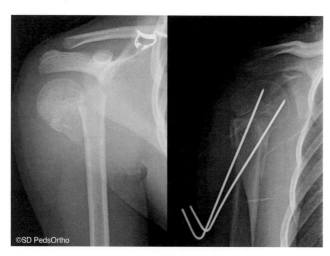

图 133.19   不稳定性移位骨折。骨折复位后需要通过逆行克氏针进行固定

板进行固定。螺钉和钢板固定只适用于骨骼非常接近成熟的运动员。许多报告都提到在这些疑难病例中成功实施了切开复位固定，且大多数患者在术后大约 12 周的时候可以不受限制地重返运动 [90, 91]。

并发症

年轻运动员与肱骨近端骨折相关的急性并发症比较罕见，偶尔发生神经和血管损伤，需要急诊手术处理 [76, 77]。主要的骨骼并发症包括生长停滞、畸形愈合和肱骨头缺血性坏死。其中，骨折后生长停滞非常罕见，内翻畸形和畸形愈合引起的短缩很常见但患者可以忍受。在接近骨骼成熟的青少年中，骨折畸形偶尔会导致参与过顶运动的运动员丧失部分活动度而无法继续参与运动 [78, 79]。肱骨头缺血性坏死在骨骼发育不成熟的运动员中比较罕见，大多数病例报告描述了短期症状但长期残疾较少 [78, 92]。经皮穿针固定相关的并发症包括针道感染、针道移位和骨髓炎。应密切观察任何经皮放置的针，直到可以取出为止，如果需要延长固定时间，应该考虑把克氏针包埋起来。虽然骨髓炎不常见，但它是一种潜在的严重并发症，一般需要多次清理以及联用抗生素才能根除 [93]。

肱骨小结节骨折

肱骨近端骨骺的小结节骨折是一种罕见的损伤，常伴发于肩部的其他创伤 [94-98]。这一损伤表现为肩胛下肌剧烈收缩引起的结节撕脱。这种骨折在急性情况下很难诊断，可能原因是 X 线影像无法清晰地显示骨折并且缺乏特定的临床表现。据报道，在骨骼未发育

完全的运动员中，多达 50% 的小结节骨折在最初发生时被漏诊 [99, 100]。

病史

运动员通常主诉在进行接触性运动时，手臂被别住形成杠杆同时受到外旋的力量时受伤 [77]。患者通常仅有轻微的肿胀、活动度受限和疼痛，可能会伴有内旋力量减弱，同时许多患者在受伤几周后会出现持续性肩部疼痛和力量减弱。

体格检查

如果运动员为急性损伤，肩部会有广泛的压痛并处在自我保护姿势，可能会伴有轻微的肿胀。疼痛会限制运动，肌力测试也会受到限制。如果急性期后就诊，活动通常会有所改善，但抗阻内旋时会发现无力和疼痛。抬离试验和压腹试验可能是阳性的。

影像学

所有患者均应拍摄标准 X 线片，包括正位片和腋侧位片，但可能均无法显示骨折 [77]。如有必要，可以行 CT 扫描以确诊骨折，同时磁共振成像（MRI）可用于评估肩部其他软组织损伤。

治疗方案

如果骨折无移位，可以进行非手术治疗。采用吊带保护 4 ~ 6 周，然后进行康复训练。移位骨折和延迟治疗的非移位骨折通常需要手术治疗（图 133.20）[101, 102]。一些作者建议对投掷运动员的所有

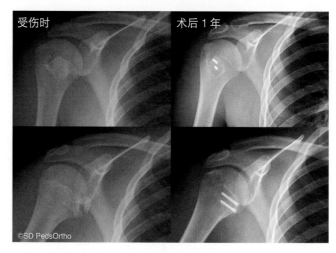

图 133.20   左图：肱骨小结节骨折不愈合。右图：骨折不愈合修复术后 6 周复查 X 线片

小结节撕脱骨折进行手术治疗，因为骨折畸形愈合可能影响上肢抬举过头运动的能力[77, 99]。小结节骨折的手术修复可通过钻孔穿线、带线锚钉或螺钉固定等方法完成。据报道，手术治疗在完全恢复运动功能方面效果良好[101-104]。

并发症

小结节骨折的不愈合和畸形愈合均有报道[99, 101]。骨折不愈合通常表现为疼痛，畸形愈合的骨折碎片经常导致前向的骨性撞击，造成运动受限。这将导致从事过顶运动的运动员发生功能缺陷。

盂肱关节不稳定

盂肱关节的解剖结构使得肩关节具有很大的活动度，但牺牲了其固有的稳定性。年轻运动员肩关节不稳定的发生率因年龄和性别而异。年龄较大的男性青少年盂肱关节不稳定的发生率最高，而年龄小于13岁的患者脱位发生率明显较低但肱骨近端骺骨折的发生率较高[105-107]。10岁以下儿童外伤所致盂肱关节脱位的报告仅限于极少数病例和个案研究[108, 109]。

盂肱关节前方不稳定

病史

前方不稳定是创伤性不稳定最常见的类型，在所有年龄组肩关节脱位中占大多数。这些脱位常见于接触性和碰撞性运动中，其损伤机制是肩关节强迫外展外旋使得肱骨头向前移位造成前下盂肱韧带和盂唇损伤，最终导致关节半脱位或脱位。当评估一名运动员的盂肱关节稳定性时，主要的考虑因素包括主力手，

是否主要从事碰撞运动或投掷运动、患者年龄、不稳定发作次数、既往治疗情况以及不稳定的方向。例如，有数次不稳定发作史或睡眠时不稳定的患者临床上可能提示存在明显的关节盂骨质丢失、巨大的Hill-Sachs损伤（图133.21）或者在胶原蛋白异常或多向不稳定的患者中也可以看到肩关节明显松弛。复发性肩关节不稳是首次脱位非手术治疗后最常见的并发症。

体格检查

准确地说，外伤性盂肱关节前脱位的患者表现为疼痛伴明显的肱骨前下移位畸形、肩峰突出。受伤的手臂通常由另一只手支撑，呈轻微外展和外旋的姿势。运动因疼痛受限。半脱位或脱位后自发复位的运动员，表现为压痛伴防御性保护，但无畸形，这种情况下必须仔细检查神经和血管情况。腋神经是脱位后最常损伤的神经，5%~35%的患者在第一次脱位后会发生腋神经损伤[106]。腋神经的感觉神经可以通过轻触或针刺神经沿上臂外侧的感觉分布区进行检查，而运动神经支配可以通过检查三角肌力来评估，方法是让患者外展肩关节（图133.22）。应注意桡侧和尺侧脉搏是否存在。脉搏消失或范围迅速扩大的血肿表明存在罕见的血管损伤[115]。

亚急性或复发性不稳定的患者通常具有完好的活动度和对称或近乎对称的力量。盂肱关节前方不稳定的激发试验包括前方恐惧试验和复位试验[116]。在检查台上，患者站立、坐位或仰卧均可进行前恐惧试验（图133.23）。固定肩胛骨，手持患者的手臂逐渐外展和外旋。若测试诱发恐惧感或不稳定感同时伴或不伴有疼痛则说明试验阳性。如果该试验阳性，则可通过

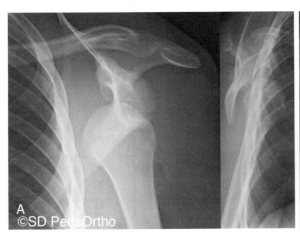
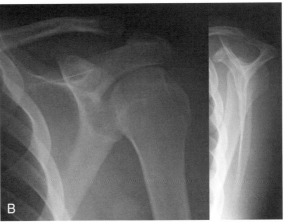

图133.21　（A）15岁男性足球运动员，肩关节前脱位。（B）复位后X线片显示一处巨大的Hill-Sachs畸形

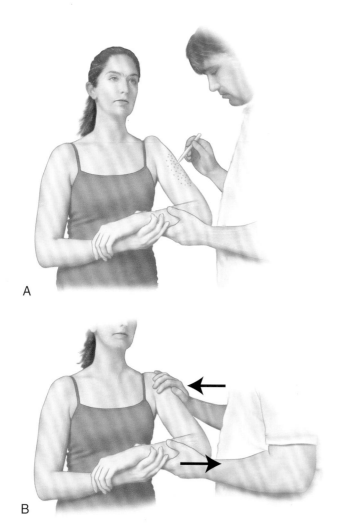

图 133.22 （A）肩关节前脱位患者首次查体的腋神经临床评估，可在患臂上外侧进行轻触检查感觉分布情况。（B）抵抗外展时进行三角肌触诊以完成运动试验

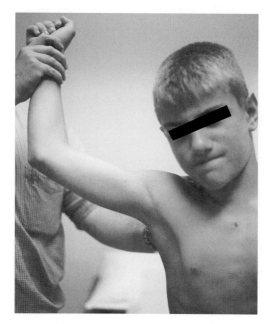

图 133.23 复发性前脱位年轻运动员，前恐惧试验阳性

在肩关节前方施加一个向后的力进行复位试验帮助稳定盂肱关节。若恐惧感消失，则复位试验阳性。

影像学

急性和复发性创伤性肩关节不稳最好首先用常规 X 线进行评估。肩部创伤系列最少包括两个相互成直角的视图，其中正位片和腋侧位片是证实盂肱关节复位的最重要的两个切面。但是，偶尔也使用经肩胛 Y 形切面作为腋侧位片的替代（图 131.21）。两个平面后期处理图对于确认复位和评估在最初的损伤中很难观察到的骨折是很重要的。后期处理切面常显示肱骨头后外侧嵌塞骨折（Hill-Sachs 损伤），但也可显示前盂缘骨折（骨性 Bankart 病变）。腋侧位或改良腋窝侧位（西点视图）是前盂缘骨折或脱位的最佳评价方式[119]。据报道，盂环骨折和 Hill-Sachs 畸形的大小和位置影响复发不稳定的概率以及手术治疗的成功率。骨丢失在青少年不稳定患者中并不少见。48% 的患者至少有轻度的骨丢失，13% 的患者发生超过 20% 的关节盂处的骨丢失[120]。骨丢失的定量评估可以通过 MRI 或 CT 进行（图 133.24）。在有明显骨丢失的患者中，使用 CT 扫描进行三维（3D）重建可以使医生更好地了解盂肱关节缺陷或 Hill-Sachs 畸形的大小和方向。MRI 仍然是评价与肩关节不稳定相关软组织病理的标准（图 133.25）。MRI 通常与关节造影相结合来评估关节囊、盂唇结构、关节面和肌腱的损伤。这些软组织结构的损伤成功地显像的比例很高，包括更细微的病理改变，如盂肱韧带肱骨侧撕脱伤（HAGL 损伤）[121]。

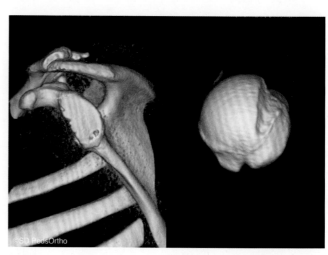

图 133.24 左图：肱骨头的 CT 数字减影三维重建图像显示了关节盂前下方的骨丢失。右图：CT 图像显示肱骨头压缩性骨折的大小和方向，即 Hill-Sachs 畸形

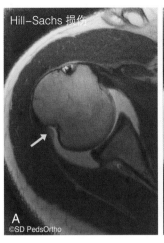
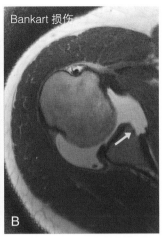

图 133.25 （A）Hill-Sachs 损伤（箭头所指）累及肱骨头后方。（B）关节镜图像显示了一处前方的 Bankart 损伤伴盂唇撕脱（箭头所指）

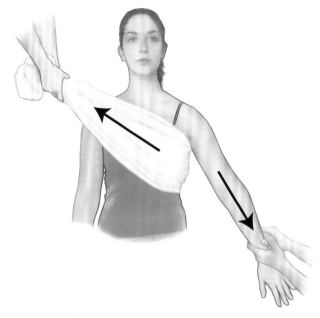

图 133.26　牵引／反向牵引法复位肩关节前脱位

治疗方案
非手术治疗

　　肩关节脱位的初期治疗，无论是急性还是复发性，都是通过闭合复位来完成的。在复位前和复位后都应仔细评估神经血管状态，特别注意腋神经功能。早期复位通常不需麻醉即可完成，但如果明显的疼痛和肌肉痉挛影响了复位的成功，则需要进行适当的关节内麻醉或静脉给药进行镇痛、镇静[122]。在 X 线检查证实之前对 14 岁以下运动员的疑似脱位进行闭合复位，其危险性大于青少年或成人，原因是肱骨近端骨骺骨折在这个年龄组中发生率较高[117, 118]。如果可能，应在复位前摄片。

　　患者取仰卧位，采用牵引／反牵引技术复位肩关节前脱位（图 133.26），纵向牵引持续作用于手臂，在患部周围绕一层布单穿过腋窝在胸部施加反向牵引。复位是通过应用纵向牵引克服肌肉痉挛，以松解肱骨头在关节盂前缘的锁定位置。一旦肱骨头解除了锁定就能自发复位。在闭合复位 Stimson 手法中，患者俯卧于检查台上，将脱臼的手臂悬吊于检查台边缘，同时将 10～15 磅的重物悬挂在患者的手腕上（图 133.27），用重力辅助性牵引使肩部肌肉放松，肱骨头则自然复位。这项技术在单人尝试复位操作时特别有用。外展手法复位一般在患者仰卧位时进行。患臂由检查者屈肘支撑，将患者肩部轻轻外展，并向外旋转至头顶位置，从而再现损伤机制。当手臂向一侧伸展、内收和轻柔地内旋时，就会发生复位。闭合复位后，拍摄适当的 X 线片，以确定肱骨头的位置，排除合并

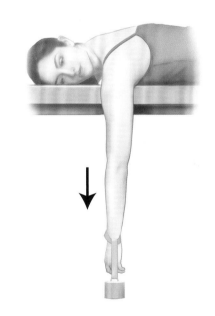

图 133.27　Stimson 法复位肩关节前脱位

骨折。为了舒适和起保护作用，手臂被固定在吊带上。制动的持续时间是有争议的，有两项研究表明年轻人的复发率较低。对高危患者进行 4～6 周的制动治疗，并推迟 3～6 个月恢复运动[124, 125]。但其他报告表明，无论是制动的时长还是康复的时间长短或方式都无法改变复发的自然发展史[126, 127]。Itoi 等表明外旋位患臂制动有助于解剖上盂唇复位并降低未来不稳定的发生率[128]。然而，随后的研究未能证实这些结果。因

此，大多数临床医生都没有采用这种处理方式，因为固定在外旋位对于患者和医生来说均具有更高的挑战性[129]。在患者舒适的情况下，尽快开始实施以肩袖和肩胛周围强化训练为重点的康复方案，以预防复发性不稳定发生。骨骼发育不成熟的急性肩关节前向脱位的治疗中最常见的唯一并发症是复发性不稳定，其比率由48%到100%不等[130, 131]。在反复出现肩部前向不稳定的运动员中，非手术治疗在防止复发方面效果有限。虽然积极的康复计划和支具已被用来减少发生频率，这些方法只是一种手术治疗前的临时措施。

手术治疗

历史上，绝大多数初次发生肩关节脱位的患者均接受非手术治疗，对于反复发生不稳定的患者则选择手术治疗[110-114, 132-136]。在过去的10年里，对于初次脱位患者，关节镜下恢复稳定成为了普遍的趋势，尤其对参与碰撞和接触性运动的运动员[105, 127, 136]。其基本原理是，尽早手术进行固定降低了复发率，可能提供更好的临床结果，并可能降低未来关节炎的发病率。迄今为止，在青少年或儿童人群中进行的前瞻性对照研究有限，这些研究着眼于非手术治疗与首次脱位的手术固定相比较的疗效。两项研究表明，在这一年轻患者群体中急性手术固定的复发率较低[137, 138]。

对于反复不稳定且骨丢失不明显的患者，首选的治疗方法是切开或关节镜下盂唇修补术和关节囊缝合术。在过去的20年里，运动医学界发生了重大转变，大多数外科医生都倾向于关节镜下固定。虽然关节镜手术比开放手术提供了一个更美观的、更好地处理上唇部和后唇部的手术入路，但目前还没有研究显示关节镜手术有更好的疗效或更低的复发率。虽然关节镜或开放手术后的结果通常是好的，但最近仅对年轻患者较长随访时间的研究显示，关节镜手术复发率相对较高，达30%~50%[139, 140]。

当患者有明显的关节盂骨丢失（>20%）或者在开放式或关节镜下行盂唇修复术或关节囊修补术失败时，提示应行喙突转位。Bristow手术只需将喙突尖端，包括喙肱肌和肱二头肌短头转移到关节盂前下方固定。Latarjet术需要转移喙突较大的部分以使得缺陷的盂缘得到骨重建（图133.28）。在儿科和青少年人群中，尽管这些技术的结局存在限制，但人们报道了获得较好结果的病例。这些手术的主要不足包括丧失外旋能力、植入物相关并发症和术后关节炎[142-146]。

作者首选技术

关节镜下肩关节稳定术可在沙滩椅位或侧卧位进行。我们倾向于取侧卧位，因为该体位可以更好地探及后唇、关节囊以及肱骨头。我们常规用前上方入路（穿过肩袖间隙）、前中入路（紧贴肩胛下肌腱上方）和后方入路（标准后方入路的外侧，在肩峰的尖端以下约2 cm，可以协助置入后方锚钉和器械）。如果前盂唇的撕裂向后下方延展，我们常规建立一个经皮后外侧入路，在后方置入6点钟到9点钟的锚钉。一旦辨认出盂唇的撕裂部位，将其与关节盂分离，通常在内侧与关节盂颈部形成瘢痕。当盂唇被游离且复位至其关节盂的解剖位置后，我们常规在前方3点钟到6点钟方向至少置入3个锚钉。从最下方的锚钉开始，进行关节囊紧缩术。关节囊侧的针距为1 cm。关节囊折叠的多少根据患者的松弛度和主要进行的运动类型而定。注意不要使进行过顶投掷运动的患者的优势侧手臂过紧，否则可能难以恢复完全的外旋并难以重返投掷运动。在我们医院，无结锚钉和有结锚钉都使用。随着锚钉技术的提高，我们不认为不同锚钉之间存在明显区别，医生可以自主选择使用的锚钉。当面对骨性Bankart病变时，我们倾向于在修复盂唇的同时固定或对合关节盂的碎骨片。如果碎片较小，我们会把锚钉置于标准部位并绕在骨折碎片周围进行环形缝合。如果骨折碎片较大，我们将使用缝线桥技术，在关节盂颈部骨折碎片的内侧放置一个锚钉，第二个锚钉放置于关节面。内侧锚钉的缝线环绕骨折碎片、盂唇和关节囊，并用第二个锚钉固定。在面临累及较大范围的Hill-Sach病变的病例中，我们会常规进行Remplissage术或冈下肌肌腱固定术。我们通常在前盂唇修补术或关节囊紧缩术之前施行这种补充术式。对于大多数Hill-Sach病变而言，可在Hill-Sach损伤处最低点放置2个锚钉，使用过线器将缝线穿过冈下肌，并在肩峰下间隙打结固定足以填补骨性缺损。术后，肩部用制动装置保护6周，在此期间允许轻微的关节活动。术后6周推荐进行肩袖与肩胛力量训练。术后12周，运动员开始常规的力量训练和本体感觉恢复训练。术后6个月避免接触性运动。

并发症

手术治疗最常见的并发症是不稳定复发。根据运动的参与程度、患者的年龄和骨丢失的数量，复发率可以从10%到50%不等。轻微的外旋功能丧失并不少见，幸运的是大多数运动员都能耐受，但它可能是不利的，特别是对进行过头投掷运动的运动

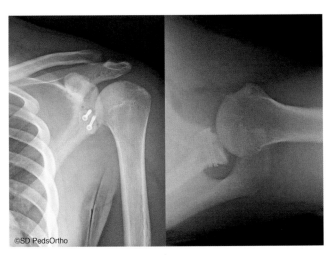

图 133.28　16 岁男性，既往关节镜固定术失败伴显著关节盂骨丢失，再次就诊行 Latarjet 术

员来说。外旋功能丧失在骨性重建（如 Latarjet 术）以及基于后路的手术（如 Remplissage 术）中更为常见。其他并发症如神经损伤和感染已有报道，但较少发生。

盂肱关节后方不稳定

从病史上看，创伤性肩关节后方不稳定比前方不稳定更不常见，仅占创伤性脱位的 4%。然而，最近的一些研究似乎表明，后部不稳定实际上比曾经识别出的更为常见。这些问题可能归因于改进的成像技术和对该问题更多的认识。

病史

肩关节后部不稳定可能是急性创伤事件的结果，也可能是重复性微创伤的累积效应。肩关节后脱位可继发于肩关节前部受到直接打击或肩关节屈曲、内旋和内收时受到间接损伤，如在癫痫发作或电击伤患者。更常见的复发性肩关节后方半脱位可能是由于反复的关节囊后部微创伤导致囊壁组织变薄。进行重复性推/挡动作的人，如足球前锋、过顶投掷运动员、网球运动员和游泳运动员，有复发性后方半脱位的特殊风险[153-154]。患有盂肱关节内旋功能障碍（GIRD）的一部分投球运动员，在投球时释放球以后可能会逐步导致肩盂后下盂唇撕裂的微创伤。

临床上，肩关节后方不稳定的患者主诉疼痛和手臂活动能力受限。在完全脱位的病例中，患者通常意识到肩关节错位，但可能无法描述脱位的方向。运动员的半脱位比脱位更常见。发生半脱位时，突出的症状是疼痛，只有一半的患者自诉有不稳定感。

体格检查

与常见的前脱位相比，急性肩关节后脱位极为罕见，其在临床检查中表现不太明显。脱位手臂通常被托在腹前，肩膀内旋内收，肩部触诊有压痛，患者拒绝活动。只有在仔细检查时，从上方观察肩部，临床医生才能看到肩前部扁平、喙突突出和肱骨头脱位引起的后凸。诊断的特点是肩部无法外旋以及前臂无法旋后。这些体征是较细微的，在急性损伤的情况下有时难以引出并可能由此导致漏诊。慢性后方不稳定运动员的查体在临床检查中通常是相对正常的。肩部可能表现为后关节线压痛、轻度肿胀以及肩关节活动度减少。典型的后向应力试验是阳性的，可以在患者仰卧位或直立时进行（图 133.29）。患者手臂被动外展 90° 并内旋，然后检查者通过向后推上臂给肱骨以轴向负荷，同时抵住关节盂，使得肩胛骨被检查床或医师的手固定。当在关节盂边缘触诊或观察到肱骨头半脱位时，该试验为阳性。抽动试验（Jerk test，后方不稳试验）在体位上类似于后向应力试验，检查者将患臂置于水平内收位并试图向后使肩部半脱位，当患臂迅速移动到水平外展位时，肩关节就会复位，同时可

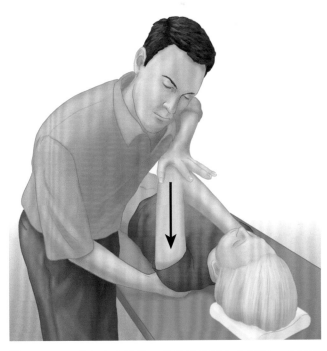

图 133.29　后向应力试验。经肱骨轴线方向施加一个向后的应力。若出现骨擦感或可见肱骨头半脱位，则该试验为阳性。该试验通常引发疼痛，但不如骨擦感或半脱位有特异性

以感觉到并且常可以看到一次抽动。当手臂从内收位变为外展位时捕捉到骨擦音，则 Jerk 试验可能为阳性。

影像学

　　肩关节后方不稳的影像学评价与前方不稳相似，X 线片通常是正常的，但可能会发现反向 Hill-Sachs 病变、后方的骨性 Bankart 病变、肱骨小结节骨折、关节盂后倾或关节盂发育不全。MRI 已成为评价肩关节后方不稳定的标准（图 133.30）。结合关节造影，MRI 可以提供关节后方不稳定相关的软组织损伤的细节，包括盂唇、软骨和肌腱病理损伤。此外，反向 Hill-Sachs 损伤的大小和后关节盂骨丢失的程度都可以量化，并且可能影响治疗决策。

治疗方案

非手术治疗

　　对于任何复发性肩关节后方不稳定的患者，非手术治疗是一线治疗方法。对于大多数患者，物理治疗可以避免手术，其成功率接近 80%。物理治疗的目的是加强肩部动力性稳定肌群，包括三角肌后部、内旋肌和肩胛周围肌，以代偿受损或缺陷的静力稳定性结构（图 133.31），这些练习可联合功能锻炼和生物反馈进行。一般来说，非手术治疗应持续 3～6 个月。如果保守的方法失败了，应考虑手术固定，包括开

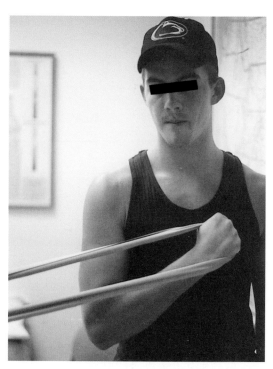

图 133.31　肩袖康复训练以改善肩关节的动态稳定性

放手术或关节镜下软组织修复术，或关节内或关节外手术。

手术治疗

　　以往开放性后下移位是治疗肩关节后部不稳定最常用的手术方法。虽然这种术式已经逐渐被关节镜手术所取代，但是对于肩部的稳定仍有一定的作用，特别是在关节盂骨丢失或发育不良的情况下。该术式通过后入路，劈开或切开冈下肌或在冈下肌和小圆肌之间做一个手术面。当劈开冈下肌时，应注意在距肩胛盂内侧大于 1.5 cm 的部位分离肌肉，以避免损伤肩胛上神经的分支 [158, 159]。T 形关节囊切开术可用于检查关节并允许修复后唇部损伤，必要时可进行植骨。后囊的上提和折叠一般是在手臂外展 20° 和旋转中立位的情况下进行，如果囊壁组织变薄，可以用冈下肌肌腱加强。

　　随着关节镜技术和器械的进步，关节镜代替开放性手术治疗肩关节后方不稳定已经成为目前的趋势。关节镜手术较开放手术有许多优点，包括对正常肩关节解剖结构的破坏较少，术后疼痛较轻；更好地显示和评估关节内的病理变化和解剖标志，以及同期修复伴随损伤的能力，如修复上盂唇由前至后（SLAP）的撕裂，解决肩袖病变，修复关节囊，并且更美观。大多数关节镜技术在发现唇部病变时采用后囊紧缩术和

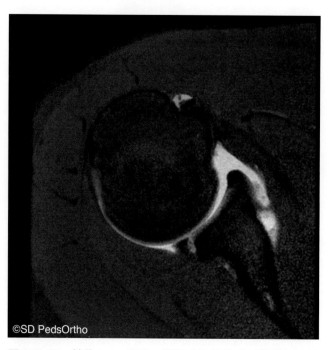

图 133.30　轴位 MRI 显示一例足球前锋的后盂撕裂和肱骨头后向半脱位

后方 Bankart 修补术（图 133.32 ）。

关节镜下手术治疗肩关节后方不稳定的效果喜人。多位作者报告手术成功率超过 90%，主观评估结果良好，不稳定复发率低[147-151,160-165]。然而，到目前为止，很少有研究比较开放入路和关节镜手术治疗肩关节后方不稳定。Bottoni 等对关节镜下治疗的肩关节进行了回顾性研究，并与开放手术治疗的 12 例肩关节进行了比较[166]。总体而言，他们注意到这两个群体的情况有所改善，不稳定的复发比率相似，但在关节镜治疗组中，主观报告的结果更好，致残率更低。

非创伤性不稳定 / 多方向不稳定

骨骼未发育成熟的运动员中，盂肱关节的非创伤性不稳定常发生在参与过顶运动的全身韧带松弛的个体中。如果不稳定发生在多个方向（前、后和 / 或下），那多向不稳定这个术语描述比较恰当。非创伤性不稳定的特征是关节囊赘余和过度松弛，关节内容积增加导致肩部多向松弛。这种多方向的松弛不一定有症状，但却是病理性非创伤性不稳定的先决条件。

病史

非创伤性不稳定可分为自发性或非自发性，这取决于患者在不稳定时期对肩部的意识控制程度。儿童或青少年肩关节"脱位"，无明确外伤史，则提示该病例可能为非创伤性不稳定。当进行投掷、打网球或排球时高抛发球或游泳等活动时，可能发生不稳定事件。与继发性撞击症状相关的非创伤性不稳定是需要进行重复上举动作的年轻运动员肩部疼痛的常见原因。这些患者很少主诉不稳定，而是自诉因反复活动而加剧的疼痛。这些人中的大多数都没有认识到自己存在固有的多方向松弛。因此，从患者的病史来看，很难判定不稳定是主要的潜在病理改变。自发性不稳定是各向松弛患者通过主动发放神经冲动支配某些肌群并抑制它们的拮抗肌，同时将手臂摆放到特定的位置后可以主动引发盂肱关节半脱位。最值得注意的是自发性不稳定缺乏与半脱位或脱位相关的疼痛表现。病理性自发性不稳定很少被患者所认识，它通常与心理或情绪不稳定有关[168-170]。

体格检查

进行体格检查时，肩关节活动度通常正常或增大，无特殊压痛。肩关节各向松弛的迹象一定存在。凹陷征阳性是指，当人为纵向牵引手臂时，可在肩峰下方出现皮肤凹陷或沟槽（图 133.33 ）。这是盂肱关节内肱骨头向下半脱位的结果。患者侧卧位进行负荷和移位试验也可引发明显的肱骨头平移。大多数患者还会表现出其他关节的韧带过度松弛，包括肘部、膝部、掌指关节的过度伸展。Beighton-Horan 评分可用于评估关节松弛患者。皮肤过度松弛与条纹也可能存在，并可能提示存在潜在的胶原异常病变。有些运动员会出现继发撞击的情况，在这种情况下，常常会观察到疼痛导致的活动受限、撞击相关表现以及抗阻外旋和前举时疼痛。

影像学

非创伤性不稳定的运动员进行的放射影像检查表现正常。应力位平片可补充临床检查以显示关节前

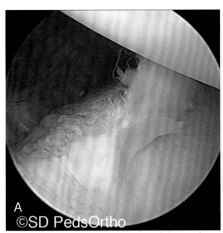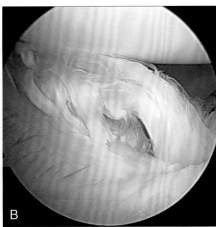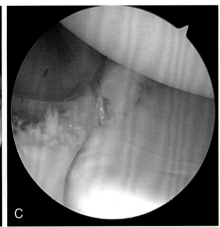

图 133.32 （ A ）从前方入路的关节镜图像可见关节盂后部的撕裂。（ B ）后侧入路关节镜下可见不稳定性撕裂。（ C ）清理后修复的盂唇

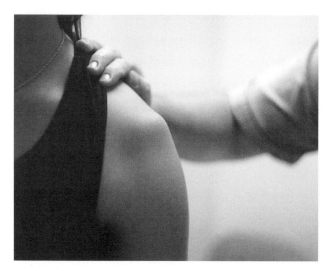

图 133.33　凹陷征通常与肩部各向松弛相关

方、后方和下方的不稳定，但这通常不必要。例如肱骨头 Hill-Sachs 损伤或盂缘骨折并不是非创伤性不稳定的特征，但可能提示病因为创伤。磁共振关节造影通常能显示异常赘余关节囊与其巨大的关节腔，偶可见不伴结构性损伤的炎症（图 133.34）。

治疗方案
非手术治疗

非手术治疗应作为所有非创伤性不稳定患者的初次治疗方式。非手术治疗强调积极的康复计划，涉及动力性稳定肌群的力量训练，改善本体感觉和避免过度激烈的活动。大多数非创伤性不稳定的患者通过该康复计划改善了他们的症状性肩部不稳定病情。Burkhead 和 Rockwood 报道称，治疗非创伤性不稳定的积极康复计划的成功率可达 80%[125]。Neer 和 Foster 在对多方向松弛的经典描述中，将手术干预指征限定为进行 12 个月康复计划无效的患者。对于表现为自发性非创伤性不稳定的运动员，他们具有相同的保守治疗的指征，且通常避免手术，因为有研究显示该患者人群的手术失败率在 43% ~ 100%[172, 173]。

手术治疗

既往对于有症状的多方向非创伤性不稳定且经全疗程康复计划无改善者的术式选择为开放性下关节囊转位术。即使在年轻的患者群体，这一术式已被报道具有良好结果[171, 174]。最近，外科医生已经转向关节镜下稳定术，用缝合锚钉进行前、后关节囊联合折叠术（图 133.35）[175, 176]。结果表明，该术式具有良好的临床效果、相对较高的运动恢复率及低复发率[177, 178]。接受了开放性手术或关节镜下关节囊移位术的患者，均采用非常缓慢且控制良好的术后治疗。术后吊带固定 6 周。接着开始轻柔的肩关节 ROM 训练和肩袖肌、肩胛肌群的力量训练。射击训练和较重的举重活动至少推迟 4 个月，恢复正常的活动需要 6 ~ 9 个月。

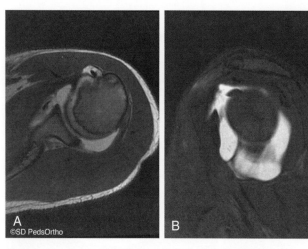

图 133.34　（A）非创伤性不稳定患者的磁共振轴位像，可见伴关节囊容积较大但无盂唇撕裂。（B）矢状位 MRI，显示增大的肩关节内容积

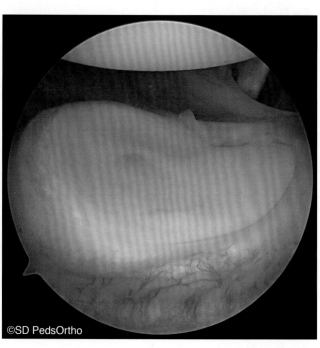

图 133.35　非创伤性不稳定患者后方入口的关节镜图像，可见关节囊腔巨大伴"车轧征（drive through sign）"

过度使用性损伤

肱骨近端骨骺分离（小联盟肩）

小联盟肩是反复的微创伤导致肱骨近端骺板失效或应力性骨折。最常见的原因是骨骼发育未完全的运动员在投掷动作中肱骨近端受到重复的旋转力所导致。投掷动作和过肩运动中上肢在肩部产生的旋转力和压缩力均相当可观。当这些类型的作用力长时间作用于躯体时，该类型损伤的发生就容易理解了。目前，越来越多骨骼未发育成熟的运动员常年参加过肩运动，导致受伤风险的暴露大幅增加。正如预期的那样，这种增加的暴露已导致肱骨近端应力性损伤的发生率增加。由于该原因，许多管理青年棒球的组织制定了严格的投球限制。

病史

大多数肱骨近端应力性骨折的患者年龄在 11~14 岁，参与投掷运动或反复过肩运动。这些运动员中大多数是参加棒球运动的男孩，但参加排球和垒球运动的运动员也可能受到影响。疼痛通常在发病数周至数月内逐渐加重，亚急性发作是该病明显的特点，应引起注意。患者通常会尝试短时间休息改善疼痛症状，随后，继续进行投掷运动时症状会再次出现。

体格检查

体格检查正常，无肿胀、畸形或皮肤颜色改变。肱骨近端触诊有局部压痛。疼痛可使活动范围受限，而其中许多运动员的优势侧投掷臂会选择性地失去内旋功能，也被称为盂肱关节内旋功能障碍（GIRD）。疼痛通常可通过抵抗性外旋和外展引发。

影像学

在 X 线平片上，肱骨近端骺板增宽是特征性表现。这种增宽通常开始于肱骨外侧，随着应力损伤的进展而延伸至肱骨骺板。前后对比图有助于识别早期病例细微的肱骨骺板改变（图 133.36）。在大多数病例中，MRI 和骨扫描对于诊断是不必要的，因为并不会增加改变治疗方案的额外信息。

治疗

休息是这种应力性损伤的主要治疗方式。运动员应当避免投掷动作以及其他一切上肢活动，包括举重、挥击或碰撞接触，直到日常活动不诱发症状后 6

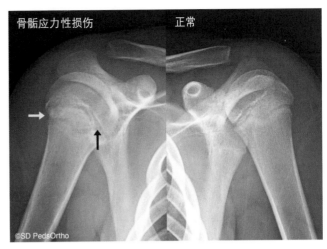

图 133.36　肱骨近端干骺分离或"小联盟肩"，显示骨骺增宽。比照对侧平片有助于确诊

周。在这个阶段，康复训练开始，包括肩部拉伸和加强肩袖与肩胛骨稳定性肌群锻炼。当运动员无症状并且完成康复时，允许重返过顶运动，这个过程通常需要 8~12 周。X 线片上骨骺在患者达到骨骼成熟之前一直保持较宽的宽度是很常见的。因此，我们不常规使用 X 线片复查来决定患者是否可以重返运动。运动员通常应用投掷运动计划，重点是控制频率和速度逐渐增加投掷量，特别注重核心和下肢肌群力量的加强以及稳定性。在考虑回到投球场之前，运动员的投球技术和投球频率应过关。

并发症

虽然很少见，但已有文献报道在临床上持续投掷运动导致的应力性骨折中，可以发生肱骨近端骨骺移位[179]。移位后的治疗可能需要复位和内固定。另外，骨骺缺血性坏死也有报道[92]。所有这类病例均发生于 11~13 岁的优秀男性投手。

肩袖撕裂

虽然肩袖撕裂是成年人肩部疼痛的常见原因，但在儿科患者中却很少报道，占所有肩袖撕裂的不足 1%。随着医生意识的提高、MRI 技术的改进以及关节镜使用的增加，肩袖损伤的检出率大大上升。一项 MRI 研究对一系列连续的儿童患者进行了肩部 MRI 检查，显示有 12% 的患者患有肩袖撕裂[186]。

病史

青少年肩袖损伤的主要原因是过顶运动中的重复

性过度运动损伤，但偶发于单次创伤事件。最常见的受累肌腱是冈上肌腱（占总病例的68%），大部分撕裂为关节侧部分撕裂（非全层）（72%），小于10%的累及全层（图133.37）[186]。30%～50%的患者会有相关的盂唇损伤，目前尚不清楚这些肩袖撕裂患者中有多少比例是无症状且通过MRI偶然发现的。对无症状的大学生和职业游泳运动员以及棒球运动员的筛查研究表明，很大比例的人存在肩袖异常[187-189]。

体格检查

检查与成人患者相似，侧重于冈上肌、冈下肌和肩胛下肌的活动度和力量测试。特别是伴肩部疼痛的投掷运动员经常有选择性的内旋功能丧失（GIRD）。考虑到与其他肩关节病变的高度相关性，还应着重检查盂唇、肩胛骨和肩锁关节。核心肌群的稳定性和姿态控制方面的缺陷也可能导致肩袖的病理改变，因此也应进行评估。

影像

MRI仍然是评价肩袖的标准工具，但许多中心正在使用更具动态性和更具成本效益的超声作为评价肩袖的手段。许多医疗机构（如我们）仍然倾向于MR关节造影，因为它可以更好地显示细小的关节侧肩袖撕裂（图133.38）。

治疗

非手术治疗

青少年患者肩袖病变的非手术治疗与成人相似，

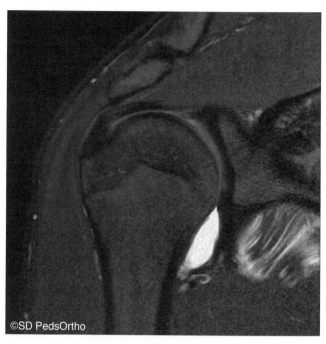

图133.38　冠状位MRI显示一例部分（不全性）撕裂的冈上肌

包括一段时间的休息和活动的调整，随后是肩部活动度的练习和一个渐进的强化训练计划，重点是肩袖以及肩胛周围肌肉组织的康复。此外，以关节囊后方为重点的拉伸运动也可以逐步开始，如睡姿拉伸（图133.39）。在过头运动员中，强调整个运动链的核心强化训练是获得远期成功的基础。与运动员的教练组一起优化技术、训练方案和比赛日程安排也非常有助于运动员安全回归运动。我们强调避免全年重复单一的过头运动并特别建议投掷运动员一年中3～4个月不准

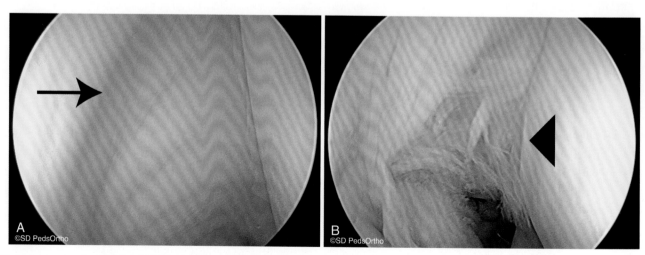

图133.37　（A）正常冈上肌腱的关节镜下表现（箭头所指），后侧入口进镜。（B）部分（不全性）肩袖撕裂累及冈上肌（箭头所指）常可见于从事过头投掷运动的运动员

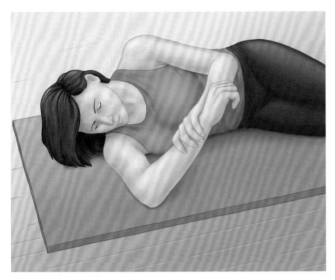

图 133.39　治疗盂肱关节内旋缺陷或关节囊后方牵张而进行的睡姿拉伸

做投掷训练。对患肩袖撕裂的青少年患者进行非手术治疗，有 68% 的患者成功[186]。尽管成人的部分（非全层）撕裂倾向于自然发展为不愈合或进展至全层（完全性）撕裂，但目前尚不清楚年轻患者群体中是否具有同样的预后[190]。经过适当的休息和康复治疗，这些部分撕裂的伤口有可能自行愈合。未来很有必要采用前瞻性超声和 MRI 跟踪随访这些肩袖撕裂的自然史。

手术治疗

手术治疗一般用于罕见的肩袖全层撕裂患者和长期非手术治疗超过 3 个月依然失败的患者。当非手术方案失败时，部分撕裂（＜50% 的肌腱厚度）可采用

关节镜下清理术，但更大范围的完全性撕裂则需要手术修复，通常可以在关节镜下进行（图 133.40）。在儿童和青少年人群中，很少有关于肩袖撕裂手术治疗的系列病例被发表。迄今为止最大的系列病例数据评估结果纳入了 53 名 9～19 岁的青少年患者，他们都有部分性不全肩袖撕裂，43% 的患者可以通过非手术治疗。外科手术的结果较好，但只有 70% 的运动员恢复到术前比赛水平。

肩胛骨弹响

肩胛骨弹响是一种不常见的肩部疾病，表现为肩部运动时肩胛骨周围的疼痛性爆裂音和弹响音。肩胛骨弹响是由肩胛胸壁关节内的结构性（骨软骨瘤、Luschka 结节或肩胛骨的钩状上内侧缘）或非结构性解剖病变（肩胛骨运动障碍、胸肌紧张和／或菱形肌无力）干扰肩胛骨沿胸壁的正常滑动引起的。

病史

在年轻运动员中，90% 以上的肩胛骨弹响病例都以过度劳损为主要原因，尤其是在游泳、网球和棒球等运动中[192]。这与成人病例不同，成人病例中 70% 的病例报告最初的主要原因是外伤[193]。

体格检查

肩胛骨弹响一般通过体格检查确定。通常，患者可以通过活动肩关节或耸肩来重现肩胛骨弹响。重点评估患者是否有明显的骨软骨瘤，以及肩胛骨运动障碍或翼状突起。

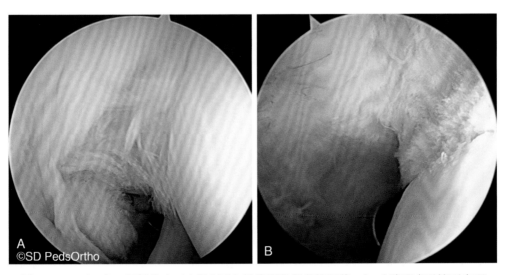

图 133.40　（A）一例部分（不全性）冈上肌撕裂的关节镜图像。（B）清理术后镜下表现

影像学

标准的肩部 X 线片包括正位片、腋侧位片和肩胛 Y 形位片，但很少显示结构异常。在怀疑结构异常如骨软骨瘤的情况下，可以进行 CT 扫描。CT 扫描后 3D 重建被证明是对细微的骨软骨瘤或肩胛骨上内侧缘对合不良最敏感的检查（图 133.41）。

治疗

非手术治疗

对于非结构性病变引起的肩胛骨弹响，治疗的目的是减轻炎症和滑囊炎，并减少纤维化以及针对胸大肌、菱形肌和斜方肌的拉伸强化计划。这种方法外加休息和活动的调整，至少需要 3 个月的时间。75% 的病例表明，非手术方法在缓解症状和让运动员重返运动场方面具有很好的效果，但运动员和他们的家庭应该被告知 1/3 的患者会继续有弹响[192]。

手术治疗

对于相对罕见的结构性原因造成的肩胛骨弹响，手术干预的重点是切除骨软骨瘤、突出的 Luschka 结节或肩胛骨的钩状上内侧缘。对于更常见的非结构性原因，一些外科医生倾向于关节镜下粘连分离松解术和滑膜囊切除术，而另一些人则倾向于开放或关节镜下切除肩胛骨内上角。到目前为止，很少有数据指导对青少年人群的非结构性引起的弹响进行治疗。在关于这一主题的唯一的系列病例中 Haus 等发现，小切口内上角切除术取得了与关节镜下粘连松解术相比疗效一致的结果[192]。

肩胛骨运动障碍

翼状肩胛是一种异常的肩胸姿态和运动，有许多潜在的原因可导致这一病变。原发性翼状肩胛发生在肌力减弱导致肩胸关节的正常平衡被破坏的情况下，这通常发生在前锯肌、斜方肌或菱形肌肌力减弱时（图 133.42）。继发性翼状突起发生在盂肱关节的病变破坏肩胛骨的协调运动时[196]。

病史

翼状肩胛最常见的原因是继发于胸长神经损伤引起的前锯肌麻痹[197]。这倾向于在进行碰撞性运动的运动员（如橄榄球运动员、摔跤运动员或曲棍球运动员）身上发生，这些运动员的外侧胸壁受钝性创伤后神经被牵拉而损伤。或见于反复的头部向远离神经侧倾斜和手臂伸展过头的活动，如棒球投球、标枪投掷和网球发球。运动员的斜方肌麻痹通常发生于经颈部向下走行的脊副神经的钝性伤或牵拉伤。这可能在橄榄球运动员或摔跤运动员在擒抱或防守阻挡时受到直接打击，或在长曲棍球或曲棍球运动员身上受到意外的球棍打击时发生[198]。青少年运动员肩胛骨翼状突起的次要原因是肩关节不稳定，尤其是后部不稳定。肌电图（EMG）研究表明，疼痛的肩部半脱位使前锯肌失去活性，导致翼状突起[199]。

体格检查

从背部检查患者并充分暴露两侧的肩胛骨用于正

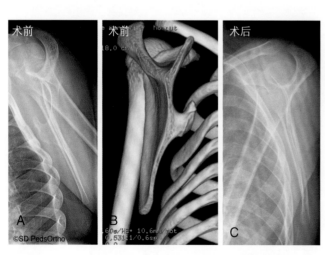

图 133.41　（A）肩胛 Y 形切面显示了肩胛骨腹侧面的一处骨软骨瘤。（B）CT 三维重建图像展示了该处骨软骨瘤的部位、大小和方向。（C）术后 3 年拍摄的后侧切面 X 线片

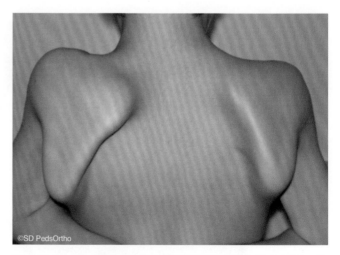

图 133.42　前锯肌麻痹伴内侧翼状肩胛的临床表现图。注意突出的肩胛骨内侧缘

确评价肩胛翼状突起（翼状肩）很有必要。前锯肌功能障碍导致肩胛骨向内侧翼状突起、肩胛骨向上位移以及下极向内侧旋转。这些患者也会难以进行超过120°的主动性前仰。斜方肌功能障碍导致外侧翼状突起，同时肩胛骨向下位移，下极向外侧旋转。这些肩部受影响的患者将难以做耸肩运动。

影像学

最初的影像学检查应包括拍摄颈椎、肩和肩胛骨的X线片以协助除外颈椎疾病、骨折畸形愈合、副肋骨或骨软骨瘤。高级的影像学检查通常不是必要的。在肩胛骨翼状突起超过6周仍未消退的情况下，神经传导性检查和肌电图在鉴别翼状突起的神经肌肉原因方面具有价值。

治疗

非手术治疗

因为大多数肩胛骨翼状突起是神经失用性损伤的结果，突起通常在6~9个月后消退。初始治疗包括活动调节、镇痛药物（包括抗炎药物）和物理治疗。

手术治疗

对于在12~24个月后仍无神经恢复迹象的顽固性病例，可考虑肌肉移植。对于慢性前锯肌功能障碍，大多数外科医生会主张转移胸大肌，这可能需要增加自体或异体移植。对于不能随时间恢复的斜方肌麻痹，可采用Eden-Lange肌肉转移法，即将菱形肌和肩胛提肌向外侧转移，这种方法可以改善肩关节功能和肌肉力量[196]。

选读文献

文献：Pandya NK, Namdari S. Shoulder arthroscopy in children and adolescents. *J Am Acad Orthop Surg*. 2013; 21(7): 389-397.
证据等级：综述
总结：这篇文献总结了可用关节镜治疗的各种儿童肩关

节病变，关注的重点为解剖、麻醉方式、患者体位和技术要点。

文献：Chen FS, Diaz VA, Loebenberg M, et al. Shoulder and elbow injuries in the skeletally immature athlete. *J Am Acad Orthop Surg*. 2005; 13(3): 172-185.
证据等级：综述
总结：参与娱乐性的有组织运动的儿童特别容易受到一系列肩部和肘部的累及骨骼和软组织结构的损伤的影响。这篇文章讨论了儿童常见的肩部外伤及其合适的治疗方案。

文献：Pandya NK, Namdari S, Hosalkar HS. Displaced clavicle fractures in adolescents: facts, controversies, and current trends. *J Am Acad Orthop Surg*. 2012; 20(8): 498-505.
证据等级：综述
总结：这篇综述总结了对青少年锁骨骨折治疗的争论，通过历史性回顾和聚焦研究近况，展现了未来外科治疗的趋势。

文献：Popkin CA, Levine WN, Ahmad CS. Evaluation and management of pediatric proximal humerus fractures. *J Am Acad Orthop Surg*. 2015; 23(2): 77-86.
证据等级：综述
总结：该综述总结了儿童肱骨近端骨折的解剖、分型、影像和治疗方案选择的各方面内容。

文献：Longo UG, van der Linde JA, Loppini M, et al. Surgical versus nonoperative treatment in patients up to 18 years old with traumatic shoulder instability: a systematic review and quantitative synthesis of the literature. *Arthroscopy*. 2016; 32(5): 944-952.
证据等级：综述
总结：该综述系统性地评价了手术与非手术治疗18岁以下患者创伤性肩关节不稳定的结局。

（Andrew T. Pennock、Eric W. Edmonds 著
何观平 译　覃一朗 校）

参考文献

扫描书末二维码获取。

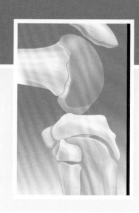

第 134 章

儿童和青少年运动员肘关节损伤

相关解剖学与生物力学

骨学

肘关节周围的骨骼生长通常遵循典型的发育过程。肘关节由肱骨远端与尺骨的关节（肱尺关节）、肱骨远端与桡骨头的关节（肱桡关节）以及桡骨和尺骨近端的关节（桡尺近端关节）组成。骨成熟发生于肱骨、桡骨和尺骨的初级骨化中心以及 6 个次级骨化中心。骨化顺序为肱骨小头、桡骨近端、内上髁、滑车、尺骨鹰嘴、外上髁[1-3]。在阅读 X 线片时，骨化中心的形态各异，与对侧肢体对比有助于确定潜在的疾病。

肱骨远端的骨化在出生时即延伸到肱骨髁，并在发育的不同阶段通过次级骨化中心继续进行。外侧髁和肱骨小头在出生后第二年出现[4]。在正常的肘关节侧位片上，肱骨前线与肱骨小头骨化中心的前 1/3 相交（图 134.1）。这条线有助于确定儿童肱骨髁上骨折的移位。在 3 岁时，桡骨近端骨化中心开始骨化，4 岁时在大多数儿童中可见。桡骨近端干骺端有时可见切迹或裂隙，被认为是正常变异的一部分[5, 6]。内上髁骨化中心在 5~6 岁时开始骨化，骨骺融合要到 15~16 岁才会发生，因此在青春期进行投掷运动时会对该部分骺端造成负荷[7]。鹰嘴突的次级骨化中心出现在 7~9 岁，而滑车骨化中心出现于 9~10 岁[8]。最后出现的是外上髁骨化中心，通常在 10 岁以后。该骨化中心在 X 线片上出现后不久就迅速融合到外侧髁上。全面了解骨化的阶段和骨化中心的形态对于治疗儿科肘关节损伤的临床医生是至关重要的（图 134.2）。骨化核的任何异常形态或其大小、密度、位置和分裂与对侧肢体不同提示发育异常，这可能是肘关节反复受力的结果，在成熟过程中诱发血管改变并导致相应后果。如果不能正确认识肘部正常的生长过程，可能会导致误诊、治疗不当以及进行性发育异常。

肘关节周围的骨性解剖结构有助于肘关节的稳定。大约 50% 的肘关节稳定性来自于肱尺关节的稳固[9]。鹰嘴切除的病例系列研究中，尺骨鹰嘴近端的缺失越大导致肘关节在 0° 和 90° 时活动的稳定性呈线性下降[10]。桡骨头为肘关节提供 15%~30% 的外翻稳定性，这在投掷运动员更为重要，可以在肘关节活动范围的中间部分提供外翻稳定[9]。评估肘关节负荷传递的研究表明，肘关节可能承受 3 倍于体重的力，进行投掷运动时受力更大[11, 12]。因此，在肘关节复杂的稳定性控制机制中，一个小的缺陷可能会造成明显的不稳定并对肘关节功能造成累积的影响。

韧带和软组织

肘关节 50% 的稳定性来自于骨性结构，其余 50% 来自于韧带和附着的软组织［例如，前关节囊、内侧或尺侧副韧带（UCL）、外侧或桡侧副韧带］[9]。肘关节周围肌肉的附着部位包括：在外侧，伸肌总腱起自肱骨外上髁，该部位是参与球拍运动或重复性活动的人群常见的病变位置。这一部位的病变在成年人群中可能更为突出，通常位于桡侧腕短伸肌内部（肱骨外上髁炎）。在前方，肱肌和肱二头肌分别是强有力的屈肌和旋后肌。在后方，肱三头肌附着在尺骨鹰嘴近端，是肘部的主要伸肌。年轻运动员进行离心收缩时，此处可能受伤。虽然这些肌肉群可能发生损伤或劳损，但这种病理状态在儿科人群中较少见。在内侧，屈肌和旋前肌的附着点对肘部起到强有力的内侧稳定作用，特别是在投掷运动员中。该部位的重复性劳损可以在投掷运动人群中看到，也可以在高尔夫球手中看到，表现为肱骨内上髁炎。

肘关节的 UCL 复合体是位于肘关节内侧的一条宽阔的韧带，对外翻应力起到约束作用（图 134.3）[13]。韧带由三部分组成：前斜束、后斜束和横韧带或称中间束。前斜束是肘关节的主要内侧稳定结构，起于肱

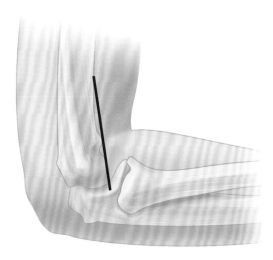

图 134.1　儿童肘部的正常侧位片，肱骨前线与肱骨小头前份的 1/3 相交，此线有助于特征性描述肱骨上髁骨折的移位

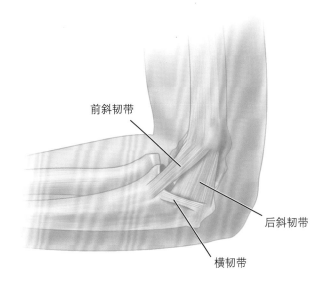

图 134.3　肘关节尺侧副韧带包括前斜束、中间束和后斜束

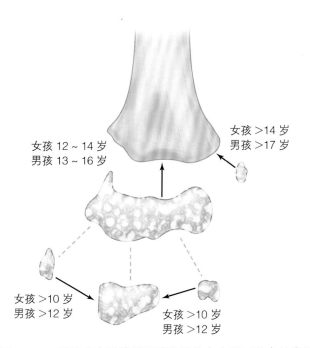

图 134.2　男性或女性肱骨远端的骨化中心相互融合的常见年龄段

稳定性，近年来其作为肘关节后外侧旋转稳定性的主要结构得到了更广泛的研究[14]。外侧（或桡侧）副韧带复合体由三个主要部分组成：尺侧副韧带、桡侧副韧带和副外侧副韧带（图 134.4）。桡侧副韧带起自肱骨外上髁，止于桡尺近侧关节的环状韧带。尺侧副韧带起自外上髁后部，跨过桡骨环状韧带，附着在尺骨的旋后肌嵴上，该韧带是肘关节后外侧稳定性的主要约束结构。副外侧副韧带起自环状韧带的下方，附着于旋后肌结节。外侧韧带复合体在肘关节脱位或肘关节后外侧手术医源性损伤中常发生损伤或断裂。这些韧带和肘肌一起形成肘关节外侧复合体，在肘关节内翻和旋转时提供动态和静态约束。儿童很少由于重复性使用或微损伤损伤外侧韧带复合体，但有病例报告描述了当存在持续性不稳定时对这一结构进行重建或修复[15, 16]。诊断往往具有挑战性，因为儿童可能仅仅主诉隐痛和进行某些活动时酸痛，但没有成年人典型的不稳定性征象。

投掷运动的生物力学
投掷动作

　　投掷动作在儿童和青少年的许多运动中很常见。橄榄球、棒球以及网球等挥拍过顶运动是该年龄组中最常见的运动，也是展示肘关节在投掷动作中生物力学的典型运动。投球运动在成人和儿科运动医学文献中得到了广泛的分析。儿童进行投掷运动时的重复外

骨内上髁，附着于冠状突内侧面。当高速投掷运动时，强大的外翻应力作用在肘关节内侧，这一韧带显得更为重要。韧带的前束和后束在肘关节整个运动过程中提供了稳定性。前束在伸展时的负荷更大，后束在屈曲时的负荷更大。外侧副韧带能够提供肘关节内翻的

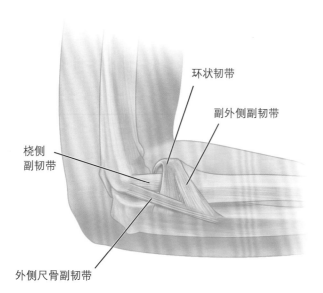

图 134.4　该图展示了肘关节外侧副韧带复合体，包括尺侧副韧带、桡侧副韧带和副外侧韧带

翻和作用在肘关节内侧的牵拉被认为是内侧尺侧副韧带疾病、内上髁炎和上髁撕脱的病因。投球动作分为五个阶段 [17-19]：

1. 提膝转体（当球离开非投掷手时该阶段结束；图 134.5）
2. 手臂上举
　a. 早期上举（肩部外展、旋转；前脚落地时该阶段结束；图 134.6）
　b. 后期上举（肩部外旋达到最大；图 134.7）
3. 手臂加速（从肱骨内旋开始并以球出手结束；图 134.8）
4. 手臂减速（全部肌肉离心收缩，重心移过足底）
5. 跟随动作（当所有运动完成时结束；图 134.9）

　　通过投球运动理解投掷动作时最重要的概念是"动力链" [20]。投掷的动力链是指核心和近端肌肉组织在产生投掷所需力量中所起的作用。近端肌肉激活可以调整身体姿态从而与投掷所需的力量相平衡 [21]。这些肌肉激活产生的力矩是相邻节段运动和位移的产物。身体近端节段产生的力矩对于将力传导到远端节段（如肘关节）并产生运动非常重要 [22]。一项调查表明，年轻的投手可能不会从其较低的核心部分产生足够的力量，这可能会对年轻人的上肢造成更大的负担，最终会导致疼痛和运动障碍 [23]。其他调查表明，投球的青少年和投球的成年人有相似的运动学特征，也同时发现年轻投手在关键参数上的力学表现有

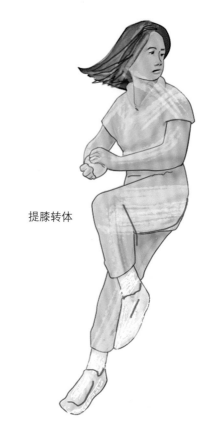

图 134.5　投掷前的提膝转体阶段

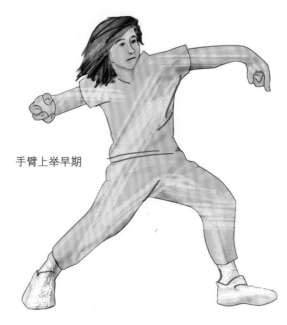

图 134.6　投掷手臂上举早期阶段

缺陷，投球效率不高，肘部受到了更高的外翻负荷并表现出较高的肱骨内旋扭矩 [24,25]。在投掷的加速阶段，缺乏近端力量可能导致肘部低于肩部（由于肩关节旋转前肘关节抬高和伸直不足），增加了肘关节内侧的

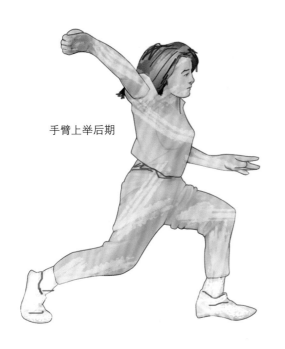

手臂上举后期

图 134.7　投掷手臂上举后期阶段

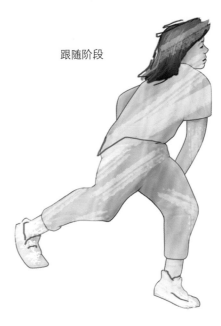

跟随阶段

图 134.9　投掷完成后跟随阶段

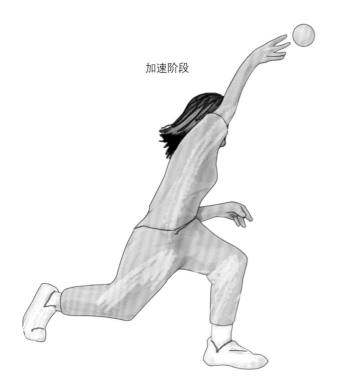

加速阶段

图 134.8　投掷加速阶段

张力[20]。在理想的动作中，肘关节最大伸直发生在肩关节最大旋转之前，它将肩部的内旋与肘部的旋前偶联，防止内侧张力过大或外翻过重。在青少年运动中

给予正确的投掷技巧指导，限制青少年运动员"过度使用"他们的手臂是预防肘关节病变的关键。

　　投掷运动中肘部周围的受力。在手臂上举的早期和后期，显著的牵张力作用在肘关节内侧结构上。这种张力传递至尺侧副韧带和内上髁。在儿童人群中，最容易受伤的部位是肱骨内上髁骨骺，可因反复损伤而撕脱。此外，尺侧副韧带可以变得松弛而失去部分功能，旋前肌和屈肌总腱可能发生劳损，尺神经可能被拉伸而导致神经症状。在手臂上举的早期和后期，拉力作用在肘关节内侧，而压力作用在肘部外侧结构[17-19]。桡骨头对肱骨小头的重复压迫可导致生长障碍、骨软骨骨折和游离体以及桡骨头的生长改变[17,18]。

　　在投掷的加速阶段，前臂的极度旋前导致肘关节外侧和后外侧结构的张力增加。外上髁炎可能是由于投掷过程中这些肌肉反复过度使用和紧张所导致。在跟随阶段，肘关节过伸会使鹰嘴突和前关节囊受到牵拉。在青春期后期和成年早期，这种压力可以表现为肘关节后内侧刺痛、后方 / 肱三头肌刺痛和冠状突刺痛。典型的肘关节过度负荷的症状源于投掷动作中产生的力，有助于确定病理结果：内侧限制结构的过度牵拉、肘关节外侧的过度挤压、肘关节后内侧的剪切力和外侧限制结构的过度拉伸[18,26]。

肘关节病变概述

小联盟肘

小联盟肘，或称内侧骨突炎，是一个宽泛的术语，用来描述可能发生在年轻棒球运动员或投手身上的一系列病理情况。虽然我们通常把这种损伤与棒球相联系，但各种投掷或过顶运动，如标枪、网球和橄榄球，也可以表现出相似的特点。处在发育阶段中的运动员的投掷动作可能对肘关节内侧造成极大的应力[18]。在投掷动作过程中，特别是在投掷的手臂上举后期，肘关节内侧结构（即内上髁、上髁突和内侧韧带复合体）受到外翻牵拉力，而压力则传递到肘关节外侧（桡骨头和肱骨小头）。在肘关节内侧反复受力的情况下，这些结构可能会发生微小创伤和潜在的退行性变[27]。随后的组织破坏可导致该疾病的特征性表现：内上髁生长延迟或加速，肱骨内上髁牵拉性骨突炎或破碎，内上髁炎，肱骨小头骨软骨炎，尺骨肥大，桡骨头骨软骨损伤，尺骨鹰嘴骨突炎伴骨骺延迟闭合。

除了过度使用和重复性应力作用于肘关节内侧，人们认为年轻投手的动作和成年人不同。年轻投手可能在投球动作中更早地开始旋转躯干，这会导致肩部的过度成角，并在手臂上举后期增加沿肱骨纵轴的扭矩，使患肘部和肩部疾病的风险升高[27]。躯干过早旋转，肩胛骨和肱骨尚未运动到合适的位置。因此，在跨步过程中肩关节水平外展增加导致整个手臂上举过程中肩部过度成角，这会使运动员易于发生肩关节前向不稳定并增加肱骨受到的水平内收力。在了解病史的时候，要重点关注运动员之前是否接受正确投掷技巧的指导，计数投球次数并间断休息的情况以及监测症状的情况，这些都有助于评估运动员损伤前的预防策略，从而指导治疗。年轻运动员的症状可能不典型，症状可能包括肘关节内侧疼痛、投掷效率降低或投掷距离缩短等。

病史

在儿科和青少年患者中获得全面的病史往往具有一定困难。临床医生必须评估儿童的情感以及运动在其日常生活中的重要性。有些孩子可能会谎报他们的症状不严重，这样他们能继续运动。而其他儿童受到家人或朋友竞争的压力或日常训练需求的压力时，可能会夸大他们的症状。患者的年龄很重要，因为它可能为诊断提供线索。处于儿童期早期以及第二骨化中心尚未出现的患者更有可能出现由于骨化中心和骨突重复性损伤引起的肘关节内侧疼痛[18]。投掷产生的力可能会阻碍这些骨化中心的特征性出现和生长。在青春期（随着次级骨化中心与各自长骨的融合而结束）投掷需要的肌肉量和力量急剧增加。该年龄组中，可能发生内上髁撕脱伴骨折移位（图134.10）。不完全性撕脱在接近青春期结束时更常见，此时内上髁开始出现融合。随着内上髁受到重复性应力，骨折不愈合和延迟愈合可能发生，并导致持续延续到成年早期的疼痛。当患者进入青年期（所有继发性骨化中心融合后），肘关节肌肉和软组织附着处的损伤更为常见。在这组患者中，尺侧副韧带损伤和屈曲/旋前肌群劳损是过度使用综合征的典型损伤。

除了年龄之外，投掷项目运动员的场上位置也应该被重视。相对于其他位置的球员，投手和四分卫在各自的运动中对手臂的压力最大。在棒球运动中，投手发生损伤的可能性更高，而在内野手、捕手和外野手中，受伤的可能性依次减少[17]。从事投掷运动的运动员经常由于反复的过度使用而非直接创伤而受伤，

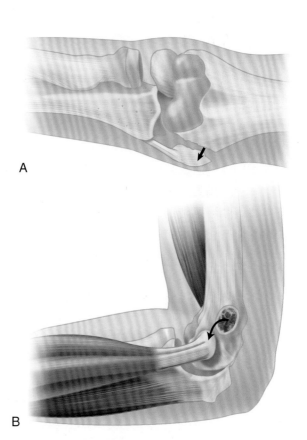

图134.10 （A、B）横过肱骨内上髁的撕脱骨折，骨块上附着尺侧副韧带和屈肌旋前肌群

因此手优势侧也成为决定损伤的重要因素。

除了这些人口学资料，临床医生还应该询问疼痛情况，这也往往是患者就诊时的主诉。疼痛的发作、特点、持续时间、程度、位置、持续性和时间上的关联（例如，夜晚、白天或活动时出现疼痛）在诊断和制订治疗计划时都很重要。疼痛的发作可以是渐进性的，例如过度使用性损伤；也可以突然发作，例如内上髁撕脱骨折。慢性损伤患者的疼痛可能是钝痛或刺痛，而急性损伤患者的疼痛可能是严重的锐痛。

疼痛的持续时间是决定预后的重要因素。短暂的酸痛与投掷前、投掷中和投掷后出现的疼痛不同，后者是更令人担忧的发现，可能提示慢性过度使用性损伤且预后更差。疼痛的部位可以帮助确定哪些结构存在问题。疼痛的时间相关性在确定最可能的病变部位时很重要。在投掷动作的手臂上举后期出现疼痛，通常意味着青年或青少年患者存在肘关节内侧负荷过大或不稳定。休息时或夜间痛可能提示其他潜在病因，在这些情况下应排除肿瘤。

除疼痛外，患者还可能出现其他症状，包括：关节活动度减少、肿胀，速度或控制能力下降、上肢感觉异常或感觉减退（尤其是尺神经），应对这些症状进行评估。肩关节内旋减少与投掷类项目运动员肱骨向后扭转的增加有关，棒球运动员尤为明显[28]。在青年和成年人群中，优势侧手臂的肱骨向后扭转比非投掷侧手臂的扭转增加[28, 29]。在成年投手中，后扭转增加是肩关节损伤的预防性适应，但却是肘关节损伤的原因[30]。尚需进一步研究肱骨后扭转和内旋的缺陷，从而评估肱骨后扭转和内旋对青少年损伤特点的真正影响。症状询问清楚后，还要获得青少年投掷者更详细的运动史。投球局数、投球数、投球类型、投球轮替安排和训练计划可以帮助判断运动员的手臂是否处于受伤的风险中。在韧带功能不全或生长板紊乱出现之前发现软组织劳损对优化治疗和预后是重要的。任何下游（腕/手）或上游（肩/颈）相关的损伤也应该进行评估，这些都可能对成功治疗造成负面影响。

肩关节和肘关节的手术史也应该进行评估，因为这两个关节的生物力学改变会增加投掷时肘部和肩部的应力。对所有患者还应详细询问既往病史和家族史，特别注意是否有骨软骨炎、Perthes病、Kohler病和Osgood-Schlatter病的病史。当患有上述任何一种疾病的患者参加可能增加肘部关节软骨需求的运动时，发生骨骺发育异常的可能性会增加[17]。此外，骨骼发育迟滞的病史可能会导致年轻儿童按照年龄进入相应队伍，但超出其生理耐受能力，最终导致肘关节异常。

体格检查

查体首先关注的是青少年运动员的一般情况和情绪。检查应以系统的方式进行以减少遗漏相关损伤的风险。全面检查颈部的活动度（ROM）、压痛和相关的激发试验（如椎间孔挤压试验），可以帮助判断是否存在颈椎疾病。应检查双侧肩关节的力量、ROM和稳定性。肩胛胸壁关节异常，包括肩胛骨运动障碍，应予以注意。任何盂肱关节内旋肌挛缩可能与肘关节的病理情况有关，因此也必须仔细检查[20, 30]。应首先视诊双侧肘关节是否有不对称、畸形或肥大。投掷运动员通常有优势侧手臂肌肉肥大或提携角改变。肘关节的活动度包括屈伸、旋前和旋后。触诊肘关节内侧、外侧和后方结构寻找压痛。由于肘关节周围骨性结构相对位于皮下，肱骨内上髁、外上髁、桡骨头、尺骨鹰嘴和侧副韧带很容易辨认并通过触诊检查任何不适的部位。内侧骨突炎的患者通常表现为屈曲挛缩大于15°，内上髁表面有压痛[31]。

触诊尺神经应在屈曲和伸直时进行以评估是否存在压痛和半脱位。肘关节轻度屈曲可以检查鹰嘴窝，轻柔按压可提示尺骨鹰嘴窝后内侧或后外侧是否存在疼痛。肘关节稍屈曲25°~35°，尺骨鹰嘴"解锁"，进而可以评估肘关节韧带的稳定性。评估外侧韧带时，向手臂施加轻微内翻和内旋应力，评估内侧韧带时施加外翻和外旋应力[32]。肘关节屈曲90°，患者主动旋后，可以在肘前窝触诊到肱二头肌腱远端。肱三头肌在尺骨鹰嘴突上的止点也很容易辨认。这两块肌肉可以通过屈曲/旋后和伸直来进行主动活动检查。查体时与对侧肢体进行对比以找出任何可能提示肘关节不稳定或无力的细微差别。检查结束前还应对肢体远端进行详细的神经血管检查。

影像学

常规X线片是评估儿童和青少年肘部疼痛的重要部分。常摄取前后位、侧位、反轴位、轴位和对比位的影像，以排除任何骨性损伤或生长中心异常。当怀疑韧带损伤时，可以照射应力位片；但是，应力位片正常并不能排除韧带损伤。对于小联盟肘而言，可以在X线片上看到各种病理情况。内上髁碎裂、增大或骨折时有发现[33]。剥脱性骨软骨炎（OCD）在斜位X线片上可表现为肱骨小头变透亮，而在一些进展期病例中，可见到退行性关节炎和游离体。在后方可见尺骨肥大，导致肱骨远端鹰嘴窝撞击。随着反复的撞击，后方间室可以出现骨赘和游离体。除了延迟闭合外，尺骨或鹰嘴突偶尔会发生应力性骨折。典型的内侧骨突炎包括内侧骨骺线相较对侧断裂和增宽。

虽然大多数诊断可以通过详细的病史、体格检查和 X 线片检查得到证实，但其他的影像学检查也已被证明可以提高诊断的敏感性和特异性。人们将超声作为一种可以用来评估肱骨小头 OCD 和内上髁破裂的潜在影像学方法并进行了研究[34]。骨扫描可以帮助确定过度使用性损伤患者活动增多的部位，计算机断层扫描（CT）可以在骨折、伴骨赘形成的游离体等情况下，更好地识别骨性解剖结构。最敏感的成像方式应当是磁共振成像（MRI）。MRI 有助于评估肘部软组织结构（UCL、肱二头肌、肱三头肌、伸肌腱和屈肌腱附着点）、关节软骨（OCD、游离体和缺血性坏死）和骨骺发育（骨突和骨骺）[35,36]。此外，在 OCD 的病例中，MRI 可以帮助外科手术决策。在小联盟肘患者中，MRI 显示的阳性发现比传统 X 线平片更多，但这些发现很少改变这些患者的临床处理方式[18]。

决策原则

小联盟肘病的诊断没有绝对的标准，通常是根据一系列症状、体征以及 X 线片或 MRI 上的阳性发现进行诊断。当儿童参与投掷类竞技运动时出现肘部疼痛，应高度怀疑此病。及时的诊断和治疗通常可以避免该疾病谱中更严重和长期的并发症。同样重要的是认识这一人群中的变异和正常发现的区别。在这类患者中，投掷侧手臂肥大、肢体外翻以及屈曲挛缩相当常见，而对于无症状的患者本身很少需要治疗[37]。

治疗方案

小联盟肘的治疗应根据造成疼痛或活动障碍的具体诊断而定。因为这个诊断可以表现为一系列损伤，从内上髁拉伤到骨折和尺侧副韧带功能不全。治疗取决于多种因素：损伤的严重程度、症状敏感度、活动障碍程度和年龄。对于那些不需要紧急手术治疗并且有愈合能力的患者，通常需要一段时间的休息。在大多数情况下，暂停投掷运动 4~6 周能够使症状得到缓解。冰敷和非甾体类抗炎药已被证明在急性期是有益的。目前，注射糖皮质激素治疗内侧骨突炎的效果还不确切。在更严重的病例中，应使用可拆卸的后夹板固定。经过 6 周的休息，可以通过轻柔的锻炼恢复 ROM，并开始力量锻炼。8 周后，一般可以开始

投掷训练。除了休息外，正确的投掷动作指导可以减少这些患者肘部损伤的发生率。一项研究发现投球技术较好的青少年，其肱骨内旋转力矩较低，降低了肘外翻负荷，提高投掷效率[24]。这项研究认为应通过更好的训练指导进行损伤预防。关于投球的频率和投球的方式，先前的报告显示"滑球"与青少年投球时发生肘部疼痛 86% 的风险有关。研究人员还发现，肩部和肘部受伤与比赛场数和投球数之间有很强的相关性[38]。在过去的几年里，青少年棒球中曲线球的发展一直是一个争议话题。最初，人们认为投曲线球会在肘关节内侧产生很大的压力，使运动员容易受伤[39,40]。后来的几项研究反驳了这个观点，并表明在快速球中，肘部内侧的力量最大[41-43]。目前，美国棒球医疗与安全顾问委员会（USAB-MAC）建议不应在 14 岁之前教授曲线球，美国运动医学研究所（ASMI）认为对于没有经验的投手来说，曲线球和滑球存在潜在的伤害风险[44,45]。目前已知的最佳治疗策略也许只有预防。在青少年运动中防止过度投球，在两次参加比赛之间强制休息，不鼓励全年比赛，注意疲劳的迹象可能会对年轻投手的肘关节内侧产生积极的影响。疲劳已被证明是受伤的一个重要危险因素。最近的一项研究表明，髋肩分离的丧失是青少年投手损伤的早期症状[46]。目前指南规定了青少年棒球的投球数量，根据年龄推荐投球数。2010 年，小棒球联盟对 2007 年制定的指南进行了修订，这些指导方针今天仍然有效。7~8 岁的青少年每天可以投 50 个球，9~10 岁的青少年每天可以投 75 个球，随后年龄每增加 2 岁，投球数增加 10 个，直至 18 岁。14 岁及以下的投手投 35 个球后必须休息 1 天，之后每投 15 个球多休息 1 天。15 岁至 18 岁投 45 个球后必须休息 1 天，之后每投 15 个球多休息 1 天[47,48]。

结果

大多数内侧骨突炎患者经保守治疗后能够恢复到损伤前的竞技水平。目前还没有关于这一疾病保守治疗的大规模结果发表。因为这一诊断包含的病理改变很广泛，每个不同的临床疾病在治疗后都有不同的预后。

并发症

回归运动后反复发生损伤，运动员面临着骨骺闭合后肘关节周围发育障碍、持续性疼痛、撕脱骨折、剥脱性骨软骨炎和外翻不稳定的风险。

剥脱性骨软骨炎及 Panner 病（骨软骨病）

剥脱性骨软骨炎是一种累及肱骨小头的局灶性病变，通常发生在 13 ~ 16 岁的青少年。关于这一病理过程来源的理论各不相同。一些作者认为，来自投掷动作的压力导致外翻负荷过大，极大促进了疾病的进展。其他研究指出，肱骨小头和桡骨头之间的生物力学不匹配是其机制。这种疾病的病因是多因素的，可能是由于软骨不匹配和关节易感性引起的微创伤所导致的[49]。接受手术治疗的肱骨小头剥脱性骨软骨炎患者的组织学检查显示，关节软骨退变 / 修复和软骨下骨骨折 / 修复后，反复的应力使得关节软骨表面发生损伤[50]。软骨表面可见分离的碎片，进展期可见损伤累及软骨下骨[50]。

Panner 病是一种有别于剥脱性骨软骨炎的临床病症，在年轻患者中更为常见。这一临床病症是儿童早期发生的一种肱骨小头可逆的退变性改变，发病年龄通常在 7 ~ 10 岁，累及肱骨小头的次级骨化中心。Panner 病的特点是退变后再生和重新钙化[34, 51]。Panner 病的潜在病因可归因于内分泌紊乱、脂肪栓塞、先天性和遗传性因素以及肱骨小头供血不足和反复外伤等。在儿童中，肘关节外侧疼痛最常见的原因是 Panner 病。然而，青春期人群中，剥脱性骨软骨炎成为肘关节外侧疼痛最常见的病因。Panner 病起病相对急，肱骨小头整个骨化核碎裂。

病史

剥脱性骨软骨炎患者最常描述肘部疼痛和投掷能力下降，并可将其症状定位于肘部外侧。发病呈典型隐匿性，随着过程的进展，游离体可能形成，这可能会引起肘关节交锁。患者报告关节僵硬和肘关节活动度受限，并可能存在关节内感染。Panner 病患者可能难以描述其症状，但疼痛通常在肘关节外侧，可能伴有肿胀。患者可能自诉不能投球或肘关节末端不能伸展。大多数患者都不会自诉创伤史或其他暴力性事件。重要的是要确定病因机制，如反复投掷，内分泌失调，或者可能提示诊断的家族史。

体格检查

Panner 病患者，优势臂活动通常会受到影响。在体格检查时，患者可能会自诉肘部外侧和肱骨小头的压痛，伴有轻微的渗出和滑膜增厚。肘关节活动度通常会受到影响，甚至末端伸展达不到20° ~ 30°[52]。在尝试这个动作时，值得注意的是也可能会有轻微的旋前或旋后受限和压痛[49]。

剥脱性骨软骨炎患者肘关节可能没有明显的肿胀。这个疾病通常与小联盟肘相关，有诸多临床表现相似。肘关节内侧有压痛和松弛，外上髁和肱骨小头有压痛，关节弹响可能较明显。大多数患者的疼痛可能因为一系列特征性病理状态而很难定位。患者典型的肘关节活动度减少，随着关节游离体的形成，做某些动作时会引发急性锐痛。

影像学

Panner 病患者早期的 X 线片显示肱骨小头不规则，伴有放射透光区和硬化区，尤其是骨骺附近。几个月后，X 线片显示骨骺重建后透光区扩大。1 ~ 2 年后，骨骺恢复正常外形而没有压扁。最近的一项荟萃分析显示，影像学参数与症状之间没有相关性[53]。在一些患者中，与病灶邻近的桡骨头可能比对侧肘关节更早发育成熟。

在剥脱性骨软骨炎患者可疑病例中，补充性的 X 线片，如斜位片或 45° 屈曲位片有助于更好地显示病变。儿童和青少年剥脱性骨软骨炎的典型表现是肱骨小头前外侧的一个病灶，其关节表面稀疏且不规则。病变周围可能有硬化骨质，当关节病变脱落时可见到游离体。病灶的愈合可能需要几个月到几年的时间，在 X 线片上可以看到这种透光病灶的骨化。CT 扫描伴或不伴关节造影有助于更好地显示骨性解剖结构和关节面。MRI 是最敏感的检查方法，可以在放射检查之前检测到病变。在疾病过程早期出现的病变中，T_1 加权序列可检测到病灶内部的信号强度降低，在 T_2 加权序列上表现正常。脂肪抑制 T_2 加权图像是检测剥脱性骨软骨炎的敏感指标，但特异性较低。在 T_2 抑脂序列发现的可疑病变可进一步与 T_1 相关联[54]。在较晚期的病例中，病灶周围高信号和囊肿形成可提示即将发生的脱离和游离体形成（图 134.11）[55]。更先进的含钆的 MRI 技术可帮助确定碎片的稳定性，并确定分期和预后。

决策原则

在 Panner 病患者中，最佳治疗的关键是正确的诊断和识别。当临床医生认识到 Pannr 病通常是一种到青春期就消失了自限性疾病时，给予患者及家属适当的护理和指导即可。对于剥脱性骨软骨炎，有几个因素决定了处理和治疗的正确性。剥脱性骨软骨炎

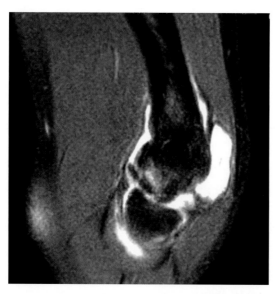

图 134.11 12 岁男性青少年，不附着或半附着的剥脱性骨软骨炎病灶的矢状位 MRI T$_2$ 加权像

表 134.1 剥脱性骨软骨炎病灶不同稳定性的特点		
分类	肱骨小头生长板	关节活动度
稳定	开放	正常
不稳定	闭合	受限

(Data from Ruchelsman DE, Hall MP, Youm T. Osteochondritis of the capitellum : current concepts. *J Am Acad Orthop Surg.* 2010; 18(9): 557-567.)

治疗

一般来说，Panner 病是一种自限性疾病，主要通过对症治疗。据报道，可以选择活动调整、休息和抗炎治疗，大多数患者症状消失而无并发症。

在剥脱性骨软骨炎的早期阶段主要是非手术治疗。对骨骺开放性患者的早期、稳定病变，典型的处理方法是一段时间的休息和停止参加运动。患者不参加运动的时间长短取决于症状持续的时间长短。典型的持续时间为 3～6 周，随后是 3～6 个月的逐步强化训练和关节活动度的训练，直到达到能够完全参与运动。支具和非甾体抗炎药的使用可能有一定作用，但这些治疗在很大程度上是支持性的，在文献中并未显示出巨大的效益。在一个较小的系列研究中，低强度脉冲超声已被证明可以缩短非手术治疗患者的修复周期。

肘关节剥脱性骨软骨炎的手术通常在骨骺闭合、游离体、机械性症状、X 线片或 MRI 显示不稳定病灶的患者中进行，或病灶稳定非手术治疗无效 6 个月的患者。肘关节剥脱性骨软骨炎患者的最佳手术方式是一个颇有争议的话题。术式选择包括开放性或关节镜下关节碎片切除术（伴或不伴关节削磨成形术、钻孔或微骨折）、不稳定或移位病灶的固定、植骨、截骨、自体骨软骨移植（OAT 术）。当碎片较大且能够用 3.0 mm 空心螺钉固定时我们倾向于固定碎片。螺钉取出前一般需要 3 个月左右的固定和愈合期。当病变较小时，游离体切除和缺损区域微骨折是一个很好的手术选择。

结果

剥脱性骨软骨炎患者的自愈率各不相同，文献中的结果从优到差不等。Mihara 等[49] 发现 30 个早期病灶中有 25 个在最后随访时愈合，而 9 个晚期病灶中只有 1 个愈合。与骨骺闭合的患者相比，开放性骨骺患者与病灶愈合的相关性较为显著。在另一

分类系统的建立能帮助标准化诊断报告和确定治疗方案。在第一个基于正位 X 线片的分类系统中，作者归纳了剥脱性骨软骨炎（OCD）的三个等级[57]。OCD I 级：X 线片表现为肱骨小头中段或外侧透明囊性影。II 级：病变与邻近的软骨下骨之间有明显的分界区域或分界线。III 级：可见游离体[58]。基于 CT 和 X 线片的分类方法是最可靠的。国际软骨修复学会（ICRS）制定了以下分类系统以便术中确定剥脱性骨软骨炎病灶。ICRS OCD I 级提示稳定性病变，伴有连续但软化的被完整软骨覆盖的区域。ICRS OCD II 级：部分不连续但术中探查时稳定的病灶；ICRS OCD III 级：病灶完全不连续但尚未剥脱；ICRS OCD IV 级：原病灶处出现缺如伴剥脱的碎片或位于病灶区域内的游离的碎片[59]。最近提出了一种利用 T$_2$ 加权成像的 MRI 分级系统，该系统可以准确地估计剥脱性骨软骨炎病变的稳定性，并与术中 ICRS 分级相对照[56]。对这些病灶的治疗基于其稳定性，并取决于在肘关节病理状态下的愈合能力（表 134.1）[60]。根据这一分类系统，被认为稳定的病变可以通过非手术治疗完成愈合，而不稳定的病变则通过手术改善结局[60]。随着肱骨小头病变特征的发展，利用这些信息来预测预后和指导治疗将变得越来越重要。肘关节剥脱性骨软骨炎的治疗主要取决于关节软骨的完整性和病变的稳定性。不稳定的病灶通常通过外科手术来处理，而稳定的病灶则表现出更多的固有愈合能力。

项随访时间更长的研究中，作者发现在平均随访 13.6 年的队列里，50% 以上的接受非手术治疗的稳定性病灶患者有轻微的不适[61]。在另一项 12.6 年随访研究中，50% 的非手术治疗的患者日常生活活动中有持续的肘关节症状，并存在骨关节病的影像学证据[63]。这些结果显示了这些患者结局各不相同。然而，对病变稳定性的评估可能是导致数据不一致的原因。

对于外科治疗，结果可能取决于所使用的技术、病变的分期以及患者随访的时间长短。对于切开进行碎片切除术和清理术，Bauer 等[64] 研究显示患者在长期随访中效果不佳，40% 的患者报告了症状复发和肘关节伸直受限。这些患者在手术时都有晚期病变。其他研究显示了更令人鼓舞的结果，近 50% 的患者重返运动[60]。接受关节镜下清理术和骨髓刺激技术（如钻孔或微骨折）的患者的短期和中期结果令人鼓舞[65-67]。最近一项针对青少年的荟萃分析显示，受伤运动员治疗后重回运动场的比率为 87%[68]。在一份报告中，作者研究了 3 名优秀体操运动员，他们在初始尝试非手术治疗失败后接受了关节镜下清理术和微骨折术。在术后 1 年的随访中，MRI 显示有透明软骨样软骨再生，3 名患者均有完全的关节活动度，并重返运动[69]。另一项研究显示，上肢功能障碍评分（DASH 评分）和症状有所改善；但许多患者表现出由于肘部的原因而导致参与某些运动的能力下降[70]。Lewine 等[71] 在最近的一项研究中展示了 21 名患者中的 15 名的临床或影像学结果。其中 7 名患者无法重返运动。在一项比较碎片固定与切除术的大型回顾性研究中，作者比较了 12 名接受固定的患者和 55 名接受不稳定性病灶切除的患者。作者发现碎片固定的效果比切除术更好，他们建议对较高级别的病变进行植骨[60]。最近的一项回顾性研究显示，26 个肘部病例中有 20 个达到愈合，患者年龄较小，病变较小，显示出较好的结果[72]。其他一些研究表明，使用碎片固定可改善结局，平均重返运动率为 68%[72-75]。截骨术是治疗这些患者的一种手术选择，但在美国很少进行。在日本，一项研究表明，棒球投手的手术后结果很好，7 人中有 6 人回到了运动场。6 个月时，所有 7 例患者的肱骨小头均有不同程度的重塑，平均肘关节活动度增加 12°[76]。过去十年中越来越多的证据使自体骨软骨移植（OAT）作为剥脱性骨软骨炎的一种治疗方案受到了广泛关注。手术指征包括累及桡骨头的病变、较大的病变、较高级别的病变和基底位于肱骨小头外侧的病

变。最近的文献表明，如果没有积极的外科治疗，较大和基底更靠外侧的病变往往表现不佳[77, 78]。文献中自体骨软骨移植治疗的短期疗效是肯定的。在大多数系列中，90% 以上的患者恢复到损伤前的功能水平，没有影像学上的退行性改变[79-81]。最近一项对于因为不稳定肱骨小头剥脱性骨软骨炎而接受自体骨软骨移植的高竞技水平青少年运动员的回顾性研究显示，返回运动率 100%，肘关节活动度明显改善。骨软骨碎片固定术与 OAT 相比，在 ROM、结局评分和重返运动方面显示了相似的结果。但骨片固定组再手术率达 50%。再手术组患者病灶较大且分布广泛，这令作者得出了在这些病变中自体软骨移植可能提供更好的稳定性的结论[73]。

并发症

Panner 病患者的并发症相对较少。大多数患者能够自然愈合，少数可能会出现症状恶化，游离体形成，并逐渐发展为剥脱性骨软骨炎的临床病例。剥脱性骨软骨炎的大多数并发症来自于病变的不完全愈合。可进展到游离体形成、骨关节炎、关节活动度受限和残疾。运动员应该被告知不能回到他们受伤前的运动水平的可能性。手术并发症包括感染、关节僵硬、器械断裂、神经损伤（影响尺神经），以及肘部无法恢复正常的对合。

肱骨内上髁撕脱骨折

内上髁骨折是儿童青少年常见的骨折，占该患者人群中所有肘部骨折的 11%～20%。在许多情况下，这种骨折与肘关节脱位有关；然而，在投掷运动员中，肘关节脱位是少见的原因，更常见的是重复的过度使用和屈曲/旋前肌对内上髁的牵拉[83]。另外，当摔倒手撑地时肘部受到的外翻力也会造成这种损伤。这类骨折最常发生在男孩身上，11～12 岁时发病率达最高峰值[82-85]。

病史

遭受这种损伤的患者会报告肘部内上髁局部的急性、突发性疼痛。患者可能曾报告半脱位事件或肘弹响，引发肿胀和不适。病史还可能包括在慢性肘部症状的基础上突然出现肘部疼痛。询问完整详细的运动史很有必要，以便将病理情况与投掷动作联系起来。同时应当寻找小联盟肘的一系列表现。

体格检查

体格检查通常表现肘部肿胀，失去正常的肘部轮廓（在肘关节脱位的情况下）和关节活动时的骨擦感。可见关节活动度减少。由于尺神经与内上髁的后部相邻，可能会出现相关的神经症状。需要手术的患者，可以通过重力辅助外翻应力试验来评估肘部稳定性（图 134.12）[86]。

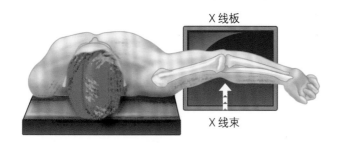

图 134.12　重力应力试验图示。将患臂处于完全外旋位，允许前臂的重力将外翻的应力传递到肘部

影像学

通常通过肘关节的标准正位片、侧位片和斜位片作出诊断。在正位片上评估移位可能是最准确的诊断方法，但是，有几项研究表明，对移位的评估很难而且观察者间一致性很低[87]。最近提出了一种肱骨远端轴位片，它是将射线对准肱骨远端，在肩上方与肱骨长轴呈 15°～25° 拍摄获得。在一项尸体标本研究中，作者能够证明与正位、侧位和内旋位 X 线片相比，诊断脱位的准确性和可靠性更高。CT 可以用于更准确地评估患者骨折的移位情况。一项研究表明，在 X 线片上被认为是微小移位骨折的病例中，CT 则显示有明显的移位[89]。

决策原则

内上髁骨折的治疗仍有争议。按传统，这种损伤通过保守治疗能够取得良好的效果[90-93]。手术治疗通常用于开放性骨折和骨折碎片嵌顿关节间隙内的损伤中。手术固定适用于骨折块严重移位，对肘关节功能要求较高的存在外翻不稳定的运动员患者和尺神经受损的病例。关于骨折移位作为手术指征，一些作者主张对移位达到 2 mm 的碎片进行固定。而其他作者推荐对移位超过 15 mm 的碎片采用这种治疗方法[91-93]。目前，对于需要手术固定的移位距离没有达成共识，

也没有研究将移位距离与临床结局联系起来。青少年投手急性撕脱骨折的手术和非手术治疗显示了相同的结果和重返运动率[94]。综合临床病史、查体、X 线片和患者的要求，对于患者选择合适的治疗方案非常重要。

治疗

我们首选的非手术治疗包括用长臂石膏时关节屈曲 90° 位固定 4 周。去除石膏后，可更换夹板，并开始逐步肘关节活动度训练，并在骨折愈合后重返运动。符合手术标准的骨折的手术技术包括缝线修复、克氏针固定、螺钉固定、切除骨片并将软组织缝合于内侧骨膜[95, 96]。最近的文献描述了可吸收装置和缝线锚钉固定[97, 98]。手术的目标是重建肘关节的正常稳定性和力学性能，并固定内上髁的骨骺。螺钉坚固内固定（3.0 mm、3.5 mm 或 4.0 mm，取决于上髁骨块的大小）可以使得运动员更早的活动，并可能提供最佳稳定性[90]。术后，患者可以使用后夹板，进行适量温和的训练，一旦骨折愈合和症状消失可重返运动。

结果

据文献指出，即使骨折纤维愈合，非手术和手术治疗的效果通常均可以接受[90-93]。据报道，非手术治疗的骨不愈合率高达 90%，但大多没有症状[99]。近年来向手术治疗的转变可能是由于在过顶和投掷运动员中出现了肘关节内侧稳定性的概念。如果骨性愈合是主要的结局变量，手术固定在这方面可以提供更好的结果。一项系统性回顾显示，手术治疗组有 92% 的骨折愈合率，而非手术治疗组的骨折愈合率为 50%[100]。尽管螺钉或克氏针固定的愈合率更高，但非手术的患者达到了与手术治疗组相当的疼痛水平，在保守治疗的队列中有减少疼痛的趋势。功能性结局研究表明，这两种治疗模式都是相对有利的。一些报道显示，在不手术的情况下，患者的功能结局得到改善。在包括投手在内的青少年运动员队列中，2 年随访资料显示，手术组和非手术组都有优良的预后评分，重返运动率均为 100%[101]。虽然严重的外翻畸形仅发生于不到 10% 的患者中，但一项研究报告称，治疗后肘外翻发生率高达 35%[102]。一些研究也证明了手术和非手术治疗后肘关节活动度的减少（分别为 37° 和 15°）[83]。但由于样本量不足，许多研究缺乏说服力。

并发症

两种治疗方式的并发症包括肘关节活动度减少、骨不愈合和肘外翻。有两项研究成功地治疗了症状性骨不愈合，一项采用空心螺钉切开复位内固定，另一项采用张力带植骨重建[103, 104]。手术并发症包括骨化性肌炎、化脓性关节炎、针道或伤口感染和桡神经损伤[105]。

内侧副韧带损伤

虽然儿童和青少年不常见，但随着青壮年肌肉质量和力量的增加，尺侧副韧带（UCL）损伤的发生率也在增加。尺侧副韧带损伤在成人中更为常见，但在青壮年和青少年中也有发生。近年来，尺侧副韧带重建的手术率总体呈上升趋势，尤其是青少年运动员[106, 107]。这一上升的诸多原因包括全年参加比赛的运动员增加和没有遵守既定的指南。最近对 750 多名年轻男性投手的调查发现，尽管有 ASMI 的指南，45% 的人参加了不计算或限制投球数的联赛[40]。这一类损伤与小联盟肘损伤密切相关，是投掷运动（尤其是投球）肘外翻应力损伤的一部分。

病史

在韧带最终撕裂之前，大多数患者都有一种隐伏的进展性的不适感，患者自诉肘关节内侧疼痛持续数月甚至数年。突发的创伤性事件导致韧带断裂后，肘部疼痛足以使运动员停止投掷。通常患者报告在这一严重创伤之前就已经存在肘部疼痛的问题。过度使用或韧带功能下降的患者自诉肘部内侧疼痛，投掷动作时加重，特别是在投掷的手臂上举晚期和加速阶段明显[108]。

体格检查

在体格检查中，患者表现为沿着尺侧副韧带走行区（即从肱骨内上髁到高耸结节）的压痛。轻微不稳定也经常出现，检查方法为屈肘 25° 将鹰嘴从鹰嘴窝中解除锁定状态，并轻轻地向肘关节内侧施加应力。这个试验和活动外翻应力试验一样评估了 UCL（尺侧副韧带）前束的能力[108]。用"挤奶法"可以测试韧带后束，前臂旋后，肩膀后伸，肘关节屈曲超过 90° 牵拉患者的拇指。一般来讲，这些手法诱发疼痛提示肘关节轻微不稳定，被认为是阳性发现。尺

侧副韧带损伤通常与已存在的肘部或肩部病变相关，包括骨突炎和肌腱炎。因此，有必要对两个关节进行全面的评估。

影像学

X 线平片通常表现正常，但在慢性损伤中可见外翻伸直超负荷的表现，例如后部骨刺和骨赘形成等影像学表现。在慢性外翻不稳定患者中，在肘关节伸直终末时，过度的力量施加于肘关节后内侧，这会导致后内侧间室的退行性改变，在常规 X 线片上表现为骨刺突起和关节间隙变窄。应力位片上发现韧带相对增宽大于 2 mm（与对侧肢体相比），被认为是阳性发现并提示关节不稳定。双侧对比图可更准确地确定病变。最近的一项回顾性研究发现，与对照组比较，被诊断为尺侧副韧带损伤的患者有着明显的提携角内翻和肱骨远端关节面外翻角[109]。应力位超声可用于发现随着职业投球年数的增加而逐渐增厚的尺侧副韧带，但这些发现在青少年投手中比较有限[110, 111]。MRI 是评价尺侧副韧带损伤最敏感的检查方法，也有助于描述肘关节合并的病变情况。MRI 和 MRI 关节造影可显示许多无症状患者的韧带增厚。在不稳定的患者中，韧带可以表现为从内上髁到高耸结节区域的退变或撕裂。后内侧间室软骨软化可提示慢性外翻不稳定，也可在 MRI 上发现。

决策原则

在考虑手术治疗与非手术治疗时，有许多因素影响最佳治疗策略的决定。当患者经历了急性韧带断裂、有慢性不稳定的体征或保守治疗无效时，他们可能会选择手术治疗。手术治疗最适合希望继续参加对肘关节内侧功能有很高要求的体育运动的患者，包括投掷和体操运动。

治疗

在大多数情况下，保守治疗是必要的，其中包括休息、制动、使用非甾体抗炎药和物理治疗以恢复力量、灵活性和稳定性。康复训练应当针对屈肌群和旋前肌群，因为它们是承受肘关节外翻应力的重要的继发动态稳定肌[115]。教练和训练员应对投掷动作和生物力学进行有针对性的评估以识别可能导致尺侧副韧带异常的任何问题。在成年和青少年运动员混合人群中，输注自体富血小板血浆（PRP），随后进行有针

对性的康复治疗尺侧副韧带部分撕裂已被描述为具有良好结局的治疗方法。

对于稍年长的投掷运动员来说，在经过 6 个月尝试保守治疗失败并仍有持续症状后，应考虑对尺侧副韧带功能不全进行手术治疗。韧带完全撕裂的年轻运动员通常需要手术干预。在特定的病例中，若肱骨内上髁发生直接撕脱而自体韧带仍质量完好时，可尝试直接手术修复韧带，预后较好。在一项由青少年和大学生年龄组运动员参与的研究中，作者发现通过手术直接修复重返运动率为 97%，失败率为 6.7%[118]。若可用于修复的肌腱菲薄，那么用掌长肌腱或股薄肌腱自体移植重建韧带是更好的选择[119]。以下情况是肌腱移植重建的指征：急性韧带断裂的投掷运动员且缺乏足够的残余韧带组织进行一期修复，有症状的慢性韧带松弛需要重建外翻稳定性者，运动员钙化性肌腱炎清理术后没有足够的组织可以进行一期修复者，以及在经过一段时间的保守治疗后投掷时仍出现多次反复疼痛者[120–122]。由 Jobe 等[114] 提出的 8 字形肌腱重建，或 Altcheck 提出的对接技术，都是很好的选择，并且在文献中已经报告了良好的结果（图 134.13）[114, 123, 124]。

结果

许多年轻患者对保守治疗的反应良好。在一项针对运动员的研究中，概述了对尺侧副韧带功能不全应用的保守治疗，其中 42% 的患者重返运动[125]。然而，尚无随机前瞻性研究对比保守与手术治疗。PRP（富血小板血浆）输注治疗内侧副韧带部分撕裂的早期结果显示，相比于单纯保守治疗，PRP 改善了结局，但相关研究有局限性[116, 117]。评估内侧副韧带重建结果的前瞻性和回顾性研究取得了良好的效果，大多数运动员恢复到受伤前的参赛水平。在一项评价高中棒球投手治疗结局的研究中，74% 的运动员能够恢复高水平投掷运动，这与在更年长的运动员中取得的结果相当[126]。Jones 等[127] 在一项大规模青少年运动员群体中利用对接技术进行了尺侧副韧带重建。总体而言，87% 的患者取得了良好的结果，而合并剥脱性骨软骨炎病变的患者则表现出较差的结果。在一项对尺侧副韧带重建的系统性综述中，作者发现使用肌肉劈开方法，减少对尺神经的触碰并使用对接技术，使得总体上成功率有所改善。与保留固定技术相比，对接技术表现出更低的并发症发生率以及更高的重返运动率[128, 129]。在最近的研究中，对接技术和双对接技术结局相同，在移植物选择上没有结果差异[130]。总体而言，在重返伤前水平运动方面，重建的成功率从 70% 到 90% 不等[114, 124, 126, 128, 131]。

并发症

手术重建的并发症包括感染、内上髁骨折和尺骨近端骨折、尺神经损伤、持续性疼痛和不稳定。

肘关节后部的病理状态（后内侧撞击和鹰嘴骨软骨病）

在儿童和青少年中，肘关节后间室损伤是罕见的损伤（图 134.14）。这些损伤一般为慢性过度使用综合征的晚期表现（例如，小联盟肘和外翻伸展超负荷）。肘关节后部的病理变化是在投掷的减速阶段和后续的跟进阶段，由肱三头肌重复收缩所致的慢性的反复伸直过载引起的损伤应答。后内侧撞击这一术语指的是终末伸直时外翻应力引起的鹰嘴窝和尺骨鹰嘴内侧骨面的撞击。儿童时期的损伤以尺骨鹰嘴骨突炎和不规则骨化的骨软骨病更为典型。在接近青春期和青年期的运动员中，这些损伤更多为鹰嘴突的应力性骨折或

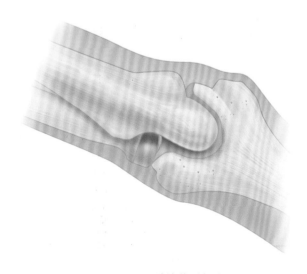

图 134.14　肘关节后间室

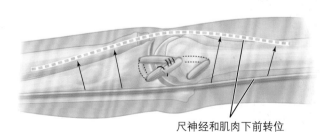

尺神经和肌肉下前转位

图 134.13　内侧副韧带重建，同时行肌肉下尺神经前转位

撕脱，伴有骨骺增宽、融合延迟或者破裂[132, 133]。在青年和骨骼成熟人群中，这类损伤表现为由于外翻伸直应力过大导致的肘关节后内侧撞击，伴有骨赘、游离体以及持续的肘部疼痛[108]。最近有一种假说认为，青少年反复后内侧撞击将导致鹰嘴尖骨折，而不是成年人群中可见的骨赘形成[134]。

病史

患有肘关节后部病变的患者通常自诉肘关节后间室疼痛。肘关节处于伸直状态或在投掷的跟随阶段这种疼痛可能最明显。肘关节内的交锁或卡顿症状可能是游离体引起的。

体格检查

体格检查显示伸直终末疼痛，肘关节后内侧及鹰嘴窝可有触痛。因为这种损伤也可能是慢性外翻不稳定的结果，所以应按前文所述对尺侧副韧带进行应力试验。尺骨鹰嘴近端的触痛可能提示该区域有应力性骨折。肱三头肌远端疼痛或肘关节抗阻伸直时疼痛可能提示伸直装置的病变。

影像学

常规X线片可表现为存在应力性骨折或鹰嘴突增宽。阅读X线片应检查是否有碎裂、撕脱或延迟融合，这些均提示该部位存在病理变化。在怀疑损伤的情况下，可以拍摄对侧肘关节的对比片。有后内侧撞击时，可见鹰嘴后内侧的骨赘以及后间室内的游离体。尺骨鹰嘴近端和肱三头肌附着点的牵拉性骨刺在侧位片上最明显[135-137]。MRI可用于评估合并的病理情况，如尺侧副韧带撕裂、骨软骨病变和应力性反应，并能帮助定位关节间隙内的游离体。

决策原则

肘关节后部的异常最好根据现阶段的诊断来决定治疗方案。在这种情况下，患者的年龄往往决定了最有可能的诊断。年轻的患者更有可能对保守治疗作出反应，特别是尚未发生尺侧副韧带慢性功能不全时。在较年长患者中，尺骨鹰嘴近端和三头肌附着点撕脱及其他慢性损伤可能需要手术处理。

治疗

治疗是根据患者的年龄和诊断来个性化定制的。年轻患者的骨软骨病和应力性骨折通常在一段时间的休息（伴或不伴制动）后有改善。症状消失后，可逐渐进行关节活动度和力量强化锻炼。当重返运动时，投掷运动员通常进行康复计划，该计划关注随着动态控制的进步和力量的改善，投手需要掌握正确的投掷力学和神经肌肉控制。对于移位小于2 mm的撕脱骨折，通常可采用保守治疗，即夹板制动后进行功能性肘关节活动度以及力量强化锻炼[138]。对于保守治疗无效的患者，可以切除不影响伸直的小骨突撕脱碎片。大的撕脱碎片可以手术以螺钉或缝线固定。对于应力性骨折不愈合或尺骨鹰嘴骨骺延迟愈合的患者，当长期保守治疗失败时，切开复位和内固定加植骨是一种可行的选择[135]。在一个青少年过顶投掷运动员队列中，我们发现了两种独特的鹰嘴骨骺不愈合的形式，并成功地进行了内固定和自体移植[139]。对于持续有肘关节后内侧症状的更成熟的患者，也可切除游离体和后内侧骨赘。在这些病例中，应采用微创关节镜方法以保护肘关节功能和减少并发症。尺骨鹰嘴后部骨刺的切除应谨慎进行，因为骨切除的增加会对尺侧副韧带在外翻负荷下造成更大的牵拉。

结果

非手术治疗的结果一般是有效的，大多数患者在尝试保守治疗后恢复运动。应力性骨折和延迟性骨骺闭合的手术固定治疗结果在文献中已有规模较小的系列病例报道，几乎所有患者的结局都良好[135, 139]。切除骨刺和游离体可以缓解大多数患者的症状。通过物理治疗或内侧韧带重建来解决潜在的外翻不稳定可能是必要的，以防止病情进一步发展。在最近的2年随访中，对于关节镜下切除尺骨鹰嘴尖端骨折，作者发现85%的患者有极好的疗效，但合并尺侧副韧带重建术的患者效果较差[134]。儿科文献中关于这种治疗的数据很少，因为大多数报道都聚焦于成年运动员身上。

并发症

并发症包括骨折不愈合、持续性疼痛、后间室骨关节炎进展和残疾。手术并发症包括感染、切口并发症、持续性骨不愈合和由于手术治疗导致的渐进性不稳定或医源性不稳定。

肱骨内／外上髁炎

儿童网球运动员常见的疼痛部位是肘部。在美国网球协会的调查数据中，25%的16～18岁的男孩和女孩报告说之前或当下存在肘部疼痛[140]。内上髁炎、

外上髁炎或内 / 外上髁的骨突炎可见于骨骼发育未成熟和发育中的网球运动员。由于腕伸肌的反复离心性收缩，球拍类运动对发育中的肘关节的要求很高[141]。在投掷的跟随阶段也需要肘关节发挥作用[142]。反复微创伤伴开放性骨骺可导致儿童及青少年骨突炎，在青少年晚期和青年患者人群中转变为肱骨上髁炎。外上髁炎与球拍运动中使用的器材有关，包括球拍的大小、金属框架球拍、绷紧弦的球拍和增加振动的球拍[143, 144]。与反手击球技术有关的不恰当发力也与肱骨外上髁炎有关。合适的器材尺寸和正确的击球技巧指导对于防止这种发生在年轻运动员身上的损伤的发展和变成持续性问题是最重要的[145]。与肱骨外上髁炎有关的桡侧腕短伸肌的解剖学研究发现了一个独特的解剖位置，其下表面在肘部运动时容易受到肱骨小头外侧缘的磨损[146]。内上髁炎虽然不像外上髁炎那样常见，但棒球投手、高尔夫球手以及在肘部产生明显外翻力的运动员更容易发生[147]。在肘部产生的外翻力会增加起自内上髁的次级稳定结构（如屈肌和旋前肌）的张力[148]。技术差、热身不当和疲劳可导致损伤和屈肌 / 旋前肌炎症。该肌群的牵涉肌为桡侧腕屈肌和旋前圆肌。在先前的研究中，作者发现在所有因内上髁炎接受手术治疗的患者中，屈肌 / 旋前肌群均有肉眼可见的撕裂[149]。正如外上髁炎一样，内上髁炎可以通过选择适当的器械尺寸、正确的击球技巧、热身和拉伸运动来治疗和预防，以使得症状不会持续到成年。

病史

患有肱骨外上髁炎的患者通常自诉肘关节外侧有烧灼样疼痛。最初疼痛主要与活动有关，当涉及腕关节伸展的活动时可能引起疼痛。这种损伤在进行球拍运动的患者中很常见，出现类似病史应该引起重视。肱骨内上髁炎的临床表现与肱骨外上髁炎相似，症状源于肘关节内侧。应询问患者是否有加重内、外上髁炎症状的运动和动作，以及是否存在任何相关的神经症状，如麻木感和刺痛感，以排除压迫性神经病变。

体格检查

患有肱骨外上髁炎的人，体格检查通常表现为外上髁伸肌总腱处的疼痛和触痛。患者手腕抗阻伸直时有牵涉至肘关节外侧的疼痛，但关节活动度通常不受影响。患有肱骨内上髁炎的人表现为肘部内侧疼痛和压痛，腕关节抗阻屈曲时疼痛可加重。疼痛可能与肘

关节的外翻应力试验有关，这表明外翻松弛是疼痛的潜在原因。

影像学

常规 X 线片通常是正常的。然而，肌腱起点偶见钙化。较年轻的患者可见骨突的增宽和碎裂。MRI 评估可用于诊断困难的病例。MRI 可显示 T_2 加权像外上髁肌腱附着点信号升高或部分撕裂。在最近的一项研究中，MRI 在发现病变情况方面具有很好的可靠性，观察者之间获得了很好的一致性。然而，在研究的患者中没有发现 MRI 表现与症状存在相关性[150]。

决策原则

年轻的肱骨内、外上髁炎患者多采用非手术治疗，手术治疗少见，大多数患者对保守治疗和运动调整（包括短期内停止参与体育运动）有反应。

治疗

在儿童和青少年患者中，对肱骨上髁炎和骨突炎的保守治疗大多是有效的。停止参加体育活动和剧烈活动是治疗的开始，可使用抗炎药物和物理治疗。治疗的目的是恢复肘关节活动度，拉伸责任肌群以及加强肘部周围的肌肉力量。对于那些对保守治疗措施没有反应的患者，反作用力绑带和腕带可以缓解症状。其他的疗法，例如冲击波治疗、超声波和光波疗法正在研究中，在文献中显示出了不同的结果[151, 152]。可以为年轻成人注射皮质类固醇，尽管其对该疾病的疗效受到了质疑。一项等级为 I 类的成人研究对比了使用自体血、皮质类固醇疗法和生理盐水安慰剂注射治疗肱骨外上髁炎，结果显示没有任何一种方法比其他两者疗效更优[153]。最近的一项随机对照试验的荟萃分析显示，皮质类固醇注射组与安慰剂注射组之间没有差异[154]。富血小板血浆的作用目前正在热切地进行研究中。一些研究显示，它可以使肱骨外上髁炎患者的病情有所改善[155, 156]。该病患者很少需要手术，但在顽固性病例中，可采取伸肌腱或屈肌腱清理术。手术可以通过经皮、关节镜或开放性手术进行。

结果

对于肱骨外上髁炎和肱骨内上髁炎，保守治疗效果一般较好。在一项评价肱骨外上髁炎不同类型治疗方法的系统性回顾中，作者发现所有类型的治疗都极大地改善了患者的结局，其中离心力量训练是研究得

最彻底的[151, 157]。离心力量训练在文献中证明是有益的，但这种治疗方法是否优于单纯拉伸或拉伸加向心力量训练，目前尚不清楚[152]。最近的一项随机研究表明，与向心力量训练相比，离心力量训练在短期随访中可以明显改善症状[159]。非甾体类抗炎药（局部应用和口服）常规用于患有肱骨上髁炎的患者，研究表明两者都有积极的获益，但与安慰剂相比没有明显获益[160, 161]。目前这种方式的使用是基于医生的偏好和患者对治疗的耐受能力。皮质类固醇注射仍然是常规方法，以减轻外上髁炎的疼痛。虽然研究表明急性期获益，但大多数远期结局报告研究表明，对这种情况使用皮质类固醇没有优势[156, 162-166]。虽然年轻患者很少接受外科治疗，但在文献中显示了良好的效果，而且有一项研究显示，无论使用何种手术技术，90%以上的患者的预后得到改善[149, 167-172]。最近，有医生研究了关节镜技术，例如桡侧腕短伸肌松解术，与开放手术相比，关节镜可能提供较小的结果改善[173]。内上髁炎的治疗与外上髁炎的结果相似，大多数患者对非手术治疗有良好的反应，且大多数最终选择手术的患者也显示出优良的疗效[174, 175]。

并发症

保守治疗的并发症很少。抗炎药物可能引起肾功能损伤和胃肠道不良反应，但在年轻患者中，这些作用通常是自限性的。皮质类固醇可引起皮肤色素改变、脂肪萎缩和较低的肌腱断裂的风险[176]。手术前注射皮质类固醇的次数≥3次被证明是翻修手术的最重要的危险因素[177]。手术治疗的并发症包括感染、医源性肘关节过度松解导致的不稳定、神经损伤和异位骨化[149, 176, 178, 179]。

■ 总结

儿童和青少年肘关节病的治疗需要对发育中的骨骼解剖学、运动生物力学以及该患者群体所特有的多种病理状态具有全面的理解。有了全面的病史采集、综合的体格检查以及明确的肌肉骨骼成像，则诊断通常很容易做出。在这类患者中，治疗基本上是非手术的，但了解特定病例的手术需求有助于优化治疗结果。

选读文献

文献：An KN, Morrey BF. Biomechanics of the elbow. In: Morrey, ed. *The Elbow and Its Disorders.* Philadelphia: WB Saunders; 1985.
证据等级：书本章节
总结：该章节聚焦于肘关节的生物力学，因为它与解剖、关节活动度以及稳定性相关。

文献：Jobe FW, Stark H, Lombardo SL. Reconstruction of the ulnar collateral ligament in athletes. *J Bone Joint Surg Am.* 1986; 68A: 1158-1163.
证据等级：IV
总结：报道该病例系列的作者概述了16例尺侧副韧带重建的结果（患者大多从事投掷运动）。术后，其中的10名运动员能恢复到他们受伤前的竞技水平。

文献：Yadao MA, Field LD, Savoie FH III. Osteochondritis dissecans of the elbow. *Instr Course Lec.* 2004; 53: 599-606.
证据等级：书本章节/课程讲座介绍
总结：该综述的作者概述了肘关节剥脱性骨软骨炎的病理生理、诊断和治疗。本文是介绍该主题当前概念的非常优秀的综述。

文献：Chen FS, Diaz V, Loebenberg M, et al. Shoulder and elbow injuries in the skeletally immature athlete. *J Am Acad Orthop Surg.* 2005; 13: 172-185.
证据等级：综述
总结：本综述的作者提供了儿童青少年患者的常见肩肘疾病的总览。概述囊括了小联盟肘、剥脱性骨软骨炎、肱骨上髁炎以及其他病理状态。

文献：Nirschl RP, Pettrone FA. Tennis elbow : the surgical treatment of lateral epicondylitis. *J Bone Joint Surg Am.* 1979; 61A: 832-839.
证据等级：IV
总结：报告了8例网球肘手术治疗，其中包含该手术技术的首例报道。总体改善率为97.7%，85%的患者能恢复剧烈的体育活动。

（ James P. Bradley, Luke S. Austin, Alexander B. Kreines, Fotios P. Tjoumakaris 著
何观平 译　覃一朗 校 ）

参考文献

扫描书末二维码获取。

第 135 章

儿童和青少年运动员腕关节和手部损伤

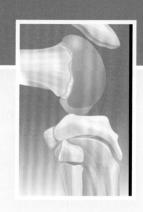

儿童 10 岁以后手部损伤的发生率增加 20 倍，其中运动是最常见的损伤机制[1]。足球等冲撞性运动往往会因单次创伤事件而导致损伤，而反复过度使用造成的损伤在体操、高尔夫和网球等运动中更为常见。本章关注的是青少年特有的损伤情况和治疗策略。

最具挑战性的情况是病因不明的疼痛。为了最大限度地减少患者、家长、教练和医生的挫败感，针对这些情况制订明确的治疗方案是很重要的。对于在非解剖分布区出现神经性症状的患者，应更多地检查近端的神经紧张体征，而神经滑动训练可能是重返运动的关键。由于韧带松弛和肌肉不成熟，青少年出现非特异性腕关节疼痛是很常见的。加强阻抗力量的神经肌肉训练计划可以缓解大多数患者的症状[2]。在对握力和捏力进行基线治疗评估后，进行为期 6 周的锻炼计划，同时保护腕关节并调整活动方式。如力量未能改善，患者应继续锻炼。如果提高力量后疼痛仍持续存在，则应进行磁共振成像评估。像往常一样，明确症状和根据患者的目标调整治疗方案是很重要的。

手指骨折

在 16 岁以下年龄组中，骨折占手部损伤的 2/3[1]。骨骼未发育成熟的患者存在指骨生长板和头下区域等解剖薄弱处，因此容易出现特殊类型的损伤。Seymour 骨折是累及远节指骨骺端的开放性骨折，表现类似于槌状指，大约有一半发生在运动过程中[3]。指骨颈的头下型骨折看似不严重，因此往往症状出现较晚。指骨底骨折最常见于小指近节指骨，在一个病例系列的 34 例病例中，有 22 例出现在小指。由于骨折使小指向尺侧、背侧成角，好似小指试图够远处的钢琴键，因此又称为"超八度骨折"（extra octave fracture）。掌骨骨折可发生在任何年龄组，但最常见于 10～19 岁的篮球、足球或自行车运动员。

病史

Seymour 骨折常在远端指间关节（DIP）过度屈曲时发生，类似于槌状指，尽管许多患者描述损伤时曾受到"撞击"。受伤时出血可将开放性骨折与闭合性甲床损伤或远端指尖损伤鉴别开来。应给予预防性抗生素治疗。

在运动中撞击伤也可能导致头下骨折，表现为伤后立即出现疼痛和肿胀。由于这个部位为乏血管区，淤血较轻。手指活动，尤其是屈曲活动受限。由于活动受限，患者疼痛常不明显，往往导延迟诊断。

指骨底骨折最常发生于手指向尺侧、背侧过度牵拉时，伤后即刻出现疼痛和畸形。在场边或已尝试或未尝试复位。拳击手骨折发生在第 5 掌骨头背侧遭受直接撞击时。真正因拳击导致的此类骨折很罕见，因为出拳的轴向应力负荷主要作用于第 2 和第 3 掌骨头。患者会注意到握拳时关节的突出程度减少。如果患者主诉反复出现弹响或脱出感，就应该怀疑"拳击手关节"或矢状束断裂导致的伸肌腱半脱位。

体格检查

首先应观察肿胀、指甲和甲襞的完整性、淤斑和休息位情况。Seymour 骨折可能已用夹板固定，同时指甲近端翘在甲襞表面，这使得指甲看上去比实际略长一些。远端指间关节会出现伸直受限。延迟就诊的病例应注意干涸的血迹以及任何感染的迹象。与其他损伤一样，应检查合并损伤，最常见的是其他手指的骨折[3]。

指骨颈骨折表现为近端指间关节或远端指间关节肿胀，这取决于骨折位于近节指骨还是中节指骨。触痛十分重要，因为这表明骨折是可移动的，更易于经皮复位。由于疼痛和成角，屈曲会受限。伸直时检查冠状面成角，而旋转移位最好在屈指时评估，以显示骨折断端的重叠情况。如果患者因疼痛而不能屈指，可被动伸腕利用肌腱作用使手指屈曲（图135.1）。可以在触诊手舟骨结节时进行这些检查，因为所有的指尖在屈曲时都应该指向该结节。

指骨底骨折在掌指关节周围会有明显的过伸和尺偏。由于存在复合屈曲，患者仍可以握紧拳头。拳击手骨折表现为指关节凹陷。极少情况下背侧成角的尖端会顶起皮肤，因为表面覆盖的皮肤和肌腱菲薄，可能导致开放性损伤[6]。旋转移位并不常见，但应仔细评估。查体时与对侧比较十分重要，因为每个人手指正常情况下的成角程度各异。

影像学

所有的手指损伤都应拍摄手指前后位片、侧位片和斜位片。由于侧位和斜位片手指重叠较少，因此更适合掌骨骨折。除了骨折外，手的休息位和软组织肿胀情况也值得注意。Seymour骨折在屈曲位可以看到远节指骨骺板骨折（图135.2）。然而，如果在伸直位，显示损伤则非常微小，仅表现为骺板增宽。

指骨头下骨折在正位片中常被漏诊，因为过伸常导致骨重叠。如果对未发育成熟骨骼的X线片不熟悉，阅片者可能会把横向骨折线误认为是骨骺线。骨骺线应该在指骨近端而不是远端颈部。应检查骨折是否延伸到关节内，因为髁间骨折往往更不稳定，即使最初没有移位，也常会发生屈曲和短缩。侧位片通常

可见远端骨折块背伸。旋转移位在侧位片上表现为指骨髁微小的"双凸征"，而临近指骨髁都在一条线上（图135.3A）。

指骨底和掌骨骨折最好分别用手指或手掌的斜位片进行评估，因为其他位置的X线片成角不明显。这些骨折通常是Salter Harris II 型骨骺骨折。小指近节指骨通常向背侧和尺侧成角（图135.4A），掌骨颈的成角通常偏向掌侧和桡侧。

决策原则

手部骨折往往就诊较晚，因为运动员伤后可以继续比赛，同时对限制运动的恐惧可能导致患者对其损伤轻描淡写。有外伤史且伤后即刻肿胀的患者都应拍摄X线片。近关节处软组织损伤和手指不稳定骨折的急性表现过于相似，单凭临床检查无法准确区分。青少年患者对指神经阻滞下的检查耐受性较差。

Seymour骨折和指骨头下骨折本质上都是不稳定的；因此，除了绝对无移位的骨折之外，所有此类骨折都是手术固定的适应证。指骨底和掌骨颈骨折都靠近骨骺和可进行多平面运动的第五掌指关节，因此骨折可以重塑，并对成角的耐受更好[7]。

治疗方案

甲床损伤合并下方闭合性远端指尖骨折被指甲本身固定，可行非手术治疗。而Seymour骨折不稳定，需要手术治疗，包括联用抗生素，甲床修复，骨折

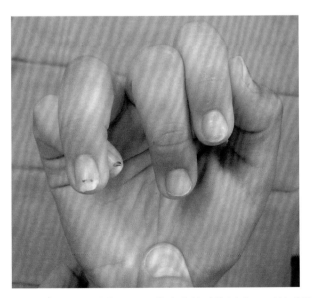

图135.1　利用肌腱作用通过伸腕来使手指屈曲，可见手指因旋转畸形呈剪刀状或重叠

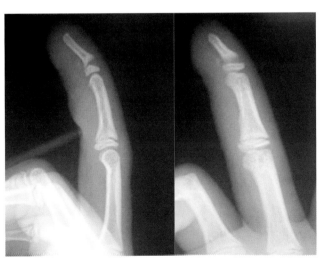

图135.2　在屈曲位，侧位片和斜位片可显示远端指骨骺板的开放性骨折或Seymour骨折

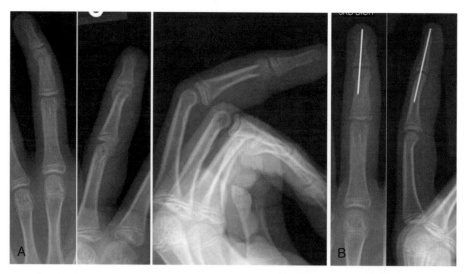

图 135.3 一个 12 岁患者的手指 X 线片。（A）图示中节指骨颈骨折导致尺偏、伸直和旋转畸形。旋转畸形导致在侧位片中可以像正位片一样同时看到骨折块的两个骨髁。在闭合复位骨钉固定后再次拍摄正侧位片（B），图示经过骨针固定后获得解剖复位。侧位片显示近节指骨和中节指骨的两个骨髁都重叠在一起，说明旋转畸形复位。临床上指间关节在伸直位钉固定后是很难评估的

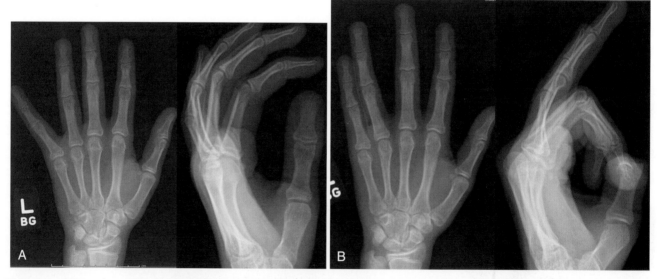

图 135.4 图示一个 16 岁小指近端指骨底 Salter Harris Ⅱ 型骨折患者的正侧位 X 线片，表现为典型的伸直和尺偏（A）。在神经阻滞下行闭合复位并固定后再次行 X 线检查（B）显示对线良好

复位和固定。一项研究建议受伤后超过 6 小时治疗的患者都应立即给予口服抗生素至术后 4 天 [3]。传统的甲床修补采用可吸收细缝线，如 6.0 铬线；然而，一项随机对照试验（RCT）使用 2- 氰基丙烯酸正辛酯（Dermabond; Ethicon Inc, Somerville, NJ）获得了更快的修复时间和近似的效果 [8]。Seymour 骨折的固定为软组织的愈合创造了一个更有利的环境，理论上可以减少感染的风险。单独使用夹板固定有远期移位的风险，因此通常采用骨针固定。

头下骨折很少采用非手术治疗。无移位的骨折可以在伸直位固定，固定后的前 3 周需每周进行 X 线片检查，以确保骨折对线不变。这个年龄组常常不遵医嘱，夹板固定并非理想的治疗方式，但却可以获得更好的侧位片。如果使用石膏固定，手指重叠会使侧位片模糊不清。移位性骨折最好在闭合复位后使用骨针经皮固定（见图 135.3B）。伤后超过 3 周的指骨颈骨折难以闭合复位。可以尝试经皮骨折复位；但是，切开复位需谨慎，因为可能会破坏供应远端关节骨块的

侧支循环。因为近端指间关节容易出现僵直，为了术后早期活动，可以使用无头螺钉内固定。

指骨基底骨折多采用非手术治疗。伤后 2 周内，骨折部位可以活动，可以在有或没有指神经阻滞下进行闭合复位和韧带整复（见图 135.4B）。横过骺板和干骺端的宽阔骨折面使骨折相对稳定。有文献报道伴肌腱嵌顿的急性不可复性骨折，这是少见的切开复位的指征。如果进行手术复位，将克氏针从近节指骨头钻入，穿过屈曲的掌指关节，不干扰近端指间关节的自由活动[4]。延迟就诊的患者若无法闭合复位，谨慎的做法是让骨折继续愈合，根据情况行二期截骨矫形术。这种做法可以让骨折进行重塑并最大限度地减少了对骨骺造成医源性损害。

拳击手骨折虽然相对不稳定，但在大多数情况下也可进行非手术治疗（图 135.5）。如果进行复位术，传统的方法是将环指和小指固定在内在肌伸展位（intrinsic plus position）（掌指关节屈曲，近端和远端指间关节伸直）4 周。一项随机对照研究发现，与传统的内在肌伸展位相比，掌指关节至近端指间关节伸直的固定方法具有较好的耐受性、更好的活动度及相同的握力，同时在骨折成角方面也没有任何差异[9]。手术指征包括开放性损伤、多发性骨折、旋转畸形、短缩引起的假爪形手以及患者或家长的强烈诉求。有多种经皮骨针可选择。内固定物可以选择髁接骨板等，但青少年患者使用钢板会跨越骨骺，可能在之后

的创伤中形成应力增高区域从而再次发生骨折。

术后处理

行克氏针内固定的患者需用夹板或石膏固定来保护骨折及内植物。伤后 4 周左右复查 X 线片确保临时愈合后可以取出外露的克氏针（需要行折骨术的病例需延长取出时间）。埋入的克氏针在不影响近端指间关节活动的情况下，如仅穿过远端指间关节的克氏针，可保留更长时间并在局麻下取出。允许早期活动的可拆卸夹板需佩戴至伤后 6 周左右骨折完全愈合时。具体安排会在个人情况和项目对支具的规则要求允许的前提下，根据运动员尽早重返运动的意愿进行修改。

结果

Seymour 骨折预后良好，一个病例系列报道 24 例患者中有 23 例活动度完全恢复，满意度良好，且没有病例发生感染[3]。最近的研究显示接受经皮克氏针内固定治疗的指骨颈骨折患者中，92% 的患者预后为良好到优秀[15]。伤后 36 天内均可行经皮折骨术，没有患者需行切开复位。

指骨底骨折和拳击手骨折的结局相似。在一项 34 例指骨基底部骨折的病例系列研究中，除 2 例发生严重移位外，其余骨折均愈合，无并发症或畸形愈合，且关节活动度良好[4]。对于拳击手骨折，一项前瞻

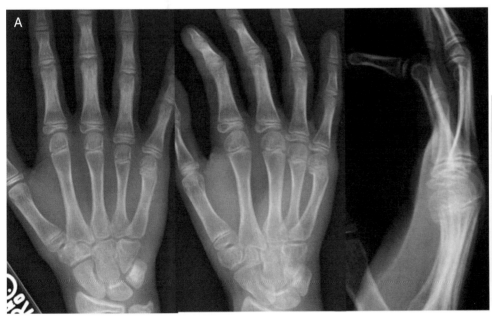
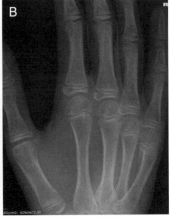

图 135.5 （A）为手部第五掌骨颈 Salter Harris Ⅱ 型骨折的 X 线片，即拳击手骨折。在斜位片上骨折块明显向掌侧及桡侧方向成角。（B）为患者受伤固定 2 周后斜位片，显示复位固定后骨折对位良好，骨痂形成

🔨 作者首选技术

Seymour 骨折，如有可能，应尽快预防性使用抗生素和破伤风抗毒素。在使用手指止血带后拔除指甲，因为它会阻碍开放性骨折的复位和清创。将用必妥碘清洗过的甲片或一片三溴苯酚铋敷料置于甲床皱襞下，使其开放，向骨折施加一个伸直并向掌侧移位的压力使其复位。维持这种复位十分重要，因为骨折不稳定，多次复位会损伤骨骺。对于青少年患者，通常采用 0.045 英寸克氏针从指尖插入，穿过骨骺和远端指间关节，固定在中节指骨内部。切断克氏针并埋于皮下。使用皮肤黏合剂来修复甲床、固定甲板并封闭进针部位。如担心感染风险，可以放置引流。除非伤口污染，通常术后不常规使用抗生素。

近节指骨颈骨折的移位、成角或旋转畸形应尽可能采用闭合复位和皮内钉内固定。笔者采用近端指间关节屈曲并旋转的技术使骨折复位，然后用克氏针穿过近节指骨的头部，从近节指骨基部穿出，保持掌指关节完全屈曲，并继续向近端拉出克氏针，直到克氏针停在近节指骨头部软骨下。如需进行额外固定，将近端指间关节伸直使克氏针可以穿入中节指骨[10]。一根 0.045 英寸克氏针通常可以将手指维持在内在肌伸展位，使其具有足够的稳定性；如果需要固定旋转角度则可以根据需要增加额外的克氏针。克氏针会留在皮外，因此需要石膏托保护。

中节指骨颈骨折的处理方法类似，不同的是，在靠近近端指间关节部位的骨折复位可以容忍轻微成角和屈曲受限。对于仍有压痛的亚急性骨折，笔者会用克氏针从背外侧进行经皮折骨术。笔者不建议切开复位，因为

存在缺血性坏死的风险。软骨帽下的生长板可能发生一些矢状面重塑[12, 13]。如仅有屈曲受限，可以切除掌侧骨刺以清理髁下窝，有利于改善运动[12]。对于旋转畸形或成角畸形，可以在靠近骨干的更安全的区域进行截骨矫形术。

指骨基底部骨折最好的治疗方法是在指神经阻滞下行闭合复位。将利多卡因注射到掌指皱襞的尺侧，使其向桡神经和尺神经的近侧浸润，同时背侧也被阻滞。这比将针刺入敏感的手掌更易接受。对于小手指，可找一个支点，如一支细笔，放置在第四指蹼，小指在这个支点上过屈并尽可能向桡侧偏，通常复位良好。尽管通过临床表现和关节活动度也可确定骨折对位对线情况，但术后仍需复查 X 线片。

除了前述的例外情况外，拳击手骨折均应采用非手术治疗。用 Jahss 手法进行闭合复位，屈曲掌指关节，伸直近端指间关节，推动掌骨头背侧同时放松内侧肌肉。当无需复位时，笔者倾向于尽快用绷带舒适地包扎起来。有些患者会要求更高程度的制动，在这种情况下，可以购买各种预制的拳击手骨折的支具。运动员可以在疼痛和活动能力允许的情况下尽快重返运动，通常在骨折已有临时骨痂生长稳定后的 2 周内。手术治疗在可能的情况下选择闭合复位或经皮复位。采用 Kapandji 技术，在骨折端的背侧插入一根克氏针，可以根据需要伸入远端骨块的髓内管。用 2 根克氏针固定，通常为 0.045 英寸或 0.054 英寸，从尺侧和桡侧插入掌骨头部背侧至掌骨基部，并将针尾部留在皮外。

性研究表明使用 Coban 自粘弹力绷带（3M，St. Paul，MN）行相邻手指固定治疗成角 75° 以下的骨折，所有患者都获得了满意疗效，且关节功能没有受损，握力也没有下降[16]。一项随机对照试验表明，与复位和石膏固定相比，这种软包扎法治疗后最终的骨折对位没有差异[17]。

并发症

一项 Seymour 骨折的病例系列研究显示一半患者出现并发症，不过多数并发症是轻微的，如指甲和轻微的远节指骨生长障碍。如果没有进行固定，可能会发生骨折二次移位[3]。

有文献报道过指骨头下骨折不愈合，通常发生在非手术治疗的拇指骨折中，而畸形愈合则更多发生在

其他手指[18]。

指骨基底部骨折采用切开复位或后期行截骨术，存在因肌腱粘连引起僵直的风险，需要行肌腱松解术。指骨基底部骨折过伸畸形或拳击手骨折过屈畸形可能因伸肌短缩造成假性爪形手[4]。

未来展望

需要对 Seymour 骨折和所有甲床及远节指骨开放性骨折进行研究以指导抗生素的合理使用。头下骨折的研究越来越多，但是，与就诊延迟相关的具体因素仍不清楚。对于存在成角的指骨基底部和掌骨骨折，在机体生长潜力有限时难以重塑，这常发生在青少年运动员中。对手部损伤在不同平面上的角度矫正要求进行进一步研究将有助于指导治疗。

手指戳伤

在 16 岁以下的手外伤患者中，软组织损伤占 1/3[1]，而近端指间关节是运动中最常见的手指损伤部位。常见的累及近端指间关节的损伤包括掌板、桡侧副韧带（RCL）、尺侧副韧带（UCL）和肌腱中央束的挫伤或断裂。掌板损伤在垒球运动中是仅次于锤状骨折的第二常见的损伤[19]。

病史

患者可能会主诉受伤时手指过伸，或者只记得手指被"戳"了，通常是由球撞击指尖造成的。应仔细询问受伤时有无"嘭"的声响以及有无关节脱位或畸形。根据脱位的方向可以预判损伤部位。背侧脱位累及掌板，侧向脱位累及侧副韧带，掌侧脱位与肌腱中央束撕裂有关。伸肌腱中央束损伤亦可由背侧直接击打或近端指间关节被迫屈曲引起。

应明确损伤的时间、固定的方式及时间长短。此外，还应询问患者疼痛、功能受限和活动度受限的情况。屈指畸形的鉴别诊断包括屈肌腱滑车断裂、伸肌腱损伤、骨折和脱位[20]。手指处于伸直畸形的情况较少见，这可能是由于屈肌腱断裂或掌侧脱位。快速强迫性屈曲或掌侧脱位将导致伸肌腱中央束断裂，伴有或不伴有中节指骨背侧骨折。

查体

压痛消失后，瘀伤和肿胀仍可持续很长时间。应检查休息位和关节活动度情况。正常的近端指间关节活动度为 0°~110°。若存在掌板损伤，被动伸直近端指间关节可能会引起不适或没有明确的终末点。损伤的掌板挛缩可导致假纽扣指畸形，或导致近端指间关节屈曲挛缩而远端指间关节无畸形。

如果伸肌腱中央束和三角韧带同时撕裂，会使侧束向近端指间关节的掌侧半脱位，从而出现纽扣指畸形。由于急性期不一定出现该体征，所以需高度警惕中央腱束损伤，并应行 Elson 试验，必要时可在神经阻滞下进行。当近端指间关节屈曲，由于两侧腱束松弛，远端指间关节通常不能主动伸直。当屈曲的近端指间关节进行抗阻伸直时，远端指间关节因侧束发生过伸提示中央腱束损伤。

近端指间关节在完全伸直和屈曲 30° 时行内外翻应力试验分别测试附件和侧副韧带。虽然示指的桡侧副韧带最常发生损伤，但更常见尺侧副韧带和桡侧副韧带的联合损伤。

影像学

手指 X 线片用于检查关节连贯性、休息位和骨折。掌板损伤的 X 线片中可能同时看到中节指骨底的撕脱性骨折，在一项研究中 38% 的病例报告了此类损伤[19]。对于骨发育未成熟的患者，这可能是累及骨骺的 Salter Harris Ⅲ 或 Ⅳ 型骨折，可能累及或不累及干骺端（图 135.6）。关节掌侧脱位或伸肌腱中央束撕脱时可能同时伴有指骨背侧骨折。侧副韧带损伤可伴有近节指骨髁下窝撕脱骨折。应力位 X 线片可显示关节增宽，但急性期患者通常不能耐受，而慢性损伤又没有检查必要，因为体格检查即可诊断。高分辨率磁共

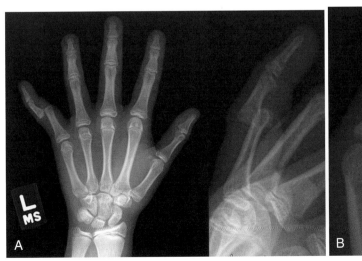
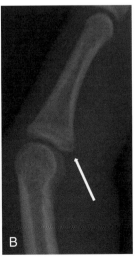

图 135.6 （A）前后位和侧位片上可见小指近端指间关节后外脱位。复位后的放大侧位片（B）示中节指骨底掌侧 Salter Harris Ⅱ型骨折伴微小移位（箭头），为掌板的稳定撕脱骨折

🔖 作者首选技术

急性非手术治疗方法如上所述。亚急性近端指间关节僵硬的患者需行静态渐进夹板固定。为了达到伸展目的，夹板在掌骨头掌侧有一个反作用力点，以防止近端指间关节活动时掌指关节过伸。

累及关节面 30% 以上的中节指骨骨折伴近端指间关节不稳定是手术固定的指征。与成人相似，可采用经皮克氏针固定、动态牵引[22]或微型螺钉内固定。掌骨骨折可采用半钩骨关节成形术，中央腱束背侧撕脱可采用缝线锚钉固定[23, 24]。

振成像可以显示进一步的细节，但在极少数情况下才是必要的。

决策原则

治疗目标是关节活动不受限且无痛，同时关节稳定。首先需要短暂的制动，让软组织愈合，然后再进行活动训练以防止挛缩。在进行关节活动训练之前，必须首先固定不稳定的关节。

治疗方案

背侧或侧方脱位通常可以闭合复位。掌侧脱位可能出现软组织嵌顿或外侧髁卡在侧副韧带和伸肌腱侧束之间并有旋转。掌指关节和近端指间关节屈曲可以使手指旋转回到原位，否则需要进行切开复位。在复位后，应该检查手指的稳定性，严格固定，并拍摄 X 线片。

大多数软组织损伤和小骨块撕脱伤可以早期活动并与相邻手指固定。在保护下仍可以继续运动，但使用硬质夹板可能会影响手套的贴合度和握力。在极少数情况下，如果侧副韧带等软组织嵌入关节内，则需进行开放手术切除并进行一期修复，但修复后常发生关节僵硬[20]。

急性伸肌腱中央束损伤是不能进行早期活动的。治疗方法是近端指间关节完全伸展并用夹板固定 6 周，然后再加 6 周的夜间夹板固定，以防止晚期出现纽扣指畸形。在夹板固定的同时鼓励远端指间关节活动，以将侧束拉到手背侧[21]。开放性损伤和较大的背侧骨折需要手术治疗。

术后处理

对于大多数损伤，运动训练在术后 2 周或取出经皮植入的骨针后开始。对于某些运动，可以考虑使用硬质石膏保护近端指间关节的同时早期重返运动；但是，如果近端指间关节伸直影响功能或不允许夹板固定，运动员将需暂停运动至少 6 周。

结果

儿童近端指间关节过伸性损伤的预后优于成人，一项随机对照试验显示，与使用伸直限制泡沫支具固定治疗 1 周相比，使用邻指固定法治疗 1 周后水肿和疼痛的恢复效果更好[25]。65% 的患者在 1 周内完全恢复活动度，91% 的患者在 2 周内完全恢复活动度。

近端指间关节侧副韧带损伤采用邻指固定治疗 3 周，6 个月后复测握力恢复 77%，关节活动度恢复 84%。伤后 3 个月活动受限与治疗延迟、女性和桡侧手指损伤有关[26]。

并发症

损伤不治疗可导致疼痛、畸形、关节不稳定和关节退行性疾病[20]。纽扣指畸形可在伸肌腱中央束撕裂后 2～3 周内发生。夹板渐进治疗后无效的近端指间关节屈曲挛缩可能需要开放手术松解。

桡骨远端骨骺应力反应

超过一半的体操运动员经历过手腕疼痛，通常持续 6 个月以上[27]。90% 的腕关节疼痛患者 1 年后仍有疼痛。鉴别诊断包括骨性原因（桡骨远端骨骺应力、撞击综合征、手舟骨应力性骨折、腕软骨软化症、头状骨缺血性坏死）以及软组织异常［背侧撞击、三角纤维软骨复合体（TFCC）撕裂、腱鞘囊肿、腕管综合征、下尺桡关节不稳定］。

骨骼发育未成熟人群负向尺骨变异的趋势会随着骨骼成熟越来越大，因为尺骨远端骨骺较桡骨远端骨骺更早闭合。然而，尺骨负向变异越大，桡骨远端骨骺承受的轴向负荷就越大。相比之下，体操运动员的尺骨正向变异较大，而且随着练习年限的增加和体重的增长，尺骨正向变异会更大[28]。虽然这在理论上保护了桡骨远端骨骺，在韧带松弛的体操运动员中，腕部的病理性动力负荷仍然可能发生。"体操腕"，亦称骨骺应力性损伤，很可能是血管功能不全和机械性生长抑制共同作用，符合骨骺压力定律（Hueter-Volkmann 定律）[2]。此外，尺骨正向变异更容易出现三角纤维软骨复合体病变和尺腕动态撞击。

病史

病史是诊断的关键。患者经常主诉在手腕进行负重伸直活动中或活动后感腕关节背侧中部疼痛。体操相关的危险因素包括：软垫导致腕关节背屈增加，跳马转体动作产生的背屈伴尺偏，以及前臂锁定的平衡木动作会将旋转力矩传递到腕部[27]。在快速发育期，骨骺最容易受到损伤，平均发生在 10 ~ 14 岁。

体格检查

常有桡骨远端骨骺压痛，尤其是背侧压痛。俯卧撑试验，即用双手从椅子上撑起身体时手腕伸直受力，此时出现桡骨和尺骨的疼痛可能分别来自桡骨远端骨骺负荷以及动态尺腕撞击。查体可能发现手腕伸直轻微受限，握力轻微减弱。这些体征在隐匿性腱鞘囊肿和背侧撞击时也可能出现，因此压痛的部位是一个关键特征。伴有骨骺生长障碍的慢性患者可能因相对的过度增长而出现明显突出的尺骨茎突。应检查下尺桡关节的稳定性，并与对侧进行比较。由于尺骨过度生长可能导致乙状切迹不匹配。

影像学

在 10% 的体操运动员中，X 线片上可以看到应力相关的桡骨远端骨骺改变[28]。影像表现包括骨骺增宽，边界不规则，桡侧囊性变，骨骺呈鸟喙状，骺内部模糊。尺骨变异应在旋转中立位前后位片上测量。Hafner 法测量尺骨变异是比较桡骨远端和尺骨远端骺的最近端和最远端的范围（图 135.7）[29]。骨骺骨化向远端的范围并不可靠，原因是桡骨和尺骨远端未骨化部分的厚度无法得知。病程晚期畸形可表现为桡骨远端关节面向掌侧和尺侧偏斜，即 Madelung 畸形。

MRI 尚未被证明可以预测预后[30]。所有无症状的大学生体操运动员在 MRI 上也都存在腕关节韧带、肌腱和软骨的改变[31]。尽管几年内从未出现腕部症状，80% 的运动员也存在骨性改变和囊肿 / 积液。

决策原则

治疗应根据疾病的三个不同阶段进行，主要原则是制动。第一阶段为临床确诊但无 X 线改变，治疗为完全休息至症状消失后逐渐恢复运动。第二阶段是出现 X 线改变，平均 2 ~ 4 个月后可恢复运动。第三阶段为典型的 X 线改变伴有尺骨正向变异。一旦发生生长障碍，这种损伤的可逆性如何目前尚不清楚。

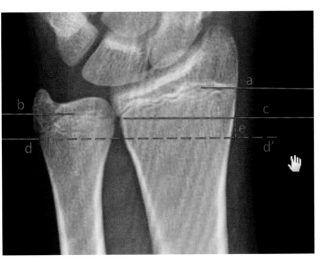

图 135.7　骨发育未成熟的腕关节测量尺骨变异最好的方法是在 X 线正位片上腕部保持旋转中立位，肩关节外展 45°，肘关节屈曲 90°，测量远端桡骨和尺骨的远端骨骺线切线间（a 到 b）和近端骨骺线切线间（c 到 d）的垂直距离。延长最近端尺骨骨骺线（d）位置至（d'），测量变异（e）

治疗方案

对手腕健康最好的治疗方法是预防腕关节反复负重，但这对运动员来说通常难以实现。在症状消失之前，建议停止腕部负重。尽管缺乏证据，但通常在重返运动后佩戴护腕，如果症状再次出现，则需再次限制负重。Waters 和 Bae 的建议包括循环递增训练周期、

🖈 作者首选技术

由于优秀运动员，特别是体操运动员的不依从率很高，笔者最初制定了为期 4 周的短臂石膏托固定计划以确保休息，接着继续限制负重伸展活动，同时开始关节活动度和握力加强练习。虽然 X 线片发现骨骺病变的阳性率较低，8 周左右随访时仍应复查 X 线片，以检查有无新发阳性表现。在没有恶化的情况下，运动员可在支具保护下逐渐恢复运动，如果症状复发，则应停止负重。远端尺骨骺干固定术的指征包括尺骨正向变异且骨骺未闭合，或有症状的尺腕骨撞击，在后一种情况下，应同期进行尺骨缩短截骨术。尺骨骺干固定术的做法是直接从尺侧入路进入并在骨骺的各个方向钻孔。然后进行系统的球型刮除术，刮至骨骺的柔软感完全消失，只剩粗糙的松质骨。如果骨骺刮除不完全，远端尺骨仍可继续生长，因此手术操作需要非常精细。怀疑有三角纤维软骨复合体病变时，应同时进行腕关节镜检查。

交替负重（第一天推、第二天拉）、绑带（如虎爪形或狮爪形）以及先休息 6 周、然后进行 6 周的闭链运动后恢复开链运动的运动处方[2]。他们强调，制动应根据疼痛情况来调整而不是绝对以时间为准。

评估进展的生长障碍最好采用腕部 X 线片随访。尺骨正向变异持续进展是尺骨远端骨骺固定和尺骨缩短术的手术指征。

术后处理

骨骺固定术后应使用夹板保护 2 周，然后开始早期活动，在保护下进行抬举活动 4 周。尺骨缩短截骨术后需限制抬举动作直至影像学愈合，通常为 8 周。

结果

治疗的具体预后目前没有研究。但是，有过限制活动后症状缓解的报道。

并发症

有生长停滞的报道，但发生率和可预防性尚不清楚。

未来展望

对导致这种损伤的负荷"剂量"进行量化的前瞻性研究将有助于指导训练[27]。像棒球中的投球数量一样，可以通过限制体操运动员在特定比赛或训练季进行的高冲击手腕活动的次数来预防损伤。

手舟骨骨折

由于越来越多的儿童和青少年参与体育活动，舟骨骨折也越来越多。有报道称成人骨折患者 X 线片的漏诊率为 2%～6%，而漏诊率在儿童中更高，因为儿童发生这种骨折相对较少，仅占手和腕部骨折的 3%，而且骨发育未成熟患者的 X 线片阅读更为困难[34]。

病史

最常见的受伤机制是摔倒时手臂前伸，手旋前桡偏着地。伤后立即出现疼痛和肿胀，但许多患者仍会继续运动。桡侧疼痛持续存在，患者可能会主诉腕部无力伴活动受限。受伤的时间也很重要，1/3 的儿童手舟骨骨折就诊较晚，并伴有慢性骨折不愈合[35]。延迟就诊的原因包括症状较轻和害怕失去在队伍中的位置[34]。

体格检查

典型的压痛位于拇长展肌和拇短伸肌之间的鼻烟窝，相当于舟状骨的腰部。掌侧疼痛（远端结节表面）、桡侧偏斜时疼痛、腕关节主动活动时疼痛与儿童骨折密切相关[36]。非急性损伤应评估腕关节活动度和稳定性。

影像学

除了标准的腕部三位片，特殊的握拳尺偏位可以让手舟骨向背侧旋转，从而使骨折线与射线方向平行[37]。71% 的青少年舟骨骨折发生在舟骨腰部[35]。如果远极屈曲，则显示为"皮质环征"，即舟骨结节的投影。应检查近端骨折块是否存在硬化，特别是延迟就诊和近端骨折的患者，存在硬化可能提示缺血性坏死。这一发现的意义及其与临床愈合的关系尚不清楚。此外，还应注意罕见的二分舟骨，这与舟骨骨折十分相似，虽然有些人认为这是舟骨的无症状假关节[34]。

应检查舟月骨间隙是否增宽。成年人的标准是 2 mm，但在骨骼发育未成熟的患者中间距会更宽，7 岁时舟月间隙平均为 9 mm。尽管腕骨骨化可能不对称，但仍应进行双侧对比[34]。应拍摄侧位片检查腕骨对位对线。舟骨和头状骨的轴线和月骨垂直线的夹角为舟月角，通常为 30°～60°[37]。舟骨骨折移位和舟月韧带损伤继发所致的腕骨背伸不稳定会使舟骨远极屈曲，月骨伸直，导致舟月角增大。

对于疑似骨折但 X 线片阴性的患者，MRI 是经济有效的检查。它可以显示低信号的骨折线及周围的骨髓水肿。它也可以显示其他疼痛原因，如其他腕骨骨折、骨挫伤或软组织损伤[37]。一项研究显示，对所有怀疑手舟骨骨折的儿童在受伤后数天内进行早期 MRI 检查发现有 22% 的儿童存在舟骨骨折。发现的其他损伤包括 19% 有其他腕骨骨折，7% 有桡骨远端骨折，无明显损伤的患者占 23%[38]。MRI 是目前影像诊断的金标准，尽管也可以使用超声和 CT。

决策原则

治疗的考虑因素包括骨折的方向、位置、移位、成角、时间、舟骨近端 X 线表现和患者因素，如对制动的耐受性。

治疗方案

由于首诊 X 线片可能不能清楚地显示骨折线，建议所有临床怀疑手舟骨骨折的患儿都进行制动并在2周后复查X线片，其中30%的隐匿性骨折会变得明显[36]。早期MRI可以帮助早期明确诊断。近端移位，成角，或不稳定的舟骨腰部骨折处理类似成人，建议手术治疗。

无移位的腰部骨折可以通过非手术或手术治疗。随机对照试验结果显示，长臂石膏托和短臂石膏托可以达到相似的骨愈合率，但前者愈合更快[39]。固定后10周的CT片显示露拇指的短臂石膏托固定骨折愈合程度更好[39]。亚急性骨折，伤后6个月内进行石膏固定依然可以达到96%的愈合率[40]。对非手术治疗的骨折，固定4周后在运动石膏托保护下重返运动是安全的[14]。手术治疗可以在关节镜辅助下将无头空心加压螺钉经皮从掌侧或背侧入路置入（图135.8）。

术后处理

术后用短臂掌侧夹板固定2周，然后用预制的可拆卸支具保护骨折愈合，在进行关节活动度锻炼时

作者首选技术

临床上怀疑手舟骨骨折的患者，无论X线片证实与否，均应采用露拇指的短臂石膏托固定，因为即使没有骨折，这也有助于挫伤和（或）软组织损伤的恢复。如果摘掉石膏2周后仍存在压痛，应复查X线片明确有无隐匿损伤。对摘掉石膏准备恢复运动的患者，可进行低阈值的MRI检查。

非手术治疗需佩戴石膏托6~12周，具体时间取决于X线片上何时明显愈合。伤后8周左右，如果X线片不能确定骨桥的位置，可进行CT检查。该疗法适用于所有无移位的远端骨折和不完整性腰部骨折，以及部分无移位的腰部骨折。所有移位的腰部骨折和近端骨折以及部分无移位的腰部骨折需采用无头空心加压螺钉固定。笔者倾向于尽可能从背侧或掌侧入路进行经皮复位，Zlotlow[41]很好地说明了后者的技术细节。需切开复位的骨折从背侧入路进行复位固定。慢性损伤和骨不愈合在应用内固定器械之前，要在螺钉的孔道内植骨。MRI高度怀疑近端骨块缺血性坏死的病例和术中评估骨质量差的病例应植入带蒂骨瓣。笔者倾向于采用第1、2伸肌室间支持带上动脉骨块，并用克氏针固定。

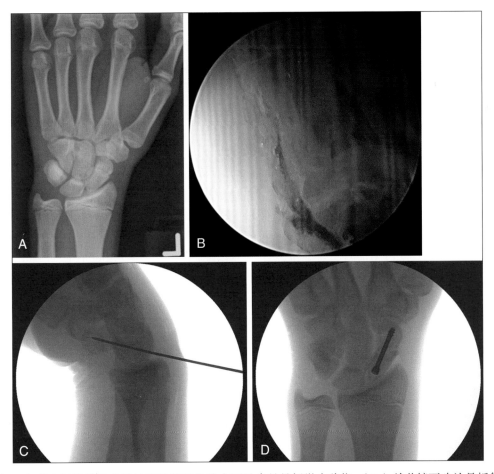

图 135.8 （A）一个青少年篮球运动员的腕关节正位片中可见舟骨骨折微小移位。（B）关节镜下确认骨折复位。经皮从背侧置入导针固定（C）后置入无头空心加压螺钉（D）

可取下支具。对于非接触性运动可以在术后 2 周在护具保护下重返运动，而其他类运动如摔跤和体操等，则需术后 8～12 周或 CT 证实骨折愈合后才能恢复运动 [14]。

结果

对 351 例 18 岁以下的手舟骨骨折患者进行回顾性分析，发现非手术治疗和手术治疗的愈合率分别为 90% 和 96% [35]。对儿童的长期随访发现，无论是否采用手术治疗，骨折愈合后患儿的功能恢复均非常好 [42]。一项对随机对照研究的荟萃分析显示，成人手舟骨骨折手术治疗与非手术治疗相比，手术治疗在功能恢复、患者满意度、握力、愈合时间和误工时间方面都优于非手术治疗，但并发症发生率较高 [43]。在疼痛、关节活动度、费用或畸形愈合 / 不愈合率方面二者没有差异。

对于儿童慢性骨折、移位骨折和近端骨折，单纯石膏托固定骨折愈合率较低 [35]。延迟就诊和骨坏死分别是儿童预后较差的两个独立预测因素 [42]。一项 13 例儿童骨不愈合的研究中，75% 骨折源于运动损伤，证实开放性手术固定后所有患者骨全部愈合，但通常术中有植骨 [44]。

并发症

舟骨大多角骨关节炎多发生于接受手术治疗的成人，在青少年中是否也是如此尚不清楚。任何治疗方法都有小概率发生骨不愈合、畸形愈合和近端缺血性坏死 [44]。

未来展望

已有很多关于影像学上判断骨折稳定性和近端血供方法的研究，但其临床意义尚不清楚。对于预测骨不愈合和缺血性坏死的研究将有助于指导治疗。

选读文献

文献：Carruthers KH, Skie M, Jain M. Jam injuries of the finger: diagnosis and management of injuries to the interphalangeal joints across multiple sports and levels of experience. *Sports Health*. 2016; 8(5): 469-478.
证据等级：V

总结：本文介绍了手指挤压伤的临床回顾，同时包含近端指间关节和远端指间关节的病理学，主题包括侧副韧带损伤、滑车断裂、掌板损伤、中央腱束损伤以及手指骨折和脱位。

文献：Lin JD, Strauch RJ. Closed soft tissue extensor mechanism injuries (mallet, boutonniere, and sagittal band). *J Hand Surg Am*. 2014; 39(5): 1005-1011.
证据等级：V

总结：作者对以下三种创伤性伸肌腱损伤——锤状指、纽扣指和矢状束损伤的解剖、临床表现和治疗进行了综述。

文献：Gholson JJ, Bae DS, Zurakowski D, et al. Scaphoid fractures in children and adolescents: contemporary injury patterns and factors influencing time to union. *J Bone Joint Surg Am*. 2011; 93(13): 1210-1219.
证据等级：Ⅲ

总结：对 351 例 18 岁以下发生腕舟骨骨折的患者进行回顾性分析，结果表明最常见的骨折部位是舟骨腰部。非手术治疗患者骨折愈合率为 90%。1/3 延迟就诊的患者出现晚期慢性不愈合。

文献：Matzon JL, Cornwall R. A stepwise algorithm for surgical treatment of type II displaced pediatric phalangeal neck fractures. *J Hand Surg Am*. 2014; 39(3): 467-473.
证据等级：Ⅳ

总结：本文报告了 61 例指骨颈骨折的患者，全部采用闭合复位或经皮复位固定的治疗方法，53 例患者功能完全恢复，即使伤后 36 天就诊，仍无需切开复位。

文献：Rettig AC. Athletic injuries of the wrist and hand. Part II: overuse injuries of the wrist and traumatic injuries to the hand. *Am J Sports Med*. 2004; 32(1): 262-273.
证据等级：V

总结：本文分别通过创伤和过度使用两部分回顾了手和腕的运动损伤。对舟骨、钩骨、月骨和豆骨骨折进行了讨论。腕部韧带损伤包括舟月韧带和月三角韧带损伤，合并腕骨间不稳定。对下尺桡关节和三角纤维软骨复合体损伤的讨论也包括在内。对腕部过度使用导致的各种肌腱损伤也进行了综述。最后，对手指损伤，包括骨折和软组织损伤进行了具体介绍。

（Sonia Chaudhry 著　向泓雨 译　覃一朗 校）

参考文献

扫描书末二维码获取。

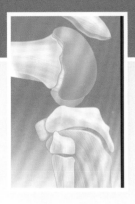

第 136 章

儿童和青少年运动员髋关节损伤

10 年前的时候就有约 3000 多万儿童参加了各项有组织的体育活动，其中 1/3 的人受到过需要就医进一步检查的伤情[1]。青少年运动员和成年运动员在身体和生理上存在差异，这可能导致年轻运动员更容易受到伤病的影响。由于儿童的肢体重量增长快于肢体长度增长，因此，儿童骨骼肌肉的平衡和协调性较差[61]。肌腱的发育滞后于骨骼的生长，发育中的软骨受到压力和外力时更容易损伤。发生这些运动损伤的一部分原因是越来越多的儿童参加体育运动，并且逐渐专注于单项运动，导致过度使用损伤的风险增加。最近有报道称，每年受伤需要到急诊室就诊的年轻运动员高达 2600 万，由此造成的损失近 20 亿美元[55]。

在过去的几十年中，人们报道了儿童和青少年患者的髋部和骨盆损伤[68, 82, 90, 91, 144, 179]，但由于关节镜和磁共振成像（MRI）的进步，这些损伤现在才受到越来越多的关注。髋关节周围损伤可由单次创伤事件或重复性的微小创伤逐渐积累形成。儿童髋部损伤大多数是软组织、骨骺或骨性结构的损伤，往往需要支持治疗，只有少数损伤需要进行手术干预。由于不同性别和年龄组进行的运动不同，损伤情况也不同，与男性相比，女性中常见的损伤是过度使用损伤和软组织损伤[171]。本章概述了儿童和青少年运动员髋关节周围的常见损伤。

骨性损伤

撕脱骨折

骨盆骨突撕脱骨折几乎只发生在青春期。例如，在体育活动中，突然的、剧烈的、不平衡的肌肉收缩作用于肌肉的腱性结构时，可导致肌腱附着处的软骨生长板被破坏，导致骨盆骨突出现撕脱骨折[118]。一旦损伤，骨块移位被骨膜和周围肌筋膜所限制。足球、橄榄球、冰球、体操和短跑等运动中有踢腿、急起急停和跳跃等动作，通常与撕脱骨折有关。高强度训练过度强化关节周围的肌肉的同时，使骺板暴露在重复的拉伸应力中。骺板本身较薄弱，加上对肌肉组织的要求增加，使青少年运动员容易发生撕脱伤。

髋关节周围骨突损伤的部位包括坐骨（腘绳肌附着点）、髂前下棘（股直肌）、髂前上棘（缝匠肌）、髂嵴（腹肌）、小转子（髂腰肌）（图 136.1）和大转子（外展肌）。两个样本量最大的撕脱骨折研究中，最常见的骨折部位是髂前上棘（33%）、髂前下棘（28%）和坐骨粗隆（IT）（30%），主要人群为男性（75%）[153, 158]。典型的创伤性损伤的临床表现为突然出现局部疼痛伴随有断裂声。查体时在局部触诊和肌肉被动拉伸时出现明显疼痛，患者会主动采取保护性姿势以避免受累肌肉受到牵拉。虽然这类疾病通过病史和查体基本可以做出临床诊断，但影像学检查有助于确定骨折的部位、大小以及移位程度。

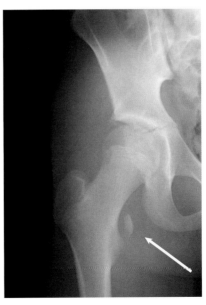

图 136.1 一名骨骼发育未成熟的小转子撕脱骨折患者。白色箭头指示撕脱位置

大多数撕脱骨折的初步处理通常是保守治疗，包括休息和冰敷，随后用拐杖进行保护性负重，直到症状消失[71]。当患者疼痛消失时，逐渐开始轻微的等长拉伸、完全负重和力量锻炼。当关节活动度和力量完全恢复且不伴疼痛时，才建议恢复体育活动，这一过程通常需要 8 周至 6 个月。最近的一项荟萃分析发现，相比保守治疗，接受手术的患者总体成功率更高，并且更容易重返运动[41]。然而，只有当骨折移位超过 1.5 cm 并且导致相应功能丧失或出现骨折不愈合导致疼痛时，才需要手术治疗。对于坐骨结节撕脱骨折，部分研究建议当骨折块大于 2 cm 时需要手术，否则，纤维不愈合可导致慢性臀部疼痛，腘绳肌力量下降，而且有潜在的坐骨神经卡压症状[31, 54, 71, 159, 184]。虽然普遍认为骨折块较大（>2 cm）且伴移位时可能需要手术，但手术的最佳时机仍不清楚（图 136.2）。

应力性骨折

股骨颈应力性骨折最常见于长跑运动员和应征入伍的年轻人，这些人群中发病率高达 21%~31%[13, 51, 122]。同样，年轻女运动员股骨颈应力性骨折的发生率据报道高达 20%[22]。这种骨折也可发生在 10 岁以下的儿童[19]。应力性骨折源于正常骨骼受到异常的作用力（疲劳性骨折），或正常的力量作用于异常的骨（不全性骨折）[145]。疲劳性骨折是因长时间的重复、集中的微小创伤造成的，当损伤的程度超过骨骼的重塑时就会发生骨折。髋部应力性骨折最常见的部位是股骨、耻骨支、髂嵴和骶髂关节[110]。股骨颈的应力性骨折尤为重要，因为它们经常得不到治疗或未被发现，并可能导致急性股骨颈骨折[83, 143]。女运动员更有可能发生应力性骨折，因为女运动员存在典型的女运动员三联征：闭经、饮食失调、骨密度降低[59, 143, 151]。其他危险因素包括长期使用糖皮质激素、吸烟、甲状旁腺功能亢进、甲状腺功能亢进、吸收不良综合征以及钙缺乏症[14, 34, 36, 48, 57, 60, 117, 125, 127, 129, 134, 178]。

髋部应力性骨折通常仅有轻微的临床症状，这使诊断变得困难。应力性骨折导致的髋部疼痛常表现为隐匿发作的腹股沟不适，常在活动后加重，经休息后可以缓解。这些患者经常有近期跑步或活动量增加的病史。随着骨折的加重，疼痛时间可能更长，甚至在休息后不缓解。在体格检查中，可在被动活动关节时诱发疼痛，特别是髋关节内旋时[21]。阳性体征包括 Trendelenburg 试验（单腿站立试验）阳性，不能对抗阻力进行直腿抬高动作，不能用患侧完成单腿跳跃，遇到这些情况就应该怀疑应力性骨折可能[137]。普通 X 线片在骨折早期通常是阴性的。对于不能确诊的患者，应该进一步行骨扫描或 MRI 检查（图 136.3）。

髋部应力性骨折的治疗应根据骨折的部位、病程及诱发因素而定[144]。股骨颈骨折有两种不同的模式，即张力性骨折或压力性骨折[38]。张力性骨折常位于股骨颈上外侧，在成人中更常见，更容易出现移位。这类骨折的治疗以经皮空心螺钉固定为主。张力导致的应力性骨折发生骨不连、畸形和缺血性坏死的风险更高。压力导致的疲劳骨折常发生在股骨颈下内侧；很少移位，但可引起轻度内翻畸形。年轻患者的骨折类型通常为压力导致的股骨颈应力性骨折，这类骨折可以保守治疗[107, 168]。在大多数青少年中，保守治疗包括避免患肢负重直到 X 线片上出现愈合征象、口服非

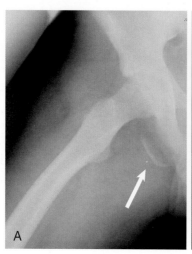
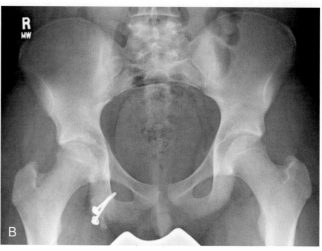

图 136.2 （A）坐骨结节撕脱骨折，白色箭头为坐骨的大骨折块。（B）同一个患者接受切开复位内固定术后的影像

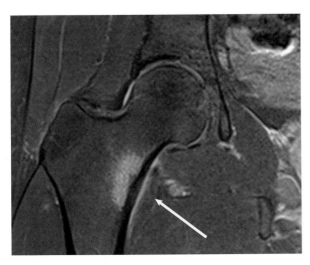

图136.3　一名青春期女性股骨转子间应力性骨折的磁共振图像。白色箭头指示应力性骨折引起的局部水肿

甾体类抗炎药、轻柔的ROM训练和局部肌肉锻炼。如果在伤后6~8周仍无愈合的倾向，可以尝试使用骨刺激物。只有达到临床愈合和影像学完全愈合后才允许重返运动。应对任何潜在的内分泌或其他疾病进行治疗，以防止复发。

骨折

髋部骨折在青少年和儿童中相对少见，仅占骨折的1%。这些骨折通常是由于高能量创伤或从高处坠落引起，很少由参加体育运动所致。骨折可发生在股骨头和股骨颈、股骨转子下方，以及骨盆环周围。由于儿童骨盆的弹性大，可出现骨盆单一结构骨折，而且可能损伤髋臼软骨生长板导致髋臼发育障碍[27,63,64]。骨盆和髋关节X线片常可以诊断，但CT在很多病例中有诊断作用。

若髋臼骨折移位小、骨折块小、骨折类型稳定或为Salter-Harris I或II型骨折时，可考虑非手术治疗。对于开放的粉碎性骨折或不稳定骨折则建议手术治疗。然而，长期结果并不令人满意[27,62-64]。

股骨头和股骨颈骨折常按Delbet方法分类，包括I型（经骨骺型）、II型（经股骨颈型）、III型（股骨颈基底型）和IV型（转子间型）[32]。I型骨折最不常见，但骨坏死的发生率最高（38%~100%，取决于是否出现股骨头移位）[126,144]。无法复位的骨折需要切开复位内固定（ORIF）。II型和III型骨折是儿童中最常见的骨折类型，常需要解剖复位内固定[160]；II型骨折发生缺血性坏死的风险大约是III型骨折的2倍[126,144]。股骨颈骨折合并关节囊血肿时进行减压可能减少股骨头

坏死的风险[136]。IV型骨折和股骨粗隆下骨折为关节囊外骨折，预后最好，这些骨折应采用解剖复位，使用钢板或螺钉进行内固定[2,18,84,106]。在某些情况下，髓内钉或DHS可用于股骨转子下骨折[169]。术后可在指导下拄拐行走和保护性负重练习。

脱位

髋关节脱位在青少年人群中相对少见，仅占所有创伤性髋关节脱位的5%。儿童外伤性髋关节脱位与成人外伤性髋关节脱位的不同之处在于，儿童外伤性髋关节脱位大多数为低能量损伤。常由运动损伤或从相对较低的高处坠落伤造成的[116,159,176,189]。这一差异是由于儿童的关节囊相对松弛，较小的创伤也能造成脱位。股骨近端畸形也被认为是造成不稳定的原因，并可能导致髋关节后脱位[109,138]。

虽然儿童的股骨头可以向任何方向脱位，但后脱位的比例占所有髋关节脱位的90%以上[10,93,116,176]。髋关节后脱位后通常处于屈曲、内收和内旋位。检查时必须详细记录神经血管情况，并应注意同侧膝关节的冲击损伤。通过病史和体格检查常可作出诊断。查体时可在臀部触及股骨头。X线检查应拍摄骨盆和受累股骨颈的正交位片。应仔细阅读X线片以评估同侧骨骺损伤或股骨颈骨折。CT扫描有助于发现关节内的骨碎片以及其他损伤。必要时也可行MRI检查[111]。

外伤性髋关节脱位应在受伤后6小时内进行紧急闭合复位以减少股骨头缺血性坏死的风险。缺血性坏死的发生率约占所有患者的5%~15%，但如果复位时间超过伤后6小时，则坏死的风险会增加20倍之多[93,116]。可以在急诊室进行闭合复位，但我们更推荐在手术室进行全身麻醉下的复位和透视检查（图136.4）。只有在尝试闭合复位2~3次均失败或有软组织或骨碎片卡入髋臼内的情况下，才进行切开复位。入路应与脱位的方向相同，即后脱位选择后方入路。手术时应取出髋臼内的所有碎片，必要时进行固定和软组织修复。

髋关节脱位的主要并发症是股骨头缺血性坏死[11,116,141,176]。当创伤性脱位导致骨骺分离时，缺血性坏死的风险几乎为100%[10,66,86,140]。如果延迟复位，需在受伤后3~6个月内接受MRI检查以评估是否有缺血性坏死。另一种推荐的方法是在受伤后6周行MRI检查，如果骨髓信号正常，则无需行后续影像学检查；如果发现异常信号，应在3个月后进行随访扫描[150]。其他并发症包括坐骨神经损伤、创伤性骨关

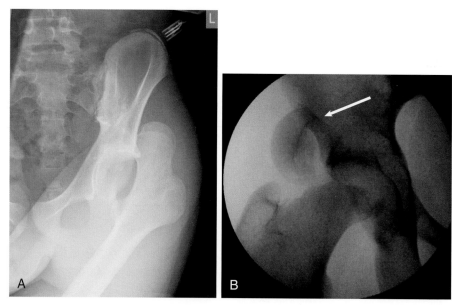

图 136.4 （A）一名骨骼发育未成熟患者的髋关节后脱位片。（B）复位过程中发生了骨骺滑脱，必须行切开复位内固定

节炎、髋关节肥大、异位骨化和复发性脱位[189]。

有研究使用髋关节镜对髋关节脱位进行关节腔镜检[77, 147]，并通过开放手术进行确证[138]。所有患者均发现关节腔病变，包括软骨损伤、盂唇撕裂、圆韧带撕裂和关节粘连[154]。脱位急性期关节腔内渗出较多，因此，建议相对有经验的医师进行早期关节镜手术。

病理性病变

髋关节疼痛的少见原因是由局部的良性或恶性病变引起的。最常见的良性病变是单纯性骨囊肿和骨样骨瘤。而最常见的恶性肿瘤是骨肉瘤和尤文肉瘤[155]。怀疑肿瘤性病变时，应常规行 X 线片和进一步的 CT 和（或）MRI 检查，以评估病变的部位和大小，以及有无病理性骨折，有无其他组织侵犯和转移。一些良性病变可以自行愈合或消退，只需密切观察，相对较大的肿瘤可能需要手术干预。如果怀疑是恶性肿瘤，建议转诊到骨肿瘤科，因为可能需要辅助治疗和广泛切除手术。

软组织损伤

肌肉损伤

肌肉拉伤和挫伤在年轻运动员中很常见[49]。肌肉拉伤与不正确的热身、既往损伤、疲劳、天气状况、场地不平整以及其他因素有关[15, 16]。当肌肉进行离心运动时，肌肉在收缩的同时被拉长，可能会发生髋部肌肉拉伤。跨越两个关节的肌肉最容易受损，特别是

股直肌、腘绳肌和内收肌[16]。摔伤或撞击造成肌肉挫伤，这在接触性运动中很常见。

肌肉拉伤或挫伤通常容易诊断。肌肉拉伤患者的典型主诉为进行高速运动时突然出现受累肌群的剧烈疼痛。受累肌群通常有局部疼痛和压痛，此外可存在不同程度的皮肤瘀斑。患者无法继续当前运动或活动受伤的肌肉。挫伤与肌肉断裂的区别在于：挫伤或拉伤后，肌肉继续运动的能力仍然存在；也可以通过伤害的机制进行区分。非手术治疗方法有很多，但所有的方法都遵循同样的原则：早期加压包扎和冰敷有助于控制出血和肿胀。受伤早期可以应用非甾体抗炎药。制动和部分负重有助于早期康复和肌肉保护。早期的活动度锻炼应包括轻柔的拉伸，当肌肉疼痛消失后，可以逐渐增加训练量。一旦力量恢复，就可以开始功能性活动。很少需要手术干预。

骨化性肌炎可发生于中度和重度肌肉损伤后[15]。股中间肌最易受累。该病通常通过病史和查体确诊，常表现为持续性软组织肿胀，触诊时为局部皮温增高和肌肉僵硬。在损伤后 2~4 周左右形成异位骨化时 X 线片才能显示出来。异位骨化的生长通常在 6 个月后停止，但异位骨化会造成持续疼痛，并可能拖延康复[180]。异位骨化通常不需要手术干预。

滑囊炎

滑囊炎发生在髋关节周围的两大区域：髂腰肌滑囊和大转子滑囊。髂腰肌滑囊是人体最大的滑囊，位

于髂腰肌腱和小转子之间，向上延伸到髂肌下方的髂窝 [24]。大转子滑囊位于大转子的外侧，对臀肌、髂胫束和阔筋膜张肌起到局部衬垫作用 [161]。髂耻滑囊是一个较小的不常见的滑囊，位于髂腰肌腹和股骨头之间。髋关节滑囊炎的原因包括慢性微小创伤、关节炎、局部肌肉功能障碍、过度使用和急性损伤 [56,161]。髋关节滑囊炎通常是由于骑车或跑步时髋关节的反复运动或髋关节的直接损伤，如跌倒或擒抱等撞击大转子所致。

临床表现取决于滑囊的部位。髂腰肌滑囊炎引起腹股沟区疼痛，小转子上方触痛，且在屈髋抗阻时出现疼痛（Stinchfield 试验）[114]。转子滑囊炎的症状包括臀部和大腿外侧疼痛，表现为从坐到站立时疼痛，上楼梯时疼痛加重。患者侧卧，嘱患者模仿骑自行车或跑步动作，可以诱发大转子疼痛。出现这两个部位的滑囊炎时，在腹股沟前方或大转子区域可发现皮肤红肿热痛。滑囊炎的诊断主要靠临床查体，常规不需要进行影像学检查。平片有时可显示大转子周围孤立的圆形钙化灶 [161]。超声或 MRI 可用于炎症区域的定位。

滑囊炎常规选择保守治疗，包括休息、冷敷、口服非甾体抗炎药、温和的拉伸和物理治疗。超声引导下注射激素可能有助于减轻滑囊炎的急性症状。对于保守治疗无效的患者，可以选择切除滑囊或肌腱松解（开放手术或关节镜下手术）[17,75,166,188]。

运动性耻骨痛

运动性耻骨痛已经成为指代腹股沟区疼痛的术语，它包括耻骨骨炎、内收肌功能障碍、运动疝以及其他骨盆/腹部肌肉损伤。然而，虽然没有公认的定义，但大多数临床医生用运动性耻骨痛指代运动性或运动员疝 [120,124,162]。内收肌功能障碍引起的压痛局限于长收肌附着点；查体可发现在大腿抗阻内收或外展时诱发腹股沟区疼痛。这种疾病通常采用非手术治疗，包括休息和物理治疗。必要时注射类固醇激素可以缓解症状 [157]。内收肌切断术已被证明可以长期缓解顽固性疼痛 [4,108]。

耻骨骨炎导致耻骨联合处压痛。慢性耻骨炎可以激活不正常的破骨作用，在平片上表现为局部骨吸收 [112,115]，在 MRI 上表现为"继发性裂隙征" [20]；急性病例 MRI 可见耻骨周围水肿 [128,175]。耻骨骨炎常规经休息和物理治疗可以缓解 [69]，必要时给予局部封闭注射治疗 [70,139]。对于顽固性疼痛，可以采取手术治疗 [130,182]。

运动性耻骨痛是由于腹股沟管后壁薄弱引起支配肌肉的神经激惹或电传导受限导致神经支配的肌肉出现痉挛性疼痛 [3,102,120,132,172]。运动型耻骨痛可以看做一种过度使用损伤 [7,58]，骨盆附着的肌肉失衡，从而导致丧失姿势控制，增加骨盆的剪切力。大多数患者诉单侧腹股沟区隐痛，在进行需要跑跳、盘腿的运动时疼痛加重。咳嗽、打喷嚏或 Valsalva 动作也会加重疼痛。体格检查可在耻骨联合、内收肌起始部、腹直肌远端止点和腹股沟管处触及压痛。区分运动性耻骨疝与腹股沟疝或股疝非常重要。更先进的 MRI 可以显示腹直肌肌腱损伤和腹壁肌筋膜层的细微异常 [5,187]。提高盆腔核心肌群的稳定性和灵活性可以减少该病的发病率 [121]。非手术治疗包括休息、NSAID 药物口服、加强核心肌群力量和姿势控制 [39,94]。经过 3~6 个月的保守治疗且在排除其他诊断的情况下仍有疼痛时，应考虑手术探查。手术方式包括无网片盆底修补 [119,131]、开放前路网片修补 [65,81]、腹腔镜网片修补 [42]。手术修补应交由相应科室的外科医生处理。

弹响髋

弹响髋的特点是当髋关节在特定的范围活动时，可在髋部听到响声或看到局部肌肉跳跃。体育活动会加重疼痛，特别是跑步上山和下山时疼痛明显。三种常见的弹响髋类型包括：外侧（髂胫束）、内侧（腰大肌）和关节内 [6]。外侧型最常见，机制为当髋关节从伸直位逐渐屈曲或在髋伸直位腿内外旋转时导致髂胫束后缘或臀大肌肌腱前缘与股骨大转子产生摩擦，从而出现疼痛症状 [156]。当髂胫束在大转子上摩擦时可以观察到局部弹跳。髋关节内侧弹响是由于髂腰肌肌腱在髂耻隆起或股骨头上摩擦，常出现疼痛，可闻及响声 [40]。关节内弹响可由游离体、软骨瓣、盂唇撕裂或滑膜皱襞引起 [8,113]。

病史和体格检查通常可以确定弹响髋的部位和原因。髋外侧弹响的患者往往能主动诱发弹响。髋内侧弹响在髋关节屈曲外展位运动到伸直内收位时可诱发。超声检查可以对诊断提供帮助。如果怀疑关节内病变，则需行 MRI 检查。内外侧弹响髋的初始治疗包括髂胫束或髂腰肌拉伸等物理治疗。抗炎药物、休息、滑囊内注射激素也有效。如果保守治疗不能缓解症状，可考虑手术治疗。开放手术方式包括肌腱部分延长或松解 [44,173,181]，近年来关节镜手术也取得了很好的疗效 [75,76,78,80,177]。

盂唇损伤

髋臼盂唇是几乎环绕髋臼一圈的纤维软骨组织，其作用是加深髋臼以增强关节的稳定性，并为股骨头和髋臼接触提供密封环境[45-47]。盂唇损伤通常由橄榄球、芭蕾、冰球等运动中的机械应力或扭转动作造成。患者主诉为臀部或腹股沟区疼痛，并在某些体位下出现髋关节交锁。髋臼发育不良和股骨-髋臼撞击等疾病增加了盂唇损伤的风险。盂唇撕裂可发生在盂唇的任何部位，但在髋臼的前上部更常见。可能是因为这个区域所受的应力比较大[101]。骨盆和髋部的X线影像可以显示髋臼发育不良、髋臼撞击或其他异常。但是MR显像是诊断盂唇裂伤最常用的方法[23,85]。

关节镜已成为诊断和治疗髋臼盂唇撕裂的标准方法。保守治疗可能会减轻疼痛，但外科修复或病灶切除是最确切的治疗方法（图136.5）。一些研究表明，成人和青少年的盂唇损伤的治疗长期效果良好，大多数患者都能恢复到之前的运动状态[26,74,89,165]。针对盂唇无法缝合的青少年运动员患者，可以通过组织移植重建盂唇来完成关节腔的封闭效应，包括自体或异体组织，主要来源有髂胫束、胫前肌、胫后肌腱性部分或韧带组织[9]。

后天性疾病

股骨－髋臼撞击

股骨-髋臼撞击（femoroacetabular impingement，FAI）作为运动员髋部疼痛的一个常见病因，已经得到越来越多的关注[52,53]。股骨-髋臼撞击的解剖学基础是髋关节因局部发育异常，髋臼前缘与股骨头的头颈交界处长期撞击，使局部软骨盂唇功能障碍，最终导致髋关节的早期退行性改变。FAI的形态改变可能是因髋臼侧撞击（pincer型撞击）或股骨头颈侧撞击（cam型撞击）或两者同时存在[95]。目前FAI被认为是青少年髋部疼痛的一个重要原因[163]。

患者通常表现为隐袭性的腹股沟疼痛，疼痛随着运动而加重。病理上常有盂唇裂伤，让患者描述疼痛部位时，患者常用手盖住髋关节前外侧，拇指和其余四肢呈C字形[25]。在髋关节屈曲内旋时可导致撞击，撞击诱发试验阳性（髋关节屈曲、内收、内旋）。影像学检查应包括骨盆的前后位（AP）和髋关节的正交位[30]。股骨颈头颈交界处的骨性隆凸表明可能存在凸轮样改变，然而，骨盆前后位片上髋臼过度覆盖或髋臼前后缘颠倒是钳夹样改变的表现。MRI可以帮助评估关节周围组织，包括软骨和盂唇[99]。

治疗包括改善臀部肌肉灵活性、骨盆协调性和姿势。撞击引起的髋关节炎发展缓慢，但是如果不及时治疗，会对关节软骨或盂唇造成永久性损伤。顽固性疼痛应通过开放性手术或关节镜治疗[52,92]。在青少年人群中，关节镜手术取得了良好的效果[33,43,148,149]，对于翻修手术的患者也可应用关节镜[135]。

Legg–Calve–Perthes 病

Legg-Calve-Perthes病是一种股骨头骨骺缺血性坏死的特发性自限性疾病。有人提出了血管相关的理论，但该病的确切病因目前尚不清楚。这种疾病在100多年前首次被描述，但对其病因和病理生理研究较少。该病通常在10岁以内发病，男性中常在4~8岁出现[87]。常累及单侧髋关节，双侧受累的约占15%，但几乎不会同时发病。发病机制复杂，常出现多个阶段，包括股骨头缺血性坏死、碎裂、吸收，股骨头塌陷，最后出现再骨化。Catterall[28]和Herring[67]分类是两种临床最常用的预后分型方法，主要依据股骨头坏死范围和部位进行预测。本病的自然病史存在个体差异，主要取决于诊断时的年龄和股骨头受累的程度。年龄<9岁且股骨头受累<50%是预后良好的预测因素[67]。发病年龄越小，以后骨生长和重塑的时间就越长。未接受治疗的Perthes病的儿童中，有50%会在50岁左右会出现髋骨关节炎[123]。

Perthes病是髋关节特有的疾病，通常表现为隐匿性单侧无痛性跛行。疼痛通常是轻微的，活动后疼痛加剧，并且向膝关节放射。最常见的阳性体格检查为髋关节内旋和外展受限。骨盆正位片和股骨近端侧位

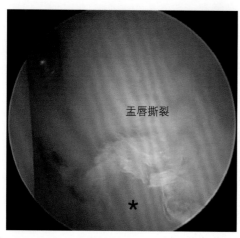

图136.5　左髋关节的关节镜图像，示盂唇一大的撕裂。黑色星号指示髋臼关节面

片有诊断价值（图 136.6 ）。治疗的目的是通过物理或手术方法保持股骨头和髋臼对位，方法包括牵引、石膏固定、外展支具，必要时进行肌腱松解，股骨或髋臼截骨。目前，对上述治疗方法的对比性研究较少。对于疾病进展晚期的患者需要行外科干预。对于年龄超过 8 岁，Herring 分级在 B 级及以上的患者，手术治疗效果更好[67]。存在 Legg-Calve-Perthes 病史的青少年可能在以后的生活中逐渐出现股骨头变形，可能会增加股骨 - 髋臼撞击的风险。对于此类患者，关节镜下行股骨头修整以恢复股骨头形态，短期内效果理想[50, 79]。

股骨头骨骺滑脱

股骨头骨骺滑脱（slipped capital femoral epiphysis, SCFE）包括股骨头近端骨骺向后移位，同时伴有股骨颈和近端股骨干的外翻、外旋。这是一种青春期常见的髋部疾病，最常发生在 10～16 岁的非裔美籍男性中[46]。SCFE 通常与青春期发育有关，但也可能由于创伤、内分泌失调或炎症引起。体重指数增加也是一个重要的危险因素[104]。60% 的病例可累及双侧。SCFE 的传统分类是基于症状和滑脱的严重程度。然而现阶段研究认为滑脱的机械稳定性对预后的判断更有价值。患者在不借助拐杖的情况下能承受自身重量，可以认为是机械稳定的滑脱，反之为不稳定滑脱[105]。不稳定滑脱通常是骨骺的急性骨折伴移位。

早期、准确的诊断可以有效预防 SCFE 导致的长期和短期并发症，包括关节软骨软化和股骨头缺血性坏死。稳定性 SCFE 症状持续的时间大约为 5 个月。

SCFE 起病常隐匿，表现为与活动相关的臀部、大腿或膝关节疼痛[91]。疼痛和功能障碍出现越晚，越有可能让稳定性 SCFE 进展为不稳定性 SCFE，这对长期预后有重大影响[88]。阳性体征主要为主动外旋受限，双髋前后位及蛙位片有助于诊断。如果怀疑有滑脱且平片阴性，应行 MRI 检查（图 136.7 ）。治疗首选手术治疗，现阶段治疗的金标准是用一颗螺钉穿过骨骺进行原位固定，对于存在严重滑脱且伴有明显畸形的患者，需要经过治疗脱位的手术入路进行 Dunn 截骨术[73, 100, 167, 186]。然而，滑脱是否稳定以及滑脱的严重程度与术后出现股骨头缺血性坏死的风险存在明显相关性。此外，在 SCFE 的基础上可能出现 cam 型改变。虽然 SCFE 病变后期能发生股骨头的重塑，但对于 SCFE 导致的髋臼盂唇和软骨损伤在后期常需要进行手术干预[35, 37, 96, 98, 164]。多项报道指出在 SCFE 患者取出固定螺钉的同时行关节镜下清理可以取得很好的效果[12, 29, 72, 96, 98, 174, 185]。此外，最近一篇关于关节镜联合截骨术的报道也显示了很好的疗效[152]。

结论

虽然涉及儿童和青少年髋部和骨盆的疾病很多，有的是疾病逐渐进展的结果，但大多数为创伤引起。因此，预防显得尤为重要。几乎所有的运动都涉及到下肢和核心稳定性。许多研究已经将缺乏核心稳定性与髋关节和骨盆损伤的发展联系起来[97, 133, 142, 170, 183]。这些研究强调了锻炼核心肌群的协调性，认为核心肌群的协调性能有助于降低青少年运动员髋部和骨盆损伤的可能性和（或）严重程度。减少和预防儿童和青

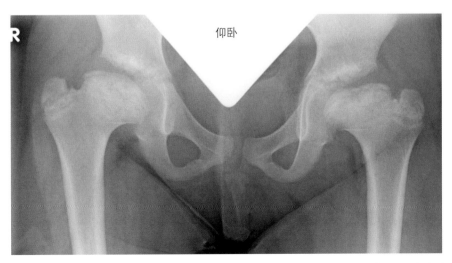

图 136.6　双侧 Legg-Calve-Perthes 病。右侧股骨头处于再骨化阶段，左侧处于破碎阶段

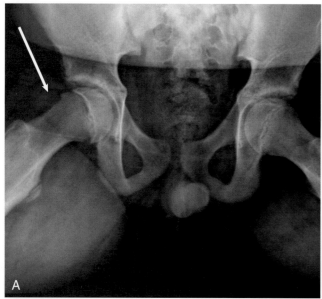
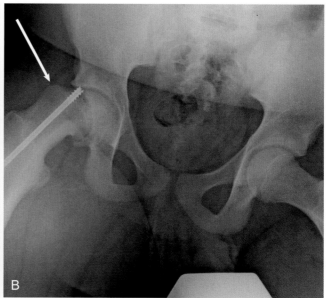
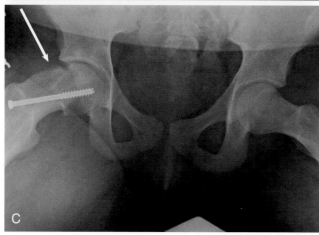

图 136.7　（A）右髋轻度股骨头骨骺滑脱，使用一颗空心螺钉行原位固定。白色箭头指示滑脱。（B）同一患者的骨骺从空心螺钉上脱落，滑脱继续进展。白色箭头指示干骺端隆起增高。（C）将滑脱的股骨头再次固定后，行骨生长端融合。白色箭头指示遗留的股骨 - 髋臼撞击

少年损伤的研究亟待进一步深入。

选读文献

文献：Eberbach H, Hohloch L, Feucht MJ, et al. Operative versus conservative treatment of apophyseal avulsion fractures of the pelvis in the adolescents: a systematical review with meta-analysis of clinical outcome and return to sports. *BMC Musculoskelet Disord.* 2017; 18(1): 162.

证据等级：V

总结：该荟萃分析纳入 596 名骨盆撕脱骨折患者，为手术和非手术治疗提供了相应证据。

文献：Ganz R, Parvizi J, Beck M, et al. Femoroacetabular impingement: a cause for osteoarthritis of the hip. *Clin Orthop Relat Res.* 2003; 417: 112-120.

证据等级：Ⅳ

总结：这篇文章是关于股骨髋臼撞击的开山之作。它深刻地影响了对髋关节疾病和治疗方案的理解。

文献：Millis MB, Lewis CL, Schoenecker PL, et al. Legg-Calve-Perthes disease and slipped capital femoral epiphysis: major developmental causes of femoroacetabular impingement. *J Am Acad Orthop Surg.* 2013; 21(suppl 1): S59-S63.

证据等级：V

总结：一篇关于造成股骨髋臼撞击的儿童髋关节疾病的优秀综述。本文强调了不可逆软骨损伤的发生，并提倡早期手术。

（Yi-Meng Yen, Mininder S. Kocher 著

周启云 译　陈拿云 校）

参考文献

扫描书末二维码获取。

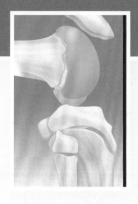

第 137 章

儿童和青少年运动员膝关节损伤

前交叉韧带损伤

传统认为骨骼未发育成熟运动员发生前交叉韧带（anterior cruciate ligament, ACL）损伤是罕见的。既往研究报道，在该类人群中 ACL 断裂的发生率为 1% ~ 3.4%[1-4]。ACL 胫骨止点撕脱比韧带断裂更常见[3]。然而，随着对这些损伤的认识提高，以及诊断方法的改进，尤其是 MRI 的出现，使得青少年人群中诊断 ACL 断裂的患者越来越多。ACL 损伤在 4 岁的儿童中也有报道[5]。在外伤导致关节腔积血的患者中，ACL 断裂的发生率高达 26% ~ 65%[6-9]。现在研究认为，骨骺未闭患者 ACL 断裂的发生率高于胫骨髁间棘骨折[10]。青少年运动员发生 ACL 断裂还是胫骨棘骨折主要取决于受伤的机制和髁间窝的形态[11-13]。

病史及体格检查

青少年与成人 ACL 的断裂具有相似的机制和临床表现。如前所述，关节积血的患者出现 ACL 损伤的比例高达 70%[14]。常见的主诉为在涉及膝关节旋转或加减速运动中，听到膝关节内"砰"的一声，即刻出现膝关节疼痛、肿胀和活动受限。与其他人群一样，青少年运动员可能在接触性运动中发生 ACL 断裂，但非接触性损伤更为常见。ACL 损伤后患者常描述在涉及膝关节旋转及加减速运动中有膝关节不稳定的现象，甚至在日常生活中也有膝关节不稳的表现。

查体时应该注意关节是否存在肿胀，对关节活动度（ROM）、下肢神经、血管进行常规检查，以及对髋、膝、踝关节的稳定性进行仔细评估。重点检查 Lachman 试验、前抽屉试验和内外翻应力试验。需要注意的是，青少年运动员因发育不成熟本身存在韧带松弛现象，因此，需要对健侧关节进行查体，必要时评估其他关节韧带的松弛度。怀疑 ACL 断裂的患者同时应该对半月板进行查体以除外联合损伤，包括关节线疼痛、屈曲挤压和 McMurray 试验。此外，对关节肿痛的患者，评估髌骨力线非常重要，因为髌骨不稳有时会存在与 ACL 损伤相似的临床表现。

对于可疑 ACL 损伤的青少年运动员患者，特别需要注意的是对身体发育状况的评估，有几种方法可以用来评估青少年的肢体发育状况。Tanner 和 Whitehouse[15] 生理发育评估方法主要关注身高、体重以及身高、体重的增长速度。Tanner 分期是体格检查中评估身体发育状况的最常用方法。尽管许多儿科医生能熟练运用这种评估方法，但遗憾的是，多数运动医学医生不熟悉这种方法。自身 Tanner 分期、术中 Tanner 分期和家庭成员的身体发育情况可作为评估身体发育的参考信息[16]。

影像学

对于青少年运动员，如果怀疑 ACL 损伤，应拍摄运动相关的膝关节 X 线片。包括站立前后位、侧位片、站立屈膝位或髌骨切线位、日出位片，这些体位的 X 线片可以用来诊断如剥脱性骨软骨炎（站立屈膝前后位明显）、髌骨半脱位（髌骨切线位明显）、髁间棘骨折（侧位片明显）等疾病，对于需要手术的患者需要拍摄双下肢全长片来评估力线。左手的正位片可以用来评估患者的骨骼成熟情况，可用美国的 G-P（Greulich and Pyle）图谱法，本章节就是采用的 G-P 方法[17]。最近又有一种新的确定骨龄的简化方法[18]。通常情况下，如果怀疑骨骺损伤，需要拍摄对侧肢体的 X 线片。Segond 骨折或外侧关节囊胫骨侧撕裂高度提示 ACL 损伤[19]。前外侧复合体/前外侧韧带（ALL）概念是目前 ACL 重建研究的热点，其重要性有待进一步研究，特别是儿童和青少年 ACL 撕裂患者，因为研究结果显示儿童发育阶段膝关节解剖结构存在多样性[20, 21]。

MRI 已逐渐成为评估 ACL 损伤的首选方法。ACL 损伤的直接证据有连续 3 个层面上表现出韧带的不连续以及髁间窝空虚征。髁间窝空虚征表现为在股骨髁间被液体信号占据而不见 ACL 信号,这种现象在 T_2 加权图像上最好诊断。急性 ACL 损伤或断裂可表现为韧带走行范围内的水肿信号,T_2 加权信号增强,同时可能伴有韧带形态异常。亚急性期,水肿信号减退,韧带走行内见卷发样改变。在慢性期甚至完全看不到 ACL 信号影[22, 23]。在一些病例中,当 ACL 与后交叉韧带(PCL)形成粘连时,在矢状位上可能表现为与正常 ACL 相似的影像。这时轴位和冠状位的图像可能会有帮助,需要特别观察 ACL 股骨侧止点[24]。当 ACL 股骨近端撕脱后与 PCL 粘连时,即使在关节镜检查时,都可能误认为正常。因为此时 ACL 胫骨止点正常,且在查体时可能造成假终末感。

前交叉韧带损伤的 MRI 间接证据包括关节腔积血和膝关节的对吻伤,这种情况下可见股骨外侧髁和胫骨平台后外侧的骨组织水肿信号影。此外,可见股骨髁滑车外侧沟加深的情况,一般深度大于 2 mm。MRI 上 ACL 损伤的其他间接证据包括 Segond 骨折、胫骨前移和 PCL 走行迂曲,这些往往是非特异性的[25]。

诊疗原则

青少年运动员 ACL 损伤是否需要手术往往很难决定,因为除了疾病本身,患者的运动需求、家庭及第三方因素等均会干扰临床决策。ACL 损伤行手术治疗的基本出发点是考虑到 ACL 损伤可能会导致继发性半月板、软骨损伤以及慢性膝关节不稳或无法返回运动状态[26]。但是在青少年患者中,这些风险必须与实施 ACL 重建相关的潜在并发症相平衡。并发症包括骨骺生长停滞导致的畸形或肢体不等长。

在动物实验中,发现跨骨骺的 ACL 重建技术会导致肢体发育停滞[27-30]。Guzzanti 等[27]率先在兔子模型中证实了这种风险。Houle[29]、Edwards 和 Grana 等[30]对犬和兔子的实验也证实了肌腱移植导致的局部张力改变会诱发骨或肢体的生长力线出现畸形的风险。而 Stadelmaier 等[28]的试验没有发现上述风险。

一些临床研究报道了青少年运动员在 ACL 重建后出现肢体生长障碍[3, 31, 32]。导致生长障碍和畸形的危险因素包括全层固定物或骨栓穿过骨骺以及外侧关节外的肌腱固定。一项荟萃分析结果显示在青少年运

动员接受 ACL 重建术后出现肢体生长障碍的总体风险为 1.8%[33]。

预防

青少年运动员,尤其是年轻患者的 ACL 损伤会导致严重的短期或长期后果。关于预防膝关节运动伤的方案已经制定,并且日益完善,这对个人和公共健康都很重要[34]。这些方案包括宣教和如何热身、提高肢体协调性、运动敏感性以及肢体下肢力量的训练[35-39]。运动医学医生可以给需要这些训练的青少年提供指导和帮助。一项纳入 24 个研究共 1000 多名患者的荟萃分析结果证实了这种指导对预防膝关节损伤,特别是 ACL 损伤是有用的[40]。对于年龄较小的儿童是否适合这种指导训练目前还没有定论。

保守治疗

青少年患者 ACL 损伤的传统治疗方法是推迟手术治疗直到骨骼成熟,期间使用保护性支具、物理治疗和调节运动方式[4, 41-44]。保守治疗的指征主要是患者个人因素或医疗因素会增加手术的风险,或者单纯的 ACL 部分损伤而无继发损伤。

前交叉韧带部分损伤的治疗

青少年 ACL 部分损伤与 ACL 完全撕裂的治疗原则相似。如果临床表现、查体与关节不稳和运动受限一致,或者患者合并半月板撕裂或软骨损伤以及关节反复出现积液,这表明虽然 ACL 部分损伤但存在功能缺失。如果临床表现和查体没有膝关节不稳的表现,那么可以考虑支具保护、物理康复和改变运动方式等保守治疗方法。

基于骨成熟度的 ACL 重建指导方案

Milewski 等[16]描述了一种用于青少年运动员损伤治疗的指导方案(图 137.1 和图 137.2)。在做出治疗决策时需要考虑患者的骨龄,目前判断骨龄主要是根据患者的手部平片[18]。

对青春期前的 ACL 损伤患者(即骨龄小于 7 岁),Kocher 等[45]建议采用关节内外结合的办法用髂胫束来重建 ACL。那些股骨外髁较小的大龄儿童,也适用这种方法[45]。

对于骨龄在 7~12 岁的青少年运动员,建议采用 Lawrence[46]等描述的全骨骺重建。Ganley 推荐了一种改进的技术,Anderson[47]描述了该技术用于骨骺长度

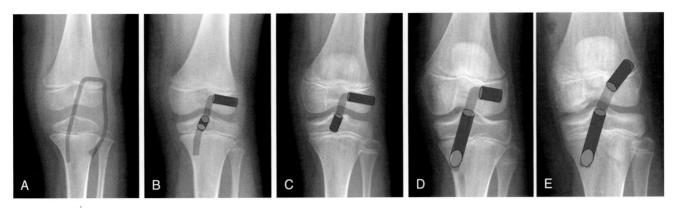

图 137.1 骨龄 6 ~ 14 岁患者的典型平片表现。（A）6 岁骨龄：Micheli-Kocher 关节内联合关节外手术。（B）8 岁骨龄：Anderson 全骨骺技术，该技术已经被改良。（C）10 岁骨龄：Ganley-Lawrence 全骨骺对接技术。（D）12 岁骨龄：股骨全骨骺，胫骨经骨骺混合技术。（E）14 岁骨龄：经骨骺股骨胫骨重建，软组织只在骨骺内（From Milewski MD, Beck NA, Lawrence JT, et al. Anterior cruciate ligament reconstruction in the young athlete: a treatment algorithm for the skeletally immature. *Clin Sports Med*. 2011; 30[4]: 801-810. ）

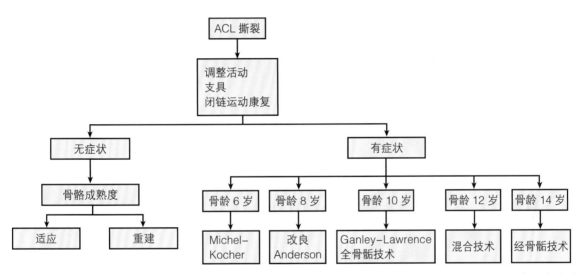

图 137.2 前交叉韧带（ACL）撕裂患者的治疗方案。在尝试调整活动、佩戴支具、闭链运动康复后，依然存在症状的患者应接受手术治疗。青春期前患者发生发育受限的风险最大，应使用骨骺旷置技术，例如全骨骺或关节内联合关节外重建。经骨骺软组织重建适用于年龄更大的或青春期后的患者（From Milewski MD, Beck NA, Lawrence JT, et al. Anterior cruciate ligament reconstruction in the young athlete: a treatment algorithm for the skeletally immature. *Clin Sports Med*. 2011; 30[4]: 801-810. ）

小于 20 mm 的青少年。在这些患者中，这种技术是将腘绳肌用皮质纽扣钢板固定在全长位于股骨和胫骨骨骺内的骨隧道中。

对于已 13 岁的女运动员和 13 ~ 14 岁的男运动员，推荐经骨骺用四股自体腘绳肌腱移植重建。如果认为肢体仍有生长潜能，并且术者倾向于将重建的 ACL 解剖定位在原有的韧带止点，则可以使用股骨全骨骺隧道和胫骨经骨骺隧道的混合技术。

治疗

前交叉韧带重建技术

在考虑 ACL 重建的手术时，我们需要去选择做不干扰骨骺、保护骨骺或传统的 ACL 重建技术，不干扰骨骺的技术分为以下两种，第一种是 Delee 和 Curtis[2] 首次提出的采用不钻孔自体髌腱移植方法，另一种则是 Brief[48] 和 Parker 等[49] 描述的用腘绳肌腱移植物重建 ACL 的方法。

Kocher 等[45] 描述并提倡对处于 Tanner 1 或 2 期的青春期前儿童使用自体髂胫束的关节内、外混合重建技术。这种重建技术没有骨隧道，如同 Losee 等描述的一样，在关节外侧通过髂胫束重建来控制小腿旋转（图 137.3）[50]。

Anderson[47] 和 Guzzanti 等[51] 描述了不干扰骨骺的腘绳肌移植物重建技术。两者都强调了在胫骨骨隧道外进行韧带张力的调节。Anderson 的重建技术是腘绳肌移植物穿过股骨和胫骨的隧道张力固定，在胫骨侧，将腘绳肌穿过胫骨骨骺，用螺钉固定在胫骨干骺端。

费城儿童医院的 Lawrence 等最近描述了 CT 引导下股骨和胫骨骨骺的全骨骺 ACL 技术[46]，术中建议使用 CT 扫描或透视来避免固定到干骺端（见图 137.1C）。

经骨骺的传统 ACL 重建技术报道相对较多[52,53]。这些传统技术主要适合于骨骼接近成熟的患者。Aronowitz 等[52] 和 Kocher 等[54] 报道指出对于 Tanner 3 期的青少年运动员几乎没有发生存在导致畸形和肢体不等长的风险。Shea 等[55] 通过观察行 ACL

重建青少年的膝关节 MRI 发现，骨骺的钻孔对股骨和胫骨的骨量影响不超过 5%，并且发现胫骨钻孔更靠近平台中心，而股骨更靠近边缘区，这也被认为会增加生长停滞的风险。

研究既往的手术技术我们会发现，既往的技术多通过经胫骨钻孔来实现穿骨骺的重建技术。在这些技术中多使用垂直隧道，这样可以通过在骨骺上产生一个较小孔径的孔来最小化骨骺损伤。然而，这种垂直钻孔很少能定位到 ACL 止点解剖足印上，因此无法完全恢复膝关节的生物力学性能。独立的股骨钻孔技术，如使用辅助内侧入路、双切口技术或者采用一种由外向内的逆行钻孔技术，从而将股骨隧道置于 ACL 解剖足印内。在骨骼发育不成熟的运动员中，Nelson 和 Miller[57] 的研究表明，这些钻孔技术产生的股骨隧道斜穿过股骨体部外侧，相比垂直、非解剖足印钻孔，会导致更大面积的骨骺和软骨破坏。鉴于这些新的解剖重建技术增加了生长障碍的风险，可采用全骨骺股骨隧道与传统的胫骨隧道结合的混合技术（图 137.4）。最近的解剖学研究已经描述了更安全的股骨隧道钻孔的解剖和 X 线透视技术[58,59]。具体来说，通过膝关节侧位 X 线标记定位，以避免外侧副韧带在 ACL 重建

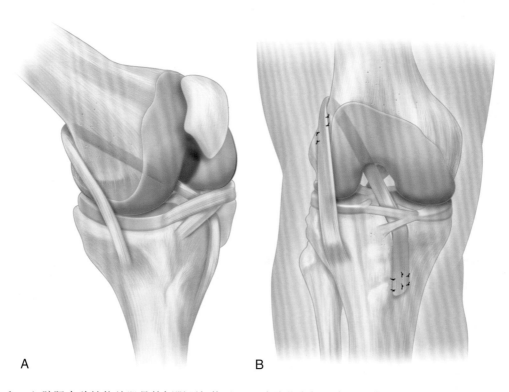

A　　　　　　　　B

图 137.3 （A 和 B）髂胫束移植物从股骨外侧髁顶部绕过，经膝关节内部和半月板横韧带下方进入胫骨近端的沟中。膝关节屈曲 90°，外旋 15°，将移植物缝合到股骨外侧髁上。然后膝关节屈曲 20°，再将移植物缝合到胫骨近端的骨膜上（From Scott WN, ed. *Insall and Scott Surgery of the Knee*. 5th ed. New York: Elsevier; 2012.）

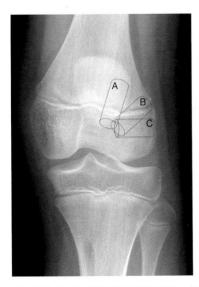

图 137.4　不同手术方式对股骨骨骺的影响部位和范围。（A）竖直骨道的位置，影响的骨骺最少，但不在原始 ACL 的足印上。（B）经典经内侧辅助入路或 outside-in 的解剖重建，可以将骨道打在 ACL 的解剖足印区，但会影响较多的股骨远端骨骺。（C）一种既在 ACL 足印区中心，又完全走行在骨骺中的骨道位置，可以避开股骨骨骺（From Milewski MD, Beck NA, Lawrence JT, et al. Anterior cruciate ligament reconstruction in the young athlete: a treatment algorithm for the skeletally immature. *Clin Sports Med*. 2011; 30[4]: 801-810. ）

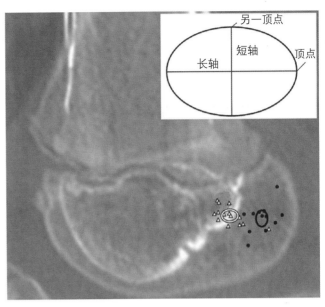

图 137.5　个体外侧副韧带止点（白色三角）和前交叉韧带止点（黑色三角）的分布和 95% 置信区间。插图标注了椭圆形的足印方向和术语（From Shea KG, Cannamela PC, Fabricant PD, et al. Lateral radiographic landmarks for ACL and LCL footprint origins during all-epiphyseal femoral drilling in skeletally immature knees. *J Bone Joint Surg Am*. 2017; 99: 506-511. ）

时对股骨外髁钻孔的干扰（图 137.5 ）。

术后管理与康复

　　青少年运动员 ACL 重建术后的康复与成年人相似。术后康复按进展不同分为几个阶段，阶段的划分主要以康复训练的结果来区分，而不是刻板的以时间来区分。

　　第一阶段的康复重点是减少手术对患者的创伤。早期是否需要支具保护目前存在争议，支具保护的好处是可以减少疼痛，减少关节积液相关的并发症，以及减少术后早期的关节屈曲挛缩；然而，长期的随访并没有发现支具对于关节活动度、松弛度、患者自我感受及功能评分方面存在优势 [63, 64]。在此阶段，强调将膝关节处于伸直位，认为这样能减少疼痛、髌股关节并发症及关节纤维化 [65]。Beynnon 等 [63] 的回顾性分析结果发现，ACL 重建术后即刻关节负重对移植物没有影响，而且还能减轻膝前疼痛。第一阶段的康复目标是减轻疼痛及关节肿胀，膝关节能完全伸直，屈曲达到 90°，恢复髌骨活动度和股四头肌的自主活动能力。达到这些目标则预示着可以进入下一阶段的康复训练。

　　术后第二阶段的目标是消除疼痛和积液，膝关节可以完全屈曲，恢复正常行走步态，改善本体感觉和增强股四头肌和腘绳肌肌力 [66, 67]。为了获得膝关节各肌群肌力和活动度的改善，需要进行等长和等张的关节附属肌群的锻炼 [68]。多项研究支持在康复计划早期40°～90° 范围内的等张练习和 0°、60°、90° 的等长练习可以在增强肌肉力量的同时最大程度减少髌股关节应力 [65, 69-75]。

　　应根据负重情况、疼痛程度和关节活动度来决定闭链练习的强度。闭链练习的好处包括强化肌肉力量、改善关节功能、促进肌肉和肢体协调性。早期的康复训练中，膝关节活动应限制在 0°～60°，这样可以减少 ACL 重建移植物和髌股关节的应力 [65, 71, 73]。在术后 9 周，ACL 重建移植物的抗张能力改善，可以增加膝关节屈曲范围内的开链和闭链练习强度 [65]。

　　在康复的第三阶段，主要目标是改善肌肉力量和肢体协调性，以使患者逐步开始跑步和爆发力的练习 [66, 67]。重点是加强对髋关节及核心肌群的力量和协调性。尤其在女性运动员中，髋关节横向运动、膝关节轴向运动以及左右移位活动被认为会增加 ACL 损伤的风险 [76-80]。康复中减少这些损害的方法是加强肌

📌 作者首选技术

前交叉韧带重建

- 骨骼发育未成熟患者，保守治疗或延迟重建的效果不佳，继发损伤的发生率增加，因此我们应将 ACL 重建安排在伤后 3～5 周内。
- 建议积液消除、ROM 完全恢复后手术。
- 如无法恢复全范围、无疼痛的 ROM，通常意味着半月板碎片移位。此时应尽早手术。
- 在行走无跛行之前，应鼓励患者使用拐杖。
- 建议在自如行走后使用拐杖，以预防半月板损伤。
- 我们初次 ACL 重建的移植物选择一直是腘绳肌自体移植物。
- 小于 8 mm 的移植物失效率增加[60]，在预张后应再次测量[61]；骨骼发育未成熟患者中的最小移植物直径依然存在争议。使用同种异体移植物进行加强很常用，但失效率可能增加[62]。考虑在对侧取腱，或利用其他移植物来源（股四头肌或对侧腘绳肌加强）。
- 我们根据患者的骨龄和通过左手前后位片确定的剩余发育潜能，决定手术的方式。
- 对于青春期前运动员，我们选择全骨骺重建，使用皮质微孔钢板固定。关节内联合关节外重建可以旷置骨骺，也可以在这类人群中进行，尤其是如果患者的骨骼成熟度低或者骨骺不足以达到需要的骨道长度。
- 术中荧光摄影和 CT 扫描是确定股骨和胫骨骨道相对于骨骺的位置是否合适所必需的。
- 在手术开始前就设置架设好 C 臂或 CT 扫描仪很重要，可以实现骨道的实时导航。
- 尝试进行全骨骺 ACL 重建时，胫骨近端骨骺处的骨道长度至少为 20 mm，以确保骨道内移植物的长度足够进行固定，并与骨道整合。
- 可在荧光摄影引导下，使用 FlipCutter（Arthrex, Naples, FL）等倒打钻钻取胫骨和股骨骨道。
- 在使用倒打钻进行钻孔之前，先放置一根小直径的克氏针，有助于确保钻取骨道时避开骨骺。这些钻头系统不是空心的，因此在钻孔之前将导丝取下。
- 可用界面螺钉或线袢固定对胫骨端和股骨端进行固定[46]。
- 在青春期患者中，我们进行的是杂交术式：股骨端骨骺固定，胫骨端经骨骺钻取骨道后，在骨骺远端进行固定。
- 透视仍然是成功避开股骨骨骺的关键。它也可用于测量从胫骨关节内口到胫骨骨骺的距离，以确定适当的胫骨螺钉长度。
- 胫骨隧道的放置应尽可能垂直，以最大程度减小骨骺被破坏的面积。
- 在青春期后期的患者中，股骨端行线袢固定，胫骨端使用扩张型固定装置。
- 若使用经骨骺股骨骨道，应在不破坏股骨隧道对 ACL 足印区的覆盖的前提下，尽可能经过股骨骨骺的中央，以减少骨骺差异性发育的可能性。

肉力量和下肢力线训练，这被认为能改善女性运动员的股骨和胫骨的运动学情况[81]。

重返运动不是基于一个特定的标准，而是基于一系列的标准，包括膝关节活动度、自身感受、下肢肌肉功能强度以及膝关节和移植物的稳定性[82]。在成年人中，重返运动的条件包括单足跳试验、腘绳肌和股四头肌肌肉力量达到健侧肢体肌肉力量的 85%，并且患侧腘绳肌与股四头肌肌肉力量比值相比健侧小于 15%[65, 83]。这种通过康复训练达到上述标准后开始回归正常运动的患者术后出现移植物断裂的风险明显降低[84]。一般来说，重建 ACL 的青少年运动员在经过康复训练后 6～12 个月能够重返运动。尽管对 ACL 术后常规使用支具存在争论，但部分研究主张应该对采用关节内外混合技术髂胫束骨骺外重建 ACL 的患者使用支具[63, 85]。

并发症

在青少年 ACL 损伤和重建后最严重的并发症是发育紊乱，动物研究的结果和随访观察都报道了此类并发症。交代病情时需要向患者及家属充分说明可能存在的生长障碍相关的肢体不等长、成角畸形甚至是过度生长的可能性。然后根据患者的骨龄选择合适的治疗方法，需要长期随访以动态观察任何生长紊乱的早期迹象直到骨骼成熟，常规检查方法包括下肢全长 X 线片。

未来展望

青少年运动员 ACL 损伤发生率的逐渐增加，使得围绕这一严重痉病的研究需要进一步深入，研究的重点是不同手术技术之间对患者运动状态和关节功能的长期影响。

半月板损伤

青少年运动员半月板撕裂的发生率一直在增加[86]。主要原因是医生的认识提高，青少年参与体育活动的人数增加，以及MRI等影像技术的进步。早期发现、及时处理半月板损伤对软骨的保护及膝关节力线维持至关重要。青少年患者半月板损伤后应该最大程度地保留半月板，因为过度清理对患者的长期预后存在很大影响[87]。

发育

在胚胎发育的第8周半月板开始形成（图137.6），到14周时解剖形态趋于正常[88]。整个半月板在胎儿时期是血管化的，但到9个月时血管化逐渐消退，这时半月板中央1/3已经失去血供[89]。到10岁时，半月板已发育成熟，这时内侧半月板外周约10%～30%的组织和外侧半月板外周10%～25%的组织存在血供[90]。

解剖学

半月板由Ⅰ型胶原纤维组成，Ⅰ型胶原纤维平行于半月板长轴呈圆弧形排列，其中穿插放射状、斜形和垂直排列的纤维，以减少环形中心应力[91]。内侧半月板的下面平坦，而上面呈凹状，这种形状可以增加股骨髁与胫骨平台的匹配度。因此，股骨与胫骨的接触面积增大从而能有效缓冲应力。内侧半月板呈

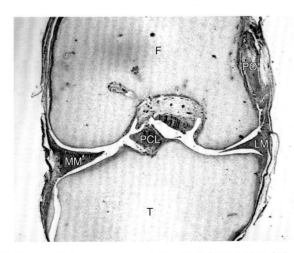

图137.6 胎儿HK24F，12.5周，冠状切面（见正文）。F，股骨；LM，外侧半月板；MM，内侧半月板；PCL，后交叉韧带；PO，腘肌；T，胫骨（Goldner，×20.）（From Scott WN, ed. *Insall and Scott Surgery of the Knee*. 5th ed. New York: Elsevier; 2012.）

C形，它覆盖了内侧胫骨平台大约50%，并通过半月板-胫骨韧带和冠状韧带附着于内侧关节囊。在屈膝过程中，伴随股骨后滚，内侧半月板可以向后平移2.5 mm。外侧半月板呈圆形，覆盖外侧平台70%。外侧半月板与关节囊在腘窝裂孔处无附着点，外侧半月板在屈膝时平移可达9～11 mm[91, 92]。Humphrey韧带和Wrisberg韧带是半月板-股骨韧带的附属结构，见于84%的人群中[93]。

病史及体格检查

除盘状半月板外，青少年半月板损伤通常是运动创伤引起的，受伤机制主要是膝关节扭转和变向导致。首要症状是疼痛，但同时可合并关节肿胀、打软腿以及关节交锁、卡顿、弹响等机械症状。一项研究结果显示，学龄前儿童（7～12岁）和青少年（13～18岁）发生急性创伤性膝关节积血的人群中出现半月板损伤的概率分别为47%和45%[8]。作者发现，在这两个年龄组中，内侧半月板损伤最为常见（70%发生在青春期前，88%发生在青春期）。在这一人群中应注意前交叉韧带撕裂的可能，因为在半月板损伤的青少年中有36%合并前交叉韧带损伤。

体格检查时，积液通常提示存在关节内结构损伤。青少年患者半月板损伤常在关节间隙内有压痛。关节活动可能因疼痛常无法检查。这时可以选择的另一种方法是改良的McMurray手法，即在膝关节屈曲30°～40°时进行内、外翻应力下的小腿旋转。双侧Lachman试验可以帮助检查有无ACL损伤。Lachman试验阳性是ACL损伤的可靠指标。KT-1000测量发现年轻患者胫骨前移增加[94]。Kocher等[95]的研究发现，由经验丰富的医生进行体格检查时，发现半月板损伤的概率很高。发现内侧半月板损伤的敏感性为62%，特异性为81%；发现外侧半月板损伤的敏感性为50%，特异性为89%。

影像学

常规检查应包括标准的膝关节前后位、侧位、屈膝后前位、髌骨切线位等X线片。这些影像有助于发现髌骨脱位、骨软骨骨折、髌骨骨折和游离体。膝关节隧道视图可以用来评估剥脱性骨软骨炎。髌骨切线位可以发现髌骨半脱位。

当病史和体格检查提示半月板撕裂可能但X线平片正常时，通常要求行MRI检查。与成年人相比，儿童的MRI在评估半月板撕裂方面的敏感性和特异

性较低，因为儿童半月板的血管丰富，半月板内强化信号有时类似半月板撕裂[96]。12 岁以下儿童 MRI 检查的敏感性和特异性分别为 62% 和 78%，12～16 岁青少年 MRI 检查的敏感性和特异性分别为 90% 和 96%[95]。MRI 上半月板撕裂主要表现为半月板内高信号到达半月板上表面或下表面。

临床决策原则

治疗儿童和青少年半月板损伤的基本原则是尽可能多地保留半月板组织，以减少继发性关节软骨损伤和退变。青少年患者半月板血供丰富，损伤后愈合的潜力大。因此，当青少年患者病史、体格检查和影像学检查均支持半月板损伤时，首先应该尝试保守治疗，只有保守治疗无效的情况下才考虑手术治疗。

治疗方案

保守治疗

半月板损伤的保守治疗方案包括休息、活动调整、物理治疗，必要时需要支具辅助。保守治疗通常建议用于没有机械症状或影像学检查结果不确定的患者。在没有出现继发症状的情况下可以继续保守治疗。

手术治疗

对保守治疗无效的儿童和青少年有症状半月板撕裂通常采用手术治疗。半月板富血供区（红 - 红区）小于 10 mm 的纵向撕裂，且探查时裂口张开小于 3 mm 的损伤在不修复的情况下可以愈合[97]。关节镜下半月板部分切除是最常用的手术，但半月板体积减小会增大胫股关节的接触应力。尸体研究显示，当小的内侧半月板桶柄状撕裂被切除后接触应力增加了 65%。内侧半月板后角被切除后接触应力增加 235%，等同于半月板全切[98]。一项对 20 例做过半月板部分或完全切除患者的随访研究，平均年龄 15 岁，随访时间 5.5 年，结果发现 75% 的患者仍有症状，80% 的患者出现骨关节炎的影像学证据，60% 的患者对治疗结果不满意[87]。在半月板全切患者中，经过 10～20 年的随访发现 50% 的患者在术后出现骨关节炎的影像学改变，伴有不适症状和关节功能下降[99]。目前青少年运动员半月板部分切除术的适应证包括不可修复的半月板损伤，如放射状撕裂、桶柄状撕裂或者乏血供区（白 - 白区）内伴有退变的复杂撕裂。对于半月板的损伤，通常只做半月板部分切除而不是全切除术。

许多青少年患者的半月板撕裂是可以自行愈合的。最容易愈合的损伤类型包括红 - 红区或红 - 白区的纵向撕裂、撕裂组织无明显损伤的桶柄样撕裂以及外侧半月板后角裂伤，该区域有很好的血液供应。关节镜技术步骤包括首先对半月板边缘的退变组织进行切除，其次刨削半月板周围的滑膜组织或者在损伤区域周围钻孔以增加局部血液供应。垂直褥式缝合技术仍被认为是一种有效的缝合技术。使用可吸收或不可吸收的缝合线，以垂直或水平的方式穿过半月板，最后在关节囊外缝合打结。可以通过后内侧或后外侧入路修复半月板后角裂伤，但需要注意后方的神经血管结构。对于孤立的前角撕裂或桶柄状撕裂的前部，从外到内的缝合技术通常是有帮助的。如果需要，可通过后外侧或后内侧开放手术切口进行半月板周缘撕裂的修复，尤其对于膝内侧间室狭窄的半月板后角损伤[100]。全内技术在近年逐渐开始流行起来，这种技术包括用针、箭等技术将撕裂的半月板固定在关节囊或周边的半月板上。这种技术的缺点是无法穿过撕裂口对撕裂部位进行加压。最近的一项荟萃分析表明，在进行 ACL 重建时，相比传统的从内到外垂直褥式缝合技术，这种全内技术的失败率更高[101]。新的半月板损伤修复系统使用缝线，可以在撕裂处加压。当然，相比传统褥式缝合，这些新技术的远期效果有待进一步观察。

术后处理

青少年患者半月板损伤的术后处理与成人相似，首要问题是向患者和家属充分告知术后运动的限制和康复锻炼的注意事项。通过告知会提高术后使用支具、负重限制或采取特殊康复方案的依从性。

半月板修复、移植和半月板切除的术后康复方案各不相同。因此，应该告知理疗师手术的主要步骤。此外是否伴有韧带和软骨的损伤也影响术后护理和康复方案[102]。

半月板部分切除术后，为了减少术后积液形成及股四头肌萎缩，大多数外科医生允许患者在术后即刻开始拄拐负重。半月板切除术后的早期康复目标包括缓解疼痛和肿胀，恢复关节在 0°～90° 内的活动度，从止痛性步态恢复到自然步态，以及能够自主控制下肢的肌肉活动。术后 6 周左右能够实现在正常活动膝关节时不出现疼痛[102]。后期的训练主要是进一步加强下肢肌肉力量训练，以期在 3 个月左右恢复到术前的功能状态。

根据手术技巧和半月板修复的部位，许多外科医生建议限制负重至术后 4~8 周，并且在术后 4~6 周内用铰链式膝关节支具限制膝关节活动度，以尽可能减少关节的应力和剪切力。康复的最初阶段强调在不损伤半月板修复部位的情况下缓解疼痛和肿胀，改善膝关节活动度，同时恢复股四头肌的自主活动。理疗和神经肌肉训练强度应该与术后关节活动度和负重情况一致进行，以最大限度地减少半月板修复和髌股关节的应力。

单纯行半月板损伤修复的青少年，如果在术后 4~6 个月后膝关节活动度和肌肉力量完全恢复，并且在功能活动期间没有症状，这时可以重返运动 [102]。无论进行何种类型的手术，当患者存在胫股关节疼痛、髌骨摩擦痛、膝关节活动度下降、髌骨活动减少或持续关节积液，医生应该给予积极干预 [102]。

预后

儿童和青少年半月部分或板全切术后的长期疗效较差，出现骨性关节炎的时间较早 [87, 98]。虽然年轻患者半月板修复的成功率较高，但关于这个年龄组半月板修复的长期研究结果较少。一项涉及 29 例关节镜下半月板修复的患者，26 例获得随访，平均年龄 15.3 岁，术后 5 年的随访中均没有出现半月板相关的症状，26 例患者中 24 例恢复到了伤前运动水平。值得注意的是，26 例患者中有 15 例同时进行了前交叉韧带重建，所有的撕裂都发生在内侧或外侧半月板的后角。29 例患者中 22 例半月板损伤发生在富血供区（红-红区）。从受伤到手术的平均时间为 6.7 个月。25 例采用从内到外缝合技术，4 例采用全内缝合技术 [103]。另一项涉及 71 例青少年患者的半月板修复随访，患者平均年龄 16 岁，在平均 51 个月的随访中，75% 的患者出现了临床愈合。所有的撕裂都延伸到了无血管的白-白区，采用从内到外技术修复。同时进行 ACL 重建的患者临床愈合率更高，为 87%。基于 ACL 重建患者半月板愈合率增加，许多人主张采用骨髓刺激技术来增加单纯半月板撕裂伤的愈合率 [104]。临床结果证明这是一种行之有效的办法 [104]。

并发症

关节镜下半月板部分或全部切除或修复的并发症相对少见，可能的并发症包括疼痛性神经瘤、关节纤维化、复杂的局部疼痛综合征，以及手术刺激或植入物突起导致的医源性软骨损伤。

未来展望

尽管半月板修复的短-中期结果令人满意，特别是同时重建 ACL 的临床愈合率高，但需要长期观察随访来验证不同方法对降低骨关节炎风险的差异，同时也期待新的技术方法出现。

盘状半月板

1887 年 Young 在进行尸体解剖后首次描述了盘状半月板，它几乎只存在于外侧半月板，一些研究显示其在亚洲人口中的发生率较高，约为 15%；然而。它在美国人口中的患病率仅为 3%~5% [105]。20% 的患者双膝同时存在。盘状半月板的实际患病率是未知的，因为许多盘状半月板是无症状的。

盘状半月板覆盖胫骨外侧平台的面积通常超出正常且呈均匀增厚。它代表了一类半月板的形态特征和稳定性。半月板在整个发育过程中不呈现盘状结构，因此，盘状半月板被认为是一种先天性畸形。半月板厚度和宽度的增加也可能是由于发育过程中不稳定的半月板的代偿性改变所致 [106]。

分型

渡边（Watanabe）分型系统最常用（图 137.7）。根据关节镜下表现和半月板的稳定性，本分型系统描述了盘状半月板的三种类型。Ⅰ型（稳定、完全）关节镜探查时半月板均匀增厚，呈垫片状完全覆盖整个外侧平台，探查时稳定。Ⅱ型（稳定、不完全），盘状半月板覆盖胫骨平台的 80% 或更少。Ⅲ型半月板也称为 Wrisberg 变异（不稳定），半月板后角增厚，而其他部位表现正常。这种类型的半月板后角附着点只有板-股韧带（Wrisberg）韧带，因此半月板后角移动度大。当膝关节伸直，盘状半月板后角被挤入髁间窝，从而导致膝关节弹响综合征。Klingele 等 [108] 检查了 128 个盘状半月板的外周稳定性，发现 62.1% 是完全型，37.9% 是不完全型。半月板周边不稳占 28.1%，其中 47.2% 的不稳定发生在前角，38.9% 的不稳定发生在后角，中间 1/3 不稳占 1%。半月板周缘不稳在年轻患者中更为常见，平均年龄为 8.2 岁，见于完全盘状半月板患者。

病史及体格检查

盘状半月板的临床表现可能有所不同。稳定的盘状半月板通常在大龄儿童中发现。这些儿童表现出类

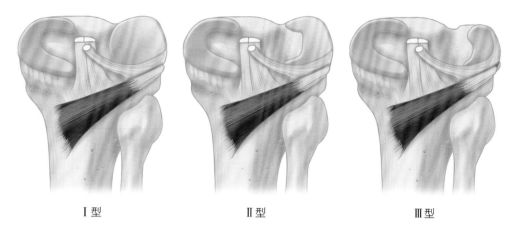

Ⅰ 型　　　　　　　　　　Ⅱ 型　　　　　　　　　　Ⅲ 型

图 137.7　外侧盘状半月板的 Watanabe 分型。Ⅰ型为完全型，Ⅱ型为不完全型，Ⅲ型为 Wrisberg 型（From Scott WN, ed. *Insall and Scott Surgery of the Knee*. 5th ed.New York: Elsevier; 2012.）

似于半月板撕裂的膝关节症状。盘状半月板厚度增加，并且血供异常，因此很容易导致半月板撕裂[89]。与正常半月板相比，在电子显微镜下，盘状半月板的胶原纤维数量减少，排列紊乱[109]。盘状半月板常无症状，常在因其他原因行 MRI 或膝关节镜检查中偶然发现。

儿童中不稳定的盘状半月板常表现为膝关节内间歇性弹响，这种现象被称为"膝关节弹响综合征"，通常发生在膝关节从屈曲到伸直的过程中。它可能会引起疼痛和恐惧[110]。不稳定盘状半月板通常见于大龄青少年，半月板形态呈 Wrisberg Ⅰ型。这种类型的半月板呈硬块状覆盖整个胫骨平台[108]。

查体阳性发现包括关节积液、活动受限、伸直末期不适感、外侧关节间隙局部隆起，关节间隙压痛阳性，McMurray 试验可诱发疼痛或弹响。McMurray 试验中出现这种弹响是不稳定的外侧半月板半脱位的结果。盘状半月板患儿常表现为类似膝关节屈曲挛缩的终末伸展受限。盘状半月板容易双侧肢体发病，因此要注意对健侧肢体进行查体。

影像学

大多数盘状半月板患儿的标准膝关节 X 线片是正常的，但一些 X 线片可能会提供一些线索，如股骨外侧髁呈方形，外侧关节间隙增宽，胫骨外侧平台呈杯状，胫骨棘发育不良。

MRI 是诊断盘状半月板的首选影像学方法。在冠状位上，如果半月板体部最窄处的宽度大于 15 mm 或半月板宽度超过胫骨平台宽度的 20%，或者在 5 mm 层厚的膝关节矢状位 MRI 片中连续三张或以上均可以观察到外侧半月板的前角与后角连接，根据上述情况可以做出诊断[111, 112]。Ⅱ型（不完全型）和Ⅲ型（Wrisberg 变异型）盘状半月板在 MRI 上可显示正常。然而。Ⅲ型盘状半月板后角可能有轻微前脱位，或在外侧半月板和关节囊之间存在 T_2 加权像上高信号，类似于半月板周围撕裂[113]。MRI 诊断儿童盘状半月板的敏感性较低（38.9%），而通过体格检查诊断儿童盘状半月板的敏感性为 88.9%[114]。

决策原则

无症状并且偶然发现的盘状半月板，应该予以动态观察。部分盘状半月板患者膝关节功能良好，可能已经适应了这种异常的解剖结构。有症状的盘状半月板患者，如保守治疗失败，则需要手术干预，治疗方案类似于正常半月板撕裂。手术指征包括盘状半月板伴或不伴有 MRI 所示的撕裂。

治疗方案

症状性盘状半月板在行关节镜下处理前，首先要明确的问题是切除范围。主要治疗方式为半月板部分切除术，也称为成形手术。成形手术是通过对半月板进行修整以重塑一个稳定、有功能的半月板。在修整时至少保留 6~8 mm 的周缘，周缘保留过多被认为会增加半月板重复撕裂的风险[115]。修整后的半月板可能比正常厚，这时可能需要进行半月板下表面的部分切除来重建一个更正常的结构。

如果成形后出现周边不稳定，则需将半月板与周围关节囊进行缝合。盘状半月板修整术后的半月板撕裂与非盘状半月板撕裂的修复方式相同。无法修复的撕裂可进行切除以恢复半月板的稳定性。如果修整后仍存在半月板水平状撕裂，则通常切除不稳定部分。儿童和青少年很少做半月板全切除术，只在无法挽救半月板的病例中才进行。

术后康复

盘状半月板术后的康复与正常半月板损伤的处理相似。对于只行半月板成形术的患者，可以允许术后即刻恢复负重和膝关节活动[116]。术后早期进行膝关节伸直练习是至关重要的，因为这些患者在病程中由于膝关节完全伸直受限往往存在不同程度的屈曲挛缩。对于行成形手术或半月板修复的患者需要用铰链式支具将关节活动度限制在0°~90°，并且6周内限制完全负重[116]。术后4个月左右可以重返运动。

结果

半月板全切除术不再作为有症状的盘状半月板的治疗方法，长期的随访结果也存在差异。Habata等[117]和Okazaki等[118]对半月板全切术后患者进行随访，随访时间14~16年，结果发现这些患者膝关节功能评分良好，影像学很少有继发性退变表现，结论认为青少年患者半月板切除后对关节软骨应力增大产生了适应。另一项研究的作者对17例平均在9岁时接受半月板全切除术的青少年患者进行随访[119]，经过19.8年的随访发现10例膝关节出现临床症状，在X线片上也出现外侧间室的骨关节炎改变。2例膝关节出现股骨外侧髁的剥脱性骨软骨炎。另一项研究中作者比较了125例完全和不完全盘状半月板治疗的远期临床和影像学结果。这些患者接受了半月板部分或全切除术[120]。结果发现部分半月板切除患者在5年随访期内影像学表现优良，长期的预后主要与半月板切除的量存在相关性。

成形手术越来越成为治疗盘状半月板的标准手术方法，这种技术的中短期随访结果已经被报道。在一项回顾性研究中，作者观察了11个行成形手术的盘状半月板的膝关节，患者平均年龄为11.5岁[121]。经过4.5年随访发现所有膝关节功能和影像学表现良好。另一项研究中，作者连续观察了27个因盘状半月板行成形和修补术的患者，平均年龄10.1岁[122]。在手术前，作者发现77%的盘状半月板是不稳定的，半月板前角不稳定最常见。经过3.1年的随访，21例患者临床效果良好，3例患者仍存在膝关节疼痛。在接受成形手术的患者中，39个月的随访结果显示半月板宽度较小（<5 mm）和术后半月板突出平台的程度与关节退变存在相关性[123]。虽然中期结果令人鼓舞，成形手术对延缓影像学或症状性骨关节炎的长期效果需待进一步验证。

接受半月板全切术的患者可以考虑行半月板移植。在非盘状半月板的尸体研究中，外侧半月板切除术可使总接触面积减少45%~50%，局部最大接触应力增加235%~335%[124]。尽管盘状半月板与非盘状半月板的膝关节相比有一些解剖学和生物力学上的差异，但可以肯定的是这些不同是非常重要的，在考虑半月板全切术后行半月板移植时应该考虑到这些变化。半月板移植可以增加总接触面积，降低最大局部接触压力。在一项研究中，14名患者因外侧盘状半月板撕裂行半月板全切术，术后后接受了同种异体半月板移植[125]。随后平均4.8年的随访显示Lysholm膝关节评分从71.4分提高到91.4分，只有1例在术后进行的6次关节镜检查时发现移植物撕裂。同样，在36名年龄在12~16岁的患者中，半月板移植改善了患者的主观症状，半月板再手术率仅为6%，没有移植失败[126]。这些中期结果令人鼓舞。

并发症

关节镜治疗盘状半月板的相关并发症与正常半月板相似。可能最令人担心的是出现骨关节炎的风险，特别是在半月板全切除或次全切除的患者中。与正常半月板相比，盘状半月板出现再撕裂的概率更高。此外，盘状半月板切除术后可能会导致股骨外侧髁出现剥脱性骨软骨炎。

尽管这不是一个并发症，但运动医学医生应该意识到双侧盘状半月板的高发生率。Patel等[127]的研究结果显示存在双侧盘状半月板患儿仅有1例双膝均存在症状。他们发现，年龄小于12岁的完全型或Wrisberg型盘状半月板患者更容易出现症状，双侧均需要手术治疗。

未来展望

随着对盘状半月板发病机制认识的不断加深，对稳定的无症状盘状半月板的治疗存在争议。传统的治疗主要是动态观察。然而，预防性切除可能会避免远期出现症状、不稳定或半月板撕裂。此外，对盘状半月板行成形手术的患者，是否同时行半月板修补对出现外侧间室骨关节炎的风险需要进一步观察。

髌骨不稳定

每 10 万名儿童中约有 43 人患有髌骨不稳定[128]。人们普遍认为与其他膝关节韧带损伤或其他关节不稳，如肱盂关节不稳相比，髌骨不稳的患者更容易恢复运动。然而，Atkin 等[129] 发现髌骨不稳的运动员中只有 66% 的人重返运动，其中 50% 的人在 6 个月的随访中出现一定程度的运动能力受限。儿童和青少年人群髌骨再脱位的发生率很高。Buchner 等[130] 的研究结果显示髌骨不稳的整体再脱位率为 25%，小于 15 岁的患者的再脱位率为 52%。Cash 和 Hughston[131] 发现，11～14 岁的青少年再脱位率为 60%，而在 15～18 岁的青少年中再脱位率为 33%。一项研究发现女性的脱位率更高，但随后的荟萃分析显示没有明显的性别差异[132]。有髌骨不稳定家族史的患者，再次脱位的风险明显增加，特别是当父母有过重复脱位病史[129, 133]。在最近的一项长期随访研究中，髌骨不稳定患者在 25 年随访时，髌股关节炎的发生率为 50%。在复发性脱位和伴有软骨损伤的患者中情况更为严重[134]。这表明，预防反复不稳定对关节长久健康非常重要。

胚胎学

髌骨在妊娠的第 7 周发育，但直到 4～6 岁才开始骨化[135]。新生儿髌骨软骨面和滑车沟就已经成型，但随着年龄的增长，髌骨软骨和滑车软骨接触面的软骨逐渐变薄，从而使滑车沟更加明显。软骨性滑车沟的角度在发育过程中一直保持在 134°～155°，而骨性滑车沟角与年龄呈反比（图 137.8）[128]。

病理解剖学与危险因素

多种解剖因素和潜在的遗传倾向可能是导致年轻运动员复发性髌骨不稳定的风险。这些因素包括家族史；高位髌骨；滑车发育不良；解剖 Q 角增大；胫骨结节-滑车沟距离增加；内侧髌股韧带（MPFL）功能不全；股内侧斜肌（VMO）发育不全；膝外侧结构紧张或挛缩，包括髌外侧支持带、髂胫束、股直肌和股外侧肌；股骨前倾；胫骨向外扭转；膝外翻；可能还包括过度的足内翻。

病史及体格检查

与成年患者相比，青少年患者对既往出现过的髌骨不稳症状常描述不清。通常情况下，年轻的患者主诉为"我的膝关节脱臼了"或者提供了与前交叉韧带损伤非常相似的病史。会说扭伤时听到或感觉到"砰"的一声，并立即出现疼痛和肿胀。如果患者自诉在运动场上真的发生了髌骨脱位，应询问是否有保健医生或在急诊科进行了复位。此外需要询问是否有髌骨半脱位的家族史。如果出现关节交锁、弹响等机械症状，可能预示着存在关节内游离体。既往有膝关节疼痛史的患者尤其需要考虑，例如，膝关节前疼痛和上下楼梯及下蹲时疼痛。这些年轻运动员还应评估对侧膝关节的疼痛或不稳定症状。在评估这些患者时，了解关节是否有过度松弛的病史是有用的。

当检查一个年轻的运动员，无论有明确髌骨脱位或慢性髌骨不稳定，重点要检查是否有关节腔积血或积液。比较双侧的股四头肌周径，特别要注意股内斜肌的容积。需要进行全面详细的关节查体，如韧带检查、关节压痛及半月板检查。针对髌股关节的评估，应进行髌骨恐惧试验以评估主观不稳定性，髌骨滑

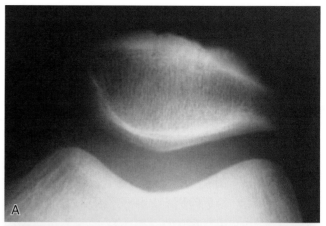
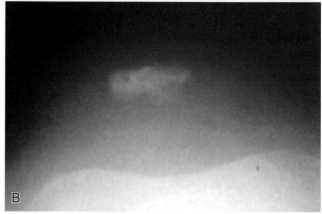

图 137.8　一名成年人（A）和一名 8 岁儿童（B）的髌股关节日出位像（From Hinton RY, Sharma KM. Acute and recurrent patellar instability in the young athlete. *Orthop Clin North Am*. 2003; 34: 385-396.）

动和倾斜试验用来评估髌骨外侧活动和外侧韧带紧张度。在评估膝关节活动度的同时，也应评估髌骨轨迹。J形征的出现表明存在髌骨不稳定。评估下肢力线时需要测量Q角、股骨前倾角，以及有无胫骨外旋和扁平足畸形。

影像学

标准X线片包括站立前后位、侧位、髁间棘位、髌骨切线位。侧位片可以评估是否存在高位髌骨，这是髌骨不稳定的危险因素。Insall-Salvati比在青少年患者中难以应用，因为髌骨和胫骨结节的有些部位仍然是软骨。相反，可以使用Blackburn-Peel法或者Koshino法来评估髌骨高度（图137.9）[136,137]。前后位、侧位和髌骨切线位片可评估有无髌骨骨折、韧带撕脱或髌骨及股骨骨软骨骨折。然而，放射线检查仅能发现23%的骨软骨损伤[138]。

MRI在评估髌骨不稳定患者方面是有用的。在评估内侧髌股韧带（MPFL）损伤时，MRI敏感性和特异性分别为85%和70%[139,140]。MRI可以确定骨软骨损伤的位置和程度，以及韧带断裂的部位。髌骨脱位后可见典型的骨挫伤，表现为在髌骨内侧面和股骨外侧髁中部的水肿信号。

决策原则

髌骨不稳定对骨骼发育未成熟运动员、其父母和运动医学医生有时是一个非常棘手的问题。首先，需要评估患者髌骨不稳定的范围，判断髌骨不稳定的原因是急性创伤造成的，还是慢性不稳或非创伤性的。其次，骨软骨骨折或软骨游离体需要通过病史、查体及影像学检查来评估。在骨骼发育未成熟患者的首次髌骨脱位中，更常见的是髌骨软骨损伤和内侧髌股韧带损伤[141]。出现游离体可能需要及早进行外科手术。还需要注意有无导致髌骨不稳的危险因素，包括高位髌骨、滑车沟浅、滑车发育不良、MPFL损伤、髌骨倾斜、膝关节外翻、股骨前倾、胫骨外旋、足外翻扁平畸形以及胫骨结节发育不良。最近的一个经济学模型报告，在治疗青少年首次髌骨脱位时，非手术和手术治疗的成本效益相当，但最初接受手术处理的患者在10年后的质量调整寿命年（QALY）增加最多[142]。

治疗方案
非手术治疗

对于不存在膝关节游离体导致机械症状的首次髌骨脱位，保守治疗是标准治疗方案。髌骨脱位后是否立即制动存在争议。Maenpaa和Lehto[143]研究指出，脱位后立即活动的再脱位率高出最初接受固定

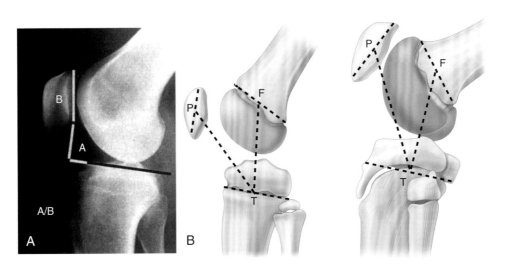

图137.9 （A）Blackburne-Peel比值（A/B）是髌骨关节面下缘到胫骨平台的垂直距离（A）和髌骨关节面长度（B）的比值。（B）Koshino系数（PT/FT）是髌骨（P）中点到胫骨近端骨骺中点的髌骨-胫骨距离（PT）与股骨远端骨骺中点到胫骨近端骨骺中点的股骨-胫骨距离（FT）的比值（A From Blackburne JS, Peel TE. A new method of measuring patellar height. *J Bone Joint Surg Br*. 1977; 59: 241-242; and Scott WN, ed. *Insall and Scott Surgery of the Knee*. 5th ed. New York: Elsevier; 2012.B From Koshino T, Sigimoto K. New measurement of patellar height in the knees of children using the epiphyseal line midpoint. *J Pediatr Orthop*. 1989; 9: 216-218. ）

患者3倍。大多数运动医学医生建议先制动数周，然后逐渐过渡到活动状态。常用带有髌骨稳定装置的铰链式膝关节支具固定，直到膝关节恢复到ROM内无痛状态。建议进行物理治疗，以协助恢复ROM、减轻软组织肿胀和增强股四头肌力量（特别是股内侧斜肌），包括肌肉电刺激以及髌骨粘贴胶带。McConnell胶带贴扎已被证明可以减少康复过程中的疼痛和增加股四头肌活动度，尽管可能无法真正将髌骨拉向内侧[144,145]。此外，康复训练应包括核心及髋关节稳定性等协调下肢动力链的锻炼。因为这些力可能对控制髌股关节的稳定性和减少疼痛非常重要[146]。后期的康复训练集中在持续的股四头肌强化、步态训练、等张练习、本体感觉训练以及在允许完全重返运动之前的运动专项训练。通常在完全恢复膝关节活动度，没有疼痛、肿胀或不稳定症状后才允许重返运动。一些医生可能会选择在肌肉力量达到健侧的80%~85%时，以及能完成单腿或双腿跳跃试验时就开始让患者重返运动。

手术治疗

青少年患者的首次急性髌骨脱位，如果有移位的骨软骨骨折，通常需要立即手术干预。对于直径＞1 cm的有骨质附着的损伤常予以ORIF。骨块较小或其上无骨质时可以取出。骨软骨缺损早期可以行软骨成形或微骨折治疗。较大的病变可能需要进一步治疗，包括自体骨软骨移植（osteochondral autograft transplantation, OATS）、基质诱导的自体软骨细胞移植（matrix-assisted autologous chondrocyte implantation, MACI）或同种异体骨软骨移植。

MPFL是阻止髌骨外移的主要韧带。在术中重建MPFL的完整性对恢复髌骨的稳定性至关重要。早期可以对MPFL进行修复，但这种修复的长期随访结果存在争论[147-150]。MPFL可以通过自体或异体移植物重建。重建时需要确保移植物有足够的长度，特别是在进行双束固定时（图137.10）。MPFL股骨侧附着点，就在股骨内上髁的后侧，与骨骺很近。如果靠近骨骺区固定移植物或钻取骨道会增加骨生长

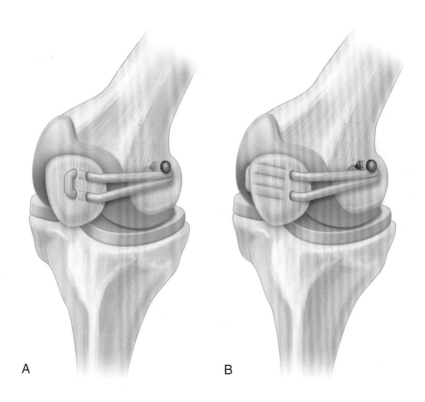

图137.10 （A）股薄肌肌腱内侧髌股韧带（MPFL）重建，肌腱穿过髌骨内侧两个骨道。骨道出口位于髌骨中线，不需要穿过整个髌骨。股骨端利用界面螺钉固定于收肌结节。（B）股薄肌肌腱 MPFL 重建，肌腱穿过髌骨近端两个横行骨道。股骨端利用界面螺钉固定于收肌结节（[A] From Scott WN, ed. *Insall and Scott Surgery of the Knee*. 5th ed. New York: Elsevier; 2012; courtesy M. Lind. [B] From Christiansen SE, Jacobsen BW, Lund B, et al. Reconstruction of the medial patellofemoral ligament with gracilis tendon autograft in transverse patellar drill holes. *Arthroscopy*. 2008; 24: 82.）

障碍或停滞的风险。因此，通常需要将股骨附着点置于非解剖位置，以避免伤及骨骺。这个位置一般选在内上髁近端偏前，距离生长板 4 ~ 5 mm[151]。然而，部分研究者建议在紧靠骨骺近端进行固定或钻骨道。髌骨固定可采用单骨道或双骨道固定。MPFL移植物髌骨侧可通过螺钉固定，也可以将移植物穿过髌骨反折，不需要额外固定装置。在 MPFL 重建中，保持移植物适当的张力也是至关重要的。根据 Wall 和 Romanowski 的观点，应向 MPFL 移植物施加关节屈曲 30° ~ 60° 时受到的张力[151]。如果屈膝时髌骨向内侧移动，则移植物股骨侧固定应向远端移动。如果伸直位髌骨内移，则向股骨近端固定移植物。如果固定太靠股骨髁前方，则移植物在膝关节屈曲和伸直末期过于紧张。如果固定太靠后，则移植物在膝关节伸直末期和屈曲时过于松弛。

骨骼发育未成熟的运动员，尤其是儿童的髌骨不稳定，是运动医学医生需要面对的一个特殊挑战，在手术时因为胫骨结节骨骺问题让医生无法选择行胫骨结节截骨手术。许多"非解剖重建"方法已被用于极具挑战性的髌骨移位儿童患者中，如先天性髌骨脱位、关节软骨代谢疾病、神经肌肉疾病、代谢性疾病以及肢体力线异常导致的髌骨不稳等。

对于髌骨不稳，很少单独采用单纯髌骨外侧松解技术，这种方法在对长期慢性髌骨脱位或先天性脱位的患者中常与其他手术技术结合使用。

在 Galeazzi 髌骨脱位手术中用半腱肌作为移植物。这种方法是用开环取腱器取半腱肌腱，远端仍附着在骨面上，暴露髌骨，由近端外侧向远端内侧钻骨道。肌腱逆行穿过髌骨骨道后反折。在膝关节屈曲 45° ~ 60° 保持张力的情况下将半腱肌反折处与骨道口的肌腱部分缝合固定。

Roux-Goldthwaite 手术是常用于骨骺未闭合患者的另一种非解剖重建技术[152-154]。此手术纵行劈开髌腱，将劈开的髌腱外侧束自胫骨结节处分离，将分离的外侧髌腱从内侧髌腱下方穿出后固定在鹅足部位。尽管在此过程中也要求在膝关节屈曲 45° ~ 60° 保持张力的情况下固定，但髌腱在纵行劈开后很难达到合适的张力，这也是这种技术使用的限制因素。这种技术常与髌骨内侧支持带紧缩手术联合应用。

胫骨结节截骨治疗髌骨不稳的方法很多，但都需要在骨骺闭合后才能实施。对胫骨结节处的骨骺过早闭合会导致膝关节反屈畸形。骨骺闭合后，目前最主流的方法是由 Fulkerson 推广的胫骨结节前内侧移位术[155, 156]。以前的方法有：Hauser 截骨术，包括胫骨结节远端内侧移位，联合外侧支持带松解和内侧紧缩；Elmslie-Trillat 截骨术，只向内侧移位；Maquet 截骨术，仅将胫骨结节向前抬升。

术后处理

MPFL 重建术后康复的各个阶段都强调保持下肢力线，避免出现动态性髋关节内旋和膝关节外翻，因为这些动作会增加对移植物的应力[157]。术后 6 周内通常需要佩戴铰链式支具。术后 1 周保持完全伸直位固定，在术后第 2 周根据患者情况逐渐调整支具活动度数，但建议限定在 45° 内。在术后 2 ~ 6 周根据患者自身状况每周增加 10°。接受复杂手术的患者可能需要的制动时间更长。

除进行软骨下微骨折或截骨术的患者，一般韧带重建后允许立即进行部分负重。在拐杖帮助下佩戴支具开始负重练习。术后第 6 周左右，当下肢力量恢复且获得肢体平衡性后可停止使用拐杖和支具[157]。

康复的最初阶段强调股四头肌肌力和关节活动度训练，关节活动度的目标是在第 2 周达到完全的膝关节伸直，在术后 6 周膝关节屈曲达到 90°[157]。在康复进程中可以通过物理治疗来改善术后肿胀、瘢痕形成和关节活动度。在术后 6 周之前，应注意避免髌骨向外侧滑动，以利于组织愈合。康复训练后期需要继续对肢体力量、关节活动度和本体感觉加强训练，根据患者训练情况和关节功能在 6 个月左右恢复到正常运动状态[157]。

结果

内侧紧缩或修复的长期结果收效甚微[147-150]。MPFL 重建在防止髌骨不稳定复发方面有很好的效果。在两个系列研究中，170 例 MPFL 重建的患者中只有 5 例出现复发性半脱位或脱位[158, 159]。MPFL 重建失败可能与滑车或髌骨发育不良有关[160]。在骨骼成熟患者中，胫骨结节截骨术是治疗髌骨不稳定的有效方法，其复发率低，患者满意度高[161]。非解剖重建技术在部分患者中取得了良好的效果，但在骨骼发育未成熟的患者中应谨慎，尤其是不存在先天性髌骨脱位、软骨代谢疾病、神经肌肉和代谢综合征以及下肢力线异常的患者。

并发症

髌骨不稳定的手术治疗有许多潜在的缺陷和并发

症。潜在的最令人沮丧的并发症是不稳定复发。正如前面提到的，MPFL 重建失败通常是由于未被发现的滑车或髌骨的发育不良。关节纤维化是另一个任何关节手术都可能出现的潜在并发症。对于骨骼发育未成熟的运动员，生长停滞是一个特别值得关注的问题。需要仔细的术前规划，并在术中时刻注意最大程度降低这种风险。髌骨骨折是 MPFL 重建术的另一个并发症[162]。减少髌骨内隧道的大小和数量以及机械固定有助于降低这种风险。因此，有人主张在股四头肌腱内进行重建以减少对髌骨骨性结构的干扰[163]。髌股关节炎是髌骨不稳定手术后一个需要关注的并发症。髌骨不稳时重复的局部应力刺激必然会导致关节软骨损伤[134]。但 MPFL 重建手术时局部韧带张力过大、移植物固定点位置不正确或者胫骨结节移位不正确导致的髌股关节的负荷过重也会导致髌股关节炎。

未来展望

对 MPFL 重建的技术的不断革新仍需要围绕解剖重建、不干扰骨骺、减少关节应力、髌骨骨折和降低复发等问题进行。此外，对进行骨性手术的必要性及其对髌股关节稳定性和髌股骨应力的影响有待进一步研究。最近的一项研究显示，髌骨脱位患者 25 年后骨关节病的发生率为 50%，因此，重建手术是否能减少这种并发症需要进行长期随访研究。

剥脱性骨软骨炎

剥脱性骨软骨炎（OCD）是一种后天的可逆性软骨下骨损伤，常导致关节软骨与软骨下骨分离。最初由 Konig 在 1887 年提出这个概念，当时他就认识到这是导致关节内游离体和退行性改变的潜在原因[164]。OCD 常见于青少年，而在 10 岁以前和骨骼发育成熟以后发病率非常低。根据影像学检查估算青少年 OCD 发病率为 0.2%~0.3%，而通过关节镜检查估算发病率为 1.2%[165]。尽管女性的发病率呈上升趋势，目前男性与女性的发病比例为 2∶1 至 5∶3。

病因学

关于青少年 OCD 的病因有多种理论，包括单次创伤和重复创伤。1966 年，Green[166] 报告结果提示 40% 的 OCD 患者有外伤史。自那以来，研究发现年轻、活跃的患者 OCD 发病率明显增加，运动量与 OCD 之间有显著的统计学相关性。瑞典登记系统显示 55%~60% 的 OCD 患者参加过高强度的体育活动[165, 167, 168]。Fairbanks 于 1933 年发表的文章认为，股骨内侧髁的 OCD 病变是由胫骨髁间棘的反复摩擦引起的。这一结论后来得到其他作者的支持[169, 170]。然而，Cahill 发现 204 例 OCD 患者没有外伤史，他认为是局部应力反应和骨折导致了 OCD[171]。

炎症被认为是 OCD 一个可能的致病因素，事实上这也是 Konig 最初提出的假说。其他研究人员认为 OCD 存在遗传倾向[172-175]。而 Petrie[176] 认为 OCD 与家族性骨骺发育不良、Legg-Calv-Perthes 病和 Stickler 综合征存在关系[168]。

无论病因如何，青少年 OCD 形成的基本因素是组织的缺血和坏死[177, 178]。Milgram 1978 年报道在病变的周边发生了血运重建，病变部位的核素摄取受到限制[179]。然而，1950 年 Rogers 和 Gladstone[180] 在 200 多个病变标本中发现了血管组织，反驳了缺血坏死的观点。Yonetani 等[181] 在 OCD 标本中也没有发现骨坏死迹象。

病史及体格检查

OCD 起病隐匿，患者常见高强度运动后出现膝关节疼痛。随着病变的进展，逐渐在轻微活动甚至休息时出现症状。后期患者会出现疼痛、肿胀、积液和机械症状，如交锁、弹响。查体通常发现韧带稳定性和半月板完整性正常。Wilson 动作或体征是指在膝关节从屈曲 90° 到逐渐伸直至 30° 范围内旋小腿诱发疼痛，而在小腿外旋时活动关节不能引发疼痛。这项特殊试验主要是对涉及内侧股骨髁的 OCD 病变，而作为 OCD 的常规检查时其可靠性较差（图 137.11）[182]。

影像学

当怀疑存在 OCD 病变时，需要进行标准的 X 线评估，包括前后位、侧位、髁间棘位。其中髁间棘位的准确性和敏感性最高。尤其是对于股骨内侧髁 OCD 病变的诊断率明显高于前后位片。

既往用 CT 来辅助 OCD 的诊断，但是担心辐射和随着 MRI 技术的出现，CT 已很少使用。既往也用骨扫描来诊断 OCD，根据病变大小由 Cahill 和 Berg 提出了骨扫描下 OCD 的分型[183]。这个分级系统根据骨扫描的表现将 OCD 分为 5 级，但后来证实这种分级方法在评估病变的稳定性与手术指征时存在缺陷[184]。Paletta 等[185] 观察 5 例骨扫描发现有剥脱骨块和局部骨代谢活跃，其中 4 例没有进行手术而自行愈合。

他们发现，在病变的周围出现以下次级影像学表现时诊断OCD的特异性为100%。这些影像表现包括病变周围出现软骨下骨板多处断裂，病变周围T_2加权像低信号影和边缘的液体信号（图137.12和图137.13）。

然而，目前还没有可靠的标准来对青少年OCD进行分级或预后评估。由一个多学科、多中心的国家小组试图解决这个问题，该小组被称为ROCK（Research in Osteochondritis of the Knee，膝关节骨软骨炎研究）。目前，ROCK小组已经确立了OCD病变的影像学特征，这些特征具有良好的可靠性[189, 190]。经过影像学和关节镜的对比证实了ROCK制定的方法是有效和可靠的。ROCK关节镜分级对手术非常有帮助（图137.14）。目前正在开发一种MRI分型和分级

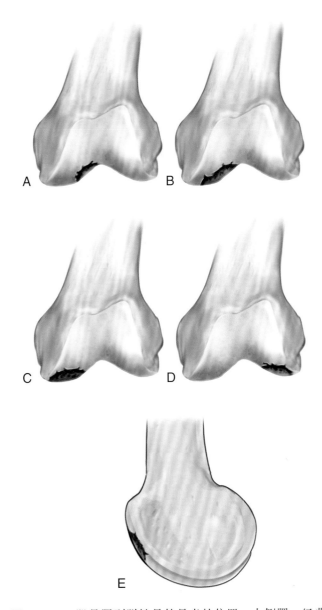

图137.11 股骨髁剥脱性骨软骨炎的位置。内侧髁：经典型，69%（A）；拓展经典型，6%（B）；下中央型，10%（C）；外侧髁：下中央型，13%（D）；前方型，2%（E）（Modified from Aichroth P. Osteochondritis dissecans of the knee. *J Bone Joint Surg Br*. 1971; 53: 440-447.）

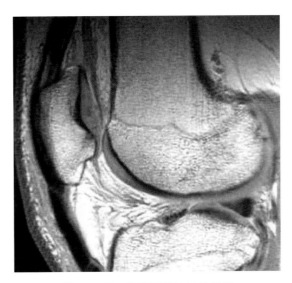

图137.12 髌骨剥脱性骨软骨炎

MRI已成为评估骨骼发育不成熟患者OCD的标准检查手段。Desmet等[186, 187]确定了成人不稳定OCD病变的MRI评估标准。他们发现病变下方的高信号线是预示OCD病变不稳定的最具意义的表现。其他不稳定的征象包括关节软骨局灶性缺损或不连续，同时伴有软骨下囊肿。Kijowski等[188]认为，Desmet等所推荐的MRI诊断标准，对诊断成人OCD的敏感性和特异性均为100%，而对青少年OCD的诊断较差，尤其是对不稳定性OCD的特异性仅为11%。

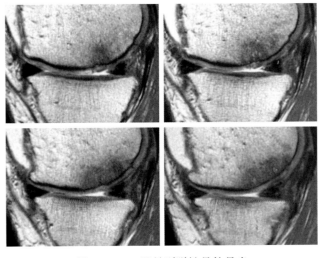

图137.13 股骨剥脱性骨软骨炎

类型和描述	图示

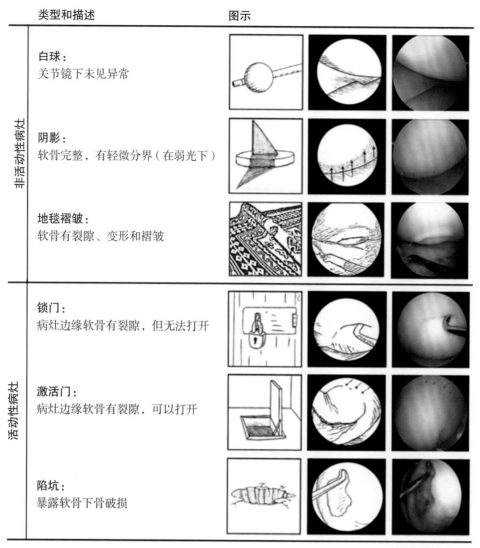

非活动性病灶

白球:
关节镜下未见异常

阴影:
软骨完整,有轻微分界(在弱光下)

地毯褶皱:
软骨有裂隙、变形和褶皱

活动性病灶

锁门:
病灶边缘软骨有裂隙,但无法打开

激活门:
病灶边缘软骨有裂隙,可以打开

陷坑:
暴露软骨下骨破损

图 137.14　膝关节骨软骨炎研究(ROCK)剥脱性骨软骨炎关节镜下分类系统(From Carey JL, Wall EJ, Grimm NL, et al. Novel Arthroscopic Classification of Osteochondritis Dissecans of the Knee. *Am J Sports Med*. 2016; 44: 1694-1698.)

系统,相信可以对青少年 OCD 的诊断、治疗和预后都有帮助。

决策原则

在青少年 OCD 的诊疗中,最重要的是确定病变是否稳定以及在后期是否还能保持稳定[192, 193]。尽管判断病变是否稳定是困难的,但对于青少年 OCD 患者,部分研究者认为对于稳定的病变保守治疗的效果和预后良好[192, 193]。为了更好地确定病变是否稳定,Wall 等[193] 开发了一个列线图来预测 OCD 病变愈合的可能性。这个预测工具考虑了病变的各个方面,包括相对大小、位置和有无症状,并已被证实有效。

欧洲小儿骨骨科学会进行的一项多中心试验,也发现稳定的病灶预后良好[168]。本试验中还发现病变较小、病变部位最常见(即股骨内侧髁外侧)、X 线片上未见硬化以及年轻患者的病变总体预后更好。然而,疼痛和肿胀症状以及 X 线片、CT 扫描并不能很好地对病变进行分析。但如果发现病变与基底部分离,手术干预能取得很好的疗效。

在过去的几年中,临床指南逐渐被推崇和制定。美国骨科医师学会(AAOS)在近期推出了关于 OCD 的指南[194]。AAOS 指南对青少年和成人的 OCD 诊断及治疗的建议有限,但对疾病的描述和诊疗的研究提出了建议。

青少年 OCD 的诊疗目前处于探索阶段,许多临床医学中心对现有治疗方式的动态随访观察仍在进行中。随着这些中心对数据的分析，在以后关于 OCD 的诊疗决策将变得更加清晰和有据可依。目前阶段，只有Ⅳ和Ⅴ级证据可用。

OCD 治疗的趋势是逐渐变为以外科干预为主，主要的依据是以下两点：第一，在 OCD 的早期阶段，给予有效治疗会获得很好的疗效。第二，一旦剥脱软骨或骨块游离，治疗效果往往不理想。

治疗方案

治疗青少年 OCD 的首要问题是确定病变的稳定性。非手术治疗的重点是减轻对病变部位的应力负荷[192]。传统的限制负重方案是采用长腿石膏，但现在已发展到包括使用拐杖、膝关节支具以及更永久的方法，如截骨术。虽然这些治疗没有被标准化，但大多数的治疗建议至少实施6周，部分治疗需要延长到6个月[193,196,197]。

术前检查和影像学检查能大概提示病变的范围，但最终确定病变的范围和严重程度需要关节镜下评估，有时也可采用小切口关节切开术。因为许多时候会发现影像检查结果与关节镜检查不一致，因此需要用多种工具仔细评估来确定最适合患者的治疗方案。最初认为稳定的病变，但可能向不愈合方向进展，或

确定为稳定但有进展的风险，这时需要对病灶刺激以促进愈合。这些病变在 ROCK 关节镜下分类（见图137.14）被确定为稳定的（白球、阴影和地毯褶皱）。这种刺激方法是通过从关节内或关节外在病变部位钻孔以刺激血供。这种技术通常用于原位损伤，钻孔的方法取决于关节软骨的情况和病变的位置。一些研究者提倡经关节面钻孔，这样可以在关节镜下直视整个病变。这种钻孔技术的缺点是钻孔时破坏了关节软骨面[198,199]。关节外钻孔避免了关节软骨的穿透，但需要术中透视来确定病灶被完整治疗[200]。两种方法都取得了很好的效果。

另一个需要关注的问题是对不稳定病变的治疗。这些病变在 ROCK 分类中归为具有活动性的病变（见图137.14）。是否需要固定取决于多种因素，包括年龄、病变大小和深度，游离碎片上是否存在骨质，病变局部是否有骨质硬化，以及关节软骨的状况。如果游离碎片仍在原位或碎片上有骨质，则通常建议固定。固定可以选择可吸收螺钉[201-203]、金属螺钉[199,204-207]、克氏针以及铆钉（图137.15）[200,208-210]。可吸收螺钉的优点是不干扰 MRI 检查，不需要再次取出，但是它们更容易碎裂，而且使用过程复杂[211]。其他研究人员通过 OATS 来固定病灶。这在技术上要求很高，并

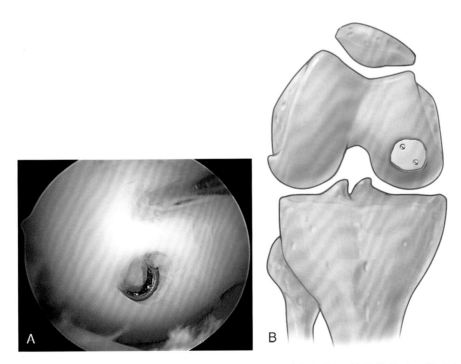

图137.15 （A 和 B）剥脱性骨软骨炎（OCD）的螺钉固定。（A）注意螺钉低于关节软骨面，以减少对胫骨关节面的损伤。（B）股骨内侧髁 OCD 固定的典型图示（From Miller MD, Cole BJ, Cosgarea A, et al, eds. *Operative Techniques: Sports Knee Surgery*. Philadelphia: Elsevier; 2008. ）

🔨 作者首选技术

剥脱性骨软骨炎

- 我们倾向于对有症状的膝关节 OCD 进行早期关节镜检和治疗。
- 倾向于早期手术治疗的原因是因为早期治疗时骨块移位的可能性较小。当然这一观点具有争议，因为许多外科医生报告了长时间保守治疗后 OCD 病灶也能有满意的愈合。
- 关节镜治疗应包括：
  - 探一下病灶可以帮助确定稳定性。如果病灶稳定，那么可以钻孔；如果不稳定，可使用生物可吸收螺钉、金属螺钉、骨栓或暗榫进行固定。
  - 可经关节内或关节外，使用小直径（ 0.045 或 0.062 ）克氏针钻孔。
  - 经关节内钻孔应在关节镜直视下进行。
  - 经关节外钻孔应在荧光摄影引导下进行，确保在正侧位像上钉棒都穿过病灶。我们通常使用 MicroVector

导向系统（ Smith&Nephew, Andover, MA ）协助钻孔。
- 还要确保关节软骨不被导针破坏。
- 关节外钻孔时，为了保证足够的钻孔数，每平方厘米应钻 8 次[200]。
- 如果病灶已破碎，我们会采取关节镜或开放手术，对病灶基底部进行清理，以期保住骨碎片。然后使用骨移植物填充病灶基底部，并使用螺钉或骨栓进行固定。
- 如果无法保留 OCD 碎片，我们会清理病灶，一直到露出稳定的软骨缘，再在病灶基底部行骨髓刺激术。不应行单纯碎片清理，因为长期结局较差。
- 如果症状持续，且骨缺损的深度小于 4 mm，我们建议通过软骨修复技术（如 MACI ）治疗；如果患者缺损较大，可通过 OATS 或新鲜骨软骨同种异体移植物进行治疗。

且会有供区并发症。然而，它提供了一种生物固定方法，而不需要其他器械以及再次取出。长期疗效有待进一步随访。

其他病变，包括那些完全游离或铰链式的，类似于活板门。可能需要更多的干预以提高愈合的机会。如果病变是铰链式的，一般建议切除病变下方的硬化骨，使骨面出血更好地促进病变愈合。一些作者建议在此过程中采用骨移植或骨替代物移植术[212, 213]。对修整后的病变可以采用之前提到过的技术进行固定。如果关节镜检查时发现病变无法修补，需要采用其他技术方法，单纯取出游离的碎片，长期随访结果不佳[214-217]。如果游离的病灶已碎裂成小块，并且病变上无骨质附着，这种病变无愈合倾向。除了提供生物学固定外，OATS 技术还可以提供自体关节软骨以填充全层缺损。处理较大病变的其他选择包括 MACI 和新鲜同种异体骨软骨移植。

结果

OCD 的治疗结果与病灶本身特点密切相关。同时合并疾病也与预后相关。然而，大多数作者发现有症状的稳定病变，采用合适的治疗和康复手段，往往预后良好。我们的经验也证实了这种观点。在这些情况

下，一旦发生长期愈合，患者的关节功能与受伤前无异。不稳定病变，虽多种多样，但也可以获得较好的预后，决定预后的键因素是重建光滑的软骨面和坚实软骨下骨支撑。一项回顾性研究结果显示，相比单纯接受游离病变切除的患者，接受病变固定或重建的患者，在长期随访中骨关节炎发病率明显降低[217]。即使病灶较大，病灶无法固定的患者，采用同种异体骨软骨移植可以有很好的效果[218]。但同种异体移植物中期失败的报告需要进行关注，这种情况是在移植后 4 年因为其他问题进行关节内处理时发现的[219]。

并发症

青少年 OCD 治疗过程中并发症较少。术中并发症包括固定装置放置不当或克氏针和螺钉断裂。非技术性并发症主要是病变不能愈合和可能导致的软骨退变。

未来展望

青少年 OCD 的治疗方法也在不断发展。随着病变得到更好的认识和评估，将会获得更好的诊疗决策和预后。正如 AAOS 在其诊疗指南中所指出的，关于 OCD 的诊断和治疗方案仍需进一步探究和随访。

膝关节骨软骨病

关节软骨和骺软骨软骨内骨化障碍会导致骨软骨病[220]。骨骺区受到持续的应力刺激会导致骨骺区域骨化障碍。随着骨骼的成熟，骨的突起部位和软骨的变化可以引起相应症状，称为肌腱病。在骨骼成熟的个体中，会在肌腱部位看到骨结构异常；然而，在年轻运动员中，影像学检查仅显示骨和软骨的改变。年轻运动员的骨软骨病常表现为肌腱起止点部位的局限性疼痛。

Osgood–Schlatter 病

20 世纪初，两位临床医生 Osgood 和 Schlatter 首次独立报道了胫骨结节的骨软骨病。他们描述了一种活跃的青少年在跑步和跳跃时胫骨结节处的疼痛。这种疾病发生在儿童快速增长期，应力通过髌腱作用于正在发育的胫骨结节。Osgood 和 Schlatter 认为这种疼痛是由于作用于局部的反复牵拉导致胫骨结节的牵拉，而不是局部的撕脱性骨折。

Osgood-Schlatter 病是目前最为熟知的过度使用综合征之一。据最初报道，这种疾病常见于青少年男性[221, 222]。由于女运动员人数的增加，女孩中该病的发生率正在上升。女孩的发病期通常在 10~13 岁之间，男孩多在 12~14 岁发病，这正好与他们的生长高峰期相吻合。该病发生率在青少年运动员中为21%，而在非运员中为 4.5%[221]。20%~30% 的患者双侧发病。

这种疾病最常发生在参加跑步、篮球和曲棍球运动的男孩身上。而在参加体操、排球和花样滑冰运动的女孩中最常见。这些运动需要跑、跳动作。跑跳动作会导致膝关节屈伸活动中股四头肌的舒缩作用通过髌骨转移到胫骨结节产生牵拉力。

Osgood-Schlatter 病的另一个确切病因是机体处于快速增长期。在这段时间内，骨骼和肌肉生长之间会出现不平衡，这可能会导致骨突对过度使用的敏感性。部分研究试图探究高位髌骨、Osgood-Schlatter 病和胫骨结节撕脱骨折之间的关系[221, 223, 224]。研究结果均没有发现三者存在相关性。重复性微创伤似乎是Osgood-Schlatter 病发展的一个组成部分，因为非运动员患者发病率很低[221]。

患者通常表现为胫骨结节的疼痛和肿胀，呈逐渐发病，在跑跳和下跪动作时会加重疼痛。父母们经常报告说他们注意到孩子出现疼痛保护性步态。在查体时常有胫骨结节处的触痛、肿胀和局部骨的异常凸起。髌腱下半部触诊时可能有压痛。还会有股四头肌和腘肌腱紧张。对抗膝关节伸直会诱发疼痛。慢性病例常可触及胫骨结节骨质不规则。Osgood-Schlatter 病的鉴别诊断包括胫骨结节撕脱骨折、髌股应力综合征、鹅足滑囊炎，Sinding-Larsen-Johansson 病和感染。

为了进一步评估胫骨结节，需要拍摄 X 线片，侧位片对评估伸膝装置最有帮助（图 137.16）。Osgood-Schlatter 病患者可有胫骨结节的分离、碎裂或增生。X 线片对排除囊肿、肿瘤或感染等其他诊断也很重要。

对 Osgood-Schlatter 病的自然史也进行了研究[221, 225, 226]。Krause 等[225] 观察了 50 名 Osgood-Schlatter 病患者。一半患者接受非手术治疗，另一半患者未接受任何治疗。随访至成年，两组患者中大部分没有残余症状。治疗通常包括限制活动、冰敷和伸膝装置拉伸和加强训练。拉伸训练主要集中在股四头肌、腘绳肌和髂胫束。有时需要采用夹板或支具固定来控制疼痛。需要每天定时拆除固定来进行锻炼以保持膝关节活动度。虽然症状通常是自限性的，但疼痛可能持续到骨骺闭合。部分患者在成年后仍会有疼痛症状，常见的原因是胫骨结节局部增生引起，必要时需要行胫骨结节修整术[227]。Pihlajamaki 等[228] 对新招入伍的因为 Osgood-Schlatter 病仍有疼痛症状而接受手术治疗的士兵进行了长期随访研究，结果显示 87% 的患者日常活动没有受到限制，75% 的患者可恢复到术前的运动水平。

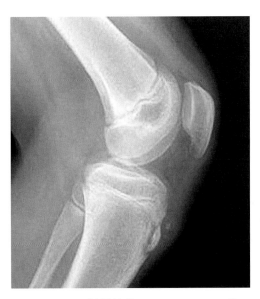

图 137.16 胫骨结节 Osgood-Schlatter 病

Sinding-Larson-Johansson 病

Sinding-Larson-Johansson 病是一种累及髌骨下极的骨软骨病。它主要见于 11～13 岁的活跃的男孩。目前还没有关于年轻女性因为运动量增加导致女性患病率增加的报告。由于髌骨下极的成熟早于胫骨结节，因此 Sinding-Larson-Johansson 病患者发病年龄小于 Osgood-Schlatter 病患者。很少有一个患者同时出现上述两种疾病的报道[229, 230]。

Sinding-Larson-Johansson 病患者主诉为在跑跳动作或上下楼梯时出现髌骨 - 髌腱结合部的疼痛，经休息后缓解。查体可触及髌骨 - 髌腱交界处有触痛，偶有局部肿胀。检查还应判断有无引起膝前疼痛的其他原因。如果在髌腱结合部触及空虚感，出现伸膝迟滞或无法完成直腿抬高动作时需要注意有无髌骨撕脱骨折。

需要拍摄双膝正侧位、髌骨切线位片来进行影像学评估。X 线片上常见髌骨下极的钙化或骨化（图 137.17）。X 线片也可以辅助其他疾病的诊断，包括髌骨撕脱骨折、Osgood-Schlatter 病、二分髌骨、高位和低位髌骨。

Sinding-Larson-Johansson 病是一种自限性疾病。病程通常是 12～18 个月。治疗方法类似 Osgood-Schlatter 病。治疗的重点是应用冰敷和 NSIAD 药物减轻疼痛和局部炎性症状。物理治疗方案强调股四头肌离心负荷训练及下肢的拉伸训练[231]。在症状改善之

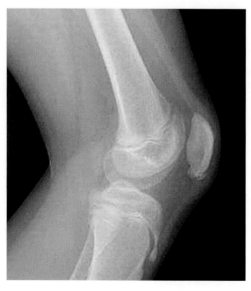

图 137.17　Singding-Larsen-Johansson 病

前，应限制参加体育活动。这种疾病很少发生后遗症，有一例报道了在骨化处出现骨折[232]。很少有局部钙化引起临床症状。如果成年后有局部症状，可以考虑行骨化及钙化块切除。

髌骨上极骨软骨病

与 Osgood-Schlatter 和 Sinding-Larson-Johansson 病相似，髌骨上极骨软骨病是一种髌骨上牵拉导致的疾病。极少有髌骨上极骨软骨病的报道[233-235]。可通过查体和 X 线表现与 Osgood-Schlatter 病和 Sinding-Larson-Johansson 病相鉴别。该病最常见于 10～11 岁的活跃男孩。患者主诉膝前疼痛，但对疼痛的定位较差。髌骨 - 股四头肌腱结合部触痛阳性。根据病程长短，X 线片上可见局部钙化或骨化。Tyler 和 McCarthy[233] 对病变部位行病理检查发现存在骨坏死和修复的改变。这些结果与 Osgood-Schlatter 和 Sinding-Larson-Johansson 病相似。髌骨上极骨软骨病是也是自限性疾病过程。治疗同其他骨软骨病。

膝关节周围生长板骨折

生长板骨折是骨骼发育不成熟运动员特有的损伤。这些损伤原因往往很明确，均与各种体育活动有关。骨折的诊断和治疗过程需要特别注意有无骨骺损伤。儿童股骨远端生长板骨折占所有骨折的不到 1%，占生长板骨折的 6%～9%[237, 238]。然而并发症发生率为 20%～90%[239-245]。最常见的并发症是生长障碍或成角畸形。股骨远端骨骺产生潜能大约为股骨生长量的 70% 或每年 9～10 mm。骨骺与生长板呈波浪状排列，因此骨折常常延伸到骨骺的多个层面。胫骨髁间棘骨折是骨骼发育不成熟运动员的又一独特损伤。它涉及 ACL 附着部的软骨及骨骺组织。其损伤模式与前交叉韧带损伤相似。这些损伤与关节内的半月板和软骨损伤存在关联[246]。Kocher 等发现半月板损伤合并 ACL 撕脱骨折发生率为 3.8%。其他胫骨近端损伤包括胫骨结节撕脱骨折和胫骨近端生长板骨折。由于胫骨近端骨骺比股骨远端更稳定，胫骨骨骺损伤仅占所有骨骺损伤的不到 1%。导致胫骨骨骺损伤的能量较高，因此，容易合并其他结构损伤。腘动脉在胫骨后缘相对固定，因此胫骨生长板损伤会导致腘动脉或其分支损伤。远端肿胀和骨筋膜综合征可能与这些损伤有关。青少年的胫骨结节可能会撕脱，尤其是在跳跃或偏心着地模式下，此时导致屈曲动作与股四头肌收缩产生对抗。

病史及体格检查

骨骼发育不成熟运动员股骨远端生长板骨折最常见的原因是膝关节扭转或外翻应力。Bright 等[247] 在动物模型研究中发现，青春期前的雄性对骺板分离的抵抗力较弱，对抗扭转应力最弱。损伤机制决定骨折和损伤的类型。弯曲应力会导致张力侧生长板分离。而 Salter-Harris Ⅱ 型骨折通常发生在受压侧，这种骨折被称为 Thurston-Holland 骨折。如果骨折块上有骨干骨附着，则不属于这种类型。Salter-Harris Ⅱ 型骨折是股骨远端移位骨折中最常见的类型。此外，Salter-Harris Ⅲ 型骨折的发生机制是股骨内侧髁骨骺由于膝关节外翻应力导致骨折从内侧向股骨髁间窝延伸。此时 MCL 仍然附着于骨折端。这种骨折在骨骺闭合前均可发生。膝关节周围的许多骨折，特别是胫骨棘骨折，常伴有明显的关节积血。患者经常主诉在跑跳落地或减速时听到响声，并且有关节不稳定感觉。胫骨结节撕脱伤或胫骨近端骨骺骨折患者常伴有过伸性损伤。由于干骺端常向后移位可能导致腘动脉受压，如果怀疑胫骨上段骨骺损伤，需要进行一系列血管检查。

股骨远端骨骺骨折患者行内外翻应力时由于韧带松弛可能有与 MCL、LCL 或关节囊损伤表现类似的阳性结果。同时这些骨折患者骨愈合后可能出现韧带松弛并发症（一项研究结果发生率为 8%），这些结果显示可能在骨折同时会有韧带的牵拉伤[240]。Salter-Harris Ⅲ 型骨折患者多伴有交叉韧带损伤。除了对膝关节稳定性进行全面检查外，记录远端的神经血管状态也是至关重要的。正如前面提到的，在某些情况下这些骨折可能与血管损伤有关。此外，内翻应力损伤可能导致腓神经牵拉和神经麻痹。髌骨高度需要测量并与对侧肢体对比，因为高位髌骨容易导致胫骨结节或髌骨下极撕脱骨折。检查考虑胫骨结节骨折时，需要区分 Osgood-Schlatter 病等慢性疾病和急性撕脱骨折。这时可以从查体及既往史如膝关节积液、髌骨高度差异、是否能进行直腿抬高等，区分这两种疾病。

影像学

除了标准的 X 线片，常规推荐采用应力位拍片来评估可疑股骨远端或胫骨髁上骨折。然而，考虑 X 线片可能遗漏其他损伤，因此膝关节 MRI 是目前评估膝关节损伤最好的方法。CT 可用于评估关节过伸骨折，特别 Salter-Harris Ⅲ 型和Ⅳ型。

胫骨棘骨折分型常按 Meyers 和 McKeever 分型系统（图 137.18）[248]。Ⅰ 型骨折移位最小，为髁间棘前缘骨折；Ⅱ 型骨折为骨折进一步向后延伸波及后方，但后方仍有未骨折部分。Ⅲ 型骨折为整个髁间棘与胫骨平台完全分离（图 137.19 和 137.20）。Ⅳ 型骨折是后来才加入分类系统的，为完全移位和旋转[249]。

胫骨结节和胫骨近端骨骺骨折在侧位 X 线片或 CT、MRI 矢状面上也能得到很好的评价。有时需要进行 CT 扫描以评估关节内的伸展或移位。改良的 Watson-Jones 胫骨结节骨折分类系统也被提出。Ⅰ 型骨折是胫骨结节骨折，未经过胫骨近端骺板。Ⅱ 型骨

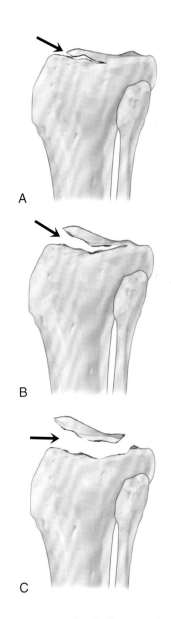

图137.18　儿童胫骨髁间嵴骨折的 Meyer 和 Mckeever 分型。（A）Ⅰ 型为无移位骨折。（B）Ⅱ 型为移位骨折，后方有铰链连接。（C）Ⅲ 型为骨折完全移位

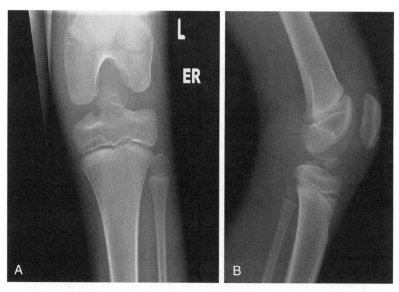

图 137.19 Ⅲ型胫骨髁间嵴骨折的前后位（A）和侧位（B）片

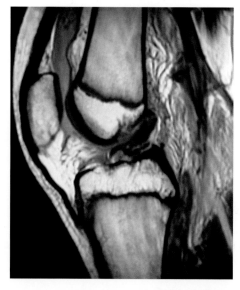

图 137.20 矢状位 MRI 示Ⅲ型胫骨髁间嵴骨折

折是胫骨结节骨折经过胫骨近端骺板，未达关节面。Ⅲ型骨折，胫骨结节骨折经胫骨近端骺板达关节面。Ⅳ型骨折向后延伸至胫骨后方骨骺。Ⅴ型骨折是累及髌腱附着处的骨折。

决策原则
治疗方案

股骨髁下骨折根据移位不同可选择保守或手术治疗。对于无移位或轻度移位的骨折，闭合复位和制动是最好的方法。闭合复位加经皮穿针固定相对于螺钉

固定适用于移位的 Salter-Harris Ⅰ型和Ⅱ型骨折。当需要螺钉固定，Salter-Harris Ⅱ型骨折块必须足够大，以便于螺钉的置入（如果螺钉的位置与骨骺平行）。对 Thurston-Holland 骨折块，需要额外用克氏针固定或严格制动来减少骨折块的局部应力。对于不能复位的 Salter-Harris Ⅰ型和Ⅱ型骨折，以及所有移位的 Salter-Harris Ⅲ型和Ⅳ型骨折，主张采用切开复位内固定（图137.21）。

对于无移位或功能复位的胫骨棘骨折，采用过伸位石膏固定治疗。通常，膝关节必须保持完全伸直或轻度过伸才能保持复位。根据影像检查骨折愈合情况，石膏或支具制动需要维持 4~6 周。胫骨棘骨折的复位和固定技术较多。传统上采用髌旁关节切开复位以及螺钉固定。螺钉固定避免穿透骺板。关节镜下复位和内固定技术也是可行的。胫骨棘骨折常合并内外侧半月板损伤，关节镜可以同时对半月板损伤进行诊断和治疗。撕裂的半月板或半月板间韧带有可能影响髁间棘复位，必要时需要对上述组织进行处理才能达到解剖复位（图 137.22）。一旦关节镜下复位成功，可以采用经皮螺钉固定或缝线固定（图 137.23）。采用超高分子聚乙烯缝线固定比螺钉或铆钉能更好地维持张力和强度 [250, 251]。目前不同的缝线在生物力学测试中显示了极好的性能。5 号 Vicryl 缝线的初始强度与超高分子聚乙烯缝线相似，但 Vicryl 缝线在体内 3 周后强度下降 50%，所以存在后期固定失效的可能。类似地，生物力学研究倾向于使用超高分子聚乙烯缝线，而不是可吸收聚二氧环己酮缝线（PDS-Ⅱ）[254]。

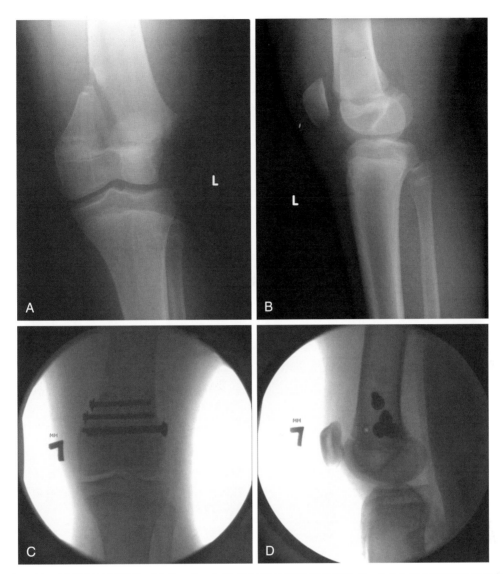

图 137.21　（A）股骨远端骨骺骨折的前后位片。（B）股骨远端骨骺骨折的侧位片。（C）股骨远端骨骺骨折闭合复位后的前后位片。（D）股骨远端骨骺骨折闭合复位后的侧位片（Courtesy Children's Orthopedic Center. From Scott WN, ed. *Insall and Scott Surgery of the Knee*. 5th ed. New York: Elsevier; 2012.）

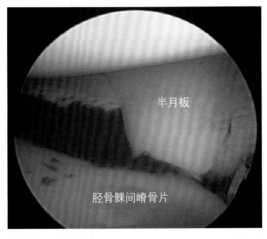

图 137.22　内侧半月板前角卡压在胫骨髁间嵴骨片下方（From Scott WN, ed. *Insall and Scott Surgery of the Knee*. 5th ed, New York: Elsevier; 2012.）

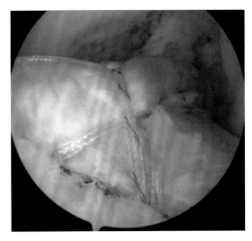

图 137.23　一名 9 岁男孩因滑雪事故受伤，图中为 Ⅲ 型胫骨髁间嵴撕脱骨折固定后的图像。术中使用两根超高分子量聚乙烯（UHMWPE）缝线（#2 Ultrabraid, Smith & Nephew, Andover, MA）穿过前交叉韧带远端

无移位的胫骨近端骨折也可以先用石膏固定，后期改用支具固定。轻度移位的骨折可采用闭合复位，固定针或螺钉固定。根据运动员的年龄，固定针固定更适合骺板较宽的青少年。切开复位内固定更适合于明显移位、关节内游离体或者同时需要评估处理血管神经损伤的骨折。胫骨结节骨折治疗也与上述治疗方法相同。有些人主张使用关节镜来评估和辅助治疗关节内骨折。然而。这项技术应谨慎进行，因为关节周围骨折患者通常肿胀明显，关节镜的液体外渗能进一步加重组织肿胀，甚至增加骨筋膜室综合征的风险。

并发症

　　不同的膝关节骨折类型都会产生并发症。主要并发症包括骨不连、畸形愈合、神经血管损伤（尤其是胫骨近端骨折）、骨筋膜室综合征、生长停滞和（或）成角畸形（特别是股骨远端骨折），伴有韧带损伤或残留松弛（特别是胫骨棘骨折和股骨远端关节内骨折）、僵硬、关节纤维化等[238-245, 254-264]。应特别注意胫骨骨折或胫骨棘骨折后的关节纤维化问题。Vander Have 等[265] 报告了胫骨髁间棘骨折后关节纤维化患者进行手法治疗后，有 12.5% 的患者发生股骨远端骨骺骨折及生长停滞。

选读文献

文献：Anderson AF. Transepiphyseal replacement of the anterior cruciate ligament in skeletally immature patients. A preliminary report. *J Bone Joint Surg Am*. 2003; 85A(7): 1255-1263.
证据等级：Ⅳ
总结：Anderson 报告了第一个经骨骺自体四股腘绳肌前交叉韧带重建的病例系列。本文对手术技术的描述清晰，还配有相关图片和荧光摄影图像。

文献：Kocher MS, Garg S, Micheli LJ. Physeal sparing reconstruction of the anterior cruciate ligament in skeletally immature prepubescent children and adolescents. *J Bone Joint Surg Am*. 2005; 87A(11): 2371-2379.
证据等级：Ⅳ
总结：这篇经典文章的作者介绍了骨骺旷置的关节内联合关节外前交叉韧带重建术，提供了至少 2 年的随访结果。手术技术描述清晰，结果示翻修率低，生长发育受阻风险小。

文献：Lawrence JT, Argawal N, Ganley TJ. Degeneration of the knee joint in skeletally immature patients with a diagnosis of an anteriorcruciate ligament tear: is there harm in delay of treatment? *Am J Sports Med*. 2011; 39(12): 2582-2587.
证据等级：Ⅲ
总结：这篇优秀的队列研究的作者发现：在 14 岁以下的儿童中，从受伤到 ACL 重建的间隔时间越长，内侧半月板撕裂和外侧间室软骨损伤的风险越高。

文献：Lawrence JT, et al. All-epiphyseal anterior cruciate ligament reconstruction in skeletally immature patients. *Clin Orthop Relat Res*. 2010; 468(7): 1971-1977.
证据等级：Ⅳ
总结：该病例系列的作者介绍了一种骨骼发育未成熟患者全骨骺前交叉韧带解剖重建技术。钻取骨道时需要荧光摄影和术中 CT 扫描图像导航。

文献：Kocher MS, Klingele K, Rassman SO. Meniscal disorders: normal, discoid, and cysts. *Orthop Clin North Am*. 2003; 34(3): 329-340.
证据等级：Ⅴ
总结：对儿童和青少年半月板疾病翔实的综述，包括半月板撕裂、盘状半月板和半月板囊肿。

文献：Palmu S, et al. Acute patellar dislocation in children and adolescents:a randomized clinical trial. *J Bone Joint Surg Am*. 2008; 90A(3): 463-470.
证据等级：Ⅱ
总结：该前瞻性研究对比了 16 岁以下儿童首次髌骨脱位的非手术治疗和急诊手术修复。长期随访发现两组患者复发性髌骨不稳率均较高，但主观评分相似。不推荐对这些患者行手术治疗。髌骨不稳定家族史是复发性脱位的强预测因素。

文献：Paterno MV, Schmitt LC, Ford KR, et al. Biomechanical measures during landing and postural stability predict second anterior cruciate ligament injury after anterior cruciate ligament reconstruction and return to sport. *Am J Sports Med*. 2010; 38(10): 1968-1978.
证据等级：Ⅱ
总结：该前瞻性研究纳入 56 例 ACL 重建术后运动员，提出了跳跃动作时髋关节和膝关节神经肌肉控制差是 ACL 二次损伤的预测因素的生物力学原因。

文献：Escamilla RF, Mac Leod TD, Wilk KE, et al. Anterior cruciate ligament strain and tensile forces for weight-bearing and non-weight-bearing exercises: a guide to exercise selection. *J Orthop Sports* Ther. 2012; 42(3): 208-220.
证据等级：Ⅴ
总结：本文不是系统性综述，但对 ACL 重建术后开链运动和闭链运动运动处方对患者移植物张力的影响的生物力学证据进行了详细阐述。

文献：Noyes FR, Heckmann TP, Barber-Westin SD. Meniscus repair and transplantation: a comprehensive update. *J Orthop Sports Phys Ther*. 2012; 42(3): 274-290.
证据等级：Ⅴ

总结：Noyes 等对半月板疾病患者的临床检查、手术治疗、术后康复和临床结局进行了更新描述。

文献：Fithian DC, Powers CM, Khan N. Rehabilitation of the knee after medial patellofemoral ligament reconstruction. *Clin Sports Med*. 2010; 29(2): 283-290.
证据等级：V
总结：Fithian 等为髌股内侧韧带重建术后康复方案提供了循证证据。

文献：Sanders TL, et al. High rate of osteoarthritis after osteochondritis dissecans fragment excision compared with surgical restoration at a mean 16-year follow-up. *Am J Sports Med*. 2017; Epub ahead ofprint.
证据等级：III
总结：膝关节 OCD 自然史研究发现骨关节炎发生率高，膝关节置换同时行骨块切除术比例高，骨块固定或软骨缺损移植的比例低。

文献：Chambers HG, et al. Diagnosis and treatment of osteochondritis dissecans. *J Am Acad Orthop Surg*. 2011; 19(5): 297-306.
证据等级：IV
总结：该临床实践指南根据对已发表文献进行的系统性综述提出了骨软骨剥脱的治疗建议。虽然这些建议的分级大多是"弱"或"不确定"，但该综述可以帮助指导未来的研究。

文献：Wall EJ, et al. The healing potential of stable juvenile osteochondritis dissecans knee lesions. *J Bone Joint Surg Am*. 2008; 90A(12): 2655-2664.
证据等级：II
总结：这是一篇关于骨骼发育未成熟稳定剥脱性骨软骨炎患者的优秀研究文章。研究发现损伤范围大、继发肿胀和机械性症状可能降低愈合的可能。根据数据绘制了列线图，根据标准化身高/体重和症状对愈合情况进行预测。

文献：Kocher MS, et al. Tibial eminence fractures in children: prevalence of meniscal entrapment. *Am J Sports Med*. 2003; 31(3): 404-407.
证据等级：IV
总结：该病例系列研究样本量大，纳入了通过手术治疗的 II 型和III型胫骨髁间嵴骨折，发现移位骨折出现半月板卡压的比例高。内侧半月板前角最容易出现卡压。所有 III 型骨折都推荐手术治疗，II 型骨折伸直时无法复位的也需要手术。

文献：Vander Have KL, et al. Arthrofibrosis after surgical fixation of tibial eminence fractures in children and adolescents. *Am J Sports Med*. 2010; 38(2): 298-301.
证据等级：IV
总结：四所医院的病例系列研究，发现胫骨髁间嵴骨折术后关节纤维化发生率高。该病例系列研究还发现麻醉诱导后手法治疗时容易造成医源性骨骺骨折。文章的结论为初次手术应达到足够的稳定性，以便术后进行早期康复；只在麻醉诱导后进行手法治疗，同时行粘连松解。

（Matthew D. Milewski, James Wylie, Carl W. Nissen, Tricia R. Prokop 著　周启云 译　陈拿云 校）

参考文献

扫描书末二维码获取。

第 138 章

儿童和青少年运动员足踝损伤

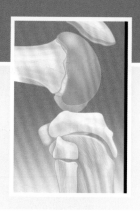

青少年足踝部运动损伤常发生于青少年运动员，亦常发生于儿童时期的普通青少年。然而，一些损伤在运动员中发生的频率相对更高。本章所述的运动损伤常发生在儿童时期，亦出现在运动员身上，引出了青少年运动员是否可以参加体育活动的问题。一般情况下，患者受伤或手术后，当患肢关节活动度、肌力及能无痛地参加体育活动时，可允许患者参与相应的活动。

正常解剖变异

跗骨联合

跗骨联合是发生于两个或多个跗骨的骨性、纤维性或软骨性连接。其发生机制目前不明，但已证实这种情况是由于原始间充质的分化和分裂障碍所致[1, 2]，发生率为 1%～3%[1, 3, 4]。在一项尸体研究中，骨、软骨或纤维连接的发生率为 13%，这表明许多跗骨联合并不会出现症状[5]。最常见的跗骨联合为跟舟联合和跟距联合，分别占 60% 和 50%[1, 3, 4]。单足可发生多种类型的跗骨联合。有文献对 60 例跗骨联合进行了回顾性分析[6]，发现 30 例患者中有 6 例在同一足内有多种类型跗骨联合。其确切的遗传方式尚不清楚，但推测为常染色体显性遗传[3]。

大多数患者在青春期早期寻求医疗帮助，此时的跗骨联合正在骨化。其疼痛性质不确切并且起病隐袭。患者可有频繁的踝关节扭伤或急性外伤史。体育活动或在不平的地面上跑步可能会加重患足疼痛，其机制为联合处的微骨折[7]。查体可有距下关节触痛，距下活动受限，部分患者可伴有扁平足和踝关节外翻。腓骨肌可能紧绷并抵抗内翻，但真正的肌肉痉挛很少发生（图 138.1）。任何损伤距下关节的情况都会产生类似的症状。

X 线片，特别是 45° 斜位片（图 138.2）可明确诊断。X 线片显示为跟舟联合和其他较少见的联合，如跟骰联合。在 X 线平片上很难观察到跟距联合（talocalcaneal coalition, TCC），但出现以下间接征象，如距骨颈变尖和短缩，中距下关节突不可见，跟骨外侧突外延，踝关节呈球窝状和 C 字征，则提示需要进一步完善检查（图 138.3）

Crim 和 Kjeldsberg[8, 9] 研究了两组患者，其中跗骨联合患者有 30 例，对照组 17 例。而在对对照组存在非创伤性足痛患者行负重位片发现了跗骨联合。他们发现了一些以前没有描述过的 X 线平片上的联合征象。如，跟舟联合的征象，包括正位片上的舟骨结构的改变和骨桥的形成。对于 TCC，其主要表现为距骨突形态异常、距下关节突中部不显影及距骨颈缩短。将以上标准应用 150 例未明确诊断的病例，诊断出 3 例以前未发现的联合，然后通过 CT 得到证实，无假阳性结果。

如果 X 线平片发现跟舟联合，应进行 CT 平扫以确保不存在其他联合，这对于手术计划制订很有必要（见图 138.2）。如果怀疑存在跗骨联合病变，但 X 线片未予以显示，可进一步完善 CT 或磁共振成像（MRI）检查。CT 易于进行，能很好地显示骨性解剖结构，并可构建对手术计划制订很有帮助的三维图像（3D）。而 MRI 的优点是可以显示纤维或软骨病变，也可以显示骨性病变。MRI 无辐射，但花费比 CT 更高。

ElRassi 等回顾了 19 例有跗骨联合症状而其影像学无异常的患者[10]。进一步完善锝 -99m 显像检查，发现跗骨中间关节面的摄取略有增加。将这些患者的血管过度增生的关节囊和滑膜切除后，患者获得了良好或一般的疗效。

该病的初步治疗主要为减轻疼痛的保守治疗。这些治疗方法往往是经验性的，包括石膏外固定和使用各种鞋垫和矫形器。手术的主要指征是持续性疼痛。对于跟舟联合，切除骨桥后使用趾短伸肌腱填充通常有较好的效果。Cowell[3]、Jayakumar 和 Cowell[11] 的研究表明，以这种方式治疗的 26 例足中有 23 例症状消失。

从历史上看，TCC 更难识别，其手术处理方式也不太确定[12]。在 CT 出现之前，此病常常在手术时得以明确诊断。Jayakumar 和 Cowell[11] 报道，多达 1/3 的患者保守治疗有效，因此，他们认为此病很少需手术干预。这一结论主要是基于多项家庭研究，其发现许多成年人的跟距联合并无症状。手术方式包括骨桥切除后使用脂肪或肌腱填充、跟骨截骨和三关节融合术。

Scranton[11, 13] 对 14 名有症状的 TCC 患者（23 例患足）进行了随访，3 名患者中有 5 例患足使用石膏外固定治疗后好转，4 例患足采用三关节融合术，对 8 名患者中的 13 例患足使用手术切除后，效果良好。术后平均随访 3.9 年。Scranton 的报道中，

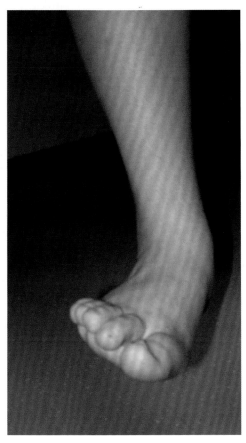

图 138.1 右足跗骨联合患者。注意患足处于外翻体位，尝试内翻可引起抵抗及足部疼痛

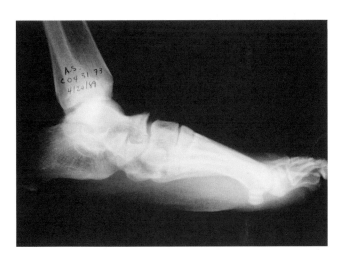

图 138.3 患足的侧位片。注意跟骨鸟嘴样突起及跟舟关节间隙的增大。距下关节间隙变窄，并出现 C 字征。这是一个高密度线，起于距骨穹隆，向后止于距骨载距突

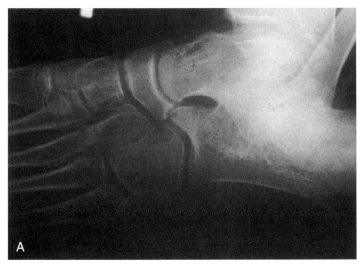

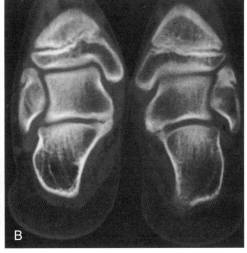

图 138.2 X 线片（A）及 CT 扫描（B）提示该患者发生双足跟舟联合及跟距联合，表现为患足疼痛、平足，不能打羽毛球

一些患者的患足关节大约一半的关节面被切除[13]。Swiontkowski 等[14] 报道，10 名患者接受了 TCC 手术治疗，其中 4 名患者接受了骨桥切除术，其余的则进行了关节融合术。这篇文章强调距骨"鸟嘴样"改变不是真正的退变征象，因此不是骨桥切除的禁忌证。Olney 和 Asher[15] 评估了 10 例患者中的 9 例因中关节面病变产生持续性疼痛的距跟联合患者，这些患者接受了骨桥的切除和自体脂肪移植，平均随访 42 个月，术后效果为优的 5 例，良 3 例，尚可 1 例，还有 1 例效果较差。在对这一例患者进行翻修手术时，发现脂肪移植物被纤维组织所取代。

Luhmann 和 Schoenecker[16] 使用 CT 对 25 例患足的 TCC 进行评估。他们对足跟外翻的角度和跗骨联合占后关节面的比值进行了定量测量，发现 TCC 横截面积占后关节面的平均比值为 53.4%，足外翻角度平均为 17.8°。根据统计学分析结果，发现 TCC 占后关节面面积比值大于 50%，与其预后不良存在显著相关性（$P=0.014$）。足外翻大于 21° 也与预后不良呈相关性（$P=0.014$）。然而，部分 TCC 与后关节面面积比值大于 50% 和足跟外翻大于 21° 的患者也获得了良好的结果。

Comfort 和 Johnson[17] 对 20 例 TCC 切除术后平均随访了 29 个月，发现切除的关节面不到整个关节面的 1/3 时，效果良好或极佳。并认为年龄的增长与手术无冲突。Gantsoudes 等[18] 报道了 TCC 切除后使用脂肪填充的患者获得良好的疗效。其报道 49 例患足，术后随访时间最短为 12 月，平均随访 42.6 个月，根据美国足踝矫形学会的后足量表发现测量结果为平均 90/100 分（优）。其中，11 例（34%）需要翻修手术来纠正足跗骨排列。85% 的患者获得了良或优的结果[18]。

这些跗骨联合的诊断及治疗方案仍有争议，有待于更进一步的研究。症状持续但无退变表现的患者可选择保守治疗、手术切除或者关节融合术。距骨鸟嘴样改变并不一定是退化表现，需根据联合的大小和患者的年龄综合考虑。足跗骨的序列重度不齐是手术切除的禁忌证。虽然三关节融合术被认为是一种治疗联合切除手术失败和术后持续疼痛的挽救方法，但应考虑其他方式，以平衡或重新调整足跗骨的序列。Cain 和 Hyman 报道的滑动截骨术或内侧闭合楔形截骨术可以用来重新调整足部序列[19]。Mosca 认为纠正外翻畸形及缓解小腿后群肌挛缩与手术切除联合一样重要。他推荐使用跟骨延长截骨伴腓肠肌或跟腱延长术

矫正僵硬性扁平足畸形和缓解疼痛[20]。

青少年蹈囊炎

青少年蹈囊炎的病因不明，50%～60% 的患者有阳性家族史[21]。通常，患者的跖骨间角增大（第一和第二跖骨间角，正常为 10°）和第一跖骨 - 趾骨角亦增大（正常为 20°）。大部分患者还合并柔软性扁平足和细长的第一跖骨。这些情况都不是青少年蹈囊炎的确切原因。鞋类也可能是蹈囊炎发生的原因，但由于蹈囊炎也发生于不穿鞋的人群中，这一理论似乎不能成立。

青少年蹈囊炎患者主诉疼痛，蹈趾凸起和穿鞋困难。查体可见蹈趾向外偏斜，内侧突出，前足宽。成人蹈囊炎畸形可能伴滑囊突起，但通常不太引人注目。关节炎和关节活动度降低也较少见。患者应进行负重 X 线正侧位片检查，X 线通常显示关节间隙保持不变，晚期病例可见籽骨向外侧移位，足跖骨头内侧隆起明显，内侧可能出现矢状沟。

儿童患者应尽可能非手术治疗。更换或穿宽松的鞋可减轻症状。虽然有些报道称保守治疗成功率为 80%～95%，但这种高成功率并不普遍。导致治疗无效的因素包括第一跖骨的异常偏斜不能矫正、不能彻底松解软组织、过早负重、固定不充分及在开放骨骺的远端进行截骨。伴有活动过度的扁平足或第一跖骨较长的患者似乎也更容易复发。

手术指征包括保守治疗无效的疼痛和重度畸形。手术目的主要有矫正第一跖骨和跖趾关节、保持美观和预防骨性关节炎。儿童不建议采用关节融合术和切除术。一般情况，最常见的手术是蹈趾远端软组织矫正、远端截骨，如 Mitchell 或 V 字改良术，或近端复位或 Scarf 截骨术合并软组织手术。在某些情况下，需跖骨远端截骨和近端截骨术来调整跖骨并纠正跖骨关节对位。趾骨截骨术可用于矫正跖趾关节的对位。根据资深医师经验，女性运动员出现蹈囊炎并不罕见，而且通常是双侧性的。这些运动员通常是篮球或足球运动员，其跖骨间角和跖趾角增大。在这些患者中，最常见的手术是蹈囊炎切除术、蹈外展肌松解术、Scarf 截骨术等。多数患者在 3～6 个月内可开始运动。术后让患者戴上脚趾石膏 3～6 周，然后逐渐恢复穿普通的鞋子。

足副舟骨

足内可有许多副骨，了解这些副骨很有必要，以

避免与急性骨折混淆。最常见的副骨是距骨后面的三角骨和第五跖骨底部的跖骨粗隆。副舟骨是舟骨的一个独立的骨化中心，可分离，也可以结合在一起。它也可以表现为舟骨内侧大的或角状隆凸（图 138.4）。据目前所知，只有一小块肌腱止于副舟骨，这些患者较舟骨正常的更不容易患扁平足[22]。

许多副舟骨患者并无症状。有症状的患者在副骨处疼痛，主要因穿鞋因突出物压迫所致。如果鞋子在突起部位有松紧性，症状可能会减轻。其他患者在胫骨后肌腱被拉伸或有张力时出现疼痛。对于有持续性疼痛的患者，单纯切除副骨可缓解。

高弓足

高弓足定义为足弓纵向高度的增加，亦称为高弓内翻足或仰趾畸形足，以进一步描述足跟的位置。患者通常有爪状趾、锤状趾和跖骨头胼胝。主诉主要有足部疼痛或鞋的异常磨损。足部高弓形态通常由于神经紊乱引起的肌肉失平衡而引起。对于此类患者，患者应接受详细的神经系统检查，以明确是否合并腓骨肌萎缩症、脊柱裂或脊柱肿瘤等疾患。神经传导检查可用于周围神经病的诊断。最初的 X 线检查应包括足踝负重位和全脊柱正位，以发现隐匿性脊柱肿瘤。如

果发现有潜在神经功能障碍，则建议行全脊柱的 MRI 检查和神经科会诊。

软组织损伤

踝关节韧带止于骨骺线远端的骨骺（图 138.5）。因为骨骺是骨 - 腱 - 骨界面中最薄弱的一环，当足踝遭受明显外力时，可产生骨折。骨骺未发育成熟的运动员发生踝关节重度扭伤并不常见。我们将在下一节讨论骺板骨折。踝关节轻度扭伤，可据内翻或外翻病史与距腓前韧带或三角韧带压痛表现来诊断。治疗包括休息、冰敷、加压包扎、抬高和制动。康复治疗一般不必要，但可能有益于竞技运动员。持续的疼痛或活动障碍应注意排除其他严重损伤。

青少年运动员可发生腓骨肌腱复发性半脱位。患者通常有外伤史，伴复发性弹响和疼痛。足外翻时用力背屈引起脱位。对于症状严重的患者，可能需手术治疗。手术方法包括腓骨肌沟加深，骨块阻挡术，重建腓骨上支持带。前两种方案对儿童运动员几乎无作用，因患者的骨骺线仍然存在。Poll 和 Duijfjes[23] 回顾了 9 例年龄在 15～45 岁（平均 25 岁）的患者，在接受跟腓后韧带重建术后获得了良好的结果。

足踝扭伤的治疗和其他部位扭伤治疗方法一样。

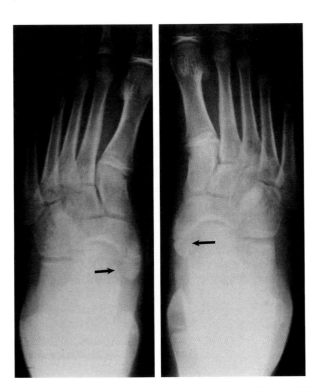

图 138.4 足部双侧巨大角状副舟骨突凸起（箭头所指），主要由舟骨的融合引起

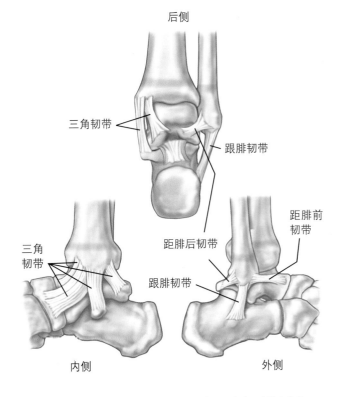

图 138.5 踝关节周围韧带的后侧、内侧及外侧图

水疱是一个常见的问题，此时需要减少软组织压力，一般可由宽松的鞋和保护措施来提供，直到扭伤愈合。抗真菌药物疗法对足癣（运动员足）通常有效，教育患者经常更换袜子及使用抗真菌药。

踝关节周围骨折

关于这个话题有两篇很好的综述[24, 25]。Wuerz 的综述是最近发表的。近些年，人们提出了多种踝关节损伤分型。所有这些分型都将足踝受伤时的位置和所受的力纳入考虑中。Salter-Harris 分型[26] 是根据损伤机制和 X 线片上骺板骨折的病理解剖而设定的，是目前最常用的系统。此分型总共 5 型。其中 V 型为挤压伤，最近才被添加到原来的分型中，普通 X 线片上很难辨认此型，此为高能量损伤的结果，本章将不作讨论（图 138.6）。

在骨骼发育未成熟的患者中，外伤时胫距关节面很少受到干扰。随着骺线开始闭合，儿童的足踝损伤分型也将发生变化。女性通常在 14 岁时闭合，男性在 16 岁时闭合。损伤的预后取决于损伤的类型和处理。张力性损伤常引起腓骨的 Salter-Harris I 型和 II 型骺损伤。压缩性损伤可以造成 Salter-Harris III 型和 IV 型骺损伤。Podeszwa 和 Mubarak[24] 指出，骨化

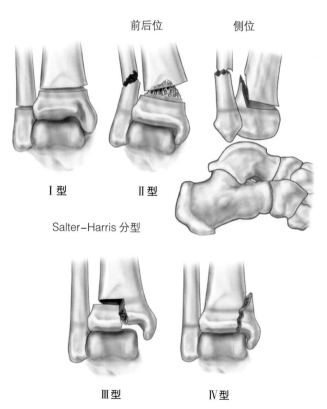

图 138.6　胫骨远端骨骺及腓骨骨骺的 Salter-Harris 分型

副中心的发生率在内踝为 20%，外踝为 1%。当看到异常的骨折模式，这些都必须考虑。最近，Rohmiller 等应用 Lauge-Hansen 分型去观察 Salter-Harris II 型胫骨远端骨折的损伤机制[27]。这一话题将在本章的后面部分讨论。

临床评估

对于此类患者，应注意损伤的机制和时间，并详细记录足踝神经血管情况。观察患肢肿胀程度和皮肤情况非常重要。查体应轻柔，注意压痛位置，特别是骨骺部位。在诊断腓骨远端 Salter I 型骨折时，临床查体可能比 X 线片更有用。X 线片应包括正侧位和踝穴位。CT 和 MRI 对 X 线片不能清楚显示的骨折的评估和分类更有价值，特别是关节内骨折，因其可以更准确地评估骨折碎片情况。CT 检查易行、价格比 MRI 便宜，而且不需使用镇静剂。Carey 等[65] 对 14 例急性扭伤患者进行了平片和 MRI 研究，MRI 对软骨的直接显示提高了评估每个病例生长板损伤的准确率。MRI 检查了 9 例 X 线片显示骨折的患者，其中 2 例患者的 Salter-Harris 分型或分期有所改变。另外，其中 5 例诊断出隐匿性骨折，并导致这 5 名患者的治疗方案有所变化。MRI 对小儿生长板急性损伤的评估具有重要作用，特别是在常规 X 线片评估后诊断仍不确定情况下。MRI 可以发现隐匿性骨折，可能改变 Salter-Harris 分型，并可能导致患者治疗方式的改变。CT 和 MRI 对青少年 Tillaux 骨折和三平面骨折诊断特别有用。

由于骨折的治疗和预后取决于 Salter-Harris 分型，故应按骨折类型进行讨论。Podeszwa 和 Mubarak 建议对所有间隙 ≥3 mm 的骺板骨折进行切开复位[24, 28]。他们发现骨膜卡压是造成裂缝的主要原因。骨膜卡压可使骺线早闭（premature physeal closure, PPC）的发生率增加[29]。由于在尸体上测得骨骺螺钉能增加应力，因此，建议在胫骨 Salter III 和 IV 型的骨折愈合后取出内固定。如想避免取出术，可使用生物可吸收螺钉替代[28, 30]。一般情况下，当生长潜能尚存时，应去除跨越骺板的金属内固定物，以降低骨骺闭合的风险。内固定物不应跨越骨骺，如有必要，应使用光滑的固定针，而且在开始愈合时，应尽快拆除。

Salter-Harris I 型

腓骨远端的 Salter-Harris I 型骨折在幼儿中非常常见，但常被误诊为扭伤而不予治疗。查体可见患肢肿

胀和压痛，X 线摄片可见骨骺线轻度增宽。可石膏和固定靴固定 3～4 周。腓骨远端 Salter I 型骨折闭合几乎很少见。胫骨远端的 Salter-Harris I 型骨折亦可能被漏诊。详细临床检查和细致的 X 线片可在压痛和肿胀的区域发现骨骺增宽。

Salter–Harris Ⅱ型

腓骨的 Salter-Harris Ⅱ 型损伤并不常见，或常被漏诊。胫骨远端 Salter-Harris Ⅱ 型损伤合并腓骨远端骨折是踝关节最常见的损伤之一，占 Peterson 和 Cass 汇编的系列病例中的 47.3%[31]。

Rohmiller 等研究了 91 例胫骨远端 Salter-Harris Ⅰ 型和 Ⅱ 型骨折，Ⅰ 型和 Ⅱ 型之间没有区别[27]。治疗方案包括不复位直接石膏外固定、闭合复位后使用石膏外固定、闭合复位后使用经皮穿针和石膏外固定以及切开复位内固定。他们发现 PPC 的总体发病率为 39.6%。采用 Lauge-Hansen 分类系统，他们发现旋前 - 外展型（54%）比旋后 - 外旋型 PPC（35%）的发生率明显增加。PPC 最重要的决定因素是复位后的骨折移位程度。一些病例，骨膜被卡压在骨折部位的内侧，阻碍了骨折复位。研究者认为手术干预可降低 PPC 的发生率。他们建议在青少年还有 2 年生长期的情况下，将骨折移位减少至 2 mm 以下，以降低 PPC 的风险。

传统的闭合复位治疗是先使用长腿屈膝石膏固定 2～3 周，再使用短腿石膏 4 周。Dugan 等[32] 回顾了 56 例这种损伤的患者，他们接受了 4 周的长腿负重石膏治疗后，无骨不连、成角畸形并发症发生，其中有 1 例出现生长板早闭，但是临床意义不明显。使用长腿负重石膏固定 4 周可作为治疗的选择，因为此种方法可使骨折早期愈合，并发症发生率低以及康复快。固定至 4 周后可开始 ROM 训练。

Salter–Harris Ⅲ型

在青少年中，Salter-Harris Ⅲ 型损伤也称为青少年 Tillaux 骨折。胫骨下段骨骺首先在中央区闭合，然后自内侧向腓侧闭合。对部分闭合的骨骺施加外旋压力，通过胫腓下联合前韧带对骨骺施加牵拉，可致外侧的骨骺撕脱，撕脱下的骨骺块可仍附着于前下距腓韧带上（图 138.7）。应尝试在麻醉下进行闭合复位。如果骨折碎片移位不超过 2 mm 或骨折可经过闭合复位后经皮固定，则尽量使用闭合复位方式。可以使用光滑的金属针或导针复位骨折碎片，并经皮肤将其固定。这些损伤大多需要切开复位，使用克氏针或松质

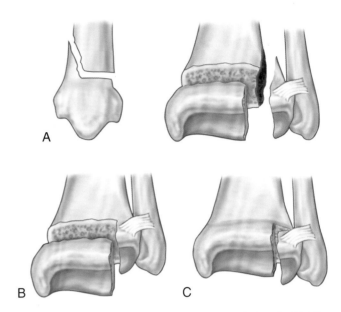

图 138.7 （A、B）显示三平面骨折可有两块或三块骨折块。（C）显示幼年型 Tillaux 骨折

骨螺钉固定。

内踝骨折可能是 Ⅲ 型或 Ⅳ 型损伤。如果移位小于 2 mm，可采用闭合治疗，留意内侧关节间隙。保守治疗应该是先避免负重，长腿石膏固定 3 周，随后使用短腿石膏固定 3 周。切开复位时，如果 Thurston-Holland 骨折碎片足够大，其可附着于干骺端，以避免穿过干骺端。如果碎片不够大，不能获得牢固的固定，那么固定针应该穿过骨骺。这些损伤是最难以预测的踝关节骨骺损伤，必须获得近乎解剖复位[33]。

Salter–Harris Ⅳ 型

Salter-Harris Ⅳ 型骨折包括一些内踝骨折和三平面骨折。三平面骨折由 Marmor 首先描述，之所以这样命名是因为骨骺的骨折线可波及横断面、矢状面和冠状面（见图 138.7）[34-36]。如果不仔细检查 X 线片，这种类型的骨折可能被误认为是 Salter-Harris Ⅱ 型损伤。

许多作者描述了这一骨折，并对所涉及的骨折碎片数量进行了争论[35-37]。这些研究大多基于 X 线平片。图 138.7 说明了可能的情况。在两部分骨折中，主要的骨折块是胫骨骨干，包括内踝和一部分内侧骨骺，第二部分碎片附着于腓骨骨骺。在三部分骨折中，第三部分通常是踝前游离的骨骺碎片。Brown 等[2] 研究了 51 名胫骨三部分骨折的儿童，通过 CT 多平面重建对其进行研究，这些作者使用了最好的放射学检查来

确定骨折碎片的数量。其中，最常见骨折类型为向骨骺内侧延伸的两部分骨折（51例中有33例）。在三部分骨折中（51例中有8例），全部包含一块前外侧骨折碎片。向内踝延伸的骨折比较常见（发生于12/51的儿童）。上述四种骨折类型中没有一种类型骨折向前内侧延伸。

Karrholm等[38]对此类损伤进行了综述。三平面骨折占女孩骺板损伤的7%，男孩的15%。其中35%采用闭合式手法复位，30%采用手法复位后外固定，35%采用切开复位内固定。

如果骨骺骨折移位能复位至2mm以下，则可采用闭合复位治疗方式。在Cooperman报道的系列中[34]，15例骨骺骨折中有13例采用了闭合治疗，在Dias和Giergerich报道的系列中[35]，8例骨骺骨折中有5例采用了闭合治疗。在Ertl报道的系列中[36]，骨折移位超过2mm与延退症状的高发生率有关。但是闭合或开放复位取得移位低于2mm的骨折复位并不能保

证良好的结果。不良结果可能与关节面的损伤或移位的数量有关，而在负重区以外的骨折并没有表现出这种倾向。

评估骨骺损伤的复位程度是否充分比较困难。由于大多数作者推荐在全身麻醉后进行手法复位，唯一可用的影像学诊断手段是X线平片。我们的首选方法是在患者镇静后，通过足的内旋进行手法复位治疗，这种方法通常在急诊室进行。如果X线平片显示复位程度有问题时，CT或平扫可进一步评估关节面和复位情况（图138.8），如果骨骺骨折移位超过2mm，则进行切开复位内固定，这可能需要两个切口。第一个切口位于前外侧，可直接观察到前外侧骨折块。通常情况下，首先需要复位固定后部骨块。如果不能以闭合方式进行此手术，则可采用后内侧入路，在直视下复位骨折碎片，然后用空心螺钉、松质骨螺钉或钢针固定。术后患者需石膏固定6周。

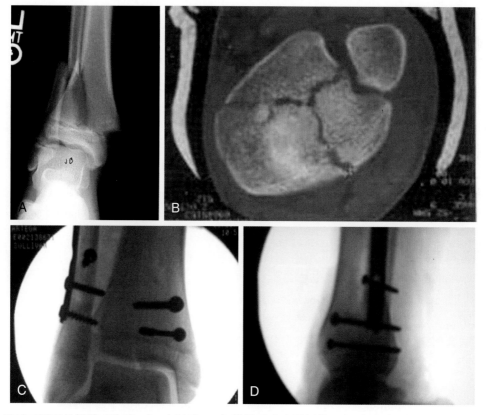

图138.8　（A）显示三平面骨折的正位片，（B）显示CT扫描提示多个骨折块，（C）及（D）显示通过切开复位内固定后，骨折解剖复位

结果预测

在骨骼发育不成熟的患者中，踝关节骨折的预后取决于以下因素：

1. 损伤机制
2. Salter-Harris 分型
3. 复位质量
4. 骨骼成熟状态
5. 骨折移位数量
6. 其他因素（如开放性骨折、血管损伤、感染、全身性疾病和卡压骨膜）

Spiegel[37] 回顾性研究了一系列闭合性胫骨下段骺板损伤患者，184 例患者（共 237 例）平均随访 28 个月。作者着重观察了成角畸形大于 5° 和短缩大于 1 cm、关节不协调或骺板不对称闭合等并发症。这些并发症似乎与 Salter-Harris 类型、移位或骨折粉碎程度以及复位程度有关。患者分组如表 138.1 所示。

184 例患者总体并发症发生率为 14.1%。胫骨 Salter-Harris Ⅱ 型损伤预后似乎是最难预测的，因为并发症的发生率大致相同，无论移位大小。移位程度并不总是作为预测结果所涉及的因素之一。但直觉告诉我们，骨折移位程度越大，损伤力量越大，更有可能损伤对愈合有重要帮助作用的关节软骨、血液循环和软组织。Karrholm 认为骨折愈合情况主要基于骨折复位充分程度[38]。

胫骨 Ⅱ 型损伤的近解剖复位是可取的。Gruber 等在动物模型中发现，在未损伤骺板中插入骨膜，会在组织水平产生一系列的变化。与单纯骨折相比，下肢长度差异虽小，但有统计学意义[39]。因为这是一个范围，它可以解释这些损伤的不可预测性，及去除卡压骨膜的必要性（图 138.9）。闭合复位后的部分移位可能就是这种骨膜卡压的结果。

图 138.10A 中的患者采用闭合手法复位和石膏外固定治疗，其有部分内侧移位（见图 138.10B、C）。随访 X 线片显示内侧骨皮质出现缺损，随后出现踝关节外翻畸形（图 138.10D）。这表明内侧骨骺比外侧骨骺增长速度快，卡压骨膜亦可能比外侧增长速度更快。此时需行胫骨内翻闭合截骨来矫正。有些患者尽管存在内侧皮质缺损，但生长发育正常。在 Rohmiller 等的文章中报告的不可预测性和高发生率支持了在生长发育期剩余 2 年以上的儿童中，应达到近解剖复位，且移位小于 2 mm。但是，这些患者必须密切随访，直到患者达到骨骼成熟或生长正常。因为此类患者部分可能会出现早期闭合和成角畸形等并发症[33]。

青少年 Tillaux 骨折和三平面骨折是骨骺闭合不全所致。由于生长期已到末期，成角畸形和下肢短缩并不常见。这些患者胫距关节面受损，必须尽可能恢复正常，以防止关节不稳和随后发生创伤性关节炎。Cooperman 等的研究中指出，当患者处于全身麻醉状态时，可通过足的内旋以复位三平面骨折[34]。其复位程度可通过平扫明确。Dias 和 Giergerich 报告了 9 例 Tillaux 骨折和三平面骨折，平均随访 18 个月，所有患者均恢复良好[35]。

Peterson 和 Cass 回顾了在 Mayo 诊所发现的所有胫骨远端 Salter-Harris Ⅳ 型损伤，文中重点观察内踝的损伤[31]。18 例患者中有 9 例出现 PPC，并需要再次手术以切除骺板骨折，纠正成角畸形或双下肢不等

表 138.1　踝关节骨折的并发症		
分组	并发症率 (%)	Salter-Harris 分型和受累骨骼
低风险（89 例）	6.7	腓骨 Ⅰ、Ⅱ 型，胫骨 Ⅰ 型，移位小于 2 mm 的 Ⅲ、Ⅳ 型
高风险（28 例）	32	胫骨 Ⅲ、Ⅳ、Ⅴ 型，Tillaux 和三平面
无法预测的（66 例）	16.7	胫骨 Ⅱ 型

Data from Spiegel PG, Cooperman DR, Laros GS. Epiphyseal fractures of the distal ends of the tibia and fibula. A retrospective study of two hundred and thirty-seven cases in children. *J Bone Joint Surg Am* 1978; 60(8): 1046–1050.

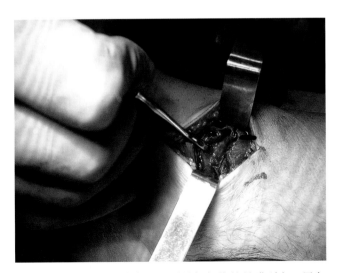

图 138.9　骨撬正在将嵌入骨骺骨折部位的骨膜剥离。黑色标记为骨骺骨折碎片

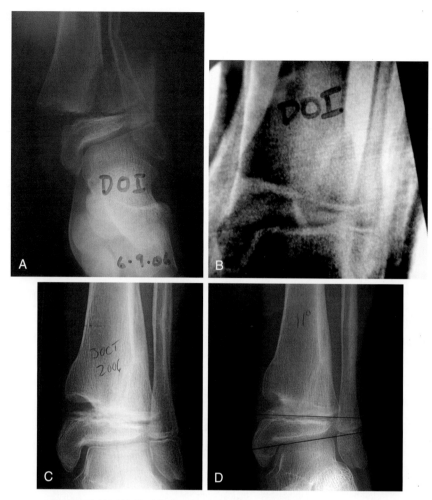

图 138.10 （A）Salter-Harris Ⅱ型胫骨骨折的前后位片；（B）复位后的前后位片；（C）4 个月后的前后位片；（D）2 年后的前后位片

长。13 例患者在 Mayo 诊所接受治疗，其中 11 例为闭合性损伤，6 例采用闭合复位及短腿石膏固定，5 例采用切开复位内固定。另有 5 名患者因闭合手法复位的闭合性损伤的并发症被转诊到诊所。研究人员得出结论，斜位 X 线片很有必要，以确保准确的诊断及复位的充分性。一些类似Ⅲ型损伤实际上是Ⅳ型损伤。作者还发现导致成角畸形的部分发育停止比完全发育停止更常见。他们认为内踝损伤有三种类型，Ⅳ型损伤是最常见和最危险的类型，因为此型通常发生在生长期未结束的患者身上（图 138.11）。作者还得出结论，内踝骨折需解剖复位，这往往需要切开复位和内固定。

在任何有开放骨骺骨折的患者中，最好避免内固定穿过骨骺。可以通过从干骺端到干骺端或从骨骺到骨骺留置光滑的内固定针来实现。有时，内固定穿过骨骺不可避免。此时，可使用光滑的固定针，但要注意不要从骨骺内穿过。患者需要进行随访，直到骨骼

成熟，或者直到确定正常的生长情况出现。Harris 生长阻滞线不对称可能是异常生长模式的最早迹象（见图 138.11）。

足部骨折

儿童因参加体育活动而造成的足部骨折很少见。跖骨骨折由直接暴力引起（图 138.12），可行短腿石膏固定治疗。足部最有争议的骨折可能是第五跖骨基底部撕脱损伤。

儿童第五跖骨骨折可分为远端骺板骨折、近端骨干骨折以及骨突撕脱骨折。第五跖骨远端有骨骺，近端有骨突，腓骨短肌肌腱止于近侧端的骨突。在对冲力的作用下，骨突可发生撕脱。查体可见第五跖骨底部压痛和影像学显示骨突增宽。治疗应该是压迫和部分负重，直到疼痛消退。可使用拐杖和弹力绷带，也可使用短腿石膏或靴子 2~3 周，皆会有很好的效果。

第五跖骨干近端骨折（Jones 骨折）在骨骼发育未

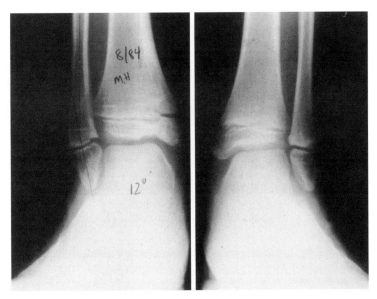

图 138.11　此患者骨折类型为 Salter-Harris Ⅳ 型累及内踝，采用闭合复位方法。治疗后 6 个月复诊，患者已不记得哪只是患足。上图为伤后 18 个月 X 线片。行骨桥切除及间置手术后，又获得生长，并且腓侧角状畸形已被纠正。注意 X 线中的不规则 Harris 生长阻滞线

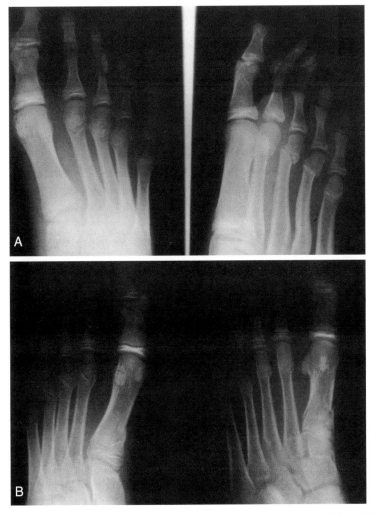

图 138.12　（A）该患者在滑铲时脚被垒包撞到，造成第四跖骨颈骨折。（B）该患者在橄榄球赛中被人踩脚，造成第一跖骨骨折

成熟的患者中较少见，通常发生在 15~20 岁的年龄段[40]。当发生这种骨折时，可试用短腿石膏固定，许多此类的急性骨折可愈合。即使发生延迟愈合，保守治疗也可能痊愈[40]。一些研究人员提倡对高竞技水平的运动员进行早期手术干预。但另一些研究表明，每个患者都需要个性化治疗，因个别患者行保守治疗亦可痊愈，让运动员早日重返赛场[40-42]。儿童运动员的早期手术干预很少见。但是，已发生骨不连的患者则需要手术治疗，包括重新打开髓腔、植骨和内固定（图 138.13）。

　　足趾骨折在运动员中并不常见。趾骨骨折的治疗方法是将骨折的足趾绑于相邻的足趾上，或穿上合适的鞋子数周，并避免参加运动直到症状消失。足趾关节骨折更是罕见。唯一值得考虑手术治疗的是第一趾关节内骺板骨折。应尽可能将此类骨折复位到近似解剖的位置（图 138.14）。

　　应力性骨折在儿童中较成人少见，但不能完全忽视。有些儿童参加马拉松和其他运动项目会导致应力性骨折。篮球、足球和其他团队运动的比赛可能需要长时间跑步。图 138.15 所示的应力性骨折为青少年运动员参加锦标赛所致，被认为扭伤。应力性骨折在高中越野运动员中也很常见。鉴于这是一种应激反应，在恢复活动之前需要休息和（或）制动，因此，应力性骨折通常是跑步者的赛季结束事件。

　　Yngve 在 23 篇文献中发现了 131 例儿童应力性骨折[43]。在这 131 例中，有 2 例记录了跖骨骨折，2 例为跖舟骨骨折，1 例为内侧籽骨骨折。主要的训练错误为"太多太快"。其他考虑因素是训练场地或设备（如鞋）的变化，两项运动的重叠以及训练（比赛）

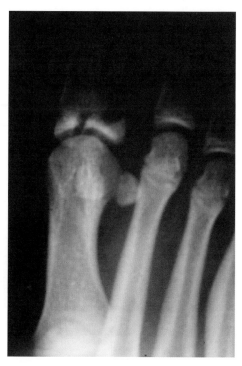

图 138.14　此关节内骨折采用经皮闭合复位针固定术治疗

强度的突然变化。诊断依赖于详细病史、对此病的高度警觉性以及患处局部压痛和肿胀。鉴别诊断包括挫伤、肌腱炎和扭伤。

　　受伤之初的 X 线片可能为阴性，但应有一半的病例可被诊断。应该注意寻找骨皮质增厚的部位或半透明的骨折线。骨扫描可在这一阶段应用，作用可能特别大。如果诊断有出入，应避免固定。当诊断有疑问并且运动员希望 RTP 时，应进行骨扫描。磁共振成像也被用来诊断隐匿性应力骨折。相反，如果石膏固定

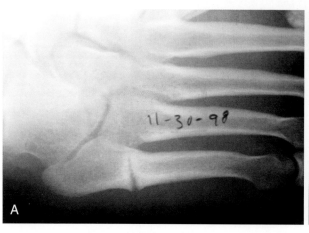

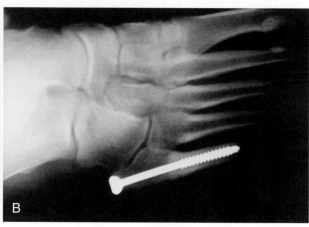

图 138.13　（A）第五跖骨骨折，石膏固定 2 个月后复查的 X 线片。患处仍有压痛，患者单足行走。（B）行内固定后并行骨折处跟骨自体骨移植后的 X 线片

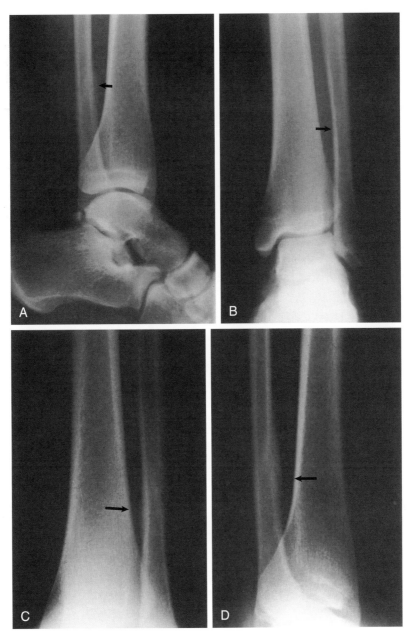

图 138.15　该患者表现为踝关节上方局限性压痛。篮球锦标赛上受伤后，患者认为是踝关节扭伤并继续参与比赛。原始 X 线片（ A、B ）显示周围骨膜上抬（箭头）；经短腿石膏固定 2 周后的随访 X 线片（ C、D ）显示新骨形成（箭头）

2 周后，症状有所减轻，通常可明确诊断，再行 X 线检查可显示为阳性，此时骨扫描可不必要。虽然有些骨折不用石膏就能愈合，但运动员应制动，以免受到自己、好心父母和教练的伤害。

距骨骨软骨损伤

距骨骨软骨损伤（ osteochondral lesions of the talus，OLT ）包括两种主要的病理改变：剥脱性骨软骨炎（ osteochondritis dissecans，OCD ）和骨软骨骨折。OLT

是更常用的术语，两者之间不进行划分。随着对损伤敏感性高的影像学检查方法的出现，OLT 的发病率有所增加 [44-46]。剥脱性软骨炎通常认为是血管损伤，但有更多的证据支持创伤是原发损伤，尤其合并足踝不稳 [47-51]。OLT 发病部位常被分为前外侧和后内侧，但随着更好的 3D 成像技术的出现，我们现在认识到中央内侧病变更常见，其次是中央外侧 [52,53]。

Berndt 和 Harty[48] 开发了一种基于损伤和骨折移位程度的分类系统，虽然略微有所改动，但是目前仍在使用。

Ⅰ期：软骨下骨质压缩

Ⅱ期：骨软骨碎片部分分离

ⅡA期：骨软骨下囊肿形成

Ⅲ期：骨软骨碎片完全分离、未移位

Ⅳ期：骨软骨碎片完全移位或倒置

大多数分类系统主要基于成人骨折；然而，在 Canale 和 Belding 研究的 29 例患者中，有 21 例在损伤 10 年后出现症状[49]。CT 和 MRI 可以发现平片上未发现的骨折病变，也使骨折分期更为准确。这些检查手段提示了这种疾病在青少年中比预想的更为常见。Hao 等[50] 对一组 21 例疑似骨软骨病变的患者进行常规 MRI 与 3D MRI（快速扰相梯度回波，FSPGR）比较，所有病变均经关节镜检查证实。研究人员得出结论，3D MRI T_1 加权 FSPGR 脂肪抑制成像在检测关节软骨缺损方面比常规 MRI 更敏感。正确的治疗取决于对病变的识别和准确的分期。

Canale 和 Belding 认为所有距骨骨软骨损伤Ⅰ期、Ⅱ期、Ⅲ期中期（Berndt 和 Harty 分类）可采取制动等保守方式治疗，制动有良好的临床结果并能延迟创伤性关节炎的发展[49]。保守治疗后症状仍不缓解者，可考虑手术治疗。这些研究人员进一步建议，所有Ⅲ期的外侧病变和Ⅳ期的病变均应立即切除和刮除。Anderson 等建议Ⅰ期和Ⅱ期距骨骨软骨损伤患者制动 6 周，但注意这些患者需要长时间密切随访，以便发现迟发型关节病[47]。推荐ⅡA、Ⅲ、Ⅳ期病变患者行手术治疗。

Letts 等回顾了自 1983 年以来治疗的 24 例距骨内侧或外侧穹窿剥脱性骨软骨炎患儿（2 例为双侧）[51]。患者平均年龄 13 岁 4 个月，非手术治疗包括活动限制、物理治疗和制动。手术治疗 15 例（58%），包括关节镜检查（1 例）、关节切开和钻孔（9 例）、钻孔切除病变（3 例）、直接切除病变（2 例）、复位固定碎片（1 例）。最近的随访显示，25 例患者（96%）症状消失或减轻，1 例无变化。MRI 在 6 例患者的术前评估中发挥了作用。在这一研究中，女性略占多数（58%）。Higuera 等报道 94.8% 的儿童获得良到优的结果[54]。Cuttica 等报告了对直径小于 1.5 cm 的病变采用骨髓刺激技术（如钻孔或微骨折）可取得的良好结果[55]。对于较大的未控制的病变，他们建议考虑采用广泛手术治疗。

Kramer 等在 10 年内对 100 名患者的 109 个踝关节进行了评估，包括了多种不同的干预措施，通过对比术前与术后影像，结果显示再手术率很高，为 27%。尽管如此，患者的总体满意度和恢复运动的比例很高，分别为 82% 和 84%。女性和体重指数较高者术后效果相对较差。

Perumal 等回顾性地研究了 31 名非手术治疗 OCD 患者，其平均年龄为 11.9 岁，治疗措施主要是先使用 6~8 周负重石膏，后行踝部支具制动，半年内不能活动或运动[56]。半年后患者复查 X 线片，发现 16% 的患者有完全的临床和影像学改善，77% 的患者 X 线片仍显示有损伤。对仍有症状的 OCD 患者再行 6 个月的限制活动，其中 46% 的患者仍没有任何症状。尽管 X 线片显示仍有损伤，但只有 42% 疼痛症状持续患者接受了手术治疗。

对于那些保守治疗失败的患者，多种手术方法可采用。微骨折 / 骨髓刺激使用或不使用内固定[57-59]、自体骨软骨移植或异体移植[60]，以及软骨细胞移植都可采用，主要取决于病变的大小、深度、位置和稳定性。随着关节镜技术的进步，关节镜下处理这些病变的能力也在提高，亦可避免内踝截骨的并发症。

足部骨软骨病

骨软骨病是一组原因不明的疾病。可能的病因包括内分泌疾病、血管舒缩障碍、感染和创伤[61]。目前已知许多这些情况都是骨骺骨化变异的 X 线表现。该病都以最初描述它们的人的名字命名。它们都是一个模式的临床症状及 X 线显示坏死的骨骺或骨突。在足部，最常见病变是 Kohler 综合征和 Freiberg 梗死。

Kohler 综合征是一种临床综合征，表现为中足疼痛，伴有舟骨的局限性压痛。X 线片显示跗舟骨密度增高和变窄。此骨不规则骨化可能是规律，而不是例外，因此，这种表现是否为疾病尚不确定（图 138.16）。Williams 和 Cowell 回顾了一些患者，发现以下结果[62]：30% 的男性和 20% 的女性表现为跗舟骨的不规则骨化。大多数患者石膏固定 6 周可有治疗效果。23 例患者症状最终消失，舟骨亦恢复正常。作者认为，石膏固定的患者比使用鞋垫的患者症状消失得快。无论何种治疗方式，最终预后均良好，再次提出这是否真的是一种病理状态的问题。

Freiberg 病是一种第二跖骨头和关节面骨质硬化和塌陷的疾病。好发于骨骺尚存的 10~20 岁患者[63]。此病病因不明，女性更为常见。多种病因被提出，但反复损伤可能起一定作用。此病好发于跖骨中最长，活动最少的第二、三跖骨（图 138.17）[61]。患者在负

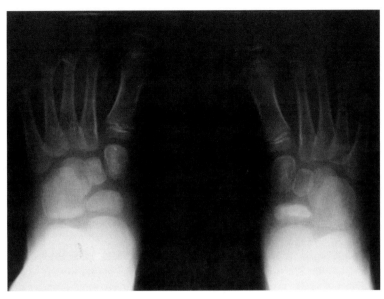

图 138.16 此为无移位跖骨骨折患者的 X 线片。与 Kohler 综合征表现一致，患者也出现了舟骨高密度及狭窄的表现，但是，此为偶然的发现

重时出现疼痛，并在跖骨头区域出现局部压痛。X 线片显示跖趾关节面塌陷（见图 138.17）。石膏或矫形器等保守治疗，以最大限度地减轻病变跖骨头负重往往能明显减轻疼痛。对于症状不缓解的，可使用手术治疗，包括清除游离体或植骨。据文献报道一种减轻负重的背屈截骨术效果很好。应避免切除跖骨头，因为这会将负重转移到邻近的跖骨头。假趾置换术亦尝试过，但不适用于儿童。在大多数情况下，这种疾病

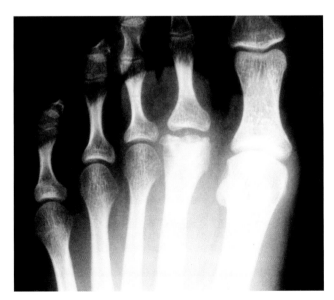

图 138.17 该足的正位片显示第二跖骨头的不规则及塌陷的表现

病程为 2 ~ 3 年，跖骨头会重新开始骨化。

Sever 病是指非关节性的骨软骨病或牵拉型骨突炎（图 138.18）。问题是该病是不是真正的疾病，如果是，其存在与否与骨突有关。跟骨骨突出现和发育在 5 ~ 12 岁，而且不规则。通常情况下，有足跟痛及骨突的一侧足跟与对侧无症状的足跟部有同样的影像学表现。Rachel 等报道，在儿童的侧位 X 线片上，有 5% 的儿童被诊断为另一种病变，即足跟痛和假定为跟骨骨突 [64]。作为回应，他们建议对有隐匿性足跟痛的儿童行常规侧位 X 线片检查，以排除其他潜在的更具侵袭性的疾病。这些患者在 9 ~ 12 岁，通常对运动很是积极，其跟腱可能很紧。跟骨是强有力的腓肠肌 - 比目鱼肌的附着点，也是足底筋膜的起点。牵拉或过度使用会使这些结构扭伤而产生疼痛。拉伸可能有益。避免高强度运动等对症治疗通常有疗效。减震鞋垫或足跟杯也有益处。提踵以减轻腓肠肌 - 比目鱼肌对足跟部的牵拉，有时对高弓足儿童的足弓支撑也可使症状缓解。足跟牵引 - 伸展运动亦可以尝试。此外，夜间使用夹板固定和（或）控制踝关节活动的短期固定、助行靴或承重石膏也可以减轻症状。治疗必须仔细寻找最明显的压痛点，并寻找其产生疼痛原因，而不是寻找可能不是疼痛的根源的不规则隆起。治疗儿童足跟痛症状的确切时间框架是未知的。如果患儿能严格遵从之前的保守治疗措施，而 2 ~ 3 个月后症状仍不缓解，建议行进一步的检查，如骨扫描等，

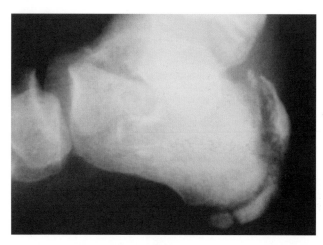

图138.18 跟骨的侧位片。注意跟骨不规则，特别是跟骨结节上部。骨质破碎伴密度增高常出现于跟骨结节

以寻找隐匿性疼痛的确切来源。

全身性疾病

儿科和青少年运动员的全身性疾病可出现足部疼痛。类风湿关节炎或血友病可累及距下关节。骨髓炎亦可累及足部，但不常见，除非患者有刺伤的病史。急性淋巴细胞性白血病是一种侵袭力很强的疾病，也可累及足部骨骼。虽然它们比较罕见，但这些类型的疾病必须加以考虑。不能单纯地认为运动员的所有痛苦根源都是来源于创伤。

鞋和矫形器

从激烈的市场营销、代言以及为引进新技术和在市场上取得优势竞争的激烈程度，我们可以看出运动鞋行业利润非常丰厚。几乎没有科学证据支持与鞋子销售相关的大肆宣传。大多数情况下，广告描绘了当前的体育英雄穿着价格昂贵的鞋，但很少告诉我们关于鞋本身的事。运动鞋的宽度和长度都要合适，但对儿童来说，可供选择的型号和宽度范围都比较有限。鞋质材料应该要柔软。通常，儿童运动鞋是由坚硬、不柔软的合成材料制成的，而且鞋跟上的衬垫很差。有小直径、均匀间隔的夹板的多功能运动鞋比夹板或铆钉鞋对承重分配更均匀。脚后跟垫和脚踝垫亦可能会增加鞋的舒适性。现在大多数鞋子都带有内置的足弓支撑，虽然没有什么科学依据，但可能会给足弓发育良好的孩子提供一些支撑。而对于患有平足的儿童可能有必要将足垫去除。光脚或穿着脚趾鞋跑步是一

个热门的、有争议的话题，但目前没有关于儿童这方面的文献，而本文资深作者亦不会去支持此话题。

矫形术是另一个有争议的领域。一个无症状、活动性良好的扁平足应该不予以考虑。没有任何证据支持矫形器会改变足部结构。有症状的扁平足应该仔细寻找其原因，如跗骨联合。对于有足痛或小腿痛但活动性良好的扁平足可以尝试使用矫形器。足跟杯垫在对症治疗足跟疼痛可能有所作用。但是，关于儿童可使用的体育矫形器科学文献很少。

选读文献

文献：Wuerz TH, Gurd DP. Pediatric physeal ankle fracture. *J Am Acad Orthop Surg*. 2013; 21(4): 234-244.
证据等级：Ⅳ
总结：本文就儿童踝关节骨骺骨折的诊断和治疗做了综述。

文献：Vincent KA. Tarsal coalition and painful flatfoot. *J Am Acad Orthop Surg*. 1998; 6(5): 274-281.
证据等级：Ⅴ
总结：Vincent 提供的一篇关于跗骨联合的类型及其诊断和治疗的全面综述。

文献：Letts M, Davidson D, Ahmer A. Osteochondritis dissecans of the talus in children. *J Pediatr Orthop*. 2003; 23(5): 617-625.
证据等级：Ⅳ
总结：自 1983 年以来，作者对 24 名在加拿大某儿科转诊中心治疗剥脱性距骨骨软骨炎的儿童进行了随访，其中双足病变 2 例，共 26 例，其中男 10 例，女 14 例。病变累及距骨内侧 19 例、外侧 5 例、距骨穹窿 3 例。术前评估使用了 MRI 6 例，需要手术干预 15 例（58%）。在末次随访中，25 例（96%）患者症状消失或减轻，1 例（4%）无变化。

文献：Podeszwa DA, Mubarak SJ. Physeal fractures of the distal tibia and fibula (Salter-Harris type I, II, III, and IV fractures). *J Pediatr Orthop*. 2012; 32(Suppl 1):S62-S68.
证据等级：Ⅴ级综述
总结：作者提供了胫骨和腓骨远端骨骺骨折的治疗进展。

文献：Gantsoudes GD, Roocroft JH, Mubarak SJ. Treatment of talocalcaneal coalitions. *J Pediatr Orthop*. 2012; 32(3): 301-307.
证据等级：Ⅳ
总结：对过去 13 年内有症状的跟距联合接受手术治疗的患者进行了回顾性研究。其中 93 只足进行了病变切除和脂肪移植间置，手术由 6 名医生完成。作者认为，85% 症状性距跟联合患者可以通过手术切除和脂肪移植间置来治疗，而且效果良好，但患者应须知部分患者可能需

要进一步的手术来纠正足序列排列不齐。

文献：Cuttica DJ, Smith WB, Hyer CF, et al. Osteochondral lesions of the talus: predictors of clinical outcome. *Foot Ankle Int*. 2011; 32(11): 1045-1051.

证据等级：Ⅳ

总结：对一组因距骨骨软骨病变手术治疗的患者进行回顾性分析，以确定可能影响手术疗效的因素。距骨骨软骨病变的治疗仍然是足踝外科医生面临的挑战。关节镜下清理和钻孔常能获得满意的结果。然而面积较大的病变和未控制的病变则效果较差，可能需要开放手术治疗。

文献：Perumal V, Wall E, Babekir N. Juvenile osteochondritis of the talus. *J Pediatr Orthop*. 2007; 27(7): 821-825.

（J. Andy Sullivan, James R. Gregory 著
吴昌远 译　陈拿云 校）

参考文献

扫描书末二维码获取。

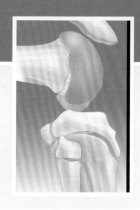

第 **139** 章

儿童和青少年运动员头部损伤

在过去 10 年中，与运动和娱乐相关的创伤性脑损伤（traumatic brain injuries, TBIs）的发生率持续增加 [1]。导致创伤性脑损伤最常见的两项运动是骑自行车和美式橄榄球 [2]。参加体育和娱乐活动都具有潜在的创伤性脑损伤风险，与成年人相比，儿童和青少年发生 TBIs 的风险较高，损伤程度较重，恢复时间较长 [2]。创伤性脑损伤包括很多类型的头部损伤，如脑震荡、颅骨骨折、硬膜外血肿、硬膜下血肿、脑内血肿和蛛网膜下腔出血。

脑震荡

脑震荡是一个复杂、短暂的由创伤性生物机械外力诱发的影响大脑的病理生理过程 [3]。脑震荡发作迅速，并伴有短暂的神经功能障碍，通常会自行缓解。**急性的临床表现反映的是功能障碍而不是结构损伤**。损伤发生在生物化学水平，而没有明显的解剖学改变，这也支持该病变的基础是神经元短暂的功能障碍，而不是细胞死亡的理论 [4]。这种生物化学水平的神经损伤的发生机制包括离子失衡、糖代谢紊乱、脑细胞相互连接受损以及神经递质改变。患者可出现一系列症状，可能包括以下症状的一种或多种，包括头痛、头晕、精神错乱、定向障碍、听觉 / 视觉障碍和（或）意识丧失，患者不一定会出现意识障碍。在历史上，运动员将受伤过程描述为"耳鸣"或"敲钟声"，这些词语可能代表了运动员所经历的定向障碍，可以提示对脑震荡的可疑诊断或确诊。影像学检查（即头颅 X 线和头颅 CT 或磁共振成像）通常无阳性表现，亦支持脑震荡是一种无脑部结构损伤的功能障碍。

生物力学与病理生理学

当旋转或角加速度力作用于大脑时，神经元间会发生剪切应变，导致神经元代谢级联反应，并导致脑震荡的临床表现。脑的生物力学损伤会造成兴奋性神

经递质的迅速释放（图 139.1）。

兴奋性神经递质（如谷氨酸）与相应受体的结合导致神经元进一步去极化，离子平衡进一步破坏，包括钙的流入和钾的流出（图 139.2）[5]。

为了恢复离子稳态，需要神经元膜势能（腺苷三磷酸）启动钠钾泵的工作。而这种对葡萄糖需求的增加（"高代谢状态"）发生于脑血流量减少的情况下。代谢供求不匹配导致脑细胞功能障碍并增加其对二次损伤的敏感性（图 139.3）。

在最初的"高代谢"阶段之后，受损的脑细胞代谢水平会出现一段时间的下降。钙离子水平可能持续升高，并使线粒体氧化代谢受损，进一步使能量不足情况恶化。此外，神经丝和微管功能被轴突内的钙离子流破坏，进而损害神经连接。

在成人中，这些生化水平的变化平均需要 7 ~ 10 天才能恢复正常（见图 139.2），而在儿童和青少年中，其恢复正常需要更多的时间。有趣的是，临床症状康复与生化水平的恢复情况一致。脑血流的变化也可能伴随着血管自动调节功能的损害而导致脑水肿，并可能持续到急性期以后。

流行病学

在美国，21% 的儿童创伤性脑损伤与运动有关 [6]。尽管运动损伤导致的死亡很少见，但运动相关损伤导致死亡的主要原因是脑损伤。根据国家灾难性运动损伤研究中心第 33 次年度报告，从 1982 年到 2014 年，美式橄榄球、体操和冰球导致的死亡人数最多 [7]。

脑震荡在戴头盔和不戴头盔的运动中都经常发生。估计每年有 160 万 ~ 380 万例与运动相关的脑震荡；然而，只有 8% ~ 19% 的脑震荡会出现意识丧失 [9, 10]。在高中生中，每 100 名运动员中就有 0.14 ~ 3.66 人受伤，占所有运动项目受伤人数的 3% ~ 5% [11, 12]。在大学生中，每 1000 名运动员中有 0.5 ~ 3.0 人受伤 [12]。

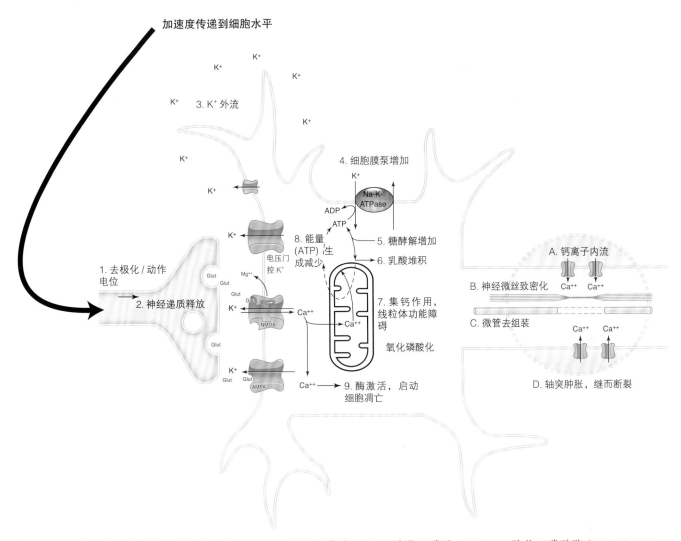

图 139.1　脑震荡时神经元中的生化改变。ADP，腺苷二磷酸；ATP，腺苷三磷酸；ATPase，腺苷三磷酸酶（Modified From Giza CC, Hovda DA. Ionic and metabolic consequences of concussion. In: Cantu RC, Cantu RI, eds. *Neurologic Athletic and Spine Injuries*. Philadelphia: WB Saunders; 2000.）

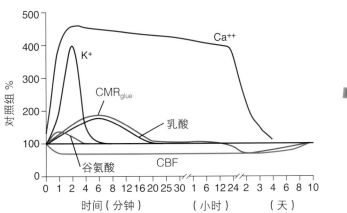

图 139.2　脑震荡的离子和代谢后果。CBF，脑血流量；CMR_{glue}，脑谷氨酸代谢率（From Giza CC, Hovda DA. Ionic and metabolic consequences of concussion. In: Cantu RC, Cantu RI, eds. *Neurologic Athletic and Spine Injuries*. Philadelphia: WB Saunders; 2000.）

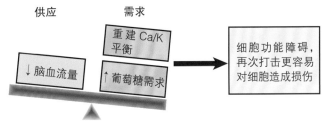

图 139.3　脑震荡后神经元的代谢供需失衡

在过去 10 年中，年轻运动员（<19 岁）脑震荡发生率明显增加。

虽然运动参与度总体上有所增长，但其增长可能与报道更多、认识更好和脑震荡诊断更为及时有关。从历史上看，脑震荡的报告率一直很低。在对 1532 名大学橄榄球运动员的调查中，47% 发生脑震荡球员继续参与比赛，并没有向任何人说明受伤情况。其最常见的原因是运动员没有认识到脑震荡的严重程度。漏报的其他原因是运动员不想弃赛，没有认识到已发生脑震荡及不想让队友失望[13]。另一项研究报告指出，在一个赛季中，70.4% 的橄榄球运动员和 62.7% 的足球运动员会出现脑震荡症状[14]，进一步说明了目前报告的脑震荡发生率可能比实际中发生的要低得多，这是主要是因为未充分认识脑震荡这一疾患。

脑震荡可发生在任何运动，如足球、篮球及拉拉队中，各个研究报道的发生率有所不同。最近的一项系统回顾和荟萃分析显示，与运动相关的脑震荡发生率最高的三项运动是英式橄榄球、曲棍球和美式橄榄球，发生率分别为 4.18‰、1.20‰ 和 0.53‰（每千次运动暴露）[15]，而另一项荟萃分析显示，脑震荡发生率最高的分别为跆拳道（8.77‰）、英式橄榄球（9.05‰）、业余拳击（7.9‰）和高中男子冰球运动（3.6‰）[11]。当我们特别关注高中学生中与运动相关的脑震荡发生率时，另一项研究表明，运动相关损伤中男孩占 53%，脑震荡发病人数中，男孩占 75%。美式橄榄球运动中发病率最高，并占脑震荡发病人数的大多数（53.1%），其次是男子长曲棍球（9.2%）。在女子运动项目中，足球比赛中脑震荡发生率最高，在所研究的 12 项高中运动项目中排名第二[16]。

病史

脑震荡可在间接或直接的外力作用于头部的数秒、数分钟或数小时后出现。脑震荡的临床表现可分为四大类：生理、认知、情绪和睡眠方面（表 139.1）[17, 18]。

脑震荡后症状自评量表是一个有用的初步评估工具，也可用于随访。该量表是一个共有 7 个等级的 Likert 量表，包括从 0（无症状）到 6（严重症状）的评分，涵盖了各种症状。虽然没有对可靠性进行具体评估，但脑震荡后的自评症状与脑血流动力学异常和轻度认知障碍有关[19]。头痛是脑震荡最常见的症状[20]。仅 8%~19% 的脑震荡会发生意识丧失[9, 10]，因此，意识丧失不是脑震荡特定特征。然而，如果发生长时间意识丧失（>30 秒），则需要进一步评估。运动相关脑震荡恢复缓慢的最有力和最一致的预测指标是伤后第一天症状的严重程度。相反，初始症状较轻则是一个有利的预后指标[3]。了解先前存在的内科和精神疾病十分重要，包括偏头痛、抑郁、焦虑学习障碍、认知延迟和注意力缺陷障碍，因为脑震荡可能导致潜在的症状恶化。此外，有精神问题或偏头痛的运动员恢复期可能更长，一般需要 1 个月以上[3]。然而，虽然那些有注意力缺失症或学习障碍的人在返回学校时可能需要更广泛的教育支持，但是其症状持续时间不会延长[3]。患有抑郁症、睡眠障碍和（或）注意缺陷/多动障碍的运动员可能没有受伤前基线状态的症状评分就不为零，因此在重返运动（RTP）之前不会出现症状

表 139.1	脑震荡的症状和体征		
生理	认知	情绪	睡眠
头痛	感到"迷茫"	易怒	困倦
恶心	感觉被放慢	悲伤	睡得比平时多或少
呕吐	难以集中注意力	焦虑	难以入睡
平衡问题	失忆	情绪不稳定	
视觉障碍	混乱	抑郁	
光敏	对问题的反应缓慢		
对噪声敏感	重复问题		
疲劳	功课困难		
发呆	意识丧失		
抽搐			

评分为零的情况。

由于多种原因，运动员可能很难意识到发生了脑震荡。运动员可能不会意识到症状的严重性，因此不会报告这些症状。症状可能会延迟，直到脑震荡发生数小时后才出现[21]。此外，为了避免其比赛受到限制，以及因为担心自己会让队友失望，运动员可能不会主动上报自己的症状[13]。

体格检查

在受伤现场，对患者的初步评估要遵循急性头颈部损伤的诊治流程，并首先评估气道、呼吸和循环（ABCs）以及颈椎的稳定性。如果运动员在头部或颈部受伤后失去意识，应将其视为颈椎损伤，直至确认四肢神经功能正常，并且运动员未诉颈部疼痛或无颈部压痛，才可排除。如果无法完成此评估，则应立即紧急转运，并采取颈托固定等措施；如果受伤运动员戴着头盔和护具，则不应为了便于运输将护具取下。但是面罩应该去除，以便进行气道管理。对于无颈椎损伤可能的运动员，可以在室外进行评估。

当怀疑发生了脑震荡时，应将运动员从运动场地中移出，并进行标准的多方面评估。现场评估包括评估运动员的症状、神经功能、认知情况和平衡测试。神经功能评估应该从根据 Glasgow 昏迷量表评估睁眼反应、语言反应和运动反应开始。后续检查包括进一步检查双侧瞳孔大小和对称性、视力、反射、感觉和肌力。当运动员病情稳定时，可以进行记忆力、协调性、注意力和步态 / 平衡能力的测试。为了快速、准确评估伤者，有多种现场评估手段可采用，如手写表格或智能手机程序，包括 Maddocks 问卷[22]、标准化脑震荡认知评价[23]、平衡错误评分系统（BESS）[24]和运动性脑震荡评估工具（第 5 版）（即 SCAT 5 或儿童版 SCAT 5）。SCAT 5 和儿童版 SCAT 5 提供了一种全面的评估，非常适合用于现场评估[3]。SCAT 5 是作为关于体育运动中脑震荡的共识声明的一部分发布的。儿童版 SCAT 5 是为 5 ~ 12 岁的儿童设计的，其有一个症状评估参考，供家长、老师、教练、监护人和儿童描述症状。此外，部分检查如神经学检查和平衡功能测试，专为年轻运动员设计[3]。在所有这些评估中，个性化的基线信息都是非常有用的。

Maddocks 问卷是一组针对特定运动项目的问题，旨在评估定向力、短期记忆和长期记忆；这些问题可能需要提供比日常时间、日期和地点定向更准确的回答。如"谁在比赛中得分最少？"和"你的球队赢了最后一场比赛吗？"这些问题只在场边有用（而不是在诊所里），并包含于全面的 SCAT 5 中。

平衡能力是颅脑损伤后评估的一个重要方面，在历史上，Romberg 试验被用来主观评估平衡能力。然而，BESS 提供了一种量化的平衡测试方法，可以简单明了、客观地评估姿势稳定性。BESS 可以在场边或在诊所进行[25-27]。BESS 测试已被证明是一种有效且可靠的评估手段[28, 29]。BESS 测试通过三个姿势对患者进行测试，首先站立于在坚硬的表面上，然后站立于不太稳定的表面上，最后在一块 10 cm 厚的泡沫上维持姿势。这三种姿势，在 SCAT 5 中有很好的描述，包括：①双手叉腰，双足站立；②非优势侧单足站立；③优势足与非优势足从足跟到足趾站成一排。运动员被要求尽其所能保持每个姿势，并持续 20 秒，同时检查者观察运动员是否出现错误（专栏 139.1）。检查者通过计算错误数（每 20 秒的测试中，每一次错误加一个错误点）对测试进行评分。对于 5 ~ 9 岁的运动员，可以忽略单足站立姿势，以适应正常的功能发育。因为受试者的疲劳和环境对试验有影响，建议在停止运动后 15 分钟后完成测试，并在同一环境下进行后续测试[30, 31]。理想情况下，运动员有一个基线评估，包括比赛前的 BESS 测试，以便在受伤后结合基线测试进行比较，将最可靠的平衡测试结果应用到 RTP 计划中。

专栏 139.1 平衡测试异常
手从髂嵴上抬起
睁眼
迈步，不稳，摔倒
髋关节外展大于 30°
抬起前脚或足跟
不能摆好测试姿势超过 5 秒

虽然脑震荡 /SCAT5 的标准化评估含有基本的神经认知评估，但更深入的测试可能有助于确定运动员是否已准备好安全地重返运动（RTP），特别是对于有慢性症状的运动员和对运动员的回答真实性存疑的情况下。神经心理学测试可以用两种方法之一来进行——由神经心理学家进行纸笔测试，或者用电脑进行神经心理测试。可操作性、时间和成本往往限制了纸笔测试的实际应用，但它对于症状迟发和返校困难的病患是非常有用的。电脑测试因其易于操作和测试时间短（30 ~ 45 分钟），目前得到了广泛的应用。理

想情况下，可以在受伤前进行基线神经心理测试，以保证其能够得到最有效的使用。学校和运动队已经开始提供和实施这类测试，主要由学校工作人员（通常是体育教练）负责进行。

影像学

在脑震荡患者中，常规神经影像学检查（即头颅X线片和头颅CT/MRI扫描）的结果通常是正常的；但是，如果怀疑颅内结构损伤，必须谨慎对待并使用神经影像学检查。如果有以下症状和体征，那么重度脑损伤可能性有所增加，主要包括重度头痛加重、癫痫发作、定位性神经体征和循环改变（专栏139.2）。

专栏 139.2　颅内结构性损伤的信号

严重的、进展的头痛
癫痫
定位性神经系统检查结果
反复呕吐
强烈的睡意/觉醒困难
言语不清
定向不良/明显意识不清
烦躁不安
脉搏缓慢
收缩压升高，舒张压降低
瞳孔不规则
失去意识时间 > 1分钟

其他有助于确定是否需要神经影像学检查的症状诸包括长时间意识丧失（> 30秒）和症状持续恶化。在伤后最初的24~48小时内，CT扫描是评估颅内出血和颅骨骨折的首选检查方法[32]。对所有脑震荡的运动员，尤其是儿童，强烈不建议行CT扫描，因为放射线辐射会增加患脑肿瘤和白血病的风险。MRI在症状持续（> 3周）的病例中应用最为有效，主要用于排除潜在的器质性病变，如Arnold-Chiari畸形或动静脉畸形，这些病变可能会引起脑震荡性损伤的恢复时间延长。新兴的MRI功能成像技术如弥散张量成像、磁共振波谱、单光子发射CT、脑血管造影有助于脑震荡的诊断，并有助于制订RTP方案。

决策原则

脑震荡的鉴别诊断包括硬膜外血肿、硬膜下血肿、颅内血肿和蛛网膜下腔出血。

硬膜外血肿是一种进展迅速的颅内血肿，发生于通常供应硬脑膜的脑膜中动脉的撕裂。颞骨骨折常引起此种血肿。血肿出现于颅骨和硬脑膜之间，并能在30~60分钟内迅速达到危及生命的程度。其典型的临床表现是运动员头部受到重击失去意识后有清醒的间歇期。然而，表现形式不一，有时运动员可能不会失去意识，或可能恢复意识但伴随进行性加重的重度头痛，随后意识水平下降。这些症状加重是因为颅内血肿淤积而导致的颅内压升高。如果诊断为硬膜外血肿，往往在伤后1~2小时内症状就很明显。其治疗主要是急诊清除血肿，因为如果颅内压恢复正常，并无出血情况，则恢复程度良好。然而，如果治疗不及时，硬膜外血肿可迅速危及生命。因此所有头部受伤的运动员必须在伤后24~48小时内密切观察，其观察地点应与神经外科急诊手术室相距较近，以便及时进行干预。

硬膜下血肿是由脑和硬脑膜之间的出血所致，是运动员最常见的重度头部损伤[34]。硬膜下血肿发生的原因可能有以下几种，包括大脑至硬膜的静脉破裂、大脑表面弥漫性损伤；静脉窦撕裂；或者少见的大脑表面小动脉破裂。硬膜下血肿伴随着脑组织的损伤，此时即使清除了脑组织血肿，但脑组织已发生了损伤，因此病死率较高。

颅内血肿发生于颅内出血，出血进入脑实质本身，通常来自动脉撕裂或先天性血管病变，如动脉瘤或动静脉畸形。临床上，运动员在头部创伤后出现神经功能的恶化。此时，应立即启动急救处理措施，但是在伤员运送到医疗机构之前还是可能出现死亡。建议对这些病例进行详细的尸检，以确定潜在的解剖畸形并阐明致病因素。

蛛网膜下腔出血是指脑脊液间隙内的颅内出血。出血最常发生于头部创伤后所致的脑表面微小血管破裂，但也可能是由脑动脉瘤或动静脉畸形破裂。可能会伴有脑组织肿胀，此时需行去骨瓣减压术，但对于蛛网膜下出血本身不需要手术干预。

治疗方案

脑震荡完全不需手术治疗。对脑震荡的运动员患者的治疗目标主要是使症状迅速缓解并能安全RTP。初步治疗包括生理和认知层面上的休息，并教育患者和其照顾者，使他们了解治疗计划。治疗常规是基于第5届国际体育运动脑震荡会议制定的治疗标准[3]。目前，脑震荡有很多分级系统；然而，所有新近的指南主要关注症状和重返比赛情况。不管脑部损伤的严重程度如何，只要出现症状，运动员就不允许进行 RTP。

相对休息是脑震荡治疗计划中的重要组成部分。这种活动限制是基于病理生理学原理的，即在脑内代谢失衡和能量危机的情况下，身体活动引起的大脑能量需求的增加可能会使脑震荡症状恶化，康复延迟[36]，且运动中可能会再次出现脑损伤。然而，在急性期（受伤后 24～48 小时）短暂休息后进行早期限制性身体活动是安全有效的，而且比单纯休息更好[3,37-43]。

认知休息也是必要的，以尽量减少症状和最大限度地使身体得到康复。在遭受脑震荡后，运动员经常主诉在上学、参加考试和完成作业方面有困难。认知是大脑的"运动"，面对脑震荡后大脑的能量危机，认知会增加能量消耗，因此症状消失前应避免认知活动。认知休息包括在家中休息、少上几节课、减少课业负担、增加完成作业和考试的时间、避免标准化考试并在白天休息。此外，作为认知休息的一部分，所有需要集中注意力或刺激大脑的活动都应避免，包括玩视频游戏、使用电脑、看电视（特别是剧情紧张、剧情翻转的、暴力的节目）、听嘈杂音乐及置身于明亮的灯光下。建议制订个性化的重返学习方案，并提供适当的学校住宿，以促进康复。最后，由于反应时间变慢，脑震荡患者不能进行驾驶，直到症状消失。

治疗应个体化，并应针对评估中已出现的症状。除了减轻症状的有氧运动计划外，还可根据需要实施针对颈部劳损和前庭功能障碍的有针对性的物理治疗计划，以及针对情绪障碍的认知行为治疗。如果已开具了药物处方，医师必须明白药物制剂可能掩盖或改变脑震荡的症状。

重返运动

脑震荡后，运动员在受伤当天不应进行 RTP，尤其是儿童或青少年运动员。美国所有 50 个州的立法都要求所有疑似脑震荡的运动员在获得有执照的医疗保健专业人员的 RTP 治疗许可之前，不得参加任何体育运动。虽然大多数运动员在 7～10 天内症状消失，但儿童和青少年的恢复时间可能更长[21]。

为了决定何时进行 RTP，无症状的运动员要遵循一个循序渐进的医疗监督过程。此过程是根据第 5 届国际体育运动脑震荡会议纪要及协议声明制定的[3]。患者在有症状时不应再接触运动，但在低于认知和身体症状加重阈值的情况下，应鼓励运动员逐渐恢复活动。所有的 RTP 计划都必须个性化，因为每个运动

员的恢复速度不同。此外，脑震荡的运动员的相关症状应消失，并不再使用任何可能掩盖或改变症状的药物；而在仍然使用此类药物治疗的情况下，关于 RTP 的决定必须有临床医师进行仔细的考虑下作出[3]。以下是第 5 届国际体育运动脑震荡会议推荐的程序，可在适当的监督下作为指南（表 139.2）：

表 139.2　逐步 RTP 的程序

级别	活动
1	轻微症状的活动（不引起症状的日常活动）
2	轻度有氧运动（如步行、骑固定自行车）
3	运动专项训练（如打曲棍球溜冰、踢足球跑步）
4	非接触性训练（如传球训练、渐进阻力训练）
5	体检合格后进行全接触性训练
6	恢复运动 / 正常比赛

每一级别至少需要 24 小时，完成整个程序至少需要 5 天。然而，在治疗方案的任何阶段，任何症状再次出现或加重都表明脑震荡未完全康复。如果脑震荡后症状再次出现或恶化，患者应恢复到先前无症状的水平，并在 24 小时后再提升运动训练级别。如果运动员在每个级别至少进行 24 小时的情况下，完成了所有级别的训练，并可无症状地耐受非接触训练活动，则被认为可以进一步进行接触性练习，并且如果无症状出现，可最终进行完整的训练。有些运动员虽然可以在有症状的情况下通过 RTP 流程，但在达到脑震荡前基线之前，他们不能进行非接触性活动以外的训练。有多次脑震荡病史或长期脑震荡后综合征的运动员在每一次运动过程中可能需要更长的间歇时间来恢复状态。

对于有持续性创伤性颅内出血的运动员，至少需要休息 6 周后再开始非接触性运动的渐进 RTP 方案，以使骨瓣在开颅手术后愈合；然而，在创伤性颅内出血后，关于恢复活动和最终可能恢复接触性运动的决定需由神经外科团队作出。

并发症

虽然大多数成人脑震荡在 7～10 天内自行消退，儿童 3～4 周内自行消退，但也可能出现并发症，包括脑震荡后综合征（postconcussion syndrome, PCS）、二次撞击综合征、长期后遗症和慢性创伤性脑病（chronic traumatic encephalopathy, CTE）。

PCS 指的是症状持续超过正常的恢复时间。对 PCS 的定义有很多，但没有被普遍接受的定义。PCS 通常被定义为脑震荡后有 3 种或 3 种以上的症状持续存在，其持续时间定义不一，并且不同来源对定义之间存在不同的观念。最常用的两个定义是世界卫生组织提出的国际疾病分类（ICD-10）和《精神障碍诊断和统计手册》第 4 版（DSM-Ⅳ）（表 139.3）。然而，DSM-Ⅴ 明显改变了 PCS 的定义标准，目前将 PCS 归类于 TBI 引起的严重或轻度神经认知障碍之内。

二次撞击综合征是一个有争议的术语，适用于当运动员在首次头部损伤后的症状完全消失之前，再次遭受第二次头部创伤时发生的病理生理改变。二次撞击综合征导致脑血管充血，进而发展为弥漫性脑肿胀，并与高死亡率相关。第二次打击发生在脑组织脆弱性增加的时期，在此时期，脑细胞对葡萄糖的需求量增加，而脑血流减少，且脑血管自动调节功能受损。儿童和青少年运动员在脑血流减少情况下，脑震荡症状恢复时间相对更长 [44]，因此，这些年轻运动员面临二次撞击综合征的风险较高。

一次或多次脑震荡的长期影响各不相同，而且大部分是未知的，因为对运动员脑损伤的长期后遗症的大规模科学研究很少。对业余拳击手的研究揭示了类似的慢性神经认知影响 [47]，然而对职业拳击运动员的研究显示了更为显著的长期神经认知影响。

据以前的研究显示，17% 的退役拳击手患有慢性创伤性脑病（CTE）[48]。CTE 的发生可能存在遗传易感性。最近的研究表明，减少脑组织再次损伤及增加对拳击手的医疗监护，可以预测未来发病率会降低 [36, 47, 48]。最近的一项针对退役运动员脑部损伤后 10 年或以上的原创性研究的系统综述发现，一些退役运动员在以后的生活中出现抑郁和认知障碍，这些功能障碍与之前多次脑震荡是有关的 [49]。但是，退役运动员自杀率并未升高 [49-51]。前高中美式足球运动员晚年患神经退行性疾病的风险并未增加；在对前高中足球运动员的两项医疗记录关联研究中，试验组患痴呆、轻度认知障碍及帕金森综合征的风险与对照组相比无明显差异 [49, 52, 53]。国家橄榄球联盟中有 3 次或以上脑震荡病史的退役运动员患抑郁症和记忆力问题的风险是没有脑震荡病史的退役人员的 3 倍，患轻度认知功能障碍，如记忆力障碍、注意力不集中及语言能力障碍的风险是没有脑震荡病史的退役人员的 5 倍 [54, 55]。然而，在一项对美国国家橄榄球联盟退役球员的研究中，他们的死亡率和自杀率都低于普通人群 [50]。为了更好地了解脑震荡的长期后遗症，很有必要进行进一步研究。

CTE 被描述为一种进展性神经系统退行性疾病，与反复的头部创伤有关。CTE 只能通过脑部的神经病理检查才能确诊。国立神经病学与卒中研究所与国立生物医学影像学与生物工程学研究所已经制定了共识标准，为 CTE 的神经病理诊断提供了标准方法。脑部创伤被认为是脑细胞进行性退化的触发因素，导致一种叫做 tau 蛋白的异常蛋白的堆积；然而，CTE 与运动相关的脑震荡或接触性运动之间没有直接的因果关系。CTE 临床上表现为头痛、记忆力减退、定向障碍、判断力受损、冲动控制问题、攻击性抑郁、震颤、步态 / 言语异常，最终导致痴呆，有时甚至导致自杀；症状可持续数月、数年甚至几十年，往往是在验尸时才能作出诊断。为了进一步了解这一病理情况，迫切需要进一步对从事高强度和低强度运动的运动员进行神经病理学的前瞻性、纵向、大样本的盲法研究。

未来展望

目前，脑震荡的诊断是根据病史主观作出的，并有神经认知和平衡测试的支持；然而，没有诊断试验可用于客观诊断。未来的研究和医学进步可能会进一步阐明潜在的病变，并改进对脑震荡损伤的诊断和治疗。

表 139.3　WHO 和 DSM-IV 对脑震荡后综合征的定义

	WHO ICD-10	DSM-Ⅳ
症状的最短持续时间	不适用	3 个月
症状数量	3	3
症状定义	头痛	疲劳
	头晕 / 眩晕	睡眠障碍
	疲劳 / 易疲劳	头痛
	易怒	眩晕 / 头晕
	注意力不集中	焦虑
	健忘	抑郁
	睡眠障碍	人格改变
	抑郁	冷漠
	焦虑	

DSM-Ⅳ，《精神障碍诊断和统计手册》第 4 版；ICD-10，国际疾病分类；WHO，世界卫生组织（Modified from Kashluba S, Casey JE, Paniak C. Evaluating the utility of ICD-10 diagnostic criteria for postconcussion syndrome following traumatic brain injury. *J Int Neuropsychol Soc*. 2006; 12: 111-118; and American Psychiatric Association. *Diagnostic and Statistical Manual of Mental Disorders*. 4th ed. Washington, DC: American Psychiatric Association; 2000.)

选读文献

文献：McCrory P, Meeuwisse W, Dvorak J, et al. Consensus statement on concussion in sport: the 5th International Conference on Concussion in Sport held in Berlin, October 2016. *Br J Sports Med*. 2017; 51: 838-847.

证据等级：Ⅲ

总结：虽然基于证据的指南有限，但本文作者基于当前的医学文献和专家对脑震荡诊断和处理的意见进行了系统的回顾。

文献：Halstead ME, Walter KD. The council on Sports Medicine and Fitness. Clinical report: sports-related concussion in children and adolescents. *Pediatrics*. 2010; 126(3): 597-615.

证据等级：Ⅲ

总结：虽然循证的建议有限，但本综述的作者提供了对当前医学文献的一个总结，对于处理儿童脑震荡很有帮助。

文献：Giza CC. The neurometabolic cascade of concussion. *J Athl Train*. 2001; 36(3): 228-235.

证据等级：Ⅲ

总结：本文综述了脑震荡的神经病理生理过程及相关的神经代谢变化与临床运动相关问题的关系，总结了100多篇基础科学和临床医学文献的结果。

文献：Maugans TA, Farley C, Altaye M , et al. Pediatric sports-related concussion produces cerebral blood flow alterations. *Pediatrics*. 2012; 129: 28-37.

证据等级：Ⅲ

总结：作者报道了对12例运动相关的脑震荡儿童采用多种手段进行评估，包括ImPACT神经认知测试、T_1加权和易感性加权磁共振成像、扩散张量成像、质子磁共振波谱和相位对比血管造影。

文献：Guskiewicz KM. Balance assessment in the management of sport-related concussion. *Clin Sports Med*. 2011; 30(1): 89-102.

证据等级：Ⅲ

总结：这项研究的作者调查了用于检测运动相关脑震荡后的急性姿势稳定性破坏的临床平衡测试手段的有效性。

文献：Manley G, Gardner AJ, Schneider KJ, et al. A systematic review of potential long-term effects of sport-related concussion. *Br J Sports Med*. 2017; 51: 969-977.

证据等级：Ⅲ

总结：对退役运动员运动相关脑震荡损伤后10年或10年以上的潜在长期影响的原始研究进行系统回顾。

（Tracy Zaslow 著　吴昌远 译　陈拿云 校）

参考文献

扫描书末二维码获取。

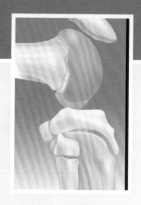

第140章

儿童和青少年运动员的脊柱问题

在儿科运动员的脊柱护理中，运动医学医生面临许多挑战。他们可能要评估一个患病的儿童或青少年，并判断其是否可以安全地参加体育活动。其次，当发生急性创伤事件时，运动医学医生要对受伤运动员进行评估并提供初步处理。此外，运动医学医生还管理和治疗会造成慢性疼痛或畸形并可能影响体育参与的疾病。

已成熟和发育中的脊柱之间的解剖差异会使这些不同的工作变得更加复杂。除了在儿童和成人中都观察到的伤害之外，不断增长的脊柱还导致儿童和青少年群体所特有的伤害。本章介绍了相关解剖和年轻运动员的相关损伤，以及评估脊柱病情及其管理的关键内容。此外，本章还提供了有关限制运动和恢复运动时间的指导。

解剖

儿童的骨折类型和生物力学，特别是颈椎，因年龄不同而不同。年幼儿童的脊柱支点在C2-C3，因为他们的颅骨相对较大。因此，对于8岁以下的儿童，87%的颈椎损伤发生在C3或C3以上，50%与头部损伤有关[1]。年龄较大的儿童骨折类型与成人相似，最常受累的是下颈椎。

儿童颈椎损伤的诊断具有挑战性，特别是在较小年龄组，因为大部分颈椎还未骨化。C1的前环在1岁以后才会骨化，这使得发现该部位的损伤变得特别困难（图140.1）。在3~6岁，齿突与神经弓和椎体融合，可能会被误认为是齿突基底部的骨折。到6岁时，颈椎的椎管已经达到成人的尺寸。侧位X线片显示，从出生到8岁，关节突关节面角逐渐增大，颈椎屈伸活动可出现假性半脱位的表现，此现象常见于C2-C3和C3-C4。假性半脱位在X线平片上可与真性半脱位鉴别，主要是通过查看Swischuk线是否完

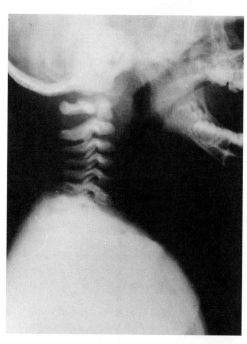

图140.1　查找幼儿颈椎损伤或畸形非常具有挑战性，因为大部分颈椎尚未骨化。C1前弓直到1岁后才骨化，如图所示，1岁以前X线平片不可见上述结构

整，Swischuk线是一条沿着棘突椎板线的直线（后神经弓的前缘，如图140.2所示）。然而，应注意的是，假性半脱位是一种正常的表现，并不需要治疗，但是颈椎损伤亦可发生于这个部位（图140.3A和B）。此外，不完全骨化常在10岁以前的侧位片上表现为颈椎椎体楔形变。儿童的寰齿间距（atlantodens interval, ADI）可能会增加。与正常ADI小于3 mm的成人不同，在幼儿中ADI可高达4.5 mm而无损伤迹象。

与成人脊柱相比，儿童胸腰段脊柱也存在其他的问题。骨骺环突向外延伸到椎体周围，与椎间盘纤维环粘连，可有损伤的风险。这些损伤在临床和影像学上都可能被误诊为儿童椎间盘突出。

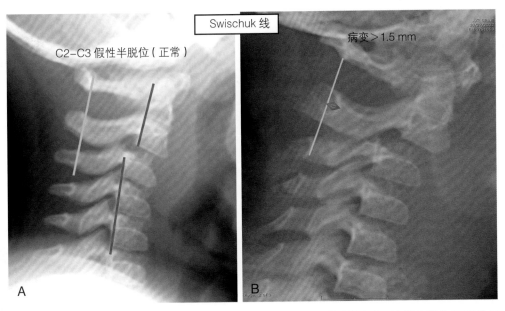

图 140.2　假性半脱位与真性半脱位可通过 X 线片鉴别，主要是 Swischuk 线（绿色），该线为沿各颈椎神经弓前缘的连线。（A）该患者无急性外伤病史，通过 Swischuk 线确认无脱位。（B）该患者后部与该线的位置关系有所改变，因此，该患者存在真性半脱位（Courtesy Children's Orthopedic Center, Los Angeles, CA.）

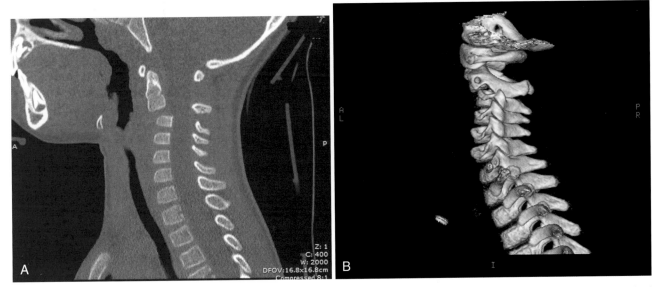

图 140.3　（A、B）虽然假性半脱位不需要治疗，但是真性损伤却可以发生于此部位。矢状位和 3D CT 扫描显示了一例高速机动车车祸伤的 3 岁患儿 C2-C3 水平的关节跳跃性脱位。MRI 进一步证实了相关韧带的损伤

小儿脊柱的一般病史和体格检查

　　当参加运动发生急性损伤后或患者有慢性疼痛时，运动医学医生可以在准备参加体育活动时评估儿童患者的脊柱。重要的是要区分运动训练和青春期伴随的更普遍的全身疼痛和更严重的疼痛原因。非典型疼痛可能预示着更严重的损伤、肿瘤、感染或其他更

严重的疾病。专栏 140.1 概述了既往腰背痛关键因素，可用于指导临床医生作出这一疾病的鉴别。

　　在评估脊柱损伤时，受伤的机制和结果可以提醒临床医生注意更严重的情况。在怀疑有潜在脊柱不稳定损伤的情况下，适当的脊柱制动是非常有必要的，以防止脊柱损伤病情的恶化。对于 8 岁以下的儿童，应使用带凹口的儿科背板支具，以适应其较大的头

部，并防止因传统背板支具造成脊柱急性屈曲而引起额外伤害。

查体对怀疑有脊柱损伤的儿童非常重要，但也具有挑战性。在没有脊柱不稳的情况下，对关键周围神经的检查（专栏 140.2）可提供有效的评估，此方法甚至可对幼儿进行。

腰椎峡部裂 / 腰椎滑脱

腰椎峡部裂是腰椎峡部的不连，最常见于 L5 节段，是目前腰背部疼痛最常见的原因，占青少年腰背痛原因的 47%[2]。在普通人群中，腰椎峡部裂的患病率约为 6%[3]，约 80% 的峡部裂病例为双侧发病，20% 为单侧发病。当患者的脊椎相对于邻近的脊椎发生滑脱时，则称为脊椎滑脱。

分类

腰椎滑脱可以根据滑脱的类型或移位的程度来分类。腰椎滑脱可分为 5 型，分别为发育不良型、峡部裂型、退行型、创伤型和病理型[4, 5]。其中发育不良型（关节突关节向前移位）、峡部裂型（与峡部缺损有关）在儿童中最常见。腰椎滑脱也可以通过相对于相邻椎体的移位程度来分型，如 Meyerding 分级系统（如图 140.4 所示）。

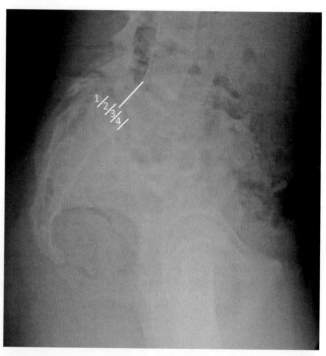

图 140.4　此为 Meyerding 3 度脊柱滑脱的例子。该分级系统采用滑脱上位椎体相对于下位椎体移位百分度，即 1 度为 1%～24%；2 度为 25%～49%；3 度为 50%～74%；4 度为 75%～100%。对于移位程度超过 100% 者，则成为脊柱脱位（Courtesy Children's Orthopedic Center, Los Angeles, CA.）

病史及体格检查

脊椎峡部裂与体操、排球、足球、跳水和撑竿跳高等运动有关，这些运动中会出现反复过度伸展，但基本上也可在任一运动中看到。典型表现为与活动有关的腰背痛，疼痛局限于腰椎下部，有时也可放射至臀部或下肢。大约 40% 的患者在疼痛发作时可回忆既往受伤史[6]。

在体格检查时，可见腰椎过度前凸。相反，在重度疼痛或重度腰椎滑脱的情况下，腰椎曲度可能会消失[7]。典型体征为站立位时脊柱过伸可引起疼痛，尤其是在单腿站立或扭腰时。腘绳肌挛缩通常与腰椎峡部裂或滑脱有关。在一些严重的病例中，此病可能会导致 Phalen 和 Dickson 所描述的异常步态模式[8]，包括蹲伏、短跨步和摆动时相不全。

影像学

关于椎弓峡部裂的最佳影像学检查方法存在大量争议。尽管在斜位 X 线片上观察到的"狗项圈征"这一特征通常很难理解，但 X 线平片通常被用作一线影像学检查（图 140.5）。但值得注意的是，超过一半的

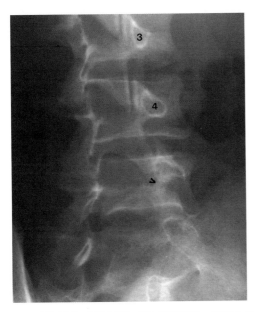

图 140.5　颈椎斜位片特征性"狗项圈征"表现（Courtesy Children's Orthopedic Center, Los Angeles, CA.）

峡部裂病灶（53%）可在平片上漏诊[9]。单光子发射计算机断层扫描（SPECT）对发现缺损部分很敏感，但非特异性，对其他病理情况亦可呈阳性，如感染、骨样骨瘤和脊柱肿瘤[10]。单光子发射 CT 还可能漏诊陈旧性或"冷"性病灶。因此，我们的做法是如果体征和症状与腰椎滑脱表现一致的话，直接定位于 L5-S1，然后直接对此部位进行 CT 扫描。

自 CT 问世和发展以来，许多研究证实，CT 在诊断早期腰椎滑脱病变方面比 X 线平片更为敏感[11]。此外，即使 X 线显示为椎弓峡部裂，但 CT 扫描可能有助于制订治疗计划，以评估脊椎溶解性病变的敏锐度[12]。MRI 被认为是评价腰椎峡部裂的另一种影像学方法，但其敏感性为 25%~86%[13-15]。在我们研究中发现，如果对有症状的患者只行 MRI 检查，那么将漏诊 64% 的椎弓峡部裂患者[16]。因此，在我们机构，当患者病史和体格检查怀疑为脊柱峡部裂而 MRI 扫描显示"正常"时，均建议行局限性 CT 扫描以明确诊断。

治疗

多数患儿在保守治疗如纠正日常活动和佩戴支具后，症状有所缓解。对于急性腰背痛患者，需限制活动以促进峡部裂骨性愈合。虽然文献报道各有所不同，75%~100% 的急性单侧病变和 50% 的急性双侧病变能愈合（图 140.6），而慢性患者基本上没有愈合[7]。约 90% 的运动员平均在 5~6 个月后恢复到伤前的运动水平[17]，这表明在大部分情况下，峡部裂的纤维连接足以改善症状，因为恢复运动的速度超过了峡部不连

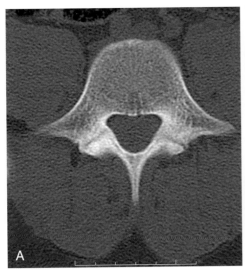
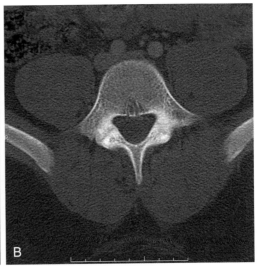

图 140.6　（A）普通 CT 扫描显示双侧峡部缺损，与急性椎体滑脱的诊断一致。（B）后续 CT 扫描确认经保守治疗并治愈峡部缺损（Courtesy Children's Orthopedic Center, Los Angeles, CA.）

的骨连接形成的速度[7]。

尚未就支具和固定方面达成共识。目前使用的支具包括 Boston 胸腰骶椎矫形器、矫正前凸的支具以及带大腿套环的支具。一些作者建议每天至少佩戴支具23 个小时，持续 4~6 个月[18]。一般来说，当我们试图治愈骨折时，对急性峡部裂患者的首选治疗是在患者负重时佩戴抗前凸支具，如果患者能耐受，建议第一个月佩戴有大腿套环的支具。没有大腿套环的腰骶矫形器对 L5-S1 的制动作用很小。在急性病例中，支具佩戴 3 个月后再进行限制性 CT 扫描，以评估在返回运动之前的骨愈合情况。

在骨不愈合的慢性病例中，保守治疗以症状程度为基础。防止腰椎过度伸展有各种支具。在某些情况下，患者可以在使用这种支具时恢复到以前的活动水平，加强脊柱中轴力量可能在预防远期症状中发挥作用。

经过 6 个月以上的保守治疗后疼痛仍未缓解，滑脱超过 50% 或有神经症状患者，可考虑手术干预。许多手术技术都描述了直接修复峡部裂和椎间融合的方法。脊椎滑脱不应考虑直接修复。直接修复方法包括 Buck 技术，即在峡部裂直接螺钉固定后钢丝缠绕横突和棘突，以及 Kakiuchi 描述的椎弓根螺钉与椎板下钩[19]。在考虑直接修复之前，应进行 MRI 扫描以评估椎间盘的完整性。如果椎间盘异常，应首先椎间融合。融合可选择后路，经过或不经椎间孔的腰椎椎体间融合。另一种选择是前后路融合以增加稳定性。关于原位融合与复位滑脱仍然存在很大的争议，注意权衡复位滑脱的神经损伤风险与原位融合相关的内植物失败、滑脱加重以及假关节情况[22, 23]。关于腰椎峡部裂 / 腰椎滑脱的治疗见图 140.7。

结果

手术治疗后重返运动的比率很高，为 80%~100%[24]。然而，腰椎滑脱为高应力区域，因此可经常观察到植入物的并发症。后路融合技术的翻修率非常高，可高达 47%，其中很多患者是在初次手术几年后出现[25]。这可能反映了追求手术治疗的患者群体往往代表了一小部分非常有竞争力的运动员，术后他们返回到强度高的活动。因此，在很多情况下，我们中心及其他中心已经开始倾向于更积极的前后路联合融合的手术方法。图 140.8 为接受融合治疗的患者重返高强度运动的示例。

椎体骨突环骨折

6 岁时出现骨突环，17 岁左右与椎体融合[26]。骨突环上的机械应力可导致椎体生长板骨折，导致骨突环骨折，这是儿童脊柱发育未成熟所特有的临床表现，引起的疼痛与椎间盘突出相似。

病史及体格检查

发病较急，而且症状较重。根性疼痛不如成人椎间盘突出那么常见，因为无侧方损伤。直腿抬高试验可能为阳性。

影像学

虽然 X 线检查通常是作为评估患者腰背疼痛的初始检查，但这种损伤在 X 线平片上很难判断。CT 扫描可以准确描述骨骺损伤情况（图 140.9）。MRI 通常也可用于评估相邻椎间盘和神经根的情况。但是 MRI 扫描经常会漏诊此损伤，或者被误诊为椎间盘突出，因为可能没有意识到骨突的骨质成分（见图 140.9）

治疗

与突出的椎间盘成分相比，后方终板病变通常不会被吸收。尽管骨碎片非常小的损伤可以保守治疗，但这种治疗通常会导致持续疼痛。治疗的主要方法是手术切除突出的碎片。Higashino 等[27] 最近的一份报告证实对这些损伤的患者实施手术切除的长期疗效良好。

Chance 骨折

Chance 骨折主要由屈曲牵张损伤引起，屈曲时前柱和伸展时后柱均失效。他们被 Chance 描述为在脊柱水平层面上的创伤[28]。Chance 骨折通常不稳定，常需要手术治疗。因此，要正确处理这些损伤，必须区分稳定性压缩性骨折和三柱 Chance 骨折。我们机构已经报告了几个我们治疗的不稳定 Chance 骨折患者，这些患者最初被误诊为压缩性骨折，平均延迟治疗 3 个月。

病史及体格检查

运动损伤是儿童 Chance 骨折最常见的损伤机制之一，与机动车事故和摔伤并列。这些损伤伴随着急性疼痛发作和神经损伤的高发生率。Arkader 等在一

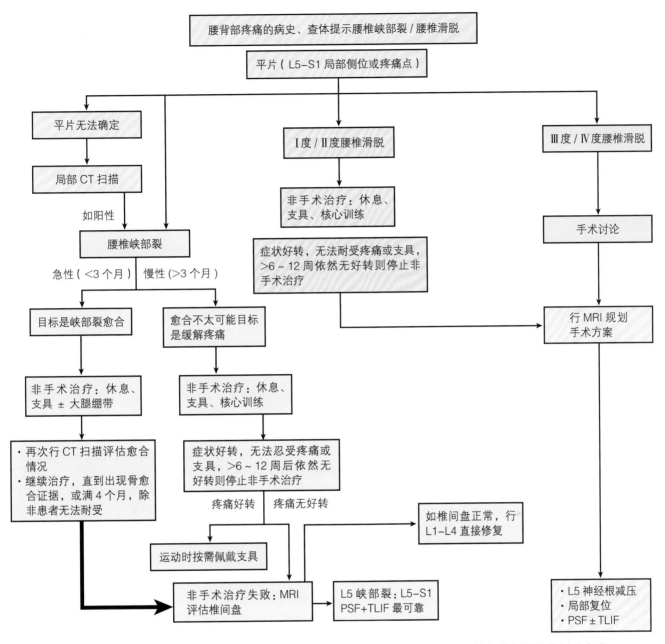

图 140.7　腰椎峡部裂/腰椎滑脱的治疗原则。PSF，后路脊柱融合；TLIF，经椎间孔腰椎椎体间融合术

组多中心的儿童 Chance 骨折病例中，发现神经损伤的发生率为 43%。在这些神经功能损伤的人中，只有 53% 的人能完全康复[30]。因此，详细的神经功能检查是必要的。此外，由于这些损伤可能被误诊为压缩性骨折，因此，在评估已知脊柱前柱损伤的患者时，重要的是要对可能发生的骨折持高度怀疑态度。如果脊柱后方有触痛、肿胀或下垂提示三柱损伤累及后方附件，应引起临床关注。另外，在损伤部位可能出现后凸畸形。这可能在受伤之初即可出现，主要取决于损伤的程度，或者该损伤被误诊的情况下延迟出现。

影像学

　　对脊柱创伤的初步评估通常包括胸腰段脊柱 X 线前后位（AP）和侧位片。对于合并神经功能损伤的病例，建议进一步行脊柱 MRI 检查，以显示韧带损伤的程度。CT 通常有助于确定骨折的程度，并可鉴别韧带型与骨折型 Chance 骨折。

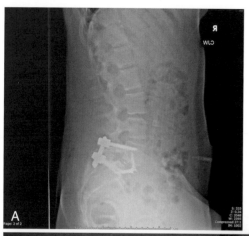

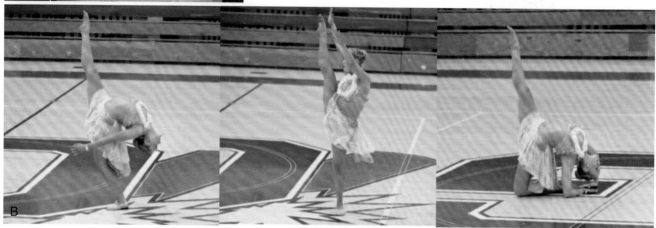

图 140.8 （ A、B ）这名 17 岁 L5 椎体滑脱的女患者虽然已采用了保守治疗，但仍有严重腰痛。经过 L5-S1 前后路腰椎融合术，其又可以参加舞蹈比赛。临床影像学证实虽然其有一节段椎体融合，但是其能保持良好的柔韧性及活动度

治疗

Arkader 等指出对小儿 Chance 骨折手术干预较非手术治疗的预后改善较为明显。在他们的研究中，非手术组患者中，45% 的患者预后良好（定义为无慢性疼痛或神经功能障碍），而手术组为 84%[30]。然而，对于无神经功能障碍的患者，其后柱损伤为骨性损伤，而不是韧带损伤，可使用合适的胸腰支具进行治疗，以提供受伤节段的支撑，进而防止脊柱后凸畸形的发展。在接受手术治疗的患者中，通常需融合 1~2 节受伤节段。对合并明显后凸畸形的患者，可能需融合更多节段。

骶骨小关节骨折

骶骨小关节骨折是一种罕见的损伤，但应对其诊断有充分的认识。当年轻运动员腰骶部在背伸时有明显的疼痛时，此诊断需考虑。X 线平片、骨扫描和 MRI 均容易漏诊，因其显示通常为阴性结果[31, 32]。对疑为此类损伤病例，CT 为首选检查方式。图 140.10 所示的一例该损伤的典型病例。最近研究精英运动员的作者报告了通过微创肌肉保留手术方法去除关节内骨折碎片的治疗方法。如果将关节内骨折碎片早期去除，则有望早期缓解疼痛并恢复运动，而如果后期清除，则可能出现小关节退行性改变而导致不良结果[32]。

脊柱侧凸

脊柱侧凸是指脊柱侧凸角度大于 10°。虽然大多数脊柱侧凸病例是特发性的，但特发性脊柱侧凸是一种除外诊断。临床医生应除外其他与脊柱侧凸相关的诊断，如神经纤维瘤病、马方综合征或 Ehlers-Danlos 综合征。许多青少年特发性脊柱侧凸患者参加体育运动，其发病率接近 3%[33]。一旦排除了其他可能的伴随情况，特发性脊柱侧凸就不是参加体育运动的禁忌证。

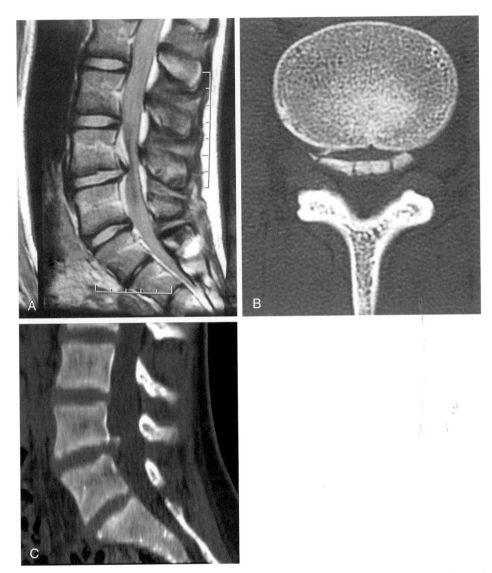

图 140.9　MRI（A）提示椎间盘突出，但是 CT 扫描（B 和 C）清晰地显示为关节突水平上的椎体骨骺环骨折（Courtesy Children's Orthopedic Center, Los Angeles, CA.）

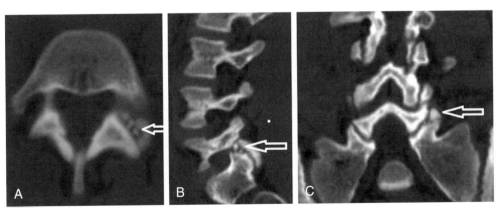

图 140.10　MRI 检查（A）和 CT 扫描（B 和 C）显示了骶骨小关节骨折（箭头所指）（Courtesy Children's Orthopedic Center, Los Angeles, CA.）

病史及体格检查

大约 20% 的脊柱侧凸患者有腰背痛，这与一般青少年腰背痛比例相似[34]。对于局限性、持续性、进行性加重的并主要发生于夜间或影响活动的腰背痛，需行 MRI 进一步评估。临床医生还应该询问有关体质的症状及任何关于肠道或膀胱的情况。这些不典型的症状需要进一步评估其他原因和脊髓压迫情况。

体格检查可分为三个部分：①脊柱侧凸曲度测量；②神经功能评估；③是否有任何迹象表明此病不是特发性病变。Adams 身体前屈试验可评估椎体旋转情况。突出应与侧凸的凸度保持在同一侧。如果在凹陷处发现腰部突出，则应怀疑双下肢不等长，侧凸可能为代偿性。当患者前倾时，可使用脊柱侧凸仪进行测量。虽然脊柱侧凸测量度数变异较大，但在脊柱侧凸仪上测量度数为 7° 是拍摄 X 线片的指征，此时脊柱侧凸角度接近于 20°[35]。

在评估完侧凸后，应进行关键神经系统评估（见专栏 140.2）。任何感觉或肌力改变、步态异常、足畸形、反射不均或持续阵挛提示脊柱侧凸原因不是特发性。腋窝有雀斑，出现超过 3 个牛奶咖啡斑，或出现神经纤维瘤等皮肤表现提示神经纤维瘤病。高弓腭、韧带松弛和胸廓畸形应考虑马方综合征。

影像学

如果临床检查提示有脊柱侧凸的可能，需要初步行 X 线检查，包括胸腰段脊柱的站立正位和侧位 X 线片。理想的 X 线片应包括骨盆，但无法评估三角软骨的闭合情况和 Risser 征，而它们是评估剩余生长潜能和侧凸进展风险的重要组成部分。在侧位片上应注意评估合并的病理情况。特别是在有症状的腰椎峡部裂 / 腰椎滑脱患者中，25% ~ 40% 的病例伴有脊柱侧凸。但是，如果注意点完全集中在脊柱侧凸上，腰椎滑脱等就很容易被忽视[36]。

还需注意特发性脊柱侧凸患者的矢状面轮廓。由于脊柱侧凸是三维的，椎体旋转和由此产生的后凸不足通常可通过胸部区域观察。如果这一部位不呈后凸畸形，那么应该怀疑是否为其他病变。如果怀疑是特发性脊柱侧凸以外的病因，则应进行 MRI 检查。尽管指征各有不同，MRI 的适应证包括：①神经功能异常（无力 / 反射异常），②重度疼痛，③侧凸大于 20° 的年轻患者（小于 11 岁），④侧凸分型不典型（即左侧胸弯、先天性脊柱侧凸、短角弯曲或严重畸形

>70°），⑤进展迅速（即：每月超过 1°）[37]。

对于残余生长问题，可拍摄手 X 线片以更好地评估骨骼成熟度。Sanders 等描述的改良分类对该 X 线片的评估比 Risser 分期或 Greulich-Pyle 骨龄能更准确地预测侧凸进展风险[38]。

治疗

治疗主要基于侧凸进展的情况。风险评估的两个主要组成部分是侧凸角度和骨骼成熟度（即剩余的生长量）。Lonstein 和 Carlson 报告说，如果这种情况不治疗，68% 处于 0 ~ 1 级 Risser 分型、侧凸曲度呈 20° ~ 29° 的患者会进展。而在 Risser 等级 2 ~ 4 级的患者中，只有 23% 的患者会出现进展[39]。目前，现有的基因检测都不能准确识别将要进展的侧凸。

非手术治疗主要包括支具。治疗方案和适应证各不相同，争论的焦点主要集中在支具使用上，这一问题因合规问题而变得复杂。2010 年，Katz 等[40] 报道，每天佩戴支具超过 12 小时的患者中，86% 患者脊柱侧凸无进展，而相比之下，每天穿支具的时间少于 7 小时，只有 31% 患者侧凸无进展[40]。另一篇具有里程碑意义的文章发表在 2013 年的《新英格兰医学杂志》上，作者是 Dolan 和 Weinstein，他们报道了 BRAIST 试验的结果[41]。在这项多中心、随机、前瞻性研究中，支具组脊柱侧凸矫正成功率为 72%，对照组为 48%[41]。一般情况下，用胸腰椎支具支撑（Boston 或 Rigo Cheneau 支具）可以用于 25° ~ 40°、生长量大量残留（Risser 3 级或更低；不过 Sanders 分期更为准确）和侧凸顶点在 T7 以下的脊柱侧凸。

对于脊柱侧凸角度大于 50° 者，一般建议手术干预，其依据是此类患者即使骨骼发育成熟后，其侧凸进展亦很快，最终影响心肺功能[33]。脊柱后路融合椎弓根螺钉内固定是目前治疗特发性脊柱侧凸最常用的手术方法，其并发症包括肠梗阻（6%）、早期感染（1% ~ 2%）、晚期感染（5%）、假关节形成（3%）和神经功能障碍（0.4% ~ 0.7%）[37]。

脊柱侧凸与参与运动

大量研究表明，锻炼不能抑制特发性脊柱侧凸的进展。虽然不能改变脊柱侧凸的自然病史，但游泳有助于保持脊柱的灵活性，以及力量和耐力[42]。虽然人们普遍认为脊柱侧凸不应成为参加体育运动的禁忌证，在运动员接受手术治疗的情况下，患者何时适宜重返运动，仍然存在许多问题。来自 261 名儿童脊柱

外科医生的调查结果表明，这些医生中的大多数允许青少年特发性脊柱侧凸患者在脊柱融合术后 6 个月至 1 年后回到非接触性运动项目[43]。目前关于恢复接触性运动时间的意见依然不一致。在大多数特发性脊柱侧凸的单纯后路脊柱融合病例中，我们允许患者在术后 3 个月左右并能耐受的情况下恢复运动，包括接触性运动。然而是否早期返回运动取决于患者和父母双方的理解，即运动后发生重度脊柱损伤风险会轻微升高，同时也愿意承担这种风险。

关于脊柱侧凸手术治疗对参与运动的长期影响的报道各有不同。2002 年一项对进行手术和非手术治疗的脊柱侧凸患者调查显示，虽然两组在运动参与方面没有统计学显著差异，但与对照组相比，两组的运动参与度都有所下降[44]。最近，Fabricant 等[45] 报道了后路脊柱融合远端水平和术后恢复运动的相关性，术后平均随访 5.5 年，最终只有 59% 的患者恢复到术前的运动水平[45]。该研究并未将非手术治疗组作为对照。选择性后路脊柱融合、椎弓根螺钉坚强固定及术后早期恢复运动可能有助于改善预后，但到目前为止，相关报道还很有限。

寰枢椎不稳

寰枢椎不稳可能是急性的，如外伤所致，也可能是慢性的。急性寰枢椎不稳可能是颈椎严重屈曲的结果。在急性损伤的情况下，儿童的 ADI≥5 mm 可能表明横韧带已经损伤，并提示寰枢椎不稳定，此时需进一步行磁共振成像（MRI）。如果发生横韧带损伤，那么很有必要后路融合寰枢椎，以防进一步损伤颈脊髓。

唐氏综合征患者的寰枢椎不稳

唐氏综合征患者合并慢性寰枢椎不稳比较常见，患者症状不一。其中无症状寰枢椎不稳的发生率高达 22%，而出现寰枢椎不稳症状的只有 2%~3%[46]。目前，文献中没有关于无神经系统症状的唐氏综合征儿童在参与运动后受到创伤而出现寰枢椎不稳定症状的报道。在评估此类患者时，病史和体格检查尤为重要，因为即使是颈椎无异常的患儿，以后也可能会发生寰枢椎不稳定[47]。

病史及体格检查

此类患者的病史非常重要，因为体格检查相对比较困难。修订后的《美国儿科学会 2011 年指南》标志着从常规放射线筛查的转变，并强调每两年一次需要进行身体检查和家长咨询，以监测任何症状的发展[48]。临床症状包括颈部疼痛、困倦、行走困难、步态异常以及协调性较差或笨拙、二便的改变，而体格检查应包括评估颈部活动度（ROM）、步态、肌力、肌张力、深反射情况。

影像学

唐氏综合征患者寰枢椎不稳的筛查和治疗已经引起了极大的争议。美国儿科学会撤回了对潜在寰枢椎不稳的评估建议，并建议无症状者不要进行影像学检查[48]。2014 年，特奥会也修改了要求，不再要求运动员进行常规 X 线检查。取而代之的是，他们现在依靠填写医疗表格，该表格包括对神经功能异常症状的评估，包括可能由于脊髓压迫或症状性寰枢椎不稳引起的症状。这些表格至少每 3 年填写一次，虽然有许多方案要求填写这些表格的间隔时间更短。如有任何可疑症状，都应拍摄 X 线片。特奥会制定的指南规定，ADI＞4.5 mm 就可认为是寰枢椎不稳[49]。其他作者建议测量脊髓储备空间（即椎管宽度），脊髓储备空间小于 14 mm 被认为是预测神经损伤最敏感的指标，尽管这在较小的年龄组中存在争议。Nakamura 等报告采用了 C1-C4 脊髓储备空间（SAC）的比例，其具有较高的内部和内部可靠性，并能解释 SAC 随年龄和生长的变化情况。他们回顾了 250 多名患有唐氏综合征的儿童，发现 C1/C4 SAC 小于 0.8 与脊髓病发生率较高明显相关[50]。如果发现脊髓储备空间异常或 ADI 异常，则有必要由小儿脊柱外科医生进行进一步评估。当 ADI＞10 mm 或儿童有症状时，行 MRI 扫描可有助于评估。

对患有唐氏综合征的儿童运动员来说，一个类似的问题是寰枕关节过度活动。寰枕关节不稳一直未得到充分重视，在评估这一人群的 X 线片时应考虑到这一点[51]。Power 比大于 1.0 表示寰枕前方不稳[52]。此外，也有文献描述了寰枕后方不稳，但这种不稳的临床意义尚不清楚[53]。

决策原则

是否限制无症状寰枢椎不稳患者的活动仍是一个有很大争议的话题。反对者认为，没有病例报告单纯 X 线检查提示寰枢椎不稳患者因参与运动而出现神经损伤[54]。此外，没有病例报告寰枢椎不稳因为参与体育运动由无症状而出现症状[55]。因此，特奥会根据自己的内部审查结果，从常规的 X 线片检查过渡到强调病史和症状检查的医学形式，以检查是否有可能由于寰枢椎不稳引起的脊髓压迫症状。如果出现上述任何症状，则需要进行颈椎侧位 X 线片检查。对于 ADI>10 mm 的患者，一般建议行脊柱融合术。图 140.11 显示了我们在唐氏综合征无症状患者的筛查和治疗中的首选治疗方法。

目前没有关于患有唐氏综合征的年轻运动员在特奥会或其他体育活动中寰枕关节活动过度的建议，但在监测更常见的寰枢椎不稳时应考虑到这一点 [51]。

治疗

除限制活动外，寰枢椎不稳没有其他非手术治疗方法。手术治疗包括后路关节融合术。在融合之前，需要特别注意枕颈关节。如果发现该节段不稳定，在 C1/C2 序列不可复位或者需对该区域减压的情况下，融合节段应包括枕骨。目前关于寰枢椎融合的技术已有所描述，包括使用钢丝、钢板和使用肋骨或髂骨移植物的经关节螺钉。对于较小的儿童，两种常用的技术是 Mah 的改良 Gallie 技术和 Brooks 技术。在 Mah 改良的 Gallie 技术中，将一根金属丝穿过 C1 的后弓下方，套在放置在 C2 棘突中的带螺纹 Kirschner 金属丝上，然后拧紧以将一个矩形皮质骨自体移植物固定到位 [56]。在 Brooks 技术中，两根椎板下钢丝穿过 C1 和 C2，用来固定两个梯形的髂骨移植物，该移植物楔入 C1 和 C2 之间 [57]。在骨性融合形成之前患者需

要行 halo 背心固定。螺钉内固定技术也被使用过，特别是在较大的儿童中。在需要融合枕骨的情况下，作者倾向于使用钢板固定。一个重要的区别是寰枢椎不稳定可复位，颈椎后伸位可恢复正常的解剖结构序列，从而为脊髓提供足够的空间，另外一种情况是不会随颈椎后伸而复位的情况，对于后一种情况，通常需要减压（图 140.12）。

结果

唐氏综合征患者寰枢椎不稳的融合率历来较低，从 40% 到 80% 不等 [58]。Menezes 和 Ryken [59] 报道了提高融合率的方案，方法是当寰枢椎不稳患者有手术指征时，建议将后路固定至枕骨，术后采用 halo 背心制动，建议 C1-C2 融合手术制动 4 个月，融合至枕骨需制动 6 个月。该手术的并发症发生率很高，Segal 等 [60] 报道的并发症发生率为 100%，死亡率为 18%。

寰枢椎旋转半脱位

急性斜颈的常见原因是寰枢椎旋转半脱位，产生原因为外力导致寰椎侧块交锁于枢椎同侧侧块的后方。在健康儿童中，外伤为常见因素，虽然可能也有其他原因，如 Grisel 或 Sandifer 综合征。在运动过程中，轻微外伤，甚至咳嗽，都可能发生寰枢椎旋转半脱位。它还可能与导致该部位韧带松弛的疾病相关，包括唐氏综合征、马方综合征或类风湿关节炎。

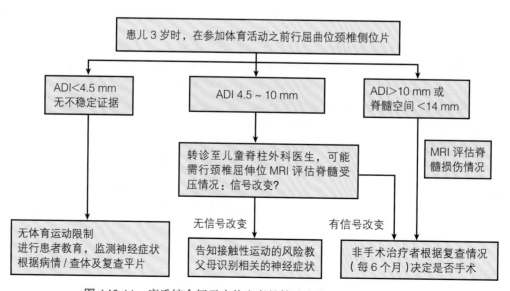

图 140.11 唐氏综合征无症状患者的筛选方案。ADI，寰齿间隙

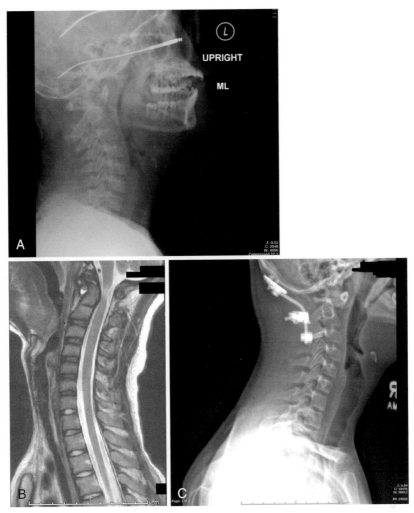

图 140.12 （A~C）一例 14 岁唐氏综合征患者在出现步态不稳和无力数月后的表现。（A）侧位 X 线片显示 C1 和 C2 明显的不可复位的前脱位表现。（B）MRI 显示 C1 水平脊髓压迫和髓内信号的改变。此患者行颈枕关节融合减压术后，神经功能完全恢复

病史及体格检查

就诊时，患者表现为"知更鸟样"斜颈，即头部向一侧肩部倾斜，下巴向相反方向旋转。患者可诉颈部疼痛，偶尔出现枕神经痛或椎基底动脉供血不足的症状。这种状况与肌性斜颈的区别在于敏锐度和短缩侧不能触及胸锁乳突肌。相反，伸长侧胸锁乳突肌可能会感到紧绷。大多数受影响的儿童虽然在神经功能方面均完好无损，但也应进行彻底的神经系统检查。

影像学

X 线检查应包括张口位正位和颈椎侧位片。技术人员应将图像视为头骨的真实侧视图，这样可以使图像更易于解释，并显示出轴的真实侧视图和其余椎体旋转情况。为了进一步评估或如果诊断不明确，CT 扫描可以进一步明确病情（图 140.13）。动态 CT 扫描可对该部位进行更全面的评估，并避免由于定位而导致的诊断不明确，但应将检查部位局限于上颈椎（枕骨至 C3）以减少辐射。

治疗

治疗具有时间依赖性，因为脱位时间越久，半脱位复位就越困难。此外，持续半脱位可能会损害横韧带，并导致随后的不稳定或即使半脱位复位后也可复发[61]。通常情况下，如果在做出诊断并且从受伤之日起 1 个月或更短的时间开始治疗，那么可采用颈托或枕颌带牵引进行非手术治疗就足够了。在症状出现后不到 1 周就开始治疗的患者，通常在软颈托中固定几

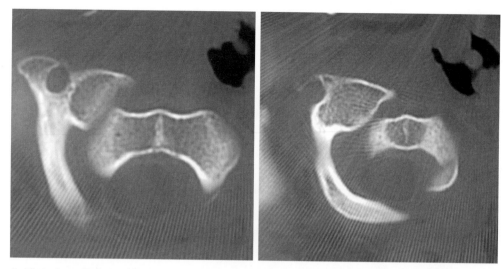

图 140.13 CT 扫描显示 C1 关节半脱位于 C2 上，即寰椎的侧块交锁于枢椎单侧侧块后方（Courtesy Children's Orthopedic Center, Los Angeles, CA. ）

天就足以获得和维持复位。对于症状出现后 1~4 周开始治疗的患者，可采用枕颌带牵引。如果试图用枕颌带牵引复位，可以用非侵入性的 halo 支具来维持位置。如果这些治疗措施失败或在受伤 4 周以后才开始治疗，可以尝试用非侵入性的 halo 支具进行闭合复位，一旦头部旋转过中线就可能复位了。CT 扫描可证实复位。无创 halo 支具可能需维持 4~6 周，待寰枢椎半脱位瘢痕形成并维持复位[62]。如果发生寰枢椎不稳定性或复位后移位，则需要用无创 halo 支具再次复位，然后行后路寰枢椎融合术。尽管曾经认为旋转寰枢椎不稳的常见晚期表现为不可复位或复发性半脱位，并且需行寰枢椎融合术，但最近的两项研究对这一主张提出了挑战。Glotzbecker 等报道非手术治疗的患者成功率为 73%，平均延迟到诊 18 周[63]。Chechik 等报道非手术治疗的患者成功率为 100%，平均延迟到诊 11 周[64]。尽管作者建议立即治疗这种情况以达到优良的治疗效果，但即使就诊较晚，也必须尝试进行保守治疗。

齿突骨折

齿突骨折占儿童所有颈椎损伤的 10%，在儿童颈椎骨折占大多数。在 7 岁以下的儿童中，骨折发生于齿突基底的软骨结合部。这个部位的骨折使诊断更具挑战性，因为此部位的软骨结合可能被误诊为骨折，或者在相反情况下，骨折可能被假定为软骨结合而被忽略（图 140.14）。

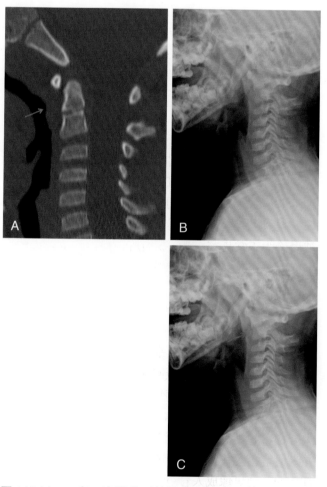

图 140.14 一名 4 岁男孩不慎摔伤头部，行颈椎 CT 扫描（A）和 X 线片（B）显示无异常。尽管齿突周围软组织有所肿胀，但是因齿突骺在上述检查不显影，因此，齿突骨折（箭头所指）被漏诊了。2 周后，患儿开始向首诊医师诉颈部疼痛，此时行侧位 X 线片（C），显示寰枢关节经骨折部位出现明显的移位。治疗主要采用闭合复位及 halo 支架固定（Courtesy Children's Orthopedic Center, Los Angeles, CA. ）

分类

儿童齿突骨折使用 Anderson 和 D'Alonzo 成人分类系统进行分型，Ⅰ型为齿突尖撕脱骨折，Ⅱ型最常见，骨折线经过齿突基底部，Ⅲ型骨折延伸至椎体。

病史及体格检查

齿突骨折常因颈椎屈曲所致，但也可因过度仰伸引起。尽管大多数作者报道儿童齿突骨折不会引起神经损伤，但一项研究报道了 15 名 6 岁以下齿突骨折的儿童中出现 8 名神经损伤患者[66]。因此，对待此类患者应进行一次全面的体格检查以排除神经损伤。此类儿童通常有颈部疼痛和颈椎活动度降低，但不一定存在颈后部压痛。

影像学

齿突基底部的软骨结合应在 6 岁时融合。过了这个年龄，任何 X 线异常的证据都表明是骨折。在 7 岁以下儿童中，诊断必须谨慎，不要把正常的解剖结构误认为是急性损伤，或者相反，不要把此部位的骨折归因于正常发育而漏诊。咽后间隙是否增宽可有助于鉴别。但是临床医生应该要记住，如果患儿在哭，其咽后间隙的宽度可明显增加。在诊断不明确和临床高度怀疑的情况下，可行 MRI 以进一步评估。图 140.14 显示了一名 4 岁男孩的初诊 CT 扫描，该男孩摔伤头部，遗漏了齿突骨折，尽管伴随肿胀，但该骨折还是被误诊为正常齿突骨骺。2 周后，他向他的初诊医生主诉颈部疼痛，行侧位 X 片显示骨折部位已有明显的移位。

治疗

大多数这些损伤可以采用 halo 背心制动。头部轻微后伸可使齿突骨折对线有所改善。可接受的角度变化量和重塑的可能性可随年龄增长而变化，并且仍然存在争议，尽管有报道称，年龄小于 3 岁且骨折角度大于 30° 的骨折患者，齿突可重塑形成正常的结构，并未遗留相关并发症[67]。在 7 岁以上的儿童中，齿突骨折的表现更像成人骨折，并行相应的治疗。在这组患者中，Ⅱ型齿突骨折不愈合的病例已经被报道，并且可以通过前方入路螺钉固定手术治疗[68]。还应考虑骨折周围相关韧带损伤可导致寰枢椎不稳定，此时需行 C1-C2 椎体融合术。

颈椎先天性异常

颈椎先天性异常可能因椎体形成或分节失败所致。存在许多异常情况，每种情况都需要对伴随的狭窄或不稳定性进行评估。只要存在椎体不稳定就可能需手术治疗，至少应避免体育活动。其中一个临床情况是齿突小骨，主要是因齿突不能融合到 C2 椎体。另一个常见的先天性异常是 Klippel-Feil 畸形，这个术语是指先天性两个或多个颈椎的椎体融合或椎体分割不全。

分类

Klippel-Feil 畸形分为两种类型，Ⅰ型为多节段畸形，表现为椎体融合块；Ⅱ型为一节或两节椎体融合。

病史及体格检查

虽然齿突小骨曾经完全被认为是一种先天性疾病，但最近也有提出为创伤后所致[69]。有证据支持该病为创伤后和先天性原因，实际上，两种原因均可存在[70]。临床医生可能因为 X 线偶然发现异常或因颈部疼痛或神经症状而开始评估患者。

Klippel-Feil 综合征的患者可能会出现典型的三联征，即发际线低、脖子短、颈椎关节活动度减少，但出现所有表现的病例不超过 50%[71]。由于发育过程中，肩胛骨下降失败，这些患者也可能合并 Sprengel 畸形。因偶然发现 X 线异常才对 Klippel-Feil 综合征患者进行评估，因此必须对患者的神经症状或体征进行彻底的评估。

影像学

对于此类患者，建议至少应行颈椎正侧屈伸位 X 线检查。而对于齿突异常患者，至少应行张口位 X 线检查。如果发现颈椎不稳定或伴神经功能异常而可疑椎体不稳患者，行脊柱 MRI 检查是必要的。屈伸位 MRI 可用来评估脊髓动态压迫的变化。在行屈曲位 MRI 之前，建议先行中立位 MRI 检查，并确定没有脊髓信号改变，如果屈曲位 MRI 显示有高信号，则提示屈曲位 MRI 可导致脊髓损伤。

齿突终末小骨与齿突小骨的鉴别也很重要，其不同之处在于，终末小骨的体积较小，位于寰椎横韧带之上，因此，终末小骨通常不会造成不稳定，尽管有这种情况与其他综合征相关的病例报告[72]。

先天性脊柱异常患者常合并泌尿生殖系统和先天性心脏发育异常。鉴于此，建议此类患者在参加体育运动之前，应行心脏评估和肾脏超声检查。例如，如果合并先天性泌尿系统异常，如孤立肾，参加运动可能会出现相关风险[73]。虽然建议各不相同，但在参加体育活动之前对相关风险进行评估是有道理的[74]。

治疗

对于有神经症状和影像学显示不稳定的齿突小骨患者，C1 和 C2 可出现融合。对于颈椎不稳定而无症状的患者，治疗尚存争议。定期影像学检查和手术治疗都有所建议，但是几乎没有证据支持这两项建议。对有齿突小骨、齿突不融合或发育不全的患者，禁止参与接触性运动。文献中有多篇关于先前未被诊断的齿突小骨而最终出现神经损伤，包括呼吸依赖性四肢瘫痪[75]。

在患有 Klippel-Feil 综合征的人群中，脊髓损伤可能因邻近未融合节段的异常运动所致。Pizzutillo 报道，由于相关的枕颈畸形、慢性不稳定、椎间盘疾病或退行性关节疾病，Klippel-Feil 综合征患者发生了 90 多例神经系统损伤[76]。超过 2/3 的病例伴有上颈椎单节段融合[77]。虽然在这个问题上没有达成共识，C3 或更高水平的先天性融合有时被认为是参与碰撞运动的相对禁忌证，并需要儿童脊柱外科医生的评估。相反，C3 水平以下任一水平的椎体融合，但颈椎活动度正常且无枕颈部异常的患者，如无不稳定，则参与运动无禁忌[75]。

无影像学异常的脊髓损伤

SCIWORA 的缩写是由 Pang 和 Wilberger[78] 创造出来的，主要用来描述在 X 线平片和 CT 扫描上无椎体骨折及对线不良情况下，而出现运动、感觉或两者都兼备的脊髓损伤。尽管所有年龄段都使用 SCIWORA 描述，但儿科最为常用，估计占所有脊髓损伤的 19%~34%[78-80]。围绕此情况产生很多争议，包括它的定义、诊断和最佳治疗方式。在部分患者，此词可能被错误使用，因为在这些患者的 MRI 上可观察到脊髓损伤。但在一些研究中，例如 Bosch 等[81] 报道的，60 例脊髓损伤的 MRI 检查结果中有 50 例为正常表现[32]。相反，最近发表的一项 meta 分析发现，在诊断明确的 392 例患者中，所有 MRI 诊断为 SCIWORA 患者均有神经内或神经外损伤的证据[82]。在 Hamilton 和 Myles[83] 报道的一系列研究中，23% 的病例延迟出现神经症状（范围：6~72 小时）。

病史及体格检查

SCIWORA 患者常有外伤史，随后出现了神经功能障碍。SCIWORA 病例常累及颈椎，但也有累及胸椎和腰椎的病例[84]。常见机制为机动车事故、跌倒和运动，尽管 2012 年的一项全国性数据库调查显示，体育运动是最常见的受伤原因，占受伤原因的 40%。SCIWORA 常与脊柱屈曲性损伤有关，但脊柱的牵张和伸展损伤也可能致病[85]。神经损伤的严重程度各不相同，从单一的神经根损伤到完全性四肢瘫痪，脊柱损伤部位通常出现压痛，同时存在明显的肿胀或血肿。

影像学

根据定义，在 X 线平片或 CT 扫描上必须没有任何椎体骨折或错位，才能诊断 SCIWORA。建议行头颅及脊柱 MRI，以鉴别脊髓损伤和中枢神经系统异常。目前，已提出几种儿童颈椎 SCIWORA 常见的解剖学解释，包括颈椎椎小关节的水平走向、椎体前部楔形变、韧带和关节囊活动度较大。对容易被 X 线平片漏诊的韧带型 Chance 骨折建议行 MRI 检查，可发现在棘间韧带周围出现皮下血肿和（或）增强的 T_2 加权信号。

治疗

SCIWORA 的严重程度不一，从单一神经功能障碍到四肢完全性瘫痪。鉴于临床表现的多样性，难以选择确定的治疗方案。糖皮质激素、甘露醇、高压氧和支具的使用都已被描述[81]。各个机构采用的不同治疗方案进一步混淆了这一分析，并使得无法利用当前可用的数据来确定类固醇是否真正对患者有益。一些学者反对支具或制动，他们认为，这种损伤并不是因为脊柱不稳定所导致。而其他学者，包括 Launay 等[82]，建议采取制动治疗。在他们的研究中，他们比较了仅接受制动治疗（不使用类固醇或其他药物）的 93 例患者亚组，并将其分为制动 8 周和 12 周两组。这些研究人员观察到，制动 12 周的患者中有 42% 完全康复，但是制动 8 周的患者中只有 34% 的患者完全康复[82]。

在我们的机构，SCIWORA 患者使用以下治疗方案：对存在脊柱不稳定（即韧带损伤，包括韧带型 Chance 骨折）的患者，行脊柱融合内固定术是保护患者免于进一步损伤和早期康复的最可靠的治疗方法。如果没有证据表明隐匿性损伤可能与不稳定有关，那么我们就不常规固定这些患者。

结论

对发育中的脊柱的评估充满挑战性和担忧。然而，通过适当的治疗，儿童和青少年运动员通常可以成功地重返运动。

选读文献

文献：Jackson RS, Banit DM, Rhyne AL, et al. Upper cervical spine injuries. *J Am Acad Orthop Surg*. 2002; 10:271-280.
证据等级：Ⅲ
总结：作者描述了上颈椎独特的解剖结构、损伤机制和损伤类型，并回顾了这些损伤的非手术和手术治疗情况。

文献：Bull MJ. Clinical report: health supervision for children with down syndrome. *Pediatrics*. 2011; 128:393-406.
证据等级：Ⅴ
总结：这篇文章包括美国儿科学会关于对唐氏综合征患者护理和管理相关情况的指南。

文献：Tokunaga S, Ishii Y, Alzawa T, et al. Remodeling capacity of malunited odontoid process fractures in kyphotic angulation in infancy. *Spine*. 2011; 36:E1515-E1518.
证据等级：Ⅲ
总结：作者对发生在 3 岁以下儿童的齿突骨折进行了一项随访不少于 20 年回顾性研究；他们将这些患者与 127 名没有颈椎外伤史的患者进行了比较。在最后一次随访中，齿突骨折的患者与对照组相比，齿突倾斜角度并没有差异。

文献：Sankar WN, Wills BP, Dormans JP, et al. Os odontoideum revisited: the case for a multifactorial etiology. *Spine*. 2006; 31:979-984.
证据等级：Ⅳ
总结：作者回顾了 519 例颈椎 X 线片，16 例中仅 8 例有外伤史，证实了齿突小骨的形成可能有两种不同的病因：外伤性和先天性。

文献：Grinsell MM, Showalter S, Gordon KA, et al. Single kidney and sports participation: perception versus reality. *Pediatrics*. 2006; 118(3):1019-1027.
证据等级：Ⅲ／Ⅴ
总结：作者报道了一项对 135 名美国儿科肾脏病学会会员的调查（证据等级Ⅴ）和一项对与运动相关的肾脏损伤的文献综述（38 篇文章；证据等级Ⅲ）的综合研究。

尽管只有一篇文章报道了经保守治疗后无后遗症的孤立肾损伤，但 62% 的受访者表示他们不允许孤立肾患者参加运动。

文献：Launay F, Leet AI, Sponseller PD. Pediatric spinal cord injury without radiographic abnormality. *Clin Orthop Relat Res*. 2005; 433:166-170.
证据等级：Ⅲ
总结：作者提供了一项 392 例已发表的无影像学检查异常的脊髓损伤和对其损伤机制、危险因素、治疗和预后的评价。

文献：Weinstein SL, Zavala DC, Ponseti IV. Idiopathic scoliosis: long-term follow-up and prognosis in untreated patients. *J Bone Joint Surg Am*. 1981; 63A:702-712.
证据等级：Ⅲ
总结：作者提供了一篇关于未经治疗的平均随访 39 年的特发性脊柱侧凸患者预后的经典文献。

文献：Fabricant PD, Admoni SH, Green DW, et al. Return to athletic activity after posterior spinal fusion for adolescent idiopathic scoliosis: analysis of independent predictors. *J Pediatr Orthop*. 2012; 32(3):259-265.
证据等级：Ⅱ
总结：作者对青少年特发性脊柱侧凸患者进行了一项回顾性队列研究，其中 60% 的患者在手术后以同等或更高水平的体力活动回到运动状态，远端椎体融合水平、Lenke 分类和术后 SRS-22 评分是恢复到术前活动水平的独立预测因子。

文献：Hu S, Tribus CB, Diab M, et al. Spondylolisthesis and spondylolysis. *J Bone Joint Surg Am*. 2008; 90A:656-671.
证据等级：指导性讲座
总结：作者对腰椎滑脱和峡部裂的非手术治疗和手术治疗以及预后进行了综述。

文献：Higashino K, Sairyo K, Katoh S, et al. Long term outcomes of lumbar posterior apophyseal end plate lesions in children and adolescents. *J Bone Joint Surg Am*. 2012; 94A:e74.
证据等级：Ⅲ
总结：本研究证实了儿童后终板损伤手术和非手术治疗的良好结果，本研究中的患者平均随访 14 年。

（Lindsay M. Andras, David L. Skaggs 著
吴昌远 译 陈拿云 校）

参考文献

扫描书末二维码获取。

扫描二维码获取参考文献

S01u